Enke

Tiermedizinische Mikrobiologie, Infektions- und Seuchenlehre

Herausgegeben von
Hans-Joachim Selbitz, Uwe Truyen, Peter Valentin-Weigand

unter Mitarbeit von
Gottfried Alber, Gunter Amtsberg, Johann Bauer, Rolf Bauerfeind, Martin Beer, Christa Ewers, Martin H. Groschup, Ludwig Haas, Matthias König, Manfred Moos, Nikolaus Osterrieder, Martin Pfeffer, Uwe Rösler, Karin Schwaiger, Reinhard K. Straubinger, Heinz-Jürgen Thiel, Jutta Verspohl, Lothar H. Wieler

10., aktualisierte Auflage

238 Abbildungen

Enke Verlag · Stuttgart

Bibliografische Information der Deutschen Nationalbibliothek
Die Deutsche Nationalbibliothek verzeichnet diese Publikation in der Deutschen Nationalbibliografie; detaillierte bibliografische Daten sind im Internet über http://dnb.d-nb.de abrufbar.

Ihre Meinung ist uns wichtig! Bitte schreiben Sie uns unter:
www.thieme.de/service/feedback.html

Oswald-Hesse-Str. 50
70469 Stuttgart
Deutschland

www.enke.de

Printed in Germany

1. Auflage 1949
2. Auflage 1958
3. Auflage 1966
4. Auflage 1978
5. Auflage 1984
6. Auflage 1993
7. Auflage 2002
8. Auflage 2007
9. Auflage 2011

Umschlaggestaltung: Thieme Verlagsgruppe
Umschlagfoto: Prof. Dr. M. Rohde, Helmholtz-Zentrum für Infektionsforschung GmbH, Braunschweig
Satz: Druckhaus Götz GmbH, Ludwigsburg
Druck: Aprinta Druck GmbH, Wemding

ISBN 978-3-8304-1262-5 1 2 3 4 5 6

Auch erhältlich als E-Book:
eISBN (PDF) 978-3-8304-1263-2
eISBN (epub) 978-3-8304-1264-9

Wichtiger Hinweis: Wie jede Wissenschaft ist die Veterinärmedizin ständigen Entwicklungen unterworfen. Forschung und klinische Erfahrung erweitern unsere Erkenntnisse, insbesondere was Behandlung und medikamentöse Therapie anbelangt. Soweit in diesem Werk eine Dosierung oder eine Applikation erwähnt wird, darf der Leser zwar darauf vertrauen, dass Autoren, Herausgeber und Verlag große Sorgfalt darauf verwandt haben, dass diese Angabe **dem Wissensstand bei Fertigstellung des Werkes** entspricht.
Für Angaben über Dosierungsanweisungen und Applikationsformen kann vom Verlag jedoch keine Gewähr übernommen werden. **Jeder Benutzer ist angehalten**, durch sorgfältige Prüfung der Beipackzettel der verwendeten Präparate und gegebenenfalls nach Konsultation eines Spezialisten festzustellen, ob die dort gegebene Empfehlung für Dosierungen oder die Beachtung von Kontraindikationen gegenüber der Angabe in diesem Buch abweicht. Eine solche Prüfung ist besonders wichtig bei selten verwendeten Präparaten oder solchen, die neu auf den Markt gebracht worden sind. **Jede Dosierung oder Applikation erfolgt auf eigene Gefahr des Benutzers.** Autoren und Verlag appellieren an jeden Benutzer, ihm etwa auffallende Ungenauigkeiten dem Verlag mitzuteilen.
Vor der Anwendung bei Tieren, die der Lebensmittelgewinnung dienen, ist auf die in den einzelnen deutschsprachigen Ländern unterschiedlichen Zulassungen und Anwendungsbeschränkungen zu achten.
Geschützte Warennamen (Warenzeichen ®) werden nicht immer besonders kenntlich gemacht. Aus dem Fehlen eines solchen Hinweises kann also nicht geschlossen werden, dass es sich um einen freien Warennamen handelt.

Vorwort zur 10. Auflage

Die durch neue Herausgeber und Autoren vollständig überarbeitete 9. Auflage ist von den Leserinnen und Lesern sehr gut aufgenommen worden und hat in den Rezensionen eine durchweg positive Bewertung gefunden. Auf diesen Grundlagen sind wir sehr gern an die Überarbeitung für die 10. Auflage gegangen. Sowohl das Konzept als auch der Umfang blieben bewusst unverändert. Das neue Tiergesundheitsgesetz erforderte natürlich eine komplette Überarbeitung des Teils „Staatliche Tierseuchenbekämpfung". Neben den Inhalten wurde vonseiten des Verlages ebenso am Layout für das Lehrbuch gefeilt. Die neue Farbkodierung für die einzelnen didaktischen Elemente – Merksatz (grün), Hinweis zur Anzeige- und Meldepflicht (rot) oder Steckbrief zur jeweiligen Gattung (lila) – ermöglicht eine schnellere optische Unterscheidung und erleichtert den Studenten somit auch das Querlesen über Kapitel hinweg in der Prüfungsvorbereitung.

Die infektionsmedizinischen Disziplinen haben sich in den wenigen Jahren seit der 9. Auflage rasch weiter entwickelt. Es sind neue Erreger aufgetreten und die Methodenentwicklung hat große Fortschritte gemacht. Der erfolgreiche Einsatz der Metagenomanalyse bei der Aufdeckung der Infektionen mit dem Schmallenberg-Virus im Jahr 2011 ist für beide Tendenzen ein gutes Beispiel. Mit der weltweiten Tilgung der Rinderpest wurde 2011 ein großer Erfolg in der Tierseuchenbekämpfung erzielt, der in der 9. Auflage nicht mehr berücksichtigt werden konnte. Aber auch an die Behandlung von Infektionen stellen sich neue Anforderungen, was die Diskussionen über den Antibiotikaeinsatz zeigen.

Seitens des Enke Verlages haben uns Frau Dr. Maren Warhonowicz und Frau Anna Johne bei der Bearbeitung dieser Auflage unterstützt, wofür wir uns recht herzlich bedanken möchten.

Leider konnte der langjährige, verdienstvolle Herausgeber Prof. Dr. Anton Mayr die Bearbeitung der 10. Auflage nicht mehr erleben. Wir haben ihm am Gründonnerstag 2014 in München die letzte Ehre erwiesen.

Wir widmen diese 10. Auflage dem Andenken an den Tierarzt, Wissenschaftler und Hochschullehrer Prof. Dr. Anton Mayr.

Dessau-Roßlau, Leipzig und Hannover im Sommer 2015

Hans-Joachim Selbitz
Uwe Truyen
Peter Valentin-Weigand

Die Herausgeber der ersten acht Auflagen 1949–2007

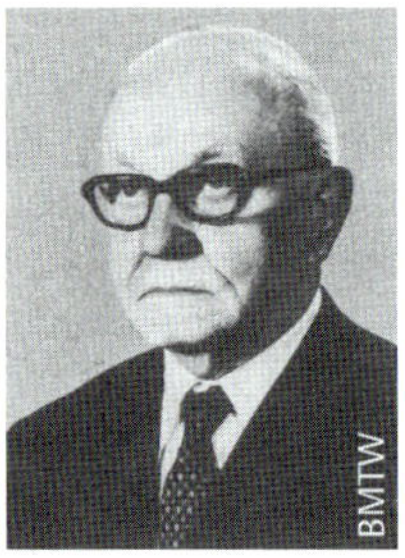

Prof. Dr. Michael Rolle (1892–1979)

Michael Rolle wurde 1892 in Lettland geboren und studierte in Riga und Hannover Veterinärmedizin. Mit einer Dissertation über das „Bacterium pyogenes" wurde er 1928 in Hannover promoviert. Danach wirkte er am Tierhygiene-Institut der Universität Riga. Nach dem 2. Weltkrieg begann Prof. Dr. Rolle seine Lehrtätigkeit an der Universität München zunächst als kommissarischer Leiter der Instituts für Tierhygiene. 1949 begründete er dieses Lehrbuch unter dem Titel „Mikrobiologie und allgemeine Seuchenlehre" im Ferdinand Enke Verlag Stuttgart. Prof. Rolle ging 1955 in den Ruhestand, übernahm aber nach dem frühen Tod seines Nachfolgers 1962 nochmals die Institutsleitung. 1963 wurde Prof. Dr. Anton Mayr Leiter der inzwischen in Institut für Mikrobiologie und Seuchenlehre umbenannten Einrichtung. 1966 erschien die 3. Auflage unter der gemeinsamen Autorenschaft der Professoren Michael Rolle und Anton Mayr.

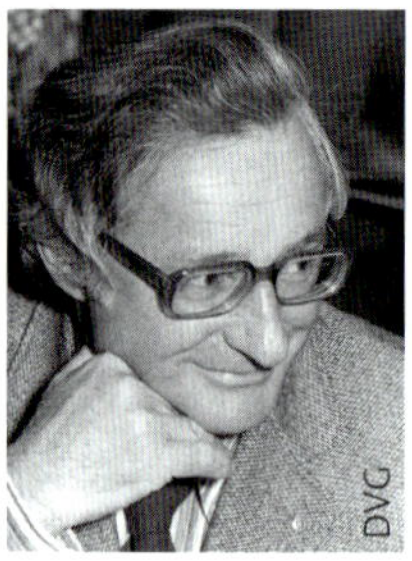

Prof. Dr. Anton Mayr (1922–2014)

Anton Mayr wurde 1922 geboren und hat nach dem 2. Weltkrieg in München Veterinärmedizin studiert. Der Promotion 1951 folgte bereits 1955 die Habilitation. Nach Tätigkeiten an der Bayerischen Landesimpfanstalt und der Bundesforschungsanstalt für Viruskrankheiten der Tiere erfolgte 1963 die Berufung auf den Lehrstuhl für Mikrobiologie und Tierseuchenlehre der Ludwig-Maximilians-Universität München. Aus der Fülle der herausragenden wissenschaftlichen Leistungen seien die Entdeckung des Ringzonenphänomens in Viruskulturen, die Entwicklung des MVA-Stammes (modifiziertes Vaccinia-Virus Ankara) und das Konzept der Paramunität/Paramunisierung erwähnt. Mit den Arbeiten zur Paramunsierung trug Anton Mayr wesentlich zu einem komplexeren Verständnis der Immunabwehr von Infektionen und ihrer Beeinflussung bei. Das tierärztliche Schrifttum hat Professor Mayr durch viele wichtige Werke bereichert. Neben der Herausgeberschaft diese Lehrbuches von der 3. bis zur 8. Auflage stehen zum Beispiel das „Handbuch der Schutzimpfungen in der Tiermedizin" (1984) und das bereits in den 1970er Jahren begonnene mehrbändige Werk „Virologische Arbeitsmethoden". Unmittelbar nach dem Erscheinen der 8. Auflage hat Prof. Dr. Mayr die Übertragung der Verantwortung an die heutigen neuen Herausgeber aktiv in die Wege geleitet. Als Vorsitzender und Ehrenvorsitzender der Deutschen Veterinärmedizinischen Gesellschaft (DVG) hat er sehr viel für die tierärztliche Wissenschaft und besonders ihren Nachwuchs getan. Allen, die Prof. Dr. Anton Mayr persönlich kennen lernen durften, bleibt aber vor allem seine zutiefst entgegenkommende, freundliche und hilfsbereite Art – gepaart mit einer ansteckenden Fröhlichkeit – in Erinnerung.

Inhaltsverzeichnis

Teil I Grundlagen

Teil II Allgemeine Bakteriologie

Teil IV Allgemeine Mykologie

Teil V Spezielle Mykologie und Protortheken

Teil VI Allgemeine Virologie

Teil VII Spezielle Virologie

Teil VIII Staatliche Tierseuchenbekämpfung

Anhang

Anschriften

Herausgeber

Professor Dr. Hans-Joachim **Selbitz**
IDT Biologika GmbH
Am Pharmapark
06861 Dessau-Roßlau
Deutschland

Univ.-Professor Dr. Uwe **Truyen**
Universität Leipzig
Veterinärmedizinische Fakultät
Institut für Tierhygiene und öffentliches Veterinärwesen
An den Tierkliniken 1
04103 Leipzig
Deutschland

Univ.-Professor Dr. Peter **Valentin-Weigand**
Stiftung Tierärztliche Hochschule Hannover
Zentrum für Infektionsmedizin
Institut für Mikrobiologie
Bischofsholer Damm 15
30173 Hannover
Deutschland

Mitarbeiter

Univ.-Professsor Dr. Gottfried **Alber**
Universität Leipzig
Veterinärmedizinische Fakultät
Institut für Immunologie
An den Tierkliniken 11
04103 Leipzig
Deutschland

Professor Dr. Gunter **Amtsberg**
Ringstr. 36
30851 Langenhagen
Deutschland

Professor i.R. Dr.Dr.h.c. Johann **Bauer**
Am Auwald 24
85737 Ismaning
Deutschland

Univ.-Professor Dr. Rolf **Bauerfeind**
Institut für Hygiene und Infektionskrankheiten der Tiere
Fachbereich 10 – Veterinärmedizin
Justus-Liebig-Universität Gießen
Frankfurter Str. 85-89
35392 Gießen
Deutschland

Professor Dr. Martin **Beer**
Institut für Virusdiagnostik
Friedrich-Loeffler-Institut
Bundesforschungsinstitut für Tiergesundheit
Südufer 10
17493 Greifswald-Insel Riems
Deutschland

Univ.-Professor Dr. Christa **Ewers**
Institut für Hygiene und Infektionskrankheiten der Tiere
Fachbereich 10 – Veterinärmedizin
Justus-Liebig-Universität Gießen
Frankfurter Str. 85-89
35392 Gießen
Deutschland

Professor Dr. Martin H. **Groschup**
Institut für Neue und Neuartige Tierseuchenerreger
Friedrich-Loeffler-Institut
Bundesforschungsinstitut für Tiergesundheit
Südufer 10
17493 Greifswald-Insel Riems
Deutschland

Professor Dr. Ludwig **Haas**
Stiftung Tierärztliche Hochschule Hannover
Institut für Virologie
Zentrum für Infektionsmedizin
Bünteweg 17
30559 Hannover
Deutschland

Dr. Matthias **König**
Institut für Virologie
Fachbereich 10 – Veterinärmedizin
Justus-Liebig-Universität Gießen
Schubertstr. 81
35392 Gießen
Deutschland

Dr. Manfred **Moos**
ehem. Paul-Ehrlich-Institut
Bundesinstitut für Impfstoffe und biomedizinische Arzneimittel
Abteilung Veterinärmedizin
Paul-Ehrlich-Str. 51-59
63225 Langen
Deutschland

Univ.-Professor Dr. Nikolaus **Osterrieder**
Freie Universität Berlin
Fachbereich Veterinärmedizin
Institut für Virologie
im Zentrum für Infektionsmedizin
(Robert von Ostertag-Haus)
Robert von Ostertag-Str. 7–13
14163 Berlin
Deutschland

Univ.-Professor Dr. Martin **Pfeffer**
Universität Leipzig
Veterinärmedizinische Fakultät
Institut für Tierhygiene und öffentliches Veterinärwesen
An den Tierkliniken 1
04103 Leipzig
Deutschland

Univ.-Professor Dr. Uwe **Rösler**
Freie Universität Berlin
Fachbereich Veterinärmedizin
Institut für Tier- und Umwelthygiene
Robert von Ostertag-Str. 7-13
14163 Berlin
Deutschland

PD Dr. Karin **Schwaiger**
Ludwig-Maximilians-Universität München
Tierärztliche Fakultät
Lehrstuhl für Lebensmittelsicherheit
Schönleutnerstr. 8
85764 Oberschleißheim
Deutschland

Professor Dr. Hans-Joachim **Selbitz**
IDT Biologika GmbH
Am Pharmapark
06861 Dessau-Roßlau
Deutschland

Univ.-Professor Dr. Reinhard K. **Straubinger**
Tierärztliche Fakultät
Lehrstuhl für Bakteriologie u. Mykologie
Ludwig-Maximilians-Universität München
Veterinärstr. 13
80539 München
Deutschland

Professor i.R. Dr. Heinz-Jürgen **Thiel**
Justus-Liebig-Universität Gießen
Fachbereich 10 - Veterinärmedizin
Institut für Virologie
Schubertstr. 81
35392 Gießen
Deutschland

Univ.-Professor Dr. Uwe **Truyen**
Universität Leipzig
Veterinärmedizinische Fakultät
Institut für Tierhygiene und öffentliches Veterinärwesen
An den Tierkliniken 1
04103 Leipzig
Deutschland

Univ.-Professor Dr. Peter **Valentin-Weigand**
Stiftung Tierärztliche Hochschule Hannover
Zentrum für Infektionsmedizin
Institut für Mikrobiologie
Bischofsholer Damm 15
30173 Hannover
Deutschland

Dr. Jutta **Verspohl**
Stiftung Tierärztliche Hochschule Hannover
Zentrum für Infektionsmedizin
Institut für Mikrobiologie
Bischofsholer Damm 15
30173 Hannover
Deutschland

Univ.-Professor Dr. Lothar H. **Wieler**
Robert-Koch-Institut
Nordufer 20
13353 Berlin
Deutschland

Herausgeber

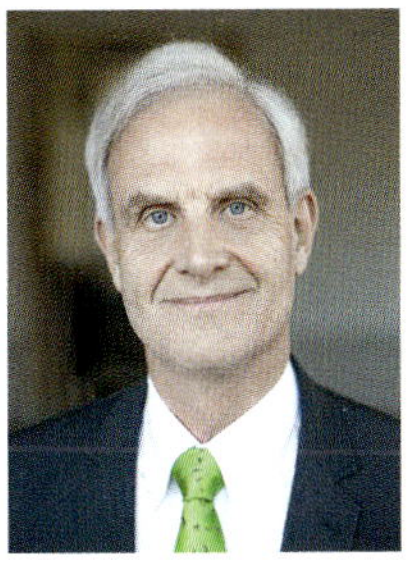

Professor Dr. Hans-Joachim Selbitz

Vorsitzender des wissenschaftlichen Beirats der IDT Biologika GmbH Dessau-Roßlau, Fachtierarzt für Bakteriologie und Mykologie

- 1970–1975 Veterinärmedizinstudium Leipzig
- 1979 Promotion (Dr. med. vet.)
- 1983 Facultas docendi (Lehrbefähigung) für Mikrobiologie und Tierseuchenlehre
- 1985 Promotion B (Dr. sc. med. vet.)
- 1976–1993 Institut für Mikrobiologie und Tierseuchenlehre, Universität Leipzig und Mitarbeit im Tierärzteteam Zoo Leipzig
- 1996/1997 Lehrauftrag an der Freien Universität (FU) Berlin
- 1999–2009 Lehrauftrag an der Tierärztlichen Hochschule Hannover (TiHo)
- 2010 Umhabilitation für das Fachgebiet Mikrobiologie an die TiHo
- 1993–2015 Forschungsleiter der IDT Biologika GmbH
- Themenschwerpunkte: Mikrobiologie und Tierseuchenlehre, bakterielle Infektionen bei Zootieren, Salmonelleninfektionen, Entwicklung von Impfstoffen

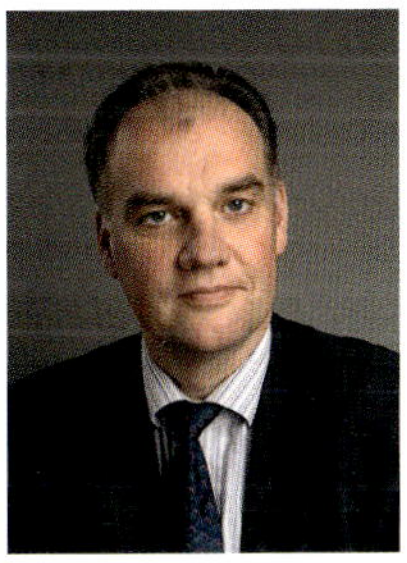

Univ.-Professor Dr. Uwe Truyen

Direktor des Instituts für Tierhygiene und Öffentliches Veterinärwesen, Veterinärmedizinische Fakultät, Universität Leipzig, Fachtierarzt für Mikrobiologie, Virologie, Epidemiologie, Tierhygiene und Molekularbiologie

- 1981–1986 Veterinärmedizinstudium Gießen/Hannover
- 1989 Promotion (Dr. med. vet.)
- 1989–1990 Wissenschaftlicher Assistent, Institut für Virologie, TiHo
- 1991–1993 DFG-Stipendiat am James A. Baker Institute for Animal Health, New York State College of Veterinary Medicine, Cornell University, Ithaca, New York, USA
- 1995 Habilitation (Dr. med. vet. habil.) für das Fach „Virologie" und Venia legendi für das Fach „Allgemeine Virologie und Pathogenese viraler Infektionskrankheiten", Ludwig-Maximilians-Universität (LMU) München
- 1999–2001 Univ.-Prof. für „Infektiologie und Molekulare Epidemiologie", Tierärztliche Fakultät, LMU
- 2001–2003 Leiter des Zentralinstituts des Tiergesundheitsdienstes Bayern e. V., Poing
- 2003–2006 Univ.-Prof. für Epidemiologie, Veterinärmedizinische Fakultät, Universität Leipzig
- 2004–2014 Diplomate des European College of Veterinary Public Health (ECVPH)
- seit 2006 Univ.-Prof. für Tierhygiene und Tierseuchenbekämpfung, Veterinärmedizinische Fakultät, Universität Leipzig
- Vorsitzender der Deutschen Veterinärmedizinischen Gesellschaft (DVG) und der Ständigen Impfkommission Veterinär (StIKo VET) im BpT
- Themenschwerpunkte: Tierseuchenbekämpfung, Tierhygiene, Virologie, Schutzimpfungen bei Tieren

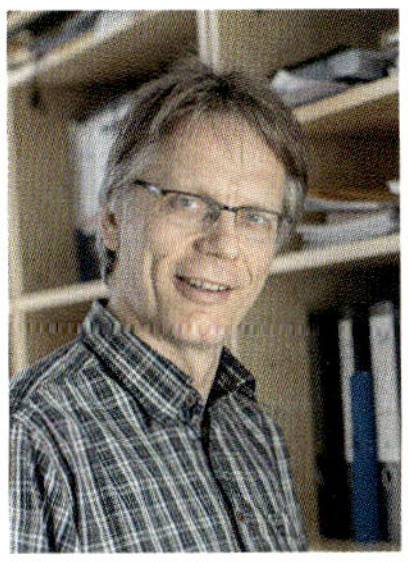

Univ.-Professor Dr. Peter Valentin-Weigand

Universitätsprofessor am Institut für Mikrobiologie, Stiftung Tierärztliche Hochschule Hannover (TiHo), Fachtierarzt für Mikrobiologie

- 1978–1984 Veterinärmedizinstudium Justus-Liebig-Universität (JLU) Giessen
- 1985–1987 Approbation und Tätigkeit als praktischer Tierarzt und Promotion (Dr. med.vet.)
- 1987–1988 Postdoc, Institut für Bakteriologie und Immunologie, JLU
- 1989 DFG-Postdoc, Massey University, Palmerston North, Neuseeland
- 1990–1996 Wissenschaftlicher Assistent, GBF (jetzt HZI) Braunschweig
- 1997 Habilitation im Fach Mikrobiologie, TiHo
- 1998 Wissenschaftlicher Assistent am Institut für Mikrobiologie, TiHo
- 2001 Univ.-Prof. für Molekulare Mikrobiologie und Infektionsdiagnostik, Institut für Mikrobiologie, TiHo
- 2007 Direktor des Instituts für Mikrobiologie, TiHo
- seit 2009 Mitglied im Vorstand des Zentrums für Infektionsbiologie (ZIB)
- 2010 Univ.-Prof. für Mikrobiologie und Tierseuchenbekämpfung, Institut für Mikrobiologie, TiHo
- Themenschwerpunkte: Virulenzmechanismen und Epidemiologie von Streptokokken, Wirtszell-Interaktionen von Mykobakterien, Co-Infektionen und bakterielle Zoonoseerreger im Schwein, Impfstoffentwicklung

Teil I Grundlagen

1 Infektionslehre

Gottfried Alber, Manfred Moos, Martin Pfeffer, Hans-Joachim Selbitz, Peter Valentin-Weigand

1.1 Allgemeines

Peter Valentin-Weigand

Die medizinische Mikrobiologie begann mit den Entdeckungen von Louis **Pasteur** (1822–1895) und Robert **Koch** (1843–1910) Ende des 19. Jahrhunderts. Mitte des 19. Jahrhunderts wurde die Idee der Kontagienlehre von Girolamo Fracastoro (erneut) aufgegriffen. Jacob **Henle** (1809–1885) brachte den Begriff wieder in die wissenschaftliche Diskussion. Er hatte es allerdings sehr schwer, gegen die vorherrschende Miasmenlehre der Entstehung von Krankheiten anzukämpfen. Drei allgemein akzeptierte Hypothesen über die Natur niederer Organismen standen der neuen **Kontagienlehre** vor allem entgegen: die **Urzeugungstheorie** ihrer Entstehung, die Allgegenwart und die Vielgestaltigkeit solcher Lebensformen. Louis Pasteur und Robert Koch bereiteten den Boden für ein Umdenken, indem sie diese drei Thesen widerlegten. Nach Vorarbeiten von Lazzaro **Spallanzani** (1729–1799) gelang Pasteur der Nachweis, dass Mikroben immer nur von Mikroben erzeugt werden und damit nicht das Produkt von Urzeugung sein können. Pasteur und andere Wissenschaftler hatten zudem schon früh erkannt, dass Mikroorganismen eine fundamentale Bedeutung für die Gärung, Fäulnis und Verrottung haben. Die Ähnlichkeiten zwischen Fäulnisvorgängen und durch manche Krankheiten verursachten Veränderungen führten zur Vermutung, dass Mikroorganismen auch bei der Entstehung von Krankheiten eine wichtige Rolle spielen. Nachdem die alten Theorien von Urzeugung und Allgegenwart durch Pasteur und seine Schüler ins Wanken gebracht worden waren, wurde auch die Theorie der Vielgestaltigkeit widerlegt, indem die Reinzüchtung und morphologische wie kulturell-biochemische Charakterisierung von Mikroorganismen gelang. Dadurch wurde gezeigt, dass biologische Merkmale an eine Art gebunden sind. Der biochemische **Spezifitätsbegriff** wurde später von der Bakteriologie übernommen und ist noch heute Grundlage der kulturell-biochemischen Diagnostik. Aus diesen Erkenntnissen entwickelte Robert Koch seine Postulate für den kausalen Zusammenhang zwischen einem Mikroorganismus und einer Infektionskrankheit, die sogenannten **Henle-Koch-Postulate**:

1. Der Mikroorganismus (Erreger) muss im Erkrankten mikroskopisch nachweisbar sein.
2. Der Erreger muss in Reinkultur nachweisbar sein.
3. Die experimentelle Infektion mit dieser Reinkultur muss die gleiche Krankheit auslösen wie die natürliche Infektion; der Erreger muss auch im experimentell infizierten Organismus (mikroskopisch und kulturell) nachweisbar sein.

Die Postulate wurden experimentell am Beispiel des von Koch 1876 identifizierten Erregers des Milzbrandes, *Bacillus anthracis*, nachgewiesen. Sie gelten im Grundsatz auch heute noch, wenngleich es Einschränkungen und Differenzierungen gibt, etwa für Erreger, die nicht auf künstlichen Nährböden kultivierbar sind oder für Erkrankungen (des Menschen), für die es kein geeignetes Versuchstiermodell gibt. Auf Basis der Erkenntnisse Robert Kochs entdeckte Pasteur später das Prinzip der aktiven **Immunisierung** und zeigte als Erster nach Edward **Jenner** (1749–1823), dem Entdecker der Pockenschutzimpfung, am Beispiel der Tollwut die Möglichkeit einer aktiven Schutzimpfung. Die Zeit zwischen 1876 (Nachweis des Milzbranderregers durch Koch) und 1906 gilt als **„Goldene Ära der Medizinischen Mikrobiologie"**, während der eine Vielzahl von Erregern bedeutender Infektionskrankheiten identifiziert wurde.

Bereits lange vor den Entdeckungen Kochs hatte der österreichisch-ungarische Geburtshelfer Ignaz **Semmelweis** (1815–1865) erkannt, dass das damals mit hoher Sterblichkeit einhergehende Kindbettfieber (Puerperalsepsis) durch Übertragung vom Leichnam der daran Verstorbenen auf die gesunden gebärenden Frauen hervorgerufen werden kann. Als Übertragungsvehikel postulierte er die Hand des betreffenden Arztes, der zuerst die Autopsie des Leichnams und anschließend die Vaginaluntersuchung der Gebärenden vornahm. Semmelweis unterbrach diese Infektionskette, indem er den Ärzten die Desinfektion der Hände vor der Vaginaluntersuchung zur Pflicht machte. Er gilt daher als Begründer der **Infektionsprophylaxe**. Der englische Chirurg Joseph **Lister** (1827–1912) übertrug die Erkenntnisse Pasteurs auf die postoperative Septikämie und entwickelte das Arbeitsprinzip der **Antiseptik** im Operationssaal.

Die medizinische Mikrobiologie entwickelte sich aus der frühen Phase der Erregernachweise schnell weiter. Das Interesse fokussierte sich u. a. auf bakterielle Toxine, deren Wirkungsweise durch Knud **Faber** (1862–1956) am Beispiel des Tetanustoxins erstmals beschrieben wurde. Es waren Schüler bzw. Mitarbeiter von Robert Koch, Emil **von Behring** (1854–1917) und Shibasaru **Kitasato** (1852–1931), die durch Immunisierungsversuche an Tieren die Bildung von Antitoxinen nachwiesen und damit den Beginn der **serumtherapeutischen Ära** einleiteten. Die Grundidee dieser Theorie war es, Infektionskrankheiten durch Gegengifte zu behandeln. Tatsächlich gelang es Behring zusammen mit Wernicke und Kitasato, die ersten wirksamen Heilseren gegen Diphtherie und Tetanus zu entwickeln.

Die medizinische Mikrobiologie und Infektionslehre ist heute in viele Teilbereiche untergliedert und spezialisiert, zu denen u. a. auch die Epidemiologie und die Hygiene gehören. **Die medizinische Mikrobiologie** befasst sich im Wesentlichen mit der Erregerbiologie und den Erreger-Wirt-Interaktionen, während die **Infektionslehre** (syn. **Infektiologie**) eher klinisch orientiert ist, d. h., sie bezieht sich mehr auf die Vorgänge im Wirtsorganismus und in der Wirtspopulation. Beide Gebiete verbindet der Erreger, und in beiden Gebieten beschäftigt sich die Forschung mit der Diagnose, der Kausalbehandlung, der Prävention und der Epidemiologie von Infektionskrankheiten.

1.2 Allgemeine Infektions- und Seuchenlehre

Peter Valentin-Weigand

1.2.1 Geschichtliche Entwicklung

Die **Infektionslehre** (syn. Infektiologie) befasst sich mit den Infektionskrankheiten, deren Ursachen, Entstehung, Mechanismen, Gesetzmäßigkeiten, Diagnose und Bekämpfung. In diesem Kapitel geht es in erster Linie um die Terminologie zur Beschreibung von Infektionen. Grundlage sind bakterielle und virale Infektionen, da diese die allgemeinen Gesetzmäßigkeiten besonders deutlich und präzise beschreiben lassen. Allerdings gibt es aufgrund der unterschiedlichen Natur von Bakterien und Viren auch einige Unterschiede in der Terminologie, z. B. bei der Definition latenter Infektionen.

Grundsätzlich gibt es verschiedene Formen des Zusammenlebens von Mikro- und Makroorganismus (Gast-Wirt-Beziehungen, **Abb. 1.1**). Als **Kommensalismus** bezeichnet man die Form, bei der der Gast vom Wirt lebt, ohne den Wirt zu schädigen, d. h., nur einer der beiden Partner zieht einen Nutzen aus der Lebensgemeinschaft. Beispiel dafür ist die Besiedlung der Haut durch Staphylokokken, die sich von den Bestandteilen der Hautoberfläche ernähren, ohne den Wirt zu schädigen. Als **Mutualismus** wird eine Lebensgemeinschaft bezeichnet, bei der Mikro- und Makroorganismus voneinander profitieren, ohne aufeinander angewiesen zu sein. Beispiel ist die Beziehung zwischen Mikrobiota und Wirt im Verdauungstrakt, die für Gast und Wirt vorteilhaft ist. Dagegen ist die **Symbiose** eine Gast-Wirt-Beziehung, die für beide essenziell ist. Bei extrazellulärer Ansiedelung des (mikrobiellen) Partners liegt eine **Ektosymbiose** vor, bei intrazellulärer Lage eine **Endosymbiose**. Bekanntestes Beispiel für eine Endosymbiose ist die Lebensgemeinschaft zwischen Leguminosen und bestimmten Stickstoff-fixierenden Bakterien. **Phoresie** ist eine Gast-Wirt-Beziehung, bei der der Wirt seinem Gast nur eine Transportmöglichkeit bietet. **Parasitismus** beschreibt die Beziehung von Infektionserregern mit ihrem Wirt, d. h., der Gast beutet den Wirt aus und schädigt diesen unterschiedlich stark, je nach Ausprägung der Virulenzeigenschaften des Erregers. Manche Mikroorganismen verursachen nicht per se eine Infektion, da sie saprophytär leben. Unter bestimmten Umständen können sie aber durch Wechsel in die parasitäre Lebensform den Wirt schädigen. **Saprophyten** sind demnach Mikroorganismen, die ihren Nährstoffbedarf aus totem, organischem Material decken, ohne parasitär leben zu müssen. Beispiele sind bestimmte Keime der Mikrobiota im Darm, wie Clostridien oder *Escherichia coli*, die sich bei Störung des biologischen Gleichgewichts massiv vermehren und ausbreiten bzw. Toxine bilden und dadurch den Wirt schädigen (bestimmte Stämme).

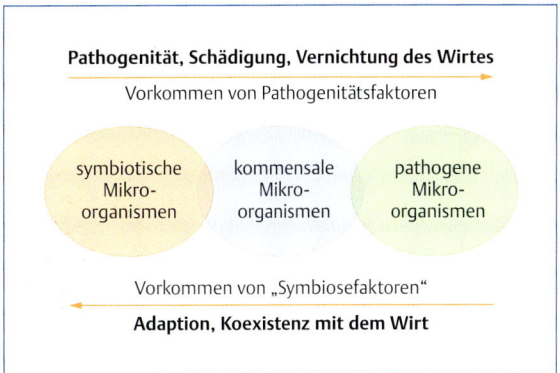

Abb. 1.1 Beziehung zwischen Gast und Wirt.

1.2.2 Pathogenität und Virulenz

Pathogene Mikroorganismen haben sich im Laufe ihrer Evolution darauf spezialisiert, den Wirtsorganismus als vorrangigen Lebensraum zu nutzen, also in diesen einzudringen und sich dort zu vermehren. Die dadurch ausgelösten Schädigungen des Wirts können unterschiedlich stark ausgeprägt sein. Das Eindringen von Erregern in den Wirt führt immer zu einer Abwehrreaktion; das unterscheidet sie von apathogenen Mikroorganismen. Der weitere Verlauf einer Wirt-Pathogen-Beziehung hängt von vielen unterschiedlichen Faktoren ab, zu denen in erster Linie die Virulenz des Erregers und die Empfänglichkeit des Wirts, aber auch die Umgebung zählen. Evolutionär gesehen spielt dabei die Möglichkeit der weiteren Ausbreitung des Erregers innerhalb einer empfänglichen Wirtspopulation eine wichtige Rolle. Sind gute Ausbreitungsmöglichkeiten vorhanden, z. B. über das Trinkwasser, so entwickeln sich eher Erreger(-stämme, -klone), die den Wirt stark schädigen, da sie nicht auf eine lange Überlebenszeit ihrer Nahrungsgrundlage angewiesen sind. Bei schlechten Ausbreitungsmöglichkeiten ist der Selektionsdruck günstiger für weniger gefährliche Erreger, die ihren Wirt länger am Leben halten. Theoretisch sollten Erreger eine „stabile Partnerschaft" anstreben, um damit ihre eigene Population zu sichern. Da sich die Lebensbedingungen für Wirt und Pathogen aber ständig ändern, wird es immer Mikroben geben, die sich auf die Ausbeutung von Makroorganismen spezialisieren und damit neue ökologische Nischen erschließen. Umgekehrt wird sich der Wirtsorganismus immer wieder an sich verändernde Mikroorganismen anpassen, um in dieser **Co-Evolution** zu überleben.

Die Begriffe Pathogenität und Virulenz werden im englischen Sprachraum meist synonym gebraucht, sind aber in ihrer deutschen Definition unterschiedlich. Unter **Pathogenität** wird die grundsätzliche pathogene, d. h. krankmachende Eigenschaft eines Erregers verstanden. Der Begriff bezieht sich immer auf eine Erreger- und eine Wirtsspezies. So ist z. B. die Bakterienspezies *Actinobacillus pleuropneumoniae* pathogen für die Wirtsspezies Schwein. Pathogenität ist somit eine **qualitative** Beschreibung und kann daher auch nicht mehr oder weniger stark ausgeprägt sein. Obwohl nicht völlig mit der Definition übereinstimmend, wird dennoch zwischen **obligat** und **fakultativ pathogenen** Erregern unterschieden. Erstere sind Erreger im engeren Sinn (im englischen Sprachraum auch als primary pathogens bezeichnet). Fakultativ pathogen sind opportunistische Erreger, die nur unter bestimmten Voraussetzungen Infektionen verursachen können, z. B. nach Schädigung des Wirts durch ein Trauma oder eine Störung der Mikrobiota (daher auch als secondary pathogens bezeichnet).

Auf Wirtsseite wird von empfänglichen (engl.: susceptible) und resistenten Wirtsspezies gesprochen. Die **Resistenz** eines Wirtes ist eine natürliche (angeborene) Nichtempfänglichkeit, im Gegensatz zur erworbenen Immunität. **Disposition** beschreibt dagegen die Eigenschaften eines Individuums einer für einen bestimmten Erreger empfänglichen Wirtsspezies. Eine Disposition gegenüber einer Infektion kann z. B. durch erhöhten Stress oder eine Therapie mit immunsuppressiven Folgen entstehen.

Virulenz ist die Eigenschaft eines bestimmten Stammes einer Erregerspezies und bezeichnet das Ausmaß der von diesem Stamm verursachten Schädigung des Wirtsorganismus. Im Gegensatz zur Pathogenität ist die Virulenz also ein **quantitativer** Begriff. Innerhalb einer pathogenen Spezies gibt es weniger oder mehr (niedrig oder hoch, schwach oder stark) virulente Stämme. Ein Beispiel aus der Virologie ist das Newcastle-Krankheit-Virus (S. 530) mit lento-, meso- und velogenen Stämmen. Ein Beispiel aus der Bakteriologie ist *Streptococcus suis* (S. 265). Virulenz ist somit der Pathogenität untergeordnet. Sie beruht auf **Virulenzfaktoren** (syn. **Pathogenitätsfaktoren** oder -determinanten), zu denen z. B. bakterielle Toxine oder Invasine gehören. Solche Faktoren unterscheiden pathogene Bakterien und virulente Stämme von apathogenen Bakterien bzw. avirulenten Stämmen. Virulenz-assoziierte Faktoren sind indirekt an der Virulenz beteiligt. Hierzu zählen z. B. Regulatoren von Virulenzgenen oder Enzyme, die für die Anpassung des Erregerstoffwechsels an den Wirtsorganismus von Bedeutung sind. Durch eine Abschwächung der Virulenz (**Attenuierung**) lassen sich Lebendimpfstoffe (S. 57) entwickeln. Bestimmt werden kann die Virulenz durch Ermittlung der infektiösen oder letalen Dosis (meist als ID50 bzw. LD50) in experimentellen Infektionen.

MERKE !

Zusammengefasst entsteht demnach eine Infektionskrankheit, wenn ein virulenter Stamm einer pathogenen Erregerspezies ein für die Infektion disponiertes Individuum einer empfänglichen Wirtsspezies infiziert (**Abb. 1.2**).

Die Begriffe Pathogenität und Virulenz stehen eigentlich im Widerspruch zur Diagnostik, da die Pathogenität einer Spezies durch Virulenzmerkmale einzelner Stämme bestimmt wird und nicht durch taxonomische Zuordnung. Stanley **Falkow** hat daher 1997 eine **molekularbiologische Version der Henle-Koch-Postulate** entworfen, die dem Klon-Konzept der Pathogenität Rechnung trägt:

1. Der Phänotyp eines Erregers ist spezifisch für alle virulenten Stämme.
2. Die Inaktivierung der verantwortlichen (Virulenz-)Gene führt zum Verlust der Virulenz.
3. Die Wiedereinführung (Komplementation) dieser Gene stellt die Virulenz wieder her.

Pathogene Mikroorganismen zeigen oft eine Vorliebe für bestimmte Wirtsspezies (= empfängliche Wirte) und/oder für bestimmte Gewebe und Organsysteme. Dieser **Tropismus** ist häufig bedingt durch die spezifische Ausstattung des Wirts mit Rezeptoren, die das Haften und die Vermehrung eines Erregers begünstigen. Zum Beispiel können Bindungsstellen für bakterielle Anheftungsfaktoren (Adhäsine) oder hohe Konzentrationen bestimmter Nährstoffe zum Tropismus für den Dünndarm oder das laktierende Euter beitragen. Auch bei Viren sind zelluläre Rezeptoren von Bedeutung.

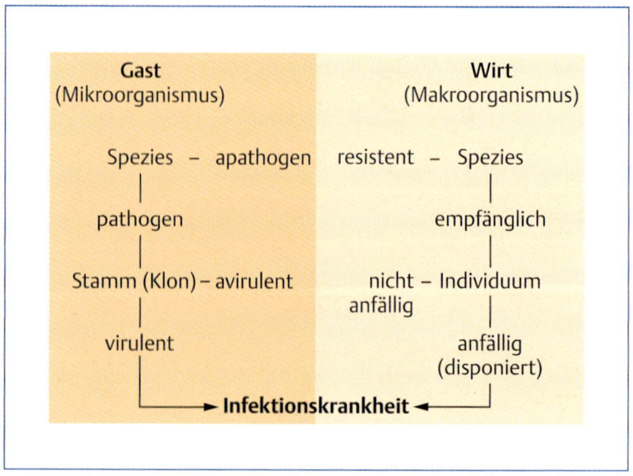

Abb. 1.2 Zusammenhänge zwischen Pathogenität, Virulenz, Empfänglichkeit und Disposition.

1.2.3 Kolonisation, Infektion, Infektionskrankheit

Von Infektionen abzugrenzen sind andere Formen der Besiedlung oder Exposition von Oberflächen mit Mikroorganismen, bei denen es nicht zu einer Auseinandersetzung mit der Wirtsabwehr kommt. **Kolonisation** ist eine Dauerbesiedlung von Haut oder Schleimhäuten mit Mikroorganismen, die in ihrer Gesamtheit als Mikrobiota bezeichnet wird. Die betreffenden Mikroorganismen werden vom Wirt toleriert. Die pathologische Besiedlung mit ortsfremden Mikroorganismen (Sekundärbesiedlung), z. B. die Ansiedlung und starke Vermehrung von Pilzen nach Behandlung mit einem Antibiotikum, kann dagegen zur Infektion führen. **Passanten** sind Mikroorganismen, die z. B. mit der Nahrung aufgenommen und nach Passage im Magen-Darm-Trakt **ohne** Ansiedlung wieder ausgeschieden werden. Als **Kontamination** wird die Verunreinigung von Gegenständen, Proben oder Körperteilen toter Tiere mit Erregern bezeichnet. Solche Kontaminationen zu verhindern oder zu beseitigen, ist eine der Hauptaufgaben der Hygiene (S. 26).

Im Gegensatz zur Kolonisation und Kontamination beschreibt die **Infektion** das Haften, Eindringen und die Vermehrung eines Erregers in einem Makroorganismus, der darauf mit einer Abwehrreaktion reagiert. Die Infektion ist Voraussetzung für das Entstehen einer **Infektionskrankheit**, d. h. die klinische manifeste Form einer Infektion. Infektionskrankheit beschreibt somit eine Infektion, in deren Folge es zur Schädigung des Wirts mit klinischen Symptomen kommt. Entscheidend dafür sind sowohl die infektiösen Eigenschaften des Erregers als auch die Wirtsreaktionen. Zu den relevanten Eigenschaften des Erregers gehören

- Widerstandsfähigkeit in der Umwelt (Tenazität)
- Übertragbarkeit
- Ansteckungskraft (Kontagiosität)
- Haftfähigkeit
- Eindringungsvermögen (Invasivität)
- Virulenz

Als **Inkubationszeit** wird der Zeitraum zwischen Erregereintritt und Beginn klinischer Symptome bezeichnet. Sie korreliert meist mit der Generationszeit (S. 113) des sich vermehrenden Erregers und ist ein Hinweis für den Beginn der Erregerausscheidung. Eine Erregerausscheidung ist aber auch schon innerhalb der Inkubationszeit möglich. Die Inkubationszeit kann allerdings nur bei Allgemeininfektionen genauer abgeschätzt werden, weniger bei Lokalinfektionen, da nur erstere typische Stadien durchlaufen . Nicht als klinische Symptome gelten von der Norm abweichende Laborbefunde (z. B. Hyperglykämie) oder patho(histo)logische Veränderungen (z. B. eine katarrhalische Enteritis ohne Durchfall), die erst bei der Eröffnung am lebenden Tier oder bei der Sektion auffallen.

1.2.4 Grundtypen von Infektionen und Infektionskrankheiten

Infektionen können grundsätzlich **apparent** verlaufen, d. h. als Infektionskrankheit mit klinischen Symptomen, oder **inapparent** ohne klinische Symptome. Der Ablauf einer Infektion lässt sich in bestimmte Phasen und Prozesse unterteilen. Voraussetzung ist, dass ein Erreger folgende Fähigkeiten besitzt:

- Übertragung
- Haftung
- Vermehrung
- Ausbreitung

Nach einer (mehr oder weniger gut zu definierenden) Inkubationszeit kommt es bei apparenten Infektionen durch direkte oder indirekte Schädigung des Wirtsorganismus zu entsprechenden klinischen Symptomen. Schließlich kann durch Eliminierung des Erregers die Infektion überwunden werden. Es kann aber auch zur Dauerausscheidung oder sogar zum tödlichen Ausgang kommen. Nach ihrem zeitlichen und räumlichen Ablauf lassen sich verschiedene Typen von Infektionen unterscheiden (**Abb. 1.3**).

Zeitlich wird zwischen folgenden Verlaufsformen von Infektionskrankheiten unterschieden:

- perakut
- akut
- subakut
- chronisch

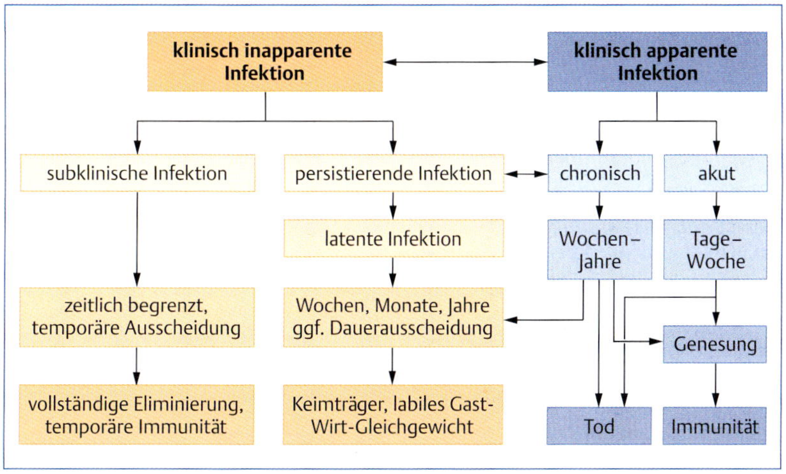

Abb. 1.3 Grundtypen von Infektionen.

Perakute Infektionskrankheiten beginnen sehr plötzlich (innerhalb von Stunden), führen zu schweren Krankheitsverläufen mit extrem schneller Verschlechterung und sind oft tödlich. Solche Verläufe finden sich häufig bei Infektionen kurz nach der Geburt mit hochvirulenten Stämmen, z. B. bei der durch bestimmte *E.-coli*-Stämme hervorgerufenen Colisepsis. **Akute** Infektionskrankheiten beginnen plötzlich, sind oft fieberhaft mit schweren Krankheitsverläufen und dauern nur wenige Tage. Es handelt sich meist um Erstinfektionen nicht immuner Tiere. Bei der **subakuten Form** ist der Beginn der Erkrankung langsamer als bei der akuten und die Symptome sind milder. Grund dafür kann sein, dass es sich um weniger virulente Stämme handelt oder dass die Tiere aufgrund ihrer Abwehrlage weniger empfänglich sind, z. B. ältere Tiere. Die **chronische** Infektionskrankheit beginnt allmählich und verläuft über Wochen bis Monate oder sogar Jahre. Oft sind langsam wachsende Erreger die Ursache. Ein Erreger kann auch verschiedene Formen hervorrufen, von der perakuten bis zur chronischen Infektion. Entscheidend ist dann die Wirtspopulation, d. h., ob der Erreger auf sehr junge und empfängliche Tiere (eher akut) oder ältere weniger empfängliche (eher chronisch) trifft. Bei der **persistierenden Infektion** verbleibt (persistiert) der Erreger über einen längeren Zeitraum im Organismus und repliziert sich (wenn auch sehr langsam). Es kann zur entsprechend langsamen, graduellen Steigerung der Schädigung des Organismus mit zunehmender Symptomatik und Ausscheidung über einen langen Zeitraum kommen. Dadurch entsteht eine **chronisch-persistierende Infektionskrankheit**. Bei persistierenden Infektionen können auch symptomlose Phasen auftreten, die immer wieder durch akute Krankheitsschübe unterbrochen werden. Ein Hauptproblem ist, dass ein infizierter Wirt Keimträger ist und es zur (auch intermittierenden) Dauerausscheidung kommen kann. Beispiele für persistierende Infektionen sind Mykobakterien- oder Lentivirus-Infektionen.

Die Persistenz kann aber auch dauerhaft klinisch inapparent bleiben. In diesem Fall entsteht eine **latente Infektion** („stumme" Infektion bzw. „stumme" Phasen). Dies ist eine inapparente Infektion über einen sehr langen Zeitraum (Monate bis Jahre). Sie stellt eine Art labiles Gleichgewicht zwischen Erreger und Wirt dar. Verursacht werden latente Infektionen durch Erreger mit hoher Anpassung. Das labile Gleichgewicht kann zugunsten des Erregers verändert und damit zur apparenten Infektion mit klinischen Symptomen werden, z. B. durch Schwächung der Wirtsabwehr oder Super- oder Sekundärinfektionen. Hauptproblem latenter Infektionen ist, dass wegen fehlender Symptomatik latent infizierte Tiere nicht als infiziert erkannt werden.

Bei bakteriellen Infektionen bezeichnet man auch solche Infektionen als latent, bei denen es zur Dauerausscheidung kommt. Im Unterschied dazu gelten bei viralen Infektionen nur solche als latent, bei denen es zu keiner Ausscheidung kommt. Beispiele sind Infektionen durch Herpesviren. Hierbei liegen die Erreger in einer nicht vermehrungsfähigen Form (episomal) in bestimmten Zellen vor. Es kann jedoch aufgrund verschiedener Stimuli wieder zu einer produktiv-lytischen Infektion kommen. Bei einer persistierenden Virusinfektion im eigentlichen Sinne ist hingegen der Erreger fortwährend als infektiöses Agens nachweisbar, z. B. bei der persistierenden Infektion mit dem Bovine-Virusdiarrhoe-Virus.

Im Gegensatz zur latenten Form der inapparenten Infektion ist die **subklinische Infektion** zeitlich begrenzt und führt immer zur vollständigen Eliminierung des Erregers. Meist reicht dafür die angeborene Immunität aus. Die Infektion kann zur Immunität führen (auch zur sterilen, d. h. mit Erregerfreiheit verbundenen), die aber oft zeitlich begrenzt ist. Die Erregerausscheidung ist relativ kurz, es zeigen sich keine (typischen) Krankheitssymptome, Laborwerte können allerdings verändert sein. Ein Beispiel ist die subklinische Staphylokokken-Mastitis.

Infektionen unterscheiden sich auch in ihrer **Lokalisation** und ihrem **Ausbreitungsgrad**. Bei der **Lokalinfektion** handelt es sich um eine örtlich begrenzte Infektion, d. h., der Erreger bleibt lokal auf den Eintrittsort beschränkt und vermehrt sich nur dort. Dadurch entsteht meist keine dauerhaft belastbare Immunität. Ein Beispiel ist die durch Staphylokokken hervorgerufene Mastitis des Rindes. Im Gegensatz dazu ist die **Allgemeininfektion** eine generalisierte, nicht auf nur ein oder wenige Organe beschränkte Infektion. Da der gesamte Organismus betroffen ist, handelt es sich meist um sehr ernste und möglichst schnell zu therapierende Infektionskrankheiten. Die zwei wichtigsten Formen sind die zyklische Allgemeininfektion und die Septikämie.

Die **zyklische Allgemeininfektion** entwickelt sich von der lokalen Eintrittspforte ausgehend immer als Allgemeininfektion und verläuft dabei in drei relativ gut charakterisierten Phasen:

1. Eintritt und lokale Vermehrung des Erregers mit primärer Abwehrreaktion (Inkubation)
2. Ausbreitungsphase mit hämatogener oder lymphogener Generalisation (Generalisation)
3. klinische Manifestation mit typischen Leitsymptomen (Organmanifestation)

Beispiele für solche Infektionen sind viele Tierseuchen, wie die Tuberkulose oder die Maul- und Klauenseuche.

Eine besondere Form der Allgemeininfektion ist die **Septikämie** (auch als **Sepsis** bezeichnet). Diese entwickelt sich immer aus einer Lokalinfektion, dem septischen Herd. Ausgehend davon kommt es zur hämatogenen Generalisation und folgenden Absiedlung der Erreger in Organe mit entsprechenden klinischen Folgen, die auf einer systemischen Entzündung beruhen. Die Sepsis ist also ein Folgegeschehen, bei dem kontinuierlich oder periodisch Erreger von einem Herd in die Blutbahn gelangen, sich dort vermehren und/oder toxische Komponenten aktiv bzw. durch Lyse freisetzen und dadurch eine systemische Entzündungsreaktion auslösen. Eine Sepsis ruft schwere Krankheitsverläufe hervor und ist immer lebensbedrohlich. Prototyp ist die durch gramnegative Bakterien hervorgerufene Sepsis, bei der die Lipopolysaccharide (LPS) der äußeren Membran der Bakterien als Endotoxine wirken. Aber auch grampositive Bakterien können eine Sepsis auslösen. Hier spielen bestimmte Toxine und Zellwandbestandteile eine

Rolle. Beispiel ist die von einer eitrigen Mastitis ausgehende Sepsis. Viren rufen keine Sepsis hervor.

Von der Septikämie zu unterscheiden ist die **Bakteriämie**. Es handelt sich um eine selbst limitierende Phase, z. B. bei der Generalisation einer zyklischen Allgemeininfektion, ohne schwere oder erregertypische klinische Folgeerscheinungen (Auftreten von Fieber ist möglich). Eine Bakteriämie ist relativ kurz und nicht mit einer Vermehrung des Erregers verbunden. Eine **Virämie** bezeichnet die Anwesenheit von Viren in der Blutbahn. Dabei können die Erreger frei im Plasma und/oder zellgebunden (z. B. in Lymphozyten oder Monozyten) zirkulieren.

Als **Intoxikationen** werden Erkrankungen bezeichnet, bei denen die Schädigung des Wirtsorganismus ausschließlich durch Toxine hervorgerufen wird. Somit können Viren keine Intoxikationen hervorrufen. Intoxikationen können sich aus einer Lokalinfektion oder als generelle Intoxikation entwickeln. Im ersteren Fall kommt es nach lokaler Vermehrung des Erregers zur Bildung des Toxins, das entweder lokal oder nach Verbreitung im Körper in bestimmte Organe oder Gewebe zur Erkrankung führt. Beispiele dafür sind Tetanus oder Enterotoxämien, z. B. durch bestimmte Clostridien (S. 274). Bei der generellen Intoxikation wird das Toxin außerhalb des Organismus gebildet und dann aufgenommen, etwa über die Nahrung. Beispiele sind Botulismus oder Lebensmittelvergiftungen durch Staphylokokkentoxine.

Bei einigen Infektionen können als Komplikation Folgeerkrankungen auftreten (engl.: Sequelae), die nicht direkt durch den Erreger verursacht werden. Hierbei handelt es sich um **postinfektiöse immunpathologische Reaktionen** des Wirtsorganismus auf bestimmte Antigene des Erregers. Diese Antigene können auch nach Eliminierung des Erregers noch im Organismus vorkommen und zur Bildung von Antigen-Antikörper-Komplexen führen. Solche Komplexe können durch Komplementaktivierung entsprechende Schäden verursachen, z. B. in Gelenken oder in der Niere. Manche Antigene induzieren durch ihre große Ähnlichkeit mit Wirtsproteinen kreuzreagierende autoreaktive Antikörper. Beispiel einer solchen immunpathologischen Folgeerkrankung ist Morbus maculosus bei der durch bestimmte Streptokokken hervorgerufenen Druse des Pferdes.

1.2.5 Mono- und multikausale Infektionskrankheiten

Infektionskrankheiten werden abhängig von ihrer Ursache grundsätzlich in **mono-** und **multikausale Infektionskrankheiten** unterteilt. Für Erstere gelten prinzipiell die Henle-Koch-Postulate. Für multikausale Infektionskrankheiten sind die Postulate dagegen nicht zu erfüllen, da sie durch das Zusammenwirken verschiedener Prozesse und Faktoren (Erreger oder andere Faktoren) entstehen, die für sich alleine keine Infektionskrankheit auslösen würden. Zu den multikausalen Infektionskrankheiten gehören die Faktorenkrankheiten und die Mischinfektionen. **Faktorenkrankheiten** werden durch opportunistische (fakultativ pathogene) Erreger hervorgerufen, die nur dann zur Infektion und/oder Erkrankung führen, wenn weitere begünstigende Faktoren dies ermöglichen. Der Begriff „Faktoren" ist hier allerdings nicht ganz zutreffend, da grundsätzlich alle Infektionen von Faktoren (Erreger-Wirt-Umwelt) abhängig sind. Vielmehr sind in diesem Zusammenhang solche Faktoren gemeint, die es auch opportunistischen Erregern ermöglichen, eine Infektion oder Infektionskrankheit auszulösen. Hierzu zählen z. B. Stress durch Transport, starke Leistungsanforderungen oder Therapien mit immunsuppressiven Auswirkungen, die zu einer Schwächung der Wirtsabwehr führen. In die Gruppe der Faktorenkrankheiten lassen sich auch der sogenannte **Hospitalismus** oder **nosokomiale Infektionen** einordnen, die im Zusammenhang mit einem Klinikaufenthalt stehen. Faktorenkrankheiten spielen in der Tiermedizin eine sehr große Rolle, da z. B. durch die Intensivhaltung landwirtschaftlicher Nutztiere oder die zunehmende intensivmedizinische Versorgung gerade der Begleittiere (Pferd, Hund, Katze) entsprechende disponierende Faktoren vermehrt auftreten. Beispiele sind sekundäre Pasteurellosen bei Rind und Schwein (enzootische Bronchopneumonie bzw. enzootische Pneumonie). **Mischinfektionen** werden im Gegensatz zur Monoinfektion von mehreren Erregerspezies (S. 23) ausgelöst. Hier ist oft die eindeutige ätiologische Diagnose schwierig, und die Therapie kann sich als problematisch erweisen. Beispiel ist die durch *Trueperella pyogenes* und gramnegative Anaerobier hervorgerufene Mastitis des Rindes.

1.2.6 Re-, Super- und Sekundärinfektion

Infektionen führen oft nur zu einer zeitlich oder räumlich begrenzten Immunität des Wirtes gegenüber dem entsprechenden Erreger. Dadurch kann es nach überstandener Erstinfektion und Eliminierung des Erregers erneut zu einer Infektion oder Infektionskrankheit mit demselben Erreger kommen. Dies wird als **Reinfektion** bezeichnet und tritt bei Erregern auf, die keine ausreichende oder nur eine sehr kurze Immunität im Wirt erzeugen. Häufig handelt es sich um Erreger, die ihre Antigenität variieren können. Beispiele sind Infektionen mit Salmonellen und Influenzaviren. Dagegen ist eine **Superinfektion** eine Infektion mit **demselben** Erreger bei bestehender Erstinfektion. Der Erreger persistiert noch im Organismus, z. B. durch Abkapselung/Sequestrierung, und es kommt zur erneuten Infektion. Auch bei dieser Form entsteht keine ausreichende Immunität. Beispiel ist die Tuberkulose. Die als Komplikation gefürchtete **Sekundärinfektion** tritt auf, wenn nach Primärinfektion mit einem Erreger ein weiterer, anderer Erreger den Wirt infiziert. In der Regel wird durch die Primärinfektion der Wirt lokal oder allgemein so geschwächt (disponiert), dass die Infektion mit dem Sekundärerreger begünstigt wird. Beispiele sind bakterielle Sekundärinfektionen des Respirationstrakts mit Pasteurellen nach vorhergehenden (primären) Infektionen mit Mykoplasmen oder verschiedenen Viren, wie dem bovinen respiratorischen Synzytialvirus. Teilweise wird in diesem Zusammenhang auch der Begriff **Co-Infektion** verwendet, da sich die Erreger vermutlich gegenseitig beeinflussen.

1.2.7 Haplo- und Diplonosen

Infektionen und Infektionskrankheiten können grundsätzlich entweder nur beim Tier bzw. nur beim Menschen (**Haplonosen**) oder bei Tier und Mensch (**Diplonosen**) vorkommen. Nur beim Tier auftretende Krankheiten werden als **Monozoonosen** bezeichnet. Nur beim Menschen auftretende Infektionen werden **Anthroponosen** genannt. Beispiel für eine Monozoonose ist die durch *Actinobacillus pleuropneumoniae* hervorgerufene Pleuropneumonie des Schweines. Beispiel für eine Anthroponose ist die durch *Neisseria meningitidis* (Meningokokken) hervorgerufene Meningitis des Menschen. Viele Infektionserreger treten jedoch bei Tier und Mensch auf. Infektionen, die unter natürlichen Bedingungen zwischen Tier und Mensch übertragbar sind, werden **Zoonosen** genannt. Die Begriffe **Zooanthroponose** und **Anthropozoonose** weisen auf die Richtung der möglichen Übertragung hin (Tier auf Mensch bzw. Mensch auf Tier). Diese Differenzierung ist heutzutage allerdings nur noch wenig gebräuchlich. Beispiel für eine Zoonose, die unter natürlichen Bedingungen in **beide** Richtungen übertragen werden kann, ist die durch bestimmte Mykobakterien verursachte Rindertuberkulose (S. 306).

Zoonoseerreger spielen eine sehr große Rolle als sogenannte emerging pathogens (neue bzw. wieder gehäuft auftretende Erreger). Geschätzte 60 % aller emerging pathogens sind Zoonoseerreger, von denen die meisten vom Tier auf den Menschen übertragen werden können, also im engeren Sinn Zooanthroponoseerreger sind.

Infektionskrankheiten, deren Erreger in der Umwelt vorkommen und daher keine Tiere als Reservoire benötigen, werden **Saprozoonosen** genannt. Beispiel dafür ist der Botulismus, dessen Verursacher, *Clostridium botulinum*, in der Umwelt vorkommt. Das von dem Erreger gebildete Toxin (z. B. in Tierkadavern) kann zu Erkrankungen beim Tier und beim Menschen führen.

1.2.8 Seuche

Eine Infektionskrankheit, die gehäuft auftritt und die Tendenz zur Ausbreitung zeigt, wird als **Seuche** bezeichnet (der Begriff kommt vom altdeutschen „siechen"). Insofern beziehen sich Begriffe und Beschreibungen in der Seuchenlehre auf eine Population empfänglicher Individuen, und nicht auf den einzelnen Organismus, wie in der Infektionslehre. Das zentrale wissenschaftliche Fachgebiet ist demzufolge die Infektionsepidemiologie (S. 28).

Analog zu den Grundtypen einer Infektion bezogen auf das Einzeltier werden auch bei der Seuche abhängig vom zeitlichen und räumlichen Verlauf bestimmte Formen unterschieden. Bei der **Endemie** handelt es sich um eine **zeitlich unbegrenzt, aber räumlich begrenzt** auftretende Infektion bzw. Infektionskrankheit. Ursächlich sind Erreger, die regional oder auf einen Bestand begrenzt immer wieder Infektionen hervorrufen, ohne sich räumlich weiter auszubreiten. Meist sind dies Erreger mit geringer Ausbreitungsmöglichkeit (z. B. durch Begrenzung der für die Übertragung wichtigen Vektoren), die lokal entweder in der Tierpopulation oder in der Umwelt persistieren. Krankheitshäufungen treten wegen hoher Durchseuchung oder geringer Kontagiosität eher selten auf. Apparente Infektionen betreffen meist nur neu in die Region oder den Bestand verbrachte Tiere. Beispiele sind Milzbrand, Chlamydienabort, Varroatose oder Schweinerotlauf.

Die **Epidemie** ist eine **zeitlich und räumlich begrenzte** Seuche, bei der es oft zu einer hohen Krankheitshäufung kommt, da die betreffenden Tiere nicht immun sind. Der zeitliche Ablauf kann sehr unterschiedlich sein. So können z. B. durch Intoxikationen verursachte Epidemien wenige Tage dauern, während chronische Infektionskrankheiten oder Infektionen mit langer Inkubationszeit Epidemien hervorrufen, die Jahre dauern können. Epidemien entstehen entweder aus endemischen Seuchenherden oder durch Neueinschleppung von Seuchenerregern. Unterschieden wird zwischen folgenden Epidemieformen:

- **Explosionsepidemien** (sehr plötzlich auftretende und nach steilem Anstieg wieder schnell abfallende Epidemie)
- **Tardivepidemien** (sich langsam entwickelnde, meist durch Kontakt entstehende Epidemie)
- **Provokationsepidemien** (durch äußere Bedingungen, wie z. B. Stress oder klimatische Belastungen, entstehende Epidemie)

Beispiele für Epidemien sind Schweinepest, Blauzungenkrankheit oder Brucellose. Aus einer Epidemie kann sich eine Endemie entwickeln, wenn der Erreger weiter in der betroffenen Region bzw. Population persistiert.

Eine Epidemie kann auch zu einer **Pandemie** werden, wenn die Seuche sich räumlich unbegrenzt weiter ausbreitet. Die Ausbreitung erfolgt dann über Länder- oder sogar Kontinentgrenzen hinweg (globale Pandemie). Auch die Pandemie ist wegen der fehlenden Immunität mit einer hohen Krankheitshäufung verbunden und kann erhebliche wirtschaftliche wie gesellschaftspolitische Auswirkungen haben. Beispiele sind H5N1-Geflügelpest, Lungenseuche oder (beim Menschen) AIDS.

1.2.9 Erregerübertragung

Für die Bekämpfung von Tierseuchen besonders wichtig ist die Kenntnis der Erregerübertragung. Hierzu zählen:

- Ausscheidungswege
- Tenazität
- Eintrittspforten
- Übertragungstypen
- Infektketten

Die Erregerübertragung beginnt mit der **Ausscheidung** eines Erregers durch ein infiziertes Tier. Diese kann direkt aus dem Infektionsort erfolgen oder indirekt über Blut, Sekrete und Exkrete. Die Ausscheidung beginnt meist mit dem Auftreten klinischer Symptome, d. h. nach der Inkubationszeit. Allerdings ist eine Ausscheidung auch früher möglich, und Keimträger können auch ohne klinische Symptomatik zu Dauerausscheidern werden. Entscheidend für die Entstehung und den weiteren Verlauf einer Seuche sind dann folgende Parameter:

- Menge und Virulenz der ausgeschiedenen Erreger (infektiöse Dosis)

- Art und Zusammensetzung des Ausscheidungsmediums (z. B. Speichel, Kot, Milch)
- Zeitpunkt und Dauer der Ausscheidung (Expositionsgefahr für empfängliche Wirte, Anreicherung in Außenwelt)
- Widerstandsfähigkeit des Erregers in der Außenwelt (Tenazität)

Die **Tenazität** schwankt sehr stark zwischen verschiedenen Erregern und Umgebungsbedingungen. So sind z. B. Leptospiren oder *Campylobacter* sehr empfindlich gegen Austrocknung, während Mykobakterien oder Coxiellen auch Wochen bis Monate unter sehr trockenen Bedingungen überleben können. Tiefe Temperaturen wirken meist konservierend, während viele Erreger gegen saure oder alkalische Bedingungen empfindlich sind. Bei Viren sind grundsätzlich behüllte empfindlicher als unbehüllte Viren. Zu unterscheiden ist ferner zwischen Überlebensfähigkeit und Infektiosität, da nicht alle überlebenden Erreger auch infektiös sein müssen.

Die **Eintrittspforten** eines Erregers sind oft identisch mit den Ausscheidungswegen. Manche Erreger sind auf bestimmte Eintrittswege angewiesen, z. B. Deckinfektionserreger oder durch Insekten übertragene Erreger. Andere wiederum können auf verschiedene Arten infizieren, was die Übertragungsmöglichkeiten erhöht. In jedem Fall kann der Eintrittsweg einen erheblichen Einfluss auf den Verlauf und Schweregrad einer Infektion haben. So ist z. B. die Hautform des Milzbrands weniger gefährlich als die Lungenform.

Ausscheidung und Eintritt von Erregern sind Teile der Übertragung. Grundsätzlich wird unterschieden zwischen direkter und indirekter Übertragung sowie zwischen horizontaler (Wirte einer Generation) und vertikaler Übertragung (Übertragung auf Nachkommen). Die **direkte (horizontale) Übertragung** kann durch direkten Kontakt erfolgen, durch Sekrettröpfchen (Aerosole), durch Verletzungen oder durch orale Aufnahme. Letzteres gilt allerdings nur für die Aufnahme von Beutetieren und koprophage Tiere, da die Aufnahme über Futter eine indirekte Übertragung ist. Die **vertikale Übertragung** findet zwischen Muttertier und Nachkommen statt. Hierzu zählen transovarielle (z. B. bei Zecken, Milben, Geflügel) oder transspermale und diaplazentare Übertragungen (z. B. Infektion der Frucht durch *Campylobacter abortus* spp. oder Parvoviren). Perinatale Infektionen entstehen während der Geburt in den äußeren Geburtswegen oder kurz nach der Geburt, z. B. durch manuelle Geburtshilfe, fäkale Kontaminationen oder erste Kontakte mit der Umwelt. Nabelinfektionen durch ungenugende Geburtshygiene zählen auch zu den perinatalen Infektionen. Eine vertikale Infektion kann auch laktogen durch die Aufnahme der Kolostralmilch erfolgen. Hier spielen Mastitiserreger eine wichtige Rolle. Die **indirekte Übertragung** betrifft meist Erreger mit relativ hoher Tenazität. Sie ist über belebte und unbelebte Vektoren möglich. **Belebte Vektoren** können Erreger rein **mechanisch** übertragen, z. B. äußerlich durch Personen- und Tierverkehr oder innerlich im Darminhalt nicht empfänglicher Tiere (z. B. Vögel, Kleinnager oder Insekten). Vektoren können aber auch die Funktion von Zwischenwirten einnehmen und sind damit **biologische** (zyklische) Überträger, d. h., es kommt zu einer Vermehrung des Erregers im Vektor (z. B. Borrelien, Arboviren). **Unbelebte Vektoren** sind dagegen leblose Vehikel wie z. B. Staubpartikel, die zu einer aerogenen Übertragung führen, oder Futtermittel, Abwasser, Stallgeräte und tierische Abfälle, die eine fäkoorale Übertragung verursachen können.

Der gesamte Weg, den ein Erreger vom Ausgangspunkt einer Seuche (**Infektionsquelle**) von Individuum zu Individuum nimmt, wird **Infektions- oder Infektkette** genannt. Infektketten sind abhängig von folgenden Faktoren:

- Wirtsspektrum des Erregers (monophage Erreger infizieren nur eine Wirtsspezies, polyphage Erreger mehrere)
- Exposition und Anfälligkeit der Wirtspopulation
- Umweltfaktoren, die eine Übertragung begünstigen oder hemmen können (z. B. klimatische oder geografische Bedingungen)

Die Anfangs- und Zwischenglieder einer Infektkette sind in der Regel die ständigen Träger des Erregers. Sie halten die Infektion aufrecht, erkranken selbst aber oft nicht. Endglieder erkranken dagegen und können auch eine „Sackgasse" der Infektion bilden, wenn es von ihnen aus zu keiner weiteren Infektion kommt. Abhängig von der Art des Wirtswechsels wird zwischen homogenen und heterogenen Infektketten unterschieden (Abb. 1.4). **Homogene Infektketten** bestehen aus eng verwandten Wirtsspezies, die entweder identisch (homonom, z. B. Schwein–Schwein–Schwein) oder ähnlich sind (heteronom, z. B. Rind–Mensch–Rind). Bei **heterogenen Infektketten** kommt es dagegen zu einem Wechsel zwischen sehr unterschiedlichen Wirtsspezies, z. B. zwischen Warmblütern und Nichtwarmblütern. Auch hier gibt es homonome (z. B. Pferd–Moskito–Pferd) und heteronome Ketten (z. B. Zecke–Schaf–Mensch). Es gibt auch Erreger, die keine Infektketten bilden, da sie nicht kontagiös sind und unabhängig von Wirten in der Umwelt vorkommen, wie z. B. *Clostridium tetani*.

Infektketten		
Gruppe	**Art**	**Beispiele**
homogen	homonom	Mensch–Mensch–Mensch: **Keuchhusten**
		Schwein–Schwein–Schwein: **Pleuropneumonie**
	heteronom	Rind–Mensch–Rind: **Tuberkulose**
		Ratte–Schwein–Rind: **Leptospirose**
heterogen	homonom	Pferd–Moskito–Pferd: **Afrikanische Pferdepest**
		Mensch–Zecke–Mensch: **Borreliose**
	heteronom	Ratte–Rattenfloh–Mensch: **Pest**
		Zecke–Schaf–Mensch: **Q-Fieber**

Abb. 1.4 Infektketten mit Beispielen.

Weitere Informationen und Beispiele zur Erregerübertragung sind im Kapitel Infektionsepidemiologie (S. 28) enthalten.

1.2.10 Desinfektion und Sterilisation

Allgemeines und Definitionen

Die Inaktivierung bzw. Kontrolle des Wachstums von Mikroorganismen ist ein sehr wichtiger Bestandteil vor allem der Infektionsprophylaxe. Desinfektion und Sterilisation haben das Ziel, die mikrobielle Belastung, z. B. auf Gegenständen, zu reduzieren oder zu eliminieren. Davon zu unterscheiden sind antimikrobielle Wirkstoffe (S. 134), die im Wirtsorganismus zur Bekämpfung von Infektionskrankheiten eingesetzt werden. Sie sind jeweils für bestimmte Erregertypen relativ spezifisch und werden daher in den entsprechenden Kapiteln behandelt.

Ziel einer **Desinfektion** ist die Reduzierung der Zahl von Infektionserregern auf einer Fläche oder einem Gegenstand (**Antisepsis**). Es handelt sich um eine infektionsprophylaktische Maßnahme. Besonders in der Tierseuchenbekämpfung geht es um die Inaktivierung eines bestimmten Erregers, wie z. B. Maul-und-Klauenseuche-Virus oder Salmonellen, mit dem Zweck, eine Übertragung von Infektionskrankheiten und Kontaminationen mit Tierseuchenerregern zu verhindern.

Die **amtliche Desinfektion** dient im Rahmen der staatlichen **Tierseuchenbekämpfung** als flankierende Maßnahme zur Eliminierung eines Seuchenerregers bei Ausbruch der Seuche und zur vorbeugenden Desinfektion bei Seuchengefahr. Sie kann als laufende, vorläufige und Schlussdesinfektion durchgeführt werden. Ein Desinfektionsverfahren im Rahmen der Tierseuchenbekämpfung schließt immer auch die Reinigung mit ein. Im Bedarfsfall wird der Reinigung eine Entwesung oder eine vorläufige Desinfektion vorgeschaltet. Näheres hierzu ist im Kapitel Tierseuchenbekämpfung (S. 627) beschrieben.

Bei der **allgemein-prophylaktischen Desinfektion** (vorbeugende Desinfektion) geht es um eine generelle Reduktion des Gehaltes an vor allem pathogenen Keimen. Grundsätzlich geht immer eine Reinigung voraus.

Bei einer **Sterilisation** werden dagegen Materialien so behandelt, dass eine vollständige Keimfreiheit erreicht wird (**Asepsis**), d. h. Freiheit von vermehrungsfähigen Mikroorganismen, wozu nach Desinfektionsrichtlinie (S. 641) auch Prionen gehören.

Es gibt **verschiedene Verfahren** zur Desinfektion und Sterilisation. Hierzu zählen

- physikalische Verfahren (Hitze, Strahlung)
- mechanische Verfahren (Filtration)
- chemische Verfahren (gasförmig, flüssig)

Physikalische und mechanische Verfahren zur Inaktivierung von Mikroorganismen

Das häufigste physikalische Verfahren ist die Anwendung von **Hitze**. Feuchte Hitze ist dabei wirksamer als trockene. Erstere führt zur Koagulation und Denaturierung, Letztere zur Dehydration, Denaturierung und Oxidation (Veraschung). Thermische Verfahren sind grundsätzlich anderen Verfahren vorzuziehen, soweit es die Beschaffenheit der zu behandelnden Gegenstände oder Materialien zulässt.

Trockene Hitze kann durch Abflammen oder Heißluftsterilisation angewendet werden. Da beim Abflammen nur kurze Einwirkzeiten möglich sind, muss die Temperatur hierbei mindestens 180 °C betragen. Für die Heißluftsterilisation sind Temperaturen von 140 °C bis über 180 °C und Einwirkzeiten von mindestens 30 Minuten notwendig.

Innerhalb der Bakterien werden **vier verschiedene Resistenzstufen** unterschieden, die sich auf die Anwendung **feuchter Hitze** beziehen und aus der Humanmedizin stammen. Bakterien der Resistenzstufe 1 werden unter Einwirkung von feuchter Hitze (strömender Dampf) bei 100 °C innerhalb von 1–2 Minuten abgetötet. Hierzu zählen vegetative Formen von Bakterien, Viren und Pilze. Bakteriensporen gehören zu den Resistenzstufen 2–4. Sporen der Stufe 2, z. B. von *Bacillus anthracis* (Erreger des Milzbrands), werden bei 121 °C und 5 Minuten Einwirkzeit abgetötet. Sporen der Stufe 3, z. B. von *Clostridum tetani* oder *Clostridium perfringens*, werden nach 15 Minuten bei 121 °C oder nach 5 Minuten bei 134 °C inaktiviert. Die hitzeresistentesten Sporen sind jene von thermophilen *Bacillus*-Arten. Sie werden erst bei mehr als 30-minütiger Behandlung mit 134 °C abgetötet, haben allerdings keine Bedeutung als Infektionserreger.

Feuchte Hitze wird durch **Auskochen, Pasteurisierung** oder **Dampfdesinfektion (Autoklavieren)** erreicht. Ersteres bedeutet Erhitzung in Wasser bei maximal zu erreichenden 100 °C (bei atmosphärischen Bedingungen) und ist praktikabel vor allem bei kleineren Geräten. Pasteurisierung (benannt nach Louis Pasteur, der die Wärmebehandlung zur Konservierung von Wein untersuchte) bedeutet eine Erhitzung auf 63 °C bei 30 Minuten oder auf 72 °C bei 15 Sekunden („Flash"-Methode). Das Verfahren wird z. B. zur Behandlung von Milch eingesetzt. Als Ultrahocherhitzung wird die Behandlung bei 140 °C für weniger als 3 Sekunden bezeichnet. Beim Autoklavieren wird strömender Dampf mit Temperaturen von 121–134 °C erzeugt. Die hohe Temperatur wird durch einen hohen atmosphärischen Überdruck erreicht (für 121 °C ist z. B. ein Druck von 1,1 kg/cm^2 erforderlich). Bei größeren Volumina ist zu berücksichtigen, dass aufgrund der verzögerten Wärmeübertragung des zu behandelnden Materials entsprechend lange autoklaviert werden muss.

Für hitzeempfindliche Materialien, z. B. bestimmte Kulturmedien, kann zur Abtötung bakterieller Sporen die **Tyndallisierung** eingesetzt werden. Dabei erfolgt zunächst eine Behandlung bei mindestens 70 °C zur Abtötung vegetativer Formen, dann eine Inkubation bei 25–30 °C zur Auskeimung überlebender Sporen und danach eine weitere Erhitzung auf 70 °C zur Inaktivierung der ausgekeimten Sporen. Dieser Vorgang lässt sich wiederholen, bis alle Sporen abgetötet sind. Für die Abtötung von Viren ist das Verfahren allerdings nur bedingt geeignet.

Eine zweite Möglichkeit der physikalischen Inaktivierung ist die Behandlung mit **Strahlung**. Es kann nicht ionisierende und ionisierende Strahlung verwendet werden. Zu Ersterer zählt **UV-Strahlung**, Licht mit hoher Energie im

Wellenlängenbereich zwischen 200–400 nm (gebräuchlich ist Licht der Wellenlänge 254 nm). Sie führt zu DNA-Schäden und wirkt gut gegen viele Mikroorganismen auf Oberflächen. Die Wirkung nimmt aber mit zunehmender Distanz exponentiell ab und durchdringt so gut wie gar nicht feste, getrübte oder andere absorbierende Oberflächen. Außerdem ist UV-Licht schädlich für die Augen. Eingesetzt wird es für die Desinfektion von Luft, Oberflächen und Wasser (z. B. auch für Sterilwerkbänke).

Ionisierende Strahlung erzeugt u. a. reaktive Wasserstoff- und Hydroxylradikale und schädigt dadurch DNA und Proteine. Für biologische Anwendungen wird die absorbierte Strahlungsdosis in rad oder Gray angegeben. Quellen für ionisierende Strahlung sind Röntgengeräte, Kathodenstrahlröhren oder radioaktive Nukleotide (Gammastrahlung). Für Letztere werden meist Radioisotope wie Cobalt-60 oder Cäsium-137 eingesetzt. Gammastrahlung hat eine hohe Eindringtiefe und wirkt sterilisierend. Eingesetzt wird sie vor allem zur Behandlung medizinischer Geräte (z. B. Einmalspritzen oder -handschuhe). In den USA ist auch die Behandlung von Nahrungsmitteln erlaubt. Aufgrund des hohen technischen Aufwands und der Problematik des Strahlenschutzes ist die Behandlung mit ionisierenden Strahlen auf große Industrieanlagen und dafür spezialisierte Einrichtungen beschränkt.

Ein vor allem für (hitzeempfindliche) Kulturmedien geeignetes **mechanisches Verfahren** zur Eliminierung von Mikroorganismen ist die **Sterilfiltration**. Die dafür eingesetzten Filter besitzen mikroskopische Poren, die nur den Durchtritt von Flüssigkeiten und Gasen, nicht aber von Mikroorganismen erlauben. Meist werden Poren mit einem Durchmesser von 0,45–0,22 µm eingesetzt. Da die kleinsten bekannten Bakterien 0,3 µm groß sind, wird allerdings keine vollständige Keimfreiheit (also auch keine Sterilisation) erreicht. Probleme bereiten bei diesem Verfahren vor allem Mykoplasmen, die als zellwandlose Bakterien in ihrer Form sehr flexibel sind und sich auch durch kleine Poren „hindurchzwängen" können. Daher sind sie besonders als Kontaminanten in der Zellkultur gefürchtet.

Prinzipiell wird zwischen Tiefen- und Membranfiltern unterschieden. **Tiefenfilter** bestehen aus einem faserigen Netzwerk sich überlappender Papier-, Asbest- oder Borosilikatglasfasern. Partikel werden im Inneren der Fasern zurückgehalten. Sie werden oft als Vorfilter oder zur Sterilfiltrierung von Luft eingesetzt. Bei Sicherheitswerkbänken und Reinräumen, z. B. für die Forschung an Mikroorganismen erhöhter Risikogruppen, erfolgt die Luftfiltration durch spezielle Tiefenfilter, die **HEPA-Filter** genannt werden (**h**igh **e**fficiency **p**articulate **a**ir **f**ilter). HEPA-Filter entfernen mit 99,97–99,99 %iger Effektivität Partikel, die größer als 0,3 µm sind. **Membranfilter** bestehen dagegen aus Polymeren (z. B. Zelluloseazetat) und wirken, im Gegensatz zu Tiefenfiltern, eher wie ein Sieb. Der hohe Porenanteil von über 80 % erlaubt eine relativ hohe Durchflussrate. Membranfilter können sehr vielseitig für kleine und große Flüssigkeitsvolumina eingesetzt werden. Die Filtration durch den Filter wird durch eine Spritze, Pumpe oder Unterdruck unterstützt.

Chemische Verfahren zur Inaktivierung von Mikroorganismen

Bei der chemischen Desinfektion bzw. Sterilisation wird zwischen gasförmigen und flüssigen Verfahren unterschieden. Die **gasförmige Sterilisation** wird vor allem für Oberflächen, poröse Materialien und Textilien eingesetzt. Verwendet werden Formaldehyd, Ethylenoxid oder Ozon. Formaldehyd wird 2–5 %ig eingesetzt und eignet sich als einziges Gas auch zur Inaktivierung von Sporen. Die bakterizide Wirkung beruht auf der Denaturierung von Proteinen. Allerdings ist es toxisch, vermutlich krebserregend und riecht sehr stechend. Ethylenoxid wird in Deutschland wegen seiner hohen Toxizität kaum noch eingesetzt. Es ist geruchlos und wirkt gegen Bakterien, Viren und Pilze durch Bildung von Radikalen. Ozon wird nur bei der Aufbereitung von Trink- und Badewasser verwendet. Es wirkt gegen Bakterien, Viren und Pilze, ist toxisch und hat einen charakteristischen Geruch.

Die Inaktivierung von Mikroorganismen mit **flüssigen chemischen Verfahren** spielt vor allem bei der **Desinfektion** eine große Rolle. Die Wirksamkeit eines Desinfektionsmittels hängt dabei vom zu inaktivierenden Erreger, von der Art und Anwendungskonzentration des zu verwendenden Mittels und der Einwirkzeit ab. Daneben sind zu beachtende Faktoren die Temperatur und der Anteil an Blut, Kot und anderen Schmutzpartikeln. Als Wirkung wird in der Regel eine Reduktion der Keimzahl um 3–5 Logarithmenstufen verlangt.

Ein ideales Desinfektionsmittel sollte folgendes **Anforderungsprofil** erfüllen, was aber praktisch von keinem Desinfektionsmittel vollständig erreicht wird:

- breites Wirkungsspektrum
- kurze Einwirkzeit
- gute Materialverträglichkeit, nicht korrosiv
- gute Löslichkeit
- unempfindlich gegenüber Temperatur und pH-Wert
- nicht explosiv, geringe Entflammbarkeit (hohe Sicherheit)
- gute Dosierbarkeit
- hohe Akzeptanz (z. B. Geruch)
- Wirtschaftlichkeit
- gute Haut- bzw. Schleimhautverträglichkeit
- niedrige Toxizität (oral, dermal, Inhalation)
- biologische Abbaubarkeit
- geringe Umwelttoxizität

Die **Wirkungsmechanismen** chemischer Desinfektionsmittel sind in der Regel unspezifisch. Hierzu zählen u. a. Eiweißdenaturierung (z. B. Aldehyde, Alkohole, Laugen), Membranschäden (z. B. Chlorhexidin) und oxidierende Wirkungen (z. B. Chlor, Ozon, Perverbindungen). Die **Empfindlichkeit von Mikroorganismen** variiert dabei erheblich (die zuerst genannten Organismen sind dabei am empfindlichsten):

- Mykoplasmen
- behüllte Viren/Bakterien (grampositive, gramnegative)
- Pilze und Pilzsporen
- unbehüllte Viren
- Mykobakterien
- Bakteriensporen

Zu den **wichtigsten chemischen Desinfektionsmitteln** zählen:

- Säuren (z. B. Peressigsäure)
- Laugen (z. B. Kalk, Kalkmilch, Natronlauge)
- Aldehyde (z. B. Formalin)
- Halogene (z. B. Chlor, Jod und Jodophore)
- Alkohole (z. B. Ethanol)
- Phenole (Kresol, Phenol)
- Guanide (z. B. Chlorhexidin)
- Handelspräparate

Im Folgenden werden die Mittel kurz beschrieben. Für ausführliche Informationen wird auf die einschlägige Fachliteratur verwiesen.

Peressigsäure gehört zu den organischen Säuren und wirkt gegen Bakterien, Bakteriensporen, Pilze sowie behüllte und (teilweise) unbehüllte Viren. Sie ist auch bei tieferen Temperaturen zwischen 0 und + 10 °C wirksam. Zur Flächendesinfektion werden 0,4 %ige Lösungen eingesetzt. Peressigsäure ist auch zur Flüssigmistdesinfektion geeignet, hier kann es allerdings zu starker Schaumbildung kommen. Von Nachteil ist, dass sie schleimhautirritierend und korrosiv ist. Ameisensäure, Zitronensäure und andere organische Säuren wirken gegen Bakterien (außer Mykobakterien) und Viren.

Kalk und Kalkmilch (40 % Kalk in Wasser, frisch zubereitet) wirken gegen Bakterien (außer Mykobakterien) und Viren. Einsatzbereich ist vor allem die Desinfektion von Festmist und Stallungen. Gebrannter Kalk wirkt gegen Bakterien, Viren und TSE-Erreger und wird u. a. in der Teichwirtschaft verwendet. Hier wird auch Kalkstickstoff eingesetzt, der gegen Bakterien, Bakteriensporen und Viren wirkt.

Natronlauge wirkt gegen Bakterien (außer Mykobakterien!) und Viren. Zur Flächendesinfektion sollte sie nur bei Viren eingesetzt werden. Natronlauge ist auch für Flüssigmistdesinfektion (Einwirkzeit mindestens 4 Tage) und Durchfahrbecken geeignet. Der pH-Wert darf nicht unter 12 absinken.

Formalin (35–37 %ige Formaldehydlösung) wirkt gegen Bakterien, Viren und Pilze und wird vor allem für die Flächendesinfektion eingesetzt (2–10 %ig). Zur Desinfektion von Bakteriensporen ist eine Konzentration von 10 % notwendig. Bei Temperaturen unter 10 °C ist Formalin allerdings ungenügend wirksam. Außerdem ist Formalin toxisch (Gefahrstoff-Verordnung).

Zu den **halogenhaltigen Desinfektionsmitteln** zählen Chlorgas (zur Wasserdesinfektion), Chlorkalk (zur Grobdesinfektion von Ställen, Fäkalien und Kadavern) sowie Jodverbindungen (zur Haut- und Wunddesinfektion). Sie sind gegen Bakterien, Bakteriensporen, Pilze und (mit Einschränkung) gegen Viren wirksam.

Alkohole (Ethanol, n-Propanol, Isopropanol) werden häufig zur Händedesinfektion verwendet (50–70 %ig). Sie wirken gegen Bakterien und Pilze, allerdings nicht gegen Bakteriensporen und unbehüllte Viren.

Phenol wird praktisch nicht mehr eingesetzt, da es toxisch, irritierend und übelriechend ist. Halogenierte Phenole (z. B. p-Chlor-m-Kresol) haben ein gutes Wirkungsspektrum gegen Bakterien, Viren und Pilze, nicht aber Bakteriensporen. Sie sind weniger toxisch und reizend als Phenol. Phenole wirken außerdem sehr gut gegen Protozoen und werden erfolgreich zur Desinfektion Kokzidien-kontaminierter Haltungen eingesetzt.

Guanide, z. B. Chlorhexidin, wirken gut gegen die meisten Bakterien, aber nur eingeschränkt gegen Viren. Sie werden besonders als Haut- und Schleimhautdesinfektionsmittel verwendet.

Neben diesen Grundchemikalien stehen verschiedene **Handelspräparate** zur Verfügung, die breite Anwendung finden. Die Deutsche Veterinärmedizinische Gesellschaft (**DVG**) gibt auf der Grundlage eines standardisierten Prüfungs- und Begutachtungsverfahrens eine Liste heraus, aus der die Gebrauchskonzentrationen und Einwirkzeiten (nicht aber die toxischen und andere Nebenwirkungen) ersichtlich sind. Diese **„Liste der nach DVG-Richtlinien geprüften und als wirksam befundenen Desinfektionsmittel für die Tierhaltung (Handelspräparate)"** ist bei der Auswahl geeigneter Desinfektionsmittel, vor allem in der Tierseuchenbekämpfung, zu beachten. Zu berücksichtigen sind ferner die vom Verbund für Angewandte Hygiene e. V. (**VAH**) und vom Robert Koch-Institut (**RKI**) geführten Listen für Krankenhaus und Praxis (VAH) bzw. behördlich angeordnete Desinfektionsmaßnahmen (RKI).

Bei der **Anwendung chemischer Desinfektionsmittel** ist ferner zu berücksichtigen, dass verschiedene Faktoren die Wirkung der Mittel beeinflussen können. Hierzu zählt der sogenannte **Eiweißfehler**, der sich auf die Beeinträchtigung von Desinfektionsmitteln durch Proteine (z. B. Blutreste) bezieht. Als **Seifenfehler** werden Beeinträchtigungen durch Reinigungsmittelreste bezeichnet (daher gründliches Spülen nach der Reinigung). Sie treten bei bestimmten Desinfektionsmitteln, wie quarternären Ammoniumverbindungen auf. Neben falscher Dosierung und zu kurzer Einwirkzeit ist außerdem die Temperatur zu beachten, da vor allem organische Säuren und Aldehyde bei Temperaturen unter 10 °C ungenügend wirksam sind.

Weiterhin bei der Anwendung zu beachten ist, dass viele Desinfektionsmittel Gefahrstoffe sind und damit der **Gefahrstoff-Verordnung** unterliegen. Nach dieser Ordnung gilt das Substitutionsgebot, d. h., bei der Anwendung von Desinfektionsmitteln sind die Möglichkeiten einer Substitution zu beurteilen. Ferner zu berücksichtigen sind die **Biostoff-Verordnung**, das Biozid-Gesetz und die **Biozid-Richtlinie**.

1.3 Infektionsepidemiologie

Martin Pfeffer

Die **Epidemiologie** hat sich in den letzten Jahrzehnten von einem Fachgebiet in der Medizin und Tiermedizin zu einer eigenständigen wissenschaftlichen Disziplin entwickelt, deren Analysen in vielen Bereichen unserer Gesellschaft die Grundlage für Entscheidungen bilden. In den beiden vorangegangenen Jahrhunderten befasste sich die Epidemiologie fast ausschließlich mit der Seuchen- und Tierseuchenbekämpfung, da infektiöse Erkrankungen den größten Stellenwert im öffentlichen Gesundheitswesen bei Mensch und Tier einnahmen. Heutzutage stehen mehr die nicht übertragbaren und chronischen Erkrankungen im Fokus epidemiologischer Untersuchungen. Dementsprechend weit ist somit auch die Definition der WHO, nach der sich die Epidemiologie mit der Bestimmung und Verteilung der Krankheiten, physiologischen Variablen und sozialen Krankheitsfolgen in Bevölkerungsgruppen befasst. Die Infektionsepidemiologie ist demnach eine Teildisziplin der Epidemiologie, die sich speziell mit Infektionen und Infektionskrankheiten befasst.

Das griechische Präfix epi bedeutet „darauf, darüber, hinzu" und wird zusammen mit démos „Volk" zu dem griechischen Adjektiv epidémios „im ganzen Volk, über das ganze Volk verbreitet". Es wurde schon von Ärzten in der Antike auf eine sich rasch ausbreitende ansteckende Krankheit bezogen. Die **Epizootiologie** ist das Synonym für die Veterinärepidemiologie. Diese Wortwahl wurde notwendig, weil démos „Volk" ausschließlich den Menschen betraf und die Verwendung im veterinärmedizinischen Kontext teilweise als unpassend empfunden wurde. Durch die Erkenntnis, dass viele Infektionskrankheiten zoonotischen Charakter haben und die Epidemiologie sich zwangsweise mit den Wechselwirkungen von Mensch und Tier beschäftigt, wird in Human- und Tiermedizin der griechische Ausdruck démos mittlerweile mit Population übersetzt und konsequenterweise ist somit der Ausdruck Epizootiologie heute nicht mehr gebräuchlich. Aber man findet ihn teilweise noch, wie z. B. in OIE (Office Internationale des Epizooties), der Weltorganisation für Tiergesundheit.

Die Ziele und Aufgaben der Epidemiologie sind entsprechend vielfältig und können in drei große Teilbereiche eingeteilt werden:

- die **deskriptive Epidemiologie**, die durch Beantwortung der Fragen „was, wann, bei wem und wie häufig" ein Gesundheitsproblem beschreibt
- Bei der **analytischen Epidemiologie** geht es mit Beantwortung der Fragen des „warum" und „wie zu verhindern" um die Aufdeckung der Ursachen des Gesundheitsproblems.

Diese beiden Formen basieren auf Daten, die nach bestimmten Kriterien erhoben und mit entsprechenden Verfahren analysiert werden, generell aber beide beobachtenden Charakter haben.

- Die **experimentelle Epidemiologie** geht darüber hinaus und prüft beispielsweise Interventionsstrategien (z. B. Prävention durch Impfung) und evaluiert die vermeintlichen Erfolge der initial aufgestellten Hypothese.

Seit ca. 30 Jahren hat sich ein vierter Teilbereich, die **molekulare Epidemiologie**, etabliert, in der mit Methoden der Molekularbiologie, aber auch beispielsweise der Toxin-Analytik epidemiologische Zusammenhänge auf einer sehr detaillierten Ebene beschrieben werden.

Bevor jedoch die wichtigsten Studientypen im Einzelnen kurz vorgestellt werden, sollen die in der Epidemiologie üblichen Messgrößen definiert werden, mit denen Raten, Häufigkeiten und Wahrscheinlichkeiten ausgedrückt werden.

1.3.1 Messgrößen und Maßzahlen

Die **Inzidenz** (auch kumulative Inzidenz) gibt die Anzahl an Neuerkrankungen in einer Population während eines bestimmten Untersuchungszeitraums (meist ein Jahr) an. Dabei können verschiedene Bezugsgrößen gewählt werden, was sowohl die Population als auch die Zeit angeht. Die Inzidenz eignet sich daher zur **Beschreibung von Neuerkrankungen** in umschriebenen bzw. bekannten Populationen (Anzahl der Rinder in Deutschland, Anzahl der Löwen im Nationalpark). Je nach Populationsgröße ist zu bedenken, dass diese auch in dem gewählten Zeitraum schwanken kann. Bei der Anzahl an Rindern in Deutschland ist dies sicher zu vernachlässigen, weil man von einer stabilen Population ausgehen kann, aber bei den Löwen in einem Nationalpark kann es durchaus von Bedeutung sein. Auch gibt es Erkrankungen, die in dem üblicherweise gewählten Zeitraum von einem Jahr durchaus zweimal oder gar häufiger auftreten (z. B. Pneumonien, Mastitiden) – daher auch die Bezeichnung kumulative Inzidenz, da in diesem Fall Wiedererkrankungen im Zähler zugelassen werden.

$$\mathbf{CI}\text{ (kumulative Inzidenz)} = \frac{\mathbf{I}\text{ (Anzahl der Neuerkrankungen im Bezugszeitraum)}}{\mathbf{N_0}\text{ (Gesamtzahl der Population im Bezugszeitraum)}}$$

Bei der Inzidenzrate wird die absolute Zahl der Inzidenz mit 100 multipliziert. Eine im angloamerikanischen Sprachraum häufig genutzte Inzidenzrate ist die „Attack Rate". Sie wird v. a. bei sich schnell ausbreitenden Erkrankungen verwendet und bezieht sich in der Regel auf einen Zeitraum, der deutlich kürzer als ein Jahr ist, und nur auf besondere Risikogruppen. Die Attack Rate eignet sich also speziell für die Beschreibung der Anzahl von Neuerkrankungen bei Ausbrüchen mit hochkontagiösen Erregern und/oder einer sehr empfänglichen Population.

Die **Prävalenz** hingegen gibt die Wahrscheinlichkeit an, mit der ein zufällig ausgewähltes Tier an einem bestimmten Stichtag an einer bestimmten Krankheit leidet. Sie wird errechnet mit der Formel:

$$\mathbf{P}\text{ (Prävalenz)} = \frac{\mathbf{M}\text{ (Anzahl aller Erkrankten am Stichtag)}}{\mathbf{N}\text{ (Gesamtzahl der Population am Stichtag)}}$$

Bei der Erkrankung bzw. den Erkrankten kann je nach Falldefinition bzw. der Methode zur Bestimmung der Erkrankung auch eine chronische Erkrankung oder schon abgelaufene Erkrankung beschrieben werden. Oft wird die Prävalenz z. B. bei seroepidemiologischen Untersuchungen verwendet, um die Häufigkeit der Zustandsgröße „Antikörper gegen ein bestimmtes Antigen" in einer bestimmten Population zu einem bestimmten Zeitpunkt zu beschreiben. Mit derartigen Seroprävalenzdaten versucht man sich ein Bild über die Häufigkeit einer bestimmten Erkrankung zu machen, ohne die Erkrankung selber zu bestimmen oder dem Zeitpunkt Rechnung zu tragen, wann sich das jeweilige Tier infizierte und Antikörper entwickelt hat. Diese Größe eignet sich also auch zur Beschreibung der Häufigkeit von Erkrankungen in Wildtierpopulationen, die sich einer konstanten Beobachtung entziehen. Ist der Nenner in diesem Fall nicht eindeutig zu beziffern, so sollte korrekterweise der Begriff Frequenz verwendet und eine andere, genauer beschreibbare Bezugsgröße gewählt werden. Die Zahl der beobachteten Fälle am Stichtag kann dann z. B. auf ein bestimmtes Areal (kommunale Gebiete oder einfach km^2) bezogen werden, z. B. Frequenz der Myxomatose beim Kaninchen/Landkreis Starnberg am Stichtag.

Die **Morbidität** beschreibt das Verhältnis von erkrankten Tieren zur empfänglichen, aber gesunden Population während einer bestimmten Zeitperiode oder zu einem bestimmten Zeitpunkt.

$$\text{Morbidität} = \frac{\text{Anzahl erkrankter Individuen im Bezugszeitraum}}{\text{Anzahl exponierter Individuen im Bezugszeitraum}}$$

Ein epidemiologischer oder wahrscheinlichkeitsbezogener Morbiditätsbegriff ist somit nur für die Gruppe der Individuen, nicht aber für das Individuum bedeutsam. Die Anzahl der exponierten Individuen wird deshalb auch als „Population unter Risiko" bezeichnet. Die Morbidität macht daher Aussagen zur Kontagiosität und Pathogenität eines Erregers.

Die **Mortalität** beschreibt, wie viele Individuen der „Population unter Risiko" in einem bestimmten Zeitraum an der Erkrankung gestorben sind.

$$\text{Mortalität} = \frac{\text{Anzahl verendeter Tiere im Bezugszeitraum}}{\text{Anzahl exponierter Tiere im Bezugszeitraum}}$$

Demgegenüber bezieht sich die **Letalität** nicht auf die „Population unter Risiko", sondern auf die tatsächlich Erkrankten. Sie gibt an, wie viele der erkrankten Tiere in einem bestimmten Zeitraum verstarben.

$$\text{Letalität} = \frac{\text{Anzahl verendeter Tiere im Bezugszeitraum}}{\text{Anzahl erkrankter Individuen im Bezugszeitraum}}$$

Da alle drei Messgrößen sich auf die „Population unter Risiko" beziehen, kann mal die Letalität auch durch Mortalität/Morbidität bestimmen.

Am Beispiel der im Sommer 2006 erstmals in Deutschland und anderen europäischen Ländern nördlich der Alpen aufgetretenen Infektion mit BTV-8 (Serotyp 8 des Virus der Blauzungenkrankheit) sind in **Abb. 1.5** die Fallzahlen der gemeldeten und labormedizinisch bestätigten Erkrankungen bei großen und kleinen Wiederkäuern in Deutschland aufgetragen. In der unteren Reihe wird bereits der saisonalen Häufung dieser vektorübertragenen Erkrankung Rechnung getragen und nicht mehr das Kalenderjahr, sondern die durch die Aktivität der übertragenden Gnitzen (*Culicoides* spp.) gekennzeichneten Monate als Bezugszeitraum gewählt. Die entsprechenden Maßzahlen sind in der **Tab. 1.1** dargestellt. Dabei wurde die Anzahl der Betriebe sowie der Schafe und Rinder immer als gleich

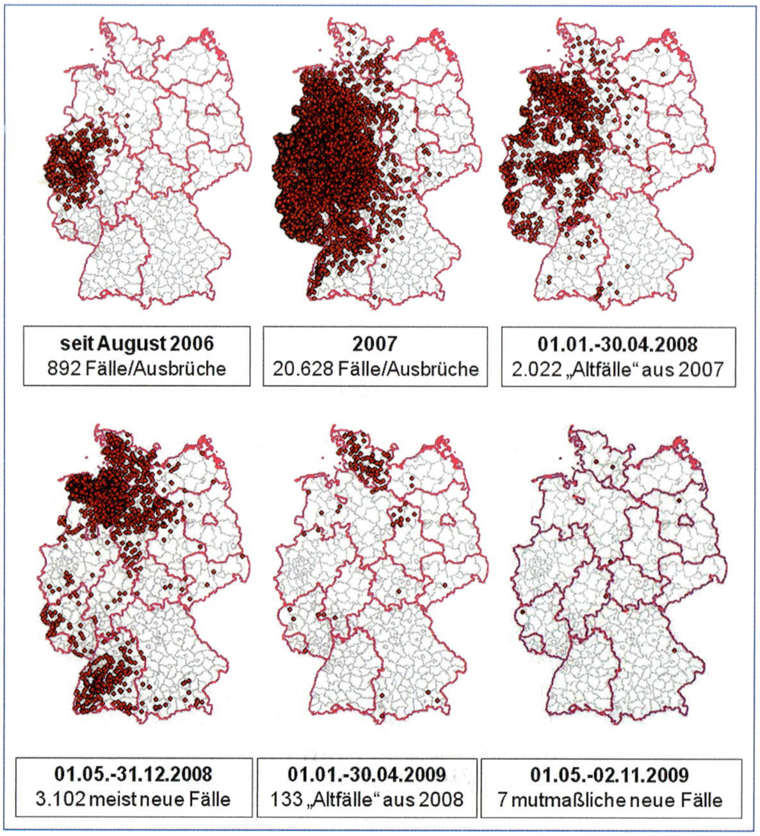

Abb. 1.5 Geografische Ausbreitung der BTV-8-Ausbrüche in Deutschland seit dem ersten Auftreten dieser Erkrankung im August 2006. Bis Ende 2006 waren in Deutschland die Bundesländer Niedersachsen, Nordrhein-Westfalen, Hessen und Rheinland-Pfalz von BTV-8 betroffen. Insgesamt wurden 892 Fälle/Ausbrüche gemeldet. Im Jahr 2007 trat BTV-8 erneut auf, die Krankheit breitete sich mit großer Geschwindigkeit über weite Teile Mitteleuropas aus. Bis zum Ende des Jahres waren in Deutschland alle Bundesländer mit Ausnahme von Berlin und Hamburg betroffen. Da die Gnitzen erst ab April/Mai aktiv werden und BTV-8 übertragen können, wurde die Darstellung aufgeteilt in die Periode von Mai bis Dezember, um die „neuen Fälle" von den im Vorjahr erworbenen zu unterscheiden, die in der Meldestatistik von Januar bis April auftauchen. Im Jahr 2009 ist der Einfluss der 2008 eingeführten Impfung zusammen mit einer Immunität nach natürlicher Infektion deutlich zu erkennen.

Tab. 1.1 BTV-8-Ausbrüche in den Jahren 2006 bis 2008.

	2006		2007		2008	
	Rinder	**Schafe**	**Rinder**	**Schafe**	**Rinder**	**Schafe**
Anzahl Betriebe	188 827	29 325	188 827	29 325	188 827	29 325
Anzahl Tiere	12 969 674	2 443 100	12 969 674	2 443 100	12 969 674	2 443 100
betroffene Bestände	574	315	12 961	7 883	4 740	305
Tiere in den Beständen	48 364	9 781	1 326 061	502 301	589 116	66 988
erkrankt	1059	369	23 722	18 754	11 788	460
verendet + getötet	72	221	3 520	13 328	249	248
Bezogen auf die Tiere in den betroffenen Betrieben						
Morbidität	2,34	6,03	2,05	6,39	2,04	1,06
Mortalität	0,15	2,26	0,27	2,65	0,04	0,37
Letalität	6,37	37,46	12,92	41,54	2,07	35,03
Bezogen auf die Tiere in allen Beständen						
Morbidität	0,008	0,015	0,183	0,768	0,091	0,019
Mortalität	0,001	0,009	0,027	0,546	0,002	0,01

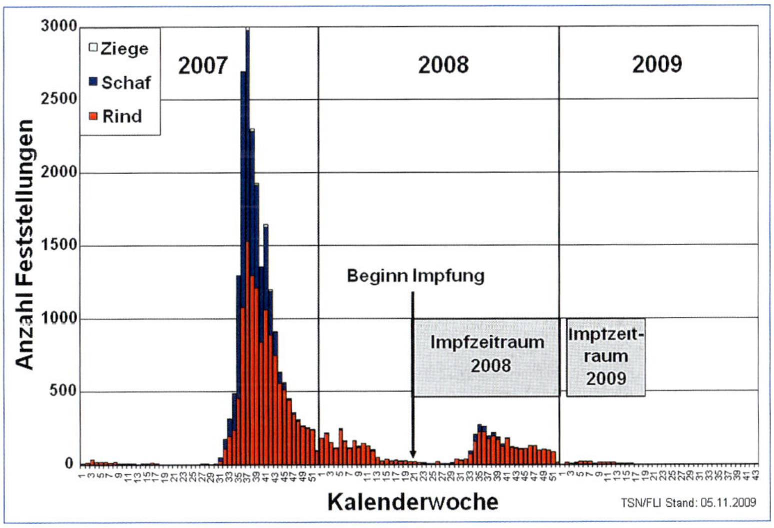

Abb. 1.6 Epidemiologische Verlaufskurve der BTV-8-Infektionen aus **Abb. 1.5**, dargestellt für Rind, Schaf und Ziege ab dem Jahr 2007.

große Population angenommen. In **Abb. 1.6** sind dieselben Daten in einem Balkendiagramm über die Zeit dargestellt. Hier ist der Zeitpunkt der eingeführten Pflichtimpfung mit dem ab Mai 2008 verfügbaren Impfstoff dargestellt. Der daraus resultierende Rückgang der Inzidenz ist deutlich zu erkennen. In der Konsequenz ist BTV-8 seit November 2009 in Deutschland nicht mehr aufgetreten. Um den Verlauf von Epidemien besser beschreiben bzw. einschätzen zu können, gibt es die Basisreproduktionszahl R_0. Diese Zahl gibt an, wie viele Folgeinfektionen auf ein einziges infiziertes Tier zurückzuführen sind. Dabei setzt man eine vollständig empfängliche Population voraus, was nur zu Beginn einer Epidemie erfüllt ist (daher der Index 0). Im einfachsten Fall wird R_0 wie folgt berechnet:

$$\text{Basisreproduktionszahl} = \frac{\text{Übertragungsrate}}{\text{Genesungsrate}}$$

Werden bei einem Ausbruchsgeschehen mehr Tiere neu infiziert, als im gleichen Zeitraum genesen, dann breitet sich die Krankheit aus und $R_0 > 1$. Im öffentlichen Gesundheitswesen ist man daher bestrebt, $R_0 < 1$ zu erreichen, sodass ein größerer Ausbruch vermieden werden kann. Beispiele für Basisreproduktionszahlen sind für Malaria > 1000, für Masern 15–18 und für Polio 6–8. Die Basisreproduktionszahl R_0 stellt somit einen kranheitsspezifischen Wert dar, der zur Risikoabschätzung herangezogen wird. Nach Ausbruch einer Infektionskrankheit vermindert sich die Zahl der empfänglichen Individuen. Ein bestimmter Anteil der Population kann genesen, an der Krankheit gestorben oder durch Kontrollmaßnahmen einer Infektion unzugänglich gemacht worden sein (Quarantäne, Impfung oder im Falle von Tieren durch Keulung). Dann wird R_0 durch die effektive Reproduktionszahl R ersetzt. Man kann R berechnen, indem man R_0 mit dem Anteil der empfänglichen Individuen multipliziert. R ist daher immer kleiner als R_0, und man kann damit herausfinden, wie viele Individuen immunisiert werden müssen, damit $R_0 < 1$ wird. Damit erhält man die wichtigste Anwendung von R_0, nämlich die Berechnung des für eine erfolgreiche Krankheitsbekämpfung notwendigen Durchimpfungsgrad q.

$$\text{Durchimpfungsgrad} = 1 - \frac{1}{\text{Basisreproduktionszahl}}$$

1.3.2 Epidemiologische Studientypen

Bei dem Beispiel der Fallzahlen zur Blauzungenerkrankung in Deutschland handelt es sich um eine deskriptive Studie, in der die Erkrankungshäufigkeit in der jeweiligen Wiederkäuerpopulation ermittelt wurde. Deskriptive Studien können auch nur mit dem Verlauf der Erkrankung von Individuen durchgeführt werden (Fallserien, Kasuistiken) oder als sogenannter Survey (**Querschnittsstudie**), um die Verbreitung einer bestimmten Krankheit zu einem bestimmten Zeitpunkt oder einem nicht allzu langen Bezugszeitraum zu erfassen. Meist erfolgt eine solche Erfassung nur stichprobenartig und wird entsprechend auf die eigentlich interessierende Population hochgerechnet. Der Vorteil bei melde- und anzeigepflichtigen Erkrankungen ist, dass hier automatisch die Daten vollständig erhoben werden, mit denen die genannten Maßzahlen leicht errechnet werden können. Sie sind die Grundlage für Entscheidungen, inwiefern die derzeit praktizierten Verfahren in der Tierseuchenbekämpfung tatsächlich hierfür geeignet sind. Ursache-Wirkungs-Beziehungen, d. h., welche Gegebenheiten zur Zunahme von Inzidenzen oder Prävalenzen führen, werden durch Studien der deskriptiven Epidemiologie nicht untersucht. Um die Faktoren einer Erkrankung in Beziehung zu setzen, die förderlich oder reduzierend auf ihre Fallzahlen wirken, werden in der analytischen Epidemiologie v. a. zwei Studientypen angewendet, die Fall-Kontroll-Studie und die Kohortenstudie.

Die **Fall-Kontroll-Studie** dient dazu, Gründe oder favorisierende Faktoren (Risiken) für bestimmte Erkrankungen zu finden. Hierfür wird aus einer bestimmten Population eine Stichprobe identifiziert, die an dieser Krankheit leidet (= Fälle). Eine möglichst gleich große Gruppe von Individuen aus derselben Population, aber ohne die Anzeichen der Erkrankung, dient als Kontrollgruppe. Für beide Gruppen wird nun die mögliche stattgefundene Exposition gegenüber potenziellen Risikofaktoren ermittelt, die zu der Krankheit hätten führen können. Mit geeigneten Methoden wird nun das Assoziationsmaß von Risikofaktor und Erkrankung bestimmt, das als **„Odds Ratio (OR)“** bezeichnet wird und das jeweilige Risiko für einen Risikofaktor beschreibt. Es werden die „Odds“ (Wahrscheinlichkeiten) für eine Exposition zwischen erkrankten Fällen (Zahl der Exponierten A geteilt durch Zahl der Nichtexponierten B) und den entsprechenden „Odds“ unter den nicht erkrankten Kontrollen (Zahl der Exponierten C geteilt durch Zahl der Nichtexponierten D) verglichen. Aus deren Quotient (Ratio) errechnet sich die „Odds Ratio“ wie folgt:

- „Odds“ für Exponierte unter Fällen (A/B)
- „Odds“ für Exponierte unter Kontrollen (C/D)

Demnach ist die **„Odds Ratio (OR)“**:

$$\text{„Odds Ratio“} = \frac{A/B}{C/D} = \frac{A \times D}{B \times C}$$

Die Vierfeldertafel zur Berechnung der „Odds Ratio“ in einer Fall-Kontroll-Studie ist in Tab. 1.2 dargestellt.

Tab. 1.2 Vierfeldertafel zur Berechnung der „Odds Ratio (OR)“.

	Exposition	
	Ja	**Nein**
Fälle	A	B
Kontrollen	C	D

OR = A × D/B × C

Mit dieser Methode kann schnell und kostengünstig die Wahrscheinlichkeit abgeschätzt werden, dass eine (oder mehrere) Expositionsrisiken kausal mit der Erkrankung verknüpft sind. Diese Methode ermöglicht auch die Untersuchung seltener Krankheitsereignisse, kann aber immer nur die Hintergründe einer einzigen Erkrankung erforschen (Abb. 1.7). Doll und Hill haben mit einer Vierfeldertafel bereits 1950 eine OR von 14 für die Assoziation von Rauchen und Lungenkrebs bei Männern berechnet.

Der Ansatz bei der **Kohortenstudie** ist im Unterschied hierzu nicht retrograd, sondern prospektiv. Es wird eine Stichprobe aus der Tierpopulation gezogen und so viel wie möglich an potenziellen Risikofaktoren erhoben. Die Stichprobe wird über die Zeit mit weiteren möglichen Risikofaktoren und Erkrankungen dokumentiert. Am Ende des Beobachtungszeitraums werden sämtliche neu aufgetretenen Erkrankungen erfasst und mit der Ausgangspräsenz von Risikofaktoren in Beziehung gesetzt. Die Fallhäufigkeiten bei exponierter und nicht exponierter Kohorte werden verglichen und die Wahrscheinlichkeiten einer kausalen Beziehung als relatives Risiko wiedergegeben.

$$\textbf{RR}\ \text{(relatives Risiko)} = \frac{\text{Inzidenzrate von Exponierten mit Risikofaktor}}{\text{Inzidenzrate von Nichtexponierten ohne Risikofaktor}}$$

Bei RR von > 1 führt die Exposition mit dem Risikofaktor zu mehr Krankheit, bei einer RR = 1 hat sie keinen Einfluss auf die Krankheit und bei einer RR < 1 schützt die Exposition mit dem „Risikofaktor“ vor der Erkrankung. Der Vorteil der Kohortenstudie liegt in der Vielzahl der Untersuchungsmöglichkeiten, da nicht nur eine Krankheit hinsichtlich der sie beeinflussenden Faktoren bewertet werden kann. Dafür ist dieser Studientyp sehr zeitaufwendig und benötigt große Kohorten. Seltene Erkrankungen mit geringen Prävalenzen können mit dieser Studie nicht untersucht werden, da der Stichprobenumfang in normalen Haustierpopulationen nicht realisiert werden kann. Ein Vorteil dieses Studientyps ist die Erfassung der zeitlichen Reihenfolge

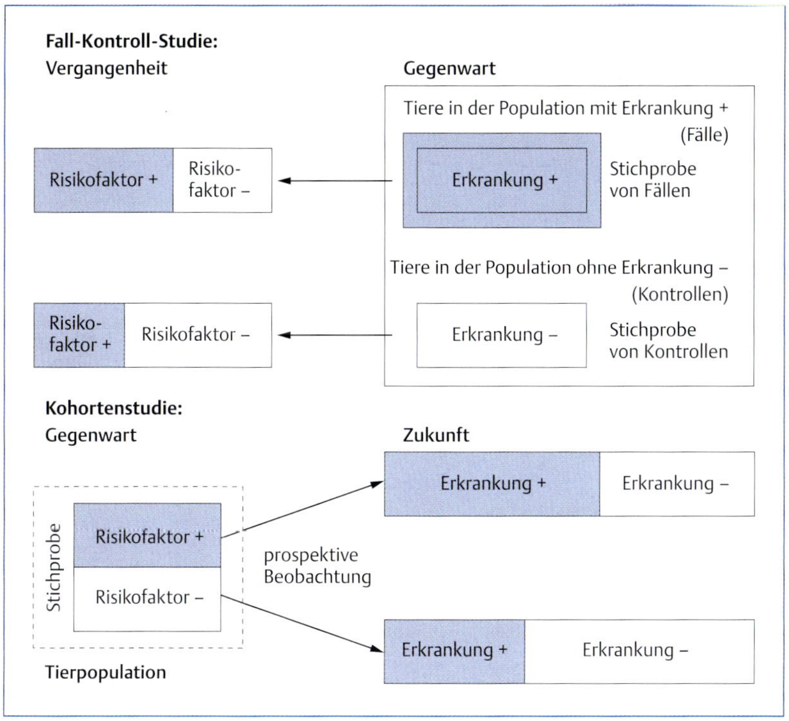

Abb. 1.7 Schematische Darstellung der wesentlichen Eigenschaften und Vorgehensweisen von Fall-Kontroll- und Kohorten-Studie, mit denen in der analytischen Epidemiologie der Einfluss von Risikofaktoren auf das Auftreten von Erkrankungen untersucht werden kann. Während die Fall-Kontroll-Studie dazu dient, Risikofaktoren für eine bestimmte Erkrankung retrospektiv zu assoziieren, wird in der Kohortenstudie der mögliche Zusammenhang von Risikofaktoren und Erkrankung über die Zeit prospektiv erfasst.

der Erkrankung nach dem Auftreten des Risikofaktors (**Abb. 1.7**).

Studien zur experimentellen Epidemiologie spielen in der Tiermedizin derzeit nur im Bereich der Versuchstierkunde eine Rolle, daher soll hier nicht weiter darauf eingegangen werden.

1.3.3 Erreger-Wirt-Umwelt-Beziehungen

Die Faktoren, die zu einer Infektionskrankheit führen können und die mit den Methoden der Epidemiologie besser verstanden werden sollen, entstammen sämtlich der Beziehung Erreger, Wirt und Umwelt. Die Kenntnis der Eigenarten der jeweiligen Krankheit ist wichtige Voraussetzung für das Verständnis der epidemiologischen Charakteristika. Hierzu gehören die **Ansteckungsquellen**, die **Eintrittspforten**, die **Übertragungswege** und **Infektketten** der Erreger genauso wie die **erregertypischen Eigenschaften** (z. B. die **Tenazität**). Infektionsquellen sind Keimträger, die unabhängig vom Gesundheitszustand (in Inkubation befindlich, subklinische Infektion, Rekonvaleszenz, Dauerausscheider nach erfolgter Heilung) als natürliches Erregerreservoir Keime entsprechend weitergeben können. Dies kann auch passiv erfolgen, d. h., das Tier verschleppt lediglich die Erreger, ohne sich selber damit auseinanderzusetzen und fungiert als belebter mechanischer Vektor. Die Erregerverbreitung kann in einigen Fällen auch ohne Ausscheidung initiiert werden. Dies ist z. B. der Fall bei Verwertung (Verfütterung) toter Tiere bzw. Schlachtabfälle oder bei Aufnahme des Erregers über hämatophage Gliedertiere (Insekten, Zecken, Milben etc.) aus dem virämischen, bakteriämischen oder parasitämischen Blut. Auch der venerischen Übertragung von Erregern beim Geschlechtsakt oder der diaplazentaren Infektion des Fetus geht keine Erregerausscheidung im eigentlichen Sinne voraus. Die Erregerübertragung (S. 24) auf ein neues Wirtstier (Infektion) kann also direkt oder indirekt, horizontal oder vertikal erfolgen.

Am Beispiel von nagetierübertragenen Zoonosen sind in **Abb. 1.8** verschiedene Möglichkeiten der direkten und indirekten Erregerübertragung dargestellt. Bei diesem Beispiel spielen für die Hantaviren und die Leptospiren sekundäre Infektionsquellen, wie kontaminiertes Wasser oder Stäube, eine große Rolle. Kontaminierte Lebensmittel können unter Umständen auch Vermehrungsmöglichkeiten bieten, sodass es zur Multiplikation des Erregers und in der Folge zu Massenerkrankungen kommen kann. Bei einigen Erregern, wie z. B. den Legionellen oder sporenbildenden Bakterien geht man davon aus, dass sogar das primäre Erregerreservoir außerhalb von Tier und Mensch zu suchen ist.

Zwei besondere Formen der Übertragung sind für den Berufsstand der Tierärzte, aber natürlich auch für Ärzte sowie die jeweils unterstützenden Berufsgruppen von Bedeutung:

- Bei der **iatrogenen Übertragung** kommt es zur Infektion infolge der jeweils ärztlichen Tätigkeit. Die einfachste Möglichkeit hierzu besteht, indem medizinisches Besteck (Spritzen, aber auch OP-Besteck) zwischen zwei Tieren nicht gewechselt und die Infektion über das kontaminierte Blut übertragen wird. In der Anfangszeit von HIV und auch mit den verschiedenen Hepatitiserregern sind viele iatrogene Übertragungen erfolgt. In der Tiermedizin ist dieser Übertragungsmodus nicht minder wichtig, speziell vor dem Hintergrund von Eradikationsprogrammen, wie zum Beispiel des BHV-1. Auch Infektionen durch Organtransplantationen sind iatrogene Infektionen.

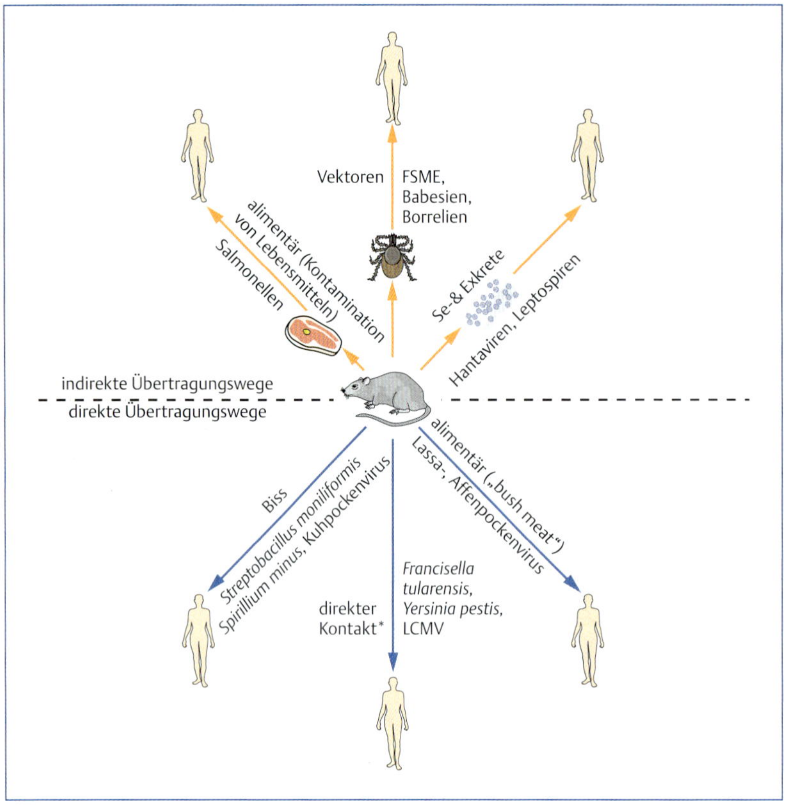

Abb. 1.8 Schematische Darstellung der Übertragungsmöglichkeiten von Infektionserregern am Beispiel von Nagetier-übertragenen Erkrankungen auf den Menschen. In der oberen Bildhälfte sind die indirekten Übertragungswege dargestellt, bei denen die Nagetiere Erreger ausscheiden, die dann vom Menschen aerogen, durch Kontakt oder mit kontaminierten Lebensmitteln aufgenommen werden. Bei den Vektoren-übertragenen Infektionen nehmen die Nagetiere die Funktion von Reservoir- bzw. Zwischenwirten ein. Bei den in der unteren Bildhälfte dargestellten direkten Ansteckungen spielen die alimentären Infektionen vor allem in den Regionen der Welt eine Rolle, wo Nagetiere als Proteinquelle zur Ernährung genutzt werden. In Europa sind die Fälle von Rattenbissfieber durch die entsprechenden hygienischen Verhältnisse vergleichsweise selten, aber durch die zunehmende Haltung von Ratten als Heimtiere („Schmuseratten") nicht zu vernachlässigen. Die mit dem * gekennzeichnete direkte Übertragung ist in unseren Breitengraden sicherlich am wichtigsten und vor allem bei der Schadnagerbekämpfung zu berücksichtigen.

- Unter **nosokomialen Infektionen** werden sogenannte „Krankenhausinfektionen" zusammengefasst, d. h. Infektionen, die im zeitlichen, räumlichen und v. a. kausalen Zusammenhang mit einem Klinikaufenthalt aufgetreten sind. Mittlerweile ist diese Begrifflichkeit auf Tierarzt- und Arztpraxen sowie auf Ambulanzen, (Tier-)Heime und -Pensionen ausgedehnt worden. Verschiedene Erregergruppen sind für diese Infektionen mit zunehmender Bedeutung verantwortlich. Es sind dies besonders virulente Erreger, die mit hoher Kontagiosität zu Ausbrüchen führen können. In der Regel erfolgt dies, weil es das Personal unvorbereitet trifft und die baulichen Voraussetzungen einer Eindämmung dieses Infektionsgeschehens nicht angemessen sind. Beispiele hierfür sind Infektionen mit Filoviren oder dem Krim-Kongo-Hämorrhagischen-Fieber-Virus, aber auch die Parvovirose des Hundes in einer Kleintierpraxis kann hierzu gezählt werden.

  Die zweite Gruppe von Infektionen wird durch **weniger virulente, meist fakultativ pathogene Erreger** hervorgerufen. Klinisch inapparente Keimträger sind Ausscheider von Erregern, die in gesunden Individuen keine krank machende Wirkung erreichen, sehr wohl aber bei den geschwächten Patienten. Hier sind v. a. **multiresistente** *Staphylococcus-aureus*-Stämme (sogenannte **Methicillin-resistente *S. aureus***, MRSA) zu nennen, die bei Mensch und Tier in zunehmendem Maß gefunden werden.

  Ein weiteres Beispiel für diese zweite Gruppe von Erregern ist nicht minder besorgniserregend. Es handelt sich um sogenannte **„Extended-Spectrum-β-Lactamase"(ESBL)-produzierende Stämme** von *Enterobacteriaceae* (z. B. *Escherichia coli*), multiresistente Corynebakterien sowie nicht fermentierende gramnegative Bakterien, die als Opportunistenkeime bei immunsupprimierten Menschen schon seit Langem bekannt sind (*Burkholderia cepacia, Stenotrophomonas maltophilia*). Die dritte Gruppe schließlich sind ebenfalls **fakultativ pathogene Erreger**, allerdings der **Haut** und **Schleimhaut** (z. B. *Staphylococcus epidermidis*). Die Übertragungswege dieser Erregergruppe sind vielfältig, und einzig ein rigoroses Hygieneregime kann die Unterbrechung der Infektketten innerhalb dieser besonderen Biotope erreichen. Der zweifelsfreie Nachweis, dass es sich um eine nosokomiale Infektion handelt, wird mit den weiter unten beschriebenen Methoden der molekularen Epidemiologie geführt.

Bei den **indirekten Infektionen** sollen die **vektorübertragenen Erkrankungen** noch etwas ausführlicher dargestellt werden. Nicht zuletzt vor dem Hintergrund der globalen Klimaerwärmung wird hier ein Zuwachs von Infektionskrankheiten erwartet, die durch Stechmücken, Zecken, Läuse, Flöhe, Milben und dergleichen auf Mensch und Tier übertragen werden. Viele **Arboviren** (**Ar**thropod-**bo**rne = Gliederfüßler-übertragene Viren) oder Bakterien zirkulieren in einem Naturherd zwischen bestimmten Arthropoden und bestimmten Wirtstieren. In **Abb. 1.9** ist dies am **Beispiel des West-Nil-Virus** dargestellt. Meist gegen Ende des Sommers und Anfang des Herbstes steigen die Inzidenzen innerhalb der Stechmückenpopulation an, bei gleichzeitig steigender Abundanz der Stechmücken selbst. Die möglichen Blutquellen werden rarer, sodass die

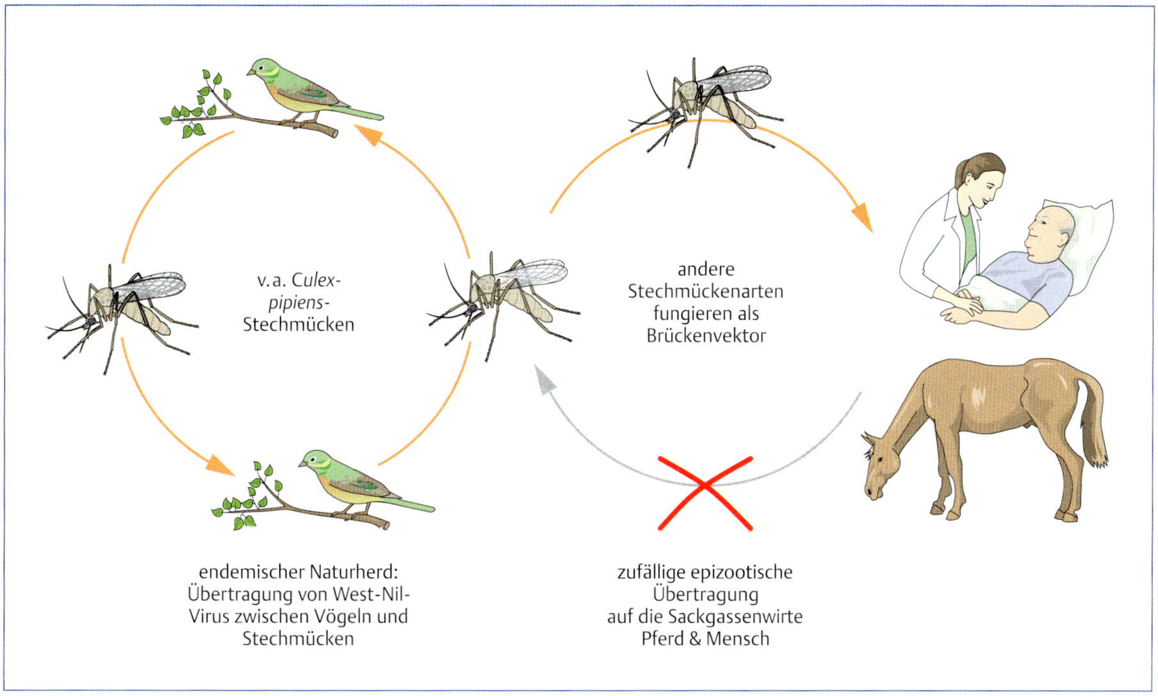

Abb. 1.9 Schematische Darstellung der Infektion von Mensch und Tier (hier Pferd) durch ein Stechmücken-übertragenes Arbovirus. Die normalerweise in einem Naturherd zwischen Vögeln und bestimmten Stechmückenarten zirkulierenden Viren werden durch sogenannte Brückenvektoren auf Säugetiere übertragen. Meist handelt es sich bei diesen Wirten dann um Sackgassenwirte, d. h., die Infektion führt zu einer Virämie, die nicht ausreichend hoch ist, dass Stechmücken das Virus von diesen Wirten wieder aufnehmen können und so die Infektion weiter übertragen werden kann. Können diese Wirte hochgradige Virämien entwickeln, so sind sie keine Sackgassenwirte, sondern Multiplikatoren in der Infektkette, die die Ausbreitung einer Epidemie entsprechend verstärken.

eigentlich ornithophilen Stechmücken promisk werden und auch Säugetiere als Blutquelle akzeptieren. Zudem treten andere Stechmückenarten auf den Plan, die, was die Herkunft ihrer warmen Blutmahlzeit angeht, per se nicht wählerisch sind. Diese Stechmückenarten werden als **Brückenvektoren** bezeichnet, weil sie die Infektion aus dem Naturzyklus heraus auf andere Wirte übertragen. Die Infektionen ereignen sich also in der Nähe des Naturherdes und werden nur möglich, weil Mensch und Tier sich zur falschen Zeit in diesem Habitat aufhalten.

Man geht derzeit davon aus, dass die Fähigkeit von Vektoren, bestimmte Erreger zu übertragen, genetisch determiniert ist. Dies hängt damit zusammen, dass ein Erreger, um biologisch von einem Vektor übertragen zu werden, **vier Barrieren** überwinden muss, um beim nächsten Stich (der nächsten Blutmahlzeit) auf einen neuen, empfänglichen Wirt übertragen zu werden. Es sind dies die in **Abb. 1.10** ebenfalls am Beispiel der Stechmücke dargestellten Mitteldarm-Infektions-, die Mitteldarm-Escape- (Übertritt von der Mitteldarmzelle in die Hämolymphe = Blutsystem der Gliederfüßer), die Speicheldrüsen-Infektions- und die Speicheldrüsen-Escape-Barriere. Nur wenn der Erreger im Speichel angekommen ist, kann er auf ein weiteres Tier übertragen werden. Bei den einzelnen Schritten vermehrt sich der Erreger, d. h., im Unterschied zu der oben angesprochenen mechanischen Übertragung durch Arthropoden werden diese Überträger als biologische Vektoren bezeichnet.

Die Zeit, die ein Erreger benötigt, um diese Barrieren zu überwinden, ist unter anderem auch stark von der Außentemperatur abhängig und beträgt bei verschiedenen Stechmücken-Erreger-Kombinationen zwischen 5 Tagen und 3 Wochen. Für viele Stechmückenarten oder auch Erreger kennt man diese Zeitdauer, die als extrinsische Inkubationsperiode bezeichnet wird, aber noch nicht. Wichtig hierbei ist, dass bei Unterschreitung dieser Zeitspanne keine Infektionsübertragung stattfindet. Auf der anderen Seite muss man davon ausgehen, dass nach der extrinsischen Inkubationsperiode die Stechmücken lebenslang infektiös sind.

Viele Stechmückenarten, insbesondere in den Tropen und Subtropen, haben Lebenserwartungen von weniger als einem Monat, aber diese Zeit genügt, um diese Breitengrade zu einem Eldorado für Arboviren zu machen. In den gemäßigten Breiten mit kalten Wintern hängt das Überleben der Erreger in den Gliederfüßern von deren Art zu überwintern ab. Bei vornehmlich mit Stechmücken des Genus *Aedes* vergesellschafteten Viren erfolgt dies meist im überwinternden Ei, während sie bei *Culex*-Stechmücken in den Weibchen überwintern, die in feuchten Kellern eine Art Winterruhe halten. Die durch *Culex*-Arten übertragenen Erreger sind vermeintlich besser an kältere Umweltbedingungen angepasst, da die erste Übertragung sehr früh im Frühjahr oder Sommer mit der ersten Blutmahlzeit der bereits im Vorjahr infizierten Weibchen erfolgt. Die warme Sommerperiode kann so länger zur Vermehrung und Übertragung genutzt werden. In **Abb. 1.10** sind die Fak-

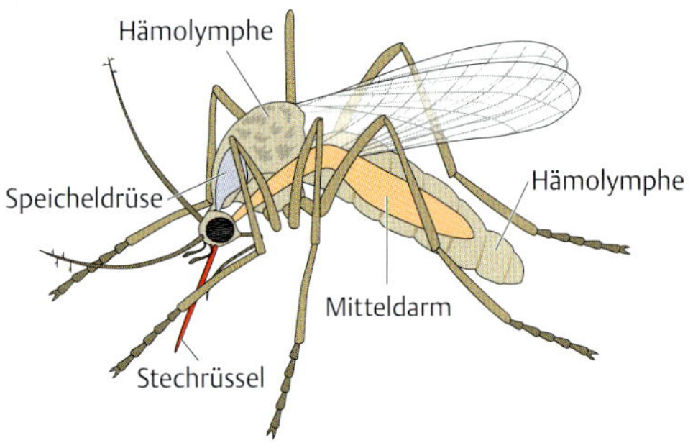

$$C = \frac{m \cdot a^2 \cdot b \cdot c \cdot p^t}{-\ln(p)}, \text{ wobei}$$

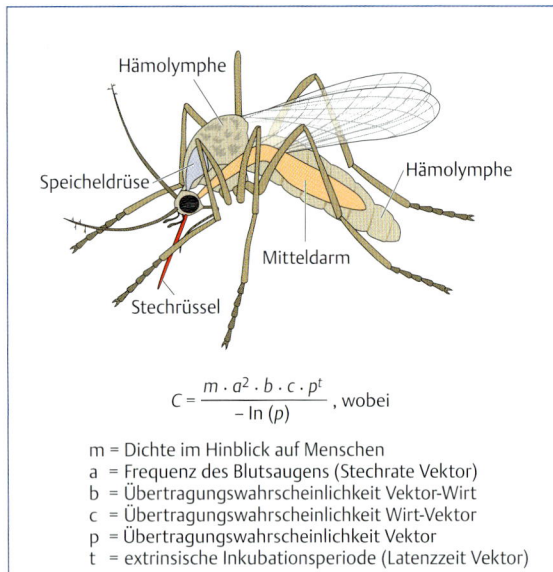

m = Dichte im Hinblick auf Menschen
a = Frequenz des Blutsaugens (Stechrate Vektor)
b = Übertragungswahrscheinlichkeit Vektor-Wirt
c = Übertragungswahrscheinlichkeit Wirt-Vektor
p = Übertragungswahrscheinlichkeit Vektor
t = extrinsische Inkubationsperiode (Latenzzeit Vektor)

Abb. 1.10 Darstellung der Vektorkapazität (C) und ihrer Parameter am Beispiel der Malariaübertragung durch Anopheles-Stechmücken. In die Berechnung der Vektorkapazität gehen demnach folgende Parameter ein: Das Vektor-Wirt-Verhältnis, das hier mit 100 Stechmücken/Mensch angenommen wurde, die Stechrate der Anopheles-Stechmücken von 0,25 Stichen/Tag (eine Blutmahlzeit alle 4 Tage), die Wahrscheinlichkeiten, dass der Malariaerreger beim Stich vom infektiösen Menschen auf die Stechmücke übertragen wird, mit 0,5 (50 %) bzw. umgekehrt mit 0,2 (20 %), die Wahrscheinlichkeit, dass die Stechmücke einen Tag überlebt von p = 0,9 (90 %, gleichbedeutend mit dem Anteil an weiblichen Stechmücken, berechnet aus p = exp[-1/11], mit der Lebenszeit der Stechmücken von 11 Tagen) und die Latenzzeit der Stechmücken von t = 10 Tagen (oft durch die extrinsische Inkubationszeit approximiert). Setzt man die Zahlen in die Gleichung ein, dann erhält man eine Vektorkapazität von C = 2,0. Das bedeutet, dass ein primärer Malariafall pro Tag zwei Sekundärfälle durch die Übertragung mit Stechmücken verursacht.

toren zusammengestellt, die neben der Vektorkompetenz die Vektorkapazität bestimmen. Wie aus der Formel zu ersehen ist, müssen sehr viele Faktoren passen, damit sich ein stabiler Naturherd eines Arbovirus etabliert. Auch dass Mensch und Tier sich als Zufallswirt infizieren, ist bei den meisten Erregern, die diese Art der Übertragung nutzen, ein seltenes Geschehen, denn alle beteiligten Faktoren müssen an einem bestimmten Ort zur gleichen Zeit gegeben sein.

Bei dem Malariabeispiel aus **Abb. 1.10** ergab sich eine Vektorkapazität von C = 2,0. Multipliziert man diesen Wert mit der infektiösen Periode der Menschen von 50 Tagen (das ist der Kehrwert der Genesungsrate von 0,02 pro Tag), dann erhält man die gesamte Zahl von Sekundärfällen, die von einem primären Fall ausgehen. Das ist in diesem Beispiel eine Basisreproduktionszahl (S. 30) von $R_0 = 100$.

$$\text{Basisreproduktionszahl} = \frac{\text{Vektorkapazität}}{\text{Genesungsrate}}$$

Dieses Beispiel demonstriert, wie man die Basisreproduktionszahl für vektorübertragene Infektionskrankheiten abschätzen kann. Ursprünglich wurde die Vektorkapazität zur Quantifizierung von Kontrollmaßnahmen bei der Malariabekämpfung entwickelt. Lange war die Bekämpfung der Moskitolarven die einzige Maßnahme gegen die Malaria. Diese verändert aber nur das Vektor-Wirt-Verhältnis m. Eine Halbierung der Larven bewirkt also auch eine Halbierung der Vektorkapazität. Ganz anders sah es aus, als 1932 das Insektizid DDT entwickelt wurde. Mit seiner Anwendung wurde zwar auch m verringert, der wesentliche Effekt lag aber in der Reduktion der Lebensdauer der adulten Anopheles-Stechmücken. Der Anteil der Stechmücken, die ein Alter erreichen, um Malaria zu übertragen (nach der extrinsischen Inkubationszeit) ist $p^t = 0{,}9^{10} = 0{,}35$ (35 %). Verkürzt man die tägliche Überlebenswahrscheinlichkeit auf die Hälfte, dann sinkt der Anteil der Malaria übertragenden Stechmücken auf $p^t = 0{,}45^{10} = 0{,}00035$, das sind nur mehr 0,035 %. Dies erklärt den Erfolg von DDT bei der Malariabekämpfung. Genauso kann das Konzept der Vektorkapazität zur Abschätzung der Wirkungen anderer Kontrollstrategien verwendet werden. Es ist daher eines der wichtigsten Konzepte der Infektionsepidemiologie.

1.3.4 Molekulare Epidemiologie

Eine konsequente Weiterentwicklung der analytischen Epidemiologie stellt die **molekulare Epidemiologie** mit ihrem Methodenspektrum dar. Dieser Zweig der Epidemiologie hat sich mit der rasanten Entwicklung der analytischen Methoden in der Biochemie und vor allem der Molekularbiologie als fester Bestandteil der Epidemiologie etabliert. Durch die Genauigkeit der Methoden, die sonst in der Diagnostik (S. 62) von Infektionskrankheiten angewandt werden, ist ein exakter Vergleich der Proben möglich, die im Rahmen eines Ausbruches oder einer anderen epidemiologischen Studie genommen werden.

Die Aussagekraft der molekularen Epidemiologie ist entsprechend wesentlich akkurater und differenzierter als mit den nur durch die üblichen Falldefinitionen erfassten Daten. In der molekularen Epidemiologie werden **Genvarianten** identifiziert, die das **Erkrankungsrisiko**, die **Schwere** und **Ausprägung klinischer Verläufe** oder das **Ansprechen einer Therapie** betreffen. Dies kann auf der Seite des Empfängers erfolgen, also der betroffenen Tierart, oder auf der Seite des Erregers. Ein Beispiel für die Empfängerseite sind bestimmte genetische Konfigurationen, die die Suszeptibilität des Organismus für einen bestimmten Erreger fördern oder mindern, wie z. B. Rezeptormoleküle oder Komponenten, die in Signalketten und Immunreaktionen beteiligt sind. Die Empfänglichkeit von Schafen für Scrapie beispielsweise ist durch 3 Kodons im PrP-Gen determiniert: Bei der Konstellation des homozygoten Haplotyps 136V/154R/171Q sind die Schafe am empfänglichsten für eine transmissible spongiforme Enzephalopathie. Derzeit aber wird die molekulare Epidemiologie am häufigsten genutzt, um Veränderungen des Erregers im zeitlichen Verlauf zu verfolgen.

Bakterienspezies repräsentieren meist **Populationen verschiedener Klone** (Stämme, Isolate), die die Speziesmerkmale erfüllen und mit den gängigen Methoden der phänotypischen Charakterisierung nicht unterscheidbar sind, die sich aber in anderen **genomischen Polymorphismen** teilweise erheblich unterscheiden. Das bedeutet, dass an bestimmten Stellen im Genom des Erregers Unterschiede vorliegen, die man sich bei der molekularen Epidemiologie zunutze macht, weil man aufgrund dieser genetischen Diversität die Erreger untereinander vergleichen und in Beziehung zueinander setzen kann. In der Regel handelt es sich dabei um Punktmutationen in sogenannten **„Housekeeping“**-Genen. Dies sind Gene, die bei allen Vertretern einer bestimmten Gruppe von Erregern vorhanden sind und die ein gewisses Maß an genetischer Stabilität aufweisen. Sequenzvariationen in diesen Genen sind in der Regel „neutral“, also nicht das Produkt einer natürlichen Selektion. Das Vorhandensein unterschiedlicher Allele gibt also Aufschluss über die Zeit, die zwischen der Entstehung der Allele vergangen ist und wird deshalb auch genutzt, um **phylogenetische Verwandtschaftsbeziehungen** zwischen Erregern oder Erregergruppen zu klären.

Tab. 1.3 gibt eine Übersicht über die derzeit gebräuchlichsten Methoden in der molekularen Epidemiologie. Die Aussagekraft der einzelnen Methoden ist unterschiedlich

Tab. 1.3 Häufig eingesetzte Methoden in der molekularen Epidemiologie.

Methode	Anwendungsgebiete	Prinzip	Stärken	Schwächen
SNP (single nucleotide polymorphism)	Stammidentifizierung, phylogenetische Analysen	Nukleotidpolymorphismen werden z. B. durch Sequenzierung bestimmt und anschließend miteinander verglichen	sehr hohe Unterscheidungsstärke	methodisch aufwendig, entsprechende Datenbanken fehlen
SLST (single locus sequence typing)	Stammidentifizierung, taxonomische Zuordnung, phylogenetische Analysen	die DNA-Sequenz eines Gens oder Teil eines Gens wird bestimmt, anhand einer Datenbank einem Sequenztyp zugeordnet und so mit anderen verglichen	methodisch nicht anspruchsvoll	
MLST (multi locus sequence typing)	Stammidentifizierung, phylogenetische Analysen	die DNA-Sequenz mehrerer Gene wird bestimmt, anhand einer Datenbank einem MLST-Sequenztyp zugeordnet und damit verglichen	sehr hohe Unterscheidungsstärke	Datenbanken sind nur für wenige Bakterien etabliert
Nukleinsäure-Sequenzierung	Stammidentifizierung, taxonomische Zuordnung, phylogenetische Analysen	die exakte Abfolge der Nukleotide in der genomischen DNA oder RNA wird bestimmt und mit Datenbanken verglichen	höchste Unterscheidungsstärke, sehr gut automatisierbar	bei Gesamtgenomen noch sehr teuer
VNTR (variable number of tandem repeats)	Stammidentifizierung, taxonomische Zuordnung, phylogenetische Analysen	die Anzahl (zwischen 5 und 50) von sich wiederholenden DNA-Sequenzen (ca. 10–100 Nukleotide lang) wird bestimmt und verglichen	hohe Unterscheidungsstärke, methodisch nicht anspruchsvoll	
MLVA (multi locus VNTR analysis)	Stammidentifizierung, taxonomische Zuordnung, phylogenetische Analysen	die Größenunterschiede mehrerer VNTR-Regionen werden bestimmt und verglichen	sehr hohe Unterscheidungsstärke	methodisch aufwendig, entsprechende Datenbanken fehlen
Pulsed-field gel electrophoresis	Stammidentifizierung, phylogenetische Analysen	die genomische DNA von Bakterien wird mit Restriktionsenzymen geschnitten und in einem Agarosegel durch „gepulste“ Stromstöße der Größe nach aufgetrennt; die Bandenmuster der DNA-Fragmente werden anschließend miteinander verglichen	hohe Unterscheidungsstärke	methodisch aufwendig
MALDI-TOF (matrix-assisted laser-desorption/ionisation-time of flight)	Stammidentifizierung- und -typisierung	die kristallisierte Bakteriensuspension wird durch einen Laser von einer Metalloberfläche „geschossen“ und im elektrischen Feld bei 10–30 kV beschleunigt; die Massenanalyse erfolgt mit einem Ionendetektor und wird als elektrisches Signal dargestellt	Typisierung teilweise bis auf Subspezies-Ebene möglich, methodisch nicht anspruchsvoll, schnell	Anzucht und Reinkultur erforderlich, Fehlen von Datenbanken

und abhängig von dem genetischen Lokus, der verglichen wird (z. B. 16S rRNA-Gen, Insertionselemente, bekannte Virulenz-Gene, Gesamtgenome). Ein wichtiges Anwendungsgebiet ist die Erforschung von **Resistenzmechanismen**, die durch verschiedene Mutationen hervorgerufen werden können. Dies würde im Rahmen einer klassischen epidemiologischen Studie nur als resistent oder empfindlich gegenüber einem Antibiotikum erfasst, mit der molekularen Epidemiologie hingegen kann über die Aufklärung der Resistenzmechanismen zwischen den verschiedenen Mutationen unterschieden werden und so der Verlauf ihrer Entstehung zum Verständnis der Übertragungswege beitragen.

Bei den oben angesprochenen nosokomialen Infektionen mit Hospitalismuskeimen kann eine Häufung von Erkrankungen mit den entsprechenden multiresistenten Erregern so eindeutig einer bestimmten Quelle zugeordnet werden. Die genaue Unterscheidung von nahe verwandten Erregern ist wichtig für das Erkennen von Stämmen mit besonderer epidemiologischer Bedeutung im Hinblick auf Klinik und Pathogenität, Ausbreitungspotenzial, Resistenzentwicklung und auch der evolutionären Herkunft der Erreger.

Die molekulare Typisierung kann dazu beitragen, die Populationsstruktur der Erreger und die Verwandtschaftsgrade einzelner Isolate bzw. Stämme zu verstehen und leistet damit auch einen Beitrag zum Verständnis der Entstehung neuer Erregervarianten. Zudem werden die Voraussetzungen geschaffen, um die **diagnostischen Methoden** an die sich ändernden Erreger **anzupassen**, sowie die Möglichkeit, **präventive und therapeutische Strategien** zu entwickeln. Bei Viren und anderen Infektionserregern werden diese Methoden analog angewendet, sie unterscheiden sich jedoch hinsichtlich des Ausmaßes der Analysen (unterschiedliche Genomgrößen) sowie der Fragestellung. Da bei den meisten Viren keine Kausaltherapie bekannt ist, können nur bei wenigen Viren Resistenzentwicklungen verfolgt werden. Weitere Unterschiede bestehen im Fehlen von „Housekeeping"-Genen sowie der deutlich höheren Mutationsfrequenz bei RNA-Viren durch die Fehlerraten der RNA-abhängigen RNA-Polymerase bei der Replikation. Die molekulare Epidemiologie bei Viren beschäftigt sich daher vornehmlich mit der Aufklärung von Verwandtschaftsbeziehungen und der Klärung evolutionärer Zusammenhänge.

1.4 Grundlagen der Infektionsimmunologie

Gottfried Alber

1.4.1 Einleitung

Die Entwicklung des Immunsystems ist in engem evolutionärem Zusammenhang mit dem Schutz des Organismus vor Infektionserregern zu sehen. In diesem Kapi...
nicht das Immunsystem im Allgemeinen mi...
nen, Zellen und Mediatoren dargestellt ...
sollen primär die **Mechanismen** ...
zum Schutz vor Infektion aktivi...
werden. Versagen diese Immunme...
zum gehäuften Auftreten der bei Im...
teristischen rezidivierenden Infektion...

Durch angeborene Immunmechani...
von Wirbeltieren, zusätzlich durch er...
mechanismen ist es möglich, den Wirtso...
fektionen mit Bakterien, Pilzen, Viren u...
schützen. Diese beiden Arme der Immunit...
weils aus **zellulären** und **löslichen („humora...**
ten (Abb. 1.11).

Angeborene und erworbene Immunität reg...
gegenseitig, unterscheiden sich aber in einig...
legenden Aspekten (Tab. 1.4). Die phylogeneti...
angeborene Immunität ist zwar sofort nach Infek...
sam, reagiert aber bei weiteren Erregerkontakte...
artig. Aufgrund der Ausbildung eines **Gedächtnisses** ...
dagegen die erworbene Immunität bei nachfolgenden Antigenkontakten schneller, stärker und länger anhaltend im Vergleich zum ersten Antigenkontakt (**Booster-Effekt** bei Impfungen). Bei der erworbenen Immunität ist durch klonal verteilte **Antigenrezeptoren** auf B- und T-Lymphozyten eine hohe Spezifität bei der Erregererkennung möglich.

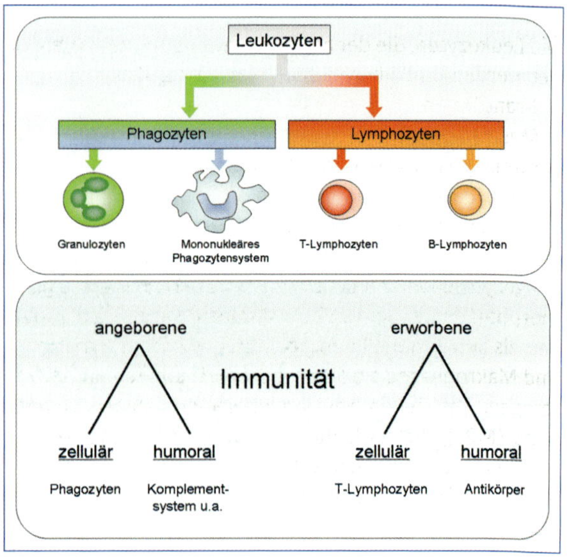

Abb. 1.11 Vergleichbare Einteilung von angeborener und erworbener Immunität. Zelluläre und humorale Elemente sind an beiden Formen der Abwehr beteiligt. [Dr. U. Müller]

Tab. 1.4 Gemeinsamkeiten und Unterschiede in der angeborenen und erworbenen Immunität. Sowohl bei der angeborenen als auch bei der erworbenen Immunität sind zelluläre und lösliche Elemente beteiligt. Beide Arten der Immunität regulieren sich gegenseitig.

angeborene Immunität	erworbene Immunität
sofort nach Infektion wirksam	verzögert, bei Erstkontakt nach ca. 1 Woche wirksam
kein Gedächtnis, identischer Verlauf bei nachfolgenden Antigenkontakten	Gedächtnis, bei weiteren Antigenkontakten schnellere und effizientere Reaktion
Gruppenspezifität durch Mustererkennungsrezeptoren	hohe Spezifität durch Vielzahl von Antigenrezeptoren
phylogenetisch alt (Wirbeltiere und Wirbellose)	phylogenetisch jünger (Wirbeltiere)

Es können bis zu 10^{11} verschiedene B-Lymphozytenklone, also bis zu 10^{11} verschiedene Antigenrezeptoren generiert werden. Im Gegensatz dazu können die Phagozyten, die bei der angeborenen Immunität aktiviert werden, mit **Mustererkennungsrezeptoren** (**PRR, pattern recognition receptors**) Gruppen von z. B. gramnegativen und grampositiven Bakterien oder von RNA- und DNA-Viren aufgrund eines gemeinsamen **mikrobiellen Strukturmerkmals (PAMP, pathogen-associated molecular pattern)** erkennen und unterscheiden. Die Erkennung größerer Gruppen von Erregern durch Zellen der angeborenen Immunität ist daher nicht hochspezifisch, andererseits kann aber keineswegs von einer unspezifischen Immunreaktion gesprochen werden.

MERKE !

Die angeborene Immunität ist zwar sofort nach Infektion wirksam, reagiert aber bei weiteren Erregerkontakten gleichartig. Aufgrund der Ausbildung eines Gedächtnisses wirkt dagegen die erworbene Immunität bei nachfolgenden Antigenkontakten schneller, stärker und länger anhaltend im Vergleich zum ersten Antigenkontakt.

1.4.2 Angeborene Immunität

Zellen der angeborenen Immunität

Die Leukozyten, die der angeborenen Immunität zugerechnet werden, sind überwiegend myeloide Zellen:

- Granulozyten
- Mastzellen
- Monozyten und Makrophagen
- dendritische Zellen

Hinzu kommen natürliche Killerzellen, die der lymphoiden Reihe entstammen. Aufgrund ihrer Spezialisierung auf Phagozytose werden neutrophile Granulozyten (d. h. polymorphnukleäre Zellen, PMN), Monozyten und Makrophagen als **professionelle Phagozyten** bezeichnet. Monozyten und Makrophagen sind morphologisch und funktionell heterogen. Die Zellen des mononukleären Phagozytensystems (MPS), die nach ihrem prominenten Kern benannt wurden, unterscheiden sich funktionell und morphologisch je nach Gewebelokalisation (Tab. 1.5).

Tab. 1.5 Die Zellen des mononukleären Phagozytensystems (MPS).

Zelltyp des MPS	Gewebelokalisation
Monozyt	Blut
Alveolarmakrophage	Lunge
Pleural- und Peritonealmakrophage	Serosa (Pleuralhöhle, Peritonealhöhle)
Mikrogliazelle	Gehirn
Histiozyt	Bindegewebe
Mesangialzelle	Niere
Kupffer-Sternzelle	Leber
Osteoklasten	Knochen

Dendritische Zellen

Dendritische Zellen sind einzigartig leistungsfähige antigenpräsentierende Zellen, weil sie – im Gegensatz zu Makrophagen – in der Lage sind, sogar naive T-Lymphozyten zu aktivieren. Aufgrund ihrer besonderen immunstimulierenden Eigenschaften sind sie auch als „natürliche Adjuvanzien" bezeichnet worden. Als Wächterzellen sind sie im Organismus auf die Epidermis (Langerhans-Zellen), auf die Dermis (dermale dendritische Zellen), auf die submukösen Bereiche der Schleimhaut von Gastrointestinal-, Respirations- und Urogenitaltrakt und die sekundären lymphatischen Organe (dendritische Zellen) verteilt. In ihrer unreifen Form (z. B. Langerhans-Zellen) sind sie effiziente Phagozyten.

Nach Aktivierung und Phagozytose kommt es zur Differenzierung (Reifung zur antigenpräsentierenden Zelle) und Migration in die sekundären lymphatischen Organe. Hier erfolgt nach der Antigenprozessierung die entscheidende Funktion der Antigenpräsentation an T-Lymphozyten. Es werden aktuell verschiedene Subpopulationen dendritischer Zellen unterschieden, die jeweils eigene Aufgaben in der Infektabwehr übernehmen. Zum einen sind es die **konventionellen dendritischen Zellen**, die primär als antigenpräsentierende Zellen fungieren. Zum anderen gibt es die **plasmazytoiden dendritischen Zellen**, die eine besondere Funktion in der Bildung von antiviralen Interferonen ausüben, was dementsprechend bei Virusinfektionen im Vordergrund steht. Die Namensgebung dieser Subpopulationen beruht auf der jeweiligen Morphologie: Konventionelle dendritische Zellen fallen durch die Dendriten auf, während plasmazytoide dendritische Zellen im nicht aktivierten Zustand morphologisch an Plasmazellen erinnern.

Mastzellen

Mastzellen sind in den Barrierebereichen Haut und Schleimhaut lokalisiert. Mit ihren in Granula gespeicherten sowie potenziell de novo synthetisierten Mediatoren stellen sie leistungsfähige Abwehrzellen dar. Es wird angenommen, dass ihre Schutzfunktion in der Abwehr von Parasiten besteht.

Eosinophile Granulozyten

Die Abwehrfunktion der eosinophilen Granulozyten spielt vermutlich hauptsächlich bei extrazellulären Parasiteninfektionen eine Rolle. Neben der normalerweise eher kurzfristig vorkommenden Zirkulation im Blut ist ihre längerfristige Lokalisation vorwiegend submukös. Dies ist eine für die Abwehr eindringender Parasiten strategisch günstige Position. Für die antiparasitäre Wirkung kommen zahlreiche toxische Inhaltsstoffe aus den eosinophilen Granula zum Einsatz, die allerdings auch Gewebeschäden verursachen können. Die Bildung und Rekrutierung von eosinophilen Granulozyten wird durch Zytokine wie IL-5 aus Th2-Lymphozyten gesteuert und weist auf die enge Verbindung von angeborener und erworbener Immunität hin.

Follikuläre dendritische Zellen (Dendritische Follikelzellen)

Follikuläre dendritische Zellen (auch dendritische Follikelzellen genannt), die nicht mit den bereits genannten dendritischen Zellen verwechselt werden sollten, sind in den Lymphfollikeln von Lymphknoten und Milz lokalisiert. Sie können Antigendepots bilden, indem sie Antigen im Komplex mit Antikörpern über Monate und Jahre an ihren Dendriten über nicht internalisierende Fc-Rezeptoren binden. Das so gebundene Antigen wird damit den B-Lymphozyten präsentiert.

Natürliche Killerzellen

Natürliche Killerzellen spielen insbesondere in der angeborenen Immunitätsphase bei Virusinfektionen eine wichtige Rolle, weil sie in den ersten Infektionstagen, noch bevor zytotoxische T-Lymphozyten effektiv zur Verfügung stehen, die Viruskontrolle übernehmen. Als lymphoide Zellen sind sie morphologisch den zytotoxischen T-Zellen ähnlich, unterscheiden sich jedoch deutlich von diesen in der Art und Weise, wie sie infizierte Zellen erkennen.

Mechanismen der angeborenen Immunität

Im Laufe der Interaktion zwischen Erreger und angeborener Immunität laufen folgende Vorgänge nacheinander, teilweise auch gleichzeitig, ab:

- Migration von Abwehrzellen zum Infektionsherd durch Diapedese und Chemotaxis
- Erkennung des Erregers durch Abwehrzellen (PAMP-abhängige Erregererkennung durch PRR auf Abwehrzellen), Aktivierung der Abwehrzellen zur Zytokinproduktion und Expression von Oberflächenmolekülen, die bei der Antigenpräsentation gebraucht werden
- Opsonisierung des Erregers und nachfolgende Phagozytose
- Abtötung und Eliminierung des Erregers
- Migration zu den sekundären lymphatischen Organen, Antigenprozessierung und -präsentation durch dendritische Zellen und Makrophagen und Aktivierung der erworbenen Immunität

Migration von Abwehrzellen zum Infektionsherd durch Diapedese und Chemotaxis

Professionelle Phagozyten, die im Knochenmark gereift sind und von dort in die Blutzirkulation übertreten, nehmen ihre Abwehrfunktion überwiegend im infizierten und entzündeten Gewebe wahr. Um an den Infektionsherd zu gelangen, müssen sie also das Gefäßsystem verlassen **(Diapedese)** und chemotaktisch an den Infektionsherd rekrutiert werden. Das Signal für die Diapedese beruht auf der erhöhten Adhäsion an Endothelien im Bereich entzündeter Gewebe. Die Wechselwirkung von Adhäsionsmolekülen auf Endothelien mit Adhäsionsmolekülen auf der Oberfläche von Leukozyten führt zur Margination und zur Diapedese der Leukozyten. Wichtige Adhäsionsfaktoren gehören zur Familie der Integrine und Selektine. Chemotaktische Faktoren, die vom Infektions- und Entzündungsherd ausgehend freigesetzt werden, bilden einen Konzentrationsgradienten, der die gezielte Rekrutierung von Leukozyten aus der Blutzirkulation ermöglicht. Dies beruht darauf, dass die einwandernden Leukozyten Chemokinrezeptoren an ihrer Oberfläche exprimieren, an die die chemotaktischen Faktoren spezifisch binden. Auf diese Weise ist es auch möglich, spezifische Subpopulationen von Leukozyten zu rekrutieren. Chemotaktisch wirksame Faktoren sind u. a.

- Chemokine
- Komplementprotein C5a
- Leukotrien-B4
- Formyl-Methionyl-Leucyl-Phenylalanin (f-MLP)

Erkennung des Erregers

Wie bereits angesprochen, besitzen die Abwehrzellen der angeborenen Immunität Mustererkennungsrezeptoren (pattern recognition receptor, **PRR**), mit denen sie Gruppen von Erregern anhand spezifischer Muster erkennen können (**Abb. 1.12**). Die Erkennung basiert auf sogenannten Pathogen-assoziierten molekularen Mustern (pathogen-associated molecular pattern, **PAMP**), die bei den verschiedenen Klassen von Erregern vorkommen. Folgende Familien der bisher bekannten Mustererkennungsrezeptoren werden unterschieden:

- C-Typ-Lektine (z. B. Makrophagen-Mannose-Rezeptor, erkennt u. a. Mannose-tragende Mikroorganismen; Dektin, erkennt Karbohydrate von Pilzen und Bakterien)
- Scavenger-Rezeptoren (binden Lipoproteine)
- nucleotide oligomerization domain(NOD)-like receptors (erkennen bakterielle Bestandteile wie Peptidoglykan oder Muramyldipeptid)

- RIG-like Helikasen fungieren als zytosolische RNA-Rezeptoren. Retinoic-acid-inducible gene I (RIG-I) erkennt einzelsträngige RNA und melanoma-differentiation-associated gene 5 (MDA-5) bindet zytosolische doppelsträngige virale RNA.
- DNA-dependent activator of interferon (DAI) bindet doppelsträngige zytosolische virale DNA
- Toll-like-Rezeptoren (binden verschiedenste mikrobielle Liganden, **Tab. 1.6**)

Die Erkennung von PAMPs durch PRRs führt zur Aktivierung der Zellen der angeborenen Immunität mit Expression von Zytokinen und Interferonen sowie Oberflächenmolekülen, die u. a. für die nachfolgende Induktion der erworbenen Immunität benötigt werden (**Abb. 1.12**).

Seit einigen Jahren stehen bei den Mustererkennungsrezeptoren insbesondere die **Toll-like-Rezeptoren (TLR)** im Blickpunkt der Forschung und der Adjuvansentwicklung (**Tab. 1.6**). Bereits bei wirbellosen Arten wie z. B. der Fruchtfliege ***Drosophila melanogaster*** haben die Toll-Rezeptoren neben ihrer Bedeutung in der Embryonalentwicklung eine Funktion in der Abwehr grampositiver und fungaler Infektionen. Die Evolution scheint bei den TLR, die mit den Toll-Rezeptoren der Wirbellosen nahe verwandt sind, eine zentrale angeborene Abwehrfunktion konserviert zu haben.

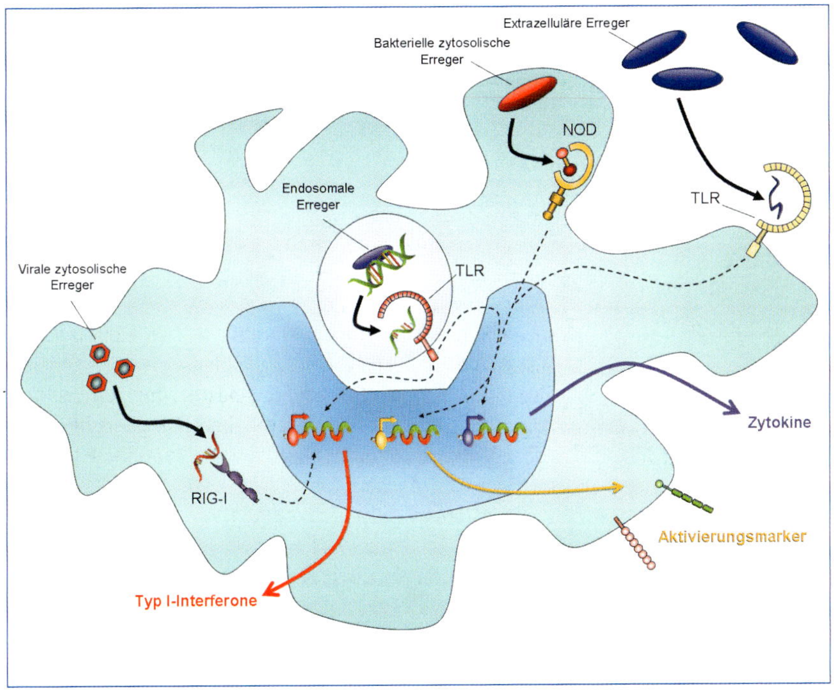

Abb. 1.12 Aktivierung von Phagozyten durch die Erkennung von extra- und intrazellulären Erregerstrukturen. Mustererkennungsrezeptoren von Phagozyten (PRR, z. B. aus der Gruppe der Toll-like-Rezeptoren [TLR], NOD, RIG-Helikasen, MDA-5) binden an molekulare mikrobielle Muster von Erregern (PAMP), was die Bildung von Zytokinen, Interferonen (IFN-α, IFN-β) und Expression von Aktivierungsmolekülen (MHC-I, MHC-II, außerdem „kostimulatorische Moleküle", z. B. CD80, CD86) zur Folge hat, die bei der Aktivierung der nachfolgenden erworbenen Immunantwort mitwirken. Die Erregerlokalisation und die im jeweiligen zellulären Kompartiment vorgegebene Expression des PRR sind entscheidend für die Erkennungs- und Aktivierungsmöglichkeiten des Phagozyten. Abk.: NOD = nucleotide oligomerization domain-like receptors; RIG-I = retinoic-acid-inducible gene I; TLR = Toll-like-Rezeptoren [Dr. U. Müller]

Tab. 1.6 Mustererkennungsrezeptoren der Toll-like-Rezeptorfamilie und die von ihnen erkannten Liganden bzw. Erreger.

Mustererkennungs-rezeptor (TLR)	Pathogen-assoziierte molekulares Muster (pathogen-associated molecular pattern, PAMP), TLR-Ligand
TLR1/TLR2	Tri-azyl-lipopeptide (gramnegative Bakterien)
TLR2/TLR6	Di-azyl-lipopeptide (gramnegative Bakterien), Lipoteichonsäure (grampositive Bakterien), virale Glykoproteine (z. B. HSV, VACV)
TLR3	doppelsträngige RNA (z. B. Influenzavirus, FeLV)
TLR4	Lipopolysaccharid (gramnegative Bakterien), virale Glykoproteine (z. B. RSV, MMTV)
TLR5	Flagellin
TLR7	einzelsträngige RNA (z. B. Influenzavirus)
TLR8	einzelsträngige RNA (z. B. Influenzavirus, HIV)
TLR9	doppelsträngige bakterielle oder virale DNA (z. B. HSV, MVA, ECTV) mit nicht methylierten CpG-Motiven
TLR10	unbekannt
TLR11	Profilin (*Toxoplasma gondii*, uropathogene *E. coli*)
TLR11/TLR12	Profilin (*Toxoplasma gondii*)
TLR13	bakterielle RNA

MERKE !

Phagozyten erkennen mit Mustererkennungsrezeptoren (Pathogen Recognition Receptors, PRR) Erregergruppen anhand konservierter Strukturen (pathogen-associated molecular patterns, PAMP). Dieser Erkennungsmechanismus ist Voraussetzung für die Aktivierung professioneller Phagozyten und die nachfolgende Einleitung der erworbenen Immunität.

Opsonisierung und Phagozytose

Voraussetzung für die effektive Phagozytose des Erregers ist ein Prozess, der Opsonisierung genannt wird. Damit ist die Markierung des Erregers gemeint, über die professionelle Phagozyten extrazelluläre Erreger effektiv aufnehmen können (**Abb. 1.13**). **Opsonine** der angeborenen Immunität sind lösliche Faktoren wie Komplementproteine oder Akute-Phase-Proteine (z. B. Komplementfaktor C3b, Mannose-bindendes Lektin [MBL], C-reaktives Protein [CRP]). Wichtige Opsonine der erworbenen Immunität sind Antikörper, die spezifisch an Strukturen auf der Oberfläche von Erregern binden und diese so für die Phagozytose markieren. Über opsonische Rezeptoren können Phagozyten opsonisierte Antigene erkennen. Im Falle des Komplementproteins C3b sind dies die Komplementrezeptoren CR1, CR2 und CR3. Sind Antikörper die Opsonine, gibt es je nach Antikörperklasse die entsprechenden Fc-Rezeptoren auf Makrophagen.

Abtötung des Erregers, Erregerlyse mit Antigenprozessierung

Nach erfolgter Phagozytose befindet sich der Erreger intrazellulär im Phagosom, was sein weiteres Überleben zunächst nicht einschränkt (**Abb. 1.14**). Erst nach Fusion des Phagosoms mit dem Lysosom zum **Phagolysosom** ist es dem Wirt möglich, den Erreger durch eine Vielzahl antimikrobiell aktiver Substanzen abzutöten. Lysosomale Enzyme, reaktive Sauerstoff- und Stickstoffmetabolite tragen zur Lysis bzw. zur Vermehrungshemmung phagozytierter Erreger bei. Intrazelluläre bakterielle Erreger haben im Gegenzug Strategien entwickelt, der Abtötung im Phagolysosom zu entkommen. Mykobakterien können z. B. die Fusion des Phagosoms mit späten Endosomen und Lysosomen verhindern. Listerien können durch Toxine und Enzyme die Membran des Phagolysosoms schädigen und dadurch ins Zytoplasma „entkommen". Eine besondere Rolle

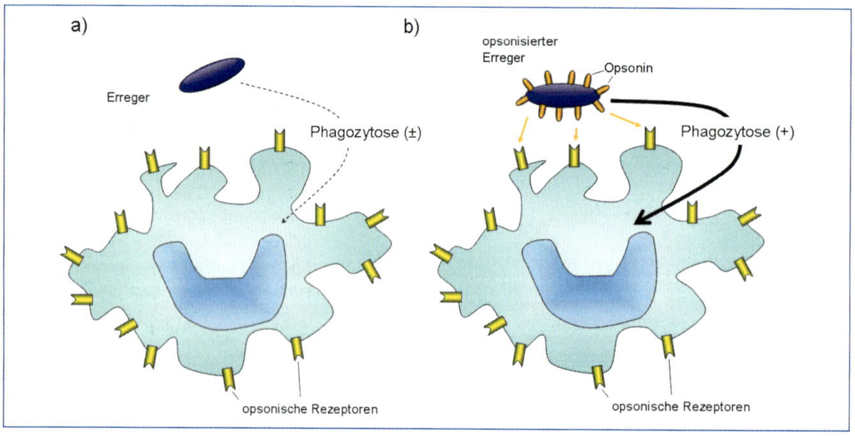

Abb. 1.13 Die Opsonisierung des Erregers ermöglicht die effektive Phagozytose; **a** während ein nicht opsonisierter Erreger kaum aufgenommen werden kann, **b** läuft die Phagozytose nach Opsonisierung sehr effektiv ab. [Dr. Uwe Müller]

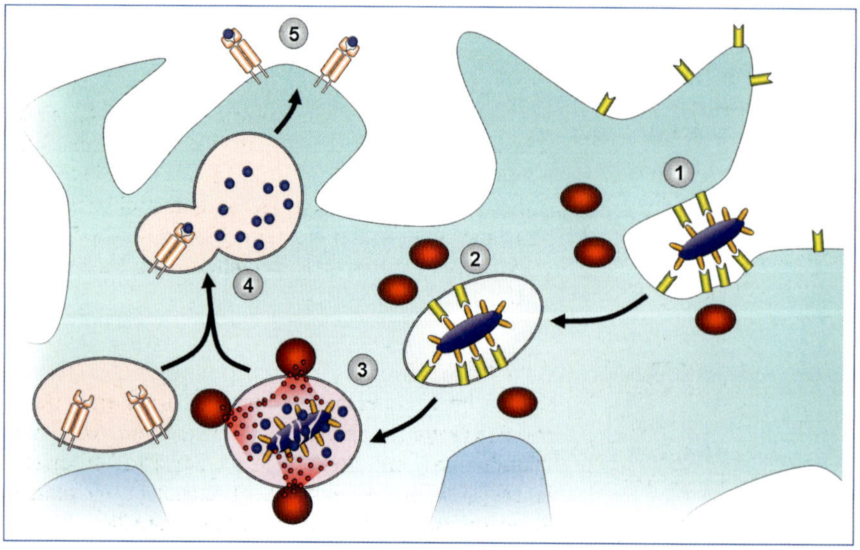

Abb. 1.14 Phagozytose, Erregerlyse, Antigenprozessierung und -präsentation. Durch Phagozytose (1) gelangt der Erreger in eine Vakuole (Phagosom, 2), die mit Lysosomen zum Phagolysosom fusioniert (3). Lysosomale Enzyme bewirken im sauren Milieu des Phagolysosoms die Lyse des Erregers, bei der gleichzeitig antigene Peptide gebildet werden (Antigenprozessierung, 3). Nachfolgend werden MHC-Moleküle durch Vesikelfusion eingebracht. Die entstandenen antigenen Peptide werden auf die MHC-Moleküle geladen (4) und an die Zelloberfläche für die darauffolgende Antigenpräsentation transportiert (5). [Dr. U. Müller]

kommt der Kompetition um Eisen zu, das zur Produktion reaktiver Sauerstoff- und Stickstoffintermediate gebraucht wird. Während der Wirt über die Expression von Ferritin, Transferrin bzw. Transferrinrezeptor die Eisenversorgung sicherstellt, gibt es damit konkurrierende bakterielle Eisen-bindende Proteine. Nähere Ausführungen hierzu sind im Kapitel Allgemeine Bakteriologie (S. 96) enthalten.

Gleichzeitig entstehen beim Verdau und der Inaktivierung von Infektionserregern in Makrophagen und unreifen dendritischen Zellen (z. B. Langerhans-Zellen) **antigene Peptide**, die für die Aktivierung von T-Lymphozyten wichtig sind (**Abb. 1.14**). Bereits hier wird also eine Verbindung von angeborener mit erworbener Abwehr vorbereitet. Der Vorgang des proteolytischen Abbaus von Proteinen des Erregers wird **Antigenverarbeitung bzw. -prozessierung** (Herstellung antigener Peptide) genannt. Die nachfolgende Aktivierung von T-Lymphozyten erfolgt durch Expression dieser antigenen Peptide auf Molekülen des sogenannten Haupthistokompatibilitätskomplexes (MHC) und wird **Antigenpräsentation** genannt.

MERKE !

Angeborene und erworbene Immunität sind eng miteinander verflochten. Bei der Erregerabwehr durch Phagozyten entstehen antigene Peptide (Antigenprozessierung), die auf endogenen Peptidrezeptoren (Haupthistokompatibilitätskomplex, MHC) an der Zelloberfläche spezifischen T-Zellen dargeboten werden (Antigenpräsentation).

Migration zu den sekundären lymphatischen Organen, Antigenpräsentation durch dendritische Zellen und Makrophagen und Aktivierung der erworbenen Immunität

Die **antigenpräsentierenden Zellen (APC)** der angeborenen Abwehr umfassen die dendritischen Zellen und Makrophagen. Sie stellen die Verbindungsglieder zwischen angeborener und erworbener Abwehr dar. Aufgrund ihrer höheren Leistungsfähigkeit als antigenpräsentierende Zellen sind die dendritischen Zellen die eigentlichen **Schaltstellen zwischen angeborener und erworbener Abwehr**, da nur sie in der Lage sind, **naive** T-Lymphozyten durch Antigenpräsentation zu aktivieren. Im Unterschied zu naiven T-Lymphozyten können Gedächtnis-T-Lymphozyten auch von Makrophagen aktiviert werden. Die Aktivierung der T-Lymphozyten findet im sekundären lymphatischen Gewebe (z. B. im Lymphknoten) statt. Daher müssen dendritische Zellen nach Antigenerkennung und -aufnahme in die sekundären lymphatischen Gewebe mit der afferenten Lymphe migrieren, um in Kontakt mit T-Lymphozyten zu kommen.

MERKE !

Dendritische Zellen sind kritische Schaltstellen zwischen angeborener und erworbener Abwehr, da nur sie in der Lage sind, **naive** T-Lymphozyten durch Antigenpräsentation zu aktivieren.

Effektor- und Regulatormoleküle der angeborenen Immunität

Antimikrobielle Peptide

Epithelien stellen nicht nur als Membranbarrieren einen Schutz vor eindringenden Erregern dar, sondern sie können auch antimikrobiell wirksame Peptide bilden. **Defensine** sind eine Gruppe antimikrobieller Peptide, die von Epithelzellen, aber auch von Granulozyten synthetisiert werden und antibakterielle, antifungale und möglicherweise auch antivirale Aktivität haben. Defensine sind kationische, argininreiche Peptide, deren antimikrobielle Wirkung größtenteils auf einer Störung der Zellwandpermeabilität von Bakterien und Pilzen beruht.

Komplement

Vergleichbar mit dem Gerinnungssystem stellt das **Komplementsystem** eine Kaskade dar, bei der zunächst inaktive Proenzyme aktiviert werden und sequenziell hoch aktive Entzündungsmediatoren bilden. Einzelne Mitglieder der Komplementkaskade tragen zu verschiedenen Schritten der angeborenen Erregerabwehr (S. 40) bei. Bei der Rekrutierung von Entzündungszellen fungiert C5a als **Chemokin** für neutrophile Granulozyten. C3b wirkt als **Opsonin**, das eine effektive Phagozytose ermöglicht. Das abschließend bei der Komplementkaskade entstandene C9 ist Teil des sogenannten Membranangriffskomplexes, der durch Porenbildung in der Erregermembran die **Erregerlyse** bewirkt. Manche Erreger sind in der Lage, in die Komplementaktivierung oder -regulation einzugreifen und damit der Abtötung zu entkommen. Beispiele sind die Bildung der C5a-Peptidase und Faktor H bindende Proteine bei Streptokokken.

Akute-Phase-Proteine

Kurz nach Beginn einer Infektion („akute Phase") sind im Blut Proteine „der akuten Phase" nachzuweisen, die teilweise auch als Entzündungsmarker in der Infektionsdiagnostik Verwendung finden. Zu den Akute-Phase-Proteinen gehören das C-reaktive Protein (CRP), das mannosebindende Lektin (MBL), LPS-bindende Protein (LBP), Serum-Amyloid-A (SAA), Transferrin, α1-Antitrypsin, α2-Makroglobulin und das Fibrinogen. Die Akute-Phase-Proteine werden von Hepatozyten, die durch das Zytokin IL-6 aktiviert werden, gebildet. Einzelne dieser Proteine sind als **Opsonine** wirksam und darüber hinaus auch an der **Komplementaktivierung** beteiligt. Der initiale Stimulus für die Bildung von Akute-Phase-Proteinen besteht in der bei Infektionen durch die **PAMP/PRR-Interaktion** eingeleiteten Makrophagenaktivierung, die zur Sekretion von IL-6 führt (**Abb. 1.15**).

Enzyme

Zu den im Lysosom professioneller Phagozyten vorkommenden Enzymen gehören vor allem Lysozym, Hydrolasen, Phosphatasen und Kollagenasen. Superoxid-Dismutase und Myeloperoxidase sind an der Erzeugung von **reaktiven Sauerstoffmetaboliten (oxidative burst)** beteiligt. NO-Syn-

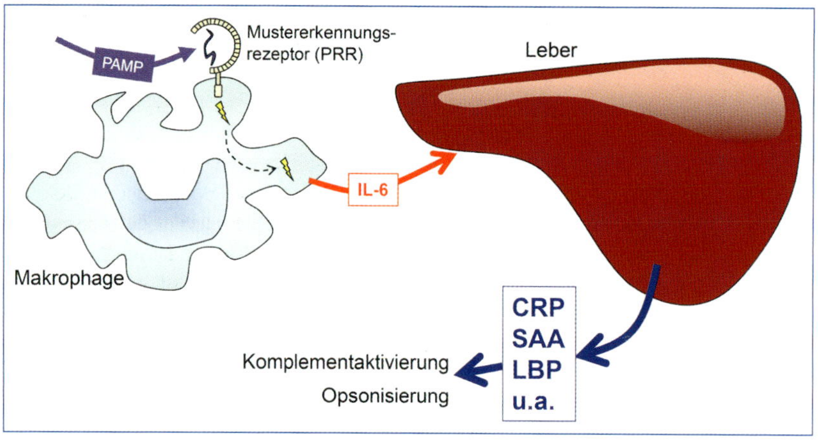

Abb. 1.15 Einleitung der Akute-Phase-Reaktion durch die PAMP/PRR-Interaktion von Makrophagen. Erregererkennung und Aktivierung zur Bildung von IL-6 durch Makrophagen induzieren in der Leber die sogenannten Akute-Phase-Proteine, die die Komplementkaskade regulieren sowie opsonisierend wirken können; PAMP = pathogen-associated molecular pattern; PRR = pathogen-recognition receptor; CRP = C–reaktives Protein; SAA = Serum-Amyloid-A; LBP = LPS-bindendes Protein. [Dr. U. Müller]

thase bewirkt die Bildung von antimikrobiell wirksamem **Stickoxid**, das bakterielle Thio-Eisen-haltige Enzyme inaktiviert.

Zytokine (Interleukine, Interferone, Chemokine)

Zytokine sind hormonähnliche Faktoren, die bei der angeborenen und der erworbenen Immunität entscheidende Regulationsfunktionen innehaben. Es sind Glykoproteine, die überwiegend, aber nicht ausschließlich von Leukozyten synthetisiert werden und auf Leukozyten und andere Zellen wirken. Sie dienen also wesentlich der Kommunikation zwischen den Leukozyten, weshalb sie auch **Interleukine (IL)** genannt werden. Die Bezeichnung der Interleukine wurde, vom Zeitpunkt der Entdeckung des jeweiligen Zytokins abhängig, fortlaufend nummerierend vorgenommen. Inzwischen sind die Interleukine 1–35 bekannt. Nicht für alle Zytokine wurde die Interleukin-Nomenklatur übernommen (z. B. Tumornekrose-Faktor, TNF; Transforming Growth Factor β, TGF-β). Hämatopoetische Faktoren haben teilweisen auch Zytokinaktivität neben ihrer Rolle in der Hämatopoese (z. B. GM-CSF).

Zytokine können **pleiotrop** wirksam sein, d. h., ein einzelnes Zytokin kann auf verschiedene Zelltypen wirken, wenn diese den spezifischen Rezeptor für dieses Zytokin exprimieren. Ebenso können verschiedene Zytokine **redundant** auf den gleichen Zelltyp wirken, wenn dieser Zelltyp die verschiedenen Zytokinrezeptoren trägt. Das sogenannte Zytokinmilieu, das initial bei einer Infektion und der dadurch aktivierten angeborenen Immunantwort entsteht (**Abb. 1.12**), entscheidet darüber, ob die nachfolgend einsetzende erworbene Immunantwort humoral, zellulär oder humoral **und** zellulär ausfällt (**Abb. 1.11**).

Es gibt Zytokine mit vorwiegend proinflammatorischer Wirkung (z. B. IL-1, IL-6, Tumornekrose-Faktor, IFN-γ) und andere mit hauptsächlich antiinflammatorischer Wirkung (z. B. IL-10, TGF-β). Daneben gibt es eine Reihe von Wirkungen der Interleukine, die durch Effekte außerhalb des Immunsystems entstehen, z. B. die pyrogene Wirkung von IL-1, die o. g. Induktion der Akute-Phase-Antwort in der Leber durch IL-6 oder Aktivierung von Keratinozyten und anderen Epithelien durch IL-22. Zytokine ermöglichen es also dem Immunsystem, mit dem zentralen Nervensystem, inneren Organen und epithelialen Oberflächen in Wechselwirkung zu treten.

Bei der Abwehr von Virusinfektionen sind **Interferone** von überragender Bedeutung. Die antivirale Aktivität von **Typ-I-Interferonen** (v. a. IFN-α und IFN-β, aber auch IFN-ω, IFN-τ), die wenige Stunden nach Infektion bestimmter Zellen gebildet werden, beruht auf dem Schutz weiterer Zellen vor Infektion. IFN-γ ist ein **Typ-II-Interferon**, das neben der antiviralen Wirkung die Fähigkeit hat, Makrophagen zu aktivieren und somit auch an der Bekämpfung nicht viraler intrazellulärer Erreger beteiligt ist. Alle Interferone haben weitere immunmodulatorische Wirkungen, außerdem sind sie antiproliferativ. Während Typ-I-Interferone von vielen verschiedenen Zellen gebildet werden, wird IFN-γ von NK-Zellen und T-Lymphozyten produziert.

Chemokine, die gelegentlich den Zytokinen zugeordnet werden, sind Glykoproteine, die bei der Rekrutierung von Entzündungszellen zum Infektionsherd gebraucht werden. Unterschieden werden CXC-Chemokine, die die Migration von neutrophilen Granulozyten induzieren, von CC-Chemokinen, die die Migration mononukleärer Zellen (d. h. Monozyten, Makrophagen, dendritische Zellen, Lymphozyten) bewirken. Die Bezeichnung dieser Chemokine bezieht sich auf eine Zystein-Zystein(CC)-Sequenz, bei der die Zysteine entweder direkt aufeinanderfolgen oder auch durch eine beliebige Aminosäure (X) getrennt werden.

Oberflächenmoleküle auf APC

Nach PAMP/PRR-Interaktion kommt es zur Hochregulation von sogenannten **Aktivierungsmarkern** auf APC (**Abb. 1.12**). Zu den Aktivierungsmarkern gehören u. a. CD80, CD86 und CD40. Sie sind an der Antigenpräsentation und der T-Zell-Aktivierung entscheidend beteiligt und werden deshalb auch als **kostimulatorische Moleküle** bezeichnet.

1.4.3 Erworbene Immunität

Durch die beschriebenen Mechanismen der angeborenen Immunität verfügt der Organismus über die Fähigkeit zur raschen Erregerkontrolle. Eine längerfristige Erregerabwehr und -elimination beruht jedoch bei Wirbeltieren auf der erworbenen Immunität. Angeborene und erworbene Immunität sind eng miteinander verflochten. Die antigenpräsentierenden Zellen der angeborenen Immunität, dendritische Zellen und Makrophagen, stellen bereits Verbindungsglieder zwischen angeborener und erworbener Abwehr dar. Zum einen sind dendritische Zellen und Makrophagen Phagozyten, die mit dem Erreger interagieren. Zum anderen sind es die Zellen, die im sekundären lymphatischen Gewebe das prozessierte Antigen über MHC an T-Lymphozyten präsentieren. Herausragende Merkmale der erworbenen Immunität sind, wie bereits in **Tab. 1.4** aufgeführt:

- die hohe Spezifität in der Erkennung von Antigen
- das immunologische Gedächtnis (das bei nachfolgenden Antigenkontakten den sogenannten Booster-Effekt ermöglicht)

Beide Merkmale bilden die Basis des Impfens. Wie im vorangegangenen Abschnitt (S. 39) sollen zunächst die beteiligten Zelltypen, die entscheidenden Mechanismen und abschließend die Effektor- sowie Regulatormoleküle beschrieben werden.

Zellen der erworbenen Immunität

Lymphozyten sind die Vermittler der erworbenen bzw. adaptiven Immunität. Ihre Adaptivität beruht auf der Vielzahl der verschiedenen Lymphozyten mit ihrem individuellen **Antigenrezeptor** (eine Zelle – ein spezifischer Rezeptor), den sie exprimieren und mit denen eine hohe Antigenspezifität möglich wird (Antigenrezeptor-Repertoire). Die Reaktionen der Lymphozyten können dadurch auf das jeweilige Antigen bzw. den jeweiligen Erreger abgestimmt, d. h. **antigenspezifisch** ablaufen (**Abb. 1.16**).

Lymphozyten lassen sich in **B-Lymphozyten**, die Vermittler der **humoralen Abwehr**, und **T-Lymphozyten**, die Vermittler der **zellulären Abwehr**, einteilen (**Abb. 1.11**). Im Ruhezustand sind Lymphozyten kleine Zellen mit einem prominenten Kern und schmalem Zytoplasmasaum. Solange Lymphozyten mit dem spezifischen Antigen nicht in Kontakt gekommen sind, gelten sie als immunologisch naiv. Nach Antigenkontakt kommt es durch Zunahme des Zytoplasmas zur Vergrößerung der Zellen und zur verstärkten Transkription und Translation. Aus einem Lymphozyten wird durch die Antigenaktivierung ein **Lymphoblast**, der sich teilt und differenziert. Die Proliferation von Lymphozyten wird in vivo in den Keimzentren der Lymphfollikel (B-Lymphozyten) sowie im Paracortex von Lymphknoten (T-Lymphozyten) morphologisch deutlich. Nach Proliferation und Differenzierung liegen sowohl **Effektorzellen** (Plasmazellen, T-Effektorzellen) wie auch **Gedächtniszellen** (B-Gedächtniszellen, T-Gedächtniszellen) vor (**Abb. 1.17**).

B- und T-Lymphozyten sind lichtmikroskopisch nicht unterscheidbar. Sie unterscheiden sich jedoch im Ort ihrer Prägung: B-Lymphozyten z. B. in der **B**ursa cloacalis bei den Vögeln bzw. im Knochenmark (**b**one marrow) bei den Säugern, T-Lymphozyten im **T**hymus. Weiter unterscheiden sie sich in den Antigenrezeptoren, die sie an der Zelloberfläche exprimieren: B-Zell-Antigenrezeptor (BCR) bzw. T Zell Antigenrezeptor (TCR). Der B-Zell-Antigenrezeptor ist ein membranständiges tetrameres Antikörpermolekül von B-Lymphozyten, beim T-Zell-Antigenrezeptor handelt es sich um ein αβ- oder γδ-Heterodimer in der Zellmembran von T-Lymphozyten. Jeder einzelne Lymphozyt trägt Antigenrezeptoren einer Spezifität auf seiner Oberfläche (**Abb. 1.16**). Durch somatische Rekombination von Gensegmenten bzw. durch Genkonversion und andere Mechanismen entsteht in den Vorläuferzellen der Lymphozyten eine Vielfalt verschiedener Kombinationen von Gensegmenten. Dabei kommt es zu einer Vielfalt von Lymphozyten, die Antigenrezeptoren der verschiedensten Spezifitäten (entsprechend der Anzahl der Lymphozytenklone bis zu 10^{11} verschiedene Spezifitäten!) tragen. Das erscheint

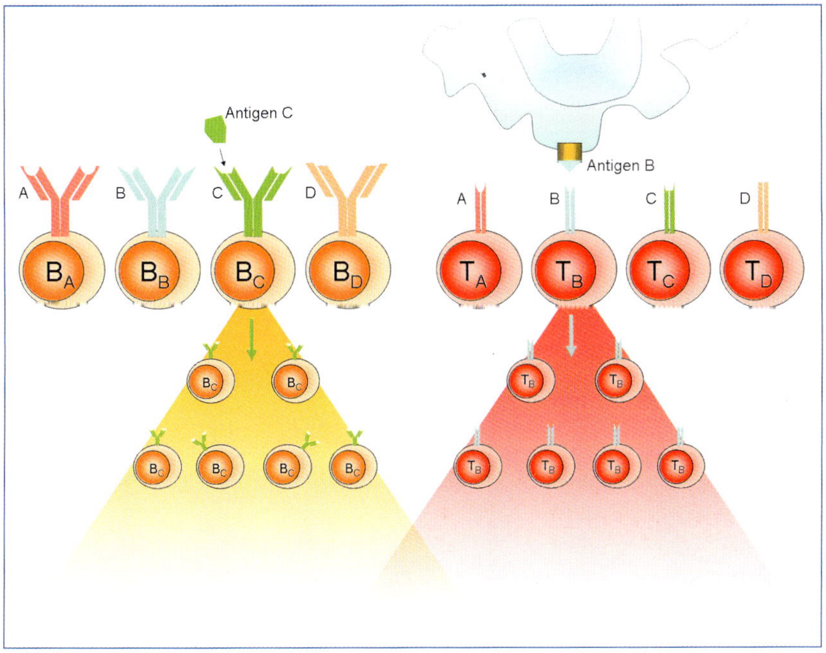

Abb. 1.16 Antigenspezifische Aktivierung der Lymphozyten. Je nach Spezifität des Antigenrezeptors (B-Zell-Antigenrezeptor, BCR; T-Zell-Antigenrezeptor, TCR) kommt es zur Aktivierung des Lymphozytenklons mit „passendem" (d. h. spezifischem) Antigenrezeptor. Das Resultat der Antigenerkennung, die für B- und T-Lymphozyten sehr verschieden abläuft (Antigenpräsentation im Falle von T-Lymphozyten), ist die klonale Proliferation der jeweiligen spezifischen Lymphozyten (in der Abb. B_C und T_B). [Dr. U. Müller]

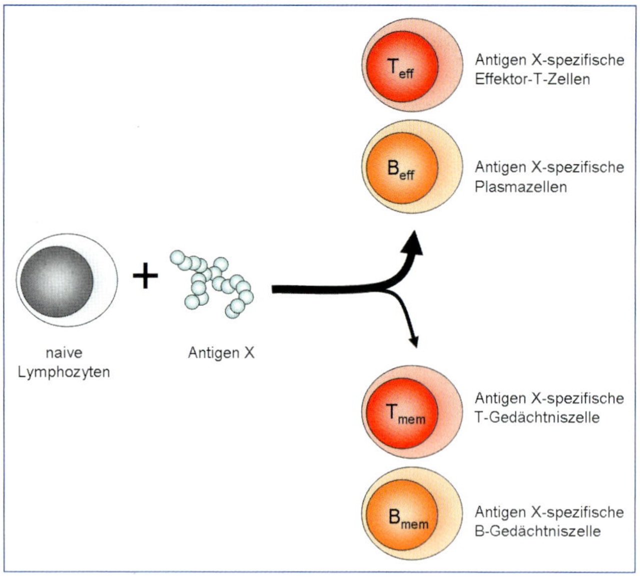

Abb. 1.17 Differenzierung naiver Lymphozyten zu Effektor- und Gedächtniszellen. Antigenkontakt führt zu antigenspezifischen Effektor-T- und Effektor-B-Zellen. Effektor-B-Zellen werden auch Plasmazellen genannt. Darüber hinaus kommt es bereits beim ersten Antigenkontakt (priming) zur Bildung antigenspezifischer T- und B-Gedächtniszellen, die die Grundlage für den Booster-Effekt bei Impfungen bilden. Im Unterschied zu B-Zellen, die direkt das Antigen erkennen können, brauchen T-Zellen die Antigenpräsentation durch APC (in der Abb. nicht gezeigt). [Dr. U. Müller]

im Verhältnis zur Zahl der vorhandenen mikrobiellen Epitope bzw. Antigene mehr als genug zu sein. Es gibt allerdings einige Erreger, die in der Lage sind, ihre Antigene zu variieren, um damit die spezifische Erkennung durch Antigenrezeptoren zu umgehen. Nähere Erläuterungen hierzu sind im Kapitel Etablierung und Evasion (S. 126) zu finden. Die genetischen Grundlagen der Antigenvariation und die teilweise sehr hohe Zahl von Antigenvarianten zeigen, dass sich Wirt und Erreger in einem ständigen Anpassungswettkampf befinden (Co-Evolution von Wirt und Erreger).

B-Lymphozyten

B-Lymphozyten (B-Zellen) sind durch ihre Fähigkeit zur Bildung von Antikörpern die Vermittler der humoralen Antwort gegen **extrazelluläre Infektionserreger**. Bei einer Infektion werden selektiv die B-Lymphozyten, die die Epitope des Infektionserregers spezifisch mit ihrem Antigenrezeptor an der Oberfläche erkennen, aktiviert (**Abb. 1.16**). Die Selektion spezifischer B-Zellen an antigenbeladenen follikulären dendritischen Zellen im sekundären lymphatischen Gewebe führt zur Differenzierung der B-Zellen in Plasmazellen, die Antikörper dieser Spezifitäten in großer Menge sezernieren. Die Bildung von IgM braucht keine **T-Zell-Hilfe**. Ebenso gibt es keine IgM-bildenden Gedächtniszellen, wodurch die IgM-Bildung diesbezüglich an angeborene Immunität erinnert. Für die Entwicklung von B-Zellen sowie Gedächtnis-B-Zellen, die IgG, IgA oder IgE bilden, ist T-Zell-Hilfe notwendig (**Abb. 1.18**). Dabei sind B-Zellen in der Lage, die Funktion der Antigenpräsentation zu übernehmen. B-Zellen sind also weitere APC-Zellen außer dendritischen Zellen und Makrophagen. Über die verschiedensten Effektormechanismen können sich die sezernierten Antikörpermoleküle an der Erregerkontrolle und -inaktivierung beteiligen.

Unkonventionelle B-Zellen (B1-Zellen), die sich im Vergleich zu den konventionellen B-Zellen (B2-Zellen) durch ein stark eingeschränktes Antigenrezeptor-Repertoire auszeichnen und meist Polysaccharidantigene (z. B. Kapseln

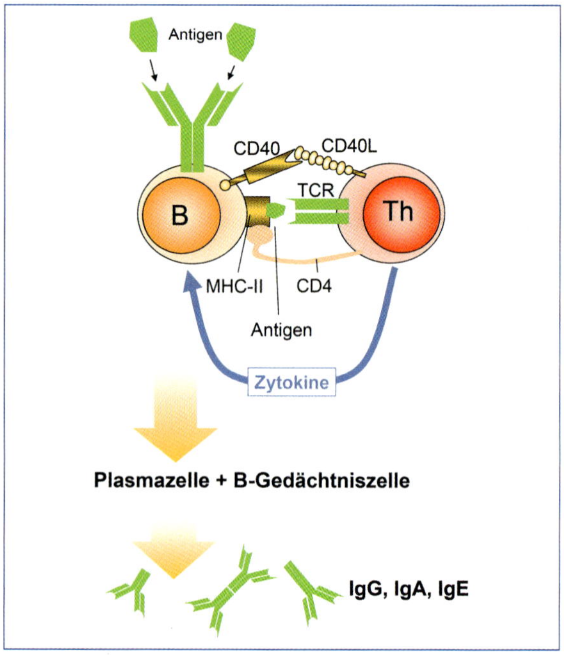

Abb. 1.18 T-Zell-Hilfe bei der Bildung von Plasmazellen und Gedächtnis-B-Zellen, die IgG, IgA oder IgE bilden. Zusätzlich zur Antigenpräsentation durch B-Zellen, die vom TCR der Th-Zelle spezifisch erkannt wird, kommt es zu weiteren adhäsiven Kontakten (z. B. CD40/CD40L) sowie zur Regulation über lösliche Mediatoren (d. h. Zytokine). Zusammen führen diese Interaktionen zwischen B- und T-Zelle zur Entwicklung von IgG-, IgA- und IgE-bildenden Plasmazellen und Gedächtniszellen. Th-Zellen leisten also durch verschiedenste Signale Hilfe bei der Bildung von IgG, IgA oder IgE. [Dr. U. Müller]

von Bakterien) erkennen, sind in Peritoneal- und Pleurahöhle gefunden worden. Man nimmt an, dass B1-Zellen phylogenetisch älter sind als B2-Zellen. Wie Zellen des angeborenen Immunsystems reagieren sie bei wiederholten Antigenkontakten gleichartig, d. h., es werden keine B1-Gedächtniszellen gebildet. Interessanterweise können sich

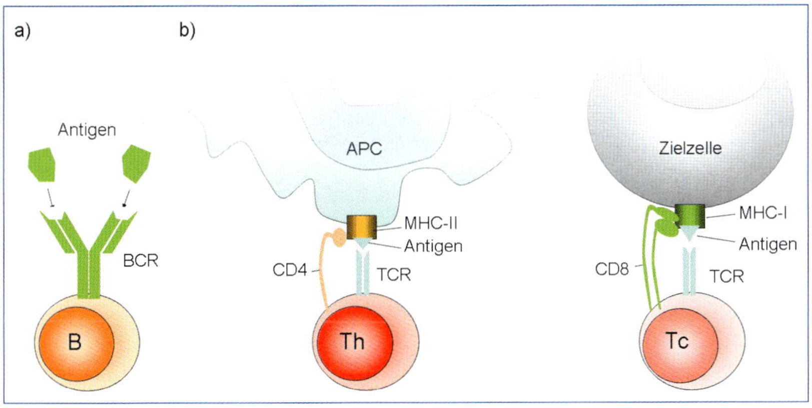

Abb. 1.19 Antigenerkennung bei verschiedenen Lymphozytenpopulationen; **a** B-Zellen können über ihren Antigenrezeptor (BCR) direkt mit Antigen reagieren; **b** dagegen brauchen T-Zellen zur Antigenerkennung und -bindung MHC-exprimierende Zellen, die entweder als APC (z. B. dendritische Zellen, Makrophagen, B-Zellen) oder als kernhaltige Körperzellen antigene Peptide auf MHC präsentieren. [Dr. U. Müller]

B1-Zellen selbst erneuern, d. h., sie sind nicht auf aus dem Knochenmark einwandernde Vorläuferzellen angewiesen. Da sie ausschließlich IgM bilden, brauchen sie keine T-Zell-Hilfe. Die von den B1-Zellen gebildeten sogenannten natürlichen Antikörper spielen vermutlich eine wichtige Rolle beim Schutz gegen z. B. *Streptococcus pneumoniae*, einen bakteriellen Erreger mit ausgeprägter Kapsel. Bei anderen Infektionen ist bisher die genaue Funktion der B1-Zellen nicht untersucht worden.

MERKE !

B-Lymphozyten sind durch ihre Fähigkeit zur Bildung von Antikörpern die Vermittler der humoralen Antwort gegen extrazelluläre Infektionserreger. Die Bildung von IgG, IgA und IgE braucht T-Zell-Hilfe.

T-Lymphozyten

T-Lymphozyten (T-Zellen) sind die Vermittler der zellulären Immunität, die v. a. zur Abwehr intrazellulärer Infektionen gebraucht werden. Die Mehrzahl der T-Lymphozyten exprimiert einen αβ-**T-Zell-Antigenrezeptor**, ein kleiner Teil einen γδ-T-Zell-Antigenrezeptor. Die αβ-T-Lymphozyten lassen sich in **$CD4^+$-Helfer-T-Lymphozyten (Th)** und **$CD8^+$-zytotoxische T-Lymphozyten (Tc)** unterteilen (**Abb. 1.19 b**), die beide auf Antigen nur dann reagieren können, wenn es ihnen auf MHC-Molekülen präsentiert wird. Dies steht in deutlichem Kontrast zur direkten Antigenerkennung im Falle der B-Zellen (**Abb. 1.19 a**).

Namensgebend für die Th-Zellen war ihre unterstützende Rolle bei der B-Zell-Antwort (**Abb. 1.18**). Th-Zellen kooperieren mit aktivierten B-Zellen durch Bildung von Zytokinen, die als Wachstums- und Differenzierungsfaktoren für die sich nach Infektion entwickelnden B-Zellen wirken. Zudem kommt es durch die Interaktion von Th- und B-Zellen zu Zell-Zell-Kontakten (adhäsive Interaktionen bei der Antigenpräsentation von B-Zellen), die ebenfalls für die Entstehung von Plasmazellen aus B-Zellen erforderlich sind (**Abb. 1.18**). An der **„T-B-Kooperation"** lässt sich deutlich erkennen, wie eng humorale und zelluläre adaptive Immunität miteinander verbunden sind. Ohne **T-Zell-Hilfe** kommt es nicht zum Immunglobulinklassenwechsel von IgM zu IgG, IgA oder IgE. Zur Bildung von IgG, IgA und IgE durch B-Lymphozyten wird also die Hilfe von Th-Zellen gebraucht. Interessanterweise sind Th-Zellen – zusätzlich zu ihrer Helferfunktion bei der Antikörperbildung – an der Aktivierung von infizierten Makrophagen beteiligt (**Abb. 1.20**). Entscheidend ist hierfür ihre Fähigkeit zur Bildung von IFN-γ, einem der wichtigsten Makrophagen-aktivierenden Moleküle. Durch Bildung von IL-2, einem prinzipiellen T-Zell-Wachstumsfaktor, können Th-Zellen auch die Differenzierung und Proliferation einer anderen wichtigen T-Zell-Subpopulation, der CD8 + -zytotoxischen T-Lymphozyten (Tc-Zellen) ermöglichen.

Th-Zellen bestehen aus den Subpopulationen Th1, Th2, Th17 und Treg (**Abb. 1.21**). Die wichtigen regulatorischen Funktionen der Th-Zellen lassen sich diesen einzelnen Subpopulationen zuweisen, die jeweils über ein spezifisches Zytokinprofil, eigene Transkriptionsfaktoren und teilweise auch über spezifische Oberflächenmarker definiert sind. **Th1-Zellen** sind v. a. IFN-γ-produzierende Helfer-T-Zellen (Makrophagenaktivierung). **Th2-Zellen** produzieren v. a. IL-4 für die B-Zell-Hilfe. **Th17-Zellen** wurden aufgrund der Bildung von IL-17 (zur Rekrutierung und Aktivierung von Neutrophilen) so bezeichnet. Regulatorische T-Zellen (**Treg-Zellen**) sind u. a. durch die Bildung von TGF-

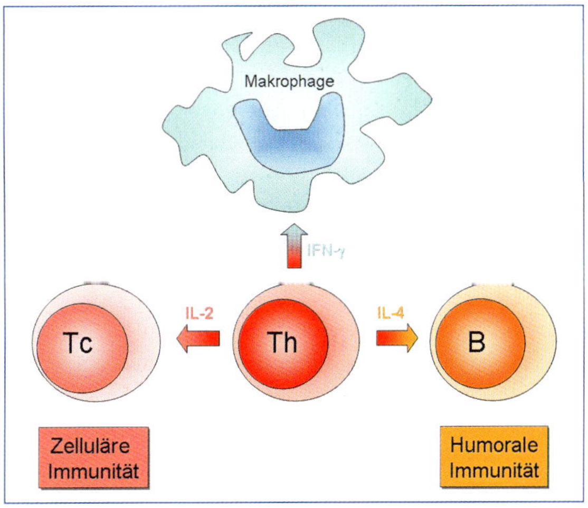

Abb. 1.20 Th-Zellen – Regulatoren der Aktivität von B-Zellen, Tc und Makrophagen. T-Helferzellen (Th) sind zentrale Zellen, die über humorale Immunität durch B-Lymphozyten (B) oder zelluläre Immunität durch zytotoxische T-Zellen (Tc) und Makrophagen entscheiden. [Dr. U. Müller]

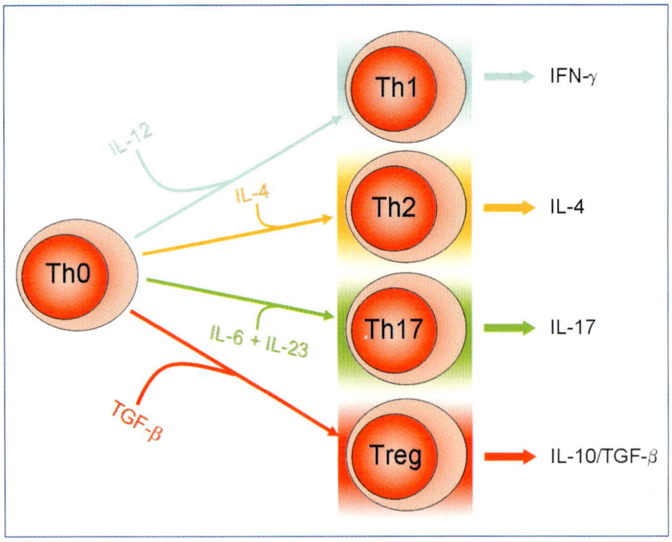

Abb. 1.21 Entwicklung und Zytokinexpression verschiedener Th-Subpopulationen. Aus der naiven Th-Vorläuferzelle können – je nach Zytokinmilieu – verschiedene Th-Subpopulationen entstehen, die durch charakteristische „Leitzytokine" definiert sind. Die für die Differenzierung erforderlichen Zytokine werden von APC gebildet, die aufgrund der PAMP/PRR-Interaktion aktiviert worden sind. PAMP = pathogen-associated molecular pattern; PRR = pathogen-recognition receptor; Th 0 = naive Th-Vorläuferzelle. [Dr. U. Müller]

β in der Lage, Immunreaktionen zu regulieren (supprimieren). Die jetzt mit Treg bezeichneten Zellen entsprechen den früher „T-Suppressorzellen" genannten Zellen. Beim initialen Kontakt zwischen Erreger und Phagozyt entscheidet das entstehende „Zytokinmilieu" (Zytokine, die als Differenzierungsfaktoren wirken), welche Th-Subpopulation gebildet wird (**Abb. 1.21**).

Die Funktionen der ausdifferenzierten Th-Subpopulationen bei der Infektabwehr sind sehr verschieden (**Abb. 1.22**). **Bei intrazellulären nicht viralen Infektionen** kommt den Th1-Zellen eine besondere Bedeutung zu. **Bei extrazellulären Infektionen** spielen Th2-Zellen durch Aktivierung von B-Zellen zur Antikörperproduktion eine Rolle. Man nimmt gegenwärtig an, dass Th17-Zellen durch Regulation der **Abwehrfunktion von Epithelien** insbesondere bei der Immunität an Grenzflächen wie Haut und Mukosa wichtig sind. Bei Infektabwehrreaktionen üben Treg-Zellen eine für den Wirt wichtige Funktion zur **Vermeidung von Gewebeschäden** aus. Darüber hinaus sind Treg-Zellen für die Unterdrückung von autoimmunen Reaktionen wichtig (Entstehung immunologischer Toleranz).

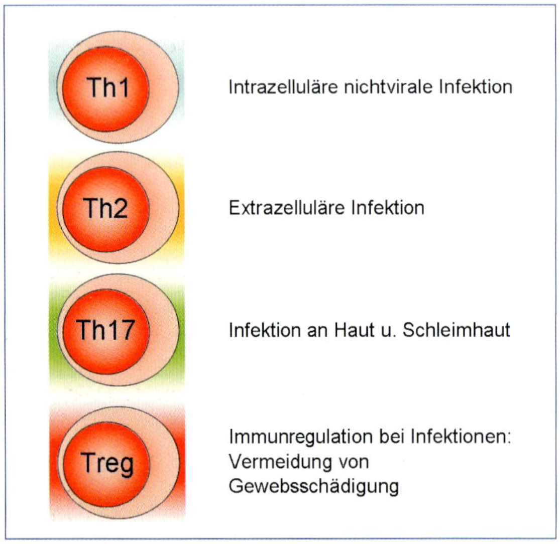

Abb. 1.22 Funktion der verschiedenen Th-Subpopulationen bei Infektionen. Für Th 1- und Th 2-Zellen ist die Erregerlokalisation (intra- gegenüber extrazellulär) entscheidend. Zelluläre Immunität gegen intrazelluläre nichtvirale Erreger wird durch Th 1-Zellen vermittelt, wogegen Th 2-Zellen durch ihre Rolle bei der Antikörperbildung von B-Zellen in der Abwehr extrazellulärer Infektionen eine wichtige Rolle spielen. Infektionen an Grenzflächen wie Haut und Schleimhaut werden durch Th 17-Zellen abgewehrt. Treg-Zellen limitieren den potenziellen Schaden, der bei der Infektabwehr entstehen kann. [Dr. U. Müller]

$CD8^+$-zytotoxische T-Zellen (Tc) zeichnen sich bei der Bekämpfung **viraler Infektionen** durch ihre Fähigkeit aus, virusinfizierte Zellen zu lysieren und damit die weitere Replikation des Virus zu stoppen (**Abb. 1.19** b).

Außer diesen klassischen bzw. konventionellen Th- und Tc-Zellen, die einen αβ-T-Zellrezeptor exprimieren, gibt es noch nicht konventionelle intraepitheliale **γδ-T-Zellen**, die – ähnlich wie die nicht konventionellen B1-Zellen – Merkmale von Zellen der angeborenen Immunität haben. Dazu gehören eine eingeschränkte Vielfalt des Antigenrezeptors (meist spezifisch für Phospholipide), die fehlende Gedächtnisfunktion und MHC-unabhängige Antigenerkennung. γδ-T-Zellen haben Abwehrfunktion in Haut und Darm und kommen insbesondere bei Wiederkäuern im jüngeren Alter vor.

Sogenannte **NKT**-Zellen zählen ebenfalls zu den nicht konventionellen T-Zellen. NKT-Zellen befinden sich im Thymus und sekundären lymphatischen Gewebe und haben αβ-T-Zell-Antigenrezeptoren mit stark eingeschränkter Vielfalt. Meist erkennen sie Lipidantigene, die auf MHC-ähnlichen CD1d-Molekülen präsentiert werden. Bei Infektionen üben sie durch erstaunlich schnelle Zytokinproduktion (IL-4, IFN-γ, IL-10) eine immunregulatorische Funktion aus. NKT- und γδ-T-Zellen werden trotz ihrer primitiven Funktionen, die an angeborene Immunmechanismen erinnern, dem erworbenen Immunsystem zugerechnet, da sie Antigenrezeptoren exprimieren, die durch ähnliche Mechanismen wie bei den konventionellen Lymphozyten entstehen.

MERKE !

T-Lymphozyten sind die Vermittler der zellulären Immunität, die zur Abwehr intrazellulärer Infektionen gebraucht werden.
Th-Zellen sind zentrale regulatorische Zellen, die zur B-Zell-Entwicklung und -Funktion (Th2), Makrophagenaktivierung (Th1), Neutrophilenrekrutierung (Th17) und zum Schutz vor überschießenden Abwehrreaktionen (Treg) gebraucht werden.
Tc-Zellen sind von essenzieller Bedeutung für die Abwehr von Virusinfektionen.

Erworbene Immunmechanismen

Entscheidend für die Aktivierung der erworbenen bzw. adaptiven Immunität ist die **Lokalisation des Erregers** (**Tab. 1.7**). Das Immunsystem hat verschiedene Abwehrstrategien für extra- und intrazelluläre Erreger entwickelt. Von B-Lymphozyten gebildete Antikörper sind gegen extrazellulär vorkommende Erreger wirksam, wogegen die Abwehrmechanismen von T-Lymphozyten im Falle von intrazellulären Erregern Schutz vermitteln. Die Abwehrvorgänge werden also primär durch die Lokalisation des Erregers und weniger durch die Erregerspezies bestimmt.

Andererseits können intrazelluläre Infektionen im Falle von **Zweitinfektionen** über Antikörper abgewehrt werden, da die bei der Erstinfektion induzierten neutralisierenden Antikörper die Infektiosität oder auch Pathogenität des Erregers blockieren. Dies ist insbesondere bei Virusinfektionen relevant. Daher wird bei Impfungen gegen viele Viruskrankheiten die Induktion neutralisierender Antikörper angestrebt.

MERKE !

Die Strategie der Infektabwehr ist auf die Lokalisation des Erregers abgestimmt: Extrazelluläre Erreger werden humoral (d. h. über Antikörper), intrazelluläre Erreger werden zellulär (d. h. über T-Zellen und Makrophagen) bekämpft.

Tab. 1.7 Gruppen von Erregern und deren Lokalisationsmöglichkeiten.

Lokalisation des Erregers	Erregertyp	Beispiel
extrazellulär	▪ Bakterien ▪ Parasiten ▪ Pilze	▪ Staphylokokken ▪ Askariden ▪ Aspergillen
intrazellulär (phagosomal)	▪ Bakterien ▪ Parasiten ▪ Pilze	▪ Mykobakterien ▪ Leishmanien ▪ Kryptokokken
intrazellulär (zytosolisch)	▪ Viren ▪ Bakterien ▪ Parasiten	▪ Influenza ▪ Listerien* ▪ *Trypanosoma cruzi*

* Listerien sind zunächst im Phagolysosom von Makrophagen lokalisiert, gelangen aber durch Bildung von Listeriolysin (Membranschädigendes Toxin) ins Zytosol.

Funktionen von Antikörpern in der Infektabwehr

Folgende Immunmechanismen werden **bei extrazellulären Infektionserregern** durch Antikörper vermittelt:

- Neutralisation des Erregers oder Toxins
- Opsonisierung des Erregers
- Agglutination des Erregers
- Komplementaktivierung durch Bildung von Immunkomplexen
- antikörperabhängige zelluläre Zytotoxizität (ADCC)
- Mediatorfreisetzung

Neutralisation des Erregers oder Toxins durch Antikörper

Neutralisierende Antikörper sind in der Lage, den Erreger oder das Toxin zu „inaktivieren". Damit ist gemeint, dass Antikörper das Epitop, das dem Erreger das „Andocken" und die Invasion in die Zielzelle ermöglicht, erkennen und blockieren. Auf diese Weise kommt es zur Hemmung der Infektiosität eines an sich infektiösen Agens (**Abb. 1.23**). Ebenso können Antikörper durch die Bindung an ein Toxin-Epitop, das für die Aktivität eines mikrobiellen Toxins wichtig ist, die Toxinbindung oder -aktivität hemmen („neutralisieren"). Aufgrund dieser Fähigkeit wurden Antikörper historisch auch als Antitoxine bezeichnet. Je nach Epitop, das durch Antikörper erkannt und gebunden wird, können also neutralisierende von nichtneutralisierenden Antikörpern unterschieden werden. Es ist klar, dass die diagnostische Erfassung neutralisierender Antikörper (wie beispielsweise im Serumneutralisationstest) aussagekräftiger für den Immunstatus eines Individuums ist als die Erfassung des Gesamttiters (wie z. B. meist in diagnostischen ELISA-Verfahren), in dem neutralisierende und nicht neutralisierende Antikörper gleichermaßen nachgewiesen werden.

Opsonisierung des Erregers durch Antikörper

Antikörper können durch ihre spezifische Bindungsfähigkeit den Erreger an der Oberfläche opsonisieren, d. h. markieren. Dies führt zu einer Verstärkung der Phagozytose des Erregers (**Abb. 1.13**). Im Falle von bekapselten Erregern ist die Phagozytose erst nach Opsonisierung möglich, da die negativ geladene Kapsel von der ebenfalls negativ geladenen Phagozytenmembran nicht umschlossen werden kann. Die Verstärkung der Phagozytose ergibt sich aus der Interaktion des mit Antikörpern opsonisierten Erregers mit zellulären Fc-Rezeptoren, die wie bereits beschrieben eine Gruppe opsonischer Rezeptoren darstellen. Letztlich resultiert aus der erhöhten Aufnahme opsonisierter Erreger eine effizientere mikrobielle Lysis durch die Phagozyten.

Agglutination des Erregers

Antikörper können als polyvalente Moleküle einzelne Erreger miteinander vernetzen. Agglutinierte Erreger sind für Phagozyten leichter und effizienter aufzunehmen. Lösliche

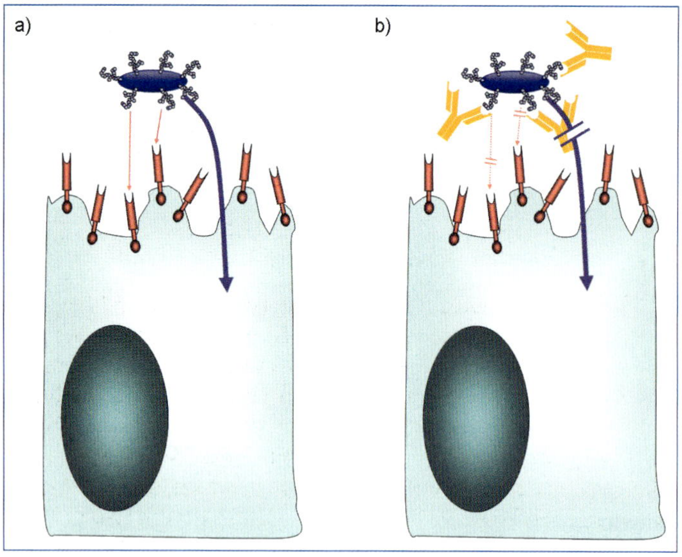

Abb. 1.23 Neutralisation von Infektionserregern durch Antikörper; **a** der dargestellte Erreger kann über ein bestimmtes Epitop an den Rezeptor auf der Zielzelle andocken und darüber in die Zelle (z. B. Epithelzelle) eindringen; **b** liegen neutralisierende Antikörper vor, die an dieses Epitop binden, wird die Interaktion mit dem zellulären Rezeptor blockiert. Dadurch ist dem Erreger die Invasion nicht möglich, seine Infektiösität ist „neutralisiert," und er kann extrazellulär ausgeschieden bzw. durch Komplementaktivierung abgetötet werden. [Dr. U. Müller]

Antigene können ebenso durch Antikörperbindung (Opsonisierung) präzipitieren und werden so als partikuläre Antigen-Antikörper-Komplexe (Immunkomplexe) besser phagozytiert.

Komplementaktivierung durch Bildung von Immunkomplexen

Die Reaktion von Antikörpern (der Klassen IgM oder IgG) mit Erregern (Antigen) führt zur Bildung biologisch aktiver Immunkomplexe. Bei der antikörperabhängigen Aktivierung von Komplement (sogenannter klassischer Weg der Komplementaktivierung) läuft die Komplementkaskade an der opsonisierten Erregeroberfläche ab. Dabei kommt es zur Bildung von **C3b**, was die weitere Opsonisierung des Erregers ermöglicht. Durch Bildung von **C5a** können neutrophile Granulozyten rekrutiert werden. Schließlich erfolgt nach Entstehen des sogenannten Membranangriffskomplexes unter Beteiligung des Komplementproteins **C 9** die Erregerlyse durch Porenbildung.

Antikörperabhängige zelluläre Zytotoxizität (ADCC)

Bei Virusinfektionen können virale Antigene von infizierten Zellen an der Oberfläche exprimiert werden. Die viralen Oberflächenmoleküle können eine Antikörperantwort auslösen, die aber als solche die Infektion nicht limitiert. NK-Zellen, die Fc-Rezeptoren tragen, können jedoch an die Antikörper-opsonisierten infizierten Zellen binden und auf diese Weise antigenspezifisch durch Zytotoxizität die Zielzelle abtöten. Der Mechanismus der Zytotoxizität ist dabei vergleichbar mit den zytotoxischen T-Lymphozyten. Interessanterweise wird jedoch die antigenspezifische Erkennung durch jeden der beiden Zelltypen unterschiedlich realisiert (d. h. bei NK-Zellen über Antikörper, bei Tc-Zellen über den T-Zell-Antigenrezeptor).

Antikörpervermittelte Mediatorfreisetzung

Bei großen mehrzelligen Parasiten (z. B. Helminthen), die aufgrund ihrer Größe nicht phagozytiert werden, können eosinophile Granulozyten über ihre Fc-Rezeptoren an Antikörper-opsonisierte Parasiten binden und toxische Inhaltsstoffe durch Exozytose freisetzen. Hier kommt es also zu einer extrazellulär ablaufenden Erregerlyse.

Mit einem anderen Mechanismus agieren Mastzellen bei Parasitosen. Das beim initialen Kontakt des Wirtes mit Parasiten gebildete IgE bindet zunächst mit hoher Affinität an Fc-Rezeptoren (Fcε-Rezeptor I) von Mastzellen (Sensibilisierung). Nachfolgend werden Parasitenepitope durch Mastzellen über IgE erkannt und gebunden. Dies führt zur Kreuzvernetzung der IgE-Moleküle auf der Oberfläche der Mastzelle. Daraus resultiert die Aggregation der Fcε-Rezeptoren I, was die Aktivierung von Mastzellen mit Freisetzung von präformierten Mediatoren aus Granula und neu synthetisierten Arachidonsäuremetaboliten auslöst. Die freigesetzten Mediatoren führen zur lokalen Schleimsekretion, Kontraktion der glatten Muskulatur und zur Abstoßung der Parasiten (Expulsion).

In den beiden beschriebenen Fällen wird deutlich, wie die humorale Abwehr (d. h. IgE-Antikörper) mit der zellulären Abwehr (d. h. Fc-Rezeptor-exprimierende eosinophile Granulozyten und Mastzellen) verbunden ist.

MERKE !

Neutralisierende Antikörper verhindern die Invasion des Erregers in die Zielzelle. Damit wird die Infektiosität des Erregers „neutralisiert" und er kann extrazellulär ausgeschieden bzw. durch Komplementaktivierung abgetötet werden.

Funktionen von T-Lymphozyten in der Infektabwehr

Im Unterschied zur B-Zell-abhängigen Immunantwort bei extrazellulären Infektionserregern werden ganz anders geartete Immunmechanismen zur Abwehr **intrazellulärer Infektionserreger** aktiviert.

1. Antigenerkennung durch Antigenpräsentation auf MHC
2. Aktivierung und Differenzierung von T-Lymphozyten
3. Abtötung infizierter Körperzellen durch zytotoxische T-Lymphozyten (Tc) bzw. Aktivierung infizierter Makrophagen durch T-Helfer-Zellen 1 (Th1)

Antigenerkennung durch Antigenpräsentation auf MHC

Die Abwehr intrazellulärer Erreger wird durch T-Lymphozyten vermittelt. T-Lymphozyten erkennen Antigen mit dem T-Zell-Antigenrezeptor. Im Unterschied zum B-Zell-Antigenrezeptor, der direkt an ein Sequenz- oder Konformationsepitop des Antigens bindet, erfordert die Antigenerkennung durch T-Lymphozyten die Prozessierung und Präsentation des Antigens durch antigenpräsentierende Zellen (**Abb. 1.19**). Die prozessierten antigenen Peptide werden von den APC auf MHC-Molekülen an T-Lymphozyten präsentiert (**Abb. 1.19** b). Der T-Zell-Antigenrezeptor ist also zu einer dualen Erkennung (assoziative Erkennung) von antigenem Peptid und MHC befähigt.

Wie entscheidet sich nun, ob Th oder Tc aktiviert werden? Wieder ist die Erregerlokalisation maßgebend. Befindet sich der Erreger im Zytosol, wie dies bei vielen Viren der Fall ist, erfolgt die Erreger-/Antigenprozessierung an sogenannten Proteasomen. Über spezielle Transportsysteme („**t**ransporters of **a**ntigenic **p**eptides“, TAP) werden die antigenen Peptide in das endoplasmatische Retikulum aufgenommen, wo sie auf die dort befindlichen MHC-I-Moleküle geladen werden. Diese fungieren als Peptidrezeptoren und schaffen die antigenen Peptide durch den Golgi-Apparat bis zur Oberfläche der Plasmamembran. Hier können nun Tc mit passendem („spezifischem“) T-Zell-Antigenrezeptor und dem Korezeptor CD8 das ihnen präsentierte Antigen auf MHC-I erkennen und an den Komplex aus antigenem Peptid und MHC-I binden (**Abb. 1.19** b).

Befindet sich der Erreger nicht im Zytosol, sondern im Phagosom bzw. Phagolysosom von APC, wie dies beispielsweise nach Phagozytose der Fall ist, kommt es dort zur Prozessierung, d. h., es werden durch lysosomale Enzyme antigene Peptide hergestellt. Nach Verschmelzung mit dem Golgi-Apparat kommt es zur Beladung der antigenen Peptide auf die hier befindlichen MHC-II-Moleküle. Komplexe aus MHC-II und antigenem Peptid werden an die Zelloberfläche transportiert und können dort von Th mit spezifischem T-Zell-Antigenrezeptor erkannt und gebunden werden (**Abb. 1.19** b und **Abb. 1.14**).

> **MERKE** !
>
> Im Unterschied zum B-Zell-Antigenrezeptor, der Antigen direkt bindet, erfordert die Antigenerkennung durch T-Lymphozyten die Prozessierung und Präsentation des Antigens durch antigenpräsentierende Zellen.

Aktivierung und Differenzierung von T-Lymphozyten

Die Interaktion von T-Lymphozyten mit APC führt zur Aktivierung der T-Lymphozyten, was sich in Proliferation, Differenzierung, Bildung von Zytokinen und Effektormolekülen widerspiegelt. Die Differenzierung in die verschiedenen Th-Subpopulationen wird sehr vom **lokalen Zytokinmilieu** bestimmt, das während des Wechselspiels zwischen APC und T-Lymphozyten vorliegt (**Abb. 1.21**). IL-2 wirkt als essenzieller Wachstumsfaktor für T-Lymphozyten. Je nach PAMP des Erregers wird ein entsprechendes Zytokinprofil von den APC gebildet. Führt die PAMP-PPR-Interaktion zur Bildung von IL-12 durch APC, entstehen Th1-Lymphozyten, die ihrerseits das „Leitzytokin“ Interferon-γ (IFN-γ) bilden (**Abb. 1.20**). Andererseits induziert das Vorliegen von IL-4 die Differenzierung von Th2-Zellen, die die Leitzytokine IL-4, IL-5 und IL-13 sezernieren. Während Th1-Lymphozyten über IFN-γ zur Aktivierung infizierter Makrophagen führen, sind Th2-Lymphozyten in der Lage, die Entwicklung, Reifung und Aktivität der B-Lymphozyten zu fördern. Th1-Zellen tragen also zur zellulären Immunität bei, während Th2-Zellen die humorale Immunität verstärken. Erst vor kurzem wurden Th17-Zellen charakterisiert, die durch IL-6 reifen, sich durch IL-23 vermehren und selber v. a. IL-17 und IL-22 bilden. Es wird angenommen, dass Th17-Lymphozyten für die Erregerabwehr an Körperbarrieren (Mukosa und Haut) wichtig sind. Eine entscheidende weitere Th-Subpopulation stellen die supprimierenden Treg dar. Diese reifen durch **TGF-β** und üben ihre regulatorische Funktion durch die antiinflammatorisch wirksamen Zytokine IL-10 und TGF-β wie auch durch weitere Zellkontakt-abhängige Mechanismen aus.

> **MERKE** !
>
> Zytokine von antigenpräsentierenden Zellen, die durch die PAMP-PPR-Interaktion bei der Infektion aktiviert werden, stellen essenzielle Differenzierungsfaktoren für die Entstehung der verschiedenen Th-Subpopulationen dar.

Abtötung infizierter Körperzellen durch zytotoxische T-Lymphozyen (Tc) bzw. Aktivierung infizierter Makrophagen durch T-Helfer-Zellen 1 (Th1)

Tc sind vorwiegend an der erworbenen **Immunität gegen Viren** beteiligt (**Abb. 1.19** b). Durch ihre Fähigkeit, virusinfizierte Zellen zu töten, unterbinden sie die Neubildung von Viren und deren weitere Verbreitung. Der Mechanismus der von ihnen ausgeübten Zytotoxizität (Zytolyse) beginnt mit der Freisetzung von Perforin, das in der Membran infizierter Zielzellen durch Polymerisation Poren bildet und so die Lyse dieser Zellen einleitet. Zudem werden Granula aus Tc freigesetzt, die über Granzyme (Fragmentine, Serinproteasen), die durch die Poren ins Innere der Zielzelle gelangen sollen, Caspase-vermittelt Apoptose auslösen. Ein zusätzlicher Mechanismus der Auslösung von Apoptose besteht über Fas-Ligand, der an den Fas-Rezeptor auf Zielzellen bindet. Darüber hinaus dient die Interaktion von Fas-Ligand und Fas-Rezeptor auch der Deaktivierung von zytotoxischen Effektorzellen („Killerzellen"), hat also eine wesentliche immunregulatorische Funktion.

Im Unterschied zu dem beschriebenen Mechanismus der Zytotoxizität durch Tc- Zellen, bei der es zum Tod der Virus-infizierten Wirtszelle (und nicht zur direkten antiviralen Aktiviät) kommt, können Makrophagen **intrazelluläre Bakterien, Pilze oder Protozoen** direkt kontrollieren. Ein wichtiger Aktivator von infizierten Makrophagen ist **IFN-γ**, das zusätzlich antiviral wirksam ist. IFN-γ aktiviert die Expression der induzierbaren NO-Synthase (iNOS bzw. NOS 2). Die Induktion von iNOS durch IFN-γ wird synergistisch verstärkt durch TNF-α.

Stickoxid (NO) wirkt durch Bindung an Thio-Eisen-haltige mikrobielle Enzyme antibakteriell und antifungal. Die Synthese antimikrobiell wirksamer reaktiver Sauerstoffmetabolite kann zusätzlich durch Aktivierung von Makrophagen mit IFN-γ ausgelöst werden. Zu Beginn einer Infektion können aktivierte NK-Zellen IFN-γ bilden. Danach sind v. a. Th1-Zellen eine wichtige längerfristige zelluläre Quelle von IFN-γ (**Abb. 1.20**, **Abb. 1.21**).

MERKE !

Die Abwehrfunktion von zytotoxischen T-Zellen richtet sich gegen die virusinfizierten Zielzellen, während IFN-γ-aktivierte Makrophagen intrazelluläre Bakterien, Pilze oder Protozoen direkt angreifen.

Effektor- und Regulatormoleküle der erworbenen Immunität

Antikörper-/Immunglobulinklassen

Antikörper sind Glykoproteine, die charakteristische Immunglobulin-ähnliche Domänen tragen. Die strukturellen Unterschiede der bei Säugetieren vorkommenden fünf verschiedenen Immunglobulinklassen (Isotypen) und der weiteren Subklassen bedingen unterschiedliche Effektorfunktionen in der Abwehr lokaler und systemischer Infektionen. Vogelarten haben die Immunglobulinklasse IgY, die als struktureller Vorläufer des Mammalier-IgG und -IgE gilt. Wie in **Tab. 1.8** dargestellt, haben vor allem die Immunglobulinklassen IgG und IgA höhere Halbwertszeiten. **IgG** ist vorwiegend in Serum, **IgA** im Kolostrum in höheren Spiegeln vertreten. Je nach Plazentatyp spielt bei den einzelnen Haustierarten das Kolostrum eine Rolle als alleinige oder hauptsächliche Quelle (selbst bei Hund und Katze!) von **maternalen Antikörpern**, die das Neugeborene gegen Infektionen in den ersten Lebenswochen schützen. Dementsprechend sind die beiden Immunglobulinklassen G und A für den humoralen Schutz des Neugeborenen wesentlich verantwortlich. Aufgrund des Vorkommens von IgA in Kolostrum sowie im Schleimhautimmunsystem des Respirations- und Gastrointestinaltrakts beruht der Schutz an diesen hauptsächlichen Eintrittspforten für Infektionserreger auf IgA. Primär wirkt IgA über seine neutralisierende Aktivität, wodurch es die Infektiosität gastroenteraler und respiratorischer Krankheitserreger hemmt.

T-Zell-Antigenrezeptor und Haupthistokompatibilitätskomplex (MHC, Major Histocompatibility Complex)

T-Zellen mit dem γδ-T-Zell-Antigenrezeptor (sogenannter T-Zell-Rezeptor 1) haben eine eingeschränkte Vielfalt und scheinen daher phylogenetisch älter zu sein als T-Zellen mit dem αβ-T-Zell-Antigenrezeptor (sogenannter T-Zell-Rezeptor 2). Sie sind v. a. in Darm und Haut zu finden, wo sie vermutlich insbesondere bei Wiederkäuern für die Erregerabwehr wichtig sind. Inwieweit ihre Abwehrfunktion MHC-abhängig ist, ist noch unklar. Dagegen ist der αβ-T-Zell-Antigenrezeptor in seiner Erkennung von antigenen Peptiden eindeutig MHC-restringiert, d. h., die Antigen-Erkennung ist nur auf körpereigenem MHC möglich.

MHC-I und MHC-II sind hochgradig polymorph angelegt (d. h., es gibt von jedem Gen mehrere Allele), um ihrer Funktion als Transporter der verschiedenen antigenen Peptide nachkommen zu können. Die Gesamtheit aller MHC-Allele eines Individuums wird Haplotyp genannt. Eine erhöhte MHC-abhängige Krankheits- bzw. Infektionsresistenz sowie eine erniedrigte Neigung zu Autoimmuni-

Tab. 1.8 Übersicht über die Immunglobulinklassen bei Haussäugetieren.

	IgM	IgG	IgA	IgE	IgD
schwere Kette	μ	γ	α	ε	δ
Molekulargewicht (kDa)	900	160	360	200	180
Struktur	Pentamer	Monomer	Dimer (Monomer)	Monomer	Monomer
Halbwertszeit (Tage)	5	20–30	6	3	3
Komplementaktivierung	+	+	–	–	–
Gehalt in Serum (mg/ml)	0,7–5	6–27	0,1–0,5	–	–
Gehalt in Kolostrum (mg/ml)	0,1–1,3	15–80	4–10	–	–
Gehalt in Milch (mg/ml)	0,05–0,09	0,2–0,8	0,1–5	–	–

Tab. 1.9 MHC-Nomenklatur und Loci bei verschiedenen Spezies.

Spezies	neuere Bezeichnung	frühere Bezeichnung	MHC-I-Loci	MHC-II-Loci
Rind	Bota	BoLA	A	DI, DY, DO, DQ, DR
Schaf	Ovar	OLA	A, B, C	DQ
Ziege	Cahi	CLA	A, B	DYA
Pferd	Eqca	ELA	A, B	DQ, DR
Schwein	Sudo	SLA	A, B, C	DQ, DR
Hund	Cafa	DLA	A, B, C	DP, DQ, DR
Katze	Feca	FLA	A	DR u. a.
Huhn		B	B-F	B-L
Maus		H-2	K, D, L	I-A, I-E
Mensch		HLA	A, B, C	DP, DQ, DR

tät sind in der Zucht bei den Haustieren anzustreben. Infektionserreger haben im Laufe der Wirt-Erreger-Koevolution vielfältige Evasionsmechanismen entwickelt, die die MHC-abhängige Antigenprozessierung und -präsentation betreffen. Vergleichbar mit dem Peptidtransport durch MHC-Moleküle kann CD1 die Transportfunktion für Lipide und deren Präsentation übernehmen. Dies ist bei Infektionen mit Mykobakterien wichtig. Tab. 1.9 gibt einen Überblick über die MHC-Bezeichnungen bei verschiedenen Spezies.

Kostimulatorische Moleküle

Die Aktivierung der erworbenen Immunität (d. h. der Lymphozyten) benötigt **mehrere Signale**. Allein Antigenpräsentation bzw. die Interaktion mit dem Antigenrezeptor reicht nicht für die Aktivierung von Lymphozyten aus (**Signal 1**). Durch das alleinige Signal 1 wird normalerweise die Aktivierung autoreaktiver T-Zellen verhindert. Weitere **kostimulatorische Moleküle** müssen auf der Oberfläche der APC exprimiert werden (**Signal 2**), um über Interaktion mit den Liganden/Gegenrezeptoren auf den Lymphozyten eine vollständige Aktivierung zu induzieren.

Bei der Aktivierung von T-Lymphozyten sind zusätzlich zur Antigenerkennung durch den T-Zell-Antigenrezeptor weitere Signale, die von CD28 und CTLA-4 auf T-Zellen erkannt werden, wichtig. Die kostimulatorischen Moleküle **B7–1 (CD80)** und **B7–2 (CD86)** auf den APC werden durch die PAMP/PRR-Interaktion induziert und sind auf diese Weise entscheidende Regulatoren der T-Zell-Antwort (Abb. 1.24). Fehlen diese kostimulatorischen Wechselwirkungen zwischen APC und T-Zelle, bleibt die Aktivierung trotz Antigenpräsentation aus, ja es kommt sogar zur sogenannten Anergie (Ausbleiben der Antigen-Reaktivität von Lymphozyten). An diesem Beispiel zeigt sich erneut, wie eng angeborene und erworbene Immunität ineinandergreifen.

Ebenso ist bei der Aktivierung von B-Lymphozyten neben der Bindung von Antigen an den B-Zell-Antigenrezeptor die Interaktion des Oberflächenmoleküls **CD40** mit CD40-Ligand (CD40L) auf Th-Zellen notwendig. Aus der Interaktion CD40–CD40 L resultiert die Bildung von Zytokinen (z. B. IL-4, IL-6), die die Differenzierung von IgM-bildenden B-Zellen zu IgG-, IgA- und IgE-bildenden Plasma- und Gedächtniszellen ermöglichen (Abb. 1.18). Bei CD40L-Defekten kommt es zum sogenannten Hyper-IgM-Syn-

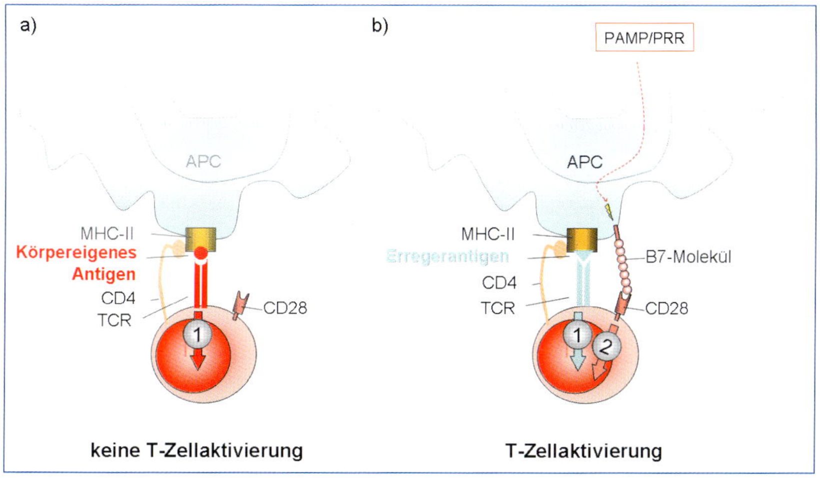

Abb. 1.24 Kostimulation zur T-Zell-Aktivierung; **a** keine T-Zellaktivierung, da kostimulierendes B7-Molekül fehlt; **b** kostimulatorische Moleküle (Signal 2, hier gezeigt am Beispiel von B7 [CD80, CD86]) ergänzen die Antigenpräsentation (Signal 1); beide Signale sind erforderlich, um T-Zellen zu aktivieren. [Dr. U. Müller]

drom, bei dem aufgrund des IgG- und IgA-Mangels rezidivierende bakterielle und fungale Infektionen vorkommen (**Tab. 1.10**).

> **MERKE** !
>
> Mindestens zwei Signalwege sind zur vollständigen Aktivierung von Lymphozyten notwendig.

Zytotoxische Moleküle (Perforin, Granzym, Fas-Ligand)

Tc-Zellen, aber auch NK-Zellen, verfügen über Granula-assoziierte Mediatoren, die durch Porenbildung in der Zytoplasmamembran die Lyse der infizierten Zielzelle bewirken (**Perforin**) sowie durch Caspase-Aktivierung Apoptose der Zielzelle auslösen (**Granzym**). **Fas-Ligand** kann Immunreaktionen beenden, wenn der Erreger eliminiert ist und Effektor-T-Zellen in ihrer Aktivität gestoppt werden können/sollen (aktivierungsinduzierter Zelltod). Fas-Ligand ist darüber hinaus in der Lage, gealterte, mit Bakterien infizierte Makrophagen durch Bindung an den Fas-Rezeptor zu lysieren. Die dadurch ausgelöste Freisetzung der intrazellulären Bakterien ermöglicht die Aufnahme der nun extrazellulären Bakterien durch frisch gebildete Makrophagen.

1.4.4 Charakteristische Infektionen bei Immundefekten

In diesem Abschnitt können die im vorausgegangenen Text beschriebenen theoretischen Grundlagen der Infektabwehr anhand klinischer Beobachtungen überprüft werden. Bei angeborenen und erworbenen Immundefekten treten bei Mensch und Tier gehäuft rezidivierende Infektionen auf. Je nach Art des Immundefektes kommen v. a. Infektionen mit intrazellulären oder aber vorwiegend Infektionen mit extrazellulären Erregern vor. Bei Defekten der zellulären Immunität (z. B. bei T-Zell-Defekten) sind Virus-, Protozoen- und Pilzinfektionen gehäuft zu beobachten, bei Störungen der humoralen Immunität (z. B. bei B-Zell-Defekten) kommen vorwiegend bakterielle Infektionen vor. Dies weist deutlich auf die Bedeutung der Erregerlokalisation für die Art der protektiven Immunität hin. Interessanterweise sind die klinischen Folgen kaum davon abhängig, ob eine Störung in der angeborenen oder der erworbenen Immunität vorliegt. Sowohl Granulozyten-, Makrophagen-und Komplementdefekte als auch Defekte von B- und T-Lymphozyten haben klinische Konsequenzen im Verlauf der Infektabwehr (**Tab. 1.10**).

Tab. 1.10 Auftreten von Infekten aufgrund von Immundefekten.

Klinik/Symptom	Ursache	Krankheit	Spezies
bakterielle Infektionen, Sepsis	C 3-Mangel, gestörte Komplementaktivierung, mangelnde Opsonisierung und Phagozytose	Infektionen mit Meningokokken und pyogenen Bakterien	Hund, Mensch
bakterielle Infektionen	defekte Granulozytenaktivierung (keine Sauerstoffradikale)	chronische Granulomatose	Mensch
Periodontitis, Gingivitis, Diarrhö, Pneumonie, Omphalitis	keine Neutrophilenmargination und -diapedese (Mutation in β2-Integrinen, CD18)	Leukozyten-Adhäsionsdefizienz (LAD)	Rind (BLAD), Hund, Mensch
Tuberkulose, Salmonellose	defekte Makrophagenaktivierung (Mutationen im IL-12/IFN-γ-Aktivierungsweg)	Infektionen mit Mykobakterien oder Salmonellen	Mensch
rezidivierende virale I nfektionen	T-Zell-Defekt (z. B. gestörte T-Zell-Signaltransduktion durch Mutation in ZAP70-Tyrosinkinase)	Virusinfektionen	Mensch
rezidivierende Infektionen (Hyper-IgM-Syndrom)	Defekt im kostimulatorischen Molekül CD40-Ligand (CD40L) auf aktivierten T-Zellen (Hyper-IgM-Syndrom, kein IgG und IgA aufgrund ausbleibender T-Zell-Hilfe)	Infektionen mit Pilzen und Bakterien	Mensch
Diarrhö, Husten oder Schweratmigkeit, Dermatitis, Zystitis	IgA-Mangel (gestörte Neutralisation und Agglutination von Erregern)	rezidivierende bakterielle Infektionen	Hund, Huhn, Mensch
pyogene Infektionen	Agammaglobulinämie (keine B-Zellen, d. h. keine Immunglobuline)	Infektionen mit Streptokokken	Mensch
opportunistische Infektionen	keine/nur wenige B- und T-Zellen	schwerer kombinierter Immundefekt (SCID)	Pferd, Hund, Maus

MERKE !

Bei Defekten der zellulären Immunität sind Virus-, Protozoen- und Pilzinfektionen gehäuft zu beobachten, bei Störungen der humoralen Immunität kommen vorwiegend bakterielle Infektionen vor.

1.4.5 Pathologische Infektabwehrreaktionen

Infektabwehr sollte im Idealfall zielgerichtet („spezifisch") auf den Erreger ablaufen, ohne weitere Gewebsschädigungen hervorzurufen. Dies erfordert nicht nur eine hohe Spezifität, sondern auch eine gute Regulation von initial proinflammatorischen und später antiinflammatorischen Effektorfunktionen. In vielen Fällen gilt allerdings das Prinzip **„Kein Schutz ohne Schaden"**. Bei akuten Infektionen kann beispielsweise ein initialer Antigen-Überschuss im Vergleich zu den neu gebildeten Antikörpern zu zirkulierenden Immunkomplexen führen, die nach Ablagerung in der Niere, in Gelenken oder Gefäßen über die Aktivierung der klassischen Komplementkaskade zu chronischen Entzündungen und Gewebsschädigungen führen (**Typ-III-Überempfindlichkeitsreaktion**, z. B. bei der felinen infektiösen Peritonitis, FIP). Durch überschießende T-Zell- und Makrophagenreaktionen gegen intrazelluläre Infektionen (z. B. bei der Tuberkulose) kann es zur Nekrose infizierter und benachbarter Gewebe kommen (**Typ-IV-Überempfindlichkeitsreaktion**).

Akute PAMP-PRR-vermittelte Makrophagenaktivierung kann zum sogenannten cytokine storm führen, der die lebensbedrohlichen Symptome des **septischen Schocks** auslöst (z. B. Endotoxinschock bei Infektionen mit gramnegativen Bakterien oder Superantigen-vermittelter Schock bei Staphylokokken- oder Streptokokkeninfektionen). Voraktivierte Makrophagen (z. B. bei persistierenden intrazellulären Infektionen durch Freisetzung von IFN-γ) können durch weitere Aktivierung überschießend proinflammatorisch reagieren und zum anaphylaktischen Schock führen.

Durch Bildung von Enterotoxinen können Staphylokokken T-Zellen **oligoklonal** aktivieren. Dabei wird durch ein einzelnes Antigen eine größere Zahl von T-Zell-Klonen mit strukturell verwandten β-TCR-Ketten zur Zytokinfreisetzung (v. a. TNF) stimuliert. Bei der oligoklonalen Aktivierung durch sogenannte **„Superantigene"** werden bis zu 10 % aller T-Zellen aktiviert, wogegen im Falle „normaler" Antigene nur 0,001 % aller T-Zellen spezifisch reagieren. Diese von den Enterotoxinen bewirkte „Superantigen"-Aktivität ist für die perakuten Reaktionen des **toxischen Schocks** verantwortlich.

MERKE !

In vielen Fällen gilt bei Infektabwehrreaktionen das Prinzip „Kein Schutz ohne Schaden".

1.5 Immunologische Tierarzneimittel

Manfred Moos, Hans-Joachim Selbitz

1.5.1 Geschichte

Der menschlichen Beobachtungsgabe und der Fähigkeit, sich zu erinnern, ist es zu verdanken, dass Seuchen bei Mensch und Tier mit Impfungen bekämpft werden können. Die Wurzeln reichen bis in das 5. Jahrhundert vor Christus zurück. Der vielen Schülern als Verfasser der Abhandlung über den Peloponnesischen Krieg bekannte griechische Adlige **Thukydides** beobachtete und beschrieb seinerzeit die ausbleibende Neuerkrankung von Personen, die die Pestepidemie in Griechenland überlebt hatten. Zwar war er wie alle anderen damals nicht in der Lage, dies zu erklären, doch verdanken wir ihm die erste Beschreibung einer Immunität.

Neben der Pest waren die Pocken über viele Jahrhunderte die nicht zu beherrschende Seuche. Ihren Ausgang nahm deren gezielte Bekämpfung nicht etwa in Europa, sondern in Asien und im Vorderen Orient. So existieren Berichte, wonach etwa ab 1550 n. Chr. in China versucht wurde, mit dem Einreiben von pulverisiertem Schorf pockenkranker Individuen andere Menschen zu schützen. Eine zuverlässige Aufzeichnung damaliger Erfolge existiert nicht.

Historisch besser belegt sind die Impfversuche in der Türkei, wo etwa ab 1670 pockenkranke Personen mit milden Verlaufsformen selektiert und als „Spender" von Pockenviren verwendet wurden. Der Inhalt ihrer Pockenpusteln wurde – wie man heute sagen würde – geerntet und Kindern in die Haut geritzt. Lady Mary Wortley **Montague** (1689–1762) beobachtete diese Methode in Konstantinopel mit großem Interesse. Sie veranlasste daraufhin den schottischen Arzt Dr. Charles **Maitland**, diese Methode vor Ort zu erlernen und in England anzuwenden. Freilich fanden sich für derartige Experimente mit höchst unsicherem Ausgang nicht ohne Weiteres Kandidaten. Mit Billigung des englischen Königshauses versprach man deshalb Gefangenen die Freiheit, wenn sie sich einer solchen Behandlung unterziehen und diese überleben würden. Diese als **Variolation** bezeichnete Überimpfung von Pockenviren war für die damalige Zeit erfolgreich. Sogar eine aus heutiger Sicht völlig inakzeptable Todesrate von 3 % der Behandelten, die auf die hohe Restvirulenz zurückzuführen war, wurde akzeptiert, lagen doch die Todesraten bei Unbehandelten in wesentlich höheren Prozentbereichen.

Weitaus bekannter als die Variolation ist die vom englischen Landarzt Dr. Edward **Jenner** (1749–1823) erstmals praktizierte **Vakzination**. An deren Anfang stand erneut eine Beobachtung: Patienten, die sich an ihren Kühen infiziert hatten und mit den daraufhin sich bildenden Pusteln auf der Haut bei ihm vorstellig wurden, erkrankten in der Folge nicht mehr an den Menschenpocken. Jenner verwendete daraufhin die o. g. „türkische Methode", benutzte aber die für den Menschen heterologen Kuhpocken. Im Gegensatz zum homologen Inokulat verursachten diese bei den

Empfängern weitaus geringere Reaktionen lokaler wie systemischer Natur. Über die seit 1796 von ihm durchgeführten Impfungen berichtete Jenner erstmals ausführlich im Jahr 1798. Gleichwohl war der überregionale Erfolg der Pockenbekämpfung noch weit in das 19. Jahrhundert hinein gering. Größere Epidemien führten zur Einführung der Pockenimpfpflicht im Deutschen Reich im Jahr 1874. Erst 1982 wurde die Impfpflicht wieder aufgehoben. Die Menschenpocken gelten heute weltweit als getilgt.

Maßgebend zur Seuchenbekämpfung beigetragen hat auch der französische Chemiker, Biologe und Mediziner Dr. Louis **Pasteur** (1822–1895), dessen Name insbesondere mit der Tollwutbekämpfung in Verbindung gebracht wird. Bevor er sich mit dieser Zoonose befasste, entwickelte er 1880 einen Impfstoff gegen die Hühnercholera und danach gegen Milzbrand. Die erste erfolgreiche Impfung gegen Tollwut wird auf das Jahr 1884 datiert, wo Pasteur – aus heutiger Sicht postexpositionell – einen Infektionsverdächtigen mit einem abgeschwächten Tollwutimpfstoff behandelte.

Die Geschichte der **Schutzimpfungen** wurde in der zweiten Hälfte des 19. Jahrhunderts ferner maßgeblich von Emil von **Behring** (1854–1917), Robert **Koch** (1843–1910) und Paul **Ehrlich** (1854–1915) geprägt. Trotz der auch damals schon bestehenden Konkurrenz unter Wissenschaftlern arbeiteten sie in weiten Bereichen zusammen. Während von Behring die **Antitoxine** als Grundlage verschiedener Abwehrmechanismen des Organismus beschrieb und versuchte, ein Serum gegen die Diphtherie zu entwickeln, befasste sich Paul Ehrlich mehr mit der Standardisierung und Wertbemessung von Seren. Gemeinsam entwickelten Ehrlich und von Behring die **Serumtherapie** und schufen damit die Grundlage der **„passiven Impfung“**.

Nachdem Robert Koch die Milzbrandsporen als hoch widerstandsfähige Ruheform des Erregers erstmals beschrieben und die Erreger der Tuberkulose und der Cholera entdeckt hatte, befasste er sich ab etwa 1885 mit der Herstellung eines Tuberkulose-Impfstoffes, der „Koch-Serum“ oder auch „Tuberkulin“ genannt wurde. Als Impfstoff eignete sich diese Präparation jedoch wegen zu großer Nebenwirkungen nicht.

Erfolgreicher war Robert Koch bei der Bekämpfung der Rinderpest in Afrika, wo er im Namen der britischen Regierung forschte. Mitarbeiter von Robert Koch war der Arzt Dr. Friedrich **Loeffler** (1852–1915), der mit der Beschreibung der geringen Größe des Maul-und-Klauenseuche-Erregers erstmals eine Abgrenzung zu Bakterien schuf und damit den **Grundstein für die Virusforschung** legte. Im Jahr 1910 gründete er die heute noch als Friedrich-Loeffler-Institut existierende Forschungsstätte auf der Insel Riems nahe Greifswald. Ein weiterer Meilenstein in der Geschichte immunologischer Tierarzneimittel war 1927 die Entwicklung des **BCG** (Bacillus-Calmette-Guérin)-Impfstoffs auf der Grundlage attenuierter *Mycobacterium-bovis*-Bakterien, den Erregern der **Rindertuberkulose**.

Mit diesem von den beiden Franzosen Albert **Calmette** (1863–1933) und Camille **Guérin** (1872–1961) entwickelten Impfstoff war erstmals eine gezielte Impfung gegen die menschliche Tuberkulose möglich geworden. Gegen die auch in Deutschland nach dem Zweiten Weltkrieg noch sehr gefürchtete Kinderlähmung wurde ein erster auf Zellkulturen basierender **Polio-Lebendimpfstoff** von dem polnischen Arzt Dr. Hilary **Koprowski** 1950 entwickelt. Dieser Lebendimpfstoff wurde oral verabreicht und unterschied sich dadurch von dem später entwickelten injizierbaren Inaktivatimpfstoff des amerikanischen Arztes Dr. Jonas Edward **Salk**.

Die Folgejahre waren überwiegend durch die Entwicklung weiterer Virusimpfstoffe geprägt. Besonders hervorzuheben ist hier der erste rekombinante **Hepatitis-B-Impfstoff** (HBsAg), für den die erste Zulassung 1986 in den Vereinigten Staaten erfolgte. Die heutige Zeit ist geprägt von Impfstoffen auf Basis der sogenannten Hochtechnologie. Hier sind es in erster Linie die **Vektorimpfstoffe** (S. 57), die eine schnelle Immunantwort bei nur geringen Nebenwirkungen hervorrufen.

1.5.2 Allgemeines und Begriffe

In der medizinischen Terminologie spielen in Bezug auf immunologische Tierarzneimittel die Begriffe aktive und passive Immunisierung die zentrale Rolle.

Unter **aktiver Immunisierung** wird die Verabreichung von Antigenpräparationen zum Zweck der Induktion gegen Infektionserreger gerichteter Abwehrreaktionen (aktive Immunität) verstanden. Entsprechende Präparate werden zur Erinnerung an die bahnbrechenden Arbeiten von Jenner mit Kuhpockenlymphe (vacca, lat. die Kuh) als **Vakzinen** bezeichnet. Für diese Arbeitsrichtung hat sich zumindest teilweise der Begriff **Vakzinologie** (Vaccinology) eingebürgert.

Bei der **passiven Immunisierung** werden dem Organismus dagegen bereits fertige Träger von Abwehrreaktionen, in der Praxis ausschließlich Antikörper, verabreicht, die eine passive Immunität auslösen sollen. Antikörperhaltige Präparate werden meist als **Serum** oder Immunserum bezeichnet, um der Herkunft der Antikörper aus dem Blut- oder Milchserum Rechnung zu tragen.

Nach den Begriffsbestimmungen der deutschen Tierimpfstoff-Verordnung werden Vakzinen als Impfstoffe bezeichnet. Als Sera werden Präparate definiert, die spezifische Antikörper oder Bestandteile von ihnen enthalten und wegen dieser Antikörper oder Bestandteile bei Tieren angewendet werden. Ebenfalls als Seren bezeichnet werden Antikörperpräparate aus Blut, Organen, Organteilen oder -sekreten sowie Eiern, die diagnostischen Zwecken dienen. Nach dieser Verordnung sowie dem Tiergesundheitsgesetz werden **Impfstoffe, Sera, Immunmodulatoren und (diagnostische) Antigene letztlich als immunologische Tierarzneimittel** definiert, um sie von den durch das entsprechende Gesetz regulierten **Arzneimitteln zu unterscheiden.**

In der Humanmedizin werden diese Unterschiede nicht gemacht, und das Arzneimittelgesetz regelt auch die Impfstoffe betreffenden Fragen.

Der Begriff des immunologischen Tierarzneimittels kommt aus dem europäischen Recht. Die EU-Richtlinie zur Schaffung eines Gemeinschaftskodex für Tierarzneimittel

(Richtlinie 2001/82/EG geändert durch die Richtlinien 2004/28/EG und 2009/9/EG) definiert **immunologische Tierarzneimittel** als „... Tierarzneimittel, die den Tieren verabreicht werden, um eine aktive oder passive Immunität zu erzeugen oder um den Immunitätszustand zu diagnostizieren". Mit dem Tiergesundheitsgesetz erfolgte 2013 erstmals eine Übernahme des Begriffes in deutsches Recht. Bis auf wenige im **Tiergesundheitsgesetz** definierte Ausnahmen (z. B. bestandsspezifische Impfstoffe, Feldversuche im Rahmen der Impfstofferprobung) dürfen Impfstoffe und andere immunologische Tierarzneimittel **nur nach staatlicher Zulassung** eingesetzt werden, Einzelheiten regelt die Tierimpfstoff-Verordnung. Grundanforderungen an Impfstoffe sind Reinheit, Unschädlichkeit, Wirksamkeit und Umweltverträglichkeit.

1.5.3 Arten von Impfstoffen

Zur Einteilung von Impfstoffen, hier sind nur Präparate zur aktiven Immunisierung gemeint, kann man auf verschiedene Prinzipien zurückgreifen. Eine Möglichkeit ist die Vermehrungsfähigkeit des Antigens, nach der Lebendimpfstoffe von Impfstoffen mit nicht vermehrungsfähigen Antigenen unterschieden werden. Ein anderes Einordnungsmerkmal kann die Anzahl der zugrunde liegenden Antigene sein, nach der von Mono- bzw. Kombinationsimpfstoffen gesprochen wird. Weiterhin lassen sich Impfstoffe auf der Basis herkömmlich hergestellter Antigene von solchen aus **rekombinanten Antigenen** unterscheiden.

Für **Lebendimpfstoffe** geeignete Stämme müssen avirulent und zugleich immunogen sein, ein noch vorhandenes Vermehrungspotenzial kann eine Restvirulenz darstellen. Lebendimpfstoffe werden durch Selektion natürlich vorkommender Stämme, auf dem klassischen Weg durch Attenuierung in Kultur- oder Tierpassagen gewonnen bzw. ungezielt durch chemisch induzierte Mutagenese oder gezielt durch gentechnische Inaktivierung von virulenzassoziierten Genabschnitten konstruiert.

Heterologe Lebendvakzinen nutzen kreuzreagierende Impfstämme; die Verwendung des Vacciniavirus zur Pockenprophylaxe des Menschen war eine solche heterologe Immunisierung. Der Einsatz des Putenherpesvirus zur Immunisierung gegen die Marek-Krankheit des Huhnes ist ein aktuelles Beispiel aus der Veterinärmedizin.

Vektorvakzinen sind die modernste Form der Lebendimpfstoffe. Einem Virus- oder Bakterienstamm, dem sogenannten Vektor, werden dazu Gene für immunisierende Antigene anderer Mikroorganismen eingepflanzt. Weltweit wurde 1995 die erste Zulassung für eine Vektorvakzine (Newcastle disease) erteilt, in Deutschland war das 2001 eine auf dem Kanarienpockenvirus basierende Leukämievakzine für Katzen. Bei der Entwicklung von Vektorvakzinen ist die Immunitätsausbildung gegen den Vektor zu berücksichtigen, die sich bei Wiederholungsimpfungen störend auswirken kann.

Als Sonderform der Vektorvakzinen können **chimäre Vakzinen** bezeichnet werden. Bei ihnen sind der Vektor und der Donor der genetischen Information eng verwandt, sodass ein Austausch erfolgen kann. Als weltweit erste chimäre Lebendvakzine erhielt in den USA ein Präparat gegen das West Nile Virus die Zulassung. Grundlage bildete der seit Langem eingesetzte Gelbfieber-Impfstamm, bei dem zwei Genabschnitte gegen Gene für Strukturproteine des West Nile Virus ausgetauscht wurden, beide Viren gehören zum Genus *Flavivirus*.

Die Prüfung von Lebendimpfstoffen muss neben dem Ausschluss einer Virulenzreversion auch epidemiologische Aspekte (Ausscheidung, Überleben und Vermehrung in der Umwelt) sowie das Verhalten des Impfstammes gegenüber Nichtzieltierarten und auch dem Menschen einschließen. Impfstämme sollten über Marker verfügen, die eine **schnelle und sichere Unterscheidung von Wildstämmen** der gleichen Spezies/Serovar ermöglichen. Diese Marker müssen streng von serologischen Markern (impf- oder infektionsbedingte Antikörper) unterschieden werden. Näheres hierzu im Kapitel zur DIVA- oder Marker-Diagnostik (S. 94).

Impfstoffe mit nicht vermehrungsfähigen Antigenen bestehen im einfachsten Fall aus Bakterien- oder Viruskulturen, die chemisch, z. B. durch Formaldehyd, vermehrungsunfähig gemacht wurden (Vollbakterien- oder Vollvirusvakzine). Sie werden als **inaktivierte Vakzinen** oder **Inaktivatvakzinen** bezeichnet, der Ausdruck Totvakzinen ist abzulehnen. Im Gegensatz zu Lebendimpfstoffen benötigen sie den Zusatz von Adjuvanzien, z. B. Aluminiumhydroxid, öligen Emulsionen oder ISCOMs (immune stimulating complexes). In der nächsten Stufe kann durch bestimmte Kultivierungsbedingungen die Expression immunisierender Antigene, z. B. von Fimbrien bei *Escherichia coli*, gesteigert werden, sodass ein erhöhter Gehalt solcher Antigene pro Impfdosis gesichert wird.

Toxoidimpfstoffe haben als immunisierende Antigene chemisch inaktivierte Proteintoxine, die eine antitoxische Immunität induzieren (z. B. Clostridienvakzinen). Bei **Spaltvakzinen** werden dagegen aus den Erregerkulturen bestimmte Antigene herausgelöst und angereichert, z. B. Hämagglutinine und Neuraminidasen in Influenzavakzinen für das Pferd. Werden solche immunisierenden Antigene auf gentechnischem Weg produziert, spricht man von **Subunitvakzinen**. Zunehmendes Interesse finden virus like particles (VLP). Sowohl Spalt- als auch Subunitvakzinen benötigen besonders potente Adjuvanzien, da die sonst von den Bakterienzellen bzw. Virionen ausgehenden Antigenreize fehlen. Als Grundlage inaktivierter Vakzinen werden auch **chimäre Viren** genutzt.

Eine Grundimmunisierung mit einer Inaktivatvakzine umfasst zwei Impfungen im Abstand von mindestens 2, besser 3–4 Wochen. Erst durch die Zweit- oder Boosterimpfung werden in höherem Maß Immunglobuline der Klasse G (IgG) gebildet, die für eine lang anhaltende und spezifische Immunantwort sorgen. Sogenannte Single- oder **One-shot-Impfstoffe** sind aus wirtschaftlicher Sicht und wegen der Reduzierung der Anzahl der Injektionen eine verständliche Zielstellung. Sie müssen aber durch geeignete Adjuvanzien und Antigengehalte auch tatsächlich in die Lage versetzt werden, einen ausreichend lang anhaltenden Impfschutz zu induzieren.

Bei der Entwicklung neuer Tierimpfstoffe spielt die Vektortechnologie eine besondere Rolle. Die praktische Relevanz einiger anderer Impfstoffarten ist dagegen noch nicht mit gleicher Sicherheit zu bewerten. **DNA-Vakzinen** liegen für immunisierende Antigene kodierende Gene zugrunde, die in Plasmide eingebaut und als Impfstoffe appliziert werden, um den Organismus selbst zur Expression der Antigene und danach zur Immunantwort anzuregen. Diese Präparate werden auch als **Nukleinsäurevakzinen** bezeichnet, da sie auch auf RNA basieren können. In den USA und Kanada wurden 2005 die ersten DNA-Vakzinen zugelassen. Seit 2014 wird in den USA eine RNA-Vakzine gegen die PED eingesetzt. Zur Herstellung **synthetischer Vakzinen** können sowohl chemisch synthetisierte Peptid- als auch Glycanantigene eingesetzt werden. Bereits in den frühen 80er-Jahren des vergangenen Jahrhunderts hat es entsprechende Forschungen zur Entwicklung von MKS-Vakzinen gegeben. Bei den **Anti-Idiotyp-Antikörper-Vakzinen** fungieren dagegen Antikörper als Impfantigene. Gegen die hypervariablen Regionen ihrer Antigenbindungsstellen (Paratope) werden wieder Antikörper gebildet. Dieser Vorgang hat auch Bedeutung für das regulatorische Netzwerk im Immunsystem. **Bakterien-Ghosts** werden ebenfalls noch nicht in zugelassenen Impfstoffen genutzt. Durch eine gentechnisch eingeschleuste Information bilden sich Löcher in der Zellwand der betroffenen Bakterien, aus denen das Zytoplasma ausströmt. Es bleibt die leere, nicht mehr vermehrungsfähige Bakterienhülle, der „Geist“ (ghost), mit den unveränderten Oberflächenstrukturen. Die **Antigenexpression in Pflanzen** stellt einen weiteren möglichen Weg der Gewinnung von Impfantigenen dar, der experimentell mehrfach bewiesen werden konnte. Dabei geht es sowohl um die Expression immunogener Antigene in Tabakblättern, Kartoffeln, Möhren oder Erbsen als auch um die Antigenproduktion in pflanzlichen Zellkulturen. 2006 erfolgte in den USA die Erstzulassung eines Tierimpfstoffes mit Antigenen aus Pflanzenzellen.

Mit **Markervakzinen** wird das Ziel verfolgt, geimpfte Tiere von ungeimpften zu unterscheiden, weshalb das Konzept auch als **DIVA-Strategie** (**d**ifferentiating **i**nfected from **v**accinated **a**nimals) bezeichnet wird. Es lassen sich Positivmarker und Negativmarker unterscheiden, wobei die DIVA-Zielstellung nur mit Negativmarkern zu erreichen ist. Als Positivmarker fungiert ein zusätzliches Antigen, das dem natürlichen Erreger fehlt. Werden Antikörper gegen dieses Antigen nachgewiesen, muss es sich um ein geimpftes Tier handeln. Als Negativmarker dient dagegen ein Antigen, welches dem Impfstamm im Gegensatz zum Felderreger fehlt. Es kann sich dabei sowohl um eine natürlich vorkommende Defektmutante als auch um eine gezielte Deletion des Impfstammes handeln.

Zur Impfung gegen die Aujeszky-Krankheit des Schweines wurden über viele Jahre bis zur Seuchentilgung Impfstoffe mit einer Deletion des Glykoproteins E (gE) eingesetzt. Der Nachweis von gE-Antikörpern spricht in solchen Fällen immer für eine Infektion mit dem Feldvirus. Negativmarkerimpfstoffe ermöglichen die Kombination von serologischer Überwachung und Impfung in der Tierseuchenbekämpfung, da sie die sichere Erkennung ausschließlich impfbedingter Antikörper erlauben, solange keine Infektion mit dem Wildstamm erfolgt. Positivmarker sind dagegen nur zum Nachweis der Impfung selbst geeignet, also z. B. wenn Tiere mit der Eigenschaft „geimpft“ gehandelt werden sollen. Negativmarkerimpfstoffe waren bzw. sind gegen die Aujeszky-Krankheit der Schweine und die BHV1-Infektion der Rinder im Einsatz, zugelassene Positivmarkerimpfstoffe gibt es in Deutschland nicht.

Aus zulassungsrechtlicher Sicht sind noch **bestandsspezifische Impfstoffe** (stallspezifische Impfstoffe) zu erwähnen. Ihre Herstellung erfolgt aus Erregerisolaten eines bestimmten Bestandes, in dem dann die Vakzine ausschließlich eingesetzt werden darf. Bestandsspezifische Impfstoffe sind von der Zulassungspflicht befreit, eine Herstellungserlaubnis nach dem Tiergesundheitsgesetz ist aber erforderlich. Es sind grundsätzlich nur inaktivierte Bestandsvakzinen erlaubt, der Einsatz ist ferner auf Indikationen beschränkt, für die es keine zugelassenen Präparate gibt. **Autovakzinen** sind eine Sonderform der bestandsspezifischen Impfstoffe, bei denen das Präparat nur bei dem Individuum eingesetzt wird, von dem das Erregerisolat stammt (z. B. bei der Pyodermie des Hundes).

Zunehmend werden die Prinzipien der Impfstoffanwendung auch für andere Zielstellungen als die Bekämpfung von Infektionen genutzt. Bereits im Einsatz befindet sich ein Präparat, mit dem über die Induktion von Antikörpern gegen den Gonadotropin-Releasingfaktor beim Schwein der sogenannte Ebergeruch beseitigt und damit eine chirurgische Kastration überflüssig gemacht wird. Weltweit laufen intensive Forschungsarbeiten an weiteren Vakzinen zur Reproduktionskontrolle und antitumoralen Vakzinen.

1.5.4 Grundsätze der Impfstoffanwendung

Maßgebend für den **Impferfolg** ist die sachgerechte Vorbereitung und Durchführung der Impfung. Zur Vorbereitung gehört primär die Prüfung der **Impffähigkeit** des Tieres. Die jedem Impfstoff beigegebene **Gebrauchsinformation** ist bindend und strikt zu beachten. In ihr finden sich u. a. Angaben darüber, ob auch bereits als infiziert geltende Tiere noch geimpft werden dürfen oder ob der Impfstoff ausschließlich für gesunde Tiere vorgesehen ist. Nur wenige Impfstoffe eignen sich zur Metaphylaxe, also zur Verdrängungsimpfung in einem Bestand oder einer Region, und haben in Vorversuchen ihre Verträglichkeit auch bei als infiziert geltenden Impflingen bewiesen.

Die weitaus meisten Impfstoffe sind ausschließlich zur Prophylaxe und zur Anwendung an gesunden Tieren geeignet. Die Gebrauchsinformation gibt ferner Auskunft über die zugelassenen Tierarten, die Applikationsart und -stelle, die Dosis, das Impfalter, den Impfzeitpunkt der Erst- und Nachimpfung(en), die Lagertemperatur und bei lebensmittelliefernden Tieren auch über die einzuhaltende Wartezeit. Normalerweise umfangreich sind die Angaben zu Nebenwirkungen und Wechselwirkungen (S. 61). Schließlich finden sich in der Gebrauchsinformation noch Angaben zur Haltbarkeit und zu ggf. bestehenden **Anwendungsverboten** oder zu **Verbringungsverboten** geimpfter Tiere. Letzteres ist nicht selten bei unmarkierten Lebendimpfstoffen der Fall, wo geimpfte nicht von feldinfizierten Tieren unterschieden werden können.

Grundsätzlich sollen Impfstoffe nur von Tierärztinnen und Tierärzten angewendet werden, was in § 43 der Tierimpfstoff-Verordnung auch so festgelegt ist. Ein solches tierärztliches **Anwendungsgebot** soll den oben erwähnten Impferfolg sichern helfen. Um den Belangen in der Großtierpraxis gerecht zu werden, hat der Verordnungsgeber mit dem § 44 auch die **Anwendung durch den Tierhalter** unter bestimmten Bedingungen erlaubt. So muss es sich beispielsweise um einen erwerbsmäßigen oder berufsmäßigen Halter von Tieren handeln. Die den Bestand betreuende tierärztliche Praxis muss den Tierhalter unterweisen und die Impffähigkeit des infrage kommenden Kollektivs beurteilen. Um das Impfvorhaben zu strukturieren, ist ein **Anwendungsplan** zu erstellen, und es sind Kontrolltermine festzulegen, bei denen eine klinische Untersuchung auf ggf. Impfreaktionen erfolgen und das Ergebnis der Impfung insgesamt bewertet werden soll.

Zu den Pflichten des Tierhalters gehört das Führen von Büchern, d. h. eine **Aufzeichnungspflicht** über den Zeitpunkt und die Menge verabreichter Dosen sowie die Art und Anzahl der geimpften Tiere. Anwendungspläne und entsprechende Aufzeichnungen sind vom Tierhalter aufzubewahren. Die Aufzeichnung durchgeführter Impfungen ist schon deshalb außerordentlich wichtig, damit ein bei der Zulassung festgelegtes Impfschema, das auch Wiederholungsimpfungen einschließt, korrekt eingehalten werden kann. Üblich sind außerdem sogenannte **Impfkalender**, in denen die zeitliche Reihenfolge im jeweiligen Bestand festgelegt wird. Ein solcher Kalender berücksichtigt nicht nur die Zeitpunkte, sondern auch den Infektionsdruck in dem Bestand oder der Region und die Nutzung der Impflinge zu Zucht, Mast oder auch Sport und Freizeit.

Bei der **Anwendung von Impfstoffen** ist generell zu berücksichtigen, ob der lokale oder der systemische Schutz oder beide bei der Bekämpfung eines Erregers im Vordergrund stehen. Ist die Eintrittspforte üblicherweise die Schleimhaut von Auge, Nase oder Rachen, bietet sich beispielsweise eine Spray-Applikation an; liegt das Erregergeschehen mehr im Verdauungstrakt, käme u. U. ein oraler Impfstoff infrage; soll ein parenteraler Schutz aufgebaut werden, müsste der Impfstoff injiziert werden. Nicht selten wird auch den Eigenarten einer bestimmen Tierart bei der Anwendung Rechnung getragen. Zur Vermeidung von Schmerzreaktionen werden Katzenimpfstoffe gerne zur subkutanen Anwendung vorgesehen, um bei dieser oft nur mühsam zu bändigenden Spezies nicht zusätzlich schmerzbedingte Abwehrreaktionen zu provozieren.

Lässt sich der Impfling nur schwer erreichen – wie dies bei wildlebenden Füchsen und Wildschweinen der Fall ist – wird man die **Anwendung eines Köderimpfstoffs** bevorzugen. Hierbei wird die Kontrolle des Impferfolges, d. h. die Aufnahme des Köders und des darin enthaltenen Impfstoffs, nicht selten zum Problem. So wird das ursprünglich in Fuchstollwutködern als Marker eingebrachte Tetrazyklin inzwischen nicht mehr verwendet, weil insbesondere in Gewässerschutzzonen Zweifel an seiner Umweltverträglichkeit aufkamen – dies vor allem dann, wenn die Köder nicht aufgenommen wurden und die Inhaltsstoffe im Erdreich versickerten.

Schließlich sei noch auf besondere Probleme bei der Anwendung von Impfstoffen bei Tieren hingewiesen, die dauerhaft oder zeitlich begrenzt in das Ausland verbracht werden sollen. Das Empfängerland fordert nicht selten, Impfstoffe anzuwenden, die im Inland nicht zugelassen oder nur auf Basis einer Ausnahmegenehmigung der zuständigen Landesbehörde erhältlich sind.

Während die **Impfstoffanwendung bei Exporttieren**, also Tieren, die dauerhaft im Empfängerland verbleiben, unproblematisch ist und häufig erst am Verladeort (Flughafen, Hafen) vom amtlichen Tierarzt vorgenommen wird, sind Impfstoffanwendungen bei Tieren, die in das Inland zurückkehren (z. B. Rennpferde nach Abschluss des Rennens) kritisch zu sehen – dies in erster Linie dann, wenn das Empfängerland eine Impfung fordert, bei der keine markierten Impfstoffe verfügbar sind und das zurückkehrende Tier somit im Falle laufender Überwachungsprogramme die überregionale diagnostische Sicherheit gefährden könnte. Die auf Verlangen des Empfängerlandes durchgeführte Impfung würde das zurückkehrende Tier möglicherweise seuchenverdächtig machen, was im Extremfall eine Tötungsanordnung zur Folge haben könnte.

1.5.5 Seren und Immunglobulinpräparate

Die Anwendung von Seren gehört deshalb in tierärztliche Hand, weil sowohl für die Entscheidung zur Verwendung eines Serums als auch für dessen **Dosierung** großer Sachverstand erforderlich ist. Es handelt sich nämlich in der Regel um Patienten, die entweder schon Symptome einer Tierseuche zeigen oder zumindest als bereits infiziert und seuchenverdächtig anzusehen sind. Auch ist nicht bei jedem Krankheitsbild, das einer **Serumtherapie** zugänglich wäre, ein Serumeinsatz tatsächlich gestattet. Zuvorderst als Beispiel zu nennen wäre in der Tiermedizin die Tollwut, wo an seuchenkranken oder seuchenverdächtigen Tieren keine **Heilversuche** unternommen werden dürfen. Eine Serumtherapie wäre einem solchen Heilversuch gleichzusetzen.

Bei der Dosierung ist tierärztlicherseits zu berücksichtigen, wie ausgeprägt das betreffende **Krankheitsbild** schon ist und welches Alter und Gewicht der vorgestellte Patient hat. Ein Serumeinsatz erfolgt somit immer individualspezifisch, weshalb sich in den Gebrauchsinformationen hinsichtlich der Dosierung und **Dauer der Anwendung** nicht so strikte Angaben finden wie bei Impfstoffen. Allenfalls werden dem Therapeuten auf Erfahrungswerten beruhende Anhaltspunkte gegeben.

Größeren Raum nimmt in der Gebrauchsinformation der Abschnitt über die Verträglichkeit und über zu erwartende Nebenwirkungen ein. Hat ein Patient in einem früheren Therapiefall ein mit Blick auf seine Spezies heterologes Serum erhalten, drohen bei einer erneuten Verabreichung eines Serums dieser Spenderspezies **Unverträglichkeitsreaktionen** bis hin zum anaphylaktischen Schock. Nicht zu verwechseln sind derartige Schockreaktionen mit der erstmals von Clemens **von Piquet** im Jahr 1905 beschriebenen **Serumkrankheit**. Diese ist klinisch charakterisiert durch Fieber, Lymphadenitis, Blutdruckschwankungen und schmerzhafte Gelenke. Sie wird ausgelöst durch **Immunkomplexe**, die durch Injektion von artfremdem Eiweiß, d.h. durch das heterologe Antiserum der Spenderspezies, ausgelöst werden. Es handelt sich um eine allergische Erkrankung, ausgelöst von Antikörpern des Empfängers gegen die übertragenen tierischen Antikörper des Spenders. Für die Ausbildung solcher Anti-Antikörper ist nach der Serumanwendung etwa ein Zeitraum von 14 Tagen erforderlich, weshalb von einer Serumkrankheit erst nach Ablauf dieser Zeit gesprochen werden darf.

Die bei der Serumtherapie übertragenen Antikörper des Spenders wurden früher als Gammaglobuline bezeichnet. Die Wurzel dieses Begriffes liegt in der sogenannten Gammafraktion, die bei der Elektrophorese eines Vollserums eine charakteristische Wanderungsgeschwindigkeit besitzt und sich von anderen Eiweißkörpern abtrennen lässt. Heute ist der Begriff **Immunglobuline** für die früheren Gammaglobuline der gebräuchlichere Begriff. Diese haben die Verwendung von **Vollseren** schon allein deshalb zurückgedrängt, weil sie in reinerer Form gewonnen werden können, was das Risiko von Nebenwirkungen verringert.

Ein mit einem Vollserum oder einem Immunglobulinpräparat passiv übertragener Schutz ist nur von begrenzter Dauer und wird durch die dem Serum oder Immunglobulin eigene **Halbwertzeit** charakterisiert. Diese Halbwertzeit ist von der Herstellung und Reinigung abhängig und wird bei der Zulassung eines Serums oder Immunglobulins durch geeignete Belastungsversuche geprüft und in den Zulassungsunterlagen festgelegt. Schon früh gab es Versuche, die Wertigkeit von Seren zu standardisieren.

Paul **Ehrlich** (1854–1915) und August Paul **von Wassermann** (1866–1925) versuchten den **Immunisierungswert** von Seren zahlenmäßig festzustellen. Die beiden Forscher überprüften, welche Menge eines Normalserums gegen Diphtherie in einer Dosis von 0,1 ml die Wirkung von 1 ml Normalgift des Diphtherieerregers aufzuheben vermochte. Sie definierten, dass in 1 ml eines solchen Serums eine **Immunisierungseinheit** enthalten ist. Mit derartigen erfolgreich zum Abschluss gebrachten Standardisierungsversuchen wurde die Grundlage für die routinemäßige Überprüfung von Serum- und später von Immunglobulinpräparationen geschaffen. Die Hersteller solcher Biologika wurden nicht nur zur **Wertbemessung** ihrer Chargen verpflichtet, sondern sie mussten Proben des Materials für die Gesamtdauer der Laufzeit zurückbehalten. Im Laufe der Jahre erwies es sich als vorteilhaft, **Standardseren** bekannten Gehaltes mitzuführen und neu produzierte Chargen mit ihnen zu vergleichen. Unterschieden wurden dabei in den Folgejahren der „Hausstandard" des Herstellers, der nationale Standard und der internationale Standard eines Serumpräparats. Allerdings wurden nur für wenige Seren bzw. Immunglobuline internationale Standardpräparate etabliert. Zu nennen sind beispielhaft Tetanus und Schweinerotlauf.

In besonderen Notsituationen wird die Anwendung eines Serums bzw. Immunglobulins mit einem Impfstoff kombiniert. Diese **Simultanimpfung** hat zum Ziel, unter dem Schutz der passiv übertragenen und sofort wirksamen Immunsubstitution den Empfängerorganismus zu veranlassen, mithilfe des Impfstoffanteils einen aktiven Schutz aufzubauen. Derartige simultane Anwendungen gibt es im Veterinärbereich beispielsweise bei Staupe, Tetanus und Rotlauf. Im Humanbereich werden ferner Tollwutimmunglobuline und Tollwutimpfstoffe kombiniert angewendet, was auf dem Veterinärsektor wegen des oben bereits erwähnten Behandlungsverbotes tollwutverdächtiger Tiere nicht infrage kommen darf. Aus diesem Grund wären tollwutantikörperhaltige Biologika ad us. vet. im Geltungsbereich des Europäischen Arzneibuches nicht zulassungsfähig.

1.5.6 Immunmodulatoren, Paramunitätsinducer

Die Stimulation unspezifischer (angeborener) Abwehrmechanismen (innate immunity) hat eine sehr lange Geschichte, während der eine Vielzahl vom Mikroorganismen, Teilen und Produkten von ihnen und andere Substanzen erprobt wurden. Unspezifische Reiztherapie ist nur einer der in diesem Zusammenhang verwendeten Termini. Die Arbeiten stützen sich auf eine lange medizinische Tradition, die im Prinzip bis auf die im klassischen Altertum gemachten Beobachtungen zurückgeht, dass durch die Erzeugung von Fieber therapeutische Effekte bei vielen Krankheiten zu erzielen sind. Auch bei der Anwendung von Impfstoffen wurden immer wieder unspezifische (paraspezifische) Schutzwirkungen gegen andere Infektionen beobachtet.

Als **Immunmodulatoren** werden nach Tierimpfstoff-Verordnung Präparate bezeichnet, „die dazu bestimmt sind, unspezifische Reaktionen des Immunsystems zu steigern oder zu schwächen." Die Zielrichtung ist also eine antigenunspezifische Stimulation von Abwehrreaktionen, wenngleich eine strenge Trennung zwischen der Modulation der unspezifischen (angeborenen) und spezifischen (erworbenen, adaptiven) Immunantwort nicht möglich ist. Im Zusammenhang mit immunologischen Tierarzneimitteln ist ausschließlich die Stimulierung von Abwehmechanismen relevant. Bei den auch in der Veterinärmedizin eingesetzten **Immunsuppressiva** handelt es sich um chemisch definierte Wirkstoffe, die hier nicht behandelt werden.

Im Sinn einer vorrangig unspezifischen Immunstimulation wirken die zu den Zytokinen zählenden **Interferone**; ein rekombinantes Präparat ist zur Behandlung von Hunden und Katzen zugelassen. Als umfassendes Konzept eines schnell einsetzenden, erhöhten, antigen- und erregerunspezifischen Schutzes hat A. Mayr die **Paramunisierung** (paraspezifische Schutzimpfung) entwickelt.

Ein **Paramunitätsinducer** auf der Basis von inaktiviertem *Parapoxvirus ovis* ist für Hunde, Katze, Pferde, Rinder und Schweine zugelassen. Träger der Wirksamkeit sind u.a. die erhöhte Proliferation von Lymphozyten, die Induktion von Interferonen und anderen Zytokinen sowie die gesteigerte Phagozytose. Für die Aktivierung von Monozyten, dendritischen Zellen und natürlichen Killerzellen liegen ebenfalls experimentelle Nachweise vor. Neben der erregerunspezifischen Wirkung ist vor allem der schnelle Wirkungseintritt innerhalb von etwa 6–12 Stunden interessant. Im Gegenzug hält die Wirkung aber nur für einige Tage an, Boostereffekte treten nicht auf.

Paramunitätsinducer eignen sich daher zur Überbrückung kurzfristig auftretender Schutzlücken etwa nach einer Impfung bis zum Eintreten des Immunschutzes und zur Prophylaxe bei Transporten und Ausstellungen. Sie werden auch zur unterstützenden Begleittherapie eingesetzt. Es existiert eine Fülle von Arbeiten über den erfolgreichen Einsatz von Paramunitätsinducern bei verschiedenen Tierarten, auf deren Basis dieses Konzept weiter entwickelt werden kann. Wichtige Fragen sind dabei, ob es bei verschiedenen Tierarten und Altersgruppen Unterschiede in der Reaktion auf die Induktion gibt und in welchem Verhältnis im Labor nachweisbare Parameter, z. B. Interferonspiegel, zur klinischen Wirksamkeit stehen.

1.5.7 Nebenwirkungen und Pharmakovigilanz

In Europa gibt es schon seit Längerem Tendenzen, bei der **Überwachung von Biologika** den Anteil staatlicher Chargenprüfungen zu reduzieren und stattdessen der Pharmakovigilanz ein größeres Gewicht zu verleihen. Zur **Pharmakovigilanz** gehört nicht nur die Untersuchung und Abwehr von Risiken, sondern auch ein **Risikomanagement**. Es ist insbesondere unerwünschten Wirkungen und anderen Problemen in Verbindung mit der Anwendung von Arzneimitteln und Impfstoffen vorzubeugen. Ferner sollen Systeme aufgebaut werden, die der Sammlung von Informationen über Nebenwirkungen dienen. Vorschriften zur Pharmakovigilanz finden sich nicht nur in den einschlägigen Richtlinien der Europäischen Union, sondern auch in nationalen Gesetzes- und Verordnungstexten, wie beispielsweise § 30 der Tierimpfstoff-Verordnung. Es wurden europaweit **Netzwerke** und **Meldesysteme** etabliert, um eine möglichst lückenlose Überwachung zu gewährleisten.

Mithilfe der schon zum Zeitpunkt der Erprobung eines Biologikums generierten Pharmakovigilanz-Daten soll sobald als irgend möglich eine **Nutzen-Risiko-Analyse** für das betreffende Produkt vorgenommen werden. Es soll also festgelegt und in den zuständigen Gremien verbindlich entschieden werden, ob im konkreten Fall die bekannten Risiken mit Blick auf den ebenfalls bekannten therapeutischen oder prophylaktischen Nutzen des Produktes in Kauf genommen werden können. Im mehr wirtschaftlich geprägten Veterinärsektor werden dabei andere Maßstäbe angelegt als im Humanbereich. So sind bei Tieren, die der Gewinnung von Lebensmitteln dienen, Nebenwirkungen mit Einfluss auf z. B. die Milch- und Mastleistung oder auf die Fleisch- und Eiqualität von großer Bedeutung.

Verdachtsfälle über unerwünschte Arzneimittelwirkungen muss die Tierärzteschaft und müssen die pharmazeutischen Unternehmer gleichermaßen melden. Nicht zuletzt aus diesem Grund müssen Pharmaunternehmen inzwischen ständig eine **qualifizierte Person** für die Pharmakovigilanz zur Verfügung stellen und ihre Erreichbarkeit jederzeit garantieren. Zur Meldung selbst stehen elektronische Formulare zur Verfügung.

Die **Konsequenzen** von Nebenwirkungsmeldungen sind unterschiedlicher Natur. So kann in schweren Fällen die Zulassung unmittelbar berührt und ein Ruhen derselben angeordnet werden. Mildere Maßnahmen zur Erhöhung der Sicherheit sind beispielsweise die Aufnahme von Warnhinweisen in die Packungsbeilage oder Änderungen der Anwendungsbedingungen.

Nicht unerwähnt bleiben soll schließlich das Risiko einer Verfälschung von **Pharmakovigilanz-Statistiken** dadurch, dass Meldungen eingehen, die nicht im Zusammenhang mit der Anwendung des Präparats stehen. Dies ist häufig dann der Fall, wenn Tierverluste entweder durch den Hersteller des Mittels selbst oder durch die Tierseuchenkassen finanziell entschädigt werden. Schnell wird dann ein interkurrent gestorbenes Tier als Impfschaden in die Meldesysteme eingegeben. Häufen sich derartige Fälle, wiegen die erschlichenen Entschädigungsleistungen weniger schwer als die einem zugelassenen Biologikum ad us. vet. angelastete vermeintliche Unverträglichkeit.

2 Infektionsdiagnostik

Gunter Amtsberg, Martin Beer, Ludwig Haas, Jutta Verspohl

2.1 Probennahme und Transport

Gunter Amtsberg, Jutta Verspohl

Der Nachweis von Infektionserregern dient der ätiologischen Abklärung von Krankheitsausbrüchen bei Einzeltieren aus Hobby- und Nutztierhaltung, Zoo- und Wildtieren oder ganzer Tierbestände. Auch vor dem Hintergrund der „Leitlinien für den sorgfältigen Umgang mit antimikrobiell wirksamen Tierarzneimitteln" sind der Erregernachweis und die Resistenzprüfung relevanter Keime diagnostische Notwendigkeiten. Das Gelingen des Erregernachweises ist jedoch nicht ausschließlich von der fachlichen Kompetenz und technischen Ausrüstung des Untersuchungslabors, sondern in hohem Maße auch von der Qualität der für die Untersuchung eingesandten Probe abhängig. Aus diesem Grund ist es unerlässlich, einige wichtige Punkte zu berücksichtigen, die vom einsendenden Tierarzt im Hinblick auf eine gezielte und erfolgreiche Behandlung bzw. Bekämpfung von Infektionskrankheiten beachtet werden sollten.

2.1.1 Überlegungen vor der Probennahme

Nicht jedes bakteriologisch, mykologisch oder virologisch arbeitende Labor bietet das gesamte Spektrum der Erregernachweise an. Zum Beispiel werden Nachweise von Mykoplasmen, obligaten Anaerobiern und strikt intrazelluären Erregern wie *Lawsonia intracellularis* oder Chlamydien nur in speziell ausgestatteten Einrichtungen durchgeführt. Es ist daher sinnvoll, vor dem Versand der Probe abzuklären, ob das ausgewählte Labor die gewünschten Untersuchungen durchführt bzw. für bestimmte Untersuchungen zugelassen ist (z. B. bei Untersuchungen, die für Tierexporte vorgeschrieben sind). Die genauen Vorschriften hinsichtlich der Probenahme (Zeitabstände, Entnahmeort, Transportmedium, Transportdauer etc.) sind ebenfalls zu beachten.

Der Erregernachweis kann mikroskopisch in ungefärbten oder gefärbten Präparaten erfolgen, durch kulturelle Anzucht oder durch Detektion erregerspezifischer DNA-Sequenzen. Für den kulturellen Nachweis müssen die Erreger vermehrungsfähig im Labor eintreffen. Dazu muss ihr Überleben durch den Einsatz geeigneter Transportmedien und die Einhaltung kurzer Transportzeiten gewährleistet sein.

Auswahl der Tiere

Bei einer Einzeltierdiagnostik besteht das Problem der Auswahl der zu beprobenden Tiere nicht. Hierbei handelt es sich überwiegend um Tiere, die zu Hobby- bzw. Freizeitzwecken gehalten werden. Jedoch gilt auch hier der Grundsatz, erst die Probennahme, dann die (ggf. antibiotische) Therapie.

In der Nutztierhaltung steht in der Regel die Bestandsdiagnostik im Vordergrund. Grundsätzlich sollte der Tierarzt die zu beprobenden Tiere auswählen und diese Entscheidung nicht dem Tierhalter überlassen. Dabei sind folgende Punkte zu berücksichtigen:

- frisch und typisch erkrankte Tiere auswählen
- möglichst keine antibiotische Vorbehandlung der zu beprobenden Tiere in den letzen 10–14 Tagen

Anzahl der einzusendenden Proben

Eine zuverlässige Aussage über den Gesundheitszustand einer ganzen Herde kann nicht durch die Untersuchung einer einzelnen Probe erreicht werden. Die Anzahl der zu untersuchenden Proben ist von der Prävalenz des Krankheitserregers und dessen Ausscheidungsrhythmus im Bestand abhängig. Von Salmonellen und Brachyspiren ist beispielsweise bekannt, dass sie diskontinuierlich mit dem Kot ausgeschieden werden. Als Faustzahl gilt:

- Fehlen deutliche Krankheitssymptome, sind mindestens fünf Tiere zu beproben.
- Bei Untersuchungen, die zur Überprüfung des Gesundheitsstatus einer klinisch gesunden, unverdächtigen Herde dienen sollen, sind unabhängig von der Bestandsgröße mindestens 20 Tiere zu untersuchen.

Das Zusammenmischen mehrerer Proben zur Kostenersparnis ist aus verschiedenen Gründen nicht zu empfehlen.

- Einzelne positive Proben werden durch den Verdünnungseffekt nicht als positiv erkannt.
- Befindet sich eine stark kontaminierte Probe im Pool, wird die Kontamination auf die anderen Proben übertragen. Die Auswertung des Ansatzes ist u. U. nicht oder nur sehr eingeschränkt möglich.

2.1.2 Entnahmetechniken und Transportbehältnisse

Unabhängig davon, ob Sekrete, Exkrete, andere Körperflüssigkeiten oder Organe für die Untersuchungen zur Verfügung stehen, ist stets darauf zu achten, dass die Entnahme mit **sterilem Instrumentarium** durchgeführt wird. Grundsätzlich ist die Entnahmestelle vor der Probengewinnung zu reinigen und zu desinfizieren. Dies gilt ganz besonders dann, wenn die Probe aus normalerweise sterilen Lokalisationen wie ZNS, Gelenk, Bauch- oder Brusthöhle entnommen wird. Hierdurch wird verhindert, dass Keime von außen (z. B. von der äußeren Haut) in diese Bereiche verschleppt werden und das Probenmaterial mit solchen Erregern kontaminiert wird.

Für die kulturelle Anzucht von Infektionserregern ist die wichtigste Voraussetzung, dass die Probe auf dem Transportweg nicht austrocknet, da dieses zum Absterben der Keime führt. Je nach Probenmenge kann das Material in ein gut verschließbares Plastikgefäß überführt oder, bei sehr geringen Volumina, mit einem Tupfer aufgenommen werden. Dieser Tupfer wird anschließend in ein halbfestes Transportmedium (z. B. die Medien nach Stuart, Amies oder Cary-Blair) verbracht. Das nährstofffreie **Transportmedium** dient nicht nur dazu, den Keimen lebensnotwendige Feuchtigkeit zu spenden, sondern soll auch mit speziellen Puffersubstanzen die Vermehrung einzelner im Probenmaterial enthaltener schnell wachsender Bakterien verhindern und dadurch den Nachweis anspruchsvoller Keime gewährleisten.

Besteht der Verdacht auf eine Infektion mit strikten **Anaerobiern**, sind spezielle für diese Bakteriengruppe geeignete sauerstofffreie Medien, z. B. Amies-Medium, einzusenden. Häufig ist dem Medium zusätzlich ein Redoxindikator zugesetzt, der den unerwünschten Zutritt von Sauerstoff durch einen Farbumschlag anzeigt.

Proben für molekulargenetische Erregernachweise sind bevorzugt ohne Transportmedium einzusenden, da es hier durch die im Medium enthaltenen Bestandteile zu Störungen der PCR kommen kann.

2.1.3 Entnahmelokalisation

Eine Übersicht der zu empfehlenden Probenmaterialien in Abhängigkeit von den verschiedenen Organsystemen ist **Tab. 2.1** zu entnehmen.

Grundsätzlich gilt, dass die Probe vom krankhaft veränderten Gewebe gewonnen werden sollte, d. h., bei Vorliegen einer Pneumonie ist es z. B. nicht sinnvoll, Nasensekret zur Untersuchung einzusenden. Viele fakultativ pathogene Krankheitserreger gehören zur Standortflora des Tieres. Ihr Nachweis muss daher nicht zwangsläufig in Zusammenhang mit dem Krankheitsgeschehen stehen. Der Nachweis von *Pasteurella multocida* und *Haemophilus parasuis* in einem Nasentupfer vom Schwein lässt keinesfalls den Schluss zu, dass die Bronchopneumonie des Tieres durch die beiden Erreger verursacht wurde. Zuverlässigere, brauchbarere Informationen bei lebenden Tieren können beim Vorliegen von tiefen respiratorischen Erkrankungen durch die Entnahme und Untersuchung einer bronchoalveolären Lavage erwartet werden. Bei toten Tieren bietet sich die Entnahme eines Lungenabschnitts am Übergang zwischen dem gesunden und veränderten Gewebe an.

Bei Harnwegsinfektionen bei Hund und Katze ist die Blasenpunktion der Harngewinnung durch Katheter (Gefahr der iatrogenen Infektion!) oder dem Auffangen von Spontanurin (Kontamination der Probe durch die besiedelte Harnröhrenschleimhaut) vorzuziehen.

Für Urin- und Milchproben wird von einigen Autoren die Zugabe von Konservierungsstoffen empfohlen. Substanzen wie z. B. Borsäure sollen in einer Konzentration von 2 g/100 ml Probe dazu dienen, die Keimzahl im Probenmaterial bis zum Eintreffen im Labor zu stabilisieren. Die Zugabe von stabilisierenden Substanzen kann auf keinen Fall den schnellen, unverzüglichen Transport in das Labor ersetzen.

Einen Sonderfall stellt der Verdacht auf das Vorliegen einer Sepsis dar. Hier kann zur Abklärung kurz vor oder während einer Fieberphase venöses Blut in spezielle Blutkulturmedien überführt werden. Es empfiehlt sich, eine

Tab. 2.1 Probenmaterial von verschiedenen Organsystemen.

Organssystem/ Krankheits-erscheinung	vom lebenden Tier		vom Sektionsmaterial
	gut geeignet	bedingt geeignet	
Respirationstrakt	bronchoalveoläre Lavage	Trachea-, Nasentupfer	veränderte Lungenbereiche
Darm	Kotproben, frisch entnommen	vom Boden gesammelte Kotproben	veränderte Darmabschnitte
ZNS	Liquor		veränderte Bereiche, z. B. Stammhirn
Haut und Ohren	v. a. Hautpilzbefall: Geschabsel, Haare; v. a. bakterielle Infektion: Tupfer		veränderte Hautbereiche
eiternde, abszedierende Prozesse	Eiter, Material aus gespaltenem Abszess		Abszess, nicht eröffnet
Harnwege	Blasenpunktionsurin	Katheterurin, Spontanurin	Urin, Blase, Niere
Milchdrüse	Drüsensekret/Milch		Drüsengewebe, -sekret
Genitale	Zervix-, Uterus-, Klitoris-, Eicheltupfer, Präputialabstriche, Spülproben	Vaginaltupfer	Uterus, Hoden, Nebenhoden
Aborte	Plazenta	Genitalabstriche des Muttertieres	Magen, Leber des Fetus, Plazenta

Blutkulturflasche zum Nachweis von aerob wachsenden Erregern und eine weitere Flasche zum Nachweis von Anaerobiern einzusenden. Die Probennahme muss unbedingt unter sterilen Bedingungen nach Reinigung und Desinfektion der Punktionsstelle durchgeführt werden. Bei einer Bakteriämie zirkulieren die Erreger diskontinuierlich im Blutkreislauf, daher sind verlässliche Ergebnisse nur nach mindestens zwei, möglichst drei aufeinanderfolgenden Untersuchungen zu erwarten.

2.1.4 Begleitschreiben

Jeder Probeneinsendung ist ein Begleitschreiben beizufügen, aus dem folgende Informationen eindeutig zu entnehmen sind:

1. Anschrift, Telefonnummer, Faxnummer, E-Mail von Tierarzt und Tierhalter (zur schnellstmöglichen Übermittlung des Untersuchungsergebnisses sowie für den Fall der Meldung beim Nachweis von melde- und anzeigepflichtigen Tierseuchen)
2. Angabe des für den Bestand zuständigen Veterinäramtes
3. Art des Untersuchungsmaterials (z. B. Lokalisation der Tupferproben, da dies von Bedeutung für den Einsatz entsprechender Nährböden ist)
4. Entnahmedatum (bei zu langen Transportzeiten sind bestimmte Untersuchungen evtl. nicht mehr sinnvoll)
5. Identifikation (Name, Ohrmarke) des Tieres
6. Tierart, Alter (evtl. auch Rasse, Geschlecht; z. B. spielen bei Jungtieren andere Infektionserreger eine Rolle als bei adulten)
7. Vorbericht mit klinischen Symptomen, Verdachtsdiagnosen und Angaben zur Vorbehandlung
8. Hinweise auf spezielle Untersuchungswünsche, Verdacht auf eine spezifische Krankheit, bereits vorliegende Ergebnisse
9. Falls evtl. der Einsatz einer Bestandsvakzine geplant ist, sind Hinweise auf eine **gewünschte Stammasservierung** sinnvoll, da Isolate aus der laufenden Diagnostik nicht grundsätzlich nach Abschluss der Untersuchung weiterhin aufbewahrt werden.

2.1.5 Versand der Proben

Bis zum endgültigen Versand in das Untersuchungslabor sollten die Proben bei Kühlschranktemperatur gelagert werden. Beim Tieffrieren sterben empfindliche Keime ab, daher ist das Einfrieren nicht zu empfehlen. Ausgenommen von dieser Empfehlung sind Blutkulturen, die stets bei 35 °C aufbewahrt werden sollten.

> **MERKE** !
>
> Um den Verderb und die beschleunigte Autolyse des Materials zu verhindern, ist es wichtig, dass körperwarme Flüssigkeiten und Organe vor dem Verpacken für den Versand vollständig abgekühlt sind.

Beim Versand der Proben mit der Deutschen Post oder einem anderen Kurierdienst sind besondere Vorschriften zu beachten. Diese Vorschriften können bei dem gewählten Unternehmen angefordert werden. Grundsätzlich gilt, dass das Untersuchungsmaterial nach der Verpackungsvorschrift P650 der IATA-DGR (international air transport association–dangerous goods regulations) verpackt werden muss. Diese Vorschrift besagt, dass die Proben in einer **Innenverpackung (Primärbehälter)** auslaufsicher zu verpacken und zusätzlich mit einem **zweiten Schutzgefäß oder einer Schutzhülle (Sekundärverpackung)** zu umgeben sind. Zwischen den beiden Verpackungen muss **saugfähiges Material** evtl. auslaufende Probenflüssigkeit aufnehmen können (Abb. 2.1).

Die **Außenverpackung** hat aus einem **geprüften Karton** zu bestehen, der gewissen Umwelteinflüssen wie Temperatur- und Druckschwankungen sowie Stößen standhält.

Geprüftes Verpackungsmaterial für die Innen- und Außenverpackung, das den Vorschriften entspricht, ist im Handel erhältlich. Die Außenverpackung ist mit einem Symbol in Form einer Raute mit der Inschrift UN3 373 und dem Hinweis „Biologischer Stoff, Kategorie B“, „Biological Substance, Category B“ zu versehen. Diese Kennzeichnung besagt, dass es sich bei dem Versandmaterial um infektiöse Substanzen handelt, die nicht unter die Kriterien der Kategorie A fallen. Zur Kategorie A werden infektiöse Substanzen gezählt, die erhebliche, permanente oder lebensbedrohliche Schäden bei Mensch und Tier verursachen können. Viren und Bakterien, die in Kategorie A eingestuft sind, können einer Liste entnommen werden, die den Anlagen zur ADR/RID (Europäisches bzw. Internationales Übereinkommen über die Internationale Beförderung gefährlicher Güter auf der Straße und mit der Eisenbahn) Kap. 2 Klassifizierung Nr. 2.2.62 zu entnehmen ist. Sie erhebt keinen Anspruch auf Vollständigkeit. Es handelt sich jedoch überwiegend um Erreger der Risikogruppen 3 und 4 nach BiostoffVO.

Die Deutsche Post erlaubt den Versand von Material der Kategorie B ausschließlich als Maxibrief mit den Höchstmaßen L 353 × B250 × H50 mm und einer Mindesthöhe von 30 mm. Das Gewicht der Sendung darf 1000 g nicht überschreiten. Größere Packstücke können nach aktuellen Vorschriften nicht mit der Deutschen Post, jedoch mit einem anderen Transportunternehmen verschickt werden.

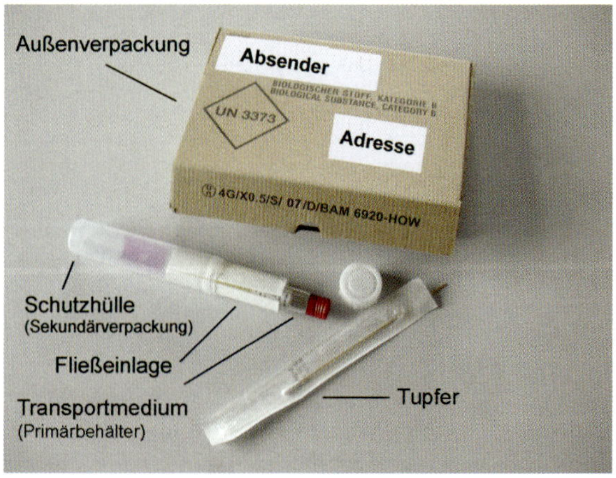

Abb. 2.1 Probenversand gem. Verpackungsvorschrift P650.

Versandmaterial, das unter die Kategorie A fällt, muss gesondert gekennzeichnet und unter Einhaltung besonderer Sicherheitsvorschriften transportiert werden. Es wird von der Deutschen Post nicht befördert. Andere Unternehmen haben spezielle Servicedienste für derartige Zustellungen, die auch entsprechend honoriert werden müssen.

Die hier genannten Vorschriften sind laufend Änderungen unterworfen. Es ist daher notwendig, sich in regelmäßigen Abständen aktuell über die Bestimmungen zum Versand zu informieren.

Für den Versand von infektiösem Untersuchungsmaterial und Mikroorganismen ins Ausland gelten besondere Vorschriften. Hier ist außerdem zu berücksichtigen, dass die Einfuhr von Mikroorganismen häufig einer Genehmigung durch das Importland bedarf.

2.2 Direkter Erregernachweis bei Bakterien- und Pilzinfektionen

Gunter Amtsberg, Jutta Verspohl

Die Infektionsdiagnostik zielt auf eine möglichst schnelle Erfassung der am Krankheitsprozess ursächlich beteiligten Infektionserreger. Für den direkten Erregernachweis stehen zahlreiche mikrobiologische Untersuchungstechniken (Tab. 2.2) zur Verfügung.

Neben der Erregerisolierung und Erstellung einer Artdiagnose wird vom Einsender routinemäßig auch die Übermittlung des Antibiogrammes für die Einleitung einer gezielten Antibiotikabehandlung erwartet. Die hierfür notwendige Resistenzprüfung setzt die kulturelle Erregeranzüchtung voraus. In zahlreichen Fällen ist über die Artdiagnose hinaus aus prophylaktischen und therapeutischen Erwägungen die Bestimmung von Toxovar bzw. Serovar (gelegentlich aus epidemiologischen Gründen auch von Lysovar) oder Genotyp erforderlich. Die Auswahl der für den Einzelfall auszuwählenden Verfahren ergibt sich aus der Art des Untersuchungsmaterials und der zu erwartenden Erreger, auf die nach den im Begleitbericht geschilderten Krankheitserscheinungen geschlossen werden muss.

In früheren Jahrzehnten spielte der Tierversuch in der bakteriologischen Diagnostik sowohl zum Erregernachweis (z. B. *Mycobacterium bovis*) als auch zum Nachweis von Toxinen (z. B. Toxine von *Clostridium perfringens* und *Clostridium tetani*) eine bedeutende Rolle.

Tab. 2.2 Mikrobiologische Untersuchungstechniken für den direkten Erregernachweis.

	mikrobiologische Techniken	Untersuchungsziele
Phänotyp	mikroskopische Untersuchung, kulturelle Untersuchung	Erregernachweis: Artdiagnose, Antibiogramm
	serologische Untersuchung	Toxovar, Serovar
Genotyp	molekularbiologische Untersuchung	Erregernachweis bzw. Nachweis spezifischer Virulenzgene

MERKE !

Heute stehen vielfältige alternative Methoden zur Verfügung, sodass Tierversuche in der Diagnostik bakterieller Infektionserreger nur noch in seltenen Fällen zum Einsatz kommen (z. B. zum Nachweis von *Clostridium-botulinum*-Toxin).

2.2.1 Mikroskopische Untersuchung

Mit der mikroskopischen Untersuchung können morphologisch-biologische Merkmale der Mikroorganismen erfasst werden, die für die Diagnosestellung von grundlegender Bedeutung sind. Hierzu zählen Gestalt, Größe, Sporen, Kapsel, Beweglichkeit, Anfärbbarkeit sowie Anordnung zueinander und zu Zellen. Für diese Untersuchung wird in erster Linie die **Hellfeldmikroskopie** genutzt.

Häufig steht die Mikroskopie von eingesandtem Probenmaterial wie z. B. Milch, Harn oder Eiter am Beginn des diagnostischen Untersuchungsganges. Sie ermöglicht eine schnelle vorläufige Orientierung über den Gehalt an Bakterien oder Pilzen.

MERKE !

Allerdings wird ein bakterieller Keimgehalt erst oberhalb der Nachweisgrenze von ca. 10^4–10^5 Keimen/ml sichtbar. Artdiagnosen können allein aufgrund der mikroskopisch erfassbaren Merkmale nicht gestellt werden, sie sind nur in Verbindung mit serologischen Methoden und der Fluoreszenzmikroskopie, der sogenannten Fluoreszenz-Antikörper-Technik (FAT), ausreichend abgesichert.

Zum mikroskopischen Nachweis bakterieller Infektionserreger sind 600–1000-fache Vergrößerungen erforderlich, die im Lichtmikroskop unter Verwendung eines Immersionsobjektives mit 100-facher Eigenvergrößerung erreicht werden. Zur Vermeidung von Lichtverlusten wird durch Immersionsöl (Zedernholzöl) zwischen Objektivlinse und Objektträger eine optisch homogene Verbindung hergestellt. Beide Medien haben etwa denselben Brechungsindex (n = 1,52), sodass hiermit die für so starke Vergrößerungen notwendige Lichtintensität gewährleistet ist. Mit dieser Hellfeldmikroskopie gelingt es, Mikroorganismen bis zur Größenordnung von 0,25 µm sichtbar zu machen.

In der Infektionsdiagnostik können zur Erfassung aussagekräftiger morphologischer Eigenschaften der Erreger sowohl ungefärbte als auch gefärbte Präparate eingesetzt werden.

■ Ungefärbte Präparate

Für diese Nativpräparate sind wässrige Aufschwemmungen zu verwenden, um die Bakterien ohne formverändernde Fixierung im Lichtmikroskop sichtbar zu machen und die Beweglichkeit eindeutig beurteilen zu können. Das Untersuchungsmaterial (Kulturflüssigkeit, suspendiertes Koloniematerial von festen Nährböden, bakterienhaltige Sekrete oder Exkrete) wird auf einen Objektträger getropft und mit einem Deckglas bedeckt, sodass mit dieser Präparation eine schnelle Beurteilung der vorhandenen Bakterien möglich ist. Der sogenannte **„Hängende Tropfen"** stellt eine besondere Form des Nativpräparates unter Verwendung eines hohl geschliffenen Objektträgers dar. In dem am Deckglas hängenden Tropfen lässt sich die Beweglichkeit von Bakterien mikroskopisch besonders gut beurteilen.

Eine Negativdarstellung von Kapseln der Bakterien (z. B. *Streptococcus pneumoniae, Klebsiella pneumoniae*) gelingt durch die **Tuschepräparation nach Burri**. Die zu untersuchende Bakteriensuspension wird mit schwarzer Tusche vermischt und wie ein Blutausstrich auf einem Objektträger ausgezogen. Nach Trocknung an der Luft und eventuell schonender Fixierung kann das Präparat ohne Deckglas mit der Ölimmersion untersucht werden. Die Kapseln stellen sich als helle Aussparungen vor schwarzem Hintergrund dar. Nach vorheriger monochromatischer Färbung mit Fuchsin oder Methylenblau lässt der nunmehr gefärbte Zellleib die Schleimkapsel noch deutlicher hervortreten.

Gefärbte Präparate

Durch die Färbung mikroskopischer Präparate können Mikroorganismen besser als in Nativpräparaten sichtbar gemacht werden. Einige Färbemethoden ermöglichen durch Anwendung verschiedener Farbstoffe sogar eine für die Diagnostik sehr hilfreiche weiterführende Differenzierung.

Zur Anfertigung brauchbarer Präparate muss flüssiges Untersuchungsmaterial wie Milch, Harn, Eiter, Punktate, Sekrete oder Bouillonkultur mit der sterilen Rundöse in dünner Schicht auf einen Objektträger ausgestrichen werden. Während dickflüssige Proben mit physiologischer NaCl-Lösung auf dem Objektträger verteilt werden, können von krankhaft veränderten Organen durch Ausstreichen einer frisch geschaffenen Schnittfläche entsprechende Organausstriche angefertigt werden. Die zunächst an der Luft getrockneten Präparate müssen anschließend fixiert werden. Im Vordergrund steht hierbei die Hitzefixation in der Bunsenbrennerflamme (dreimaliges Durchziehen, Präparat nach oben), die das Haften des Materials am Objektträger gewährleistet und mit einer teilweisen Entquellung der Bakterienzelle verbunden ist.

Schonender ist eine chemische Fixation in Ethanol oder Methanol, die sich innerhalb von 5 min in einer abgedeckten Färbeküvette vornehmen lässt. Sie wird z. B. zum Nachweis der für *Pasteurella multocida* charakteristischen bipolaren Anfärbbarkeit (Polkappenfärbung) unter Verwendung von Methylenblau empfohlen.

Die zur Anwendung kommenden Farbstoffe werden meistens als alkoholische Lösungen (Stammlösung) vorrätig gehalten, woraus dann bei Bedarf die Gebrauchslösungen durch Verdünnung mit Aqua dest. herzustellen sind. Als Farbstoffe stehen u. a. Gentianaviolett, Methylviolett, Kristallviolett, Fuchsin, Methylenblau, Malachitgrün und Safranin zur Verfügung. Einigen Farbstoffen werden gelegentlich zur Intensivierung der Farbwirkung sogenannte Beizen wie Phenol (Karbol) oder Kalilauge zugesetzt, z. B. Kalilauge in Loefflers Methylenblau oder Phenol zum Fuchsin in Karbolfuchsin.

Einfachfärbungen

Bei diesen monochromatischen Färbungen wird nur eine Farblösung auf den Objektträger gebracht, sodass die Mikroorganismen auch nur diesen Farbstoff annehmen können. Hierdurch ist im Gegensatz zu den Nativpräparaten nicht nur eine verbesserte Beurteilung von Gestalt und Größe möglich, sondern auch eine bessere Abgrenzung von oftmals störendem organischen Material. Als Farbstoffe für diese Einfachfärbung werden meistens Loefflers Methylenblau (Einwirkungszeit ca. 5 min) oder auch Fuchsin (Einwirkungszeit ca. 1–2 min) verwendet. Die Färbung kann auf einer Färbebank oder in einer -küvette durchgeführt werden. Nach erfolgter Farbeinwirkung wird der Objektträger mit Leitungswasser vorsichtig abgespült und in einem Fließpapierblock getrocknet. Das Präparat kann nun wie alle gefärbten Ausstriche ohne Deckglas direkt mit der Ölimmersion untersucht werden.

Kombinierte Färbungen

Bei diesen Färbungen kommen mindestens zwei verschiedene Farbstoffe zur Anwendung. Zwischen den Färbeschritten werden die Präparate z. T. in Ethanol entfärbt oder mit Leitungswasser abgespült, sodass sich die Bakterien entweder mit dem ersten Farbstoff anfärben oder sich in der Farbe der Gegenfärbung (zweiter Farbstoff) darstellen. Die hierbei hervortretenden Unterschiede in der Anfärbbarkeit der Bakterien ermöglichen in bestimmten Grenzen eine Differenzierung bakterieller Infektionserreger, man spricht deshalb auch von Differenzialfärbungen.

Gram-Färbung Die wichtigste dieser Färbemethoden ist die Gram-Färbung (S. 101), benannt nach dem dänischen Pathologen Hans-Christian Gram, der sie entwickelte und 1884 zum Nachweis von Bakterien in Gewebeschnitten einführte.

> **MERKE** !
>
> Bis heute liefert die Gram-Färbung in der bakteriologischen Diagnostik nicht nur wertvolle Aussagen zur Gestalt und Größe der in dem Untersuchungsmaterial nachgewiesenen Erreger, sondern ermöglicht gleichzeitig eine Einteilung in die Gruppen der grampositiven (Anfärbung dunkelviolett) und gramnegativen (Anfärbung rot) Bakterien (**Abb. 2.2**).

Diese auch taxonomisch bedeutsamen Merkmale erlauben vorläufige Aussagen zum Vorliegen bestimmter Bakterienarten oder -gattungen, sodass aufgrund dieser mikroskopisch begründeten Verdachtsdiagnose der gesamte zur abgesicherten Diagnose führende Untersuchungsgang gezielter gestaltet werden kann. Der Ausfall der Gram-Färbung wird nicht allein vom unterschiedlichen Aufbau der Zell-

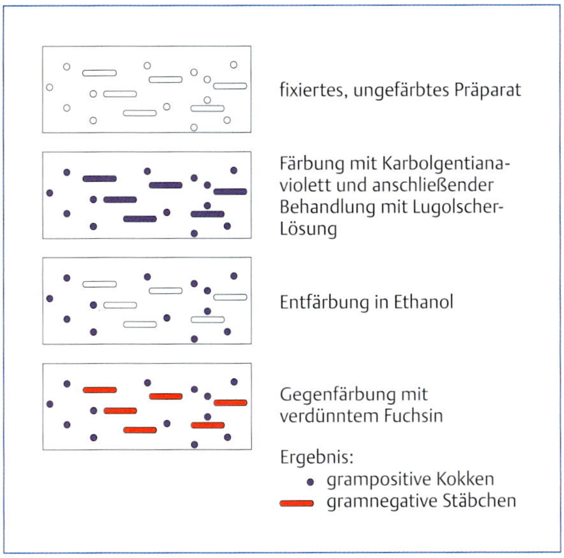

Abb. 2.2 Prinzip der Gram-Färbung.

wand bestimmt, sondern auch vom Alter der Kulturen (siehe z. B. **Abb. 12.6**).

Ziehl-Neelsen-Färbung Mit den bisher erwähnten Farbstoffen und Färbemethoden lassen sich zwar die meisten medizinisch bedeutsamen Bakterienarten färberisch darstellen, jedoch nicht die Mykobakterien, die aufgrund des hohen Lipidgehaltes („Wachshülle") in der Zellwand (S. 104) wässrige Farbstoffe nur unter Hitzeeinwirkung aufnehmen können. Zum Nachweis dieser säurefesten Mykobakterien findet deshalb die Ziehl-Neelsen-Färbung Anwendung. Hierbei wird der mit Karbolfuchsin beschickte Ausstrich auf der Färbebank von der Unterseite mit der Bunsenbrennerflamme erhitzt und anschließend in salzsaurem Alkohol entfärbt. Die Gegenfärbung erfolgt nach einem Spülvorgang mit Wasser durch Einwirkung von Methylenblau. Die säurefesten Bakterien bleiben trotz der Behandlung mit salzsaurem Alkohol rot angefärbt, andere Bakterien und der Untergrund erscheinen nun in blauer Farbe.

Zum Nachweis der partiellen Säurefestigkeit bei den Nocardien wird mit der **Kinyoun-Färbung** eine modifizierte Form der Ziehl-Neelsen-Färbung empfohlen.

Stableforth- und Gimènez-Färbung Zahlreiche andere kombinierte Differenzialfärbungen haben sich in der Infektionsdiagnostik zum Nachweis spezifischer bakterieller Krankheitserreger bewährt, so z. B. die Stableforth-Färbung zur Darstellung von Brucellen und Chlamydien oder die Gimènez-Färbung, mit der Chlamydien spezifisch anzufärben sind.

Kapselfärbungen Diagnostisch genutzt werden auch die Kapselfärbungen nach **Foth** oder nach **Hiss und Olt** zum mikroskopischen Nachweis von *Bacillus anthracis* im Untersuchungsmaterial erkrankter Tiere (**Abb. 12.1**).

Sporenfärbung nach Rakette Die Sporen der Bakterien aus den Gattungen *Bacillus* und *Clostridium* sind nur schwer anfärbbar. In der Gram-Färbung erscheinen sie zentral, subterminal oder terminal im Bakterium gelegen als ungefärbte ovale Aussparungen. Färberisch lassen sie sich z. B. mit der Sporenfärbung nach Rakette darstellen. Wie bei der Ziehl-Neelsen-Färbung wird auch hier der Farbstoff, in diesem Fall das Malachitgrün, unter Hitzeeinwirkung an den zu färbenden Ausstrich gebracht. Vor der Gegenfärbung mit verdünntem Fuchsin ist das überschüssige Malachitgrün mit Wasser abzuspülen. Die Sporen färben sich grün, die vegetativen Formen erscheinen in roter Farbe (**Abb. 12.7**).

Am Beginn der **mikroskopischen Beurteilung** gefärbter Präparate ist stets zu überprüfen, ob die Färbung technisch richtig durchgeführt wurde. Bei den Differenzialfärbungen ist hierbei besonders auf klare Farbunterschiede zwischen der Farbe des Untergrundes und den spezifisch gefärbten Bakterien zu achten. Beim Mikroskopieren sind unter Berücksichtigung der Herkunft des Untersuchungsmaterials und der Färbemethode die wichtigsten Merkmale immer nach einem bestimmten Schema zu erfassen, z. B. Form, Farbe, Größe, Anordnung zueinander, Häufigkeit (spärlich, zahlreich, massenhaft). Aufgrund dieser morphologischen Charakterisierung können nun vorläufige Diagnosen geäußert werden, die durch weiterführende Untersuchungen, vor allem durch den kulturellen Nachweis der Erreger, abgesichert werden müssen.

Weitere mikroskopische Techniken

Mit der **Phasenkontrastmikroskopie** lassen sich zart strukturierte, ungefärbte lebende Bakterien, z. B. Brachyspiren, besonders kontrastreich darstellen und in ihrer Beweglichkeit beurteilen. Benötigt werden ein spezieller Kondensor und ein entsprechendes Objektiv. Die für einen Teil der durchtretenden Lichtstrahlen erreichte Phasenverschiebung von 90° ermöglicht die erwünschte kontrastreiche Darstellung.

Auch die **Dunkelfeldmikroskopie** erweist sich für die Beurteilung der Strukturen spiralförmiger Bakterienarten wie z. B. der Leptospiren (**Abb. 6.4**), die sonst nur schwer zu erkennen sind, als besonders vorteilhaft.

Die **Fluoreszenzmikroskopie** (S. 79) wird an anderer Stelle ausführlich behandelt.

2.2.2 Kulturelle Untersuchung

Ziel der kulturellen Untersuchung ist die Anzüchtung bakterieller Infektionserreger außerhalb eines Wirtsorganismus aus dem von erkrankten Tieren stammenden Untersuchungsmaterial. Dieser kulturelle Erregernachweis auf zellfreien künstlichen Medien gelingt mit Ausnahme von Rickettsien, Chlamydien und Lawsonien bei den meisten medizinisch bedeutsamen Bakterienarten. Die Notwendigkeit zur Durchführung einer kulturellen Untersuchung des eingesandten Probenmaterials ergibt sich in der Infektionsdiagnostik nicht allein aus diagnostischen Erwägungen.

> **MERKE** !
>
> Das Vorliegen des Erregerstammes in Reinkultur ist eine unumgängliche Voraussetzung für eine gezielte Antibiotikatherapie auf der Grundlage eines kulturell zu erstellenden Antibiogrammes bzw. für den prophylaktischen Einsatz eines bestandsspezifischen Impfstoffes.

Mit dem Begriff **Kultur** wird in der Bakteriologie jedes bewachsene feste (Plattenkultur) oder flüssige (Bouillonkultur) Nährmedium bezeichnet. Wächst in oder auf diesen Nährböden nur eine Bakterienart, so handelt es sich um eine **Reinkultur.** Sind dagegen gleichzeitig mehrere Spezies vertreten, so liegt eine **Mischkultur** vor. Das Ausgangsmaterial für die weitere Differenzierung bzw. Resistenzprüfung ist stets die Reinkultur des Erregers, Mischkulturen sind hierfür ungeeignet.

Für die erfolgreiche Anzüchtung (S. 117) bakterieller Infektionserreger müssen in der Kultur die erforderlichen Lebensbedingungen der unterschiedlichsten Bakterienarten berücksichtigt werden. Im Vordergrund stehen hierbei u. a. der Nährstoffbedarf, die Wasserstoffionenkonzentration, der Sauerstoffbedarf, die Temperatur und die Bebrütungsdauer.

Nährmedienherstellung

Die meisten Bakterienarten benötigen zum Wachstum sowohl anorganische als auch organische Verbindungen, sodass bei der Herstellung von künstlichen Nährböden Grundsubstanzen verwendet werden, die u. a. Eiweiß- bzw. Stickstoffverbindungen, Kohlenhydrate, Vitamine und Spurenelemente enthalten. Bevorzugt werden komplexe Medien, deren Bestandteile chemisch nicht exakt definiert sind. Sie sind auch heute noch bei universellem Einsatz den chemisch definierten Nährmedien überlegen. Für die Herstellung gebräuchlich und im Handel erhältlich sind hierfür **Peptone**, die vorwiegend aus Fleisch, Kasein oder Sojaeiweiß durch Einwirkung von Enzymen (Pepsin, Trypsin, Pankreatin, Papain) gewonnen werden. Sie stellen ein Gemisch aus Polypeptiden, Dipeptiden und Aminosäuren dar. Aufgrund ihrer Hitzestabilität und Wasserlöslichkeit sind sie als Stickstoffquelle für die Nährbodenherstellung hervorragend geeignet.

Neben den Peptonen hat sich auch der kommerziell erhältliche **Fleischextrakt**, der reich an Aminosäuren, Mineralsalzen und Vitaminen ist, bestens bewährt. Zur Wachstumsförderung findet gelegentlich auch **Hefeextrakt** aufgrund seines hohen Aminostickstoffgehaltes und seines Gehaltes an Vitaminen des B-Komplexes Verwendung. Als **Energiequelle** werden Kohlenhydrate genutzt, vorwiegend Zucker. So ist z. B. Glukose für die meisten Bakterienarten die wichtigste Kohlenstoffquelle. Kochsalz in isotonischen Konzentrationen sorgt für eine osmotische Stabilität im Medium, sodass auch osmotisch empfindliche Zusätze wie z. B. Erythrozyten im Blutagar nicht zerstört werden.

Zur Aufrechterhaltung des **pH-Wertes**, der normalerweise im schwach alkalischen Bereich zwischen 7,0 und 7,4 liegen sollte, werden **Puffersubstanzen** verwendet, die diesen trotz Anflutung saurer Stoffwechselprodukte aus dem Bakterienstoffwechsel längere Zeit konstant halten. Phosphatpuffer kommen hierfür bevorzugt zur Anwendung. Aufgenommen werden die Nährbodenbestandteile in frisch **destilliertes Wasser** mit neutralem pH-Wert, sodass die Nährstoffe den Mikroorganismen in gelöster Form für den Stoffwechsel zur Verfügung stehen. Zur Verfestigung flüssiger Medien sind Zusätze gelierender Substanzen notwendig, bewährt hat sich hierfür **Agar**.

Nach diesem Grundprinzip erfolgt die Herstellung der zahlreichen und vielfältig zusammengesetzten Nährmedien für die Infektionsdiagnostik nach genau einzuhaltenden Rezepturen und Vorschriften für den Umgang mit den verschiedenen Substanzen und den daraus produzierten Nährböden. Benötigt werden für den kulturellen Erregernachweis sehr unterschiedliche feste und flüssige Nährmedien, die nicht nur das Wachstum zu gewährleisten haben, sondern auch eine selektive Anreicherung bzw. Anzüchtung sowie die kulturell-biochemische Differenzierung der Mikroorganismen ermöglichen sollen. Die Herstellung der Nährböden aus den Einzelsubstanzen in eigener „Nährbodenküche“ ist durch das im Handel erhältliche umfangreiche Angebot an qualitativ hochwertigen Nährmedien in den Hintergrund getreten. Hierdurch wurde eine Standardisierung erreicht, die die früheren unerwünschten Qualitätsunterschiede weitestgehend verschwinden ließ. Kommerziell sind die meisten Nährmedien heute als getrocknete Fertignährböden in granulierter Form erhältlich. Sie sind entsprechend den beiliegenden Anweisungen durch Auflösen in Wasser und anschließende Sterilisation leicht und schnell zuzubereiten.

Bei einigen Formulierungen sind vorher noch wachstumsfördernde oder auch selektiv wirksam werdende Supplemente zu ergänzen. Das Abfüllen größerer Nährbodenmengen kann durch den Einsatz von Abfüllautomaten wesentlich erleichtert und beschleunigt werden. Neben diesen Trockennährböden können im Handel inzwischen auch in Röhrchen oder Petrischalen gebrauchsfertig abgefüllte flüssige und feste Nährböden bezogen werden. Ausführliche Handbücher der Nährbodenhersteller informieren über die jeweilige Produktpalette, die Rezepturen und Verwendungszwecke der Nährmedien sowie über die Einzelsubstanzen, sonstige Hilfsmittel und notwendige Gerätschaften.

Flüssige Nährmedien

Ein einfaches flüssiges und universell einsetzbares Nährmedium ist die **Nährbouillon**, die Fleischextrakt, Pepton und Kochsalz in Wasser gelöst enthält. Sie bildet die Grundlage zahlreicher anderer, unterschiedlich zusammengesetzter Nährböden. Flüssige Medien, für die Routinediagnostik vorwiegend in Röhrchen abgefüllt, dienen vor allem der Anreicherung von in geringer Zahl oder in geschädigtem Zustand im Untersuchungsmaterial vorhandener Erreger. Bakterielles Wachstum in einer Bouillonkultur wird meistens durch gleichmäßige Trübung, seltener durch eine Kahmhaut oder durch einen Bodensatz sichtbar.

In dieser Kultur vermehren sich alle im Untersuchungsmaterial vorhandenen vermehrungsfähigen Bakterienarten, Reinkulturen sind auf diesem Weg deshalb nicht zu erzielen. Langsamer wachsende Spezies werden hierbei häufig von störenden Begleitkeimen überwuchert, sodass Erstere sich dadurch dem Nachweis entziehen. Durch die Zugabe selektiv wirksamer Hemmstoffe, wie z. B. Farbstoffe, Kochsalz oder Antibiotika kann man gezielt die in der untersuchten Probe vermuteten bakteriellen Infektionserreger selektiv anreichern und damit ihren Nachweis über die **Anreicherungskultur** sichern. Die unerwünschten Begleitkeime werden gleichzeitig im Wachstum unterdrückt.

Solche selektiv wirksamen **Anreicherungsmedien** sind stets für bestimmte Keimgruppen konzipiert und haben dadurch natürlich immer nur ein begrenztes Einsatzgebiet in der bakteriologischen Diagnostik, z. B. Tetrathionat-Brillantgrün-Galle-Medium zur Anzüchtung von Salmonellen. In einem anderen Anreicherungsmedium für Salmonellen, dem Rappaport-Vassiliadis-Medium wird der Selektionseffekt z. B. durch den Farbstoff Malachitgrün und eine pH-Wertabsenkung erreicht. Für Anaerobier müssen die Anreicherungsmedien ein niedriges Redoxpotenzial (Eh) aufweisen. Durch Autoklavieren und durch Zugabe von Reduktionsmitteln, z. B. von Thioglykolat (Thioglykolatbouillon), Zystein (Schaedler-Bouillon) oder von sauerstoffbindenden Organstückchen (Leber-Bouillon, chopped meat medium) kann man im Medium ein entsprechendes Milieu schaffen. Während der Aufbewahrung reichert sich jedoch Sauerstoff wieder an, sodass diese Nährmedien alsbald verbraucht bzw. unter Sauerstoffabschluss gelagert oder vor Gebrauch erneut erhitzt werden sollten.

In der Routinediagnostik werden neben der Direktkultur, die feste Nährböden benötigt, gleichzeitig und nebeneinander den in der Probe zu erwartenden Erregern angemessene Anreicherungskulturen angelegt. Dadurch kann, falls der Keimgehalt im Untersuchungsmaterial unter der mit der Direktkultur erfassbaren Keimzahlgrenze lag, über die Anreicherung auch noch ein geringgradiger Keimgehalt des ursächlich beteiligten Infektionserregers erfasst werden. Falls auch in der Anreicherungskultur kein Nachweis möglich ist, kann somit auch die Aussage, dass das Untersuchungsmaterial wirklich keine bakteriellen Infektionserreger enthielt, ausreichend abgesichert werden. Diese Aussage wäre allein aufgrund des Befundes aus der Direktkultur nicht möglich.

Feste Nährböden

Erst mit der Einführung der gelierenden Substanz **Agar** (malaiisch Agar-Agar) in die Bakteriologie Anfang der 80er-Jahre des 19. Jahrhunderts beginnt die kulturelle Diagnostik bakterieller Infektionserreger. Agar, eine komplexe Mischung von Polysacchariden, gewonnen aus Seealgen (sogenannten Agarophyten), kann im Temperaturbereich von 85–90 °C verflüssigt werden und erstarrt wieder bei 38–42 °C, außerdem ist er autoklavierbar. Diese besonderen physikalischen Eigenschaften und die Tatsache, dass bakterielle Enzyme diese Substanz in der Regel nicht angreifen, haben den Agar bis heute zu einem unersetzlichen Erstarrungsmittel für feste Nährböden gemacht.

Durch den Zusatz von Agar in Konzentrationen von 1,0 – 2,0 % je nach Agarsorte zur Nährbouillon ist ein einfacher und universell einsetzbarer fester Nährboden, der sogenannte **Nähragar**, herzustellen. Er ist, ähnlich wie die Nährbouillon, die Grundlage zur Produktion zusammengesetzter fester Nährböden, wie sie zum Nachweis anspruchsvoller Bakterienarten notwendig sind. Abgefüllt werden diese festen Nährböden in sterile Petrischalen für den Einmalgebrauch.

Ein für die routinemäßige Infektionsdiagnostik unersetzlicher fester Nährboden ist der **Blutagar**. Für seine Herstellung wird defibriniertes steriles Blut vom Schaf oder Rind (seltener von anderen Tierarten) benötigt, das dem verflüssigten Nähragar vor der Erstarrung im Temperaturbereich von 45–50 °C in Konzentrationen von 5–10 % zugesetzt wird. Bewährt haben sich hierfür kommerziell erhältliche spezielle Blutagar-Basis-Nährböden (z. B. Columbia-Agar). Aus dem Blutagar kann durch 10-minütige Erhitzung auf 80 °C ein **Kochblutagar** hergestellt werden, der zahlreichen anspruchsvollen Bakterienspezies Wachstumsförderung bietet und beispielsweise nach Zugabe von Wachstumsfaktor V unter mikroaerophiler Bebrütung zum Nachweis von V-Faktor-abhängigen Vertretern der Gattungen *Haemophilus* und *Actinobacillus* eingesetzt wird. Auch die gramnegativen obligaten Anaerobier benötigen zum Wachstum äußerst komplexe Medien, wie z. B. Glukose-Hefeextrakt-Zystein-Blutagar mit Zusatz von Haemin (Schaedler-Agar). Im Serumnährboden nach Loeffler wird die Verfestigung des Mediums ausnahmsweise nicht durch Agar, sondern durch erstarrtes Rinderserum bewirkt, da hiermit proteolytische Eigenschaften sichtbar gemacht werden sollen.

Halbfeste Nährböden

Durch Herabsetzung der Agarkonzentration (0,3–ca. 0,8 %) im Medium erhält man einen halbfesten Nähragar, wie er z. B. zur Beweglichkeitsprüfung von Bakterien im Röhrchen Verwendung findet (auch „Schwärmagar“ genannt). Die Beimpfung erfolgt per Stichöse senkrecht bis zum Röhrchenboden. Unbewegliche Bakterien wachsen nur entlang des Impfstiches, während bewegliche über die gesamte Nähragarsäule ausschwärmen und dadurch eine Trübung bedingen.

Feste Selektivnährböden

Ein Universalnährboden wie der Blutagar bietet den meisten Bakterienarten ausgezeichnete Vermehrungsbedingungen, sodass aus sekundär kontaminierten Proben und aus Untersuchungsmaterial von Körperregionen mit physiologischer Standortflora (u. a. Mundhöhle, Nasenhöhle, Darmschleimhaut) stets zahlreiche Spezies in mittel- bis hochgradigem Keimgehalt die Nährbodenoberfläche mit ihren Kolonien besiedeln und damit den Nachweis bakterieller Infektionserreger erschweren oder bei langsam wachsenden Arten auch unmöglich machen. Um bei den Direktkulturverfahren die störende Begleitflora möglichst auszuschalten und die Anzucht erwünschter Bakterien zu fördern, kommen in der routinemäßigen Infektionsdiagnostik feste **Selektivnährböden** zur Anwendung, die speziell auf die verschiedensten Erregergruppen ausgerichtet sind und nur für sie konzipiert wurden. Zur Selektion werden den Nährböden **Hemmstoffe** zugesetzt, die das Wachstum von unerwünschten Begleitbakterien unterbinden (Antibiotika, Kochsalz, Farbstoffe und Gallensalze, Natriumdesoxycholat u. a.).

Diagnostische Nährböden

Die diagnostischen Nährmedien dienen der Differenzierung und Identifizierung von Mikroorganismen auf der Grundlage ihres kulturell-biochemischen Reaktionsvermögens. Da sich die verschiedenen Bakterienspezies in ihrer Enzymausstattung wesentlich unterscheiden, liegt es nahe, diese physiologischen bzw. biochemischen Leistungen zur Identifizierung zu nutzen.

Der artspezifische Kohlenhydratabbau ist in diesem Zusammenhang von besonderer Bedeutung. Neben Monosacchariden (z. B. Glukose) kommen Di- (Laktose), Tri- (Raffinose) und Polysaccharide (Inulin, Stärke) sowie Glykoside (Salizin) und mehrwertige Alkohohle (z. B. Mannitol) als biochemische Substrate zur Anwendung. Saccharolytische Bakterien vergären Kohlenhydrate unter Bildung saurer Stoffwechselprodukte, die den pH-Wert im Medium absenken. Diese pH-Wertänderung kann durch Indikatoren wie Bromthymolblau oder Phenolrot angezeigt werden, wodurch eine deutliche Unterscheidung positiver und negativer Reaktionen möglich ist.

Da die biochemische Überprüfung eines Bakterienstammes bei der Auswertung ein buntes Bild unterschiedlicher Farbreaktionen in Röhrchen ergibt, trägt diese kulturell-biochemische Untersuchung auch die Bezeichnung „**Bunte Reihe**". Der geschilderte Kohlenhydratabbau wird in dieser Reaktionsreihe meistens durch weitere diagnostische Medien, die nach ähnlichem Prinzip funktionieren, erweitert. Hierzu zählen z. B. der Nachweis von Zitratverwertung, Urease, Lysin- und Ornithindecarboxylase sowie Arginindihydrolase und Phenylalanindesaminase. Nach Auswertung der Einzelreaktionen ergibt sich das für eine bestimmte Gattung oder Art charakteristische biochemische Reaktionsspektrum.

Neben der geschilderten konventionellen „Bunten Reihe" gibt es seit Langem kommerzielle Identifizierungssysteme, die sich an diesem Prinzip orientieren und besonders als **miniaturisierte Verfahren** in der bakteriologischen Diagnostik vielfach Verwendung finden. Sie sind in der Regel manuell zu beimpfen und mit bloßem Auge abzulesen. Daneben werden aber auch teil- oder vollautomatisierte Identifizierungssysteme vertrieben, die für die Erstellung der Artdiagnosen auf elektronische Datenbanken zurückgreifen.

Mit den sogenannten **polytropen Differenzierungsmedien** stehen Medien zur Verfügung, die über mehrere Stoffwechselleistungen gleichzeitig Auskunft geben. Besonders häufig findet von diesen der Zwei-Zucker-Eisen-Agar nach Kligler bei der Differenzierung von *Enterobacteriaceae* Verwendung. Hiermit werden der Abbau von Glukose und Laktose sowie Schwefelwasserstoff- und Gasbildung untersucht. Der Nachweis von Enzymen aus dem Eiweißstoffwechsel kann durch **Proteolyse** von Nährgelatine (Gelatinolyse oder Gelatineverflüssigung), Kaseinabbau in milchhaltigem Nähragar (Caseinolyse) oder Auflösung erstarrten Serums in der Serumplatte nach Loeffler (Serolyse) erfolgen. Auf Enzyme des Eiweißstoffwechsels ist auch die Indolbildung aus Tryptophan im tryptophanhaltigen Medium (Nachweis mit Kovacs-Reagenz) zurückzuführen.

Als sehr hilfreich für die vorläufige Differenzierung hat sich in der Infektionsdiagnostik die Unterscheidung der Bakterien erwiesen, die Kohlenhydrate fermentativ (z. B. *Enterobacteriaceae*) oder nur oxidativ abbauen (z. B. *Pseudomonas* spp.). Hierfür steht das **Oxidations-Fermentations-Medium** nach Hugh und Leifson zur Verfügung. Benötigt werden stets zwei Röhrchen dieses halbfesten Mediums, das neben dem zu prüfenden Kohlenhydrat als Indikator Bromthymolblau enthält. Um den fermentativen Abbau zu erfassen, muss eines der beiden Röhrchen mit Paraffinöl überschichtet sein, um anaerobe Bedingungen zu sichern.

In die Gruppe der diagnostischen Nährböden sind auch die sogenannten **Eintauchnährböden** einzuordnen, wie sie u. a. in der Diagnostik von Harnwegsinfektionen eingesetzt werden. Auf einem Trägersystem aus Kunststoff ist eine Seite mit einem nicht selektiven CLED-Nährmedium (cystine-lactose-electrolyte-deficient-medium), die andere mit MacConkey-Agar beschichtet. Da die Oberfläche nach dem Eintauchen (= Beimpfung) mit ca. 1 ml Harn benetzt wird, ist mit diesem Verfahren eine semiquantitative Keimzahlschätzung möglich, die das Vorliegen einer signifikanten Bakteriurie (> 10^5 Keime/ml) bei Mittelstrahl- und Katheterurin eindeutiger als die rein qualitative Untersuchung belegt. Bei Blasenpunktionsurin können geringere Keimzahlen bereits von ursächlicher Bedeutung sein.

Kultureller Erregernachweis

Prinzip der Kulturverfahren

Die Anzüchtung bakterieller Infektionserreger aus dem eingesandten Untersuchungsmaterial erfolgt sowohl über eine **Direktkultur** unter Verwendung fester Nährböden als auch über Anreicherungskulturen (**Abb. 2.3**).

Bakterielles Wachstum in der Direktkultur setzt immer eine bestimmte Keimmenge an lebensfähigen Erregern in der zu untersuchenden Probe voraus, geringe Keimzahlen oder auch vorgeschädigte Bakterien sind auf diesem direkten Anzüchtungsweg oft nicht nachzuweisen. Um diesen Nachteil zu kompensieren, wird die Direktkultur zusammen mit einer Anreicherungskultur gestartet.

Aus den Anreicherungskulturen sind nach der Inkubation Überimpfungen (Isolierungen) auf feste optimale Nährböden erforderlich, denn nur auf der Oberfläche fester Medien wachsen Bakterien in Form von Kolonien, die mit bloßem Auge wahrgenommen und morphologisch beurteilt werden. Nur in wenigen Fällen bedarf es hierfür einer Lupe oder eines Stereomikroskopes.

Der Nachweis bakterieller Infektionserreger über die Direktkultur in Form von **Reinkulturen** gelingt relativ selten, da im Untersuchungsmaterial von Tieren meistens mehrere Bakterienarten gleichzeitig vertreten sind. Somit müssen solche Kulturen aufgrund der unterschiedlichen

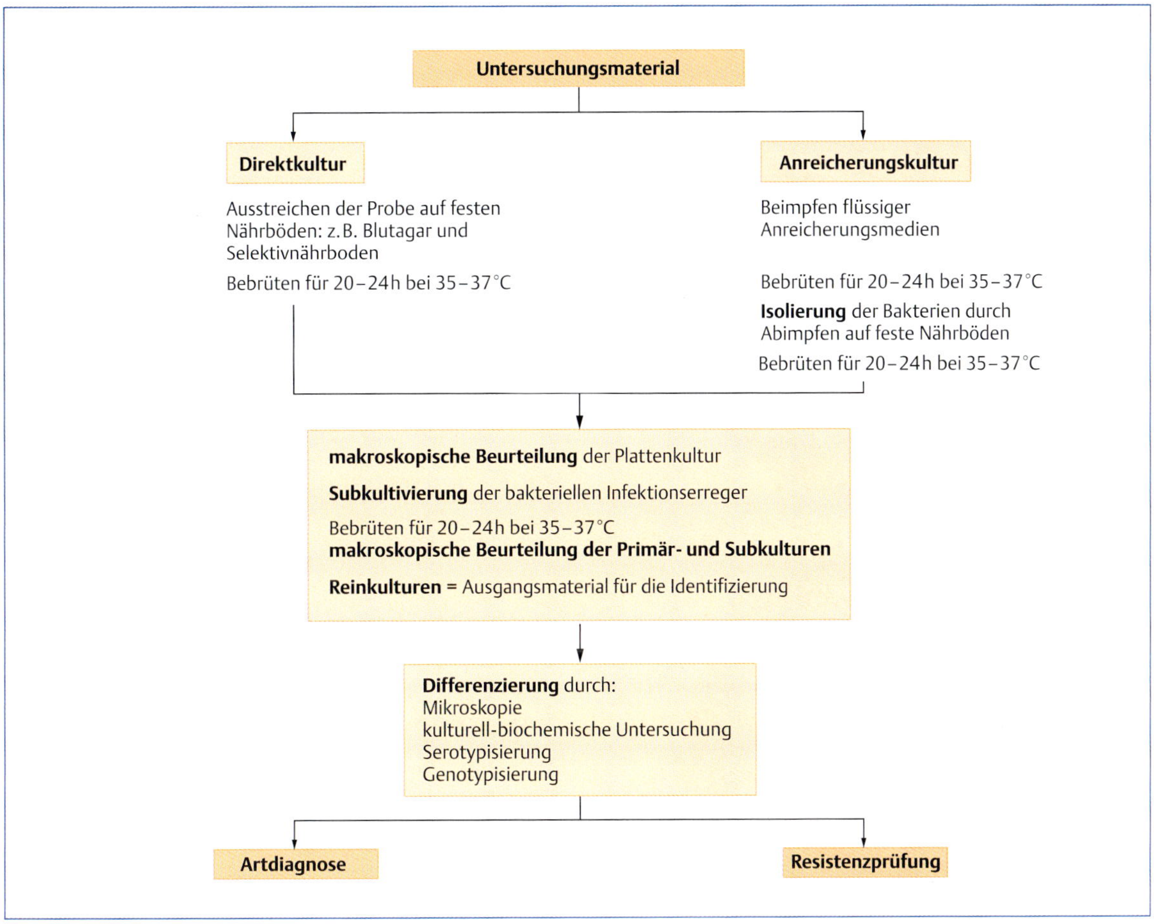

Abb. 2.3 Untersuchungsgang beim kulturellen Erregernachweis.

Koloniemorphologie als **Mischkulturen** beurteilt und in Reinkulturen für die weitere Differenzierung überführt werden. Durch Überimpfung einer einzelnen Kolonie auf einen unbeimpften Nährboden entwickelt sich in dieser Subkultur eine Population mit gleicher Koloniemorphologie, die als Reinkultur zu bezeichnen ist und nun als Stamm der endgültigen Identifizierung zugeführt wird.

Auswahl der Nährmedien

Die Auswahl der im Einzelfall einzusetzenden möglichst optimalen Nährböden richtet sich nach den in dem zu untersuchenden Probenmaterial zu erwartenden bakteriellen Infektionserregern. Für diese Einschätzung sind vor allem die Angaben zur Tierart, zum Alter des Tieres, zum Entnahmeort und zu den Krankheitserscheinungen bzw. zum Verlauf der Erkrankung von Bedeutung.

Die Proben sind stets so anzulegen, dass alle in Betracht kommenden Erreger auch kulturell erfasst werden. Standardmäßig kann der universell einsetzbare Blutagar in Kombination mit einem Selektivnährboden für *Enterobacteriaceae* (z.B. Gassner-Agar, MacConkey-Agar) und einer Nährbouillon als Universalanreicherung verwendet werden. Diese müssen aber immer auf das entsprechende Untersuchungsmaterial abgestimmt mit speziellen Selektiv- und Anreicherungsmedien ergänzt werden. Nur durch diese Vorgehensweise kann es gelingen, auch aus Untersuchungsmaterialien mit normaler Standort- oder hochgradiger Kontaminationsflora die am Krankheitsgeschehen ursächlich beteiligten Infektionserreger sicher zu erfassen.

Beimpfung der Nährmedien

Untersuchungsmaterialien wie z.B. Milch, Eiter und Kot werden mit der sterilen Bakterienöse (Rundöse) oder mit einem Tupfer auf feste Nährböden ausgestrichen und in die Anreicherungsmedien inokuliert. Die Beimpfung von Plattennährböden und auch die spätere Subkultivierung von Einzelkolonien sollte als fraktionierter Ausstrich (sogenannter Drei-Ösen-Ausstrich) erfolgen (**Abb. 2.4**). Hierfür wird das zu übertragene Material zunächst nur im ersten Drittel der Nährbodenplatte ausgestrichen und danach die Öse durch Ausglühen in der Bunsenbrennerflamme sterilisiert. Nun beimpft man mit der sterilen Öse das zweite Drittel, indem der letzte Impfstrich des ersten Drittels mit der Öse gekreuzt wird, wodurch eine Verdünnung der bisher aufgetragenen Keimmenge zu erwarten ist (Verdünnungsausstrich). In derselben Weise ist anschließend auch das letzte Drittel der Nährbodenoberfläche zu beimpfen, sodass bei sorgfältiger Ausführung in diesem Bereich Ein-

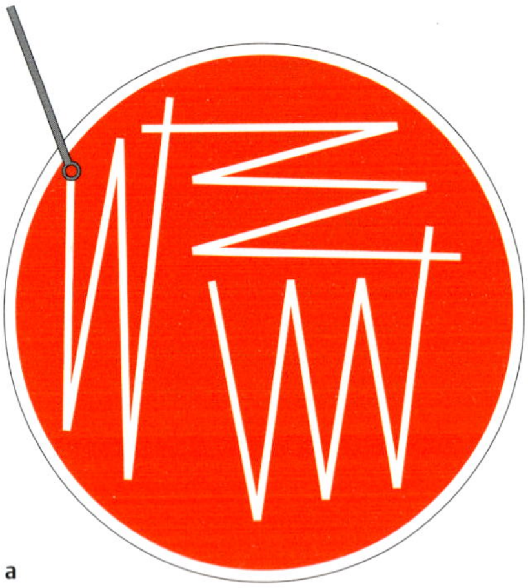

a

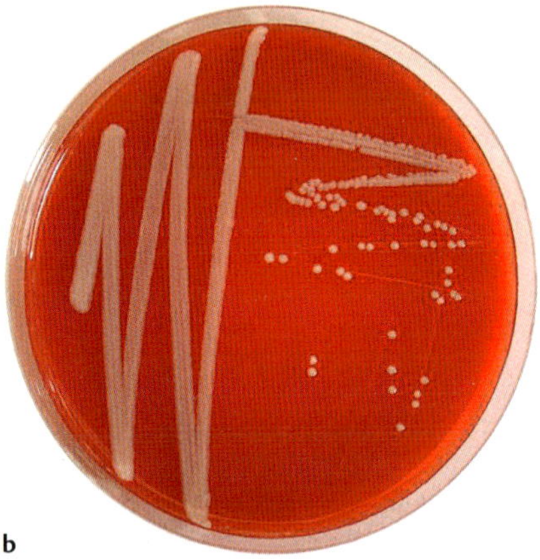

b

Abb. 2.4 Prinzip des fraktionierten Ausstrichs (Erläuterung im Text); **a** schematisch; **b** Kulturausstrich mit Staphylokokken.

zelkolonien wachsen werden. Sie sind in ihrer charakteristischen Morphologie eindeutiger zu beurteilen als Kolonien innerhalb eines dicht bewachsenen Impfstriches und natürlich auch exakter durch Subkultivierung in eine Reinkultur zu überführen.

Aus krankhaft veränderten Organen (z. B. Lunge, Leber, Niere, Milz) werden mit sterilen Instrumenten würfelförmige Stückchen herausgeschnitten und anschließend zur Eliminierung oberflächlich gelegener Kontaminationskeime mit Brennspiritus abgeflammt. Nun wird mit einer sterilen Schere eine frische Schnittfläche geschaffen und diese auf einer Hälfte der Nährbodenplatte ausgestrichen, die andere Hälfte wird dann wie oben beschrieben wieder fraktioniert beimpft. Beim Vorliegen von hoch infektiösem Material müssen diese Arbeitsgänge und auch spätere Überimpfungen im Schutz von mikrobiologischen Sicherheitswerkbänken ausgeführt werden.

Bebrütung

Die Temperatur für optimales Wachstum liegt für die meisten pathogenen Bakterienarten warmblütiger Tiere um 37 °C, sodass die Brutschränke oder begehbaren Bruträume auf den Temperaturbereich von 35–37 °C eingestellt sind. Fischpathogene Bakterien haben ihr Temperaturoptimum bei 25 °C, medizinisch bedeutsame Pilze bei 28–30 °C. Da die Kulturen über mehrere Tage, manchmal auch länger bebrütet werden, ist zur Vermeidung einer zu schnellen Austrocknung der Medien eine Luftfeuchtigkeit von 70–80 % anzustreben. Anreicherungskulturen werden im Allgemeinen als sogenannte Warmanreicherung bei 37 °C inkubiert. Eine Bebrütungstemperatur von 42 °C kann z. B. für Salmonellen in einem geeigneten Medium die selektive Anreicherung verbessern oder für die anaeroben Brachyspiren gerade bei der Erstanzüchtung das Wachstum durch Verkürzung der Generationszeit beschleunigen. Bei anderen Bakterienarten wie z. B. *Listeria monocytogenes* und *Yersinia enterocolitica* nutzt man dagegen Kühlschranktemperaturen von 4–8 °C für eine selektive Anreicherung. In dieser Kälteanreicherung vermehren sich nur die erwünschten Erreger, nicht aber die störenden Begleitkeime. Da die niedrige Temperatur eine wesentlich längere Generationszeit als bei der Warmanreicherung bedingt, braucht man einige Wochen bis zur endgültigen Auswertung solcher Kulturen.

Der **Sauerstoffbedarf** ist für eine gezielte Anzüchtung von Infektionserregern von größter Bedeutung und deshalb bei der Bebrütung der Kulturen besonders zu berücksichtigen. Neben den weit verbreiteten **fakultativ anaeroben Bakterien** (u. a. Staphylokokken, Streptokokken, *Enterobacteriaceae*), die sowohl in Gegenwart von Sauerstoff als auch bei seiner Abwesenheit wachsen, sind **obligat aerobe Bakterien**, die auf das Vorhandensein von Sauerstoff angewiesen sind, und die **obligaten Anaerobier** (u. a. Clostridien, *Bacteroides*-Arten, Fusobakterien), die nur in sauerstofffreier Atmosphäre wachsen, bei den verschiedenen Kultivierungsverfahren zu berücksichtigen.

Während die fakultativen Anaerobier und die obligaten Aerobier in der normalen Atmosphäre angezüchtet werden, benötigen die obligaten Anaerobier zur Anzüchtung Anaerobierbeutel (z. B. für 2 Plattenkulturen) oder Anaerobiertöpfe, in denen über spezielle Systeme der Sauerstoff innerhalb von 30 min auf 1 % absorbiert und somit ein anaerobes Milieu auch für strenge Anaerobier gewährleistet wird. Die Überprüfung der Anaerobiose in den Töpfen erfolgt mit Indikatoren, die z. B. den Farbstoff Methylenblau enthalten, der im oxidierten Zustand blau und im reduzierten farblos erscheint. Fallen Anaerobierkulturen in größerem Umfang an, so stehen hierfür Anaerobenbrutschränke zur Verfügung, die mit leistungsfähigen Pumpen nach der Beschickung evakuiert werden und in denen zwischen den Pumpvorgängen mit inerten Gasen, z. B. Stickstoff, der restliche Sauerstoff völlig verdrängt wird. Beste Möglichkeiten zur erfolgreichen Anzüchtung obligater Anaerobier bieten Anaerobierkammern, die als „Glove-Box“ mit Schleusensystemen versehen sind und mit einem Gasgemisch aus 85 % Stickstoff, 5 % Kohlendioxid und 10 % Wasserstoff betrieben werden. Hierin kann das zu untersuchende Probenmaterial sofort nach Eintreffen im Labor in ein anaerobes Milieu überführt, überimpft und kultiviert werden.

In den Untersuchungsmaterialien der verschiedenen Tierarten ist aber auch mit dem Vorkommen von **mikroaerophilen** Bakterien zu rechnen (u. a. *Brucella abortus*, *Campylobacter* spp., *Histophilus somni*), die nur bei einem reduzierten Sauerstoffpartialdruck wachsen (5 % Sauerstoff, 5–10 % Kohlendioxid, 85 % Stickstoff), sodass sie entweder im CO_2-Brutschrank oder in entsprechenden Anaerobiertöpfen, in denen spezielle Gas erzeugende Systeme eine mikroaerophile Atmosphäre produzieren, angezüchtet werden müssen. In diesem Milieu gedeihen auch die Kolonien verschiedener fakultativer Anaerobier schneller und üppiger (u. a. *Trueperella pyogenes*, zuvor *Arcanobacterium pyogenes*) als in der normalen Atmosphäre.

Beurteilung der Kulturen

Feste Nährböden werden in der Routinediagnostik erstmalig nach 18–20-stündiger Inkubation mit bloßem Auge beurteilt. Hierbei ist neben der Menge der gewachsenen Kolonien (gering-, mittel- oder hochgradiger Keimgehalt) vor allem deren morphologisches Erscheinungsbild zu beurteilen. Die verschiedenen Kolonietypen einer Mischkultur sind nach Größe und Form zu erfassen, da die Koloniemorphologie in Verbindung mit dem Hämolyseverhalten auf der Blutagarplatte und anderen Wachstumseigenschaften dem erfahrenen Mikrobiologen ausgezeichnete Hinweise für eine vorläufige Einordnung der angezüchteten Bakterien gibt, sodass daraufhin eine gezielte Überimpfung verdächtiger Kolonien zwecks Gewinnung von Reinkulturen erfolgen kann.

Die makroskopische Untersuchung der Kulturen sollte am nächsten Tag, also nach 36–40-stündiger Bebrütung der Primärkulturen, wiederholt werden. Gleichzeitig sind die Subkulturen zu überprüfen, ob nur eine einzige Keimart überimpft wurde und somit eine Reinkultur für die endgültige Artbestimmung vorliegt. Neben diesen relativ schnell wachsenden Keimarten sind auch verschiedene andere bakterielle Infektionserreger mit längeren Generationszeiten zu berücksichtigen, sodass die Bebrütungsdauer sich über mehrere Tage (Brachyspiren, Brucellen) oder über Wochen (Mykobakterien) erstrecken kann. Mikroskopische Überprüfungen zur Morphologie und Beweglichkeit der Bakterien im ungefärbten oder zum färberischen Verhalten im gefärbten Präparat sind zu diesem Zeitpunkt nicht nur hilfreich, sondern auch für die nunmehr beginnende Identifizierung der isolierten Infektionserreger unerlässlich.

Identifizierung

Die bis zur Reinzüchtung der zu identifizierenden Bakterienstämme protokollierten morphologischen und kulturellen Merkmale sind für die weitere Identifizierung zwar richtungsweisend und gestatten möglicherweise auch schon eine vorläufige Diagnose, für eine abgesicherte Artdiagnose sind sie aber in der Regel nicht ausreichend. Diese Merkmale können erst in Verbindung mit zahlreichen anderen physiologischen bzw. biochemischen, antigenetischen und molekularbiologischen Eigenschaften zu einer eindeutigen Speziesbestimmung führen.

Alle Kriterien müssen selbstverständlich methodisch zuverlässig und für die zu bestimmende Bakterienart nahezu konstant nachweisbar sein. Die Identifizierung kann somit auf der Grundlage phänotypischer und/oder genotypischer Merkmale vorgenommen werden. Die Fülle der hierfür zur Verfügung stehenden Methoden wird aus der Zusammenstellung in **Tab. 2.3** ersichtlich. Eine erheblich vereinfachte und verbesserte Identifizierung von Bakterienisolaten ist heute durch den Einsatz der MALDI-TOF (matrix assisted laser desorption/ionisation-time of flight mass spectrometry) Massenspektrometrie möglich. Mit dieser neuen Technik werden Proteinprofile aus Bakterienzellen erstellt und mit Profilen bekannter Bakerienarten verglichen.

In der **Routinediagnostik** wird die Mehrzahl der klinisch relevanten Bakterienstämme mit phänotypischen Methoden identifiziert. Unter Verwendung diagnostischer Nährböden (S. 69) ist auf der Grundlage des kulturell-biochemischen Reaktionsvermögens die Bestimmung der **Bakterienart** (z. B. *Streptococcus equi*) oder, falls erforderlich, der **Unterarten** (Subspezies) möglich, wenn diese verschiedene Erkrankungen verursachen (z. B. *Streptococcus equi* subsp. *equi*: Druseerreger; *Streptococcus equi* subsp. *zooepidemicus*: Erreger der Fohlenlähme).

Neben der klassischen „Bunten Reihe“ und den zahlreichen miniaturisierten Identifizierungssystemen sind hierfür je nach Erregerart noch andere aussagekräftige Enzymreaktionen ergänzend einzusetzen. So z. B. der Nachweis von Katalase (mit 3 %igem H_2O_2 in Bouillonkultur), Koagulase (als Röhrchentest mit Kaninchenplasma oder Fibrinogen-haltigem Substrat), Hyaluronidase (in der Plattenkultur mit schleimig wachsenden Bakterien) und Desoxyribonuklease (DNase, in der Kultur auf DNA-haltigem Nähragar). Für die vorläufige Gruppierung gramnegativer stäbchenförmiger Bakterien hat sich der Oxidase-Nachweis (mit entspr. Teststreifen und Koloniematerial) in Verbindung mit dem Oxidations-Fermentations-Test (OF-Test) bewährt. Der für die Identifizierung von *Haemophilus parasuis* und *Actinobacillus pleuropneumoniae* wichtige Nachweis von Wachstumsfaktor V kann mit sogenannten diagnostic disks (mit V-Faktor imprägnierte Papierscheiben) erfolgen, die vor der Bebrütung auf die beimpfte Nährbodenoberfläche gelegt werden.

In ähnlicher Weise wird die Sensitivität gegenüber ausgewählten Antibiotika zur vorläufigen Gattungsdiagnose bei den gramnegativen Anaerobiern bestimmt. Die Auswahl an Reaktionsansätzen bzw. des Spektrums an nachzuweisenden Enzymen, die innerhalb kürzester Zeit zu aussagekräftigen Resultaten führen, muss auf die einzelnen zu identifizierenden Bakterienarten abgestimmt werden.

Kommerziell vertriebene miniaturisierte Identifikationssysteme haben im vergangenen Jahrzehnt weite Verbreitung erfahren. Wenn auch die hierfür zugrunde liegenden Datenbanken für klinisch relevante Erreger inzwischen relativ umfangreich sind, so wird das veterinärmedi-

Tab. 2.3 Merkmale und Methoden zur Identifikation bakterieller Infektionserreger.

Merkmale	Methodik
Morphologie	
Gestalt, Größe, gattungs- bzw. artspezifische Fluoreszenz	Hellfeld-, Dunkelfeld-, Phasenkontrast- Mikroskopie, Fluoreszenz-Antikörper-Technik (Fluoreszenzmikroskopie)
Beweglichkeit	Nativpräparat, „Hängender Tropfen“
Anfärbbarkeit	Bakterienfärbungen: z. B. nach Gram oder Ziehl-Neelsen
Sporenbildung	Sporenfärbung: z. B. nach Rakette
kulturelles Verhalten	
Sauerstoffbedarf	aerobe, anaerobe oder mikroaerophile Anzüchtung
Kolonieform, -farbe	makroskopische Beurteilung der Plattenkultur
Hämolyse	Beurteilung hämolysierender Aktivität auf Blutagar
kulturell-biochemische Merkmale	„Bunte Reihe“ (konventionell), miniaturisierte biochemische Reaktionsreihen, Enzymreaktionen als Spot-Tests
Stoffwechselprodukte	Nachweis gesättigter oder ungesättigter Fettsäuren mit Gaschromatografie
Proteinprofile	MALDI-TOF (matrix-assisted laser desorption/ionisation-time of flight mass spectometry)
Resistenzverhalten gegenüber antibakteriellen Wirkstoffen	Agardiffusionstest, Agardilutionstest, Mikrodilutionstest, Epsilon-Test
Antigenstruktur	Antigenbestimmung mit bekannten Antikörpern: Serotypisierung
Nachweis von Toxinen	Zellkultur, ELISA, Tierversuch (selten)
Nachweis von Toxingenen	PCR
genotypische Merkmale	DNA-, rRNA-Sonden, Polymerasekettenreaktion (PCR); direkter Erregernachweis, Kulturbestätigungstest, Nachweis von Virulenzgenen

zinisch bedeutsame Erregerspektrum hierbei nicht immer in vollem Umfang abgedeckt. Diese Systeme sind material- und zeitsparend. Sie können mit speziellen Auswertungscodes bzw. Computerprogrammen innerhalb kurzer Zeit ausgewertet werden, sodass die Handhabung ziemlich einfach erscheint. Dennoch bedarf die Interpretation der Ergebnisse auch hierbei besonderer diagnostischer Erfahrung, da, wie die Praxis zeigt, bei unkritischer Verwendung auch absurde Befunde erstellt werden können.

Bei einigen Bakterienarten wie z. B. bei *Salmonella enterica* ist über die Bestimmung der Subspezies (subsp. *enterica*) hinaus eine **Serotypisierung** erforderlich. Diese erfolgt auf der Grundlage von Antigen-Antikörper-Reaktionen unter Verwendung kommerziell erhältlicher Antiseren. Mit einer Schnellagglutination auf dem Objektträger wird mit bekannten Antikörpern (Antiserum) das unbekannte Antigen von der Kultur (Koloniematerial) bestimmt, sodass aufgrund der ermittelten Antigenformel die Serovar (z. B. Serovar Typhimurium) benannt werden kann. Entsprechende Antiseren sind auch für einige andere Bakterienarten als sogenannte „Diagnostische Kits“ im Handel erhältlich.

In der Diagnostik der Darminfektionen sagt der alleinige Nachweis einer Art wie z. B. *Escherichia coli* oder *Clostridium perfringens*, die sowohl als normaler Darmbewohner bei klinisch gesunden Tieren vorkommt als auch als Erreger von Enteritiden in Erscheinung tritt, nichts über deren ursächliche Beteiligung an dem Krankheitsgeschehen aus. Bei diesen Bakterienarten wird die ätiologische Bedeutung für die verschiedenen Tierarten erst durch die **Bestimmung der Toxovar** (Toxintyp) bzw. der Toxingene abgeklärt.

Interpretation bakteriologischer Befunde

Unter der Voraussetzung, dass das Untersuchungsmaterial so optimal entnommen, transportiert, kulturell angelegt und bebrütet wurde, dass unter Berücksichtigung aller im Begleitbericht gelieferten Angaben zum Krankheitsverlauf sämtliche in Betracht kommenden Erreger hätten erfasst werden können, ist beim Nachweis obligat pathogener Bakterienarten der ätiologische Bezug zur vorliegenden Erkrankung eindeutig. Ebenso kann im negativen Fall eine Beteiligung von bakteriellen Infektionserregern ausgeschlossen werden. Sind jedoch eine oder mehrere der genannten Voraussetzungen nicht erfüllt, kann nur noch bescheinigt werden, dass keine bakteriellen Infektionserreger nachweisbar waren. Schwieriger wird diese Interpretation beim Nachweis fakultativ pathogener Erreger, insbesondere dann, wenn diese an der untersuchten Lokalisation auch bei gesunden Tieren normalerweise anzutreffen sind. Hier kann die Feststellung eines hochgradigen Keimgehaltes zusammen mit potenziellen Virulenzfaktoren ein Indiz für die ursächliche Bedeutung sein. Ihr

Nachweis in Reinkultur im Untersuchungsmaterial von normalerweise keimfreien Körperregionen lässt dagegen unmittelbare Rückschlüsse auf ihre ursächliche Beteiligung an der Auslösung des Krankheitsgeschehens zu.

2.3 Direkter Erregernachweis bei Virusinfektionen

Martin Beer, Ludwig Haas

Eine Virusinfektion führt bei einem betroffenen Tier häufig nicht zu einem „pathognostischen" Krankheitsbild. In Abhängigkeit von der Ausprägung der Erscheinungen wie auch der individuellen Erfahrung des Tierarztes kann so häufig nur eine mehr oder weniger gut fundierte klinische Verdachtsdiagnose gestellt werden, die im Rahmen einer Laboruntersuchung abzuklären ist. Entscheidend ist dabei die Entnahme von geeignetem (!) Untersuchungsmaterial. Die Kenntnis der Pathogenese einer Viruserkrankung ist die Voraussetzung für eine zielgerichtete und erfolgreiche Diagnostik. Insbesondere sind die Verbreitung des Virus sowie seine Ausscheidungswege aus dem Körper zu beachten. Bei einer lokalen, z.B. auf den Respirations- (wie mit den bovinen Parainfluenza-3- oder Influenzaviren) oder Intestinaltrakt beschränkten Infektion (z.B. Rotaviren) wird ein Nachweis der Erreger aus einer Blutprobe nicht gelingen. Weiterhin ist zu berücksichtigen, ab wann und wie lange Virus vom infizierten Tier ausgeschieden wird. Die Qualität des Probenmaterials bestimmt die Qualität des Ergebnisses der diagnostischen Laboruntersuchung, so sind eitrige Nasentupfer genauso ungeeignet wie autolytisches Organmaterial. Es gilt das über Probenentnahme (S.62) Geschriebene.

Die Labordiagnose muss vom praktischen Tierarzt mit der Verdachtsdiagnose abgeglichen werden und zu einer klinischen Diagnose führen. Stimmt die Labordiagnose mit der Verdachtsdiagnose überein, ist dies einfach. Werden jedoch andere Erreger nachgewiesen, so wird abzuwägen sein, ob es sich um zufällige „Begleitkeime" handelt oder ob diese mit dem Geschehen in ursächlichem Zusammenhang stehen. Ein negatives Ergebnis des Erregernachweises schließt hingegen nicht zwingend aus, dass es sich doch um die vermutete Erkrankung gehandelt haben könnte.

Per Gesetz (Tiergesundheitsgesetz sowie Tierimpfstoff-Verordnung) ist geregelt, dass alle kommerziellen Diagnostiksysteme zum Nachweis von melde- oder anzeigepflichtigen Tierkrankheiten einer amtlichen Zulassung bedürfen, wenn sie zum Einsatz kommen sollen. Zulassungsbehörde ist das Friedrich-Loeffler-Institut, Bundesforschungsinstitut für Tiergesundheit, auf der Insel Riems. Eine aktuelle Liste aller zugelassenen Diagnostiksysteme kann unter www.fli.bund.de/ abgerufen werden. Ist für ein bestimmtes Diagnostikverfahren bei einer Tierkrankheit ein zugelassenes Testsystem vorhanden, so ist gesetzlich vorgeschrieben, dass ein solches für die Diagnosestellung anzuwenden ist. Hauseigene Methoden dürfen dann nur noch unter besonderen Umständen (z.B. in der Übergangsphase) die Basis dieser Diagnostik sein. Für den Fall, dass bei anzeigepflichtigen Tierseuchen keine zugelassenen Testsysteme zur Verfügung stehen, sind die Empfehlungen des Friedrich-Loeffler-Instituts zu berücksichtigen, die in einer ständig aktualisierten amtlichen Methodensammlung gelistet sind (www.fli.bund.de/).

Die Serologie hat in der Virusdiagnostik einen hohen Stellenwert und spielt eine wichtige Rolle bei der Überwachung der Tierseuchensituation (Surveillance).

MERKE !

Grundsätzlich wird in der Labordiagnostik zwischen einem direkten Erregernachweis (Nachweis von Virus, -antigen und -nukleinsäure), der bei einem akuten Geschehen die Methode der Wahl ist, und einem indirekten Erregernachweis unterschieden, der auf dem Nachweis von virusspezifischen Antikörpern im Serum („Serologie"), seltener auch der zellulären Immunantwort, beruht (**Abb. 2.5**).

2.3.1 Elektronenmikroskopischer Erregernachweis

Der Nachweis von Viruspartikeln im Elektronenmikroskop beruht auf ihrer charakteristischen Morphologie. Hierfür ist eine Mindestmenge von viralen Partikeln nötig (ca. 10^4–10^6). Das „Coating" der Gitter mit virusspezifischen Antikörpern kann die Sensitivität erhöhen (Immun-Elektronenmikroskopie). Typische Anwendungsgebiete in der Diagnostik – nach Anwendung spezieller Kontrastierungsverfahren – sind Kotuntersuchungen (z.B. Rota-, Adeno-, Corona-, Parvo-, Astroviren), Vesikelflüssigkeit (z.B. Herpesviren) oder Hauteffloreszenzen (z.B. Ecthyma contagiosum, Papillomviren). Untersuchungen mit dem Elektronenmikroskop haben den Vorteil, dass nicht auf einen oder mehrere vermutete Erreger untersucht wird, sondern ein eher realistisches Bild der beteiligten Viren zu erwarten ist. Zudem sind manche der Erreger schwer oder nicht in der Zellkultur anzüchtbar. Nachteilig ist der hohe apparative, personelle und finanzielle Aufwand zu sehen. Insgesamt spielt die Elektronenmikroskopie daher in der virologischen Routinediagnostik eine untergeordnete Rolle.

2.3.2 Zellkultur

Die Vermehrung eines Virus in der Zellkultur wird auch als „Virusanzucht" oder „Virusisolierung" bezeichnet. Sie ist eine klassische Methode des Virusnachweises und gilt in vielen Fällen auch heute noch als „Goldstandard". Eine Vermehrung setzt infektionstüchtiges Virus voraus; die Zellkultur ist somit ein biologisches Nachweissystem. Eine Virusisolierung im Versuchstier ist heute nur selten gebräuchlich; mitunter spielt das embryonierte Hühnerei (S.77) noch eine Rolle.

Suspensionskulturen, die keine Anheftung an eine Oberfläche benötigen und häufig von blutbildenden Zellen abstammen, werden von sogenannten Monolayern unterschieden. Dies sind einschichtig adhärent auf festen Unterlagen (meist Plastik) wachsende Zellen. Nur Letztere sind

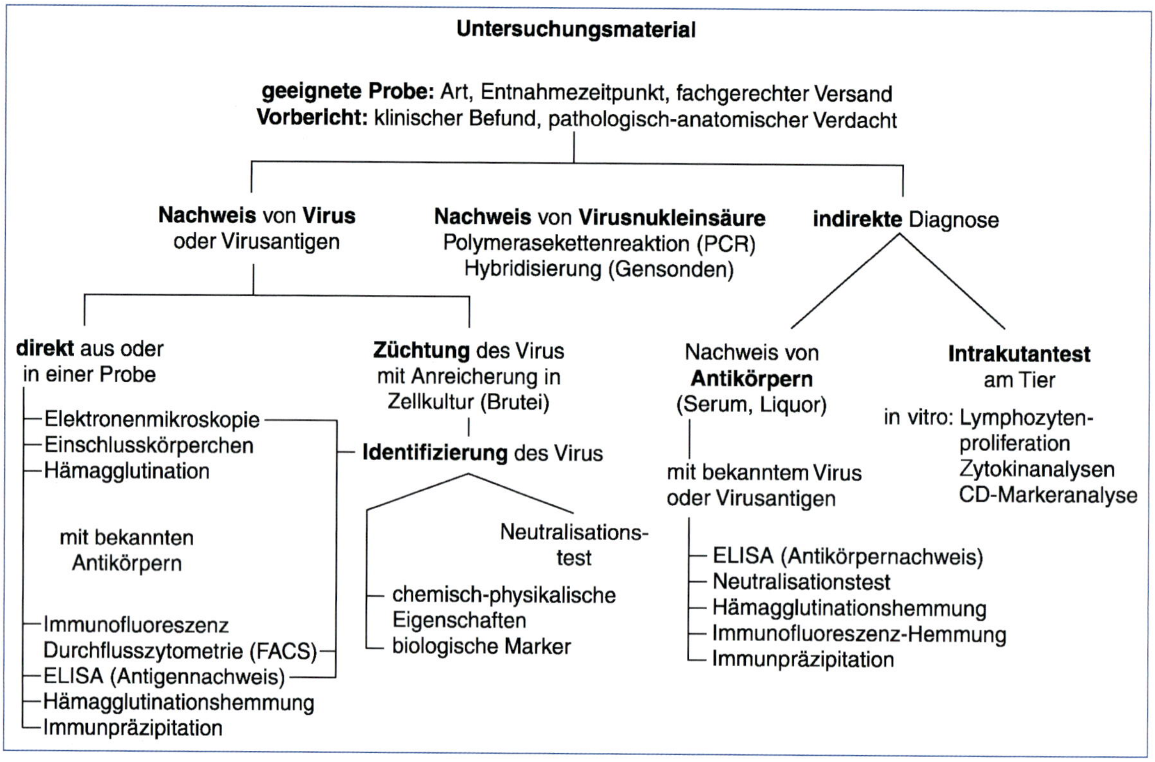

Abb. 2.5 Arbeitsgang und Möglichkeiten beim Virusnachweis und bei der Diagnose von Virusinfektionen.

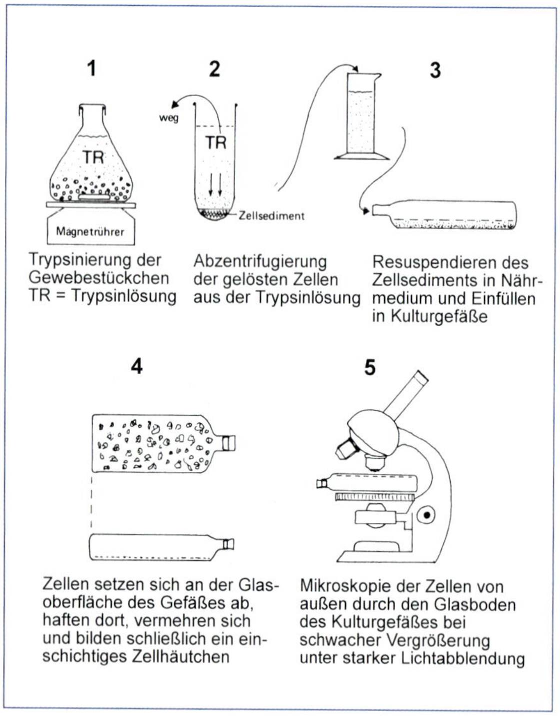

1
2
3
TR
weg
TR
Zellsediment
Magnetrührer
Trypsinierung der Gewebestückchen
TR = Trypsinlösung
Abzentrifugierung der gelösten Zellen aus der Trypsinlösung
Resuspendieren des Zellsediments in Nährmedium und Einfüllen in Kulturgefäße
4
5
Zellen setzen sich an der Glasoberfläche des Gefäßes ab, haften dort, vermehren sich und bilden schließlich ein einschichtiges Zellhäutchen
Mikroskopie der Zellen von außen durch den Glasboden des Kulturgefäßes bei schwacher Vergrößerung unter starker Lichtabblendung

Abb. 2.6 Schematische Darstellung (vereinfacht) des Herstellungsgangs für primäre Einschichtzellkulturen.

für die Diagnostik von Bedeutung. Kulturzellen zeigen eine fibroblastoide oder epitheloide Morphologie, von Nervengewebe abstammende Zellen haben ein eher sternartig-verzweigtes Aussehen.

MERKE

Unter Zellkulturtechnik versteht man die Kultivierung lebender Zellen unter definierten Bedingungen in vitro. Somit ist die Zellkultur nicht identisch mit der Gewebekultur; hierbei bleibt der Gewebeverband, und gegebenenfalls auch die Funktion, zumindest über einige Zeit erhalten.

Zur Herstellung einer Zellkultur benötigt man vorzugsweise fetales Gewebe (z. B. Niere oder Lunge; **Abb. 2.6**). Nach mechanischer und enzymatischer Bearbeitung werden die Zellen weitgehend vereinzelt auf Kulturgefäße gegeben und mithilfe eines speziellen Zellkulturmediums ernährt, wobei sie sich am Boden des Kulturgefäßes festsetzen und zu wachsen beginnen. Damit hat man eine Primärkultur erhalten. Zellkulturmedien enthalten die für das Wachstum der Zellen notwendigen Nährstoffe (Zucker, Aminosäuren, Nukleinsäurebausteine, Vitamine etc.). Sie sind auf einen physiologischen pH von 7,2–7,4 eingestellt und enthalten in der Regel einen pH-Indikator (häufig Phenolrot), der Schwankungen des pH durch Farbveränderungen anzeigt. Häufig muss den Medien fetales oder Neugeborenenkälberserum als „Wachstumselixier" zugesetzt werden. Dies beinhaltet jedoch die Gefahr, dass Viren (insbesondere nicht zytopathogene BVD-Viren) unerwünscht in Zellkulturen gelangen können.

Nach der ersten Subkultivierung (Passage) der Primärkultur, d. h. dem Transferieren der Zellen von einem Kulturgefäß in ein anderes, ist eine Zelllinie entstanden. Für eine Passage müssen die Zellen enzymatisch mithilfe von

Trypsin vom Boden des Kulturgefäßes abgelöst und in neue Gefäße überführt werden. Diese Kulturen können mehrmals weiter subkultiviert werden, bis Seneszenz und Tod durch Apoptose eintreten. In sehr seltenen Fällen kann es zur Transformation der Zellen kommen, dann ist eine unbegrenzt teilungsfähige, permanente (oder etablierte) Zelllinie entstanden. Diese Zelllinien spielen naturgemäß eine herausragende Rolle in der Virusdiagnostik. Sie sind, nicht zuletzt wegen der Möglichkeit des Einfrierens (Kryokonservierung), praktisch unbegrenzt verfügbar.

Alle Handhabungen der Zellkulturen müssen steril unter einer Reinraumwerkbank erfolgen. Zwischen den Arbeitsschritten werden die Gefäße in einem Brutschrank bei einer definierten Temperatur (37 °C für Säugerzellen, 20–25 °C für Fischzellen, 25–30 °C für Invertebratenzellen) und CO_2-Konzentration (meist 5–8 %) inkubiert. Für die mikroskopische Beurteilung der Zellkulturen benötigt man ein Umkehrmikroskop (Inversmikroskop).

Für eine diagnostische Virusanzucht werden Monolayer mit dem Untersuchungsmaterial beimpft. Nach einiger Zeit wird das Material entfernt, Zellkulturmedium hinzugegeben und die Zellkultur inkubiert. In vielen Fällen wird sich der Effekt der Virusvermehrung in einem zytopathischen Effekt (cpe) äußern, einer morphologisch sichtbaren, degenerativen Veränderung der Zellkultur. Typische Effekte sind Lyse der Zellen, die Bildung von Riesenzellen (Synzytien) oder das Auftreten von Einschlusskörperchen. Ein cpe ist jedoch nicht beweisend für eine bestimmte Virusinfektion und muss mit weiteren Methoden abgeklärt werden. Einige Virusarten zeigen keinen cpe trotz Vermehrung (z. B. Virus der Klassischen Schweinepest oder das nicht zytopathogene BVD-Virus); hier sind dann weitere Abklärungen unabdingbar.

MERKE !

Ein großes Problem beim Arbeiten mit Zellkulturen ist die hohe Kontaminationsgefahr, da Zellkulturmedien für schnell wachsende Mikroorganismen wie Bakterien und Pilze (vor allem Hefen und Schimmelpilze) ausgezeichnete Nährböden darstellen. Besonders gefürchtet sind Kontaminationen mit Mykoplasmen, die auch längere Zeit unentdeckt bleiben können, aber auf vielfältige Weise in den Stoffwechsel der Zellen eingreifen.

2.3.3 Das embryonierte Hühnerei

Eine Anzahl von Virusarten kann im embryonierten Hühnerei angezüchtet werden (**Abb. 2.7**). Die Technik war vor der weiten Verbreitung der Zellkultur von großer Bedeutung. Die befruchteten Eier sollten spezifiziert-pathogenfrei (SPF) sein. Die Eier werden in einem Schrankbrüter bei einer Temperatur von 38–38,5 °C und etwa 60 % Luftfeuchte gehalten und regelmäßig gewendet. Am 5.–7. Tag werden sie mithilfe einer Schierlampe durchleuchtet und unbefruchtete Eier sowie diejenigen mit abgestorbenen Embryonen entfernt. Die Vorbebrütungszeit richtet sich nach dem Ort der Beimpfung mit dem virushaltigen Material. Bei einer Beimpfung des Dottersacks beträgt sie etwa 6–

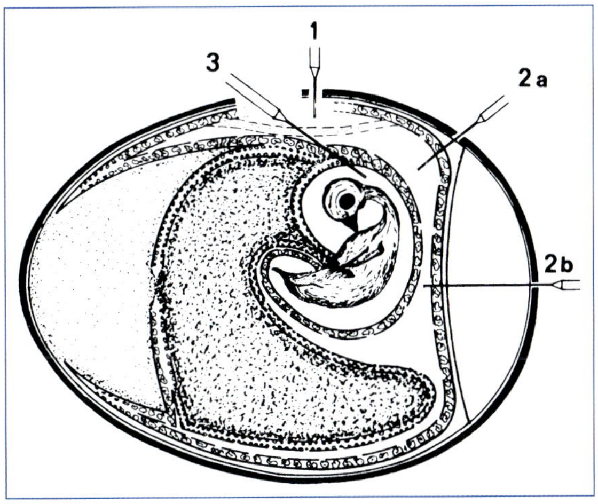

Abb. 2.7 Die wichtigsten Beimpfungsmethoden des Bruteis am 10.–12. Tag. 1 Beimpfung der gesenkten Chorioallantoismembran (CAM); 2a Beimpfung der Allantoishöhle (seitlich); 2b Beimpfung der Allantoishöhle (durch Luftkammer); 3 Beimpfung der Amnionhöhle nach Senkung der CAM und Schalenfensterung.

8 Tage, bei der Beimpfung von Allantois- und Amnionhöhle sowie der Chorioallantoismembran (CAM) etwa 10–12 Tage. Die Nachbebrütungszeit ist abhängig vom inokulierten Virus. Die Ernte muss unter sterilen Kautelen erfolgen, um das virushaltige Material nicht zu verunreinigen.

Eine wichtige Rolle spielen embryonierte Hühnereier noch heute bei der Anzucht von Geflügelviren wie dem Newcastle-Disease-Virus, dem Taubenparamyxovirus PPMV-1, dem Infektiöse-Bronchitis-, Infektiöse-Laryngotracheitis- und dem Vogelpocken-Virus sowie bei Influenzaviren. Darüber hinaus können Pockenviren über die Beurteilung der virusbedingten Veränderungen auf der Chorioallantoismembran inokulierter embryonierter Hühnereier biologisch charakterisiert werden (**Abb. 2.8**).

2.3.4 Hämagglutinations(HA)- und Hämadsorptionstest

Einige Virusarten sind in der Lage, an Erythrozyten (meist einer anderen Tierart als der ihrer Wirte) zu binden, was in einer Lösung zur Verklumpung der Erythrozyten führt. Dieses Phänomen kann man diagnostisch nutzen.

Die viralen Proteine, die die Bindung an die Erythrozyten vermitteln, werden ganz allgemein als **Hämagglutinine** bezeichnet. Sie sind bei behüllten Viren in der Hülle lokalisiert, bei unbehüllten Viren Bestandteile des Kapsids. Beim Influenzavirus und einigen anderen Erregern hat diese Eigenschaft dazu geführt, dass das für die Bindung an Erythrozyten verantwortliche Glykoprotein der Hülle den Namen Hämagglutinin bekommen hat, obgleich dies mit seiner eigentlichen Funktion nichts zu tun hat.

Der HA-Test kann qualitativ oder quantitativ durchgeführt werden, wobei dann hämagglutinierende Einheiten (HAE) bestimmt werden (**Abb. 2.9**). Hierzu wird eine hämagglutininhaltige Suspension verdünnt. Oft geschieht das in einer Mikrotiterplatte, wobei die einzelnen Vertiefungen runde Böden haben. Dann werden die entspre-

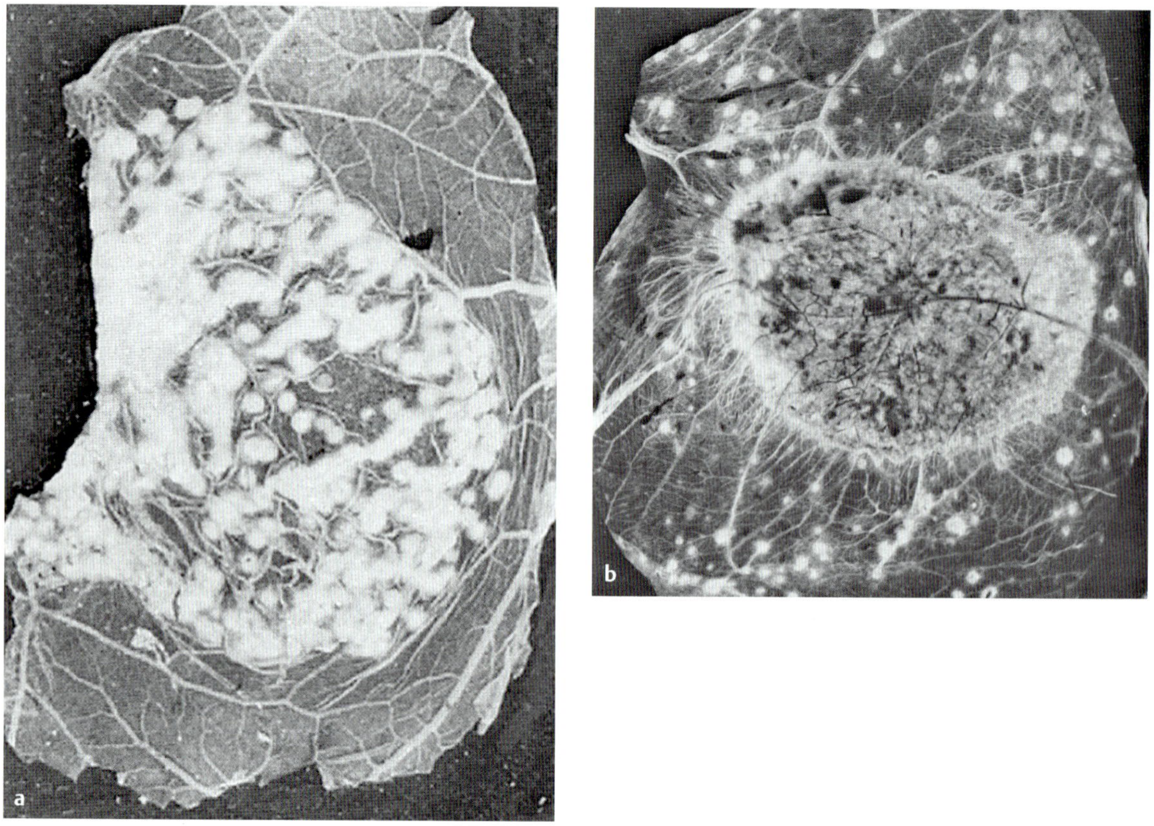

Abb. 2.8 Virusspezifische Veränderungen auf der CAM beimpfter Hühnerembryonen; Geflügelpockenherde, 5 Tage post infectionem, 1:1; konfluierende entzündliche Veränderung (Mitte) als Primärreaktion und verteilte Sekundärherde nach Generalisierung eines Kuhpockenvirus über den Hühnerembryo, 4 Tage post infectionem, Vergrößerung 2:1.

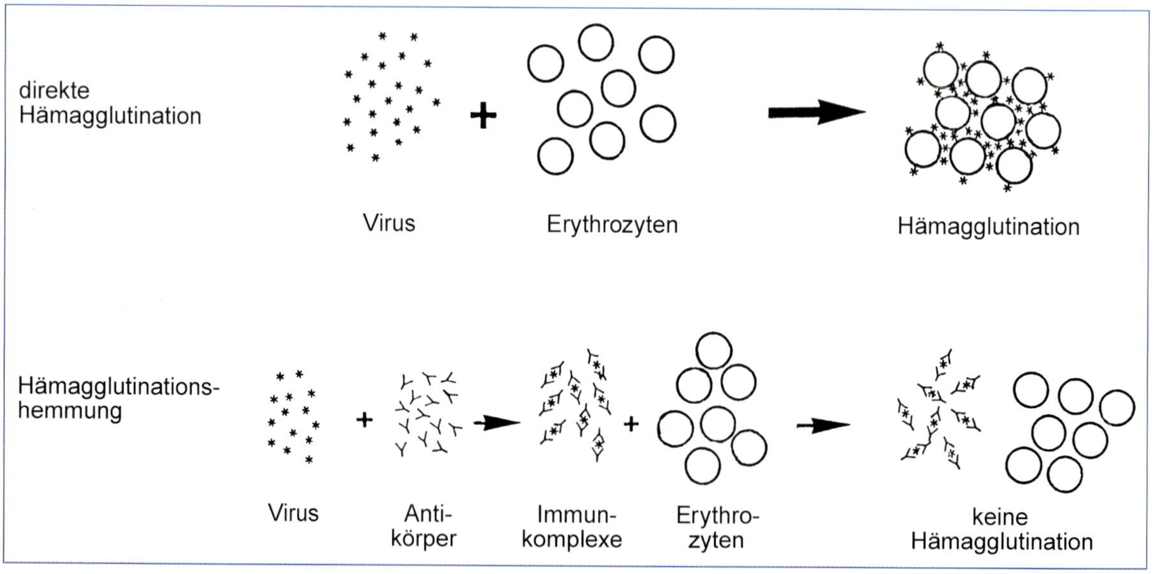

Abb. 2.9 Schema der Hämagglutination durch Viren bzw. virale Hämagglutinine und Hemmung dieser Reaktion durch hämagglutinationshemmende Antikörper.

chenden Erythrozyten zugegeben (häufig von Huhn oder Meerschweinchen). Im positiven Falle zeigt sich bei der Ablesung des Tests aufgrund der Agglutination ein netzartiges, granuläres Sediment, während sich bei Fehlen einer hämagglutinierenden Aktivität aufgrund der Ausverdünnung des Antigens die Erythrozyten am tiefsten Punkt der Vertiefung als kleiner Knopf anhäufen. Bei derjenigen Verdünnung, bei der es noch zu einer Hämagglutination kommt, liegt 1HAE vor. Wenn dies zum Beispiel bei der

Verdünnung 1:64 der Fall ist, so waren in der ursprünglich eingesetzten Menge 64 HAE enthalten.

Der HA-Test kann bei vielen Virusarten angewendet werden (z. B. Influenza-, Paramyxo-, Toga-, Flavi-, Rhabdo-, Corona-, Calici-, Adeno-, Parvoviren). Bei Orthomyxo- und einigen Paramyxoviren ist zu beachten, dass diese eine Neuraminidase-Aktivität besitzen, die zur Ablösung der Viren (Elution) von den Erythrozyten führen kann.

MERKE !

Der HA-Test ist ein einfach und schnell durchzuführender Antigennachweis, jedoch sind analytische Sensitivität und Spezifität gering, sodass ein positives Ergebnis weiter abgeklärt werden muss.

Auf der Interaktion von viralem Hämagglutinin mit Erythrozyten beruht auch der **Hämadsorptionstest**. Er wird in aller Regel in einer Zellkultur durchgeführt und funktioniert nur bei behüllten Virusarten, die zum einen Hämagglutinine in der Hülle besitzen und zum anderen die infizierte Zelle mittels eines Budding-Prozesses an der Zellmembran verlassen. Vor diesem eigentlichen Abknospungsprozess müssen die viralen Glykoproteine (also auch die Hämagglutinine) in die Plasmamembran der Zelle eingebaut werden. Wird zu diesem Zeitpunkt das Medium entfernt und durch eine geeignete Erythrozytensuspension ersetzt, so reagieren die roten Blutkörperchen mit den Hämagglutininen in der Plasmamembran und werden an die Zellen „adsorbiert". Dies kann man diagnostisch (mittels Lichtmikroskopie) nutzen. In der Regel wird der Hämadsorptionstest bei 4 °C und bei Raumtemperatur durchgeführt. Anwendung findet er u. a. bei Orthomyxo- und Parainfluenzaviren. Da der Test vermehrungsfähiges Virus nachweist, handelt es sich diagnostisch um einen Virus-, und nicht, wie beim Hämagglutinationstest, um einen Virusantigen-Nachweis. Eine Besonderheit ist der Hämadsorptionstest im Falle der Afrikanischen Schweinepest. Hierbei wird von einem krankheitsverdächtigen Schwein eine Heparinblutprobe entnommen. Von der Buffy-Coat-Fraktion wird dann eine Zellkultur angelegt. Nach etwa drei Tagen wird eine 1 %ige Schweineerythrozytensuspension zugegeben. Im positiven Fall lagern sich die Eythrozyten rosettenförmig um die infizierten Leukozyten und Monozyten. Mithilfe virusspezifischer Antikörper kann diese Anlagerung verhindert werden (Hämadsorptionshemmungstest).

2.3.5 Immunfluoreszenztest (IFT)

Der IFT dient dem Nachweis von viralen Antigenen mithilfe von Fluorochrom-markierten Antikörpern. Fluorochrom-Moleküle werden durch Licht hoher Wellenlänge und damit Energie kurzfristig in einen angeregten Zustand versetzt (Abb. 2.10). Wenn sie in den ursprünglichen Zustand zurückkehren, senden sie Strahlung einer längeren Wellenlänge aus (Emission), die im sichtbaren Bereich liegt und mithilfe eines Fluoreszenzmikroskops diagnostisch ausgenutzt werden kann. Es sind verschiedene Fluorochrome erhältlich, die sich im Anregungs- und Emissionsspektrum unterscheiden. In der Virusdiagnostik wird sehr häufig das grünes Licht emittierende Fluoresceinisothiocyanat (FITC) verwendet.

Der IFT kann Virusantigen nur zellgebunden nachweisen (Gewebeschnitte, Abklatsch- und Ausstrichpräparate, Zellkulturen). Für den Nachweis intrazellulärer Virusantigene müssen die Zellen oder Gewebe fixiert und permeabilisiert werden, da die Fluorochrom-markierten Antikörper (Konjugate) nicht die intakte Plasmamembran durchdringen können. Für die Fixation werden Aceton, Ethanol, Methanol oder Formalin eingesetzt; alternativ kann eine Hitzefixation erfolgen. Gelegentlich werden noch zusätzlich Detergenzien (z. B. Triton X) verwandt.

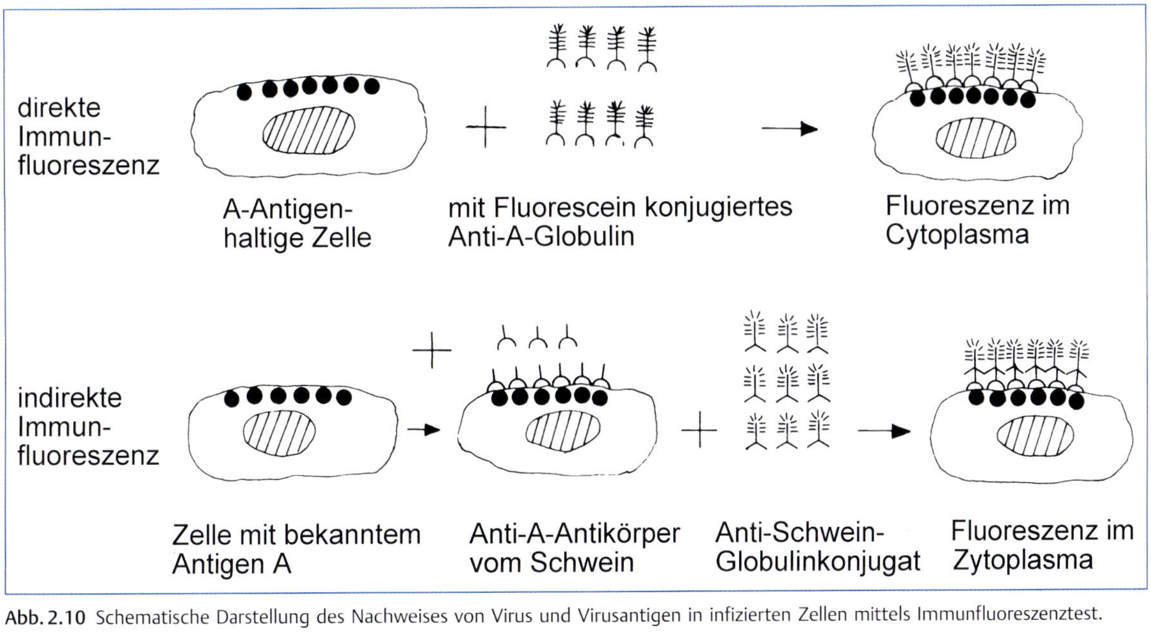

Abb. 2.10 Schematische Darstellung des Nachweises von Virus und Virusantigen in infizierten Zellen mittels Immunfluoreszenztest.

Der IFT ist eine rasche und spezifische Diagnostikmethode. Neben dem Nachweis der Präsenz des gesuchten Antigens kann zusätzlich die intrazelluläre Lokalisation (intrazytoplasmatisch und/oder intranukleär) bestimmt werden (**Abb. 2.11 a** und **b**). Sehr wichtig ist der IFT zur Bestätigung der Präsenz von nicht zytopathogenen Viren in der Zellkultur. Er ist weiterhin die Methode der Wahl zum (postmortalen) Nachweis von Tollwutvirus-Antigen in Abklatsch- oder Schnittpräparaten des Gehirns. Er kann auch zum Nachweis von Virusarten in Geweben und Organen eingesetzt werden, die in der Zellkultur schwer anzuzüchten sind (z. B. Virus der Transmissiblen Gastroenteritis in Gefrierschnitten des Dünndarms).

Nachteile des Tests sind darin zu sehen, dass er nur mithilfe eines Fluoreszenzmikroskops auszuwerten ist. Von Bedeutung ist weiterhin die Qualität der verwendeten Konjugate. Die Auswertung ist zeitaufwendig und nicht automatisierbar und setzt gut trainiertes Personal voraus. Insbesondere bei suboptimalem Untersuchungsmaterial ist ein spezifisches Signal nur schwer von einer unspezifischen Fluoreszenz zu unterscheiden.

Eine diagnostische Methode zum Nachweis von viralen Antigenen, die ebenfalls das Prinzip der Fluoreszenz ausnutzt, ist die **Durchflusszytometrie** mithilfe eines als FACS (fluorescence activated cell sorter) bezeichneten Gerätes. Hierbei werden Einzelzellen in Suspension an einem fokussierten Laser-Lichtstrahl vorbeigeführt (bis zu 5 000/sec) und charakterisiert.

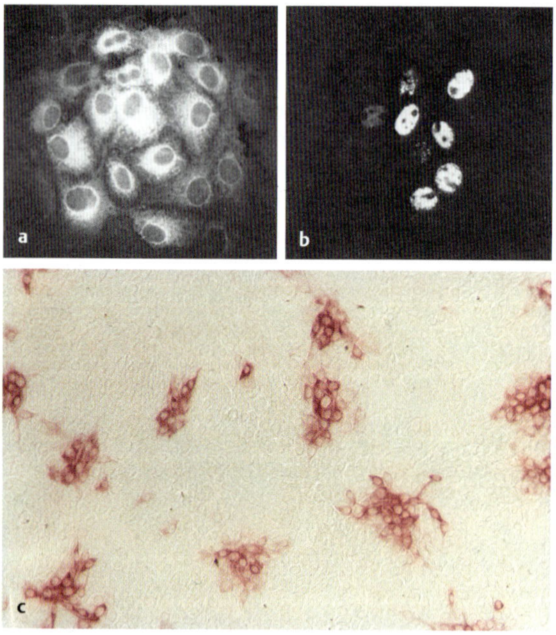

Abb. 2.11 Mikroskopische Aufnahmen von Immunfluoreszenz an virusinfizierten Kulturzellen nach Markierung mit fluoreszeingekoppelten spezifischen Immunglobulinen (Konjugat); **a** mit Schweinepestvirus infizierte Zellen, Zellplaque mit Fluoreszenz nur im antigenhaltigen Zytoplasma; **b** spezifische Fluoreszenz im Zellkern von Bornavirus-infizierten Zellen; **c** mit klassischem Schweinepestvirus (nicht zytopathogen) infizierte Zellen, sichtbar gemacht durch Peroxidase-Test (PLA), Substratumsatz nur im Zytoplasma.

In die praktische Virusdiagnostik hat die Durchflusszytometrie keinen breiten Eingang gefunden, da hohe Anschaffungs- und Unterhaltungskosten anfallen und gut geschultes Personal nötig ist.

2.3.6 Immunperoxidase-Technik (Peroxidase-linked Assay, PLA)

Bei der Immunperoxidase-Technik werden immunologische (Antigen-Antikörper-Reaktion) mit histochemischen Methoden kombiniert. Ähnlich wie bei der Immunfluoreszenztechnik kann der Nachweis von viralem Antigen nur zellgebunden (Gewebeschnitte, Abklatsch- und Ausstrichpräparate, Zellkulturen) und nach Fixierung erfolgen. Das Konjugat besteht hier jedoch aus dem spezifischen Antikörper, an den ein Enzym gekoppelt ist, sehr häufig Peroxidase (Meerrettich-Peroxidase), aber auch alkalische Phosphatase oder ß-Galaktosidase. Die Antigen-Antikörper-Reaktion in der Zelle wird mittels Zugabe eines farblosen Substrates (Chromogen) sichtbar gemacht, das durch die Aktivität der Peroxidase farbig (z. B. braun) wird (**Abb. 2.11** c). Im Gegensatz zum ELISA wird ein unlösliches Substrat verwandt, das am Ort der Reaktion in der Zelle präzipitiert (für die Peroxidasereaktion z. B. 3,3´-Diaminobenzidin). Die Auswertung erfolgt lichtmikroskopisch. Die Anwendungsgebiete der Methode sowie Vor- und Nachteile sind weitgehend deckungsgleich mit denen des Immunfluoreszenztests.

2.3.7 Enzyme-linked Immunosorbent Assay (ELISA) zum Antigennachweis

Dem ELISA liegt eine Antigen-Antikörper-Reaktion zugrunde, die durch eine enzymvermittelte Farbreaktion sichtbar und auswertbar gemacht wird. Der ELISA zum Nachweis von viralem Antigen wird meist als sogenannter Sandwich-ELISA oder Antigenfänger-ELISA (antigen capture ELISA) durchgeführt (**Abb. 2.12**). Hierbei wird zunächst ein Virusantigen-spezifischer, primärer Antikörper (Capture-Antikörper) an eine feste Phase gekoppelt, z. B. an die Vertiefung einer Plastik-Mikrotiterplatte. Im zweiten Schritt wird das Untersuchungsmaterial (z. B. Serum/Plasma), in dem das virale Antigen vermutet wird, zugegeben. Im positiven Fall wird dieses Antigen von dem Primärantikörper „gefangen". Nach einem Waschschritt erfolgt die Zugabe des sekundären Antikörpers. Auch dieser ist gegen das Antigen, jedoch ein anderes Epitop gerichtet und ist Enzym-markiert. Häufig wird dazu Peroxidase verwandt, aber auch alkalische Phosphatase oder ß-Galaktosidase. Damit ist ein Antikörper-Antigen-Antikörper-Komplex („Sandwich") entstanden. Nach dem Abspülen der unspezifisch gebundenen Sekundärantikörper erfolgt die Inkubation mit einem farblosen, zum jeweiligen Enzym „passenden" chromogenen Substrat. Dieses ist, im Gegensatz zur Verwendung bei der Immunperoxidase-Technik, löslich. Das Substrat wird durch die Enzymaktivität umgesetzt und dabei entsteht in Abhängigkeit von der Menge an gebundenem Sekundärantikörper (und damit in Abhängigkeit von der Menge an gebundenem Antigen) ein far-

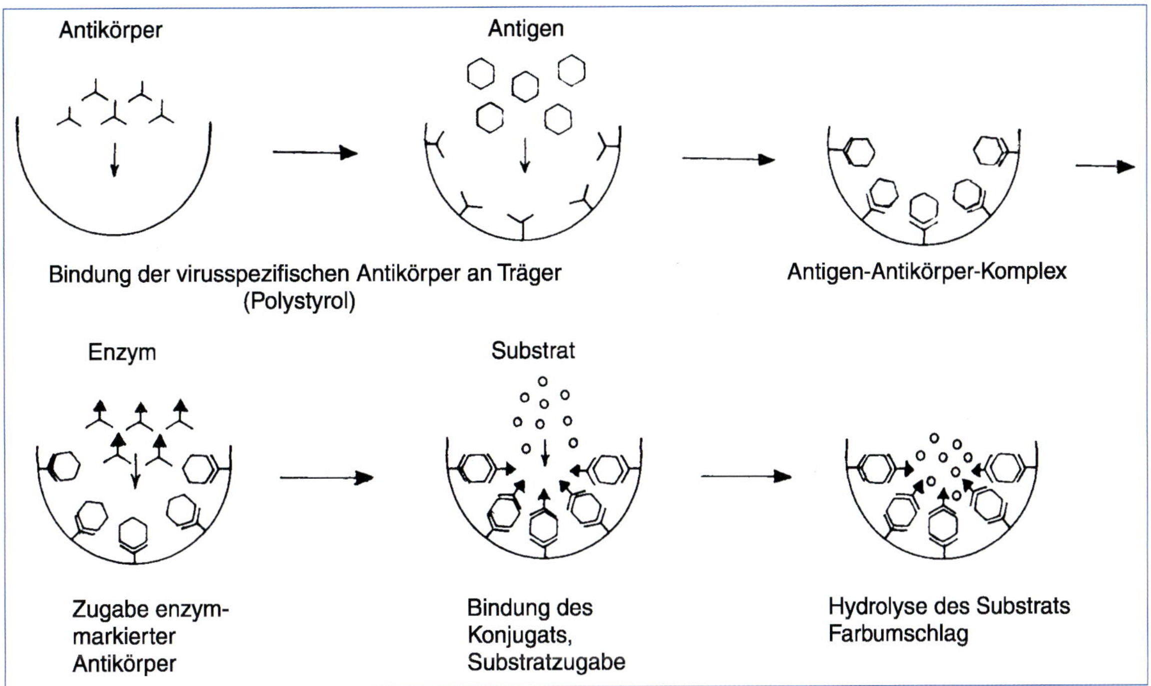

Abb. 2.12 Schema über den Virus-(Antigen-)Nachweis mittels ELISA.

biges Produkt. Die Reaktion wird durch Zugabe von Säure gestoppt. Die Auswertung geschieht entweder mit dem Auge oder durch fotometrische Messung der Extinktion mithilfe eines Mikrotiterplatten-Readers (Fotometer).

MERKE !

Die Vorteile des Antigen-ELISAs: Es wird keine apparative Ausrüstung nötig und von den Herstellern werden fertige „Kits" geliefert, die teilweise auch direkt in der tierärztlichen Praxis eingesetzt werden können. Es kann eine große Anzahl von Proben in relativ kurzer Zeit bearbeitet werden und eine weitgehende Automatisierung ist möglich. Aufgrund der immunologischen Reaktion sind die Tests spezifisch und sensitiv.

In der virologischen Diagnostik werden Sandwich-ELISAs beispielsweise zum Nachweis von Antigen im Blut (z. B. BVD-, KSP-Virus, felines Leukämievirus, hier auch mit Speichelproben) oder in Kotsuspensionen (z. B. kanines und felines Parvovirus) eingesetzt. Weiterhin finden sie Anwendung als „Schnelltests" zum Nachweis von Prionproteinen (BSE, Scrapie).

2.3.8 Immunchromatografie (Rapid-Immunomigration-Test, RIM-Test)

In den letzten Jahren haben diagnostische „Schnelltests", die auf dem Prinzip der Immunchromatographie beruhen und ohne apparativen Aufwand direkt in der Praxis durchgeführt werden können, an Bedeutung gewonnen. Es handelt sich um häufig in Kunststoffgehäuse eingebrachte Streifen aus saugfähigem, porösem Papier. Für einen direkten Virusnachweis wird die Probe mit Flüssigkeit auf die Auftragsstelle aufgebracht. Dort binden spezifische Antikörper, die mit kolloidalen Goldpartikeln oder kleinen farbigen Latexpartikeln markiert sind, an in der Probe vorhandenes Virusantigen. Aufgrund der Saugwirkung des Papiers werden diese Antigen-Antikörper-Komplexe mit der Flüssigkeit mitgespült. An einer bestimmten Position des Papierstreifens, quer zur Laufrichtung, sind „Fänger-Antikörper" immobilisiert, die ebenfalls gegen das virale Antigen gerichtet sind und daher vorbeiziehende Komplexe binden. Durch die hierbei entstehende „Konzentrierung" der Antigen-Antikörper-Komplexe werden auch die Goldpartikel oder farbigen Latexkügelchen akkumuliert und für das Auge als Bande sichtbar. Es handelt sich also nicht um einen enzymvermittelten Farbumschlag. Falls kein Virus in der Probe war, wandert die Flüssigkeit mit den Antikörpern weiter zu einer zweiten Position. Dort sind Kontroll-Antikörper immobilisiert, die gegen die Testantikörper gerichtet sind, diese festhalten und „aufkonzentrieren", sodass auch hier dieser Prozess sichtbar wird. Auch überschüssige Antigen-Antikörper-Komplexe, die an der ersten Position nicht festgehalten wurden (da z. B. alle Fängerantikörper schon „besetzt" waren), binden hier und führen zu einer sichtbaren Bande. Bei der Ablesung muss auf jeden Fall diese Kontrollbande sichtbar sein. Sie dient auch gleichzeitig dazu, dass der Test nicht zu früh abgelesen wird.

Angewandt werden diese Testsysteme beispielsweise zum Nachweis von Antigen des FeLV (Blut), des kaninen und felinen Parvovirus (Kot) oder von Rota- und Coronaviren (Kot).

2.3.9 Nukleinsäurenachweis

Der direkte Erregernachweis wurde bis vor einigen Jahren in erster Linie über die Anzucht in Zellkulturen, im embryonierten Hühnerei oder in Einzelfällen (z. B. bei Afrikanischer Schweinepest oder der Blauzungenkrankheit) auch im Versuchstier durchgeführt. Alternativ wurden und werden für einige Erreger ELISA-Systeme (z. B. zum Nachweis von persistierend mit BVDV infizierten Rindern) zum Antigennachweis eingesetzt. In vielen Fällen stellen insbesondere die Zellkulturtechniken oder die Isolierung im embryonierten Hühnerei immer noch eine Art „Goldstandard" des Erregernachweises dar, sie werden aber mehr und mehr durch moderne Methoden des Nukleinsäurenachweises verdrängt. Insbesondere Nachweistechniken wie die Real-Time-PCR erlauben dabei die schnelle (< 24 Stunden), spezifische, hoch sensitive und vor allem automatisierbare Detektion.

Diesen Vorteilen stehen je nach Methodik erhöhte Kontaminationsgefahr (kann zu falsch positiven Ergebnissen führen), unter Umständen höhere Kosten (Geräte, Enzyme) und eine in der Regel reduzierte diagnostische Breite gegenüber, da nur eine Erregergruppe, an deren genetischen Kode die Nachweissysteme adaptiert sind, auch erfasst werden kann.

Durch neuere Entwicklungen wie die **Multiplex-Real-Time-PCR**, die **DNA-Chip-Technologie (Microarray)** oder das sogenannte **Next-Generation-Sequencing (Hochdurchsatzsequenzierung)** stehen allerdings Nachweismethoden zur Verfügung, die die diagnostische Breite erhöhen und zudem die schnelle und exakte Erregercharakterisierung erlauben.

Der Siegeszug der molekularen Technologien ist nicht mehr aufzuhalten und sie haben besonders in der veterinärmedizinischen Diagnostik bereits eine Verbreitung erfahren, die auch ein angepasstes Denken bezüglich der derzeit möglichen Schnelligkeit, Genauigkeit und Nachweisgrenze notwendig macht.

Aufreinigung (Extraktion) von Nukleinsäuren (DNA/RNA)

Die meisten Verfahren zum diagnostischen Nukleinsäurenachweis (DNA/RNA) oder zur genetischen Erregercharakterisierung setzen die Aufreinigung (Extraktion) von Nukleinsäuren voraus. Sie steht in der Regel am Anfang der Verfahren und dient sowohl der Reinigung als auch der Konzentrierung. Hierbei sollen insbesondere inhibitorisch wirkende Substanzen beseitigt werden, die nachfolgende molekularbiologische Reaktionen hemmen und damit die Sensitivität drastisch reduzieren können.

Eine ursprüngliche Methode der DNA-Extraktion stellt die Phenol-Chloroform-Isoamylalkohol-Technik mit anschließender alkoholischer Fällung (Ethanol) dar, für RNA ist die sogenannte Guanidinium-Thiocyanat-Phenol-Chloroform-Extraktion (nach Chomczynski 1987; kommerzielle Systeme sind z. B. TRIzol oder TRI-Reagent) ein wichtiger Standard. Beide Methoden sind jedoch nur für die manuelle Bearbeitung geeignet und lassen sich kaum automatisieren. Zudem muss mit Substanzen gearbeitet werden, die gesundheits- und umweltschädlich wirken können.

Aus diesem Grund wurden Silikamatrix-basierte Systeme entwickelt, die mithilfe von fertig präparierten Säulen (sogenanntes **Spin-Column-Verfahren**) oder Magnetpartikeln arbeiten und die eine sehr rasche Bearbeitung großer Probenmengen in voll automatisierten Abläufen erlauben. Zahlreiche Firmen bieten hierzu fertige „Kits" an, die zudem für die Aufarbeitung bestimmter Probenmaterialien (wie Blut, Gewebe, Serum, Zellkultur, Kot, Tupferproben) optimiert wurden. Bei der automatisierten Aufreinigung kann man „geschlossene Systeme", die nur mit einem genau abgestimmten Extraktionssystem arbeiten, von „offenen Systemen" unterscheiden, die auf einer Roboterplattform die Verwendung verschiedener Extraktionskits gestatten. Die schnellsten Extraktionsroboter können dabei RNA und/oder DNA aus bis zu 96 Proben in 20–30 min extrahieren.

Die gereinigte und unter Umständen auch aufkonzentrierte Nukleinsäure kann dann mit verschiedenen Techniken wie der Polymerasekettenreaktion oder der Hybridisierung weiter untersucht werden. Als sehr wichtiger Punkt ist anzumerken, dass die Reinheit der RNA/DNA von entscheidender Bedeutung für die Effizienz der weiteren Nachweisverfahren ist. Die in den Proben häufig in großer Menge enthaltenen genomischen Nukleinsäuren des Wirtsorganismus können ebenso wie inhibitorische Substanzen (wie Salze, Proteine, Chemikalienrückstände) zu unspezifischen Reaktionen oder falsch negativen Ergebnissen führen.

Während beispielsweise die DNA-Extraktion aus virushaltigem Tupfermaterial unproblematisch ist, stellen die mit einer sehr dicken und widerstandsfähigen Membran ausgestatteten Mykobakterien eine große Herausforderung für eine effiziente Nukleinsäurereinigung dar. Für schwierig aufzuschließende Materialien wie Gewebeproben, die zunächst zerkleinert werden müssen, existieren zusätzliche Verfahren der Probenvorbereitung, die beispielsweise mittels hochfrequenten Schüttelns in Gegenwart von sterilen Stahlkügelchen einen schnellen und sicheren Probenaufschluss erreichen (z. B. Tissuelyser oder Schwingmühle).

> **MERKE** !
>
> Berücksichtigt werden muss zudem besonders bei bakteriellen Erregern eine unterschiedliche Zugänglichkeit der Erregernukleinsäure für die Extraktionsverfahren.

Zur Bestätigung einer erfolgreichen Extraktion und zum Ausschluss der Präsenz von Inhibitoren werden verschiedenste Kontrollsysteme wie der Nachweis von sogenannten nicht regulierten Kontrollgenen (Housekeeping-Gene, z. B. β-Aktin) oder die Detektion von der Probe zugesetzter, interner Kontroll-RNA bzw. -DNA (internal control, IC) eingesetzt. Diese Kontrollverfahren haben sich besonders bei den amplifizierenden Techniken, die die parallele Detektion mehrerer Zielsequenzen erlauben (Multiplexing), wie es beispielsweise bei der Real-Time-PCR möglich ist, durchgesetzt.

Bisher kommen nur wenige Systeme des Nukleinsäurenachweises ohne vorherige Extraktionsverfahren aus. Allerdings gibt es für die Polymerasekettenreaktion bereits robuste Enzymmischungen, die als sogenannte „Direkt-PCR“ den Nachweis von Nukleinsäuren höherer Konzentration auch ohne vorgeschaltetes Extraktionsverfahren gestatten.

Restriktionsfragmentlängen-Polymorphismus (RFLP)

Einige Erreger mit DNA-Genom lassen sich einfach und in großer Menge aufreinigen (z. B. bestimmte Herpesviren, Pockenviren), sodass auch ohne weitere Amplifikation ihre Nukleinsäure in einem Gel durch ein Spannungsfeld aufgrund der elektrischen Ladung der DNA-Moleküle aufgetrennt und mittels interkalierender Farbstoffe (z. B. Ethidium-Bromid) im UV-Licht sichtbar gemacht werden kann. Es können aber auch Abschnitte eines Erregergenoms (RNA/DNA) zunächst amplifiziert werden, um sie dann weiter zu untersuchen.

Aufgereinigte Erreger-DNA oder amplifiziertes Produkt können dann vor der Auftrennung und Sichtbarmachung im Agarosegel mit ausgewählten Restriktionsenzymen behandelt werden (Nukleinsäure-„Verdau“), sodass ein spezielles und für den Erregertyp bzw. -stamm charakteristisches Bandenmuster nach der Größentrennung in der Gel-Matrix im UV-Licht erkennbar wird.

Das Restriktionsenzymfragmentmuster der Nukleinsäure stellt eine Art Fingerabdruck dieses Erregers dar. Durch den Einsatz unterschiedlicher Restriktionsenzyme können weitere Fragmentlängenmuster die genauere Charakterisierung ermöglichen.

Die RFLP-Technik hat jedoch nur noch in wenigen Fällen diagnostische Relevanz, z. B. bei Bovinem oder Equinem Herpesvirus Typ 1 zur Differenzierung von Feld- und Impfstämmen. Neue Verfahren wie die Real-Time-PCR oder die Sequenzierung haben hier die Rolle der differenzierenden Schnelldiagnostik übernommen.

Hybridisierungsverfahren: Southern- und Northernblot, In-situ-Hybridisierung

Einzelsträngige DNA- bzw. RNA-Moleküle können an Einzelstrang-DNA bzw. -RNA binden, wenn die komplementäre Sequenz dies zulässt. Diese Art der durch Wasserstoffbrücken vermittelten Bindung wird als „Hybridisierung“ bezeichnet, und dieses Phänomen bildet die Grundlage für zahlreiche in Forschung und Diagnostik eingesetzte Verfahren des Nukleinsäurenachweises und der Nukleinsäurecharakterisierung.

Für den spezifischen Nachweis von Nukleinsäuren wird die Hybridisierung von kurzen komplementären DNA-Stückchen mit einer Länge von etwa 15–25 Nukleotiden genutzt, die als „Sonde“ (engl.: Probe) bezeichnet werden. Um eine Bindung der Sonden an die passende Nukleinsäure nachzuweisen, werden die Sonden mit verschiedensten Techniken markiert. Während früher häufig radioaktive Markierungen genutzt wurden, spielen heute verschiedenste nicht radioaktive Marker eine Rolle (z. B. Fluoreszenzfarbstoffe oder Biotin, Chemolumineszenz). Der Nachweis der Komplexe aus Sonde und zu detektierender Nukleinsäure kann dann mithilfe von Röntgenfilmen, Fluoreszenzdetektoren, Silberfällungen oder Farbumschlagsreaktionen erfolgen.

In der Regel wird die Zielnukleinsäure auf eine Festphase (z. B. eine Nylonmembran) übertragen („Blotten“) und dort fixiert. Nach einem Denaturierungsschritt (Bildung der reaktiven Einzelstränge), der Inkubation mit der markierten Sonde und mehreren Waschschritten schließt sich die Detektion der Bindung an, die dann je nach gewählter Technik erfasst und ausgewertet wird (Röntgenfilm, Foto, Chemolumineszenz- oder Fluoreszenzdetektion). Die Nukleinsäure kann dabei wie bei der RFLP (S. 83) vor der Übertragung auf die Festphase auch noch im Agarosegel aufgetrennt werden. Wird auf diese Weise DNA spezifisch detektiert, so spricht man vom „Southernblot“, handelt es sich um RNA, so nennt man das Verfahren „Northernblot“, bei direktem Auftragen der Probe auf die Membran (ohne Gelauftrennung) spricht man von „Dotblot“. Erfolgt die Hybridisierungs- und Nachweisreaktion direkt am Gewebeschnitt, so handelt es sich um eine sogenannte „In-situ-Hybridisierung“ (**Abb. 2.13**). Diese Technik gestattet den Erregergenomnachweis beispielsweise in einer Zelle direkt am Ort der Replikation und ist daher besonders für Untersuchungen zur Pathogenese geeignet.

Polymerasekettenreaktion (PCR) und isothermale Methoden der Nukleinsäureamplifikation

Die Polymerasekettenreaktion (polymerase chain reaction, PCR) wurde erst nach 1984 durch die Entdeckung von Kary **Mullis** als Technik zur In-vitro-Amplifizierung eines spezifischen DNA-Fragmentes durch eine Polymerase, wie z. B. die hitzestabile Polymerase des Bakteriums *Thermus aquaticus* (Taq-Polymerase), eingeführt. Sie ist seither zu einer der wichtigsten Methoden in der Diagnostik und Forschung geworden. Während die älteren Methoden der Nukleinsäuredetektion (z. B. RFLP) keine effektiven Amplifikationsschritte beinhalten und daher weniger sensitiv und auf sensible Nukleinsäuredetektionssysteme angewiesen sind, ist das Kernstück der PCR die effiziente und schnelle Vermehrung selbst kleinster Nukleinsäuremengen. Sie ist damit nicht nur zum wichtigsten Werkzeug des direkten Erregernachweises geworden, sondern in vielen Fällen auch Grundvoraussetzung für die weitere Charakterisierung von Erregergenomen und dient als Basis für zahlreiche weiterführende Untersuchungen wie z. B. die Sequenzierung oder die Microarray-Analyse.

Die PCR ist ein zielsequenzabhängiges Amplifikationsverfahren, das in 25–45 identischen Zyklen abläuft und theoretisch danach zu mehr als 10^9 Kopien der Zielsequenz (Target) führen kann. Dies ist selbst dann möglich, wenn nur sehr geringe Ausgangsmengen (< 10 Kopien) der Zielsequenz vorhanden sind. Für die PCR-Reaktion sind neben der Taq-Polymerase und den Nukleinsäurebausteinen (Desoxyribonukleotidtriphosphate) zwei spezifische Oligo-

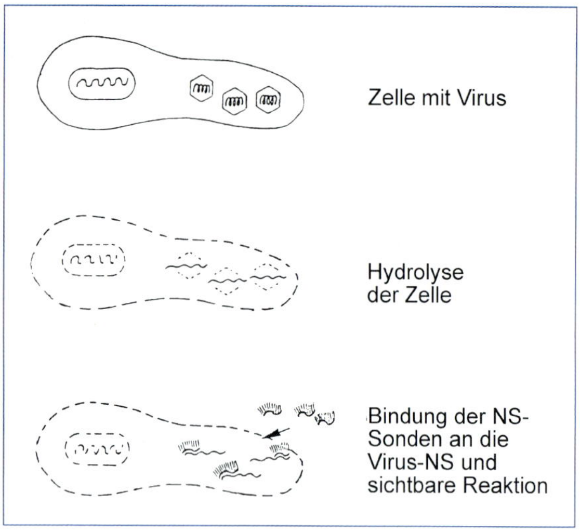

Abb. 2.13 In-situ-Hybridisierung. NS = Nukleinsäure.

nukleotid-Sequenz-Stückchen (ca. 20 Nukleotide lang, sogenannte Primer) notwendig, die in einer doppelsträngigen DNA-Zielsequenz jeweils an den Enden aufgrund ihrer komplementären Sequenz binden. Die Bindung der Primer erfolgt nach Auftrennung des Doppelstranges der Zielsequenz (Denaturierung bei ca. 95 °C) und wird als Annealing bezeichnet. Das Annealing erfolgt bei etwa 50–55 °C und dauert wie der Denaturierungsschritt etwa 0,5–1 min. Den einzelnen Zyklus schließt dann die Neusynthese einer Kopie der Zielsequenz, die sogenannte Elongation oder Extension ab, die je nach Länge der Zielsequenz 0,5–2 min andauert (Abb. 2.14). Die gesamte Reaktion wiederholt sich in 25–45 Zyklen und erfolgt in geschlossenen Röhrchen (Tubes) in einem Thermocycler, der in der Regel bis zu 96 Reaktionsgefäße aufnehmen kann.

Bei einer diagnostischen PCR werden Zielsequenzen mit einer Größe von etwa 150–1000 Basenpaaren amplifiziert. Bei größeren Sequenzstücken können die Amplifikationseffizienz und damit auch die Sensitivität abnehmen.

Die Amplifikationsprodukte (Amplicons) der PCR-Reaktion werden, wie bereits bei anderen Nukleinsäuredetektionsmethoden dargestellt, in einem Agarosegel nach der Größe aufgetrennt und nach Anfärbung mit Ethidiumbromid im UV-Licht als Bande sichtbar gemacht. Die spezifische Größe einer Zielsequenz, die anhand eines Größenmarkers bestimmt werden kann, ist somit ein wichtiger Indikator für eine korrekte Amplifikation, und falsch positive Produkte können aufgrund unterschiedlicher Größe identifiziert werden.

Aufgrund der hohen Sensitivität der PCR spielen Kontaminationen, insbesondere mit PCR-Produkten eine große Rolle und müssen bei der Bearbeitung (getrennte Räume, Kittelwechsel, vorsichtiger Umgang mit Amplifikaten) und Auswertung berücksichtigt werden. Die PCR kann aber auch durch eine Reihe von Faktoren biologischen (z. B. Lysozym, Hämoglobin) und chemischen Ursprungs (z. B. Ethylendiamintetraacetat, EDTA) inhibiert werden. Man unterscheidet die totale Inhibition, bei der falschnegative Resultate zustande kommen, und die partielle Inhibition, die sich in einem teilweisen Verlust an Sensitivität wider-

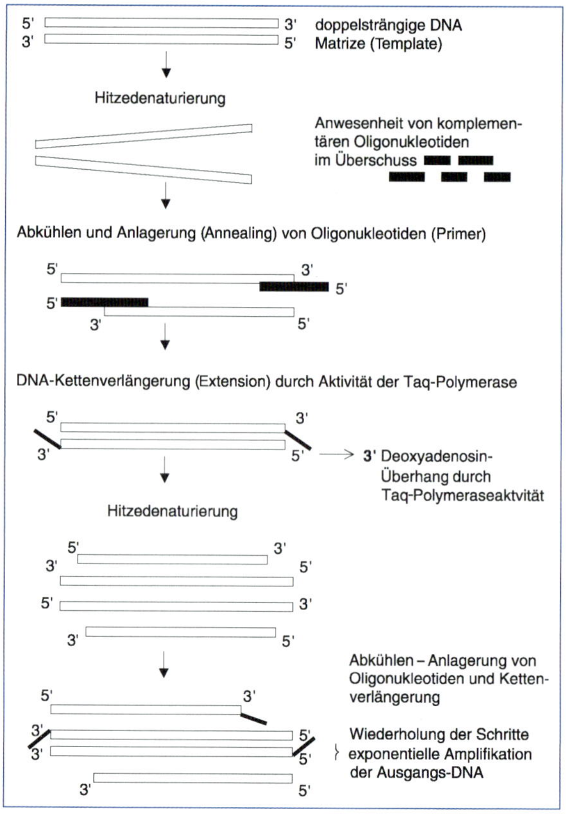

Abb. 2.14 Schema der Polymerasekettenreaktion (Polymerase Chain Reaction, PCR).

spiegelt. Die Inhibitoren beeinflussen die Lyse des Probenmaterials, die Isolierung der Nukleinsäure und die Aktivität des Enzymsystems; ferner ist auch die Degradation der Nukleinsäure möglich.

Daher sind für jede diagnostische PCR umfangreiche Kontrollen notwendig, die eine Bewertung der Amplifikationsbedingungen zulassen und die Kontaminationen ausschließen (Positivkontrolle, Kontrolle ohne Zielsequenz, Extraktionskontrollen).

Die Enzyme, Nukleotide und Pufferlösungen einer PCR-Reaktion werden zur Vereinfachung häufig bereits als ein fertiges Gemisch (sogenannter Mastermix) verwendet.

Nested PCR (geschachtelte PCR)

Eine Sonderform der PCR stellt die sogenannte Nested PCR dar. Hierbei wird ein Teil des Produktes aus einer ersten PCR-Reaktion in eine neue PCR überführt, wobei die hierzu verwendeten Primer weiter innerhalb der ersten Zielsequenz binden und damit ein kleineres Amplicon erzeugen, was der Reaktion ihren Namen gab. Wird einer der Primer erneut verwendet und mit einem neuen, weiter innerhalb der Zielssequenz bindenden Oligonukleotid kombiniert, so spricht man von Semi-nested PCR.

Die Nested PCR erhöht zwar sowohl die Sensitivität (zweites Amplifikationsverfahren, kürzeres Amplicon) als auch die Spezifität (nur komplementäre Zielsequenzen werden amplifiziert), aber damit steigt auch das Kontaminationsrisiko rapide an. Da das Reaktionsgefäß der ersten

PCR geöffnet und das Produkt in ein neues Gefäß überführt werden muss, können Verschleppungen von PCR-Produkten nur schwer verhindert werden.

> **MERKE !**
>
> Für die veterinärmedizinische Diagnostik ist der Einsatz der Nested PCR daher nicht zu empfehlen und sollte auf seltene Einzelfälle beschränkt sein. Moderne Real-Time-PCR-Systeme sind zudem ähnlich leistungsfähig bei stark verringertem Kontaminationsrisiko.

Multiplex-PCR

Mit der Multiplex-PCR werden mehrere Zielsequenzen in einer Reaktion erfasst und spezifisch amplifiziert. In einer Multiplex-PCR ist daher in der Regel mehr als ein Primerpaar enthalten, was eine besondere Optimierung und Anpassung der Reaktionsbedingungen notwendig macht. Es gibt hierfür mittlerweile spezielle Reaktionsgemische. Dennoch ist besonders dann mit einem Sensitivitätsverlust zu rechnen, wenn eine der Zielsequenzen in großer Menge vorliegt und damit bevorzugt amplifiziert wird.

Reverse-Transkriptase-PCR (RT-PCR)

Die PCR ist auf die Amplifikation von DNA beschränkt. Eine Vielzahl viraler Erreger besitzt jedoch ein RNA-Genom und auch in der Zelle werden viele Informationen in Form von RNA kodiert (z. B. mRNA). Mit der Entdeckung der reversen Transkriptase wurde es schließlich möglich, auch RNA, nach der reversen Transkription in Copy-DNA (cDNA), umzuschreiben, die dann in der PCR vervielfältigt werden kann. Die Kombination beider Vorgänge wird als Reverse-Transkriptase-PCR (RT-PCR) bezeichnet. Die RT-Reaktion läuft bei niedrigeren Temperaturen von 40–50 °C ab und ist nach etwa 15–30 min abgeschlossen. Die RT-PCR wurde ursprünglich in zwei Schritten in getrennten Reaktionsgefäßen durchgeführt. Zunächst erfolgte in einem Gefäß die RT und nach Überführen der cDNA in ein neues Tube die eigentliche PCR. Heutzutage erlauben jedoch die meisten Enzymmixe die Durchführung der RT-PCR in einem Gefäß, wobei die Taq-Polymerase häufig erst nach einem Erhitzungsschritt auf 95 °C aktiviert wird (Hot-Start-PCR). Die RT-PCR in einem Reaktionsgefäß wird auch als „One-Step"- oder „One-Tube"-RT-PCR bezeichnet.

Isthomermale Amplifikation – NASBA (nucleic acid sequence-based amplification) und LAMP (loop-mediated isothermal amplification)

Bei der isothermalen Amplifikation werden Enzyme verwendet, die Nukleinsäuren bei gleichbleibender Temperatur (isothermal) von etwa 40–65 °C vervielfältigen. Die meist genutzten Verfahren sind dabei NASBA wie auch LAMP.

Bei NASBA handelt es sich um eine isothermale Methode zur RNA-Amplifikation (entwickelt 1991 von J. **Compton**) bei etwa 40–45 °C. Es ist eine zyklische Reaktion, bei der zwei Primer zusammen mit den Enzymen reverse Transkriptase, RNAase H und T 7 RNA-Polymerase zur Amplifikation eingesetzt werden. Diagnostische NASBA-basierte Tests wurden daher bisher besonders für virale Krankheitserreger entwickelt, die ein einzelsträngiges RNA-Genom besitzen, wie z. B. das Maul- und Klauenseuche-Virus oder Influenza-Viren.

LAMP wurde von der Eiken Chemical Co. entwickelt und verwendet 4–6 verschiedene Primer, die an unterschiedlichen Stellen der Zielsequenz binden und zur Bildung von zirkulären Strukturen führen, die mithilfe einer speziellen DNA-Polymerase zyklisch vermehrt werden. LAMP findet in einem Reaktionsgefäß bei einer gleichbleibenden Temperatur von 60–65 °C statt, und selbst kleine Ausgangsmengen an Ziel-DNA können nach maximal 60 min mittels Trübung oder Fluoreszenzsignal sehr einfach nachgewiesen werden. Mittlerweile existieren bereits zahlreiche LAMP-basierte Tests, die zukünftig auch in tragbaren Geräten zur Anwendung kommen sollen (sogenannte „Pen-site-Tests" für die Anwendung direkt im Stall). In Kombination mit einer reversen Transkription kann LAMP zudem auch zum RNA-Nachweis eingesetzt werden.

Real-Time-PCR

Die klassische PCR mit der Darstellung der Amplifikate über eine Agarosegelelektrophorese ist mit einem großen Zeit- und Arbeitsaufwand verbunden, und es handelt sich in der Regel nur um eine Endpunktanalyse. Die Bandenstärke kann nur als Schätzgröße der Amplifikationseffizienz herangezogen werden, erlaubt aber keine exakte Quantifizierung der spezifischen Nukleinsäuremenge im Testmaterial. Zudem ist das Risiko von Kreuzkontaminationen und damit von falsch positiven Ergebnissen hoch, was insbesondere bei der Diagnostik eine Unterscheidung von schwach positiven Proben und kontaminierten Materialien erschwert.

Schon früh nach der Entwicklung der PCR und der RT-PCR wurde daher an der Entwicklung von Systemen gearbeitet, die eine Analyse der Amplifikatbildung in „Echtzeit" (engl.: real-time) gestatten. Als besonders geeignet hat sich dabei der Nachweis über Fluoreszenzsignale erwiesen, die direkt mit der Vermehrung der Zielnukleinsäure verbunden sind. Da Detektion und Amplifizierung gleichzeitig ablaufen, ohne dass die Reaktionsgefäße geöffnet werden müssen, ist diese Technik nicht nur schneller, sondern birgt auch ein erheblich geringeres Kontaminationsrisiko als die konventionelle PCR.

Die Detektion bei der Real-Time-PCR erfolgte zunächst nur mit sogenannten **interkalierenden Fluoreszenzfarbstoffen** (Ethidiumbromid, SYBR® Green I), die ausschließlich dem quantitativen Nachweis der amplifizierten DNA dienen. Dabei kann in bestimmten PCR-Geräten noch eine Schmelzpunktanalyse angeschlossen werden. Aufgrund der für eine Sequenz charakteristischen Schmelzkurven ist damit eine Spezifitätsprüfung der Ergebnisse möglich. Als weitere Detektionssysteme der Amplifikate werden zudem modifizierte Primer angeboten. Kommerziell erhältlich sind zurzeit beispielsweise das Amplifluor™ Universal Detection System (Chemicon® International) und die LUX™ Fluorogenic Primer (Light Upon eXtension, Invitrogen; **Abb. 2.15**).

Infektionsdiagnostik

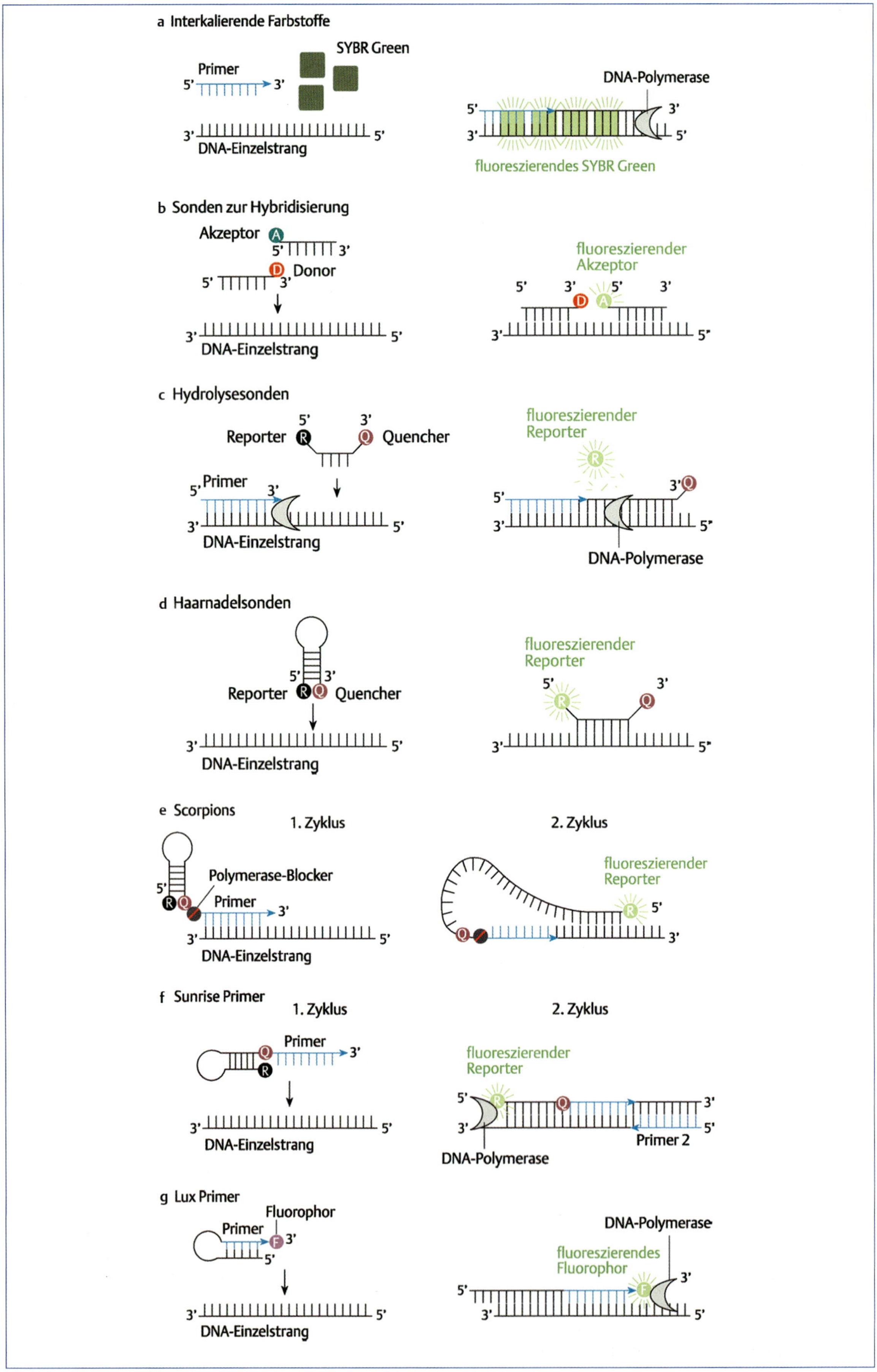
a Interkalierende Farbstoffe
SYBR Green
Primer
5' 3'
3' 5'
DNA-Einzelstrang
DNA-Polymerase
5' 3'
3' 5'
fluoreszierendes SYBR Green
b Sonden zur Hybridisierung
Akzeptor A
5' 3'
D Donor
5' 3'
3' 5'
DNA-Einzelstrang
fluoreszierender Akzeptor
5' 3' 5' 3'
3' 5'
c Hydrolysesonden
5' 3'
Reporter R
Q Quencher
Primer
5' 3'
3' 5'
DNA-Einzelstrang
fluoreszierender Reporter
5' 3' Q
3' 5'
DNA-Polymerase
d Haarnadelsonden
5' 3'
Reporter R Q Quencher
3' 5'
DNA-Einzelstrang
fluoreszierender Reporter
5' 3'
3' 5'
e Scorpions
1. Zyklus
5'
Polymerase-Blocker
Primer
3'
3' 5'
DNA-Einzelstrang
2. Zyklus
fluoreszierender Reporter
5'
3'
f Sunrise Primer
1. Zyklus
Primer
3'
3' 5'
DNA-Einzelstrang
2. Zyklus
fluoreszierender Reporter
5' 3'
3' 5'
Primer 2
DNA-Polymerase
g Lux Primer
Fluorophor
Primer
3'
5'
3' 5'
DNA-Einzelstrang
DNA-Polymerase
fluoreszierendes Fluorophor
5' 3'
3' 5'

Aber erst durch den Einsatz **sequenzspezifischer, fluoreszenzmarkierter Sonden** wurde schließlich die Detektion der PCR-Amplifikate mit einem Zuwachs an Spezifität verbunden, da nur zur jeweiligen Sonde passende (hybridisierende) Zielsequenzen zu Fluoreszenzsignalen führen können. Die Grundlage dafür bildet das Prinzip des **Fluoreszenz-Resonanz-Energie-Transfers** (FRET). FRET tritt auf, wenn zwei Fluorochrome, deren Anregungs- und Emissionsspektren überlappen, in eine räumliche Nähe von kleiner als 70 Å gebracht werden, was zum Energietransfer führt. Dieses Prinzip kann für unterschiedlichste Sondentypen genutzt werden.

Bei sogenannten „FRET-Sonden" müssen beide Sonden nebeneinander an die Zielsequenz binden, was zum entsprechenden Fluoreszenzsignal führt. Diese Technik zeichnet sich durch eine besonders hohe Spezifität aus, da ein Sondenpaar binden muss, eignet sich daher aber nicht für variable Sequenzabschnitte, wie sie besonders bei Pathogenen häufig vorkommen. Neben diesen FRET- oder Hybridisierungssonden, die für die Verwendung mit dem LightCycler® (Roche) konzipiert wurden, existieren Minor-Groove-Binder(MGB)-Sonden, Molecular Beacons, Scorpions™ und das Primer-Probe-Energy-Transfer-System, kurz PriProET (**Abb. 2.15**).

Die Real-Time-PCR kann durch Kombination mit einer reversen Transkriptase auch zur Amplifikation und Detektion von RNA eingesetzt werden. Man spricht dann analog zur klassischen RT-PCR von einer Real-Time-RT-PCR.

Durchgesetzt haben sich bei den diagnostischen Real-Time-PCRs in den letzten Jahren die sogenannten „TaqMan®-Sonden". Hierbei wird eine Sonde an ihrem 5´-Ende mit einem Fluoreszenzfarbstoff („Reportermolekül"; z. B. FAM für die Detektion im grünen Fluoreszenzkanal oder HEX für eine orangfarbene Fluoreszenz) markiert (**Abb. 2.15 c**). Am 3´-Ende der Sonde wird dieses Signal zunächst „ausgelöscht" („gequencht"; daher wird oft die Bezeichnung „Quencher" für dieses Fluoreszenzmolekül gewählt), bis die Sonde an die Zielsequenz bindet und durch die 5´-3´-Exonuklease-Aktivität der Taq-Polymerase die Sonde proportional zur Menge der amplifizierten DNA hydrolysiert wird, damit Fluoreszenzfarbstoff und Quencher getrennt und die Reporterfluoreszenz emittiert wird.

In kompletten Real-Time-PCR-Systemen verschiedenster Anbieter werden heute Thermocycler, Anregungslichtquelle (z. B. LEDs, Laser, Halogenlampen), Detektionsmodul (CCD-Kamera oder Photomultipliertube) sowie Datenver-

◄ **Abb. 2.15** Nachweischemie in der Real-Time-PCR; **a** Fluoreszenzemission durch dsDNA-bindende Farbstoffe; **b–e** verschiedene Sondenkonstrukte; **f–g** markierte Primer.

a Mit akkumulierenden PCR-Produkten werden interkalierende Farbstoffe wie Ethidiumbromid oder SYBR Green vermehrt eingebaut und die Fluoreszenzintensität nimmt proportional zur entstehenden dsDNA zu.

b Sonden zur Hybridisierung können das Prinzip des Fluoreszenz-Resonanz-Energietransfers (FRET) nutzen. Dabei werden 2 Sonden konstruiert, die unmittelbar benachbart in 5´-Akzeptor-Endmarkierung orientiert zur 3´-Donor-Endmarkierung hybridisieren. Es handelt sich also um ein Zielsequenz-spezifisches Sondenpaar. Beim Einsatz von nur 3 Oligonukleotiden fungiert der stromaufwärts gerichtete Primer als Sonde, wogegen beim Einsatz von 4 Oligonukleotiden 2 Primer und 2 separate Sonden benutzt werden.

c Die Hydrolysesonden werden auch als TaqMan-Sonden bezeichnet. Dabei ist die sequenzspezifische Sonde zweifach markiert, und zwar mit einem Reporterfarbstoff am 5´-Ende und einem Akzeptorfarbstoffmolekül (Quencher) am 3´-Ende. Sind beide Fluorophore (Reporter und Quencher) unmittelbar benachbart, absorbiert der Quencher die Reporterfluoreszenz durch das FRET-Phänomen. Bei erfolgreicher Hybridisierung der Sonde an die Zielsequenz wird die 5´-Exonukleaseaktivität der DNA-Polymerase während der Extensionsphase den Reporter vom Quencher abspalten, und daraus resultiert die Fluoreszenzemission durch das nunmehr freie Reporterfluorophor. Sogenannte Bindungssonden mit kleinen Vertiefungen (minor groove binders, MGBs) können die Schmelztemperatur erhöhen und die Nutzung kürzerer Sonden ermöglichen, was in der Regel die Hintergrundfluoreszenz herabsetzt.

d Als Haarnadelsonden (hairpin probes) werden Sonden bezeichnet, die an sequenzspezifische Regionen binden, die durch eine Schleife (loop), d. h. gegenläufige Sequenzwiederholung, repräsentiert sind. Molecular beacons sind die einfachsten Haarnadelsonden, wobei Reporter- und Quenchermolekül an jedem Ende der Sonde angeheftet sind, wodurch wiederum durch Kontakt über FRET die Fluoreszenzemission unterdrückt wird (Quencherfunktion). Sobald die Sonde hybridisiert, geht der enge Kontakt von Reporter zu Quencher verloren und die Reporterfluoreszenz kann ungestört (ohne Absorption) erfolgen.

e Scorpions: Sogenannte Skorpionsonden vereinigen die Sondenfunktion mit dem stromaufwärts gerichteten PCR-Primer. Sie bestehen aus einem Fluorophor, gekoppelt an das 5´-Ende der Sonde, gefolgt von einer komplementären, sequenzspezifischen Schleifenstruktur (stem loop), dann einem Quencherfarbstoff und einem DNA-Polymeraseblocker (verhindert die DNA-Polymerase-Extension), der gefolgt wird vom 3´-PCR-Primer. Wenn an die Ziel-DNA gebunden werden kann (sequenzspezifische Hybridisierung), wird der Quencher vom Reporter entfernt und es resultiert erhöhte Fluoreszenzemission. Die PCR-Zyklen können bei hoher Temperatur gefahren werden, weil keine 5´-Nukleaseaktivität der DNA-Polymerase (nur bei geringer Temperatur aktiv) benötigt wird.

f Sunrise Primer wurden von der Fa. Oncor (USA) generiert. Sie sind den Skorpionsonden sehr ähnlich, indem sie sowohl den PCR-Primer als auch die Sondendetektion vereinen. Diese Sonden bestehen aus einer am 5´-Ende doppelmarkierten (Reporter- und Quencher-Fluorophore) Haarnadel, deren 3´-Ende als Primer fungiert. Ungebunden bleibt die Haarnadelstruktur intakt mit entsprechender Unterdrückung der Reporterfluoreszenz durch den Quencher (FRET-Prinzip). Bei spezifischer Hybridisierung und Einbau in ein neu gebildetes PCR-Produkt wird der Quencher weit genug vom Reporter entfernt gehalten, sodass proportional zum entstehenden PCR-Produkt die Fluoreszenzemission zunimmt.

g LUX Primer: Der Begriff steht für Light Upon Extension (Fa. Invitrogen, USA) und charakterisiert selbst unterdrückende (self quenched), mit einem einzelnen Fluorophor markierte Primer, die ähnlich dem Sunrise-Primer-System funktionieren. Anstatt eines Quenchermoleküls wird hier die Sekundärstruktur des Primer-3´-Endes genutzt, um die Grundfluoreszenz auf minimale Werte zu unterdrücken. Durch die Entbehrlichkeit eines Quenchermoleküls sind diese Primer erheblich billiger. Nachdem dieses System nur 2 Oligonukleotide einsetzt, um die Spezifität zu garantieren, muss für den Ausschluss unspezifischer Amplifikationen und zum Beweis der Generierung des gewünschten PCR-Produkts die Spezifität über Agarose-Gelelektrophorese nachgewiesen werden.

arbeitung in einem Gerät kombiniert. Die Amplifikation kann dabei im Tube-Format im 96- oder sogar 384-Well-Block oder auch in kleinen Glas- bzw. Kunststoffkapillaren stattfinden. Es wurden Geräte für die simultane Detektion von bis zu 6 Fluoreszenzfarbstoffen unterschiedlicher Wellenlänge entwickelt, die eine Koamplifikation und -detektion mehrerer Zielsequenzen (Multiplexing) ermöglichen. Außerdem können je nach Gerät 96 bis mehr als 1500 Proben bei vollständiger Automatisierung parallel analysiert werden, womit die Technik auch für den Hochdurchsatz geeignet ist.

Ein weiterer Vorteil der Real-Time-PCR gegenüber der konventionellen PCR ist die in den meisten Fällen größere Sensitivität der Testsysteme, die auf der Amplifizierung sehr kurzer Fragmente (60–120 Basenpaare) basiert, die über die Sondensysteme detektiert werden können. Damit werden Sensitivitäten ermöglicht, die sonst nur mit dem sehr kontaminationsgefährdeten Prinzip der Nested PCRs erreicht werden können.

MERKE !

Die Real-Time-PCR hat sich aufgrund der zahlreichen Vorteile in den letzten Jahren zum Goldstandard in der Tierseuchendiagnostik entwickelt. Sie vereint hohe Sensitivtät und Spezifität mit der Möglichkeit der Hochdurchsatzdiagnostik bei einem minimalen Kontaminationsrisiko.

Das Prinzip der TaqMan®-Sonden hat sich aufgrund der einfachen Handhabung und Robustheit durchgesetzt und eine weite Verbreitung gefunden. Für verschiedenste Erreger existieren bereits zugelassene kommerzielle Real-Time-PCR-Kits, so z. B. für den Nachweis von BVDV oder BTV.

Weiterhin wird die Real-Time-PCR zur Quantifizierung von Nukleinsäuremengen, z. B. zur Bestimmung der Virusgenomlast im Rahmen von Pathogenesestudien bzw. für prognostische Aussagen oder zur Messung der Genexpression verwendet. Außerdem können Punktmutationen (engl.: single nucleotide polymorphisms, SNPs) mittels Real-Time-PCR detektiert und beispielsweise zur Differenzierung von Erregerstämmen eingesetzt werden.

Die Auswertung der Real-Time-PCR erfolgt Software-gestützt über die Messung und grafische Darstellung der emittierten Fluoreszenz der Fluorochrome, die proportional zur entstehenden Amplifikatmenge ist. In jedem Zyklus wird die Fluoreszenzstärke (R) gemessen, die für die native Fluoreszenz der Fluorochrome steht. Wird diese jeweils um den Fluoreszenzwert der Basislinie korrigiert, so erhält man den Fluoreszenzwert dR. Die Ergebnisse werden in Form von Amplifikationsgrafiken, bei denen auf der x-Achse der jeweilige PCR-Zyklus und auf der y-Achse die berechnete Fluoreszenzstärke (z. B. als R oder dR) aufgetragen ist, grafisch dargestellt. Außerdem wird ein Fluoreszenzschwellenwert (engl.: threshold) berechnet. Dieser Ct-Wert (engl.: cycle threshold oder Cq = cycle of quantification) markiert den Zyklus, bei dem der Amplifikationsgraf einer positiven Probe den Fluoreszenzschwellenwert kreuzt. Er steht in direktem Zusammenhang mit der Ausgangsmenge der Zielsequenz und bildet so die wichtigste Grundlage der Quantifizierung. Im Grundsatz gilt, dass der Ct-Wert umso kleiner ist, je mehr Zielsequenz in der Probe vorhanden ist. Somit kann bereits anhand des Ct-Wertes (auch als Cq-Wert bezeichnet) schnell eingeschätzt werden, ob eine große oder niedrige Zahl an Erregergenomkopien in einer Probe vorliegt (**Abb. 2.16**).

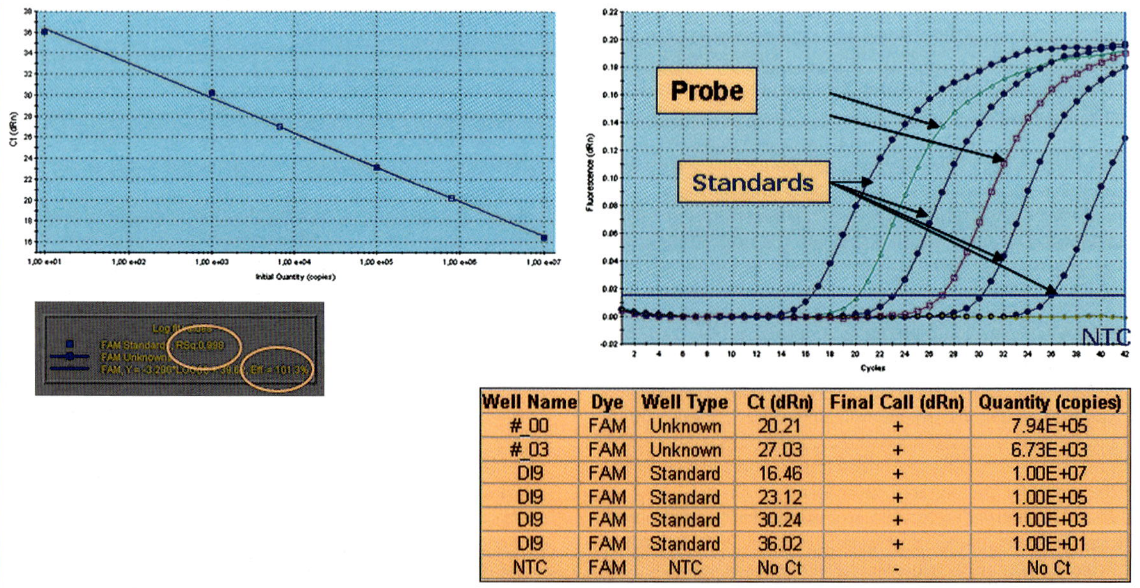

Well Name	Dye	Well Type	Ct (dRn)	Final Call (dRn)	Quantity (copies)
#_00	FAM	Unknown	20.21	+	7.94E+05
#_03	FAM	Unknown	27.03	+	6.73E+03
DI9	FAM	Standard	16.46	+	1.00E+07
DI9	FAM	Standard	23.12	+	1.00E+05
DI9	FAM	Standard	30.24	+	1.00E+03
DI9	FAM	Standard	36.02	+	1.00E+01
NTC	FAM	NTC	No Ct	-	No Ct

Abb. 2.16 Real-Time-PCR-Messkurven mit integrierter Messung von definierten Verdünnungen eines positiven Standards. Mithilfe von Standards mit definierter Kopienzahl können die Erregergenomkopien in einer unbekannten Probe mittels Real-Time-PCR exakt bestimmt werden. In der Tabelle werden die Kopienzahlen von Standardproben gezeigt (10^1 bis 10^7), die die exakte Berechnung der ebenfalls gelisteten Kopienzahl in parallel untersuchten Proben gestatten ($7{,}94 \times 10^5$ und $6{,}73 \times 10^3$). Die Kurvendarstellung zeigt die dazugehörigen Fluoreszenzverläufe, wobei die Schnittstelle mit der dunkelblauen waagrechten Linie jeweils den sogenannten „cycle threshold" (Ct-Wert) definiert, der die Grundlage für alle semiquantitativen (ohne Standard) sowie exakt quantitativen Bewertungen (mit Standards) darstellt.

> **MERKE** !
>
> Eine Ct-Wert-Erhöhung um etwa 3,3 Zyklen entspricht einer um den Faktor 10 erniedrigten Genomkopienzahl. Ct-Werte > 30 zeigen in der Regel eine schwach positive, Ct-Werte < 20 eine stark positive Probe an. Eine absolute Quantifizierung nur anhand des Ct-Wertes ist jedoch aufgrund der unterschiedlichen PCR-Effizienzen und wegen der Unterschiede bei den PCR- Geräten nicht möglich.

Auch die Real-Time-PCR kann als Multiplex-PCR für die simultane Amplifizierung von zwei oder mehr Zielsequenzen durch unterschiedliche Primerpaare in einer Reaktion verwendet werden. Durch den Einsatz unterschiedlich markierter Sonden können die einzelnen Amplifikattypen differenziert werden. Limitierend sind dabei jedoch die maximale Zahl verfügbarer Fluoreszenzkanäle und die Reduktion der Sensitivität durch eine gegenseitige Inhibierung der Amplifikationsreaktionen. Es können dabei sowohl mehrere Zielsequenzen als auch eine Zielsequenz und ein oder mehrere „Housekeeping"-Gene bzw. interne Kontrollen ko-amplifiziert werden.

Interne Kontrollen werden verwendet, um die Funktionalität und Effizienz der Zell- bzw. Virionenlyse, der RNA-/DNA-Isolierung und der (RT-)PCR in jeder einzelnen Probe zu überprüfen. Bei der Real-Time-PCR sind interne Kontrollen ferner wichtig als Basis zur Quantifizierung unbekannter Nukleinsäuremengen, da hier eine vergleichbare Effizienz der Isolierung der Nukleinsäure und der PCR in den einzelnen Proben gewährleistet sein muss. So können Housekeeping Genes als interne RNA- bzw. DNA-Kontrollen genutzt werden. Alternativ zu diesen intern in den Probenmaterialien vorkommenden Nukleinsäuren können extern zugesetzte Nukleinsäuren als interne Kontrollen verwendet werden.

Sequenzierung und metagenomische Analysen

Unter Sequenzierung versteht man den Nachweis der Nukleotidabfolge einer bestimmten genetischen Information, z. B. eines Erregergenoms. RNA-Genome müssen dabei zunächst in cDNA bzw. DNA umgeschrieben werden.

Am weitesten verbreitet sind Methoden, die auf der „Ketten-Abruch-Synthese" nach Frederick **Sanger** basieren. Diese klassischen Sequenzierreaktionen erlauben die Bestimmung einer Sequenzabfolge von etwa 1000 aufeinanderfolgenden Nukleotiden, ausgehend von bekannten Sequenzabschnitten, die eine Primerbindung erlauben, von denen dann die jeweilige zyklische Sequenzierreaktion ausgeht. Größere Genome können daher nur in zahlreichen, unter Umständen überlappenden Ansätzen vollständig sequenziert werden. Diagnostisch reicht jedoch meist die Bestimmung einer kurzen, aber charakteristischen Sequenzabfolge. So wird das Vorliegen von Geflügelpest über die Sequenzbestimmung der sogenannten Spaltstelle des Hämagglutinin-Gens der Influenza-A-Viren vom Subtyp H5 oder H7 ermittelt. Zudem können anhand der Erregersequenz Verwandtschaftsbeziehungen (Phylogenie) analysiert und Ausbreitungswege festgestellt werden (sogenannte molekulare Epidemiologie).

Neuerdings stehen Möglichkeiten der Sequenzierung von mehreren Milliarden Basenpaaren und mehr zur Verfügung, die z. B. auf massenhafter, paralleler Pyrosequenzierung oder dem sequencing by synthesis beruhen (next generation sequencing, high throughput sequencing oder deep-sequencing; z. B. mit Geräten wie dem Illumina MiSeq oder dem Ion Torrent pgm). Mit diesen neuen, immer noch sehr kostspieligen Methoden können selbst größere Erregergenome z. B. von Bakterien oder Pockenviren nun vollständig in einem Ansatz bestimmt werden oder kleinere Genome mit besonders hoher „Tiefe" (vielfache Bestimmung der Nukleotidsequenz an der jeweiligen Sequenzposition) sequenziert werden.

Zunehmend werden die neuen Sequenziertechnologien aufgrund ihrer immensen Sequenzerfassungskapazität, die zudem jährlich steigt, auch für die Suche nach mikrobiellen Krankheitserregern ohne Vorkenntnis einer Nukleotidsequenz eingesetzt (Metagenomanalyse). Dabei wird versucht, so viel Sequenzinformation wie möglich für das Probenmaterial zu generieren. Diese sehr umfangreichen Daten werden dann mit Datenbanken abgeglichen und nach Erregersequenzen durchsucht. Dieser sogenannte „**metagenomische Ansatz**" kann dann auch zur Entdeckung neuer Erreger wie z. B. des Schmallenberg-Virus führen, wenn im Vergleich zu einer negativen Probe unbekannte Sequenzabschnitte auftauchen, die dann als Basis für weitere Untersuchungen (z. B. Primerauswahl für PCR-Analysen) dienen können.

DNA-Chip-Technologie (Microarray)

Werden nicht nur einzelne Primer oder Sonden zum Nachweis von Nukleinsäuren verwendet, sondern einige bis zu viele tausende Oligonukleotide, die auf einer Festphase (z. B. Glasplättchen) zur Reaktion mit der zu testenden Nukleinsäurepräparation gebracht werden, so spricht man von Microarray oder DNA-Chip-Technologie. Bei den Microarrays handelt es sich im Grunde um optimierte, besonders umfangreiche Multiplex-Analysesysteme für den Nachweis und die Charakterisierung von Nukleinsäuren wie z. B. Erreger-Genomen.

Die Sonden auf der Festphase gehen dabei eine Hybridisierungsreaktion ein, die mit verschiedenen Technologien (Fluoreszenzdetektion, Silberfällung) nach einem Waschschritt (Entfernen ungebundener Nukleinsäure) nachgewiesen und analysiert werden kann. Das kombinierte Muster der Reaktivitäten der einzelnen Hybridisierungssonden erlaubt dann eine weitergehende Charakterisierung des jeweiligen Probenmaterials (**Abb. 2.17**).

Für die Infektionsdiagnostik spielen besonders günstige DNA-Chips mit einfacher Chemie und einer begrenzten Anzahl (25–300) von Sonden eine Rolle. So werden in der veterinärmedizinischen Diagnostik derzeit Chipsysteme zur Subtypisierung von aviären Influenzaviren (16 HA- und 9 NA-Subtypen) oder zum Nachweis und gleichzeitiger Charakterisierung von Chlamydien eingesetzt (z. B. Systeme der Firma Alere). Voraussetzung für den Nachweis auf dem Chip ist dabei in der Regel eine vorgeschaltete

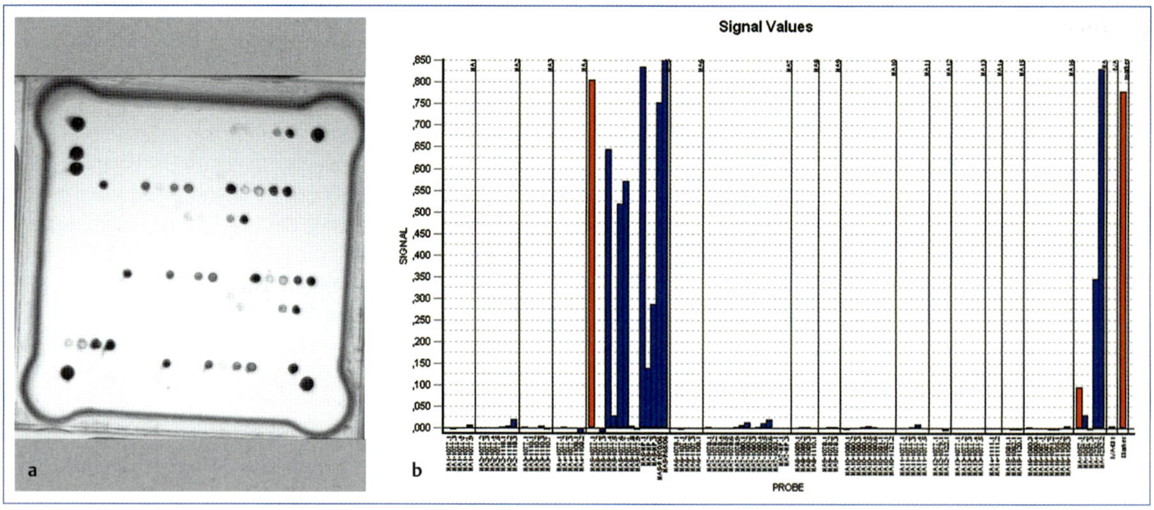

Abb. 2.17 Prototyp eines Microarrays im Tube-Format zur Typisierung von aviären Influenzaviren; **a** Aufnahme eines DNA-Chips, wobei die schwarzen Punkte jeweils eine positive Sonden/Proben-Interaktion darstellen; **b** die zu a gehörigen Reaktionsmuster nach Auswertung der Sondeninteraktionen mit der DNA in der Probe; die Probe zeigt dabei eine klare Reaktivität mit Sonden, die spezifisch für HPAIV vom Subtyp H5N1 Asia sind.

PCR, die die zu prüfenden Nukleinsäuren vor der Microarray-Analyse amplifiziert. Damit sind moderne Chip-Systeme ähnlich sensitiv wie PCR-Tests.

In der Entwicklung befinden sich aber auch sogenannte Biochips oder Protein-Chips, die z. B. mit einer Anzahl von monoklonalen Antikörpern die Detektion und Charakterisierung von Antigenen zum Ziel haben. Bisher spielen solche Systeme in der Veterinärmedizin allerdings keine Rolle.

2.4 Indirekter Erregernachweis

Ludwig Haas, Martin Beer

Die Prinzipien indirekter Nachweisverfahren gelten für bakterielle wie virale Infektionen, sie werden hier aber nur für die virologische Diagnostik beschrieben. In der bakteriologischen Diagnostik sind indirekte Erregernachweise in der Regel nur für die Bestandsdiagnose geeignet, da auf Einzeltierebene die Ergebnisse oft nicht verlässlich sind (z. B. wegen Kreuzreaktionen, Fehlinterpretationen, geringer Sensitivität oder Spezifität). Auf entsprechende Verfahren wird daher nur in den speziellen Abschnitten der Bakteriologie eingegangen. In der mykologischen Diagnostik spielen indirekte Nachweise praktisch keine Rolle.

Der indirekte Erregernachweis beruht im Wesentlichen auf dem Nachweis des Vorhandenseins von erregerspezifischen Antikörpern (Immunglobulinen). Allen Verfahren liegt eine Antigen-Antikörper-Reaktion zugrunde. Diese Reaktion ist nur im Fall von Agglutination und Präzipitation direkt sichtbar und muss daher ansonsten mit Indikatorsystemen verifiziert werden. Als **Agglutination** wird eine Antigen-Antikörper-Reaktion unter Beteiligung korpuskulärer Antigene verstanden, bei der es zur Bildung eines makroskopisch sichtbaren Netzwerkes kommt. Anwendungsbeispiele sind die Röhrchenagglutination (Serumlangsamreaktion, Widal-Reaktion) und die Objektträgeragglutination (Gruber-Reaktion). Indirekte Agglutinationsreaktionen nutzen Trägerpartikel wie Latexkügelchen oder Erythrozyten, an die Antigen gebunden wird. Der **Präzipitation** liegen Reaktionen löslicher Antigene mit Antikörpern zugrunde, die ebenfalls makroskopisch sichtbar sind. Sie werden als Röhrchen- oder Geltests (Agargelpräzipitation) durchgeführt. Aufgrund der hoch selektiven Bindung von Antikörpern an bestimmte Regionen eines Erregerantigens (antigene Determinanten oder Epitope genannt), sind alle diese Nachweisverfahren sehr sensitiv und spezifisch.

Antikörper sind für den Nachweis einer akuten Infektion nicht geeignet, können jedoch bei manchen Nachweisverfahren retrospektiv für die Ätiologie herangezogen werden („gepaarte Serumprobe“). Bei persistierend-latenten Infektionen (wie Lenti- oder Herpesvirusinfektionen) können sie den aufwendigeren direkten Erregernachweis ersetzen, da seropositive Tiere als infiziert gelten. Antikörpernachweise eignen sich auch gut zur kontinuierlichen Überwachung von Tierbeständen auf das Freisein von anzeigepflichtigen Tierseuchen.

2.4.1 Neutralisationstest

Neutralisierende Antikörper können die Infektiosität von Viren aufheben. Ihre wichtigste Funktion im Organismus ist die extrazelluläre Neutralisation. Hierbei werden insbesondere die für die Anheftung an zelluläre Rezeptoren verantwortlichen Oberflächenproteine des Virus gebunden und „maskiert“, sodass die Infektion der Zielzelle verhindert wird. Diese Aufhebung der Infektiosität von Viren wird diagnostisch im Virusneutralisationstest (NT) genutzt (**Abb. 2.18**). Es handelt sich um die Bestimmung einer biologischen Funktion, die (bekanntes) infektiöses Testvirus voraussetzt und mithilfe der Zellkultur ermöglicht wird.

Zur Durchführung des NT werden beide Reaktionspartner, das zu untersuchende Serum und eine definierte Men-

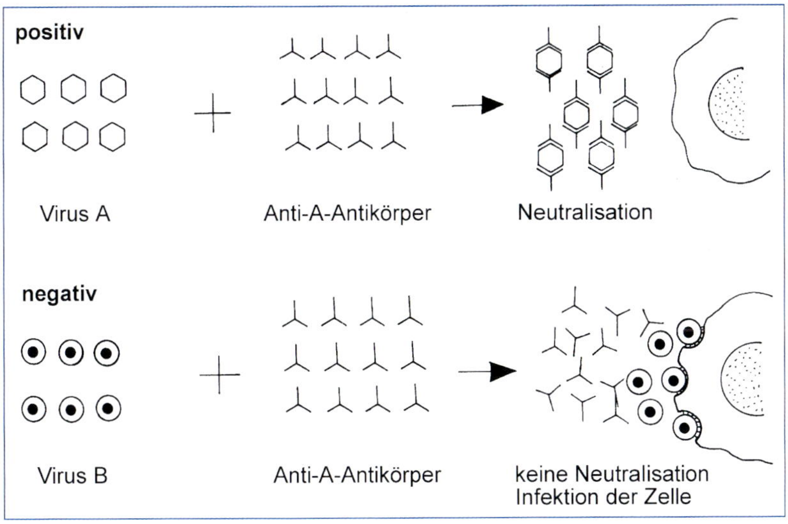

Abb. 2.18 Schematische Darstellung der Virusneutralisation im Neutralisationstest (NT).

ge an infektiösem Testvirus, gemischt und einige Zeit inkubiert, damit die Bindung erfolgen kann. Danach wird dieses Reaktionsgemisch auf eine für das Testvirus empfängliche Zellkultur verimpft. Das Auftreten bzw. Ausbleiben von virusspezifischen Veränderungen wird protokolliert. Hier wird vor allem der zytopathische Effekt ausgenutzt. Bleibt er aus, so waren in der untersuchten Serumprobe neutralisierende Antikörper vorhanden. Im Falle der Untersuchung auf Antikörper, die gegen nicht zytopathogene Virusarten gerichtet sind, muss mit einer geeigneten Methode die Präsenz oder Abwesenheit von Virusantigen in der Zellkultur nachgewiesen werden. Hier bieten sich der Immunfluoreszenz- oder der Immunperoxidase-Test, seltener der Hämadsorptionstest an.

Der NT kann qualitativ oder quantitativ durchgeführt werden. Letzterer dient der Bestimmung eines Neutralisationstiters. Hierzu wird Patientenserum, meist in Zweierschritten, verdünnt; die zugegebene Virusmenge bleibt konstant. Mit diesen Verdünnungen werden dann Zellkulturen verimpft, häufig im Mikrotiterplattenformat, wobei in der Regel aus statistischen Gründen mehrere Vertiefungen pro Verdünnungsstufe inokuliert werden. Nach dem Ablesen wird der Neutralisationstiter (ND_{50}) bestimmt. Er entspricht derjenigen Verdünnungsstufe, bei der noch 50 % der eingesetzten Zellkulturen geschützt waren.

Eine Variante ist der FAVN-Test (fluorescent antibody virus neutralisation test), wie er z. B. für die Dokumentation des Impferfolges nach Tollwutimpfung bei Hund, Katze und Frettchen bei Einreise in bestimmte Länder gefordert wird. Hierbei wird mit einem definierten Testvirus und bestimmten Zellkulturen die ND_{50} kalkuliert, wobei die Auswertung mittels Fluorochrom-markierten Antikörpern und einem Fluoreszenzmikroskop erfolgt. Die erhaltene ND_{50} wird mit einem mitgeführten Standardserum verglichen und in Internationale Einheiten (IU/ml) umgerechnet.

Der Vorteil des NT liegt neben der hohen Sensitivität in seiner exzellenten Spezifität. So ist es möglich, Sero- und Subtypen zu differenzieren. Neutralisierende Antikörper werden regelmäßig im Verlauf von Virusinfektionen gebildet und sind, als Träger der humoralen Immunität, in der Regel lange im Organismus vorhanden. Zur Feststellung des Immunstatus eines Tieres oder einer Population ist der VNT daher die Methode der Wahl. Der Neutralisationstiter ermöglicht retrospektiv eine Aussage über ein akutes Infektionsgeschehen, wenn er als sogenannte „gepaarte Serumprobe“ durchgeführt wird. Hierbei wird in der akuten Krankheitsphase Serum gewonnen, und eine zweite Serumprobe in der Rekonvaleszenzphase. Beide Proben werden parallel im quantitativen VNT untersucht und die Neutralisationstiter verglichen. Ein mindestens vierfacher Titeranstieg in der Rekonvaleszentenprobe spricht für eine stattgefundene (akute) Infektion.

Nachteile sind darin zu sehen, dass der VNT nur in lebenden Systemen wie der Zellkultur durchführbar ist, mit hohem apparativem und personellem Aufwand. Er ist nicht automatisierbar und daher für die Untersuchung von großen Probenzahlen nicht gut geeignet. Zudem beträgt die Testdauer zumindest einige Tage.

2.4.2 Hämagglutinationshemmungstest

Der Hämagglutinationshemmungstest (HAH-Test) beruht darauf, dass die Hämagglutination von Erythrozyten durch bestimmte Virusarten durch Zugabe spezifischer Antikörper gehemmt werden kann. Zur Durchführung wird eine konstante Menge an hämagglutinierenden Einheiten (HAE), meist 4, die im Vorversuch durch den Hämagglutinationstest (S. 77) bestimmt wurde, mit dem gleichen Volumen Serum versetzt und ca. 60 min inkubiert. Dann erfolgt die Zugabe der geeigneten Erythrozytensuspension und nach einiger Zeit die Ablesung wie beim HA-Test. Beim HAH-Test ist jedoch ein Ausbleiben der Hämmagglutination als positiver Befund zu werten, da er die Präsenz antiviraler Antikörper beweist. Durch Serumverdünnung kann der Test quantitativ gemacht und ein HAH-Titer bestimmt werden. Dieser entspricht dem Kehrwert derjenigen Serumverdünnung, die noch zu einer kompletten Hemmung der Hämagglutination führt.

Es handelt sich um einen einfach durchzuführenden, relativ schnellen sowie sensitiven und spezifischen Test. Er wird häufig zum (subtypspezifischen) Nachweis von Antikörpern gegen Influenzaviren (Pferd, Schwein, Geflügel) durchgeführt, gelegentlich zum Nachweis von HAH-Antikörpern gegen das kanine Parvovirus Typ 2 oder das Virus der Hepatitis contagiosa canis. Analog zum Neutralisationstest kann bei Untersuchungen einer gepaarten Serumprobe eine retrospektive ätiologische Diagnosestellung erfolgen.

2.4.3 Agargelpräzipitationstest (Immundiffusionstest)

Der Agargelpräzipitationstest beruht auf dem Phänomen, dass lösliche Antigene und spezifische Antikörper auch in einem inerten (halbfesten) Agar Komplexe bilden können. Bei der in der Virusdiagnostik am häufigsten angewandten doppelten Immundiffusion (nach **Ouchterlony**) diffundieren das lösliche Antigen und die spezifischen Antikörper aufeinander zu. Dort, wo beide Partner im optimalen molaren Verhältnis vorliegen (Äquivalenzbereich), kommt es zu einer Biopolymerbildung, einer Vernetzung des Antigens, das multiple Epitope aufweist, mit den bivalenten IgG-Molekülen. Die Größe dieser Komplexe verhindert eine weitere Diffusion im Gel, und es bildet sich eine sichtbare opake Präzipitationslinie.

Anwendung findet die Methode vor allem zum Nachweis von Antikörpern. Wichtig ist es, positive Kontrollen mitzuführen, um die Spezifität des Tests zu gewährleisten. Eine positive Präzipitationslinie muss mit der Kontrollpräzipitationslinie verschmelzen, sie darf sich nicht mit ihr überkreuzen oder Sporen bilden. Ein international vorgeschriebener Test ist der sogenannte **Coggins-Test** zum Nachweis von Antikörpern gegen das Virus der equinen infektiösen Anämie (Abb. 2.19). Weiterhin findet der AGPT Anwendung zum Nachweis von Antikörpern gegen das Virus der Maedi-Visna der Schafe, das caprine Arthritis-Enzephalitis-Virus und Infektiöse-Bursitis-Virus. Die bovine Leukose konnte in Deutschland durch Untersuchungen mit dieser Technik ausgerottet werden.

Vorteil der Methode ist ihre Einfachheit, Nachteile sind geringe Sensitivität und die Dauer des Tests von mindestens 1–2 Tagen. Der Test ist zudem nicht quantifizierbar und automatisierbar.

Die **radiale Immundiffusion** (nach **Mancini**) ist eine eindimensionale Diffusion. Antikörper sind dabei im Gel a priori verteilt, sodass es bei einer Diffusion des Antigens in dieses Gel zur Bildung von ringförmigen Präzipitationshöfen kommt, deren Durchmesser mit der Menge des Antigens korreliert.

Ähnlich wie die Immundiffusion funktioniert die **Gegenstromelektrophorese**, jedoch wird hier an den (meist alkalischen) Agar eine elektrische Spannung angelegt. Antigen und Antikörper werden „aufeinander zu gezogen" und bilden eine Präzipitationslinie, sodass das Ergebnis schnell (ca. nach einer Stunde) vorliegt. Insgesamt ist der Test sensitiver als die Immundiffusion, und es kann auch eine größere Anzahl Proben gleichzeitig getestet werden.

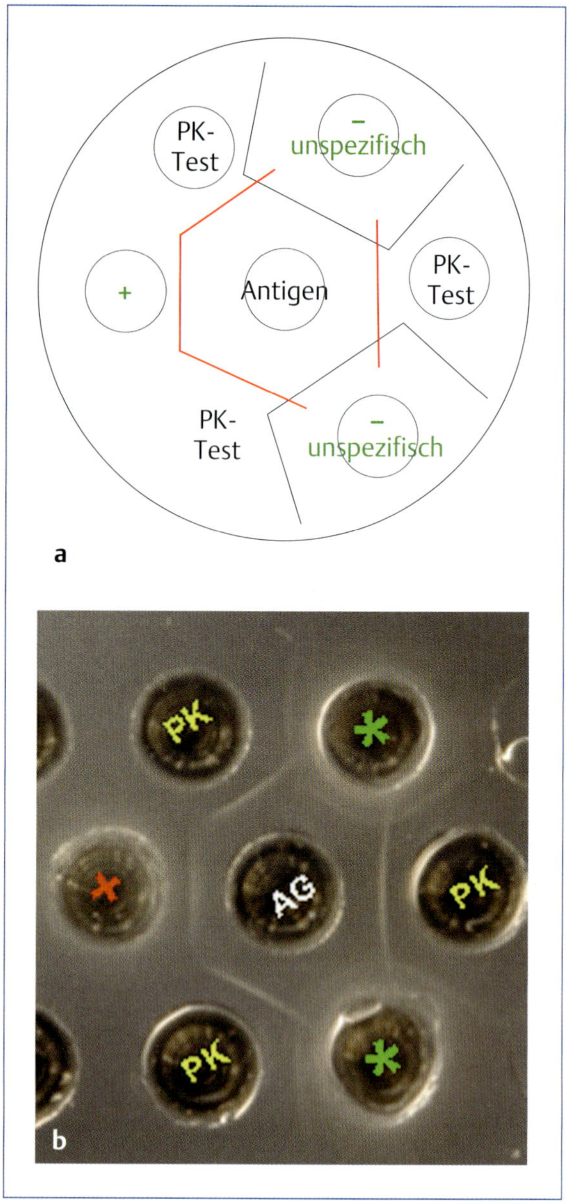

Abb. 2.19 Coggins-Test zum Nachweis von equiner infektiöser Anämie. Bei diesem Test handelt es sich um die sogenannte Agargelimmundiffusion zum Nachweis von Antikörpern gegen die infektiöse Anämie der Pferde, wobei anhand spezifischer Präzipitationsbanden eine gezielte Bewertung erfolgen kann. Im dargestellten Beispiel sind klar die Banden der positiven Kontrollen (PK-Test) und einer positiven Probe (+) zu erkennen. Zwei negative Proben (–/*) zeigen eine unspezifische Reaktion mit dem Antigen (AG), da zwar eine Bande sichtbar ist, die aber nicht mit den Banden der positiven Kontrollen verschmilzt, sondern diese schneidet (sogenannte Spornbildung). [untere Abbildung: Dr. P. König]

Anwendungsbeispiele sind die Aleutenkrankheit der Nerze, Rinderpest, Pest der kleinen Wiederkäuer, die Afrikanische Schweinepest, infektiöse Bursitis oder Maedi-Visna.

2.4.4 Indirekter Immunfluoreszenztest (IIFT)

Das auf dem Prinzip der Immunfluoreszenz (S.79) basierende Verfahren kann auch für den Antikörpernachweis benutzt werden. Grundlage ist eine mit einem definierten Virus infizierte Zellkultur, die nach Fixation auch vorrätig gehalten werden kann. Seren, die auf Antikörper gegen dieses Virus getestet werden sollen, werden auf die Zellen gegeben. Nach dem Waschen wird ein Sekundärantikörper zugegeben, der gegen IgGs der gesuchten Spezies gerichtet ist (z. B. gegen Antikörper des Pferdes) und der mit einem Fluorochrom markiert ist. Nach dem Waschen werden die Zellen mithilfe des Fluoreszenzmikroskopes betrachtet.

Der Test ist relativ einfach und spezifisch und führt schnell zu einem Ergebnis. Die Nachteile entsprechen den beim direkten IFT genannten. Der indirekte IFT wird nicht allzu häufig in der Routinediagnostik eingesetzt, Beispiele wären der Nachweis von Antikörpern gegen das Virus der Borna-Krankheit oder gegen feline Coronaviren.

2.4.5 Enzyme-linked Immunosorbent Assay (ELISA) zum Antikörpernachweis

Der ELISA ist das häufigste zum Nachweis von Antikörpern gebräuchliche diagnostische Verfahren. Der ELISA zum Nachweis von Antikörpern wird auch als **indirekter ELISA** bezeichnet (Abb. 2.20). Der Aufbau des Tests unterscheidet sich von dem des Sandwich-ELISAs (S.80). An eine feste Phase, häufig den Boden einer Mikrotiter-Platte, ist Antigen gekoppelt. Daran binden nach Zugabe des zu untersuchenden Serums die passenden Antikörper. Nicht gebundene Antikörper werden ausgewaschen. Es erfolgt die Zugabe eines Sekundär-Antikörpers, der gegen Immunglobuline der zu testenden Tierart gerichtet ist. So wäre dies beispielsweise bei einem Test, der Antikörper gegen ein bovines Virus nachweist, ein Sekundarantikörper, der gegen bovines IgG gerichtet ist. Dieser ist mit einem Enzym markiert (auch hier häufig Peroxidase). Nach einem Waschschritt erfolgt die Zugabe des farblosen, löslichen chromogenen Substrats, das durch die Peroxidase-Aktivität farbig wird, wobei die Intensität der Farbentwicklung der Menge an nachgewiesenen Antikörpern proportional ist. Die Reaktion wird gestoppt und mit freiem Auge oder fotometrisch ausgewertet. Eine Variante stellt die Markierung des Sekundärantikörpers mit Biotin dar, wobei als Konjugat dann an Streptavidin gekoppelte Peroxidase fungiert.

Neben dem indirekten ELISA kommt zum Nachweis von Antikörpern auch ein sogenannter **kompetitiver ELISA** (Blocking-ELISA) zum Einsatz. Hierbei „konkurrieren" Antikörper um das Antigen. Das Antigen ist an die Festphase adsorbiert. Es wird das Patientenserum zugegeben, wobei im positiven Falle die spezifischen Antikörper an das Antigen binden. Im zweiten Schritt wird ein enzymmarkierter Antikörper (Konjugat) zugegeben, der ebenfalls für das Antigen spezifisch ist. Es kommt also zu einer Konkurrenz um die Bindung an das Antigen, wobei im positiven Falle der

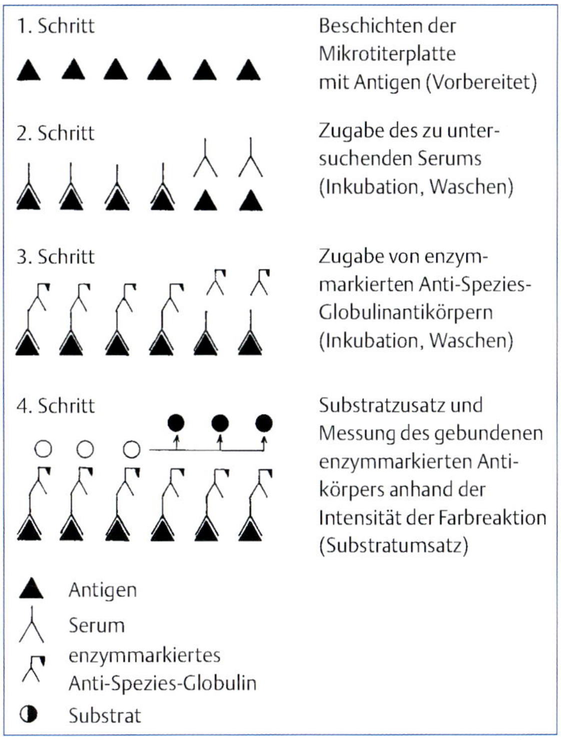
1. Schritt
Beschichten der Mikrotiterplatte mit Antigen (Vorbereitet)
2. Schritt
Zugabe des zu untersuchenden Serums (Inkubation, Waschen)
3. Schritt
Zugabe von enzymmarkierten Anti-Spezies-Globulinantikörpern (Inkubation, Waschen)
4. Schritt
Substratzusatz und Messung des gebundenen enzymmarkierten Antikörpers anhand der Intensität der Farbreaktion (Substratumsatz)
Antigen
Serum
enzymmarkiertes Anti-Spezies-Globulin
Substrat

Abb. 2.20 Prinzip eines ELISA zum Antikörpernachweis (Antikörperfänger).

Konjugat-Antikörper „den Kürzeren zieht" und im nachfolgenden Waschschritt ausgewaschen wird. Jetzt erfolgt die Zugabe des chromogenen Substrats, das jedoch aufgrund des Fehlens einer Peroxidase-Aktivität farblos bleibt. Hier ist also das Ausbleiben des Farbumschlages als positives Ergebnis zu werten. Kompetitive ELISAs werden beispielsweise zum Nachweis von Antikörpern gegen das Virus der Aujeszky-Krankheit und des bovinen Herpesvirus Typ 1 eingesetzt, da sie bei Verwendung von DIVA-Vakzinen (S.57) zwischen geimpften und infizierten Tieren unterscheiden können.

Die generellen Vorteile des ELISA (S.80) sind bereits beim Antigennachweis erwähnt worden. Da der Antikörper-ELISA oft als Diagnosemethode bei der staatlichen Bekämpfung von Tierseuchen eingesetzt wird, wo große Probenmengen zu bewältigen sind, ist die Möglichkeit einer weitgehenden Automatisierung hier von besonderem Vorteil. In diesem Zusammenhang ist ein weiterer Vorzug des ELISA, dass Antiköper sowohl in Einzel- als auch Sammelmilchproben (Tankmilchproben) nachgewiesen werden können, was man sich beispielsweise bei der Überwachung bzw. Bekämpfung der bovinen Leukosevirus- oder der bovinen Herpesvirus-Typ-1-Infektion zunutze macht.

In der Labordiagnostik humaner Virusinfektionen wird beim Antikörper-ELISA häufig zwischen antiviraler IgM- und IgG-Antikörper-Antwort unterschieden, wobei eine starke IgM-Reaktion als ein Hinweis auf eine frühe (Primär-)Infektion zu werten ist. Dies ist im veterinärvirologischen Bereich erst in Ansätzen erfolgt, so gibt es z. B. einen Test zum Nachweis von IgM- und IgG-Antikörpern gegen das porcine Circovirus Typ 2.

2.4.6 Immunblot (Westernblotting)

Der Westernblot (Immunblot) beruht darauf, dass virale Proteine zunächst in einem Polyacrylamidgel elektrophoretisch nach ihrer Größe aufgetrennt werden. Dann erfolgt der Transfer auf eine (Blotting-)Membran (Nitrozellulose, Nylonmembran), wobei die Proteine immobilisiert werden. Für die Diagnose wird Patientenserum auf die Membran gegeben und Antikörper binden im positiven Falle an die entsprechenden viralen Proteine. Nach dem Waschen werden enzymmarkierte Antikörper hinzu gegeben, die gegen die entsprechenden Spezies-Antikörper gerichtet sind. Nach einem Waschschritt wird ein unlösliches, chromogenes Substrat hinzu gegeben, das durch das Enzym farbig umgesetzt wird. Es gibt auch Substrate (Luminol®), die Lichtsignale abgeben, die mit entsprechenden Apparaturen gemessen und protokolliert werden können (ECL, enhanced chemiluminescence).

Der Immunblot ist aufwendig. Er hat jedoch eine hohe Sensitivität und Spezifität, die dadurch noch erhöht ist, dass neben der Reaktion eines Antikörpers mit einem Protein zusätzlich auch dessen korrekte Größe herangezogen werden kann (Vergleich mit mitgeführtem Größenstandard oder Kontrollen). Angezeigt ist er bei der Abklärung von zweifelhaften oder unplausiblen Ergebnissen in anderen Tests, z. B. eines positiven ELISA oder RIM-Testergebnisses auf FIV bei einer gesunden Katze.

2.4.7 Komplementbindungsreaktion (KBR)

Die Komplementbindungsreaktion (KBR) ist heute weitgehend durch ELISA-Verfahren ersetzt und wird in der Virusdiagnostik kaum noch angewandt. Die KBR beruht darauf, dass bei einer In-vitro-Immunkomplexbildung zwischen einem bekannten Antigen und gesuchten, spezifischen Antikörpern Komplement verbraucht wird. Die KBR verläuft in zwei Schritten. Zunächst werden bekanntes Antigen, das zu testende Serum und Meerschweinchenkomplement zusammengegeben. Dann wird das Indikatorsystem zugegeben, das aus Schaferythrozyten („Hammelerythrozyten") und einem dagegen gerichteten Immunserum vom Kaninchen („Ambozeptor") besteht. Wurde bei der ersten Reaktion kein Komplement verbraucht (war das Serum also negativ), kommt es zu einer Komplement-vermittelten Hämolyse der Schaferythrozyten; bleibt die Hämolyse aus, enthielt die Serumprobe die gesuchten Antikörper. Der Test ist technisch anspruchsvoll. Nachteilig ist weiterhin, dass komplementbindende Antikörper nach einer Infektion häufig nur kurzzeitig nachweisbar sind und einige Seren (z. B. beim Schwein) mitunter antikomplementäre Wirksamkeit aufweisen können.

2.5 DIVA(differentiating infected from vaccinated animals)- oder Marker-Diagnostik

Martin Beer

Die Bekämpfung von Tierseuchen beruht häufig auf der Tötung seuchenkranker oder ansteckungsverdächtiger Tiere. Einige Tierseuchen konnten zudem lange Zeit aufgrund ihrer weiten Verbreitung nicht gezielt bekämpft werden. Impfstoffe zum Schutz vor den einzelnen Tierseuchen waren zwar meist vorhanden, es war jedoch nicht möglich, mit den bis vor wenigen Jahren verfügbaren Vakzinen und Diagnostika geimpfte und infizierte Tiere zu unterscheiden. Da eine einfache und wirtschaftliche Bestimmung des Infektionsstatus bis heute auf dem Nachweis spezifischer Antikörper beruht, war man gezwungen, neue Wege zu gehen. Eine der Lösungen, die bereits für bestimmte Tierseuchen erfolgreich bestritten wurde, ist seit einigen Jahren unter dem Begriff Markerstrategie oder „DIVA (**d**ifferentiating **i**nfected from **v**accinated **a**nimals)" bekannt (van Oirschot, 1999).

MERKE !

DIVA lässt sich folgendermaßen definieren: Die Differenzierung infizierter, geimpfter oder ungeimpfter Tiere von geimpften und ungeimpften nicht infizierten Tieren durch den Nachweis von Antikörpern, die durch eine Wildtyp-Infektion, aber nicht durch die Impfung induziert werden (Negativmarkierung).

Hiervon ist die sogenannte „Positivmarkierung" zu unterscheiden, bei der durch die Impfung zusätzliche, erregerunabhängige Antigene beantwortet werden, was wiederum nur den Nachweis der Verabreichung von Impfantigen zulässt.

Eine DIVA-Strategie besteht daher immer aus zwei Komponenten:

- Impfstoff (spezieller DIVA-Impfstoff oder konventionelle Vakzine)
- diskriminierender diagnostischer Test (DIVA-Diagnostik)

Das Fehlen bestimmter Erregerbestandteile oder Stammunterschiede ermöglicht DIVA auch bei Verwendung konventioneller Impfstoffe (z. B. inaktivierte, hoch gereinigte MKS-Vakzine oder inaktivierte, heterologe Impfstoffe gegen aviäre Influenza). Hierbei müssen allerdings stets spezielle DIVA-Diagnostika zur Verfügung stehen. Ist DIVA auf Basis der konventionellen Vakzinen nicht möglich (Aujeszky-Krankheit, bovines Herpesvirus Typ 1, klassische Schweinepest), so müssen neue Impfstoffe, sogenannte „Marker-" oder „DIVA-Impfstoffe" verwendet werden. Einige Beispiele für DIVA-Strategien sind in **Tab. 2.4** gelistet.

Tab. 2.4 Beispiele für DIVA-Strategien.

Erkrankung (und Erreger)	Vakzine	DIVA-Diagnostik	Bemerkungen
Aujeszky-Krankheit (Pseudorabiesvirus; PRV)	Glykoprotein-E(gE)-deletierte Impfstämme	gE-Blocking-ELISAs, in VO (noch) als gI bezeichnet	konventionelle und gentechnisch veränderte Impfstämme; inaktivierte Vakzinen und Lebendimpfstoffe
Bovine-Herpesvirus-Typ-1-Infektion (bovines Herpesvirus Typ 1; BHV-1)	Glykoprotein-E(gE)-deletierte Impfstämme	gE-Blocking-ELISAs	konventionelle und gentechnisch veränderte Impfstämme; inaktivierte Vakzinen und Lebendimpfstoffe
klassische Schweinepest (Classical Swine Fever Virus; CSFV)	E2-Subunit	E^{RNS}-Blocking-ELISA	Subunitvakzine mit Baculovirus-exprimiertem Hüllprotein E2 (inaktiv)
Maul- und Klauenseuche (Maul- und Klauenseuche-Virus; FMDV)	hoch gereinigte FMDV-Virionen (140S), frei von NSP-Verunreinigungen	indirekter 3ABC-ELISA; anti-NSP-Blocking ELISA	konventionelle, inaktivierte, Serotyp-spezifische Vakzinen
aviäre Influenza (Aviäre-Influenza-Virus; AIV)	inaktiviertes AIV	indirekter Immunfluoreszenz-Test zur Detektion von heterotypischen Neuraminidase-Antikörpern	konventionelle, inaktivierte Vakzinen; Impfung innerhalb der EU bisher nur gegen niedrigpathogenes AIV; Strategie ist auch möglich mit HA-exprimierenden Vektorvakzinen

Teil II Allgemeine Bakteriologie

3 Grundlagen

Peter Valentin-Weigand

Die Entdeckung und Erforschung von „Kleinstlebewesen“ begann mit der Entwicklung der ersten optischen Vergrößerungsgeräte, die es ermöglichten, Mikroorganismen für das Auge sichtbar zu machen. Um 1655 entdeckte Robert **Hooke** mikroskopisch Fruchtformen von Schimmelpilzen und war damit der erste Mensch, der Mikroorganismen beschrieb. Als einer der „Väter“ der Mikrobiologie gilt Antoni **van Leeuwenhoek** (1632–1723), ein Tuchhändler aus Delft (Niederlande), der um 1670 im Speichel erstmals Bakterien („Animalcules“) beschrieb. Die Entwicklung der Mikrobiologie begann aber erst im 19. Jahrhundert, als verbesserte Mikroskope zur Verfügung standen, die Urzeugung durch Louis **Pasteur** widerlegt und die Natur der Infektionskrankheiten (S. 18) durch Robert **Koch** bewiesen wurde.

Als Gründer des Fachgebiets der Bakteriologie gilt Ferdinand **Cohn** (1818–1898), ein Zeitgenosse von Pasteur und Koch. Cohn war Botaniker und interessierte sich für einzellige Pflanzen, Algen und fotosynthetische Bakterien. Sein Hauptinteresse galt hitzeresistenten Bakterien. Er beschrieb als Erster den Lebenszyklus von *Bacillus*, von der Sporenbildung bis zur Germination. Cohns Arbeiten waren außerdem Grundlage für ein **Klassifizierungssystem von Bakterien**. Er förderte die Forschungen von Robert Koch, u. a. durch Entwicklung von Methoden zur Vermeidung der Kontamination von Bakterienkulturen. Pasteur und Koch sowie dessen Mitarbeiter und Schüler entwickelten dann die **Reinkultur von Bakterien** auf festen und flüssigen Nährböden. Dadurch wurde nachgewiesen, dass sich Bakterien anhand ihrer morphologischen und kulturell-biochemischen Merkmale unterscheiden lassen, eine für die **bakteriologische Diagnostik** fundamentale Erkenntnis.

Mit der Entwicklung der medizinischen Mikrobiologie entstand auch die **Allgemeine Mikrobiologie** als eigenständiges Fachgebiet, das sich in erster Linie mit der Diversität und Physiologie von Mikroorganismen beschäftigte. Vor allem Bakterien, die im Boden und im Wasser leben, galt das Interesse. Zwei Forscher sind in diesem Zusammenhang besonders zu nennen, Martinus **Beijerinck** (1851–1931) und Sergei **Winogradsky** (1856–1953) entwickelten die Anreicherungskultur zur Isolierung von Bakterien aus ihrem natürlichen Lebensraum unter Verwendung selektiver Anzüchtungsbedingungen. Beijerinck isolierte auf diese Weise in Reinkultur erstmals eine Vielzahl im Boden und Wasser vorkommender Bakterien, z. B. aerobe Stickstoff-fixierende und Sulfat-reduzierende Bakterien. Winogradskys Interesse galt vor allem dem Stoffwechsel von Bakterien, die Stickstoff und Schwefel verwerten. Seine Forschungen zur Nitrifizierung (Oxidation von Ammonium zu Nitrat) führten zur Formulierung der **bakteriellen Stickstofffixierung** und zur Erkenntnis, dass **chemoautotrophe Bakterien** ihren Kohlenstoff aus CO_2 gewinnen.

Auf der Grundlage der Entdeckungen Robert Kochs und seiner Zeitgenossen entstanden während des 20. Jahrhunderts die Fachgebiete **Medizinische Mikrobiologie** und **Immunologie**. Die Vorarbeiten von Beijerinck und Winogradsky wurden vor allem auf dem Gebiet der **landwirtschaftlichen Mikrobiologie** fortgeführt. Neben diesen eher angewandten Bereichen entwickelten sich neue Gebiete der Grundlagenforschung, vor allem durch Nutzung von Methoden und Prinzipien der Mikrobiologie. Hierzu zählen vor allem die **Mikrobielle Physiologie, Biochemie und Genetik**. Letztere wurde mit der Entdeckung des Genaustauschs bei Bakterien um 1950 zu einem eigenständigen und bedeutenden Forschungsgebiet, das, zusammen mit der Biochemie, wesentlich zu einem besseren Verständnis der Struktur und Funktion der DNA, RNA und der Proteine beitrug.

Durch die Entdeckung der Restriktionsenzyme wurde die genetische Manipulation von Bakterien ermöglicht und das Fachgebiet der **Biotechnologie** geboren. Die Entwicklung von Methoden zur **DNA-Sequenzierung** war ein weiterer Meilenstein, der nicht nur zu neuen Konzepten der Phylogenie und Klassifizierung führte, sondern auch die **Genomik** einläutete. Daraus entwickelte sich Ende des 20. Jahrhunderts die **Proteomik** mit ihren vielen „Omics“-Varianten (Metabolom, Secretom, Interactom etc.).

3.1 Einleitung

Bakterien gehören zu den Mikroorganismen, d. h. Kleinstlebewesen, die auch Viren, Pilze, Archeen, Protozoen und Algen umfassen. Bakterien sind Prokaryonten, denen im Unterschied zu den Eukaryonten ein echter Zellkern fehlt. Zusammen mit den *Archaea* bilden die *Bacteria* die prokaryontische Domäne im phylogenetischen Stammbaum des Lebens. Die eukaryontische Domäne wird von den Pflanzen, Tieren, Pilzen und Protisten gebildet. Die Entwicklung des phylogenetischen Stammbaums der Prokaryonten wurde erst durch Carl **Woese** ermöglicht, der ribosomale RNA einer Vielzahl von Bakterien isolierte und sequenzierte.

Die ersten Spuren von Bakterien sind ca. 3,5 Milliarden Jahre alt. Sie haben sich, wie alles Leben, aus einem universellen Vorläufer entwickelt. Das Konzept der Evolutionsgeschichte, also die Enteilung in die drei großen Domänen *Bacteria*, *Archaea* und *Eukarya*, wurde durch Genomsequenzierungen untermauert. Diese Sequenzdaten ergaben auch, dass es eine Reihe gemeinsamer Gene aller drei Domänen gibt, möglicherweise durch umfangreichen lateralen Gentransfer in der Frühphase der Evolution. Genetische Unterschiede sind demnach möglicherweise durch zunehmende Begrenzung des Gentransfers während der selektiven Anpassung des Lebens an bestimmte Habitate entstanden.

Die heutigen Organismen, auch die Bakterien, sind natürlich keine ursprünglichen Lebensformen mehr, sondern sie haben sich erfolgreich an ihre jeweiligen ökologischen Nischen angepasst. Die aktuelle phylogenetische Einteilung der Bakterien in die verschieden Gruppen (**Abb. 3.1**) beruht vor allem auf Sequenzen von Organismen aus den jeweiligen Lebensräumen, teilweise aber auch auf phänotypischen Merkmalen (Morphologie, Physiologie), wie sie bereits seit Langem bekannt sind. Phylogenetische Verwandtschaften sind daher nicht gleichzusetzen mit diagnostisch erfassten Ähnlichkeiten. So können sich genetisch eng verwandte Bakterien phänotypisch deutlich voneinander unterscheiden, wie das Beispiel der Proteobakterien zeigt. Zu dieser genetisch eng verwandten Gruppe zählen Bakterien, die phänotypisch nahezu das gesamte Stoffwechselspektrum von Bakterien repräsentieren.

3.2 Taxonomie

Die **bakteriellen Krankheitserreger** werden wegen der leichteren Übersicht in die folgenden **vier Hauptgruppen** unterteilt:

- gramnegative Bakterien
- grampositive Bakterien
- zellwandlose Bakterien (Mykoplasmen)
- obligat intrazelluläre Bakterien (Rickettsien, Chlamydien und *Lawsonia*)

Innerhalb dieser Hauptgruppen orientiert sich die Gliederung an den in der 9. Auflage von **Bergey's Manual of Determinative Bacteriology** phänotypisch definierten Gruppen. Diese Gliederung ist leicht überschaubar und entspricht allgemein akzeptierten Ordnungsprinzipien. Sie spiegelt aber wegen ihrer phänotypischen Ausrichtung nicht mehr den Stand der Bakteriensystematik wider, für die die phylogenetische Verwandtschaft ausschlaggebend ist. Auf aktuelle Entwicklungen von Systematik und Taxonomie wird in den jeweiligen Abschnitten des Kapitels „Spezielle Bakteriologie" nur in dem Umfang eingegangen, der für das Gesamtverständnis erforderlich ist. Im Vordergrund stehen die der tiermedizinischen Diagnostik sowie der Verhütung und Bekämpfung von Infektionskrankheiten und Tierseuchen dienenden Informationen.

Die systematische Zuordnung der Bakterien zu taxonomischen Einheiten oberhalb der Gattung unterliegt keinen international einheitlichen Regeln, wohingegen sich die Nomenklatur streng an den Vorgaben des **International Code of Nomenclature of Bacteria** orientiert. Bakteriennamen gelten nur dann als anerkannt, wenn sie nach den Regeln dieses Code gebildet und publiziert wurden. Mit der **Approved List of Bacterial Names** wurde ein Fixpunkt in der bakteriologischen Nomenklatur markiert. Gültig sind seitdem nur die dort publizierten sowie die in den offiziellen Ergänzungen vergebenen Namen.

Eine aktuelle Übersicht erlauben mehrere Internetseiten. Die Einordnung der Gattungen in höhere Taxa hat da-

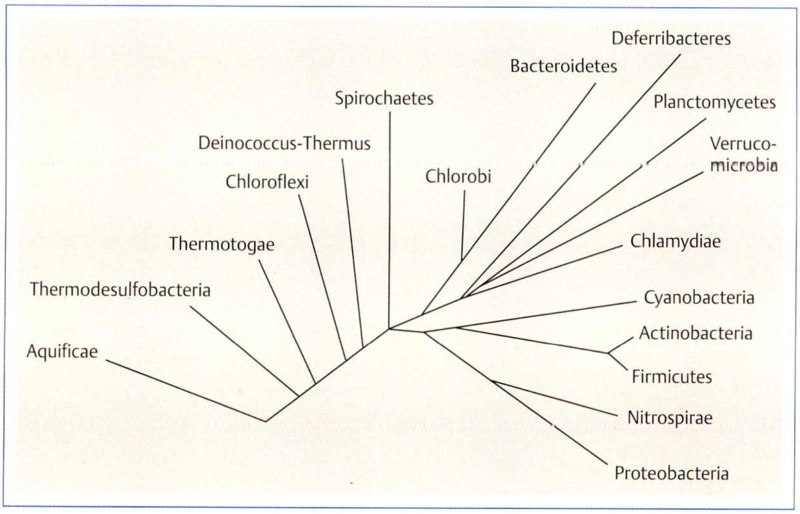

Abb. 3.1 Phylogenetischer Stammbaum der Bakterien auf der Grundlage vergleichender 16S-RNA-Gen-Sequenzierungen. [aus: K. Munk, Hrsg. Taschenatlas Biologie: Mikrobiologie. Stuttgart: Thieme; 2008]

gegen keinen offiziellen Charakter, die Internetseite von J. P. Euzeby (www.bacterio.cict.fr/) bietet auch eine Übersicht über alle jemals valide publizierten höheren taxonomischen Einheiten. Die 2001 mit dem 1. Band begonnene Herausgabe der 2. Auflage von **Bergey's Manual of Systematic Bacteriology** [12] wird die taxonomische Diskussion in den nächsten Jahren maßgeblich prägen.

Danach wird die Domäne Bacteria in 23 Stämme (Phyla) unterteilt.

Alle Bakterien mit einer Zellwand vom gramnegativen Typ wurden früher im Stamm *Gracilicutes* zusammengefasst. Die aktuelle Einteilung der Stämme und Klassen ist in der **Tab. 3.1** dargestellt.

Tab. 3.1 Taxonomische Übersicht zu den **gramnegativen Bakterien** nach Bergey's Manual of Systematic Bacteriology, 2. Auflage (Garrity, 2001), modifiziert nach Draft of Bergeys Taxonomic Outline Volume 4 (Ludwig W, Euzéby J, Whitman WB). Im Internet: www.bergeys.org/outlines.html.

Stamm/Klasse	Ordnung/Familie (Auswahl)	Gattung (Auswahl)
Proteobacteria/Alphaproteobacteria	*Rickettsiales*	▪ *Rickettsia*
	Ehrlichiaceae	▪ *Ehrlichia*
	Anaplasmataceae	▪ *Anaplasma* ▪ *Cowdria* ▪ *Neorickettsia*
	Bartonellaceae	▪ *Bartonella*
	Brucellaceae	▪ *Brucella*
Proteobacteria/Betaprobacteria	*Burkholderiaceae*	▪ *Burkholderia*
	Alcaligenaceae	▪ *Bordetella* ▪ *Taylorella* ▪ *Neisseria*
Proteobacteria/Gammaprobacteria	*Cardiobacteriaceae*	▪ *Dichelobacter*
	Francisellaceae	▪ *Francisella*
	Coxiellaceae	▪ *Coxiella*
	Piscirickettsiaceae	▪ *Piscirickettsia*
	Pseudomonaceae	▪ *Pseudomonas*
	Moraxellaceae	▪ *Moraxella*
	Vibrionaceae	▪ *Vibrio*
	Aeromonadaceae	▪ *Aeromonas*
	Enterobacteriaceae	▪ *Escherichia* ▪ *Salmonella*
	Pasteurellaceae	▪ *Pasteurella* ▪ *Haemophilus* ▪ *Mannheimia*
Proteobacteria/Epsilonproteobacteria		
Chlamydiae		
Spirochaetes	*Spirochaetaceae*	▪ *Borrelia* ▪ *Treponema*
	Brachyspiraceae	▪ *Brachyspira*
	Leptospiraceae	▪ *Leptospira*
	Brevinemataceae	▪ *Brevinema*
Bacteroidetes	*Bacteroidaceae*	▪ *Bacteroides*
	Flavobacteriaceae	▪ *Flavobacterium* ▪ *Riemerella* ▪ *Ornithobacterium*
Fusobacteria	*Fusobacteriaceae*	▪ *Fusubacterium*

Tab. 3.2 Taxonomische Übersicht zu den **grampositiven Bakterien** nach Bergey's Manual of Systematic Bacteriology Vol. 1 und 3, 2. Auflage (Garrity 2001; De Vos et al. 2009).

Stamm/Klasse	Familie (Auswahl)	Gattung (Auswahl)
Firmicutes/„Bacilli"	*Bacillaceae*	▪ *Bacillus*
	„Listeriaceae"	▪ *Listeria*
	„Staphylococcaceae"	▪ *Staphylococcus*
	„Paenibacillaceae"	▪ *Paenibacillus*
	„Enterococcaceae"	▪ *Enterococcus* ▪ *Melisococcus*
	Streptococcaceae	▪ *Streptococcus*
Firmicutes/„Clostridia"	*Clostridiaceae*	▪ *Clostridium*
Firmicutes/ Erysipelotrichia	*Erysipelotrichaceae*	▪ *Erysipelothrix*
Actinobacteria	*Actinomycetaceae*	▪ *Actinomyces* ▪ *Actinobaculum* ▪ *Trueperella*
	Micrococcaceae	▪ *Micrococcus* ▪ *Renibacterium*
	Dermatophilaceae	▪ *Dermatophilus*
	Corynebacteriaceae	▪ *Corynebacterium*
	Mycobateriaceae	▪ *Mycobacterium*
	Nocardiaceae	▪ *Nocardia* ▪ *Rhodococcus*

Eine Zellwand vom grampositiven Typ ist das verbindende phänotypische Charakteristikum dieser großen Gruppe von Bakterien, die in die Stämme *Firmicutes* und *Actinobacteria* eingeteilt wird, eine Übersicht vermittelt die Tab. 3.2.

Die 2. Auflage von Bergey's Manual of Systematic Bacteriology ordnete die **zellwandlosen** Bakterien ursprünglich dem Stamm *Firmicutes* und dort der Klasse *Mollicutes* zu. Inzwischen wurden die *Mollicutes* aber aus den *Firmicutes* ausgegliedert und werden nun wieder zum Stamm *Tenericutes* gezählt.

Die zur Ordnung ***Mycoplasmatales*** zählende Gattung *Mycoplasma* beinhaltet die medizinisch bedeutsamsten Vertreter, für die eine ausgeprägte Wirtsanpassung typisch ist. Infolge der Entwicklung der Bakterientaxonomie wurden in den letzten Jahren Vertreter der Gattungen *Haemobartonella* und *Eperythrozoon* in das Genus *Mycoplasma* eingeordnet. Das betrifft *Mycoplasma ovis* (früher *Eperythrozoon ovis*), *Mycoplasma suis* (früher *Eperythrozoon suis*) sowie *Mycoplasma haemofelis* (früher *Haemobartonella felis*) und *Mycoplasma haemocanis* (früher *Haemobartonella canis*). Aus dem Umstand, dass sich alle an der Oberfläche von Erythrozyten vermehren, entstanden die Trivialbezeichnungen „***Haemoplasma***" oder hämotrophe Mykoplasmen.

Eine Übersicht zur gesamten Klasse vermittelt die Tab. 3.3.

Chlamydien und Rickettsien nehmen als obligat intrazellulär lebende Parasiten eine Sonderstellung ein. Merkmale wie Ausbildung einer Zellwand, Vorkommen von DNA und RNA in einer Zelle, Stoffwechselaktivität, Antibiotikaempfindlichkeit und Zweiteilung charakterisieren sie aber eindeutig als Bakterien. Phänotypisch haben Rickettsien und Chlamydien u. a. auch die Unbeweglichkeit und eine Zellwand vom gramnegativen Typ gemeinsam. Sie werden nach phänotypischen Merkmalen in einer Gruppe zusammengefasst, hinsichtlich der phylogenetischen Entwicklung bestehen aber größere Unterschiede. Während die Chlamydien eine eigene evolutionäre Linie repräsentieren (Stamm *Chlamydiae*), werden die Rickettsien zur Klasse Proteobacteria gezählt.

3.3 Morphologie und Aufbau der Bakterienzelle

3.3.1 Morphologie

Die bereits von van Leeuwenhoek erfassten **Grundformen** (Abb. 3.2) der Bakterien sind **Stäbchen**, **Kokken** (Kugelform) und **Spirillen** (gebogene Stäbchen). Außerdem gibt es besondere Formen wie Spirochäten (stark spiralisiert), filamentöse Bakterien sowie Bakterien mit Anhängen. Bakterien können verschiedene Variationen dieser Grundformen bilden. So gibt es neben unterschiedlichen Größen auch verschieden geformte Stäbchenenden (spitz, rund), Auftreibungen des Zellleibes oder lanzettförmige bis ovoide Kokkenformen. Darüber hinaus unterscheiden sich viele Bakterien durch die **Anordnung** ihrer Zellen zueinander während und nach der Teilung. So können beispielsweise

Tab. 3.3 Übersicht zur Klasse **Mollicutes** (nach Tully etal. 1993).

Taxon	Habitat	Cholesterolbedarf	sonstige Merkmale
Ordnung I – *Mycoplasmatales*			
Familie I – *Mycoplasmataceae* ▪ Genus I – *Mycoplasma* ▪ Genus II – *Ureaplasma*	Menschen und Tiere	ja	Harnstoffspaltung durch *Ureaplasma*
Ordnung II – *Entomoplasmatales*			
Familie I – *Entomoplasmataceae* ▪ Genus – *Entomoplasma* ▪ Genus – *Mesoplasma*	Insekten und Pflanzen	*Entomoplasma* – ja, *Mesoplasma* – nein	
Familie II – *Spiroplasmataceae*	Insekten und Pflanzen	ja	helikale Filamente
Ordnung III – *Acholeplasmatales*			
Familie I – *Acholeplasmataceae* ▪ Genus – *Acholeplasma*	Tiere, teilweise Pflanzen und Insekten	nein	
Ordnung IV – *Anaeroplasmatales*			
Familie I – *Anaeroplasmataceae* ▪ Genus I – *Anaeroplasma* ▪ Genus II – *Asteroleplasma*	Pansen von Rindern und Schafen	*Anaeroplasma* – ja, *Asteroleplasma* – nein	Anaerobier

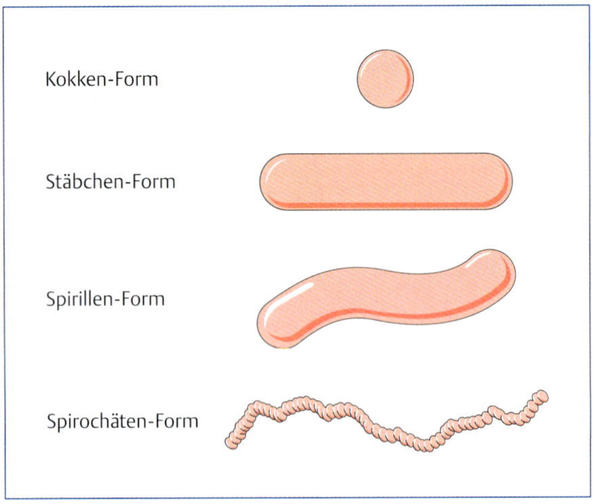

Abb. 3.2 Morphologische Grundtypen bei Bakterien.

Diplokokken (paarweise Anordnung von Kokken), Ketten (bei Kokken) oder Fäden (bei Stäbchen) entstehen. Die Morphologie – einschließlich der Anordnung zueinander – kann sich abhängig von den Umgebungsbedingungen ändern. Sie ist eine wichtige Grundlage der diagnostischen Einteilung (S. 65) von Bakterien.

Die **Größe von Bakterien** variiert von ca. 0,2–50 µm Durchmesser. Es gibt sogar Bakterien, die für das bloße Auge sichtbar sind, wie z. B. *Thiomargerita namibiensis* (ca. 0,75 mm groß). Die Größe hat einen wesentlichen Einfluss auf die Diffusion und den Stoffwechsel. Die oberen und unteren Grenzen sind vermutlich einerseits durch den Stoffaustausch gegeben, der noch effektiv genug sein muss (obere Grenze). Andererseits muss ausreichend Raum für alle lebensnotwendigen Prozesse einer Zelle vorhanden sein (untere Grenze). Vermutlich sind Prokaryonten über 1 mm ebenso wenig lebensfähig wie solche unter 0,1–0,2 µm.

Durchschnittlich sind Bakterien etwa so groß wie eine *Escherichia-coli*-Zelle (ca. 1 × 3 µm). Sie sind damit deutlich kleiner als eukaryontische Zellen (bis zu ca. 200 µm). Der Vorteil der geringen Größe liegt darin, dass aufgrund der größeren Oberfläche im Verhältnis zum Volumen der Stofftransport von außen nach innen (und umgekehrt) effektiver ist. Damit sind Stoffwechsel und Vermehrung im Vergleich mit einer eukaryontischen Zelle wesentlich schneller möglich. Da sich mit der höheren Vermehrungsgeschwindigkeit auch die Anzahl von Mutationen erhöht, ergeben sich aus der geringen Größe ferner **Vorteile bei der evolutionären Anpassung** an sich verändernde Umweltbedingungen.

3.3.2 Aufbau der Bakterienzelle

Eine Bakterienzelle (Modell **Abb. 3.3**) ist wesentlich weniger kompartimentalisiert als eine eukaryontische Zelle. So ist die DNA nicht in einem Zellkern organisiert, und es gibt keine Organellen von der Art der Mitochondrien oder Chloroplasten eukaryontischer Zellen. Das **Bakteriengenom** liegt als ringförmiges Chromosom vor (**Nukleoid**), das in seiner Länge etwa 500-fach größer ist als die Bakterienzelle. Viele Bakterien besitzen außerdem extrachromosomale DNA in Form von **Plasmiden**. Sie enthalten nicht essenzielle Zusatzinformationen, wie z. B. für die Ausprägung von Resistenzen oder Toxinbildung. Plasmide können sich selbstständig replizieren, ins Chromosom integrieren, und manche sind mobilisierbar. Näheres hierzu ist im Kapitel zu den Plasmiden (S. 121) beschrieben.

Das **Zytoplasma** wird durch eine Membran begrenzt, die sich intraplasmatisch in den Innenraum des Protoplasten fortsetzt. Dadurch entstehen verschiedene Reaktionsräume im Zellinneren. Das Zytoplasma lässt sich durch Ul-

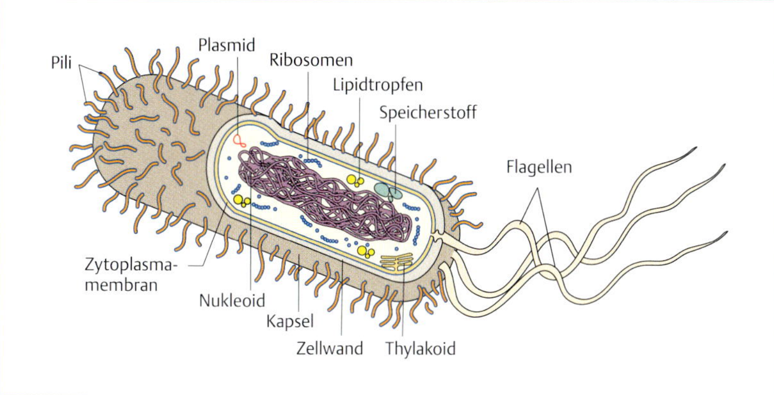

Abb. 3.3 Modellhafte Darstellung des Aufbaus einer Bakterienzelle. [aus: K. Munk, Hrsg. Taschenatlas Biologie: Mikrobiologie. Stuttgart: Thieme; 2008]

trazentrifugation trennen in eine „lösliche" Fraktion, bestehend aus Enzymen, RNA, Salzen und Stoffwechselprodukten, und in eine Partikelfraktion, bestehend aus Ribosomen und Zelleinschlüssen. Die **Ribosomen** der Bakterien sind etwa 16 × 8 nm groß und sedimentieren mit einer Geschwindigkeit von etwa 70 Svedberg-Einheiten. Die zytoplasmatischen Ribosomen der Eukaryonten sind mit etwa 80 S etwas größer und haben zusätzliche Strukturen, was von großer Bedeutung für die Bekämpfung von Bakterien mit Antibiotika (S. 134) ist (Prinzip der selektiven Toxizität). Die etwa 5 000–50 000 Ribosomen einer Bakterienzelle enthalten den Hauptanteil (ca. 85 %) der bakteriellen RNA. **Polysomen** sind perlschnurartig an Strängen von mRNA aufgereihte Ribosomen, wie sie während der aktiven Proteinsynthese in der Zelle sichtbar sind.

Bakterien enthalten oft **Zelleinschlüsse**, z. B. in Form von Granula, die als **Reserven** für Energie oder strukturelle Bausteine dienen. Die meisten dieser Einschlüsse sind mit einer dünnen Lipidmembran umgeben und können direkt mit dem Lichtmikroskop erkannt werden. Zu den gespeicherten polymeren Stoffen zählen Polysaccharide in Form von Stärke oder Glykogen, Lipide in Form von Poly-ß-Hydroxybuttersäure (PHB) und Polyphosphate. Bei magnetotaxischen Bakterien gibt es eine besondere Form von Einschlüssen, die Magnetosomen. Diese enthalten intrazelluläres Fe_3O_4 und ermöglichen die Reaktion auf ein magnetisches Feld (S. 106).

Die **Zytoplasmamembran** ist etwa 8 nm dick und trennt das Zellinnere von der Umgebung. Sie ist eine lebensnotwendige **selektive Permeabilitätsbarriere** für die Anreicherung von Substraten und Ausscheidung von Abfallprodukten. Bei Bakterien ist sie der Ort der **Energiegewinnung** durch Atmung oder Fotosynthese, vergleichbar den Membranen der Mitochondrien und Chloroplasten der Eukaryonten. Ihr Aufbau entspricht dem biologischer Membranen, sie setzt sich damit aus einer Phospholipid-Doppelschicht zusammen. Phospholipide enthalten hydrophobe (Fettsäuren) und hydrophile (Glyzerinphosphat) Anteile. Erstere weisen nach innen, Letztere nach außen.

Wasserstoffbrücken und hydrophobe Wechselwirkungen stabilisieren die Membran. In die Membran eingebettet sind Proteine, die entweder nach außen die Funktion wie Substratbindung und Transport übernehmen oder nach innen gerichtet bei der Energiefreisetzung und anderen Prozessen eine wichtige Rolle spielen. **Membranproteine** können integral in der Membran verankert sein oder als Bestandteile des Peri- und Zytoplasmas enge Verbindungen mit der Membran eingehen. Zu den periplasmatisch-lokalisierten membranassoziierten Proteinen zählen vor allem Lipoproteine, die über ihren aminoterminalen Lipidschwanz verankert sind. Bakterien besitzen in der Regel keine weiteren membranverstärkenden Sterole, im Gegensatz zu Eukaryonten. Eine Ausnahme bilden Mykoplasmen und methanotrophe Bakterien.

Da die bakterielle Zytoplasmamembran keine Poren besitzt, ist die Permeabilität für Nährstoffe so gering, dass **Transportmechanismen** (S. 109) notwendig sind. Transportproteine befördern Substanzen gegen den Konzentrationsgradienten und reichern diese so weit an, wie es für den Ablauf biochemischer Reaktionen notwendig ist. Die Diffusion in die Zelle würde dafür nicht ausreichen, da viele Nährstoffe in der natürlichen Umgebung der Bakterien – im Gegensatz zu künstlichen Nährmedien – meist in sehr niedrigen Konzentrationen vorkommen.

Neben dem Transport relativ kleiner Substanzen, wie z. B. Nährstoffen, von außen nach innen müssen Bakterien auch größere Substanzen, z. B. Enzyme und andere Proteine, von innen nach außen transportieren. Enzyme, z. B. Phosphatasen oder hydrolytische Exoenzyme, werden oft im Periplasma oder im Extrazellulärraum benötigt. Dafür gibt es spezielle Transportsysteme, bestehend aus Translokasen, von denen das **Sec-System** das wichtigste ist. Einige Bakterien besitzen außerdem spezielle **Sekretionssysteme**, mit denen sie Virulenzfaktoren in den Extrazellulärraum oder Wirtszellen transportieren. Näheres hierzu ist in den Abschnitten Ernährung und Stoffwechsel (S. 107) sowie Virulenzmechanismen und -faktoren (S. 123) beschrieben.

3.3.3 Bakterielle Zellwand

Alle Bakterien sind von einer **Zellhülle** (engl.: cell envelope) umgeben, die aus der Zytoplasmamembran (oben bereits beschrieben), der **Zellwand** und, nur bei gramnegativen Bakterien, einer zusätzlichen äußeren Membran besteht. In diesem Abschnitt wird die Zellwand einschließlich der äußeren Membran gramnegativer Bakterien vorgestellt. In den folgenden Abschnitten werden weitere

Oberflächenstrukturen beschrieben, die viele, aber nicht alle Bakterien besitzen.

Die Zellwand verleiht der Bakterienzelle **Form** und **Stabilität**. Ähnlich einem Apfelsinennetz bildet sie eine flexible Schutzhülle gegen den enormen hydrostatischen Druck von 2–3 Atmosphären, der durch die hohe Konzentration gelöster Stoffe im Zytoplasma entsteht. Die Zellwand fast aller Bakterien, mit Ausnahme der Mykoplasmen, besteht aus einem netzartigen Polymer, dem **Peptidoglykan**. Dieses nur bei Bakterien vorkommende Polysaccharid wird von zwei Zuckern gebildet, N-Acetylglukosamin und N-Acetylmuraminsäure, die alternierend β-1,4-glykosidisch miteinander verknüpft sind. Die einzelnen Peptidoglykanstränge sind außerdem durch kovalente Bindung der Peptidseitenketten der N-Acetylmuraminsäure quervernetzt. Die peptidischen Verbindungen werden durch einige wenige besondere Aminosäuren der Zellwand hergestellt. Zu diesen zählen L-Alanin, D-Alanin, D-Glutaminsäure und Lysin bzw. Diaminopimelinsäure. Die verschiedenen Zellwandtypen sind in **Abb. 3.4** vergleichend gegenübergestellt.

Die Zellwand ist auch für die unterschiedliche **Anfärbung nach Gram** verantwortlich. Die von dem dänischen Arzt Hans-Christian **Gram** 1884 beschriebene Färbung hitzefixierter Bakterien beruht auf zwei Färbeschritten, einer ersten Färbung durch Karbolgentianaviolett (oder Kristallviolett) und Jodlösung und, nach kurzer Entfärbung mit Ethanol, einer zweiten Gegenfärbung mit Fuchsin. Bei der ersten Färbung werden alle Zellen durch den aus Karbolgentianaviolett und Jod entstehenden Farblack dunkelviolett gefärbt. Bei der Entfärbung wird nur bei gramnegativen Bakterien der Farbstoff wieder herausgelöst, grampositive halten ihn wegen der relativ dicken Peptidoglykanschicht zurück. Durch die anschließende Gegenfärbung erscheinen alle **gramnegativen Bakterien rot**, alle **grampositiven** bleiben **dunkelviolett**. Diese Unterscheidungsmöglichkeit von Bakterien in zwei große Gruppen wurde erst 75 Jahre nach der Erstbeschreibung der Färbung entdeckt. Sie ist heute die wichtigste Färbemethode zur (phänotypischen) Klassifizierung und Diagnostik von Bakterien (**Abb. 2.2**).

Die Zellwand **gramnegativer Bakterien** ist grundsätzlich anders aufgebaut als bei grampositiven. So besitzen Erstere nur eine relativ dünne Peptidoglykanschicht, dafür aber eine weitere äußere Schicht, die **äußere Membran** genannt wird (**Abb. 3.5 a**). Bei dieser handelt es sich um eine asymmetrische Doppelmembran mit einem inneren Blatt aus Phospholipiden und einer äußeren aus Lipopolysacchariden (**LPS**). Auch in diese Membran sind Proteine eingelagert. Mit dem inneren Blatt der äußeren Membran ist – über seine aminoterminale Fettsäure – ein Lipoprotein verbunden. Dieses Lipoprotein, auch Braun'sches Lipoprotein genannt, ist kovalent mit der N-Acetylmuraminsäure der Mureinschicht verbunden und stellt so die Verbindung zum Peptidoglykan her. Die Struktur des LPS ist vor allem bei Salmonellen sehr gut untersucht worden. Sie besteht, von innen nach außen, aus dem Lipid A, dem Kernpolysaccharid und der O-spezifischen Seitenkette, auch **O-Antigen** genannt (**Abb. 3.5 a**). Die Seitenkette besteht normalerweise aus verschiedenen Hexosen (Galaktose, Glukose, Rhamnose, Mannose) mit sich wiederholenden Sequenzen (30–50) aus vier bis fünf Bestandteilen. Diese Seitenketten werden durch Wasserstoffbrückenbindungen über eingelagerte Magnesiumionen zusammengehalten und bilden eine für hydrophobe Substanzen weitgehend undurchlässige 100–250 nm dicke Schicht.

Manche Bakterien können **dissoziieren**, dabei entstehen Mutanten mit verkürztem LPS, sogenannte **R-Formen**. R steht für rough und beschreibt die raue Morphologie der Kolonien, die durch geringere Wassereinlagerung in das LPS entsteht, im Gegensatz zur glatten Morphologie (smooth, **S-Form**) bei komplettem LPS. S-Formen sind viru-

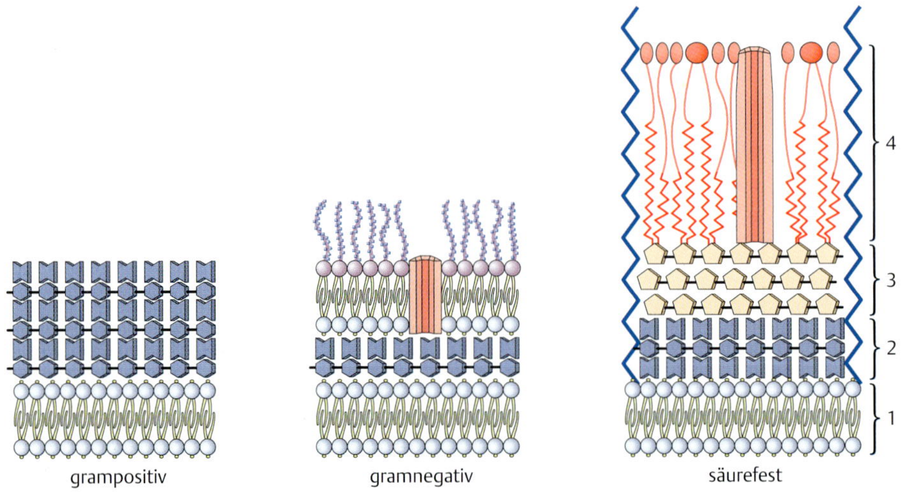

Abb. 3.4 Schematischer Vergleich der Zellwandtypen bei Bakterien (weitere Erläuterungen im Text sowie in **Abb. 3.5**); 1 = Zytoplasmamembran; 2 = Peptidoglykan; 3 = Arabinogalaktan; 4 = Mykolsäuren.

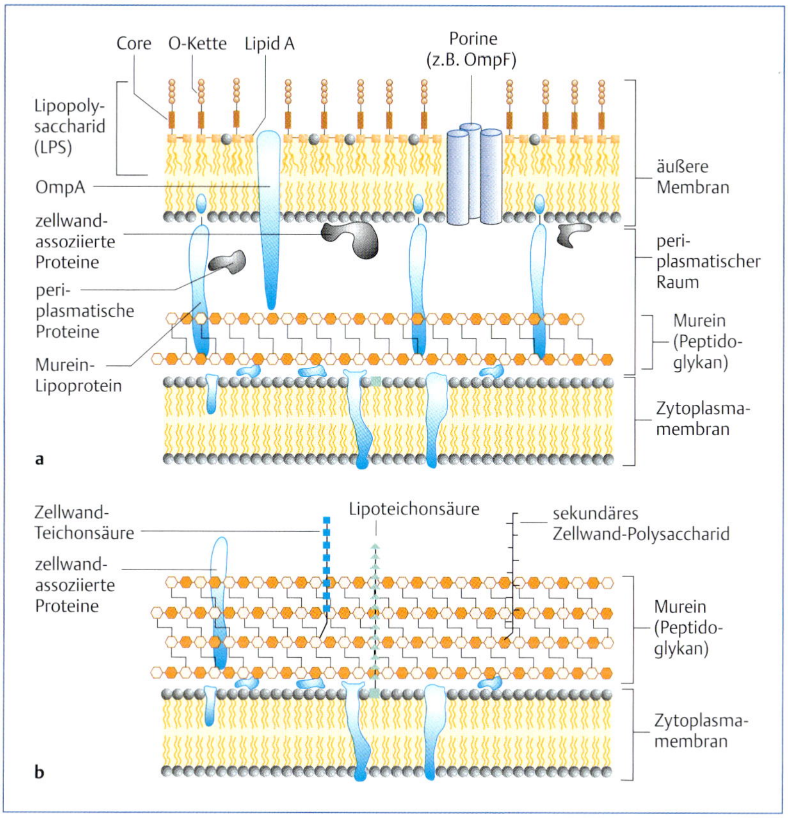

Abb. 3.5 Struktur der Zellwand (einschließlich der äußeren Membran); **a** gramnegative Bakterien; **b** grampositive Bakterien. [aus: K. Munk, Hrsg. Taschenatlas Biologie: Mikrobiologie. Stuttgart: Thieme; 2008]

Grundlagen, Bakteriologie

lent, die R-Formen meist avirulent, da ihnen die Schutzwirkung des LPS vor der Phagozytose (S. 126) fehlt. Das O-Antigen ist auch für die Klassifizierung von Bedeutung. So werden z. B. einige medizinisch wichtige Vertreter der *Enterobacteriaceae* auf der Basis dieser (und weiterer) Antigene in Serovare bzw. Serotypen differenziert. In der Pathogenese bakterieller Infektion spielt das LPS als sogenanntes **Endotoxin** eine wichtige Rolle.

Die äußere Membran ist relativ durchlässig für kleine hydrophile Moleküle, da sie wassergefüllte Poren besitzt, die von Transmembranproteinen gebildet werden. Es gibt mehrere verschiedene solcher Proteine, die spezifisch oder nicht spezifisch für Substrate sind. Erstere sind Membranpotenzial getriebene Transportproteine mit hoch spezifischen Bindungsstellen für bestimmte Substanzen. Letztere werden **Porine** genannt, sind mit Wasser gefüllt und erlauben den Durchtritt jeder Substanz mit entsprechender Größe. Zwischen der äußeren Membran und dem äußeren Blatt der Zytoplasmamembran befindet sich ein etwa 8–10 nm breiter Raum, der als **periplasmatischer Raum** bezeichnet wird und in dem die meist einschichtige Mureinschicht liegt. Das in diesem Raum befindliche **Periplasma** enthält vor allem Enzyme, Transportproteine und Chemorezeptoren sowie Polysaccharide. Die hohe Konzentration dieser Substanzen führt zu einer gelartigen Konsistenz des Periplasmas.

Grampositive Bakterien haben dagegen keine äußere Membran und daher auch keinen periplasmatischen Raum. Stattdessen besteht das Peptidoglykan aus bis zu 40 Schichten und enthält als Besonderheit saure Polymere, die **Teichonsäuren**. Diese negativ geladenen Polyalkohole sind durch Phosphatester verbunden und enthalten meist weitere Zucker und D-Alanin. Als **Lipoteichonsäuren** sind sie an Membranproteine gebunden. Zudem sind in die Peptidoglykanschicht der grampositiven Bakterien Proteine eingelagert, die teilweise kovalent mit N-Acetylmuraminsäure verbunden sind (**Abb. 3.5 b**).

Eine besondere Zellwand haben **säurefeste Bakterien**, zu denen vor allem die Mykobakterien zählen (**Abb. 3.4**). Sie besitzen wie die gramnegativen Bakterien nur eine dünne Peptidoglykan-Schicht. Diese ist aber nicht von einer äußeren Membran (wie bei gramnegativen Bakterien) umgeben, sondern von einem Arabinogalaktan-Gerüst, an das langkettige Fettsäuren, die sogenannten Mykolsäuren, gebunden sind. Die Mykolsäuren bilden eine Diffusionsbarriere vergleichbar der äußeren Membran gramnegativer Bakterien, in die ebenfalls Porine integriert sind. Sie ist verantwortlich für eine Festigkeit gegenüber extremen pH-Werten, die als „Säurefestigkeit" diagnostisch genutzt und durch die **Färbung nach Ziehl-Neelsen** geprüft wird. Sie ist im Folgenden kurz beschrieben.

Der erste Färbeschritt hitzefixierter Präparate erfolgt mit heißem (wegen der Lipide) Phenol-Fuchsin. Nach Entfärbung mit salzsaurem Alkohol folgt eine Gegenfärbung mit Methylenblau. Bei säurefesten Bakterien wird der erste Farbstoff zurückgehalten, sie färben sich rot, während alle anderen Bakterien nach Entfärbung und Gegenfärbung blau erscheinen. Die Zellwand hat außerdem als Konsequenz, dass Mykobakterien eine hohe Widerstandsfähigkeit in der Umwelt (Tenazität) besitzen. **Partiell säurefeste Bakterien** (z. B. Nocardien) besitzen eine ähnliche Zellwand, sind aber nur in einer modifizierten Ziehl-Neelsen-Färbung (S. 66) säurefest.

Wie bereits erwähnt, gibt es auch Bakterien ohne Peptidoglykan, also ohne feste Zellwand. Dazu gehören die medizinisch wichtigen **Mykoplasmen**. Sie besitzen stattdessen besonders stabile Membranen mit eingelagerten Sterolen und kommen meist nur in geschützten Lebensräumen im Wirtsorganismus vor. Aber auch bei anderen Bakterien sind zellwandlose Formen (sogenannte L-Formen) möglich. Diese werden bei grampositiven Bakterien **Protoplasten**, bei gramnegativen Bakterien **Sphäroplasten** genannt. Proto- und Sphäroplasten können durch die Einwirkung bestimmter Substanzen entstehen. Hierzu zählt z. B. Lysozym, das durch Spaltung der β-1,4-glykosidischen Verbindung der Zellwandzucker die Mureinschicht so schwächen kann, dass sie dem Innendruck der Zelle nicht mehr standhält und die Zelle schließlich platzt (lysiert). Wird die Lyse z. B. durch isoosmotische Verhältnisse verhindert, so entsteht ein Protoplast. Auch mit Penicillin lassen sich unter entsprechenden Bedingungen zellwandlose Formen erzeugen.

3.3.4 Kapseln, Fimbrien und Pili

Neben den beschriebenen grundsätzlichen Bestandteilen besitzen viele Bakterien **weitere Außenschichten** oder Strukturen. Hierzu zählen u. a. Kapseln, Fimbrien und Pili.

Kapseln bestehen aus Polysacchariden, seltener auch aus Proteinen, und umgeben die Bakterienzelle als äußere Schutzschicht (**Abb. 3.6 a**). Ihre Zusammensetzung und Dicke variiert zwischen den einzelnen Bakterien.

Manche Erreger können daher auf der Basis der Kapsel (**K-Antigen**) serologisch differenziert werden. Die Kapsel hat ein hohes Wasserbindungsvermögen und ist durch Bildung einer dichten Matrixstruktur nicht zugänglich für kleine Farbpartikel. Daher lässt sie sich durch Tuschefärbung in einer Negativkontrastierung nachweisen. Kapselbildende Bakterien kommen auch als unbekapselte Varianten vor. Bei grampositiven Bakterien wird dies als **Dissoziation** bezeichnet. Die **S-Form** beschreibt die bekapselte Variante, die **R-Form** die unbekapselte. Wie bei der Dissoziation gramnegativer Bakterien (dort aber bezogen auf LPS) ist die S-Form virulent und die R-Form meist avirulent, da die Kapsel für den Phagozytoseschutz fehlt. Die Kapsel gramnegativer Bakterien führt dagegen bei Verlust nicht zu einer makroskopisch sichtbaren Veränderung des Phänotyps.

Viele pathogene, aber auch apathogene Bakterien bilden darüber hinaus aus Kapselmaterial aufgebaute **Biofilme**, die erst nach Erreichen einer kritischen Bakterienzahl gebildet wird. Die Kontrolle der Kapselbildung (und damit auch der Biofilmentstehung) erfolgt meist durch Quorum-Sensing-Systeme (S. 112) und ist mit einer Umstellung des bakteriellen Stoffwechsels verbunden. Biofilme können im Übrigen auch Lebensgemeinschaften aus verschiedenen Spezies sein. Sie dienen der Anheftung und Organisation einer bakteriellen Population, die sich damit vor Umgebungseinflüssen schützt. Erst in den letzten Jahren wurde erkannt, dass solche Biofilme auch im Wirtsorganimus gebildet werden und große Probleme bei der Behandlung von Infektionen hervorrufen können. Beispiele sind Infektionen mit Staphylokokken oder *Pseudomonas aeruginosa*.

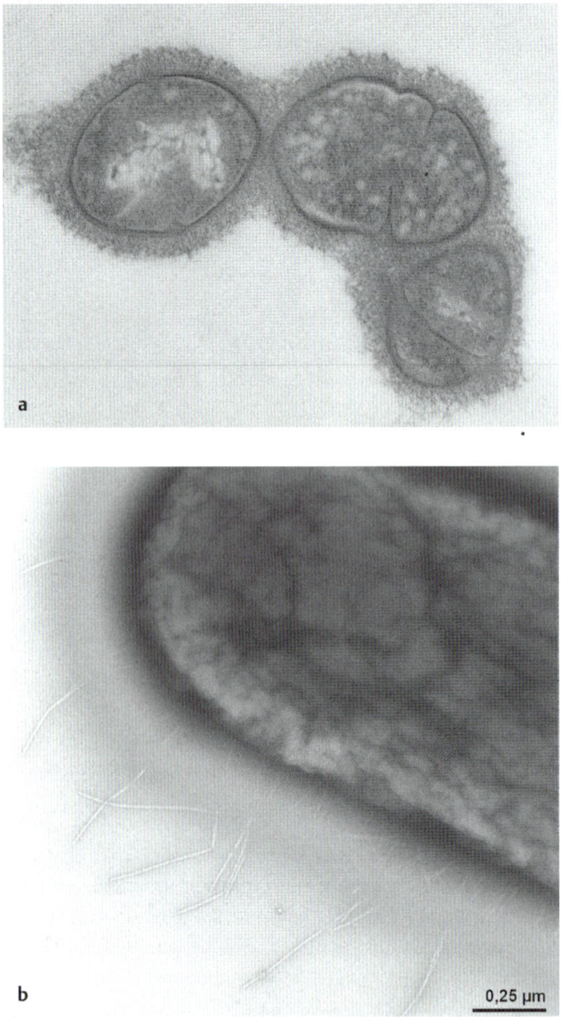

Abb. 3.6 Kapseln und Fimbrien; **a** elektronenmikroskopische Aufnahme bekapselter Streptokokken; **b** elektronenmikroskopische Aufnahme von *Escherichia coli* mit Fimbrien. [beide Teilabbildungen: Prof. Dr. M. Rohde, Helmholtz-Zentrum für Infektionsforschung]

Fimbrien und **Pili** sind bis zu 0,5 µm lange und 3–8 nm dicke filamentöse Strukturen auf der Oberfläche von Bakterien (**Abb. 3.6 b**). Eine Bakterienzelle kann bis zu mehrere 100 Fimbrien tragen. Fimbrien bestehen aus Proteinen, wobei die Grundstruktureinheit das Pilinpeptid ist. Fimbrien dienen der Anheftung (Adhärenz, Adhäsion) von Bakterien an Oberflächen, auch an Zellen und Extrazellulärmatrix des Wirtsorganismus. Viele Pathogene wechseln spontan durch die zufällige Inversion eines DNA-Fragmentes während der DNA-Replikation vom Fimbrien-tragenden in den nicht Fimbrien-tragenden Phänotyp und umgekehrt (etwa alle 10^4 Zellteilungen). Bei den meisten Pathogenen ist die Anheftung der erste Schritt im Verlauf einer Infektion. Weiteres ist im Kapitel Virulenzmechanismen (S. 123) beschrieben.

Pili sind den Fimbrien strukturell sehr ähnlich (beide Begriffe werden oft synonym gebraucht). Pili im engeren Sinn dienen der Fortbewegung durch die sogenannte **twitching motility** und besonders der **Übertragung von DNA durch Konjugation**. In letzterem Fall werden sie auch F-Pilus (F für Fertility) oder Sex-Pilus (S. 104) genannt. Im Gegensatz zu Fimbrien trägt eine Zelle nur jeweils ein bis zwei F-Pili und diese sind, anders als Fimbrien, in der Zytoplasmamembran verankert. Weiterhin dienen einige Pili als Rezeptoren für bestimmte Bakteriophagen.

Die Synthese von Fimbrien und Pili ist ein außerordentlich komplexer Vorgang, der nur teilweise bekannt ist. Grundsätzlich werden die einzelnen Bausteine im Zytoplasma synthetisiert, durch das Periplasma transportiert und dann an der Oberfläche zu den Fimbrien/Pili zusammengebaut. Beteiligt sind eine Vielzahl von Chaperonen und als „Usher" bezeichnete Proteine, die eine Art Plattform darstellen. Im Gegensatz zu den Flagellen beginnt der Zusammenbau mit der äußeren Komponente (oft als adhäsive „Tip-Struktur" bezeichnet), dann folgen die Pilin-Peptide.

Es gibt eine Vielzahl verschiedener Typen und Klassen von Fimbrien/Pili, auch auf einer einzelnen Bakterienzelle. Sie werden daher bei bestimmten Erregern auch zur serologischen Differenzierung eingesetzt (**F-Antigen**).

3.3.5 Flagellen

Flagellen, auch Geißeln genannt, sind bis zu 3 µm lange und 15–20 nm dünne Zellanhängsel aus Proteinen, die innen einen Kanal mit einem Durchmesser von etwa 3 nm bilden (**Abb. 3.7**). Durch diesen Kanal werden die für den Zusammenbau benötigten Bausteine transportiert. Die strukturelle Untereinheit ist das Flagellinprotein. Die Grundstruktur ist innerhalb der Bakterien relativ konserviert, Flagellen enthalten aber auch für bestimmte Bakterien spezifische Anteile und können daher zur serologischen Differenzierung eingesetzt werden (**H-Antigen**). Der Begriff H-Antigen geht im Übrigen darauf zurück, dass begeißelte Bakterien durch ihr schwärmendes Wachstum auf einer Nährbodenoberfläche früher als „**h**auchartig" beschrieben wurden.

Flagellen können unterschiedlich angeordnet sein. So gibt es Bakterien mit **polaren Flagellen** (Flagellen an einem oder beiden Enden), und solche mit **peritrich angeordneten Flagellen** (Flagellen auf den gesamten Zellleib verteilt). Spirochäten tragen ihre Flagellen im Periplasma. Diese **Endoflagellen** sind an beiden Enden mit den Polen der Bakterien verbunden und führen bei ihrer Rotation zu einer schraubenförmigen Fortbewegung der Bakterienzelle.

Flagellen können in beide Richtungen um ihre eigene Längsachse rotieren. Der Motor ist in der Zytoplasmamembran und der Zellwand verankert. Er besteht aus einem zentralen Stab, der innen hohl und von mehreren **Ringen** umschlossen ist. Bei gramnegativen Bakterien sind es drei Ringe, bei grampositiven ist es nur ein Ring. Der innere Ring wird von sogenannten **Mot-Proteinen** umgeben. Als molekulare Schalter für die Steuerung der Rotationsrichtung befinden sich am inneren Ring außerdem die sogenannten **Fli-Proteine**. Die Verbindung des Motors mit der Geißel wird durch den sogenannten Haken hergestellt, ein breites, ebenfalls innen hohles Basalprotein, das mit dem Flagellenfilament aus Flagellin verbunden ist (**Abb. 3.7 b**).

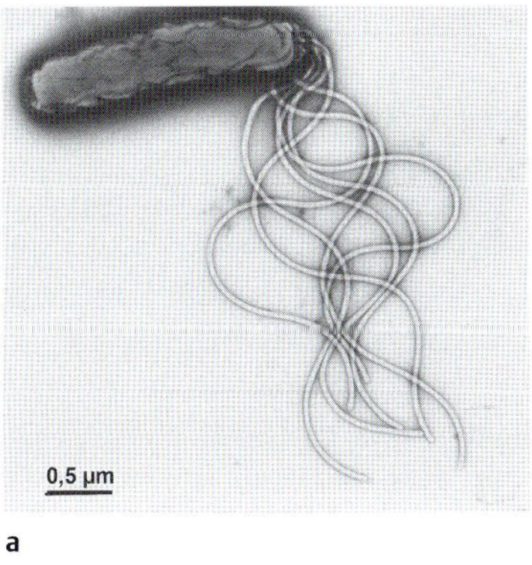

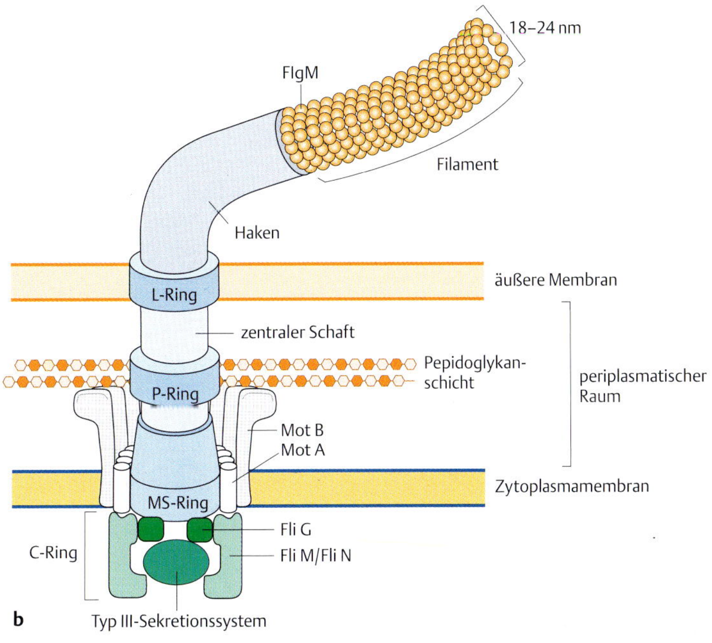

Abb. 3.7 Flagellen; **a** elektronenmikroskopische Aufnahme einer Zelle von *Helicobacter pylori* mit polar angeordneten Flagellen; **b** Aufbau der Flagelle bei gramnegativen Bakterien. [Teilabbildung a: Prof. Dr. M. Rohde, Helmholtz-Zentrum für Infektionsforschung. Teilabbildung b aus: K. Munk, Hrsg. Taschenatlas Biologie: Mikrobiologie. Stuttgart: Thieme; 2008]

3.3.6 Bakterielle Fortbewegung

Die wesentliche Funktion von Flagellen ist die Vermittlung der bakteriellen Fortbewegung. Dabei werden relative Geschwindigkeiten (bezogen auf die Größe) erreicht, die deutlich über der der schnellsten Säugetiere liegen.

Erfolgt die Bewegung gerichtet auf einen chemischen Stimulus zu oder weg von diesem, so wird dies als **Chemotaxis** bezeichnet. Sie ist wichtig, um den Metabolismus zu optimieren (Bewegung in Richtung eines Lockstoffs, z. B. Glukose) oder um eine Exposition gegenüber toxischen Bestandteilen zu vermeiden (Bewegung wegwärts eines Schreckstoffs). Die Bewegung kann auch abhängig von einem magnetischen Feld (**Magnetotaxis**) oder Licht (**Fototaxis**) sein. Manche Bakterien steuern ihre Fortbewegung abhängig von ihrem metabolischem Zustand bzw. ATP-Gehalt, um räumliche Nischen zu erreichen, die eine optimale Energieausbeute ermöglichen (**Energietaxis**).

Die Fortbewegung der Bakterienzellen durch die Flagellenrotation erfolgt nach dem Prinzip einer Schiffsschraube (Schubflagelle) oder eines Propellers (Zugflagelle). Die Antriebsenergie wird durch die protonenmotorische Kraft (S. 108) zur Verfügung gestellt. Der Motor ist eine Art „**Protonenturbine**", wobei die Protonen durch die Mot-Proteine fließen und durch Einfluss auf die Ladungen der Ringproteine diese zur Rotation bringen. Die Rotationsrichtung bestimmt die Bewegungsform. Besonders gut untersucht ist sie bei *Escherichia coli.*

Bei Drehung im Gegenuhrzeigersinn bewegt sich die Bakterienzelle gerichtet vorwärts, bei umgekehrter Rotation kommt sie ins Taumeln. Geradeausbewegungen werden auch runs genannt, Richtungsänderungen tumbles. Die Neuausrichtung der Bewegung ist dabei rein zufällig. Daraus ergibt sich eine **zickzackförmige Fortbewegung** (**Abb. 3.8**), die im Wesentlichen durch die Frequenz der tumbles bestimmt wird. Nehmen Bakterien einen Lockstoff (S. 113) wahr, verringert sich die Zahl der tumbles. Handelt es sich dagegen um einen Schreckstoff, erhöht sich die tumble-Frequenz. Bei manchen Bakterien kommt es statt der tumbles zu Stopps (z. B. bei *Helicobacter pylori*).

Auch Bakterien, die keine Flagellen besitzen, können sich fortbewegen, indem sie auf einer **Oberfläche gleiten**.

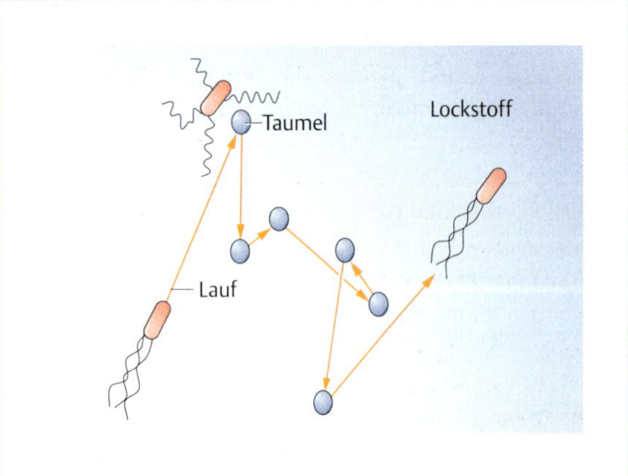

Abb. 3.8 Zielgerichtete Fortbewegung eines Bakteriums mit Flagellen in Richtung eines chemischen Reizes (Chemotaxis).

Diese Bewegungsform ist bei filamentösen und stäbchenförmigen Bakterien relativ weit verbreitet, aber noch wenig untersucht. Bekanntestes Beispiel bei pathogenen Bakterien sind die Mykoplasmen. Gleitende Bewegungen sind allerdings auf Oberflächen angewiesen und weniger schnell als Fortbewegungen durch Flagellen. Daneben gibt es noch weitere Fortbewegungsarten auf Oberflächen, wie die sogenannte **twitching motility**, die durch Pili vermittelt wird.

3.3.7 Bakterielle Endosporen

Einige wenige Bakterien sind in der Lage, Dauerformen zu bilden. Diese bakteriellen **Endosporen** werden im Inneren gebildet (daher „Endo") und sind sehr resistent gegen widrige äußere Umgebungsbedingungen, wie z. B. hohe Temperaturen oder Trockenheit. Sporenbildende Bakterien können auf diese Art über sehr lange Zeiträume schwierige Lebensbedingungen überstehen. Sie besitzen somit eine hohe Tenazität. Sporenbildner sind Bodenbakterien; medizinisch bedeutsam sind die Gattungen ***Bacillus*** und ***Clostridium***.

In gramgefärbten Ausstrichen sind Sporen als ungefärbte runde Strukturen erkennbar, die zentral, subterminal oder terminal gelegen sind und mit oder ohne Auftreibung des Zellleibes einhergehen. Für ihre Darstellung müssen besondere Färbeverfahren eingesetzt werden, z. B. die Sporenfärbung nach Rakette (siehe *Clostridium tetani*, **Abb. 12.7**). Die Struktur der Endospore ist wesentlich komplexer als die der vegetativen Zelle. Auffallend sind vor allem die vielen zusätzlichen Schichten, mit denen sie umgeben ist.

Der **Sporenprotoplast** bildet den Kern, bestehend aus Zytoplasma, Nukleoid, Ribosomen und anderen Bestandteilen. Besonders ist hier der deutlich reduzierte Wassergehalt (nur ca. 10 % der vegetativen Zelle) sowie die bei der vegetativen Zellen nicht vorkommende Dipicolinsäure, die mit Kalziumionen einen Komplex bildet. Außerdem enthält die Spore hohe Konzentrationen an sogenannten **small acid soluble proteins** (SASPs) und einen niedrigeren pH-Wert als die vegetative Zelle. Der Protoplast liegt in der **Kortex**, einem locker quervernetztem Peptidoglykan, das nach außen hin von **Sporenhüllschichten** aus Proteinen umgeben ist. Die äußerste Schicht bildet das **Exosporium**, das ebenfalls aus Proteinen besteht.

Die Bildung der Endospore wird **Sporulation** genannt, ihre Auskeimung zurück zur vegetativen Form **Germination**. Der Vorgang der Sporulation ist eine äußerst komplexe Differenzierung der vegetativen Bakterienzelle und wird von bis zu 200 verschiedenen Genen gesteuert. Der räumlich und zeitlich regulierte Vorgang dauert bei *Bacillus subtilis* etwa acht Stunden und wird gemeinsam von der Mutter- und Tochterzelle durchgeführt. Ausgelöst wird er durch ungünstige Umgebungsbedingungen, die zu einem Wachstumsstillstand führen, z. B. Mangel eines essenziellen Nährstoffs. Die einzelnen Phasen (I-VII) sind in **Abb. 3.9** modellhaft dargestellt. Der erste Schritt dazu ist die Aktivierung, z. B. durch leichte Erhöhung der Temperatur. Die Keimung zur vegetativen Zelle (**Germination**) wird durch

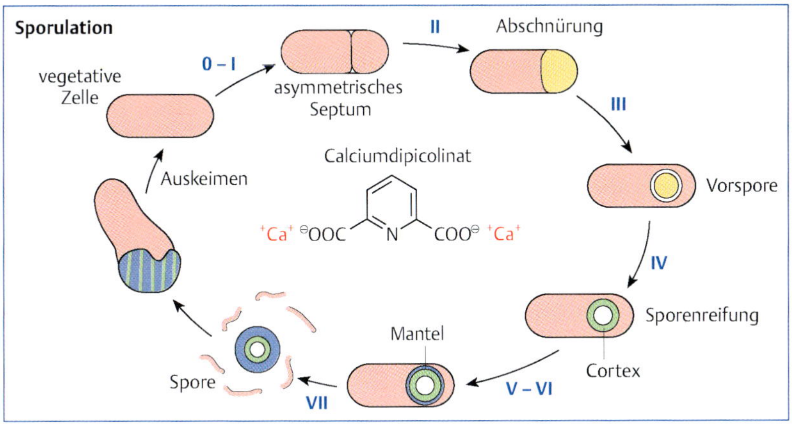

Abb. 3.9 Sporulation: Schematische Darstellung der Bildung bakterieller Endosporen am Beispiel der sieben Differenzierungsphasen bei *Bacillus subtilis*. [aus: K. Munk, Hrsg. Taschenatlas Biologie: Mikrobiologie. Stuttgart: Thieme; 2008]

spezifische Nährstoffe ausgelöst und mündet dann im letzten Stadium, dem Auswachsen durch Wasseraufnahme und Synthese von RNA, Proteinen und DNA. Die fertige Spore kann über Jahrzehnte und länger im Ruhezustand bleiben. Bei günstigen Umgebungsbedingungen kann sie innerhalb von Stunden zur vegetativen Form zurückkehren.

Kenntnisse über die Mechanismen der Sporulation und Germination sind auch in der medizinischen Mikrobiologie wichtig, vor allem im Bereich der Infektionshygiene und Tierseuchenbekämpfung. So lassen sich z. B. Erkenntnisse über die Faktoren, die die Germination auslösen, gezielt einsetzen, um sporenbildende Bakterien auch mit Temperaturbehandlungen (S. 26) unter 100 °C abzutöten.

3.4 Ernährung und Stoffwechsel

Bakterien bestehen, wie andere Zellen, vor allem aus Makromolekülen und Wasser. Die mikrobielle **Ernährung** beschäftigt sich im Wesentlichen damit, wie die Bakterienzelle sich mit Monomeren versorgt und diese für den Aufbau der Makromoleküle einsetzt. Die dafür benötigten Substanzen sind die **Nährstoffe**. Bakterien brauchen als Nährstoffe eine Kohlenstoff- und eine Stickstoffquelle sowie Mineralien und Spurenelemente. Bakterien, die auf rein anorganischen Medien (z. B. ein Karbonat als Kohlenstoff- und ein Ammoniumsalz als Stickstoffquelle) wachsen können, werden als prototroph bezeichnet. Vor allem pathogene Bakterien benötigen oft bestimmte **weitere Wachstumsfaktoren**, wie z. B. Aminosäuren, Vitamine, Purine und Pyrimidine; diese Bakterien werden dann als **auxotroph** bezeichnet.

Alle Zellen benötigen Energie und können diese grundsätzlich aus organischen Verbindungen, anorganischen Verbindungen oder aus Licht gewinnen. **Chemotrophe** Organismen gewinnen ihre Energie durch Reduktions-Oxidations(Redox)-Reaktionen an organischen (-organotroph) oder anorganischen (-lithotroph) Substraten durch Gärung und Atmung, während **fototrophe** Organismen Fotosynthese betreiben. Ferner lassen sich alle Zellen anhand ihrer Kohlenstoffquelle unterscheiden in **autotrophe** (Nutzung von CO_2) und **heterotrophe** (organische Quellen) Organismen.

Alle medizinisch bedeutsamen Bakterien sind chemoorganotroph und heterotroph, d. h., sie beziehen ihre Energie und ihren Kohlenstoff aus organischen Verbindungen.

Der Stoffwechsel (Metabolismus) aller Organismen lässt sich grundsätzlich in drei Abschnitte gliedern:

- **Katabolismus** = Abbau der Nährstoffe
- **Intermediärstoffwechsel** = Umbau der entstandenen Bruchstücke zu organischen Säuren und Phosphatestern
- **Anabolismus** = Zusammenbau der Bausteine der Zelle (Aminosäuren, Purin- und Pyrimidinbasen, Zuckerphosphate u. a.) und deren Synthese zu den Makromolekülen (Nukleinsäuren, Proteine, Zellwandpolymere u. a.)

Die Hauptstoffwechselwege sind bei allen Organismen sehr ähnlich, einige Bakterien besitzen modifizierte oder verkürzte Mechanismen. Die Grundmechanismen des bakteriellen Stoffwechsels lassen sich am besten an der Verwertung von **Glukose als Nährstoff** erläutern.

3.4.1 Energiestoffwechsel: Gärung und Atmung

Chemoorganotrophe Bakterien gewinnen ihre Energie durch Oxidation organischer Verbindungen und speichern diese durch Gärung und Atmung. Für die **Energiespeicherung** sind Redox-Reaktionen wichtig, deren Energie als ATP gespeichert wird. Bei solchen Redox-Reaktionen werden Elektronen oder Protonen transferiert, d. h., es gibt entsprechend **Elektronendonoren** (auch Energiequellen genannt) und **-akzeptoren**, die reduziert bzw. oxidiert werden. Die Neigung einer Verbindung, als Donor oder Akzeptor zu dienen, wird als **Redoxpotenzial** ausgedrückt.

Je größer das Redoxpotenzial zweier Substanzen, desto größer ist die Energiegewinnung eines entsprechenden Elektronentransfers zwischen diesen. Zwischen dem primären Donor (z. B. Wasserstoff) und dem terminalen Akzeptor (z. B. Sauerstoff) übernehmen Überträger (z. B. die Coenzyme NAD^+/NADH oder $NADP^+$/NADPH) die Zwischenschritte (**Abb. 3.10**).

Die **Gärung** (Fermentation) verläuft ohne exogene Elektronenakzeptoren, bei der **Atmung** dient molekularer Sauerstoff (**aerobe Atmung**) oder ein anderer Akzeptor (**anaerobe Atmung**) als Elektronenakzeptor. Bakterien, die ae-

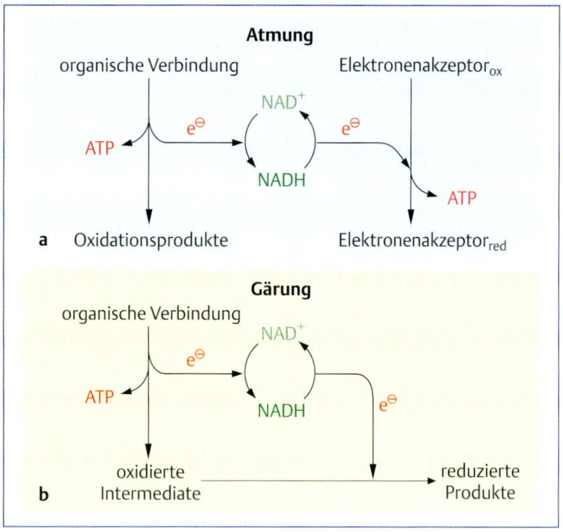

Abb. 3.10 Vergleich Atmung und Gärung. Wird im Energiestoffwechsel eine organische Verbindung oxidiert, so kann entweder eine extrazellulär vorgefundene Verbindung (**a** Atmung) oder eine intrazellulär durch Oxidation aus dem Elektronendonor entstehende organische Verbindung (**b** Gärung) als Elektronenakzeptor dienen. Bei der Gärung wird ATP durch lösliche Enzyme gebildet, bei der Atmung entsteht es in erster Linie durch die Aktivität einer membranständigen ATP-Synthase. [aus: K. Munk, Hrsg. Taschenatlas Biologie: Mikrobiologie. Stuttgart: Thieme; 2008]

robe Atmung betreiben, sind **Aerobier**, solche, die anaeroben Stoffwechsel betreiben, werden **Anaerobier** genannt. Bei der Gärung ist die Oxidation an die Reduktion einer Verbindung gekoppelt, die aus einem Elektronendonor entstand, bei der Atmung dagegen an die Reduktion eines exogenen Akzeptors. Daher ist die Energiebilanz bei der Gärung deutlich schlechter als bei der Atmung. Auch die Mechanismen der **ATP-Synthese** unterscheiden sich. Bei der Gärung wird ATP durch **Substratkettenphosphorylierung** gebildet, während dies bei der Atmung durch **oxidative Phosporylierung** geschieht.

Die Verwertung von Glukose durch Gärung erfolgt häufig durch **Glykolyse**, auch **Embden-Meyerhof-Weg** genannt. Dieser Weg besteht aus den drei Stufen:

- Vorbereitungswege zur Bildung von **Glyzerinaldehyd-3-Phosphat**
- Redoxreaktionen, **ATP-Synthese** und Bildung von Pyruvat
- Redoxreaktionen und Bildung von **Gärungsprodukten**

In der ersten Stufe finden keine Redoxreaktionen statt, ein wichtiges Enzym ist die Aldolase. In der zweiten Stufe findet die erste Redoxreaktion statt, das zentrale Enzym ist die Glyzerinaldehyd-3-Phosphatdehydrogenase (GAPDH). Gleichzeitig findet eine Phosphorylierung des Substrats statt, damit organisches Phosphat gebildet wird und daraus ATP durch Substratkettenphosphorylierung gebildet werden kann (je ein Molekül ATP aus 1,3-Biphosphoglycerat und aus Phosphoenolpyruvat).

Für die zweite Stufe müssen je zwei Moleküle NAD$^+$ zu NADH reduziert werden. Die Bereitstellung von NAD$^+$ erfolgt im Rahmen der dritten Stufe durch Oxidation von NADH zu NAD$^+$ durch Enzyme, die dabei Pyruvat zu einem von vielen Gärungsprodukten reduzieren können. Als Endergebnis wird bei der Glykolyse Glukose vollständig verbraucht, und es werden pro Mol Glukose zwei Mol ATP sowie Gärungsprodukte gebildet.

Neben der Glykolyse gibt es weitere Wege des Abbaus von Glukose zu C3-Körpern (Pyruvat u. a.). Zu diesen zählen vor allem der **oxidative Pentosephosphatweg** (bei den meisten Organismen) und der 2-**K**eto-3-**D**esoxy-6-**P**hospho-**G**lukonat(KDPG)-Weg, auch **Entner-Doudoroff-Abbauweg** genannt (nur bei bestimmten Bakterien).

Im Gegensatz zur Gärung wird bei der **aeroben Atmung** Glukose komplett zu CO_2 oxidiert und Sauerstoff zu Wasser reduziert. Die Energiebilanz ist dabei deutlich besser, es werden insgesamt (Glykolyse + Zitratzyklus) 38 Moleküle ATP pro Molekül Glukose gebildet. Die zwei wesentlichen Vorgänge bei der Atmung sind

- Elektronentransfer von einer organischen Verbindung, wie z. B. Glukose, zum terminalen Akzeptor Sauerstoff
- Umwandlung von organischem Kohlenstoff zu CO_2 und Bildung von ATP durch Verbrauch der protonenmotorischen Kraft

Der erste Vorgang wird durch Elektronentransportsysteme aus (Zytoplasma-)membrangebundenen Elektronenüberträgern sichergestellt. Daran wirken mehrere Redox-Enzyme und Komponenten mit, zu denen NADH-Dehydrogenasen, Flavoproteine, Eisen-Schwefel-Proteine, Zytochrome sowie Chinone gehören. Letztere sind als Einzige keine Proteine.

Während des Durchschleusens von Elektronen durch das membrangebundene Transportsystem werden gleichzeitig Protonen zur Außenseite der Membran transportiert. Dadurch entstehen ein pH-Gradient und ein elektrochemisches Potenzial zwischen innen und außen, die zusammen als **protonenmotorische Kraft** bezeichnet werden. Ermöglicht wird dies durch die Ausrichtung der Elektronentransportträger in der Membran, sodass während des Transports der Elektronen eine Trennung von Protonen erfolgt. Dadurch wird die Innenseite der Membran elektrisch negativ und alkalisch, die Außenseite elektrisch positiv und sauer. Diese elektrochemische Kraft kann eingesetzt werden, um z. B. Transportsysteme oder die Bewegung der Flagelle mit Energie zu versorgen. Sie kann auch zur Bildung von ATP führen, dem zweiten Vorgang der Atmung, der auch **(oxidative) Atmungsketten- oder Elektronentransportphosphorylierung** genannt wird.

Die Bildung von ATP und der Antrieb der Flagellen durch die protonenmotorische Kraft zeigen viele Parallelen. Der Katalysator ist die **ATP-Synthase** (ATPase), ein großer Membrankomplex in der Zytoplasmamembran, der aus zwei verschiedenen Komponenten besteht und in seinem Aufbau bei allen Organismen hochkonserviert ist. Das Enzym setzt die durch den Elektronen- und Protonenfluss frei werdende Energie in die energiereiche Phosphatesterbildung von ATP um. Diese biochemische Umwandlung zur Regeneration von ATP durch einen Protonengradienten wurde als **chemiosmotische Theorie** erstmalig 1962 von Peter **Mitchell** beschrieben. Die Reaktion ist reversibel, d. h., ATP (z. B. aus der Substratkettenphosphorylierung) kann umgekehrt auch eingesetzt werden, um einen Protonengradienten aufzubauen. Die ATPase fungiert somit auch als Protonenpumpe. Diese Umwandlung ist von großer Bedeutung, da dadurch auch anaerobe Bakterien in der Lage sind, eine protonenmotorische Kraft aufzubauen, die sie für Transportvorgänge, Flagellenbewegung und Biosyntheseprozesse benötigen.

Wie oben erwähnt, ist Pyruvat im Zentrum des Intermediärstoffwechsels. Der größte Teil wird während des Katabolismus weiter oxidiert zu Acetyl-CoA. Bei aeroben Organismen wird die Reaktion durch die Pyruvat-Dehydrogenase katalysiert und das gebildete Acetyl in den Tricarbonsäure-Zyklus (**Zitratzyklus**) eingeschleust, wo es weiter zu CO und Wasser oxidiert wird. Bei strikt anaeroben Bakterien ist dieses Enzym nicht vorhanden. Bei der Gärung wird Pyruvat zu Gärungsprodukten reduziert, wie Ethanol, Acetat, Lactat oder Formiat (z. B. bei Clostridien, Hefen, Milchsäurebakterien und Enterobakterien). Gärungsprodukte sind zwar für Mikroorganismen nur nebensächlich, haben aber wegen des praktischen Nutzens, z. B. bei der Bier-, Brot- und Käseherstellung, große Bedeutung. Auch für die Identifizierung (S. 73) von Bakterien können deren Fermentationsprodukte herangezogen werden, z. B. bei Clostridien und den *Enterobacteriaceae*.

▪ 2

3.4.2 Biosynthese von Monomeren

Neben dem katabolen und Intermediärstoffwechsel betreiben alle Organismen einen anabolen Stoffwechsel zur **Biosynthese von Monomeren** als Bausteine ihrer Polymeren. Die Energie dafür wird von ATP oder der protonenmotorischen Kraft bereitgestellt. **Polysaccharide** zählen zu den wichtigsten Polymeren bei Bakterien, da sie das Rückgrat der Zellwand (S. 101) bilden. Aufgebaut werden sie aus **Hexosen**, vor allem Glukose und deren Derivaten. Pentosen bilden dagegen das Grundgerüst der RNA und DNA. Aus Hexosen werden zunächst aktivierte Vorläufer gebildet, wie Uridindiphosphoglukose (UDPG) und Adenindiphosphoglukose (ADPG). UDPG ist Ausgang für die Bildung des Peptidoglykangerüsts, ADPG für Glykogen als Speicherstoff. Steht keine Glukose zur Verfügung, so synthetisiert die Zelle diese aus anderen Kohlenstoffverbindungen (**Glukoneogenese**). **Pentosen** werden durch Abspaltung eines Kohlenstoffatoms von einer Hexose gebildet.

Die Synthese von Aminosäuren und Nukleotiden als Bestandteile von Proteinen bzw. Nukleinsäuren ist dagegen komplizierter. Die Kohlenstoffkette der **Aminosäuren** wird vor allem aus Zwischenprodukten der Glykolyse oder des Zitratzyklus gebildet. Die Aminogruppe stammt meist aus anorganischen Stickstoffquellen (z. B. NH_3). Ammoniak wird in der Regel zur Bildung von Glutamat oder Glutamin verwendet und kann dann zu verschiedenen Kohlenstoffketten weiter transportiert werden (z. B. Transaminierung von Oxalacetat mit Bildung von Aspartat und α-Ketoglurat). Durch weitere Biosyntheseschritte können daraus alle 21 essenziellen Aminosäuren entstehen. **Purine** werden dagegen Atom für Atom aus verschiedenen Kohlen- und Stickstoffquellen synthetisiert, wobei als Schlüsselpurin Inosinsäure entsteht, aus der Adenin und Guanin gebildet werden. Auch **Pyrimidine** werden aus mehreren Quellen zusammengebaut. Die erste Schlüsselverbindung ist hier Uridylat, aus dem dann Thymidin, Zytosin und Uracil gebildet werden.

Die Synthese von **Fettsäuren** als Bestandteile von Lipiden, die z. B. als Strukturelemente für Membranen benötigt werden, erfolgt nacheinander aus zwei Kohlenstoffatomen mit Unterstützung des Acetyl-Carrier-Proteins (ACP) und folgender Bindung an Glyzerin. Der Kohlenstoff stammt jeweils aus Malonat. Die Fettsäuren schwanken in ihrer Zusammensetzung zwischen den Spezies, aber auch innerhalb einer Spezies (abhängig von der Temperatur), die meisten bakteriellen Lipide enthalten C_{12}- bis C_{20}-Fettsäuren.

3.4.3 Bakterieller Stofftransport

Voraussetzung für die Umsetzung von Nährstoffen durch die Bakterienzelle ist deren Transport durch die verschiedenen Grenzschichten. Kleine hydrophile Moleküle und Ionen können die äußere Membran und die Mureinschicht leicht durchdringen. Erst Makromoleküle ab einer Molekularmasse von mehr als ca. 600 Dalton werden von der äußeren Membran zurückgehalten. Die wesentliche Permeabilitätsbarriere für Substrate ist die Zytoplasmamembran. Da sie keine Poren hat, ist ein Durchtritt nur durch Transportmechanismen möglich und meist an bestimmte Permeasen oder Translokasen gebunden. Beim Transport von Ionen wie H^+, Na^+ und K^+ oder beim Elektronentransport kommt es zur Veränderung des elektrochemischen Potenzials. Dieses wird wiederum genutzt, um Ionen oder Metaboliten aufzunehmen (**Influx**) oder sich anhäufende Stoffwechselintermediate auszuschleusen (**Efflux**). Letzteres spielt auch eine Rolle bei der Resistenz (S. 135) gegen antimikrobielle Wirkstoffe.

Grundsätzlich kann Stofftransport über **Diffusion** (passiver Transport) oder **aktiven Transport** erfolgen. Die Diffusion erlaubt keinen Transport gegen einen Konzentrationsgradienten, also keine Anhäufung des transportierten Stoffs in der Zelle. Dagegen werden für den aktiven Transport Permeasen und Energie benötigt. Primärer aktiver Transport wird durch eine primäre Energiequelle wie ATP, Licht oder Redoxenergie, getrieben. Sekundärer aktiver Transport liegt vor, wenn der energetisch „bergauf" gerichtete Transport eines Substrates thermodynamisch durch Kopplung an einen „bergab" gerichteten Transport eines zweiten Substrats möglich wird. Die drei grundlegenden aktiven Transportmechanismen sind:

- einfacher Transport
- Gruppentranslokation
- ABC-Transporter

Der **einfache Transport** wird von einem membranspannenden Protein vermittelt. Dieses Protein kann als a) Uniporter, b) Antiporter oder c) Symporter fungieren, je nachdem, ob es ein Molekül in eine Richtung transportiert, zwei verschiedene Moleküle transportiert (meistens ist ein Proton beteiligt) oder ein Molekül in die eine Richtung und gleichzeitig ein anderes Molekül in die entgegengesetzte

Richtung transportiert. Die Energie dafür liefert die protonenmotorische Kraft.

Bei der **Gruppentranslokation** wird die transportierte Substanz gleichzeitig chemisch modifiziert. Am besten bekannt ist das aus mehreren Enzymen kaskadenartig aufgebaute **Phosphotransferasesystem**, mit dem Bakterien Glukose und andere Zucker transportieren. Während des Transports werden die Zucker phosphoryliert, und damit wird gleichzeitig der erste Schritt des intrazellulären Metabolismus durchgeführt (z. B. Glukose zu Glukose-6-Phosphat). Die benötigte Energie wird durch Phosphoenolpyruvat bereitgestellt.

ABC-Transporter bestehen grundsätzlich aus den drei Komponenten:

- periplasmatische Bindeproteine (sorgen für eine sehr hohe Substrataffinität)
- membranspannendes Protein (vermittelt den eigentlichen Transport durch die Membran)
- ATP-hydrolisierendes Protein (**A**TP-**b**inding **c**assette; liefert die benötigte Energie)

Abb. 3.11 zeigt die drei Systeme in einer vergleichenden schematischen Darstellung.

Neben dem Transport von Nährstoffen ins Zytoplasma müssen Bakterien auch größere Moleküle, wie z. B. Proteine, aus dem Zytoplasma über die innere Membran ins Periplasma (bei gramnegativen Bakterien) oder in den Extrazellulärraum exportieren. Proteinexport ist sehr wichtig für Bakterien, weil viele Enzyme ihre Aktivität erst außerhalb der Zelle entfalten (z. B. solche, die Stärke oder Zellulose zu Glukose spalten). Für den Proteinexport ist die Unterstützung durch verschiedene Translokasen sehr wichtig, die am besten bei den *Enterobacteriaceae* untersucht sind.

Das bekannteste System ist das Sec-System. Die meisten der auszuschleusenden Proteine werden dafür mit einer zusätzlichen etwa 15–25 Aminosäuren langen Signalsequenz synthetisiert. Diese wird von dem Signalerkennungspartikel erkannt, und das Protein wird zum Sekretionsapparat transportiert. Dieser vermittelt dann die Translokation ins Periplasma (bei gramnegativen Bakterien) oder den Extrazellulärraum. In der Regel wird die Signalsequenz während des Transports durch eine Protease entfernt. Im Sec-System werden die Proteine erst nach dem Transport gefaltet.

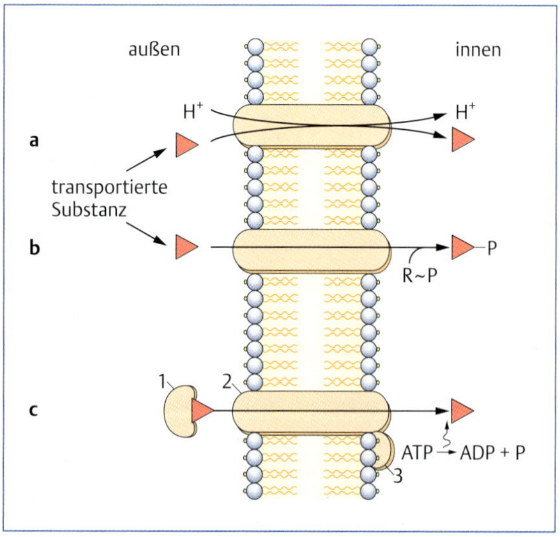

Abb. 3.11 Membrantransportierende Systeme bei Bakterien; **a** einfacher Transport; **b** Gruppentranslokation; **c** ABC-Transporter; 1 = periplasmatisches Bindeprotein; 2 = membranspannendes Protein; 3 = ATP-hydrolisierendes Protein.

In einem weiteren System, dem **TAT-Protein-Exportsystem** (TAT steht für twin arginine translocase) werden die zu transportierenden Proteine bereits im Zytoplasma gefaltet. Die Signalsequenz solcher Proteine ist nur sehr kurz und enthält ein Paar von Argininresten (daher der Name).

Viele pathogene Bakterien benötigen außerdem Exportsysteme, auch **Sekretionssysteme** genannt, um Toxine und andere Effektormoleküle zu sezernieren oder sogar in Wirtszellen zu injizieren. Je nach Aufbau und Wirkungsweise wird zwischen verschiedenen Typen (I, II, III, IV etc.) unterschieden (**Abb. 4.11**). Diese sind Sec-abhängig (z. B. Typ II und IV) oder -unabhängig (z. B. Typ I und III). Die Gene, die für die Komponenten dieser Systeme kodieren, sind häufig auf Plasmiden oder Pathogenitätsinseln lokalisiert, was auf ihre Verbreitung durch horizontalen Gentransfer hinweist. Oft werden Virulenzfaktoren transportiert, wie z. B. das α-Hämolysin von *Escherichia coli* (von Typ I transportiert), Pili von *Pseudomonas aeruginosa* (Typ II), Invasine von Salmonellen (Typ III) oder CagA-Toxin von *Helicobacter pylori* (Typ IV). Besonders gut untersucht ist das Typ-III-Sekretionssystem, das interessanterweise eine Homologie zum Flagellensystem aufweist. Vermutlich haben beide einen gemeinsamen phylogenetischen Ursprung. Das Typ-III-System kommt bei vielen *Enterobacteriaceae*, aber auch bei pflanzenpathogenen Bakterien vor. Es ermöglicht der Bakterienzelle, bakterielle Proteine direkt in die Wirtszelle zu sezernieren (**Abb. 4.11**).

3.4.4 Bakterieller Eisenstoffwechsel

Ein besonderes, von fast allen Mikroorganismen benötigtes Makroelement ist **Eisen**. Daher soll dessen Transport an dieser Stelle gesondert beschrieben werden. Eisen wird als Hauptbestandteil der Zytochrome und Eisenschwefelproteine für den Elektronentransport benötigt und ist daher für die meisten Bakterien essenziell. Unter aeroben Bedingungen liegt Eisen fast ausschließlich als unlösliches Fe^{3+} vor. Auch im Wirtsorganismus ist frei verfügbares Eisen nur in sehr geringen Mengen vorhanden, da es meist gebunden an Transport- oder Speicherproteine (z. B. Lactoferrin, Transferrin, Hämoglobin) vorkommt. Daher bilden viele Bakterien Eisen-bindende Substanzen, sogenannte **Siderophore**. Es handelt sich um sezernierte, kleine wasserlösliche Substanzen. Basierend auf der Natur der Eisen-bindenden Liganden werden **Hydroxamate** (Derivate der Hydroxaminsäure) und **Catecholate** (phenolische Siderophore mit sechs Hydroxygruppen) unterschieden.

Erstere sind zyklische Hexapeptide, die dreiwertiges Eisen binden, dann wieder in die Zelle gelangen und nach Freisetzung des Eisens durch Reduktion zum zweiwertigen Zustand wieder für erneuten Transport ausgeschieden werden. Nach diesem Prinzip funktionieren die Ferrichrome von Pilzen, die Ferrioxamine von Aktinomyzeten und die Exocheline von Mykobakterien. Zu den Catecholaten gehören z. B. die Enterobactine, die eine extrem hohe Bindungsaffinität für Eisen haben und von vielen Enterobakterien gebildet werden. Sie werden nach der Bindung an Eisen als Ferri-Enterobactin in die Zelle aufgenommen und geben ihr Eisen erst nach enzymatischer Hydrolyse wieder ab. Manche pathogene Mikroorganismen bilden zudem speziell auf die Bindung des im Wirt vorkommenden Eisens ausgerichtete Proteine (S. 126), wie z. B. **Transferrin- und Lactoferrinrezeptoren** oder Hämolysine.

3.5 Regulation des Stoffwechsels und Signaltransduktion

Die Vielfalt der Stoffwechselwege in einer Bakterienzelle erfordert ein hohes Maß an räumlich und zeitlich koordinierter Expression. Nur einige Enzyme werden bei fast allen Wachstumsbedingungen benötigt, müssen also konstitutiv vorhanden sein. Weitaus häufiger werden Enzyme aber nur unter bestimmten Bedingungen gebraucht, etwa bei Vorhandensein eines entsprechenden Substrats. Der Regulation des Stoffwechsels kommt somit eine zentrale Rolle für das Überleben von Bakterien zu. In den letzten Jahren wird überdies immer deutlicher, dass der Stoffwechsel (und dessen Regulation) auch für die Virulenz von Erregern von Bedeutung ist, da nur so entsprechende Anpassungen an sich verändernde Bedingungen im Wirt möglich sind.

Ein Enzym kann auf der Ebene der **Aktivität** oder hinsichtlich der **Menge** kontrolliert werden. Die Aktivität kann durch kovalente oder nicht kovalente Hemmungen (z. B. Rückkopplungshemmung) und durch verschiedene Modifizierungen (z. B. Adenylierung) beeinflusst werden. Auf der transkriptionellen Ebene erfolgt die Kontrolle innerhalb weniger Minuten, während die Umstellung des Proteoms als Antwort auf veränderte Umgebungsbedingungen bis zu einer halben Stunde dauert. Im Folgenden soll etwas genauer auf die **Kontrolle der Transkription** eingegangen werden, da sie besonders gut die regulatorischen Fähigkeiten von Bakterien zeigt und von besonderer Relevanz auch für die Regulation von Virulenzgenen ist.

3.5.1 Regulation der Transkription: negative und positive Kontrolle

MERKE !

In Bakterien beginnt die Translation bereits während der noch laufenden Transkription (anders als bei den Zellen höherer Organismen). Die bakterielle mRNA hat in der Regel eine Halbwertszeit von nur 30 Sekunden bis einigen Minuten (im Gegensatz zu mehreren Minuten bis Stunden bei Eukaryonten). Damit können Bakterien extrem schnell auf wechselnde Umgebungsbedingungen reagieren.

Oftmals sind an der Regulation DNA-bindende Proteine beteiligt, die in der Regel sequenzspezifisch an regulatorische DNA-Bereiche binden und dadurch die Transkription blockieren (Bindung an Operator) oder die Bindung der RNA-Polymerase ermöglichen (Bindung an Aktivatorbindungsstelle). Solche regulatorischen Proteine werden **Transkriptionsfaktoren** genannt. Grundsätzlich lässt sich bei der Regulation der Transkription die negative von der positiven Kontrolle unterscheiden. Negative Kontrolle bedeutet Blockierung der Transkription, positive bedeutet deren Aktivierung. Bei Ersterer spielen Repressoren eine wichtige Rolle, bei Letzterer Aktivatorproteine.

Die **negative Kontrolle der Transkription** durch **Enzymrepression** lässt sich gut am Beispiel der **Argininsynthese** erläutern. Arginin wird nur synthetisiert, wenn es nicht zur Verfügung steht. Die Regulation beruht hier auf der Bindung eines **Repressors** an den Operator und der damit verbundenen Repression der Transkription, da die RNA-Polymerase nicht über den am Operator gebundenen Repressor hinweglesen kann. Die Bindung des Repressors erfolgt aber nur bei Anwesenheit von Arginin, das als sogenannter **Co-Repressor** allosterisch an den Repressor bindet. Fehlt der Co-Repressor, so kann der Repressor nicht binden und die Transkription der für die Argininsynthese notwendigen Gene findet statt.

Die negative Transkriptionskontrolle durch **Enzyminduktion** ist im Grunde genau das Gegenteil der Enzymrepression. Hier wird das Enzym nur gebildet, wenn eine bestimmte Substanz (das Substrat) vorhanden ist und damit als sogenannter **Induktor** fungiert. Daher sind bei der Repression meist anabole Enzyme betroffen und bei der Induktion meist katabole Enzyme. Ein gutes Beispiel für Letzteres ist die Regulation des **Laktoseabbaus** bzw. die Regulation des Enzyms β-Galaktosidase, das Laktose in Glukose und Galaktose spaltet. Steht Laktose zur Verfügung, so wird das entsprechende Gen transkribiert. Laktose bindet als Induktor an ein Repressorprotein und verhindert so dessen repressorische Wirkung auf die Transkription. Ist keine Laktose vorhanden, kann das Repressorprotein binden und die Transkription verhindern. Im Fall des Laktoseoperons gibt es allerdings noch eine weitere Regulation, die Katabolitrepression (s. u.).

Bei der **positiven Kontrolle der Genexpression** aktiviert ein Regulatorprotein die Bindung der RNA-Polymerase an eine Aktivatorbindestelle und induziert dadurch die Transkription. Beispiel ist die Verwertung von **Maltose**. Die Transkription der für die Verwertung von Maltose benötigten Enzyme steht unter positiver Kontrolle, d. h., sie findet nur statt, wenn ein **Aktivatorprotein** an die DNA bindet und damit die Bindung der RNA-Polymerase ermöglicht. Das Aktivatorprotein wiederum benötigt dafür einen **Induktor**, in diesem Fall Maltose.

Häufig stehen die für den Abbau bestimmter Substrate verantwortlichen Enzymgene unter gemeinsamer transkriptioneller Kontrolle eines Promotors und bilden ein **Operon**, d. h., sie werden auf einer einzigen mRNA transkribiert (Beispiel: Laktose-Operon). In vielen Fällen bilden funktionell assoziierte Gene oder Operons eine regulatorische Einheit. Diese wird **Regulon** genannt. Beispiele sind das Maltose-Regulon oder das Arginin-Regulon.

Grundlagen, Bakteriologie

3.5.2 Globale Kontrollsysteme

Bakterien verfügen über **globale Kontrollsysteme**, durch die die Zelle auf Signale in ihrer Umgebung, z. B. Temperaturerhöhung, mit Regulation einer Vielzahl verschiedener nicht verwandter Gene reagieren kann. Solche Kontrollsysteme umfassen daher unterschiedliche Gene, Operons oder sogar Regulons. Hier ist die Zuckerverwertung von *E. coli* ein gutes Beispiel. Stehen den Bakterien mehrere Zucker zur Verfügung, etwa Glukose und Laktose, so ist es sinnvoll, zuerst Glukose zu verbrauchen und dann Laktose, da letztere erst in Monosaccharide gespalten werden muss.

Zeigen lässt sich dieses Prinzip am **diauxischen Wachstum** von *E. coli*. Zunächst wird Glukose verbraucht und dann, nach einer kurzen Wachstumspause, wird auf Laktose „umgestellt" (**Abb. 3.14 c**). Diese Form der globalen Kontrolle wird **Katabolitrepression** genannt. Solange ein besser verwertbares Substrat vorhanden ist (hier Glukose), unterdrückt dieses den Abbau schlechter verwertbarer Substrate (hier Laktose). Grundlage ist bei gramnegativen Bakterien ein positiver Kontrollmechanismus der Transkription durch den Transkriptionsfaktor **Katabolitaktivatorprotein (CAP)**. CAP kann nur dann an die DNA binden (und damit die Bindung und Aktivität der RNA-Polymerase ermöglichen), wenn es zuvor zyklisches AMP (**cAMP**) gebunden hat. Dieses wiederum entsteht mithilfe des Enzyms Adenlyatzyklase aus ATP. Glukose hemmt die cAMP-Synthese und fördert den Austritt von cAMP aus der Zelle. Der entstehende cAMP-Mangel blockiert die Transkription, die erst durch Verbrauch von Glukose und folgendem Anstieg des cAMP-Spiegels aktiviert wird. Diese (globale) Kontrolle betrifft nicht nur das Laktose-Operon, sondern auch andere Operons und Regulons, z. B. solche anderer Zuckeraufnahme oder -abbauwege. Bei grampositiven Bakterien wird die Katabolitrepression durch CcpA (Carbon Catabolite Protein A) geregelt.

Weitere globale Kontrollsysteme steuern Reaktionen auf Hitzeschock, Kälteschock, oxidativen Stress, DNA-Schäden (SOS-Antwort) oder Umschaltung zwischen aerober und anaerober Atmung. Hier können verschiedene Kombinationen von Repressoren oder Aktivatoren eine Rolle spielen oder sogenannte **alternative Sigmafaktoren**. Der Sigmafaktor ist die für die Promotorerkennung verantwortliche Untereinheit des Transkriptionskomplexes. Jeder alternative Sigmafaktor erkennt und reguliert bestimmte Gengruppen. Sigmafaktoren erkennen unterschiedliche Nukleotidsequenzen der Promotorregion und beeinflussen damit die Interaktion der RNA-Polymerase mit der DNA. Durch Synthese oder Stabilisierung dieser Faktoren kann die Bakterienzelle so verschiedene Gene regulieren, die Bestandteil unterschiedlicher Operons oder Regulons sind. So stehen z. B. die Hitzeschockgene von *E. coli* unter Kontrolle des alternativen Sigmafaktors σ^{32}. Diese Gene kodieren Hitzeschockproteine, die der Bakterienzelle helfen, sich vor Schäden durch Hitze (oder einem anderen Stress) zu schützen, z. B. durch Verhinderung der Proteindenaturierung und durch Stabilisierung nicht gefalteter Proteine. Es gibt auch Kälteschockproteine, die u. a. die Stabilität von Hitzeschocktranskripten beeinflussen.

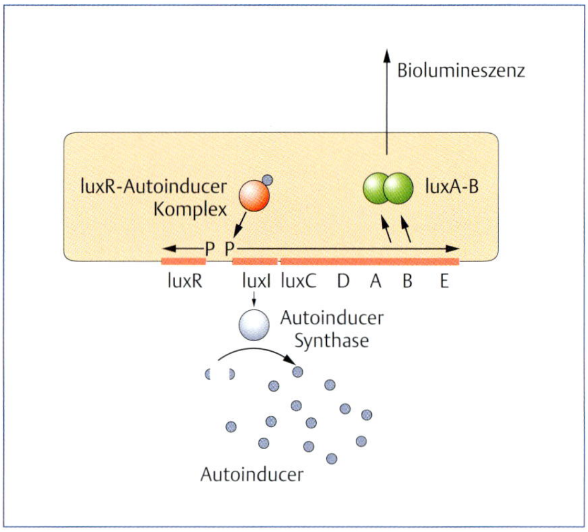

Abb. 3.12 Regulation der Genexpression durch Quorum Sensing (QS) am Beispiel des Luciferase-Systems von *V. fischeri*. Erreicht die Konzentration der während des bakteriellen Wachstums gebildeten Autoinducer eine bestimmte Schwellenkonzentration, so binden die Autoinducer an spezielle Aktivatorproteine (LuxR), die ihrerseits die Expression QS-abhängiger Gene (LuxA-B) aktivieren.

Ein bei der Biolumineszenz von *Vibrio fischeri* erstmals beobachtetes globales Kontrollsystem ist **Quorum Sensing (QS)**. Hier ist das für die Regulation verantwortliche Signal die Dichte der Bakterienpopulation. Genauer gesagt sind es von den Bakterien produzierte **Autoinducer**-Moleküle, zu denen z. B. Acylhomoserinlaktone (AHL) gehören. Die QS-befähigten Bakterien bilden während des Wachstums zellspezifisches AHL, das durch Diffusion nach außen gelangt. Nimmt die Bakterienzahl zu, so steigt auch die AHL-Konzentration an. Wird eine bestimmte Schwellenkonzentration erreicht, so fungiert AHL als Induktor und bindet an ein Aktivatorprotein (LuxR). Dadurch wird die Transkription spezifischer Gene ausgelöst (**Abb. 3.12**).

Am Beispiel der Biolumineszenz von *V. fischeri* sind davon die Gene des lux-Operons betroffen, das u. a. für die Luciferase kodiert, ein Enzym, dessen Aktivität Licht erzeugt. Auch bei pathogenen Bakterien gibt es QS-Kontrollsysteme zur **Regulation von Virulenzfaktoren**, z. B. bei Staphylokokken und *Pseudomonas aeruginosa*.

3.5.3 Signaltransduktion

Für die Regulation des Stoffwechsels ebenso wichtig ist die Frage, wie Bakterien die Signale ihrer Umgebung wahrnehmen und sie an die zu regulierenden Stellen weiterleiten. In den meisten Fällen erfolgt dies durch **Signaltransduktion**, d. h., das externe Signal wird durch ein sensorisches Protein an intrazelluläre regulatorische Proteine weitergegeben (**Abb. 3.13**). Solche Systeme werden entsprechend als **Zweikomponentensysteme** bezeichnet. Sie bestehen in der Regel aus einer **Sensorkinase** und einem **Responseregulator**. Nach „Erkennung" (z. B. Bindung) eines spezifischen Umgebungssignals (wie etwa Osmolarität) kommt es zur Autophosphorylierung der Sensorkinase und nachfolgend zur Übertragung des Phosphatrestes auf den Re-

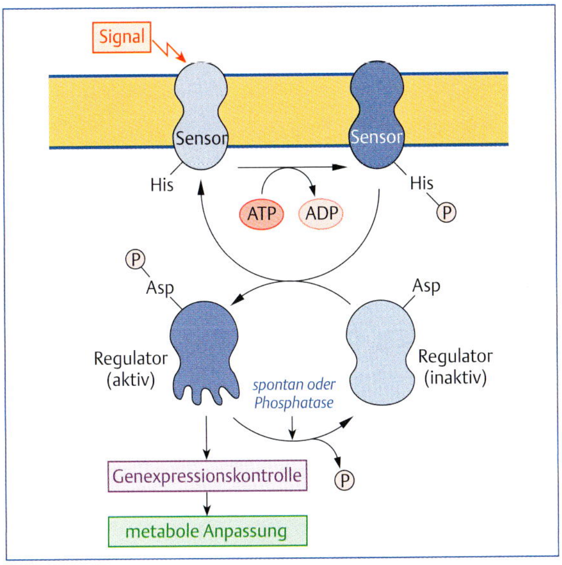

Abb. 3.13 Zweikomponentensysteme zur Kontrolle der bakteriellen Genexpression. Die Sensorkinase wird als Antwort auf ein Umgebungssignal autophosphoryliert, und die Phosphorylgruppe wird dann auf den Responseregulator übertragen, der daraufhin z. B. (wie hier gezeigt) als Repressorprotein die Transkription blockiert. [aus: K. Munk, Hrsg. Taschenatlas Biologie: Mikrobiologie. Stuttgart: Thieme; 2008]

sponseregulator. Dieser bindet an die DNA und reguliert damit die Transkription eines oder mehrerer Gene. Die Dephosphorylierung des Regulators erfolgt durch eine Phosphatase, die damit den Ausgangszustand wiederherstellt.

Neben der Transkription können solche Zweikomponentensysteme auch andere Vorgänge steuern, etwa die **Chemotaxis**. Im ersten Schritt kommt es zur Erkennung chemischer Lock- oder Schreckstoffe durch Sensorproteine, hier als **Methyl-Akzeptor-Chemotaxisproteine (MCPs)** bezeichnet. Diese MCPs sind selbst keine Kinasen, sondern interagieren mit zytoplasmatischen Sensorkinasen, den sogenannten **Che-Proteinen**. CheA wird zu CheA-P autophosphoryliert, sobald die MCPs eine Substanz gebunden haben. CheA-P wiederum überträgt den Phosphatrest auf CheY, das als CheY-P den Geißelmotor in eine im Uhrzeigersinn gerichtete Bewegung und damit die Bakterienzelle zum Taumeln bringt.

Wenn CheY nicht phosphoryliert ist, kann es nicht binden und die Flagelle rotiert gegen den Uhrzeigersinn. Sie vermittelt damit eine gerichtete Vorwärtsbewegung. Da die Bindung von Schreckstoffen zu einer erhöhten Phosphorylierung von CheA führt, hat dies eine Zunahme der taumelnden Bewegung zur Folge, während die geringere CheA-Phosphorylierung nach Bindung eines Lockstoffs an MCPs eine lineare Vorwärtsbewegung erzeugt. Da die Richtung der Bewegung zufällig ist, kommt es auf die Weise zu einer zickzackförmigen Entfernung vom Schreckstoff. Schließlich kann das System der Flagellensteuerung durch eine Rückkopplungsschleife (hier sind weitere Che-Proteine beteiligt) auch wieder auf „Null" gestellt werden. Durch diese Steuerung und Anpassung kann die Bakterienzelle einen temporären Gradienten erfassen (**Abb. 3.8**).

3.6 Wachstum und Kultur

3.6.1 Zellwachstum und -teilung

Grundlage des Wachstums ist die Vermehrung einer Bakterienzelle. Diese erfolgt durch **Zweiteilung** und damit Verdopplung, bei der zwei identische Nachkommenzellen entstehen. Zunächst vergrößert sich die Zelle (bei Stäbchen ist es eine Verlängerung) auf etwa das Doppelte ihrer ursprünglichen Größe. Dann wird eine zentrale Querwand eingebaut, das Septum, das durch inneres Wachstum der Zytoplasmamembran und der Zellwand entstanden ist. Schließlich werden beide Tochterzellen voneinander getrennt. Während dieser Vorgänge kommt es zur proportionalen Zunahme aller Zellbestandteile wie Chromosom, Ribosomen und weiteren Makromolekülen. Dadurch haben die zwei entstehenden Tochterzellen je eine komplette Ausstattung und können als unabhängige Zellen weiterleben. Das Zeitintervall einer Verdopplung der Zellzahl wird als **Generationszeit** bezeichnet, während das Zeitintervall einer Verdopplung der Masse **Verdopplungszeit** heißt.

MERKE !

Wachstum bedeutet eine Zunahme der Zellzahl oder -masse. Bei Bakterien wird in der Regel die Zunahme der Zellzahl betrachtet. Die Beschreibung des Wachstums bezieht sich meist auf die **Population** und nicht auf die einzelne Zelle.

Die bakterielle Zellteilung wird von einer Vielzahl chemischer Reaktionen begleitet, von denen die meisten Polymerisierungsreaktionen sind. Eine Gruppe von Proteinen, die filamentösen temperaturempfindlichen **Fts-Proteine**, sind dabei von zentraler Bedeutung. Diese Proteine interagieren miteinander, um den Zellteilungsapparat aufzubauen, das sogenannte **Divisom**. Der Apparat leitet während der Teilung die Synthese neuer Membran- und Zellwandbestandteile in beide Richtungen, definiert also die Teilungsebene. Zellen mit Mutationen in den Fts-Protein-Genen haben große Probleme bei der Zellteilung. Die Replikation der DNA findet vor der Entstehung des Divisoms statt, die Zielsteuerung der beiden Chromosomen in beide Richtungen erfolgt aber ebenfalls unter Beteiligung von Fts-Proteinen.

Die Morphologie der Bakterienzelle wird durch **Mre-Proteine** bestimmt. Diese strukturbestimmenden Proteine weisen interessanterweise eine Homologie zu dem eukaryontischen Zytoskelettprotein Aktin auf. Eines der Mre-Proteine, MreB, bildet ein Aktin-ähnliches Zytoskelett, allerdings nicht bei Kokken. Vermutlich bildet die Kugel die Standardform, während Stäbchen und weitere Formen durch Variationen in der Verteilung von MreB-Filamenten entstehen.

Ein besonders kritischer Vorgang bei der Zellteilung ist die **Synthese neuer Zellwand**. Diese muss ohne Verlust der Stabilität ablaufen, da sonst die Gefahr der osmotischen Autolyse der Zelle besteht. Zunächst werden durch **Autolysine** kleine Öffnungen im Peptidoglykan gebildet, die dann mit neuem Zellwandmaterial gefüllt werden. Dadurch bildet sich ein bei grampositiven Bakterien deutlich sichtbarer, leicht erhabener Teilungsring.

Die Neusynthese muss koordiniert ablaufen, um einen Bruch der Struktur zu verhindern. Der Transport der Peptidoglykanbausteine wird durch Bindung an **Bactoprenol**, ein Lipidträgermolekül, vermittelt. Nach Transport durch die Zytoplasmamembran interagiert Bactoprenol mit Enzymen, die den Einbau der Bausteine in die wachsende Zellwand katalysieren. Der letzte Schritt ist dann die Quervernetzung durch **Transpeptidierung**, d. h. die Bildung von Peptidquerverbindungen zwischen Muraminsäureresten benachbarter Glykanketten. Bei gramnegativen Bakterien wird diese Verbindung meist zwischen der Diaminopimelinsäure und D-Alanin geknüpft, bei grampositiven Bakterien meist über L-Lysin- und D-Alanin-Interpeptidbrücken. Der grundlegende Aufbau der bakteriellen Zellwand (S. 101) wurde bereits in einem der vorangegangenen Kapitel besprochen.

MERKE !

Die Zellwandsynthese ist ein wichtiger Angriffspunkt antimikrobieller Wirkstoffe, da die meisten Bakterien (nicht aber Eukaryonten) Peptidoglykan enthalten.

Der Prototyp eines solchen Wirkstoffs ist **Penicillin G**, das durch Bindung an Penicillin-bindende Proteine deren transpeptidierende katalytische Wirkung blockiert. Dadurch kommt es zur Verhinderung der Quervernetzung und folgenden Lyse der Bakterien. Interessanterweise hat der Entdecker des Penicillins, Sir Alexander Fleming, vorher bereits das Lysozym entdeckt, das ebenfalls die bakterielle Zellwandsynthese stört (durch Spaltung der β-1,4-glykosidischen Verbindung der Peptidoglykanzucker).

3.6.2 Wachstum in der Kultur

Die meisten Bakterien wachsen mit **Generationszeiten** von 1–3 Stunden deutlich schneller als Eukaryonten. Sehr schnell wachsende Bakterien, wie z. B. *Escherichia coli*, teilen sich sogar alle 20 Minuten. Andererseits gibt es auch sehr langsam wachsende Bakterien, z. B. pathogene Mykobakterien, mit Generationszeiten von bis zu 24 Stunden. Diese Zeiten wurden aber für Laborkulturen ermittelt, d. h. bei optimalen Vermehrungsbedingungen. In der Natur sind die Generationszeiten dagegen deutlich länger, je nach Verfügbarkeit von Nährstoffen, Temperatur, pH-Wert, Feuchtigkeit u. a.m. Unter idealen Bedingungen erfolgt bakterielles Wachstum exponentiell. Dieses Wachstum folgt einer mathematischen Beziehung zwischen der bei Beginn des Wachstums vorliegenden Anzahl von Zellen und der Anzahl von Zellen am Ende der **exponentiellen Wachstumsperiode** (Abb. 3.14 **a**).

Die Beziehung lautet $\mathbf{N = N_0 2^n}$, wobei N_0 die Ausgangsanzahl, N die erreichte Anzahl der Zellen nach Ende des Wachstums und n die Anzahl der Generationen ist. Die Generationszeit g beträgt t/n, wobei t die Dauer des exponentiellen Wachstums ist. Sind die Bakterienzahlen vor und nach Ende des Wachstums bekannt, so lässt sich n berechnen und in Kenntnis von t daraus auch die Generationszeit g. Wird die Bakterienzahl im logarithmischen Maßstab gegen die arithmetisch angegebene Zeit in einem Diagramm aufgetragen, so ergibt sich eine lineare Beziehung, in der die Generationszeit g aus der Steigung der Geraden errechnet werden kann (Abb. 3.14 **b**).

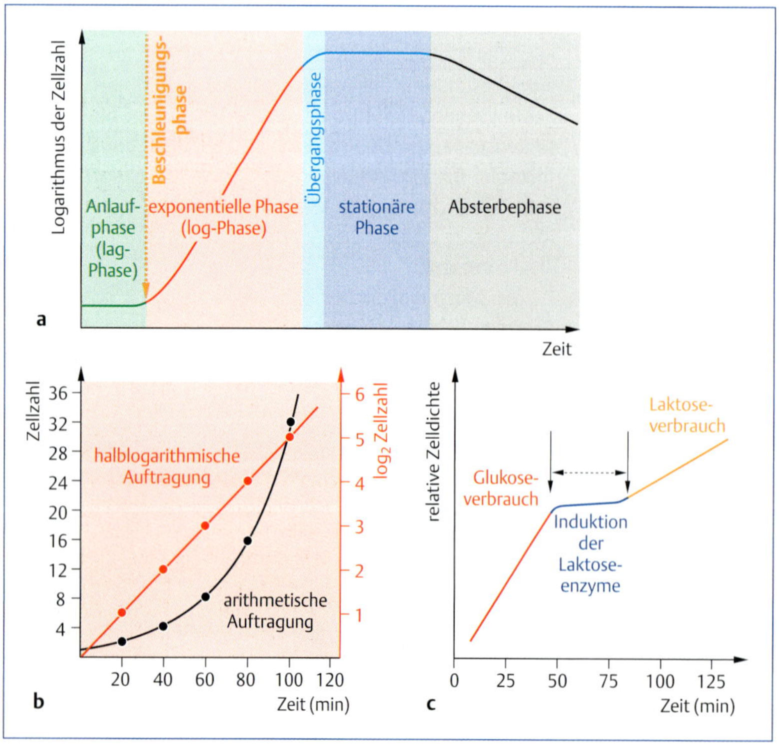

Abb. 3.14 Kinetik des Wachstums einer Bakterienpopulation im geschlossenen Kultursystem; **a** die Wachstumskurve beschreibt den typischen Verlauf mit den vier verschiedenen Wachstumsphasen der Anpassung (lag-Phase), des exponentiellen Wachstums (log-Phase), der stationären Phase und der Absterbephase; **b** Beziehung zwischen Zellzahl und Zeit; **c** diauxisches Wachstum (S. 112).

Würde z. B. eine sich alle 20 Minuten teilende Bakterienzelle 45 Stunden exponentiell wachsen, entstünden daraus ca. 4×10^{39} Bakterienzellen mit einem Gesamtvolumen von ca. 4×10^{24} Liter (bei einem angenommenen Volumen von 1 µm³ pro Zelle). Dies entspräche in etwa dem Volumen der Erde. Diese theoretische Annahme ist praktisch natürlich nicht möglich, da exponentielles Wachstum nur bei idealen Wachstumsbedingungen möglich ist, und diese bestehen auch im Labor nur für wenige Stunden.

Wird ein steriles Kulturmedium in einem geschlossenen Gefäß (sogenanntes diskontinuierliches System) frisch beimpft, so lässt sich das folgende bakterielle Wachstum in vier charakteristische Phasen einteilen, die **Lag-Phase**, die exponentielle bzw. **logarithmische (Log-)Phase**, die **stationäre Phase** und die **Absterbephase** (**Abb. 3.14 a**). Während der Lag-Phase erfolgt noch kein Wachstum, da sich die Bakterien erst an das Kulturmedium und die Wachstumsbedingungen anpassen müssen. Je unterschiedlicher die Bedingungen für die Bakterien vor Beimpfung sind, desto länger dauert diese Phase.

Abhängig ist die Dauer der Lag-Phase auch von der Wachstumsphase und dem Zustand der beimpften Bakterien. Stammen diese aus einer exponentiellen Phase, so wird die Anpassungszeit eher kurz sein. Stammen sie aus einer „alten" Kultur oder sind sie vorgeschädigt, so wird die Lag-Phase länger sein. Mit Beginn der Log-Phase teilen sich Bakterien exponentiell, die Population ist damit in ihrem biologisch „aktivsten" Zustand, da maximale Vermehrung stattfindet.

Durch Begrenzung von Nährstoffen und Anhäufung von Stoffwechselprodukten, die das Wachstum behindern, werden sich die einzelnen Zellen einer solchen Population im geschlossenen System nach einiger Zeit nicht mehr alle gleichzeitig teilen und damit die stationäre Phase erreichen. Stationär bedeutet, dass die Gesamtzahl der lebenden Bakterien weder zu- noch abnimmt. Die Population ist dadurch in einem relativ stabilen Zustand. Solche Kulturen sind aber nicht synchron, da sich einige Zellen noch teilen, während andere bereits absterben. In der folgenden Absterbephase nimmt die Zahl der lebenden Bakterien ab, da die Vermehrungsfähigkeit abnimmt und Zelllyse einsetzt. Diese Phase kann deutlich länger als die exponentielle Wachstumsphase dauern.

Durch Anzucht in offenen (kontinuierlichen) Systemen wie im Fermenter (Chemostat) lassen sich Wachstumsphasen verlängern und große Kulturvolumina herstellen, indem Nährstoffe ständig zugeführt bzw. toxische Stoffwechselprodukte abgeführt werden. Solche Verfahren werden für die Gewinnung biotechnologisch interessanter Bakterienprodukte eingesetzt, z. B. für die Gewinnung von Antibiotika.

3.6.3 Methoden zur Messung des Wachstums

Bakterielles Wachstum kann durch verschiedene Verfahren bestimmt werden. Entweder wird die Anzahl der Zellen oder die Zellmasse (Trocken- oder Feuchtgewicht) einer Population ermittelt. Die Anzahl aller Zellen, die **Gesamtkeimzahl**, kann durch **mikroskopische Zählung** in einer speziellen Zählkammer (bei flüssigen Proben) oder in einem Ausstrich bestimmt werden. Durch verschiedene Färbeverfahren, wie z. B. DNA-spezifische DAPI-Färbung, Bakterien-spezifische Fluoreszenzfärbungen oder Lebend-tot-Differenzierungsfärbungen, lässt sich die mikroskopische Bestimmung verbessern.

Eine häufiger eingesetzte Methode ist die Messung der **optischen Trübung** einer Suspension. Diese entsteht durch Streuung des Lichts in Abhängigkeit von der Anzahl der Bakterienzellen. Die Messung erfolgt in einem Fotometer oder Spektralfotometer, meist bei Wellenlängen von 540, 600 oder 660 nm. Die Abnahme des erfassten nicht gestreuten Lichts ist dabei umgekehrt proportional zur Bakterienzahl. Allerdings muss bei dieser Methode zunächst eine Standardkurve mit einer Suspension bekannter Bakterienzahl erstellt werden. Zu beachten ist ferner, dass nicht zwischen lebenden und toten Zellen unterschieden werden kann (daher Gesamtkeimzahl). Die gebräuchlichste Methode zur Erfassung der **Lebendkeimzahl** ist die Ausplattierung und folgende Auszählung der Kolonien nach Bebrütung (**Abb. 3.15**).

Dadurch erhält man die Anzahl **koloniebildender Einheiten (KbE, engl.: colony forming units, cfu)**, da davon ausgegangen wird, dass jede Bakterienzelle nach entsprechender Vermehrung eine Kolonie bildet. Wichtig ist, dass die Probe entsprechend verdünnt wird und die Bakterien-

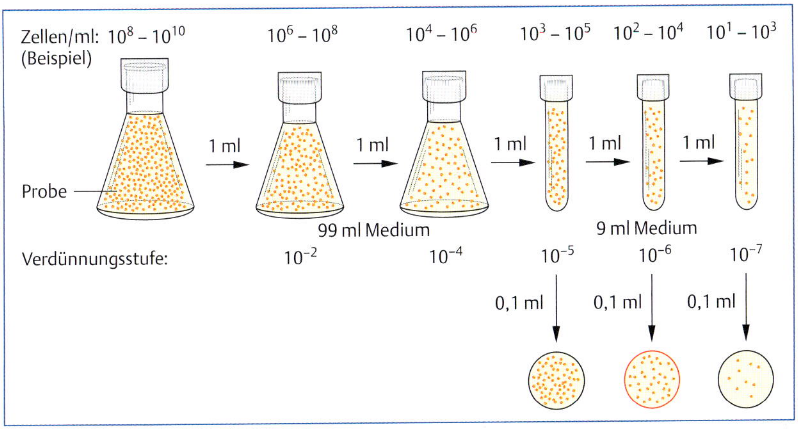

Abb. 3.15 Bestimmung der Lebendkeimzahl. Von der zu untersuchenden Probe wird eine Verdünnungsreihe angelegt und je 0,1 ml mit einem Drigalskispatel auf einen Nährboden ausgespatelt. Aus der Zahl der gewachsenen Kolonien lässt sich durch Multiplikation mit dem entsprechenden Verdünnungsfaktor die Anzahl der vermehrungsfähigen Zellen in der Probe ermitteln. In der Praxis werden mehrere Platten ausgezählt und ein Mittelwert ermittelt. [aus: K. Munk, Hrsg. Taschenatlas Biologie: Mikrobiologie. Stuttgart: Thieme; 2008]

zellen vorher vereinzelt werden. Die Probe bzw. Verdünnung der Probe wird auf die Oberfläche eines festen Nährbodens aufgetragen (Oberflächenplattierung) oder mit dem Kulturmedium vermischt, bevor dieses in Kulturschalen gegossen wird (Plattengussverfahren). Der große Vorteil ist die hohe Sensitivität, da theoretisch auch eine einzige Bakterienzelle in einer Probe erfasst wird. Zu berücksichtigen ist allerdings, dass die Bestimmung sich auf die Erfassung solcher Keime beschränkt, die im gewählten Kulturmedium vermehrungsfähig sind.

3.6.4 Wachstumsbedingungen

Bakterielles Wachstum ist nicht nur abhängig von der Verfügbarkeit von Nährstoffen, sondern auch von den Wachstumsbedingungen. Im Labor werden möglichst ideale Wachstumsbedingungen vorgehalten, während in der Natur die Bedingungen meist ungünstiger sind. Von den vielen äußeren Faktoren sind vier besonders wichtig für das bakterielle Wachstum:

- Temperatur
- pH-Wert
- Verfügbarkeit von Wasser
- Sauerstoff

Für jeden Organismus, auch für Bakterien, gibt es minimale **Temperaturen**, unterhalb derer kein Stoffwechsel betrieben werden kann und somit kein Wachstum möglich ist, und maximale Temperaturen, oberhalb derer durch Denaturierungsvorgänge das Wachstum gestoppt wird. Dazwischen liegt die optimale Wachstumstemperatur, meist näher an der maximalen als an der minimalen Temperatur. Alle drei werden als **Kardinaltemperaturen** bezeichnet.

Abhängig von ihren Kardinaltemperaturen können Bakterien in Gruppen unterschieden werden: in **psychrophile** Bakterien mit einer Optimal-Temperatur (OT) von ca. 4 °C, **mesophile** Bakterien mit einer OT von ca. 39 °C, **thermophile** Bakterien mit einer OT von ca. 60 °C und **hyperthermophile** mit OTen von 88 °C und darüber. Bei den medizinisch wichtigen Vertretern handelt es sich fast ausschließlich um mesophile Bakterien. Wichtig ist aber, dass sich einige pathogene Bakterien, z. B. Listerien, auch bei sehr niedrigen Temperaturen (4–8 °C) vermehren können.

Ähnlich verhält es sich mit dem **pH-Wert**. Auch hier gibt es bestimmte Bereiche, innerhalb derer Stoffwechsel und damit Wachstum möglich sind. Nur sehr wenige Organismen können bei stark sauren oder stark alkalischen pH-Werten existieren. Dabei tolerieren Pilze im Allgemeinen saure pH-Werte besser als Bakterien. Einige wenige Bakterien wachsen nur bei niedrigen pH-Werten (**Acidophile**), einige nur bei alkalischen pH-Werten (**Alkaliphile**). Die meisten Bakterien, auch die pathogenen, sind **Neutrophile**, hier liegt das pH-Optimum für ihr Wachstum zwischen 6 und 8. Da sich der pH-Wert während des Wachstums in einer (diskontinuierlichen) Kultur ändern kann (z. B. durch Bildung saurer Stoffwechselprodukte), werden Kulturmedien in der Regel entsprechende Puffer zugefügt, um den pH-Wert stabil zu halten.

Wie alle Organismen benötigen auch Bakterien **Wasser** für ihr Wachstum. Die Verfügbarkeit von Wasser, auch als **Wasseraktivität** bezeichnet, hängt vom Feuchtigkeitsgehalt der Umgebung ab und von der Konzentration gelöster Substanzen, der Osmolarität. Das Zytoplasma hat im Vergleich mit der Umgebung meistens eine höhere Osmolarität. Der Diffusionsgradient zieht daher Wasser in die Zelle hinein und erzeugt damit eine hohe Wasseraktivität. Bei geringer Wasseraktivität, also z. B. in Umgebungen mit hohem Salzgehalt, können die meisten Bakterien nicht überleben, oder sie wechseln in einen dehydratisierten Ruhezustand (mit Ausnahme der sogenannten halophilen und halotoleranten Bakterien). Nimmt die Wasseraktivität in der Umgebung ab, steuern die (nicht halophilen) Bakterien dem entgegen, indem sie die intrazelluläre Konzentration osmotisch wirksamer Substanzen erhöhen. Bei einigen pathogenen Bakterien, z. B. Staphylokokken, wird deren **Halotoleranz** für den diagnostischen Nachweis eingesetzt (Anzucht bei 7,5 % NaCl).

Auch bezüglich des **Sauerstoffgehalts** sind die Anforderungen bzw. Toleranzen der einzelnen Bakterien sehr unterschiedlich. Einige Bakterien, die **Aerobier**, wachsen nur in Anwesenheit atmosphärischer Sauerstoffspannung (21 %) und veratmen diesen zur Energiegewinnung (z. B. Bordetellen). Die meisten Aerobier können aber auch in Abwesenheit von Sauerstoff Stoffwechsel betreiben, z. B. indem sie Energie durch anaerobe Atmung oder Gärung gewinnen. Es gibt demnach strikte (obligate) Aerobier und fakultative Aerobier.

Mikroaerophile Bakterien tolerieren zwar Sauerstoff, allerdings nur in geringeren als atmosphärischen Konzentrationen. Als mikroaerophil werden oft auch Erreger bezeichnet, die Sauerstoff in atmosphärischen Konzentrationen tolerieren, aber eine erhöhte CO_2-Konzentration (5–10 %) zum Wachstum benötigen. Zu diesen als **kapnophil** bezeichneten Bakterien gehören z. B. die Mykoplasmen.

Anaerobe Bakterien dagegen wachsen nur bei Ausschluss von Sauerstoff. Strikte Anaerobier sind sehr empfindlich gegenüber Sauerstoff, vermutlich wegen ihrer Unfähigkeit, toxische Sauerstoffintermediate zu entgiften. Aerotolerante Anaerobier tolerieren Sauerstoff, wachsen aber nur in Abwesenheit von Sauerstoff. Die meisten pathogenen Bakterien sind fakultativ anaerob, sie wachsen sowohl in An- als auch in Abwesenheit von Sauerstoff. Zu den strikten Anaerobiern zählen z. B. Clostridien, zu den fakultativen Anaerobiern z. B. *Enterobacteriaceae* und Streptokokken.

3.6.5 Kulturelle Wachstumsbedingungen in der Diagnostik

Für den kulturellen Erregernachweis in der mikrobiologischen Diagnostik ist es wichtig, die jeweiligen Anforderungen an die Wachstumsbedingungen (S. 70) zu berücksichtigen. Als **Wachstumstemperatur** wird in der Regel 37 °C gewählt, da die meisten pathogenen Bakterien mesophil sind und ihr Temperaturoptimum in diesem Bereich haben. Einige Bakterien, z. B. Yersinien, und die meisten Pilze wachsen besser bei Temperaturen von 30 °C oder darunter.

Andere Bakterien, z. B. Salmonellen, wachsen auch bei etwas höheren Temperaturen von 42 °C. Solche Unterschiede lassen sich auch für die selektive Anzucht und Anreicherung nutzen, etwa bei Salmonellen oder Listerien.

Die Sicherstellung eines **stabilen pH-Wertes** wird durch Zugabe verschiedener Puffer zu den Nährmedien gewährleistet. Als Neutrophile sind die meisten bakteriellen Erreger auf einen neutralen pH-Wert angewiesen, wenngleich es auch hier Ausnahmen gibt, z. B. Listerien oder bestimmte *Escherichia-coli*-Pathovaren.

Wasser ist Grundbestandteil eines jeden Kulturmediums, und die notwendige Wasseraktivität wird durch Zugabe osmotisch wirksamer Bestandteile in entsprechenden Konzentrationen sichergestellt.

Da die meisten pathogenen Bakterien sowohl in An- wie in Abwesenheit von **Sauerstoff** wachsen können, erfolgt ihre kulturelle Anzucht bei atmosphärischen Sauerstoffspannungen. Strikte Aerobier müssen unter zusätzlicher Luftzufuhr bebrütet werden, etwa durch Schütteln der Kultur und Herstellen einer relativ großen Kulturoberfläche, da während des Wachstums Sauerstoff verbraucht wird und die reine Diffussion des Sauerstoffs in das Medium zu langsam erfolgt. Die kulturelle Anzucht mikroaerophiler Bakterien erfolgt meist durch Inkubation mit CO_2-Begasung (5–10 %).

Schwieriger ist dagegen die Anzucht von Anaerobiern. Einige von ihnen, z. B. viele der gramnegativen anaeroben Stäbchen, sind so empfindlich gegenüber Sauerstoff, dass bereits wenige Stunden Anwesenheit von Luft genügen, um diese zu inaktivieren. Die Bearbeitung solcher Anaerobier ist nur in speziellen Anaerobierkammern möglich. Ziel der **anaeroben Kultur** ist daher der Ausschluss von Luftsauerstoff. Eine einfache Möglichkeit ist die Anzucht in Hochschichtagar oder -bouillon. Durch die geringe Diffusionsmöglichkeit für den Sauerstoff bestehen im unteren Teil des Mediums weitgehend anaerobe Verhältnisse. Weiterhin kann das Medium mit Paraffinöl überschichtet werden. Durch die Hitzesterilisation wird der Sauerstoff aus dem Medium verdrängt und kann durch das Öl nicht wieder hineindiffundieren.

Eine weitere Möglichkeit ist die sogenannte Leberbouillon, bei der Leberstücke mit dem Medium im Röhrchen autoklaviert werden. Die Leber hat auch nach dem Autoklavieren noch reduzierende Eigenschaften und verbraucht so den in das Medium eindiffundierenden Sauerstoff. Plattennährböden für Anaerobier wird häufig Thioglykolat als Reduktionsmittel zugesetzt, das den Sauerstoff zu Wasser reduziert. Für die Kultivierung werden am häufigsten sogenannte Anaerobiertöpfe (S. 72) verwendet, in die die Kulturröhrchen oder Plattennährböden hineingestellt werden und die dann gasdicht verschlossen inkubiert werden. Der Restsauerstoff im Topf wird durch eine chemische Reaktion verbraucht. Eine Kontrolle anoxischer Bedingungen ist durch entsprechende Farbindikatoren möglich, z. B. Resazurin.

3.6.6 Zusammensetzung, Herstellung und Verwendung von Kulturmedien

Die kulturelle Anzucht von Bakterien erfolgt auf oder in **Kulturmedien**, auch als feste bzw. flüssige **Nährböden** bezeichnet.

> **MERKE** !
>
> Als **Kultur** werden grundsätzlich der Nährboden und die darin bzw. darauf gewachsenen Keime bezeichnet. Eine **Mischkultur** besteht aus verschiedenen Keimen, eine **Reinkultur** aus nur einer Keimart.

Reinkulturen sind das Ziel jeder bakteriologischen Diagnostik, da sie (bisher) Voraussetzung zur Identifizierung und Differenzierung sowie zur ggf. einzuleitenden Antibiotikaresistenzprüfung und Stammasservierung (z. B. für die weitere Typisierung oder Herstellung bestandsspezifischer Impfstoffe) sind. In den letzten Jahren haben PCR-gestützte Verfahren (S. 83) und Proteomanalysen mittels Massenspektrometrie diese Vorgehensweise vereinfacht und verkürzt. Zur Herstellung von Reinkulturen muss zunächst eine Isolierung der Keime aus der Probe (z. B. Kotprobe) durchgeführt werden. Durch folgende **Subkultivierungen** von Einzelkolonien auf festen Nährböden wird dann die Reinkultur gewonnen, die Ausgang für alle weiteren Untersuchungen ist. Unerwünschte andere Organismen in solchen Reinkulturen werden als Kontaminanten bezeichnet.

Grundsätzlich lassen sich in ihrer Zusammensetzung **chemisch definierte** von **komplexen Kulturmedien** unterscheiden. Definierte Medien enthalten genaue Mengen bestimmter anorganischer und organischer Substanzen, die in Wasser gelöst werden. Einfache definierte Medien enthalten nur eine Kohlenstoffquelle, sind aber lediglich für die Anzucht von Bakterien mit geringen Nährstoffansprüchen geeignet. Für anspruchsvollere Bakterien werden verschiedene Kohlenstoffquellen, Aminosäuren und Vitamine zugesetzt.

Weitaus gebräuchlicher sind allerdings komplexe Kulturmedien, da die Kenntnis ihrer genauen Zusammensetzung nicht entscheidend für die Anzucht ist. Sie bestehen aus Abbauprodukten von tierischen und pflanzlichen Bestandteilen, wie z. B. Casein, Hefeextrakt, Peptonen, Fleischextrakt, Blut, Serum, Glukose etc. Außerdem enthalten sie geeignete Puffer, und es können pH-Indikatoren sowie Substanzen für die selektive Anzucht bestimmter Bakterien(gruppen), z. B. Antibiotika, zugesetzt werden. Die Substanzen sind als fertig gemischte Pulver kommerziell erhältlich und müssen nur noch in destilliertem Wasser gelöst werden.

Für die Herstellung von festen Nährböden werden entsprechende Mengen **Agar** zugesetzt. Nach Erhitzung wird der Nährboden noch in flüssiger Form in Kulturgefäße gegossen (Röhrchen, Petrischalen), in denen er sich durch Abkühlung verfestigt. Die Einführung fester Nährböden ist Robert **Koch und seinen Mitarbeitern** zu verdanken, die Entdeckung des Agar-Agar (Meeresalgen-Extrakt, heute als Agar bezeichnet) als geeigneten Bestandteil für deren

Herstellung verdanken wir Hermine Hesse, der Ehefrau eines Mitarbeiters. Sie wusste von ihrer indonesischen Haushaltshilfe, dass sich Agar-Agar besser als Gelatine eignet, um Speisen auch bei höheren Temperaturen (> 25 °C) zu verdicken.

Flüssige Nährböden in Röhrchen oder Erlenmeyerkolben werden meist zur **Isolierung** und **Anreicherung** eingesetzt. Für anspruchslose Bakterien reicht Peptonwasser, für anspruchsvollere Bakterien, z. B. Anaerobier, werden Bouillonmedien mit Glukose, Hefextrakt, Leber, Thioglykolat, Serum oder Blutzusatz verwendet.

Für die **Anreicherung** werden Substanzen zugesetzt, die den anzureichernden Bakterien einen Wachstumsvorteil verschaffen. Beispiel ist die Anreicherung von Salmonellen in der Rappaport-Vassiliadis-Bouillon. Eine Anreicherung kann auch durch entsprechende Wachstumsbedingungen erfolgen, z. B. bei der Kälte- und Warmanreicherung von Listerien (4–8 °C bzw. 42 °C). Auch für die Prüfung von Stoffwechselleistungen (biochemische Untersuchung, „Bunte Reihe") werden oft Flüssigmedien verwendet. Diese enthalten bestimmte Kohlenhydrate, Alkohole oder Aminosäuren als Substrate und Indikatoren (z. B. pH-Indikatoren), die deren Abbau anzeigen.

Halbfeste Nährböden enthalten 0,5–1 % Agar und werden vor allem zur Prüfung der Beweglichkeit eingesetzt. Nach Beimpfung mit einer Stichöse und folgender Bebrütung lässt sich die Beweglichkeit der beimpften Bakterien anhand der Ausbreitung (Trübung) um die Beimpfungszone feststellen. **Feste Nährböden** enthalten 1,5–2 % Agar und sind als vielseitige Kulturmedien für die Isolierung, selektive Anzucht und Subkultivierung zur Gewinnung von Reinkulturen einsetzbar. Der entscheidende Vorteil fester gegenüber flüssigen Nährböden ist, dass nicht nur Wachstum und Stoffwechsel ablesbar sind, sondern einzelne Kolonien, d. h. die Prüfung der Reinheit einer Kultur anhand der Koloniemorphologie.

Nährböden können zusätzlich zu den Grundbestandteilen verschiedene **Zusätze** enthalten, wie z. B. Blut, Serum, Eigelb, Vitamine, antimikrobielle Wirkstoffe (Antibiotika, Farbstoffe und andere Hemmstoffe), pH-Indikatoren oder reduzierende Substanzen (z. B. Thioglykolat). Damit lassen sich Nährböden herstellen, die für die Isolierung und Subkultivierung geeignet sind (z. B. Blutagar) oder für die Identifizierung und/oder selektive Anzucht bestimmter Bakterien (**Elektiv-/Selektivnährböden**). Ein Beispiel hierfür ist der sogenannte Gassner-Agar, der die selektive Anzucht medizinisch wichtiger *Enterobacteriaceae* wie Salmonellen oder *Escherichia coli* ermöglicht und gleichzeitig die Unterscheidung Laktose-abbauender und nicht Laktose-abbauender Bakterien. Weitere Details hierzu sind im Kapitel Kulturelle Untersuchung (S. 67) beschrieben.

3.7 Genetik

3.7.1 Das bakterielle Genom

Das Bakteriengenom liegt als **bakterielles Chromosom** in Form eines großen doppelsträngigen DNA-Moleküls vor. Es ist meistens ringförmig und wird in einer knäuel- oder klumpenartigen Struktur zusammengehalten, dem sogenannten Nukleoid (im Gegensatz zum echten Zellkern der Eukaryonten). Bakterien besitzen in der Regel nur ein Chromosom und sind haploid, sie enthalten also nur eine Kopie ihres Genoms.

Viele Bakterien enthalten außerdem ringförmige extrachromosomale DNA, die **Plasmide** genannt werden. Plasmide enthalten nicht essenzielle Informationen, z. B. für die Bildung von Antibitiotikaresistenzen. Die **Größe bakterieller Genome** variiert stark; so ist das Genom von Mykoplasmen nur ca. 0,7 Megabasenpaare (Mbp) groß, während das von *Pseudomonas aeruginosa* fast 6 Mbp umfasst. Das Genom der am besten untersuchten Spezies *Escherichia coli* besteht aus ca. 6,68 Mbp und umfasst etwa 4 300 Gene. Durch die in den letzten Jahren enorm verbesserten Möglichkeiten zur Sequenzierung sind inzwischen bei vielen Arten die Genome von teilweise Hunderten von Stämmen bekannt. Dadurch wurden Erkenntnisse zum **Pangenom** gewonnen (= Gesamtheit des Genoms einer Spezies), die u. a. zeigen, dass viele Bakterien ein relativ konserviertes **Kerngenom** besitzen, das alle lebenswichtigen Informationen enthält, und daneben einen variablen **akzessorischen Anteil**, der wesentlich flexibler und hauptverantwortlich für die Anpassung an sich verändernde Umgebungsbedingungen ist.

Als **Metagenom** wird die Gesamtheit der Genome einer mikrobiellen Lebensgemeinschaft bezeichnet.

Manche Bakterien, pathogene wie apathogene, besitzen im akzessorischen Anteil des Genoms sogenannte **Geninseln**. Hierbei handelt es sich um im Laufe der Evolution erworbene große DNA-Fragmente, die meist in tRNAs kodierende Operons inseriert sind, einen zum Restgenom unterschiedlichen G + C-Gehalt haben und intakte oder kryptische Mobilitätsgene (z. B. IS-Elemente) tragen. Geninseln haben sich vermutlich aus ehemaligen Plasmid- und Bakteriophagensequenzen entwickelt, die nach ihrer Integration ins Chromsom durch weitere Umlagerungen ihre Mobilität weitgehend verloren haben. Sie enthalten meist Gene, die für metabolische Leistungen, Sekretionssysteme, Symbiosefaktoren oder Resistenzen kodieren. **Pathogenitätsinseln** sind Geninseln bei pathogenen Bakterien, die für Virulenz-(assoziierte) Faktoren kodieren. Weitere Informationen zu mobilen genetischen Elementen finden sich in den folgenden Abschnitten.

Die Organisation ihres Genoms verleiht Bakterien einerseits **genetische Stabilität**, z. B. durch DNA-Reparaturprozesse, Restriktions- und Modifikationsschutzsysteme und genetische Speziesbarrieren (Zellwand, Spezifität des horizontalen Gentransfers, Beschränkung der Rekombination). Andererseits besitzen Bakterien ein hohes Maß an **genetischer Flexibilität**, z. B. durch genetische Rekombination und horizontalen Gentransfer, und sind so extrem anpassungsfähig.

3.7.2 Mutation und Rekombination

Veränderungen des Genoms können durch Mutation und genetische Rekombination erfolgen. Mutationen sind vererbbare Veränderungen der DNA, die positive, negative oder gar keine phänotypischen Konsequenzen haben können. Bei der Rekombination entsteht durch crossing over zweier Gene (beispielsweise nach Aufnahme von fremder DNA) ein neues DNA-Molekül. Die Veränderungen durch Mutation sind im Allgemeinen geringer als die durch Rekombinationen.

Ein mutierter Bakterienstamm wird als **Mutante**, der Elternstamm als **Wildtyp** bezeichnet. Wie bereits erwähnt, muss der veränderte Genotyp der Mutante nicht immer zu einem veränderten Phänotyp führen. Gemäß internationaler Vereinbarung wird der Genotyp einer Mutante mit drei kursiv geschriebenen Kleinbuchstaben, ggf. gefolgt von einem Großbuchstaben bezeichnet. Der Phänotyp wird mit einem Großbuchstaben, gefolgt von zwei Kleinbuchstaben beschrieben. Beispielsweise wird ein *Streptococcus-suis*-Stamm, der das Suilysin-Gen trägt, genotypisch mit „*sly*" bezeichnet. Eine Mutante, in der dieses Gen inaktiviert wurde, wird mit „Δ*sly*" beschrieben. Entsprechend werden die Phänotypen mit Sly + bzw. Sly– bezeichnet.

Mutationen können spontan oder induziert entstehen. **Spontane Mutationen** können z. B. durch Lesefehler der Polymerase oder Transposons („springende Gene" (S. 121)), auftreten. Punktmutationen sind Basenpaarsubstitutionen in der DNA. Abhängig vom betroffenen Codon kann eine solche Mutation zur Veränderung einer einzelnen Aminosäure oder zu gar keiner Veränderung führen. Es kann durch Erzeugung eines Stoppcodons auch ein unvollständiges Peptid entstehen (**Nonsense-Mutation**).

Mutationen, die Deletionen oder Insertionen erzeugen, können zu einer Verschiebung des Leserahmens und damit zum vollständigen Verlust der Genfunktion führen.

Die **Häufigkeit spontaner Mutationen** schwankt zwischen 10^{-4} und 10^{-8}, d. h., in einer von 10 000–10 Mio. Zellen einer Kultur ist mit einer Mutation zu rechnen. Bestimmte Stellen im Genom, sogenannte **Hot Spots**, sind häufiger von Mutationen betroffen, da sie kurze Sequenzwiederholungen tragen und damit anfälliger für Fehler der DNA-Polymerase sind. Solche Fehler können vorteilhaft für Bakterien sein, wenn sie zu Variationen von Oberflächenproteinen führen, z. B. bei der Antigenvariation (S. 126) der Pili-Proteine von Gonokokken.

Durch eine Reihe von chemischen, physikalischen und biologischen Wirkstoffen lässt sich die Mutationsrate erhöhen (**induzierte Mutation**). Chemische Mutagene sind z. B. Nukleotidbasenanaloge, wie 5-Bromuracil, die den Purin- und Pyrimidinbasen stark ähneln, aber falsche Paarungseigenschaften haben. Auch alkylierende Wirkstoffe, z. B. Nitrosoguanidin, und interkalierende Farbstoffe, wie Ethidiumbromid, führen zu induzierten Mutationen. Physikalisch lassen sich Mutationen durch UV- oder ionisierende Strahlung induzieren.

Neue Genotypen entstehen auch durch **genetische Rekombination**, vorausgesetzt die rekombinierten DNA-Moleküle unterscheiden sich voneinander. Bei der **homologen Rekombination** haben beide Moleküle sehr ähnliche Sequenzen, während die **ortsspezifische Rekombination** (illegitime Rekombination) an einer spezifischen DNA-Sequenz stattfindet. Bei Bakterien wird die (homologe) Rekombination durch das RecA-Protein vermittelt. Bei haploiden Bakterien werden, im Gegensatz zu den diploiden eukaryontischen Zellen, genetisch unterschiedliche, aber homologe DNA-Moleküle zusammengeführt, indem Fragmente der DNA einer Donorzelle auf eine Empfängerzelle (Rezipient) übertragen werden. Dies geschieht durch **horizontalen Gentransfer**.

3.7.3 Horizontaler Gentransfer durch Transformation

Bei Bakterien sind drei Mechanismen des horizontalen Gentransfers bekannt:
- Transformation
- Transduktion (**Abb. 3.16**)
- Konjugation (**Abb. 3.16**)

Die Fähigkeit des horizontalen Gentransfers ist bei den Bakterien unterschiedlich ausgeprägt; meist erfolgt sie nur innerhalb einer Spezies. Sie führt zu einer Erhöhung der genetischen Flexibilität und damit Anpassungsfähigkeit. Daher ist sie besonders bei pathogenen Bakterien von großer Bedeutung.

Bei der **Transformation** wird freie DNA, die z. B. von lysierten Bakterienzellen stammt, aufgenommen und führt zu Veränderungen (Rekombinationen) im Empfängergenom. Einige Bakterien sind natürlich transformierbar (kompetent) und können somit freie DNA aufnehmen. Allerdings sind nur bestimmte Stämme innerhalb solcher Spezies kompetent. Zu natürlich kompetenten Bakterien zählen z. B. *Bacillus* und *Neisseria*. Grampositive Bakterien nehmen eher einzelsträngige, gramnegative eher doppelsträngige DNA auf. Nach der Aufnahme kommt es zur homologen Rekombination der aufgenommen DNA mit entsprechenden DNA-Molekülen des Empfängergenoms. Bedeutung hat dieser Vorgang z. B. bei der Phasenvariation von Neisserien oder in der Gentechnik.

Natürliche Kompetenz wird durch Kompetenzfaktoren (kompetenzspezifische Proteine) vermittelt und unterliegt der Regulation, z. B. als Bestandteil von Quorum-Sensing-Systemen wie bei *Bacillus subtilis*. Viele Bakterien sind aber wenig bis gar nicht kompetent, z. B. *Escherichia coli*. Wenn solche Bakterien mit hohen Konzentrationen von Kalziumionen oder mit elektrischen Impulsen behandelt werden, so können auch diese transformiert werden; eine Erkenntnis, die entscheidend für die Entwicklung der Gentechnologie war.

Der erste **Beweis der Transformation** bei Bakterien gelang in den 1920er-Jahren Frederick **Griffith** an *Streptococcus pneumonia* (Pneumokokken). Er zeigte, dass im Mausmodell eine tödliche Infektion mit Pneumokokken möglich war, indem die Tiere mit einer Mischung aus lebenden avirulenten Kapselmutanten, den sogenannten R-Formen (S. 104), und abgetöteten virulenten Wildtypstämmen, den sogenannten S-Formen, infiziert wurden. Griffith schloss aus dieser Beobachtung, dass die R-Formen zur S-Form transformiert worden waren, was nur durch die Aufnahme entsprechender DNA der abgetöteten Wildtyp-Bakterien möglich war. Die molekulare Erklärung für diesen Vorgang lieferten einige Jahre später **Avery**, **MacLeod** und **McCarthy**, die 1944 ihre Arbeiten zum In-vitro-Nachweis der Transformation und zur Identifizierung der DNA als „akti-

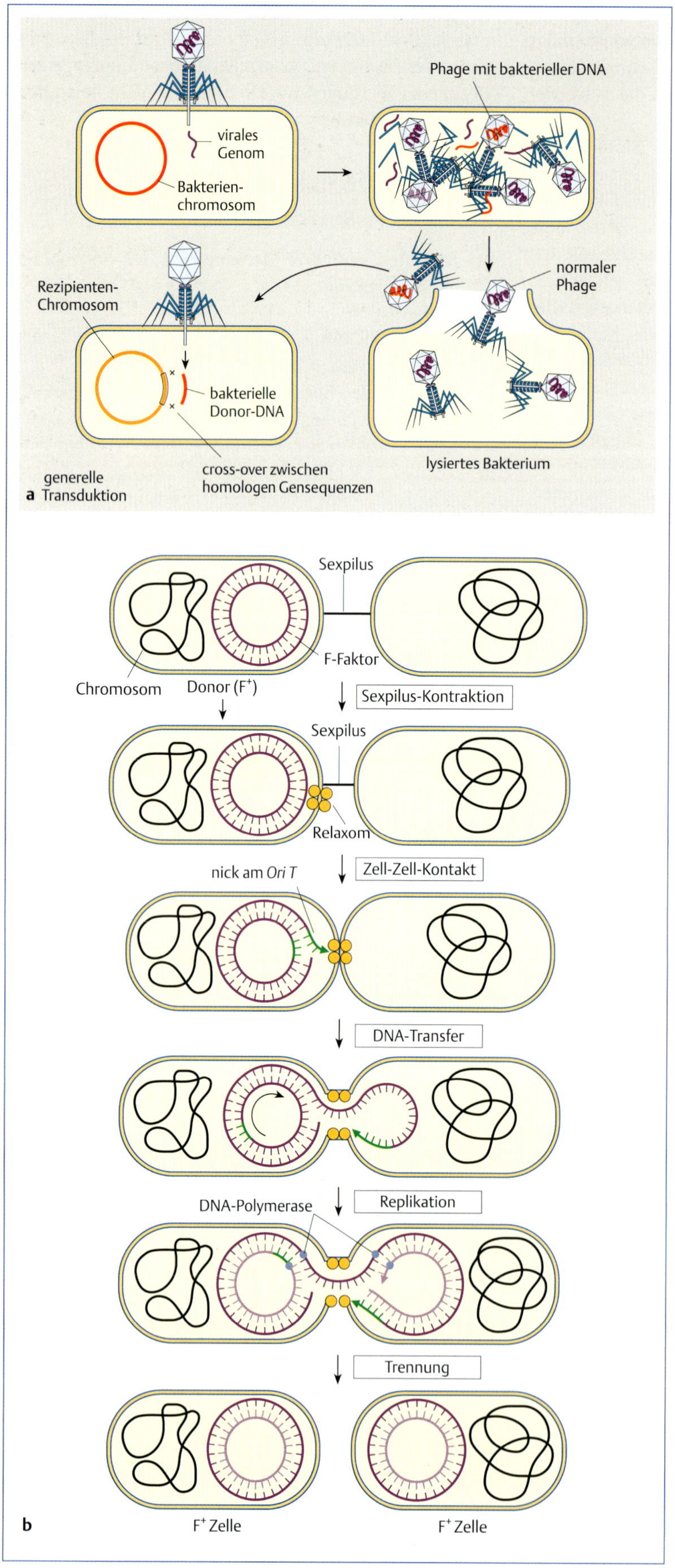

Abb. 3.16 Horizontaler Gentransfer bei Bakterien durch Transduktion und Konjugation.

a Generelle Transduktion. Bei der Infektion von generell transduzierenden Phagen wird nach der Infektion die bakterielle DNA durch phagenkodierte Enzyme in Teilstücke zerlegt, um die DNA-Bausteine für die Replikation der Phagen-DNA nutzen zu können. Bei der Verpackung der Phagen-DNA werden versehentlich auch Stücke der Wirts-DNA vergleichbarer Größe in die Phagenköpfe verpackt. Diese Phagenpartikel können bei der nächsten Infektion diese Bakterien-DNA in eine andere Bakterienzelle übertragen, wo sie dann durch homologe Rekombination in das Wirtsgenom eingebaut werden kann. [aus: K. Munk, Hrsg. Taschenatlas Biologie: Mikrobiologie. Stuttgart: Thieme; 2008]

b Konjugation. Beim konjugativen DNA-Transfer wird durch die F+-Donor-Zelle mithilfe des kontrahierenden Sexpilus ein enger Kontakt zum F−-Rezipienten hergestellt und dann die F−-Plasmid-DNA mithilfe des am oriT angelagerten Relaxom-Komplexes nach Einführung eines Einzelstrangbruchs nach dem „Rolling-Circle“-Replikationsmechanismus in den Rezipienten übertragen. [aus: K. Munk, Hrsg. Taschenatlas Biologie: Mikrobiologie. Stuttgart: Thieme; 2008] vem Anteil“ veröffentlichten. Auf der Basis dieser und weiterer Erkenntnisse entwickelten James **Watson** und Francis **Crick** ihr DNA-Struktur-Modell, das sie 1953 vorstellten.

3.7.4 Bakteriophagen und horizontaler Gentransfer durch Transduktion

Bakteriophagen sind Viren, die prokaryontische Zellen infizieren. Meist gehören sie zu den DNA-Viren, es gibt aber auch RNA-haltige Phagen. Bakteriophagen sind in der Regel spezifisch für eine bestimmte Bakterienart. Die Untersuchung der grundlegenden Vorgänge und Mechanismen der Replikation von Bakterienphagen diente als wichtiges Modell für die Replikationsstrategien eukaryontischer Viren.

Es gibt verschiedene **Grundformen** bei Bakteriophagen: fadenförmige Phagen, kugelförmige Phagen und Kopf-Schwanz-Phagen. Der Vermehrungszyklus besteht aus mehreren Schritten. Zunächst heftet sich der Phage an bestimmte Oberflächenrezeptoren des Bakterienwirtes an, dann wird seine DNA in die Zelle aufgenommen und es kommt zur Replikation der Phagen-DNA. Danach werden die Kapsid-Bestandteile synthetisiert, die neuen Phagen (Virions) zusammengebaut (z. B. nach dem „Head-Full“-Mechanismus) und ausgeschleust. Dabei kommt es zur Lyse der Wirtszelle. Die Vorgänge unterscheiden sich bei den einzelnen Phagentypen. Genaueres zu den Mechanismen ist im Kapitel Virologie (S. 389) beschrieben.

Der lytische Effekt kann auch in der Diagnostik genutzt werden. Durch ihre hohe Wirtsspezifität lysieren Phagen nur bestimmte Bakterienspezies oder -subspezies. Wird eine Bakterienkultur infiziert, so kommt es (auf festen Nährböden) zur Bildung von Lysehöfen, sogenannten Plaques. Das Verfahren wird als Lysotypie bezeichnet und findet z. B. Anwendung bei der Identifizierung und Typisierung von Salmonellen.

Der oben beschriebene Vermehrungszyklus wird als **lytischer Zyklus** bezeichnet. Es kann aber auch zu einer Integration der Phagen-DNA in das Bakterienchromosom kommen. In diesem Zustand wird der Phage als **Prophage** bezeichnet, den Vorgang nennt man **Lysogenie**. Lysogenisierte Wirtszellen (also Zellen mit einem Prophagen im Genom) sind immun gegen eine weitere Infektion (Superinfektion) des gleichen Phagentyps. Phagen, die über solch einen alternativen Zyklus verfügen, werden als **temperente Phagen** bezeichnet. Prototyp ist der Lambda-Phage. Die Transkription der in das Genom integrierten Phagen-DNA wird so lange reprimiert, bis es durch äußere Faktoren, z. B. Stress, zu einer Exzision der Phagen-DNA aus dem Genom und der folgenden Induktion des lytischen Zyklus kommt.

Der Transfer genetischer Informationen durch Bakteriophagen wird als **Transduktion** bezeichnet. Der transduzierende Phage ist häufig nicht mehr in der Lage, sich zu vermehren, da bakterielle Gene einige oder alle notwendigen viralen Gene ersetzt haben. Man unterscheidet generalisierte und spezifische Transduktion.

Bei der **generellen Transduktion** kann praktisch jedes Genomfragment des Bakterienwirtes im Phagen verpackt sein. Es kommt beim Verpacken der DNA in die Phagenhülle nach dem Zufallsprinzip auch zum Verpacken bakterieller DNA. Allerdings ist die Frequenz relativ gering (unter 1 %), und die Donorgene gehen verloren, falls sie nicht durch homologe Rekombination in das Rezipientenchromosom integriert werden (sie sind nicht Bestandteil des Phagengenoms und können sich nicht autonom replizieren, **Abb. 3.16 a**).

Bei der (wesentlich effizienteren) **spezifischen Transduktion** werden nur bestimmte Donorgene transferiert, die bei fehlerhafter Exzision des lysogenen Phagen aus dem Genom einen Teil der Phagen-DNA ersetzen. Es betrifft daher nur solche Gene, die sich in unmittelbarer Nachbarschaft der Exzisionsstelle befinden. Damit können die transferierten Bakteriengene Bestandteil des Phagengenoms werden (im Gegensatz zur generalisierten Transduktion) und entweder (bei Lysogenisierung) in das Chromosom der infizierten Bakterienzelle integriert oder als Teil einer lytischen Infektion repliziert werden. Der Vorgang der Transduktion kommt zwar nicht bei allen Bakterien und allen Bakteriophagen vor, er spielt aber in der Natur eine wichtige Rolle bei der Weitergabe genetischer Informationen und kann dadurch auch zur **Entstehung virulenter Stämme** beitragen (z. B. Transfer von Toxingenen bei *Vibrio cholerae*).

3.7.5 Plasmide, mobile genetische Elemente und horizontaler Gentransfer durch Konjugation

Plasmide sind in der Regel ringförmige (bei wenigen Bakterien auch lineare) extrachromosomale DNA-Moleküle unterschiedlicher Größe, die sich autonom replizieren können und nicht essenzielle genetische Informationen tragen. Eine Bakterienzelle kann auch mehrere verschiedene Plasmide besitzen. Plasmidgetragene Informationen sind zwar nicht lebensnotwendig, bieten aber Überlebensvorteile, z. B. durch Antibiotikaresistenz oder metabolische Wege für den Abbau zusätzlicher Substrate. Plasmide tragen oft auch Virulenz-(assoziierte) Gene. Abhängig von ihrer Information unterscheidet man z. B. **R-Plasmide**, die Resistenzen vermitteln, oder **F-Plasmide**, die die Ausbildung des F-Pilus vermitteln (**Abb. 3.16 b**). In Abwesenheit eines entsprechenden Selektionsdrucks können Plasmide wieder verloren gehen. Damit ist auch das Entfernen eines Plasmids (sogenanntes curing) aus einer Population möglich.

Größere Plasmide tragen neben den Genen für ihre Replikation, ihren Transfer sowie für Resistenzen und Virulenzfaktoren auch bewegliche genetische Elemente wie **Insertionssequenzen (IS)** und **Transposons (Tn)**. Diese Elemente können allein oder zusammen mit dem Plasmid in das Genom integrieren und auch innerhalb des Genoms ihre Lage verändern. Sie tragen dadurch erheblich zur genetischen Flexibilität von Bakterien bei. IS tragen nur die für ihre Transposition essenziellen Gene, während Tn weitere Strukturgene tragen, die von IS flankiert werden. Häufig sind dies **Antibiotikaresistenz- oder Toxingene**. Eine besondere Form von Transposons sind die **Integrons**, die aus **Genkassetten** aufgebaut sind. Sie tragen mehrere Re-

Grundlagen, Bakteriologie

sistenzgene, ein Integrasegen und eine Region für die Rekombination. Aus diesen genetischen Elementen haben sich vermutlich komplexere Strukturen wie Plasmide und Geninseln entwickelt. Dies zeigt, dass die Evolution von Resistenz- und Virulenzeigenschaften pathogener Bakterien auf ähnliche Mechanismen zurückzuführen ist.

Bei der **Konjugation** erfolgt der genetische Transfer durch physikalischen Kontakt der Donorzelle mit der Rezipientenzelle. Es handelt sich um einen plasmidkodierten Mechanismus, da die Konjugation vermittelnden Gene auf **konjugativen Plasmiden** kodiert sind. Konjugative Plasmide tragen genetische Informationen für die Ausbildung des F-Pilus und die Steuerung des Transfers (sogenannte tra-Region für Transfer). Sie kommen nicht nur, wie lange Zeit angenommen, bei gramnegativen, sondern auch bei grampositiven Bakterien vor.

Die zur Konjugation befähigte **Donorzelle (F^+-Zelle)** bildet dafür sogenannte Sex-Pili, auch F-Pili genannt, aus. Diese vermitteln einen spezifischen Kontakt mit der **Rezipientenzelle (F^--Zelle)**, wodurch beide Zellen zueinander gezogen werden. Nach Stabilisierung dieser Konjugationsbrücke kommt es zum Transfer einzelsträngiger DNA. Die ringförmige Plasmid-DNA wird dafür am origin of transfer (OriT) gespalten, und ein Strang wird in die F^--Zelle transferiert. Gleichzeitig wird der transferierte Strang in der F^+-Zelle durch Replikation des Plasmids ersetzt. In der F^--Zelle folgt die Synthese des komplementären Strangs (durch Rolling-Circle-Replikation). Nach Abschluss des Transfers trennen sich Donor und Rezipient wieder. Der Vorgang des Transfers ist sehr effizient, da unter optimalen Bedingungen abhängig von der Dauer des Kontakts praktisch jede Rezipientenzelle ein Plasmid erhält und damit selber zur F^+-Zelle wird. Dadurch können sich ein konjugatives Plasmid und die kodierte genetische Information sehr schnell in einer Bakterienpopulation ausbreiten (**Abb. 3.16 b**).

Neben dem Transfer von Plasmid-DNA kann durch Konjugation auch chromosomale DNA transferiert werden. Dies erfolgt, wenn konjugative Plasmide in das Chromosom integriert werden (sogenannte Episome) und damit Teile des Donor-Chromosoms (oder sogar das gesamte Chromosom) für einen Transfer mobilisieren. Durch Rekombination der transferierten chromosomalen Abschnitte mit dem Rezipientenchromosom kann es so zu umfangreichem Gentransfer kommen. Zellen, die ein konjugatives Plasmid oder die für die Mobilisierung erforderlichen Abschnitte auf dem Genom tragen, nennt man auch **Hfr-Zellen** (Hfr-Phänotyp), für **h**igh **f**requency of **r**ecombination. Wie F^+-Zellen sind auch Hfr-Zellen Donoren und können keine weitere Kopie des Plasmids oder eng verwandter Plasmide aufnehmen (**Inkompatibilität**). Kommt es zur Exzision aus dem Chromosom, so wird die Bakterienzelle als F'-Zelle bezeichnet.

4 Virulenzmechanismen und -faktoren

Peter Valentin-Weigand

Bakterielle Erreger lassen sich in obligat und fakultativ pathogene Spezies unterteilen. Im englischen Sprachraum werden diese auch primary bzw. secondary pathogens genannt. Wie bereits im Kapitel Allgemeine Infektionslehre (S. 19) erläutert, beschreibt der Begriff **Pathogenität** die (qualitative) Eigenschaft einer Spezies, in einem Makroorganismus eine Krankheit auslösen zu können, während sich der (quantitative) Begriff **Virulenz** (lat. Giftigkeit) auf das Ausmaß der Schädigung und auf einen einzelnen Stamm einer pathogenen Spezies bezieht. Für beide Begriffe gilt, dass sie nicht nur vom Erreger, sondern auch vom infizierten Wirtsorganismus und der Umwelt abhängig sind. Im englischen Sprachraum werden beide Begriffe oft synonym gebraucht.

Auf Erregerseite wird die Virulenz von Faktoren und Merkmalen bestimmt, die als **Virulenzfaktoren** oder auch **Pathogenitätsdeterminanten** bezeichnet werden. Das Ausschalten eines Virulenzfaktors, z. B. durch Inaktivierung des kodierenden Virulenzgens, führt zur Abschwächung (Attenuation) der Virulenz; vgl. molekularbiologische Version der Henle-Koch-Postulate (S. 20). Die Auswirkungen auf die Virulenz können direkt oder eher indirekter Natur sein. Toxine sind z. B. direkte Virulenzfaktoren, während Regulatoren oder Stoffwechselenzyme indirekt an der Virulenz beteiligt sein können (etwa durch Beeinflussung der Expression von Virulenzfaktoren oder der Erregervermehrung) und daher auch als **virulenzassoziierte Faktoren** beschrieben werden. Virulenzfaktoren lassen sich außerdem als **offensive** oder **defensive** Faktoren charakterisieren, je nachdem, ob es sich um offensive Wirkungen handelt (z. B. bei Invasinen) oder um Schutzwirkungen vor der Wirtsabwehr (z. B. Kapsel als Phagozytoseschutz).

Grundsätzlich verläuft eine Infektion pathogenetisch gesehen in verschiedenen **Phasen** (Abb. 4.1). Die initiale Phase ist in der Regel die Haftung eines Erregers an einer Oberfläche, d. h. die **Adhärenz** (auch Adhäsion genannt) an Haut und Schleimhaut oder anderen Oberflächen wie der Extrazellulärmatrix. Die Adhärenz ist Voraussetzung für die Kolonisation einer Oberfläche. Darauf folgen die **Invasion**, die **Etablierung und Evasion** sowie die eigentliche **Schädigung** des Wirtes. Die folgenden Abschnitte beschreiben diese Phasen mit den daran beteiligten Faktoren und Mechanismen. **Weitere Details** zu Virulenzmechanismen einzelner Infektionserreger finden sich in den entsprechenden Abschnitten des Kapitels **„Spezielle Bakteriologie"**.

4.1 Adhärenz und Adhäsine

Adhärenz von Bakterien an Oberflächen (z. B. an Epithelzellen wie in **Abb. 4.2** gezeigt) ist Voraussetzung für die **Kolonisation** eines Wirtsorganismus. Insofern ist Adhärenz eine Eigenschaft pathogener wie apathogener Bakterien. Letztere müssen als Teil der **Mikrobiota**, z. B. im Dickdarm, ebenfalls an Zelloberflächen haften, um zu kolonisieren. Im Unterschied zu pathogenen Bakterien führen sie allerdings nicht zu einer Abwehrreaktion (sie werden toleriert) und sind nicht invasiv, können also die Haut- bzw. Schleimhautbarriere nicht überwinden. Die Mikroorganismen der Mikrobiota konkurrieren oft mit pathogenen Bakterien um Anheftungsstellen und Nährstoffe. Sie tragen dadurch erheblich zum Schutz des Wirtes vor Infektionserregern bei. Auch die Bildung toxischer Metabolite kann zu dieser competetive exclusion führen. Solche Effekte werden beim Einsatz von Probiotika genutzt.

Adhärenz wird von bakteriellen **Adhäsinen** vermittelt, die **Oberflächenstrukturen** des Wirtsorganismus erkennen und an diese binden. Diese Interaktion ist spezifisch, reversibel und kann in einigen Fällen durch Signaltransduktion auch zu weiteren Reaktionen der Bakterien- und/oder

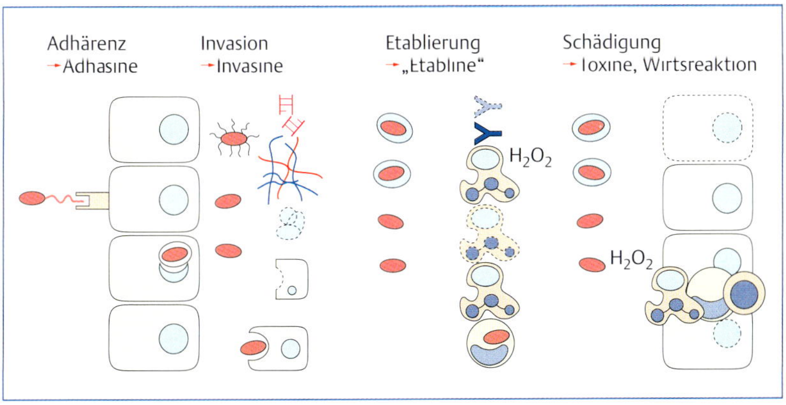

Abb. 4.1 Schematischer Ablauf einer Infektion in pathogenetisch typischen Phasen.

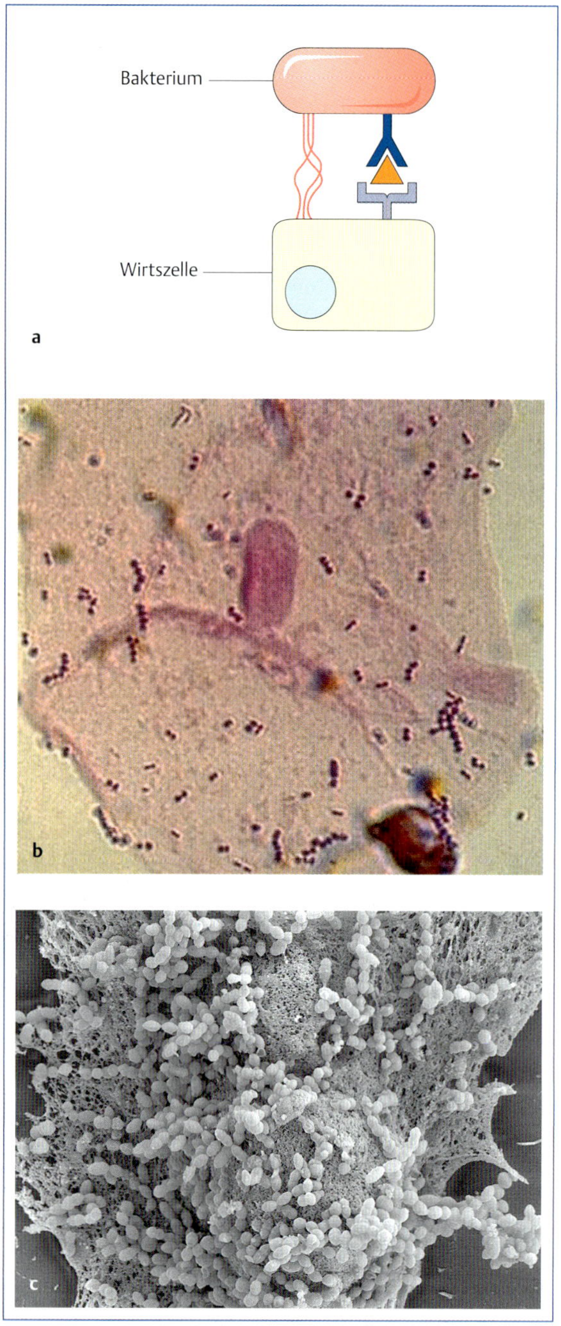

Abb. 4.2 Adhärenz von Bakterien an Wirtszellen;
a schematische Darstellung der Adhärenz von Bakterien durch direkte Bindung von Adhäsinen (z. B. Fimbrien) an Wirtszelloberflächen (links) oder über Vermittlung durch die Bindung an ein Wirtsmolekül, z. B. durch Bindung bakterieller „MSCRAMMs" an Fibronektin (rechts);
b Adhärenz von Streptokokken an Epithelzellen (Darstellung in der Hellfeldmikroskopie); [© Prof. Dr. M. Rohde]
c Darstellung von **b** in der Elektronenmikroskopie. [Prof. Dr. M. Rohde, Helmholtz-Zentrum für Infektionsforschung]

Wirtszelle führen. Ein Beispiel für solche Reaktionen ist die kontaktinduzierte Expression von Sekretionssystemen bei Bakterien oder die Reorganisation des Aktin-Zytoskeletts der Wirtszelle nach erfolgter Adhärenz. Prototyp einer solchen Interaktion ist die durch enteropathogene *Escherichia coli* (EPEC) verursachte Attachment-and-Effacement-Läsion (AE-Läsion).

Bakterielle Adhärenz kann durch Fimbrien- bzw. Pili-Adhäsine oder durch Oberflächenproteine wie Matrixproteine-bindende Proteine (sogenannte **MSCRAMMs**) vermittelt werden (**Abb. 4.2a**). Beide Typen von Adhäsinen kommen bei gramnegativen wie grampositiven Bakterien vor. Fimbrien-Adhäsine (S. 104) von *Enterobacteriaceae* sind am längsten bekannt und am besten beschrieben.

Fimbrien- und **Pili-Adhäsine** erkennen meist bestimmte Zuckerreste auf der Wirtszelloberfläche, d. h., es handelt sich um Lektine (Proteine, die Zucker binden). Die Bindung von Zuckerresten wurde zuerst als Fähigkeit zur Agglutination von Erythrozyten beobachtet. Viele Fimbrien lassen sich in mannosesensibel oder -resistent unterscheiden, je nachdem, ob sich deren Bindung durch Zugabe von Mannose hemmen lässt oder nicht. Es gibt eine Vielzahl verschiedener Fimbrien, die auch gleichzeitig von bestimmten Stämmen einer Spezies gebildet werden können. Ihre Benennung erfolgte nicht systematisch. So gibt es z. B. Typ-1- und Typ-4-Fimbrien oder Pap-Fimbrien (von **P**yelonephritis-**a**ssoziierte **P**ili). Die verschiedenen Typen unterscheiden sich nicht nur strukturell, sondern auch in ihrer Rezeptorspezifität. Dadurch bestimmen Fimbrien die **Wirtsspezifität** und den **Gewebetropismus** eines bakteriellen Erregers. *Escherichia-coli*-Stämme, die etwa F5-Fimbrien exprimieren, infizieren bevorzugt das Kalb, solche mit F4-Fimbrien bevorzugt Ferkel. Uropathogene *E. coli* tragen spezifische Pap-Fimbrien zur Anheftung an Epithelzellen des Urogenitaltraktes. Fimbrien sind als **F-Antigene** auch Grundlage der serologischen Einteilung von Erregern, z. B. *E. coli*, in Sero- oder Pathotypen (neben anderen Antigenen und Virulenzfaktoren). Der Nachweis erfolgte früher serologisch, heute meist durch PCR.

4.2 Invasion und Invasine

Ziel der Invasion ist das Erreichen bestimmter ökologischer Nischen im Wirt, in denen der Erreger sich optimal vermehren und weiter ausbreiten kann. Einige Erreger bleiben extrazellulär adhärent an Schleimhautoberflächen haften, sehr viele haben allerdings die Fähigkeit, in tieferes Gewebe einzudringen. Dies bietet den Vorteil, den vielseitigen Abwehrmechanismen auf Schleimhautoberflächen und der Konkurrenz der Mikrobiota zu entkommen.

Extrazelluläre Erreger dringen außerhalb von Zellen tiefer ins Gewebe ein, indem sie entweder beweglich sind und/oder Enzyme produzieren, die das Gewebe auflockern oder sogar zerstören (auch **Spreading-Faktoren** genannt). Solche Enzyme sind z. B.:

- Hyaluronidasen und Kollagenasen (greifen Bindegewebe an)
- DNAsen (setzen die DNA-bedingte Viskosität herab)
- fibrinolytische Enzyme (z. B. Streptokinase)
- Zytolysine (S. 129)

Eine weitere Möglichkeit ist die Invasion nach Lockerung von Zell-Zell-Verbindungen (tight junctions) durch die Immunreaktion des Wirtes.

Intrazelluläre Erreger haben dagegen die besondere Fähigkeit, in Zellen einzudringen und in diesen auch für eine gewisse Zeit zu persistieren bzw. sich sogar zu vermehren. Der Anpassungsgrad an das intrazelluläre Milieu ist unterschiedlich. So sind **obligat intrazelluläre** Erreger, z. B. Chlamydien, für ihre Vermehrung auf Zellen angewiesen und können daher auch nicht auf künstlichen Nährböden kultiviert werden. **Fakultativ intrazelluläre** Erreger, z. B. Salmonellen, können sich dagegen innerhalb und außerhalb von Zellen vermehren.

Invasion kann grundsätzlich in professionell oder nicht professionell phagozytierende Zellen erfolgen, wie z. B. Makrophagen bzw. Epithelzellen. Von der Art der Zielzelle hängt auch der intrazelluläre Invasionsmechanismus eines Erregers ab. Bei Phagozyten besteht die Herausforderung für einen Erreger weniger in der Aufnahme (diese erfolgt naturgemäß ohnehin) als vielmehr im Überleben (S. 126) in einer sehr Erreger-feindlichen Umgebung. Bei nicht phagozytierenden Zellen ist das Hauptproblem für einen Erreger dagegen seine Invasion in die Zellen, während das intrazelluläre Überleben weniger schwierig ist.

Die bakterielle Invasion erfolgt in der Regel nicht durch aktives Eindringen des Erregers, sondern durch Ausnutzung von Internalisierungsmechanismen der Zelle. Diese „ökonomische" Strategie basiert auf der Fähigkeit zur Auslösung wirtszelleigener Internalisierungsmechanismen durch Faktoren des Erregers, die auch als **Invasine** bezeichnet werden. Die Aufnahmemechanismen lassen sich in (mindestens) drei verschiedene Arten unterteilen, die als Zipper-like, Trigger-like und Caveoli-vermittelte Mechanismen bezeichnet werden. Die Mechanismen unterscheiden sich vor allem durch morphologische Veränderungen der Wirtszellmembran bei der Aufnahme und die Wege, die der Erreger in das Zellinnere nimmt. **Abb. 4.3** zeigt entsprechende elektronenmikroskopische Aufnahmen am Beispiel dreier Erreger.

Beim **Zipper-like-Mechanismus** kommt es zur schrittweisen Verknüpfung von oberflächenlokalisierten Invasinen der Bakterien mit Wirtszellrezeptoren bis zum kompletten Umschließen des Erregers durch die Membran (**Abb. 4.3 a**), ähnlich einem Reißverschluss (daher der Name). Das dabei gebildete Phagosom umschließt den Erreger relativ eng. Prototyp für diese Invasionsform ist *Yersinia pseudotuberculosis*. Eine vergleichbare Form der Aufnahme ist die antikörpervermittelte Phagozytose (S. 42).

Bei der **Trigger-like Aufnahme** werden die Invasine sezerniert oder in die Zelle injiziert (z. B. über Typ-III-Sekretionssysteme) und lösen dann durch Signaltransduktion in die Wirtszelle eine Aktin-vermittelte Internalisierung aus. Morphologisch werden Membranausstülpungen (mem-

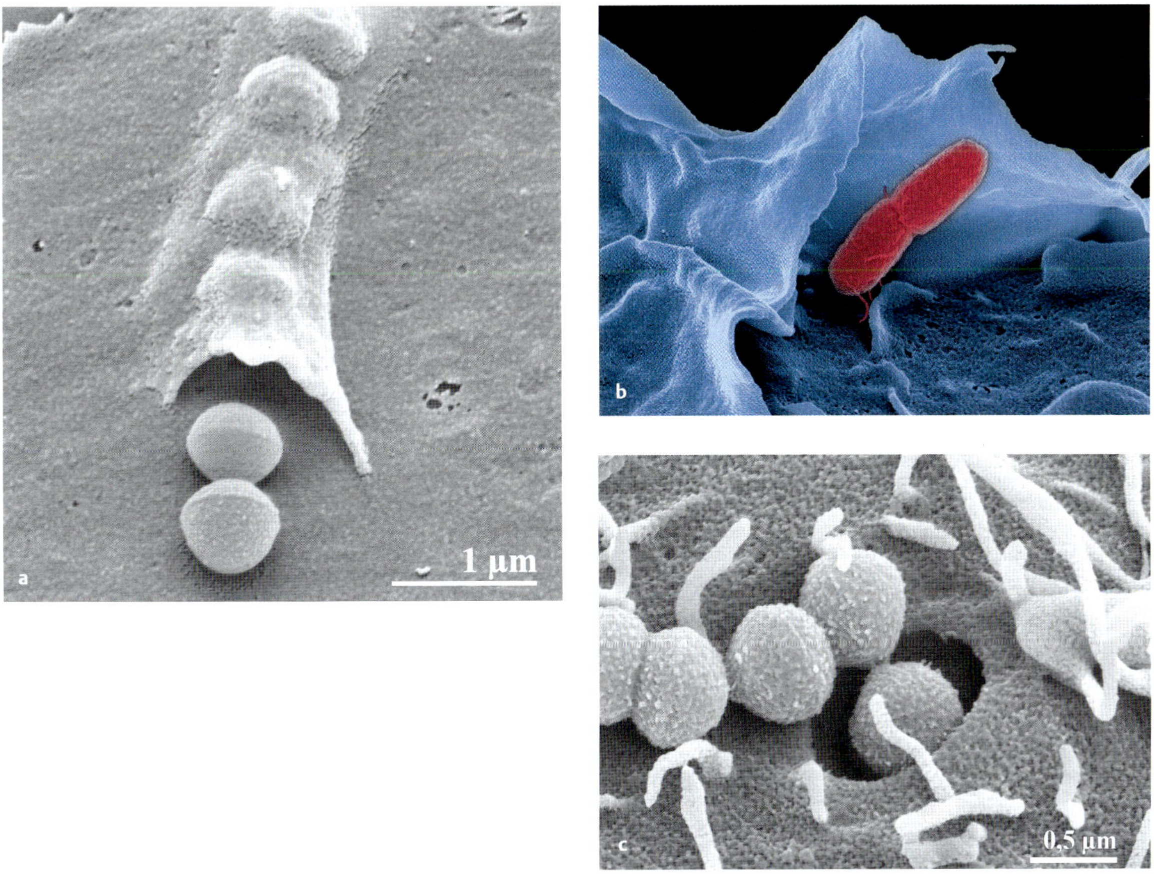

Abb. 4.3 Verschiedene Mechanismen zur Internalisierung; **a** elektronenmikroskopische Aufnahme der Internalisierung durch einen Zipper-like-Mechanismus am Beispiel von *Streptococcus pyogenes;* **b** elektronenmikroskopische Aufnahme der Internalisierung durch einen Trigger-like-Mechanismus am Beispiel von *Salmonella* Typhimurium; **c** elektronenmikroskopische Aufnahme der Internalisierung durch einen Caveoli-mediated-Mechanismus am Beispiel von *Streptococcus suis.* [Prof. Dr. M. Rohde, Helmholtz-Zentrum für Infektionsforschung]

brane ruffles) und Pseudopodien gebildet, die die Erreger umschließen (Abb. 4.3 **b**) und in das Zellinnere überführen. In den dabei gebildeten Phagosomen ist meist ein gewisser Abstand zwischen Erregeroberfläche und phagosomaler Membran zu sehen. Im Gegensatz zur Zipper-like-Aufnahme, bei der nur die jeweilige Invasin-exprimierende Erregerzelle aufgenommen wird (daher auch exclusive uptake genannt), werden hier alle Erreger aufgenommen, die sich in unmittelbarer Nachbarschaft zur Invasin-exprimierenden Zelle befinden (daher auch inclusive uptake genannt). Prototyp ist die intrazelluläre Invasion von Salmonellen.

Ein dritter Internalisierungsweg erfolgt **Caveoli-vermittelt** und beinhaltet die Bildung von Caveosomen. Dabei kommt es zu höhlenförmigen Einstülpungen der Zellmembran (Abb. 4.3 **c**) und Aufnahme der Erreger in Caveosomen. Der Erreger umgeht damit auch die Überführung in Phagosomen und die daraus gebildeten Erreger-feindlichen Phagolysosomen. Bekannt ist der Weg eher von der Aufnahme viraler Erreger. Bei Bakterien wurde er erst in jüngerer Zeit beschrieben, z. B. bei einigen Mykobakterien und Streptokokken.

4.3 Etablierung und Evasion

Voraussetzung für die Etablierung eines Erregers ist dessen Behauptung gegen die Wirtsabwehr. Hier spielen vor allem Umgehungsmechanismen (engl.: evasion) eine wichtige Rolle. Extrazelluäre Bakterien müssen sich vor extrazellulären Abwehrmechanismen wie dem Komplementsystem und der Phagozytose schützen, intrazelluläre vor allem vor den antibakteriellen Mechanismen im Phagolysosom. Für beide Arten von Erregern spielt zudem der Eisenstoffwechsel eine wichtige Rolle.

Es gibt eine Vielzahl von Strategien, wie Bakterien dem **Komplementsystem** und der **Phagozytose** entgehen. Weit verbreitet ist der Schutz durch Bildung einer **Kapsel**, die meist aus Polysacchariden, seltener auch aus Proteinen besteht (z. B. bei *Bacillus anthracis*). Eine Kapsel schützt den Erreger sowohl vor dem Komplementsystem als auch vor der Phagozytose (und anderen extrazellulären Abwehrmechanismen). Daher ist die Kapsel auch ein sehr bedeutender Virulenzfaktor. Beispiele sind hier Streptokokken oder Pasteurellen. Wird allerdings eine kapselspezifische Antikörperbildung im Wirt induziert, so verliert diese Schutzwirkung ihre Funktion. Eine vergleichbare mechanische Schutzfunktion hat die Bildung von Fibrinklumpen um die Erreger, die durch bakterielle **Koagulasen** erzeugt werden. Prototyp ist die Koagulase von *Staphylococcus aureus*.

Ein spezifischerer Evasionsmechanismus ist das sogenannte **molekulare Mimikry**. Damit wird die „Maskierung" eines Erregers mit Strukturen beschrieben, die entweder vom Wirt stammen oder Wirtsstrukturen sehr ähnlich sind. Hierzu zählt z. B. die **Bindung von Wirtsproteinen** wie Albumin, Kollagen oder Fibrinogen. Dadurch wird die Bakterienoberfläche nicht mehr als fremd erkannt und eine spezifische Immunreaktion vermieden. Manche Bakterien bilden Fc-Rezeptoren, die Immunglobuline über ihre Fc-Fragmente binden (nicht immunogene Bindung) und

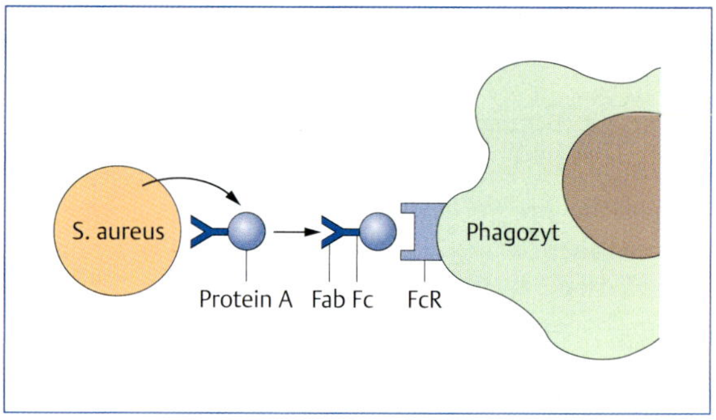

Abb. 4.4 Phagozytoseschutz durch nicht immunogene Bindung von Antikörpern (über Fab-Teil) am Beispiel von Protein A von *Staphylococcus aureus*.

dadurch sowohl ihre spezifische Erkennung durch Antikörper als auch die Fc-vermittelte Phagozytose umgehen. Prototyp ist das **Protein A** von *Staphylococcus aureus* (Abb. 4.4). Eine weitere Möglichkeit der Umgehung von Abwehrmechanismen bei extrazellulären Erregern ist die Bildung von Enzymen, die Komplementkomponenten oder Immunglobuline enzymatisch spalten und damit unwirksam machen. Beispiele sind **C5a-Peptidasen** und Immunglobulinspaltende Enzyme (**Ig-Peptidasen**) von Streptokokken.

Extra- wie intrazelluläre Bakterien sind fast alle auf eine ausreichende Zufuhr an **Eisen** angewiesen. Im Wirt liegt Eisen meist als Fe^{3+} an Proteine wie z. B. Transferrin oder Hämoglobin komplexiert vor; diese Komplexe können von Bakterien nicht aufgenommen werden. Der Wirtsorganismus schützt sich vor Pathogenen durch Restriktion des verfügbaren Eisens (und anderer essenzieller Metalle), eine Reaktion, die auch **nutritional immunity** genannt wird. Einige Bakterien bilden als Eisenaufnahmesystem daher **Siderophore**, kleine sezernierte Verbindungen mit hohen Affinitäten zu Fe^{3+}. Siderophore werden vermehrt bei Eisenmangel gebildet (eisenabhängige Regulation). Sie können Eisen aus Transport- oder Speicherproteinen herauslösen und binden dann an bakterielle Rezeptoren, die den Transport ins Zytoplasma vermitteln. Sie sind am besten bei *E. coli* untersucht. Es werden zwei Grundtypen von Siderophoren unterschieden: Catecholverbindungen und Hydroxamatverbindungen. Zu Ersteren zählt z. B. das Enterobactin von *E. coli*, zu Letzteren z. B. das Aerobactin von *E. coli*. Manche Erreger bilden selbst keine Siderophoren, können aber Siderophore anderer Bakterien binden und nutzen („Eisenparasitismus"). Eine weitere Möglichkeit der Eisenaufnahme ist die direkte **Bindung von Transferrin oder Lactoferrin** mittels spezifischer Rezeptoren. Solche Rezeptoren bilden z. B. einige *Pasteurellaceae* und Neisserien. Diese Rezeptoren werden ebenfalls nur bei Eisenmangel gebildet, sind spezifisch für das Transferrin oder Lactoferrin des jeweiligen Wirtes und tragen so zur Wirtsspezifität der Erreger bei. Tab. 4.1 zeigt eine Übersicht verschiedener Eisenaufnahmestrategien.

Die Eisenaufnahme ist auch für das Überleben von Bakterien in der Umwelt essenziell und könnte damit auch als indirekter Virulenzmechanismus eingeordnet werden, ebenso wie z. B. bestimmte Stoffwechselenzyme. Anderer-

Tab. 4.1 Eisenaufnahmestrategien von Bakterien.

Strategie	Beispiele
Abbau von Hämoglobin, Häm und Zellhäminen nach Hämolyse	*Staphylococcus aureus, Mannheimia haemolytica*
Bildung und Nutzung von Siderophoren	*Enterobacteriaceae*, Mykobakterien
Direkte Bindung von Lactoferrin oder Transferrin	*Pasteurellaceae*
Reduktion von Fe^{3+} und Aufnahme von Fe^{2+}	Streptokokken

seits spielt Eisen als Signal für die wirtsabhängige Expression verschiedener Virulenzfaktoren eine Rolle. Letzteres zeigt sich z. B. bei der Regulation des Shigatoxins, bei der Eisen als Co-Faktor die **Fur**-abhängige Regulation steuert (Fur steht für **f**erric **u**ptake **r**egulator). Eine Aufregulation erfolgt bei niedrigen Konzentrationen von verfügbarem Eisen (wie sie auf der Schleimhautoberfläche bestehen), eine Abregulation bei hohen Konzentrationen.

Eine weitere Strategie der Evasion ist die **Immunmodulation** (S. 133) oder **-suppression**. Dabei wird die Immunantwort so moduliert, dass sie uneffektiv oder fehlgesteuert ist, z. B. durch antigenunspezifische Proliferation und Bildung irrelevanter Antikörper oder T-Zellen. Prototyp eines solchen bakteriellen **Modulins** ist das LPS (S. 133) gramnegativer Bakterien.

Ein zuerst bei Parasiten entdeckter Evasionsmechanismus von Infektionserregern ist die Phasen- und Antigenvariation. **Antigenvariation** gibt es, neben Parasiten und Bakterien, auch bei Viren (S. 403). Prinzip ist die Bildung variabler antigener Strukturen, die meistens an der Oberfläche lokalisiert sind und spezifische Antikörperantworten im Wirt induzieren. Die Variation führt zu einer veränderten Antigenstruktur und damit zu einer **„Irreführung" des Immunsystems**. Die primär induzierte Antikörperantwort ist unwirksam, sobald sich die entsprechenden Antigene verändert haben und somit nicht mehr erkannt werden. Es kommt zu einem „Wettlauf" zwischen Variation der Oberflächenantigene eines Erregers und den Anpassungen der antikörpervermittelten Immunantwort – ein Vorgang, der die **Co-Evolution** von Erreger und Wirt widerspiegelt. Neben der Antigenität können solche Variationen auch andere Eigenschaften des Erregers beeinflussen, z. B. die Adhärenzeigenschaften oder die Empfänglichkeit gegenüber Phagen.

Als **Phasenvariation** bezeichnet man die Variation zwischen An- und Abwesenheit eines Antigens, also das „An- und Abschalten" eines Phänotyps, während Antigenvariation die Variation eines Antigens zwischen verschiedenen Ausprägungen beschreibt. Deren Anzahl kann nur zwei betragen, aber auch extrem hoch sein (z. B. über 10^6 bei den Pili-Antigenen von *Neisseria gonorrhoeae*).

Phasen- und Antigenvariation sind abzugrenzen von Variationen des Phänotyps durch Regulation und Mutation. Regulation ist die adaptive Antwort auf eine veränderte Umgebungsbedingung, Antigenvariation ist eine **präadaptive Veränderung** einer Population. Die Häufigkeit der Veränderung ist mit ca. 10^{-3} deutlich höher als die von Mutationen (10^{-4}–10^{-8}).

Antigenvariation beruht auf spezifischen **genetischen Programmen**, die immer spezifische Genloci betreffen. Im Ergebnis bedeutet dies, dass eine sich vermehrende Population immer einen bestimmten Anteil phänotypischer Varianten bildet, die unter bestimmten Umständen einen Selektionsvorteil gegenüber den restlichen Zellen der Population haben. Dadurch wird die Überlebenschance der gesamten Population erhöht.

Die genetischen Grundlagen sind in der Regel:

- ortsspezifische Rekombinationen
- Insertionen bzw. Deletionen von Nukleotiden
- homologe Rekombinationen

Ortsspezifische Inversion des promotortragenden DNA-Fragmentes ist z. B. der genetische Mechanismus der Phasenvariation der Typ-1-Fimbrien bei *E. coli* und der **Antigenvariation der Flagellen** bei **Salmonellen** (Wechsel zwischen Phase-1- und Phase-2-Flagellen bzw. H-Antigenen; **Abb. 4.5**). In beiden Fällen spielt ein invertierbares Element

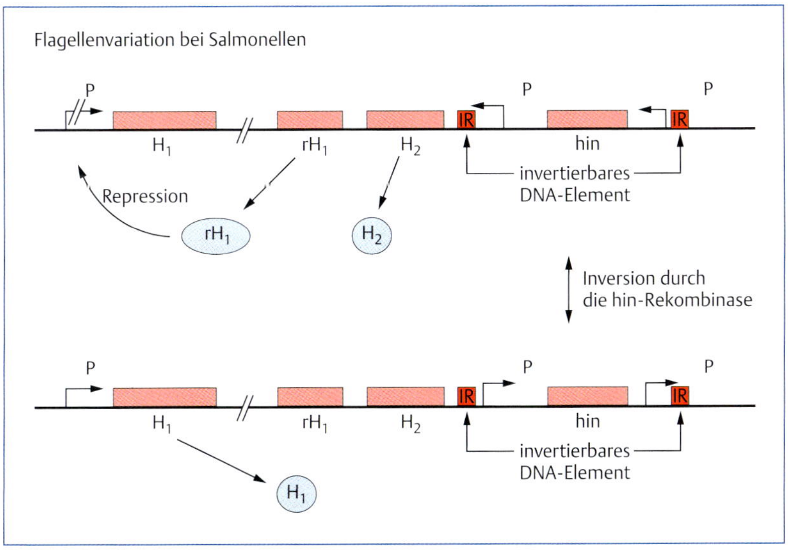

Abb. 4.5 Antigenvariation am Beispiel des Wechsels zwischen Phase-1- und Phase-2-Flagellen (H1 bzw. H2) bei Salmonellen. Der obere Teil der Abbildung zeigt Phase H2 (Expression des H1-Gens und des H2-Genrepressors); der untere Teil zeigt Phase H1 (keine Expression des H2-Gens und des H2-Genrepressors).

Virulenz

mit flankierenden inverted repeats (IR) die zentrale Rolle. Dieses Element sitzt im Promotor entsprechender Strukturgene oder Repressoren. Es kann je nach Orientierung die Transkription des von diesem Promotor gesteuerten Gens an- und abschalten (Phasenvariation) oder zwei verschiedene Gene wechselseitig „anschalten". Die Rekombination des Elements wird durch Rekombinasen vermittelt, deren Aktivität an die Replikation gekoppelt und (weitgehend) unabhängig von den Umgebungsbedingungen ist.

Eine zweite genetische Grundlage der Antigenvariation ist die Inversion oder Deletion von Nukleotiden, entweder in der kodierenden Region oder im regulatorischen Bereich eines Gens. Sie betrifft oft Regionen mit langen Abfolgen desselben Nukleotids oder repetetiver Sequenzen. Dadurch entstehen Fehler bei der Replikation (sogenanntes slipped strand mispairing) und Änderungen der Nukleotide (Inversion oder Deletion). Diese Änderung kann sich auf die Expression eines Gens auswirken, entweder auf der Ebene der Transkription (Änderung des Promotors) oder der Translation (Änderung des Leserahmens). Beispiele sind die Phasenvariationen der **Fimbrien** von ***Bordetella pertussis*** und ***Neisseria gonorrhoeae***.

Eine besonders weit entwickelte Form der Antigenvariation wird durch allgemeine homologe Rekombination verursacht. Prinzip ist der Wechsel zwischen Genen, die in einem Expressionslocus mit Promotor liegen, und „stillen" Allelen dieses Gens. Die „stillen" Gene (silent genes) tragen konservierte Bereiche für die homologe Rekombination und variable Bereiche für die Variation. Je nach Anzahl der Allele und ihrem Aufbau können unterschiedlich viele Varianten auftreten. Im Fall der **Typ-4-Fimbrien** von ***N. gonorrhoeae*** kann es zu einer extrem hohen Variabilität kommen, da nicht nur ca. 17 Allele auftreten, sondern diese auch noch mosaikartig aufgebaut sind (Genkassetten). Dadurch erhöht sich die Variationsmöglichkeit auf über 10^6. Außerdem kann bei diesen Erregern ein Austausch nicht nur intragenomisch, sondern auch intergenomisch erfolgen.

Ein zweites Beispiel ist der Serotypwechsel durch Intra- und Interplasmidrekombination bei ***Borrelia hermsii***.

Eine genetische Rekombination kann auch innerhalb eines Gens (also nicht zwischen verschiedenen Genen) stattfinden, wie z.B. bei den emm-Genen von *Streptococcus pyogenes* oder den **vsp/vlp-Genen von Mykoplasmen**. In beiden Fällen handelt es sich um sogenannte Mosaikgene bzw. -proteine mit langen repetetiven Abschnitten (repeats). Durch Rekombinationen zwischen diesen repeats kann es zu Deletionen oder Duplikationen kommen, die sich schließlich auf die Größe und Antigenstruktur der Proteine auswirken.

Im Gegensatz zu extrazellulären sind **intrazelluläre Erreger** weitgehend vor Antikörpern und Komplementkomponenten geschützt. Sie müssen dafür Schutzmechanismen gegen eine Vielzahl anderer Effektoren besitzen, die im Phagolysosom aktiv sind. Dieses Kompartiment wird im Rahmen der Biogenese von Endosomen in der Zelle gebildet. Es ist ein spezifisch für die Inaktivierung und „Entsorgung" von Partikeln bestimmer Größe (ab ca. 1 µm) ausgestattes Endosom, das sich nach der Phagozytose eines Erregers bildet. Der Vorgang der Bildung eines Phagosoms und der weiteren Reifung zum Phagolysosom ist ein dynamischer Prozess, der u. a. mit einer Ansäuerung und Anreicherung spezifischer Komponenten einhergeht. Erst im

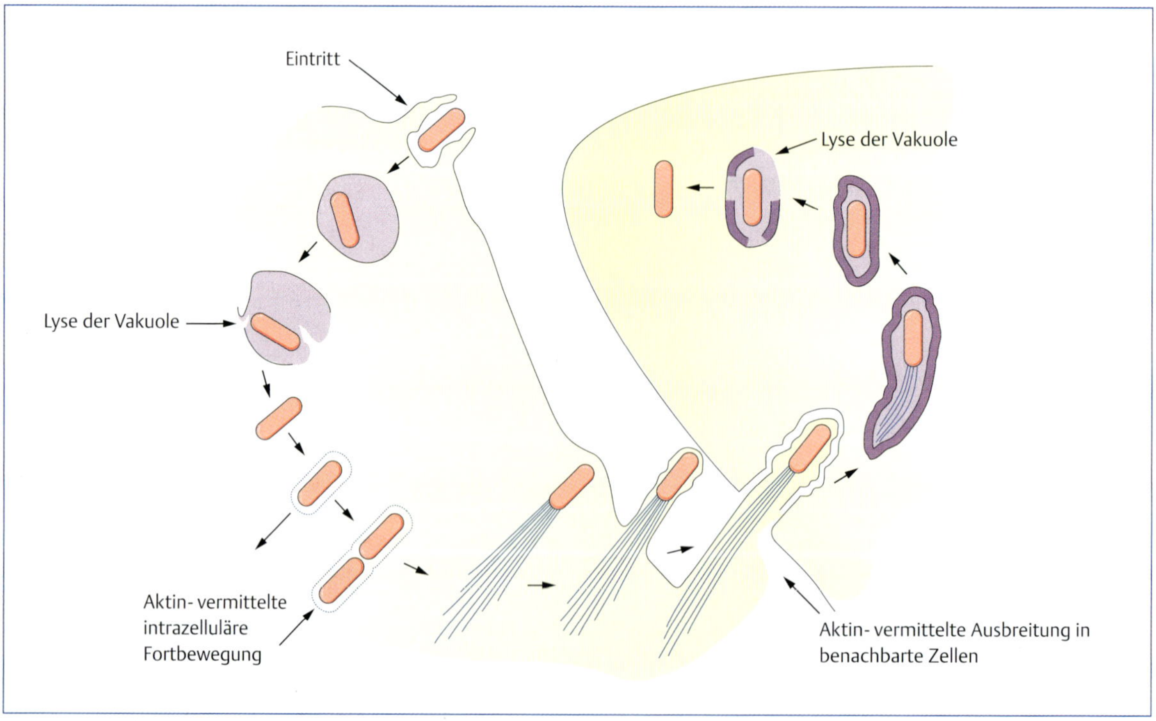

Abb. 4.6 Schematische Darstellung der intrazellulären Überlebensmechanismen von *Listeria monocytogenes* mit „Flucht" aus der Vakuole und Aktin-vermittelter Fortbewegung in der Zelle und von Zelle zu Zelle. [mod. nach Tilney und Portnoy, 1989]

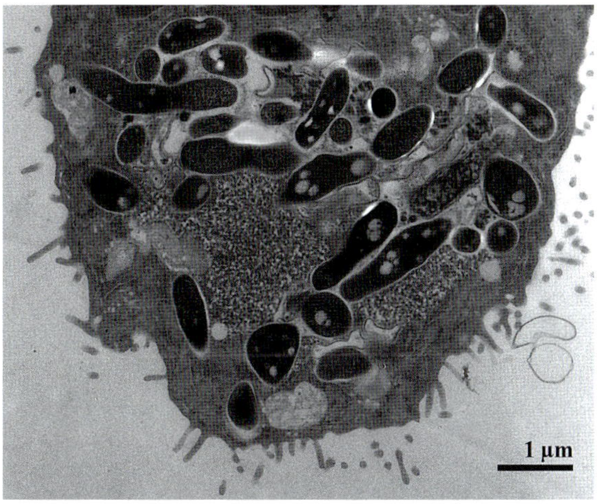

Abb. 4.7 Elektronenmikroskopische Aufnahme intrazellulärer Mykobakterien in Makrophagen am Beispiel von *Mycobacterium avium* subsp. *paratuberculosis*. [Prof. Dr. M. Rohde, Helmholtz-Zentrum für Infektionsforschung]

Phagolysosom (S. 42) kommt es zur Aktivierung antibakterieller Enzyme und zur Bildung von Sauerstoff- wie Stickstoffintermediaten, die, zusammen mit der Absenkung des pH-Wertes, zur Inaktivierung phagozytierter Erreger führen.

Intrazelluläre Erreger nutzen oft mehrere Strategien als Schutz gegen diese Mechanismen. Eine davon ist die **„Flucht" ins Zytoplasma** aus dem Phagolysosom. Prototyp ist *Listeria monocytogenes*, ein Erreger, der durch die Bildung von membranschädigenden Toxinen (Listeriolysin, Phospholipasen) aus dem Phagolysosom entkommt und sich dann durch Rekrutierung des Aktinzytoskeletts innerhalb der Zelle sowie von Zelle zu Zelle fortbewegt (**Abb. 4.6**). Andere intrazelluläre Erreger, wie z. B. Mykobakterien oder *Rhodococcus equi*, **verhindern** die **Phagosom-Lysosom-Fusion** und damit die vollständige Reifung des Phagosoms zum Phagolysosom. In **Abb. 4.7** ist eine elektronenmikroskopische Aufnahme intrazellulärer Mykobakterien gezeigt. Wieder andere Erreger, wie z. B. Coxiellen, überleben in **reifen Phagolysosomen**. Gemeinsam ist allen Erregern, dass sie sich sehr gut an das intrazelluläre Milieu angepasst haben. **Tab. 4.2** zeigt eine Übersicht verschiedener intrazellulärer Überlebensstrategien mit Erregerbeispielen.

Tab. 4.2 Überlebensstrategien intrazellulärer Erreger.

Strategie	Beispiele
„Flucht" ins Zytoplasma	*Listeria monocytogenes*, Rickettsien
Überleben im isolierten Phagosom	*Bartonella*, *Legionella*
Verhinderung der Phagosom-Lysosom-Fusion	Mykobakterien, Chlamydien, *Rhodococcus equi*
Überleben im reifen Phagolysosom	*Coxiella burnetii*

Bei den **obligat intrazellulären Erregern**, zu denen Chlamydien und Rickettsien gehören, geht die Anpassung sogar so weit, dass sie sich nur innerhalb von Zellen vermehren können. Chlamydien haben spezifische Replikationszyklen entwickelt. Es gibt eine infektiöse und eine vegetative Form außerhalb bzw. innerhalb der Zelle, die sogenannten Elementar- bzw. Retikularkörperchen (S. 325).

4.4 Bakterielle Toxine

Die Schädigung des Wirtes durch bakterielle Erreger wird entweder direkt durch den Erreger und dessen Virulenzfaktoren hervorgerufen oder indirekt durch die ausgelöste Entzündungs- bzw. Abwehrreaktion.

MERKE !

Bakterielle Toxine sind direkt schädigende Virulenzfaktoren. Von allen bekannten Giften in der Natur besitzen sie die höchste Toxizität.

So hat z. B. das Neurotoxin von *Clostridium botulinum* (Botulinustoxin) eine Toxizität von 0,000 001 mg/kg Körpergewicht (zum Vergleich: Curare hat eine Toxizität von 0,5 mg/kg).

Bakterielle Toxine sind **Proteine**, die in der Regel (es gibt Ausnahmen) aktiv abgegeben werden, sehr spezifische Wirkungen haben und neutralisierende Antikörper im Wirt induzieren können. Daher werden sie manchmal auch als **Exotoxine** bezeichnet. Die meisten dieser Toxine werden durch hohe Temperaturen inaktiviert; einige kleinere Peptidtoxine sind jedoch sehr hitzestabil. Von bakteriellen Toxinen (im engeren Sinne) unterschieden werden die **Endotoxine**. Die Endotoxinaktivität wird durch die Lipopolysaccharide (LPS) im äußeren Blatt der äußeren Membran gramnegativer Bakterien gebildet. Der eigentlich toxische Bestandteil des LPS-Moleküls ist das Lipid A; Endotoxin ist Lipid A plus Kernpolysaccharid. Endotoxine werden vor allem nach Lyse der Bakterien freigesetzt (da sie ein Strukturbestandteil der Zelle sind) und wirken dann indirekt über eine Aktivierung verschiedener Wirtszellen (vor allem Makrophagen und Endothelzellen) und Enzymsysteme (Komplement- und Gerinnungssystem). Sie bewirken eine Freisetzung von Zytokinen (vor allem Tumornekrosefaktor alpha, Interleukin-1) und weiteren Mediatoren (z. B. Pyrogene). Im schlimmsten Fall kann die Freisetzung von Endotoxin zum sogenannten septischen Schock führen.

Bakterielle Toxine (nicht Endotoxine) können anhand ihrer Wirkungsmechanismen in drei Hauptgruppen eingeteilt werden:

- membranschädigende Toxine
- intrazelluläre Toxine
- Neurotoxine

Eine Untergruppe sind die **Enterotoxine**, die im Darmtrakt freigesetzt werden und dort ihre Wirkungen entfalten. Daneben gibt es weitere Toxine mit komplexen Wirkungen, z. B. die Toxine von *Bacillus anthracis*. Im weiteren Sinne auch als Toxine werden Effektormoleküle genannt, die ak-

Tab. 4.3 Einteilung bakterieller Toxine mit Beispielen.

Toxintyp	Beispiele
membranschädigende Toxine	▪ cholesterolabhängige Zytolysine (z. B. Hämolysine verschiedener Streptokokken) ▪ RTX-Toxine (z. B. Apx-Toxine von *Actinobacillus pleuropneumoniae* oder alpha-Hämolysin von *Escherichia coli*) ▪ Phospholipasen (z. B. von Listerien oder Clostridien)
intrazelluläre Toxine	▪ ADP-Ribosyltransferasen (z. B. Choleratoxin und Enterotoxine von *Escherichia coli*) ▪ Glykosidasen (z. B. Shigatoxine von *Shigella dysenteriae* oder Shigatoxin-bildenden *Escherichia coli*) ▪ Metalloendopeptidasen (z. B. Tetanustoxin oder Botulinumtoxin)
verschiedene weitere Toxintypen	▪ z. B. von *Bacillus anthracis*, *Pasteurella multocida*
durch Sekretionssysteme „injizierte" Effektormoleküle	▪ durch Typ-III-Sekretionssystem eingeschleuste Tyrosin-Phosphatasen (z. B. von Salmonellen oder Yersinien)

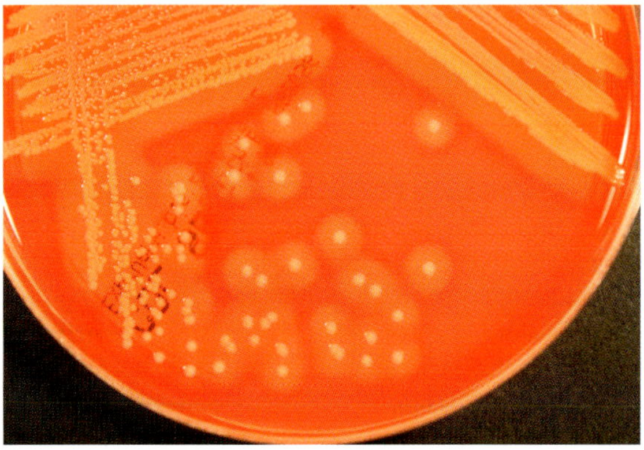

Abb. 4.8 Hämolyse auf Blutagar ausgelöst durch Hämolysine von *Staphylococcus aureus*.

tiv durch **bakterielle Sekretionssysteme** in Wirtszellen „injiziert" werden. Tab. 4.3 zeigt eine Übersicht mit Beispielen von Toxintypen.

Die biologische Aktivität **membranschädigender Toxine** betrifft die Zytoplasma-Membran oder Membranen intrazellulärer Kompartimente (Phagosom). Sie führt zu einem Zusammenbruch des Membranpotenzials und verursacht damit eine Blockade des Stoffwechsels und Zelllyse. Zum ersten Mal beobachtet wurden solche Wirkungen bei der Kultivierung von Bakterien auf bluthaltigen Nährböden. Die Lyse der Erythrozyten führt zum Aufklaren des Nährbodens und zum Austritt des Hämoglobins (Abb. 4.8). Dieser Phänotyp wird als **Hämolyse** bezeichnet, die Toxine werden **Hämolysine** genannt. Bei Streptokokken wird außerdem zwischen verschiedenen Hämolyseformen unterschieden, je nach Abbau des Hämoglobins. Viele Hämolysine lysieren auch andere Zelltypen und werden dann allgemeiner als **Zytolysine** bezeichnet.

Die Schädigung von Membranen kann enzymatisch oder physikalisch hervorgerufen werden. Ersteres beruht meist auf Phospholipasen, manchmal auch auf Proteasen. Beispiele sind die Phospholipasen von *Clostridium perfringens* und *Listeria monocytogenes*. Eine physikalische Lyse ist die Porenbildung. Hier kommt es zunächst zur Bindung von Toxinmonomeren an die Membran, dann zu Oligomerisierung und schließlich zur Bildung einer wasserlöslichen Pore durch Integration des Oligomers in die Membran. Die Pore kann bis zu 30 nm im Durchmesser sein.

Bei grampositiven Bakterien gibt es eine Gruppe strukturell eng verwandter porenbildender Toxine, die als **cholesterolabhängige Zytolysine** bezeichnet werden. Hierzu zählen z. B. das Perfringolysin von *Clostridium perfringens* und das Suilysin von *Streptococcus suis*.

Auch bei gramnegativen Bakterien gibt es eine große Toxinfamilie, die sogenannten **RTX-Toxine**. RTX steht für **r**epeats in **tox**in, das sind repetitive Bereiche (9 Aminosäuren große Tandemrepeats) im Toxinmolekül. Die meisten RTX-Toxine sind ebenfalls Porenbildner. Gemeinsam ist, dass die Porenbildung kalziumabhängig ist (essenziell für den Einbau in die Membran) und dass sie eine typische genetische Organisation zeigen. Sie bestehen aus einem Strukturgen (A), einem Aktivatorgen (C) und Genen für die Sekretion des Toxins (B, D). Prototyp eines RTX-Toxins ist das alpha-Hämolysin von *Escherichia coli*. Sie werden u. a. auch von *Actinobacillus pleuropneumoniae* gebildet (dort heißen sie Apx-Toxine).

Die zweite große Gruppe von Toxinen sind die **intrazellulären Toxine**, die ihre biologische Aktivität erst nach Aufnahme in die Wirtszelle entfalten. Gemeinsam ist diesen Toxinen, dass sie einen AB-Aufbau zeigen (**A**ktive- und **B**indungsdomäne). Daher werden sie auch als **AB-Toxine** bezeichnet. Die A-Untereinheit des Toxins ist der katalytisch aktive Anteil, die B-Untereinheit bindet an Rezeptoren der Wirtszelle und bestimmt damit die Zellspezifität des Toxins. Die beiden Domänen können durch den N- bzw. C-Terminus eines Proteins innerhalb eines Moleküls gebildet werden (z. B. Diphtherie-Toxin), strukturelle Untereinheiten eines Proteins sein (z. B. Choleratoxin) oder auch als zwei nicht assoziierte Proteine auftreten (z. B. C2-Toxin von *Clostridium botulinum*). Prototyp eines AB-Toxins ist das Enterotoxin von *Vibrio cholerae*. Es besteht aus fünf identischen B-Untereinheiten, die ringförmig um die A-Untereinheit angeordnet sind. Sehr ähnlich aufgebaut sind die **Enterotoxine** von *Escherichia coli* und das Shigatoxin (Stx, auch Verotoxin genannt) von *Shigella dysenteriae* bzw. von Shigatoxin-bildenden *Escherichia coli* (STEC). Die Aufnahme von AB-Toxinen erfolgt durch Endozytose. Bei einigen Toxinen wird das komplette Toxin aufgenommen, bei anderen nur die A-Untereinheit. Nach der Translokation der A-Untereinheit ins Zytosol wird diese durch reduktive Spaltung aktiviert.

Sehr viele intrazelluläre Toxine führen zu einer **ADP-Ribosylierung** funktionell bedeutender Moleküle in der Wirtszelle. Die A-Untereinheit spaltet NAD in Nikotinamid und ADP-Ribose, die an das Zielprotein gebunden wird. Bei Enterotoxinen ist das Zielprotein das Gs-Protein der Adenylatzyklase. Dessen ADP-Ribosylierung führt zum Verlust seiner Inaktivierungsfunktion (Blockierung der GTPase-Aktivität) und dadurch zu einer Daueraktivierung der Adenylatzyklase und einer starken (bis 1000-fachen) Erhöhung des cAMP-Spiegels. Folge ist ein massiver Verlust von Chloridionen aus der Zelle (**Abb. 4.9**). Der dadurch ausgelöste Verlust an Wasser führt z. B. im Falle von Enterozyten zu einer sekretorischen Diarrhö. Andere ADP-ribolysierte Zielproteine sind der Elongationsfaktor 2 (z. B. durch Diphterietoxin) oder Aktin-regulierende Rho-Proteine (z. B. durch C3-Toxin von *Clostridium botulinum*). In diesen Fällen kommt es zur Proteinsynthesehemmung und zum Zelltod bzw. zur Blockierung der Aktin-Polymerisierung und zum Zerfall des Zytoskeletts.

Zu weiteren Mechanismen intrazellulärer Toxine zählen die **Glykosylierung** von Zielproteinen (z. B. Toxin A von *Clostridium difficile*) und die **N-Glykosidase-Spaltung** von rRNA (z. B. Abspaltung von Adeninen aus der 28S-RNA und Hemmung der Proteinsynthesehemmung durch Shigatoxine).

Eine besondere Gruppe intrazellulärer Toxine bilden die **Neurotoxine**. Hierzu zählen die klassischen Neurotoxine von ***Clostridium tetani*** (Tetanospasmin) und ***Clostridium botulinum*** (Botulinustoxin). Die Wirkungsweise beider Toxine ist im Prinzip identisch. Sie sind **Metalloendopeptidasen** und spalten Proteine, die an der Fusion transmitterhaltiger Vesikel mit der synaptischen Membran beteiligt sind (Synaptobrevin-2). Die unterschiedliche Folge der Toxinwirkung (starre Lähmung bei Tetanus, schlaffe Lähmung bei Botulismus) beruht auf der unterschiedlichen Lokalisation der Toxine im Wirt.

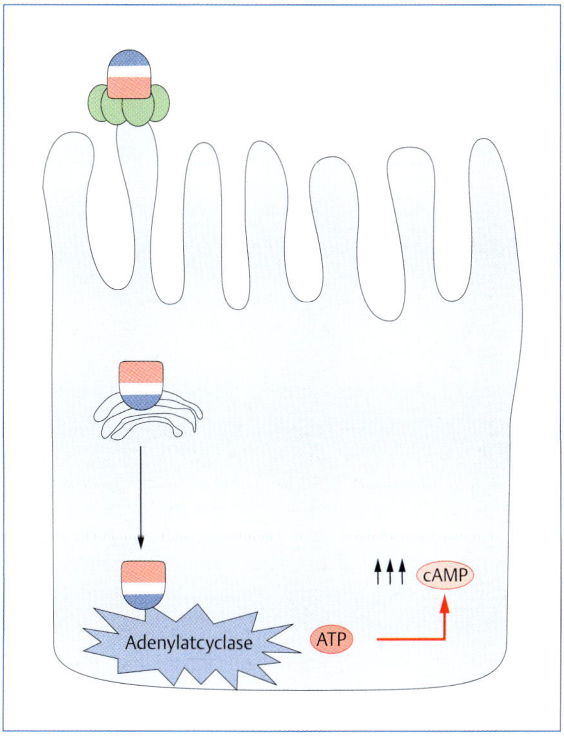

Abb. 4.9 Wirkungsmechanismus intrazellulärer Toxine am Beispiel des hitzelabilen Enterotoxins (LT) von *Escherichia coli*. Das Toxin besteht aus einer A-Untereinheit (blau-weiß-rot gestreift) und fünf ringförmig angeordneten B-Untereinheiten (grün).

Tetanus ist eine typische Wundinfektion mit lokaler Vermehrung der Bakterien und Bildung des Toxins am Eintrittsort. Das Tetanustoxin wird dann nach Bindung an Gangliosidrezeptoren neuraler Zellen retrograd-axonal transportiert und gelangt an periphere Nervenendigungen. Dort kommt es zur Freisetzung des Toxins an postsynaptischen Dendriten und zur Diffusion zu den präsynaptischen Neuronen. In diesen Neuronen bewirkt es eine Hemmung der Freisetzung inhibitorischer Transmitter (Gamma-Aminobuttersäure, Glyzin). Dadurch wird eine dauerhafte Reizung und spastische Lähmung der betroffenen Muskulatur hervorgerufen.

Botulismus ist dagegen in der Regel eine orale Intoxikation (Vermehrung der Bakterien und Toxinbildung außerhalb des Wirtes). Das Toxin wirkt nach Resorption im Darm an der neuromuskulären Endplatte. Es hemmt die Freisetzung aktivierender Transmitter (Acetylcholin) an peripheren cholinergen Synapsen und führt damit zur schlaffen Lähmung. Die Wirkungsweisen beider Neurotoxine sind in **Abb. 4.10** vergleichend gegenübergestellt.

Neben den beschriebenen Hauptklassen von Toxinen gibt es **weitere Toxintypen** wie z. B. Toxine von ***Bacillus anthracis*** oder von ***Pasteurella multocida***. Eine besondere Gruppe von Toxinen repräsentieren Effektormoleküle, die aktiv von den Bakterien in die Wirtszelle injiziert werden. Dafür bilden die Erreger ein meist durch Kontakt induziertes **Sekretionssystem**, das Effektorproteine nicht in den Extrazellulärraum abgibt (wie viele Sekretionssysteme), sondern direkt in die Wirtszelle injiziert. Daher werden solche Systeme auch als „molekulare Injektionsnadel" („molecular syringe") bezeichnet. Das am besten untersuchte System ist das **Typ-III-Sekretionssystem**, das z. B. von Salmonellen gebildet wird. Die Effektorproteine wirken oft als Enzyme, die intrazelluläre Zielmoleküle und Signalwege modifizieren. Beispiele sind ADP-Ribosyltransferasen (*Pseudomonas aeruginosa*) oder Tyrosin-Phosphatasen (Salmonellen, Yersinien). Die Folgen können Invasion der Erreger in die Zelle oder Auslösung der Apoptose sein. Effektorproteine können auch zur Autophosphorylierung führen oder als bakterieller Rezeptor für die Adhärenz in Wirtszellmembranen eingebaut werden, wie der Intimin-Rezeptor Tir von enteropathogenen *Escherichia coli*. Die wichtigsten Sekretionssysteme sind in **Abb. 4.11** vergleichend gegenübergestellt.

Neben Toxinen, die Wirtszellen schädigen, produzieren einige Bakterien auch toxische Produkte, die andere Bakterien inaktivieren, also antibiotisch wirken. Hierzu zählen **Bacteriocine** und **Lantibiotika** wie das Colicin von *Escherichia coli* oder das Nisin von *Lactobacillus lactis*. Meist wirken diese Substanzen nur gegen eng verwandte Spezies

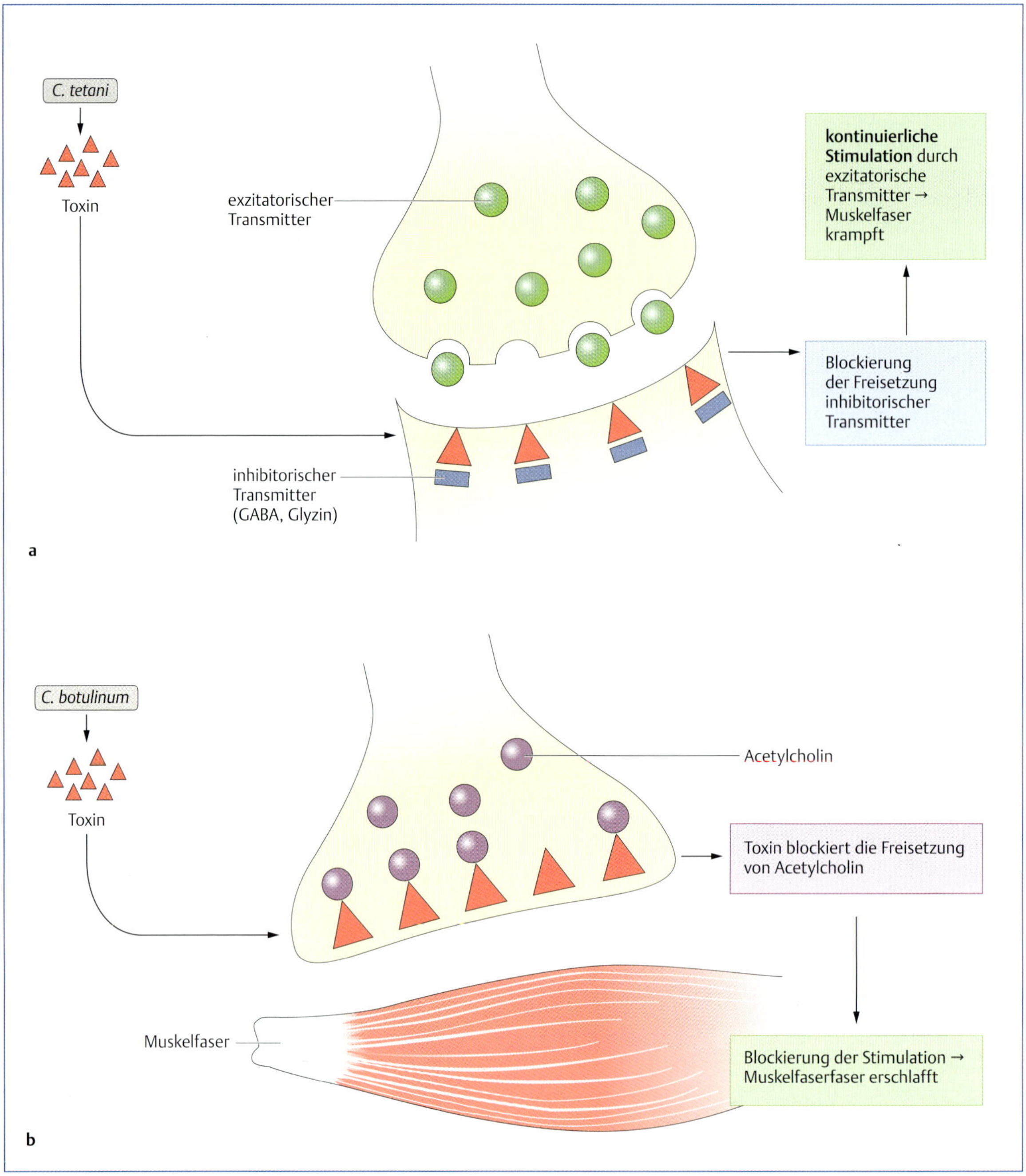

Abb. 4.10 Wirkungsmechanismen bakterieller Neurotoxine;
a Wirkungsmechanismus der Neurotoxine von *Clostridium tetani;*
b Wirkungsmechanismus der Neurotoxine von *Clostridium botulinum*.

und Arten. Die Toxinbildner haben damit einen Vorteil gegenüber ihren Nährstoffkonkurrenten (z. B. als Teil der Mikrobiota von Haut und Schleimhaut); sie schützen sich selbst durch Immunitätsproteine. Solche Substanzen werden auch als mögliche antimikrobielle Wirkstoffe geprüft bzw. bereits eingesetzt.

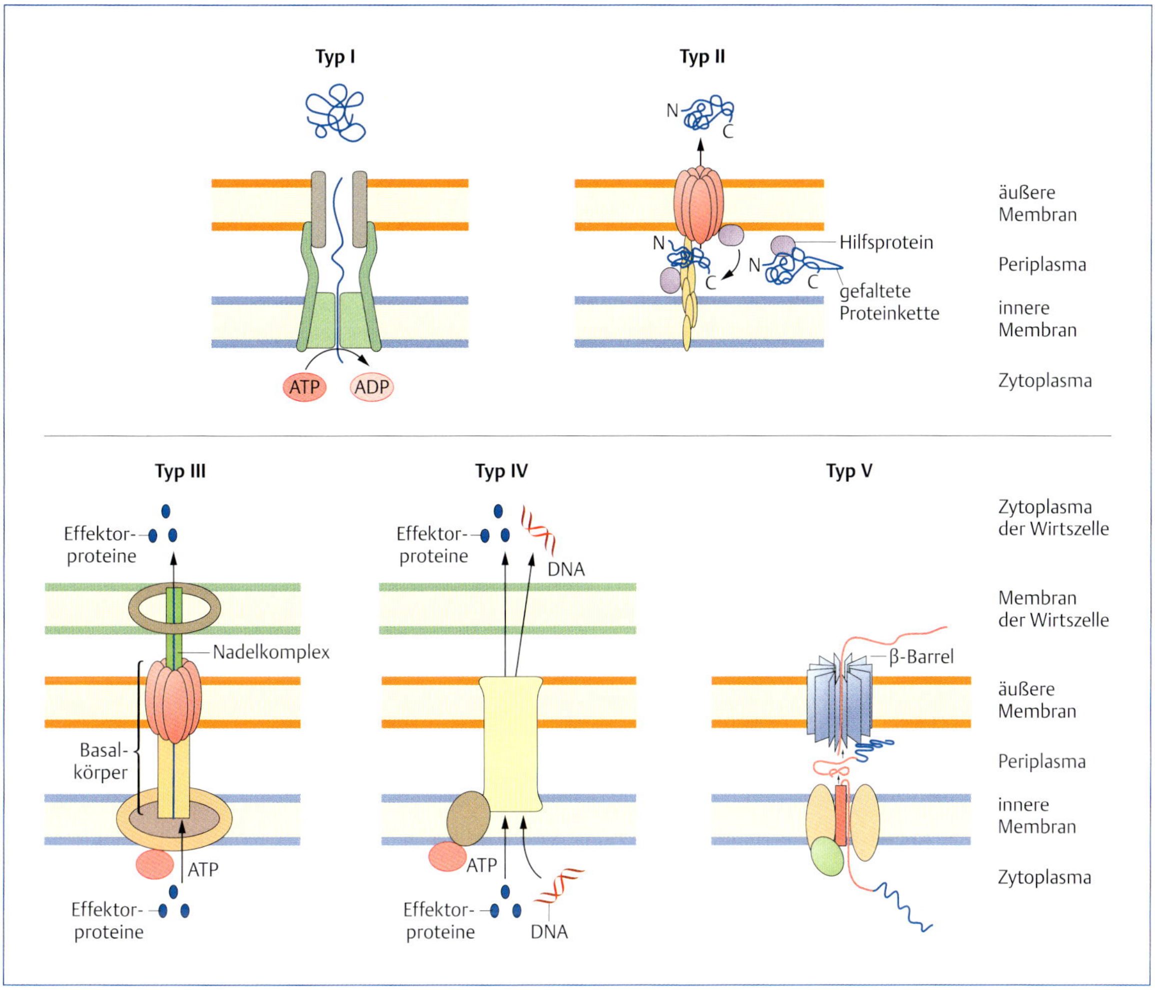

Abb. 4.11 Modellhafte Darstellung von Sekretionssystemen der Typen I–V. Eine Injektion von Effektorproteinen in Wirtszellen ist durch die Sekretionssysteme III und IV beschrieben.

4.5 Schädigung durch die Wirtsreaktion

Neben den direkt schädigenden Toxinen können pathogene Bakterien auch Substanzen bilden, die indirekt zu einer Schädigung als Folge der Induktion von Entzündungsreaktionen führen. Hierzu zählen die Aktivierung des **Komplementsystems** durch Zellwandbestandteile, die Induktion proinflammatorischer Zytokine über **Toll-like-Rezeptor** (TLR)-Liganden wie LPS, die indirekten Wirkungen auf das **Blutgerinnungssystem** nach Aktivierung von Granulozyten und Endothelzellen sowie die polyklonale Aktivierung von T-Zellen durch **Superantigene**.

Am besten untersucht ist der TLR-Ligand LPS, in diesem Zusammenhang auch als Endotoxin bezeichnet. LPS (S. 129) ist Hauptbestandteil der äußeren Membran gramnegativer Bakterien und wird entweder nach Lyse der Bakterien frei (daher die Bezeichnung „Endotoxin“) oder durch Abgabe von Membranvesikeln. Primär verantwortlich für die biologischen Wirkungen des Endotoxins ist dessen Bindung an Makrophagen (über CD14/TLR4) und folgende Aktivierung mit Bildung proinflammatorischer Zytokine, vor allem Tumornekrosefaktor alpha (TNF-alpha und IL-1). Endotoxin kann aber auch auf andere Zellen aktivierend wirken, z. B. Endothelzellen oder Thrombozyten. Die ausgelöste Entzündungsreaktion kann, abhängig von der Endotoxinmenge, positiv stimulierend auf die Abwehrreaktion einwirken oder pathologisch zu einer überschießenden Reaktion bis zum septischen Schock und Multiorganversagen führen. Prototyp einer hauptsächlich Endotoxin-vermittelten Erkrankung ist die durch *Escherichia coli* verursachte Sepsis (Colisepsis) beim Kalb oder Ferkel.

Auch grampositive Bakterien können einen septischen Schock auslösen, allerdings nicht durch LPS (das sie nicht besitzen). Ursachen sind hier Zellwandbestandteile und bestimmte Toxine, die als **Superantigene** wirken. Superantigene führen durch antigenunabhängige Vernetzung der Vβ-Kette des T-Zell-Rezeptors auf $CD4^+$-T-Zellen zu deren polyklonaler Aktivierung und damit zu einer stark überschießenden und pathologischen Bildung von Zytokinen. Dies kann, wie bei der Endotoxin-Sepsis, zu Schock führen. Prototyp einer durch Superantigene vermittelten Erkrankung ist das toxische Schocksyndrom, ausgelöst durch *Staphylococcus aureus* und dessen Enterotoxine.

Weitere Details zu den Grundlagen immunpathologischer Reaktionen finden sich im Kapitel Infektionsimmunologie (S. 55).

5 Antimikrobielle Wirkstoffe

Peter Valentin-Weigand

Die Entwicklung antimikrobiell wirksamer Substanzen beruht auf dem Konzept der **selektiven Toxizität**, d. h. der Eigenschaft einer Substanz, Mikroorganismen abzutöten oder zu schädigen, ohne den Wirtsorganismus zu beeinträchtigen. Grundsätzlich wird zwischen **Chemotherapeutika** (chemische Wirkstoffe) und **Antibiotika** (von Bakterien oder Pilzen produzierte biologische Wirkstoffe) unterschieden. Der wissenschaftliche Grundstein für die gezielte Chemotherapie wurde von Paul **Ehrlich** (1854–1915) gelegt, der eine große Zahl chemischer Farbstoffe mit spezifischer Affinität für Mikroorganismen testete, um selektiv toxische Substanzen zu identifizieren. Zusammen mit seinem Mitarbeiter Sahachiro **Hata** (1873 – 1938) schaffte er mit der Entdeckung des **Salvarsans** 1910 den Durchbruch für die erste gezielte Therapie von Infektionskrankheiten (Therapie der Syphilis).

Fünfzehn Jahre später gelang Gerhard **Domagk** (1895 – 1964) mit der Synthese von 2´4´-Diaminoazobenzol-N4-**Sulfonamid** (Prontosil) die Einführung von Azofarbstoffen als Wachstumsfaktoranaloga zur Behandlung eitriger Infektionen. Das erste Antibiotikum **Penicillin** wurde 1929 von Sir Alexander **Fleming** (1881 – 1955) entdeckt. Er beobachtete, dass eine Staphylokokkenkultur im Einflussbereich des Schimmelpilzes *Penicillium notatum* im Wachstum gehemmt war und schloss daraus, dass der Pilz antimikrobielle Substanzen produziert haben musste. Es dauerte allerdings weitere 10 Jahre bis zur großtechnischen Reinigung des Penicillins durch Howard Walter **Florey** (1898–1968) und seine Mitarbeiter **Chain** und **Abraham.** Zwei Jahre später wurde Penicillin in die Therapie eingeführt und erfolgreich gegen Infektionen mit grampositiven Erregern wie Streptokokken und Clostridien eingesetzt.

Fast gleichzeitig wurden antimikrobielle Substanzen auch gegen eine andere sehr wichtige Infektionskrankheit, die Tuberkulose, entdeckt. Gerhard **Domagk** beschrieb 1941 Sulfathiazol und 1952 Isoniazid, zwei antimykobakterielle Chemotherapeutika. Selman Abraham **Waksman** (1888 – 1973) entdeckte 1943 das Aminoglykosid-Antibiotikum Streptomycin, das ebenfalls wirksam gegen *Mycobacterium tuberculosis* ist. Diese wissenschaftlichen Pionierleistungen führten in den Jahren danach zu Entdeckungen zahlreicher weiterer Antibiotika und Chemotherapeutika. Auch heute wird intensiv nach neuen antimikrobiellen Substanzen vor allem in der Natur gesucht, in der Hoffnung, damit der **zunehmenden Resistenzentwicklung** begegnen zu können.

5.1 Wirkmechanismen und Wirkstoffgruppen

Wie oben bereits erwähnt, wird bei antimikrobiell wirksamen Substanzen zwischen natürlich vorkommenden (**Antibiotika**) und synthetischen Wirkstoffen (**Chemotherapeutika**) unterschieden. Antibiotika, wie z. B. Penicillin oder Tetrazykline, sind Metaboliten von Pilzen oder Bakterien. Häufig werden Antibiotika chemisch modifiziert, um ihre pharmakologischen Eigenschaften zu verbessern, und sie werden damit **semisynthetische Wirkstoffe**. Grundsätzlich können antimikrobielle Wirkstoffe verschiedene **Zielstrukturen der Bakterienzelle** angreifen (Tab. 5.1).

Je nach Zielstruktur und Wirkungsmechanismus sind die antimikrobiellen Effekte **bakteriostatisch**, **bakterizid** oder **bakteriolytisch**. Bakteriostase bedeutet Hemmung des bakteriellen Wachstums ohne Abtötung. Die Wirkung ist reversibel, Beispiele sind Tetrazykline, Makrolide oder Sulfonamide. Bakterizide und bakteriolytische Antibiotika verursachen dagegen eine Abtötung der Bakterien ohne bzw. mit Lyse der Bakterienzelle. Beispiele für bakterizide Antibiotika sind Aminoglykoside oder Quinolone. Zu bakteriolytischen Antibiotika zählen β-Lactame oder Polymyxine. β-Lactame werden teilweise auch als sekundär bakterizid bezeichnet, da sie nur im Wachstum befindliche Bakterien abtöten. Einschränkend ist hier jedoch zu vermerken, dass auch bei ruhenden Bakterien ein gewisser Turnover der Zellwand stattfindet.

Tab. 5.1 Die wichtigsten Zielstrukturen antimikrobieller Wirkstoffe in Bakterien.

Zielstruktur	Antimikrobieller Wirkstoff (Beispiele)
Zellwand (bzw. deren Synthese), äußere Membran oder Zytoplasmamembran	β-Lactamantibiotika (Penicillin, Cephalosporine), Polymyxine, Vancomycin
DNA-Replikation und -Transkription	Gyrasehemmer (Quinolone, Nitroimidazol)
Proteinsynthese an Ribosomen	Makrolidantibiotika (Erythromycin u. a.), Tetrazykline, Aminoglykosid-Antibiotika (Streptomycin, Gentamicin u. a.), Chloramphenicol
essenzielle Stoffwechselwege, wie z. B. Folsäuresynthese	Sulfonamide, Trimethoprim

Abhängig vom Wirkstofftyp können die Auswirkungen einer entsprechenden Behandlung auf eine Infektion und die Wirtsreaktion sehr unterschiedlich sein. Eine reversible Hemmung des bakteriellen Wachstums wird die Chance des infizierten Wirts erhöhen, selbst aktiv gegen den Erreger vorzugehen. Wird das Antibiotikum abgesetzt, können sich allerdings eventuell noch nicht vom Wirt abgetötete Bakterien wieder vermehren. Bei Anwendung bakterizider oder bakteriolytischer Antibitioka werden dagegen alle Bakterien abgetötet. Es kommt allerdings ggf. zu einer schnellen Zunahme von toten Bakterienzellen (Bakterizidie) oder Bakterienbestandteilen (Bakteriolyse). Dies kann den Wirt unter Umständen vor das Problem stellen, diese teilweise stark entzündungsauslösenden Substanzen (z. B. LPS) schnell zu beseitigen.

Weiterhin wird unterschieden zwischen Antibiotika mit **engem und breitem Wirkungsspektrum**. Enges Wirkungsspektrum bedeutet eine Wirkung, die auf bestimmte Gruppen von Bakterien begrenzt ist. Ein Beispiel ist Penicillin G, das vorrangig gegen grampositive Bakterien wirkt. Für den Einsatz solcher Antibiotika ist es wichtig, den Erreger und seine Empfindlichkeit im Labor zu prüfen. Dadurch wird eine gezielte Therapie möglich und das Risiko der Resistenzentstehung verringert. Im Unterschied dazu wirken Breitspektrum-Antibiotika (auch **Breitband-Antibiotika** genannt) wie Tetrazykline oder Makrolide gegen eine Vielzahl verschiedener Erreger. Sie werden meist eingesetzt, wenn der Erreger (z. B. aus Zeitgründen) noch nicht im Labor identifiziert wurde oder es sich um **multiresistente Erreger** handelt. Für die Behandlung Letzterer sind sogenannte **Reserveantibiotika** vorgesehen.

Detaillierte Informationen zu antimikrobiellen Wirkstoffen, besonders zu ihrer Struktur und Pharmakologie, sind den einschlägigen Lehr- und Fachbüchern zu entnehmen.

5.2 Resistenzmechanismen und -entstehung

Es gibt kein Antibiotikum, das gegen alle Erreger wirksam ist, da einige Bakterien von Natur aus **(primär) resistent** gegen bestimmte Antibiotika sind oder **sekundär Resistenzen** erwerben. Resistenzen, primäre wie sekundäre, können sehr unterschiedliche Gründe haben. Ein gutes Beispiel ist die Resistenz gegenüber Penicillin G, ein Antibiotikum, das die Synthese der Mureinschicht stört. So sind Mykoplasmen aufgrund des Fehlens einer Mureinschicht resistent, gramnegative Bakterien sind durch die Undurchlässigkeit ihrer äußeren Membran geschützt, und manche Staphylokokken bilden β-Lactamasen, die den β-Lactamring des Penicillins enzymatisch inaktvieren. Ein Beispiel einer Chemotherapeutikumresistenz ist die Unempfindlichkeit gegenüber Sulfonamiden durch Umstellung des Stoffwechsels auf die Aufnahme (statt Synthese) von Folsäure (**Tab. 5.2**).

Folgende Hauptmechanismen der Resistenz können unterschieden werden:

- enzymatische Inaktivierung des Wirkstoffs
- Verringerung der intrazellulären Wirkstoffkonzentration
- Veränderung von Zielstrukturen

Beispiele zu diesen Mechanismen sind in **Tab. 5.2** zusammengefasst.

Resistenzgene stammen vor allem von Wirkstoff-produzierenden Mikroorganismen, z. B. Bodenbakterien. Sie können aber auch durch Mutationen von Haushaltsgenen und folgende Selektion überlebensfähigerer Populationen entstanden sein. Ein Beispiel ist die Resistenz gegen Aminoglykoside durch eine Phosphotransferase, deren Substratspektrum sich im Lauf der Evolution an diese Antibiotika angepasst hat. Die **Selektion resistenter Bakterien** wird durch antimikrobiellen Medikamenteneinsatz erheblich beeinflusst und beschleunigt. Insofern befinden wir uns in einem ständigen evolutionären „Wettlauf" mit Bakterien. Medizinisch besonders problematisch sind Mehrfach- oder **Multiresistenzen**. Beispiele sind Methicillin-re-

Tab. 5.2 Die wichtigsten Resistenzmechanismen gegen antimkrobielle Wirkstoffe.

Resistenzmechanismus	Bakterien (Beispiele)	Antimikrobieller Wirkstoff (Beispiele)
enzymatische Inaktivierung der Wirkstoffe durch Spaltung (β-Lactamasen, Hydrolasen, Esterasen) oder chemische Modifizierung (Anheftung von Acetyl-, Adenyl oder Phosphatgruppen)	*Staphylococcus aureus*, *Enterobacteriaceae*	ß-Lactamantibiotika, Aminoglykoside, Chloramphenicol
verringerte intrazelluläre Anhäufung der Wirkstoffe durch verringerten Influx (Permeabilitätsbarrieren, modifizierte Porine) oder verstärkten Efflux (spezifische Transporter, Multidrug-Transporter)	*Pseudomonas aeruginosa*, *Staphylococcus aureus*, *Enterobacteriaceae*	Tetrazykline, Erythromycin, Chloramphenicol, β-Lactamantibiotika
Veränderung bakterieller Angriffsstellen durch chemische Modifikation oder Mutation (z. B. RNA-Polymerase, Ribosom, DNA-Gyrase)	*Staphylococcus aureus*, *Enterobacteriaceae*	Rifamycin, Erythromycin, Chinolone
Evolution resistenter Stoffwechselwege (z. B. Folsäuresynthese)	*Staphylococcus aureus*, *Enterobacteriaceae*	Sulfonamide

sistente *Staphylococcus aureus*-Stämme (**MRSA**) und sogenannte Extended-Spectrum-Beta-Lactamase-produzierende *Enterobacteriaceae* (**ESBL**).

> **MERKE** !
>
> Die grundlegenden Mechanismen der Resistenz sind im Lauf der Evolution entstanden. Sie beruhen darauf, dass Mikroorganismen, die Antibiotika produzieren, um sich gegen konkurrierende Bakterien durchzusetzen, auch Mechanismen entwickeln mussten, sich selbst gegen diese Antibiotika zu schützen.

Resistenzen sind genetisch bestimmt und können sich **vertikal** wie **horizontal ausbreiten**. Beide Ausbreitungswege können sehr schnell erfolgen. Eine Möglichkeit der Resistenzentstehung ist die **Mutation**. Dadurch entstehende Veränderungen der chromosomalen DNA führen allerdings häufig auch zu Störungen des bakteriellen Stoffwechsels, sind zufällig und grundsätzlich ungerichtet. So entstandene Resistenz setzt sich nur durch, solange der Selektionsdruck vorhanden ist, und sie wird nur vertikal weitergegeben. Wichtiger sind Resistenzgene, die sich durch **horizontalen Gentransfer** relativ schnell in einer Bakterienpopulation ausbreiten können. Die so übertragenen Resistenzgene liegen auf mobilen genetischen Elementen, zu denen **Transposons**, Plasmide (Resistenz- oder **R-Plasmide**) und aus **Genkassetten aufgebaute Integrons** (S. 121) gehören. Diese Elemente können ein oder mehrere Resistenzgene tragen.

Transposons sind die kleinsten mobilen Elemente und nicht zur autonomen Replikation fähig. Sie müssen dafür ins Chromosom oder in Plasmide integriert sein. Wie der Name sagt, können sie ihre Lage verändern („springen"), manche sind konjugativ. Plasmide dagegen sind zur autonomen Replikation fähig, sie tragen eine mob-Region für ihre Mobilisation (konjugativer Transfer durch Vermittlung von anderweitig kodierten tra-Proteinen) oder zusätzlich tra-Gene für einen eigenständigen (konjugativen Transfer. Integrons bestehen aus Genkassetten, sind weder zur autonomen Replikation noch Transposition fähig und tragen neben Resistenzgenen auch Rekombinationsloci für die Integrase-vermittelte ortsspezifische Rekombination.

Die Übertragung von Resistenzgenen durch horizontalen Gentransfer kann durch **Transformation** (S. 119), **Transduktion** (S. 121) und **Konjugation** (S. 121) erfolgen. Die größte praktische Bedeutung kommt der Verbreitung plasmidvermittelter Resistenz durch Konjugation zu.

5.3 Prüfung von Resistenzen

Die zunehmende Verbreitung und Ausbreitung von Resistenzen ist ein großes Problem bei der Bekämpfung bakterieller Infektionskrankheiten. Sehr wichtig ist daher die Prüfung der Empfindlichkeit von Bakterien gegenüber antimikrobiellen Wirkstoffen. Die Ergebnisse solcher **In-vitro-Sensitivitätstests** sollen bei der Auswahl eines geeigneten Wirkstoffs in der Praxis helfen. Ziel ist es, den Einsatz eines Wirkstoffs zu verhindern, gegenüber dem der Erreger resistent ist oder der aufgrund seiner Pharmakokinetik keine ausreichende Konzentration im Zielgewebe erreicht. Zum Zweiten werden solche Tests für Monitoringstudien verwendet, um den aktuellen Empfindlichkeitsstatus von Erregern gegenüber bestimmten Wirkstoffen zu ermitteln und somit ein frühzeitiges Erkennen der Verbreitung und Ausbreitung resistenter Erreger zu ermöglichen. Zum Dritten dienen diese Tests der Erforschung von genetischen Grundlagen der Resistenzentstehung und -ausbreitung.

Entscheidungsgrundlage für die Bewertung solcher Tests und die Einstufung von Bakterien in resistent, intermediär und sensibel sind die sogenannten **Breakpoints**. Dies sind Grenzwertkonzentrationen, die durch den Vergleich von in vitro ermittelten MHK-Werten mit in vivo erreichten Serum- bzw. Gewebekonzentrationen eines Wirkstoffs ermittelt werden. **MHK** bedeutet **minimale Hemmkonzentration**; das ist die niedrigste Konzentration eines Wirkstoffs, bei dem die Vermehrung eines Erregers unter definierten Bedingungen verhindert wird.

Grundsätzlich gibt es drei Arten von Sensitivitätstests (**Abb. 5.1**):

- Agardiffusionstest, **Abb. 5.1a**
- Reihenverdünnungstest (Dilutionsverfahren), **Abb. 5.1b**
- E-Test, **Abb. 5.1c**

Beim **Agardiffusionstest** diffundiert der Wirkstoff aus einem Plättchen, das mit einer definierten Wirkstoffmenge beladen ist, in das umgebende Medium (den Nährboden). Dadurch bildet sich ein Konzentrationsgradient um das Plättchen. Vor Platzierung des Plättchens wird der Nährboden gleichmäßig mit dem zu prüfenden Erreger beimpft. Dieser muss vorher in Reinkultur (!) vorliegen. Nach Bebrütung bildet sich um das Plättchen eine Wachstumshemmungszone (Hemmhof), deren Durchmesser abhängig von der Empfindlichkeit des Erregers gegenüber dem Wirkstoff ist (**Abb. 5.1a**). Wichtig ist die Durchführung unter standardisierten Bedingungen, um eine Vergleichbarkeit zu gewährleisten. Diese Methode erlaubt eine Einteilung in die Merkmale „sensibel", „intermediär" und „resistent" anhand vorgegebener **Hemmhofdurchmesser** (Ablesung z. B. durch eine Schablone). Vorteile dieses in sehr vielen Laboren seit Langem routinemäßig eingesetzten Verfahrens sind die schnelle und einfache Durchführbarkeit und Auswertung sowie die Flexibilität (leichter Austausch der zu testenden Wirkstoffe). Von Nachteil ist, dass **keine Aussage über den MHK-Wert** getroffen werden kann und die Vergleichbarkeit der Ergebnisse zwischen Laboren schwierig ist.

Bei **Reihenverdünnungstests** oder **Dilutionsverfahren** wird zunächst eine zweifache Verdünnungsreihe des Wirkstoffs hergestellt (in einem flüssigen oder festen Nährboden). Die Verdünnungsstufen schließen die ermittelten Breakpoints ein, die sich aus den substanzspezifischen Grenzwerten zur Bewertung der Empfindlichkeit ergeben. Nach Beimpfung mit einem definierten Inokulum und Bebrütung unter standardisierten Bedingungen wird die erste Verdünnungsstufe abgelesen, bei der kein sichtbares Wachstum mehr erkennbar ist und die damit definitionsgemäß dem MHK-Wert entspricht. Die Dilutionsverfahren werden als **Verfahren der Wahl** für alle Bereiche empfohlen (siehe Empfehlungen der Arbeitsgruppe „Antibiotikaresistenz“ der Deutschen Veterinärmedizinischen Gesellschaft).

Als **Mikrodilution** wird das Verfahren bei Verwendung von Mikrotiterplatten bezeichnet (**Abb. 5.1b**), als **Makrodilution** bei Verwendung von Reagenzröhrchen (Röhrchenverdünnungstest). Von **Agardilution** wird gesprochen, wenn die Verdünnung in einem festen Nährboden erfolgt. Am gebräuchlichsten ist die Mikrodilution, da sie die gleichzeitige Testung einer Vielzahl von Wirkstoffen und Wirkstoffkonzentrationen erlaubt. Die Platten sind bereits mit Wirkstoffen beschichtet erhältlich. Für die verschiedenen Anwendungen gibt es angepasste Layouts der Beschichtung, z. B. solche für Großtiere, Kleintiere oder Mastitis. Für einige Erreger, wie etwa Anaerobier, ist aufgrund schwieriger Anzuchtbedingungen nur die Prüfung durch Agardilution möglich. Vorteile der Dilutionsverfahren sind die sehr gute Vergleichbarkeit und die Erfassung von MHK-Werten, die wesentlich aussagekräftiger sind als die Einteilung in die Merkmale „sensibel“, „intermediär“ und „resistent“ im Agardiffusionsverfahren. Nachteil ist die geringere Flexibilität aufgrund der vorgegebenen Layouts.

Der **E-Test** ist eine Kombination aus Agardiffusion und Reihenverdünnung. Der E-Test-Streifen enthält verschiedene Verdünnungen eines Wirkstoffs in einem in Längsrichtung verlaufenden Konzentrationsgradienten. Die Anwendung erfolgt im Prinzip wie im Agardiffusionstest, allerdings entsteht hier nach der Bebrütung ein ellipsoider Hemmhof (daher der Name E-Test), an dessen Schnittpunkt mit dem Teststreifen die Ablesung des MHK-Wertes möglich ist (**Abb. 5.1c**). Trotz dieses Vorteils wird der E-Test relativ selten eingesetzt, da er nicht automatisierbar, relativ teuer und aufwendiger als der Agardiffusionstest ist.

Für alle Tests zur Prüfung der Empfindlichkeit von Mikroorganismen gegenüber antimikrobiellen Wirkstoffen gilt, dass die Durchführung unter **standardisierten Bedingungen** eine Grundvoraussetzung für deren Bewertung ist. Folgende Parameter sind vor allem zu beachten:

- Nährmedien (z. B. Mueller-Hinton-Medium, Diagnostic-Sensitivity-Test [DST] Agar etc.)
- Vordiffusionszeit (30 min) beim Agardiffusionstest und E-Test
- Bakterienmenge im Inokulum (McFarland-Standards)
- Temperatur (30–37 °C)

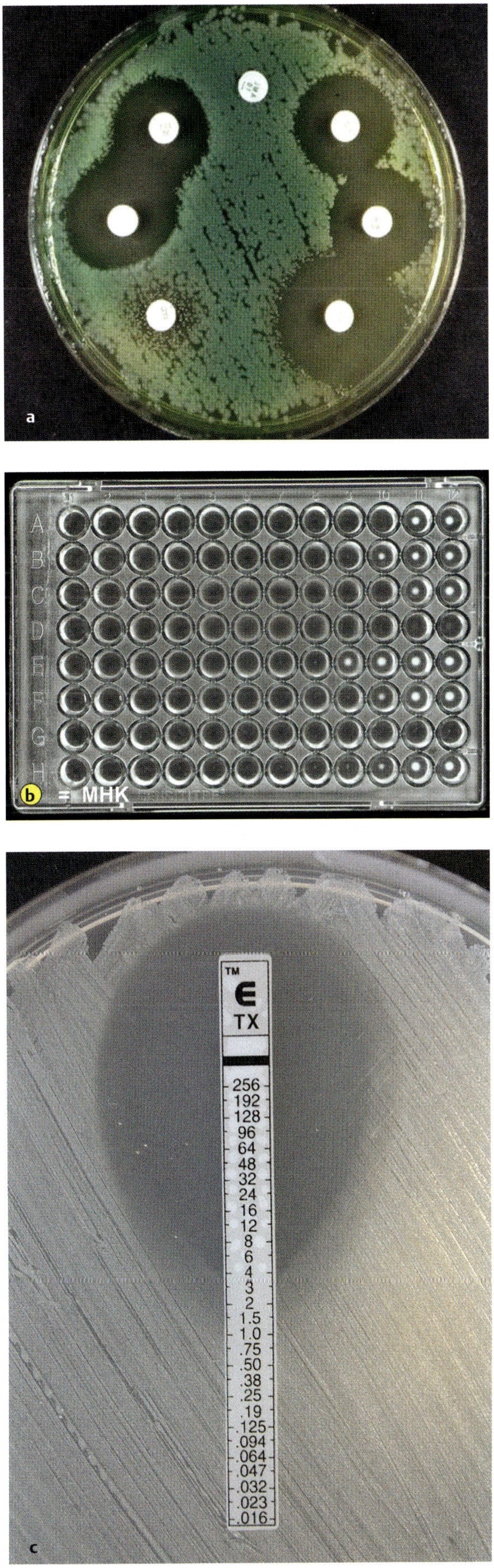

Abb. 5.1 Verschiedene Methoden zur Resistenzprüfung. ▶

a Prinzip des **Agardiffusionstests** zur Prüfung der bakteriellen Resistenz gegenüber antimikrobiellen Wirkstoffen. Vom Wirkstoffplättchen diffundiert der Wirkstoff in den Nährboden und führt zur Bildung eines Konzentrationsgradienten. Nach Beimpfung und Inkubation entstehen abhängig vom Wirkstoff unterschiedlich große Hemmhöfe. Gezeigt ist als Beispiel ein Agardiffussionstest mit *Pseudomonas aeruginosa*.

b Prinzip des **Mikrodilutionstests** zur Prüfung der bakteriellen Resistenz gegenüber antimikrobiellen Wirkstoffen.

c Prinzip des **E-Tests** zur Prüfung der bakteriellen Resistenz gegenüber antimikrobiellen Wirkstoffen.

- Atmosphäre (besondere Bedingungen für Anaerobier)
- Qualitätskontrolle (Referenzstämme von der Deutschen Stammsammlung für Mikroorganismen und Zellkulturen, DSMZ, in Braunschweig)

Auch bei Einhaltung aller Bedingungen ist zu beachten, dass die Empfindlichkeitsprüfung in vitro erfolgt und daher nur eine Abschätzung, keinesfalls aber eine Bestimmung der In-vivo-Wirksamkeit eines Wirkstoffs erlaubt.

Wichtige Hinweise für den richtigen Einsatz antimikrobieller Wirkstoffe finden sich in den „Leitlinien für den sorgsamen Umgang mit antimikrobiellen Tierarzneimitteln“ (http://www.bundestieraerztekammer.de/downloads/btk/leitlinien/Antibiotika-Leitlinien_01-2015.pdf), die von der Bundestierärztekammer in Zusammenarbeit mit der Arbeitsgemeinschaft der Leitenden Veterinärbeamten herausgegeben werden.

Teil III Spezielle Bakteriologie

6 Spirochäten

Reinhard K. Straubinger

STECKBRIEF

- Stamm *Spirochaetes*
- Ordnung *Spirochaetales*
- vier Familien: *Spirochaetaceae*, *Brachyspiraceae*, *Brevinemataceae*, *Leptospiraceae*
- Durchmesser: 0,1–0,3 µm
- erhebliche Längenunterschiede: 5–250 µm
- sowohl strikte Aerobier als auch obligate Anaerobier bekannt
- eigentlich gramnegative Bakterien; lassen sich schwer anfärben
- Darstellung von Nativpräparaten mithilfe der Dunkelfeldmikroskopie
- Protoplasmazylinder wird von zytoplasmatischer Membran umschlossenen und enthält das Chromosom und die Zellorganellen
- Endoflagellen, auch Axialfibrillen genannt, entspringen an den beiden Polregionen der Bakterienzelle und enden frei überlappend im mittleren Zellbereich; der Protoplasmazylinder windet sich um den starreren periplasmatischen Endoflagellenstab: daraus resultiert die Schraubenform (**Abb. 6.1**)
- Kontraktion der Endoflagellen befähigt Spirochäten durch Rotation um die Längsachse, sich aktiv fortzubewegen
- Endoflagellen werden von der äußeren Hüllmembran umschlossen

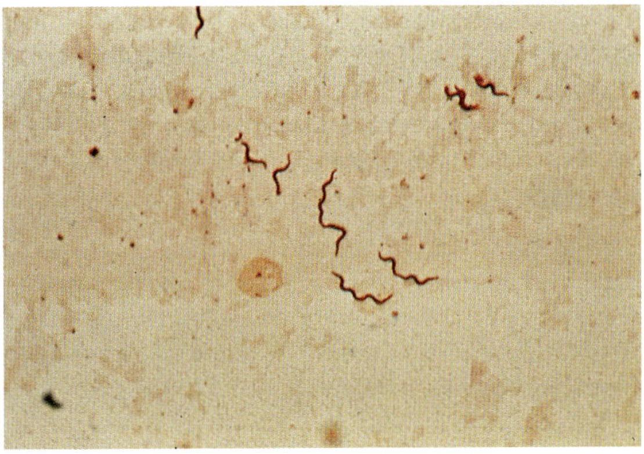

Abb. 6.1 Brachyspiren im Silber-gefärbten Präparat. *Brachyspira hyodysenteriae*, Kulturausstrich, Silberimprägnierung. [Institut für Mikrobiologie, TiHo Hannover]

6.1 Gattung Brachyspira

STECKBRIEF

- 1982 Gattung *Brachyspira* erstmals beschrieben
- 1991 mit der inzwischen aufgehobenen Gattung *Serpulina* vereinigt
- schweinepathogene Arten: *Brachyspira hyodysenteriae* und *Brachyspira pilosicoli*
- für Hühnerküken enteropathogen: *Brachyspira alvinipulli*
- apathogene Spezies: *Brachyspira innocens*
- *Brachyspira innocens*, *Brachyspira intermedia* und *Brachyspira murdochii* beim Schwein nachgewiesen

6.1.1 Schweinedysenterie

Synonym: swine dysentery

Allgemeines Die im Bestand chronisch verlaufende Schweinedysenterie äußert sich in zementfarbenen bis blutig-fibrinösen Durchfällen, die auf Entzündungen der Blinddarm- und Kolonschleimhäute beruhen. Wirtschaftliche Schäden entstehen in erster Linie durch schlechtere Futterverwertung, verlängerte Mastzeiten und Bekämpfungskosten, aber auch durch direkte Tierverluste. Die Schweinedysenterie gehört weltweit zu den wichtigsten Darminfektionen der Mastschweine und wird durch *Brachyspira hyodysenteriae* ausgelöst.

Ätiologie In den 1920er-Jahren wurden erstmals die charakteristischen Veränderungen der Schweinedysenterie in den USA beschrieben. Die Bedeutung dieser Infektionskrankheit wuchs mit der Zunahme der Bestandsgrößen. Harris et al. (1972) beschrieben den Erreger zunächst als *Treponema hyodysenteriae. B. hyodysenteriae* ist ein strikter Anaerobier von 0,2–0,4 × 6,0–9,0 µm Größe. Es werden neun Serogruppen (1–9) unterschieden. Habitat dieser an das Schwein adaptierten Bakterienart ist der Dickdarm. Als Virulenzfaktoren werden Endotoxin und Hämolysin diskutiert.

Epidemiologie und Pathogenese Wichtigste Infektionsquelle sind infizierte Schweine; durch sie wird der Erreger in bisher freie Bestände eingeschleppt. Nachweise von *B. hyodysenteriae* im Zäkum von Ratten und Mäusen machen diese Tiere ebenfalls als Überträger verdächtig.

Nach oraler Aufnahme vermehrt sich *B. hyodysenteriae* in den Becherzellen der Dickdarmschleimhaut, die dann verstärkt Schleim produzieren. Es entwickeln sich herdförmige Schleimhautnekrosen und hämorrhagische Entzündungen. Infolge der verringerten Resorptionskapazität des Dickdarms entsteht Durchfall. Der Dünndarm ist nicht betroffen. Die Manifestation der Dysenterie wird durch belastende Umweltfaktoren wie Futterwechsel, Transporte, mangelhaftes Stallklima und andere Hygienemängel begünstigt. Andere Bakterien, wie z. B. Anaerobier, wirken wahrscheinlich synergistisch.

Klinik Zementfarben-breiige bis schleimig-blutige Durchfälle sind für die Dysenterie verdächtig. Es erkranken in aller Regel Läufer und jüngere Mastschweine, ältere Tiere und Saugferkel sind seltener betroffen, können aber durchaus auch Dysenterie zeigen. Beim einzelnen Tier kann die Krankheit von akut bis chronisch verlaufen. Auch plötzliches Verenden ohne vorherige Krankheitserscheinungen tritt auf. Für den Bestand sind zunächst vereinzelte Dysenteriefälle charakteristisch; ihre Ausbreitung kann ab einem bestimmten Punkt dann auch explosionsartig erfolgen. Der Krankheitsbeginn ist durch schlagartige Entleerung des gesamten Dickdarms gekennzeichnet, wodurch die Flanken einfallen. Temperaturerhöhungen sind nicht typisch, gelegentlich werden 39,5–40,0 °C gemessen. Bei unbehandelten Tieren muss mit mehrwöchiger Krankheitsdauer gerechnet werden.

Diagnose und Differenzialdiagnose Das klinische Bild erlaubt eine Verdachtsdiagnose, die durch den Nachweis von Blut im Kot sowie der fibrinös-hämorrhagischen Kolitis bei der Sektion untermauert werden kann. Oberflächliche Nekrosen der Dickdarmschleimhaut werden bei der Sektion als kleieartige Beläge registriert. Schwieriger sind chronische Fälle zu diagnostizieren; bei diesen kommt dem Erregernachweis eine besondere Bedeutung zu.

Die mikrobiologische Diagnostik mittels Anzüchtung und Differenzierung von *B. hyodysenteriae* ist auch für Resistenzbestimmungen und die Kontrolle des Therapieerfolgs bzw. für den Ausschluss von Bestandsinfektionen unverzichtbar. Untersuchungen mittels Phasenkontrastmikroskopie oder Dunkelfeldmikroskopie sind hinweisend, wenn spiralförmige, bewegliche Bakterien sichtbar sind, erlauben aber ebenso wie die Immunfluoreszenzmikroskopie nur Verdachtsdiagnosen. Für die mikrobiologische Untersuchung werden Kotproben und Kolonschleimhaut gewonnen.

Die Nutzung eines Transportmediums (kommerziell erhältlich, auch ein voll gefülltes Kotröhrchen kann eingesendet werden) erhöht die Chancen für die Anzüchtung des anaeroben Erregers deutlich. Als Nährboden ist Tryptikase-Soja-Agar (Kaseinpepton-Sojamehlpepton-Agar) mit Zusatz von Blut und Hemmstoffen geeignet.

Als BJ-Actidion-Agar erhält das Medium den Zusatz von Schweinekotextrakt und weitere Zusätze (Colistin, Vancomycin, Spectinomycin, Spiramycin, Rifampicin, Cycloheximid). Die Mindestbebrütungszeit beträgt 3–5 Tage, als Bebrütungstemperatur empfiehlt sich 41 °C. Durch Stichinzision mit der Impföse (Agarstichverfahren) werden die Bedingungen für das anaerobe Wachstum verbessert und gleichzeitig eine Verringerung der Kontaminationsrate erreicht. Stark β-hämolysierende Kolonien sprechen für *B. hyodysenteriae*, die übrigen beim Schwein nachweisbaren Brachyspiren, wie z. B. *B. pilosicoli* als Verursacher der milder verlaufenden porcinen Spirochätendiarrhö, verursachen nur eine schwache Hämolyse.

Für *B. hyodysenteriae* ist ferner die Indolbildung typisch. Es können aber auch Indol-negative Stämme vorkommen. Für die Speziesdifferenzierung sind auch serologische Methoden, z. B. ein indirekter IFT mit Kaninchenserum, geeignet. Zum Direktnachweis von *B. hyodysenteriae* wird auch die PCR eingesetzt. Negative Kultivierungsergebnisse von Einzelproben reichen nicht zum Nachweis der Dysenteriefreiheit aus, denn bei klinisch unauffälligen Schweinen werden die Erreger nur in geringen Mengen ausgeschieden. Zusätzlich sind längere ausscheidungsfreie Intervalle zu berücksichtigen. Durch die Untersuchung von Kolonschleimhaut, in der die Bakterien persistieren, lässt sich die Nachweissicherheit steigern. Ein völlig sicherer Beweis für die Erregerfreiheit eines ganzen Bestands lässt sich allerdings praktisch kaum erbringen. Serologische Untersuchungsverfahren haben für die Bestandsdiagnostik keine Bedeutung.

Differenzialdiagnostisch sind Salmonellose, Schweinepest und Colidiarrhö der Absatzferkel, aber auch Coronavirusinfektionen (TGE, EVD), Rotavirusinfektionen, intestinale Adenomatose und die intestinale Spirochätose zu beachten.

Therapie und Prophylaxe Im Fokus der Therapie steht die orale Behandlung mit Antibiotika. Arzneimittelrechtliche Bestimmungen haben das verfügbare Spektrum stark eingeengt. An dieser Stelle sei deshalb auf die jeweils aktuellsten Zulassungsbedingungen verwiesen (z. B. unter www.vetidata.de). Die Zunahme der Resistenzen, besonders gegen Tylosin und Lincomycin, erfordert auch eine Untersuchung der Brachyspiren-Isolate. In Ost- und Zentraleuropa sind inzwischen z.B. immer weniger Brachyspiren-Stämme sensibel gegenüber den Wirkstoffen Tiamulin und Valnemulin. Für die Therapie ist wichtig, dass die Erreger trotz klinischer Besserung weiter in der Darmschleimhaut persistieren können. Deshalb muss die Medikation noch 3 Wochen über den Beginn der klinischen Besserung hinaus fortgeführt werden.

Tiere, die krankheitsbedingt weniger Futter aufnehmen, sind parenteral zu behandeln. Dafür sind Tiamulin und Tylosin (10 mg/kg) sowie Lincomycin (15–20 mg/kg) geeignet. Durchfallkranke Schweine brauchen ein ständiges Wasserangebot. Die orale Rehydratation ist medizinisch unbedingt zu empfehlen, verursacht aber verhältnismäßig hohen Aufwand.

Für die Prophylaxe der Schweinedysenterie ist die Verhinderung der Erregereinschleppung mit latent infizierten Tieren bedeutsam. In erregerfreien Zuchtbeständen kommt eine vorbeugende Behandlung aller zugekauften Tiere während der Quarantäne infrage. Da Schweine häufig den Dysenteriekot anderer Tiere aufnehmen, sollte durch verstärkte Kotbeseitigung zumindest die Menge des erregerhaltigen Kotes reduziert werden. Die Gülledesinfektion mit Cyanamid trägt zur Bekämpfung bei. Trotz zahlreicher Entwicklungen ist es bisher nicht gelungen, überzeugend wirksame Impfstoffe zur Verfügung zu stellen.

6.1.2 Porcine intestinale Spirochätose

Synonyme: porcine colonic spirochetosis

Ätiologie und Epidemiologie Aus dysenterieähnlichen, aber milder verlaufenden Erkrankungen von 4–20 Wochen alten Schweinen konnten Spirochäten isoliert und als neue Art *Brachyspira pilosicoli* 1993 beschrieben werden. Die Durchfälle treten gehäuft unmittelbar nach dem Absetzen auf. Sie sind schleimig, aber meist ohne Blutbeimengungen. Verschlechterte Futterverwertung und dementsprechend verzögerte Zunahmen verursachen wirtschaftliche Schäden.

Über die Verbreitung und tatsächliche Bedeutung dieser Infektion ist noch wenig bekannt. Da mit humanen Isolaten von *B. pilosicoli* experimentelle Erkrankungen bei Absatzferkeln induziert werden konnten und Isolate von Menschen und Hunden eine große Ähnlichkeit mit porcinen Stämmen aufweisen, wird über eine mögliche Bedeutung dieser Bakterienart als Zoonoseerreger diskutiert. Bei Menschen kommt *B. pilosicoli* vorwiegend bei Einwohnern von dichtbesiedelten, suburbanen Stadtgebieten mit schlechten Hygienebedingungen vor. Es wurden sogar humane Spirochätämien durch diesen Erreger beschrieben. Vom Dysenterieerreger unterscheidet sich *B. pilosicoli* phänotypisch u. a. durch die wesentlich geringere Anzahl von Endoflagellen (8–12), die nur schwach ausgeprägte Hämolyse auf Blutagar und die Hippurathydrolyse. Die Bekämpfung der porcinen intestinalen Spirochätose erfolgt analog der Dysenterie.

6.2 Gattung Treponema

STECKBRIEF

- Familie *Spirochaetaceae*
- Durchmesser: 0,1–0,4 µm
- Länge: 5–20 µm
- wachsen anaerob oder mikroaerophil
- hoher Grad der Wirtsanpassung
- nutzen Kohlenhydrate und Aminosäuren als Kohlenstoff- und Energiequelle

6.2.1 Bedeutung und Vorkommen

Von großer Bedeutung für die Humanmedizin ist *Treponema pallidum* subsp. *pallidum* als Erreger der Syphilis oder Lues. Mit der häufigsten Übertragungsart durch Geschlechtsverkehr gelangt *T. pallidum* subsp. *pallidum* über Mikroläsionen der Haut in die Subkutis. *Treponema pallidum* subsp. *endemicum* verursacht die endemische Syphilis. *Treponema pallidum* subsp. *pertenue* die Frambösie oder Yaw, eine in tropischen Regionen vorkommende Hautkrankheit. *Treponema carateum* ist der Erreger der Hautfleckenkrankheit (Pinta, Carate) in Mittel- und Südamerika. Die an den Menschen angepassten Treponemen sind für Tiere apathogen, eine Ausnahme sind Affen. *T. pallidum* kann kutan auf Kaninchen übertragen und auch im Kaninchenhoden vermehrt werden. Eine Kultivierung in künstlichen, zellfreien Medien ist dagegen bisher nicht gelungen. Die verschiedenen *Treponema*-Arten sind morphologisch nicht zu unterscheiden.

6.2.2 Kaninchensyphilis

Synonym: Spirochaetosis cuniculi

Allgemeines Die Kaninchensyphilis wird durch *Treponema paraluiscuniculi* hervorgerufen und äußert sich als chronische Erkrankung mit ödematösen Schwellungen und Knotenbildungen an den Schleimhäuten der äußeren Geschlechtsorgane. Im weiteren Verlauf zerfallen diese Knoten geschwürig, auch am Kopf treten Knötchen und Geschwüre auf. Aborte kommen ebenfalls vor. Kaninchensyphilis verläuft in der Regel mild, Spontanheilungen treten auf.

Epidemiologie und Diagnostik Empfänglich sind nur Kaninchen und Hasen. *T. paraluiscuniculi* wird durch den Deckakt sowie andere Kontakte, aber auch über Einstreu und Futter übertragen. Da sich der Erreger ebenso wenig kultivieren lässt wie die humanpathogenen Treponemen, ist die klinische Diagnostik entscheidend. Mikroskopische Nachweise von Treponemen unterstützen die Diagnose. Der Erreger unterscheidet sich morphologisch nicht von den Treponemen des Menschen.

Therapie und Prophylaxe Penicilline sind therapeutisch wirksam, die Applikation erfolgt parenteral oder oral über das Trinkwasser. Ergänzend sollten Lokalbehandlungen mit antibakteriellen Salben oder hautverträglichen Desinfektionsmitteln vorgenommen werden. Eine Immunprophylaxe ist nicht möglich. Erkrankte Tiere müssen abgesondert werden. In betroffenen Beständen werden Zwischendesinfektionen zur Senkung des Infektionsdrucks und eine Abschlussdesinfektion nach dem Ende des Erkrankungsgeschehens durchgeführt.

Zur Vorbeugung ist die klinische Untersuchung aller zugekauften Tiere sowie auch der nur vorübergehend zu Zuchtzwecken in den Bestand kommenden Tiere wichtig.

6.2.3 Dermatitis digitalis des Rindes

Synonyme: digital dermatitis, hairy footwarts

Ätiologie und Epidemiologie Für die Entstehung dieser 1974 entdeckten, auch „Erdbeerkrankheit" genannten Erkrankung wurden bisher v. a. gramnegative sporenlose Anaerobier wie *Dichelobacter nodosus* oder *Fusobacterium necrophorum* verantwortlich gemacht. Neuere Untersuchungen lassen die Beteiligung von Bakterien der Gattung *Treponema* möglich erscheinen, v. a. wurden *Treponema denticola* nahestehende Erreger sowie die neue Art *T. brennaborense* beschrieben.

Ätiologie und Pathogenese dieser Erkrankung bedürfen noch einer grundsätzlichen Klärung, bei der es um die Bedeutung nachgewiesener Bakterienarten, eines möglichen Synergismus und den Einfluss nicht infektiöser Faktoren geht.

6.3 Gattung Borrelia

STECKBRIEF

- Familie *Spirochaetaceae*
- beweglich
- Durchmesser: 0,2–0,5 µm, Länge: 3–20 µm
- 3–10 lockere Windungen (**Abb. 6.2**)
- 7–30 Endoflagellen entspringen jeweils an den Zellpolen und überlappen sich in der Mitte der Zelle
- die meisten Vertreter sind mikroaerophil
- Anzucht in komplexen Medien
- Besonderheiten der Gattung *Borrelia*: lineares Chromosom

6.3.1 Charakteristika

Borrelien sind in der freien Umwelt nicht überlebensfähig. Sie sind auf Wirtsorganismen angewiesen und werden durch Arthropoden (meist Zecken) als Vektoren auf Wirbeltierwirte übertragen. Entsprechend treten assoziierte

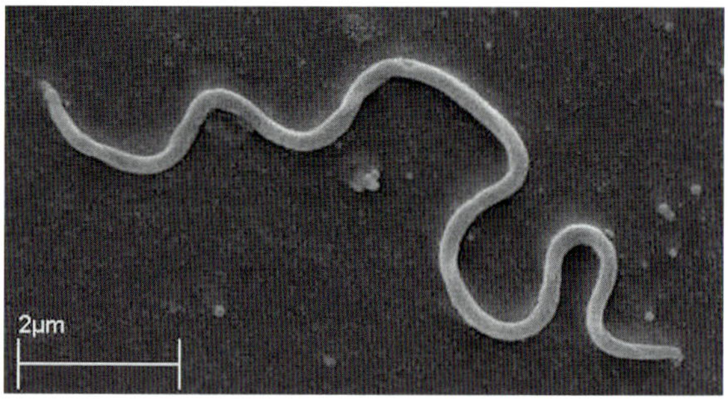

Abb. 6.2 *Borrelia burgdorferi*. [S. Al-Robaiy und J. Kacza, Institut für Immunologie, Univ. Leipzig]

Erkrankungen nur dort auf, wo ihre Vektoren ein natürliches Habitat und geeignete Zwischenwirte finden. Im Zuge ihrer Wirtsadaptation entwickelten viele Borrelien-Arten effektive Mechanismen, um sich der Immunantwort ihrer Wirte zu entziehen. Dabei können sie z. B. ihre Oberflächenproteine schnell variieren oder auch von der Schraubengestalt abweichende Überlebensformen annehmen. Generell ist der diagnostische Nachweis über die Kultur in Nährmedien sehr schwierig. Die beste Methode der Anfärbung ist die Silberimprägnation. Eine Betrachtung in vivo ist im Dunkelfeld- oder Phasenkontrastmikroskop möglich.

6.3.2 Bedeutung und Taxonomie

Durch Borrelien-Spezies verursachte Erkrankungen sind weltweit bekannt; die wichtigsten sind in **Tab. 6.1** aufgeführt. Funktional kann zwischen der großen Gruppe *Borrelia burgdorferi* sensu lato und den Rückfallfieber-Borrelien unterschieden werden. Sowohl für den Menschen als auch für einige Tierarten sind Arten aus dem *Borrelia-burgdorferi*-sensu-lato-Komplex als Erreger der durch Schildzecken übertragenen Lyme-Borreliose von großer Bedeutung. Humanmedizinisch sind auch die Rückfallfieberborrelien wichtig, zu denen u. a. *Borrelia recurrentis* (durch Läuse übertragen) und *Borrelia hermsii* (durch Zecken übertragen) gehören. Ausschließlich in den Südstaaten der USA wurde bei Menschen die STARI (southern tick-associated rash illness) beobachtet, die klinisch der Lyme-Borreliose ähnelt. STARI wird aber durch *Borrelia lonestari* (nach: „Lone Star" – die weiblichen Zecken tragen eine sternartige Färbung ihres Schildes) verursacht. Ausschließlich bei Tieren kommen z. B. weltweit *Borrelia anserina* (Geflügelspirochätose) sowie in den USA *Borrelia coriaceae* als Abortursache bei Rindern vor.

6.3.3 Lyme-Borreliose

Synonyme: Lyme Borreliosis, Lyme disease

Ätiologie Im Jahr 1977 wurden in dem kleinen Ort Old Lyme (Connecticut, USA) gehäuft Arthritiden bei Jugendlichen und Kindern beobachtet und von dem Humanmediziner Allen **Steere** dokumentiert. Es wurde festgestellt, dass die „Lyme-Arthritis" im Zusammenhang mit Stichen der dort vorkommenden Schildzecken (*Ixodes scapularis*) stehen könnte, deren Reservoir heimische Hirscharten bil-

Tab. 6.1 Borrelienspezies mit medizinischer Bedeutung (modifiziert nach Greene, Infectious Diseases of the Dog and Cat, 3 rd Edition, 2006).

Spezies	Reservoir	Vektor	Verbreitung	Erkrankung	Wirte
***Borrelia-burgdorferi*-sensu-lato-Komplex (z. T. mit Lyme-Borreliose assoziiert)**					
B. burgdorferi sensu stricto	▪ Larven und Nymphen: Mäuse, weitere Kleinsäuger, Vögel ▪ adulte Zecke: Rehe, größere Wildsäuger, Vögel	▪ Nordamerika: *Ixodes scapularis, I. pacificus* ▪ Europa: *I. ricinus*	Nordamerika, Europa	Lyme-Borreliose (Erythema migrans [EM], Polyarthritis, Meningitis, Karditis)	Mensch, Hund, Katze (Verdacht: Pferd, Rind)
B. bavariensis	s. o.	*I. ricinus, I. persulcatus*	Europa, Asien	Lyme-Borreliose (EM, Arthritis, Meningopolyneuritis)	Mensch, (Verdacht: Hund, Katze, Pferd, Rind)
B. afzelii	s. o.	*I. ricinus, I. persulcatus*	Europa, Asien	Lyme-Borreliose (EM, Acrodermatitis chronica atrophicans, Arthritis)	Mensch, (Verdacht: Hund, Katze, Pferd, Rind)
B. garinii	s. o., vor allem Vögel	*I. ricinus, I. persulcatus*	Europa, Asien	Lyme-Borreliose (EM, Arthritis, Meningopolyneuritis)	Mensch, (Verdacht: Hund, Katze, Pferd, Rind)
B. valaisiana	s. o., häufig Vögel	*I. ricinus, I. persulcatus*	Europa, Asien	unbekannt (Lyme-Borreliose?)	Mensch
B. spielmanii	unbekannt	*I. ricinus*	Europa, Asien	Hautveränderungen?	Mensch
B. lusitaniae	Zecken, bisher Mäuse und Eidechsen bekannt	*I. ricinus*	Europa, Nordafrika	Hautveränderungen? Vaskulitiden?	Mensch
B. japonica	Mäuse, Vögel	*I. ovatus, I. persulcatus*	Japan	unbekannt	Mensch, Hund
B. andersonii	unbekannt	*I. dentatus, I. scapularis*	Nordamerika	unbekannt	Mensch (selten)
B. bissettii	Mäuse, Kaninchen, Vögel	*I. ricinus, I. pacificus, I. minor*	Europa (Slowenien), Nordamerika	Erythema migrans, Lymphozytom	Mensch
B. tanukii	unbekannt	*I. tanuki, I. ovatus*	Europa, Asien (Japan)	unbekannt	Hund, Katze
B. turdi	unbekannt	*I. turdus*	Asien (Japan)	unbekannt	Hund, Katze
B. sinica	unbekannt	*I. ovatus, Neotomae confucianus*	Asien (China)	unbekannt	unbekannt
STARI (Southern Tick-associated Rash Illness) verursachende Borrelien					
B. lonestari	Rehe, Kleinsäuger	*Amblyomma americanum*	Nordamerika (nur Südosten der USA)	STARI (Erythem, Fieber, Müdigkeit, Kopfschmerz, Gliederschmerz)	Mensch
Rückfallfieber-Borrelien					
B. recurrentis	kein Reservoir	*Pediculus humanus* (Körperlaus)	Zentral- und Ostafrika, Südamerika, Europa, Asien	Rückfallfieber (endemic louse-borne relapsing fever)	Mensch
B. hermsii, B. turicatiae, B. parkeri	Mäuse, weitere Kleinsäuger	*Ornithodorus* spp.	Nordamerika	Rückfallfieber (endemic tick-borne relapsing fever)	Mensch

Tab. 6.1 Fortsetzung

Spezies	Reservoir	Vektor	Verbreitung	Erkrankung	Wirte
B. persica	Mäuse, weitere Kleinsäuger	*Ornithodorus* spp.	Asien	Rückfallfieber	Mensch (Katze?)
B. duttonii	Mäuse, weitere Kleinsäuger	*Ornithodorus* spp.	Ostafrika	Rückfallfieber	Mensch
B. hispanica	Mäuse, weitere Kleinsäuger	*Ornithodorus* spp.	Spanien	Rückfallfieber	Mensch
B. coriaceae	Rehe	*O. coriaceus*	USA (Westen)	enzootischer Abort	Rind
B. miyamotoi	Mäuse, weitere	*Ixodes* spp.	weltweit	Rückfallfieber	Mensch
B. anserina	Wildvögel	*Argas persicus*	weltweit	aviäre Spirochätose	Puten, Hühner, Gänse

deten. Der Schweizer Willy **Burgdorfer** und seine Mitarbeiter isolierten 1982 aus diesen Zecken erstmals eine neue Borrelien-Art, die nach ihm im Jahr 1984 als *Borrelia burgdorferi* benannt wurde.

Nachdem die Lyme-Borreliose zuerst nur in der Humanmedizin Beachtung fand, wurde die Tierpathogenität inzwischen bewiesen. Besonders der Hund kann klinische Veränderungen entwickeln, die in Einzelfällen schwerwiegend sind. Auch für Pferde, Katzen und Mäuse wurde die Pathogenität zumindest experimentell bewiesen. In Nordamerika ist vor allem *Borrelia burgdorferi* sensu stricto als Auslöser der Erkrankung bekannt. Dagegen kommen in Europa mindestens noch drei weitere humanpathogene Spezies vor: *Borrelia afzelii*, *Borrelia bavariensis* und *Borrelia garinii*. Aber auch Spezies wie *Borrelia valaisiana* oder *Borrelia lusitaniae* werden als potenzielle Krankheitsverursacher diskutiert.

Die Kultivierung erfordert reichhaltige Spezialnährmedien. Geeignet sind das Barbour-Stoener-Kelly-Medium (BSK), das noch mit Kaninchenserum supplementiert wird, sowie das modifizierte Kelly-Pettenkofer-Medium (MKP). Die Generationszeit der meisten Borrelien beträgt etwa 12 Stunden, deshalb ist eine mikroaerophile Bebrütung bei 33 °C von mindestens 5–7 Tagen, meist bis 6 Wochen, erforderlich. Die Borrelien sind anschließend mit dem Dunkelfeldmikroskop gut darstellbar. *Borrelia burgdorferi* sensu lato exprimiert eine Vielzahl von wirtsabhängigen, hoch variablen Oberflächenproteinen. Davon sind besonders OspA und OspC (outer surface protein A und C) wichtig. Zunächst wird in der Zecke nur OspA an der Zelloberfläche exprimiert; im Laufe der Blutmahlzeit produzieren und zeigen die Borrelien dann nahezu nur noch OspC und werden so in den Wirt übertragen. OspA wird als Impfstoff beim Hund genutzt. Das Oberflächenprotein VlsE (Vmp-like sequence, expressed) hat Bedeutung in der serologischen Diagnostik.

Epidemiologie Die Lyme-Borreliose ist eine vektorgebundene Naturherdinfektion. Die Erreger persistieren in freilebenden Nagern sowie auch Vögeln und Eidechsen und werden von Zecken der Gattung *Ixodes* übertragen. Die Erkrankung ist bisher nur auf der Nordhalbkugel bekannt. In Westeuropa werden Borrelien insbesondere durch *Ixodes ricinus* (Gemeiner Holzbock) auf Menschen und Tiere übertragen. Daran sind alle drei Zeckenstadien beteiligt. Die Larven infizieren sich bei ihrer ersten Blutmahlzeit an Mäusen, eine transovarielle Übertragung erfolgt dagegen nicht. Nymphen (re-)infizieren sich an größeren Säugerwirten wie Igeln oder Rehen. Die nur wenige Millimeter großen Nymphen stellen eine Infektionsgefahr dar, weil sie am Körper angeheftet häufig übersehen werden. Die Übertragung der Borrelien mit dem Zeckenspeichel erfolgt erst mindestens 24 Stunden nach der Blutmahlzeit, da die Bakterien zunächst vom Mitteldarm der Zecke in deren Speicheldrüsen einwandern müssen.

Klinik Typische klinische Veränderungen können, müssen aber nicht auftreten und bedingen die schwere Diagnosefindung bei der Lyme-Borreliose. Die klinischen Veränderungen können beim **Menschen** in drei Stadien eingeteilt werden:

- **Stadium I** (frühe Phase, Tage bis Wochen nach dem Stich): Am bekanntesten ist das Leitsymptom **Erythema migrans** (Wanderröte), dessen zentrifugale Ausbildung nach wenigen Tagen von der Stelle des Zeckenstiches aus beginnt. Es tritt aber nicht bei jedem Menschen auf. Als Allgemeinsymptome kommen vielmehr auch grippeähnliches Fieber, Kopfschmerzen und Abgeschlagenheit hinzu, die oft nicht mit dem Zeckenstich assoziiert werden.
- **Stadium II** (akute Phase, Wochen bis Monate nach dem Stich): Die Borrelien breiten sich zentrifugal im Körper aus, sie besitzen einen Tropismus zu Organen mit einem hohen Anteil bindegewebehaltiger Strukturen, wie Gelenkkapseln. Es werden akute Arthritiden (frühe Lyme-Arthritis), zentrale (Meningitiden) oder periphere neurologische Symptome auf Grund einer Perineuritis, die die Reizleitung unterbindet (Fazialisparese, Bannwarth-Syndrom), selten auch Peri- und Myokarditiden verursacht.
- **Stadium III** (chronische Phase): Sofern keine Therapie eingeleitet wird, kann diese Phase nach Jahren bis Monaten auftreten und ist von wiederkehrenden Symptomen geprägt. Hier sind beim Menschen die Acrodermatitis chronica atrophicans als Hautveränderung zu nennen, aber auch chronische bis intermittierende Arthritiden. Auch ständige Müdigkeit und depressive Verstimmungen sind beschrieben.

Hund Unter den Tieren ist die Manifestation der Lyme-Borreliose am besten beim Hund untersucht. Das beim Menschen typische Erythema migrans ist nicht beschrieben. Fieber bis zu 40,5 °C kann vereinzelt auftreten. Häufiger sind aber Symptome wie regionale Lymphknotenschwellungen, Mattigkeit oder Inappetenz zu beobachten, die in der Regel wegen der langen Zeit zwischen Zeckenstich und Auftreten nicht mit einer Borreliose assoziiert werden. Nach mehreren Tagen bis Wochen fallen Bewegungsunlust und arthritisbedingte, intermittierende Lahmheiten auf. Die Hunde können undeutlich auf wechselnden Gliedmaßen lahmen und es können unterschiedliche Gelenke geschwollen und schmerzhaft sein. Zusammenhänge mit Glomerulonephritiden (Berner Sennenhunde, Retriever) mit akutem Nierenversagen werden vermutet, konnten aber bisher nicht eindeutig bewiesen werden. Neurologische Manifestationen und Myokarditiden auf Grund einer Lyme-Borreliose sind beim Hund sehr selten beschrieben und bakteriologisch nicht bestätigt worden.

Pferd Hier werden ebenfalls Lahmheiten, Gelenkschwellungen, Fieber, Augenerkrankungen und neurologische Symptome mit der Lyme-Borreliose in Verbindung gebracht. Allerdings beruhen diese Beobachtungen vorwiegend auf experimentellen Infektionen. Dennoch wird eine klinische equine Lyme-Borreliose intensiv diskutiert.

Katze Serologische Hinweise auf Infektionen mit *B. burgdorferi* wurden bei Katzen gefunden.

Diagnose Eine Diagnose anhand klinischer Veränderungen allein ist nicht möglich, erlaubt in Kombination mit vorberichtlichen Befunden also nur einen Verdacht. Die Labordiagnose kann den Verdacht erhärten. Hier ist primär der indirekte Nachweis von infektionsbedingten Antikörpern mittels ELISA, gefolgt vom Westernblot (**Abb. 6.3**) bzw. Line Immuno Assay (LIA) im Zweistufentest die Methode der Wahl. Der im Vergleich dazu unspezifischere IFT (Immunfluoreszenstest) ist nicht mehr zu empfehlen. Mit dem ELISA erfolgt eine Voruntersuchung. Bei positiver Reaktion wird anschließend der wesentlich spezifischere Westernblot durchgeführt. Dies ist besonders wichtig, da auch Kreuzreaktivitäten gegenüber anderen Bakterienantigenen auftreten und diese ein falsch positives Signal im ELISA auslösen können. Beim Hund muss zusätzlich zwischen Impfung und Infektion unterschieden werden. Deutlich kann die impfspezifische Proteinbande bei 31 kDa (OspA) von den infektionsspezifischen Proteinen wie z. B. p30, p39 oder p58 unterschieden werden. Ein Beispiel für einen solchen Westernblot mit kaninen Seren findet sich in **Abb. 6.3**.

Seit 2001 gibt es ein kommerzielles Testsystem, das auf dem hoch spezifischen C6-Peptid des VlsE-Proteins von Borrelien basiert. Antikörper gegen C6 werden nur produziert, wenn im Wirt metabolisch aktive Borrelien vorhanden sind. Zudem interferieren gegen C6 gerichtete Antikörper nicht mit impfassoziierten Antikörpern. Das C6-Testsystem kann den Zweistufentest sinnvoll ergänzen.

Ein positiver Antikörpernachweis korreliert nicht mit dem klinischen Befund. Deshalb muss die Diagnose, wie bereits beschrieben, immer unter Einbeziehung des Vorberichts erfolgen. Die langwierige Kultivierung der Erreger kommt für die Routinediagnostik nicht infrage, da nicht in jedem Gewebebioptat Borrelien nachweisbar sind. Mittels PCR lassen sich Borrelien schnell und direkt in Geweben oder Synovia nachweisen. Der DNA-Nachweis kann aber über die Vitalität der Borrelien keine Aussage treffen und deshalb auch nach einer Antibiose positiv sein. Umgekehrt ist aber auch eine negative PCR allein nicht aussagekräftig, da aufgrund der geringen Besiedelungsdichte in einer lokal entnommenen Gewebeprobe keine Borrelien vorhanden sein müssen.

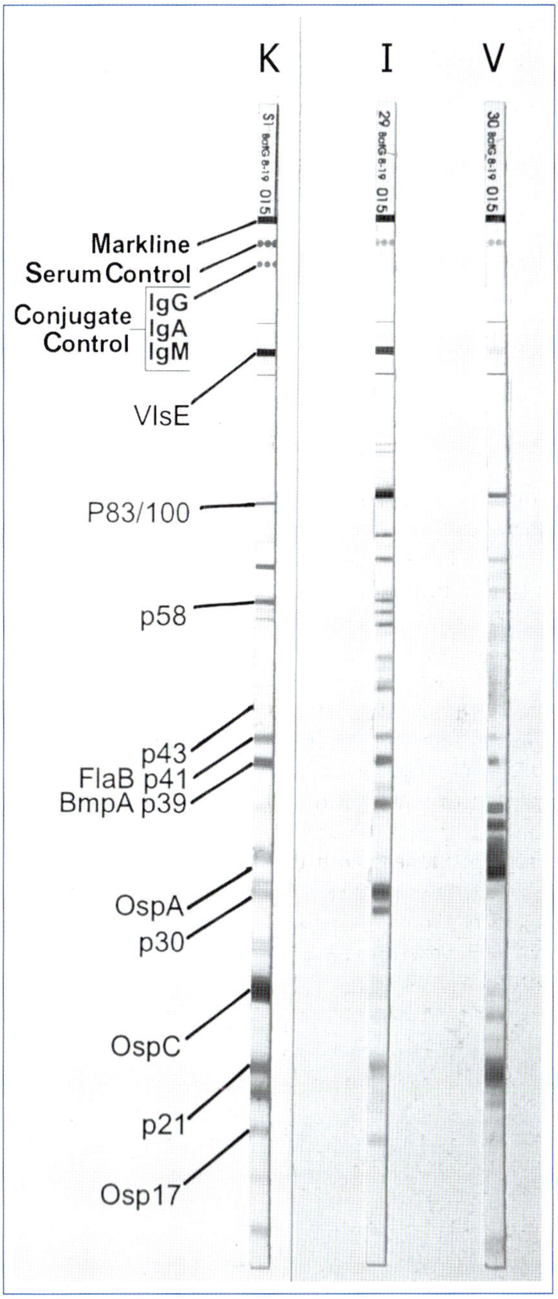

Abb. 6.3 Westernblot mit spezifischen Antikörperreaktionen gegen *B. burgdorferi*; K = Kontrollserum; I = Infektion; V = Impfung.

Spirochäten

Therapie Wesentlich für eine erfolgreiche Erregerelimination ist in jedem Fall die frühzeitige Einleitung einer Antibiose. Allerdings kann auch eine mehrmalige Behandlung notwendig sein, da die völlige Eliminierung der Borrelien in späten Erkrankungsstadien sehr fraglich ist. Die Borrelien sind gegenüber Tetrazyklinen (z. B. Doxycyclin, 10 mg/kg, 2 × täglich), Penicillinen und Aminopenicillinen (Amoxicillin, 20 mg/kg, 2–3 × täglich) empfindlich.

Hund Amoxicillin und Doxycyclin werden bevorzugt, da sie gut verträglich und oral applizierbar sind. Bei Jungtieren sollte aufgrund der Nebenwirkungen von Doxycyclin nur Amoxicillin (oder Amoxicillin + Clavulansäure) verwendet werden. Die Behandlung muss 28 Tage lang erfolgen, eine Besserung sollte sich innerhalb weniger Tage einstellen.

Pferd Die Verwendung von Doxycyclin ist möglich. Es können aber Oxytetracyclin, Cephalosporine oder Penicillin für 4–28 Tage verabreicht werden.

Mensch In der Humanmedizin erfolgt die Antibiose unter Umständen auch prophylaktisch, dies ist in der Veterinärmedizin nicht akzeptabel.

Prophylaxe Die Prophylaxe basiert beim Tier auf drei Schwerpunkten: 1. tägliche Entfernung von Zecken, 2. Verhinderung bzw. Reduzierung des Zeckenbefalls durch Repellents oder akarizide Stoffe und 3. beim Hund die Impfung gegen die Lyme-Borreliose. Die komplette Zeckenentfernung ist nicht immer möglich, kann aber die Borrelien-Übertragung auf den Wirt reduzieren. Akarizide und Repellents in Form von Spot-ons, Sprays und Halsbändern etc. sind wirksam. Gegen Zeckenbefall (Spinnentiere!) muss aber ausdrücklich öfter und in kürzeren Abständen behandelt werden als gegen den Flohbefall.

Impfung Für Menschen ist derzeit kein Impfstoff verfügbar. Hunde und Pferde dagegen können auch in Deutschland gegen Infektionen durch *B. burgdorferi* sensu stricto und auch gegen *B. afzelii* sowie *B. garinii* geimpft werden. Die Impfstoffe werden aus Lysat-Antigenen hergestellt, die vorwiegend Antikörper gegen OspA induzieren. Der Impfschutz basiert auf der Aufnahme der gegen OspA gerichteten Antikörper bei der Blutmahlzeit der Zecke, indem diese Antikörper an die noch OspA-exprimierenden Borrelien binden und in der Zecke inaktivieren. Im ersten Impfjahr ist eine zweimalige Immunisierung (möglichst im Frühjahr) von Impflingen ab der 12. Lebenswoche vorgesehen (zwei Impfungen im Abstand von 3 Wochen). Anschließend sollte eine Herbstimpfung nach 4–6 Monaten erfolgen und wiederum 6 Monate später im Frühjahr des folgenden Jahres. Danach erfolgen die Auffrischungsimpfungen jährlich im Frühjahr, bei hoher Zeckenexposition weiter alle 6 Monate.

6.3.4 Geflügelspirochätose

Die Geflügelspirochätose ist eine bei Hühnern, Puten, Enten und Gänsen akut verlaufende Septikämie, deren Erreger *Borrelia anserina* durch Lederzecken übertragen wird. Die Krankheit kommt v. a. in tropischen und subtropischen Regionen vor, aus Mitteleuropa sind aber auch Einzelfälle bekannt.

Klinik In perakuten Fällen werden die Tiere oft nur noch tot aufgefunden; akute Verläufe gehen mit Allgemeinstörungen in Form von Fieber, Anorexie und Somnolenz einher. Länger dauernde Erkrankungen sind mit Diarrhöen und Lahmheiten verbunden. Die Letalität ist bei akutem Verlauf hoch.

Diagnose und Differenzialdiagnose Die bakteriologische Diagnose kann durch mikroskopische Blutuntersuchung gestellt werden. Während des Fieberstadiums sind in nach Giesma gefärbten Ausstrichen bzw. auch in Nativpräparaten (Dunkelfeld-, Phasenkontrastmikroskopie) Borrelien nachweisbar.

Bei Sektionen ist der Erregernachweis auch aus Herzblut und Organen zu führen. Für die Kultivierung eignen sich embryonierte Hühner- und Enteneier. Es sind verschiedene serologisch unterscheidbare Stämme bekannt.

Differenzialdiagnostisch sind bei akutem Verlauf Pasteurellose (Geflügelcholera), Newcastle disease und Geflügelpest zu berücksichtigen, bei subakuten und chronischen Fällen Salmonellose.

Bekämpfung Penicilline sind therapeutisch wirksam. Impfungen sind möglich, aber für Mitteleuropa bedeutungslos. Die Zeckenbekämpfung gehört in jedem Fall zu den Maßnahmen gegen die Geflügelspirochätose.

6.4 Gattung Leptospira

STECKBRIEF

- Familie *Leptospiraceae*
- Durchmesser: ca. 0,1 µm
- Länge: 20–24 µm
- zwei periplasmatische Endoflagellen
- beide Enden der Zellen sind gebogen, wodurch die charakteristische Kleiderbügel- oder Hakenform entsteht (**Abb. 6.4**)
- Nativpräparate werden im Dunkelfeld- oder Phasenkontrastmikroskop beurteilt
- mit gängigen Färbemethoden schlecht anfärbbar
- Silberimprägnation in histologischen Präparaten je nach Erregerlast in den Geweben sehr erfolgreich
- Leptospirose ist bei Schwein und Schaf meldepflichtig

6.4.1 Taxonomie

Die Gattung *Leptospira* gehört in die Familie *Leptospiraceae*. Funktional werden Spezies und Serogruppen unterschieden, wobei eine Spezies auch mehreren Serogruppen zugeordnet werden kann. Eine Serogruppe wird dann basierend auf Variationen im Kohlenhydratanteil des LPS in Serovare unterteilt. Früher erfolgte die Unterteilung in eine pathogene Spezies (*Leptospira interrogans*) mit 26 Serogruppen und über 250 Serovaren sowie in die apathogene Spezies *Leptospira biflexa* mit 38 Serogruppen und 65 Serovaren. Nach molekularbiologischen Untersuchungen

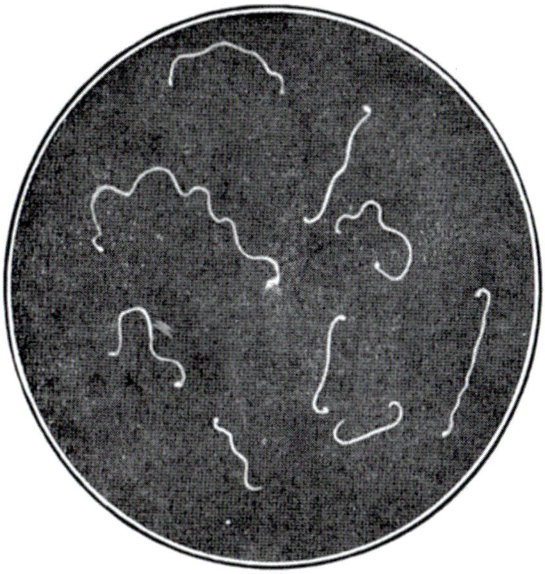

Abb. 6.4 Leptospiren in der Dunkelfeldmikroskopie (Vergrößerung 800-fach).

musste aber eine neue Einteilung erfolgen. Danach gibt es derzeit 20 Genospezies (z. B. *L. interrogans, L. noguchii, L. weilii, L. santarosai, L. borgpetersenii, L. inadai, L. fainei, L. kirschneri, L. meyeri, L. wolbachii, L. biflexa, L. alexanderi, L. alstonii, L. wolffii, L. licerasiae, L. broomii, L. kmetyi, L. vanthielii, L. terpstrae, L. yanagawae*). Nach wie vor repräsentiert *Leptospira biflexa* apathogene, meist saprophytäre Serogruppen und Serovare. *L. inadai* und *L. fainei* nehmen eine intermediäre Stellung ein. Die Leptospiren werden heute aber weiterhin vorwiegend nach den über 250 Serovaren charakterisiert. Die Zuordnung der wichtigsten Serovare zu den Spezies geht aus der **Tab. 6.2** hervor, im weiteren Text werden nur die Serovarbezeichnungen verwendet. Allerdings sind nicht alle relevanten Unterschiede zwischen Leptospirenisolaten mit serologischen Methoden zu erfassen. Das hat z. B. die Auftrennung von Hardjo in zwei Subtypen mittels der DNA-Hybridisierung bewiesen.

6.4.2 Anzüchtung

Die kulturelle Anzucht von Leptospiren ist sehr schwierig und gelingt oft nicht. Nährmedien müssen langkettige Fettsäuren mit mindestens 15 Kohlenstoff-Atomen enthalten. Den Medien werden daher Serum oder Serumalbumin zugesetzt, außerdem sind die Vitamine B_1 und B_{12} nötig. Langkettige Alkohole sind als C- und Energiequellen verwertbar. Kohlenhydrate und Aminosäuren werden vom Stoffwechsel der Leptospiren dagegen nicht genutzt. Am günstigsten sind flüssige und halbfeste Medien, wobei feste Nährmedien durch die Möglichkeit zur Erzielung von Einzelkolonien Vorteile bieten.

Das langsame Wachstum erfordert den Zusatz von Hemmstoffen wie 5-Fluorouracil, Nalidixinsäure, Vancomycin und Polymyxin B. Für die Kultivierung eignen sich die Medien nach Korthof (Zusatz von Kaninchenserum), Stuart, Fletcher sowie Ellinghausen-McCullough-Johnson-Harris (EMJH) und das Tween-80-Albumin-Medium. Leptospirenwachstum tritt generell bei Temperaturen zwischen 13 °C und 40 °C ein, die optimale Bebrütungstemperatur liegt zwischen 28 °C und 30 °C im anaeroben bzw. mikroaerophilen Milieu.

6.4.3 Epidemiologie und Pathogenese

Leptospiren sind für viele Säugetiere und den Menschen als Krankheitserreger bedeutsam. Es kommen sowohl Vertreter mit relativ starker Anpassung an bestimmte Wirts-

Tab. 6.2 Die Zuordnung der wichtigsten *Leptospira*-Arten zu den Serovaren (nach Levett, 2001).

Spezies	Serovaren
L. interrogans	Icterohaemorrhagiae, Canicola, Pomona, Australis, Autumnalis, Pyrogenes, Grippotyphosa, Djasiman, Hebdomadis, Sejroe, Bataviae, Ranarum, Louisiana, Mini, Sarmin
L. noguchii	Panama, Autumnalis, Pyrogenes, Louisiana, Bataviae, Tarassovi, Australis, Shermani, Djasiman, Pomona
L. santarosai	Shermani, Hebdomadis, Tarassovi, Pyrogenes, Autumnalis, Bataviae, Mini, Grippotyphosa, Sejroe, Pomona, Javanica, Sarmin, Cynopteri
L. meyeri	Ranarum, Semaranga, Sejroe, Mini, Javanica
L. wolbachii	Codice
L. biflexa	Semaranga, Andamana
L. fainei	Hurstbridge
L. borgpetersenii	Javanica, Ballum, Hebdomadis, Sejroe, Tarassovi, Mini, Celledoni, Pyrogenes, Bataviae, Australis, Autumnalis
L. kirschneri	Grippotyphosa, Autumnalis, Cynopteri, Hebdomadis, Australis, Pomona, Djaiman, Canicola, Icterohaemorrhagiae, Bataviae
L. weilii	Celledoni, Icterohaemorrhagiae, Sarmin, Javanica, Mini, Tarassovi, Hebdomadis, Pyrogenes, Manhao, Sejroe
L. inadai	Lyme, Shermani, Icterohaemorrhagiae, Tarassovi, Manhao, Canicola, Panama, Javanica
L. parva	Turneria
L. alexanderi	Manhao, Hebdomadis, Javanica, Mini

Spirochäten

Tab. 6.3 Haupt- und Nebenwirte der wichtigsten tierpathogenen Leptospiren-Serovaren.

Serovar	Hauptwirt(e) bei Haustieren	Hauptwirt(e) im Naturherd	Nebenwirte
Canicola	Hund		
Tarassovi	Schwein		
Hardjo	Rind, Schaf		
Pomona	Rind, Schwein, Schaf		
Icterohaemorrhagiae		Wanderratte	Rind, Schwein, Hund
Grippotyphosa		Mäuse, Hamster	Rind, Schaf, Ziege, Pferd, Hund
Mozdok		Brandmaus	Rind, Schwein, Schaf, Ziege Pferd

tierarten als auch solche mit einem breiten Wirtsspektrum vor (Tab. 6.3). Ein Teil der Leptospirosen verläuft als Naturherdinfektionen, bei denen von Nagetieren immer wieder Infektionen von Haustieren und auch Menschen ausgehen. Eine epidemiologisch wichtige Eigenschaft der Erreger ist die Fähigkeit zur lang anhaltenden Nierenbesiedlung und damit verbundenen Ausscheidung über den Harn.

In der Außenwelt können Leptospiren überleben, wenn sie auf Feuchtigkeit und Wärme stoßen. Kontaminiertes Wasser ist eine wichtige Ansteckungsquelle. Bedingt durch die Temperaturabhängigkeit kommt es zu einer Häufung von Leptospirosen im Sommer und Herbst. Leptospiren dringen über die Schleimhäute der Augen, des Verdauungs- und Geschlechtsapparats sowie die verletzte äußere Haut aktiv in den Körper ein. Auch über infizierten Urin, Blut oder Bisswunden können die Bakterien übertragen werden. Deckinfektionen kommen ebenso vor.

Als Virulenzfaktoren sind Hämolysine und Lipasen zu nennen, die Enzymaktivität ist jedoch gering. Leptospiren verursachen Allgemeininfektionen; die Bakteriämie dauert ungefähr bis zum 8. Krankheitstag. Es kommt zur toxischen Schädigung der Erythrozyten, in deren Folge sich Anämie, Ikterus und Hämoglobinurie einstellen. Durch Endotoxine werden ZNS, Blutgefäße und andere Organe geschädigt. Leptospiren sind fetotrope Erreger, die zum Absterben der Früchte im Uterus führen. Infolge der bereits wenige Tage nach der Infektion einsetzenden humoralen Immunreaktionen werden die Leptospiren aus der Blutbahn und den meisten Organen eliminiert. In den Tubuli contorti der Nieren bleibt die Infektion aber bestehen und führt zu Erregerausscheidung über den Harn. Die Mehrzahl der Leptospireninfektionen verläuft klinisch inapparent und wird erst durch serologische Untersuchungen erkannt.

6.4.4 Diagnostik

Beim Nachweis von Leptospireninfektionen dominieren mikroskopische und serologische Methoden. Die Kultivierung wird nur von wenigen Laboratorien vorgenommen; sie setzt Spezialnährmedien voraus.

Während der bakteriämischen Phase können Leptospiren mittels Dunkelfeldmikroskopie oder IFT in Blut, Organsuspensionen, Körperflüssigkeiten und Abklatschpräparaten von Leber und Niere nachgewiesen werden. Bei abortierten Feten eignet sich auch Mageninhalt zur mikroskopischen Untersuchung, v. a. werden hier aber auch histologische Präparate von Leber und/oder Niere herangezogen (Silberfärbungen nach Levaditi bzw. Warthin-Starry). Harn wird mit Beginn der zweiten Krankheitswoche erregerhaltig. Etwa zum gleichen Zeitpunkt treten im Blut spezifische Antikörper auf. Für den Direktnachweis ist in der Phase der Bakteriämie der Nachweis mittels PCR möglich.

Unter den serologischen Untersuchungsverfahren ist der mikroskopisch zu beurteilende Mikroagglutinationstest (MAT) am wichtigsten. Er wird mit lebenden Leptospiren durchgeführt. Leptospireninfektionen induzieren in vielen Fällen hohe Antikörpertiter, der MAT wird daher häufig erst ab einem Schwellenwert von 1 : 400 als positiv beurteilt. Die Festlegung der Grenztiter ist dabei generell umstritten, und es existieren verschiedene Empfehlungen. Abhilfe kann im Falle eines zweifelhaften Titers eine erneute Serumuntersuchung nach weiteren zwei bis vier Wochen schaffen. Ist der Titer um das Vierfache angestiegen, so gilt eine Infektion als sehr wahrscheinlich. Der ELISA gewinnt zunehmend an Bedeutung, er konnte beispielsweise schon zur Untersuchung von Milchproben auf Antikörper gegen die Serovar Hardjo genutzt werden. Problematisch ist nach wie vor ebenso wie beim MAT, dass die Serumantikörper stark mit anderen Serovaren kreuzreagieren und die Spezifität der Testsysteme stark einschränken. Bisher konnte dieses Problem nicht zufriedenstellend gelöst werden, allerdings wird intensiv an der Eignung hochspezifischer Leptospirenantigene geforscht.

Bei Hunden werden mit dem MAT in Folge von Impfungen in der Regel niedrigere Antikörperspiegel als nach Infektionen gemessen. Da dieser Nachweis nicht immer gelingt, ist die serologische Untersuchung als Beweis für einen Impfschutz nicht nutzbar. Für die Kultivierung werden Blut, Harn, Milch und Organe, besonders Gewebeproben von Niere und Harnblase verwendet. Mindestbebrütungszeit sind 7 Tage, es kann aber bei einigen Serovaren durchaus Wochen dauern, bis die Erreger sich in der Kultur ausreichend vermehren. Serovar Hardjo wächst besonders langsam, was bei der endgültigen Beurteilung einer Kultur zu negativen Ergebnissen führen kann. Zur Serovarenbestimmung dient der Kreuzabsorptionstest von Referenzseren. Der Entwicklung der PCR kommt eine besondere Bedeutung zu, um zwischen verschiedenen Spezies sicher zu differenzieren und einen schnellen direkten Nachweis aus organischem Material zu ermöglichen.

6.4.5 Therapie und Prophylaxe

Leptospirosen können mit Penicillinen, Aminopenicillinen, Streptomycin, Dihydrostreptomycin und Tetrazyklinen behandelt werden, wobei Penicilline im Hinblick auf die Erregereliminierung aus den Nieren nicht effektiv sind. Bei Schweinen ist eine orale Medikation mit Tetracyclin über eine Woche empfehlenswert. Für Hunde bietet sich während der Leptospirämie der Einsatz von Penicillinen oder Aminopenicillinen an, während nach der Wiederherstellung der Nierenfunktion Tetrazykline angewendet werden sollten, um einer chronischen Leptospirurie vorzubeugen.

Impfung Impfstoffe sind in Deutschland für den Hund und das Rind erhältlich. Der Impfstoff für Rinder enthält *L. borgpetersenii* Serovar hardjo. Neben den über eine sehr langen Zeitraum eingesetzten Impfstoffen für den Hund, die die Serogruppen Canicola und Icterohaemorrhagiae beinhalten, sind seit 2011 auch tri- und quadrivalente Impfstoffe mit den zusätzlichen Serovaren Grippotyphosa und Pomona bzw. Australis erhältlich. Den Impfempfehlungen folgend sollten die Hunde im Alter von 8 und 12 Lebenswochen sowie im 15. Lebensmonat geimpft werden. Anschließend sollte mindestens eine jährliche Impfung erfolgen, in Endemiegebieten sogar alle 6 Monate. Im Ausland kommen auch bei Schweinen Vakzinen zum Einsatz. Bei der Beurteilung der Wirksamkeit von Impfungen ist zwischen der Prophylaxe klinisch manifester Leptospirosen und der Verhinderung der Nierenbesiedlung zu unterscheiden.

Prophylaxe Wesentliche Aspekte der Prophylaxe sind die Überwachung des Tierverkehrs, Bekämpfung der Nagetiere, Weidesanierung, Verhinderung der Überbelegung der Ställe sowie die ordnungsgemäße Beseitigung von Kot, Jauche bzw. Gülle, besonders in großen Tierbeständen, aber auch in Tierheimen und Zoos. Für die planmäßige Bekämpfung und Tilgung bieten einzelne, an Tierarten adaptierte Serovare wie Canicola, Tarassovi und Hardjo wesentlich günstigere Ansatzpunkte als diejenigen Serovare, bei denen Nagetiere als Hauptwirte fungieren. Grundlage der Bekämpfung sind in der Regel serologische Überwachungsprogramme, soweit nicht von Impfungen Gebrauch gemacht wird.

MERKE !

Leptospirosen sind in Deutschland bei Schwein und Schaf meldepflichtige Tierkrankheiten; ferner ist zu beachten, dass Leptospiren Erreger von Zoonosen sind.

6.4.6 Leptospirose des Schweines

BEACHTE

Meldepflicht.

Besonders anfällig für die Leptospirose sind gravide Sauen, für deren Infektion nur geringe Leptospirenzahlen erforderlich sind. Klinische Hauptveränderungen der Schweineleptospirose sind Aborte bzw. die Geburt lebensschwacher Ferkel, die in den ersten Tagen verenden. Das Vorherrschen protrahierter Verlaufsformen ist durch ein schrittweises Absterben der Feten nacheinander charakterisiert. Abortierte Würfe lassen daher eine typische Abstufung hinsichtlich Größe und Zersetzungserscheinungen erkennen.

Unter den suszeptiblen Tierarten kommt die Leptospirose beim Schwein am häufigsten vor. Dabei ist die Serovar Tarassovi an das Schwein angepasst, hat aber aktuell eine geringere Bedeutung. Serovar Pomona hat Schweine, Rinder und Schafe als Hauptwirte, und es besteht die Möglichkeit wechselseitiger Übertragungen zwischen diesen Tierarten. Innerhalb der Pomona-Serogruppe ist besonders Mozdok wegen ihres abweichenden epidemiologischen Verhaltens zu beachten. Hauptwirte dieser Serovare sind Mäuse, die den Naturherd bilden. Da die Unterscheidung der Serovare Pomona und Mozdok mit klassischen serologischen Methoden schwierig ist, werden häufig beide Serovare als Pomona diagnostiziert. Die Serovare Bratislava und Muenchen, die beide zu der Serogruppe Australis gehören, werden neuerdings auch in deutschen Schweinebeständen in Verbindungen mit Konzeptionsstörungen und gelegentlichen Aborten bzw. Totgeburten nachgewiesen. Lokale Genitalinfektionen bei Sauen und Ebern ohne bakteriämische Verbreitung der Erreger werden für möglich gehalten. Das Auftreten klinischer Veränderungen bei seronegativen Tieren könnte dafür sprechen.

Bratislava-spezifische Antikörperspiegel lassen sich im Gegensatz dazu auch in Zuchtbeständen feststellen, in denen keine klinischen Veränderungen auftreten. Es muss daher von einer relativ geringen Virulenz dieser Stämme ausgegangen werden. Da Leptospiren fetotrope Erreger sind, zeigen die Plazenten keine wesentlichen Veränderungen, die Feten selbst weisen Lebernekrosen und blutig-sulzige Unterhautinfiltrationen auf. Infektionen wachsender Schweine bleiben bis zum Mastende meist latent und bilden somit ein Zoonose-Risiko. Weiße Flecken sind als Ausdruck interstitieller Nephritiden bei der Fleischuntersuchung als wichtiger Hinweis auf solche Leptospireninfektionen zu betrachten. Differenzialdiagnostisch ist besonders PRRS zu beachten, daneben alle anderen Abortformen.

6.4.7 Leptospirose der Wiederkäuer

BEACHTE

Meldepflicht beim Schaf.

Rinderleptospirose ist besonders in Regionen mit extensiver Weidehaltung verbreitet. Leitsymptome sind Fieber, Ikterus, Hämoglobinurie und Anämie. Bereits im Stadium der Bakteriämie treten Fieber, Apathie, Inappetenz und Leistungsabfall auf.

Durchfälle und Mastitiden können zum Krankheitsbild gehören. Lange Zeit hatten als Erreger der Rinderleptospirose die Serovare Grippotyphosa, Icterohaemorrhagiae und Pomona vorgeherrscht. Einem Teil der diagnostizierten Pomona-Infektionen hat wahrscheinlich die Serovar Mozdok zugrunde gelegen, die ebenfalls zur Pomona-Serogruppe gehört. Serovar Hardjo hat nach dem Erstnachweis 1960 in den USA schnell an Bedeutung gewonnen und ist jetzt die wichtigste Serovar bei Wiederkäuern. die Serovar ist an Rinder und auch Schafe adaptiert und nicht an Hauptwirte im Naturherd gebunden. Molekularbiologische Untersuchungsergebnisse zeigten, dass 2 Subtypen, Hardjoprajitno und Hardjobovis, existieren, die serologisch nicht differenzierbar sind. Während der zuerst genannte Subtyp nur in Europa auftritt, kommt Hardjobovis weltweit vor. Trotz Zugehörigkeit zur gleichen Serovargruppe wird Hardjoprajitno zur Spezies *L. interrogans* und Hardjobovis zur Spezies *L. borgpetersenii* gerechnet. Infizierte Rinder scheiden den Erreger bis zu 20 Monate lang aus. In Ländern mit hoher Leptospiroseinzidenz werden Impfstoffe eingesetzt.

6.4.8 Leptospirose des Hundes

Synonym: Stuttgarter Hundeseuche

Ätiologie und Epidemiologie Der Hund ist Hauptwirt von Serovar Canicola. Die Infektion verläuft seuchenhaft und zieht eine jahrelange Persistenz des Erregers nach sich. Im Gegensatz zu anderen Tierarten tritt die Leptospirose beim Hund besonders als urämische Form auf. Fieber ist bei allen klinisch auffälligen Leptospirosen zu beobachten, begleitet von Mattigkeit, Futterverweigerung, Erbrechen und Durchfällen. Hunde erkranken ferner an Infektionen mit Serovaren wie Icterohaemorrhagiae und Grippotyphosa. Da in den häufig eingesetzten Impfstoffen seit vielen Jahren die Serovare Canicola und Icterohaemorrhagiae enthalten sind, spielen diese Infektionen mittlerweile eine geringe Rolle. Aufgrund nachlassender Impfbereitschaft kann aber auch in Deutschland wieder eine Zunahme der kaninen Leptospirosen verzeichnet werden. Häufiger werden hier serologisch auch andere Serovare wie Copenhageni (Icterohaemorrhagiae), Australis, Autumnalis und seltener Pomona nachgewiesen. Es kommen nephritische, meist mit Urämie verbundene, ikterische, gastrointestinale und nervale Verlaufsformen vor. Leptospirosen treten im ganzen Spektrum von perakut bis chronisch auf, wobei subklinische und chronische Verlaufsformen, die v. a. mit unspezifischer Leber- und Nierensymptomatik einhergehen, sehr häufig sind.

6.4.9 Leptospirose des Pferdes

Serologische Reaktionen legen auch bei Pferden das Vorkommen von Leptospireninfektionen nahe, die allerdings in den meisten Fällen subklinisch bleiben. Die Befunde lassen keine für Pferde besonders wichtigen Serovare erkennen (unter anderem kommen Grippotyphosa, Pomona und Copenhageni vor), sondern reflektieren die epidemiologische Situation im jeweiligen Gebiet. In diesem Zusammenhang werden besonders mit Schadnagerkot und Urin verunreinigte Futtermittel diskutiert. Klinisch manifeste, equine Leptospirosen sind seltene Ereignisse. Eine Beteiligung der Leptospiren an der periodischen Augenentzündung (Iridochorioiditis recidivans, Mondblindheit, equine rezidivierende Uveitis) wird seit Langem diskutiert. Sie wird durch den Nachweis von Leptospiren und Antikörpern in operativ entfernten Glaskörpern untermauert.

6.4.10 Leptospirosen bei anderen Tierarten

Im Unterschied zum Hund besitzt die **Katze** eine recht starke Resistenz gegenüber Leptospireninfektionen, über Erkrankungen liegen daher nur sehr wenige Informationen vor. Karnivore Pelztiere können in Farmen über Futterfleisch und Nagetiere infiziert werden, sie erweisen sich als anfällig. Beim **Geflügel** hat die Leptospirose nur eine untergeordnete Bedeutung.

6.4.11 Leptospirose des Menschen

BEACHTE

Nachweise von *L. interrogans* sind nach § 7 Infektionsschutzgesetz meldepflichtig.

Die Leptospirosen gehören zu den Zoonosen mit weltweiter Bedeutung. Von der Mehrzahl der für Tiere virulenten Serovare ist bekannt, dass sie Erkrankungen des Menschen auslösen können. Es kommt zu lebensbedrohenden fieberhaften Allgemeinerkrankungen mit Leber- und Nierenversagen. Im Jahr 1915 wurde mit Icterohaemorrhagiae der Erreger der seit Längerem bekannten Weil-Krankheit als erste Leptospirenform beschrieben.

Es lassen sich zwei Hauptwege der Infektion unterscheiden, die teilweise auch ihren Ausdruck in den Krankheitsbezeichnungen finden. **Die Ansteckung kann über die vom Tier kontaminierte Umwelt erfolgen**, z. B. bei dem sogenannten Schlamm-, Reisfeld- oder Feldfieber bzw. der Erbsenpflückerkrankheit. Nach Verunreinigung von Gewässern durch den Harn infizierter Tiere besteht auch die Gefahr beim Schwimmen. **Ein zweiter Infektionsweg verläuft direkt über den Tierkontakt**, hierdurch sind Tierärzte, Tierpfleger und Fleischer besonders gefährdet. Die sogenannte „Schweinehüterkrankheit" ist z. B. eine Infektion mit Serovar Pomona. Auch der Verzehr roher Schweinenieren war schon Ausgangspunkt von Infektionen mit Serovar Pomona. Nach Überstehen der akuten Phase können Patienten die Leptospiren etwa einen Monat mit dem Urin ausscheiden. Direkte Infektionen von Mensch zu Mensch spielen aber nur selten eine Rolle.

7 Campylobacter, Arcobacter, Helicobacter und Spirillum

Rolf Bauerfeind

Die Gattung *Campylobacter* wurde 1963 durch Abtrennung der mikroaerophilen, nicht zur Kohlenhydratverwertung befähigten Vertreter aus der Gattung *Vibrio* eingeführt. Aus dieser noch immer heterogenen Gruppe wurden dann später die aerotoleranten Arten als Gattung *Arcobacter* herausgelöst. Die ursprünglich als *Campylobacter pylori* beschriebene Bakterienart wurde 1989 zur Typspezies der neuen Gattung *Helicobacter* in der neuen Familie *Helicobacteraceae*. *Campylobacter* und *Arcobacter* sind heute Mitglieder der Familie *Campylobacteraceae*, die mit der Familie *Helicobacteraceae* zur Klasse *Epsilonproteobacteria* zählt.

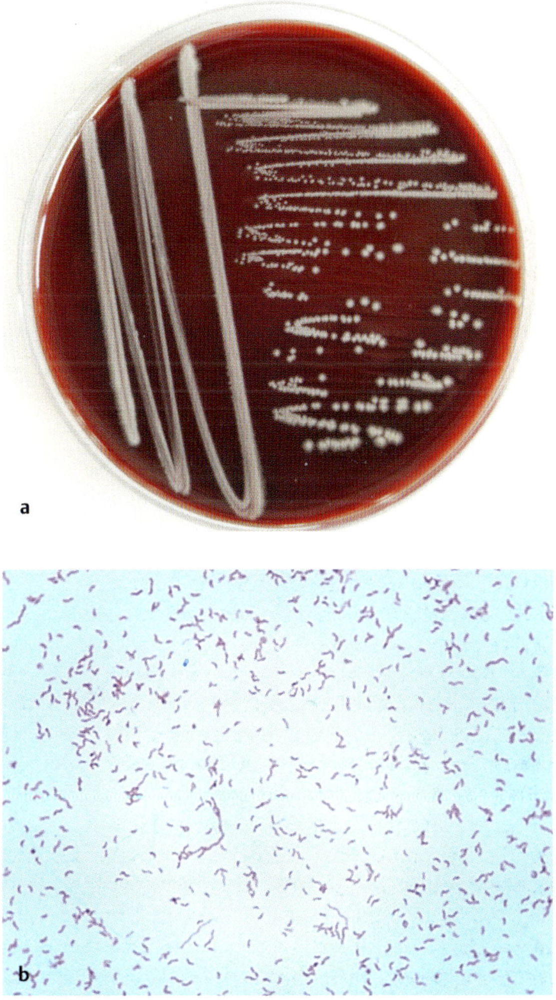

Abb. 7.1 *Campylobacter fetus;* **a** Wachstum auf der Thioglykolatplatte; **b** Morphologie im gramgefärbten Kulturausstrich. [beide Teilabbildungen: Institut für Mikrobiologie, TiHo Hannover]

7.1 Gattung Campylobacter

STECKBRIEF

- nicht sporenbildende, gramnegative Stäbchen (0,2–0,9 × 0,5–8 µm)
- kommaförmig gekrümmt bis spiralig gewunden und meist beweglich
- mikroaerophil
- kommensalische und parasitäre Schleimhautbewohner bei Menschen und Tieren
- Erreger von gastrointestinalen und urogenitalen Erkrankungen bei Tieren und Menschen (**Tab. 7.1**)
- Erreger des enzootischen *Campylobacter*-Abortes des Rindes (anzeigepflichtige Tierseuche)
- meldepflichtig bei Wiederkäuern, Geflügel, Hund, Katze, Mensch

7.1.1 Gattungsmerkmale und Taxonomie

Campylobacter sind schlanke Stäbchenbakterien, die sich gelegentlich in gerader oder kokkoider Form, meist aber vibroid gekrümmt und S-förmig präsentieren (**Abb. 7.1**). Die meisten Arten sind uni- oder bipolar monotrich begeißelt und bewegen sich in schraubigen Bewegungen fort. Einige Arten schwärmen auf feuchten Agaroberflächen. Alle Vertreter des Genus sind mikroaerophil und besitzen einen respiratorischen Stoffwechsel. Ihre Energie beziehen sie chemoorganotroph aus der Umsetzung von Aminosäuren und Tricarbonsäuremetaboliten. Die Verwertung von Kohlenhydraten ist mit den üblichen Labortests nicht nachweisbar. Während alle Spezies mit Ausnahme von *C. gracilis* oxidasepositiv reagieren, fällt die Katalasereaktion sogar zwischen Stämmen derselben Art unterschiedlich aus. Der G + C-Gehalt beträgt 29–47 Mol%.

Campylobacter sind gegenüber Umwelteinflüssen empfindlich und können in ungünstigem Milieu (niedriger pH, erhöhte Temperaturen, Trockenheit) einen Zustand einnehmen, in dem sie noch vermehrungsfähig, in vitro aber nicht mehr anzüchtbar sind (viable but not culturable, VBNC-Stadium). Unter Feldbedingungen bleibt *C. fetus* im Erdboden bis zu 20 Tage infektionstüchtig.

Das Genus *Campylobacter* umfasst gegenwärtig 26 Arten. Bei einigen Arten werden Subspezies, Bio- und Serovare unterschieden (**Tab. 7.1**).

Tab. 7.1 Bei Wirbeltieren vorkommende *Campylobacter*-Arten.

Spezies bzw. Subspezies	häufigster Nachweis bei	medizinische/veterinärmedizinische Bedeutung
C. avium	Huhn	▪ Pathogenität unbekannt
C. canadensis	Schreikranich	▪ Pathogenität unbekannt
C. coli	Schwein, Rind (Geflügel, Hund)	▪ gastrointestinale Normalmikrobiota bei Tieren ▪ Schwein: sporadische milde Durchfallerkrankungen ▪ Mensch: Durchfall; selten Septikämie, Abort
C. cuniculorum	Kaninchen	▪ gastrointestinale Normalmikrobiota?
C. fetus subsp. *fetus*	Schaf (Rind)	▪ Schaf: seuchenhafte Aborte ▪ Rind, Schwein: sporadische Aborte ▪ Mensch: selten; Septikämie, Durchfall, Abort, Meningitis u. a.
C. fetus subsp. *venerealis*	Rind	▪ Rind: Abort, Unfruchtbarkeit ▪ Mensch: sporadische Vaginosen
C. helveticus	Hund, Katze	▪ gastrointestinale Normalmikrobiota bei Tieren
C. hyointestinalis subsp. *hyointestinalis*	Schwein, Rind (Hamster, Hirsch)	▪ Mensch: bei Durchfall und Bakteriämie; Pathogenität unklar
C. hyointestinalis subsp. *lawsonii*	Schwein	▪ Pathogenität unbekannt
C. insulaenigrae	Robben	▪ Mensch: vermutlich Enteritis und Septikämie
C. jejuni subsp. *jejuni*	Geflügel (Schwein u. a. Säuger)	▪ einige Vogelarten: Enteritis, Hepatitis ▪ Rind: Winterdysenterie?, Mastitis ▪ Hund, Katze: Durchfall ▪ Mensch: Durchfall, Septikämie, Meningitis, Abort, Guillain-Barré-Syndrom
C. lanienae	Schwein, Rind (Schaf)	▪ gastrointestinale Normalmikrobiota bei Tieren und Menschen
C. lari	Möwen, Huhn (Muscheln, Hund)	▪ Mensch: vermutlich Enteritis mit Durchfall, Septikämie
C. mucosalis	Schwein, Mensch, Hund	▪ Pathogenität unklar; entgegen früherer Annahmen nicht Erreger der porcinen proliferativen Enteropathie
C. rectus	Mensch (Kapuzineraffen, Hund)	▪ Pathogenität unklar ▪ beim Menschen Parodontitis
C. sputorum Biovar *sputorum*	Rind, Schwein, Schaf, Mensch	▪ Schaf: Abort ▪ Mensch: Hautabszess
C. sputorum Biovare *faecalis* und *paraaureolyticus*	Rind, Schaf (Mensch)	▪ Pathogenität unbekannt
C. subantarcticus	Albatrosse, Eselspinguin	▪ Pathogenität unbekannt
C. upsaliensis	Hund, Katze	▪ vermutlich nicht tierpathogen ▪ Mensch: Durchfall, Septikämie
C. volucris	Lachmöwe	▪ Pathogenität unbekannt

7.1.2 Anzüchtung und Differenzierung

Die Anzüchtung der recht anspruchsvollen *Campylobacter*-Bakterien erfolgt bevorzugt auf bluthaltigen Nährböden, z. B. Thioglykolatagar (**Abb. 7.1**). Zur Isolierung aus klinischem Probenmaterial haben sich Antibiotika-Supplemente nach Skirrow, Butzler, Blaser und Wang sowie Preston als Hemmstoffe bewährt. Daneben werden auch blutfreie Selektivmedien, z. B. nach Karmali oder der CCDA (Cefoperazon-Charcoal-Deoxycholat-Agar) angeboten. Als Anreicherungsmedium steht die Bolton-Bouillon zur Verfügung. Für die Isolierung von *C. upsaliensis* sind wegen dessen hoher Antibiotikasensitivität spezielle Medien erforderlich, denen als Hemmstoffe unter anderem Cefoperazon und Amphotericin zugesetzt werden (CAT – Cefoperazon-Amphotericin-Teicoplanin-Agar). Die Bebrütung erfolgt in **mikroaerober Atmosphäre** bei 3–15 Vol% O_2 und 3–15 Vol% CO_2 über 1–3 Tage. Einige Arten bevorzugen anaerobe Bedingungen und müssen zusätzlich mit Fumarat und Formiaten oder H_2 versorgt werden, um sie unter mikroaeroben Bedingungen kultivieren zu können. Das Temperaturoptimum liegt bei 30–37 °C.

Die Differenzierung der Arten erfolgt anhand von Wachstums- und Stoffwechseleigenschaften. So sind *C. jejuni, C. coli, C. lari, C. upsaliensis, C. helveticus* und *C. canadenis* im Gegensatz zu anderen Arten „thermophil“ (besser: thermotolerant) und wachsen auch noch gut bei 42 °C. Biochemische Reaktionsmuster und Resistenzen gegen bestimmte antimikrobielle Chemotherapeutika (Nalidixinsäure, Cephalothin etc.) können mit kommerziellen Testsystemen wie dem API Campy geprüft werden. *Campylobacter*-Spezies lassen sich sehr zuverlässig auch mittels RFLP-Analyse der 16S- und 23S-rRNA-Gene und der MALDI-TOF Massenspektrometrie von Ganzzelllysaten identifizieren, die Anwendung dieser Methoden ist gegenwärtig aber noch auf Speziallabore beschränkt.

In der Laborpraxis ist die rasche Erkennung der beiden humanmedizinisch wichtigsten Arten *C. jejuni* und *C. coli* bedeutsam. Neben der Hippurathydrolyse-Reaktion, die *C. jejuni* (positiv) von anderen Spezies (negativ) unterscheidet, wurden verschiedene PCR-Protokolle zum Nachweis *C.-jejuni-* und *C.-coli*-spezifischer DNA-Abschnitte etabliert. Es gibt auch gruppenspezifische Latexteste und Gensonden für die thermophilen Arten *C. jejuni, C. coli* und *C. lari*, allerdings erlauben diese keine exakte Differenzierung bis zur Speziesebene. Zur Unterscheidung der beiden *C.-fetus*-Subspezies *venerealis* und *fetus* haben serologische Methoden an Bedeutung verloren. Hierzu werden vielmehr die Glyzintoleranz und die Natriumselenitreduktion (*C. fetus* subsp. *fetus* positiv) und mit der PCR nachweisbare genetische Marker geprüft.

Um epidemiologische Fragestellungen zu bearbeiten, sind insbesondere für die zoonotischen *Campylobacter*-Arten phänotypische und molekulargenetische Feintypisierungsmethoden etabliert. Gerade bei *C.-jejuni*-Infektionen wären Gruppenerkrankungen, Ansteckungsquellen und Infektketten ohne hoch auflösende Differenzierungsmethoden oftmals nicht aufzudecken. Die Serotypisierung erfolgt nach den Methoden von Penner u. Hennessy (1980) bzw. Lior et al. (1982). Nach dem zuletzt genannten Schema lassen sich insgesamt 130 Serogruppen unterscheiden, davon 74 bei *C. jejuni* subsp. *jejuni*, 46 bei *C. coli* und 10 bei *C. lari*. Das ebenfalls speziesübergreifende Biotypisierungsschema von Lior (1984) definiert auf der Grundlage von Hippurathydrolyse, H_2-Nachweis und DNA-Hydrolyse 4 Biovare von *C. jejuni* subsp. *jejuni* und je 2 Biovare von *C. coli* und *C. lari*. Für die feinere Differenzierung gelangen neben der Phagentypisierung die Multilocus-Enzymelektrophorese (MLEE), die Multilocus-Sequenz-(MLST) und die Ribotypisierung, die Makrorestriktionsanalyse sowie AFLP- und Sequenzanalysen des variablen Flagellingens *fla*A zum Einsatz.

7.1.3 Virulenzfaktoren

Beweglichkeit, Adhärenz, Invasivität und Toxinbildung sind wichtige Virulenzeigenschaften der enteritischen *Campylobacter*-Arten, insbesondere von *C. jejuni*. Strukturproteine der bakteriellen Geißel, das LPS und verschiedene OMPs kommen als Adhäsine infrage. An Toxinen wurden bei verschiedenen Stämmen ein Choleratoxin-ähnliches Enterotoxin, ein hitzelabiles, trypsinsensitives Zytotoxin, ein „Cytolethal-distending“-Toxin sowie ein Shigatoxin-ähnliches, ein hämolytisches und ein hepatotoxisches Toxin gefunden. Die Virulenz von *C. fetus* wird entscheidend vom sogenannten Surface(S)-Layer, einer äußeren Hülle aus einem hochmolekularen Protein mitbestimmt, das in zwei Haupttypen, SapA und SapB, vorkommt. Der S-Layer schützt das Bakterium vor der Opsonisierung durch den Komplementfaktor C3b und vor der komplementvermittelten Bakterizidie des Serums. SapA und SapB unterliegen der Antigenvariation, die Ausdruck fortgesetzter Rekombinationen an seinem chromosomalen Genlocus ist.

7.1.4 Epidemiologie

Campylobacter spp. sind **obligat wirtsständig** und bewohnen als Kommensalen oder Parasiten die Schleimhäute von Mund und Rachen, des Genitaltraktes und des Darmes von zahlreichen Säuger- und Vogelarten (Wild-, Nutz- und Heimtiere). Reservoire für die thermophilen *Campylobacter*-Spezies sind insbesondere wildlebende Vögel und das Nutzgeflügel. Gelegentlich werden *Campylobacter* auch bei Reptilien und in Muscheln gefunden.

Mindestens 6 Spezies (*C. coli, C. fetus, C. jejuni* subsp. *jejuni, C. sputorum, C. concisus, C. curvus*) sind tier- und/oder humanpathogen, wobei man die beiden letztgenannten Spezies bisher nur beim Menschen fand. Die Vertreter von acht weiteren Arten bzw. Unterarten sind häufig in Verbindung mit verschiedenen entzündlichen Läsionen, Durchfall oder Bakteriämie nachweisbar, weshalb diese Spezies bzw. Subspezies ebenfalls unter Verdacht stehen, Krankheitserreger zu sein. Vier von ihnen kommen nicht nur beim Menschen, sondern auch bei Tieren vor (*C. hyointestinalis* subsp. *hyointestinalis, C. insulaenigrae, C. lari* und *C. upsaliensis*; Tab. 7.1).

7.1.5 Besondere Hinweise

Der von *C. fetus* subsp. *venerealis* verursachte **enzootische *Campylobacter*-Abort** des Rindes fällt im Tierseuchenrecht unter die Kategorie Deckinfektionen und ist eine **anzeigepflichtige Tierseuche**. Infektionen mit **thermophilen *Campylobacter*-Spezies** sind bei Wiederkäuern, Hunden, Katzen und Geflügel **meldepflichtig**.

Heute weisen viele Stämme der pathogenen *Campylobacter*-Arten erworbene Resistenzen gegen veterinärmedizinisch und medizinisch eingesetzte Antibiotika auf. Häufig betroffen sind Tetrazykline, Sulfonamide, Erythromycin und Fluorchinolone. Vielfachresistente Stämme sind verbreitet. Sollte man sich im konkreten Krankheitsfall zur antimikrobiellen Chemotherapie entschließen, ist die Wahl der Mittel deshalb am Resistenzprofil des ursächlichen Erregerstammes auszurichten.

7.1.6 Enzootischer Campylobacter-Abort des Rindes

Synonyme: Vibrionenseuche der Rinder, Vibriosis genitalis, bovine genitale Campylobakteriose

BEACHTE
Anzeigepflicht.

Ätiologie und Epidemiologie *C. fetus* ist seit Jahrzehnten als Erreger seuchenhafter Aborte und Fruchtbarkeitsstörungen bei Hauswiederkäuern bekannt. Die beiden *C.-fetus*-Subspezies sind sich in vielen Merkmalen sehr ähnlich, unterscheiden sich aber in einigen bedeutenden infektionsbiologischen Eigenschaften. Die epidemiologisch relevanten Reservoirwirte von *C. fetus* subsp. *venerealis* sind Rinder, die Reservoirwirte von *C. fetus* subsp. *fetus* sind Schafe.

C. fetus subsp. *venerealis*, frühere Bezeichnung *C. fetus* subsp. *fetus*, ist ein Parasit der Genitalschleimhäute der Rinder. Bei Bullen kommt es zur Besiedlung der Präputialschleimhaut, die vor allem bei älteren Tieren lebenslang anhält. Weibliche Tiere werden beim Deckakt oder durch kontaminiertes Sperma infiziert und können den Erreger auf der Vaginalschleimhaut monatelang beherbergen. Bullen stecken sich beim Deckakt oder in Besamungsstationen über kontaminierte Gerätschaften (Phantom, künstliche Vagina) an.

C. fetus subsp. *venerealis* kommt weltweit vor. Bei einer Inzidenz von weniger als 10 Ausbrüchen pro Jahr ist die bovine genitale Campylobakteriose in Deutschland aber praktisch getilgt. Hierzu haben vor allem die Verwendung erregerfreier Zuchtbullen, die künstliche Besamung und veterinärbehördliche Tilgungsmaßnahmen bei Seuchenausbrüchen beigetragen.

Pathogenese und Klinik Während die Infektion des Bullen klinisch stets inapparent bleibt, führt die aszendierende Infektion des weiblichen Genitales zu Endometritis, was die Implantation befruchteter Eizellen verhindert oder im frühen Stadium der Trächtigkeit das Absterben und die Resorption der 2–3 Wochen alten Embryonen nach sich zieht. Nach Auffassung einiger Autoren verhindert die Infektion auch die Konzeption. Klinisch fallen die Färsen und Kühe am häufigsten durch Umrindern und verlängerte Zwischenkalbezeiten auf. Bei manchen Tieren kann mukopurulenter Ausfluss erkennbar sein. Bleiben die Läsionen an der Gebärmutter nur geringfügig, werden die Früchte normal ausgetragen. Das Muttertier ist dann lediglich eine Infektionsquelle für Bullen. In jedem Trächtigkeitsstadium kann es aber auch zu Aborten kommen, deren Schwerpunkt im 4.–6. Monat liegt. Abortierte Feten weisen mitunter Zeichen einer Bronchopneumonie, fibrinösen Pleuritis oder Peritonitis auf; die Kotyledonen können hämorrhagisch infarziert sein. Fehlgeburten treten insgesamt aber nur bei einer Minderheit der infizierten weiblichen Rinder auf. Die Prognose für weibliche Rinder ist günstig, denn meist eliminiert das Immunsystem den Erreger aus dem Organismus und gewährleistet für 2–3 Jahre Immunität gegen eine erneute Infektion. Die Elimination des Erregers ist allerdings langwierig und nimmt gegebenenfalls mehrere Monate in Anspruch.

Diagnose und Differenzialdiagnosen Der kulturelle Erregernachweis gelingt am sichersten aus der Plazenta und den Organen des abortierten Fetus, besonders aus dessen Mageninhalt. Die mikroskopische Untersuchung des Materials (Nativpräparat in der Dunkelfeld- oder Phasenkontrastmikroskopie), die auch auf Material von veränderten Kotyledonen (gefärbter Ausstrich in der Hellfeldmikroskopie) anzuwenden ist, kann erste Hinweise geben. Von weiblichen Rindern sind Genitalsekrete oder Vaginalspülflüssigkeit sowie Bioptate der Zervix- oder Uterusschleimhaut zur Untersuchung geeignet. Zum Nachweis von *Campylobacter*-Antigen in Probenmaterial ist der IFT einsetzbar. Erregerspezifische IgA-Antikörper können in Scheidenschleim mit einem Agglutinationstest oder ELISA nachgewiesen werden. Bei Bullen empfiehlt es sich, Vorsekret, Samen und Präputialspülflüssigkeit kulturell-bakteriologisch zu untersuchen. Wegen der Empfindlichkeit der Erreger müssen die Proben innerhalb von 6–9 Stunden nach der Entnahme zur Untersuchung gelangen. Bei Kühlung und Beförderung in Spezialmedien (z. B. Thioglykolatbouillon oder Cary-Blair-Medium) kann die Transportzeit auf bis zu 48 Stunden ausgedehnt werden.

Differenzialdiagnostisch sind Infektionen mit *Neospora caninum*, Herpesvirus, BVD-Virus, Brucellen, Salmonellen, Leptospiren, *Chlamydia* spp., *Coxiella burnetii* und *Trichomonas fetus* auszuschließen.

Bekämpfung Die Bekämpfung des enzootischen *Campylobacter*-Abortes des Rindes erfolgt unter Aufsicht der Veterinärbehörden auf Grundlage der **Rinder-Deckinfektionen-Verordnung** (Fassung vom 20.12.2005). Besamungsbullen und der Handel mit Sperma, Embryonen und Zuchttieren werden überwacht, um eine erneute Einschleppung des Erregers in heimische Bestände zu verhindern. Kontaminiertes oder verdächtiges Sperma ist zu verwerfen, da sich *C. fetus* subsp. *venerealis* weder durch Tiefgefrieren noch durch Antibiotikazusatz sicher töten lässt. Infizierte, kranke und seuchenverdächtige Tiere dürfen nicht zur Zucht verwendet werden, die Behörden können Behandlungen anordnen. Zur antimikrobiellen Chemotherapie eignen sich Penicillin und Streptomycin, aber auch Gentamicin, Tetracyclin, Neomycin und Erythromycin. Die Behandlung führt bei weiblichen Tieren zur klinischen Heilung, garantiert aber keine Erregerfreiheit. Aus wirtschaftlichen Erwägungen wird sie selten durchgeführt. Bei Bullen verlaufen Versuche zur medikamentösen Erregerelimination häufiger erfolgreich. Mit dem Einsatz von Impfstoffen aus inaktivierten Keimen bei weiblichen Tieren lassen sich zwar deren Konzeptionsraten verbessern, die Seuche ist damit aber nicht zu tilgen. Dagegen soll das Keimträgertum von Bullen durch die aktive Immunisierung mit Impfstoffen aus inaktivierten Keimen beendet werden können.

7.1.7 Enzootischer Campylobacter-Abort des Schafes

BEACHTE
Meldepflicht bei Infektionen der Schafe durch thermophile *Campylobacter*-Arten.

Ätiologie und Epidemiologie *C. fetus* subsp. *fetus* (früher *C. fetus* subsp. *intestinalis*) hat eine relativ hohe Anpassung an das Schaf erreicht und löst nur bei dieser Tierart seuchenhaft verlaufende Erkrankungen aus. Die Seuchenzüge tendieren dazu, in Abständen von 4–5 Jahren wiederzukehren, was vermutlich das Auf und Ab der natürlichen Herdenimmunität reflektiert. Neben *C. fetus* subsp. *fetus* ist auch *C. jejuni* in der Lage, Frühgeburten zu verursachen, die bei Erstausbrüchen in Schafherden bis zu 70 % der trächtigen Muttertiere erfassen. Das natürliche Habitat der beiden Erreger ist primär der Intestinaltrakt. Schafe nehmen die Erreger auf oralem Wege auf, wenn sie Kontakt zu erregerhaltigem Kot, Vaginalausfluss, Abortmaterial oder infektiöser Nachgeburt haben. Die Übertragung durch den Deckakt spielt kaum eine Rolle. Im Unterschied zu *C. fetus* subsp. *venerealis* sind an der Zirkulation von *C. fetus* subsp. *fetus* neben Schafen auch andere Säugetiere und wildlebende Vögel beteiligt.

Pathogenese und Klinik Nach der oralen Aufnahme überwindet *C. fetus* subsp. *fetus* die Darmschranke und gelangt in den Blutkreislauf. Im Zuge der transienten Bakteriämie siedelt der Erreger sich im Uterus, in der Leber, in den Leberlymphknoten und in der Gallenblase an. Am trächtigen Uterus führt die Infektion zur entzündlichen Schädigung der Kotyledonen und zur Minderversorgung des Fetus. Verlammungen sind zu beobachten, wenn die Muttertiere zum Zeitpunkt der Infektion bereits mindestens einen Monat tragend sind. Das Abortrisiko steigt mit der Dauer der Trächtigkeit und ist im letzten Trächtigkeitsdrittel am größten. Hämorrhagische Nekrosen an den Kotyledonen können dabei auf die zugrunde liegende Plazentitis hindeuten. Es kann aber auch zu Totgeburten oder zur Geburt lebensschwacher Lämmer kommen. Außer Vaginalausfluss sind bei den Muttertieren selbst meist keine krankhaften Veränderungen zu sehen. Endometritiden und Nachgeburtsverhaltungen treten manchmal als Komplikationen auf. Meist konzipieren die Schafe nach dem Verlammen problemlos, die Infektion hinterlässt eine mehrjährige Immunität.

Diagnose und Differenzialdiagnosen Der labordiagnostische Nachweis ist in derselben Weise zu führen wie beim enzootischen *Campylobacter*-Abort des Rindes. Scheidensekret der Mutterschafe ist zum kulturellen Erregernachweis allerdings nicht geeignet. Der Herdenstatus kann serologisch mit der KBR oder mit Agglutinationsreaktionen überwacht werden.

Differenzialdiagnostisch sind vor allem Listeriose, Chlamydiose, Toxoplasmose, Coxiellose und Salmonellose zu berücksichtigen.

Therapie und Prophylaxe Wird beim Auftreten erster Aborte in der Herde eine sofortige antibakterielle Behandlung aller graviden Schafe eingeleitet, lassen sich weitere Abortfälle verhindern. Bewährte Wirkstoffe sind Penicillin und Streptomycin, die auch kombiniert eingesetzt werden. Es ist ratsam, die eingesetzten Mittel auf das Resistenzprofil der ursächlichen Erregerstämme abzustellen. In verschiedenen Ländern wird von Impfungen Gebrauch gemacht, in den USA sind auch bivalente Inaktivatvakzinen (*C. fetus* subsp. *fetus* und *C. jejuni*) im Einsatz.

7.1.8 Weitere Infektionen mit Campylobacter fetus

C. fetus subsp. *fetus* tritt auch bei Rindern auf und verursacht sporadisch Verkalbungen. Im Unterschied zu *C. fetus* subsp. *venerealis* gelangt *C. fetus* subsp. *fetus* bei Rindern nicht nur auf genitalem, sondern auch auf oralem Wege in den Körper. Wie bei Schafen so besiedelt *C. fetus* subsp. *fetus* nach der oralen Aufnahme vorwiegend den Darm und auch das Gallengangsystem. *C. fetus* subsp. *fetus* wurde vereinzelt auch bei Fehlgeburten von Sauen und Ziegen diagnostiziert.

Beim Menschen tritt *C. fetus* als seltener und opportunistischer Zoonoseerreger in Erscheinung. Dabei sind fast alle *C.-fetus*-Infektionen von der Subspezies *fetus* verursacht und mit Primärerkrankungen wie Herz-Kreislauf- und Tumorkrankheiten, Diabetes sowie Alkoholismus assoziiert. Die Infektion äußert sich in einer fieberhaften Allgemeinerkrankung mit längeren Phasen der Bakteriämie. Infolge der hämatogenen Erregerstreuung kann es zu Komplikationen wie Endo- und Perikarditis, Arthritis, Phlebitis, Meningitis, Pleuritis, Peritonitis, Arthritis und Abort kommen. In den betroffenen Organen entstehen mitunter erregerhaltige Sequester, die Quellen für neue septikämische Schübe sind.

7.1.9 Campylobacter-Infektionen der Vögel

BEACHTE
Meldepflicht bei Infektionen des Geflügels durch thermophile *Campylobacter*-Arten.

Ätiologie und Epidemiologie Infektionen mit *Campylobacter* spp. kommen in Geflügelhaltungen weltweit vor. Die veterinärmedizinische Bedeutung dieser Infektionen liegt primär in der Kontamination der Schlachtkörper und der davon ausgehenden Gefahr von Lebensmittelinfektionen. *C. jejuni* subsp. *jejuni* kann bei verschiedenen Vogelarten aber auch klinische Relevanz erlangen und die sogenannte infektiöse *Campylobacter*-Hepatitis (Syn. aviäre Vibrionen-Hepatitis) erregen. Bei einigen Ausbrüchen dieser Krankheit war auch nur *C. coli* vorhanden. Ob es sich bei den Hepatitis-verursachenden *Campylobacter*-Stämmen um solche mit besonderen Virulenzeigenschaften handelt, muss noch geprüft werden.

Aufgrund ihrer großen Häufigkeit haben die Infektionen von Hühnern mit *C. jejuni* subsp. *jejuni* epidemiologisch die größte Bedeutung. In aller Regel rangiert dieser Erreger deutlich vor *C. coli*, andere *Campylobacter* spp. sind relativ selten. Insbesondere Broilerbestände sind gegenwärtig zu einem sehr hohen Prozentsatz belastet. *Campylobacter* spp. lassen sich aber auch im Darm von Puten, Enten, Tauben und anderen Vogelarten sowie Säugern häufig nachweisen. Die Tiere infizieren sich auf oralem Weg. Die Erregerübertragung erfolgt vor allem fäkooral, wobei mit den Erregern kontaminierte bzw. infizierte unbelebte und belebte Vektoren (Arthropoden, Würmer, Nager, wildlebende Vögel) eine dominierende Rolle spielen. Dagegen ist der Transfer über Sperma oder Bruteier nicht bekannt. Wenn die Küken etwa 14 Tage alt sind, werden die Erreger im Kot nachweisbar. Die Ausbreitung im Bestand erfolgt dann sehr schnell und führt durchaus bis zur Ansteckung sämtlicher Tiere der Herde. Das natürliche Habitat von *C. jejuni* subsp. *jejuni* und *C. coli* ist das Zäkum.

Pathogenese und Klinik Trotz der hohen Prävalenz von zoonotischen *Campylobacter* spp. werden Erkrankungen beim Geflügel nur selten diagnostiziert. Meist liegt nur eine symptomlose Darmbesiedelung und Ausscheidung vor. Unter körperlicher Belastung sind gelegentlich Allgemeinstörungen und mit Durchfall einhergehende Enterocolitiden zu beobachten.

Bei der infektiösen *Campylobacter*-Hepatitis handelt es sich um eine selten auftretende, meist chronisch verlaufende Infektionskrankheit. Es sind vorwiegend Hühner betroffen, die Krankheit ist aber unter anderem auch bei Straußen und Nandus beobachtet worden. Obwohl die Pathogenese noch nicht restlos geklärt ist, ist es wahrscheinlich, dass Stress oder andere abwehrschwächende Einflüsse die Invasion der Erreger aus dem Darm fördern und sich die eingedrungenen Keime sekundär in der Leber absiedeln. Das klinische Bild ist wenig typisch: verzögertes Wachstum, sinkende Legeleistung um bis zu 35 %, Anorexie, Lethargie und gelegentlich wässrig-grünlicher Durchfall. Todesfälle kommen vor. Bei der pathologisch-anatomischen Untersuchung imponieren die Hepatomegalie und multiple, weißgraue bis gelbe Nekroseherde im Leberparenchym.

Diagnose und Differenzialdiagnostik Die Diagnose ist aufgrund der Ergebnisse mikroskopischer und kulturell-bakteriologischer Untersuchungen zu stellen. Als Probenmaterial eignen sich Lebergewebe und Gallenflüssigkeit. Differenzialdiagnostisch sollte zuerst an Salmonellose, Coligranulomatose, Tuberkulose und Histomoniasis gedacht werden. Für epidemiologische Erhebungen sind Sammelkotproben bzw. Proben vom Blinddarminhalt von Schlachttieren zweckmäßig.

Therapie und Bekämpfung In Beständen mit *Campylobacter*-bedingten Erkrankungen mag die antimikrobielle Behandlung der ganzen Herde mit Tiamulin, Gentamicin, Fluorchinolonen oder Erythromycin indiziert sein. Bei der Auswahl des Wirkstoffes muss aber stets die weite Verbreitung von vielfachresistenten Erregerstämmen beachtet werden. Zur Intervention bei klinisch inapparenten Infektionen kann die bestandsübergreifende Chemotherapie allein wegen der Resistenzentwicklung und der Rückstandsproblematik nicht empfohlen werden. Abgesehen davon gibt es auch keinen sicheren Beleg, dass Broilerbestände mit Antibiotika von *C. jejuni* freigehalten werden können.

Mit Blick auf die Erzeugung von gesundheitlich unbedenklichem Schlachtgeflügel wird in der Europäischen Union langfristig angestrebt, *Campylobacter* vor allem in den Mastbetrieben durch einheitliche Bekämpfungs-, Präventions- und Überwachungsmaßnahmen zurückzudrängen. Vertreter aus Wissenschaft, Landwirtschaft, Industrie und Lebensmittelüberwachung befinden sich gegenwärtig in der Diskussion über die dazu geeigneten Strategien. Im Vordergrund stehen hygienische Maßnahmen, die die *Campylobacter*-Einschleppung in die Bestände und deren horizontale Verbreitung in den Herden verhindern. Mit der Verfütterung von Kulturmaterial aus der Darmmikrobiota (competitive exclusion) sind experimentell gute Ergebnisse erzielt worden. Einige Bakterienstämme mit probiotischer Wirkung gegen *Campylobacter* spp. sind als Zusatzstoffe für Hühnerfutter mittlerweile auch in Deutschland zugelassen. Für die Wirksamkeit von antikörperhaltigem Eipulver und Impfungen mit Lebend- und Inaktivatvakzinen fehlen trotz einiger Versuche bisher überzeugende Beweise.

7.1.10 Campylobacter-jejuni-Infektionen bei Säugetieren

BEACHTE

Meldepflicht bei Infektionen von Wiederkäuern, Hunden und Katzen durch thermophile *Campylobacter*-Arten.

Infektionen mit *C. jejuni* verlaufen bei Säugetieren ähnlich wie bei Vögeln **meistens klinisch inapparent**. Dennoch ist diese Art nicht nur ein Aborterreger beim Schaf, sondern als Krankheitserreger auch bei anderen Hauswiederkäuern und bei Heimtieren von Bedeutung.

Ziegen *C. jejuni* fällt hin und wieder als infektiöse Ursache von Aborten auf.

Rinder *C. jejuni* verursacht Enteritiden, die sich auch bei älteren Tieren als akuter Durchfall manifestieren können. Lange Zeit stand *C. jejuni* sogar im Verdacht, das ätiologische Agens der sogenannten Winterdysenterie (Synonym: Vibrionen-Enteritis) zu sein. Diese hochkontagiöse Darmerkrankung tritt bei Rindern jeder Altersgruppe vorwiegend während der winterlichen Stallhaltung auf und ist durch eine akute katarrhalische Dünndarmentzündung mit profusem Durchfall gekennzeichnet. Obwohl die Ätiologie der Winterdysenterie noch nicht eindeutig geklärt ist, favorisiert man als Ursache heute eher ein bovines Coronavirus. Als Mastitiserreger tritt *C. jejuni* bei Kühen ebenfalls in Erscheinung. Im Verhältnis zu der Häufigkeit, mit der der Erreger aufgrund von fäkalen Kontaminationen in Milchproben gefunden wird, ist diese Form der Manifestation aber sehr selten.

Hunde und Katzen *C. jejuni* kommt, vor allem bei Jungtieren, als Durchfallerreger vor. Häufig ist kontaminiertes Geflügelfleisch die Ansteckungsquelle. Die Erreger können aber genauso durch andere unbelebte oder belebte Vektoren übertragen werden. Differenzialdiagnostisch kommen v. a. Salmonellen und darmpathogene *E. coli* sowie enteropathogene Viren infrage. Die *C.-jejuni*-bedingten Gastrointestinalerkrankungen heilen in der Regel spontan aus. Außerdem kann man *C. jejuni* und andere *Campylobacter*-Arten auch recht häufig von gesunden Tieren isolieren. Der Einsatz von Antibiotika sollte deshalb auf systemische Krankheitsverläufe beschränkt bleiben. Erythromycin, Fluorchinolone und Aminoglykosidantibiotika sind Mittel der ersten Wahl, die Resistenzprofile der ursächlichen Stämme sind allerdings zu berücksichtigen. Die Patientenbesitzer müssen in jedem Fall auf die Humanpathogenität des Erregers und die Ansteckungsgefahr hingewiesen werden.

Ferkel Gnotobiotische Ferkel lassen sich oral mit *C. jejuni* infizieren und können als Modell für die Enterokolitis beim Menschen dienen.

7.1.11 Campylobacter-Enteritiden des Menschen

> **BEACHTE**
> Meldepflicht bei Infektionen mit darmpathogenen *Campylobacter*-Spezies.

Campylobacter gehören weltweit zu den **häufigsten Ursachen für Magen-Darm-Erkrankungen** des Menschen. Mit ca. 62 000 registrierten Fällen pro Jahr überstieg die Zahl der *Campylobacter*-Enteritiden in Deutschland im Jahre 2005 erstmals die der Salmonellen. Ca. 80 % der Infektionen werden von ***C. jejuni* subsp. *jejuni*** verursacht, ca. 15 % von ***C. coli*** . Die übrigen Fälle verteilen sich auf *C. lari*, *C. fetus* subsp. *fetus*, *C. jejuni* subsp. *doylei*, *C. upsaliensis*, *C. hyointestinalis* subsp. *hyointestinalis* und *C. concisus*.

Das Reservoir für die meisten humanpathogenen *Campylobacter*-Bakterien bilden warmblütige Nutz-, Heim- und Wildtiere, ohne dass diese Symptome einer Erkrankung zeigen müssen. Die *Campylobacter*-Infektionen des Menschen sind **meistens lebensmittelassoziiert**. Ansteckungsquellen sind vor allem kontaminiertes Geflügelfleisch und Geflügelfleischprodukte, seltener auch Rohmilch und rohes Hackfleisch. Im Gegensatz zu den Salmonellen reichern sich *Campylobacter*-Bakterien in Lebensmitteln in der Regel nicht an. Dafür ist die Mindestinfektionsdosis für den Menschen mit ungefähr 500 Keimen erheblich geringer. Infektionen können ebenso durch die Aufnahme von Oberflächenwasser und beim Kontakt zu infizierten Heimtieren (besonders durchfallkranke Hunde- und Katzenwelpen) und Personen zustande kommen.

Auch beim Menschen verläuft die Infektion häufig symptomlos. Bei der klinisch apparenten Manifestation dominieren fieberhafte Durchfälle ohne Erbrechen als Folge der *Campylobacter*-bedingten Enteritis. Die akute Krankheitssymptomatik heilt meist innerhalb einer Woche. Vor allem bei abwehrgeschwächten Personen kann die Erkrankung auch protrahiert oder chronisch verlaufen. Über das Abklingen der Symptome hinaus werden die Erreger im Mittel noch für weitere 2–4 Wochen ausgeschieden. Bei 5–10 % der unbehandelten Patienten kommt es zu Rezidiven. Seltene Komplikationen sind das Guillain-Barré-Syndrom sowie reaktive Arthritiden.

In der Regel verlaufen *Campylobacter*-Enteritiden selbstlimitierend und erfordern meist nur eine symptomatische Behandlung mit der Substitution von Flüssigkeit und Elektrolyten. Die antimikrobielle Chemotherapie mit Erythromycin oder Fluorchinolonen ist indiziert bei Patienten mit hohem Fieber, bei Verdacht auf septische Streuung und schweren klinischen Verläufen.

Es besteht Meldepflicht nach den §§ 6 und 7 des Infektionsschutzgesetzes.

7.1.12 Weitere Campylobacter-Infektionen bei Tieren

C. coli kommt hauptsächlich beim Schwein vor und ist dort auch die häufigste *Campylobacter*-Spezies. Bei Geflügel und Wiederkäuern tritt *C. coli* ebenfalls regelmäßig auf, aber deutlich seltener als *C. jejuni*. Bei Schweinen soll *C. coli* hin und wieder für milde Durchfälle verantwortlich sein, bei Schafen sind *C.-coli*-bedingte Aborte beobachtet worden.

Die krankheitsverursachende Bedeutung anderer *Campylobacter*-Arten ist generell unsicher. *C. hyointestinalis* und einige Stämme von *C. coli*, die früher als *C. hyoilei* klassifiziert wurden, sind mit porcinen proliferativen Enteropathien in Verbindung gebracht worden. Für diese Erkrankungen wurde mittlerweile aber *Lawsonia intracellularis* als Erreger erkannt. Ob die beiden *C. hyointestinalis*-Subspezies bei Schweinen gastrointestinale Erkrankungen verursachen können, ist heute unklar. Bei Rindern wurden *C. hyointestinalis* und auch *C. sputorum* mit Aborten assoziiert. *C. upsaliensis* wird aus dem Kot verschiedener Tierarten isoliert und ist beim Hund sogar die dominierende *Campylobacter*-Art. Das Bakterium steht im Verdacht, ein Diarrhöerreger bei Hunden und Katzen und auch ein Zoonoseerreger zu sein. *C. lari* wurde vor allem bei Möwen gefunden, ist aber auch bei anderen wild lebenden Vögeln, bei Hausgeflügel und bei Haussäugern regelmäßig nachweisbar. Ein kausaler Bezug zu Tierkrankheiten wurde bisher nicht gesichert.

7.2 Gattung Arcobacter

7.2.1 Gattungsmerkmale und Taxonomie

Die Gattung *Arcobacter* stimmt in vielen morphologischen und biochemischen Eigenschaften mit dem Genus *Campylobacter* überein. Aber im Unterschied zu *Campylobacter* lassen sich *Arcobacter* unter aeroben Bedingungen bei 15 °C und 30 °C vermehren, nicht aber bei 42 °C. Der G + C-Gehalt beträgt 27–35 Mol%. Neben einigen in Muscheln oder der Umwelt vorkommenden *Arcobacter*-Spezies gehören dem Genus mit *A. cryaerophilus*, *A. skirrowii* und *A. butzleri* wenigstens drei Arten an, die den Wirbeltierorganismus als ihren natürlichen Lebensraum erobert haben. Weitere, neu entdeckte Arten wie *A. cibarius*, *A. suis*, *A. thereius* und *A. trophiarum* wurden auf Geflügelschlachtkörpern, in Kot oder Organmaterial von Schweinen oder im Kot von Schafen gefunden.

7.2.2 Anzüchtung und Differenzierung

Arcobacter werden am besten bei 28 °C in aerober oder mikroaerober Atmosphäre über 2–3 Tage in nährstoffreichen Medien mit lysiertem Pferdeblut angezüchtet. Zur Isolierung aus klinischem Probenmaterial wie Fäzes, Vaginaltupfern oder Mageninhalt von abortierten Feten, hat es sich bewährt, *Arcobacter* zunächst über 2 Tage mikroaerob bei jeweils ca. 6 Vol% CO_2 und H_2 in flüssigen oder semisoliden Medien anzureichern und dann auf einem selektiven *Arcobacter*-Spezialnährboden für weitere 2–3 Tage zu subkultivieren. Um Begleitkeime zu unterdrücken, werden den Medien Kombinationen aus Fluoruracil, Amphotericin B, Cefoperazon, Novobiocin, Trimethoprim und Cycloheximid zugesetzt. Zum Selektivmedium sind auch CCDA und CAT-Agar geeignet.

7.2.3 Arcobacter-Infektionen bei Tieren und Menschen

A. cryaerophilus, *A. skirrowii* und *A. butzleri* wurden wiederholt aus dem Kot und dem Darminhalt von Haussäugern und -geflügel isoliert. Das Vorhandensein von *Arcobacter* auf Schlachttierkörpern und in Fleisch sowie in Oberflächengewässern und in Trinkwasserreservoirs führt man auf fäkale Verunreinigungen zurück. Die genannten *Arcobacter*-Arten treten bei Tieren und Menschen häufig in Verbindung mit bestimmten Krankheitsbildern auf, weshalb man annimmt, dass sie Krankheits- und vielleicht sogar Zoonoseerreger sind. Über die Pathogenität, den Lebensraum und mögliche Übertragungswege der verschiedenen *Arcobacter*-Arten weiß man aber immer noch recht wenig.

Tierexperimentell ist gesichert, dass *A. cryaerophilus* bei Kühen zur akuten Mastitis führt. Darüber hinaus fand man den Erreger auch in Abortmaterial von Schweinen, Rindern, Schafen, Pferden und Hunden sowie bei Personen mit Durchfall oder Bakteriämie.

Auch *A. butzleri* wies man bei Fehlgeburten von Rindern und Schweinen nach. Beim Menschen hat man diese Spezies in Fällen von Enteritis, Bauchkrämpfen, Appendizitis oder Bakteriämie beobachtet, aber auch bei gesunden Personen.

A. skirrowii trat bei durchfallkranken Lämmern und Kälbern sowie im Abortmaterial von Rind, Schaf und Schwein auf. Vereinzelt ist dieses Bakterium auch in Präputialspülproben von Bullen entdeckt worden.

7.3 Gattung Helicobacter

STECKBRIEF

- nicht sporenbildende, gramnegative Stäbchen (0,2–1,2 × 1,5–10 µm)
- gerade oder gekrümmt bis spiralig gewunden
- mikroaerophil und beweglich
- Bewohner der Magen- und Darmschleimhaut bei Menschen und Tieren
- *Helicobacter pylori* ist beim Menschen Ursache von Gastritis und gastroduodenalen Ulkuskrankheiten sowie Risikofaktor für Magenkarzinom und MALT-Lymphom
- einige Arten sind mit entzündlichen Gastrointestinal- und Lebererkrankungen bei Tieren assoziiert

Spiralförmige Bakterien waren bereits Diagnostikern des 19. Jahrhunderts in der Magenschleimhaut von Menschen und Tieren aufgefallen. 1983 erfolgte die Erstveröffentlichung über die Kultivierung eines solchen Keims aus der Magenschleimhaut des Menschen. Das Bakterium wurde zuerst als *Campylobacter pyloridis* beschrieben, aber dann als *Helicobacter pylori* zur Typspezies der neuen Gattung *Helicobacter*. Seine große Bedeutung als Krankheitserreger beim Menschen wurde erst allmählich erkannt. Die Australier John Robin Warren und Barry Marshall erhielten 2005 für die Entdeckung dieses Erregers den Nobelpreis in der Kategorie „Medizin oder Physiologie". Die Erforschung von *H. pylori* gehört immer noch zu den interessantesten Kapiteln der medizinischen Bakteriologie.

7.3.1 Gattungsmerkmale und Taxonomie

Die Bakterien dieser Gattung sind **gebogene oder schraubenförmig** gewundene Stäbchen. Schlanke gerade und kokkoide Zellformen kommen seltener vor. *Helicobacter*-Arten sind alle beweglich und entweder unipolar-mono- oder unipolar-polytrich, bipolar-mono- oder bipolar-polytrich oder peritrich **begeißelt** (**Abb. 3.7 a**). Ein eigentümliches Phänomen ist es, dass die Geißeln bei der Mehrzahl der Arten von einer Membran ummantelt sind. *Helicobacter* verfügen über einen respiratorischen Stoffwechsel und verwerten Kohlenhydrate unter Standardbedingungen weder oxidativ noch fermentativ. Die Oxidasereaktion fällt einheitlich positiv aus. Alle Angehörigen des Genus sind unter mikroaeroben Bedingungen vermehrungsfähig, aber keiner in aerober Atmosphäre. Die optimale Vermehrungstemperatur liegt bei 37 °C, bei 25 °C wachsen *Helicobacter* nicht. Der G + C-Gehalt des Genoms beträgt 24–48 Mol%.

In den letzten Jahren wurden bei Tieren in der ganzen Welt neue *Helicobacter*-Arten entdeckt, sodass inzwischen 35 Spezies wissenschaftliche Anerkennung finden.

7.3.2 Anzüchtung und Differenzierung

Helicobacter sind **anspruchsvolle Bakterien** und nur mit komplexen Nährmedien anzuzüchten. Es eignen sich Schafblut-, Hirn-Herz-Extrakt- und *Brucella*-Agar mit einem Zusatz von humanem, ovinem oder equinem Blut

(5–10 %). Zusätze von Rinderalbumin oder fetalem Kälberserum können die Ausbeute steigern. Zur Selektion werden den Nährmedien Antibiotika wie Vancomycin, Nalidixinsäure, Amphotericin B, Trimethoprim, Cefsulodin oder Teicoplanin in verschiedenen Kombinationen zugesetzt. Eine **mikroaerobe Atmosphäre** (3–7 Vol% O_2) ist für erfolgreiche Anzüchtungsversuche unabdingbar. Die Zumischung von 2 Vol% H_2 wirkt oft förderlich. Die Bebrütung erfolgt bei 37 °C und dauert wegen der niedrigen Wachstumsgeschwindigkeit der Bakterien 3–10 Tage.

Zur Differenzierung der Arten und zur Abgrenzung von anderen Gattungen werden morphologische (Geißelanzahl, Begeißelungstyp, Geißelmantel, Kapsel) und biochemische Merkmale (Urease, Katalase, Nitratreduktion etc.) sowie das Wachstum bei 42 °C und in Anwesenheit von Glyzin, Triphenyltetrazolium oder Polymyxin B herangezogen. Bei einigen Arten wie *H. felis* und *H. muridarum* ist der Zellleib eng von periplasmatischen Fasern umwunden, wodurch charakteristische, spiralförmige Furchen entstehen, die aber nur elektronenmikroskopisch erkennbar sind. Zur biochemischen Speziesdiagnose stehen kommerzielle Testsysteme zur Verfügung. Allerdings sind einige *Helicobacter*-Arten voneinander nur mit Spezialverfahren zu unterscheiden (Fettsäureprofile und Ganzzellproteome, RFLP-Typen des 23S-rRNA-Gens).

7.3.3 Virulenzfaktoren

Pathogenitätsmechanismen sind bisher am intensivsten bei *H. pylori* untersucht worden. Die von *H. pylori* sezernierte **Urease** wandelt Harnstoff in Ammoniak und CO_2 um, die dabei entstehenden basischen Ammoniumionen neutralisieren die Magensäure und schützen das Bakterium. Spezialisierte Sensorproteine im Zusammenspiel mit dem Geißelapparat erlauben dem Bakterium eine sogenannte Energietaxis (S. 106), wobei es sich an Substanzgradienten im Magenschleim orientiert und sich oberhalb des Epithels optimal positioniert.

Die stabile Anheftung an Epithelzellen erfolgt über die beiden Adhäsine BabA und SabA. Rezeptoren sind glykosylierte Blutgruppenantigene. Bei VacA handelt es sich um ein **vakuolisierendes Zytotoxin**, das T-Lymphozyten inhibiert, den Kontakt zwischen Epithelzellen schwächt und Apoptose auslöst. Die sogenannte ***cag-Pathogenitätsinsel***, ein ca. 37 kBp großer Abschnitt des bakteriellen Chromosoms mit 29 Genen, kodiert ein Typ-IV-Sekretionssystem, das den Virulenzfaktor **CagA** in Epithelzellen transloziert. CagA wird intrazellulär Tyrosin-phosphoryliert und wirkt dann auf zelluläre Signalkaskaden ein, was die Migrations- und Wachstumseigenschaften der Zielzellen verändert und die parazellulären Verbindungen zwischen Epithelzellen lockert. CagA steht außerdem im Verdacht, ein bakterielles Onkoprotein zu sein. Je nachdem, ob *H.-pylori*-Stämme die *cag-Pathogenitätsinsel* kodieren oder nicht, gelten sie als mehr oder weniger virulent. OipA ist ein Protein der äußeren Membran von *H. pylori* und trägt dazu bei, Epithelzellen zur Produktion von IL-8 zu stimulieren.

7.3.4 Epidemiologie

Helicobacter leben **obligat wirtständig** im **Magen und/oder Darmtrakt** warmblütiger Wirbeltiere. *Helicobacter* und *Helicobacter*-ähnliche Bakterien, die bisher noch nicht klassifiziert sind, kommen weltweit bei einer großen Anzahl von Säuger- und Vogelarten vor. Die Prävalenz ist mitunter sehr hoch, beispielsweise bei Katzen und Hunden bis zu 86 % bzw. 100 %. Je nach *Helicobacter*-Art scheinen jeweils andere Wirbeltierarten als Hauptwirte zu fungieren, allerdings sind die Wirtsspektren noch nicht systematisch untersucht. Auch die Pathogenität und das Spektrum der verursachten Krankheitsbilder sind meist ungeklärt. Krankheitserreger für Tiere oder den Menschen sind *H. bilis*, *H. felis*, *H. hepaticus*, *H. mustelae*, *H. pullorum*, *H. pylori*, *H. suis* und *H. typhlonius*. Insbesondere *H. pylori* und *H. felis* stehen im Verdacht, auch Zoonoseerreger zu sein und zwischen Tieren und Menschen übertragen zu werden. *H. heilmanii* ist möglicherweise eine weitere zoonotische Spezies, weil sie sowohl beim Menschen als auch bei Katzen und Hunden in der Magenschleimhaut vorkommt. Ihre Rolle als Ursache von Gastritis und Adenokarzinomen ist bisher aber nicht gesichert.

7.3.5 Helicobacter-pylori-Infektionen des Menschen

Ätiologie, Epidemiologie und Klinik *H. pylori* ist ein humanadaptierter Krankheitserreger, der aufgrund seiner hohen Mutationsrate und wegen des hochfrequenten horizontalen Gentransfers zwischen ko-kolonisierenden *H.-pylori*-Stämmen **genetisch extrem variabel** ist. Weltweit sind mehr als die Hälfte aller Menschen mit *H. pylori* infiziert, und auch in Deutschland sind 30–40 % der Bevölkerung betroffen.

Mehrfach hat man *H. pylori* auch bei Hunden, Katzen und anderen Haustieren gefunden. Die menschliche Magenschleimhaut ist aber der wichtigste natürliche Standort des Erregers. Das Duodenum besiedelt er erst, wenn sich dessen Schleimhaut zur gastrischen Metaplasie verändert hat. Der Erreger wird über den Mund aufgenommen, die Ansteckung erfolgt bei engerem körperlichem Kontakt zu einer infizierten Person. Menschen infizieren sich mit *H. pylori* meist schon im Kindesalter.

Ohne Behandlung persistiert die Infektion über Jahre, möglicherweise sogar lebenslang. Hat sich *H. pylori* im Magen etabliert, lösen seine Anheftung und die Produktion von Giftstoffen chronische Entzündungsprozesse in der Magenschleimhaut aus. Aus den zunächst chronisch aktiven Typ-B- oder Typ-A/B-Gastritiden können später atrophische Gastritiden hervorgehen. Wegen der Entzündung produziert die Mukosa des Magens weniger Schleim und vermehrt Säure, was peptische Ulzerationen im Magen und Duodenum verursachen kann. Die fortgesetzte Auseinandersetzung mit dem Erreger begünstigt auch die Entstehung von Magenkarzinomen und Lymphomen des mukosaassoziierten Lymphgewebes (MALT-Lymphome). Die Internationale Agentur für Krebsforschung (IARC) stuft *H. pylori* seit 1994 als **Karzinogen** der Klasse 1 ein.

Diagnose Gastroskopisch entnommene Bioptate der Magenschleimhaut werden molekularbiologisch (PCR, Real-Time-PCR, DNA-DNA-Hybridisierung), kulturell-bakteriologisch und mittels Urease-Schnelltest untersucht. Histologische Untersuchungen ermöglichen die Beurteilung der pathologischen Schleimhautveränderungen. Nicht invasive Verfahren umfassen den ^{13}C-Harnstoff-Atemtest, den *H.-pylori*-Antigennachweis in Stuhlproben mittels ELISA sowie den Antikörpernachweis in Serum-, Urin- oder Speichelproben. Der ^{13}C-Harnstoff-Atemtest beruht auf der Messung von radioaktivem CO_2 in der Atemluft, das zuvor von der bakteriellen Urease aus dem oral eingegebenen ^{13}C-markierten Harnstoff freigesetzt wird. Bei serologischen Untersuchungen finden insbesondere die Proteine CagA und VacA als Testantigene Verwendung.

Therapie und Prophylaxe Zur Eradikation des Erregers werden Kombinationen aus zwei oder drei antimikrobiellen Chemotherapeutika (Amoxicillin, Clarithromycin, Metronidazol, Tetracyclin u. a.) und einem Protonenpumpeninhibitor, der die Säurebildung des Magens reduziert, eingesetzt. Die Eradikation ist auch bei klinisch unauffälligen Personen indiziert, wenn sie nachweislich infiziert sind und einer Risikogruppe für gastrointestinale Erkrankungen angehören. Unter Therapie entwickeln sich rasch Mehrfachresistenzen, weshalb man bei Therapieversagen und Rezidiven auf Zweitlinien(„Rescue")-Therapieschemata zurückgreift oder die Behandlung gezielt an die Resistenzeigenschaften des betreffenden Erregerstammes anpasst. Nach erfolgreicher Eradikation des *H. pylori* ist eine erneute Ansteckung selten. Impfstoffe sind in der Entwicklung, haben aber noch keine Marktreife erlangt (Stand 2015).

7.3.6 Helicobacter-bedingte Erkrankungen bei Tieren

Ätiologie, Epidemiologie, Pathologie und Klinik

Hund und Katze *H. felis* ist ein bei Katzen und Hunden **häufiger Magenbewohner**, der regelmäßig entzündliche Reaktionen der Schleimhaut provoziert. Der Erreger tritt sporadisch auch beim Menschen auf. Von *H. felis* sind die morphologisch und genetisch hochgradig ähnlichen Arten *H. bizzozeronii* und *H. salomonis* abzugrenzen. Sie kommen bei Katzen und Hunden ebenfalls häufiger vor, ihre Pathogenität ist aber unbekannt. Obwohl die klinische Bedeutung von *Helicobacter* letztendlich nicht hinreichend belegt ist, wird empfohlen, in Fällen von chronischem Vomitus und/oder Diarrhö bei Hunden oder Katzen *Helicobacter*-Infektionen in die Differenzialdiagnose einzubeziehen.

Schwein Bei bis zu 90 % der adulten Schweine kommen Infektionen mit *H. suis* vor. Vertreter dieser Spezies können bei Schweinen ulzerierende Gastritiden verursachen.

Geflügel Von den bei Vögeln gefundenen *Helicobacter*-Arten gilt *H. pullorum* als Erreger einer milden Typhlitis bei Hühnern.

Frettchen *H. mustelae* ist ein Gastritiserreger bei Frettchen und Nerzen und bei diesen auch mit Magen- und Duodenumgeschwüren assoziiert.

Mäuse *H. hepaticus* und *H. bilis* sind mauspathogen und in Nagerzuchten weit verbreitet. Beide Erreger besiedeln vorzugsweise den Darm, infizieren aber auch das Gallengangsystem und die Leber. *H. hepaticus* führt über fokale Lebernekrosen zu einer subakuten bis chronischen, nicht eitrigen Hepatitis. Aus den Läsionen gehen gelegentlich hepatozelluläre Karzinome hervor, Cholangitis und Gallensteine sind weitere Manifestationsformen. *H. bilis* verursacht chronische Hepatitis, Gallensteine und chronisch-entzündliche Darmerkrankung. Schwere Krankheitsverläufe treten insbesondere bei Mäusen mit erblichen Immundefekten auf. *H. typhlonius* ist ein opportunistischer Krankheitserreger und kann chronisch-entzündliche Darmerkrankungen und Hepatitis bei immunsupprimierten Mäusen verursachen.

Schaf und Meerschweinchen Neben den genannten Arten sind weitere, taxonomisch noch nicht zweifelsfrei zugeordnete *Helicobacter*-Stämme als infektiöse Abortursache bei Schafen und Meerschweinchen erkannt worden.

Diagnose In der Veterinärmedizin spielt die Diagnose von *Helicobacter*-Arten bisher nur eine untergeordnete Rolle. Wie beim Menschen sind der Urease-Schnelltest und histopathologische Untersuchungen dazu geeignet, um *Helicobacter* in duodenogastroskopischen Bioptaten nachzuweisen. Die Differenzierung bis zur Speziesebene erfordert die Anzucht und nachfolgende Charakterisierung oder die direkte Anwendung molekularbiologischer Techniken. Als nicht invasive Methoden sind der ^{13}C-Harnstoff-Atemtest und serologische Tests (KBR, Immunoblot, ELISA) anwendbar.

Therapie In Analogie zu den *H.-pylori*-Infektionen des Menschen werden *Helicobacter*-infizierte Hunde, Katzen, Frettchen und Inzuchtmäuse mit einer Kombination aus zwei antimikrobiellen Wirkstoffen und einem Protonenpumpeninhibitor (Triple-Therapie) über einen Zeitraum von einigen Tagen bis Wochen behandelt. Eine mikrobiologische Therapiekontrolle sollte etwa einen Monat nach Behandlungsende beginnen. In manchen Fällen kam es trotz erfolgreicher Eradikation der Keime nach einiger Zeit erneut zu Beschwerden.

7.4 Gattung Spirillum

Spirillum minus ist ein **schraubenförmiges**, bipolar begeißeltes Stäbchenbakterium mit einer Größe von 0,2–0,5 × 1,7–5,0 µm. Das Bakterium kann nur tierexperimentell in Versuchstieren (Meerschweinchen, Mäuse) angezüchtet werden, die Kultivierung auf künstlichen Nährmedien gelingt bisher nicht. Deshalb sind **kaum Eigenschaften bekannt** und seine taxonomische Stellung ist unklar. Der Mikroorganismus wird nicht in den „Approved Lists of Bacterial Names" geführt.

S. minus kommt vor allem im südostasiatischen Raum vor, er wurde aber auch in Europa und Nordamerika beobachtet. Reservoire sind wild lebende und konventionell gehaltene Ratten. Mäuse und andere Tiere können auch Träger sein.

S. minus fiel bisher nur wegen seiner **Humanpathogenität** auf und ist neben *Streptobacillus moniliformis* der zweite Erreger, der das sogenannte **Rattenbissfieber des Menschen** (japanisch: Sodoku) verursacht. Die Erregerübertragung auf den Menschen erfolgt mit dem Biss. Vermutlich wegen der häufigeren Exposition und der höheren Anfälligkeit erkranken Kinder besonders häufig. Nach einer Inkubationszeit von meist 2–4 Wochen (–4 Monaten) bildet sich an der Bissstelle ein entzündlicher Primäraffekt aus. Unter Beteiligung der regionären Lymphbahnen und -knoten entsteht daraus der Primärkomplex. Bakteriämien lösen jeweils mehrtägige Schübe mit Kopfschmerzen, Schwäche und Fieber aus. Myalgien, Arthralgien, Neuralgien und Exantheme können hinzutreten. Gutartige Verläufe bleiben fieberfrei. Endo- und Myokarditis, Hepatitis und Meningitis sind mögliche Komplikationen. Differenzialdiagnostisch ist die durch *S. moniliformis* verursachte Form des Rattenbissfiebers und das ebenfalls durch diesen Erreger verursachte Haverhill-Fieber zu berücksichtigen.

Kulturelle, serologische oder molekularbiologische Verfahren sind nicht verfügbar. Die **Nachweismethodik beschränkt sich auf den mikroskopischen Direktnachweis**, bevorzugt mittels Dunkelfeldmikroskopie oder im Hellfeld am Giemsa-Präparat. Als Probenmaterial sind Wundexsudat und Gewebematerial von der Primärläsion oder das Blut von inokulierten Versuchstieren geeignet.

Therapeutisch können Penicilline, Streptomycin und Tetrazykline eingesetzt werden.

8 Gramnegative aerobe/mikroaerophile Stäbchen und Kokken

Rolf Bauerfeind

Das verbindende phänotypische Merkmal dieser sehr heterogenen Gruppe gramnegativer Bakterien ist der **oxidative Stoffwechsel**, woraus auch der Trivialname „Nonfermenter“ resultiert. In der Subgruppe A sind die aeroben Bakterien zusammengefasst, während die mikroaerophilen Vertreter (*Taylorella*) die Subgruppe B bilden.

8.1 Gattung Pseudomonas

STECKBRIEF

- nicht sporenbildende, gramnegative Stäbchen (0,5–1,0 × 1,5–5,0 µm)
- aerob, beweglich, katalasepositiv
- Saprophyten mit weiter Verbreitung in Boden, Süß- und Salzwasser
- einige Lebensmittelverderber und opportunistische Eitererreger bei Menschen und Tieren
- *Pseudomonas aeruginosa* ist als Hospitalismuskeim in der Tier- und Humanmedizin bedeutsam

8.1.1 Gattungsmerkmale und Taxonomie

Die Gattung *Pseudomonas* umfasst gramnegative Stäbchenbakterien, die mit einigen Ausnahmen (z. B. *P. aeruginosa*) strikt aerob sind und einen respiratorischen Stoffwechsel mit Sauerstoff als terminalem Elektronenakzeptor besitzen. Bei einigen Spezies kann auch Nitrat die Elektronen aufnehmen, was diesen Keimen die fakultativ anaerobe (S. 107) Vermehrung ermöglicht. Pseudomonaden sind durch **polare Begeißelung** beweglich.

Die Gattung *Pseudomonas* gehört zur Familie *Pseudomonadaceae* der Klasse *Gammaproteobacteria*. Es sind fast 200 *Pseudomonas*-Arten und Unterarten beschrieben, die zum überwiegenden Teil als **Saprophyten im Boden, in Süß- und Salzwasser** leben und bei der Mineralisierung organischer Substrate eine Rolle spielen. Als Krankheitserreger bedeutsam ist vor allem ***P. aeruginosa*** (früher *Bacterium pyocyaneum*), sporadisch fallen auch *P. fluorescens*, *P. putida*, *P. stutzeri* und *P. anguilliseptica* als Krankheitsursache auf.

8.1.2 Anzüchtung und Differenzierung

Wie viele andere Umweltbakterien sind Pseudomonaden **sehr anspruchslos**. Auf gängigen Nährböden lassen sie sich problemlos anzüchten. Besondere Zusätze sind nicht erforderlich, Gallensalze werden zumindest von *P. aeruginosa* toleriert. Dagegen können sich Pseudomonaden bei pH-Werten unter 4,5 generell nicht vermehren. Die Vermehrung findet in einem weiten Temperaturbereich statt. Die meisten Arten vermehren sich gut bei 28 °C, einige wenige Arten wachsen auch noch bei 4 °C, andere noch bei 46 °C. Die optimale Vermehrungstemperatur von *P. aeruginosa* liegt bei 37 °C.

Die Abgrenzung von Enterobakterien erfolgt mit der **Oxidasereaktion**, die bei medizinisch relevanten *Pseudomonas*-Arten **positiv** ausfällt. Von den Aeromonaden lassen sich Pseudomonaden an der **fehlenden fermentativen Kohlenhydratverwertung** unterscheiden. Zur phänotypischen Differenzierung der Arten werden die Koloniemorphologie (inkl. Pigmentbildung) sowie Stoffwechselleistungen und das Spektrum an nutritiv genutzten Substraten, die Anzahl der Geißeln und das Wachstumsvermögen bei 5, 42 und 46 °C herangezogen.

8.1.3 Virulenzfaktoren

Virulenzfaktoren sind am intensivsten bei ***P. aeruginosa*** untersucht worden. Bekannt sind das Endotoxin, Rhamnolipide, Exotoxine und sezernierte Enzyme wie Leukozidin, Hämolysin, Lecithinasen und Proteasen. Zu den Letztgenannten gehört die **Elastase LasB**, die Elastin, Surfactant sowie Komplementfaktoren, Immunglobuline und andere Plasmaproteine degradieren kann. Das durch Eisenmangel induzierte **Exotoxin A** wirkt in den Zielzellen als ADP-Ribosyltransferase und inhibiert den Elongationsfaktor 2 der Proteinbiosynthese. ExoS, ExoT und ExoU sind zytotoxische Effektorproteine und werden von *P. aeruginosa* über ein **Typ-III-Sekretionssystem** direkt in die Zielzelle transloziert. Die Rolle von Enterotoxinen bedarf noch einer abschließenden Klärung. Als Adhäsine agieren **ExoS** sowie Strukurproteine von **Typ-4-Fimbrien** und der **Geißel**. Einige Stämme bilden eine Schleimhülle aus dem Polysaccharid **Alginat**, die die Phagozytose behindert. Auf organischen und anorganischen Oberflächen formen die anhaftenden Keime mithilfe einer gelartig hydratisierten Matrix aus Alginat komplex organisierte Beläge, sogenannte **Biofilme**, in denen sie für Abwehrzellen und -faktoren sowie für antibakterielle Chemotherapeutika schwer zugänglich sind. Zur Eisenaufnahme unter Mangelbedingungen setzen viele Pseudomonaden Siderophore (**Pyochelin**, **Pyoverdin**, **Pseudobactine**) frei.

8.1.4 Infektionen mit Pseudomonas aeruginosa

Ätiologie Kolonien von *P. aeruginosa* sind auf Schafblutagar in der Regel von **Hämolysehöfen** umgeben. Die Kulturen verströmen einen charakteristischen **fruchtigen Geruch**, der in Verbindung mit der flachen, rauen, **metallisch**

glänzenden Koloniemorphologie einen Verdacht ermöglicht. *P. aeruginosa* reagiert laktosenegativ und bildet meist mehrere **Farbstoffe**, von denen das blau-grüne **Pyocyanin** speziesspezifisch ist (Abb. 8.1). Pyocyanin ist sowohl wasser- als auch chloroformlöslich und diffundiert aus den Kolonien in den Nährboden hinein. In Bouillonkulturen kann dieses Pigment mit Chloroform aus den Erregerzellen herausgelöst werden. Der grün-gelb fluoreszierende Farbstoff **Pyoverdin** ist ein Siderophor, das bei mehreren anderen *Pseudomonas*-Arten in ähnlicher Form vorkommt. Die phänotypische Feintypisierung von *P. aeruginosa* ist anhand der O-Antigene (17 Typen), der Bacteriocine (Pyocintypisierung: antibiotisches Wirkungsmuster auf Indikatorstämme) und Bakteriophagenempfindlichkeit (Lysotypie) möglich.

Epidemiologie *P. aeruginosa* ist in der Natur (feuchter Boden, Oberflächengewässer) sehr weit verbreitet. *P. aeruginosa* ist allerdings kein primäres Wasserbakterium. In niedriger Keimzahl ist es auch im Darm von gesunden Tieren und Menschen vorhanden, sporadisch auch auf extraintestinalen Schleimhäuten, z. B. im Genitale von Rindern und im Rachen von Nerzen. Das Wirtsspektrum von *P. aeruginosa* umfasst alle Haustierarten, viele Wild- und Zootiere und den Menschen. Neben seiner weiten Verbreitung und Anspruchslosigkeit machen multiple **Resistenzen** gegen ein breites Spektrum an antibakteriellen Wirkstoffen und die große Widerstandsfähigkeit gegen Desinfektionsmittel *P. aeruginosa* zu einer häufigen und gefährlichen Ursache von **Hospitalinfektionen**.

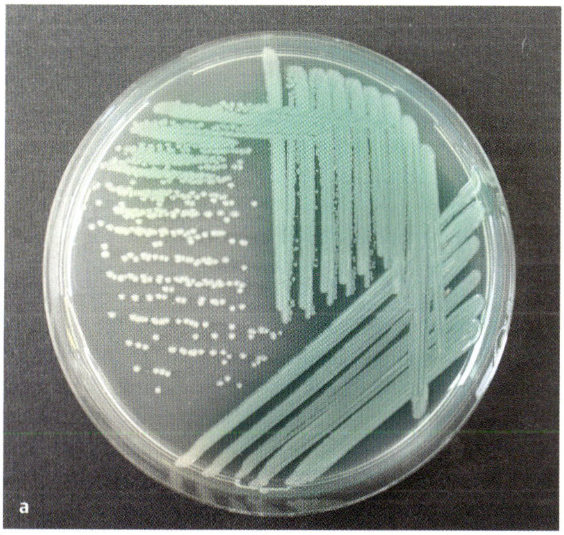

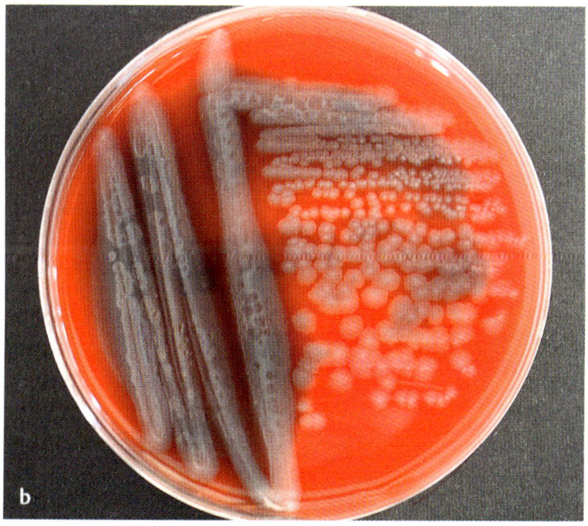

Abb. 8.1 *Pseudomonas aeruginosa;* **a** auf Nähragar und **b** auf Schafblutagar. [beide Teilabbildungen: Institut für Mikrobiologie, TiHo Hannover]

Klinik Infektionen und Krankheiten entstehen normalerweise nur dann, **wenn die Abwehrkräfte des Wirtes beeinträchtigt sind**. *P. aeruginosa* ist ein **Eitererreger** und verursacht vor allem lokale Infektionskrankheiten, die fast alle Körperstellen betreffen können. Der Speziesname nimmt auf die blau-grüne Färbung des Eiters Bezug. Septikämische Allgemeininfektionen kommen ebenfalls vor. Als Wundinfektionserreger ist *P. aeruginosa* besonders bei **brandverletzten** Personen zu fürchten. Bei **Mukoviszidose-Patienten** verursacht *P. aeruginosa* häufig persistierende Infektionen, was zumindest teilweise mit der Bildung von Biofilmen im Atmungstrakt verknüpft ist. Bei Tieren wird *P. aeruginosa* am häufigsten aus den folgenden Krankheitsprozessen isoliert:

- Otitis externa des Hundes
- Eiterungen und Abszesse im Bereich der Haut und Unterhaut bei verschiedenen Tierarten
- Mastitiden bei Rindern, gelegentlich mit Allgemeinstörungen (teilweise nach vorhergehender Antibiotikabehandlung)
- Vaginitis, Metritis, Abort bei Rind und Pferd
- traumatische Perikarditis beim Rind
- Allgemeininfektionen beim Geflügel
- ulzerative Keratitis und Konjunktivitis beim Pferd
- hämorrhagische Pneumonie beim Nerz (oft Serovar 06)
- Stomatitiden, Abszesse und Allgemeininfektionen bei Reptilien
- Enteritiden, eitrig-nekrotisierende Pneumonien, Harnwegserkrankungen und Wundinfektionen bei verschiedenen Tierarten

Diagnose und Bekämpfung Der labordiagnostische Infektionsnachweis wird kulturell-bakteriologisch geführt. Als Probenmaterial sind am besten Eiter, Exsudate oder Gewebeproben zu verwenden.

Die Behandlung erfordert in der Regel den Einsatz von Antibiotika. Wegen der ausgeprägten Resistenz der Erreger sind *Pseudomonas*-Isolate vorher unbedingt zu testen. Wirksamkeit ist am ehesten von Gentamicin, Neomycin, Polymyxin B und Gyrasehemmern zu erwarten. Makrolide haben auch eine relativ gute Wirksamkeit bei Biofilmbildung. Sowohl bei Otitiden der Hunde als auch bei Keratokonjunktivitiden der Pferde und Hunde kann die Anwendung von Autovakzinen therapeutisch sinnvoll sein. Zur Vorbeuge der hämorrhagischen Pneumonie der Farmnerze hat sich ein Inaktivatimpfstoff (Kombinationsimpfstoff gegen hämorrhagische Pneumonie, Botulismus und Nerzenteritis) bewährt.

8.1.5 Bedeutung anderer Pseudomonas-Spezies

Einige *Pseudomonas*-Arten sind wegen ihrer **Psychrotoleranz** zur sogenannten Kühlschrankflora zu rechnen und erlangen dadurch **lebensmittelhygienische Bedeutung**. Verschiedene Pseudomonaden tragen durch proteolytische und lipolytische Eigenschaften zum Verderb von Lebensmitteln bei. Mit Ausnahme von *P. aeruginosa* ist über die Tierpathogenität von Pseudomonaden wenig bekannt. *P. fluorescens* lässt sich hin und wieder aus erkrankten Zierfischen isolieren. *P. anguilliseptica* ist fischpathogen und verursacht die red spot disease bei japanischen Aalen sowie eine hämorrhagische Septikämie bei Goldbrassen. Der Erreger wurde aber auch schon bei einigen anderen Fischarten im Meer und Brackwasser gefunden. *P. putida* und *P. stutzeri* sind seltene, opportunistische Infektionserreger, die bei schwer kranken oder immungeschwächten Patienten manchmal die Ursache von entzündlichen Erkrankungen der Harn- und Atemwege sowie der Gelenke oder von Abszessen sind.

8.2 Gattung Burkholderia

STECKBRIEF

- nicht sporenbildende, gramnegative Stäbchen (0,5–1,0 × 1,5–4,0 µm)
- gerade bis leicht gekrümmt; abgerundete Enden; einzeln oder paarweise angeordnet
- aerob, katalasepositiv, oxidativer Kohlenhydratabbau
- beweglich (einzige Ausnahme: *B. mallei*)
- *Burkholderia mallei* ist Erreger von Rotz (anzeigepflichtige Tierseuche), *Burkholderia pseudomallei* von Melioidose

8.2.1 Gattungsmerkmale und Taxonomie

Das Genus *Burkholderia* umfasst strikt aerobe, gramnegative bis gramlabile Stäbchenbakterien, die in älteren Kulturen auch kokkoide bis filamentartige Gestalt annehmen. Die Bakterien sind stoffwechselaktiv und setzen oxidativ ein breites Spektrum an organischen Substraten zur Energie- und Nährstoffgewinnung um. Alle Burkholderien akkumulieren Poly-β-Hydroxybutyrat (PHB) als Kohlenstoffreserve, manche Arten speichern PHB in Form intrazellulärer Granula. Mit Ausnahme von *B. mallei* sind alle Arten polar begeißelt und beweglich.

Die heutigen Burkholderien zählte man früher zur Gruppe II im Genus *Pseudomonas*, bevor man sie als eigene Gattung abtrennte. Heute ordnet man sie in der Klasse *Betaproteobacteria* ein. Gegenwärtig sind ca. 80 *Burkholderia*-Arten taxonomisch anerkannt, darunter die beiden einzigen, unter natürlichen Bedingungen **tierpathogenen Spezies *B. mallei* und *B. pseudomallei***. *B. cepacia* und einige nahe verwandte Arten, die man zusammen als ***B. cepacia*-Komplex** bezeichnet, sind beim Menschen häufig die Ursache nosokomialer Infektionen. Besonders problematisch sind Atemwegsinfektionen bei **Mukoviszidose-Patienten**. Viele weitere *Burkholderia*-Arten gelten als apathogene Bodenbakterien, einige andere Arten sind phytopathogen.

8.2.2 Anzüchtung und Differenzierung

Burkholderien sind **ähnlich anspruchslos wie Pseudomonaden** und können in aerober Atmosphäre bei 30 °C mit einfach zusammengesetzten Nährmedien angezüchtet werden. Die optimale Vermehrungstemperatur der tier- und/oder humanpathogenen Arten beträgt ca. 37 °C. Kolonien sind frühestens nach 24 Stunden, in der Regel aber nicht später als nach 7 Tagen sichtbar. *B. pseudomallei* wächst etwas rascher und üppiger als *B. mallei*. Hämolyse ist nicht zu beobachten. Um *B. mallei* aus Keimgemischen zu isolieren, setzt man den Medien Polymyxin B, Bacitracin und Actidion zu. Glyzerol (1 %) fördert das Wachstum von *B. mallei* auf agarhaltigen Nährböden, auf denen er dann honiggelbe, zu einem unregelmäßigen Belag verschmelzende Kolonien bildet. Für die Isolierung von *B. pseudomallei* werden die Anreicherung in mit Kristallviolett und Colistin supplementierter Trypticase-Soja-Bouillon und die nachfolgende Subkultivierung auf Ashdown-Selektivagar empfohlen.

Um die Arten zu differenzieren, werden die Vermehrungsfähigkeit bei 40 °C sowie die Umsetzung von verschiedenen Substraten (Zucker, Polyalkohole, Gelatine, Amine, Aminosäure, organische Säuren, aromatische Verbindungen) geprüft. Ein **Schlüsselmerkmal** zur Identifizierung von ***B. mallei*** ist dessen **Unbeweglichkeit**. Mit den gegenwärtig kommerziell erhältlichen Bunten Reihen sind Burkholderien nicht sicher zu identifizieren. Die Fettsäureanalyse sowie die Sequenzierung der 16S-RNA-Gene und andere molekulargenetische Typisierungsmethoden bieten weitere Möglichkeiten der taxonomischen Zuordnung. Eine Punktmutation im Flagellin-C-Gen eignet sich zur PCR-gestützten Unterscheidung von *B. mallei* und *B. pseudomallei*. Zur Identifizierung beider Spezies mittels Agglutinationstests, IF-Mikroskopie oder Capture-ELISA stehen darüber hinaus monoklonale Antikörper zur Verfügung.

8.2.3 Rotz

Synonyme: Malleus, Mürde, Hautwurm, engl.: glanders

BEACHTE
Anzeigepflicht.

Ätiologie und Epidemiologie Erreger ist ***B. mallei*** (früher *Pseudomonas mallei*). *B. mallei* unterscheidet sich in seiner Lebensweise von allen anderen Vertretern der Gattungen *Burkholderia* und *Pseudomonas* durch seine obligate Wirtsständigkeit in Verbindung mit echtem Parasitismus. Seine Tenazität ist gering.

Equiden Rotz ist eine **klassische Seuche der Equiden**, die bereits in den Schriften von Hippokrates und Aristoteles Erwähnung fand. Esel und Maultiere sind für die Infektion und Erkrankung am stärksten empfänglich. Der epidemiologisch relevante Erhaltungswirt ist das Pferd, das aber nur mittelgradig empfänglich ist. Chronisch rotzkranke und klinisch inapparent infizierte Pferde sind das eigentliche Erregerreservoir. Das Verbringen solcher Tiere ist eine der häufigsten Ursachen für die Einschleppung des Erregers in seuchenfreie Regionen.

Hunde, (Groß-)Katzen, Kamele Das Wirtsspektrum von *B. mallei* ist aber nicht auf Equiden beschränkt. Kamele stecken sich gelegentlich an Pferden an. Hunde und Katzen sind zwar nur in geringem Maß anfällig, bei Großkatzen in zoologischen Gärten wurden aber auch tödliche Infektionen beobachtet, nachdem diese Fleisch rotzkranker Tiere aufgenommen hatten.

Kleine Wiederkäuer erkranken nur selten, Rinder, Schweine und Vögel gelten als nicht empfänglich. *B. mallei* ist **humanpathogen** und als **Zoonoseerreger** gefürchtet.

Infizierte Individuen scheiden den Erreger mit Nasensekret, Sputum und Eiter aus, seltener mit Augen- oder Genitalsekreten, Kot, Harn oder Milch. **Die Übertragung erfolgt direkt oder indirekt beim Berühren von infizierten Tieren oder kontaminierten Gegenständen.** Über den Mund und Hautläsionen gelangen die Keime in den Körper, seltener auch über die Schleimhäute des Respirationstraktes nach der Inhalation von erregerhaltigen Staub- oder Tröpfchenaerosolen. Infektionen des Menschen gehen in aller Regel von infizierten Tieren aus, die Übertragung von Mensch zu Mensch ist in seltenen Fällen aber auch beobachtet worden.

In Nordamerika und Europa wurde der Rotz mit strikten Test- und Merzungsprogrammen erfolgreich getilgt. Sein Vorkommen konzentriert sich **heute** auf **Asien, Südamerika** und **Afrika**. In Deutschland wurde der letzte Fall 2006 bei einem aus Brasilien eingeführten Pferd registriert.

Klinik Die Inkubationszeit variiert zwischen wenigen Tagen und mehreren Monaten. Akuter Rotz verläuft fieberhaft mit einseitigem, später beidseitigem Nasenausfluss, Schwellung der Kehlgangslymphknoten und der Bildung von diphtheroiden Belägen, Knötchen und Geschwüren auf den Schleimhäuten der oberen Luftwege (**Nasenrotz**). Rotzknötchen und -geschwüre finden sich auch in der Lunge (**Lungenrotz**) und in der Haut (**Hautrotz**). Akute Erkrankungen treten in der Regel bei Eseln und Maultieren auf und führen meist innerhalb von 2 Wochen zum Tod. Bei Pferden herrscht die chronische Verlaufsform der Erkrankung vor. Diese äußert sich in unregelmäßigen Fieberschüben, Husten, Atembeschwerden (beachte Dämpfigkeit) und Entzündungen der Kehlgangslymphknoten. Chronischer Rotz verläuft häufig ebenfalls progressiv und tödlich. Pathologisch-anatomische und histologische Veränderungen sind v. a. an Haut, Schleimhäuten des oberen Atmungstraktes und Lunge nachzuweisen. Ausheilende Veränderungen hinterlassen sogenannte Rotznarben, die auf der Schleimhaut oftmals stern- oder eisblumenförmig sind. Diese Veränderungen sind in der Nase recht typisch und sollten Rotzverdacht erwecken, wenn sie bei lebenden oder toten Equiden wahrgenommen werden.

Rotz ist **beim Menschen** eine sehr **seltene, aber stets lebensbedrohliche** Erkrankung. Ähnlich wie bei Tieren manifestiert sich die *B.-mallei*-Infektion beim Menschen als akute oder chronische Allgemeinerkrankung. Bei der akuten Form prägen hohes Fieber, Muskel- und Gelenkschmerzen sowie Lymphangitiden und Lymphadenitiden das klinische Bild. Lungenrotz und Rotzseptikämie verlaufen akut bis perakut und sind unbehandelt in mehr als 90 % der Fälle letal. Chronischer Rotz ist beim Menschen durch Fieber sowie Knoten und Geschwüre in Haut und Unterhaut oder in den Schleimhäuten von Mund, Rachen und oberem Respirationstrakt gekennzeichnet.

Diagnose Bei jeglichem Umgang mit rotzverdächtigem Material ist die Humanpathogenität von *B. mallei* zu berücksichtigen. Der Erreger ist in die **Risikogruppe 3** (EU-Richtlinie 2000/54/EG) eingeordnet, da ein hohes Risiko für aerogene Infektionen besteht.

Standardverfahren bei Rotzverdacht ist der Erregerdirektnachweis durch Anzucht aus klinischem Probenmaterial. Andere *Burkholderia*-Arten sowie *Pseudomonaden* sind abzugrenzen. Der Erregernachweis ist auch mittels PCR zu führen, wegen der engen genetischen Verwandtschaft zu *B. pseudomallei* bereiten die meisten Systeme aber Probleme bei der exakten Spezieszuordnung. Zur diagnostischen Abklärung kann fragliches Material auch intraperitoneal an männliche Meerschweinchen verabreicht werden, bei denen es im positiven Fall zu einer schweren lokalisierten Peritonitis und Orchitis kommt (Strauss-Reaktion).

Für serologische Untersuchungen werden die KBR und die SLA genutzt, wobei sich die SLA besonders für die Untersuchung frischer Infektionen eignet. Die KBR besitzt die höhere Spezifität. In einigen Ländern werden auch ELISAs und der Bengalrosa-Test eingesetzt. Grundsätzlich sind Kreuzreaktionen zwischen den Erregern von Rotz und Melioidose sowie auch mit Pseudomonaden, *Actinobacillus lignieresii* und *Streptococcus equi* zu beachten. Bereits Ende des 19. Jahrhunderts wurde die allergische Mallein-Augenprobe (Ophthalmo-Malleintest) eingeführt, bei der man ein Testallergen in den Lidsack des fraglichen Tieres einbringt. Alternativ wird das Allergen in das Augenlid (Intrapalpebral-Malleintest) oder in die Unterhaut am Hals (subkutaner Malleintest) appliziert. Hatte sich das Tier mit dem Erreger immunologisch auseinandergesetzt, dann führt die Inokulation von Mallein innerhalb von 12–14 Stunden zu allergisch bedingten, lokalen Entzündungserscheinungen, evtl. sogar zum Temperaturanstieg.

Differenzialdiagnosen Je nach Manifestationsform sind auszuschließen: Druse, Pocken, Tuberkulose, chronische Rhinitiden anderer Genese sowie traumatisch bedingte Narben (bei Nasenrotz), Mykosen und Botryomykose (bei Hautrotz) sowie Tuberkulose, Nocardiose und Parasitenbefall (bei Lungenrotz).

Bekämpfung Rotz ist in Deutschland eine **anzeigepflichtige** und staatlich bekämpfte **Tierseuche**. Die im Ausbruchsfall erforderlichen Schutz- und Bekämpfungsmaßnahmen liegen nach Maßgabe durch das Tiergesundheitsgesetz im Ermessen der zuständigen Veterinärbehörde. Therapieversuche bei Tieren sind abzulehnen. Alle erkrankten oder testpositiven Tiere sollten getötet und unschädlich beseitigt werden. Auf die Tötung ansteckungsverdächtiger Tiere kann nur unter der Voraussetzung einer mehrmonatigen Absonderung mit sorgfältiger klinischer und serologischer Überwachung verzichtet werden. Kontaminierte Gegenstände sind unschädlich zu entsorgen oder gründlich zu reinigen und zu desinfizieren. Der Schutz vor der Einschleppung beruht auf Beschränkungen beim Import und beim EU-innergemeinschaftlichen Verbringen, die serologische Untersuchungen und schriftliche Gesundheitsgarantien der Herkunftsländer einschließen. Die rechtliche Grundlage bilden die Binnenmarkt-Tierseuchenschutz-Verordnung, die Richtlinie 2009/156 EG sowie die Entscheidungen 93/623/EWG und 93/197/EWG.

Die Rotzerkrankung eines Menschen erfordert dessen Isolierung und chemotherapeutische Behandlung. Empfohlen werden Ceftazidim, Imipenem, Meropenem sowie Kombinationen aus Tetrazyklinen, Fluorchinolonen, Amoxicillin/Clavulansäure und Sulfonamiden.

8.2.4 Melioidose

Synonyme: Pseudorotz, Melioidosis (Whitmore's disease)

Ätiologie und Epidemiologie Melioidose wird durch ***B. pseudomallei*** (früher *Pseudomonas pseudomallei*) hervorgerufen, einen **opportunistischen Krankheitserreger**, der sich von *B. mallei* durch Beweglichkeit, geringere Kulturansprüche und üppigeres Wachstum sowie in mehreren biochemischen Merkmalen unterscheidet. Die Koloniemorphologie ist variabel.

B. pseudomallei kommt in subtropischen und tropischen Regionen rund um den Globus vor, vor allem zwischen dem 20. nördlichen und dem 20. südlichen Breitengrad. Die Hauptendemiegebiete der Melioidose liegen in Südostasien und Nordaustralien.

B. pseudomallei lebt als Saprophyt in feuchtem Erdreich und in Oberflächengewässern, unter anderem auch auf Reisanbauflächen. Infektionen bei Tieren und Menschen gehen in aller Regel von dort aus, weshalb die Melioidose als Geo- oder Sapronose bzw. **Saprozoonose** einzustufen ist. Übertragungen von Individuum zu Individuum sind aber ebenfalls möglich, beispielsweise bei Kontakt zu infektiösem Blut und/oder erregerhaltigen Ausscheidungen. Über Haut- und Schleimhautläsionen oder aber auch oral oder aerogen gelangt der Erreger in den Körper. Die Erkrankungsrate korreliert positiv mit der Niederschlagsmenge und steigt nach schweren Regenfällen stark an.

B. pseudomallei hat ein sehr **breites Wirtsspektrum**, das alle Haus- und viele Wildsäugetiere sowie den Menschen umfasst. In Einzelfällen wurde die Melioidose auch bei Vögeln und Reptilien nachgewiesen.

Die Melioidose ist außerhalb ihrer Endemiegebiete sehr selten. Erkrankungen bei Menschen in entfernten Regionen betrafen Personen, die sich zuvor in den Endemieregionen aufgehalten oder im Rahmen von Labortätigkeiten mit dem Melioidoseerreger hantiert hatten. Denkbar ist, dass der Erreger nach Europa auch mit infizierten Zootieren sowie kontaminierten Produkten oder Gegenständen eingeschleppt wird.

Klinik, Diagnose und Bekämpfung Die Melioidose ist bei Mensch und Tier eine **potenziell lebensbedrohliche** Allgemeinerkrankung, bei der die eingedrungenen Erreger verschiedene Organe befallen und eitrige und granulomatöse Entzündungsreaktionen provozieren. Die Erkrankung verläuft akut fieberhaft bis chronisch, insbesondere in der septikämischen Form aber auch perakut. Manchmal bleibt die Infektion auch über Jahre latent, bevor sie ausbricht bzw. wieder ausbricht. Symptomatik und Schwere der Erkrankung hängen vom Infektionsweg, der Organverteilung des Erregers und den auf den Patienten einwirkenden sonstigen Belastungen ab.

Die Symptome der Melioidose sind sehr variabel und nicht charakteristisch, nur beim Pferd ähneln sie dem echten Rotz. Oft gibt erst die Sektion Hinweise auf Pseudorotz. In Europa ist die Melioidose beim Auftreten unklarer granulomatöser Entzündungsprozesse in die Differenzialdiagnose einzubeziehen. Der Abgrenzung vom echten Rotz kommt die größte Bedeutung zu.

Durch Anzüchtung in vitro, durch die tierexperimentelle Verabreichung von Probenmaterial an Meerschweinchen und mit serologischen Methoden kann die ätiologische Diagnose gesichert werden. *B. pseudomallei* ist ein **Risikogruppe-3-Erreger**. Ein allergischer Melioidintest wurde ebenfalls erprobt.

B. pseudomallei ist für Amoxicillin/Clavulansäure, Tetrazykline, Gentamicin, Kanamycin, Novobiocin, Fluorchinolone und Sulfonamide empfindlich, es wird jedoch über deutliche stammspezifische Unterschiede berichtet. Rezidive der Melioidose sind häufig. Im Fall der Einschleppung in seuchenfreie Regionen muss die weitere Verbreitung des Erregers unterbunden werden (Absonderungs- und Sperrmaßnahmen, unschädliche Beseitigung der Kadaver, Desinfektion, Rattenbekämpfung). Dabei ist sorgfältig zu prüfen, ob infizierte Tiere überhaupt therapiert werden sollen oder nicht besser zu keulen sind.

Die Melioidose des Menschen bedeutet trotz der heutigen Therapiemöglichkeiten Lebensgefahr und erfordert eine antimikrobielle Langzeittherapie über mehrere Monate. Neben den genannten Antibiotika sind dazu auch neuere Cephalosporine, Carbapeneme und Chloramphenicol geeignet.

8.3 Gattung Brucella

STECKBRIEF

- nicht sporenbildende, gramnegative kurze Stäbchen (0,5–0,7 × 0,6–1,5 µm)
- aerob, bei Erstanzucht sind manche Arten auch mikroaerophil
- unbeweglich und alkalifest
- obligat wirtständige Krankheitserreger von Säugetieren mit weltweiter Verbreitung
- mehrere *Brucella*-Arten sind Zoonoseerreger (**Tab. 8.1**)
- Brucellosen der Rinder, Schweine, Schafe und Ziegen sind anzeigepflichtige Tierseuchen

Tab. 8.1 Übersicht zur Differenzierung und zum Wirtsspektrum der Brucellen.

Spezies	Biovar(e)	Hauptwirt(e)	Nebenwirt(e)
B. abortus	1–7,9*	Rind	alle Haussäugetiere, Geflügel, Wildwiederkäuer, Fleischfresser, Mensch
B. canis	–	Hund	Mensch, Waschbär, Nager
B. ceti	–	Walarten	–
B. inopinata	–	?	Mensch
B. melitensis	1–3	Schaf, Ziege	Rind, Schwein, Hund, Wildwiederkäuer, Hasen, Nager, Mensch
B. microti	–	Feldmaus	Rotfuchs
B. neotomae	–	Wüsten-Buschratte	–
B. ovis	–	Schaf	Weißwedelhirsch (Neuseeland); andere Tierarten nur experimentell
B. paponis	–	Pavianarten	?
B. pinnipedialis	–	Robbenarten	Rind (nur experimentell)
B. suis	1	Schwein	Mensch, Pferd, Rind, Schaf, Ziege, Hund
	2	Schwein, Feldhase	Mensch, Wildschwein, Ratten
	3	Schwein	Mensch, Schaf, Ziege, Büffel, Ratten
	4	Rentier	Mensch, Kaniden, Rind, Moschusochse, Elch
	5	Nager	?

* Biovar 8 von *B. abortus* wird nicht mehr anerkannt

Der englische Mediziner David Bruce wies *Brucella melitensis* 1886 als Ursache des sogenannten Maltafiebers bei Menschen nach. Anfang des 20. Jahrhunderts konnte der Infektionsweg über Ziegenmilch geklärt werden. Im Gegensatz dazu wurde *Brucella abortus* zuerst bei Tieren entdeckt. Bang und Stribolt begegneten diesem Erreger 1896 im Zusammenhang mit Rinderaborten, seine Humanpathogenität erkannte man erst Jahre später.

8.3.1 Gattungsmerkmale und Taxonomie

Bakterien der Gattung *Brucella* sind unbewegliche, kokkoide bis kurze, gramnegative Stäbchen. Versetzt man Farbstoffe mit Kaliumhydroxid (KOH), haften sie besser an den Bakterienzellen der Brucellen. Diese **Alkalifestigkeit** wird für selektive Färbemethoden genutzt (z. B. Färbung nach Stableforth, **Abb. 8.2**). In der von Stamp modifizierten Ziehl-Neelsen-Färbung reagieren sie säurefest. Brucellen besitzen einen **respiratorischen Stoffwechsel** mit Sauerstoff oder Nitrat als terminalem Elektronenakzeptor. Die Oxidase- und die Katalasereaktion fallen gewöhnlich positiv aus. Die repetitive DNA-Sequenz *IS 711* ist gattungsspezifisch und kommt bei allen Arten vor, wenngleich die Anzahl und die Verteilung der Kopien unterschiedlich sind. Das Gen für das BCSP 31 (***Brucella*** **c**ell-**s**urface **p**rotein **31** kDa) ist ein weiterer sehr zuverlässiger, gattungsspezifischer Marker. Außerhalb des Tierkörpers sterben Brucellen allmählich ab, ihre Tenazität ist mäßig. Dennoch bleiben sie bei günstigen Bedingungen (kühl, feucht, dunkel, eingehüllt in Kot oder Abortmaterial) für mehrere Monate infektionstüchtig.

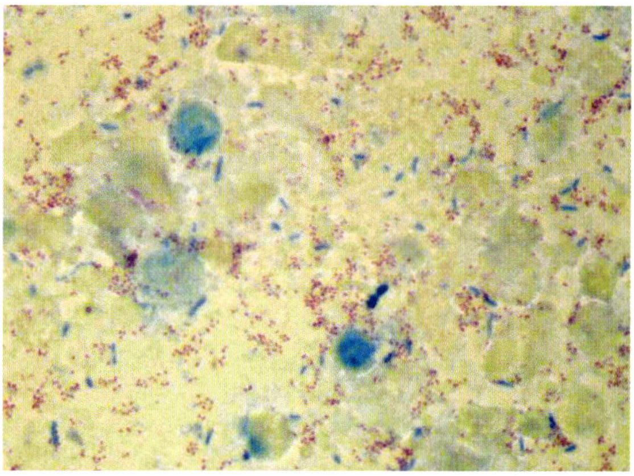

Abb. 8.2 Brucellen (rot) im nach Stableforth gefärbten Direktausstrich. [Institut für Mikrobiologie, TiHo Hannover]

Die Gattung *Brucella* gehört zur Familie *Brucellaceae* in der Ordnung *Rhizobiales*, die wiederum ein Taxon in der Klasse *Alphaproteobacteria* ist. In der Gattung werden heute 11 Spezies unterschieden. Die wichtigsten Arten lassen sich in insgesamt 16 Biovare unterteilen (**Tab. 8.1**). Aufgrund der hohen DNA-Sequenzhomologie wurden die sechs Spezies *B. abortus*, *B. canis*, *B. melitensis*, *B. neotomae*, *B. ovis* und *B. suis* für einige Jahre als Biovare einer einzigen Brucellenart mit der Bezeichnung *B. melitensis* angesehen. Diese Sichtweise wurde kürzlich zugunsten der oben beschriebenen und bereits bis 1986 gültigen Taxonomie wieder aufgegeben. Die bisher provisorisch als *B. maris* bezeichneten *Brucella*-Isolate von Meeressäugern zählt man seit 2007 zu den beiden neuen Spezies *B. ceti* und *B. pinnipedialis*.

8.3.2 Anzüchtung und Differenzierung

Brucellen stellen **hohe Ansprüche** an den Nährstoffgehalt der Kulturmedien, die durch Zusätze von Blut oder Serum zu erfüllen sind. Außerdem können Peptone und Hefeextrakt zugesetzt werden. Nahezu alle Stämme lassen sich auf Pferdeblut-supplementiertem *Brucella*-Agar, Trypton-Soja-Agar oder Tryptose-Agar anzüchten. Selektivsupplemente enthalten beispielsweise Bacitracin, Polymyxin B, Cycloheximid, Nalidixinsäure, Nystatin und Vancomycin.

Brucellen sind **aerobe Bakterien**. Allerdings erfordert die Erstanzucht bei **manchen Arten (*B. abortus, B. ovis*) eine mikroaerobe Atmosphäre** mit einem erhöhten CO_2-Gehalt (5–10 Vol%). Bei *B. canis* ist dies dem Anzüchtungserfolg eher abträglich. Kulturelles Wachstum ist zwischen 20 und 40 °C zu beobachten, mit einem Optimum um 37 °C. Bei der Erstisolation werden Kolonien selten früher als nach 48 Stunden Inkubationsdauer sichtbar. Um kulturelle Isolationsversuche aus klinischem Probenmaterial als negativ abzuschließen, muss aber bis zu 21 Tagen bebrütet werden. Vor der Kultivierung auf Agarplatten werden auch flüssige Anreicherungsmedien eingesetzt.

Bei Anzucht auf Nährmedien dissoziieren Brucellenstämme unterschiedlich rasch und in unterschiedlichem Ausmaß in Kolonien mit **S- und R-Morphologie**, was auf der Vollständigkeit der produzierten LPS-Moleküle beruht.

Die Arten und Biovare werden üblicherweise anhand von phänotypischen Merkmalen differenziert, vor allem nach den vorhandenen Antigenen, der H_2S-Produktion, dem Wachstum in Anwesenheit der Farbstoffe Thionin und basisches Fuchsin, der oxidativen Verstoffwechselung bestimmter organischer Substrate sowie der Empfänglichkeit gegenüber definierten lytischen Bakteriophagen.

Die wichtigsten Vertreter ***B. abortus, B. melitensis*** und ***B. suis*** sind morphologisch nicht voneinander zu unterscheiden und besitzen in der S-Form auch alle die sogenannten Abortus(A)- und Melitensis(M)-Antigene, deren Determinanten im LPS-Komplex der bakteriellen Zellwand lokalisiert sind. Die Mengen an exprimiertem A- und M-Antigen sowie deren Mengenverhältnis sind von Art zu Art bzw. von Biovar zu Biovar unterschiedlich, weshalb man die Reaktivität eines unbekannten Isolates mit monospezifischen A- und M-Antiseren (nur A-, nur M-, sowohl A- als auch M-reaktiv) für seine taxonomische Zuordnung heranzieht.

B. ovis und ***B. canis*** wachsen nur in der R-Form und exprimieren daher die A- und M-Antigene nicht, für beide ist ein R-Antigen typisch.

Die sichere Identifizierung einer Brucellenart ist über die Bestimmung der DNA-Sequenz am *omp*2-Genlocus mittels Sequenzierung, Restriktionsanalyse oder Hybridisierung mit Gensonden möglich. Anzahl und Verteilungsmuster der gattungsspezifischen Insertionssequenz *IS 711* bieten eine weitere Möglichkeit zur Differenzierung. Mit der AMOS-PCR können wenigstens einige *Brucella*-Arten voneinander unterschieden werden.

8.3.3 Virulenzfaktoren

Die Virulenz von Brucellen wird in erster Linie von ihrer **fakultativ intrazellulären Lebensweise** bestimmt. Brucellen können verschiedene Zelltypen befallen, für die Pathogenese scheint jedoch entscheidend zu sein, dass sie in den Phagosomen von Makrophagen persistieren und replizieren können. Um der bakteriziden Aktivität dieser Zellen zu entgehen, verhindern Brucellen, dass die von ihnen besetzten Phagosomen mit den Lysosomen der Wirtszelle verschmelzen. Bakterielles 5′-Guanosinmonophosphat und Adenin scheinen hierbei eine Rolle zu spielen. Außerdem ist für die intrazelluläre Überlebensfähigkeit eine intakte bzw. vollständig ausgebildete Polysaccharidkette in den LPS-Molekülen der bakteriellen Zellwand essenziell. Darüber hinaus provoziert das intakte LPS der Brucellen im Vergleich zu anderen gramnegativen Bakterien nur eine schwache Abwehrreaktion des angeborenen Immunsystems. Ob die bei *B. melitensis*, *B. abortus* und *B. suis* beobachtete äußere Hülle eine Kapsel darstellt und ebenfalls für die Interaktion mit Wirtszellen benötigt wird, ist unerforscht. Die im periplasmatischen Raum der Bakterien lokalisierte, stressinduzierte Protease HtrA hat keine große Bedeutung für die Virulenz von Brucellen. Typische Virulenzfaktoren wie Fimbrien, Exotoxine oder aggressive Exoenzyme sind bei Brucellen nicht bekannt, Antigenvariation kommt ebenfalls nicht vor.

8.3.4 Epidemiologie

Brucellen sind **obligat wirtständige und parasitär** lebende Bakterien. Jede *Brucella*-Art ist an bestimmte Hauptwirtsspezies angepasst, zwischen deren Individuen sie bevorzugt zirkuliert (Tab. 8.1). *B. abortus, B. suis, B. ovis, B. canis* und *B. melitensis* sind bei ihren Hauptwirten sogar regelrechte Tierseuchenerreger und weltweit von großer Bedeutung. Bei entsprechender Exposition können Brucellen auf verschiedene andere Wirbeltiere übertragen werden, für die sie dann ebenfalls pathogen sind. Nur bei *B. suis* Biovar 5 (Nager), *B. microti* (Nager), *B. ovis* (Schaf) und *B. neotomae* (nordamerikanische Wüsten-Buschratte) scheint das Wirtsspektrum eng begrenzt zu sein. Bei den Arten mit breiterem Wirtspektrum werden Wildtiere meist von Haustieren infiziert, bilden manchmal aber auch eigenständige Infektketten aus. So hat *B. suis* Biovar 2 ihr Reservoir auch in Feldhasen- und Wildschweinpopulationen gefunden. Die *B. suis* Biovar 4 zeichnet sich durch ihre Anpassung an Rentiere aus.

B. abortus, B. canis, B. melitensis und *B. suis*, möglicherweise auch *B. ceti* und *B. pinnipedialis*, sind **humanpathogen**.

Infizierte weibliche Tiere scheiden Brucellen in epidemiologisch relevanten Keimzahlen mit dem Fruchtwasser und den Eihäuten bei Aborten sowie Normalgeburten aus, aber auch mit Milch bzw. männliche Tiere mit Sperma. Harn, Kot und Nasensekret können gleichfalls erregerhaltig sein. Typische Ansteckungswege sind die **oral-alimentäre Aufnahme** und die Übertragung der Brucellen beim **Deckakt**. Der Erregereintritt über Läsionen der Haut ist vor allem von der humanen Brucellose bekannt. Brucellen können auch indirekt übertragen werden, wobei als Vektoren auch Arthropoden und sogar Vögel in Betracht kommen.

8.3.5 Besondere Hinweise

Brucellosen verlaufen als **zyklische Allgemeininfektionskrankheiten**. Nach dem Eintritt der Erreger und einer ersten bakteriämischen Phase ist die Absiedelung in den Geschlechtsorganen typisch. Infektion und Keimvermehrung führen zu Entzündungsreaktionen, die sich in Abhängigkeit von ihrem Schweregrad dann auch klinisch bemerkbar machen können. Der **trächtige Uterus ist ein Hauptvermehrungsort** der Brucellen. Die dadurch verursachte Plazentitis kann zu Fruchttod, Abort, Geburt lebensschwacher Neonaten und Nachgeburtsverhaltung führen. Bei **männlichen Tieren** betrifft die Infektion vor allem Hoden, Nebenhoden und akzessorische Geschlechtsdrüsen. Viele Tiere bleiben jahrelang **latent infiziert**, wobei die Brucellen bevorzugt in Geschlechtsorganen, Lymphknoten, Milz, Euter, Knochenmark, Gelenken, Sehnenscheiden und Schleimbeuteln persistieren. Es besteht eine gewisse altersabhängige Resistenz, die klinische Manifestationen der Infektion bis zum Eintritt der Geschlechtsreife meistens verhindert.

Die **Brucellosen der Rinder, Schweine, Schafe und Ziegen** sind **anzeigepflichtige Tierseuchen**. Bei diesen Tierarten fallen nach tierseuchenrechtlichen Bestimmungen auch klinisch inapparente Infektionen und das Vorhandensein *Brucella*-spezifischer Antikörper unter den Begriff Brucellose.

8.3.6 Rinderbrucellose

> **BEACHTE**
> Anzeigepflicht.

Ätiologie und Epidemiologie Erreger der Rinderbrucellose ist ***B. abortus***, von dem in Europa die Biovare 1–4 dominieren. Hauptwirt und Reservoir ist das Rind. Rinder stecken sich vor allem auf **oralem Wege** an, die venerische Übertragung ist von untergeordneter Bedeutung.

B. abortus ist weltweit verbreitet, kommt aber in Abhängigkeit von der Intensität, mit der die Rinderbrucellose bekämpft wird, unterschiedlich häufig vor. In Deutschland (alte Bundesländer) wurde die Rinderbrucellose mit Mitteln der staatlichen Tierseuchenbekämpfung 1971 getilgt, in der ehemaligen DDR erst 1981. Seither treten nur noch vereinzelte Seuchenausbrüche auf, die sich in der Regel auf Einschleppungen aus dem Ausland zurückführen lassen. Per 01.07.1999 wurde Deutschland von der EU als frei von Rinderbrucellose anerkannt.

Klinik Die bakteriämische Phase der Infektion bleibt bis auf vorübergehende Temperaturerhöhungen klinisch unauffällig. Die **Verkalbung in der 2. Hälfte der Trächtigkeit** ist das auffälligste Symptom. Andere Anzeichen einer Erkrankung werden vor dem Abort in der Regel nicht beobachtet. An die Verkalbung schließt sich häufig eine Retentio secundinarum an, nicht selten entzünden sich auch Gelenke, Sehnenscheiden und Schleimbeutel. *Brucella*-verursachte Mastitiden fallen klinisch kaum auf, gehen aber mit reduzierter Milchleistung und der Erregerausscheidung über die Milch einher. Nach dem Abort kann eine Kuh durchaus wieder konzipieren und Kälber normal austragen. Erneutes Verkalben ist aber ebenso möglich, und auch die Sterilität bereits nach dem ersten Abort. Bei **Bullen** führt die Infektion zu **Orchitis, Epididymitis** und **Unfruchtbarkeit**. Auf Bestandsebene verläuft die Rinderbrucellose **enzootisch**. Milchliefernden Betrieben entstehen durch die reduzierte Produktion an Kälbern und Milch erhebliche wirtschaftliche Schäden. Außerdem stellen die Infektionen ein beträchtliches Risiko für die menschliche Gesundheit dar.

Klinisch manifeste Infektionen mit *B. abortus* sind bei Schafen und Ziegen selten, beim Pferd kommen Bursitiden, Tendovaginitiden und Arthritiden vor. Verfohlungen sind außerordentlich selten und setzen Infektionen mit hohen Erregerzahlen voraus. Bei Schweinen treten Infektionen mit diesem Erreger meist nur im Zusammenhang mit Ausbrüchen in Rinderbeständen auf.

Diagnose Bei allen Arbeiten mit *B. abortus*, *B. melitensis*, *B. suis* und *B. canis* ist die Einordnung dieser Erreger in die **Risikogruppe 3** zu berücksichtigen. Eine Übersicht zur Diagnostik vermittelt die **Abb. 8.3.**

Erste Hinweise auf eine Brucelleninfektion kann die mikroskopische Untersuchung auf **alkali- oder säurefeste Stäbchenbakterien** in nach Köster, Stableforth, Hansen oder Stamp gefärbten Direktausstrichen von Eihautteilen, Organmaterial und Labmageninhalt abortierter Feten liefern. Alternativ kann die Immunfluoreszenzmikroskopie eingesetzt werden. Bei der Selektivfärbung nach Stamp ist darauf zu achten, dass Chlamydien und Coxiellen wie Brucellen reagieren.

Geeignete Proben für den kulturell-bakteriologischen Nachweis sind Abortmaterial (Kotyledonen, Amnionflüssigkeit, Organe des Fetus u. a.), Blut, Milch, Kolostrum, Sperma, Lymphknoten, Knochenmark, Eutergewebe, Uterus, Hoden und Nebenhoden und sonstige Organe mit Läsionen. Zur Anzucht werden die Kulturen doppelt angelegt und parallel aerob sowie mikroaerob bei 37 °C bebrütet. Die taxonomische Zuordnung verdächtiger Kolonien erfolgt anhand kolonie- (glatt, rau) und zellmorphologischer, biochemischer (Oxidase- und Ureaseaktivität) und antigener Merkmale (Agglutination mit Testseren gegen A-, M- und R-Antigen). Weitere Kriterien sind die Vermehrungsfähigkeit in Anwesenheit der Farbstoffe Thionin und Fuchsin sowie die Empfindlichkeit gegenüber den lytischen Bakteriophagen Tbilisi, Weybridge, Izatnagar1 und R/C. Verschiedene molekularbiologische Methoden (PCR, PCR-RFLP, Makrorestriktionsanalyse) sind ebenfalls zur Differenzierung geeignet. Einige dieser Tests erlauben sogar die Unterscheidung zwischen Impf- und Feldstämmen. PCR-Methoden sind neben konventionellen Anzüchtungsversuchen auch zum direkten Nachweis von Brucellen in Organen serologisch positiver Rinder geeignet. Ist das Probenmaterial stark mit anderen Mikroorganismen kontaminiert, kann es zum Nachweis von *B. abortus* auch subkutan an Meerschweinchen verabreicht werden. Nach 3–6 Wochen werden Blutproben dieser Versuchstiere auf Serokonversion geprüft sowie Milz, Leber und Kniefaltenlymphknoten kulturell untersucht.

Die **Überwachung** der Rinderbestände **auf Brucellosefreiheit** erfolgt mithilfe **serologischer Methoden**. Angesichts der großen Bedeutung der Rinderbrucellose als Tierseuche und Zoonose sind die anerkannten Methoden in mehreren EU-Rechtsakten niedergelegt. Eine Übersicht gibt die **Tab. 8.2**. Bei Rindern werden *Brucella*-spezifische Antikörper in der Regel quantitativ in Blutserum- oder ggf. Milchproben bestimmt. Als Ergebnisse werden die Endtiter entweder als Verdünnungsstufe oder aufgrund von Vergleichen mit **Internationalen Referenz-Standardseren des OIE** in Internationalen Einheiten angegeben.

Unter den Bedingungen weitgehender Brucellosefreiheit sind falsch positive serologische Reaktionen weitaus häufiger als in Gebieten mit enzootischer Verseuchung. **Serologische Kreuzreaktionen** mit anderen Antigenen, v. a. den LPS-Strukturen anderer bakterieller Infektionserreger, sind eine wesentliche Ursache solcher Reaktionen. So sind *Yersinia enterocolitica* O9, Salmonellen O30 (Gruppe N) und *Escherichia coli* O157 in der Lage, Antikörper zu induzieren, die mit Brucellenantigenen kreuzreagieren. Bakteriologische Untersuchungen zum Nachweis solcher kreuzreagierender Erreger, wiederholte serologische Untersuchungen des Probanden zur Feststellung der Titerentwicklung sowie Kreuzabsättigungen der Serumproben dienen im Zweifelsfall der Abklärung. Mit dem Interferon-γ-Test existiert eine weitere Methode, um *Brucella*-spezifische Immunreaktionen nachzuweisen. Brucellintests, bei denen ein vorhandenes, immunologisches Gedächtnis an eine Brucelleninfektion an der Entzündungsreaktion gegen ein intrakutan verabreichtes *Brucella*-Antigen abgelesen

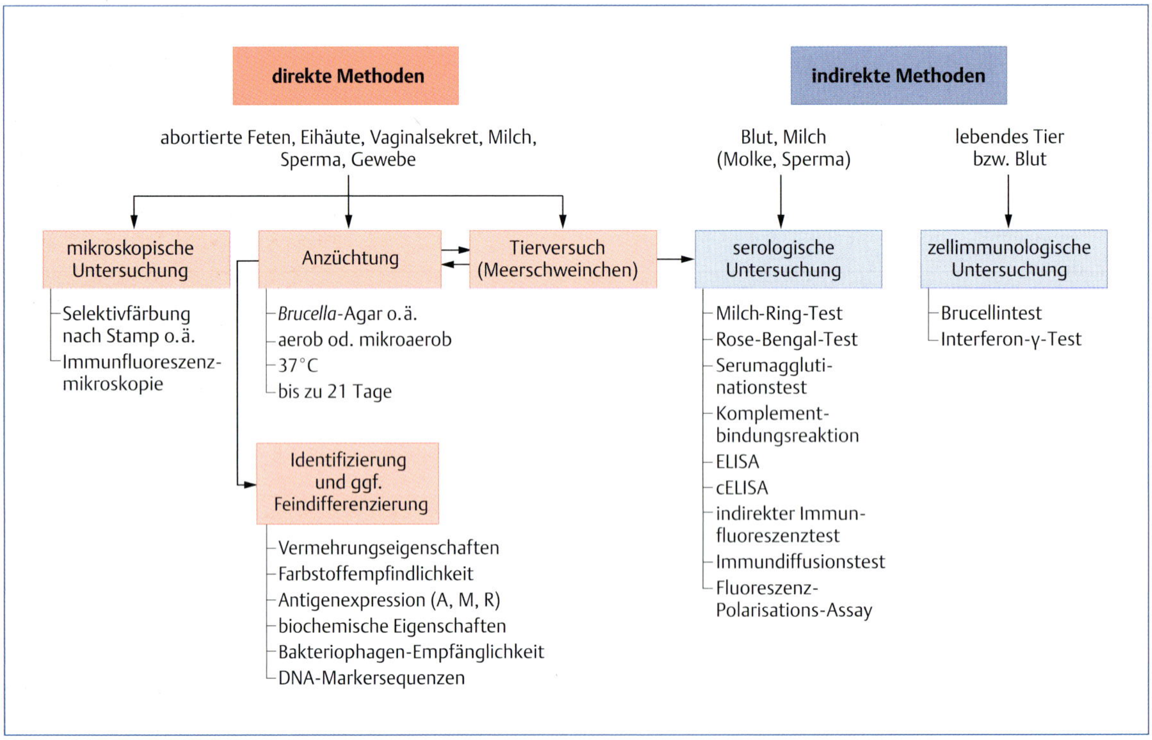

Abb. 8.3 Schematische Übersicht zur Brucellosediagnostik.

Tab. 8.2 Für die Untersuchung von Haustieren auf Brucellose zugelassene serologische Methoden (Brucellose-Verordnung, EU-Richtlinien 64/432/EWG, 90/242/EWG, 90/429/EWG, 91/68/EWG und 97/12/EG sowie EU-Entscheidungen 2004/226/EG und 2008/984/EG).

Tierart	Untersuchungsmaterial	Methoden*
Rind	Blutserum	**SAT**, **RBT**, **KBR**, **ELISA** (**Einzel-** oder Sammelproben), **FPA**, cELISA
	Milch	MRT, ELISA (Einzel-, Kannen- oder Sammeltankproben)
Schwein	Blutserum	SAT, **RBT**, KBR, **ELISA**, **cELISA**
Schaf, Ziege	Blutserum	**KBR** (*B. melitensis*, *B. ovis*), **RBT** (*B. melitensis*)

cELISA: kompetitiver Enzyme-linked Immunosorbent Assay; ELISA: Enzyme-linked Immunosorbent Assay; FPA: Fluoreszenz-Polarisations-Assay; KBR: Komplementbindungsreaktion; MRT: Milch-Ring-Test (Abortus-Bang-Ringprobe); RBT: Rose-Bengal-Test (Bengalrosa-Test, gepufferter Brucella-Antigen-Test); SAT: Serumagglutinationstest (Serumlangsamagglutinationstest)
Fettdruck: zulässig zur erforderlichen Bescheinigung der Brucellosefreiheit eines innergemeinschaftlich gehandelten Tieres

wird, werden bei Rindern nur selten, bei Schafen dagegen noch häufiger durchgeführt.

Bekämpfung Da die Rinderbrucellose in vielen Ländern und selbst in der EU noch häufiger vorkommt, besteht eine latente Gefahr der Wiedereinschleppung in freie Regionen. In Deutschland betreiben die staatlichen Veterinärbehörden deshalb ein Verfahren zur ständigen Bruccelloseüberwachung und -bekämpfung. Kernelemente sind die serologische Überwachung der Herden, die Kontrolle des Tierverkehrs, die obligatorische labordiagnostische Abklärung von Aborten im dritten Trächtigkeitsdrittel sowie die sofortige Abriegelung und Tilgung von Brucelloseausbrüchen. Die Maßnahmen sind im Einzelnen durch die „Verordnung zum Schutz gegen die Brucellose der Rinder, Schweine, Schafe und Ziegen" (**Brucellose-VO** in der Fassung vom 20.12.2005) geregelt. Zur Überwachung der heimischen Rinderherden werden Blutproben oder ggf. Milchproben (Einzelgemelke, Poolproben, Tankmilchproben) in regelmäßigen Abständen auf *Brucella*-spezifische Antikörper untersucht. Betriebe, bei denen serologisch oder bakteriologisch positive Rinder gefunden werden, sind zu sperren. Bruceloseverdächtige und -positive Rinder sind abzusondern, testpositive Rinder sind zu töten. Behandlungsversuche und Impfungen sind verboten.

In Ländern und Gebieten mit höherem Verseuchungsgrad sind Impfungen ein probates Mittel, um die wirtschaftlichen Schäden zu reduzieren und die Brucellose zurückzudrängen. Dabei sind Lebendimpfstoffe wegen des fakultativ intrazellulären Parasitismus der Brucellen den Inaktivatvakzinen überlegen. Der seit Jahrzehnten weltweit eingesetzte Impfstamm Buck 19 ist allerdings nicht völlig avirulent für Menschen. Da er gegen LPS gerichtete Antikörper induziert, schließt die Impfung mit diesem Stamm gleichzeitige serologische Überwachungsprogramme aus. In den USA wurde deswegen die stabile R-Mutante RB 51 entwickelt, die bei gleicher Wirksamkeit wie Buck 19 keine störende Antikörperproduktion auslöst. Eine *B.-suis*-Lebendvakzine wurde in China auch zur oralen Immunisierung von Rindern eingesetzt.

8.3.7 Schaf- und Ziegenbrucellose

> **BEACHTE**
> Anzeigepflicht.

Ätiologie und Epidemiologie Der Erreger der Schaf- und Ziegenbrucellose ist ***B. melitensis***. Hauptwirte für diesen Erreger sind Schafe und Ziegen. Springt der Erreger einmal auf Rinder, Fleischfresser oder andere Tiere über, dann bricht die Infektkette in der Regel dort ab.

Die Schaf- und Ziegenbrucellose kommt **im Mittelmeerraum** und damit auch in mehren EU-Ländern sowie in **tropischen und subtropischen Regionen** Afrikas, Asiens und Amerikas enzootisch vor. Nördlich der Alpen war die Tierseuche niemals heimisch, jedoch sind Einschleppungen, vor allem in die Schweiz und nach Süddeutschland, wiederholt vorgekommen. Deutschland gehört zu den von der EU als frei von Schaf- und Ziegenbrucellose anerkannten Staaten.

Klinik Der Verlauf **ähnelt der Rinderbrucellose**, gehäufte Aborte und Geburten lebensschwacher Lämmer sind die auffälligsten Anzeichen. Daneben treten Mastitiden bzw. Hoden- und Nebenhodenentzündungen auf. Trotz günstiger Prognose für die Gesundung und Fruchtbarkeit des Einzeltiers verursachen die enzootischen Bestandserkrankungen hohe wirtschaftliche Verluste und stellen ein **Gesundheitsrisiko für Menschen** dar. Eine gefährliche Ansteckungsquelle sind **Rohmilch und Rohmilchprodukte** von infizierten Schafen oder Ziegen.

Bekämpfung Die Schaf- und Ziegenbrucellose ist eine **anzeigepflichtige Tierseuche**, die in Deutschland nach denselben Grundsätzen wie die Rinderbrucellose mit staatlichen Mitteln bekämpft wird (Impfverbot; im Seuchenfall Absonderung, Betriebssperre, Therapieverbot und Tötung). Die vorgeschriebenen Maßnahmen sind ebenfalls in der **Brucellose-VO** niedergelegt. *Brucella*-spezifische Vorkehrungen beim grenzüberschreitenden Transport von Schafen und Ziegen sind EU-weit harmonisiert und basieren auf der EU-Richtlinie 91/68/EWG. Das hierzulande zur Bekämpfung der Rinderbrucellose erfolgreich durchgeführte Eradikationsprogramm ist in vielen mit Schaf- und Ziegenbrucellose enzootisch verseuchten Ländern nicht umsetzbar, weshalb dort in größerem Stil Impfprogramme gefahren werden. Dabei kommen Lebendimpfstoffe auf Basis des Stammes Rev 1 zum Einsatz. Auch dieser Impfstamm besitzt Restvirulenz für Menschen und Tiere. Bei trächtigen Tieren kann er Abort auszulösen, was gerade bei Massenimpfungen große Probleme verursacht. Außerdem provoziert der Impfstoff eine humorale Immunreaktion, die dazu führt, dass Impflinge bei der serologischen Überwachung fälschlich als infiziert erkannt werden. Die konjunktivale Applikation des Impfstoffes wird der subkutanen auch deshalb häufig vorgezogen, weil sie die Bildung von Antikörpern weniger stark anstößt. Neuerdings sind Antikörper gegen spezifische Proteine gefunden worden, die eine serologische Unterscheidung zwischen infizierten und geimpften Schafen ermöglichen.

8.3.8 Schafbrucellose (B. ovis)

Synonyme: infektiöse (ansteckende) Epididymitis der Schafböcke, ovine Epididymitis

> **BEACHTE**
> Anzeigepflicht.

Ätiologie und Epidemiologie Erreger der Schafbrucellose ist die besonders eng an diese Tierart angepasste Spezies ***B. ovis***. Die Bakterienzellen dieser Spezies fallen durch ihre besonders geringe Größe auf. *B. ovis* wurde in den 1950er-Jahren in Australien und Neuseeland entdeckt, kommt aber offenbar weltweit vor.

Das Erregerreservoir sind latent infizierte Schafböcke, bei denen der Erreger vor allem Hoden, Nebenhoden und akzessorische Geschlechtsdrüsen befällt. Infizierte Böcke scheiden den Erreger mit Sperma, infizierte weibliche Schafe mit dem Vaginalsekret und Milch aus. Bei Besiedelung der Nieren kann auch Harn erregerhaltig sein. Die

Übertragung des Erregers erfolgt mit dem Deckakt, wobei weibliche Tiere oftmals nur als mechanische Vektoren fungieren. Die Erreger können auch über die Konjunktiven eintreten. Weibliche Tiere können sich mit *B. ovis* ebenfalls infizieren, scheinen die Infektion aber meist schnell zu überwinden. Manche Schafböcke bleiben dagegen jahrelang infiziert und scheiden den Erreger intermittierend aus.

Klinik *B. ovis* betrifft **vor allem Schafböcke** und gehört bei ihnen zu den wichtigsten Ursachen infektiöser **Hoden- und Nebenhodenentzündungen**. Die Erkrankung manifestiert sich eher uni- als bilateral. Zu Beginn ist möglicherweise nur die Verschlechterung der Spermaqualität auffällig. Trächtige Mutterschafe können infolge der Infektion **abortieren oder lebensschwache Lämmer** gebären.

Diagnose Die Vorgehensweise bei der kulturell-bakteriologischen Untersuchung entspricht weitgehend derjenigen bei Rinderbrucellose. Serologische Untersuchungen werden unter Nutzung von *B.-ovis*-Antigenen mittels ELISA, KBR und IDT durchgeführt. Eine vorhandene zellvermittelte Immunität ist nach der intrakutanen Inokulation von *B.-ovis*-Antigenen an allergischen Hautreaktionen ablesbar. Als weitere Erreger infektiöser Nebenhodenentzündungen sind *Actinobacillus seminis* und *Histophilus ovis* abzugrenzen. Prinzipiell muss auch *B. melitensis* ausgeschlossen werden. Mit einer PCR basierend auf Primern gegen die Sequenz IS 6 501 gelingt der Erregernachweis im Sperma.

Bekämpfung In Deutschland **entspricht** die Bekämpfung von *B.-ovis*-Infektionen derjenigen der **Rinderbrucellose** sowie der **Schaf-** und **Ziegenbrucellose**. In Ländern, in denen die Therapie statthaft ist, kann mit Tetrazyklinen versucht werden, den Erreger zu eliminieren. Bei infizierten Schafböcken kann hierzu die Kastration hilfreich sein. Böcke können aber trotz therapeutischer Maßnahmen über Jahre Ausscheider bleiben.

Für Impfungen sind sowohl *B.-abortus*- und *B.-melitensis* (Rev-1)-Lebendimpfstoffe als auch *B.-ovis*-Vakzinen geeignet. Abortus- und Melitensis-Vakzinen dürfen nur unter Beachtung der jeweiligen Seuchenlage und der verfolgten Bekämpfungsstrategie (serologische Überwachung) eingesetzt werden.

8.3.9 Schweinebrucellose

> BEACHTE
> Anzeigepflicht.

Ätiologie und Epidemiologie Haupterreger der Schweinebrucellose sind die Biovaren 1, 2 und 3 von ***B. suis***. Infektionen mit *B. abortus* und *B. melitensis* sind bei Schweinen zwar ebenfalls möglich, klinische Manifestationen werden aber nur selten durch diese beiden Arten hervorgerufen.

Schweine infizieren sich mit Brucellen vorwiegend auf oralem Wege, indem sie beispielsweise kontaminiertes Futter aufnehmen oder abortierte Feten oder infektiöse Eihäute fressen. Epidemiologisch bedeutsam ist auch die Weitergabe des Erregers beim Deckakt.

Während die Biovare 1 und 3 von *B. suis* weltweit vorkommen, ist die Biovar 2 auf Europa beschränkt, dort aber zahlenmäßig dominierend. In Deutschland tritt die Schweinebrucellose heute nur noch vereinzelt auf.

Neben dem Schwein ist der Feldhase Hauptwirt von *B. suis* Biovar 2. In **Hasenpopulationen** kann sich ein **eigenständiges Seuchengeschehen** entwickeln, das einen Naturherd repräsentiert und zur Infektionsquelle für Haus- und Wildschweine wird. Auch beim Schwarzwild kann die Infektion Naturherdcharakter annehmen. Die wesentlich höhere Populationsdichte macht **Wildschweine** derzeit in Deutschland für die Schweinebrucellose bedeutsamer als Hasen, außerdem trägt **Schwarzwild** durch seine Migration stärker zur Erregerverbreitung bei als die standorttreuen Hasen. Wegen der niedrigen Inzidenz und der geringen Virulenz von Biovar 2 für den Menschen ist die von Schweinen ausgehende Gefährdung der Bevölkerung in Mitteleuropa geringer einzustufen als in Amerika.

Klinik und Pathologie Nach Einschleppung des Erregers in einen freien Schweinebestand fällt meistens gehäuftes **Umrauschen der Sauen** zuerst auf. Im Verlauf des enzootischen Geschehens nehmen Aborte und Geburten lebensschwacher Ferkel an Häufigkeit zu. Infizierte Eber entwickeln eine häufig einseitige Orchitis, die bei chronischem Verlauf in eine Hodenatrophie übergeht. Lahmheiten sind die Folge von Manifestationen in Knochen, Gelenken und Sehnenscheiden. Die pathologisch-anatomischen Veränderungen konzentrieren sich auf den Geschlechtsapparat, wo es insbesondere zur Ausbildung von Abszessen kommt. Bei Sauen tritt miliare Uterusbrucellose auf. Granulomatöse und abszedierende Veränderungen finden sich auch in anderen Organen und im Bereich der Zwischenwirbelscheiben.

Diagnose Eine mikroaerobe Atmosphäre ist für die Anzüchtung von *B. suis* nicht erforderlich. Allerdings befriedigt die Sensitivität der Anzüchtung und anderer direkter In-vitro-Nachweisverfahren nicht immer, sodass der diagnostische Tierversuch mit Meerschweinchen häufiger als bei Brucelloseverdacht bei Wiederkäuern zu erwägen ist. Im weiteren Unterschied zur Rinderbrucellose haben allergische Tests eine größere Bedeutung erlangt. Sie werden als Intrakutantests an der Außenseite des Ohrs durchgeführt. Ansonsten werden die **gleichen Verfahren** wie bei der Diagnose der **Rinderbrucellose** eingesetzt. Die serologischen Methoden unterscheiden nicht zwischen Antikörpern gegen *B. suis* und *B. abortus*.

Bekämpfung Die Schweinebrucellose wird **in Deutschland analog** der für die **Rinderbrucellose** geltenden Grundsätze und Vorschriften staatlich bekämpft. Ein Schweinebestand gilt nach der Brucellose-Verordnung als brucellosefrei, wenn dort seit mindestens einem Jahr weder ein Brucelloseausbruch noch ein -verdacht festgestellt worden ist und ein evtl. in demselben Betrieb gehaltener Rinderbestand anerkannt brucellosefrei ist. Bei den epidemiologischen Nachforschungen im Ausbruchsfall müssen Hasen- und Wildschweinpopulationen als mögliche Naturherde ins Kalkül gezogen werden. Wie bei Rind, Schaf und Ziege sind Impfungen gegen Brucellen auch bei Schweinen verboten.

In China wurde ein Lebendimpfstoff zur oralen Anwendung entwickelt. In den USA arbeiten Forscher an einer *B.-suis*-Biovar-4-R-Mutante zur Vakzinierung von Rentieren in Alaska.

8.3.10 Hundebrucellose

Ätiologie und Epidemiologie *B. canis* wurde als Erreger der Hundebrucellose erstmals 1966 in den USA nachgewiesen. Ursprünglich wurden die Bakterienisolate als Biovar 5 von *B. suis* beschrieben.

B. canis ist heute auf mehreren Kontinenten einschließlich Europa verbreitet. In Amerika sind insbesondere streunende Hunde häufig infiziert. In Deutschland wird die Hundebrucellose seit 1973 sporadisch festgestellt. Die Hauptwirte des Erregers sind Hunde. Latent infizierte Hündinnen und Rüden sind für die Verbreitung verantwortlich. Hunde infizieren sich mit *B. canis* vorwiegend genital und oral, selten auch konnatal, konjunktival oder aerogen. Bei anderen Tieren wurden bisher allenfalls *B.-canis*-spezifische Antikörper nachgewiesen. *B. canis* ist allerdings ein Zoonoseerreger.

Pathogenese und Klinik Innerhalb von 2–4 Wochen nach der Infektion entwickelt sich eine Bakteriämie, die aber nicht regelmäßig mit Fieber einhergeht und länger als ein Jahr andauern kann. Klinische Symptome sind **v. a. Aborte im letzten Drittel der Trächtigkeit**, Geburten lebensschwacher Welpen bzw. Zeichen der **Orchitis** und **Epididymitis** mit nachfolgender Infertilität sowie Lymphadenitiden. In vielen Fällen bleibt die Infektion klinisch inapparent. Die Prognose ist für das Überleben des infizierten Tiers günstig, Hündinnen können aber bis zu 3-mal hintereinander abortieren, bevor sie wieder normal austragen. Einige Tiere bleiben jahrelang persistent infiziert und scheiden den Erreger intermittierend aus.

Diagnostik Für die kulturelle Untersuchung kommen neben Feten und Eihautteilen vor allem Zitratblut, Vaginalabstriche, Harn und Sperma infrage. *B. canis* entwickelt nach mehrtägiger Bebrütung Kolonien in R-Form, bei der Passagierung in vitro prägt sich ein schleimiges Aussehen aus. Serologische Untersuchungen erfordern speziesspezifische Antigenpräparate und werden mit dem SAT, dem indirekten IFT, der IDT und der KBR durchgeführt. Um unspezifische Reaktionen zu unterbinden, wird die Vorbehandlung der Serumproben mit 2-Mercaptoethanol empfohlen. Als Schnelltest ist die OBSA von Blutproben geeignet. Dafür kann aufgrund der Antigengemeinschaft auch mit Bengalrosa gefärbtes *B.-ovis*-Antigen verwendet werden.

Bekämpfung Trotz guter In-vitro-Empfindlichkeit gegenüber Tetrazyklinen, Gentamicin, Enrofloxacin, Penicillinen, Streptomycin, Chloramphenicol und anderen Antibiotika bleiben Versuche der Therapie und Erregerelimination häufig erfolglos, vor allem bei chronischen Formen und bei Rüden. Immunisierungsverfahren stehen nicht zur Verfügung. Der **Schwerpunkt** der Verhütung und Bekämpfung in Hundezuchten liegt daher bei **veterinärhygienischen Maßnahmen**. Hierzu gehören die Abschottung der Zucht nach außen, die permanente bakteriologische wie serologische Überwachung der betriebseigenen Zuchttiere, Quarantäne für Neuzugänge (einschließlich laborgestützter Kontrolluntersuchungen), die Isolierung und diagnostische Abklärung aller klinischen Verdachtsfälle sowie die sorgfältige Reinigung und Desinfektion bei Aborten.

8.3.11 Hasenbrucellose

Erreger der Brucellose bei Feldhasen ist Biovar 2 von ***B. suis***. Es herrscht die chronische Verlaufsform vor mit vergrößerten, nekrotisch und abszedierend veränderten Hoden, knotig durchsetzter, ebenfalls stark vergrößerter Milz sowie knotigen Entzündungsherden in Unterhaut und Muskulatur. Möglicherweise handelt es sich in vielen Fällen der sogenannten Hasensyphilis (Syn. Knotenseuche der Hasen; *Treponema paraluiscuniculi*) in Wirklichkeit um Hasenbrucellose. Differenzialdiagnostisch sind auch Pseudotuberkulose und Tularämie abzugrenzen. Infizierte Feldhasen können zum Ausgangspunkt von *Brucella*-Infektionen bei Haus- und Wildschweinen werden.

8.3.12 Brucellose des Menschen

Synonyme: Maltafieber (*B. melitensis*), Morbus Bang, Bang-Krankheit (*B. abortus*)

> **BEACHTE**
> Meldepflicht.

Ätiologie Fast alle der primär bei Haustieren vorkommenden *Brucella*-Arten (***B. abortus, B. canis, B. melitensis, B. suis***) sind Zoonoseerreger. Möglicherweise sind *B. ceti* und *B. pinnipedialis* ebenfalls als solche einzustufen. *B. ovis* und *B. neotomae* sind nicht humanpathogen. Über *B. microti* gibt es noch keine Erkenntnisse. Stämme von *B. melitensis* und *B. suis* Biovar 1 besitzen unter allen Brucellen die höchste Virulenz für den Menschen.

Epidemiologie *Brucella*-Infektionen des Menschen kommen auf direktem oder indirektem Wege zustande und gehen **fast immer von Tieren** aus. Menschen infizieren sich beim Berühren von infektiösem Material (Kontaktinfektionen), durch Inhalation infektiöser Aerosole oder durch die alimentäre Aufnahme kontaminierter Lebensmittel. Kontaktinfektionen sowie aerogene Infektionen betreffen in erster Linie Tierärzte, Tierhalter, mit der Schlachtung und Verarbeitung von Tieren bzw. Tierkörpern beschäftigte Personen, Jäger sowie Labor- und (selten) Küchenpersonal. Insbesondere geburtshilfliche und puerperale Maßnahmen, wie die manuelle Abnahme von Nachgeburten, sind in verseuchten Regionen mit einem hohen Ansteckungsrisiko verbunden. Übertragungen von Mensch zu Mensch, z. B. durch den Geschlechtsakt oder galaktogen von der Mutter auf den Säugling beim Stillen, sind in wenigen Einzelfällen beobachtet worden.

In Deutschland kommt die Brucellose des Menschen aufgrund der erfolgreichen Bekämpfung bei Haustieren nur noch ausnahmsweise vor. Der Großteil der registrierten Fälle (20–40 Fälle/Jahr) geht heute auch nicht mehr auf

Kontaktinfektionen, sondern auf lebensmittelbedingte Infektionen mit *B. melitensis* zurück, die in enzootisch mit Schaf- und Ziegenbrucellose verseuchten Regionen des Auslands erworben wurden. **Rohmilch und daraus hergestellte Produkte** stellen die **größte Gefahr** dar. Fleisch beinhaltet wegen der geringen Erregerkonzentration weniger Risiken als Milch.

Klinik Die Brucellose des Menschen ist eine akut bis chronisch verlaufende, zyklische Allgemeinerkrankung. Ihre Inkubationszeit beträgt 1–9 Wochen. Die Krankheitsdauer variiert zwischen wenigen Wochen und mehreren Monaten oder sogar Jahren.

Das Krankheitsbild ist sehr variabel und hängt unter anderem stark von der Erregerart ab. Im Anfangsstadium werden Abgeschlagenheit, Kopf-, Nacken- und Gliederschmerzen sowie Frösteln oder Schweißausbrüche bemerkt. Im Generalisationsstadium steht das Fieber im Vordergrund, das kontinuierlich vorhanden oder unregelmäßig schubweise auftreten kann. Charakteristisch ist die abendliche Fieberzacke. *B. melitensis* und *B. suis* verursachen manchmal einen wellenförmigen (undulierenden) Fieberverlauf aus ein- bis dreiwöchigen Fieberperioden und fieberfreien Intervallen von wenigen Tagen. Häufig sind Schwellungen von Leber, Milz und verschiedenen Lymphknoten feststellbar. In schwereren Fällen führt die Bakteriämie zur Organmanifestation, die ein oder mehrere Systeme betrifft. Neben Milz, Leber und Lymphknoten können dabei auch das Herz, der Respirationstrakt, der Verdauungstrakt, der Bewegungsapparat (Arthritis, Spondylitis etc.), die Haut und das Nervensystem (Neurobrucellose) einbezogen sein. Genitalorgane erkranken beim Mann häufiger als bei der Frau. Insgesamt ist der Tropismus der Brucellen für das Urogenitalsystem beim Menschen aber deutlich schwächer ausgeprägt als bei Tieren. In seltenen Fällen kann es aber auch bei Frauen zu Fehlgeburten kommen.

B. canis ist zwar pathogen für Menschen, die auf diesen Erreger zurückzuführenden Erkrankungen verliefen aber ausnahmslos mild. Bei vielen exponierten Personen kommt es nicht einmal zur Infektion.

Diagnose und Therapie Wegen des wenig charakteristischen Krankheitsbilds kommt der Anamnese (Tierkontakte, Auslandsreisen, Labortätigkeit) eine große Bedeutung zu. Für den Erregernachweis mittels Kultur oder PCR sollten wiederholt Blutproben entnommen werden. Auch Proben von Knochenmark, Liquor, Urin oder Gewebe können geeignet sein. Zur serologischen Diagnostik empfiehlt es sich, das Serum mittels Coombs-Test, ELISA oder KBR auf *Brucella*-spezifische Antikörper zu untersuchen und diese Tests in 2–3-wöchigem Abstand zu wiederholen.

Eine kausale Therapie ist mit Doxycyclin und Rifampicin möglich. Wirksam sind auch Amoxicillin, Chloramphenicol oder Derivate, Tetrazykline, Streptomycin und Co-Trimoxazol. Die fakultativ intrazelluläre Lebensweise der Erreger erfordert eine lange Behandlungsdauer von 6–12 Wochen, bei Komplikationen auch länger. Ein Impfstoff, etwa für Personen mit beruflich erhöhter Exposition, ist in Deutschland nicht zugelassen.

8.3.13 Weitere Brucella-bedingte Infektionen

Manche **Meeressäuger-Arten** sind die Hauptwirte der beiden Brucellenspezies ***B. pinnipedialis*** (Robbenarten) und ***B. ceti*** (Zahn- und Bartenwalarten). Obwohl diese Brucellen in einigen Fällen aus entzündlichen Läsionen oder aus Abortmaterial isoliert wurden, ist ihre Bedeutung als Krankheitserreger noch nicht einzuschätzen. Unter experimentellen Bedingungen ließen sich marine *Brucella*-Stämme immerhin auf trächtige Kühe übertragen und verursachten Reproduktionsstörungen, was auf infektionsbiologische Ähnlichkeiten zu den terrestrischen Brucellen schließen lässt. Berichte über unfallbedingte Erkrankungen bei Laborpersonal weisen auf die Humanpathogenität der marinen *Brucella*-Arten hin.

8.4 Gattung Bordetella

STECKBRIEF

- nicht sporenbildende, gramnegative Stäbchen (0,2–0,5 × 0,2–2,0 µm)
- kokkoid bis pleomorph
- aerob, katalasepositiv, keine Kohlenhydratverstoffwechselung
- Schleimhautbewohner im oberen Respirationstrakt von Säugern und Vögeln
- obligat oder fakultative pathogene Erreger von entzündlichen Atemwegserkrankungen bei Tier und Mensch (**Tab. 8.3**)

8.4.1 Gattungsmerkmale und Taxonomie

Vertreter der Gattung *Bordetella* sind mit Ausnahme von *B. petrii* **strikte Aerobier**. Sie reagieren katalasepositiv und können Kohlenhydrate weder fermentativ noch oxidativ verstoffwechseln. Stattdessen nutzen sie Amino- und Karbonsäuren als Kohlenstoff- und Energiequelle. Bei einigen Stämmen sind Kapseln beobachtet worden. Es werden jeweils mehrere O- und K-Antigene unterschieden, von denen einige gattungsspezifisch, andere artspezifisch sind. Die Tenazität der Bordetellen ist gering, außerhalb des Wirtsorganismus überleben sie nur wenige Wochen.

Taxonomisch gehört das Genus *Bordetella* zur Familie *Alcaligenaceae* innerhalb der Subklasse *Betaproteobacteria*. Die Gattung umfasst gegenwärtig acht anerkannte Arten (**Tab. 8.3**).

8.4.2 Anzüchtung und Differenzierung

Bordetella spp. sind **anspruchsvoll** und benötigen für ihr Wachstum Nikotinamid, organische Stickstoff- und Schwefelverbindungen. Als Nährmedien sind Schaf- und Pferdeblut-, Gassner- sowie McConkey-Agar geeignet, nur für *B. pertussis* sind Spezialnährmedien wie z. B. der Bordet-Gengou-Agar erforderlich. Bei der Untersuchung von Material aus dem Atmungsapparat ist zu beachten, dass

Tab. 8.3 *Bordetella*-Arten und von ihnen verursachte Krankheiten.

Spezies bzw. Subspezies	Wirte	medizinische/veterinärmedizinische Bedeutung
B. avium	Vögel	▪ Truthuhn, Haushuhn, Ente: aviäre Bordetellose (Putenschnupfen)
B. bronchiseptica	Säugetiere, Mensch (Vögel)	▪ Schwein: Rhinitis atrophicans (Meldepflicht) ▪ Hund: Zwingerhusten ▪ Katze: Katzenschnupfen ▪ Nager: Atemwegserkrankungen, Aborte ▪ Mensch: Atemwegserkrankungen
B. hinzii	Vögel, Mensch	▪ Mensch: Bakteriämie, Septikämie
B. holmesii	Mensch	▪ Mensch: Bakteriämie
B. parapertussis	Mensch, Schaf	▪ Mensch: keuchhustenartige Erkrankung ▪ Schaf: Atemwegserkrankungen
B. pertussis	Mensch, Schimpanse	▪ Mensch: Keuchhusten ▪ Schimpanse: keuchhustenartige Erkrankung
B. petrii	–	▪ apathogener Umweltkeim
B. trematum	Mensch	▪ Mensch: Wundinfektion, Otitis media(?)

Mischinfektionen sehr häufig vorkommen. Als Hemmstoffe zur Unterdrückung von Begleitkeimen können Nitrofurantoin und Penicillin oder auch Cephalexin zugesetzt werden. Nach aerober Bebrütung bei optimaler Temperatur (35–37 °C) werden die kleinen, glatten Kolonien auf Schafblutagar nach 1–4 Tagen sichtbar. Auf Blutagar tritt **bei vielen Stämmen Hämolyse** ein. Die **fehlende Kohlenhydratverwertung** ist wichtig zur diagnostischen Abgrenzung der Bordetellen von anderen Gattungen. Schlüsselreaktionen bei der Speziesdifferenzierung sind Harnstoffspaltung, Nitratreduktion, Oxidasereaktion, Zitratverstoffwechselung, Beweglichkeit sowie die Agglutination von Schaf- und Meerschweinchen-Erythrozyten. In der Routinediagnostik werden kommerzielle Testsysteme eingesetzt.

8.4.3 Virulenzfaktoren

Bordetella-Virulenzeigenschaften sind am besten bei ***B. bronchiseptica*, *B. pertussis*** und ***B. parapertussis*** untersucht, die annähernd dieselbe Palette an Virulenzfaktoren besitzen. Ein Fimbrienprotein (FimD) und nicht fimbriale Proteine, wie das Pertactin und das **filamentöse Hämagglutinin** (FHA), fungieren als Adhäsine und ermöglichen es den Erregern, sich an das Flimmerepithel des Respirationstraktes anzuheften. Die drei Arten bilden außerdem Endotoxin sowie **mehrere Toxine** wie das Adenylatzyklase-Hämolysin, das lienotoxische Dermonekrotoxin und das Trachea-Zytotoxin. Hauptvirulenzfaktor von *B. pertussis* ist das immunogene Pertussistoxin. *B. bronchiseptica* und *B. parapertussis* verfügen über ein **Typ-III-Sekretionssystem**, mit dem zytotoxische Effektorproteine (v. a. BopC) abgegeben werden. Die Expression fast aller virulenzassoziierten Faktoren wird von dem Zwei-Komponenten-Signaltransduktionssystem **BvgAS** kontrolliert, mit dem die Erreger bestimmte Umgebungssignale wahrnehmen. Dadurch produzieren die Erreger ihre Virulenzfaktoren nur unter solchen Bedingungen, die dem extrazellulären Milieu des Wirtes ähneln.

8.4.4 Epidemiologie

Bordetellen kommen weltweit vor. Abgesehen von dem apathogenen Bodenkeim *B. petrii* leben alle *Bordetella*-Arten **obligat wirtständig auf den Schleimhäuten des oberen Respirationstrakts** von Säugern oder Vögeln. Ihre Übertragung erfolgt hauptsächlich über **Tröpfchenaerosole**, sie ist aber auch indirekt über belebte und unbelebte Vektoren möglich.

Die beiden unbeweglichen Spezies ***B. pertussis*** und ***B. parapertussis*** sind hochgradig an den **Menschen adaptiert** und als Erreger des Keuchhustens bzw. einer keuchhustenähnlichen Erkrankung vor allem medizinisch relevant. Den beweglichen Vertretern ***B. bronchiseptica*, *B. avium*** und ***B. hinzii*** kommt vor allem **veterinärmedizinische Bedeutung** zu. Während *B. avium* und *B. hinzii* vogeladaptiert sind, hat *B. bronchiseptica* ein breites Wirtsspektrum, das Säuger und einige Vogelarten umfasst. Dabei ist nicht auszuschließen, dass sich Individuen über tierartliche Grenzen hinweg gegenseitig mit *B. bronchiseptica* anstecken können. Gesundheitliche Probleme bereiten Bordetellen insbesondere **bei Tieren in Gruppen- oder Intensivtierhaltungen**.

8.4.5 Bordetella-bronchiseptica-Infektionen beim Schwein

B.-bronchiseptica-Kolonien unterliegen der **S-R-Modulation**, die sich in 4 Phasen äußert. Als Phase I werden in S-Form wachsende, hämolysierende Kolonien stark bekapselter Keime bezeichnet, die sich durch die höchste Virulenz auszeichnen. Phase II ist eine Übergangsform zur unbekapselten Phase III. Keime der Phase IV sind am wenigsten virulent und wachsen in Kolonien mit ausgeprägter R-Morphologie.

B. bronchiseptica kommt praktisch in allen Schweinebeständen vor und wird durch den Handel mit latent infizierten Zuchtschweinen verbreitet. Die Pathogenität von *B. bronchiseptica* für das Schwein ist durch experimentelle Untersuchungen gut belegt. Inwieweit dieser Erreger einen Primärerreger respiratorischer Erkrankungen repräsentiert oder wie stark er auf infektiöse und nicht infektiöse Hilfsfaktoren angewiesen ist, wird kontrovers diskutiert. Auf jeden Fall begünstigen schlechte Lüftung und die Haltung hoher Tierzahlen auf engem Raum sowohl die aerogene Ausbreitung des Erregers im Schweinebestand als auch die klinische Manifestation der Infektion. Saugferkel stecken sich schon in den ersten Lebenstagen bei ihren latent infizierten Müttern an. Vorwiegend im Alter bis zu 4 Wochen treten **Bronchopneumonien** auf, die zum Komplex der MIRD (*Mycoplasma*-induced respiratory disease) zu zählen sind. Auch an der Entstehung der **Rhinitis atrophicans** kann *B. bronchiseptica* mitwirken. Haupterreger dieser Erkrankung sind dermonekrotoxinbildende Stämme von *Pasteurella multocida*. Bordetellen haben wahrscheinlich eine **Wegbereiterfunktion** für diese Pasteurellen, leichtere Formen der Rhinitis atrophicans kann *B. bronchiseptica* aber auch allein auslösen. Bei Nachweis dermonekrotoxinbildender Pasteurellen wird zur besseren Unterscheidung von „progressiver atrophischer Rhinitis" gesprochen.

Der **ätiologische Nachweis** von *Bordetella*-Infektionen beruht auf der **kulturellen Anzucht** der Erreger aus Nasen- oder Schleimhauttupfern, Trachea-Spülproben, BAL-Flüssigkeit, Lungengewebe oder Ähnlichem.

Bei akuten Fällen bieten sich Aminoglykoside, Fluorchinolone, Makrolide, Tetrazykline, Trimethoprim-Sulfamethoxazol und Tylosin zur antibakteriellen Chemotherapie an. Antibiogramme sind zu empfehlen, mit Ausnahme von Cephalosporinen und Penicillinen sind größere Resistenzprobleme aber noch nicht bekannt. Wird die Sanierung des Betriebs angestrebt, stehen Hygienemaßnahmen sowie die Optimierung von Stallklima und Besatzdichte im Vordergrund. Für Muttertierimpfungen sind Pasteurellen-Bordetellen-Kombinationsvakzinen kommerziell erhältlich. In den USA wird auch ein *B.-bronchiseptica*-Lebendimpfstoff bei Saugferkeln intranasal eingesetzt. Ein OMP von 68 kDa wurde als wesentliches protektives Antigen identifiziert.

In Deutschland ist die Meldepflicht für die Rhinitis atrophicans der Schweine seit 2011 aufgehoben.

8.4.6 Infektionen mit Bordetella bronchiseptica bei anderen Tieren und beim Menschen

Hund *B. bronchiseptica* ist als einer der Erreger des multifaktoriell bedingten **Zwingerhustens** bedeutsam. Inaktivierte *B.-bronchiseptica*-Bakterien sind deshalb auch zusammen mit Parainfluenza-2-Viren in Kombinationsvakzinen gegen diese Krankheit enthalten. Zur intranasalen Anwendung bei Tieren ab der 9. Lebenswoche steht auch ein Lebendimpfstoff zur Verfügung, der an trächtige oder säugende Hündinnen aber nicht appliziert werden darf.

Katze *B. bronchiseptica* ist kausal am **Katzenschnupfenkomplex** beteiligt. Monoinfektionen führen bei erwachsenen Katzen meist nur zu milden Symptomen einer Rhinitis oder Konjunktivitis. Aber besonders bei Welpen verlaufen die Infektionen auch fieberhaft und verschlimmern sich nicht selten zu lebensbedrohlichen Bronchopneumonien. Prophylaktisch kann ein kommerzieller Lebendimpfstoff ab einem Alter von einem Monat intranasal verabreicht werden.

Kaninchen, Meerschweinchen, Ratten *B. bronchiseptica* verursacht bei Kaninchen, Meerschweinchen und Ratten **Atemwegserkrankungen**, aber auch Aborte und Totgeburten. In Versuchstierhaltungen treten die Erkrankungen oft seuchenhaft auf und gehen mit hoher Morbidität und Letalität einher.

Pferde Der wiederholte Nachweis bei Pferden lässt es sinnvoll erscheinen, *B. bronchiseptica* auch bei dieser Tierart in die Differenzialdiagnose respiratorischer Infektionen einzubeziehen.

Vögel Hier wurde *B. bronchiseptica* ebenfalls isoliert und ist gegebenenfalls von *B. avium* zu differenzieren.

Mensch In seltenen Fällen tritt *B. bronchiseptica* auch beim Menschen als Ursache einer **Atemwegserkrankung** in Erscheinung. Bei den Betroffenen handelt es sich meist um immunsupprimierte Personen. Es ist nicht auszuschließen, dass die Infektionen bei Menschen von Tieren ausgehen.

8.4.7 Infektionen mit anderen Bordetella-Arten

B. avium ist der Erreger der **aviären Bordetellose**, einer weltweit verbreiteten, hochkontagiösen Atemwegserkrankung der Haustruthühner, Haushühner und Enten. Beim Haustruthuhn wird die Krankheit auch als **Puten-Bordetellose** oder **Putenschnupfen** bezeichnet. *B. avium* (früher *Alcaligenes faecalis*) ist streng an Vögel adaptiert, hat hier aber ein weites Wirtsspektrum und findet sich bei vielen domestizierten und wild lebenden Arten. Besonders empfänglich sind Putenküken im ersten Lebensmonat. Bei älteren Truthühnern und bei Hühnern ist die aviäre Bordetellose eine infektiöse Faktorenerkrankung.

Nach einer Inkubationszeit von 7–11 Tagen dominieren klinisch Symptome der Rhinitis, Sinusitis, Konjunktivitis und Tracheitis sowie evtl. Bronchopneumonie. Die Morbidität kann 80–100 % erreichen. Solange Sekundärinfektionen ausbleiben, ist die Letalität aber niedrig.

Die **wirtschaftlichen Verluste** können **beträchtlich** sein. Die Erkrankung ist klinisch nicht von der Putenrhinotracheitis (Pneumovirus) zu unterscheiden. Diagnostisch findet neben Anzuchtverfahren, PCR und IFT auch die serologische Untersuchung auf erregerspezifisches IgM (Mikroagglutination) oder IgG (ELISA) Anwendung. Antibiotika (Tetrazykline, Sulfonamid-Trimethoprim-Kombinationen) lindern den Krankheitsverlauf, besonders bei bakteriellen Sekundärinfektionen, können den Erreger jedoch nicht aus der Herde eliminieren. Zur Prophylaxe wurden Inaktivat-

und Lebendimpfstoffe mit mäßigem Erfolg erprobt. Kommerzielle Impfstoffe stehen in Deutschland derzeit nicht zur Verfügung.

B. hinzii lebt als Kommensale auf der Schleimhaut des Atmungstraktes bei Vögeln. Für Geflügel gilt er als avirulent, ist bei älteren oder immunsupprimierten Menschen aber auch schon als Ursache lebensbedrohender Septikämien aufgefallen.

B. pertussis ist der Erreger des **Keuchhustens beim Menschen** und kann bei Schimpansen eine keuchhustenähnliche Erkrankung auslösen.

Bestimmte Stämme von ***B. parapertussis*** kommen nur bei Schafen vor und verursachen bei ihnen manchmal milde respiratorische Erkrankungen, die bei Sekundärinfektionen mit Pasteurellen aber auch schwerer verlaufen.

8.5 Gattung Moraxella

STECKBRIEF

- nicht sporenbildende, gramnegative Stäbchen (0,6–1,5 × 1,5–2,5 µm)
- aerob, unbeweglich, oxidasepositiv
- Kommensalen und Parasiten auf Haut, Konjunktiven und Schleimhäuten des oberen Respirationstraktes
- *Moraxella bovis* ist Erreger der infektiösen bovinen Keratokonjunktivitis

8.5.1 Gattungsmerkmale und Taxonomie

Moraxellen sind meist aerobe, selten fakultativ anaerobe Stäbchenbakterien. Obwohl sie nach Phylogenie und Zellwandaufbau den gramnegativen Bakterien zuzuordnen sind, neigen sie bei der Gram-Färbung manchmal dazu, sich grampositiv darzustellen. Vertreter der Untergattung *Moraxella* sind eher kurze, plumpe Stäbchen, Mitglieder der Untergattung *Branhamella* sind kokkenförmig. Alle Moraxellen sind **biochemisch wenig aktiv** und setzen aus Kohlenhydraten keine Säure frei. Die Indolreaktion fällt einheitlich negativ aus, die Katalasereaktion fast immer positiv.

Taxonomisch gehört die Gattung *Moraxella* in die Familie *Moraxellaceae*, Ordnung *Pseudomonadales*, Klasse *Gammaproteobacteria*. Von den 17 anerkannten Arten besitzt *Moraxella bovis* in der Tiermedizin die größte Bedeutung.

8.5.2 Anzüchtung und Differenzierung

Die In-vitro-Anzucht der durchweg **anspruchsvollen** Moraxellen erfordert den Einsatz komplex zusammengesetzter Nährmedien. Der Zusatz von Gallensalzen oder Tween 80 wirkt bei einigen Stämmen förderlich. Das Wachstumsoptimum liegt bei 33–35 °C. Zur Differenzierung der Arten können neben molekulargenetischen Merkmalen (16S rRNA-Sequenz) biochemische Leistungen wie die DNAse-Reaktion, die Nitratreduktion, Gelatineverflüssigung, Proteolyse auf Loeffler-Agar, alkalische- und saure-Phosphatase-Aktivität sowie Wachstumseigenschaften auf Minimal- und Selektivnährböden herangezogen werden.

8.5.3 Infektiöse bovine Keratokonjunktivitis

Synonyme: Weidekeratitis, pink eye

Ätiologie und Epidemiologie Erreger ist ***Moraxella bovis***, dessen stäbchenförmige Keime sich häufig paarweise oder zu kurzen Ketten zusammenlagern. Man unterscheidet sieben Serovare (A–G), die nicht miteinander kreuzreagieren. An Virulenzfaktoren verfügt der Erreger über adhäsive Typ-4-Fimbrien (Q, I), ein hämolytisches Zytotoxin der RTX-Toxinfamilie, Exoenzyme und Kapselstrukturen. Es kommen anhämolysierende Stämme vor, wobei diese weniger virulent sind als hämolysierende Stämme.

Die infektiöse bovine Keratokonjunktivitis ist eine weltweit verbreitete, **hochkontagiöse Augenerkrankung des Rindes**, die durch sinkende Milchleistung, Behandlungskosten und Wertverlust auch wirtschaftliche Bedeutung erlangt hat. *Moraxella bovis* lebt auf den Konjunktiven und den Schleimhäuten des oberen Respirationstrakts des Rindes und wird durch **asymptomatische Keimträger in die Herden eingeschleppt**. Der Erreger wurde bei anderen Tierarten (Schaf, Steinbock, Mäuse) nur selten gefunden. Die Übertragung erfolgt mit Augen- oder Nasensekret durch Kontakt oder auch indirekt mechanisch über Arthropoden, insbesondere Fliegen.

Klinik Alle Altersgruppen zeigen sich für die Infektion und Erkrankung empfänglich, Kälber und Jungrinder sind allerdings am häufigsten betroffen. **Bevorzugt** entwickelt sich das Krankheitsbild **auf der Weide**, vor allem bei weißköpfigen Rindern. Es kann ganzjährig aber auch im Stall beobachtet werden. Mykoplasmen, Chlamydien und evtl. auch Viren können als Wegbereiter für *Moraxella bovis* wirken. UV-Licht, Zugluft, Staub, Fliegenbefall und Vitamin-A-Mangel begünstigen die Manifestation der Erkrankung ebenfalls und beeinflussen ihren Schweregrad.

Vermehrter Tränenfluss, Lichtscheue, Blepharospasmus und ein bulbäres Konjunktivalödem sind die ersten Symptome der als **katarrhalische Konjunktivitis beginnenden** Krankheit. Anschließend prägen sich schmerzhafte Kornealäsionen aus, die sich über Keratitis und Hornhautödem zur häufig **purulenten Keratokonjunktivitis mit Ulzeration** und Perforation der Hornhaut verschlimmern. Sekundärinfektionen führen im Extremfall zur eitrigen Panophthalmie. Infolge starker Vaskularisierung umgibt manchmal ein rötlicher Ring die getrübte Kornea (pink eye). Die Morbidität beträgt bis zu 80 %. In den meisten Fällen tritt Selbstheilung ein, komplizierte Verläufe können aber auch zur Erblindung führen.

Diagnose Die ätiologische Diagnose wird mittels Erregeranzucht aus Tupferproben von der Kornea und den Konjunktiven gestellt. Wegen der geringen Tenazität des Erregers sollte Probenmaterial möglichst innerhalb von 2 Stunden auf Blutagar verbracht werden. Besser noch nimmt man die Beimpfung des Agars bereits an Ort und Stelle vor. Fluorochrommarkierte Antikörper zur taxonomischen

Identifizierung von Isolaten oder zum Erregernachweis in Direktausstrichen sind verfügbar.

Therapie und Prophylaxe *Moraxella bovis* ist empfindlich gegenüber Penicillin, Tetrazyklinen, Streptomycin und Sulfonamiden. Antibiotika werden lokal am Auge angewendet und parenteral injiziert. Kortikoide können die Entzündung hemmen und den Schmerz lindern. Erkrankte Tiere sind aufzustallen und vor Irritationen (Staub, starkes Sonnenlicht, Fliegen, Wind) zu schützen.

Zur Prophylaxe und Sanierung haben sich in der Praxis Inaktivatvakzinen aus Erregerkulturen mit guter Fimbrienbildung und Hämolyse bewährt. Darüber hinaus wirken sich Vorrichtungen zum Sonnenschutz, die konsequente Fliegenbekämpfung unter Einsatz von Insektiziden und Repellents und eine ausreichende Vitaminversorgung positiv aus.

8.5.4 Weitere Moraxella-Arten

Die nur beim Menschen vorkommende Spezies ***M. catarrhalis* ist humanpathogen** und löst respiratorische Erkrankungen, Otitis media, Sinusitis und Konjunktivitis aus. Aus dem Untersuchungsmaterial von Tieren wurden mehrere andere Moraxellen isoliert, deren Bedeutung als Krankheitserreger noch nicht definiert ist. Es handelt sich beispielsweise um *M. canis*, *M. caprae*, *Moraxella caviae*, *Moraxella equi*, *M. boevrei* und *M. cuniculi*. Die Spezies *M. ovis* ist assoziiert mit Keratokonjunktivitis bei Schafen und Ziegen und wurde gelegentlich auch in Fällen der bovinen Keratokonjunktivitis gefunden.

8.6 Gattung Acinetobacter

8.6.1 Gattungsmerkmale und Taxonomie

Die Gattung *Acinetobacter* gehört der Familie *Moraxellaceae* in der Ordnung *Pseudomonadales* der Klasse *Gammaproteobacteria* an. Gegenwärtig zählt man in dieser Gattung 40 Arten sowie 7 noch nicht valide klassifizierte Genomspezies. Die Mehrzahl dieser Taxa wurde bisher ausschließlich in Umwelthabitaten wie Erdboden, Rhizosphäre, Oberflächengewässer, Pflanzen u. a. vorgefunden. Einige Arten kommen auch bei Vertebraten vor. Als humanpathogen gelten *A. baumannii*, *A. johnsonii*, *A. junii*, *A. lwoffii*, *A. nosocomialis* und *A. pittii*. *A. baumannii* besitzt die größte Bedeutung und ist auch tierpathogen. *A. baylyi*, *A. haemolyticus* und *A. ursingii* stehen im Verdacht humanpathogen zu sein.

Angehörige des Genus *Acinetobacter* sind gramnegative Stäbchenbakterien, die sich je nach Kulturbedingungen eher in kokkoiden (0,7–1,0 µm) oder länglichen Formen (0,9–1,6 × 1,5–2,5 µm) präsentieren. Alle *Acinetobacter* spp. sind unbeweglich, strikt aerob, katalasepositiv, oxidasenegativ und können Glukose fermentativ nicht metabolisieren. In vitro sind sie in mineralhaltigen Nährmedien mit Azetat oder Ethanol als alleiniger Kohlenstoff- und Ammoniak oder Nitratsalzen als alleiniger Stickstoffquelle vermehrungsfähig. Alle Stämme reagieren im *trpE*-Transformationstest nach Juni (1972) negativ.

8.6.2 Anzüchtung und Differenzierung

Acinetobacter spp. sind bei der Anzucht in vitro anspruchslos. Die meisten erzeugen zwischen 20 (15)–37 °C unter strikt aeroben Bedingungen innerhalb von ein bis zwei Tagen makroskopisch sichtbare Kolonien auf TSA-Nährböden. Die Temperaturoptima liegen zwischen 33 °C und 35 °C. Die pathogenen Arten sind aber auch noch bei 41 °C vermehrungsfähig, *A. baumannii* sowie einige Stämme von *A. nosocomialis* und *A. pittii* auch noch bei 44 °C. Zwischen den Arten bestehen große Unterschiede hinsichtlich der von ihnen umsetzbaren Kohlenhydrate, Aminosäuren und anderen organischen Substrate, was zur Differenzierung von *Acinetobacter*-Isolaten bis zur Speziesebene genutzt wird. Allerdings sind sich einige Spezies derart ähnlich, dass sie anhand konventioneller phänotypischer Merkmale nicht sicher zu unterscheiden sind. Dies trifft besonders auf die Arten des sogenannten *A.-baumannii-A.-calcoaceticus*-Komplexes zu, zu dem neben den beiden namengebenden Arten auch *A. nosocomialis* und *A. pittii* sowie die Genomospezies "close to 13TU" und "between 1 and 3" zählen. Da die Spezieszuordnung bei klinischen *Acinetobacter*-Isolaten prognostisch von Bedeutung ist, wurden hierzu verschiedene molekulargenetische Methoden etabliert, zu denen die **A**mplified **rD**NA **R**estriction **A**nalysis (ARDRA), die **A**mplified-**F**ragment-**L**ength-**P**olymorphism (AFLP)-Analyse sowie die Sequenzanalyse der 16S-23S-rRNA-intergenic-spacer-Region oder des 16S-rRNA-Gens gehören. Die Spezieserkennung ist auch mittels MALDI-TOF Massenspektrometrie möglich.

8.6.3 Virulenzfaktoren

Über die Virulenzeigenschaften pathogener *Acinetobacter*-Spezies ist bisher wenig bekannt. Das Äußere-Membranprotein **Omp33** agiert als Fibronektin-bindendes Protein und vermittelt die bakterielle Anheftung an Zellen des Wirtes. Im Mausmodell hängt zumindest die Virulenz von *A. baumannii* von der Bildung einer **Polysaccharidkapsel** ab. Kapselbildende Stämme können auf abiotischen (Glas, Kunststoffe) und biotischen Oberflächen außerdem **Biofilme** erzeugen, deren Matrix zu einem wesentlichen Anteil aus dem Kapselpolysaccharid besteht. In den Prozess der Anheftung und Biofilmbildung sind mehrere andere bakterielle Produkte wie **Fimbrien** des CsuA/BABCDE-Assemblierungssystems, das 38 kDa-Äußere-Membranprotein **OmpA**, die Autoinducer-Synthase **AbaI** und das sogenannte biofilmassoziierte Protein **Bap** involviert. Die Biofilmbildung ist temperatur-, licht- und eisenabhängig und wird außerdem über das Quorum-Sensing-System reguliert. Die Biofilme ermöglichen es den pathogenen *Acinetobacter*-Spezies, die innere Oberfläche von Verweilkanülen und -kathetern sowie Endotrachealtuben zu besiedeln und der Einwirkung bakterizider Faktoren (Desinfektionsmittel, Chemotherapeutika, Trockenheit) zu widerstehen. Im klinischen Umfeld sind derart kontaminierte medizinische Instrumente häufig der Herd für eine lokale oder systemische *Acinetobacter*-Infektion. *Acinetobacter*-haltige Biofilme auf Einrichtungsgegenständen und Apparaturen erschweren vermutlich auch die Elimination dieser Erreger aus Krankenhäusern bzw. Tierkliniken.

8.6.4 Epidemiologie

Die Habitate und natürlichen Reservoire der pathogenen Spezies sind nicht eindeutig geklärt. *Acinetobacter* spp. werden zwar nicht selten auf der Haut und den Schleimhäuten von gesunden Individuen gefunden, doch lassen die saprophytären Stoffwechseleigenschaften dieser Bakterien daran zweifeln, sie als residente Mitglieder der Haut- bzw. Schleimhautmikrobiota zu betrachten. Dennoch sind vermutlich viele *Acinetobacter*-bedingte Erkrankungen durch endogene Infektionen verursacht. Bei Menschen und Haustieren sind *A. baumannii*-Stämme mit denselben Eigenschaften gefunden worden, weshalb anzunehmen ist, dass diese Spezies wechselseitig übertragbar und damit ein Zoonseerreger ist.

8.6.5 Erkrankungen beim Menschen

Pathogene *Acinetobacter* spp. sind **opportunistische Krankheitserreger**, die in der Regel nur bei bestehender Immunsuppression oder Grunderkrankung wie Alkoholabusus, Diabetes, Tumoren und Lungenkrankheiten zur Infektion und Krankheit führen. Größere Aufmerksamkeit schenkt man ihnen erst seit wenigen Jahren, nachdem sie mit zunehmender Häufigkeit als Erreger von schweren, meist nosokomialen Erkrankungen bei Menschen auftreten. *A. baumannii* und andere pathogene *Acinetobacter* spp. sind ursächlich für Bakteriämie, Septikämie, (katheterassoziierte) entzündliche Urogenitalerkrankungen, (postoperative) Wundinfektionen, Thrombophlebitis, Meningitis und (Klappen-)Endokarditis. Die von ihnen ebenfalls verursachten, beatmungsassoziierten Pneumonien gehen mit hoher Morbidität und Letalität einher. *A. baumannii* tritt ferner im Zusammenhang mit dialyseassoziierter Peritonitis, Osteomyelitis, Arthritis, Keratitis sowie Abszessen in Leber und Pankreas auf.

Gerade die nosokomialen *Acinetobacter*-Infektionen bergen ein hohes gesundheitliches Risiko für die betroffenen Patienten, da hier meist Erregerstämme mit einem breiten Spektrum an intrinsischen und erworbenen Resistenzen ursächlich und viele Antibiotika somit nicht anwendbar sind. Die **Multiresistenz** betrifft Penicilline, Cephalosporine, Carbapeneme, Tetrazykline, Fluorchinolone, Kanamycin und andere. Vor allem auf den Intensivstationen der Krankenhäuser sind derartige *Acinetobacter*-Stämme auf dem Vormarsch und gehören bereits heute zu den häufigsten nosokomialen Krankheitserregern mit Antibiotikaresistenz. ESBL- oder Carbapenemase (Oxa-23, NDM-1)-bildende *Acinetobacter*-Stämme, vor allem *A. baumannii*-Stämme, sind sowohl bei Menschen als auch bei Tieren nachgewiesen worden. Die antimikrobielle Chemotherapie sollte bei *Acinetobacter*-bedingten Krankheiten deshalb grundsätzlich nur nach Antibiogramm vorgenommen werden. In der Humanmedizin erfordert dies oft den Einsatz von Reserveantibiotika.

8.6.6 Erkrankungen bei Tieren

Acinetobacter spp. treten bei Tieren gehäuft unter den Patienten von Tierkliniken auf, sind aber auch außerhalb derartiger Einrichtungen beobachtet worden. Betroffen sind vor allem Hunde, Katzen und Pferde. Fundberichte gibt es vereinzelt auch von Heimtieren (Meerschweinchen, Wellensittich) und landwirtschaftlichen Nutztieren. Oftmals sind diese Tiere klinisch unauffällig. Zum Spektrum der Erkrankungen, die bei Tieren auf *A. baumannii*-Infektionen zurückgeführt werden, gehören Wundinfektionen und entzündliche Urogenitalerkrankungen sowie Thrombophlebitis, Phlegmone, nekrotisierende Fasziitis, Perikarditis und Sepsis.

8.7 Gattung Neisseria

Bakterien der Gattung *Neisseria* sind zwar in vielen Eigenschaften den Moraxellen ähnlich, phylogenetisch sind sie aber nur entfernt mit ihnen verwandt. Die Taxonomie ordnet die Neisserien heute vielmehr der Klasse *Betaproteobacteria* zu, wo sie zur Familie *Neisseriaceae*, Ordnung *Neisseriales* gehören. *Neisseria* spp. leben als **Kommensalen auf den Schleimhäuten vieler Säuger**, vor allem auf den Schleimhäuten des Auges, der Mundhöhle, des Nasopharynx und des oberen Respirationstraktes. Die Gattung enthält für die Humanmedizin sehr wichtige Vertreter wie ***N. gonorrhoeae*** (**„Gonokokken“**; **Gonorrhö**, **Tripper**) und ***N. meningitidis*** (**„Meningokokken“**; Meningitis epidemica). Einige bei Tieren als harmlos geltende Arten wie *N. animaloris*, *N. canis*, *N. weaveri* und *N. zoodegmatis* können beim Menschen nach Hunde- und Katzenbissen zu Wundinfektionen führen.

8.8 EF-4-Bakterien

Bakterien dieser Gruppe sind unbewegliche, fakultativ anaerobe, gramnegative kokkoide Stäbchen, die aufgrund offener taxonomischer Fragen **vorläufig** als Centers-for-Disease-Control(CDC)-Gruppe EF-4 (**eugonic fermenter**) zusammengefasst und der Familie ***Neisseriaceae*** zugeordnet sind. Anhand von Argininhydrolyse und Säurebildung aus Glukose kann man die beiden Biovare 4a und 4b voneinander unterscheiden. EF-4-Bakterien besiedeln **kommensalisch** die **Mundhöhle** und den **Nasopharynx** von **Hunden**, **Katzen** und **Nagern**. Sie lassen sich bei ca. 30–80 % aller Hunde nachweisen und gelten als **fakultativ pathogen**.

EF-4-Bakterien sind **beim Menschen** nicht selten eine Ursache für **Wundinfektionen nach Biss- und Kratzverletzungen**. Bei Tieren, insbesondere bei Haus- und Großkatzen, wurden diese Bakterien wiederholt in ursächlichem Zusammenhang mit akut eitrigen Entzündungsprozessen am Kopf und in inneren Organen (Lunge, Leber) sowie mit septikämischen Erkrankungen vorgefunden. Die experimentelle Infektion löst bei Meerschweinchen eine tödliche Allgemeinerkrankung aus.

8.9 Gattung Francisella

STECKBRIEF

- nicht sporenbildende, gramnegative Stäbchen (0,2–0,7 × 0,2–1,7 µm)
- kokkoid bis pleomorph, unbeweglich
- oxidasenegativ und schwach katalasepositiv
- *Francisella tularensis* ist Erreger der Tularämie (Zoonose, meldepflichtige Tierkrankheit)

8.9.1 Gattungsmerkmale und Taxonomie

Francisellen sind sehr kleine, **strikt aerobe** Bakterien mit kokkoider bis pleomorpher Zellform. Sie besitzen ein markantes Fettsäureprofil und eine **lipidreiche Zellwand**, aus verschiedenen Kohlenhydraten setzen sie Säure frei. Die pathogenen Arten sind **widerstandsfähig** und können nach der Ausscheidung für mehrere Wochen, evtl. sogar Monate, im Erdboden, Schlamm und Gewässern überleben.

Francisella ist die einzige Gattung in der Familie *Francisellaceae* (Ordnung *Thiotrichales*, Klasse *Gammaproteobacteria*). Sie umfasst die vier *Spezies F. hispaniensis, F. noatunensis* (mit den Subspezies *noatunensis* und *orientalis*), *F. philomiragia* und *F. tularensis*, von denen ***F. tularensis*** als Erreger der **Tularämie** die größte medizinische und veterinärmedizinische Bedeutung hat. Taxonomisch teilt sich die Art *F. tularensis* in 4 Subspezies (*tularensis, holarctica, mediasiatica, novicida*) auf. Einige Autoren betrachten die Subspezies *F. tularensis* subsp. *novicida* als eigene Spezies *F. novicida*. Für *F. noatunensis* subsp. *noatunensis* findet auch die Bezeichnung *F. piscicida* Anwendung, welche formal aber nicht anerkannt ist.

8.9.2 Anzüchtung und Differenzierung

Francisellen stellen **komplexe Nährstoffansprüche**. Zur Anzucht in vitro ist ein Mediumzusatz an **Cystin** oder **Cystein** entweder unbedingt erforderlich (*F. tularensis, F. noatunensis*) oder zumindest hilfreich (andere Spezies). Geeignete Spezialnährmedien sind der Cystin-Herz-Agar mit Zusatz von Blut oder Hämoglobin, der Glukose-Cystin-Herz-Agar und der Cystein-Herz-Agar. Die Bebrütung erfolgt unter aeroben Bedingungen bei 35–37 °C (*F. noatunensis* 25 °C), wobei Kolonien nach 2–10 Tagen sichtbar werden. In der Routinediagnostik erfolgen die Abgrenzung von morphologisch ähnlichen Gattungen (z. B. *Brucella, Pasteurella, Yersinia*) sowie die Differenzierung der *Francisella*-Spezies und ggf. -Subspezies anhand von Stoffwechselleistungen, Wachstumseigenschaften und Antibiotikaresistenzprofilen.

8.9.3 Besondere Hinweise

Wegen seiner **Humanpathogenität** und **aerogenen Übertragbarkeit** ist *F. tularensis* in **Risikogruppe 3** eingestuft. Bei Arbeiten mit potenziell erregerbehaftetem Material besteht die Gefahr von Laborinfektionen, weshalb Sicherheitsmaßnahmen der Schutzstufe 3 zu ergreifen sind.

8.9.4 Tularämie

BEACHTE
Meldepflicht bei Tier und Mensch.

Ätiologie und Epidemiologie *F. tularensis* kommt **fast ausschließlich** in der **nördlichen Hemisphäre** vor. Während die am weitesten verbreitete Subspezies *holarctica* selten schwere Krankheitsverläufe verursacht, besitzt die auf Nordamerika beschränkte Subspezies *tularensis* (ehemals Typ A) hohe Virulenz. Das vereinzelte Auftreten dieser Subspezies in der Slowakei und Österreich geht vermutlich auf die anthropogene Verschleppung eines nordamerikanischen Erregerstammes zurück. Die Subspezies *novicida* ist weltweit verbreitet, verursacht beim Menschen aber nur selten eine Erkrankung.

Tularämie ist eine **Naturherderkrankung**. In Europa existieren mehrere große Enzootiegebiete, zu denen ganz Skandinavien, Westrussland, Tschechien und Teile Österreichs gehören. Silvatisch-rurale Herde gibt es auch in Deutschland. Erkrankungen von Haustieren und Menschen beschränken sich meist auf sporadische Einzelfälle und kleine Serien. Es sind aber auch einige Epidemien mit Hunderten von betroffenen Personen belegt, wie zuletzt in der heutigen Republik Kosovo (1999–2000).

Der Erreger wurde bei mindestens 125 Arten (inkl. Mensch) aller Wirbeltierklassen und 100 Arten von Wirbellosen nachgewiesen. Die größte Bedeutung kommt verschiedenen **Hasen- und Wühlmausarten** (*Arvicolinae*) zu, unter denen verlustreiche Seuchenzüge auftreten. **Blutsaugende Arthropoden**, besonders Zecken, sind als Vektoren an der Erregerzirkulation beteiligt. Manche Zeckenarten sind regelrechte Reservoirwirte, in denen die Erreger auch transovariell weitergegeben werden. Möglicherweise agieren auch aquatische Protozoen als Erregerreservoir.

Eintrittspforten des Erregers sind Läsionen der Haut, die Konjunktiven sowie die Schleimhäute des Verdauungs- und oberen Respirationstraktes. Die **direkte Erregerübertragung** kommt durch Berührung von infektiösem Material (Blut, Gewebe) oder durch Biss zustande, die **indirekte** durch Arthropoden, durch kontaminierte Futter- bzw. Lebensmittel und verunreinigtes Wasser oder durch infektiöse Tröpfchen- und Staubaerosole auf dem Luftweg. Menschen können sich beispielsweise beim Abhäuten von erlegten Feldhasen, durch Verzehr von nicht ausreichend erhitztem Fleisch oder bei staubigen Feldarbeiten infizieren. Laborinfektionen und Infektionen beim Umgang mit Haustieren (Katzen) wurden ebenfalls beobachtet. Übertragungen von Mensch zu Mensch sind nicht dokumentiert.

Klinik und Pathologie *F. tularensis* ist ein **fakultativ intrazelluläres** Bakterium, das sich vor allem in Makrophagen vermehrt. Hauptzielorgane sind Lymphknoten, Lunge, Pleura, Milz, Leber und Nieren. Das klinische Bild ist sehr variabel.

Bei **Tieren** manifestiert sich die Tularämie als akute bis chronische, fieberhafte **Allgemeinerkrankung**. Die Symptomatik reicht von der milden, regionalen Lymphadenopathie bis zur fulminanten Septikämie. Bei trächtigen Schafen sind Spätaborte und Geburten lebensschwacher Lämmer belegt. In empfänglichen und immunologisch naiven Nager- und *Lagomorpha*-Populationen verläuft die Tularämie oft **seuchenhaft mit hoher Morbidität und Letalität** („**Hasenpest**"). In der Sektion offenbart sich meist ein pseudotuberkuloseähnliches Bild mit miliaren, weißen bis gelblichen Nekroseherden in Lymphknoten, parenchymatösen Organen und Knochenmark.

Die Mindestinfektionsdosis ist beim **Menschen** mit 10–50 Keimen sehr niedrig. Die Inkubationszeit beträgt 1–21 Tage. Je nach Eintrittspforte, Lokalisation und Krankheitsverlauf unterscheidet man äußere (ulzeroglanduläre, glanduläre, oropharyngeale, okuloglanduläre) und innere (pneumonische, intestinale und septische bzw. typhoide) Manifestationsformen.

Diagnose Da das **Krankheitsbild nicht kennzeichnend** ist, sind Hinweise auf Wildtierkontakte diagnostisch wichtig, insbesondere im Zusammenhang mit Massensterben unter Nagetieren oder Feldhasen. Der labordiagnostische Nachweis wird vor allem durch die **kulturelle Erregeranzucht** geführt. Zur Erregeridentifizierung ist ein spezifisches Antiserum verfügbar. Mit der Immunfluoreszenzmikroskopie können die Keime direkt im Untersuchungsmaterial oder im Direktausstrich darstellbar sein. PCR-Tests, die auf das Gen für die 16S-rRNA abzielen, sind zum Direktnachweis ebenfalls geeignet. Diagnostische Tierversuche an Mäusen und Meerschweinchen sind zwar hoch sensitiv (im positiven Fall septikämische Allgemeinerkrankung mit Tod innerhalb von 4–7 Tagen), werden aber nur noch selten eingesetzt.

Serologische Untersuchungen werden heute mit dem ELISA, dem Röhrchen- oder dem Mikroagglutinationstest durchgeführt und können im Falle des Titeranstiegs diagnostisch wertvoll sein. Die Titer steigen meist erst 10 oder mehr Tage nach Krankheitsbeginn an. Kreuzreaktionen, z. B. mit Brucellen, sind zu beachten. Intrakutantests mit Tularin wurden zur indirekten In-vivo-Diagnostik herangezogen.

Therapie und Prophylaxe Therapieversuche mit parenteral verabreichten Antibiotika sind in der Regel nur beim Menschen indiziert. *F. tularensis* ist gegenüber Aminoglykosiden, Fluorchinolonen, Tetrazyklinen und Chloramphenicol empfindlich, dagegen sind Betalactame und Makrolide meist unwirksam. Innerhalb der Subspezies *holarctica* werden erythromycinsensitive und -resistente Biovare unterschieden.

Zur postexpositionellen Prophylaxe beim Menschen bieten sich Ciprofloxacin oder Doxycyclin für mindestens 2 Wochen an. Für besonders gefährdete Personen (z. B. Laborpersonal) wurden in Russland und den USA Lebend- und Inaktivatimpfstoffe eingesetzt, die in der EU aber nicht zugelassen sind. Entscheidende Voraussetzungen für die erfolgreiche Bekämpfung sind die Ermittlung und Überwachung der Naturherde und die Berücksichtigung der Tularämie in der Diagnostik.

8.9.5 Bedeutung weiterer Francisella-Spezies

F. philomiragia ist ein seltener, opportunistischer Krankheitserreger, der bei immungeschwächten Personen zu einer schweren, fieberhaften Lungen- und Allgemeinerkrankung führen kann. Der Erreger kommt in der nördlichen Hemisphäre vor und wurde dort auch in Wasserproben und bei Bisamratten gefunden. *F. noatunensis* ist fischpathogen und Ursache chronisch granulomatöser Entzündungen an den inneren Organen von einigen Süß- und Meerwasserfischarten.

8.10 Gattung Legionella

STECKBRIEF

- nicht sporenbildende, gramnegative Stäbchen (0,3–0,9 × 2–20 µm)
- meist beweglich, kokkoid (in vivo) bis pleomorph (in vitro)
- aerob, katalasepositiv, ureasenegativ, anspruchsvoll (u. a. L-Cystein und Eisensalze)
- Umweltkeime mit Vorliebe für süßwasserhaltiges Milieu
- mehrere humanpathogene Arten: Legionärskrankheit durch *Legionella pneumophila* sowie Pontiac-Fieber durch verschiedene *Legionella* spp.

1976 brach während des Treffens einer US-amerikanischen Veteranenorganisation in einem Hotel in Philadelphia eine fieberhafte Atemwegserkrankung aus, die als „**Legionärskrankheit**" bezeichnet wurde und mehrere Todesopfer forderte. Im darauffolgenden Jahr gelang es, als Ursache aus dem Lungengewebe Verstorbener eine bis dahin unbekannte Bakterienart zu isolieren, die den Namen *Legionella pneumophila* erhielt.

8.10.1 Gattungsmerkmale, Taxonomie und Anzüchtung

Legionellen sind gramnegative Stäbchenbakterien (0,3–0,9 × 2–20 µm), die mit wenigen Ausnahmen begeißelt sind. Legionellen wachsen unter aeroben Bedingungen und sind biochemisch wenig aktiv. Ihre Kultivierung erfordert Spezialnährmedien wie den Aktivkohle-Hefeextrakt-Agar (BCYE-α-Agar) nach Edelstein.

Taxonomisch formen die Legionellen die Gattung *Legionella* in der Familie *Legionellaceae* (Klasse *Gammaproteobacteria*). Es sind heute mehr als 50 *Legionella*-Arten bekannt, die über 70 Serogruppen repräsentieren. Die medizinisch wichtigste Art ist ***Legionella pneumophila***. Die meisten anderen Arten gelten als potenziell humanpathogen.

Für die Virulenz der Legionellen ist der **fakultativ intrazelluläre Parasitismus** in Makrophagen entscheidend. *L. pneumophila* transloziert mehrere Effektorproteine über sein **Dot/Icm-Typ-IV-Sekretionssystem** in das Zytosol der befallenen Zelle. Sie blockieren die Verschmelzung des erregerhaltigen Endosoms mit Lysosomen, was die Abtötung und den Abbau der aufgenommenen Keime verhindert.

8.10.2 Infektionen durch Legionella pneumophila

Ätiologie und Epidemiologie *L. pneumophila* und die anderen Legionellen sind **Umweltkeime**. Sie leben in Süßwasser und feuchtem Erdboden, wo sie sich auch intrazellulär **in Protozoen** vermehren können. Menschen infizieren sich in der Regel **aerogen** über die Aufnahme von erregerhaltigen Tröpfchenaerosolen oder durch Aspiration keimhaltigen Wassers. Epidemiologisch wichtige Reservoire und Ansteckungsquellen sind **kontaminierte Klima- und Wasserversorgungsanlagen**, z. B. in Hotels und Krankenhäusern. Die Erreger vermehren sich bei Temperaturen zwischen 20 und 50 °C, mit dem Optimum bei ca. 37 °C. **Erst bei Temperaturen über 60 °C sterben sie innerhalb weniger Minuten** ab. Mangelnder Wasserfluss (Stagnation) und Wassertemperaturen von 25–45 °C begünstigen die Erregeranreicherung in Trinkwasserssystemen und sind deshalb wichtige hygienische Risikofaktoren. Übertragungen von Mensch zu Mensch sind nicht bekannt.

L. pneumophila ist weltweit verbreitet. Erkrankungen treten vorwiegend sporadisch auf. Epidemien kommen vor, sind aber selten.

Klinik Legionellosen kommen in allen Altersgruppen des Menschen vor, besonders häufig jedoch bei den mehr als 50-Jährigen. Prädisponierend wirken außerdem Immunsuppression, Alkohol- oder Nikotinabusus und chronische Grunderkrankungen. Man unterscheidet zwei Krankheitsformen. Die Legionärskrankheit oder *Legionella*-Pneumonie ist eine **schwere, fieberhaft verlaufende Pneumonie**, die unbehandelt in bis zu 15 % der Fälle tödlich endet. Eine wesentlich mildere, grippeähnliche Manifestationsform ohne Pneumonie und mit günstiger Prognose wird als Pontiac-Fieber bezeichnet.

L. pneumophila ließ sich vereinzelt auch in den Lungen kranker Kälber nachweisen. Darüber hinaus wurden Antikörper gegen den Erreger verschiedentlich bei Haus- und Wildwiederkäuern sowie Pferden gefunden. Es fehlen bisher allerdings stichhaltige Beweise, dass Legionellen bei Tieren krankheitserregend sind.

Diagnose und Therapie Der labordiagnostische Nachweis von *Legionella*-Infektionen wird in der Regel auf direktem Wege mittels Anzuchtverfahren geführt (Trachealsekrete, Sputum, BAL-Flüssigkeit, Lungengewebe). Dazu kommen fluoreszenzmikroskopische Methoden, der ELISA-gestützte Antigennachweis im Urin sowie der molekularbiologische Nachweis von Erreger-DNA mittels PCR.

Zur kausalen Therapie *Legionella*-bedingter Erkrankungen eignen sich Makrolidantibiotika (Erythromycin, Azithromycin, Clarithromycin), Rifampicin und Fluorchinolone, die auch in Kombination eingesetzt werden.

8.11 Gattung Bartonella

STECKBRIEF

- nicht sporenbildende, leicht gekrümmte, gramnegative Stäbchen (0,5–0,6 × 1,0 µm)
- Hämotropismus: fakultativ intrazelluläre Lebensweise in Erythrozyten
- meist enges Wirtsspektrum, aber auch einige Zoonoseerreger (**Tab. 8.4**)
- Übertragung durch hämatophage Arthropoden
- in Reservoirwirten meist nur symptomlos persistierende Infektionen mit rekurrenter Bakteriämie
- bei Gelegenheitswirten oft entzündliche Herzerkrankungen und fieberhafte Allgemeinerkrankungen

8.11.1 Gattungsmerkmale und Taxonomie

Bartonellen präsentieren sich als leicht gekrümmte, kurze Stäbchenbakterien. Sie sind **Aerobier** und reagieren in biochemischen Tests meist katalase-, oxidase-, urease- sowie nitratreduktasenegativ, Kohlenhydrate setzen sie nicht zu Säuren um. Einige Arten sind polar begeißelt und beweglich.

Bartonellen gehören zur Klasse *Alphaproteobacteria*. Entgegen früheren Annahmen sind sie aber **keine Rickettsien**, sondern Vertreter der Ordnung *Rhizobiales*. Dort repräsentiert das Genus *Bartonella* die einzige Gattung in der Familie *Bartonellaceae*. Die Gattung umfasst zurzeit mindestens 30 Spezies und drei Subspezies. In den letzten Jahren sind vor allem bei wild lebenden Tieren mehrere neue *Bartonella*-Spezies entdeckt worden. In den meisten Fällen muss erst noch geklärt werden, ob sie pathogen und eventuell sogar Zoonoseerreger sind. Belege oder Anhaltspunkte für Humanpathogenität gibt es für *B. alsatica*, *B. bacilliformis*, *B. clarridgeiae*, *B. elizabethae*, *B. grahamii*, *B. henselae*, *B. koehlerae*, *B. quintana*, *B. vinsonii* subsp. *arupensis* und *B. vinsonii* subsp. *berkhoffii*. Mit **Ausnahme der beiden humanadaptierten Arten *B. bacilliformis* und *B. quintana*** sind jeweils **verschiedene Wirbeltierspezies die Hauptwirte** der Bartonellen (**Tab. 8.4**).

8.11.2 Anzüchtung und Differenzierung

Bartonellen sind häminabhängig und auf Nährmedium mit einem Zusatz von mindestens 5 % Pferde-, Kaninchen- oder Schafblut bzw. auf Schokoladenagar anzüchtbar (**Abb. 8.4**). Optimal sind 35–37 °C und hohe Luftfeuchtigkeit bei Anwesenheit von 5–7 Vol% CO_2. Die Ausnahme bildet die Art *B. bacilliformis*, die 25–28 °C und eine aerobe Atmosphäre bevorzugt. Bei der Kultivierung aus klinischem Probenmaterial werden die kleinen, durchscheinenden bis opaken Kolonien nach 5–56 Tagen sichtbar. Die vorherige Anreicherung in flüssigem BAPGM (*Bartonella alpha proteobacteria* growth medium) erhöht die Sensitivität des Verfahrens und verkürzt die Zeit bis zur Erkennung der Erregerkolonien. Viele Stämme dissoziieren bei der Anzucht in zwei unterschiedliche Kolonieformen (Dimorphismus).

Tab. 8.4 Mit Krankheiten assoziierte *Bartonella*-Arten.

Art	Reservoir(Haupt)-wirte	Vektor	Erkrankung
B. alsatica	Kaninchen	?	▪ Mensch: fieberhafte Endokarditis, Lymphadenitis
B. bacilliformis	Mensch	Sandmücke	▪ Mensch: Carrión-Krankheit (Oroya-Fieber, Verruga peruana)
B. birtlesii	Maus	?	▪ Maus: Fertilitätsstörungen
B. bovis	Rind, Katze	?	▪ Mensch: bazilläre Angiomatose ▪ Rind: Endokarditis
B. clarridgeiae	Katze	Katzenfloh	▪ Mensch: KKK ▪ Hund: Endokarditis
B. elizabethae	Ratte	?	▪ Mensch: Endokarditis, Neuroretinitis
B. grahamii	Maus, Wühlmaus	Floh?	▪ Mensch: Neuroretinitis
B. henselae	Katze (Feliden)	Katzenfloh; Zecke?	▪ Mensch: KKK; Endokarditis, bazilläre Angiomatose, Peliosis hepatis, Neuroretinitis, fieberhafte Bakteriämie ▪ Katze: feline Bartonellose ▪ Hund: kanine Bartonellose
B. koehlerae	Katze	?	▪ Mensch: Endokarditis
B. quintana	Mensch	Kleiderlaus	▪ Mensch: Fünftagefieber (Syn. Wolhynisches Fieber, Schützengrabenfieber, trench fever), Endokarditis, bazilläre Angiomatose-Peliose, bakteriämisches Syndrom
B. rochalimae	Caniden, Waschbär	Flöhe ?	▪ Hund: Endokarditis
Bartonella vinsonii subsp. *arupensis*	Maus	Zecke ?	▪ Mensch: fieberhafte Bakteriämie
B. vinsonii subsp. *berkhoffii*	Hund, Koyote	Zecke, Menschenfloh	▪ Mensch: Endokarditis ▪ Hund: Endokarditis, Myokarditis, Lymphadenitis, Rhinitis ▪ Katze: Osteomyelitis

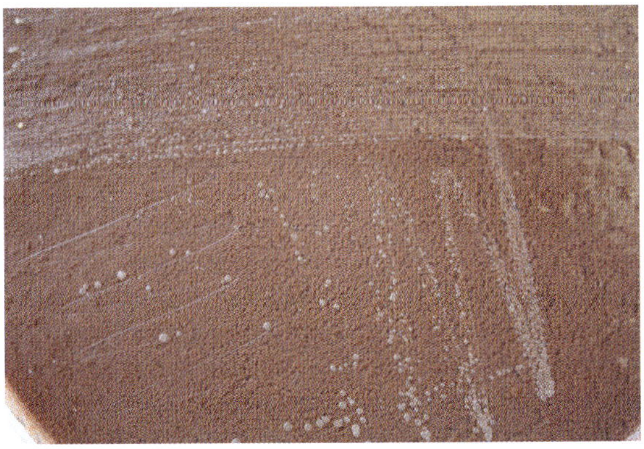

Abb. 8.4 Bartonellen auf Kochblutagar. [Institut für Mikrobiologie, TiHo Hannover]

Mittels konventioneller biochemischer Methoden ist die Differenzierung der verschiedenen *Bartonella*-Arten nicht möglich. Zur Speziesidentifizierung sind vielmehr die Analyse der Gesamtzellfettsäuremuster, die Bestimmung von DNA-Markersequenzen (z. B. 16S-rRNA-Gen, *gltA*, *groEL*, *ribC*, *ftsZ*, „16S–23S rRNA intergenic spacer“-Region) oder DNA-Sondentechniken erforderlich.

8.11.3 Epidemiologie

Bartonellen leben parasitär in warmblütigen Vertebraten, wobei jeweils nur wenige Wirbeltierspezies als Reservoir dienen. Charakteristisch ist ihre **fakultativ intrazelluläre, bevorzugt intraerythrozytäre Lebensweise** in den Reservoirwirten. Oft zirkulieren die Keime monatelang mit dem Blutkreislauf (Bakteriämie), ohne die befallenen Erythrozyten zu zerstören oder klinische Symptome zu verursachen. Auch **Endothelzellen** gehören zu den Zielzellen. Bei einigen *Bartonella*-Arten agieren hämatophage Arthropoden wie **Sandmücken**, **Zecken**, **Läuse** oder **Flöhe** als Vektoren der Erregerübertragung. Die Infektion eines Nicht-Reservoirwirts kann zu einer ernsthaften Erkrankung führen, die in der Regel jedoch ohne intraerythrozytäre Bakteriämie einhergeht.

8.11.4 Katzenkratzkrankheit

Synonym: humane Bartonellose, Katzenkrankheit (KKK), cat scratch disease

Ätiologie und Epidemiologie Die Katzenkratzkrankheit ist eine **fieberhafte Allgemeinerkrankung des Menschen**, die durch ***B. henselae*** verursacht wird. Die Krankheit kommt weltweit vor. Die einzig relevante Ansteckungsquelle sind bakteriämische Hauskatzen. Menschen infizieren sich beim körperlichen Kontakt mit den Tieren, wobei der Erreger über Kratzwunden, seltener auch Bissverletzungen in den menschlichen Körper eintritt. Die Ansteckung über den Katzenfloh ist ebenfalls möglich, die Übertragung von Mensch zu Mensch findet dagegen nicht statt. Die Quote an infizierten Katzen ist regional unterschiedlich, wobei vor allem junge weibliche sowie frei laufende und streunende Katzen häufig (3–53 %) bakteriämisch sind. *B. henselae* ließ sich auch bei Löwen und Geparden in Afrika nachweisen. Nach neueren Hinweisen können **auch *B. clarridgeiae*** und ***B. koehlerae*** die KKK verursachen, während man dem Bakterium *Afipia felis* diesbezüglich kaum mehr Bedeutung beimisst.

Klinik Die vorherrschende Manifestationsform sind **chronische Lymphadenitiden**, die 7–60 Tage nach der Infizierung regional im Bereich von Nacken, Achselhöhle oder Leistengegend auftreten. Dazu kommen eventuell Abgeschlagenheit, Fieber sowie Kopf- und Gliederschmerzen. Bis zu 90 % der Betroffenen sind jünger als 21 Jahre. Die Krankheit verläuft bei Patienten mit normaler Abwehrlage mild und heilt auch ohne Behandlung meist komplikationslos ab, die Regression der vergrößerten Lymphknoten kann sich aber über mehrere Monate hinziehen. Atypische Manifestationsformen wie das Parinaud'sche okuloglanduläre Syndrom, Endokarditis, Osteomyelitis, Pneumonie sowie granulomatöse Splenitis und Hepatitis werden mit zunehmender Häufigkeit beobachtet. Generalisierte Verlaufsformen und schwere Organmanifestationen sind zwar insgesamt selten, werden aber insbesondere dann lebensbedrohlich, wenn das Zentralnervensystem betroffen ist. Für **immunsupprimierte Menschen** (v. a. HIV-Infizierte) stellt die Infektion mit *B. henselae* ein **besonderes Problem** dar, da sie bei ihnen häufig zur bazillären Angiomatose und Peliosis hepatis führt. Beide Erkrankungsformen sind durch proliferative Neubildungen des Blutgefäßendothels in der Haut sowie in den parenchymatösen Organen gekennzeichnet.

Diagnose Liegen verdächtige Krankheitserscheinungen vor, sind etwaige Katzenkontakte bei der anamnestischen Erhebung zu berücksichtigen. Zum labordiagnostischen Nachweis wird versucht, erregerspezifische Antikörper (IgG, IgM) mittels IFT zu bestimmen, wobei eine Serokonversion auf ein akutes Geschehen hindeutet. Hohe diagnostische Aussagekraft besitzt die erfolgreiche **Erregeranzucht oder PCR-Amplifikation** von Erreger-DNA aus Blut- oder Gewebeproben (Lymphknoten, Herzklappen, Leber, Milz). Negative Befunde schließen eine Infektion nicht sicher aus. Histologische Untersuchungen von immun- oder silbergefärbten Gewebeproben können zur Orientierung hilfreich sein.

Therapie und Prophylaxe Bei gutartigem Verlauf ist die symptomatische Behandlung hinreichend. Immunschwäche und schwere Krankheitsverläufe sind jedoch Indikationen für den Einsatz von Antibiotika, wobei die Gabe von Azithromycin über mindestens 5 Tage die Methode der ersten Wahl ist. Alternativen bieten sich mit Clarithromycin, Erythromycin, Doxycyclin, Gentamicin, Fluorchinolonen und der Kombination aus Doxycyclin und Rifampicin. Bei immunsupprimierten Patienten ist empfohlen, die Behandlung auf mindestens 6 Wochen auszudehnen.

Prophylaktisch sollten hygienische Grundsätze beim Umgang mit Katzen befolgt werden (Händewaschen, Säuberung und Desinfektion von Verletzungen). Das betrifft besonders Personen mit geschwächtem Immunsystem. Das Ansteckungsrisiko ist bei rein im Haus gehaltenen Katzen geringer als bei Freigängern oder Streunern. Als weitere Maßnahme empfiehlt es sich, Flöhe sowohl an der Katze als auch an ihren Kontakttieren sowie in ihrer Umgebung konsequent zu bekämpfen.

8.11.5 Bartonella-Infektionen bei der Katze

Aus dem Blut von Katzen sind *B. koehlerae*, *B. clarridgeiae*, *B. bovis*, *B. quintana* und vor allem *B. henselae* isoliert worden. Von diesen ist **zumindest *B. henselae* auch für Katzen pathogen**.

B. henselae wird von Katze zu Katze durch **direkten Kontakt** sowie durch **Flöhe** und eventuell auch durch **Zecken** übertragen. Katzen bleiben über Monate oder Jahre hinweg infiziert und beherbergen den Erreger **dauerhaft oder rekurrierend in ihrem Blut**. Die experimentell hervorgerufene feline Bartonellose verläuft mild mit Fieber, Anämie, Nystagmus und Steifigkeit. Nach wenigen Tagen verschwinden diese Symptome und die Tiere bleiben trotz persistierender Infektion klinisch unauffällig. Dennoch können noch Monate später diskrete histopathologische Veränderungen wie Hyperplasie in peripheren Lymphknoten und der Milz, Cholangitis/Pericholangitis, Hepatitis, Myokarditis und interstitielle Nephritis gefunden werden. Dass Bartonellen bei der Katze auch Stomatitis, Uveitis und Fruchtbarkeitsstörungen verursachen, wird vermutet, ist aber nicht hinreichend gesichert.

Bei der labordiagnostischen Untersuchung wird versucht, die Bartonellen in Blutproben der Katzen durch Anzucht oder PCR oder eine Kombination aus beiden Verfahren nachzuweisen.

Zur Unterdrückung bestehender *B.-henselae*-Bakteriämien wurden Antibiotika mit wechselhaftem Erfolg eingesetzt. Positive Effekte sind noch am ehesten mit Tetrazyklinen, Amoxicillin, Erythromycin und Enrofloxacin zu erzielen. Allerdings sind lange Behandlungszeiten von 4–6 Wochen erforderlich. In vielen Fällen gelingt es trotzdem nicht, die Erreger vollständig zu eliminieren. Können behandelte Tiere nicht sicher von anderen Katzen ferngehalten werden, ist das Reinfektionsrisiko außerdem hoch. Impfstoffe stehen nicht zur Verfügung.

8.11.6 Bartonella-Infektionen beim Hund

Bei Hunden kommen ebenfalls mehrere *Bartonella*-Arten vor. Mit wenigen Ausnahmen sind Hunde für diese Bartonellen offenbar nur Gelegenheitswirte. Dagegen wird *B. vinsonii* subsp. *berkhoffii* als hundepathogen erachtet und ist bei Herzklappen-Endokarditis, Myokarditis, Rhinitis und granulomatöser Lymphadenitis und Peliosis hepatis nachweisbar. Caniden sind selbst das Reservoir für diesen

Erreger. Als Vektor wurden Schildzecken der Gattung *Ixodes* und die Braune Hundezecke, *Rhipicephalus sanguineus*, erkannt. Zur kausalen Therapie müssen Doxycyclin, Aminoglykoside (z. B. Amikacin), Amoxicillin zusammen mit Fluorchinolonen oder Azithromycin über mehrere Wochen eingesetzt werden.

Ausgehend von Katzen kann auch *B. henselae* auf Hunde übertragen werden. *B. henselae* steht im Verdacht, bei diesen eine fieberhafte Allgemeinerkrankung zu verursachen, die in ihrer Symptomatik der humanen KKK ähnlich ist. Auch Fälle von Polyarthritis, Gewichtsverlust, Krampfanfälle und Endokarditis wurden *B. henselae* angelastet, eine ursächliche Rolle ist letztlich aber nicht geklärt.

8.12 Gattung Riemerella

STECKBRIEF

- nicht sporenbildende, gramnegative Stäbchen (0,2–0,5 × 1,0–2,5 µm)
- kurz, schlank, unbeweglich
- mikroaerophil, oxidase- und katalasepositiv, keine Nitratreduktion
- Schleimhautbewohner im Respirationstrakt verschiedener Vogelarten
- *Riemerella anatipestifer* ist Erreger der infektiösen Serositis der Enten, *R. columbina* verursacht möglicherweise eine respiratorische Erkrankung bei Tauben

8.12.1 Gattungsmerkmale und Taxonomie

Riemerellen sind kurze, schlanke, gramnegative Stäbchenbakterien (0,2–0,5 × 1,0–2,5 µm). Sie sind unbeweglich und bilden keine Sporen. Die Oxidase-, Katalase- und Gelatinasereaktion fallen positiv aus, Nitrat wird nicht reduziert. Kohlenhydrate werden in kommerziellen Testsystemen nicht umgesetzt.

Das Genus *Riemerella* gehört zur Familie *Flavobacteriaceae* der Klasse *Flavobacteria* und umfasst gegenwärtig die zwei Spezies *R. anatipestifer* und *R. columbina*. Aufgrund taxonomischer Unsicherheiten war R. anatipestifer früher unterschiedlich klassifiziert und dementsprechend unter verschiedenen anderen Namen wie Pfeifferella, *Moraxella* und *Pasteurella anatipestifer* sowie *Moraxella septicaemiae* geführt. Ein als „R. anatipestifer-like Taxon 1502“ isoliertes Bakterium gilt heute als Typstamm der neuen Art *Coenonia anatina*.

8.12.2 Anzüchtung und Differenzierung

Riemerellen lassen sich bei 37 °C unter mikroaeroben Bedingungen in vitro anzüchten, die meisten Stämme auch in aerober Atmosphäre, einige wenige sogar anaerob. Zur Anzüchtung aus klinischem Probenmaterial eignet sich am besten Blutagar mit einem Zusatz von Kanamycin, Gentamicin, Colistin, Neomycin oder Polymyxin. Kulturen werden für mindestens 48 h bebrütet. Unter Routinebedingungen dienen zell- und kulturmorphologische sowie biochemische Merkmale zur Abgrenzung von anderen Gattungen. Die beiden *Riemerella*-Arten kann man präsumtiv anhand der Pigmentbildung, der Äskulinhydrolyse und der β-Glukosidaseaktivität differenzieren. Eine sichere Zuordnung von „Äskulin-negativen“ Varianten ist gegenwärtig aber nur molekulargenetisch möglich (Sequenzierung des 16S-rRNA-Gens).

8.12.3 Infektiöse Serositis der Enten

Synonym: exsudative Septikämie, Anatipestifer-Septikämie, Riemerellose

Ätiologie und Epidemiologie Keime von ***R. anatipestifer*** sind bekapselt und liegen entweder einzeln, in Paaren oder (seltener) in kurzen Ketten vor (**Abb. 8.5**). Einige Stämme sind hämolysierend. Anhand von Agglutinations- und Präzipitationsreaktionen lassen sich mindestens 21 Serovare unterscheiden, die regional unterschiedlich häufig auftreten.

Der natürliche Standort von *R. anatipestifer* ist die **Schleimhaut des oberen Respirationstraktes** von Vögeln. Hauptwirte sind Enten. Der Erreger ist weltweit verbreitet und gehört zu den **wirtschaftlich bedeutsamsten Krankheitserregern in der Entenaufzucht**. Bei Gänsen und Truthühnern kommen Erkrankungen ebenfalls vor, seltener auch bei Hühnern und wild lebenden Vögeln. Infektionen wurden auch bei anderen Wasservögeln, Rebhühnern, Fasanen, Psittaziden und Schweinen nachgewiesen. Für Tauben und Säuger ist dieses Bakterium apathogen.

Klinik und Pathologie Die **infektiöse Serositis** betrifft vor allem juvenile Vögel. Schlechtes Stallklima, Hygienemängel sowie Primärinfektionen durch andere Bakterien und Viren wirken prädisponierend für den Ausbruch und schwere Verläufe. Das klinische Bild prägen **Allgemeinstörungen, serofibrinöser Ausfluss** aus Nasenöffnungen und Augen, Husten und Niesen, Lahmheiten, grünlicher Durchfall und zentralnervöse Ausfallserscheinungen. Bei Entenküken tritt die akute Erkrankung gehäuft in der 3.–10. Lebens-

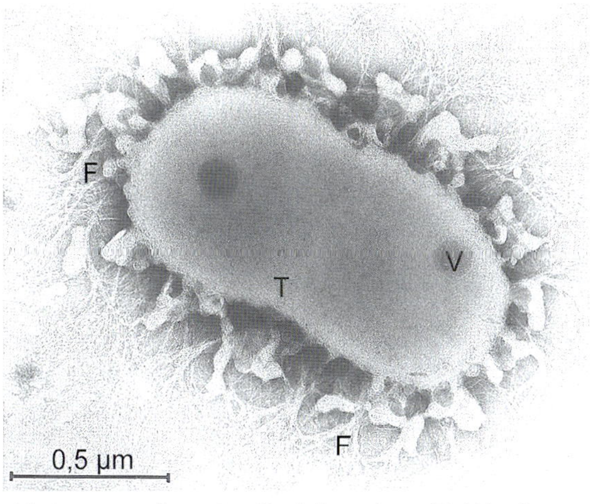

Abb. 8.5 *Riemerella anatipestifer*. Teilungsebene (T), Voluntingranula (V) und Fimbrien (F). Negativkontrastierung, elektronenmikroskopische Aufnahme. [Grund, Köhler, Gatzmann, Institut für Mikrobiologie und Tierseuchen, FU Berlin]

woche auf. Sehr junge Tiere erkranken auch perakut und versterben rasch. Besonders bei Erstinfektionen sind die Morbidität und Mortalität hoch (bis 100 % bzw. bis 75 %), in längerfristig verseuchten Beständen gehen sie auf niedrigere Werte zurück. Chronische Verlaufsformen und subklinische Infektionen beobachtet man eher bei älteren Tieren.

Bei der Sektion dominiert das Bild der **Polyserositis** mit serofibrinösen Belägen auf den serösen Häuten (Perikarditis, Perihepatitis u. a.). Konjunktivitis, Rhinitis, Sinusitis, Aerosakkulitis und Enteritis sind ebenfalls nachweisbar, bei protrahierten und chronischen Krankheitsverläufen können auch die Gehirnhäute, Gelenke und Eileiter entzündlich verändert sein.

Diagnose Methode der Wahl ist das Anzuchtverfahren. Für den Erfolg der Anzüchtung muss das Untersuchungsmaterial (Blut, Exsudate, entzündetes Gewebe) möglichst frisch sein. Differenzialdiagnostisch sind Erkrankungen durch andere bakterielle Erreger wie *Pasteurella multocida*, *Coenonia anatina*, *Escherichia coli*, Mykoplasmen und Chlamydien abzugrenzen.

Therapie und Prophylaxe Empfindlichkeit ist gegen Betalactamantibiotika, Tetrazykline, Fluorchinolone, Novobiocin, Lincomycin, Spectinomycin und Sulfonamid-Trimethoprim-Kombinationen zu erwarten. Es kommen mittlerweile jedoch ein- und mehrfach resistente *R.-anatipestifer*-Stämme vor, sodass Resistenztests unbedingt anzuraten sind. Aber selbst mit in vitro wirksamen Präparaten gelingt es in der Praxis nur selten, einen Bestand erregerfrei zu bekommen.

Zur spezifischen Prophylaxe können Küken oder Elterntiere (vor dem Legetermin) mit Inaktivatvakzinen oder Lebendvakzinen mehrmalig geimpft werden, was den Infektionsdruck senkt und der Erkrankung der Küken vorbeugt. Das Impfantigen muss allerdings auf die jeweils vorherrschenden Erregerserovare abgestimmt werden, da die Immunität gegen *R. anatipestifer* weitgehend serovarspezifisch ist. In Deutschland ist zurzeit kein kommerzieller Impfstoff verfügbar, sodass im Bedarfsfall bestandsspezifische Inaktivatvakzinen einzusetzen sind.

8.12.4 Infektionen durch Riemerella columbina

R. columbina lässt sich bei Tauben häufig nachweisen und steht im Verdacht, respiratorische Erkrankungen zu verursachen.

8.13 Gattung Ornithobacterium

STECKBRIEF

- nicht sporenbildende, gramnegative Stäbchen (0,2–0,9 × 1–3 µm)
- unbeweglich, plump bis pleomorph
- fakultativ anaerob, katalasenegativ, meist oxidasepositiv, keine Hämolyse
- *Ornithobacterium rhinotracheale* kann bei Haus- und Wildvögeln hochkontagiöse, exsudativ-entzündliche Erkrankungen des Atemtraktes auslösen

8.13.1 Taxonomie und Merkmale

Das Genus *Ornithobacterium* (Familie *Flavobacteriaceae*, Klasse *Flavobacteria*) wird gegenwärtig einzig durch die Spezies ***O. rhinotracheale*** repräsentiert. Bakterien dieser Spezies stellen sich als unbewegliche, pleomorphe, gramnegative Stäbchen (0,2–0,9 × 1–3 µm) ohne Sporenbildung dar. Sie können in aerober, mikroaerober, CO_2-angereicherter oder anaerober Atmosphäre auf bluthaltigen Nährböden bei 30–42 °C angezüchtet werden. Die nicht pigmentierten Kolonien sind in der Regel nach 48-stündiger Bebrütung sichtbar. Für die Anzucht aus klinischem Probenmaterial empfehlen sich Selektivnährmedien mit einem Zusatz an Gentamicin, Polymyxin oder Neomycin. *O. rhinotracheale* besitzt Gemeinsamkeiten mit *Riemerella* spp., lässt sich von diesen genetisch, aber auch kulturmorphologisch und biochemisch unterscheiden (negative Katalase- und Gelatinase-, positive β-Glukosaminidase- und β-Galaktosidasereaktion, unterschiedliche Muster der Kohlenhydratfermentation u. a.). *O. rhinotracheale* galt ursprünglich als anhämolytisch, doch lässt sich hämolytische Aktivität bei einigen Stämmen nachweisen, wenn man sie für weitere 2 Tage bei Raumtemperatur inkubiert.

8.13.2 Infektionen durch Ornithobacterium rhinotracheale

Ätiologie und Epidemiologie *O. rhinotracheale* kommt in 18 Serovarianten (A R) vor, von denen einige untereinander serologisch kreuzreaktiv und bei Impfungen kreuzprotektiv sind. Das **Serovar A** ist weltweit dominierend und macht mehr als **95 % aller Hühnerisolate** aus. Isolate aus Truthühnern verteilen sich mit geografischen Unterschieden auch auf andere Serovare, vor allem auf B, D und E. Zwischen einzelnen Erregerstämmen existieren deutliche Virulenzunterschiede.

O. rhinotracheale ist ein wirtschaftlich bedeutender Krankheitserreger des **Trut- und Haushuhns**, er ist dort weltweit verbreitet und häufig. Zu seinem Wirtsspektrum zählen aber auch andere Haus- und Wildvogelarten. Das Habitat von *O. rhinotracheale* sind die Schleimhäute der Nase und Nasennebenhöhlen. Der Erreger gilt als **hochgradig kontagiös**. Die Übertragung erfolgt horizontal auf aerogenem Wege durch erregerhaltige Tröpfchenaerosole.

Die vertikale Übertragung über das Ei ist epidemiologisch ebenfalls relevant.

Klinik und Pathologie Bei klinisch apparentem Verlauf manifestieren sich *O.-rhinotracheale*-Infektionen vor allem **als akute exsudativ-entzündliche Erkrankung des oberen und unteren Atmungstraktes**. Dabei zeigen die Tiere je nach Virulenz des Stammes und Einwirkung zusätzlicher Belastungsfaktoren (Mängel im Stallklima, virale oder bakterielle Primär- und Sekundärinfektionen, Grunderkrankungen) alle Schweregrade, von der verminderten Gewichtszunahme und Legeleistung über leichten Schnupfen bis zur eitrigen Bronchopneumonie mit schwerer Allgemeinstörung. Insbesondere bei Mischinfektionen können bis zu 50 % der Fälle letal verlaufen. Die Erkrankungen treten ab der 2. Lebenswoche auf, bei Puten in vielen Fällen sogar erst ab der 12. Woche.

Pathologisch-anatomisch finden sich Zeichen von Rhinitis, Tracheitis, Aerosakkulitis, Pneumonie, Pleuritis und Osteitis. Meningitis, Hepatitis und Arthritis wurden zumindest nach experimentellen Infektionen beobachtet.

Diagnose Da weder Symptome noch pathologisch-anatomische Veränderungen hinreichend charakteristisch sind, ist diagnostisch der **Erregernachweis durch Anzucht** in vitro anzustreben. Hierzu sind Exsudate von der Trachea, den Lungen und den Luftsäcken das geeignete Untersuchungsmaterial. Zur serologischen Herdendiagnostik ist ein ELISA entwickelt worden, der serovarübergreifend eingesetzt werden kann.

Therapie und Prophylaxe Zur Behandlung können Amoxicillin, Spectinomycin, Tiamulin, Tetrazykline, Fluorchinolone und Makrolidantibiotika geeignet sein. Beim Nutzgeflügel zirkulieren mittlerweile jedoch außerordentlich viele (mehrfach) resistente *O.-rhinotracheale*-Stämme, weshalb die antibakterielle Chemotherapie individuell auf die Empfindlichkeit der jeweils vorhandenen Stämme auszurichten ist.

Für die Impfung von Broilerelterntieren ist eine **Inaktivatvakzine** verfügbar. Nachkommen derart geimpfter Hühner sind über maternale Antikörper für die ersten 2–4 Lebenswochen vor der Erkrankung geschützt.

8.14 Gattung Flavobacterium

STECKBRIEF

- nicht sporenbildende, gerade gramnegative Stäbchen (0,3–0,5 × 2–5 µm)
- manche Stämme sind durch Gleiten beweglich
- aerob, über 30 °C nicht anzüchtbar
- katalasepositiv, indolnegativ, keine Kohlenhydratfermentierung
- gelbliche bis rötliche Pigmente
- meist Boden- und Wasserkeime (vor allem Süßwasser)
- Trinkwasser- und Lebensmittelverderber, einige Arten sind fischpathogen

8.14.1 Gattungsmerkmale und Taxonomie

Flavobacterium spp. sind gramnegative Stäbchenbakterien von gerader, schlanker Gestalt ohne Sporenbildung (0,3–0,5 × 2–5 µm). Die Keime sind zwar nicht begeißelt, viele sind aber zu Gleitbewegungen fähig. Fast alle Arten bilden **gelbliche bis rötliche Pigmente** vom Flexirubin- oder Carotinoid-Typ. Die Keime verfügen über einen respiratorischen Stoffwechsel. Die üblichen Kohlenhydrate werden nicht fermentiert, die Katalasereaktion ist positiv, die Indolreaktion negativ.

Die Gattung *Flavobacterium* gehört zur Familie *Flavobacteriaceae* (Klasse *Flavobacteria*) und vereint gegenwärtig mehr als 45 Arten, die in ihren Eigenschaften sehr heterogen sind. Es gibt psychrophile, psychrotolerante und mesophile Spezies sowie halophile, halotolerante und salzempfindliche Arten.

Die meisten *Flavobacterium* spp. sind **Umweltkeime**, die den Erdboden und aquatische Biotope besiedeln und regelmäßig in Salz- und Süßwasser sowie in Gewässersedimenten anzutreffen sind. Mehrere *Flavobacterium*-Arten kennt man als **Trinkwasserkontaminanten** und Lebensmittelverderber (Fleisch, Fisch, Muscheln, Milch). Einige wenige Arten sind fischpathogen.

8.14.2 Anzüchtung und Differenzierung

Flavobacterium spp. sind in vitro unter aeroben Bedingungen anzüchtbar, bevorzugen aber nährstoffärmere Medien und zeigen über 30 °C generell kein Wachstum. Fleischpepton-Nähragar, Trypticase-Soja-Agar (Caseinpepton-Sojamehlpepton-Agar) und der *Cytophaga*-Agar sind als Nährmedien geeignet. Manche Arten wachsen auch auf Blutagar. *F. psychrophilum* vermehrt sich nur bei 4–23 °C (Optimum 15 °C). *F. columnare* kann bei 25–30 °C kultiviert werden, wobei man dem Nährboden Tobramycin als Selektivsupplement zusetzen darf. Bakterienkolonien werden in der Regel nach 2–4 Tagen Inkubation sichtbar. Die Artendifferenzierung ist anhand von Stoffwechselleistungen, Wachstumscharakteristika sowie zell- und kulturmorphologischen Kriterien möglich.

8.14.3 Infektionen durch Flavobacterium-Arten bei Tieren

F. psychrophilum (vormals *Flexibacter psychrophilus, Cytophaga psychrophila*) verursacht die weltweit verbreitete **Kaltwasserkrankheit der Salmoniden** (bacterial cold water disease, BCWD), die bevorzugt bei Wassertemperaturen unter 12 °C auftritt. Die Übertragung erfolgt sowohl horizontal als auch vertikal. Die **nekrotisierenden Hautentzündungen** beginnen meist hinter der Rückenflosse. An den Körperseiten bilden sich Beulen und geschwürige Läsionen, die tief in die Muskulatur reichen, oft auch bis zur Wirbelsäule. Die Letalität kann 70 % erreichen. *F. psychrophilum* verursacht außerdem die **rainbow trout fry disease** (RTFS), eine verlustreiche, durch Anämie und Lethargie gekennzeichnete Krankheit der Regenbogenforelle. Sobald eine Erwärmung des Wassers eintritt, kommt das Seuchengeschehen auch ohne Behandlung zum Stillstand. Zur

Diagnose wird verändertes Gewebe fluoreszenzmikroskopisch und kulturell-bakteriologisch untersucht. Methoden der In-situ-Hybridisierung und PCR-Tests stehen ebenfalls zur Verfügung.

F. columnare (vormals *Flexibacter* und *Cytophaga columnaris*) tritt weltweit als Krankheitserreger bei Süßwasserfischen auf. Bei Aquarienfischen wird die sogenannte cotton wool disease ausgelöst.

F. branchiophilum ist der Erreger der bakteriellen Kiemenkrankheit (bacterial gill disease, BGD) der Forellen.

F. hydatis und ***F. succinicans*** wurden mehrfach von erkrankten Fischen isoliert, ihre Bedeutung für die beobachteten Läsionen ist aber noch nicht geklärt.

F. meningosepticum tritt sporadisch als Ursache von Meningitiden bei Kleinkindern in Erscheinung. Der Keim wurde auch bei Vögeln (Hühner, Taube, Finken) in Assoziation mit entzündlichen Krankheitsprozessen gefunden. Das Bakterium wird neuerdings jedoch nicht mehr dem Genus *Flavobacterium* zugeordnet, sondern ist als *Elizabethkingia meningoseptica* die Typspezies einer neuen Gattung in der Familie *Flavobacteriaceae*.

8.15 Gattung Taylorella

STECKBRIEF

- nicht sporenbildende, unbewegliche, gramnegative Stäbchen (0,3–0,7 × 0,7–1,8 µm)
- katalase- und oxidasepositiv, mikroaerophil
- Vorkommen auf der Genitalschleimhaut von Einhufern
- *Taylorella equigenitalis* ist Erreger der meldepflichtigen kontagiösen equinen Metritis (CEM)

8.15.1 Gattungsmerkmale und Taxonomie

Taylorellen sind gramnegative, unbewegliche Bakterien, deren morphologische Variationsbreite von der kokkoiden Gestalt bis zur ausgeprägten Stäbchenform reicht. Leitenzyme sind Katalase, Zytochromoxidase, alkalische Phosphatase und Leucinarylamidase. Taylorellen setzen Kohlenhydrate in vitro nicht um und reagieren auch in den Tests auf Urease, Indol und Nitratreduktion negativ.

Das Genus *Taylorella* gehört der Familie *Alcaligenaceae* in der Klasse der Betaproteobakterien an und umfasst zwei Arten. ***T. equigenitalis*** ist der Erreger der kontagiösen equinen Metritis. ***T. asinigenitalis*** wurde bisher nur im Genitaltrakt bei einigen Esel- und Pferdehengsten in den USA und in Schweden gefunden. Abgesehen von einer humoralen Immunantwort, die bei manchen Tieren nachweisbar war, gibt es wenige konkrete Anhaltspunkte für die Pathogenität dieser Spezies.

8.15.2 Anzüchtung und Differenzierung

Taylorellen sind **anspruchsvoll** und vermehren sich relativ langsam. Zur Anzüchtung besonders geeignet ist **Pferdekochblutagar**. Nährböden mit nicht erhitztem Pferdeblut sind ebenfalls verwendbar. Die Supplementierung des

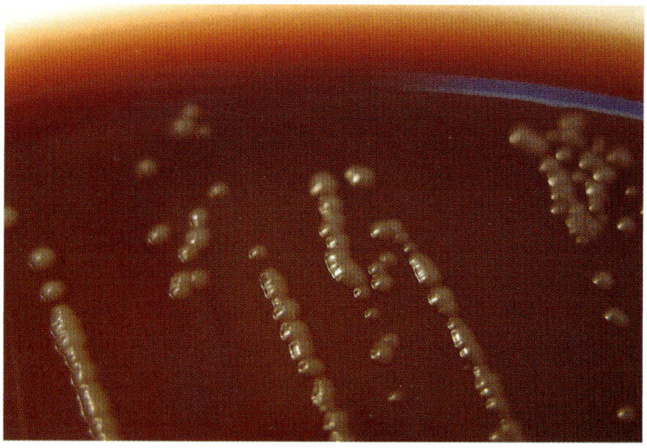

Abb. 8.6 *Taylorella equigenitalis*, üppiges Wachstum auf Schafblutagar.

Nährmediums mit 0,03 % L-Cystin stimuliert das Wachstum von *T. equigenitalis*, die Zugabe von NAD oder Hämin hat dagegen keinen fördernden Effekt. Zur Hemmung der Begleitkeime werden Trimethoprim, Clindamycin, Streptomycin und Amphotericin B zugesetzt. Da aber nur ein Teil der Stämme gegen diese Wirkstoffe resistent ist, empfehlen sich Parallelansätze auf hemmstoffhaltigen und -freien Medien. Kulturen werden in mikroaerober oder in mit 5–10 Vol% CO_2 angereicherter Atmosphäre bei 35–37 °C für mindestens 7 Tage bebrütet. Für die Ausstellung von Gesundheitszeugnissen verlangen einige Länder auch längere Bebrütungszeiten.

Frühestens nach 48 Stunden werden Kolonien sichtbar. Bei *T. equigenitalis* kommen verschiedene Kolonieformen vor, die als winzig, glatt und sandig beschrieben werden. Die **Abb. 8.6** zeigt glatte Kolonien auf Blutagar. Die Identifizierung der Gattung *Taylorella* erfolgt auf Basis des biochemischen Reaktionsprofils. Zur schnellen und spezifischen Abklärung von *T.-equigenitalis*-verdächtigen Isolaten können erregerspezifische Antiseren und monoklonale Antikörper eingesetzt werden, beispielsweise im **Latexagglutinationstest** oder im **IFT**.

T. equigenitalis und *T. asinigenitalis* sind an ihren biochemischen und antigenen Reaktionen nicht voneinander zu unterscheiden, sondern nur anhand von Differenzen in ihren 16S-rRNA-Genen und LPS-Strukturen. Zur genetischen Differenzierung sind Real-Time-PCR-Verfahren und ein Multi-Locus-Sequenz-Typisierungs(MLST)-Schema entwickelt worden. Mit der MLST sind bei *T. equigenitalis* gegenwärtig 27 Sequenztypen (ST) und bei *T. asinigenitalis* 12 weitere ST zu differenzieren.

8.15.3 Kontagiöse equine Metritis

Synonym: contagious equine metritis (CEM)

BEACHTE
Meldepflicht.

Ätiologie und Epidemiologie In Großbritannien und Irland wurde 1976 mit der **kontagiösen equinen Metritis (CEM)** eine neue Infektionskrankheit der Pferde entdeckt, die bald darauf auch in Amerika, Australien, Asien und vielen europäischen Staaten diagnostiziert wurde. In Deutschland erfolgte die Erstbeschreibung des Erregers 1978. Der zunächst als *Haemophilus equigenitalis* bezeichnete Erreger wurde später als ***Taylorella equigenitalis*** zur Typspezies der neu geschaffenen Gattung *Taylorella*. Erst 1997 wurden bei Eseln in den USA genetisch abweichende Taylorellen entdeckt, die zur Definition einer zweiten Art führten, die seit 2001 als *T. asinigenitalis* anerkannt ist.

Für Infektionen mit *T. equigenitalis* sind **nur Einhufer**, vor allem Pferde und Esel, empfänglich. Die Übertragung erfolgt in erster Linie mit dem **Deckakt**. Sie ist aber auch durch andere Kontakte zwischen infizierten und nicht infizierten Tieren sowie Putzzeug und Instrumente möglich. Besondere Bedeutung kommt **Deckhengsten** zu, bei denen die Genitalschleimhaut über **Monate bis Jahre besiedelt** sein kann, ohne dass klinische Symptome auftreten. Die Eichelgrube ist ein bevorzugter Kolonisationsort beim Hengst, während latent infizierte Stuten den Erreger besonders im mittleren Klitorissinus über mehrere Monate beherbergen können. Nach experimentellen Infektionen waren die Keime bei Hengsten auch in Hoden und Samenblase nachzuweisen. Von latent infizierten Tieren beider Geschlechter geht somit eine Infektionsgefahr beim Deckakt aus.

Klinik Bei **vielen Stuten** bleibt die Infektion **klinisch inapparent**. In anderen Fällen erkranken Stuten bereits 2–3 Tage nach dem Decken durch einen infizierten Hengst akut an **Vaginitis, Zervizitis** und **Endometritis** mit grauem, undurchsichtigem, mukopurulentem bis serös-schleimigem Ausfluss. Dieser Ausfluss hält meist 1–2 Wochen an und verschwindet dann vollständig. Rezidive sind möglich, auch in relativ kurzen Zeitabständen. Eine mildere Form der CEM manifestiert sich nur als **irregulärer Zyklus** mit verkürztem Diöstrus oder verlängerter Rosse mit geringgradigem Ausfluss. Infizierte Stuten können gesunde Fohlen zu Welt bringen. Nach den bisher verfügbaren Informationen spielt *T. equigenitalis* als Aborterreger keine wesentliche Rolle. **Entscheidender Schaden** entsteht vielmehr durch die **Beeinträchtigung der Konzeption**, obwohl infizierte Stuten im Einzellfall erfolgreich aufnehmen. Epidemiologisch bedeutsam ist der Umstand, dass Stuten nach der Genesung von der Erkrankung über mehrere Monate Keimträger bleiben. Im Gegensatz zu Stuten zeigen sich bei Hengsten obligatorisch keine krankhaften Veränderungen.

Diagnose Im Mittelpunkt der Diagnostik steht der **direkte Erregernachweis durch Kultivierung**. Der Nachweis mittels PCR ist ebenfalls möglich, wird aber noch nicht überall als gleichwertig akzeptiert. Als Untersuchungsmaterial werden von Stuten Uterus-, Zervix- und Klitoristupfer entnommen. Die Klitoristupfer sind das wichtigste Untersuchungsmaterial für die Untersuchung klinisch unverdächtiger Stuten. Beim Hengst sind Tupferproben vom Penisschaft, der Fossa glandis, dem Präputium, aus der Urethra, dem Vorsekret und dem Ejakulat zu untersuchen. Wegen der Empfindlichkeit der Erreger müssen **Transportmedien** (Stuart-, Amies-Medium) verwendet werden. Zudem sollten die Proben das Diagnostiklabor ohne Unterbrechung der Kühlkette innerhalb von 48 Stunden erreichen.

Antikörper treten oft erst 2–3 Wochen nach der Genesung auf und können mittels SLA, KBR, PHA und ELISA nachgewiesen werden. Da die wahrscheinlich apathogene Spezies *T. asinigenitalis* kreuzreagierende Antikörper induziert und Titer andererseits auch nur für einen Zeitraum von 3 bis höchstens 7 Wochen erhöht sind, sollten serologische Tests bei der Abklärung klinischer Verdachtsfälle oder zum Auffinden latent infizierter Tiere nur als Unterstützung der kulturell-bakteriologischen Untersuchung eingesetzt werden.

Differenzialdiagnostisch ist die Besiedelung mit *T. asinigenitalis* sowie v. a. Infektionen mit Streptokokken (*Streptococcus equi* subsp. *zooepidemicus*) und Klebsiellen, aber auch Pseudomonaden und anderen Bakterien abzugrenzen. Arteritis und Herpesvirusinfektionen (EHV-1) verlaufen sehr häufig mit Aborten, die für CEM nicht typisch sind. Bei EHV-3-Deckinfektionen dominieren ähnlich wie bei der CEM lokale Symptome, die an der Bildung von Bläschen, Pusteln und Erosionen bereits klinisch abgegrenzt werden können.

Therapie und Prophylaxe *T. equigenitalis* ist gegenüber Penicillinen, Ampicillin, Tetrazyklinen, Neomycin, Kanamycin, Gentamicin, Erythromycin und Tylosin sowie teilweise Streptomycin empfindlich. Am wirksamsten ist eine Kombination von systemischer und lokaler Behandlung, wobei sich Chlorhexidinlösung für Lokalbehandlungen anbietet. Aber selbst durch intensive Behandlungen wird nicht immer Erregerfreiheit erreicht. In hartnäckigen Fällen soll die chirurgische Entfernung der Klitorissinus hilfreich sein.

Die wirksamste **prophylaktische Maßnahme** ist es, **Zuchttiere regelmäßig** vor dem Deckgeschehen bzw. vor dem Absamen kulturell-bakteriologisch zu **untersuchen** und testpositive Tiere konsequent von der Zucht auszuschließen. Klinisch verdächtige Stuten sollten obligatorisch auch auf eine *T.-equigenitalis*-Infektion untersucht werden. Bei Hengsten kann die diagnostische Sicherheit dadurch erhöht werden, dass man sie vor ihrem ersten Zuchteinsatz mehrmals Teststuten zuführt und nachfolgend diese dann kulturell-bakteriologisch kontrolliert. Iatrogene Erregerübertragungen sind durch die Verwendung von Einwegmaterialien bzw. sterilen Instrumenten und exakte Arbeitsweise auszuschließen. Regelmäßige Reinigungs- und Desinfektionsmaßnahmen sollten auch Stalleinrichtungen, Transportfahrzeuge, Gerätschaften (Putzzeug!) und das Personal einschließen.

9 Gramnegative fakultativ anaerobe Stäbchenbakterien

Lothar H. Wieler, Christa Ewers, Hans-Joachim Selbitz

9.1 Allgemeines

Lothar H. Wieler, Christa Ewers

Sowohl konventionelle als auch molekularbiologische Untersuchungen gruppieren die vier relevanten Familien (**Tab. 9.1**) als nahe verwandt. Molekularbiologische Untersuchungen ordnen alle Vertreter dieser Gruppe der Subklasse *Gammaproteobacteria* zu, dort bilden sie die rRNA-Superfamilie I (**Tab. 3.1**). Die Familie *Aeromonadaceae* umfasst derzeit 5 Genera, die *Vibrionaceae* 11, die *Enterobacteriaceae* 46, und die *Pasteurellaceae* 16. Ihre tiermedizinisch wichtigsten Genera sind in **Tab. 9.1** aufgelistet. Der Tatsache, dass viele der hier besprochenen Bakterienspezies stetigen taxonomischen Änderungen unterworfen sind, wird im Text durch die Nennung vorhergehender Bezeichnungen Rechnung getragen. Auch wenn diese Änderungen zunächst verwirrend wirken, tatsächlich spiegeln die auf der Basis von DNA-Sequenzanalysen durchgeführten phylogenetischen Untersuchungen die ökobiologischen Eigenschaften der Krankheitserreger zusehends besser wider, als dies vorhergehende taxonomische Einordnungen taten.

Die hervorgerufenen Infektionskrankheiten differieren aufgrund der unterschiedlichen Ökologie (natürliches Habitat, Virulenzfaktoren) der Mitglieder der einzelnen Familien sehr stark. Mitglieder der *Enterobacteriaceae* sind häufig Erreger von Zooanthroponosen, sie kommen weit verbreitet im Darm von Säugetieren vor. Viele Vertreter können aber auch in der Umwelt gut überleben, weshalb u. a. ihre Bedeutung als Fischpathogene bedacht werden muss. Dies trifft insbesondere für Vertreter der *Vibrionaceae* und *Aeromonadaceae* zu, deren natürliche Habitate in erster Linie Knochenfische und Gewässer bzw. Wasserpflanzen sind. Aufgrund der zunehmenden ökonomischen Bedeutung und Intensivierung von Aquakulturen ist die Bedeutung fischpathogener Bakterien in den letzten Jahren rasant gewachsen, dieser Entwicklung kann das vorliegende Kapitel nur ansatzweise gerecht werden. Die Krankheitserreger der *Pasteurellaceae* sind im Gegensatz zu jenen der drei erstgenannten im Allgemeinen durch ein hohes Maß an Wirts- und Organadaptation gekennzeichnet, sie vermehren sich vorwiegend auf Schleimhäuten von Tieren.

9.2 Enterobacteriaceae

Lothar H. Wieler, Christa Ewers, Hans-Joachim Selbitz

Mit Ausnahme der Salmonellen und Shigellen (fakultativ intrazellulär) vermehren sich alle hier besprochenen Pathogene im Wirt bevorzugt extrazellulär. Die einheitliche Grundstruktur der *Enterobacteriaceae* ist gekennzeichnet durch die äußere Membran mit dem typischen Lipopolysaccharid (LPS), dessen Bestandteil Lipid A auch als Endotoxin bezeichnet wird. Die meisten Vertreter besitzen zudem Flagellen. Diese Zellwandstrukturen kommen in hoher antigener Diversität vor und werden diagnostisch für die serologische Stammtypisierung genutzt. LPS ist das Oberflächenantigen (O-Antigen), die Motilität vermittelnden Flagellen wurden ursprünglich auf Agarplatten als Hauch beschrieben (H-Antigen) und einige Vertreter bilden darüber hinaus Kapselantigene (K-Antigen). Details zum Aufbau und zur Funktion dieser Zellwandbestandteile finden sich im Abschnitt Allgemeine Bakteriologie (S. 101). Die resultierende Antigenformel O:H:K bildet die Grundlage des serologischen Typisierungsschemas nach Kauffmann und White. Wichtig ist, dass das K-Antigen andere Antigene maskieren kann, weshalb es vor einer Serotypisierung durch eine Hitzebehandlung zerstört werden muss. Derzeit sind rund 180 O-, 100 K- und 56 H-Antigene

Tab. 9.1 Tiermedizinisch relevante gramnegative fakultativ anaerobe Stäbchen.

Familie/Gattung				
Enterobacteriaceae		***Aeromonadaceae***	***Vibrionaceae***	***Pasteurellaceae***
Citrobacter	*Salmonella*	*Aeromonas*	*Listonella*	*Actinobacillus*
Edwardsiella	*Serratia*		*Photobacterium*	*Avibacterium*
Escherichia	*Shigella*		*Vibrio*	*Bibersteinia*
Klebsiella	*Yersinia*			*Gallibacterium*
Pantoea				*Haemophilus*
Proteus				*Histophilus*
				Mannheimia
				Pasteurella

bekannt. Da die serologische Typisierung aufwendig ist, ständig Seren in Versuchstieren produziert werden müssen, Kreuzreaktionen auftreten, nicht alle Vertreter jeder Familie erfasst werden und zudem viele Serovare nicht mit dem Phylotyp der Bakterien korrelieren, wird diese Methode zunehmend von DNA-sequenzbasierten Methoden ersetzt werden.

Neben der Nutzung zur Typisierung haben diese evolutionär uralten Strukturen sehr wichtige biologische Eigenschaften. So vermittelt LPS Habitatspezifität und schützt z. B. vor der Serumkomplementwirkung des Wirtes. Weiterhin initiiert es über sein Lipid A mithilfe des LPS-bindenden Proteins, dem CD14 und dem Toll-like-Rezeptor 4 (TLR-4) den septikämischen Schock. LPS-Antikörper wiederum haben für den Wirt eine protektive Bedeutung. Auch das Flagellin dient als Ligand für einen TLR, den TLR-5, wodurch das proinflammatorische IL-8 induziert wird. Trotz der hohen antigenetischen Diversität weisen Lipid A und Flagellin hochkonservierte Erkennungsmuster (molekulare Signatur) für das angeborene Immunsystem auf. Diese bakteriellen Liganden werden von sogenannten pattern recognition receptors, kurz PRR (S. 40), erkannt.

Bedenkt man die enorme Quantität (bis zu 10^{12} Bakterien/g Kot) und Diversität (bis zu 600 verschiedene Spezies je Säugetierwirt) der intestinalen Mikrobiota, so sind die wenigen hier genannten Eigenschaften nur marginaler Ausdruck der ausgezeichneten Anpassung der *Enterobacteriaceae* an das Habitat Darm sowie ihrer großen Bedeutung für die Ausbildung des Immunsystems ihrer Wirte. Die hohe Bakterienkonzentration ist auch eine gute Voraussetzung für den horizontalen Gentransfer, weshalb die *Enterobacteriaceae* neben einem Kerngenom, das die Eigenschaften der optimalen Anpassung an ihr Habitat vermittelt, einen flexiblen Genpool aufweisen, der teilweise zwischen einzelnen Gattungen überlappt. Die Gene des flexiblen Genpools vermitteln die spezifischen adaptiven Eigenschaften für Pathogenität (Virulenzfaktoren) sowie für ein Überleben außerhalb des natürlichen Habitats. Hier sind z. B. die Eisen-bindenden Siderophore sehr wichtig, da das lebensnotwendige Eisen im Wirt an Ferritin, Transferrin, Lactoferrin oder auch an verschiedene Hämoproteine gebunden ist.

Auch die Gene für T3SS kodieren ein durch horizontalen Gentransfer weit verbreitetes Virulenzmerkmal. T3SS sezernieren über kanülenartige Strukturen Proteine in die infizierten Wirtszellen („Injektosom"), die unmittelbar in deren Signaltransduktionsmechanismen eingreifen (**Abb. 4.11**). Ein weiteres Phänomen vieler *Enterobacteriaceae* ist deren Fähigkeit, im VBNC(viable but not culturable)-Zustand (S. 207) aufzutreten. Diese an bestimmte Umweltbedingungen angepasste, auch morphologisch veränderte Form kann mittels konventioneller Kultivierung nicht nachgewiesen werden, die Erreger können jedoch nach Wiedereintritt in ihren jeweiligen Wirt ihre Vermehrungsfähigkeit und somit Pathogenität wiedererlangen.

Vertreter der *Enterobacteriaceae* bilden keine Sporen, sind Zytochromoxidase-negativ und fakultativ anaerob. Der Primäranzucht im Rahmen der Diagnostik dienen hemmstoffhaltige (Gallensalze, Farbstoffe) Nährmedien, die das Wachstum grampositiver Bakterien weitgehend ausschließen. Initial zu prüfende Eigenschaften sind die Zytochromoxidase-Reaktion sowie die Fähigkeit, Laktose zu verstoffwechseln. Während *Escherichia*, *Enterobacter* und *Klebsiella* in der Regel aus Laktose Säuren bilden können (laktosepositiv), besitzen *Salmonella*, *Shigella*, *Edwardsiella*, *Proteus* und *Yersinia* diese Fähigkeit meistens nicht. Anhand einer Vielzahl weiterer Stoffwechselreaktionen können die einzelnen Gattungen über die sogenannte „Bunte Reihe" (S. 70) differenziert werden.

9.2.1 Gattung Citrobacter

Lothar H. Wieler, Christa Ewers

STECKBRIEF

- motile, 1,0 × 2,0–6,0 µm große Stäbchen
- natürliches Habitat unklar, häufig aus dem Darm, v. a. von Tieren, isoliert
- nur *Citrobacter rodentium* gilt als obligates Pathogen, andere *Citrobacter*-Spezies treten v. a. als nosokomiale Erreger auf
- derzeit 11 Spezies, 14–100 % können Laktose vergären
- differenzialdiagnostische Bedeutung für die Abgrenzung gegenüber Salmonellen
- Isolate der mäusepathogenen Spezies *Citrobacter rodentium* sind zu 100 % laktosepositiv

Citrobacter rodentium

Als Krankheitserreger spielt *C. rodentium* in Mäusezuchten eine wichtige Rolle, dort ruft er die transmissible murine Kolonhyperplasie hervor. Die wichtigsten Virulenzfaktoren sind die Produkte des T3SS locus of enterocyte effacement (LEE) sowie das Lymphostatin LifA. Beide Virulenzfaktoren werden im Kapitel *Escherichia* besprochen. Die *C.-rodentium*-Infektion der Mäuse dient als ausgezeichnetes Modell für Infektionen mit enteropathogenen *E. coli* (EPEC). Die vom LEE induzierte AE(Attaching-and-Effacing)-Läsion führt zu einer Hyperplasie im Kolon, die parazelluläre Permeabilität der Darmschranke wird aufgrund der Auflösung der Tight Junctions drastisch erhöht. Pathohistologisch stellt sich diese Erkrankung aufgrund eingewanderter CD4-T-Zellen als Th1-vermittelte Enteritis dar. Erstaunlicherweise ist nicht das lokale IgA, sondern eine Serum-IgG-Antwort für die Clearance der Erreger notwendig. Als Erklärung wird die erhöhte Permeabilität der Darmschranke angeführt, die dem Serum-IgG die Translokation in den Darm ermöglicht. Nach überstandener Infektion besitzen die Tiere eine gute Immunität.

C. rodentium wurde früher auch bezeichnet als *C. freundii* Biovar 4280 oder *C.* sp. Biovar 4280.

9.2.2 Gattung Edwardsiella

Lothar H. Wieler, Christa Ewers

STECKBRIEF

- motile, monopolar begeißelte, 0,5–1,0 × 1,2–3,0 µm große Stäbchen.
- das natürliche Habitat sind Wasser sowie verschiedene Tierarten, insbesondere Pflanzenfresser
- vier Spezies der laktosenegativen Gattung *Edwardsiella*, darunter befinden sich zwei Fischpathogene
- wichtigster weltweit verbreiteter Erreger *Edwardsiella tarda*, der bei verschiedenen Süß- und Seewasserfischen eine hämorrhagische Septikämie auslöst (Edwardsiellose)
- Umweltbedingungen entscheidend, Epidemien v. a. bei Wassertemperaturen über 30 °C, daher Edwardsiellose in Ostasien am häufigsten
- *Edwardsiella tarda* auch bei Vögeln, Reptilien, Säugetieren und Mensch als opportunistischer Erreger von Infektionskrankheiten

In der Literatur finden sich die früheren Bezeichnungen *Paracolobactrum anguillimortiferum* und *E. anguillimortifera*.

Edwardsiella ictaluri verursacht beim Wels (*Ictalurus punctatus*) die enteritische Septikämie (enteric septicemia of catfish, ESC) In den USA stellt die kommerzielle Welszucht ca. 80–90 % der gesamten Aquafischkultur dar, weshalb die Krankheit dort mittels Oralvakzine prophylaktisch bekämpft wird.

9.2.3 Gattung Escherichia

Lothar H. Wieler, Christa Ewers

STECKBRIEF

- gerade, motile oder nicht motile, teilweise peritrich begeißelte, teilweise kapselbildende, gramnegative Stäbchen, 1,1–1,5 × 2,0–6,0 µm
- natürliches Habitat von *Escherichia coli* ist der Darm
- 7 Spezies; *E. coli* als Erreger verschiedener intestinaler wie auch extraintestinaler Infektionskrankheiten bei verschiedenen Tierarten und dem Menschen relevant

Von den derzeit bekannten 7 Spezies sind lediglich 4 von klinischer Bedeutung, *E. albertii*, *E. fergusonii*, *E. hermannii* und *E. coli*. *E. albertii* wird als „emerging" Pathogen eingestuft, es ruft bei Menschen und Vögeln sporadisch Durchfallerkrankungen hervor, die mit kontaminiertem Trinkwasser in Verbindung gebracht wurden. Alle *E. albertii* besitzen den locus of enterocyte effacement (LEE), der die sogenannte Attaching-and-effacing-Läsion (S. 194) hervorruft. *E. fergusonii* wird sehr sporadisch im Zusammenhang mit Durchfallerkrankungen bei verschiedenen Tierarten und beim Menschen beschrieben, seine ursächliche Bedeutung ist aber umstritten. Der kürzlich erfolgte Nachweis von Enterotoxinen erhärtet die ätiologische Bedeutung. *E. hermannii* hingegen muss als Opportunist angesehen werden, der in Einzelfällen bei Risikopatienten Wundinfektionen oder Katheter-assoziierte Infektionen hervorruft. Die medizinisch wichtigste Spezies ist *E. coli*.

Epidemiologie und Anzüchtung

Das 1885 von dem Kinderarzt Theodor Escherich im Stuhl von Säuglingen beschriebene „gemeine Darmbakterium" tritt in einer Vielzahl von Varianten auf. Es werden kommensale, also natürlich bei allen Säugetieren vorkommende Mitglieder der autochthonen Darmmikrobiota, von intestinal (InPEC) und extraintestinal pathogenen *E. coli* (ExPEC) unterschieden. Problematisch für die Diagnostik ist, dass die Differenzierung von Pathovaren mit einfachen phänotypischen Tests nicht möglich ist.

Aufgrund der zunehmenden Automatisierung von DNA-Sequenzanalysen sind mittlerweile die Genome zahlreicher *E.-coli*-Stämme entschlüsselt. Die Größe dieser Genome variiert von 4,6 Mbp mit 4 289 offenen Leserahmen (K-12 Stamm MG1655) bis hin zu 5,5 Mbp mit rund 5 400 ORFs (EHEC O157:H7-Stämme). Diese Unterschiede sind Ausdruck des intensiven horizontalen Gentransfers sowie einer reduktiven Evolution, die dazu führen, dass *E.-coli*-Stämme ein gemeinsames Kerngenom von lediglich ca. 30 % besitzen.

Die hohe Variabilität wird als Ausdruck der hohen Anpassungsfähigkeit von *E. coli* an unterschiedliche Habitate interpretiert. Da der Säugetierdarm das Reservoir von *E. coli* ist und die Bakterien in den Fäzes in Konzentrationen von bis zu 10^{10}/g vorkommen, muss man davon ausgehen, dass Pathovaren über horizontalen Gentransfer stets neu entstehen können. Somit haben sich die im Weiteren besprochenen Pathovaren nicht nur einmal entwickelt und dann klonal verbreitet, sondern sie können unterschiedliche phylogenetische Wurzeln haben. Dieser Umstand erschwert die ätiologische Diagnostik sehr, denn aufgrund der unterschiedlichen Phylogenie existieren mit Ausnahme definierter Virulenzfaktoren wenige sichere diagnostische Marker.

Bei der Einschätzung diagnostischer Befunde ist zu beachten, dass *E.-coli*-Pathovaren natürlich auch von gesunden Wirten isoliert werden können (latente Infektion), insbesondere aus dem Habitat Darm. Eine Bewertung diagnostischer Befunde kann daher nur unter Berücksichtigung sowohl der Klinik des jeweiligen Tieres als auch der Konzentration der isolierten Keime erfolgen.

Die Anzucht von *E. coli* ist unproblematisch. Sie erfolgt in der Regel auf Blutagar oder auf Selektivnährböden, wie dem Gassner-Agar (**Abb. 9.1**). Die Typisierung erfolgt durch die Bestimmung der Serovare, aufgrund der genannten hohen Stammvariabilität aber insbesondere über den Nachweis definierter Virulenz- und Fitnessfaktoren. Liegt ein Ausbruchsgeschehen vor, das die Klärung einer Infektionsquelle erfordert, sind klonale Untersuchungen zwingend erforderlich. Hierzu eignet sich momentan die Erstellung eines genomischen Fingerabdrucks mittels Makrorestriktionsanalyse (Pulsfeld-Gelektrophorese) am besten. So können z. B. forensische Fragen beantwortet werden.

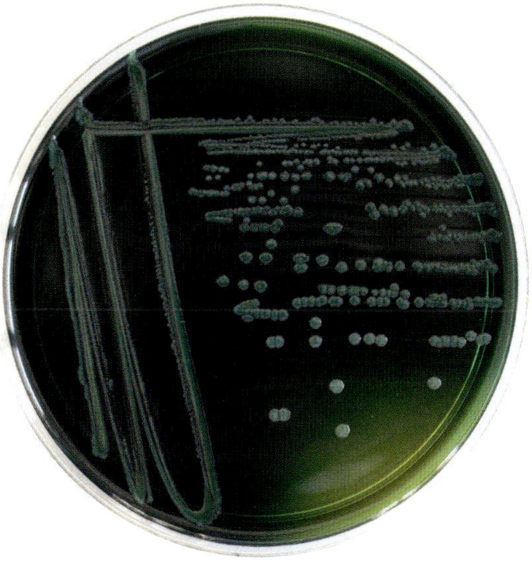

Abb. 9.1 *Escherichia coli* auf Gassner-Agar (laktosepositives Wachstum, sichtbar durch blaue Verfärbung des Nährbodens). [Institut für Mikrobiologie, TiHo Hannover]

Virulenzfaktoren und Pathogenese

Mit der Zunahme molekularer epidemiologischer Untersuchungen zum Nachweis von *E.-coli*-Pathovaren bei verschiedenen Krankheiten einzelner Tierarten wird immer deutlicher, dass viele der genannten Pathovaren bei mehreren Tierarten nachgewiesen werden können. Deshalb müssen – mit wenigen definierten Ausnahmen – die meisten *E.-coli*-Pathovaren als Zoonoseerreger angesehen werden. Bezüglich der ätiologischen Bedeutung der isolierten Erreger fehlen aber in Publikationen häufig klare Falldefinitionen, die Isolate wurden retrospektiv aus diagnostischem Untersuchungsmaterial weiter typisiert, oder die bloße Anwesenheit von Stämmen eines Pathovars wurde ohne Berücksichtigung seines quantitativen Anteils an der mikrobiellen Flora zum Zeitpunkt der akuten Infektionskrankheit befundet. Deshalb beschränkt sich das vorliegende Kapitel auf jene *E.-coli*-bedingten Krankheiten, für die die Henle-Koch-Postulate erfüllt sind bzw. für die klare epidemiologische Assoziationen zwischen Nachweis und Infektionskrankheit vorliegen.

Die Pathovaren unterscheiden sich von den Kommensalen v. a. durch die Akquirierung von Virulenz- und Fitnessgenen über horizontalen Gentransfer. Der genotypische Nachweis erfolgt mittels PCR, RT-PCR oder Mikrochip. Einige Pathovaren sind auf diese Weise sogar fähig, durch Vermehrung in extraintestinalen Habitaten Krankheiten auszulösen. Sie werden als ExPEC bezeichnet. **Tab. 9.2** fasst die wichtigsten *E.-coli*-Pathovaren zusammen. Aufgelistet sind typische Merkmale, die mit den einzelnen Pathovaren assoziiert sind. Dies sind nicht zwingend Ausschließlichkeitsmerkmale.

Im Folgenden wird die Wirkung der wichtigsten Virulenzfaktoren erklärt, um ein Verständnis für die zugrunde liegende Pathogenese zu schaffen, wobei zunächst die Erreger intestinaler und dann die extraintestinaler Infektionskrankheiten behandelt werden. Die Bedeutung der einzelnen Pathovaren bei den einzelnen Tierarten wird im folgenden Abschnitt besprochen.

Virulenzfaktoren intestinaler E.-coli-Pathovare

Adhäsionsfaktoren

Fimbrien *E.-coli*-Fimbrien sind Proteinstrukturen, die eine spezifische, häufig wirtsspezifische Ligand-Rezeptor-Bindung an Wirts-Epithelzellen vermitteln, meistens sind die Rezeptoren Glykoproteine. Mittels Transmissions-Elektronenmikroskopie (TEM) sind diese Strukturen sichtbar als Fäden mit einem Durchmesser von 5–10 nm, zwischen Bakterien und Zelloberfläche ist anhand der TEM ein deutlicher Abstand zu erkennen (**Abb. 3.6**).

F-Antigene Die Fimbrienantigene F4, F5, F6, F17a, F18ac und F41 sind typische Adhäsine enterotoxischer *E. coli* (ETEC) und vermitteln die wirtsspezifische Anheftung an Dünndarmepithelzellen. Hingegen kommen F18ab ausschließlich bei Stämmen vor, die bei Absetzferkeln die Ödemkrankheit hervorrufen (EDEC; edema disease *E. coli*).

CS 31A Dieses erstmals beim Typstamm CS 31 beschriebene Antigen bildet eine kapselähnliche Struktur aus und vermittelt die Bindung an N-Acetylneuraminsäure-haltige Rezeptoren. Bei ETEC vom Rind ist CS 31A oft mit dem F4-Antigen assoziiert. Häufig findet man CS 31A bei Stämmen, die bei Kälbern und Lämmern eine Septikämie auslösen, hier sind sie assoziiert mit den Fimbrienantigenen F17b bzw. F17c.

EsPA Das *E.-coli*-sezernierte Protein A (EsPA) bilden alle enteropathogenen *E. coli* (EPEC) und jene Shigatoxin-bildenden *E. coli* (STEC), die über die Pathogenitätsinsel locus of enterocyte effacement (LEE) verfügen. Alle LEE-positiven *E. coli* sind in der Lage, die sogenannten Attaching-and-effacing-Läsionen (AE-Läsion) hervorzurufen, gekennzeichnet durch ein Verstreichen der Mikrovilli am Ort der Bakterienanheftung (**Abb. 9.2**).

Der LEE kodiert u. a. ein T3SS. Sind LEE-positive *E. coli* in genügend hoher Konzentration im Darm, sezernieren sie nach Kontakt mit den Epithelzellen über das T3SS-Injektosom Proteine. Eine der ersten Strukturen, die auf diese Weise gebildet wird, ist das EsPA (*E. coli* secreted Protein A). Dieses Adhäsin vermittelt die initiale Anheftung der LEE-positiven *E. coli* an Darmepithelzellen, es folgt zeitnah eine sehr enge Interaktion zwischen Erreger und Wirt durch das nicht fimbriale Adhäsin Intimin. Erst nach diesem Schritt werden weitere funktionelle prokaryontische Proteine (S. 195) in die Wirtszelle injiziert. Die Fähigkeit von EPEC zur Auslösung der AE-Läsion wird in vitro in der Zellkultur durch den Nachweis der Aktinakkumulation unterhalb der Bakterienkolonien geführt (**Abb. 9.2**).

Lpf Long polar Fimbriae kommen sowohl bei EPEC als auch bei STEC vor. Über ihre Bindungsspezifität liegen noch wenige Daten vor.

AIDA-I Das Adhäsin für diffuse Adhärenz (AIDA-I) wurde sowohl bei EDEC als auch porcinen ETEC nachgewiesen. Neuere Ergebnisse deuten darauf hin, dass AIDA-I die Anheftung im Mukus oberhalb der Darmepithelzellen vermit-

Tab. 9.2 Zusammenfassung der wichtigsten *E.-coli*-Pathovaren und Virulenzfaktoren. Die Bedeutung der einzelnen Pathovaren für die jeweilige Tierart ergibt sich aus dem Inhalt des Buchkapitels.

Pathotyp	Virulenzfaktoren/Adhäsine	Toxine	Häufige Serovare*	Typische Infektionskrankheit
intestinal pathogene *E. coli* (InPEC)				
enteropathogene *E. coli* (EPEC)	• *E. coli* secreted protein A (EsPA) • Intimin • long polar fimbriae (Lpf) • adherence fimbriae/rabbit 1 (AF/R1) • porcine attaching and effacing associated (Paa)	• Lymphostatin (LifA) • Serinprotease (EspP) • *E. coli* secreted proteins (EsP) F, G, H	O2, O5, O13:H2, O15: NM, O25:H11, O26: NM**/H11, O45, O103:H2, O111:NM/H2, O119, O128, O145	Diarrhö (Kaninchen, Kalb, Schwein, Hund, Katze)
enterotoxische *E. coli* (ETEC)	• Fimbrien (F4, F5, F6, F17b, F18ac, F41) • porcine attaching and effacing associated (Paa) • Adhäsin für diffuse Adhärenz (AIDA-I)	• hitzelabile Enterotoxine (LT-I; LT-II) • hitzestabile Enterotoxine (ST-Ia, ST-Ib, ST-II) • hitzestabiles *E.-coli*-Enterotoxin (EAST 1) • α-Hämolysin (α-Hly)	O8, O9, O45, O64, O20, O101, O108, O138, O139, O141, O147, O149, O157	sekretorische Diarrhö (Kalb, Saugferkel, Lamm, Ziege, Hund, Katze)
Shigatoxin-bildende *E. coli* (STEC)	• *E.-coli*-sezerniertes Protein A (EspA) • Intimin • EHEC factor of adhesion 1 (Efa-1) • long polar fimbriae (Lpf)	• Shigatoxin (Stx; Stx1, Stx2) • Enterohämolysin (EHly) • Serinprotease (EspP) • *E. coli* secreted proteins (Esp) F, G, H	O5:NM, O26:NM/H11, O91:NM, O111:NM/H2/H8, O103:H2, O145:H28, O118:NM/H16, O157:NM/H7	(osmotische) Diarrhö (Kalb, Lamm, Ziege, Dammwild; sporadisch Hund, Katze)
Ödemkrankheits-*E.-coli* (EDEC) (ED: edema disease)	• F18ab • Adhäsin für diffuse Adhärenz (AIDA-I)	• Shigatoxin 2e (Stx2e) • α-Hämolysin (α-Hly)	O138, O139, O141, O147, O157	Absetzferkel
extraintestinal pathogene *E. coli* (ExPEC)				
uropathogene *E. coli* (UPEC)	• P-Fimbrien (Pap) • Typ-I-Fimbrien (Fim) • S-Fimbrien (Sfa)	• α-Hämolysin (α-Hly) • Zytonekrose-Faktor (CNF1) • sezerniertes Autotransporter-Toxin (Sat)	O1, O2, O4, O6, O18, O25, O74	Zystitis, Pyelonephritis (Hund, Katze), CM beim Schwein
aviäre pathogene *E. coli* (APEC)	• Typ-I-Fimbrien (Fim) • temperatursensitives Hämagglutinin (Tsh) • P-Fimbrien (Pap)	• vakuolisierendes Autotransporter-Toxin (Vat)	O1:H1/H2, O2:H1/H2/H5, O18, O78	systemische Infektionen beim Wirtschaftsgeflügel
septikämische *E. coli* (SEPEC)	• Fimbrien (F17b, F17c) • CS 31A		O78:K80	Septikämie bei Kälbern und Lämmern

*: Der Nachweis der jeweiligen Serovare hat keine sichere Assoziation mit dem Auftreten des genannten Pathovaren. Auch kommen bestimmte Serovare bevorzugt bei bestimmten Wirten vor, und es bestehen regionale Unterschiede. Insgesamt ist die diagnostische Spezifität der Serotypisierung zwar hoch, aber die Sensitivität im Hinblick auf den Nachweis des jeweiligen Pathotyps ist gering, weshalb eine ätiologische Diagnostik i. d. R. den zusätzlichen Nachweis von Virulenzfaktoren erfordert.

**: NM: non-motile (nicht beweglich, i. d. R. sind die Flagellengene dieser E. coli verändert, weshalb die jeweiligen Stämme unbeweglich sind, oft aber veränderte Flagellen exprimieren, die von den spezifischen Antiseren nicht detektiert werden. Deshalb bezeichnet man sie als „NM" und nicht als „H-".

telt. In der Folge können die entsprechenden *E. coli* einen Biofilm ausbilden, der ihnen Kolonisierungsvorteile verschafft.

Efa-1 Der EHEC factor of adhesion 1 wurde bei STEC-Isolaten nachgewiesen und vermittelt bei Rindern die Adhäsion an Dickdarmepithelzellen.

Paa Das als porcine attaching and effacing associated bezeichnete Adhäsin wurde ursprünglich bei porcinen EPEC nachgewiesen. Es soll die Anheftung im Darm älterer Schweine vermitteln (postweaning diarrhea), kommt jedoch auch bei porcinen ETEC vor, und zwar im Zusammen-

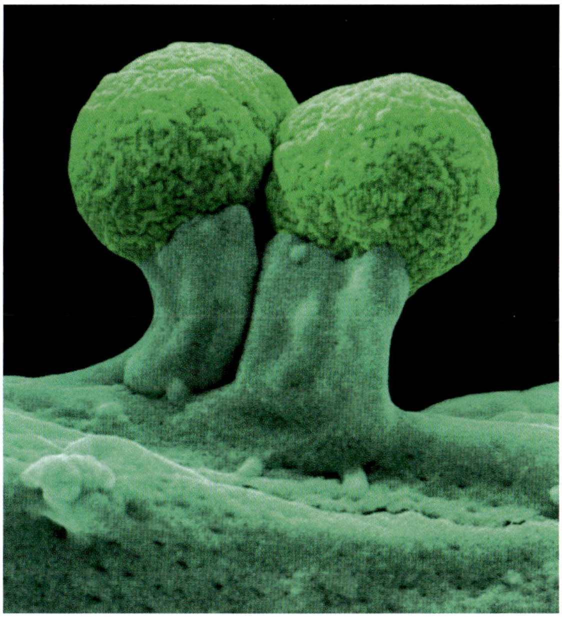

Abb. 9.2 Interaktion enteropathogener *Escherichia coli* (EPEC) mit Epithelzellen: AE-Läsion. [Prof. Dr. M. Rohde, Helmholtz-Zentrum für Infektionsforschung]

hang mit Durchfallerkrankungen in der Phase nach dem Absetzen.

Intimin Das äußere Membranprotein Intimin ist ein sekundärer Adhäsionsfaktor jener InPEC, die bei Darmepithelzellen eine AE-Läsion induzieren (EPEC und jene STEC, die einen LEE besitzen). Der LEE kodiert neben dem o. g. T3SS u. a. das Intimingen *eae* (*E. coli* attaching and effacing). Nach der initialen über EspA vermittelten Adhäsion sezernieren die Bakterien über das T3SS ihren eigenen Rezeptor, den Tir (translocated intimin receptor) in die Wirtszelle. Nun dockt Intimin an Tir und interagiert direkt mit den Wirtszellen. Die Bakterien injizieren über das T3SS-Injektosom weitere Proteine in die Wirtszellepr, und diese manipulieren dort bestimmte Signaltransduktionsketten, die letztlich zum Durchfall führen.

Toxine

LT (hitzelabile Enterotoxine) Die B-Untereinheiten der plasmidkodierten Enterotoxine vermitteln über die zellulären Ganglioside GM1 und GD1b die Aufnahme in Darmepithelzellen, dort entfaltet die A-Untereinheit ihre enzymatische Wirkung. LT ist eine ADP-Ribosyltransferase, sie überträgt einen ADP-Ribosylrest vom NAD auf die A-Untereinheit aktivierter G-Proteine, die an der basolateralen Membran die Adenylatzyklase reguliert. Aufgrund der resultierenden Daueraktivierung der Adenylatzyklase steigt der intrazelluläre cAMP-Spiegel, was letztlich zur Aktivierung des wichtigsten Chloridkanals der Darmepithelzellen führt, dem cystic fibrosis transmembrane conductance regulator (CFTR). Dessen Phosphorylierung induziert eine erhöhte Cl-Sekretion, durch diese Hypersekretion entsteht der Durchfall. LT kann ebenfalls die Prostaglandinsynthese anregen und somit das enterale Nervensystem stimulieren. Beide beschriebenen LT-Wirkungen führen letztlich zu einer erhöhten Sekretionsleistung bei verminderter Absorption (sekretorische Diarrhö).

ST (hitzestabile Enterotoxine) Es werden zwei Toxine unterschieden, STa und STb, wobei das STa mit 18–19 Aminosäuren kein Antigen ist. Es bindet an die membranständige Guanylatzyklase, deren Daueraktivierung die intrazelluläre cGMP-Konzentration steigert. Dies führt zu einer Aktivierung cGMP-abhängiger Kinasen, es resultiert eine Netto-Sekretion. Das größere Protein STb (48 Aminosäuren) erhöht den zytosolischen Ca^{++}-Spiegel, stimuliert die Freisetzung von Serotonin und die Sekretion von Prostaglandin E2. Additiv erhöhen alle Mechanismen die Sekretion dramatisch.

Stx (Shigatoxine) Wie das LT ist auch das Stx ein typisches A_1:B_5-Toxin mit einer enzymatisch aktiven A- und 5 Bindungs-(B-)Untereinheiten. Nach der Bindung an die Glykolipide Globotriaosylceramid (Gb_3; Stx1 und Stx2) bzw. Globotetraosylceramid (Gb_4; Stx2e) wird das Holotoxin rezeptorvermittelt endozytiert in das Zytosol aufgenommen und dort retrograd über den Golgi-Apparat zum endoplasmatischen Retikulum transportiert. Die mittels Furinspaltung aktivierte A-Untereinheit bindet an 28S ribosomale RNA, spaltet einen Adeninrest ab und unterbindet so durch Unterbrechung der Peptidelongation die Proteinbiosynthese, sodass die eukaryontische Zelle stirbt. Zwei Stx-Varianten sind bekannt, Stx1 und Stx2, die ca. 55 % Ähnlichkeit auf Proteinebene zeigen. Während das Stx2e beim Schwein durch die Zerstörung von Endothelzellen die Ödemkrankheit auslöst, scheinen die Shigatoxine bei den häufig vorkommenden bovinen Stämmen keine prominente Schadwirkung zu haben.

EsP (*E. coli* secreted proteins) F, G und H Diese Proteine werden nach der Intimin-vermittelten engen Adhäsion über das T3SS des LEE in die Darmepithelzellen injiziert. Dort induzieren sie über Signaltransduktions-Ketten eine Vielzahl von Ereignissen, die letztlich über eine Lockerung der Tight Junctions zu einer Permeabilitätserhöhung im Darm führen. Die induzierte Entzündung führt zu einer vermehrten Einwanderung polymorphkerniger Leukozyten in das Darmlumen, wodurch Adenosin-Rezeptoren aktiviert werden. So erhöht z. B. die Aufregulierung des Galanin-1-Rezeptors die Empfindlichkeit gegenüber dem Neuropeptid Galanin, wodurch die Sekretion der Darmepithelzellen steigt (kombinierte osmotische und sekretorische Diarrhö).

Virulenzfaktoren extraintestinaler E.-coli-Pathovare

Adhäsine

CS 31A Dieses Adhäsin wurde bereits weiter oben besprochen.

P-Fimbrien (Pap; Pyelonephritis-assoziierte Pili) P-Fimbrien kommen typischerweise bei UPEC vor, werden dort als der entscheidende Anheftungsfaktor angesehen und sind auf Pathogenitätsinseln kodiert. Das an der Spitze befindliche Adhäsin vermittelt eine Gal-α4-Gal-β-spezifische

Bindung an Harnwegsepithel. Nach erfolgreicher Infektion wird die P-Fimbrien-Expression im Rahmen der Umgehung der Antikörperantwort herunter reguliert (Phasenvariation).

S-Fimbrien (Sfa) S(Sialyl-Galaktosid-spez.)-Fimbrien werden bei etwa 50 % der UPEC-Stämme nachgewiesen und vermitteln die Anheftung der Erreger an Gefäßendothelzellen und Epithelzellen unterschiedlicher renaler Strukturen. Eine besondere pathogenetische Bedeutung kommt den S-Fimbrien bei der Entstehung der Neugeborenen-Meningitis des Menschen zu, aber auch *E. Coli*, die von Schweinen mit Septikämien isoliert werden, exprimieren diesen Fimbrientyp.

Typ-I-Fimbrien Annähernd 100 % aller *E.-coli*-Stämme bilden diese Fimbrien aus, deren Rezeptorspezifität durch Mannose gehemmt werden kann (Mannose-sensitive Anheftung). Neben der primären Anheftung an Harnwegsepithelzellen sollen Typ-I-Fimbrien auch das Überleben von *E. coli* in Makrophagen verlängern können.

Tsh (temperatursensitives Hämagglutinin) Tsh ist ein mannoseresistentes Hämagglutinin, das einer Temperaturregulation unterliegt (optimale Expression bei 26 °C) und insbesondere bei hochvirulenten APEC-Stämmen nachgewiesen wird. Tsh zählt zu den Serin-Protease-Autotransportern der *Enterobacteriaceae* (SPATEs), die z. B. als Adhäsine, Proteasen, Hämagglutinine, Zytotoxine oder auch Zellinvasionsproteine diverse virulenzassoziierte Funktionen aufweisen. Als Autotransporter regelt Tsh seine eigene Sekretion, indem es mit seiner 33 kDa großen Domäne $Tsh_{ß}$ eine Pore in der äußeren Membran ausbildet, durch die die 106 kDa große Transportdomäne Tsh_{S} auf die Zelloberfläche sezerniert wird.

F17b und F17c sowie CS 31A Sie vermitteln zwar eine Anheftung an Dünndarmzellen, aber es wird angenommen, dass die entsprechenden nekrotoxischen *E. coli* (NTEC) aufgrund dieser initialen Anheftung die Fähigkeit besitzen, sich über die Submukosa und den Blutweg systemisch ausbreiten zu können. Die Eintrittspforte der NTEC ist demnach der Darm, die Krankheitssymptome sind jedoch generalisiert. Da Septikämien insbesondere bei Wiederkäuer-Neonaten infolge von Nabelinfektionen vorkommen, ist anzunehmen, dass diese beiden Adhäsine auch während der initialen Wundinfektion eine Rolle spielen.

Toxine

CNF1 Dieses chromosomal kodierte Protein (114 kDa) von *E. coli* aktiviert Rho-abhängige GTPasen, wodurch die infizierten eukaryontischen Zellen ihr Zytoskelett rearrangieren und eine Vielzahl von Immunmodulatoren sezernieren. In den Harnwegen resultiert ein Entzündungsgeschehen, dass die Persistenz der UPEC erhöht.

Sat (sezernierte Autotransporter-Protease) Ähnlich wie Tsh gehört Sat (107 kDa) zur Familie der SPATE und wird über die innere Membran transloziert. Sat ist signifikant assoziiert mit UPEC und stellt ein vakuolierendes Zytotoxin dar, das einen zytopathischen Effekt auf Epithelzellen von Harnblase und Niere ausübt.

Weitere virulenzassoziierte Faktoren bei extraintestinal pathogenen E. coli

Eine Vielzahl weiterer virulenzassoziierter Faktoren sind mit ExPEC-Pathovaren assoziiert, so fungieren z. B. neben dem LPS die Polysaccharidantigene (v. a. K1, K2) bei APEC und UPEC als Protektine, das Serumresistenzprotein Iss (increased serum survival) ist zudem mit der Virulenz von APEC-Stämmen assoziiert. ExPEC-Pathovare produzieren in unterschiedlichem Maße die Eisenchelatoren (Siderophore) Enterobaktin, Aerobaktin, Yersiniabaktin und Salmochelin, verschiedene Siderophorenrezeptoren (FyuA: ferric Yersinia uptake; IroN: iron receptor) sowie den Hämin-Transporter ChuA (*E. coli* haem utilisation). Während bei APEC oftmals das sogenannte ColV-Plasmid nachgewiesen werden kann, auf dem u. a. die Gene für Tsh, Iss, IroN und Aerobaktin lokalisiert sein können, ist ein großer Teil der von UPEC exprimierten Virulenzfaktoren auf verschiedenen Pathogenitätsinseln kodiert.

Infektionskrankheiten hervorgerufen durch intestinal pathogene E. coli (InPEC)

E.-coli-Diarrhö der Ferkel

Synonym: Colidiarrhö

Ätiologie In der angloamerikanischen Literatur werden *E.-coli*-bedingte Durchfallerkrankungen nach Alter der Ferkel in „Neonatal *E. coli* Diarrhea", hervorgerufen durch *E. coli* im Alter bis zum 4. Lebenstag, „Young Piglet Diarrhea" im Alter zwischen 4. Lebenstag und dem Absetzen und „Postweaning Diarrhea" eingeteilt. Tatsache ist, dass der Immunstatus der Ferkel unmittelbar mit der Empfänglichkeit gegenüber InPEC assoziiert ist und dass das Absetzen (S. 197) den größten Einfluss auf die Mikrobiota hat, weshalb hier nur zwei Zeitabschnitte beschrieben werden.

Erreger dieser Infektionskrankheit der Saugferkel sind wirtsspezifische ETEC. Häufigste O-Antigen-Serovaren sind O8, O108, O138, O139, O141, O147, O149 und O157, die nachgewiesenen Fimbrien-Serovare sind F4, F5, F6 und F41. Es treten unterschiedliche Kombinationen der einzelnen Faktoren auf, ein Umstand, der bei der ätiologischen Diagnostik unbedingt berücksichtigt werden muss, insbesondere im Hinblick auf eine Impfprophylaxe.

Klinik Entsprechend der Pathogenese (sekretorische Diarrhö) sind die Fäzes wässrig-breiig und von gelblicher Farbe. Aufgrund der starken Hypersekretion werden die Tiere in kurzer Zeit exsikkotisch und somit apathisch. Verlaufen die Infektionen nicht foudroyant, so ist das Krankheitsbild milder, die Ferkel magern ab und sind struppig, sie verlieren ihre rosige Hautfarbe. Abhängig von der Krankheitsintensität, der Haltungs- und Fütterungshygiene schwanken Morbidität und Mortalität stark.

Diagnose und Differenzialdiagnose Bei Saugferkeln sind ETEC-Infektionen die häufigste Ursache für wässrigen Durchfall. Eine aussagefähige Diagnose kann ausschließlich mikrobiologisch durch den Nachweis der Virulenzfaktoren gestellt werden. Dazu müssen Kotproben von akut kranken Ferkeln gewonnen werden, verendete Ferkel sollten umgehend an ein pathologisches Labor gesendet werden, das dann in Zusammenarbeit mit einem mikrobiologischen Labor die ätiologische Diagnose anhand der fehlenden pathologischen Veränderungen im Dünndarm sowie des ETEC-Nachweises stellen kann.

Differenzialdiagnostische Infektionskrankheiten sind TGE, EVD, Rotavirusinfektionen, nekrotisierende Enteritis, Kokzidiose und Strongyloidose. Weiterhin sollten Puerperalstörungen der Sauen beachtet werden sowie bei älteren Tieren Fütterungsfehler bzw. die Futterqualität.

Therapie und Prophylaxe Die entscheidende und unverzüglich einzuleitende Therapie besteht aus einem Ausgleich des Flüssigkeits- und Elektrolytverlustes. Ferner muss eine Auskühlung der Ferkel verhindert werden. Das Gesäuge der Muttersau ist von Kotverschmutzungen zu säubern. Der Einsatz von Antibiotika ist höchst umstritten: Die tatsächlich im Darm erreichte Antibiotikakonzentration ist ungewiss, insbesondere bei akuten Durchfallerkrankungen. Weiterhin werden mit Antibiotika auch solche Anteile der Mikrobiota beeinflusst, die bei der Verdrängung der ETEC nützlich sind. Zuletzt birgt jegliche Applikation von Antibiotika die Gefahr der Selektion sekundärer Antibiotikaresistenzen.

Die beiden Säulen der Prophylaxe sind Hygiene (Reinigung, Desinfektion, Rein-Raus-Management) sowie die aktive Schutzimpfung der Muttersauen, denn Saugferkel werden optimal über neutralisierende kolostrale Antikörper dadurch geschützt, dass die Muttersauen im letzten Drittel der Trächtigkeit zweimal im Abstand von 2–3 Wochen geimpft werden. Die Ferkel nehmen dann in den ersten Lebensstunden vor dem „Gut Closure" hinreichend Antikörper auf, um einen Schutz aufbauen zu können. Kommerzielle Impfstoffe stehen zur Verfügung, sie enthalten einige der genannten O-Varen sowie Fimbrien und Toxoide als Antigene. Das STa ist allerdings aufgrund seiner geringen Molekülgröße kein Antigen, weshalb es in Impfstoffen nicht enthalten ist. Wie oben beschrieben, kann jedoch auch eine Vielzahl von ETEC-Varianten vorkommen. Daher müssen Impfprogramme durch eine mikrobiologische Statuskontrolle abgesichert sein. Werden ETEC-Varianten als ursächlich beteiligt erkannt, deren Virulenzfaktoren nicht durch kommerzielle Impfstoffe abgedeckt sind, besteht nach § 17 des Tiergesundheitsgesetzes die Möglichkeit der Herstellung bestandsspezifischer Impfstoffe. Neben dieser aktiven gibt es auch Möglichkeiten der passiven Immunisierung durch die Zufütterung von Immunglobulinpräparaten.

Eine prophylaktische Gabe von Antibiotika widerspricht den Leitlinien für den sorgfältigen Umgang mit antibakteriell wirksamen Tierarzneimitteln und ist obsolet.

E.-coli-Diarrhö der Absetzferkel

Ätiologie Auch hier dominieren die ETEC, das Serovaren-Spektrum entspricht dem o. g. Allerdings treten mit F4, F18ac, Paa und AIDA-I andere Fimbrientypen auf. Neben den Enterotoxinen LT und ST besitzen viele der hier nachgewiesenen ETEC zusätzlich das Shigatoxin 2e (Stx2e), das ursächlich für die Pathogenese der Ödemkrankheit (S. 197) verantwortlich ist, hingegen nicht als Auslöser von Durchfall angesehen wird. Der Nachweis solcher Stämme erklärt das parallele Vorkommen von *E.-coli*-Diarrhö und Ödemkrankheit. Bei Tieren dieser Altersgruppen rufen zusätzlich auch EPEC-Stämme Durchfälle hervor. Die Fähigkeit der porcinen EPEC zur Auslösung der AE-Läsion ist in **Abb. 9.2** anhand der Infektion porciner intestinaler Epithelzellen wiedergegeben.

Klinik Die Durchfallerkrankungen treten kurz nach dem Absetzen auf, denn durch diesen in der kommerziellen Tierhaltung unnatürlich früh initiierten Vorgang ändert sich die intestinale Mikrobiota drastisch, und Pathogene können so ihre höhere Nischenadaptationsfähigkeit gegenüber der autochthonen Flora ausnutzen.

Diagnose und Differenzialdiagnose Mit zunehmendem Alter und der einhergehenden Änderung der Darmmikrobiota ändern sich auch die Differenzialdiagnosen. Nun muss an Spirochäten-bedingte Durchfälle, Dysenterie, die porcine proliferative Enteropathie sowie die Salmonellose gedacht werden. Mischinfektionen sind nicht selten, hier ist die Diagnostik besonders anspruchsvoll.

Therapie und Prophylaxe Das frühe Absetzen führt zu einer immunologischen Lücke, denn die laktogene Immunität reicht nicht mehr aus, und die lokale Darmimmunität ist noch nicht vollständig entwickelt. Impfungen der Tiere vor dem frühen Absetzalter wiederum sind problematisch, da kolostrale Antikörper neutralisiert werden können. Trotzdem ist die Kolostrumversorgung unmittelbar nach der Geburt sehr wichtig, denn systemische Antikörper können bei Alterationen der Darmschranke infolge der EPEC-Infektionen (AE-Läsion) in das Darmlumen eindringen. Die wichtigste Prophylaxe ist neben der Hygiene ein optimales Fütterungsmanagement, das ein vermehrtes Wachstum der pathogenen *E. coli* verhindert. Impfungen sehr junger Ferkel sind in der Entwicklung.

Ödemkrankheit der Absetzferkel

Ätiologie Die Erreger der Ödemkrankheit (edema disease, deshalb EDEC) gehören vorwiegend den O-Antigen-Serovaren O138, O139 und O141 an, vereinzelt werden O147 und O157 sowie mit den gängigen Seren nicht typisierbare EDEC-Stämme isoliert. Die meisten EDEC bilden zudem α-Hämolysin. EDEC besitzen F18ab- sowie AIDA-I-Fimbrien und bilden das Shigatoxin 2e (Stx2e). Wie bereits bei der Saugferkeldiarrhö beschrieben, kommt auch eine Vielzahl (16,1–57,7 %) unterschiedlicher Stämme vor, die zusätzlich Enterotoxine bilden.

Pathogenese Begünstigt durch fehlerhaftes Fütterungsmanagement vor und während des Absetzens vermehren sich EDEC sehr stark, zudem führt das frühe Absetzen zu einer immunologischen Schutzlücke. F18ab-Fimbrien vermitteln die Anheftung an Dünndarmepithelzellen, die EDEC-Kolonisierung wird durch AIDA-I verstärkt und die große Anzahl von EDEC ermöglicht die Bildung großer Mengen des Stx2e, das über einen nicht geklärten Mechanismus trans- oder parazellulär in die Submukosa und schließlich in die Blutgefäße gelangt. So verbleiben die EDEC im Darm, aber über die Toxämie wird das Stx2e systemisch verteilt, u. a. kann es die Blut-Hirn-Schranke passieren. Je nachdem, in welchem Organ durch die Schädigung der Endothelzellen Ödeme auftreten, variieren die Symptome.

Klinik Die Ödemkrankheit tritt in den ersten beiden Wochen nach dem Absetzen auf, bevorzugt bei sehr gut entwickelten Ferkeln, da deren Fressverhalten die *E.-coli*-Vermehrung fördert. Immer häufiger wird über Krankheitsfälle zu späteren Zeitpunkten berichtet. Typisch sind Ödeme am Nasenrücken, an den Augenlidern und am Unterbauch. Lungenödeme führen zu Dyspnoe, Ödeme im Gehirn bedingen ZNS-Symptome (Ataxie, Paresen, Hyperekplexia), die Ferkel geben veränderte Laute von sich. Fieber tritt nicht auf!

Diagnose und Differenzialdiagnosen Da die Mehrzahl der EDEC anhand ihrer Hämolyse und O-Antigene nachweisbar ist, hat die konventionelle Diagnostik eine gute Spezifität bei mäßiger Sensitivität. Sind jedoch EDEC-Varianten ursächlich an der Krankheit beteiligt, können diese nur durch den spezifischen Nachweis der Virulenzfaktoren Stx2e und F18ab detektiert werden. Da beide Faktoren in vitro schwach exprimiert werden, erfolgt in der Regel der Gennachweis mittels PCR.

Aufgrund der ZNS-Symptome kommen als Differenzialdiagnosen Streptokokken-Meningitis (*S.-suis*-Infektion), Aujeszky-Krankheit, Teschener Krankheit, Schweinepest, Otitis media und eine Kochsalzvergiftung infrage. Diesen Krankheiten fehlen aber die typischen Ödeme.

Therapie und Prophylaxe Entscheidend sind ein professionelles Fütterungsmanagement und eine gute Immunität gegen Stx2e bzw. F18ab-Fimbrien. Plötzliche Futterwechsel müssen vermieden werden, die aufgenommene Futtermenge ist langsam zu steigern, der Rohfasergehalt hoch zu halten. Diese restriktive Fütterung ist die wichtigste Prophylaxe, steht aber den ökonomisch gewünschten hohen täglichen Gewichtszunahmen diametral gegenüber. Es steht eine rekombinante Stx2e-Toxoid-Vakzine mit hoher Wirksamkeit zur Verfügung, die einmalig ab einem Alter von 4 Tagen parenteral appliziert wird.

Es gibt auch Ansätze, Rassen zu züchten, denen der F18ab-Rezeptor fehlt. Diese prinzipiell zielgerichtete Strategie erweist sich jedoch als sehr schwierig, denn einerseits unterliegen posttranslationale Modifikationen wie Glykosylierungen nicht der Ein-Gen-Ein-Protein-Hypothese, zum anderen können rezeptorassoziierte Loci mit anderen Eigenschaften gekoppelt sein, die wichtige Funktionen vermitteln.

E.-coli-Diarrhö der Kälber

Synonym: Colidiarrhö

Bei Neonaten spielen ETEC (F5, F17b, F41, ST; sekretorische Diarrhö) die entscheidende Rolle, während bei älteren Tieren (2–8 Wochen) eher EPEC (EsPA, Intimin, EsPE, F und G) als STEC (Stx, partiell zusätzlich EsPA, Intimin, EsPE, F und G) Durchfall auslösen können. Aufgrund ihrer Fimbrien (insbesondere F5, partiell auch F17b, F41) sind auch die bovinen ETEC wirtsspezifisch, hingegen müssen die EPEC und STEC als potenzielle Zoonose-Erreger eingeschätzt werden. Die häufigsten O-Varen der ETEC sind O8, O9, O20 und O101, die EPEC sind bislang kaum untersucht. Die Pathogenese entspricht den bereits erwähnten Vorgängen, allerdings exprimieren bovine ETEC fast ausschließlich ST. Aus experimentellen Infektionsversuchen schließt man, dass für die Auslösung des Durchfalls durch STEC und EPEC die Fähigkeit zur Ausbildung der AE-Läsion im Vordergrund steht, während das Stx kaum von Bedeutung ist.

Therapie und Prophylaxe Therapeutisch müssen Dehydratation, Hämokonzentration, metabolische Azidose, Hyperkaliämie und Hypoglykämie ausgeglichen werden, eine antiinfektive Therapie ist in der Regel nicht indiziert. Prophylaktisch haben sich ETEC-Muttertiervakzinationen mit den entsprechenden Fimbrien und Toxoiden seit den 1980er-Jahren bewährt. Impfstoffe gegen EPEC und STEC stehen nicht zur Verfügung. In Kanada und den USA werden Kühe gegen das STEC-Serovar O157:H7 geimpft. Der Impfstoff besteht aus den vom T3SS des LEE in den Bakterienüberstand sezernierten Proteinen. Da eine hohe Kreuzreaktivität zwischen den LEE-sezernierten Proteinen einzelner STEC-Serovare besteht, könnte theoretisch auch eine Schutzwirkung gegen andere LEE-positive EPEC und STEC erzielt werden. Daten liegen dazu noch nicht vor.

Intestinale E.-coli-Infektion beim Kaninchen

EPEC-Infektionen (AF/R1, EsPA, Intimin, EsPF, G und H), werden für 25–40 % der durch Durchfall bedingten Verluste in Kaninchenzuchten verantwortlich gemacht. Einige Autoren bezeichnen die Stämme auch als rEPEC (rabbit EPEC; Typstamm RDEC-1), insbesondere wenn diese das Adhäsin AF/R1 exprimieren. Die wichtigsten O-Varen sind O15, O26 und O103. In Ausbruchsituationen sind Jungtiere im Alter von 3–12 Tagen am stärksten betroffen, hier kann die Mortalität innerhalb von ein bis zwei Tagen 100 % erreichen. Auch 5–14 Tage nach dem Absetzen treten Krankheitshäufungen auf, die Verläufe sind aber milder (5–20 % Mortalität). Die Zahlen verdeutlichen die enorme gesundheitliche Bedeutung von EPEC bei Kaninchen. Hohe zäkale Konzentrationen freier Fettsäuren (70 mmol/kg) sowie niedrige pH-Werte (< 6,5) verhindern die initiale *E.-coli*-Vermehrung sehr wirksam, weshalb die Fütterung einen großen prophylaktischen Effekt hat. Die Diagnose muss den spezifischen Nachweis von EPEC beinhalten, aufgrund des oft foudroyanten Verlaufs kann eine antiinfektive Therapie indiziert sein. In Deutschland sind keine Impfstoffe zugelassen, experimentelle Impfversuche der Häsin verliefen bislang wenig erfolgversprechend.

Intestinale E.-coli-Infektion bei Ziege, Schaf, Hund und Katze

Auch bei diesen Tierarten, insbesondere bei Jungtieren, können ETEC und EPEC für Durchfälle verantwortlich sein, Ausbrüche sind aber selten. Allerdings liegen keine epidemiologisch fundierten Daten vor, weshalb an dieser Stelle auf die Nennung von O-Varen verzichtet wird. In Deutschland sind derzeit keine Impfstoffe zugelassen. Generell gilt, dass eine antiinfektive Therapie nur indiziert ist, wenn schwere Störungen des Allgemeinbefindens (Hinweis auf eine systemische Infektionskrankheit) vorliegen. Durchfallerkrankungen sind prinzipiell symptomatisch zu behandeln, d. h., dass Dehydratation, Hämokonzentration, metabolische Azidose, Hyperkaliämie und Hypoglykämie ausgeglichen werden müssen.

Infektionskrankheiten hervorgerufen durch extraintestinal pathogene E. coli (ExPEC)

Postpartales Syndrom der Sauen

Synonyme: Metritis-Mastitis-Agalaktie(MMA)-Syndrom, Postpartum Dysgalactia Syndrome (PPDS or PDS), Periparturient Hypogalactia Syndrome (PHS), Colifome Mastitis (CM)

Ätiologie, Pathogenese, Epidemiologie und Klinik Mit einer Prävalenz von 0,5–60,0 % (durchschnittlich 13 %) ist das postpartale Syndrom der Sauen weltweit von sehr großer Bedeutung. Der Begriff ist Ausdruck der Tatsache, dass diese Krankheit nicht klar definiert ist, weshalb auch keine klare Ätiologie bekannt ist. Zwar haben die Fütterung und die Haltung von Sauen auch einen Effekt auf die Häufigkeit der Diagnose, aber es handelt sich definitiv um eine Infektionskrankheit, und stets sind *Enterobacteriaceae* beteiligt (*Escherichia*, *Klebsiella*, *Enterobacter* und *Citrobacter*). Hauptsächlich werden *E. coli* nachgewiesen, es handelt sich um ExPEC, deren Virulenzeigenschaften nicht klar definiert sind. Klinisch kennzeichnend ist eine Störung des Allgemeinbefindens, Fieber sowie Agalaktie 12–48 Stunden post partum, allerdings treten häufig auch Metritis und Mastitis auf.

Als Eintrittspforte für die Erreger werden Mamma (galaktogen) und Zervix (urogenital) diskutiert. Manche Autoren gehen auch von einer aszendierenden *E.-coli*-Zystitis (HWI) aus, in deren Folge sich *E. coli* über den Blutweg systemisch ausbreiten können. Die Henle-Koch-Postulate sind für beide Annahmen erfüllt, sei es, dass die intrauterine, intravenöse, intramammäre oder subkutane Applikation von *E.-coli*-LPS typische Symptome der CM hervorrufen kann oder dass *E. coli* ein Mastitiserreger ist. Die isolierten *E.-coli*-Stämme konnten bislang keinem bekannten Pathovar zugeordnet werden. Klinisch ist die zentrale Hypo- oder Agalaktie indirekt über die erhöhte Saugaktivität der Ferkel sowie die zunehmende Abwehr der Ferkel durch die Muttersau zu erkennen. Ferkelmorbidität und -mortalität steigen. In diesem Zusammenhang werden innerhalb der ersten Lebenswoche Mortalitäten zwischen 5,0 % und 38,6 % beobachtet.

Diagnostik Ein Grundproblem der Diagnostik und damit auch der Bewertung ihrer ätiologischen Aussagekraft ist die Probenentnahme. *Enterobacteriaceae* kontaminieren wegen ihrer Ausscheidung mit dem Kot Mamma sowie Umgebung von Sauen und Ferkeln. Wird die Zitze getupfert oder wird eine Zervixtupferprobe nicht mit der gegebenen Sorgfalt entnommen, muss von einer kontaminierten Probe ausgegangen werden, die falsch positive Ergebnisse liefert. Bei der Entnahme von Milchproben zum Erregernachweis, was beim Vorliegen einer Agalaktie nur unter Oxytozin-Gabe möglich ist, sind die ersten Melkstriche zu verwerfen.

Prophylaxe Aus mikrobiologischer Sicht ist eine gute Geburtshygiene mit einem reduzierten Auftreten der CM assoziiert. Weiterhin gibt es Hinweise auf einen positiven Einfluss von stallspezifischen Vakzinen, kontrollierte Impfstudien sind den Autoren nicht bekannt.

Therapie Beim Nachweis ätiologisch relevanter *Enterobacteriaceae* aus der Mamma oder Zervix ist eine parenterale Antibiotikatherapie nach Auswertung des Antibiogramms einzuleiten. Tierärzte, die im Rahmen von Betreuungsverträgen Zuchtbetriebe professionell managen, sollten aufgrund eines fortwährenden Monitorings der Antibiotikaresistenzen der Erreger des jeweiligen Bestandes umgehend eine kalkulierte Antibiotikatherapie einleiten können.

E.-coli-Septikämie bei Rind und Lamm

Ätiologie, Pathogenese, Epidemiologie und Klinik Die Krankheit tritt vorwiegend bei Kälbern in der ersten Lebenswoche auf, ist aber auch bei Lämmern beschrieben. Der Grund ist eine mangelnde Kolostralversorgung der Kälber, wodurch die IgG-Konzentration im Blut der Neugeborenen zu gering ist. Werden solche Tiere mit einem septikämischen *E. coli* infiziert (typische Eigenschaften: CS31A, F17b oder F17c, Aerobaktin-Produzent), kann es zur Septikämie mit hoher Letalität bzw. lebensschwachen Tieren kommen. Im Infektionsmodell können kolostrumfrei aufgezogene Tiere auch nach oraler Infektion mit SEPEC eine Septikämie ausbilden. Dies kommt auch unter natürlichen Bedingungen vor, allerdings gilt der Nabel als die wichtigste Eintrittspforte. Typische klinische Zeichen sind neben hohem Fieber eine Polyarthritis, Meningitis sowie seltener eine Uveitis und Nephritis. SEPEC werden hauptsächlich über nasale und orale Sekrete sowie Kot und Urin ausgeschieden. Die Krankheit galt in Deutschland lange Zeit als nicht mehr relevant, durch die zunehmende Mutterkuhhaltung tritt sie aber wieder häufiger auf, in der Regel sporadisch, abhängig von der Ausscheidungsrate und -höhe sowie der Kolostralversorgung auch in Clustern oder sogar als Ausbruch.

Prophylaxe und Therapie Als Prophylaxe steht die ausreichende Kolostrumversorgung im Mittelpunkt, da diese Infektionskrankheiten nicht bei derart versorgten Kälbern und Lämmern auftreten. Die Therapie hatte früher zum Ziel, die Bakterien mittels antimikrobieller Wirkstoffe abzutöten und den Endotoxinschock durch Flüssigkeits- und Elektrolytversorgung abzufangen. Neuere Ansätze verfolgen die Unterbindung früher hämatologischer Änderungen durch den Einsatz von Zyklooxygenase-Inhibitoren kombiniert mit Dexamethason. Endotoxin-Antikörper wären das Mittel der Wahl, sind aber nicht ökonomisch.

Mastitis beim Rind

Ätiologie, Pathogenese, Epidemiologie und Klinik Mit Ausnahme einer erhöhten Serumresistenz herrscht über die besonderen Virulenzeigenschaften der Mastitisstämme

Unklarheit. Insgesamt hat durch die verbesserte Desinfektion im Rahmen des Melkvorganges die Bedeutung von *E. coli* zugenommen, denn die durch Kontaminationen übertragenen grampositiven Kokken werden dadurch reduziert. Hingegen ist die Zitzendesinfektion nach dem Melkvorgang gegen *E.-coli*-Infektionen unwirksam. Mastitiden sind ein sehr komplexes Thema, weshalb sie hier im Detail nicht abgehandelt werden können. Die *E.-coli*-bedingten Mastitiden können sowohl während als auch außerhalb der Laktation auftreten und sowohl perakut, akut, chronisch als auch wiederkehrend. Die Infektion kann auch klinisch inapparent verlaufen.

Prophylaxe und Therapie Neben einer optimierten Hygiene wurden in manchen Ländern mit einer *E.-coli*-Vakzine (Antigen des *E.-coli*-Stammes J5; O111:B4) Reduktionen einer coliformen Mastitis von 70–80 % erreicht. Andere Autoren konnten keine Effekte der Impfung messen. Geimpft werden die tragenden Kühe. Im Mittelpunkt der Therapie steht die Gabe von Antiinfektiva nach bakteriologischer Untersuchung mit Antibiogramm. Eine unterstützende Flüssigkeits- und Kortikosteroidgabe erweist sich oft als sehr hilfreich.

Colibakteriose bei Wirtschaftsgeflügel

Synonyme: Colibazillose, Coliseptikämie, systemische *E.-coli*-Infektion

Ätiologie, Pathogenese, Epidemiologie und Klinik In der Literatur findet sich eine Vielzahl von unterschiedlichen Definitionen und Bewertungen der Bedeutung von *E. coli* als Infektionserreger beim Wirtschaftsgeflügel, insbesondere bei Legehennen, Masthähnchen und Puten. Die teilweise widersprüchlichen Aussagen sind dadurch begründet, dass einerseits die molekulare Typisierung erst seit wenigen Jahren eine sinnvolle Einteilung der APEC ermöglicht hat, und dass andererseits bei der Beschreibung der Klinik die Eintrittspforten der Erreger oft nicht hinreichend berücksichtigt wurden. Die wichtigste *E.-coli*-bedingte Infektionskrankheit des Wirtschaftsgeflügels ist jene, deren Eintrittspforte die Lungen sind. Nach dem Eintritt breiten sich die Erreger dann systemisch aus, weshalb diese Form als die systemische *E.-coli*-Infektion bezeichnet wird.

Tritt der Erreger über Verletzungen ein, sei es z. B. bei Legehennen über die Kloake oder generell über Hautläsionen, so handelt es sich um eine lokale Wundinfektion (Zellulitis). Diese lokale Wundinfektion kann sich über eine Bakteriämie zu einer systemischen Infektionskrankheit entwickeln, sie kann aber auch zu einer Septikämie (S. 21) führen. Zusätzlich wird die Dottersackinfektion genannt, die durch eine Penetration der Eischale infolge von Verschmutzung auftreten kann. Nur jene pathogenen *E. coli*, die die erstgenannte systemische *E.-coli*-Infektion hervorrufen, sind als APEC zu bezeichnen. Der Begriff Colibazillose sollte nicht mehr verwendet werden, denn *E. coli* sind keine Bazillen, und der Begriff Coliseptikämie ist ebenfalls unzutreffend, denn eine Septikämie imponiert mit multiplen Blutungen und gleicht somit makropathologisch der Geflügelpest, bei der systemischen *E.-coli*-Infektion hingegen finden sich lediglich multiple Fibrinausschwitzungen auf den Serosa. Neuere Untersuchungen belegen ein Zoonosepotenzial bestimmter APEC-Subvaren.

Diagnostik Um den Nachweis postmortaler Kontaminationen mit kommensalen *E. coli* zu vermeiden, sollten die Erreger ausschließlich aus Herzblut, verändertem Lungengewebe oder Knochenmark (Femur) isoliert werden. Nach erfolgter Anzucht können mit spezifischen Seren gegen die O-Antigene O1, O2 und O78 einige APEC identifiziert werden. Da aber nur ca. die Hälfte aller APEC diesen Serogruppen angehört, kann die ätiologische Diagnose nur durch den Nachweis definierter Virulenzgene erfolgen. Hierzu eignen sich Multiplex-PCRen, in denen u. a. die Gene für die in Tab. 9.2 genannten Virulenzfaktoren nachgewiesen werden.

Prophylaxe und Therapie Kommerzielle Impfstoffe haben aufgrund der hohen Diversität der APEC nur eine begrenzte Schutzwirkung, weshalb nach wie vor bestandsspezifische Impfstoffe eingesetzt werden. Da prädisponierende Faktoren (z. B. unzureichende Hygiene, hohe Ammoniakkonzentration der Stallluft, primäre Virus- und *Mycoplasma*-Infektionen) die Infektionswahrscheinlichkeit erhöhen, sollten diese so gering wie möglich gehalten werden. Therapeutisch steht die Gabe von Antiinfektiva im Vordergrund, diese sollte prinzipiell nur nach mikrobiologischer Diagnostik und Erstellung eines Antibiogramms erfolgen, denn ein professionelles Herdenmanagement sollte ein Antibiotika-Monitoring beinhalten.

Extraintestinale E.-coli-Infektion bei Hund und Katze

Hier stehen Harnwegsinfektionen (HWI) mit UPEC (P-, Typ-I- und S-Fimbrien, α-Hly, CNF1, Sat) im Vordergrund. Beim Hund werden 30–46 % aller HWI durch UPEC hervorgerufen. Der häufigste Ansteckungsweg ist die aszendierende Infektion, bei der die UPEC aus dem Darm die Harnwege kolonisieren, weshalb weibliche Tiere deutlich häufiger betroffen sind. Neuerdings wird auch eine persistierende Infektion diskutiert, bei der UPEC intrazellulär in den Harnblasenepithelzellen persistieren, indem sie ihre Internalisierung induzieren. Eine antiinfektive Therapie sollte grundsätzlich nur nach Erregernachweis und Antibiogramm initiiert werden, es sei denn, der Gesundheitszustand erfordert zwingend eine umgehende kalkulierte antiinfektive Therapie. Bei der kalkulierten Therapie stehen Trimethoprim/Sulfamethoxazol und Cefovecin im Vordergrund, Fluorchinolone (Enrofloxazin) sind Mittel der zweiten Wahl. Bei Risikopatienten (Grundkrankheiten, Immunsuppression etc.) ist die Erstellung eines Antibiogramms Pflicht, da diese Tiere zur chronisch-rezidivierenden HWI neigen, eine lange Therapie begünstigt die Ausbildung bzw. Selektion von Resistenzen. Neuere Daten belegen, dass UPEC zwischen Kleintieren und deren Besitzern im selben Haushalt ausgetauscht werden können, weshalb auf strikte Hygiene geachtet werden muss.

Publikationen über Nachweise von ESBL-bildenden *E. coli* bei Haus- und Nutztieren sind ein Indiz für eine zunehmende Bedeutung dieser Erreger. Strenges Antibiotika-

(„Leitlinien für den sorgfältigen Umgang mit antimikrobiell wirksamen Tierarzneimitteln“) und Hygienemanagement sind unbedingt zu beachten!

Extraintestinale E.-coli-Infektion beim Pferd

Beim Pferd spielen ExPEC als Erreger von Fruchtbarkeitsstörungen (Zervizitis, Metritis) und Vaginitis neben den sogenannten β-hämolysierenden Streptokokken die Hauptrolle, bei Warmblutstuten werden ExPEC häufig im Rahmen der routinemäßigen mikrobiologischen Untersuchung vor einem geplanten Deckakt bei klinisch inapparent infizierten Tieren nachgewiesen. Klar definierte Pathovaren sind nicht bekannt, wir gehen derzeit eher davon aus, dass es sich um fakultativ pathogene Varen handelt, die aszendierend den Urogenitaltrakt infizieren. Hier sind ein mangelhafter Schamschluss sowie eine Ansammlung von Urin bei älteren Stuten prädisponierende Faktoren. Die Lege-artis-Diagnostik erfordert eine Tupferprobenentnahme unter Sichtkontrolle mittels Spekulum. Ist eine Antibiotikatherapie indiziert, so muss nur in seltenen Fällen unmittelbar eine kalkulierte Therapie erfolgen (Tetracyclin, Gentamycin, Cefovecin). In der Regel ist die Zeit ausreichend zur Erstellung eines Antibiogramms, das als Grundlage der gezielten antiinfektiven Therapie dient.

Extraintestinale E.-coli-Infektion beim Menschen

MERKE

Meldepflicht für das hämolytisch-urämische Syndrom laut Infektionsschutzgesetz.

Beim Menschen haben ETEC, EPEC und STEC sowie UPEC eine große epidemiologische Bedeutung, weshalb unbedingt auf humanmedizinische Lehrbücher verwiesen wird. Prinzipiell sind ETEC auch beim Menschen speziesspezifisch, sie spielen in Lateinamerika („Montezumas Rache“), Afrika und Asien als Erreger der sekretorischen Diarrhö eine große Rolle. Die Anheftungsfaktoren humaner ETEC werden mit CFA (colonization factor antigen) bezeichnet, die Enterotoxinwirkung entspricht den bereits genannten Mechanismen.

EPEC müssen als potenzielle Zoonoseerreger angesehen werden, da viele humane Stämme denen von Tieren ähneln. Überzeugende Daten zur Transmission sind den Autoren aber nicht bekannt. Enterohämorrhagische *E. coli* (EHEC) sind die klassischen Zoonoseerreger, es handelt sich um eine Untergruppe der STEC. Sie sind erst seit 1982 bekannt, als sie im Zusammenhang mit dem Verzehr nicht ausreichend durchgebratener „Hamburger“ bei einem Ausbruch von teils blutigen Durchfällen isoliert wurden. Wegen der auftretenden hämorrhagischen Kolitis sowie in Einzelfällen der extraintestinalen Komplikation des hämolytisch-urämischen Syndroms besteht in Deutschland laut Infektionsschutzgesetz eine Meldepflicht für HUS (ca. 80 Fälle jährlich) und für EHEC-Infektionen (ca. 1200 Fälle jährlich). Diese potenziell lebensbedrohliche Komplikation wird bei 5–10% der an EHEC-Infektionen erkrankten Kleinkinder beobachtet, ihre Letalität liegt im Kindesalter bei bis zu 7,5%. Die wichtigsten Ansteckungsquellen sind STEC-kontaminierte Rindfleisch- und Rohmilchprodukte, aber auch der Kontakt mit STEC-ausscheidenden Rindern (zwischen 20–55% der Rinder scheiden STEC über den Kot aus) kann zur Infektion führen.

Derzeit dominieren in Deutschland humane EHEC mit den Serovaren O26:H11/NM, O91, O103:H2, O111:NM/H2, O145 und O157:H7/NM. Die UPEC sind in der Humanmedizin die häufigste Ursache für HWI (ca. 40%), sowohl der unteren Harnwege als auch z. B. von Pyelonephritiden, die Erreger können über diesen Weg auch zur Sepsis führen. Nach neueren Untersuchungen können im Falle von HWI bei kleinen Haustieren sowie deren Besitzern identische UPEC-Klone isoliert werden, was auf deren zoonotisches Potenzial hinweist. Dies erklärt auch das Vorkommen identischer Virulenzfaktoren.

9.2.4 Gattung Klebsiella

Lothar H. Wieler, Christa Ewers

STECKBRIEF

- katalasepositive, amotile, meistens kapselbildende Stäbchen, 0,3–1,0 × 0,6–6,0 µm groß
- *K. oxytoca* und *K. pneumoniae* subsp. *pneumoniae* kommen ubiquitär vor, werden als opportunistische Pathogene eingestuft
- *K. pneumoniae* subsp. *ozaenae* und *rhinoscleromatis* an den Menschen adaptiert
- ausgeprägte Kapselbildung, die besonders durch fermentierbare Zucker im Nährmedium induziert wird; auf festen Nährböden große schleimige Kolonien **(Abb. 9.3)**
- 12 Spezies, *K. pneumoniae* subsp. *pneumoniae* von tiermedizinischer Relevanz
- *K. oxytoca* kann vereinzelt Infektionen bei verschiedenen Haustieren hervorrufen, ist aber v. a. in der Humanmedizin bei Risikopatienten ein opportunistischer Erreger
- Beide *Klebsiella* spp. stellen aufgrund der Ausprägung von teilweise umfangreichen Antibiotika-Resistenzen (Stichwort: ESBL) typische Problemkeime in Kliniken dar (nosokomiale Infektionen)
- Beim Menschen hat auch *K. granulomatis* als Erreger des inguinalen Granuloms, einer Geschlechtskrankheit, Bedeutung

Klebsiellen kommen sowohl als Kommensale im Darm gesunder Tiere als auch in der Umwelt weit verbreitet vor. Die medizinisch wichtige Spezies *K. pneumoniae* wurde aufgrund von DNA-DNA-Hybridisierungsstudien in die Subspezies *pneumoniae*, *ozaenae* und *rhinoscleromatis* unterteilt. Klinisch relevant ist *K. pneumoniae* subsp. *pneumoniae*, deren Isolate anhand des serologischen Nachweises des O-Antigens (Unterscheidung von 9 Varen; O1, O2, O2ac, O3, O4, O5, O7, O8 und O12) und des Kapselantigens typisiert werden (Unterscheidung von 77 Varen; K1 bis K72, K74 und K79 bis K82). Untersuchungen zur Prävalenz einzelner Kapselvaren bei Infektionskrankheiten liegen

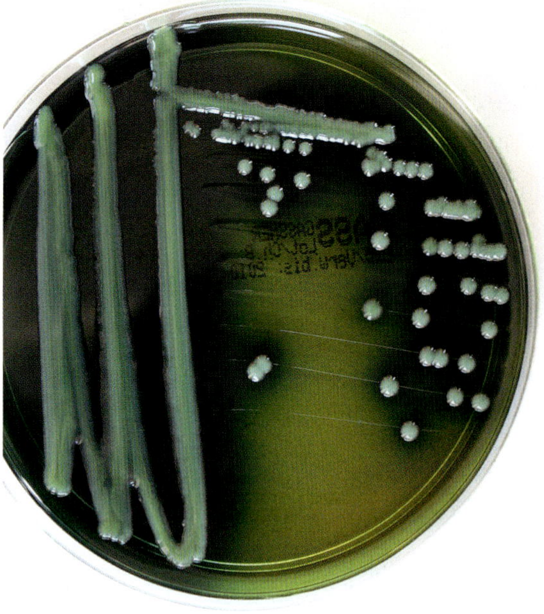

Abb. 9.3 *Klebsiella* auf Gassner-Agar (laktosepositives schleimiges Wachstum). [Institut für Mikrobiologie, TiHo Hannover]

kaum vor, K1-, K2-, K4- und K5-positive Stämme gelten als besonders virulent. Weitere Virulenzfaktoren sind Adhäsine der Typ-I- und Typ-III-Fimbrien, die Bildung von Siderophoren und Transferrinen zur Eisenakquirierung sowie das LPS.

Als Krankheitserreger spielt *K. pneumoniae* subsp. *pneumoniae* vereinzelt bei Atemwegs- und Harnwegsinfektionen von Hunden und Katzen eine Rolle. Die Zunahme von Risikopatienten erhöht die Wahrscheinlichkeit nosokomialer Infektionen bei stationärem Aufenthalt. Da die Erreger Multiresistenzen aufweisen können, sind bei den entsprechenden klinischen Symptomen mikrobiologische Untersuchungen indiziert. Vermutlich spielt die Kapsel für die Resistenz ein wichtige Rolle (**Abb. 9.3**; schleimiges Wachstum durch Bildung von Kapsel-Polysacchariden).

Bei Kühen verursachen *K. pneumoniae* subsp. *pneumoniae* Mastitiden, auch Ausbrüche sind bekannt. Die Prognose ist hier oft infaust.

Früher wurden Klebsiellen (*K. pneumoniae* subsp. *pneumoniae* und *K. oxytoca*) bei Pferden nur im Zusammenhang mit Zervizitis, Metritis und Aborten wahrgenommen. Hingegen wird in jüngster Zeit auch über Infektionen des Respirationstraktes sowie Fälle von Wundinfektionen berichtet. Da die Stämme ubiquitär vorkommen, ist dies nicht verwunderlich. Erschreckend ist aber die Tatsache, dass inzwischen ESBL-bildende Stämme isoliert wurden, die eine Antibiotika-Therapie extrem erschweren. In diesem Zusammenhang muss auch der Aspekt der Übertragung auf weitere Tiere und den Menschen erwähnt werden. Bei nosokomialen Infektionen ist ein erhöhtes Hygienemanagement zwingend erforderlich.

MERKE !

Publikationen über Nachweise von ESBL-bildenden Klebsiellen bei Haus- und Nutztieren sind ein Indiz für eine zunehmende Bedeutung dieser Erreger. Strenges Antibiotika- und Hygienemanagement sind unbedingt zu beachten!

9.2.5 Gattung Pantoea

Lothar H. Wieler, Christa Ewers

Pantoea agglomerans ist die einzige für die Tiermedizin relevante der 7 *Pantoea*-Spezies. Bei Delphinen wurde sporadisch über Infektionskrankheiten berichtet. Weiterhin scheint der Erreger bei Durchfallerkrankungen neonataler Fohlen häufig zu Bakteriämien führen zu können.

In der Humanmedizin ist *P. agglomerans* gewöhnlich Ursache nosokomialer Infektionen. Hier spielen Harnwegsinfektionen eine Rolle, es kann auch zu Bakteriämien kommen, dies jedoch meistens im Falle zentraler Katheter. Auch Pneumonien treten auf, selten kann *P. agglomerans* Ursache von Meningitiden bei Neugeborenen sein.

In der Tiermedizin könnte die Bedeutung von *P. agglomerans* als nosokomialer Erreger in der Zukunft zunehmen, denn der Anteil von Risikopatienten steigt insbesondere in der Kleintiermedizin stetig.

Pantoea agglomerans wurde früher als *Enterobacter agglomerans* gelistet.

9.2.6 Gattung Proteus

Lothar H. Wieler, Christa Ewers

STECKBRIEF

- laktosenegative, motile (peritrich 6–10 Geißeln) Stäbchen, 0,4–0,8 × 1,0–80,0 µm
- außer *P. myxofaciens, P. hauseri* Vorkommen in Umwelt (Boden, Wasser) und Darm von Mensch und Tieren
- in der Diagnostik von Durchfallkrankheiten oftmals Problem, da sie bei der Primärisolierung ätiologisch relevante Erreger aufgrund ihres Schwärmverhaltens auf Agarplatten überwuchern können (**Abb. 9.4**)
- derzeit sind 8 Spezies bekannt, in der Umwelt weit verbreitet, nur vereinzelt in der Regel lokale faktorenbedingte Infektionskrankheiten (z. B. HWI und Otitiden bei Fleischfressern, Mastitis beim Rind, Jungtierdurchfälle)
- können nosokomiale Infektionen in Tierkliniken hervorrufen
- prominente Eigenschaft des Schwärmvermögens über die gesamte Nährbodenoberfläche bei entsprechender Feuchtigkeit
- wichtigste Arten *Proteus mirabilis* (**Abb. 9.5**) und *Proteus vulgaris*, sie bilden Adhäsine vom Typ IV sowie Zytotoxine

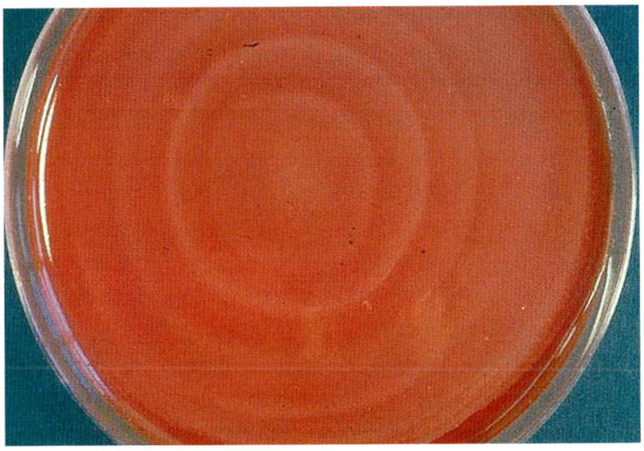

Abb. 9.4 *Proteus* auf Blut-Agar (schwärmendes Wachstum). [Institut für Mikrobiologie, TiHo Hannover]

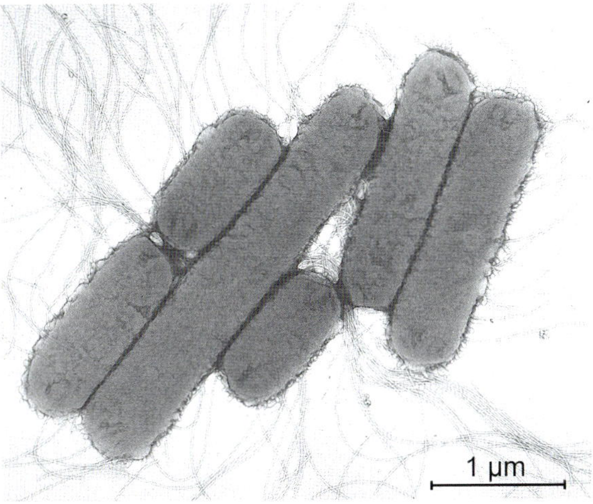

Abb. 9.5 *Proteus mirabilis*, Schwärmzellen (stark beweglich mit einer Vielzahl von Geißeln). [Grund und Gatzmann, Institut für Mikrobiologie und Tierseuchen, FU Berlin]

Zwischen einigen O-Antigenen von Proteusstämmen und Rickettsien liegen Antigengemeinschaften vor, die teilweise für serologische Untersuchungen auf Rickettsienantikörper genutzt wurden. Legendär ist der während des 2. Weltkriegs von polnischen Ärzten im Ort Rozvadow bewusst herbeigeführte falsch positive Nachweis von Antikörpern (Weil-Félix-Reaktion) gegen *R. prowazekii* mithilfe des Stammes *Proteus* OX19. Durch Impfung der Einwohner mit abgetötetem *Proteus* OX19 und anschließendem serologischem Nachweis wurde eine Typhus-Epidemie vorgetäuscht, die die Einwohner vor der Verschleppung durch deutsche Soldaten in Arbeitslager bewahrte.

9.2.7 Gattung Salmonella

Hans-Joachim Selbitz

STECKBRIEF

- gehören weltweit zu den wichtigsten bakteriellen Erregern bei Mensch und Tier, Zoonoseerreger
- 0,7–1,5 × 2,0–5,0 µm große, gramnegative, fakultativ anaerobe Stäbchenbakterien (**Abb. 9.6**)
- mehr als 2500 Serovare mit unterschiedlicher Virulenz und Wirtsanpassung
- bis auf wenige Ausnahmen beweglich
- charakteristische Stoffwechselleistungen sind die Reduktion von Nitrat zu Nitrit, die Bildung von H_2S, der Abbau von Propylenglykol und die Nutzung von Zitrat als alleinige Kohlenstoffquelle
- der fehlende Laktoseabbau (Ausnahme Subspezies *arizonae* und *diarizonae*) besitzt besondere diagnostische Bedeutung
- auf Blutagar tritt niemals Hämolyse auf

Taxonomie und Genetik

Die Genusbezeichnung *Salmonella* wurde 1900 von Lignieres für den 1885 in den USA unter Leitung von Salmon beschriebenen Hogcholera-Bacillus (*Salmonella* Choleraesuis) vorgeschlagen. Zwar wurde der Typhuserreger (*Salmonella* Typhi) bereits 1880 von Eberth mikroskopisch nachgewiesen und 1884 von Gaffky angezüchtet, aber zunächst unter anderen Gattungsnamen eingeführt. Die rasch anwachsende Zahl neu entdeckter Salmonellen wurde zuerst von White und dann von Kauffmann auf der Basis der O- und H-Antigene geordnet. Das Kauffmann-White-Schema, inzwischen **White-Kauffmann-Le-Minor-Schema**, das vom WHO Collaborating Centre for Reference and Research on Salmonella am Pariser Pasteur-Institut regelmäßig aktualisiert wird, bildet die international verbindliche Grundlage für die Ordnung der Salmonellen.

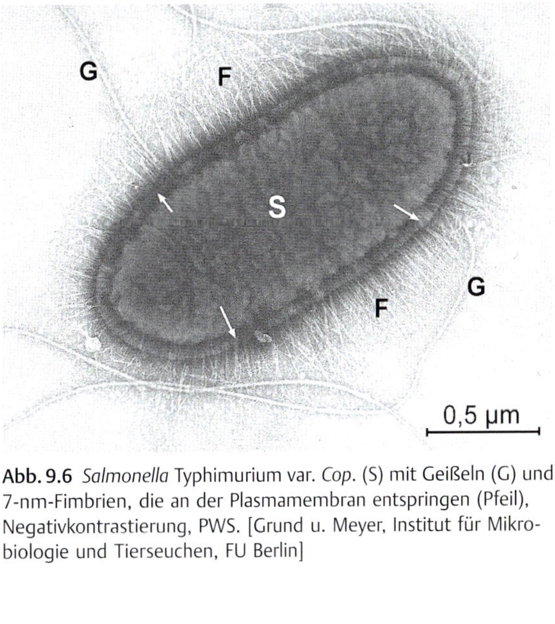

Abb. 9.6 *Salmonella* Typhimurium var. *Cop.* (S) mit Geißeln (G) und 7-nm-Fimbrien, die an der Plasmamembran entspringen (Pfeil), Negativkontrastierung, PWS. [Grund u. Meyer, Institut für Mikrobiologie und Tierseuchen, FU Berlin]

Stäbchen, fakultativ anaerob

Tab. 9.3 Übersicht zu den Spezies und Subspezies der Gattung Salmonella (nach Grimont u. Weill 2007).

Spezies	Subspezies	Anzahl der Serovaren
S. enterica	enterica	1531
	salamae	505
	arizonae	99
	diarizonae	336
	houtenae	73
	indica	13
S. bongori		22

Das Genus Salmonella besteht aus 2 Spezies: *Salmonella enterica* mit 6 Subspezies und *Salmonella bongori* (**Tab. 9.3**). Um fatale Verwechslungen des prioritären Speziesnamens „*choleraesuis*" mit der gleichlautenden Serovarenbezeichnung zu vermeiden, wurde *S. choleraesuis* in *S. enterica* umbenannt. Diese sowohl aus diagnostischer als auch epidemiologischer Sicht begrüßenswerte Neuerung wurde erst 2005 offiziell anerkannt.

Im White-Kauffmann-Le-Minor-Schema (**Tab. 9.4**) waren bis zur 9. Auflage 2 007 2579 Serovare definiert. Ursprünglich wurden für neue Serovare Eigennamen gebildet, jetzt ist es üblich, nur noch für die Serovare von Salmonella *enterica* subsp. *enterica* eigene Namen zu verwenden. Für alle übrigen werden die Antigenformeln angegeben. Im Interesse einer übersichtlichen Schreibweise wird in der Regel nur der Gattungsname *Salmonella*, gefolgt von der Serovarenbezeichnung, beginnend mit einem Großbuchstaben, verwendet, d. h. *Salmonella* Typhimurium anstelle der eigentlich korrekten Bezeichnung *S. enterica* subsp. *enterica* ser. Typhimurium. Bei Verwendung dieser Schreibweise darf, obwohl es sich weitegehend eingebürgert hat, der Gattungsname nicht auf *S.* verkürzt werden, weil das der korrekten Schreibweise „*Gattungsname. Speziesname*" vorbehalten ist. Eine 2004 in den USA aus Umweltmaterial isolierte und als *S. subterranea* benannte Bakterienart wurde nicht als dritte Salmonellenspezies anerkannt.

Die Entwicklung der Genera *Escherichia* und *Salmonella* verläuft seit etwa 100–140 Millionen Jahren getrennt. Der Genomumfang der Salmonellen bewegt sich im Bereich von 4,3–5 Millionen Basenpaaren und etwa 4 000 Genen. Bereits 2001 wurde *Salmonella* Typhimurium LT 2 komplett sequenziert. Im Chromosom liegen Pathogenitätsinseln (*Salmonella* pathogenicity islands – SPI) und Genominseln (*Salmonella* genomic islands – SGI), außerdem kodieren Plasmidgene Virulenz- und Resistenzeigenschaften.

Anzüchtung und Differenzierung

Salmonellen stellen keine besonderen Ansprüche an Nährmedien. Nicht selektive Voranreicherungen, z. B. in Peptonwasser, bewirken eine Erhöhung der Keimausbeute durch Aktivierung subletal geschädigter Bakterien. Dieses Verfahren wird besonders bei der Untersuchung von Lebens- und Futtermittelproben angewendet. Flüssige Anreicherungsmedien werden aus der Voranreicherung oder auch direkt beimpft. Am weitesten verbreitet sind Anreicherungsmedien auf der Basis von Tetrathionat und Selenit, die Bouillon nach Rappaport-Vassiliadis sowie der halbfeste modifizierte Agar nach Rappaport-Vassiliadis. Ein Zusatz des Siderophors Ferrioxamin E ist geeignet, die Ausbeute zu erhöhen. Auf Universalnährböden sind die Salmonellenkolonien nicht von denen anderer Enterobakterien zu unterscheiden, eine Ausnahme bilden hämolysierende oder sehr stark schleimige Enterobakterien. Für die Abgrenzung von allen anderen Arten werden Differenzialnährböden eingesetzt. Folgende Stoffwechselparameter werden dabei genutzt:

- die Unfähigkeit, Laktose zu spalten; auf laktosehaltigen Nährböden werden anhand des Farbumschlags von Indikatoren die salmonellenverdächtigen laktosenegativen von den laktosepositiven Kolonien (z. B. *Escherichia coli, Klebsiella*) unterschieden (z. B. Gassner-Agar, **Abb. 9.7**)
- die Bildung von H_2S, in deren Folge Sulfide entstehen, die den Kolonien ein schwärzliches Aussehen verleihen (XLT 4-Agar)
- der Abbau von Propylenglykol, bei dem Säure gebildet wird, die ein Indikator durch Farbumschlag anzeigt; Salmonellenkolonien nehmen eine charakteristische Rotfärbung an (Rambach-Agar)
- die Fermentation von Glukuronat, die einen Farbumschlag der Salmonellenkolonien nach pink verursacht (SMID-Agar)

In Nährböden, die die beiden zuletzt genannten Prinzipien nutzen, wird zur Abgrenzung koliformer Bakterien zusätzlich deren β-Galaktosidaseaktivität durch chromogene Substanzen sichtbar gemacht. Aufgrund der genannten Leitreaktionen lassen sich salmonellenverdächtige Kolonien auch in Mischkulturen erkennen, es werden dann Reinkulturen angelegt und durch biochemische und serologische Methoden die Spezies-, Subspezies- und Serovarendiagnose gestellt. Die Subspezies *enterica, salamae, diarizonae* und *indica* sind empfindlich für den O1-Phagen nach Felix und Callow, der damit für die Absicherung der Gattungsdiagnose herangezogen werden kann.

In Proben aus klinischem Material und Sektionsmaterial von Tieren machen höhere Keimkonzentrationen den Salmonellennachweis häufig leichter als in Lebens- und Futtermitteln sowie Umweltproben und auch in Proben von latent infizierten Tieren. Die Weiterentwicklung der Nachweismethoden konzentriert sich daher besonders auf den Salmonellennachweis in Lebensmitteln, die Ergebnisse werden aber zunehmend auch für die Diagnostik latenter Infektionen nutzbar. Die wichtigsten Methoden sind:

- Membranfiltertechniken zur Konzentration der Erreger
- Impedanzmessungen, bei denen durch das Salmonellenwachstum in Selektivmedien verursachte Veränderungen der elektrischen Leitfähigkeit und des Widerstandes ermittelt werden
- Capture-ELISA-Systeme zum Antigennachweis. Hierzu werden sowohl Fangantikörper eingesetzt, die möglichst viele Serovare binden können, als auch Antikörper, um

Tab. 9.4 Die wichtigsten Salmonella-Serovare im White-Kauffmann-Le-Minor-Schema.

Serovar	O-Antigene	H-Antigene	
		1. Phase	2. Phase
Gruppe O 2 (früher A)			
Salmonella Paratyphi A	1, 2, 12	a	/1, 5/
Gruppe O 4 (B)			
Salmonella Paratyphi B	1, 4, /5/, 12	b	1, 2
Salmonella Abortusovis	4, 12	c	1, 6
Salmonella Saintpaul	1, 4, /5/, 12	e, h	1, 2
Salmonella Agona	1, 4, 12	f, g, s	–
Salmonella Typhimurium[x]	1, 4, /5/, 12	i	1, 2
Salmonella Heidelberg	1, 4, /5/, 12	r	1, 2
Salmonella Abortusequi	4, 12	–	e, n, x
Gruppe O 7 (C 1)			
Salmonella Paratyphi C	6, 7, /Vi/	c	1, 5
Salmonella Choleraesuis	6, 7	/c/	1, 5
Salmonella Typhisuis	6, 7	c	1, 5
Salmonella Montevideo	6, 7, 14	g, m, /p/, s	/1, 2, 7/
Salmonella Thompson	6, 7, 14	k	1, 5
Salmonella Virchow	6,7	r	1,2
Salmonella Infantis	6, 7, 14	r	1, 5
Gruppe O 8 (C 2–3)			
Salmonella Muenchen	6, 8	d	1, 2
Salmonella Manhattan	6, 8	d	1, 5
Salmonella Newport	6, 8, 20	e, h	1, 2
Salmonella Kottbus	6, 8	e, h	1, 5
Salmonella Bovismorbificans	6, 8	r, /i/	1, 5
Salmonella Albany	8, 20	z4, z24	–
Salmonella Hadar	6, 8	z10	e, n, x
Gruppe O 9 (D 1)			
Salmonella Typhi	9, 12, /Vi/	d	–
Salmonella Enteritidis	1, 9, 12	g, m, /p/	/1, 7/
Salmonella Dublin	1, 9, 12	g, p	–
Salmonella Panama	1, 9, 12	l, v	1, 5
Salmonella Gallinarum	1, 9, 121, 123	–	–
Gruppe O 3,10 (E 1)			
Salmonella Muenster	3, /10/, /15/, /15, 34/	e, h	1, 5
Salmonella Anatum	3, /10/, /15/, /15, 34/	e, h	1, 6
Salmonella Meleagridis	3, /10/, /15/, /15, 34/	e, h	1, w
Gruppe O 1, 3, 19 (E 4)			
Salmonella Senftenberg	1, 3, 19	g, /s/, t	–

1 = O-Ag, die nur infolge Phagenkonversion ausgebildet werden
// = betreffendes Ag kann fehlen
x = Bedeutung monophasischer Stämme

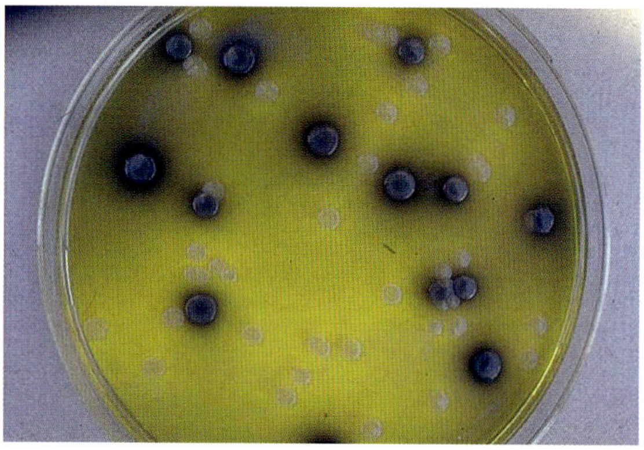

Abb. 9.7 Salmonellen (farblose Kolonien) und *Escherichia coli* (blaue Kolonien) auf Gassner-Agar (laktosenegatives bzw. -positives Wachstum). [Institut für Mikrobiologie, TiHo Hannover]

selektive Nachweise bestimmter Serovare zu ermöglichen

- immunologische Separations- und Konzentrationstechniken, die eine Selektivanreicherung überflüssig machen. Ein Beispiel ist die immunmagnetische Separation mittels antikörperbeladener magnetisierbarer Partikel (dynabeads)
- automatisierte Verfahren basierend auf dem Enzyme Linked Fluorescent Assay (ELFA)
- **PCR und Chiptechnologie**: abhängig von der Auswahl der Primer ist sowohl der Nachweis von Erregern der Gattung *Salmonella* als auch einzelner Serovare möglich, es werden mehrere teilautomatisierte Diagnostiksysteme angeboten, die bereits innerhalb weniger Stunden Ergebnisse liefern

Der Trend zu kommerziell erhältlichen fertigen Testkits ist eindeutig, die Zielstellungen bestehen sowohl in der Verkürzung der Untersuchungszeiten als auch der Senkung der Nachweisgrenze. Die Anzüchtung der Salmonellen bleibt aber als Bestätigungstest sowie für die Resistenzbestimmung und die epidemiologische Typisierung unverzichtbar.

Für die Untersuchung von Lebensmitteln sind die amtlich vorgeschriebenen Verfahren nach § 64 LFGB durchzuführen, die auch die Regeln der internationalen Norm ISO 6 579 beinhalten.

Serologische Diagnostik

Serologische Diagnostik und Einordnung in das White-Kauffmann-Le-Minor-Schema bauen auf der Bestimmung der O- und H-Antigene auf. Die O-Antigene werden mit arabischen Ziffern bezeichnet, Serovare mit gemeinsamen Haupt-O-Antigenen gehören zu Gruppen, die mit Ziffern, früher Buchstaben, gekennzeichnet sind. H-Antigene liegen häufig in 2 Phasen vor, wobei die Kultur einer diphasischen Serovar sowohl aus Zellen mit der 1. als auch Zellen mit der 2. H-Phase besteht. Die einzelne Zelle exprimiert aber jeweils nur H-Antigen einer Phase. Ausschließlich monophasisch sind z. B. *Salmonella* Typhi und *Salmonella* Dublin. H-Antigene der 1. Phase werden mit kleinen lateinischen Buchstaben, die der 2. Phase mit arabischen Ziffern bezeichnet. Der Antigenaufbau wichtiger Serovare der Subspezies *enterica* ist in der **Tab. 9.4** aufgeführt. Von Interesse für die serologische Diagnostik ist ferner das Fimbrienantigen SEF-14 von *Salmonella* Enteritidis, ein Latexagglutinationstest mit monoklonalen Antikörpern gegen dieses Fimbrienantigen kann zur Identifizierung von Enteritidisstämmen dienen. K-Antigene spielen bei Salmonellen nur eine untergeordnete Rolle, das sogenannte Vi-Antigen wird nur bei wenigen Serovaren exprimiert. Die Serovarendiagnostik wird nach der Vordifferenzierung der Kolonien auf Differenzialnährböden bzw. der endgültigen biochemischen Differenzierung mittels käuflicher O- und H-Antiseren in der Objektträgeragglutination vorgenommen. Bei Schwierigkeiten mit dem Nachweis der 2. H-Phase kann der Einsatz der Schwärmplatte nach Sven Gard Abhilfe schaffen, bei der die 1. H-Phase durch Antiserum gehemmt wird.

Der Nachweis von *Salmonella*-Antikörpern bei Tieren wird z. B. traditionell im Rahmen der Diagnostik von Infektionen mit den tierartadaptierten Serovaren Gallinarum, Abortusequi und Abortusovis geführt, ELISA-Methoden haben zum Nachweis von Salmonelleninfektionen vor allem bei Hühnern und Schweinen eine große Bedeutung erlangt.

Epidemiologische Typisierung

Die Salmonellendiagnostik kann in vielen Fällen nicht beim Nachweis der Serovar stehen bleiben. Das trifft besonders für die nicht wirtsadaptierten Serovare zu, die als Zoonoseerreger auftreten. Für die Aufdeckung von Infektketten und Übertragungswegen zwischen verschiedenen Tierbeständen, aber auch zwischen Tieren, Lebensmitteln und Menschen ist die epidemiologische Charakterisierung verschiedener Stämme bzw. Klone innerhalb einer Serovar wesentlich.

Allein schon die klassischen Methoden der biochemischen und serologischen Diagnostik erlauben eine über die Serovar hinausgehende Charakterisierung von Salmonellenstämmen in Form von serologischen Varietäten, Bio- bzw. Biochemovaren. Besondere Bedeutung haben unverändert die Lysotypie und Resistenzbestimmung. Zur Bestimmung der Phagovaren (Lysotypen) von *Salmonella* Typhimurium wird besonders häufig das erweiterte Schema nach Anderson genutzt, auch die Systeme nach Felix und Callow sowie Lilleegen sind gebräuchlich. Für *Salmonella* Enteritidis hat sich das Schema von Ward et al. durchgesetzt. Bis zur Einführung molekularbiologischer Methoden hat die kombinierte Analyse von Phagovaren und Resistenzmustern sowie Biovaren die epidemiologische Typisierung dominiert. Von den molekularbiologischen Methoden werden derzeit am häufigsten verwendet:

- Plasmid-DNA: Plasmidprofil, Restriktionsanalyse, Nachweis der *spv*-Gene
- chromosomale DNA: Ribotyping, *IS* 200-Typing, Makrorestriktionsanalyse (PFGE – Pulsfeldgelelektrophorese), multilocus sequence typing (MLST) und multiple-locus variable-number tandem repeat analysis (MVLA)

Dazu kommen weitere Methoden, an deren Entwicklung ständig gearbeitet wird, besondere Fortschritte sind von der **Chiptechnologie** zu erwarten. Sowohl für die Bestätigung von Diagnosen als auch die epidemiologische Typisierung müssen gegebenenfalls Referenzlaboratorien in Anspruch genommen werden.

Pathogenität und Virulenz

Beide Salmonellenspezies sind **pathogen für Tiere und Menschen**. Serovare oder Stämme dürfen erst nach entsprechender Prüfung als avirulent für Menschen oder bestimmte Tierarten eingestuft werden. In diesem Sinn ist jedes Salmonellenisolat von Tieren als potenzieller Zoonoseerreger zu betrachten. Die Virulenz der Salmonellen wird von folgenden Faktoren bzw. Mechanismen bestimmt:

- Adhäsivität
- Invasivität
- fakultativ intrazellulärer Parasitismus
- Toxinbildung (Endo-, Zyto-, Enterotoxine)

Im Gegensatz zu *Escherichia coli* lassen sich bei Salmonellen bisher keine Gruppen mit deutlich voneinander abgrenzbaren Virulenzeigenschaften definieren. Auch die Unterscheidung in Erreger fieberhafter Allgemeininfektionen (typhoider Salmonellosen) und enteritischer Salmonellosen hat nur begrenzten Ausssagewert, da viele Serovare sowohl systemische als auch lokale Infektionen verursachen können.

Die Adhäsion von Salmonellenzellen an das Darmepithel ist ein initialer Pathogeneseschritt. Daran sind Fimbrien zumindest beteiligt. Mannosesensible Fimbrien des Typs 1 sind bei vielen Serovaren nachgewiesen. Die Fimbrienexpression ist bei *Salmonella* Enteritidis am besten erforscht, die einzelnen Typen werden nach den Molmassen der Fimbrinuntereinheiten (in kDa) als SEF (*Salmonella* Enteritidis Fimbriae) 14, 17, 18 und 21 bezeichnet. SEF 14 besitzt als weitgehend serovarspezifischer Fimbrientyp, der sonst nur noch bei *Salmonella* Dublin vorkommt, besondere Bedeutung. Invasive Salmonellen dringen im Darm, insbesondere im terminalen Ileum, sowohl in absorptive Epithelzellen als auch in die spezialisierten M-Zellen (Microfold-Zellen) ein. Typ-III-Sekretionssysteme (T3SS) werden bei verschiedenen gramnegativen Bakterien, darunter Salmonellen, als molekulare Injektionsnadeln wirksam. Mittels dieser Systeme injizieren die Erreger Effektormoleküle in Wirtszellen, die Invasion und intrazelluläre Vermehrung ermöglichen (**Abb. 4.3 b**). Endotoxine kommen wie bei allen Enterobakterien auch bei den Salmonellen vor. Als Träger der Giftwirkung wird das Lipid A (Region III des LPS) betrachtet, allerdings lässt sich die Bedeutung des LPS als Virulenzfaktor nicht nur auf das Endotoxin beschränken. Defekte in der Ausbildung der LPS-Regionen I und II führen zu R-Formen mit unterschiedlich starkem Virulenzverlust. Unter verschiedenen Zytotoxinen spielen die Enterotoxine die größte Rolle, die Enterotoxinbildung ist ein wesentlicher Virulenzmarker für Enteritiserreger beim Menschen.

Genetische Basis der Virulenz sind die chromosomalen Pathogenitätsinseln, weitere chromosomale Gene und die Virulenzplasmide. Es sind mehr als ein Dutzend *Salmonella*-Pathogenitätsinseln (SPI) bekannt, von denen z. B. SPI-1 und SPI-2 für Typ-III-Sekretionssysteme kodieren. Eine weitere Pathogenitätsinsel, die für Multiresistenzen verantwortlich ist, wird als *Salmonella* genomic island 1 (SGI-1) bezeichnet. Virulenzplasmide treten nur bei wenigen Serovaren (z. B. Abortusequi, Abortusovis, Choleraesuis, Dublin, Gallinarum, Typhimurium, Enteritidis) auf. Sie tragen den hochkonservierten *spv*-Locus (Salmonella Plasmid Virulence) mit den Genen *spv RABCD* als Kernbereich und einen variablen Bereich, von dem die serovarspezifische Genomgröße abhängt. *Spv*-Gene sind in die Fähigkeit zum Überleben in Makrophagen und systemische Infektionen einbezogen. Plasmide kodieren auch weitere Virulenz- und Resistenzeigenschaften.

Epidemiologie

Habitat der Salmonellen ist der Darm von Tieren und Menschen, eine hohe Tenazität ermöglicht ihnen das wochen- bzw. monatelange Überleben in der kontaminierten Umwelt.

Das ganze Ausmaß der Umweltkontamination ist wahrscheinlich unbekannt, da viele Salmonellen nur mit Spezialmethoden aus derartigen Proben angezüchtet werden können, ansonsten aber in nicht kultivierbarem Zustand (**viable but not culturable – VBNC**) überleben. Inwieweit Salmonellen Pflanzen nicht nur kontaminieren, sondern sich eventuell endophytisch oder sogar intrazellulär in ihnen vermehren, bedarf einer weiteren Klärung. Weil die weitaus überwiegende Zahl der Serovare keine Wirtsspezifität besitzt, können sich nur schwer überschaubare Infektketten unter Einschluss verschiedener Tierarten, des Menschen und der Umwelt entwickeln (**Abb. 9.8**). Die Infektion erfolgt in den meisten Fällen oral über Futtermittel, die direkt durch Ausscheidungen infizierter Tiere oder über Gülle, Jauche, Dung bzw. Siedlungsabwässer mit Salmonellen kontaminiert werden. Kontaktinfektionen von Tier zu Tier bzw. von Tier zu Mensch sind im Vergleich dazu wesent-

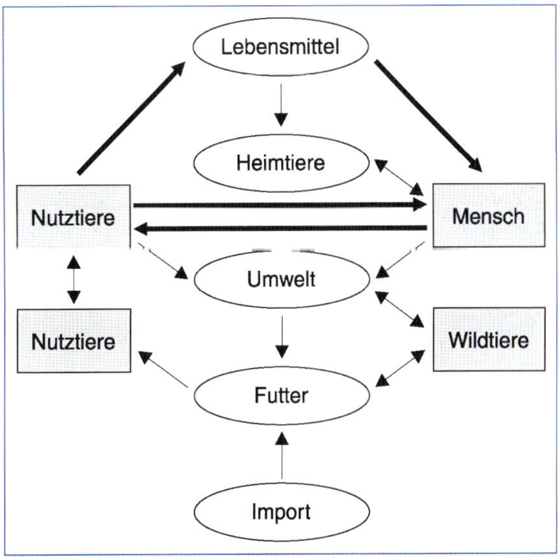

Abb. 9.8 Grundzüge der Epidemiologie der Salmonellosen.

Tab. 9.5 Einteilung der Salmonellen nach Wirtsanpassung und Bedeutung für Tiere und Menschen.

Hauptmerkmale	Vertreter	Bedeutung für Tiere	Bedeutung für Menschen
Anpassung an den Menschen	*Salmonella* Typhi, *Salmonella* Paratyphi A, B, C	bedeutungslos	Erreger von Typhus und Paratyphus
Anpassung an bestimmte Tierarten[1]	*Salmonella* Dublin (Rind)	ausgeprägte Kranheitsbilder, seuchenhafte Krankheitsverläufe	Infektionen selten, in Einzelfällen schwere Erkrankungen (*S.* Dublin, *S.* Choleraesuis)
	Salmonella Choleraesuis (Schwein)		
	Salmonella Gallinarum (Huhn)		
	Salmonella Abortusequi (Pferd)		
	Salmonella Abortusovis (Schaf)		
keine Anpassung an bestimmte Tierarten, aber invasive Stämme	*Salmonella* Enteritidis	schwere seuchenhafte Krankheitsverläufe bis latente Infektionen	Haupterreger von Zoonosen (Enteritis infectiosa)
	Salmonella Typhimurium		
keine Anpassung an bestimmte Tierarten, nicht invasiv	mehr als 2500 weitere Serovare	vorwiegend latente Infektionen, Erkrankungen möglich	punktuelle Bedeutung als Zoonoseerreger

[1]Eine weitere Einteilung ist in streng wirtsadaptierte Serovare wie Gallinarum und in wirtsbeschränkte Serovare möglich, wovon letztere (Choleraesuis, Dublin) auch für andere Spezies virulent sind und in selteneren Fällen Erkrankungen auslösen.

lich seltener. Bei den tierartadaptierten Salmonellen steht der Übertragungsweg über die Ausscheidungen infizierter Tiere im Vordergrund, die Infektion wird am häufigsten über latent infizierte Tiere in einen Bestand eingeschleppt. Tiere werden nicht nur in der Phase der klinischen Rekonvaleszenz nach einer Salmonellose Erregerträger, das Keimträgertum kann sich auch ohne vorherige klinische Manifestation ausbilden. Bisher existieren keine diagnostischen Verfahren, die durch nur einmalige Anwendung am lebenden Tier einen sicheren Ausschluss von Salmonelleninfektionen erlauben. Salmonellenträger finden sich besonders unter den adulten Tieren, wohingegen es bei Jungtieren am ehesten zu Manifestationen kommt. Virulenz, Infektionsdosis und infektionsbegünstigende Faktoren sind für die Manifestation bestimmend.

Neben dem dominierenden oralen Infektionsweg gelangen Salmonellen auch auf aerogenem und konjunktivalem Weg, über den Nasen-Rachen-Raum und bei Vögeln auf germinativem Weg in den Organismus.

Salmonelleninfektionen und Salmonellosen können bei fast allen Tierarten nachgewiesen werden. Reptilien sind in ganz besonderem Maß von latenten Infektionen mit einem breiten Serovarenspektrum belastet. Tierartspezifische Resistenzerscheinungen sind für fleischfressende Säugetiere und Greifvögel bekannt, wobei aber auch bei diesen Tierarten Erkrankungen auftreten.

Hinsichtlich der Wirtsspezifität sind zwischen den Spezies und Subspezies gewisse Unterschiede auszumachen. Während *S. enterica* subsp. *enterica* bevorzugt bei warmblütigen Tieren auftritt, sind die übrigen Subspezies vorrangig auf Kaltblüter, besonders Reptilien, und die Umwelt beschränkt. Ihre Virulenz für Menschen, Säugetiere und Vögel ist relativ gering, Erkrankungen können aber trotzdem auftreten. *S. bongori* wurde ursprünglich aus einer Echse in Afrika isoliert und besitzt ebenfalls für Menschen und homoiotherme Tiere nur eine geringe Virulenz. Die Vielzahl der Serovare lässt sich aufgrund ihres Anpassungsgrads an bestimmte Wirte und ihrer Relevanz als Krankheitserreger in vier epidemiologische Gruppen einteilen (**Tab. 9.5**). Innerhalb einzelner Serovare können sich zudem Stämme/Klone mit speziellen Anpassungserscheinungen für bestimmte Wirte und/oder speziellen Virulenzmerkmalen herausbilden.

Salmonelleninfektionen verlaufen häufig latent, Hauptformen der klinisch manifesten Salmonellosen sind Enteritiden und septikämische Allgemeininfektionen.

Grundsätze der Bekämpfung

Die nachhaltig erfolgreiche Bekämpfung von Salmonelleninfektionen und Salmonellosen erfordert ein komplexes Vorgehen, das zusätzlich zur Behandlung salmonellosekranker Tiere folgende Ziele verfolgt:

- Reduzierung/Verhinderung von Salmonellosen
- Senkung des Salmonelleninfektionsdrucks
- Schaffung und Erhaltung salmonellenfreier Tierbestände

Obwohl in vielen Ländern, darunter auch Deutschland, auf absehbare Zeit eine salmonellenfreie Nutztierhaltung noch eine Illusion bleiben wird, beweisen Beispiele aus Skandinavien, dass zumindest eine salmonellenarme Tierhaltung langfristig aufgebaut und großflächig gesichert werden kann.

Wichtige Rechtsvorschriften sind auf europäischer Ebene die Zoonosen-Richtlinie 2003/99/EG zum Monitoring von Zoonosen und Zoonoseerregern und die Verordnung 2160/2003 zur Bekämpfung von Salmonellen und bestimmten anderen durch Lebensmittel übertragbaren Zoonoseerregern. Darüber hinaus sind die Bestimmungen des Futtermittel- und Fleischhygienerechts sowie zur Abfallproduktbeseitigung zu berücksichtigen. Seit 2004 besteht in Deutschland Meldepflicht für Salmonellosen der Tiere und den Nachweis der Erreger, sofern nicht die Anzeigepflicht greift.

Für die Chemotherapie von Salmonellosen sind Fluorchinolone (Enrofloxacin) und Aminopenicilline Mittel der 1. Wahl.

Chloramphenicol ist gegen Salmonellen wirksam, darf aber nicht bei lebensmittelliefernden Tieren eingesetzt werden. Neben Gentamicin, Tetrazyklinen, Sulfonamiden und Colistin besitzen auch moderne Cephalosporine und Florfenicol eine gegen Salmonellen gerichtete Wirksamkeit. Resistenzprüfungen sind grundsätzlich anzuraten („Antibiotikaleitlinien").

Latente Salmonelleninfektionen lassen sich durch Behandlung mit Antibiotika nicht sicher bei allen betroffenen Tieren beseitigen. Selbst erfolgreiche Behandlungen büßen bei hohem Infektionsdruck aus der Umgebung schnell wieder ihre Effekte ein.

Competitive exclusion (CE) bedeutet „konkurrierender Ausschluss" oder „Ausschluss durch Konkurrenz". Dieser Methode liegt die gezielte Besiedlung des Darmkanals neugeborener Tiere mit der Darmflora gesunder erwachsener Tiere zugrunde, durch die es pathogenen Bakterien erschwert bzw. unmöglich gemacht wird, die behandelten Jungtiere zu kolonisieren. Initiiert wurde die CE von Nurmi u. Rantala (1973), weswegen auch vom Nurmi-Konzept gesprochen wird. Praktische Bedeutung hat die CE bisher nur beim Geflügel erlangt, wobei die Hauptzielrichtung die Prophylaxe von Salmonelleninfektionen ist. Eine weitere Indikation ist die Wiederherstellung der Darmflora älterer Tiere nach Applikation von Antibiotika. Hauptkritikpunkt an der CE ist die letztlich unbekannte Zusammensetzung der Präparate, die aus Hühnerdärmen gewonnen werden. In Deutschland ist sie nicht zugelassen.

Infolge des intrazellulären Parasitismus der Salmonellen müssen effektive Vakzinen zu einer nachhaltigen Stimulierung zellvermittelter Immunreaktionen führen, was nachweislich mit Lebendimpfstoffen am besten gelingt.

Die ersten erfolgreichen Entwicklungen von *Salmonella*-Lebendimpfstoffen für Hühner, Schweine und Rinder sind in den 50er- und 60er-Jahren in England erfolgt, der Durchbruch im großflächigen Einsatz wurde beginnend Ende der 70er-Jahre in Deutschland erzielt. Nach anfänglichen Vorbehalten wird heute weltweit an Lebendimpfstoffen gearbeitet, auch in den USA und Australien sind solche Präparate im Einsatz.

Salmonellosen sind mit Ausnahme der anzeigepflichtigen Rindersalmonellose und der mitteilungspflichtigen Salmonellennachweise nach Geflügel-Salmonellen-Verordnung generell meldepflichtige Tierkrankheiten, außerdem sind Erregernachweise meldepflichtig.

Salmonelleninfektionen beim Rind

BEACHTE
Anzeigepflicht.

Ätiologie und Epidemiologie Sowohl die rinderadaptierte Serovar Dublin als auch nicht adaptierte Serovare sind in der Lage, Allgemeininfektionen mit schweren klinischen Bildern auszulösen.

In Deutschland fallen deutliche regionale Unterschiede in der Dublin-Prävalenz auf. Nachdem sie zwischen 1995 und 2000 bei etwa 15–20 % der Ausbrüche nachgewiesen wurde, stieg ihr Anteil bis 2003 auf 38 %, um danach wieder abzufallen. Derzeit wird in Deutschland und auch vielen anderen Ländern *Salmonella* Typhimurium am häufigsten beim Rind nachgewiesen, das betrifft sowohl den Volltyp als auch die O5-Minusvariante Copenhagen mit einem relativ hohen Anteil multiresistenter Stämme. In den 90er-Jahren hat sich die Phagovar DT 104 stark ausgebreitet. Aber auch *Salmonella* Enteritidis, *Salmonella* Abony und viele andere Serovare treten bei Rindern in Erscheinung. Im April und Mai ereignen sich normalerweise die wenigsten Ausbrüche, danach steigt die Zahl bis September/Oktober an und fällt dann wieder bis April ab.

Als Infektionsquellen kommen in erster Linie latent infizierte Tiere sowie kontaminiertes Futter und auch Wasser infrage. Infektionen mit *Salmonella* Dublin führen häufig zu einer längeren Erregerpersistenz als Infektionen mit nicht adaptierten Salmonellen. Das von einem Erregerträger ausgehende Infektionsrisiko hängt auch von der Intensität der Erregerausscheidung ab, die beispielsweise unter belastenden Einflüssen wesentlich ansteigt. Salmonellen können auch im Euter über lange Zeiträume persistieren, *Salmonella* Dublin und andere Serovare werden aus Milchproben isoliert. Größe und Struktur der Rinderbestände sind wichtige epidemiologische Faktoren, in Kälbermastbeständen mit Zukauf aus vielen Betrieben werden z. B. besonders häufig Salmonellosen diagnostiziert.

Klinik und Pathologie Nicht nur *Salmonella* Dublin, sondern auch viele andere Serovare sind als Erreger fieberhafter Allgemeininfektionen beschrieben. Infektionen mit der Serovar Dublin ziehen aber in der Regel die schwersten Allgemeinerscheinungen und die längste Erregerpersistenz nach sich. Grundsätzlich können Rinder aller Altersgruppen an Salmonellosen erkranken. Am anfälligsten sind Kälber ab der 2. Lebenswoche, wobei sich die Schwere des klinischen Bilds mit zunehmendem Alter abmildert. Die Verlaufsformen umfassen das gesamte Spektrum von perakut bis chronisch. Bei Kälbern sind alle fieberhaften Durchfälle salmonelloseverdächtig. Im akuten Stadium treten Temperaturerhöhungen auf über 41 °C auf. Neben Allgemeinstörungen werden häufig Bronchopneumonien beobachtet, bei längerem Krankheitsverlauf kommen Arthritiden hinzu, Meningitiden treten bei septikämischen Verläufen ebenfalls auf. Wenn mit zunehmendem Alter, insbesondere nach der 6.–8. Lebenswoche, Salmonelleninfektionen immer häufiger mild bis latent verlaufen, treten doch selbst bei Kühen schwerste Allgemeinerkrankungen mit Fieber, Durchfällen, Milchrückgang und Aborten bzw. Geburten lebensschwacher Kälber auf.

Das **Sektionsbild** wird von Entzündungserscheinungen im Labmagen, mittleren und hinteren Dünndarm sowie Kolon bestimmt, die hämorrhagischen bis fibrinösen Charakter annehmen können. Die Darmlymphknoten sind blutig infiltriert. Als Folge der septikämischen Ausbreitung der Salmonellen bilden sich granulomatöse Entzündungen und Nekroseherde in den Organen, besonders der Leber, Serositiden, Polyarthritiden, Meningitis serofibrinosa und Pneumonien sowie die Schwellung aller Körperlymphknoten aus.

Diagnostik Die klinische Verdachtsdiagnose ist durch den kulturellen Erregernachweis abzusichern. Als Untersuchungsmaterial dienen in erster Linie Durchfallkot, Sektionsmaterial und auch Milchproben. Die amtliche Methodensammlung zur Diagnostik anzeigepflichtiger Tierseuchen ist zu beachten. Angezüchtete Salmonellen werden hinsichtlich ihrer Resistenz gegenüber Antibiotika getestet und gegebenenfalls einer weitergehenden epidemiologischen Typisierung unterzogen. Die Ermittlung aller latent infizierten Tiere durch bakteriologische Untersuchung von Kotproben ist nach wie vor problematisch, da die Salmonellenausscheidung nur intermittierend und häufig in geringen Keimzahlen erfolgt. ELISA-Verfahren befinden sich noch nicht verbreitet im Routineeinsatz, in den Niederlanden werden sie zur Untersuchung von Tankmilchproben genutzt.

In der **Differenzialdiagnose** sind bei Kälbern besonders Coliinfektionen, Pasteurellosen, Infektionen mit *Clostridium perfringens* und BVD, Infektionen mit Rota- und Coronaviren, Kryptosporidiose sowie alle Abortursachen zu beachten.

Therapie und Prophylaxe Rindersalmonellose ist eine **anzeigepflichtige Tierseuche.** Nach der Verordnung liegt eine Salmonellose bereits dann vor, wenn in mindestens 3 Kotproben Salmonellen nachgewiesen wurden bzw. wenn ein durch klinische oder pathologisch-anatomische Untersuchungen erhobener Verdacht durch die Kultivierung bestätigt wurde. Dann ist nach den Vorschriften der genannten Verordnung vorzugehen. Im Wesentlichen ist es erforderlich:

- Untersuchungen zur Verbreitung der Erreger im Bestand durchzuführen
- Infektionsquellen zu ermitteln
- erkrankte Tiere abzusondern
- Sperrmaßnahmen durchzusetzen

Die Behörde kann eine Tötung von Rindern oder auch anderen Tieren mit Salmonellose oder Salmonelloseverdacht anordnen.

Muss bei Kälbern eine Chemotherapie ohne vorherige Resistenzprüfung begonnen werden, kann Enrofloxacin zum Einsatz kommen, die bei Rindern weit verbreitete Phagovar DT 104 von *Salmonella* Typhimurium besitzt Resistenzen gegen Ampicillin, Sulfonamide, Streptomycin und Tetrazykline. Der Therapieerfolg sollte nicht nur klinisch, sondern auch bakteriologisch kontrolliert werden. Eine antibiotische Einstallungsprophylaxe, wie sie in einigen Kälbermastbetrieben üblich war, ist abzulehnen. Strenge Qualitätsanforderungen an die Zukaufskälber, der Verzicht auf den Einkauf sehr junger Tiere, das Bemühen um die Zusammenstellung von weitgehend altersgleichen Gruppen und die Einhaltung hygienischer Anforderungen müssen Vorrang haben.

Impfungen leisten in Verbindung mit der Optimierung von Management und Hygiene einen wesentlichen Beitrag zur Prophylaxe der Rindersalmonellose und können bei längerfristiger konsequenter Anwendung sogar eine allmähliche Verdrängung der Erreger bewirken.

Die Überlegenheit von Lebendimpfstoffen steht außer Frage. Es stehen Präparate auf der Basis auxotropher Mutanten von *Salmonella* Dublin und *Salmonella* Typhimurium zur Verfügung, die Kälbern bereits ab dem 1. Lebenstag oral mit der Tränke verabreicht werden. Eine einmalige Oralimpfung ist ausreichend, durch die Entwicklung der Vormagenflora und die damit verbundende zunehmende Inaktivierung der Impfkeime wird die Anwendung begrenzt, sie sollte nur bis zur 6. Lebenswoche erfolgen. Rinder über 6 Wochen können nur mit inaktivierten Impfstoffen geimpft werden, in Abhängigkeit vom Serovarenspektrum müssen dafür u. U. bestandsspezifische Impfstoffe hergestellt werden. Für eine nachhaltige Salmonelloseprophylaxe sind Immunisierungsschemata zu empfehlen, bei denen eine sofortige Grundimmunisierung des gesamten Bestands mit Lebend- und Inaktivatimpfstoffen je nach Altersgruppe erfolgt. Danach müssen fortlaufend alle neu hinzukommenden Kälber oral immunisiert und bei älteren Tieren Auffrischungsimpfungen mit Inaktivatimpfstoff in etwa halbjährlichem Abstand bzw. in jeder Trächtigkeit durchgeführt werden. Wenngleich von der Impfung eine recht sichere Vermeidung von Salmonelloseerkrankungen bzw. eine sehr deutliche Milderung ihres Verlaufs erwartet werden kann, ist es nicht möglich, allein durch die Immunisierung alle latent infizierten Tiere salmonellenfrei zu machen. Impfprogramme müssen daher möglichst so lange fortgeführt werden, wie noch Tiere vorhanden sind, die bereits vor Beginn der Impfung im Bestand waren und daher möglicherweise noch Keimträger sind.

Salmonelleninfektionen beim Schwein

> **BEACHTE**
> Meldepflicht.

Ätiologie und Epidemiologie An das Schwein sind die Serovare *Salmonella* Choleraesuis und *Salmonella* Typhisuis adaptiert, nicht wirtsadaptierte Serovare lösen im Vergleich zum Rind viel seltener manifeste Salmonellosen aus. Etwa 20 % der Salmonellosen des Menschen werden auf vom Schwein stammende Erreger zurückgeführt.

Salmonella Choleraesuis ist in Osteuropa, den USA und vielen asiatischen Ländern verbreitet, in Westeuropa einschließlich Deutschlands ist die Bedeutung außerordentlich gering. Neben Hausschweinen sind auch Wildschweine für diesen Erreger empfänglich, Infektionen anderer Tierarten sind bedeutungslos. Bei Menschen werden Infektionen durch diese Serovar zwar selten nachgewiesen, können aber letale Erkrankungen auslösen. *Salmonella* Typhisuis hat generell nur eine geringe Verbreitung. Nicht speziell an das Schwein angepasste Serovare, allen voran *Salmonella* Typhimurium, verursachen vorwiegend latente Infektionen mit lebensmittelhygienischer Bedeutung. Es treten sowohl der Volltyp als auch die O5-Minusvariante und monophasische Stämme (1, 4, (5), 12:i:-) auf. *Salmonella* Derby hat möglicherweise ebenfalls eine gewisse Anpassung an das Schwein erreicht. Hinsichtlich der Infektionsquellen und der Infektketten existieren keine grundsätzlichen Unterschiede zu den Verhältnissen beim Rind. *Salmonella* Choleraesuis persistiert in Blutphagozyten selbst bei Tieren, bei denen eine Besiedlung des Darms nicht nachzuweisen ist.

Klinik Von klinischen Erkrankungen sind vorrangig Absetzer und Jungschweine bis zu etwa 60 kg betroffen, Saugferkel, Zuchtschweine und ältere Mastschweine sind dagegen meist nur latente Keimträger. Während des Absetzens und während der Zusammenstellung der Mastgruppen einwirkende Stressfaktoren wirken maßgeblich an der Manifestation mit. Insbesondere die Choleraesuis-Infektion kann als septikämische Allgemeinerkrankung verlaufen. Es treten perakute, akute, subakute und chronische Verlaufsformen in Erscheinung. Alle fieberhaften Erkrankungen mit Zyanosen der Rüsselscheibe, der Ohrmuscheln und der Bauchdecke sind salmonelloseverdächtig. Pneumonische Symptome sind bei Choleraesuis-Infektionen vielfach häufiger als Durchfälle, die vorwiegend im chronischen Stadium hinzukommen. Infektionen mit nicht adaptierten Serovaren verlaufen mit stärkerer Manifestation im Magen-Darm-Kanal. Bei Sauen sind Aborte möglich.

Diagnose Der klinische Verdacht muss durch bakteriologische Untersuchungen abgeklärt werden. Für die Anreicherung von *Salmonella* Choleraesuis eignen sich Medien auf der Basis von Tetrathionat und Selenit weniger gut als das Medium nach Rappaport. Die Serovare Choleraesuis, Typhisuis und Paratyphi C besitzen die gleichen O- und H-AG. Die Parameter H_2S-Bildung und c-AG werden genutzt, um Varietäten von Choleraesuis zu unterscheiden, wofür in der Literatur aber widersprüchliche Angaben vorliegen.

Septikämische Salmonelloseverläufe sind v. a. von Schweinepest und Rotlauf abzugrenzen, für mehr enteritisch verlaufende Salmonellosen müssen Dysenterie, Coliinfektionen und die porcine proliferative Enteropathie beachtet werden.

Therapie und Prophylaxe Nach der Bestätigung der Diagnose „klinische Salmonellose" werden alle moribunden und kümmernden Tiere gemerzt, anschließend wird sofort eine Bestandsbehandlung mit Antibiotika durchgeführt. Die parenterale Impfung der Sauen sowie der zur Aufzucht als Zuchttiere oder Mast aufgestallten Läufer gegen die Serovar Choleraesuis lässt sich mit der oralen Immunisierung der Saugferkel ab vollendeter 3. Lebenswoche kombinieren, um eine geschlossene Impfdecke in größeren Beständen zu erzielen. Salmonellenlebendimpfstoffe haben sich beim Schwein auch nach intranasaler und aerogener Applikation als wirksam erwiesen, sind aber dafür in Deutschland nicht zugelassen. Zur Impfung gegen *Salmonella* Typhimurium siehe unter Bekämpfung latenter Infektionen (S. 211).

Infektionen mit Salmonella Typhisuis

Diese Serovar soll in noch stärkerem Maß als *Salmonella* Choleraesuis bei Schweinen auch ohne Mitwirkung infektionsbegünstigender Faktoren zu Erkrankungen führen. Der von Beginn an schleichende Krankheitsverlauf ist durch intermittierende Durchfälle, Abmagerungen sowie teilweise chronische Pneumonien gekennzeichnet und tritt vorwiegend bei Absatzferkeln auf. Pathologisch-anatomisch stehen geschwürige Veränderungen im Dickdarm im Vordergrund. Die Bedeutung dieser Infektion ist sehr gering.

Bekämpfung latenter Infektionen

In den meisten entwickelten Ländern sind latente Salmonelleninfektionen der Schweine, von denen die Gefahr von Lebensmittelinfektionen ausgeht, von größerer praktischer Bedeutung als klinisch manifeste Salmonellosen. In der Regel steht *Salmonella* Typhimurium an der Spitze der Häufigkeitsskala, die Anteile anderer Serovare unterliegen zeitlichen und räumlichen Schwankungen.

Wesentliche Grundlage aller Bekämpfungsmaßnahmen ist die Kenntnis des Infektionsstatus auf Bestandsebene. Serologische Screeningverfahren ermöglichen einen Überblick über die Bestandssituation und führen nicht zu lebensmittelhygienischen Reglementierungen. Sie beruhen auf der Methode des ELISA und verwenden Mischantigene, um ein möglichst breites Serovarenspektrum zu erfassen. Als Untersuchungsmaterial eignet sich neben Blut v. a. Fleischsaft von Schlachttieren. Bei der Interpretation ist aber u. a. zu berücksichtigen, dass serologisch positive Tiere bereits wieder erregerfrei sein können. Bakteriologische Untersuchungen haben den unbestreitbaren Vorteil, eine direkte Aussage über die aktuelle Infektionsbelastung zu geben.

> **MERKE** !
>
> Die EU-Verordnung 2160/2003 verpflichtete die Mitgliedsstaaten zu Prävalenzerhebungen in Schweinezucht- und Mastbeständen sowie die anschließende Festlegung von Bekämpfungszielen und Bekämpfungsprogrammen. In Deutschland wurde 2007 die Schweine-Salmonellen-Verordnung verabschiedet.

Im Mittelpunkt konkreter Bekämpfungsmaßnahmen stehen der Zukauf salmonellenfreier Tiere bzw. von Tieren aus möglichst salmonellenfreien Beständen, Fütterungs- und Tränkehygiene, Tierkörperbeseitigung, allgemeine Betriebshygiene, Schadnagerbekämpfung. Die Chemotherapie ist nicht geeignet, latente Salmonelleninfektionen auf Bestandsebene zu beseitigen. Ein Typhimurium-Lebendimpfstoff kann Sauen parenteral und Ferkeln ab 3. Lebenstag oral verabreicht werden. Letztlich haben für den Salmonelleneintrag in Lebensmittel auch auf dem Weg zur Schlachtung erfolgende Infektionen sowie Kontaminationen der Schlachtkörper und des Fleischs während der Lagerung und Verarbeitung erheblichen Einfluss. Bekämpfungsmaßnahmen dürfen sich daher nicht nur auf den landwirtschaftlichen Betrieb ausrichten, sie müssen die gesamte Kette bis zum Verzehr beachten.

Salmonelleninfektionen beim Schaf

> **BEACHTE**
>
> Meldepflicht.

Salmonella Abortus ovis ist streng an das Schaf adaptiert und einer der wichtigsten Aborterreger für diese Tierart.

Die Infektion erfolgt sowohl oral als auch über den Deckakt und löst eine septikämische Allgemeininfektion aus. Typischstes Symptom ist das Verlammen im 4. oder 5.

Trächtigkeitsmonat. Gestörtes Allgemeinbefinden der Muttertiere und puerperale Komplikationen kommen vor. Daneben können aber Lämmer auch lebensschwach geboren werden und Allgemeinerkrankungen bei Schafen aller Altersgruppen auftreten.

Die bakteriologische Diagnostik muss die für Salmonellen untypischen kleinen Kolonien berücksichtigen, die eine mindestens dreitägige Bebrütung erfordern. Da die üblichen Anreicherungsmedien keine erhöhte kulturelle Ausbeute erbringen, sind Blut- und Rambachagar zu bevorzugen. Mittels SLA kann mehrere Wochen nach dem Abort der indirekte Erregernachweis geführt werden, allerdings sind erst relativ hohe Titer (ab 1:400) beweisend. Für die Differenzialdiagnose sind besonders *Campylobacter*- und Chlamydienaborte zu berücksichtigen. Zu Beginn eines Seuchengeschehens kann sowohl durch Notimpfung aller trächtigen Mutterschafe als auch Chemotherapie eine Minderung der Verluste erreicht werden. Inaktivierte Impfstoffe haben sich dafür bewährt, es wurden auch Lebendimpfstoffe entwickelt. In Deutschland steht keine Vakzine zur Verfügung.

Nicht adaptierte Serovare verursachen beim Schaf nicht nur latente Infektionen, sondern auch Durchfälle und Aborte. Am häufigsten wird *Salmonella* Typhimurium nachgewiesen, daneben treten aber auch *Salmonella* Dublin, *Salmonella* Montevideo und Vertreter der Subspezies Arizonae und Diarizonae (z.B. O61) auf. In Neuseeland wurde *Salmonella* Brandenburg als Erreger von Aborten und Verendungen tragender Mutterschafe diagnostiziert, dieser Stamm infizierte ebenfalls Rinder und Menschen.

Salmonelleninfektionen beim Pferd

BEACHTE
Meldepflicht.

Die wirtsadaptierte Serovar *Salmonella* Abortusequi hat nur noch eine sehr untergeordnete Bedeutung.

Infolge der hochgradigen Anpassung an das Pferd sind Infektionen anderer Tierarten große Ausnahmen. Die Ansteckung erfolgt vorwiegend oral, ist aber auch über den Deckakt möglich. Es entwickelt sich eine Allgemeininfektion, deren schwerwiegendste Folge das Verfohlen ab dem 4. Trächtigkeitsmonat ist. Klinische Anzeichen des bevorstehenden Aborts fehlen bei den Stuten oder sind nur gering ausgeprägt. Es werden aber auch lebensschwache Fohlen ausgetragen, die in den ersten Lebenstagen häufig septikämischen Salmonellosen erliegen oder bei längerem Krankheitsverlauf Polyarthritiden entwickeln. Normalerweise bildet eine Stute nach dem Abort eine belastbare Immunität aus, die sie vor erneutem Verfohlen schützt. Ältere Fohlen und Jährlinge erkranken an Tendovaginitiden, Widerristfisteln und Abszessen. Bei Hengsten stellen sich mitunter Orchitiden ein.

Der direkte Erregernachweis ist wegen der geringen Effektivität der üblichen Anreicherungsmedien zumindest beim lebenden Tier erschwert, aus Abort- und Sektionsmaterial gelingt er wegen der höheren Keimzahlen eher. Für Bestandsuntersuchungen ist die SLA geeignet. Nur höhere Titer können als beweisend angesehen werden, in der älteren Literatur wird zumeist ab 1:800 eine positive Wertung vorgenommen.

Das Pferd ist wie andere Säugetiere für Infektionen mit nicht adaptierten *Salmonella*-Serovaren empfänglich, eine besondere praktische Bedeutung haben Salmonellosen bei stationären Patienten in Pferdekliniken erlangt.

International dominieren Infektionen mit der Serovar Typhimurium, wobei auch beim Pferd in den letzten Jahren eine Zunahme des Anteils der Variante Copenhagen zu verzeichnen ist. Die Anteile weiterer Serovare unterliegen geografischen Schwankungen, Enteritidis, Anatum, Newport, Heidelberg und Dublin kommen in Auswertungen häufiger vor. Jungtiere und geschwächte adulte Pferde sind besonders anfällig. Folgende Verlaufsformen der Pferdesalmonellose sind zu unterscheiden:

- asymptomatische Infektion mit intermittierender Ausscheidung
- milde Erkrankung ohne Diarrhö mit ebenfalls unregelmäßiger Erregerausscheidung über den Kot, Fieber, Inappetenz und Abgeschlagenheit
- schwere akute Diarrhö mit Fieber (39,5–41,5 °C) und massiver Salmonellenausscheidung
- akute Septikämie mit und ohne Durchfall

Beim erwachsenen Pferd muss die Salmonellose aus dem Komplex der Typhlokolitis differenzialdiagnostisch abgetrennt werden. Septikämische Verläufe können zweifellos auch Aborte auslösen, über die aber selten berichtet wird. Salmonelleninfektionen sind bei Fohlen auch an den Komplexen Durchfall, Septikämie und Fohlenlähme beteiligt.

Salmonelleninfektionen bei Hund und Katze

BEACHTE
Meldepflicht.

Hund und Katze besitzen im Vergleich zu pflanzenfressenden Haustieren eine höhere Resistenz gegenüber Salmonelleninfektionen. Es gibt keine an Fleischfresser angepasste Serovar.

Für die orale Infektion sind rohes Fleisch und Schlachtabfälle besonders wichtig, ordnungsgemäß hergestellte und gelagerte Fertigfuttermittel stellen dagegen kein Risiko dar. Insbesondere bei Haltung mehrerer Tiere auf engem Raum in Tierkliniken, Tierpensionen und Zuchtanlagen besteht die Gefahr fäkooraler Infektionen von Tier zu Tier. Menschen und Tiere können sich bei häuslichem Kontakt über die gleichen Lebensmittel mit Salmonellen infizieren, zudem besteht in Abhängigkeit von der Kontaktintensität die Möglichkeit der direkten wechselseitigen Ansteckung. Das bei Hund und Katze nachgewiesene Serovarenspektrum ist breit und spiegelt im Wesentlichen die Salmonellensituation des jeweiligen Gebiets wider. Bei beiden Tierarten bleibt die Infektion vorwiegend im latenten Stadium und ist normalerweise mit einer 3–4-wöchigen, manchmal auch etwas längeren Ausscheidung verbunden. Latent infizierte Hunde scheiden Salmonellen meist in recht geringen Keimzahlen von bis zu 10^2 pro Gramm Kot aus.

Unter dem Einfluss begünstigender Faktoren bzw. als Sekundärinfektionen sind Salmonelleninfektionen aber auch in der Lage, sich mit Diarrhöen, Erbrechen, Abgeschlagenheit und Fieber zu manifestieren. Septikämische Verlaufsformen treten besonders bei Jungtieren auf. Die bakteriologische Abklärung von Verdachtsfällen ist auch wegen der Gefährdung des Menschen wichtig. Die symptomatische Therapie überwiegt, über den Einsatz von Antibiotika ist abhängig vom Grad der Allgemeinstörungen und auch des Kontakts zu Menschen zu entscheiden. Leben erkrankte Tiere im Haushalt, ist Wert auf die hygienische Beseitigung des Kots und den Schutz von Kindern beim Umgang mit den Patienten zu legen.

Salmonelleninfektionen beim Huhn

Infektionen mit Salmonella Gallinarum

Die Serovar Gallinarum ist an Hühner adaptiert, Infektionen treten auch bei Puten und einigen anderen Vogelarten auf. Säugetiere sind im Prinzip nicht empfänglich, die sehr seltenen Erregernachweise stehen im Zusammenhang mit der Aufnahme von Geflügelfleisch und Eiern. Dank konsequenter Bekämpfung konnte diese seuchenhafte Erkrankung in Ländern mit entwickelter Geflügelzucht deutlich zurückgedrängt werden. Im internationalen Vergleich gehören Gallinarum-Infektionen allerdings noch zu den wichtigen Geflügelkrankheiten.

Innerhalb dieser Serovar lassen sich die Biovare Gallinarum und Pullorum sowohl durch unterschiedliche O 12-Partialantigene als auch biochemisch und anhand der Koloniegrößen unterscheiden.

Die Biovar Pullorum verursacht v. a. akute septikämische Infektionen bei Küken von der 3.–6. Lebenswoche, die als weiße Kükenruhr bzw. Pullorumseuche bezeichnet werden. Salmonellen der Biovar Gallinarum sind dagegen für ältere Hühner bedeutsamer, bei denen sie den sogenannten Hühnertyphus verursachen.

Zwischen verschiedenen Hühnerrassen und Hybridlinien sind genetisch determinierte Resistenzunterschiede zu erkennen.

Für die Ausbreitung der Infektion hat die vertikale Übertragung der Salmonellen über das Brutei große Bedeutung. Die aus infizierten Eiern geschlüpften Küken sowie Erreger aus kontaminierten Eischalen verursachen noch in der Brutanlage orale und aerogene Infektionen bei weiteren Tieren. Außerdem erfolgt die Erregereinschleppung in Hühnerbestände durch infizierte Tiere, belebte und unbelebte Zwischenträger. Infektionen über das Brutei führen zu verminderten Schlupfraten und dem Schlupf lebensschwacher Küken, bei denen sich der Dottersack verzögert zurückbildet. Im Brüter infizierte Tiere erkranken nach einer Inkubationszeit von 2–5 Tagen. Vermehrte Uratausscheidung ist für die Krankheitsbezeichnung weiße Kükenruhr verantwortlich. Bei etwas älteren Küken kommt es während der Entwicklung zu markanten Disproportionen, weil die Schwungfedern bei insgesamt verzögerter Körperentwicklung beschleunigt wachsen. Wenn die Pullorumseuche in ein chronisches Stadium übergeht, sind verminderte Legeleistungen der Hühner und reduzierte Befruchtungsleistungen der Hähne die Folge.

Kommt es zur Infektion Gallinarum-freier Hühnerbestände, kann sich der Hühnertyphus bei Legehennen als typhoide Salmonellose äußern und sogar perakut verlaufen.

Antibiotika, insbesondere Fluorchinolone, sind bei akuten Ausbrüchen indiziert. Da auf Bestandsebene aber keine sichere Erregerfreiheit zu erreichen ist, steht die Prophylaxe eindeutig im Vordergrund. Grundlage der Bekämpfung von *Salmonella* Gallinarum sind seit Jahrzehnten Aufbau und Erhaltung erregerfreier Hühnerbestände durch Erkennung und Ausmerzung von Salmonellenträgern. Wegen der hohen Wirtsanpassung ist diese Methode erfolgreich.

Für Bestandsuntersuchungen eignet sich besonders die **Frischblutschnellagglutination mit gefärbtem Antigen.** Als Problem können sich Kreuzreaktionen mit anderen Serovaren erweisen, die besonders bei geringgradiger Gallinarum-Verseuchung störend wirken. Für die Abklärung sind besonders die SLA und bakteriologische Untersuchungen wichtig. Da die gebräuchlichen Selektivmedien das Wachstum insbesondere der Biovar Pullorum hemmen, sind hemmstofffreie Nährmedien für Anzüchtungsversuche erforderlich. *Salmonella* Gallinarum besitzt keine Geißeln und ist daher unbeweglich. Die bakteriologische Untersuchung von Eintagsküken ist erfolgversprechender als die von Kotproben.

Besondere prophylaktische Bedeutung kommt der Bruthygiene zu. Impfungen mit Lebendimpfstoffen auf der Grundlage des Stammes 9 R wurden bereits in den 50er-Jahren eingeführt, sie werden im Ausland auch noch genutzt. Es werden allerdings nur begrenzte Effekte erzielt, z. B. kann die Ausscheidung der Erreger über das Ei nicht völlig unterbunden werden. Außerdem macht die Impfung serologische Untersuchungen wertlos.

BEACHTE

In Deutschland ist die Impfung gegen *Salmonella Gallinarum* verboten.

Infektionen mit nicht adaptierten Salmonellen

Bei Hühnern werden sehr viele *Salmonella*-Serovare nachgewiesen. Sie verursachen zwar in der Regel nur latente Infektionen, verdienen aber als eine wichtige Quelle von Lebensmittelinfektionen große Aufmerksamkeit. In der Geflügel-Salmonellen-Verordnung werden als Salmonellen der Kategorie 1 die Serovare Enteritidis und Typhimurium und als Salmonellen der Kategorie 2 die Serovare Hadar, Virchow und Infantis definiert. Neben einer monophasischen Variante von Typhimurium (1, 4, (5), 12: i:-) wird eine weitere monophasische Serovar (1, 4, 12: d:-) mit Anpassung an das Geflügel beschrieben. Daneben kommt auch eine Tartrat-positive Variante von *Salmonella* Paratyphi B (früher *Salmonella* Java) beim Geflügel vor.

Obwohl sich der dramatische Anstieg der Enteritidis-Infektionen auf verschiedenen Kontinenten nahezu gleichzeitig vollzog, traten dabei regional unterschiedliche Phagovaren in den Vordergrund. In Europa betraf das besonders die Phagovar 4 nach Ward (PT 4), in den USA die Phagovaren 8 und 13a. Der unübersehbare Anstieg von Salmonelloseerkrankungen bei Menschen konnte zu einem großen Teil auf Infektionen über Eier und Hühnerfleisch zurückgeführt werden.

Von den Eigenschaften des Erregers ist besonders die Auslösung systemischer Infektionen mit monatelanger Persistenz und Weitergabe von *Salmonella* Enteritidis über das Brutei wesentlich für diese Entwicklung gewesen. Neben den Erregereigenschaften haben aber auch strukturelle Besonderheiten der Geflügelwirtschaft die Ausbreitung der Salmonelleninfektionen gefördert. Dazu gehört die Konzentration der Bestände, durch die gute Bedingungen für die horizontale Ausbreitung der Bakterien geschaffen werden. Der weltweite Austausch von Zuchtmaterial schafft zusätzlich Möglichkeiten der Erregerverbreitung.

Sowohl *Salmonella* Enteritidis als auch *Salmonella* Typhimurium können sich in Hühnerbeständen etablieren und sind danach weniger als andere nicht adaptierte Salmonellen auf den ständigen Eintrag mit dem Futter angewiesen. Für die Aufrechterhaltung der Infektion sind die Kontamination der Stallanlagen und die Nagetierpopulationen von besonderer Bedeutung. Prinzipiell muss davon ausgegangen werden, dass auch andere Serovare für längere oder kürzere Zeit eine ähnliche epidemiologische Bedeutung erlangen. Diesem Umstand wurde in der Neufassung der Hühnersalmonellen-Verordnung von 2009 mit der Einführung der oben genannten zwei Kategorien Rechnung getragen.

Durch experimentelle Infektionen kann der invasive Charakter sowohl von Enteritidis- als auch Typhimurium-Stämmen bewiesen werden. Nach oraler Applikation lassen sich die Salmonellen nicht nur im Darm, sondern auch in Organen wie Leber und Milz über längere Zeit nachweisen. Für *Salmonella* Enteritidis sind transovarielle Infektionen bewiesen. Trotz dieser systemischen Infektionen kommt es normalerweise nicht zu klinischen Manifestationen. *Salmonella* Enteritidis kann allerdings in Kükenbeständen zu erhöhten Verlusten und Entwicklungsstörungen und bei Legehennen zur Depression der Legeleistung führen. Die Empfänglichkeit der Hühner für Salmonellen ist in den ersten Lebenstagen am größten und nimmt dann deutlich ab, es sind genetisch bedingte Resistenzunterschiede zwischen verschiedenen Inzuchtlinien nachgewiesen.

Da sich Salmonelleninfektionen in den allermeisten Hühnerbeständen nicht klinisch manifestieren, sind zum Schutz der Verbraucher regelmäßige Untersuchungen erforderlich.

MERKE !

In der Geflügel-Salmonellen-Verordnung ist die Pflicht zur Durchführung betrieblicher Kontrollen und die Mitteilung positiver Befunde verankert. Zuchtbetriebe und Brütereien sind verpflichtet, den Verdacht auf Infektionen mit Salmonellen der Kategorien 1 und 2 sowie von Gallinarum-Pullorum mitzuteilen. Aufzuchtbetriebe, Legehennen- und Masthähnchenbetriebe müssen dagegen nur Salmonellen der Kategorie 1 und Gallinarum-Pullorum melden. Der durch betriebseigene Untersuchungen erhobene Verdacht ist durch amtliche Untersuchungen abzuklären.

Die Anzüchtung von Salmonellen besitzt in jedem Fall den größten Wert, sie ist außerdem die Voraussetzung für Resistenzbestimmungen und die epidemiologische Typisierung. Serologische Untersuchungen haben dagegen den Vorteil, schneller und kostengünstiger zu sein. Bei sehr frischen Infektionen besteht allerdings die Gefahr falsch negativer Befunde. Andererseits lassen sich Infektionen mit geringer Erregerausscheidung oft besser durch serologische Untersuchungen erfassen als durch Kulturversuche. Eine sinnvolle Kombination bakteriologischer und serologischer Untersuchungen ist daher am aussichtsreichsten. Für die Betriebskontrolle sind Monitoringsysteme aufzustellen, die eine komplette Überwachung vom Brutei bis zur Legehenne am Ende der Produktionsperiode ermöglichen und auch Futtermittel, Materialien und die gesamte Umgebung der Tiere berücksichtigen.

Für serologische Untersuchungen kommen v. a. ELISA-Methoden in Betracht, bei denen die Auswahl der Testantigene sehr wichtig für die Spezifität ist. Um Antikörper gegen *Salmonella* Enteritidis nachzuweisen, sind besonders die H-Antigene g und m sowie das Fimbrienantigen SEF 14 geeignet.

Die Bekämpfung von *Salmonella* Enteritidis und anderen nicht adaptierten Salmonellen der Kategorien 1 und 2 in Hühnerbeständen verfolgt nicht in erster Linie das Ziel, Erkrankungen der Tiere zu verhindern, sie soll vielmehr die Belastung der Bestände mit Salmonellen reduzieren und damit die Gefahr von Lebensmittelinfektionen senken.

Das Endziel besteht in der Schaffung und dauerhaften Erhaltung salmonellenfreier Geflügelbestände. Realistischerweise ist das aber nur schrittweise über einen längeren Zeitraum zu erreichen. Nachhaltige Erfolge sind nur durch komplexe Bekämpfungsprogramme zu erzielen. Kostenintensive Abschlachtungsaktionen haben häufig nicht zu den gewünschten Resultaten geführt, da es nicht gelungen ist, die Salmonellenfreiheit neu aufgebauter Hühnerbestände zu gewährleisten.

Antibiotika sind nur bei gesichertem Erregernachweis und möglichst nach Resistenztest anzuwenden. Es ist vorteilhaft, die Hühner noch während der Behandlung in neue gereinigte und desinfizierte Ställe zu verbringen. Impfungen gegen *Salmonella* Enteritidis sind durch die Geflügel-Salmonellen-Verordnung für alle Bestände vorgeschrieben, in denen mehr als 350 Küken zu Legehennen aufgezogen werden („Hühneraufzuchtbetrieb"). Bei entsprechendem Verdacht muss auch gegen *Salmonella* Typhimurium geimpft werden.

Für die Induktion wirksamer zellvermittelter Immunreaktionen ist nach oraler Applikation der Lebendimpfstoffe eine vorübergehende Kolonisierung des Kükenorganismus mit Impfstammnachweis in Leber und Milz erforderlich. Die Erstimpfung sollte zum frühestmöglichen Zeitpunkt nach dem Schlupf über das Tränkwasser erfolgen. Voraussetzung für den Impferfolg ist generell die Kombination mit der Optimierung von Haltung und Hygiene. Inaktivierte Vakzinen erfordern eine parenterale Anwendung, sie werden vorrangig bei Zuchttieren angewendet. Sie sind geeignet, eine im Kükenalter erfolgte orale Impfung mit Lebendvakzinen zu boostern. Durch die parenterale Anwendung wächst die Gefahr von Interferenzen mit serologischen Untersuchungsergebnissen.

MERKE !

Die EU-Verordnung 2160/2003 bestimmt, dass alle Serovare „von Belang für die öffentliche Gesundheit" in die Bekämpfung einzubeziehen sind. Anhang III definiert Kriterien für die Bestimmung dieser Serovare. Die Mitgliedsstaaten sind gehalten, nationale Bekämpfungsprogramme durchzuführen.

Durch die Verordnung Nr. 1091/2005 zur Durchführung der oben genannten Verordnung (Gültigkeit ab 1. 1. 2007) wird die Impfung als zusätzliche Maßnahme zur Verstärkung der Abwehr gegenüber Salmonellen und der Verringerung der Ausscheidung anerkannt. Lebendimpfstoffe dürfen nur angewendet werden, wenn die Impfstämme mittels bakteriologischer Methoden von Wildstämmen differenziert werden können.

Antimikrobielle Mittel dürfen dagegen nicht als spezifische Bekämpfungsmethoden im Rahmen der nationalen Bekämpfungsprogramme eingesetzt werden. Die Anwendung von Antibiotika ist an folgende Voraussetzungen geknüpft:

- klinische Erkrankungen verursachen übermäßige Leiden der Tiere
- Rettung wertvollen genetischen Materials
- Einzelfallgenehmigungen der zuständigen Behörde
- Der Antibiotikaeinsatz muss von der Behörde zugelassen sein und überwacht werden und soll sich so weit wie möglich auf bakteriologische Untersuchungen und Resistenztests stützen.

Infektionen mit Salmonellen der Subspezies Arizonae

Vertreter von *S. enterica* subsp. *arizonae* mit den Antigenformeln 018:Hz4,z23;- und 018:Hz32;- (Synonyme: *Arizona hinshawii, Salmonella* Shomron) können bei Puten, aber auch Hühnern, Enten und anderen Vogelarten Infektionen mit hohen Kükenverlusten auslösen. Die Anfälligkeit ist in der 1. Lebenswoche am höchsten, die Mortalität steigt bis zur 4. Woche an und kann dann zwischen 10 und 70 % erreichen. Es treten schwere Allgemeinstörungen, Bewegungsstörungen und Diarrhöen auf, der Dottersack persistiert. Bei ZNS-Beteiligung werden Zurückbiegungen des Kopfs und Krämpfe beobachtet, Konjunktividen und Erblindungen treten ebenfalls auf.

Differenzialdiagnostisch müssen bei den Augenerkrankungen Aspergillose, bei zentralnervösen Störungen Newcastle disease und ansonsten v. a. Infektionen mit anderen Salmonellen beachtet werden.

Salmonelleninfektionen bei Puten

BEACHTE

Meldepflicht.

Salmonelleninfektionen der Puten werden ebenfalls durch die EU-Verordnung 2160/2005 erfasst. Bei der daraufhin durchgeführten Prävalenzstudie waren in deutschen Mastputenbeständen die Serovare Typhimurium, Saintpaul und Hadar am häufigsten. Eine Typhimurium-Enteritidis-Lebendvakzine ist zugelassen.

Salmonelleninfektionen der Taube

BEACHTE

Meldepflicht.

Die Salmonellose gehört zu den wichtigsten Infektionskrankheiten der Tauben. Die Variante Copenhagen (O5-Minusvariante) von *Salmonella* Typhimurium dominiert mit weitem Abstand vor allen anderen Serovaren.

Innerhalb dieser Serovarität sind an Tauben adaptierte Stämme durch bestimmte Biovar-Phagovar-Kombinationen charakterisiert, die „forma specialis columbarum" wurde beschrieben, um diese Anpassungsverhältnisse deutlich zu machen. Die Phagovaren DT 2 und DT 99 werden als taubenadaptiert betrachtet. Angesichts einer relativ starken Verbreitung von O5-Minusvarianten bei Säugetieren ist die Abgrenzung echter Taubenstämme aus epidemiologischer Sicht wichtig.

Der Infektionsweg verläuft meist oral, bei Jungvögeln auch über die Kropfmilch, daneben sind aerogene Infektionen und Übertragungen über das Brutei zu beachten. Neben latenten und subklinischen Infektionen adulter Tauben werden akute septikämische Erkrankungen von Jungtieren, Enteritiden (Darmform) in allen Altersgruppen, Arthritiden (Gelenkform, Flügel-, Beinlähme) bei Alttieren und eine meist bei wachsenden Tauben auftretende Gehirnform (Meningoenzephalitis) diagnostiziert.

Therapeutisch werden Antibiotika oral bzw. parenteral eingesetzt, es existiert aber kein Therapieverfahren, das zur garantierten Erregerfreiheit führt. Prophylaktisch stehen Hygienemaßnahmen, die bakteriologische Überwachung der Bestände und Impfungen im Vordergrund. Jungtauben können ab der 3. Woche mit einem Lebendimpfstoff s. c. immunisiert werden, bei Alttauben muss die Impfung spätestens 4 Wochen vor der Paarung und auch nicht später als 3 Wochen vor Ausstellungen/Flugveranstaltungen abgeschlossen sein. Ein Inaktivatimpfstoff ist ebenfalls verfügbar.

Salmonelleninfektionen beim Wassergeflügel

BEACHTE

Meldepflicht.

Wassergeflügel wurde als potenzielle Infektionsquelle für den Menschen bereits lange vor den Hühnern verstärkt beachtet, was sich beispielsweise in der besonderen Reglementierung des Verzehrs von Enteneiern niederschlug. Die häufige Besiedlung mit Salmonellen steht u. a. im Zusammenhang mit dem hohen Infektionsdruck, dem Enten und Gänse v. a. auf stehenden und verschlammten Gewässern ausgesetzt sind. Eine im Vergleich zum Hühnerei wesentlich dickere Schalenhaut begünstigt beim Entenei ferner die Salmonellenbesiedlung. Aerogene Infektionen im Brutapparat treten in gleicher Weise wie bei Hühnern auf. Typhimurium und Enteritidis sind die häufigsten Serovare, bestimmte Enteritidisstämme (Varietät Essen) haben eine Anpassung an Enten erreicht.

Während bei älteren Tieren latente Infektionen überwiegen, erkranken Jungtiere unter septikämischen und enteritischen Erscheinungen. Die Bezeichnung Kielkrankheit leitet sich von dem Symptom des Rückenschwimmens kranker Tiere ab.

Hygienische Maßnahmen, wie das Angebot von sauberem Wasser, stehen im Vordergrund. Für Enten ist eine Typhimurium-Enteritidis-Lebendvakzine zugelassen.

Salmonelleninfektionen bei Zoo- und Wildtieren

BEACHTE
Meldepflicht.

Das breite Wirtsspektrum der nicht adaptierten Salmonellen wird bei bakteriologischen Untersuchungen von Wild- und Zootieren besonders deutlich. Die Betrachtung der Nachweishäufigkeit von Salmonellen bei den Tierklassen der Säugetiere, Vögel und Reptilien zeigt, dass bei Vögeln der Anteil von Typhimurium-Isolaten besonders hoch ist und Reptilien im Gegensatz dazu ein ausgeprägt großes Serovarenspektrum unter Einschluss der Subspezies *Arizonae* und *Diarizonae* beherbergen. Die Diskussion um Salmonellen als Teil der Normalflora bei Reptilien flammt zwar immer wieder einmal auf, andererseits ist unbestreitbar, dass auch bei diesen Tieren manifeste Salmonellosen vorkommen. Als Infektionsquelle für Menschen dürfen Reptilien nicht unterschätzt werden.

Mäuse und Ratten spielen als häufige Salmonellenträger eine besondere epidemiologische Rolle, indem sie z. B. Futter kontaminieren. Wildsäuger sind besonders salmonellengefährdet, wenn sie bei Haltung in tiergärtnerischen Einrichtungen bzw. an Futterstellen in größeren Konzentrationen auftreten. Wechselseitige Infektionen mit Haustieren kommen vor, sie beruhen auf der Kontamination von Futter durch Wildtiere bzw. der Ausbringung von Abprodukten der Haustiere auf landwirtschaftliche Nutzflächen.

Bestimmte Vogelarten wie Möwen und Krähen können in der Umgebung von menschlichen Wohnstätten und Tierställen große Populationsdichten erreichen. Bei der Nahrungsaufnahme auf Mülldeponien und Abwasserbehandlungsanlagen infizieren sie sich regelmäßig mit Salmonellen und tragen zu deren Verbreitung bei. Auch aus Greifvögeln werden Salmonellen isoliert, sie sind aber für klinische Erkrankungen weniger anfällig als viele andere Vogelarten. Singvögel unterliegen besonders im Winter an Futterstellen einem hohen Infektionsdruck, der zu seuchenhaften Salmonellosefällen führen kann. Ähnlich den bei Tauben herrschenden Verhältnissen wurden speziell an Singvögel adaptierte Typhimurium-Stämme charakterisiert.

Salmonelleninfektionen bei Menschen

BEACHTE
Meldepflicht.

MERKE !
Bei den Salmonellosen des Menschen wird zwischen den als Allgemeininfektionen verlaufenden Krankheitsbildern des **Typhus** und **Paratyphus** und den **Salmonellenenteritiden** unterschieden.

Typhus und Paratyphus werden durch die humanadaptierten Serovare Typhi und Paratyphi A, B und C ausgelöst, diese Infektionskrankheiten sind in Deutschland und vielen anderen Industrieländern sehr stark zurückgedrängt worden. Die Einschleppung der Erreger über den internationalen Reiseverkehr ist aber ein nicht zu unterschätzendes Problem. Der Mensch ist das entscheidende Erregerreservoir, der Infektionsweg verläuft hauptsächlich über kontaminierte Lebensmittel und Wasser. Nach einer Inkubationszeit von 7–21 Tagen treten fieberhafte Allgemeinstörungen auf, die im Anfangsstadium mit Grippesymptomen zu verwechseln sind. Durchfälle werden anfangs selten gesehen. In der Generalisationsphase lassen sich die Erreger über Blutkulturen anzüchten, erst danach gelingt der Nachweis aus dem Stuhl. 2–5 % der Patienten werden zu Dauerausscheidern, bei denen sich die Salmonellen in der Gallenblase und den Gallengängen ansiedeln. Krankheitsverdacht, Erkrankung und Tod sowie Ausscheidung sind meldepflichtig. Bei Reisen in Endemiegebiete in Afrika, Südamerika und Südostasien ist die Immunisierung zu empfehlen.

Die Enteritis-Salmonellose gehört zum Komplex der infektiösen Gastroenteritis und ist nach dem **Infektionsschutzgesetz** (IfSG) unter mikrobiell bedingter Lebensmittelvergiftung bzw. akuter infektiöser Gastroenteritis (früher Enteritis infectiosa) **meldepflichtig**. Vorwiegend treten nicht wirtsadaptierte Serovare als Erreger auf, unter denen *Salmonella* Typhimurium und *Salmonella* Enteritidis an der Spitze stehen.

An bestimmte Tierarten angepasste Erreger wie *Salmonella* Choleraesuis und *Salmonella* Dublin fungieren zwar nur selten als Erreger bei Menschen, sie können aber durchaus schwere Erkrankungen mit letalem Ausgang hervorrufen. Obwohl direkte Ansteckungen an Tieren möglich sind, haben Lebensmittelinfektionen die mit Abstand größte Bedeutung. Rohes bzw. nicht ausreichend erhitztes Fleisch und daraus hergestellte Produkte sowie Eier und eihaltige Speisen sind die häufigsten Ursachen für Lebensmittelinfektionen mit Salmonellen. Geflügel nimmt in der Epidemiologie der Salmonellosen einen besonderen Platz ein.

Die von infizierten Tierbeständen ausgehende **Kontamination der Lebensmittel** ist nur eine, wenn auch **primäre Ursache**. Für den Ausbruch von Salmonelloseerkrankungen ist die Vermehrung und Anreicherung der Erreger in den Lebensmitteln eine Voraussetzung, bei gesunden Erwachsenen liegt die Infektionsdosis bei oraler Aufnahme im Bereich von 10^5–10^6 Salmonellen. Für Säuglinge, Kleinkinder, alte bzw. durch bestehende Krankheiten geschwächte Menschen sind aber weit darunter liegende Infektionsdosen nachgewiesen worden. Während des gesamten Prozesses der Lebensmittelherstellung kann es von der Schlachtung bis zum Verzehr zur Kontamination durch andere tierische Produkte, Gerätschaften, Wasser, Menschen, Nagetiere, Arthropoden usw. kommen.

MERKE !

Die Bekämpfung der Enteritis-Salmonellosen des Menschen muss sich also auf zwei große Säulen stützen, die Senkung des Infektionsdrucks in den Haustierbeständen und die Vermeidung der Kontamination in Verbindung mit der Verhinderung der Vermehrung und Anreicherung der Salmonellen im Lebensmittel.

Kühllagerung und ausreichende Erhitzung von Lebensmitteln sind bewährte Maßnahmen. Nach einer Inkubationszeit von meist nur 5–72 Stunden beginnen die Erkrankungen mit wässrigen Durchfällen und Leibschmerzen, Fieber, Übelkeit, Erbrechen und Kopfschmerzen können auftreten. Systemische, typhöse Verläufe und extraintestinale Manifestationen sind möglich, treten aber gemessen an der Gesamtzahl der Fälle nur selten auf. Eine Chemotherapie ist nur bei typhösem Verlauf, Erkrankungen im 1. Lebensjahr bzw. Komplikationen erforderlich. Dauerausscheider entwickeln sich selten, normalerweise endet die Salmonellenausscheidung nach etwa 3–6 Wochen, bei Säuglingen dauert sie häufig länger.

Nach einem stetigen Anstieg wurde 1992 mit über 195 000 gemeldeten Fällen von Enteritis infectiosa und 229 Todesopfern in Deutschland ein Höhepunkt des Salmonellosegeschehens erreicht. Die Todesfälle traten fast ausschließlich bei Patienten über 65 Jahre auf. Seit 1993 ist ein Rückgang der amtlich erfassten Salmonellosefälle zu verzeichnen. 2007 erfolgten 55 400 Meldungen aus dem humanmedizinischen Bereich, 2013 nur 18 986. Für die EU betrug die gemeldete Anzahl für 2013 insgesamt 82 694 Fälle und nahm damit unter den Zoonosen nach der Campylobacteriose den zweiten Platz ein. Wenn Salmonellosen auftreten, sind sofort verdächtige Lebensmittel für bakteriologische Untersuchungen zu sichern. Für die Aufdeckung von Infektionsquellen und Infektketten ist, insbesondere bei den weit verbreiteten Serovaren Typhimurium und Enteritidis, die epidemiologische Charakterisierung der Isolate in Speziallaboratorien erforderlich.

9.2.8 Gattung Serratia

Lothar H. Wieler, Christa Ewers

Von den 13 bekannten *Serratia*-Spezies spielt nur *S. marcescens* bei verschiedenen opportunistischen Infektionen eine Rolle. In der Humanmedizin wird *S. marcescens* oft im Zusammenhang mit nosokomialen Infektionen isoliert, auch in der Tiermedizin gibt es einzelne Berichte über klinikassoziierte Fälle sowie bei immunsupprimierten Patienten. Oft bilden die Keime Multiresistenzen aus. Weiterhin kann *S. marcescens* bei Kühen Mastitiden hervorrufen, teilweise auch als Bestandsproblem. Der Erreger bildet zwei Pigmente, das rote Prodigiosin und das rosafarbene Pyrimin. In der Vergangenheit sorgten sogenannte Blutwunder, d. h. durch das Prodigiosin blutfarbene Kolonien von *Serratia*, auf Lebensmitteln und Hostien für Aufsehen. *S. marcescens* reduziert beim Wachstum die Sauerstoffspannung. Auf diese Weise wurden früher geeignete Kulturbedingungen für die Anzucht anaerober Bakterien geschaffen („Fortner-Platte“).

9.2.9 Gattung Shigella

Lothar H. Wieler, Christa Ewers

STECKBRIEF

- gerade, amotile Stäbchen, 1,1–1,5 × 2,0– 6,0 µm
- im Gegensatz zu den typischen *Enterobacteriaceae* nie bekapselt bzw. begeißelt
- Erreger der Shigellose bei Mensch und nicht humanen Primaten

Gattungsmerkmale

Shigellen sind phylogenetisch der Spezies *Escherichia coli* zugehörig. Sie haben sich aufgrund einiger Mutationen sowie der Aufnahme eines Virulenzplasmids an ein intrazelluläres Nischendasein adaptiert. Aufgrund ihrer fast ausschließlichen pathogenetischen Bedeutung für Menschen und nicht humane Primaten wird die Gattung *Shigella* jedoch beibehalten. Sie umfasst traditionell vier Spezies, die als Subgruppen bezeichnet werden: *S. boydii* (*Shigella* Subgruppe A; O-Varen A1 bis A18) *S. dysenteriae* (B; B1 bis B13), *S. flexneri* (C; C1 und C2) und *S. sonnei* (D; D 1). Die drei Letztgenannten können auch bei nicht humanen Primaten Infektionskrankheiten hervorrufen. Shigellen besitzen kein H- oder K-Antigen, weshalb sich die Serotypisierung nur auf O-Antigene bezieht. Shigellen bilden 34 O-Varen aus, von denen 18 identisch mit *E.-coli*-O-Varen sind. Die bislang analysierten Genome (4,4–4,7 Mbp) haben eine sehr große Ähnlichkeit mit denen von *E. coli*.

Epidemiologie

Shigellen kommen im Darmtrakt klinisch kranker, rekonvaleszenter oder asymptomatischer Wirte vor. Sie werden über kontaminiertes Wasser und Nahrungsmittel übertragen. Die Erreger spielen in hoch industrialisierten Ländern wie Deutschland eine untergeordnete Rolle, weltweit erkranken jährlich jedoch schätzungsweise 160 Mio. Menschen, von denen ca. 1,1 Mio. sterben, die Mehrzahl sind Kinder im Alter von unter 5 Jahren.

Virulenzfaktoren und Pathogenese

Neben LPS besitzen Shigellen einen sogenannten Invasionslocus, der auf einem Plasmid, dem *Shigella*-Invasionsplasmid, lokalisiert ist. Dieser Lokus beinhaltet Gene für ein T3SS, das u. a. die Toxine IpaB und IpaC (für invasion plasmid antigen“) in die Wirtszelle schleust. Die Toxine aktivieren kleine GTPasen der Rho-Familie, deren Hauptfunktion die Regulation des Aktinzytoskeletts darstellt. Hierdurch werden zunächst die Tight Junctions des Darmepithels aufgelöst, die Shigellen dringen parazellulär in das Epithel ein und invadieren in der Folge basolateral in Darmepithelzellen. Da die kleinen GTPasen über die Beeinflussung des Aktinzytoskeletts ebenfalls direkt an der Phagozytose durch professionelle Makrophagen beteiligt sind, entgehen Shigellen einer wirkungsvollen Phagozytose.

Intrazellulär vermitteln dann die ebenfalls auf dem Invasionslokus kodierten Proteine IcsA und IcsB (für intracellular spread) eine Weiterverbreitung der Shigellen. Diese Vorgänge samt der Zerstörung von Darmepithelzellen führen zu einer starken Entzündung des Darmepithels. Eingewanderte Makrophagen und polymorphkernige Neutrophile sezernieren proinflammatorische Zytokine wie IL-8 und IL-18, die Entzündung wird verstärkt mit den Folgen einer zunehmenden Malabsorption und Maldigestion. Die Rolle der nachgewiesenen Enterotoxine ShET 1 und Sen (für „*Shigella* Enterotoxin") ist nicht geklärt, sie könnten jedoch durch Induktion einer Hypersekretion das Krankheitsbild verstärken. Das erstmals bei Shigellen beschriebene Shigatoxin ist identisch mit dem bereits im Kapitel „*Escherichia*" besprochenen Toxin. Es wird jedoch ausschließlich von *Shigella dysenteriae* gebildet.

Klinik und Pathologie

Klinisch imponiert starker schmerzhafter Durchfall. Der Kot kann wässrig bis blutig sein. Pathologisch dominiert eine starke Entzündung mit massiver Einwanderung polymorphkerniger Leukozyten.

Diagnostik und Therapie

Shigellen werden mittels bakteriologischer Untersuchung aus dem Kot akut kranker Primaten nachgewiesen. Aufgrund der starken Entzündungserscheinungen ist neben der Rehydrierung und dem Elektrolytausgleich oft eine antiinfektive Therapie indiziert.

9.2.10 Gattung Yersinia

Lothar H. Wieler, Christa Ewers

STECKBRIEF

- kokkoide bis pleomorphe Stäbchen mit temperaturabhängiger Begeißelung (*Y. pestis* immer amotil), 1,0 × 2,0–3,0 µm
- natürliches Habitat von *Y. enterocolitica* ist das Reservoirtier, für *Y. pseudotuberculosis* und *Y.-enterocolitica*-ähnliche Spezies gelten Umwelt und Oberflächenwasser als Reservoir
- Wachstum in Kulturmedien unter aerober und fakultativ anaerober Atmosphäre, zur Anzucht von *Y. enterocolitica* und *Y. pseudotuberculosis* wird die Kälteanreicherung genutzt

Gattungsmerkmale

Das Genus *Yersinia* umfasst heute 15 Spezies, von denen die drei Spezies *Y. pestis*, *Y. enterocolitica* und *Y. pseudotuberculosis* humanmedizinisch bedeutsam sind. *Y. pestis* ist der Erreger der Pest, einer akuten und unbehandelt oft letal verlaufenden, meistens durch Flohbiss oder aerogen übertragenen zyklischen Allgemeinerkrankung (**Abb. 9.9**). Die darmpathogenen Spezies *Y. enterocolitica*, derzeit in die beiden Subspezies *Y. e. palearctica* und *Y. e. enterocolitica* unterteilt, sowie *Y. pseudotuberculosis* rufen beim Menschen weltweit die intestinale Yersiniose hervor, eine in der Regel selbstlimitierende Enteritis. In Einzelfällen treten jedoch auch postinfektiöse Komplikationen wie das Erythema nodosum und die reaktive Arthritis auf. *Y. pseudotuberculosis* und *Y. pestis* sind auf chromosomaler DNA-Ebene nahezu identisch, da *Y. pestis* ein erst kürzlich entstandener Klon von *Y. pseudotuberculosis* ist. Ihre unterschiedliche Ökologie und Pathogenität für den Menschen rechtfertigt jedoch die Bewahrung der historisch entstandenen, eigenständigen Spezies. *Y. pestis* weist mindestens drei Biovare auf, Antiqua, Mediaevalis und Orientalis.

Virulenzfaktoren und Pathogenese

Alle pathogenen Yersinien besitzen ein ca. 64 kDa großes Virulenzplasmid, das u. a. Gene eines Sekretionsapparates (T 3SS) und Effektorproteine, z. B. ein Zytotoxin (YopE), sowie die wichtigen Virulenzfaktoren VirF (Aktivator des *Yersinia*-Outer-Protein-[Yop]-Regulons) oder YadA (Adhäsion-Protein) trägt. Yersinien lähmen die Immunantwort gezielt durch mittels T 3SS sezernierte YOPs. Diese Proteine (YopE, YopT und YopO) hemmen die Aktivität von Makrophagen, dendritischen Zellen, Granulozyten und Neutrophilen durch die Beeinflussung der Wirtszell-Aktinregulation über kleine GTPasen der Rho Familie. YopH unterdrückt zudem die Bildung von reaktiven Sauerstoffintermediären in Makrophagen und Neutrophilen.

Weiterhin verhindern YopP, YopM und LcrV (V-Antigen) die Freisetzung proinflammatorischer Zytokine, wodurch auch die Einleitung einer effizienten adaptiven Immunantwort behindert wird. Genomische Virulenzfaktoren wie das Ail(Attachment-and-Invasion-Locus)- oder das Inv(Invasion)-Protein tragen zur Aufnahme der Bakterien in Wirtszellen wie Makrophagen bei. Die drei humanpathogenen Spezies können sich dann im Phagolysosom vermehren. Dem intrazellulären Überleben kommt somit wahrscheinlich eine wichtige pathogenetische Bedeutung zu. *Y. pestis* besitzt zusätzlich ein kleines ca. 9,5 kb und ein ca. 110 kb großes Plasmid, die z. B. zum Überleben des Bakteriums im Zwischenwirt Floh beitragen.

Yersinia enterocolitica

Y. enterocolitica wird in 5 Biovare und rund 28 Serovare eingeteilt. Die virulenten Stämme von *Y. e. palearctica* gehören in Europa den Sero-/Biovaren: 1,2a,3/3, O:2a,2b,3/5, O:3/4, O:5,27/2 und O:9/2 oder 3, die von *Y. e. enterocolitica* in den USA O:4,32; 8; 13a,13b; 18 und 20/1B an. Eine Zunahme von O:3/4-Isolaten ist in den letzten Jahrzehnten in Amerika zu verzeichnen. Bei der serologischen Diagnos-

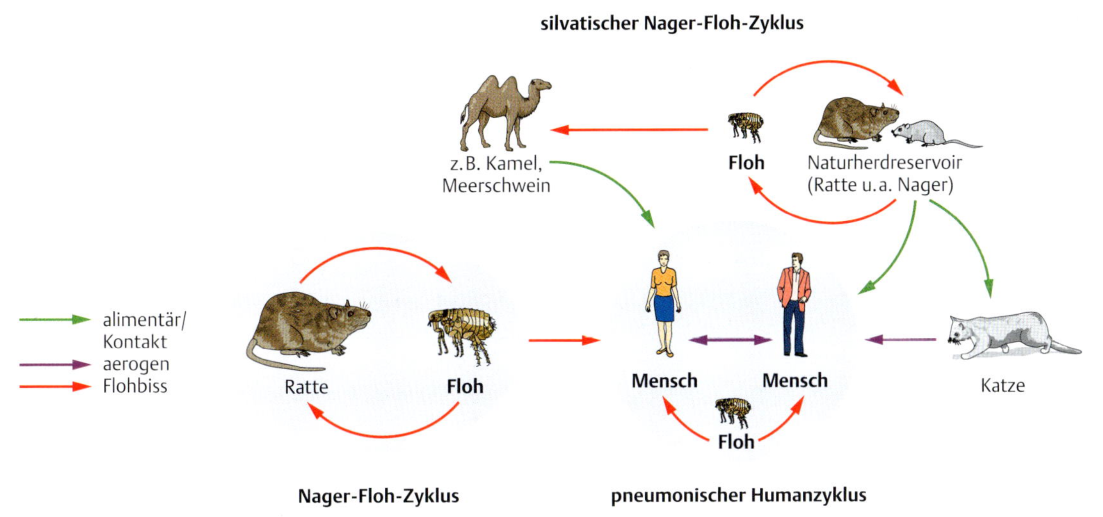

Abb. 9.9 Epidemiologie der Pest.

tik sind Kreuzreaktionen von O:9 mit bestimmten Brucellen sowie EHEC-Serovaren beschrieben.

Y. enterocolitica bleibt in der Umwelt lange Zeit überlebensfähig. Die epidemiologisch wichtige Ansteckungsquelle sind aber infizierte Nutztiere sowie deren kontaminierte Produkte und Exkremente als Vektoren. Das natürliche Vorkommen der Spezies beschränkt sich praktisch auf die subtropischen bis gemäßigten Klimazonen. Klinische Erkrankungen beim Tier sind selten und verlaufen zumeist als Allgemeininfektion und/oder Erkrankung des Darmtrakts, bevorzugt als Jungtiererkrankung.

Schweine gelten als symptomlose Träger, rohes oder nicht vollständig erhitztes Schweinefleisch ist Hauptansteckungsquelle für den Menschen mit *Y. enterocolitica* O:3/4. Hunde und Katzen infizieren sich mit kontaminiertem Futter, die Symptomatik ähnelt der des Menschen. Bei Chinchillas führt *Y. enterocolitica* O.1,2a,3/3 zu einer fibrinösen Enterokolitis mit Granulomen in Leber, Milz, Lunge und intestinaler Mukosa. Akute fatale Sepsis kann auftreten. Bei Rindern führt *Y. enterocolitica* O:9/2 oder 3 bei Kälbern zu Durchfall. Es können aber auch Mastitis, Aborte und Endokarditis auftreten. Kümmern und Durchfall finden sich bei Lämmern und Zicklein, verursacht durch *Y. enterocolitica* O:2a,2b,3b,c/5. *Y. enterocolitica* O:6,30/1A führt bei Infektion tragender Schafe zum Abort oder zur Geburt lebensschwacher Lämmer. Hasen und Kaninchen entwickeln bei der Infektion mit *Y. enterocolitica* O:2a,2b,3b,c/5 hämorrhagische Enterokolitis, fibrinöse Pleuritis und mesenteriale Lymphadenitis. Sie sind ebenfalls empfänglich für die Infektion mit pathogenen O:5,27 oder O:3. Das Bild gleicht hier der Rodentiose.

Zur antiinfektiven Therapie liegen kaum Erfahrungen vor. Eine Bestandssanierung ist schwierig und gelingt nur durch Einhaltung strikter hygienischer Standards.

Yersinia pseudotuberculosis

Y. pseudotuberculosis wird in 15 Serogruppen klassifiziert, von denen allerdings nur O:1 bis O:5 pathogen sind. Serogruppen O:1-O:3 sind endemisch in Europa, O:5 und O:6 in Ostasien. Es bestehen Antigenähnlichkeiten der O-Serogruppen zu *Salmonella* Enteritidis und *Escherichia coli*.

Pseudotuberkulose, Rodentiose

Ätiologie und Epidemiologie Der Erreger ist aufgrund seines großen Wirtspektrums und seiner hohen Tenazität weltweit verbreitet. *Y. pseudotuberculosis* überlebt in Wasser, organischen Materialien und Lebensmitteln wochenlang, im Erdboden bleibt der Erreger über Monate infektiös. *Y. pseudotuberculosis* ist zur Gruppe der **Saprozoonose-Erreger** zu rechnen. Die Infektion kommt sowohl über kontaminiertes Futter und Wasser als auch durch direkten Kontakt zustande. Epidemien beim Menschen entstehen häufig durch den Verzehr von (mit Nagetierexkrementen) kontaminierten Blattsalaten. Der Ausbruch klinisch manifester Erkrankungen beim Tier hängt von begünstigenden Faktoren ab, weshalb bei Wildtieren (Hasen, Rehe und Vögel) eine Häufung in den Wintermonaten verzeichnet wird. Von den Haustieren erkranken am häufigsten Schweine, Wiederkäuer und Katzen. In Tiergärten und Zoos sind v. a. Vögel und Affen gefährdet, neben Versuchstieren (Mäuse und Meerschweinchen) und Kaninchen können viele andere Säugetier- und Vogelarten erkranken.

Klinik und Pathologie *Y. pseudotuberculosis* verursacht eine zyklische Allgemeininfektion. Je nach Virulenz des Erregers und Abwehrlage des Patienten entwickeln sich akute, subakute oder chronische Krankheitsverläufe. Akutseptikämische Verläufe treten beispielsweise bei Meerschweinchen, Kaninchen, Hasen und Vögeln auf, im Allgemeinen herrschen aber subakute bis chronische Erscheinungen vor. Bei Schweinen stehen blutige Durchfälle und Ödeme im Vordergrund, bei Wiederkäuern Aborte und Mastitiden, die Krankheiten treten sporadisch auf. Die oft erst anhand des Sektionsbilds erkannte Krankheit ist durch nekrotische Herde in Organen und Darmlymphknoten gekennzeichnet, die zur Abszedierung neigen. Von diesen granulomatösen Veränderungen leitet sich die Bezeichnung Pseudotuberkulose ab. Der Name Rodentiose hingegen ist auf die Häufung der Krankheit bei Nagetieren zurückzuführen.

Therapie und Prophylaxe Obwohl der Erreger in vitro gegen viele Antiinfektiva empfindlich ist, sind Therapieversuche oft erfolglos, insbesondere bei einer fortgeschrittenen Abszessbildung. Deshalb muss die ätiologische Diagnose schnell gesichert werden, um eine Ausbreitung zu vermeiden. Im Mittelpunkt der Prophylaxe stehen die Desinfektion und die Bekämpfung von Mäusen und Ratten.

Yersinia ruckeri

Die Einordnung in das Genus *Yersinia* ist vorläufig, denn DNA-DNA-Hybridisierungsstudien ergaben Ähnlichkeiten zu Serratien und Salmonellen.

Rotmaulkrankheit der Forellen

Epidemiologie *Y. ruckeri* ist der Erreger der enteritischen **Rotmaulkrankheit der Forellen** (enteric redmouth disease – ERM). Die Krankheit wurde in den 60er-Jahren in den USA beschrieben und trat in Deutschland 1983 erstmals bei Regenbogenforellen auf. Neben Nordamerika und Europa tritt diese Fischseuche auch in Australien und Südafrika auf. Regenbogenforellen und auch andere Fische, z. B. in Farmen gehaltene Atlantische Lachse, sind empfänglich. Nicht zu den Salmoniden gehörige Fische sind als Bakterienträger in die Infektketten einbezogen, Wasservögel können zur Verschleppung beitragen. Die Krankheit wird als Faktorenkrankheit angesehen, die bei Wassertemperaturen über 12 °C gehäuft auftritt. Es handelt sich um eine Septikämie, die bei der Sektion durch multiple Blutungen gekennzeichnet ist.

Über die Ökologie der Erreger herrschen kontroverse Ansichten, denn manche Untersucher sehen Gewässer als normales Habitat an, während andere die Ansicht vertreten, *Y. ruckeri* könne nicht ohne Wirte überleben. Der Nachweis von VBNC spricht für die erste Hypothese. Serovar-I-Stämme hatten in Infektionsversuchen mit Regenbogenforellen eine LD_{50} von $3{,}0 \times 10^5$ KbE/ml.

Diagnostik und Differenzierung Im Direktausstrich sind recht plumpe, gramnegative Stäbchen zu erkennen, die Kultivierung erfolgt auf einfachen Nährmedien, Blutagar sowie für Enterobakterien üblichen Selektivnährmedien bei einer Bebrütungstemperatur von etwa 25 °C über mindestens 2 Tage. Differenzialdiagnostisch müssen besonders Vertreter der Gattungen *Aeromonas*, *Edwardsiella* und *Pseudomonas* berücksichtigt werden.

Anhand der Ganzzellantigene wird *Y. ruckeri* in 6 verschiedene Serovare unterteilt, von denen die Serovar I (Hagerman) am häufigsten auftritt und auch die höchste Virulenz besitzt. Serovar II ist der sogenannte O'Leary-Stamm, Serovar III der Australia-Stamm. Die Serovar IV wurde nach DNA-DNA-Hybridisierungsstudien gelöscht, Serovar V wird als Colorado-Stamm und Serovar VI als Ontario-Stamm bezeichnet.

Therapie und Prophylaxe Die Behandlung erfolgt mit Antiinfektiva über das Futter, wobei Umwidmungen die Regel sind, da derzeit (Mai 2009) nur Sulfamethoxazol für Forellenbrut und Zierfische sowie Oxytetracyclin für Zierfische zugelassen sind (laut Annex 1 sind diese Präparate für alle Tiere zugelassen, die der Lebensmittelgewinnung dienen). Impfungen werden mit Inaktivatvakzinen durchgeführt, hierzu werden die Fische entweder besprüht, in Bäder getaucht oder die Vakzinen werden oral appliziert. Der Erfolg der Impfungen hängt stark vom Alter bzw. Gewicht der Tiere sowie von der Wassertemperatur ab. In Deutschland ist die Rotmaulkrankheit tierseuchenrechtlich nicht reglementiert.

9.3 Aeromonadaceae

Lothar H. Wieler, Christa Ewers

9.3.1 Aeromonas

STECKBRIEF

- nicht sporenbildende, gerade, glukosefermentierende, oxidasepositive Stäbchen, 0,3–1,0 × 3,5 µm
- leben im Habitat Wasser und sind anspruchslos anzüchtbar
- als Krankheitserreger v. a. bedeutsam bei Fischen, Reptilien und Amphibien, können bei Haus- und Nutztieren sowie beim Menschen Wundinfektionen und Sepsis sowie über kontaminierte Nahrung Gastroenteritiden auslösen

Anhand von Motilität und Temperaturpräferenz werden die derzeit 24 *Aeromonas*-Spezies in zwei Gruppen eingeteilt, sodass die unbeweglichen, psychrophilen und ausschließlich fischpathogenen (z. B. *Aeromonas salmonicida*) von den monopolar-monotrich begeißelten Spezies (z. B. *Aeromonas hydrophila* subsp. *hydrophila*) unterschieden werden. Letztere rufen v. a. bei Fischen, Säugetieren und wechselwarmen Tieren Infektionskrankheiten hervor.

Anzüchtung und Differenzierung

Aeromonas wächst anspruchslos auf einfachen Medien unter aeroben Bedingungen. Es existieren zwar Serotypisierungsschemata, aufgrund von Kreuzreaktionen sowie stetiger taxonomischer Änderungen ist die Aussagekraft dieser Typisierungsmethode aber sehr eingeschränkt und muss durch valide, z. B. DNA-sequenzbasierte Typisierungsmethoden, ersetzt werden.

Aeromonas hydrophila subsp. hydrophila

Epidemiologie

A. hydrophila subsp. *hydrophila* kommt – wie der Name verdeutlicht – weltweit in Süß-, Brack- und Meerwasser (v. a. in Küstennähe) sowie auch im Boden vor. Wegen seiner weiten Verbreitung in Wasser kann der Erreger häufig aus dem Kot gesunder Tiere isoliert werden. Er ist assoziiert mit Wasserpflanzen, Fischen, Fischeiern oder auch mit Protozoen. Die Erreger werden bei Temperaturen von 4–45 °C nachgewiesen mit Konzentrationen von bis zu 9×10^4/l. Die Prävalenz steht in einem direkten positiven Verhältnis zum Grad der Eutrophierung, auch nehmen die Keimzahlen mit der Wassererwärmung zu. Im Salzwasser kann *A. hydrophila* subsp. *hydrophila* im VBNC(viable but not culturable)-Status nachgewiesen werden. Der Typstamm ATCC7 966 weist eine Genomgröße von 4,7 Mbp und einen G + C-Gehalt von 61,6 % auf.

Virulenzfaktoren

S-Layer werden verantwortlich für eine erhöhte Resistenz gegenüber Serumkomponenten sowie Makrophagen gemacht. Adhäsine wurden bislang vorwiegend funktionell beschrieben, sie sind durch eine hohe Selektivität gekennzeichnet und erkennen D-Mannose und L-Fukose-haltige Rezeptoren. Das Adhäsin AHA1 wird als Hauptadhäsin angesehen. Weitere Virulenzfaktoren sind Exotoxine (ECP: extrazelluläre Produkte) wie Hämolysine sowie Metallo- und Serin-Proteasen.

Infektionskrankheiten

A. hydrophila subsp. *hydrophila* ruft insbesondere bei Süßwasserfischen die hämorrhagische Septikämie hervor. Man nimmt an, dass die VBNC-Erreger nach Infektion unter natürlichen Bedingungen eine höhere Virulenz besitzen als jene Erreger, die im Labor für Infektionsversuche angezüchtet werden.

Beim Menschen dominieren lebensmittelassoziierte Magen-Darm-Infektionen, allerdings können auch Wundinfektionen bis hin zu nekrotisierenden Fasziitiden auftreten, die meistens mit Freizeitaktivitäten im Wasser verbunden sind. Kommt es zu einer Septikämie, kann die Letalität bei über 90 % liegen. Den weiterhin beschriebenen extraintestinalen Infektionen wie Osteomyelitiden, Peritonitiden und Meningitiden liegt meistens eine Grunderkrankung zugrunde.

Vereinzelte Krankheitsfälle wurden auch beim Geflügel und bei Schweinen beschrieben.

Aeromonas salmonicida subsp. salmonicida

Epidemiologie

Aeromonas salmonicida subsp. *salmonicida* ist **einer der wichtigsten Infektionserreger für Fische**, der große Verluste sowohl in der marinen als auch in der Süßwasser-Aquakultur hervorruft. Der Erreger ist inzwischen weltweit verbreitet. Anfänglich wurde ihm eine hohe Wirtsspezifität für Salmoniden zugesprochen, aber inzwischen führt er auch bei Nichtsalmoniden wie z. B. dem Steinbutt, der Goldbrasse, dem Meerneunauge oder dem Kabeljau zu Krankheiten. Das gängige Vorkommen von *A. salmonicida* subsp. *salmonicida* bei Lachsen führte dazu, dass der Erreger in den Flüssen an der US-amerikanischen und der spanischen Atlantikküste weit verbreitet wurde. Das Genom des Stammes A449 hat einen G + C-Gehalt von 58,5 %, umfasst 4,7 Mbp und ist zu 91 % identisch mit dem von *A. hydrophila* subsp. *hydrophila* ATCC7 966.

Virulenzfaktoren

Eine wichtige Virulenzeigenschaft wird über ein Typ-III-Sekretionssystem, kurz T3SS (S. 193), vermittelt, dessen Effektorproteine dem YopH und YopO von Yersinia (S. 218) ähneln, weshalb sie wahrscheinlich eine Protein-Tyrosin-Phosphatase und eine Protein-Serin/Threonin-Kinase-Aktivität besitzen. Als Adhäsine dienen das Protein VapA (ein S-Layer-Protein) sowie vier (drei Typ-IV- und ein Typ-I-Adhäsin) nicht näher charakterisierte Fimbrien. Tatsächlich enthält das Genom Gene für zwei Flagellin-Systeme, in beiden ist die Funktionalität aber durch Unterbrechung zentraler Gene außer Kraft gesetzt, weshalb die Erreger nicht motil sind. Sehr wichtig für die Pathogenese ist das porenbildende RTX-Toxin Aerolysin, hingegen sind die Rolle der sezernierten Zink-Metalloprotease, einer weiteren Metalloprotease sowie einer extrazellulären Endopeptidase und einer Phospholipase nicht endgültig geklärt.

Infektionskrankheiten

A. salmonicida löst bei Fischen eine Septikämie aus, die als **Furunkulose** bezeichnet wird. Die Krankheit wurde um 1900 erstmals beschrieben. Die subakute bis chronische Form kommt häufiger bei älteren Fischen vor und ist gekennzeichnet durch Exophthalmus, Lethargie und multiple Hämorrhagien. Hingegen kommt die akute Furunkulose bei jungen bzw. ausgewachsenen Fischen vor und zeichnet sich durch eine generalisierte Septikämie aus. Diese beiden typischen Verlaufsformen wurden bei Salmoniden beschrieben, bei anderen Fischen variieren die klinischen Symptome. So wurden z. B. kutane ulzerative Verläufe bei Goldfischen beschrieben. In experimentellen Untersuchungen lag bei einer intraperitonealen Applikation die CD_{50} bei einer Dosis von < 10 KbE.

Der Erreger kann aus dem Blut sowie Organen mittels PCR nachgewiesen werden, wobei die Nachweisgrenze zwischen $2{,}0 \times 10^2$ und $1{,}0 \times 10^5$ Bakterien pro ml Gewebe liegt.

9.4 Vibrionaceae

Lothar H. Wieler, Christa Ewers

Diese Familie beinhaltet sehr diverse Bakteriengattungen und -spezies, weshalb stetig Reklassifizierungen vorgenommen werden. Allein die Gattung *Vibrio* umfasst 88 Spezies.

9.4.1 Gattung Listonella

Listonella (L.) anguillarum hat besonders in Aquakulturen als Fischpathogen (Vibriose) eine große Bedeutung, so auch an den Küstenregionen der Ostsee. Er ist für eine Reihe von Fischarten im Salz- und Brackwasser pathogen, besonders sind Aale (Salzwasseraalseuche), aber auch Forellen und Hechte betroffen. Die Erreger werden bei 18 oder 37 °C angezüchtet. Man geht davon aus, dass die initiale Kolonisierung im Darm stattfindet, von wo aus der Erreger in den Wirt eindringt. Aber auch die Annahme, dass die Infektion über Hautläsionen erfolgt, wird diskutiert. Je nach Infektionsmodell (p.o., i.p., i.d.) und Fischart liegen die LD_{50}-Werte zwischen 1,0 und $2{,}5 \times 10^5$ KbE. Die Virulenz ist assoziiert mit dem Vorhandensein eines Virulenzplasmids (pJM1), als Virulenzfaktoren gelten Flagellen, Eisenaufnahmesysteme (Anguibaktin) und wenig charakterisierte Exotoxine (ECP: extrazelluläre Produkte). Prophylaktisch werden in den betroffenen Gebieten Impfstoffe eingesetzt.

L. anguillarum wurde früher als *Vibrio anguillarum* bezeichnet.

9.4.2 Gattung Photobacterium

Photobacterium damselae subsp. piscicida

P. damselae subsp. *piscicida* sind wenig stoffwechselaktive, nicht motile, fermentative Stäbchenbakterien mit einer Größe von 0,5 × 1,5 µm. Die erstmalige Beschreibung eines Seuchenausbruchs im Zusammenhang mit dem Erreger in den USA führte zunächst wegen seiner Ähnlichkeit zu Pasteurellen zum Begriff der Pasteurellose. Pathogenese und Virulenzfaktoren sind nur unzureichend erforscht. Die Kapselausbildung wird als wichtig angesehen, weiterhin sind für die Vermehrung im Wirt verschiedene Eisenaufnahmesysteme beschrieben worden (IROMP). Die Anzucht erfolgt aus der Milz oder Niere verstorbener Fische bei 25 oder 37 °C auf einfachen Nährböden oder Blutagar.

P. damselae wurde mehrfach reklassifiziert (*Pasteurella piscicida, Vibrio damsela, Listonella damsela*).

Da dieses Kapitel eine Vielzahl von **Fischpathogenen** beinhaltet, werden an dieser Stelle einige generelle Aussagen zur **Bekämpfung** dieser Infektionskrankheiten gemacht. Tatsächlich haben Infektionskrankheiten bei Fischen inzwischen eine so große Bedeutung gewonnen, dass für Interessenten zwingend weiterführende Literatur empfohlen wird. Zudem ist die Ökologie der Fischhaltung sehr komplex. Generell sollte bei Aquakulturen darauf geachtet werden, dass die Haltungsbedingungen so natürlich wie möglich gestaltet werden, dies betrifft insbesondere die Besatzdichte, den Salz- und Eutrophierungsgrad sowie die Wassertemperatur. Ein prophylaktischer Ansatz ist die Züchtung resistenter Fische, auch ist die Fütterung gut zu kontrollieren. Im Vordergrund steht derzeit aber leider die Applikation von antiinfektiven Substanzen, die aufgrund der Dosierungsproblematik sowie der Umweltbelastung ein besonders hohes Risiko der Selektion resistenter Bakterien bedeutet. Häufig werden auch Inaktivatvakzinen eingesetzt, in der Regel handelt es sich dabei um einfache Ganzzellbakterine. Die Verbringung infizierter Tiere in andere Aquakulturen sollte unterbleiben.

9.4.3 Gattung Vibrio

STECKBRIEF

- nicht sporenbildende, oxidasepositive, katalasepositive, motile, gerade oder kommaförmig gebogene Bakterien mit polarer Begeißelung, 0,5–1,0 × 1,2–3,5 µm
- in Gewässern VBNC-Stadien beschrieben
- Halophile Vibrionenarten gehören zur autochthonen Mikrobiota im Ökosystem Meer, wo sie als Kommensalen oder Symbionten von z. B. Plankton leben. Änderungen im ökologischen Gleichgewicht der Meere beeinflussen das Vorkommen von Vibrionen direkt, insbesondere in Küstengewässern, hier sind die Wassertemperatur, die Salzkonzentration und der Grad der Eutrophierung ausschlaggebend.
- *Vibrio cholerae*, Auslöser der Cholera, ist die Typspezies, *Vibrio haemolyticus* und *V. vulnificus* sind beim Menschen die häufigsten nicht viralen Enteritiserreger im Zusammenhang mit dem Verzehr von Schalentieren, bei offenen Wunden können sie schwere Infektionskrankheiten (Zellulitis, nekrotisierende Fasziitis) bis hin zu Septikämien hervorrufen. Auch Meerestiere werden infiziert.

Vibrio cholerae

Die durch *V. cholerae* ausgelöste **Cholera** ist eine typische „waterborne" Seuche, die v.a. im 19. Jahrhundert von größter Bedeutung war (7 Pandemien in folgenden Jahren: 1816–1817, 1829, 1852, 1863, 1881, 1889 sowie 1961 bis heute) und heutzutage insbesondere in Krisenregionen ausbricht, in denen den Menschen kein sauberes Wasser zur Verfügung steht. Auslöser der Cholera ist das Cholera-Toxin (CTX), dessen Wirkung dem hitzelabilen Enterotoxin (S.195) von *E. coli* entspricht.

Nach kurzer Inkubationszeit treten schwere reiswasserartige Durchfälle auf, die ohne Elektrolyt- und Flüssigkeitszufuhr zu einer lebensbedrohlichen Dehydratation (metabolische Azidose, Hyperkaliämie, Hypoglykämie) führen. Legendär sind die epidemiologischen Untersuchungen von John Snow, der 1850 in London die Brunnen eines bestimmten Wasserlieferanten als Quelle der damaligen verheerenden Choleraepidemie nachwies. Die Cholera blieb über Jahrhunderte auf ihr Ursprungsgebiet Indien beschränkt, erst 1817 begann von dort aus ihre pandemische Ausbreitung.

Während über 200 *V.-cholerae*-Serovare bekannt sind, rufen nur Stämme der Serovare O1 (klassischer Biotyp El Tor) und seit 1992 O139 Pandemien hervor. Entsprechend muss zwischen nicht toxinogenen Umweltisolaten (Kommensalen, Symbionten) und toxinogenen Stämmen unterschieden werden. Das CTX-Gen ist auf einer Pathogenitätsinsel kodiert (Vibrio pathogenicity island 1, VP1), die prinzipiell auf Umweltisolate übertragen werden kann. Bis 1961 kannte man nur klassische toxinogene O1-Stämme, dann entwickelten sich durch Rekombination neue toxigene Stämme. So verursachten bis 1992 nur Erreger mit dem O-Antigen 1 die echte Cholera, seitdem treten in Indien, Bangladesh und in verschiedenen Staaten Südostasiens *V. cholerae* des Serotyps 0139 als Choleraerreger in Erscheinung. Die **Erweiterung des Serotyps** toxinogener *V. cholerae* ist das Ergebnis eines **zunehmenden horizontalen Gentransfers** zwischen nicht toxinogenen und toxinogenen Stämmen, der insbesondere in Küstennähe stattfindet.

Das Auftreten von *V. cholerae* steht nach neueren Untersuchungen in unmittelbarem Zusammenhang mit Klimafaktoren, auch wenn die Details noch nicht klar sind. Obwohl *V. cholerae* inzwischen fast weltweit in Küstenregionen nachgewiesen wurde, ist die Krankheit nur in bestimmten Regionen endemisch. So beschränkte sie sich nach der 6. Pandemie (~1950) auf Südostindien und Bangladesh, seit der 7. Pandemie (~1961) tritt sie auch in Afrika, Süd- und Mittelamerika endemisch auf.

Halophile Vibrionen

Im Küstenbereich sowie den Mündungsgebieten von Flüssen kommen die halophilen Vibrionen in Meer- und Brackwasser vor. Infektionen des Menschen gehen von Fischen und Meeresfrüchten aus, einige Arten verursachen wirtschaftlich bedeutsame Erkrankungen bei Fischen.

Vibrio parahaemolyticus ist besonders in Japan, aber auch in Nordamerika, Australien, Afrika und Europa als Erreger von Gastroenteritiden gefürchtet, was durch den häufigen Verzehr von rohem Fisch und Meeresfrüchten bedingt ist. Als Tierpathogen hat der Erreger keine Bedeutung.

Vibrio vulnificus kann bei Menschen nach oraler Aufnahme mit kontaminierten Lebensmitteln Durchfall auslösen. In Deutschland wurden erste Erkrankungen 1994 sicher nachgewiesen. Bei Tieren sind mehrfach Nachweise bei verschiedenen Fischarten und Alligatoren erfolgt, für Aale ist *V. vulnificus* pathogen. Besonders fulminant können jedoch Wundinfektionen imponieren, die zu einer nekrotisierenden Fasziitis bis hin zur Amputation betroffener Gliedmaßen führen können bzw. Septikämien hervorrufen, die besonders bei Risikopatienten (z. B. Diabetis mellitus, Leberdysfunktionen, Immunsuppression) letal verlaufen können.

Fischpathogen ist die Spezies *Vibrio salmonicida*, der Erreger der 1979 in norwegischen Lachsfarmen erstmals beobachteten Kaltwasservibriose (Hitra-Krankheit). Die Krankheit ist gekennzeichnet durch Anämien und ausgeprägte Blutungen. Zur Prophylaxe werden Impfungen eingesetzt.

Vibrio ordalii hat besonders in Aquakulturen als Fischpathogen (Vibriose) eine große Bedeutung. Auch gegen diese Erreger werden in den betroffenen Gebieten Impfstoffe eingesetzt.

Die frühere Spezies *V. anguillarum* wurde in *Listonella anguillarum* umbenannt

9.5 Pasteurellaceae

Christa Ewers, Lothar H. Wieler

Ursprünglich vereinten die *Pasteurellaceae* die Gattungen *Haemophilus*, *Actinobacillus* und *Pasteurella* und bildeten die sogenannte HAP-Gruppe. DNA-Sequenzanalysen führten in den letzten beiden Jahrzehnten zu zahlreichen taxonomischen Reklassifizierungen innerhalb dieser heterogenen Gruppe von Bakterien, die derzeit mit den zusätzlich definierten Gattungen *Mannheimia*, *Bibersteinia*, *Histophilus*, *Gallibacterium*, *Avibacterium*, *Aggregatibacter*, *Volucribacter* und anderen 16 Gattungen umfasst.

9.5.1 Gattung Haemophilus und Histophilus

STECKBRIEF

- nicht sporenbildende, amotile, oxidasepositive, gramnegative Stäbchen, Durchmesser < 1 µm, 1–3 µm lang, mitunter Ausbildung von Fadenformen
- obligate Schleimhautparasiten mit speziellen Ansprüchen an Kulturmedien, z. T. abhängig von Wachstumsfaktoren X (Hämin) und/oder V (ß-NAD)
- Verursacher respiratorischer und septikämischer Erkrankungen bei Tier und Mensch; die einzelnen Spezies weisen eine ausgeprägte Wirtsspezifität auf

Gattungsmerkmale/Taxonomie

Bereits 1892 wurde die erste *Haemophilus*-Art von Richard Pfeiffer als vermeintlicher Grippeerreger beim Menschen unter der Bezeichnung „Influenza-bacillus" beschrieben, heute bekannt als *Haemophilus influenzae*. Eine Übersicht weiterer human- und veterinärmedizinisch relevanter Spezies bietet **Tab. 9.6**. Der Gattungsname *Haemophilus* trägt der Tatsache Rechnung, dass viele Spezies zur Kultivierung die im Blut vorhandenen Wachstumsfaktoren Hämin (X-Faktor) und Nikotinamidadenin-Dinukleotid (β-NAD, V-Faktor) benötigen. Eine Einteilung der Mitglieder beider Gattungen auf Basis dieser speziellen Nährstoffansprüche ist heute obsolet, denn diese Eigenschaften kommen bei anderen Vertretern der Familie *Pasteurellaceae* ebenfalls vor.

Der taxonomische Status von *Haemophilus somnus* war lange Gegenstand kontroverser Diskussionen. Die Spezies wurde unter „species incertae sedis" beschrieben, denn phylogenetische Analysen belegten einen erheblichen Unterschied sowohl ihrer geno- als auch phänotypischen Eigenschaften zu *H. influenzae*, der Typ-Spezies der Gattung. Aufgrund der phylogenetischen Ähnlichkeit zu den ovinen Spezies *Histophilus ovis* und *Haemophilus agni* wurde *H. somnus* zusammen mit diesen Spezies in der neuen Art *Histophilus somni* zusammengefasst. Die frühere Spezies *H. paragallinarum* (Erreger des „Hühnerschnupfens") ist heute der Gattung *Avibacterium* (S. 244) zugeordnet.

Tab. 9.6 Übersicht zu den *Haemophilus*-Arten sowie zu *Histophilus somni*, deren Abhängigkeit von Wachstumsfaktoren und assoziierten Infektionskrankheiten.

Spezies	Wirt	Abhängigkeit von Faktor		Erkrankung/Vorkommen
		V	X	
H. parasuis	Schwein	+	–	Glässer-Krankheit
H. paracuniculus	Kaninchen	+	–	Gastrointestinaltrakt von Kaninchen mit mukoider Enteritis
Histophilus somni	Rind	–[a]	–[a]	ISTMEM, Aborte, Pneumonien
	Schaf			Septikämie, Mastitis, Nebenhodenentzündung
H. felis	Katze	+	–	Konjunktivitis
H. haemoglobinophilus	Hund	–	+	sporadisch Vaginitiden
H. piscium	Forelle	–	–	ulcer disease
H. influenzae	Mensch	+	+	Meningitis, respiratorische Erkrankungen
H. aegyptius	Mensch	+	+	Konjunktivitis (pink eye)
H. ducreyi[c]	Mensch	–	+	Ulcus molle
H. haemolyticus	Mensch	+[b]	+	sporadische Erkrankungen
H. parahaemolyticus	Mensch	+[b]	–	sporadische Erkrankungen
H. parainfluenzae[c]	Mensch	+	–	sporadische Erkrankungen
H. pittmaniae	Mensch	+[b]	–	sporadische Erkrankungen

[a] benötigt Cystein; in Flüssigkultur wird das Wachstum durch den Zusatz von Thiamin-Pyrophosphat gefördert (Co-Carboxylase)
[b] hämolytisch freigesetztes NAD ist ausreichend zur Eigenversorgung und muss nicht wie bei den anderen V-Faktor abhängigen Spezies supplementiert werden
[c] V-Faktor-Unabhängigkeit wird vermittelt durch ein 5,25 kBp großes Plasmid (nadV kodiert für NA-Phosphoribosyl-Transferase); z. T. auch in H.-parainfluenzae-Stämmen nachgewiesen.

Epidemiologie

Haemophilus-Arten sowie *Histophilus* sind im Allgemeinen wirtsspezifisch und fast ausnahmslos normale Schleimhautbewohner. *H. parasuis* ist im Nasopharynx von gesunden Schweinen angesiedelt, *Histophilus somni* befindet sich bei gesunden Rindern und Schafen im unteren Genitaltrakt (Präputium, Vagina) und bei Rindern zusätzlich im oberen Respirationstrakt. Isolate von diesen Trägerstellen zeigen keine Phasenvariation in ihrem Lipooligosaccharid (LOS) und gelten in dieser Form als wenig virulent.

Die Übertragung von Hämophilen und *Histophilus* erfolgt in der Regel aerogen über Tröpfcheninfektion oder durch engen Kontakt, aufgrund der geringen Tenazität spielt die indirekte Übertragung eine untergeordnete Rolle. Für einen Krankheitsausbruch in der modernen Intensiv-Haltung sind vor allem das Einführen von Keimträgern sowie resistenzschwächende Belastungsfaktoren verantwortlich.

Anzucht und Differenzierung

Mitglieder der Gattungen *Haemophilus* und *Histophilus* produzieren auf festen Nährmedien innerhalb von 24–72 Stunden unter Zugabe von 5–10 % CO_2 bei einer Temperatur von 35–37 °C Kolonien mit einem Durchmesser von 1 mm. *Haemophilus*-Spezies sind in unterschiedlicher Weise von den Wachstumsfaktoren X und V abhängig (**Tab. 9.6**). Faktor X oder Hämin wird aus Erythrozyten freigesetzt und bildet die prosthetische Gruppe der eisenhaltigen Zytochrome, von Katalase und Peroxidase. Bluthaltige Nährböden verfügen über diesen Wachstumsfaktor, während der Faktor V (V = Vitamin), das NAD, zwar ebenfalls im Blut vorhanden ist, aber erst bei Erhitzung, die zudem eine Inaktivierung von NAD-zerstörenden Enzymen bewirkt, freigesetzt wird. Der sogenannte Kochblut- oder Schokoladenagar, dem auf 80 °C erhitztes Blut zugesetzt wird, enthält sowohl den X- als auch den V-Faktor.

Da der V-Faktor auch von einigen Bakterienstämmen, z. B. ß-Toxin produzierenden Staphylokokken, gebildet und sezerniert wird, kann auf normalem Blutagar das Ammen- oder Satellitenphänomen ausgenutzt werden. Vom V-Faktor abhängige *Haemophilus*-Stämme wachsen nur in unmittelbarer Umgebung des Ammenstammes (**Abb. 9.10**). Alternativ können auch mit den entsprechenden Wachstumsfaktoren präparierte Testblättchen zur Anzucht und Differenzierung verwendet werden. Zur Durchführung biochemischer Tests können V-Faktor-abhängige Isolate in flüssigem PPLO-Medium mit NAD-Zusatz kultiviert werden.

Virulenzfaktoren

Die Beschreibung von Virulenzfaktoren beschränkt sich in der veterinärmedizinisch relevanten Literatur im Wesentlichen auf die Spezies *Histophilus somni* und *H. parasuis*.

Histophilus somni bildet zur Adhäsion an Wirtszellen Oberflächenproteine, die im elektronenmikroskopischen

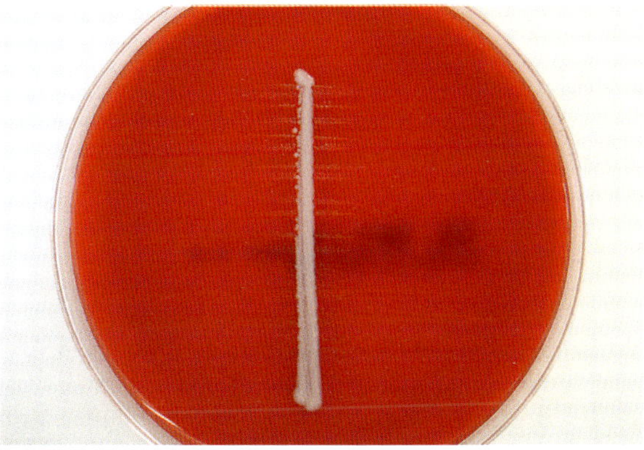

Abb. 9.10 Ammenabhängiges Wachstum von *Haemophilus parasuis* auf Blut-Agar („Ammenphänomen"). Als Amme wurde ein β-Toxin bildender Staphylokokkenstamm verwendet (vertikal beimpft). [Institut für Mikrobiologie, TiHo Hannover]

Bild als faserartige Strukturen (Fibrillen) erscheinen. Diese Strukturen vermitteln die Anheftung der Mikroorganismen an endotheliale Zellen. Umschlossen wird dieses fibrilläre Netzwerk durch Immunglobulin-bindende Proteine (IgBPs), die von *H. somni* sezerniert werden.

Das LPS von *Haemophilus*-Spezies und *Histophilus* wird als Lipooligosaccharid (LOS) bezeichnet und unterscheidet sich wie auch bei Neisserien von dem anderer gramnegativer Bakterien dadurch, dass es keine O-Seitenketten aufweist und die Kern-Oligosaccharide eine höhere Komplexität aufweisen, während der Lipid-A-Anteil die endotoxische Komponente darstellt. LOS ist in der Pathogenese u. a. an der Entstehung der inflammatorischen Reaktion beteiligt. Durch die Bindung an ein LPS-bindendes Protein im Serum, das den Transfer zu CD14 und die nachfolgende Bindung des CD14-LPS-Komplexes an Toll-like-Rezeptoren auf der Oberfläche von Makrophagen erlaubt, kommt es zur Freisetzung proinflammatorischer Zytokine. Für *Histophilus somni* wurde gezeigt, dass verschiedene Komponenten des LOS u. a. unter der Kontrolle des Gens *lob* (**LO**S-**B**iosynthese) einer Phasenvariation unterliegen. Ein translationaler Switch resultiert in der Expression unterschiedlicher Epitope als Folge von Veränderungen in den Kohlenhydrat-Anteilen. Klinische Isolate (aus ZNS, Lungen, Gelenken und abortierten Feten) zeigen derartige Phasenvariationen, während die meisten Isolate von Trägerstellen (Präputium, Vagina) dies nicht tun. Experimentelle Untersuchungen führten zu der Annahme, dass *H.-somni*-Isolate mit Phasenvariation u. a. aufgrund ihrer Fähigkeit, sich der Abwehr des Wirtes zu entziehen sowie eine Resistenz gegenüber der bakteriziden Wirkung des Serumkomplements zu entwickeln, virulenter sind.

H. somni exprimiert verschiedene Immunglobulin-bindende Proteine (IgBPs), darunter ein 41-kDa-Protein mit geringer Affinität für verschiedene Immunglobulinklassen und eine Gruppe von HMW(high molecular weight)-Proteinen (p120) mit einer starken Affinität für IgG2. Zusätzlich ist ein 76-kDa-OMP (p76) in der Lage, IgG2 zu binden. Durch diese Bindung von IgG2 über den Fc-Anteil wird eine Opsonierung des Erregers durch zirkulierende Antikörper sowie die Aktivierung des Komplement-Systems verhindert. Die bei der Mehrzahl pathogener Isolate vorhandene erhöhte Serumresistenz wird z. T. auf die Aktivität der IgBPs zurückgeführt.

Zur Akquirierung von im Wirt an verschiedene Glykoproteine komplexierten Eisens binden *Haemophilus*-Spezies und *Histophilus* Transferrin-Eisen-Komplexe mittels Eisen-regulierter Proteine der äußeren Membran, den Transferrin-bindenden Proteinen (TbPs). Für eine detaillierte Beschreibung dieses Prozesses wird auf den Abschnitt *Actinobacillus* (S. 229) verwiesen.

Über die Beteiligung der in vitro gezeigten Biofilmbildung durch pathogene Stämme sowie des „Quorum Sensing" (S. 112) an der Pathogenese *Histophilus-somni*-bedingter Erkrankungen wird derzeit diskutiert. Die Produktion von Histamin und Exopolysacchariden (keine Kapsel) wird ebenso für die Virulenz dieses Infektionserregers verantwortlich gemacht.

Im Gegensatz zu *Histophilus* sind für *H. parasuis* bislang nur wenige Virulenzfaktoren identifiziert worden, dazu gehören das LOS, eine Neuraminidase, Transferrin-bindende Proteine und Fimbrien. Äußere Membranproteine sind ebenfalls mit der Virulenz des Mikroorganismus in Verbindung gebracht worden, konnten aber bislang nicht genauer identifiziert werden. Häufig kann das Vorhandensein einer Kapsel beobachtet werden. Inwieweit diese Eigenschaft zur Virulenz des Erregers beiträgt, ist jedoch nicht geklärt, zumal unbekapselte Stämme häufiger bei kranken Schweinen nachgewiesen werden und somit gegenüber den bekapselten als potenziell virulenter gelten. Neu ist die Beschreibung eines potenziellen Hämolysin/Toxin-Export-Systems (hhdBA) in verschiedenen *H.-parasuis*-Serovaren, dessen pathogenetische Bedeutung noch geklärt werden muss.

Haemophilus-parasuis-Infektion

Synonyme: Glässer-Krankheit, Transportkrankheit

Ätiologie und Epidemiologie Die Glässer-Krankheit ist eine Infektionskrankheit des Schweines, die in erster Linie durch eine Polyarthritis und fibrinöse Polyserositis gekennzeichnet ist. Die Erstbeschreibung als Pleuro-Perikardo-Peritonitis erfolgte 1910 durch Glässer, der Erreger wurde erstmals 1942 durch Hjärre und Wramby identifiziert. Obwohl die Glässer-Krankheit gegen Ende des letzten Jahrhunderts z. T. regional als vollständig eliminiert galt und im Allgemeinen nur noch sporadisch aufgetreten ist, hat die Erkrankung in den letzen Jahren eine Renaissance erfahren. Besonders betroffen sind Schweinebestände mit hohem Gesundheitsstatus und Produktionsniveau, neben dem typischen klinischen Bild der Polyarthritis und -serositis treten vermehrt auch Pneumonien und Meningitiden auf. Im angloamerikanischen Raum hat sich der Begriff „Suis-ide"-Erkrankung etabliert, um der enormen wirtschaftlichen Bedeutung von *H. parasuis* und *Streptococcus-suis*-Infektionen in der Schweineindustrie Ausdruck zu verleihen.

Erreger der Glässer-Krankheit ist *Haemophilus parasuis*, das Präfix „para" resultiert aus der Tatsache, dass die Spezies im Gegensatz zu der früher benannten Spezies *H. suis* den X-Faktor zum Wachstum nicht benötigt. Nach dem Kielstein-Rapp-Gabrielson-Schema werden 15 Serovare

Stäbchen, fakultativ anaerob

auf der Basis hitzestabiler Polysaccharide unterschieden, ein großer Anteil der Isolate (ca. 25 %) ist jedoch nicht typisierbar. Weltweit am häufigsten isoliert werden die Serovare 2, 4, 5, 12, 13 und 14, in Nordamerika und Europa machen die Serovare 4 und 5 (meist unbekapselt) etwa 40 % aller nachgewiesenen Isolate aus. Entsprechend epidemiologischen und experimentellen Studien gelten die Serovare 1, 5, 10, 12, 13 und 14 als hochvirulent, die Serovare 2, 4 und 15 als moderat virulent, während die verbleibenden Serovare als nicht virulent beschrieben werden.

H. parasuis zeigt eine hohe Wirtsspezifität, für die Verbreitung des Erregers ist ausschließlich das Schwein von Bedeutung. In vielen konventionellen Betrieben ist der Erreger im Nasopharynx klinisch gesunder Schweine vorhanden und produziert eine gute Bestandsimmunität bei den Sauen. Dadurch sind die Ferkel in den ersten 5–6 Wochen vor einer klinischen Erkrankung geschützt, vorausgesetzt, die Kolostrumversorgung ist nicht durch eine Erkrankung der Sau (z. B. coliforme Mastitis) eingeschränkt. Kommt es während der Zeit des maternalen Antikörperschutzes zu einem Erregerkontakt, kann das Ferkel eine dauerhafte aktive protektive Immunität ausbilden, ist jedoch auch ein Leben lang potenzieller Überträger des Erregers. Diese Tiere stellen insbesondere für die Ferkel ein Risiko dar, die sich in der Phase der abnehmenden kolostralen Immunität (5.–6. Lebenswoche) befinden und zuvor keinem Erregerkontakt ausgesetzt waren.

Zu ausgeprägten Krankheitsbildern kommt es v. a. in Verbindung mit Belastungsfaktoren wie z. B. Transporten, aber auch nach Zustallung von SPF-Tieren oder Schweinen aus *H.-parasuis*-freien Herden zu konventionell gehaltenen Erregerträgern. Bestände mit einem hohen Hygiene- und Gesundheitsstatus (High-Health- oder SPF-Betriebe) sowie einem mit zusätzlichem physischem und sozialem Stress für die Schweine einhergehenden hohen Produktionsniveau können in verheerendem Ausmaß von einer *H.-parasuis*-Infektion betroffen sein. Ein Zusammenhang mit einer Circovirus-Infektion wird ebenso diskutiert.

Klinik *H. parasuis* befällt die glatten Oberflächen (seröse Häute) von Gelenken, Darm, Lungen, Herz, Bauchhöhle, Zwerchfell und Gehirn. Aufgrund der extremen Schmerzhaftigkeit dieser entzündlichen Prozesse sind Atmung und Bewegung bei den Tieren in der Regel stark eingeschränkt.

Von der Erkrankung können alle Altersgruppen betroffen sein. Treten Saugferkel ohne ausreichenden maternalen Antikörperschutz in Kontakt mit dem Erreger, kommt es zu perakuten Verläufen mit plötzlichen Todesfällen sowie akuten Krankheitsverläufen mit Fieber (> 40 °C), Fressunlust, Seitenlage, aufgekrümmtem Rücken, Husten, Lahmheiten (Polyarthritis) und dicken, geschwollenen Gelenken (Polyserositis). Ähnliche Symptome treten bei Absetzferkeln nach dem Umstallen auf, bei denen zudem zentralnervöse Störungen wie Zittern, unkoordinierte Bewegung und Rudern in Seitenlage als Anzeichen einer Hirnhautentzündung sowie Kümmern beobachtet werden. Fieberhafte Polyserositiden und Polyarthritiden sind die typischen klinischen Symptome bei Läuferschweinen unmittelbar nach der Aufstallung (immunologisch inhomogene Gruppen aus verschiedenen Betrieben) zur Mast, wobei die Krankheitserscheinungen in der Regel auf einzelne Tiere beschränkt bleiben. In Großbeständen werden aber gelegentlich enzootisch verlaufende Infektionen mit hoher Morbidität beobachtet, bei denen es sowohl zu Pneumonien als auch gelegentlich zu Pleuritiden ohne Pneumonien kommt. In vielen Fällen handelt es sich dann aber um Mischinfektionen. Auch septikämische Verlaufsformen mit plötzlichen Todesfällen ohne Polyserositis werden beschrieben.

Diagnose Die klinischen Symptome erlauben lediglich Verdachtsdiagnosen, das Sektionsbild zeigt Meningoenzephalitis, Arthritis, Peritonitis, Pleuritis und Perikarditis. Die Verdachtsdiagnose ist durch einen Erregernachweis abzuklären, wobei die Kultivierung von *H. parasuis* anspruchsvoll ist. Obwohl der Erreger inzwischen ohne vorherige Isolierung mittels PCR nachgewiesen werden kann, bleibt die Kultur Voraussetzung für eine weitere Charakterisierung durch Sero- und Genotypisierung. Da *H. parasuis* als Kommensale des Nasopharynx angesehen wird und dort häufig apathogene Stämme angetroffen werden, empfiehlt sich die Anzucht aus Gelenkflüssigkeit, Brustraum- oder Bauchhöhlenflüssigkeit, entzündlichem Lungengewebe, Gehirnhauttupfer oder Liquor cerebrospinalis. Aus vereendeten Tieren gelingt die Isolierung des empfindlichen Erregers nur selten, da er innerhalb weniger Stunden seine Vermehrungsfähigkeit verliert. Idealerweise werden unbehandelte Tiere, die akut erkrankt sind, euthanasiert und zur Probengewinnung herangezogen. Die Überlebenszeit von *H. parasuis* außerhalb des Tieres beträgt bei 42 °C = 1 Stunde, bei 37 °C = 2 Stunden und bei 25 °C = 8 Stunden, das Probenmaterial sollte daher bis zur Untersuchung unbedingt gekühlt (4 °C) aufbewahrt werden.

Unter den zur Verfügung stehenden Verfahren zur serologischen Charakterisierung von *H.-parasuis*-Isolaten (Agargelpräzipitation, Immundiffusion, indirekte Hämagglutination) hat sich international die Immundiffusion (Kielstein-Rapp-Gabrielson-Schema) durchgesetzt. Der Nachweis von Antikörpern gegen *H. parasuis* erfolgt im ELISA. Eine PCR, mit der die 16S-Untereinheit der rRNA von *H. parasuis* sowohl aus Bakterienkulturen als auch direkt in Probenmaterial nachgewiesen wird, kann als Screeningmethode eingesetzt werden. Bei hoher Nachweisempfindlichkeit (10^2 KBE/ml oder 69 pg DNA) ist die Spezifität insofern eingeschränkt, als dass Isolate der Spezies *Actinobacillus indolicus*, die neben *A. minor* und *A. porcinus* ebenfalls als Kommensalen im oberen Respirationstrakt des Schweines vorhanden sind, amplifiziert werden. Diese dem Erreger der Glässer-Krankheit sehr ähnlichen *Actinobacillus*-Spezies werden zwar als gering pathogen angesehen, aber mitunter bei Pneumonien und z. T. (*A. porcinus*) auch aus systemischen Geschehen isoliert. Eine Differenzierung von *H. parasuis* erfolgt durch biochemische Tests wie der Indolproduktion sowie der Urease- und Katalaseaktivität.

Als Genotypisierungsverfahren werden die REP(Restriktionsendonuklease-Pattern)-Typisierung, die ERIC (enterobacterial repetitive intergenic consensus)-PCR, Makrorestriktionsanalysen (RFLP) und Multilokus-Sequenztypisierung (MLST) angewendet.

Differenzialdiagnostisch sind die durch *Mycoplasma hyorhinis* hervorgerufene Polyserositis, Infektionen mit *Streptococcus suis* (Enzephalitis) sowie bei Pneumonien auch Infektionen mit Pasteurellen, Bordetellen und *Actinobacillus pleuropneumoniae* auszuschließen.

Therapie und Prophylaxe Tritt eine klinisch manifeste Erkrankung im Bestand auf, müssen alle Tiere des entsprechenden Wurfes oder der Stallabteilung mit einem schnell wirksamen Antibiotikum behandelt werden. Bei der Wahl des Antibiotikums ist aufgrund der Möglichkeit der Resistenzbildung nach Vorgabe eines zuvor erstellten Antibiogrammes zu verfahren (kalkulierte Antibiotika-Therapie), nach derzeitigem Kenntnisstand sind zur Behandlung der Glässer-Krankheit beispielsweise Penicilline, Aminopenicilline, Cefquinom, Ceftiofur und Trimethoprim-Sulfonamide geeignet. Zur unterstützenden Therapie kommen Antiphlogistika und Analgetika infrage.

Präventiv sollten v. a. Stressfaktoren wie Umstallungen, Überbelegung, Temperatur- und Klimaschwankungen sowie schlechte Luftqualität vermieden werden. Insbesondere in Herden mit hohem Gesundheitsstatus sollten Ferkel verschiedener Herkunft möglichst nicht zusammengestallt werden. In Betrieben, die gruppenweise früh absetzen und Probleme mit der Glässer-Krankheit haben, sollte schrittweise das Alter der Absetzferkel heraufgesetzt werden, um eine größere Anzahl immuner Ferkel zu erreichen. Zur Immunprophylaxe ist ein Inaktivatimpfstoff auf der Basis des Serovars 5 zugelassen, der in Challengeinfektionen auch einen Kreuzschutz gegen die Serovare 1, 12, 13 und 14 vermittelt.

Erkrankungen durch Histophilus somni

Histophilus somni (früher: *Haemophilus somnus*) ist neben *M. haemolytica* und Mykoplasmen einer der wichtigsten bakteriellen Erreger, die an der multifaktoriellen Ätiologie der enzootischen Bronchopneumonie (bovine respiratory disease complex, Rindergrippekomplex) beteiligt sind. Bei Rindern verursacht er außerdem die erstmals 1956 in den USA und Kanada beschriebene und seit 1975 auch in Deutschland beobachtete infektiöse septikämisch-thrombosierende Meningo-Enzephalo-Myelitis (ISTMEM; Schlafkrankheit der Mastrinder, weak calf syndrome), die allerdings derzeit hierzulande von geringer wirtschaftlicher Bedeutung ist.

Bei Schafen wird *Histophilus somni* (früher: *Haemophilus agni* und *Haemophilus ovis*) im Zusammenhang mit Septikämien, Mastitiden und Nebenhodenentzündungen nachgewiesen. Meningitiden konnten experimentell ausgelöst werden. Isolate von *H. somni* sind antigenetisch divers, ein standardisiertes Schema zur serologischen Typisierung existiert nicht. Das natürliche Habitat von *H. somni* sind der Genitaltrakt (Vaginal- und Präputialschleimhaut) und der obere Respirationstrakt von Wiederkäuern.

Pathogenese In der frühen Phase der Infektion tragen die Produktion des Exopolysaccharids und die Bildung von Biofilmen gemeinsam mit dem LOS und OMPs vermutlich zur Kolonisierung des Wirtes bei. Die Akquirierung von Eisen durch Bindung von bovinem Transferrin an Transferrin-bindende Proteine fördert das Bakterienwachstum. Die Bildung von Histamin durch *H. somni* und später die durch IgE bewirkte Histaminfreisetzung durch Mastzellen wird für die frühen Veränderungen wie Ödembildung, erhöhte Schleimproduktion sowie Konstriktion von Bronchien und Gefäßen verantwortlich gemacht. Eine Aktivierung des Komplementsystems durch das LOS und die Bindung des Fc-Anteils von IgG2 an das fibrilläre Oberflächennetzwerk (IgBPs oder IbpA) führen zu der chemotaktischen Anziehung von Entzündungszellen. LOS ist zudem über eine Interaktion mit dem purinergen Rezeptor P2X7 auf Endothelzellen z. T. an dem apoptotischen Zelltod dieser Zellen beteiligt und aktiviert Thrombozyten. Beides sind wichtige Mechanismen in der Entstehung der für *H.-somni*-Infektionen charakteristischen Vaskulitis und Thrombose. Die Vaskulitis bedingt im Zusammenspiel mit der Histaminwirkung eine Durchlässigkeit von Gefäßen mit nachfolgender Ödembildung.

Nach experimenteller Infektion tötet *H. somni* Makrophagen innerhalb von 24 Stunden ab. Es wird angenommen, dass dies auf die Wirkung von IbpA zurückgeht, da es eine große Ähnlichkeit zu dem Protein YopT aufweist, das im Rahmen einer *Yersinia*-Infektion diese Funktion einnimmt. Der massive Einstrom von Entzündungszellen trägt zur nekrotischen Gewebeveränderung bei schweren Krankheitsverläufen bei.

Neben dem LOS unterliegen auch die Hauptproteine der äußeren Membran (MOMP) von *H. somni* einer antigenetischen Variation, die wesentlich zur Evasion der Immunantwort beiträgt. Von den Immunglobulinklassen sind IgG2-Antikörper an der Immunoprotektion und IgE-Antikörper an der Immunopathogenese beteiligt. Das von IgE erkannte immunodominante Antigen ist das MOMP, während IgG2-Antikörper sich v. a. gegen ein 40-kDa-OMP richten. Die primäre Infektion mit dem bovinen respiratorischen Synzytialvirus (BRSV) induziert die Bildung hoher Konzentrationen *H.-somni*-spezifischen IgEs und potenziert in einer Art pathogenetischen Synergie die Krankheitserscheinungen, die durch eine anschließende *H.-somni*-Infektion hervorgerufen werden. Da IgE eine Hypersensitivität vom Typ I vermittelt, können Tiere zudem nach einer Primärinfektion mit oder auch Impfung gegen BRSV Anzeichen einer allergischen oder anaphylaktischen Reaktion zeigen.

Klinik Die Infektion mit *H. somni* führt im Rahmen des Rindergrippekomplexes (S. 241) zur akuten Laryngitis, Pneumonie oder chronischen Tracheitis. Folgeerscheinungen eines respiratorischen oder mitunter auch septikämischen Verlaufs stellen hauptsächlich Arthritiden dar. Genitalerkrankungen treten in Form von chronisch-purulenter Endometritis, Sterilität, Abort und Geburt lebensschwacher Kälber auf. Ohne zwingend vorausgehende respiratorische Symptome entwickelt sich nach 12–36 Stunden mitunter eine perakute septikämische Verlaufsform mit plötzlichen Todesfällen oder ein milderer Verlauf mit zentralnervösen Störungen. Diese äußern sich in rasch zunehmender Abgeschlagenheit, Ataxien, Tremor, Paresen bis Paralysen, Festliegen in Seitenlage mit Streckhaltung, Somnolenz (sleeper syndrome), Koma und Tod. Die zentralnervöse Problematik (ISTMEM) wird fast ausschließlich in Rindermastbetrieben beobachtet.

Diagnostik Die Rindergrippe lässt sich aufgrund des Vorberichts (große Tierkonzentration, Neuzukauf, Witterungsumschwung usw.) und der klinischen Befunde meist eindeutig erkennen. Ein Verdacht auf das Vorliegen einer ISTMEM besteht, wenn plötzlich bereits bestehende respiratorische Symptome durch zentralnervöse Störungen oder Todesfälle kompliziert werden. Die Verdachtsdiagnosen müssen in jedem Fall durch den Erregernachweis bestätigt werden. Obwohl *H. somni* weder vom X- noch vom V-Faktor abhängig ist, gelingt die Erstanzucht am besten auf komplexen, nährstoffreichen Medien (z. B. Kochblutagar) und mit einer 5–10 %igen CO_2-Spannung. Nach einer Bebrütung von 48–72 Stunden bildet *H. somni* kleine gelblich pigmentierte Kolonien. Einige Stämme zeigen auf Schafblutagar eine schwache Hämolyse, die nach längerer Inkubation insbesondere bei 4 °C zunimmt. Die Oxidasereaktion fällt positiv aus, Katalase-, Urease- und H_2S-Reaktion sind dagegen negativ.

Differenzialdiagnostisch abzugrenzen sind bei vorwiegend respiratorischer Symptomatik eine BHV-1-Infektion, BKF, BRSV sowie das Weideemphysem. Bei zentralnervöser Symptomatik sind u. a. Listeriose, Tollwut, Bleivergiftung, die durch Vitamin-B_1-Mangel hervorgerufene Hirnrindennekrose sowie eine septische Meningo-Enzephalo-Myelitis auszuschließen.

Therapie und Prophylaxe *H. somni* ist in der Regel für Penicilline, Sulfonamide und Florfenicol empfindlich. Das häufige Vorkommen auf der Präputialschleimhaut klinisch gesunder Bullen erfordert vorbeugende Untersuchungen bei Besamungsbullen, um die Übertragung mit dem Sperma zu verhindern.

Der Einsatz von Impfstoffen zur Prophylaxe der ISTMEM ist derzeit in Deutschland aufgrund des überwiegend sporadischen Vorkommens nicht angezeigt. In Nordamerika sind inaktivierte Vakzinen seit Längerem zur Prophylaxe der ISTMEM erfolgreich im Einsatz.

9.5.2 Gattung Actinobacillus

STECKBRIEF

- nicht sporenbildende, amotile, überwiegend kapselbildende gramnegative Stäbchen (0,4 × 1,0 µm), z. T. kokkoide Elemente, oft am Ende von Stäbchen gelagert (Morsecodeform); ältere Kulturen sind mitunter stark pleomorph
- Bildung von Urease (Ausnahmen: *A. porcinus*, *A. indolicus*, *A. delphinicola* und *A. seminis*), Reduktion von Nitrat, negative Indolreaktion (Ausnahme: *A. indolicus*), oxidativer und fermentativer Abbau von Glukose, Katalase und Oxidase variabel
- natürliches Habitat sind der Nasopharynx und die Schleimhäute des Genitaltraktes von Tier und Mensch; die einzelnen Spezies weisen in der Regel eine hohe Wirtsspezifität auf
- rufen als opportunistische Pathogene bei Beeinträchtigung der Wirtsintegrität, wie z. B. durch Trauma oder Stressfaktoren, Erkrankungen hervor

Gattungsmerkmale/Taxonomie

Seit der ersten Beschreibung der Gattung *Actinobacillus* durch Lignièrez und Spitz im Jahre 1902, die gramnegative Stäbchen ursächlich für die Entstehung von subkutanen Abszessen an Kopf und Hals von Rindern in Argentinien sahen, unterlag die Taxonomie dieser Gattung einem stetigen Wandel. Die Gattung *Actinobacillus* beinhaltet derzeit 22 Spezies und nicht benannte Taxa, 19 Spezies sind mit Erkrankungen beim Tier assoziiert, wobei *A. pleuropneumoniae*, *A. suis*, *A. equuli* und *A. lignieresii* die aus veterinärmedizinischer Sicht relevantesten Spezies darstellen. Eine Klassifizierung der 22 Spezies und speziesähnlichen Taxa mittels 16S rRNA-sequenzbasierter phylogenetischer Analysen und DNA-DNA-Hybridisierungen hat gezeigt, dass lediglich 11 *Actinobacillus*-Spezies im engeren Sinne der monophyletischen Gruppe *Actinobacillus sensu stricto* angehören, während die verbleibenden 11 Spezies den Kriterien des phylogenetischen Ansatzes zur taxonomischen Einordnung in eine Gattung nicht genügen (**Tab. 9.7**). Folgerichtig wird in naher Zukunft mit einer Reklassifizierung der entsprechenden Arten zu rechnen sein, so bereits für die Spezies *A. actinomycetemcomitans* geschehen, die inzwischen zur Gattung *Aggregatibacter* gehört.

Epidemiologie

Actinobacillus spp. sind mit Ausnahme von *A. capsulatus* normale Bewohner der Schleimhäute von Respirations- und Genitaltrakt bei Tier und Mensch. Sie weisen in der Regel eine hohe Wirtsspezifität auf und rufen als opportunistische Pathogene bei Beeinträchtigung der Wirtsintegrität wie z. B. durch Traumata, Unreife oder Stressfaktoren eine Erkrankung hervor.

A. pleuropneumoniae ist an das Schwein adaptiert. Die Infektion erfolgt meist durch Aerosole, chronisch infizierte Träger stellen das Reservoir für den Erreger der als Pleuropneumonie bezeichneten Erkrankung dar. Bei Wiederkäuern können Verletzungen der mukösen Membranen durch grobes Futter zur Erkrankung der Aktinobazillose durch eine Infektion mit *A. lignieresii* führen, die mitunter einen Großteil der Herde betreffen kann. *A. equuli* kommt bei gesunden Pferden auf den Tonsillen, im Pharynx, im Darm und gelegentlich im Genitaltrakt vor. Latent infizierte oder chronisch kranke Pferde sind die Infektionsquellen, es kommt zur sogenannten Fohlenfrühlähme oder neonatalen Septikämie sowie zu verschiedenen Erkrankungen beim erwachsenen Pferd.

Anzucht und Differenzierung

Actinobacillus spp. wachsen auf blut- und serumhaltigen Medien in einem Temperaturbereich von 20–42 °C, optimal für die Anzucht sind 37 °C. Die Kultivierungsatmosphäre variiert je nach Spezies von mikroaerophil (*A. pleuropneumoniae*) zu fakultativ anaerob (*A. equuli*). Die Kolonien zeigen nach Primäranzucht z. T. eine starke Haftung an den Agar.

Einige Spezies (*A. indolicus*, *A. minor*, *A. pleuropneumoniae* Biotyp 1 und *A. porcinus*) sind auf NAD als Wachs-

Tab. 9.7 Überblick zu *Actinobacillus*-Spezies und deren assoziierten Infektionskrankheiten.

Spezies	Erkrankungen	Wirt
Actinobacillus sensu stricto		
A. lignieresii	pyogranulomatöse Veränderungen (Aktinobazillose, „Holzzunge")	Wiederkäuer
A. equuli ssp. *equuli*	Polyarthritis, Septikämie, Glomerulonephritis („Fohlenfrühlähme")	Fohlen
	sporadisch Arthritis, Bronchitis, Pneumonie	Pferd
	sporadisch Septikämie, Metritis, Abort	Schwein
A. equuli spp. *haemolyticus*	Erkrankungen des Respirationstraktes; sporadisch Septikämie, Mastitis, Metritis, Arthritis, Endokarditis, Meningitis, Totgeburten	Pferd
A. arthritidis	Septikämie, Arthritis	Pferd
Actinobacillus Genomospezies 1[a]	Stomatitis; Wundinfektion nach Pferdebiss beim Menschen	Pferd
Actinobacillus Genomospezies 2[b]	Septikämie	Pferd
Bisgaard Taxon 8	über Erkrankungen nicht berichtet	Meerschweinchen
A. hominis, *A. ureae*	chronische Erkrankung des Respirationstraktes	Mensch
A. pleuropneumoniae	fibrinöse Pneumonie, Pleuritis	Schwein
A. suis	Septikämie, Lokalinfektionen	Schwein
Bisgaard Taxon 26[c]	Sinusitis, Septikämie	Ente, Schwan, Gans
Spezies incertae sedis		
[A.] rossii	pathogene Bedeutung unklar	Schwein
[A.] porcinus	Pleuropneumonie, Pneumonie	Schwein
[A.] porcitonsillarum	granulomatöse Lymphadenitis, Pneumonie	Schwein
[A.] indolicus	Pleuropneumonie, Pneumonie	Schwein
[A.] minor	Pleuropneumonie, Pneumonie	Schwein
[A.] seminis	Epididymitis, Orchitis, Mastitis	Schaf
[A.] succinogenes	über Erkrankungen nicht berichtet	Rind
[A.] muris	über Erkrankungen nicht berichtet	Nagetier
[A.] scotiae, *[A.] delphinicola*	Septikämie	Meeressäuger
[A.] capsulatus	Arthritis, Septikämie	Lagomorpha
[A.] actinomycetemcomitans (heute: *Aggregatibacter*)	juvenile Periodontitis, Endokarditis	Mensch

[a] *A. lignieresii*-Phänotyp, isoliert vom Pferd
[b] Sorbitol-negative *A. arthritidis*
[c] Avian haemolytic *Actinobacillus*-like, darunter *Actinobacillus anseriformium* sp. nov.
Für die Spezies incertae sedis wurde ein Ausschluss aus der Gattung *Actinobacillus* vorgeschlagen, angezeigt durch die eckigen Klammern.

tumsfaktor (V-Faktor) angewiesen, *A. pleuropneumoniae* Biotyp 2 hingegen ist NAD-unabhängig. Dem NAD-Bedarf wird durch die Verwendung von Schokoladen- oder Kochblutagar, Co-Kultivierung mit einer NAD-sezernierenden „Amme" (z. B. Staphylokokken, **Abb. 9.10**) oder Verwendung von Testblättchen, die mit dem Wachstumsfaktor präpariert sind, Rechnung getragen. RTX-Toxine (**Tab. 9.8**) tragen in unterschiedlichem Maße zur Ausbildung eines hämolytischen Phänotyps bei. Hämolyse zeigen *A. pleuropneumoniae*, *A. equuli* ssp. *haemolyticus*, *A. suis* und Bisgaard Taxon 26. Ein synergistischer Effekt der Hämolyse zwischen bestimmten Vertretern von *A. sensu stricto* und sezernierten Sphingomyelinasen ß-toxigener *S.-aureus*-Isolate, der sogenannte CAMP-Effekt, geht ebenfalls zurück auf die Sekretion von RTX-Toxinen.

Virulenzfaktoren

Der Kenntnisstand zu den Virulenzfaktoren von *Actinobacillus* spp. variiert erheblich zwischen den Spezies. *A. pleuropneumonie* ist aufgrund seiner großen wirtschaftlichen Bedeutung am besten erforscht.

Die meisten *Actinobacillus* spp. bilden eine Kapsel, die bei *A. pleuropneumoniae* mit erhöhter Serumresistenz as-

Tab. 9.8 Struktur, Vorkommen und Aktivität der Apx-Toxine bei verschiedenen Serovaren von *A. pleuropneumoniae*.

Toxin	Operon			Aktivität		MW (kDa)	Serovar
	Aktivator	Struktur	Export	hämolytisch	zytotoxisch		
ApxI	*apxIC*	*apxIA*	*apxIBDa*	stark	stark	105–110	1, 5a, 5b, 9, 10, 11, 14
ApxII	*apxIIC*	*apxIIA*	–[a]	schwach	moderat	103–105	alle außer 10 und 14
ApxIII	*apxIIIC*	*apxIIIA*	*apxIIIBD*	nein	stark	120	2 (nur Biovar 1), 3, 4, 6, 8, 15
ApxIV[b]	*orf1c*	*apxIVA*	–[a]	schwach	n. t.[d]	200[e]	alle

[a] Die apxIBD-Gene kommen in allen Serovaren, außer Serovar 3, vor. Die Sekretion von ApxII erfolgt mithilfe von ApxIBD. Zur Sekretion von ApxIV liegen bislang keine Daten vor.

[b] Im Gegensatz zu allen anderen Apx-Toxinen wird ApxIV nur in vivo produziert.

[c] Orf1 scheint für die Aktivität von ApxIV benötigt zu werden (keine Ähnlichkeit zu apxI-IIIC).

[d] Nicht getestet (v. a. zurückzuführen auf die fehlende In-vitro-Produktion von ApxIV).

[e] Das Molekulargewicht von ApxIV ist errechnet auf Basis der Proteinsequenz.

soziiert ist. Unbekapselte Stämme dieser Spezies zeigen eine verminderte Virulenz im Schwein. Die Kernregion des LPS trägt vermutlich über die Bindung an Glykosphingolipid-Rezeptoren respiratorischer Epithelzellen neben Typ-4-Fimbrien und äußeren Membranproteinen (OMPs) unterschiedlicher MGs zur Adhäsion bei. Das LPS ist weiterhin durch Aktivierung von Makrophagen und der alternativen Komplement-Kaskade beteiligt an der Entstehung von massiven Entzündungsreaktionen sowie an Gewebsschädigungen, die jedoch in erster Linie durch die Exotoxine hervorgerufen werden. Diese sogenannten RTX-Toxine (repeats in toxin; X = Glyzin), die zu der Familie Ca^{2+}-abhängiger, porenbildender, zytolytischer Proteintoxine gramnegativer Bakterien gehören und repetitive, glyzinreiche Sequenzen mit einer Länge von neun Aminosäuren am Carboxy-terminalen Ende enthalten, sind direkt mit der Virulenz einer Spezies der *A.-sensu-stricto*-Gruppe assoziiert. Die Organisation von RTX-Toxinen beinhaltet in der Regel ein Operon (CABD), das aus den vier aufeinanderfolgenden Genen C (kodiert einen Aktivierungsfaktor, der auf das Prätoxin einwirkt), A (kodiert für das Toxin) sowie B und D besteht. Letztere kodieren für Proteine, die an der Typ-I-vermittelten Sekretion des Toxins beteiligt sind, u. a. einer ATPase (*apx*B) und einem Membran-Fusionsprotein (*apx*D). ApxII, dem die Gene *apx*BD fehlen, nutzt den Sekretionsmechanismus von ApxI.

A. pleuropneumoniae produziert je nach Serotyp bis zu vier RTX-Toxine (ApxI, ApxII, ApxIII, ApxIV), die unterschiedlich starke zytotoxische und hämolytische Eigenschaften aufweisen. Auch für *A. equuli* subsp. *haemolyticus* (Aqx), *A. actinomycetemcomitans* (Aa Ltx), *A. suis* ($ApxI_{var.\ suis}$, $ApxII_{var.\ suis}$), *A. lignieresii* (nicht funktionelles Apx) und *A. rossii* (ApxII, ApxIII) wurden derartige Exotoxine beschrieben. ApxIVa, dessen Sekretionsmechanismus noch nicht bekannt ist, wird ausschließlich in vivo produziert und kommt bei allen Serovaren von *A. pleuropneumoniae* vor. Es scheint nicht nur für die Ausbildung der vollständigen Virulenz essenziell zu sein, sondern bildet auch die Grundlage für einen speziesspezifischen Nachweis mittels ELISA oder PCR.

Allen RTX-Toxinen, so z. B. auch dem *M.-haemolytica*-Leukotoxin (S. 239) oder dem *E.-coli*-Hämolysin (S. 129), ist nicht nur ihre Struktur, sondern im Wesentlichen auch ihre biologische Funktion gemein. Hohe (lytische) Konzentrationen dieser Exotoxine wirken durch Porenbildung in der Membran von phagozytierenden und anderen Zielzellen zytolytisch, während niedrige (sublytische) Konzentrationen die chemotaktische und phagozytotische Funktion der Makrophagen beeinträchtigen und diese zur Freisetzung radikaler Sauerstoffprodukte bzw. proinflammatorischer Substanzen stimulieren.

Aufgrund der eingeschränkten Verfügbarkeit freien Eisens im Wirt, das von den meisten Bakterien für metabolische Elektronentransportketten benötigt wird, hat *A. pleuropneumoniae* Strategien zur Akquirierung dieses essenziellen Metallions entwickelt. Ein Substrat auch anderer lungenpathogener Vertreter aus der Familie der *Pasteurellaceae* stellen Transferrine dar, die zwei Fe^{3+}-Ionen mit hoher Affinität binden können und hauptsächlich im Serum von Säugetieren sowie in signifikanter Menge auch in der Bronchoalveolarflüssigkeit vorhanden sind.

Unter eisenrestringierten Wachstumsbedingungen produziert *A. pleuropneumoniae* das Transferrin-bindende Protein A (TbpA; 100 kDa), das einen transmembranalen Kanal für den Transport von Eisen entlang der äußeren Membran bildet sowie das in der äußeren Membran verankerte Lipoprotein TbpB (60 kDa). Eine Interaktion von Transferrin mit dem TbPA/B-Komplex zusammen mit einer Energietransduktion via TonB-Protein induziert eine Konformationsänderung am Transferrinmolekül und führt zu einer Freisetzung von Fe^{3+}. Es folgt ein TbPA-vermittelter Transfer des Eisens über die äußere Membran und die Weiterleitung des Ions an das Eisen-bindende Protein Afu (*Actinobacillus* ferric uptake = periplasmatischer Shuttle), das Fe^{3+} über den periplasmatischen Spalt zu einem Permease-Komplex der inneren Membran transportiert, durch den das Eisen dann letztendlich in das Zytoplasma transloziert wird. Energieliefernd für den Prozess der rezeptorvermittelten Eisenaufnahme ist der in der Zytoplasmamembran verankerte Proteinkomplex ExbB-ExbD. Der

Umstand, dass *A. pleuropneumoniae* porcines Transferrin, nicht aber solches anderer Tier-Spezies als Eisenquelle nutzen kann, trägt vermutlich zur Wirtsspezifität der Spezies bei.

Allen *A.-pleuropneumoniae*-Serovaren stehen aufgrund der Produktion von Hämolysinen Häm-Produkte zur Verfügung. Zusätzlich sezernieren sie einen Protease-Komplex (> 200 kDa), der eine schwache Aktivität gegenüber porcinem Hämoglobin in vitro aufweist und möglicherweise zur Versorgung der Bakterien mit Hämin, das u. a. von TbpB gebunden werden kann, beiträgt. Es wird diskutiert, dass die Proteasen zudem IgA proteolytisch abspalten und somit die mukosale Verbreitung von *A. pleuropneumoniae* erleichtern.

Zur Fähigkeit von *A. pleuropneumoniae*, in Makrophagen zu überleben, trägt u. a. eine periplasmatisch lokalisierte Superoxiddismutase bei, die exogen produzierte Radikale in nicht toxische Metaboliten umwandelt. Mithilfe der Urease produzieren *Actinobacillus* spp. Ammonium, das eine bevorzugte Stickstoffquelle darstellt und in der Phase der unspezifischen Wirtsabwehr die Fusion zwischen Phago- und Lysosom durch Erhöhung des intralysosomalen pH-Wertes und damit einhergehender Herabsetzung saurer Hydrolasen verhindert. Nickel ist essenziell für die Ureaseaktivität und ist, ähnlich wie Eisen, nur in sehr geringen Konzentrationen im Säugetierwirt zu finden. Wird das für die Nickelaufnahme von *A. pleuropneumoniae* beschriebene ABC-Transport-Operon (*cbi*KLMYO) deletiert, erhöht sich die Infektionsdosis zur experimentellen Reproduktion der Pleuropneumonie beim Schwein.

Pleuropneumonie des Schweines

Die Pleuropneumonie zählt weltweit zu den wichtigsten Infektionskrankheiten in der intensiven Schweineproduktion. Sie verläuft als hochkontagiöse, fieberhafte respiratorische Erkrankung mit ausgeprägten Allgemeinstörungen und einer hohen Mortalität bzw. mit Kümmern chronisch erkrankter Tiere.

Die Pleuropneumonie wird allein durch *A. pleuropneumoniae* hervorgerufen, gemeinsam mit Mykoplasmen, weiteren bakteriellen und viralen Erregern gilt der Erreger zudem als Verursacher von Lungenerkrankungen (S. 316), für die sich weltweit der Begriff des porcine respiratory disease complex (PRDC) oder auch *Mycoplasma*-induced respiratory disease (MIRD) eingebürgert hat.

Ätiologie und Epidemiologie Von *A. pleuropneumoniae* werden 2 Biovare und 15 Serovare unterschieden. Die Biovar 1 ist durch ihre Abhängigkeit von NAD charakterisiert und umfasst im Allgemeinen virulentere Stämme als die vom V-Faktor unabhängige Biovar 2. Die Serovare kommen regional mit unterschiedlicher Häufigkeit vor, in Europa dominieren derzeit 2, 3, 4, 5, 7 und 9, die Serovar 5 wird weiter in 5a und 5b differenziert. Bestimmte Serovare (2, 7 und 9) treten in beiden Biovaren auf. Zwischen den Serovaren sind erhebliche Virulenzunterschiede festzustellen, Stämme der Serovare 1, 5, 9, 11 (exprimieren ApxI und ApxII) und 10 (exprimieren ApxI) sind am stärksten virulent. Zur Charakterisierung eines *A. pleuropneumoniae*-Stammes dienen, wie in der **Tab. 9.8** dargestellt, v. a. Biovar, Serovar und das Apx-Toxinmuster.

Pathogenese *A. pleuropneumoniae* ist primär pathogen, die Entstehung der Pleuropneumonie bedarf keiner prädisponierenden Faktoren, allerdings sind Stressfaktoren mit einer erhöhten Inzidenz der Erkrankung assoziiert.

A. pleuropneumoniae bindet bevorzugt an Zellen des unteren Respirationstraktes (Zilien der terminalen Bronchioli, alveoläre Epithelzellen), eine schwache Bindung besteht an die Zilien bzw. Epithelzellen von Trachea oder Bronchien. Fimbrien vom Typ 4 sowie fimbriale Untereinheiten wurden kürzlich bei den Serovaren 1, 2, 7 und 12 nachgewiesen. Ob sich die Theorie, dass auch LPS zur Adhäsion beiträgt, vor dem Hintergrund der Variation und Komplexität der O-Seitenketten unterschiedlicher Serovare aufrechterhalten lässt, müssen zukünftige Studien zeigen. Auch verschiedene OMPs unterschiedlicher Molekulargewichte erfüllen offensichtlich eine nicht geklärte Rolle in der Adhäsion.

Die erfolgreiche Kolonisierung von *A. pleuropneumoniae* an der Eintrittspforte resultiert u. a. aus einem Versagen der mukoziliaren Clearance. Nach dem Zusammenbruch der „first line defence" greift i. d. R. die Aktivität phagozytotischer Zellen. Alveolar-Makrophagen (AMs) sind an der Grenzfläche der Luftoberfläche in den Lungenbläschen gelegen und somit die ersten Zellen, denen der inhalierte Mikroorganismus begegnet. Pulmonale, intravaskuläre Makrophagen (IMs) adhärieren an Endothelzellen der Blutgefäße und werden nach einer *A.-pleuropneumoniae*-Infektion zu Entzündungsgebieten in der Lunge rekrutiert.

Während porcine IMs vorwiegend eine zytolytische Funktion zur Beseitigung von Zell- und Gewebetrümmern aus dem Blut besitzen, sind AMs, ebenso wie polymorphkernige Granulozyten (PMNs), in erster Linie zur Phagozytose befähigt. Nach erfolgter Phagozytose können PMNs aufgrund ihrer vermutlich höheren bakteriziden Kapazität *A. pleuropneumoniae* abtöten, AMs hingegen nicht. *A. pleuropneumoniae* kann mehr als 90 min in Makrophagen überleben, lange genug, um diese durch Freisetzung von Apx-Toxinen zu lysieren. Beim Überleben im Makrophagen spielen die Kohlenwasserstoff-Bestandteile von Kapsel und LPS, die freie Sauerstoffradikale abfangen, offensichtlich eine Rolle. Ebenso haben die Superoxiddismutase, Stressproteine und das durch die Urease gebildete Ammonium einen wesentlichen Anteil. Die mikrobielle Clearance in der Lunge ist somit stark herabgesetzt und erlaubt dem Mikroorganismus ebenso eine effektive Kolonisierung des oberen Respirationstraktes, was wesentlich zum Carrier-Status beitragen kann.

Die Etablierung des Erregers im Wirt ist in hohem Maße von dessen Fähigkeit abhängig, essenzielle Nährstoffe für das Wachstum zu akquirieren. Der Aufnahme des für metabolische Prozesse essenziellen Eisens dienen in erster Linie die Transferrin-bindenden Proteine TbpA und TbpB im Zusammenspiel mit dem energieliefernden Komplex ExbB-ExbD, TonB und dem durch das *afu*ABC-Operon kodierte Eisentransportsystem. Zusätzlich stellen die Hämolysine sowie Proteasen dem Mikroorganismus Hämin zur Verfügung. Überdies gibt es Berichte über die Produktion von Siderophoren durch *A. pleuropneumoniae*. Als weitere Nährstoffquellen gelten das durch die Aktivität der Urease gebildete Ammonium, ein Nickelaufnahmesystem sowie zwei weitere, erst kürzlich identifizierte Systeme zum Transport metabolischer Substanzen, deren Existenz für das Überleben von *A. pleuropneumoniae* in der Lunge von Schweinen in einem experimentellen Ansatz essenziell war. Hiermit wird eine Theorie gestützt, die in den vergangenen Jahren in der Mikrobiologie enorm an Bedeutung gewonnen hat und die Wechselbeziehung von Metabolismus und Virulenz eines Mikroorganismus als möglichen Pathogenesefaktor berücksichtigt.

Die Hauptfaktoren, die zur Beeinträchtigung der Funktion von Makrophagen und PMNs beitragen, sind die RTX-Toxine. Bei sublytischen Dosen beeinträchtigen sie die chemotaktische und phagozytotische Funktion der Makrophagen, während der oxidative Stoffwechsel von Makrophagen und PMNs stimuliert wird. In hohen Konzentrationen sind ApxI und ApxIII hoch toxisch und ApxII moderat toxisch für Alveolarmakrophagen und PMNs.

A. pleuropneumoniae entgeht weiterhin der unspezifischen Abwehr des Wirtes, indem es eine Resistenz gegenüber dem bakteriziden Effekt von Serum- und Komplement-vermittelter Opsonierung aufweist. Die wichtigsten Faktoren, die zur Serumresistenz beitragen, sind Kapselpolysaccharide und/oder LPS.

LPS induziert massive Entzündungsreaktionen, indem es Makrophagen zur Freisetzung proinflammatorischer Zytokine, u. a. des potenten Chemoattractants für PMNs, IL-8, stimuliert. Eine Aktivierung der alternativen Komplementkaskade durch das LPS führt zur Freisetzung von C3a und C5a. Diese Komponenten rekrutieren und aktivieren neutrophile Granulozyten und Makrophagen, die ihrerseits erneut Entzündungsmediatoren freisetzen.

Die meisten pathologischen Veränderungen bei der Pleuropneumonie sind jedoch auf die Wirkung der Apx-Toxine zurückzuführen. Diese üben einen zytotoxischen Effekt auf Neutrophile, Makrophagen und Alveolar-Epithelzellen aus, sowohl direkt als auch indirekt über die Freisetzung inflammatorischer Mediatoren durch aktivierte Phagozyten.

Die Virulenz eines Stammes hängt weniger von der biologischen Aktivität der einzelnen Toxine ab, sondern ist vielmehr von ihrer Kombination gekennzeichnet. Die Serovare 1, 5, 9 und 11 sind in die schwerwiegendsten Ausbrüche involviert, korrelierend mit der Bildung des am stärksten zytotoxischen ApxI. Die Serovare 2–4, 6–8, 12 und 15 sind weniger virulent, Serotyp 3 ist mit geringer Virulenz assoziiert. Serovare 10, 13 und 14 werden nur selten isoliert.

Klinik und Pathologie Mit Ausnahme der nur selten betroffenen Saugferkel (Septikämien) erkranken Schweine aller Altersgruppen, die Infektion manifestiert sich aber am häufigsten bei Tieren im Alter von 6–20 Wochen. Die klinischen Bilder werden von fieberhaften respiratorischen Symptomen bestimmt und unterliegen, in Abhängigkeit von Virulenz, Infektionsdosis und Abwehrlage erheblichen Variationen. Bei perakuten Verläufen fallen zuerst Allgemeinstörungen, rasch zunehmende respiratorische Symptome und Temperaturanstiege bis 42,5 °C auf, innerhalb von 12–24 Stunden kommt es zu Verendungen. Akute Formen sind durch Inappetenz, Apathie, Fieber bis 41 °C, Dyspnoe und Husten gekennzeichnet, sie können mit hoher Mortalität einhergehen. Kommt es zur chronischen Erkrankungsform, sind Fieberschübe, Husten, Dyspnoe bei Bewegungen und Wachstumsdepressionen als wenig charakteristische Symptome festzustellen. Latente Infektionen treten v. a. in Zuchtbetrieben auf.

Bei perakut verendeten Tieren finden sich im Sektionsbild Pneumonieherde mit konfluierendem Auftreten sowie serös-blutiges Exsudat in der Brusthöhle. Bei der akuten Pleuropneumonie weisen v. a. die Zwerchfelllappen dunkelrote, beetartig aufgeworfene Pneumonieherde auf, die mitunter über das Organ verstreut auftreten und in denen fibrinöse Beläge auf der Pleura zu beobachten sind. Eine längere Krankheitsdauer führt zur Ausprägung einer adhäsiven Pleuritis, die Lungenveränderungen zeigen eine graurote oder grauweiße Schnittfläche mit nekrotischem Zentrum.

Diagnostik Während das Sektionsbild der Pleuropneumonie charakteristisch ist, erlauben die klinischen Erscheinungen lediglich eine Verdachtsdiagnose. Abgesehen vom perakuten Verlauf ist das Erkrankungsbild kaum von dem der multifaktoriellen PRTD oder MIRD zu unterscheiden. Eine Erregeranzucht erfolgt unter Berücksichtigung der speziellen Ansprüche von *A. pleuropneumoniae* auf Kochblutagar oder Testmedien, denen NAD mittels einer Amme oder synthetisch zugesetzt wird, unter erhöhter CO_2-Spannung. Die Kolonien sind halb-durchscheinend oder gräulich und erreichen in der Regel nach 48 Stunden eine Größe von 1–2 mm. Auf Blutagar mit entsprechender NAD-Substitution weist *A. pleuropneumoniae* einen auf die Produktion von Apx-Toxinen zurückgehenden hämolytischen Phänotyp auf. Urease- und Oxidase-Reaktion sind positiv.

Der direkte Antigennachweis erfolgt in einer serotypübergreifenden, speziesspezifischen PCR aus Lungen- oder BALF-Proben. Für einen serologischen Nachweis stehen ELISA-Systeme zum Nachweis von Antikörpern gegen Kapselpolysaccharide und LPS sowie die Apx-Toxine zur Verfügung. Beim ApxII-ELISA muss mit Kreuzreaktionen durch Antikörper gegen die Apx-ähnlichen Toxine von *A. porcitonsillarum*, *A. suis* und *A. rossii*, die normale Bewohner der respiratorischen Schleimhaut beim Schwein sind, gerechnet werden. ApxIV wird ausschließlich von *A. pleuropneumoniae* produziert, der ApxIV-ELISA ist somit als speziesspezifisches Diagnostikum geeignet und wird derzeit als Screeningtest in Schweinebeständen eingesetzt. Aufgrund der fehlenden In-vitro-Expression von *apx*IVa ist dieses ELISA-System zudem in der Lage, zwischen natürlich infizierten und geimpften Tieren zu unterscheiden.

Differenzialdiagnostisch sind in akuten Fällen Schweinepest und Schweineinfluenza sowie *S.*-Choleraesuis-Infektionen abzugrenzen. Chronische Formen sind klinisch nicht von der enzootischen Pneumonie zu unterscheiden, besondere Aufmerksamkeit muss auch der respiratorischen Form des PRRS geschenkt werden, weshalb dem Ergebnis der bakteriologischen Untersuchung entscheidende Bedeutung zukommt.

Therapie und Prophylaxe *A. pleuropneumoniae* ist als empfindlich gegen Penicilline, Tetrazykline, potenzierte Sulfonamide und Florfenicol beschrieben worden. Da mittlerweile jedoch auch in diesen Bakterien R-Plasmide mit kombinierter Resistenz gegenüber Penicillinen, Tetrazyklinen und Sulfonamiden beobachtet wurden, ist eine Beobachtung der betriebsinternen Resistenzlage erforderlich. Schweine mit akuten Symptomen sind sofort parenteral zu behandeln, eine gleichzeitige orale Verabreichung von Antibiotika für die betroffene Stalleinheit ist abzuwägen. Die Prophylaxe der Pleuropneumonie stützt sich auf die Verhinderung der Erregereinschleppung mit Zuchttieren (serologische und bakteriologische Untersuchung), die Optimierung von Stallklima und Management sowie die Immunprophylaxe. Impfungen sind erstmals ab einem Alter von 3–6 Wochen möglich, nach 2–4 Wochen muss geboostert werden.

Inaktivierte Ganzzellvakzinen induzieren nur einen serovarspezifischen Schutz, eine Subunit-Vakzine mit den Toxoiden der Apx-Toxine I–III und einem Membranprotein vermittelt dagegen einen übergreifenden Impfschutz. Aerosolvakzinen sind bisher nicht über das Versuchsstadium hinausgekommen, die sichere Verhinderung der Erregerpersistenz bei geimpften Tieren ist eine der wichtigsten Zielstellungen der Impfstoffentwicklung.

Eine Sanierung der Bestände mit dem Ziel der Erregerfreiheit ist unter normalen Praxisbedingungen kaum möglich. Das Schaffen APP-freier Bestände kann nach bisherigem Kenntnisstand nur durch ein SPF-Verfahren erreicht werden. Der hohe Aufwand für SPF-Verfahren rechtfertigt sich jedoch nur für die Nukleusbetriebe oder Elterntiervermehrer. In einigen Bundesländern erfolgt ein kontinuierlicher Aufbau von SPF-Beständen.

In konventionellen Betrieben ist eine Senkung des Infektionsdruckes im Vorfeld einer Infektion durch entsprechendes Betriebsmanagement erforderlich. Dazu gehören ein striktes Einhalten des Rein-raus-Prinzips und das Vermeiden verschiedener Ferkelherkünfte. Zur Reduktion der Ausbreitungstendenz ist das rechtzeitige Erkennen und Selektieren erkrankter Tiere zwingend notwendig.

Aktinobazillose

Synonyme: Weichteil-Aktinomykose, Holzzunge, wooden tongue

Bei der Aktinobazillose handelt es sich um eine nicht kontagiöse, chronisch verlaufende bakterielle Infektionskrankheit, die ausschließlich Weichteile wie Zunge, Muskulatur, Haut und Lymphknoten befällt und mit Bindegewebswucherungen einhergeht.

Ätiologie und Epidemiologie Obwohl *A. lignieresii* die Typspezies der Gattung *Actinobacillus* darstellt, ruft es ein von den anderen *Actinobacillus* spp. deutlich unterschiedliches Krankheitsbild hervor. Der Erreger kommt als Bewohner der Mundhöhle und des Pharynx bei Wiederkäuern, insbesondere Rindern und Schafen vor, darüber hinaus wird er vereinzelt aus dem Pansen isoliert. Krankhafte Veränderungen werden in der Regel nur dann ausgelöst, wenn durch Verletzungen dieser Schleimhäute Eintrittspforten für die Bakterien geschaffen werden. Scharfe bzw. stechende Futterbestandteile führen beispielsweise im Maulbereich zu derartigen Verletzungen. Prädilektionsstellen sind das Futterloch vor dem Zungenwulst des Rindes und die Zahnfächer. Hautläsionen kommen ebenfalls als Eintrittspforten infrage, die lymphogene bzw. hämatogene Ausbreitung der Erreger ist wahrscheinlich. *A.-lignieresii*-Stämme sind antigenetisch divers, es werden sechs Serovare mit unterschiedlicher Virulenz und geografischer Verbreitung unterschieden.

Pathogenese und Klinik Der Verlauf der Aktinobazillose, der nach Eindringen des Erregers über Haut- oder Schleimhautläsionen initial als Leukozytose mit nachfolgender Granulombildung beginnt, ist schleichend. Charakteristisch sind granulomatös-eitrige Entzündungsprozesse mit der Bildung von Drusen, erregerhaltigen Knötchen, die von derbem, fibrinösem Proliferationsgewebe umgeben sind. Die Aktinobazillose wird klinisch auch als Weichteilaktinomykose bezeichnet. Am häufigsten sind Rinder betroffen, bei denen sich die Infektion an der Zunge, die in schweren Fällen zur sogenannten Holzzunge wird, an den Maulschleimhäuten und Kopflymphknoten, den Backen, der Haut und den Vormägen manifestiert.

Metastasierende Granulome kommen in allen Organen und Körperregionen vor. Während geringgradige Erkrankungen oft beschwerdefrei bleiben, sind schwere Verläufe charakterisiert durch Speichelfluss, Störungen der Futteraufnahme und des Wiederkäuens sowie Abmagerung. An der gesamten Körperoberfläche, insbesondere im Bereich von Kopf, Schulter und Gliedmaßen, können tumoröse, fistelnde Geschwulstbildungen angetroffen werden. Sporadische Fälle überwiegen, in Großbeständen werden aber auch Erkrankungshäufungen mit erheblichen wirtschaftlichen Schäden beobachtet. Schafe sind besonders von der Lippen-, Lungen- und Euterform der Aktinobazillose betroffen. Pferde, Schweine und Fleischfresser erkranken sehr selten. Auch beim Menschen werden gelegentlich Infektionen festgestellt.

Diagnostik Die klinischen Veränderungen bilden eine gute Grundlage für eine Verdachtsdiagnose, die durch histologische und bakteriologische Untersuchung von Gewebeproben erhärtet werden kann. Hinsichtlich des Speichelns sind differenzialdiagnostisch Fremdkörper in der Maulhöhle, Hirnbasis-Abszess-Syndrom und Tollwut, hinsichtlich der Lymphknotenschwellung Tuberkulose, Leukose, Tumoren und lokalisierte Abszesse auszuschließen.

Therapie und Prophylaxe Bei Verläufen, die nicht nur die Zunge betreffen, sollten isolierte Zubildungen, insbesondere bei Beeinträchtigung der luftführenden Wege, chirurgisch entfernt werden. Begleitend sollte eine parenterale und lokale Antibiotikatherapie stattfinden. Die meisten Stämme von *A. lignieresii* sind gegenüber einer Vielzahl von Antibiotika sensibel, weshalb zunächst ein Wirkstoff mit relativ schmalem Wirkungsspektrum, wie z. B. Penicillin, eingesetzt werden sollte. Insbesondere bei wiederkehrenden Bestandsproblematiken sollte eine Resistenztestung des entsprechenden Stammes erfolgen. Nur bei wenig ausgeprägten Erkrankungen ist eine ausschließliche medikamentöse Behandlung sinnvoll. Auf die früher angewandte intravenöse Jodbehandlung wird u. a. aufgrund der besonderen Zulassungsvorschriften von Jod als Therapeutikum beim Rind heute verzichtet. Eine lokale Behandlung mit jodhaltigen Lösungen wird jedoch nach wie vor empfohlen.

Die Prophylaxe beinhaltet in erster Linie das Vermeiden der Verfütterung rauen, grobstengeligen Futters. Bei Auftreten einer Erkrankung ist sofort auf weicheres Futter umzustellen, betroffene Tiere sollten individuell versorgt werden. Impfstoffe stehen nicht zur Verfügung.

Fohlenfrühlähme

Synonyme: sleepy foal disease, neonatale Septikämie

Ätiologie und Epidemiolgie Bei der Fohlenfrühlähme handelt es sich um eine weltweit vorkommende bakterielle Allgemeininfektion mit besonderer Manifestation in den Gelenken und Nieren.

A. equuli hat eine relativ hohe Anpassung an das Pferd erreicht und ist ein besonders in großen Zuchtbeständen weit verbreiteter Infektionserreger bei jungen Fohlen. *A. equuli* besitzt eine Reihe von phänotypischen Ähnlichkeiten mit *A. suis* und wird auch aus vergleichbaren Erkrankungsprozessen isoliert. Equine Stämme, die früher als equine *A. suis*, hämolytische Varianten von *A. equuli* oder Bisgaard Taxon 11 bezeichnet wurden, sind seit 2002 der neuen Subspezies *A. equuli* subsp. *haemolyticus* zugeordnet. Der hämolytische Phänotyp und eine positive CAMP-Reaktion, jeweils zurückzuführen auf die Präsenz eines RTX-Toxins, sind die wesentlichen Unterscheidungskriterien zu *A. equuli* subsp. *equuli* aus diagnostischer Sicht. *A. equuli* kommt bei gesunden Pferden auf den Tonsillen, im Pharynx, im Darm und gelegentlich im Genitaltrakt vor. Latent infizierte oder chronisch kranke Pferde sind die Infektionsquellen.

Obwohl valide epidemiologische Untersuchungen zum Vorkommen der beiden Subspezies bei Infektionskrankheiten des Pferdes fehlen, wird *A. equuli* subsp. *haemolyticus* (früher *A. suis*-like) v. a. mit Erkrankungen des Respirationstraktes sowie Allgemeinerkrankungen beim abwehrgeschwächten erwachsenen Pferd und *A. equuli* subsp. *equuli* mit der neonatalen Septikämie beim Fohlen (Fohlenfrühlähme) assoziiert.

Pathogenese *A. equuli* wird primär omphalogen, intrauterin oder post partum, gelegentlich auch oral auf das Fohlen übertragen. Für die klinische Manifestation ist der Grad der Versorgung mit Immunglobulinen ausschlaggebend. Die Pathogenese der Fohlenfrühlähme ist aus mikrobieller Sicht nur unzureichend geklärt.

Obwohl die pathogenetische Bedeutung von LPS für viele gramnegative Bakterien außer Frage steht, ist dies für *A. equuli* nicht hinlänglich erforscht. Der Erreger bildet eine Kapsel, die zum Phagozytoseschutz beiträgt. Erst kürzlich konnte gezeigt werden, dass Stämme der Subspezies *haemolyticus* ein RTX-Toxin produzieren, das experimentell zu einem verkürzten Überleben equiner Granulozyten führt. DNA- und Aminosäuresequenz der einzelnen Komponenten des *A.-equuli*-subsp.-*haemolyticus*-RTX-Toxins weisen Ähnlichkeiten zu anderen RTX-Toxinen auf, differieren jedoch von den Apx-Toxinen von *A. pleuropneumoniae* derart, dass man sich für die Bezeichnung Aqx-Toxin entschieden hat, wobei AqxA das Hämolysin repräsentiert. Diese Namensgebung wird auch dadurch gerechtfertigt, dass das Aqx-Toxin deutlich stärker zytotoxisch auf Lymphozyten vom Pferd, verglichen mit denen vom Schwein, wirkt. Obwohl man das *aqx*CABD-Operon in der nicht hämolysierenden Subspezies *A. equuli* subsp. *equuli* bisher nicht nachweisen konnte, wird die Präsenz eines äquivalenten Faktors angenommen, dessen Identifizierung derzeit Gegenstand weiterer Forschungsarbeiten ist.

Klinik und Pathologie Infolge intrauteriner Infektionen kommt es zu Spätaborten oder der Geburt lebensschwacher Fohlen, die häufig bereits am ersten Tag verenden. Postnatale Infektionen führen zu fieberhaften Allgemeinerkrankungen ab dem 3.–4. Lebenstag mit Dyspnoe, Durchfall, Kolikerscheinungen und Festliegen. Wenn die Fohlen nicht innerhalb von etwa zwei Krankheitstagen verenden, bilden sich eitrige Polyarthritiden, Nephritiden (gekrümmter Rücken) und Pneumonien aus. Ältere Fohlen und erwachsene Pferde erkranken seltener und mit leichterem Verlauf, bei ihnen werden Fieber, Allgemeinstörungen, Arthritiden, Abszesse und Pneumonien diagnostiziert. Chronische Formen sind mit Tendovaginitis, Bursitis, Arthritis, Periarthritis und Neuritis verbunden. *A. equuli* tritt im Respirationstrakt auch als Sekundärerreger auf.

Der Sektionsbefund wird von den Erscheinungen der Septikämie, des Ikterus und einer herdförmigen eitrigen Glomerulonephritis bestimmt. Dazu kommen eitrige Arthritiden und andere Organmanifestationen.

Diagnostik *A. equuli* wird unter aeroben Bedingungen auf Blutagar angezüchtet, ein hämolytischer Phänotyp tritt ausschließlich bei der Subspezies *haemolyticus* auf. Die Kolonien haben eine charakteristische schleimige, z. T. fadenziehende Konsistenz, die ihre Ursache in der Bildung extrazellulären Schleims hat und nicht etwa auf die Existenz von Kapseln zurückzuführen ist. In Flüssig-Nährmedien bildet der Erreger einen Bodensatz, der sich als diagnostisch verwertbarer „Schleimzopf" aufwirbeln lässt. Weiterführende biochemische Tests erlauben eine Differenzierung der beiden Subspezies von anderen *Actinobacillus* spp. *A. equuli* ist antigenetisch divers, die serologische Typisierung besitzt aber keine praktische Bedeutung.

Differenzialdiagnostisch muss bei Fohlen besonders auf Septikämien durch *Enterobacteriaceae*, die klassische Fohlenlähme (Spätlähme) durch *Streptococcus equi* subsp. *zooepidemicus* und Infektionen mit *Rhodococcus equi* geachtet werden.

Therapie und Prophylaxe *A. equuli* ist in der Regel für Antiinfektiva wie Ampicillin, Penicilline, Streptomycin, Tetrazykline und Trimethoprim-Sulfonamide empfindlich. Bedingt durch den raschen Krankheitsverlauf kommt die Antibiotikatherapie aber häufig zu spät. Antiphlogistika und Analgetika sollten die Therapie unterstützen, von Fall zu Fall ist die zusätzliche Gabe von Elektrolyten und Energieträgern erforderlich. Applikationen von Antiserum können die Behandlung unterstützen. Die in der Regel eher ungünstigen Therapieaussichten verleihen der Prophylaxe einen besonderen Stellenwert. Neben hygienischen Maßnahmen zur Senkung des Infektionsdrucks und der Vermeidung von Abwehrschwächungen sind Impfungen der Stuten mit bestandsspezifischen Vakzinen angezeigt. Fohlen können unmittelbar nach der Geburt mit Antiserum oder Stutenplasma i. v. (vorherige IgG-Bestimmung) versorgt werden.

Weitere Actinobacillus-Spezies beim Schwein

A. suis, eine Bakterienart, die sowohl Ähnlichkeit mit *A. equuli* subsp. *haemolyticus* als auch mit *A. pleuropneumoniae* Biovar 2 aufweist, kommt auf den Tonsillen gesunder Schweine vor und verursacht bei Ferkeln septikämisch verlaufende Infektionen. Ältere Tiere erkranken gelegentlich an Arthritiden, Abszessen, Pneumonien, Peri- und Endokarditiden, Hämaturie ist infolge einer Nierenbesiedlung möglich.

Mit ***Actinobacillus minor, A. porcinus*** und ***A. indolicus*** wurden drei weitere Spezies aus dem oberen Respirationstrakt des Schweines nachgewiesen. Sie sind vom V-Faktor abhängig und wurden früher in der Familie *Pasteurellaceae* als Minor Group bzw. Taxa D, E und F geführt. Immer häufiger wird auch eine pathogene Bedeutung für die Spezies ***A. porcitonsillarum*** diskutiert. *A. porcitonsillarum* wurde zunächst als normaler Bewohner des Nasopharynx ohne pathologisches Potenzial angesehen, dann aber mit granulomatöser Lymphadenitis und Pneumonie beim Schwein assoziiert. Die Spezies unterscheidet sich lediglich in der Mannitolverwertung von *A. pleuropneumoniae*, ist dort aber z. T. auch variabel. *A. porcitonsillarum* ist hämolysepositiv, enthält ein vollständiges *apx*II-Operon, jedoch kein *apx*IV. Aufgrund der ähnlichen phänotypischen Eigenschaften geht man davon aus, dass in der Vergangenheit oft eine Verwechslung von *A. porcitonsillarum* und *A. pleuropneumoniae* stattgefunden hat.

Actinobacillus seminis

A. seminis wurde erstmals 1960 bei Nebenhodenentzündungen von Schafböcken in Australien beschrieben. Später erfolgten Nachweise auch in Neuseeland, Nordamerika, Südafrika und Europa. *A. seminis* verursacht uni- und bilaterale Nebenhodenentzündungen, die weder klinisch noch pathologisch-anatomisch von den durch *Brucella ovis* ausgelösten Erkrankungen zu unterscheiden sind. Anzüchtungen sind ferner aus entzündeten Gelenken und einem Abortfall erfolgt. Bei Mutterschafen konnten durch experimentelle Infektionen akute Mastitiden ausgelöst werden.

9.5.3 Gattungen Pasteurella, Mannheimia und Bibersteinia

STECKBRIEF

- nicht sporenbildende, oxidase- und katalasepositive, gerade, amotile, überwiegend kapselbildende, fakultativ anaerobe bis kapnophile Stäbchen, 0,3–1,0 × 1,0–2,0 µm, Glukoseabbau oxidativ und fermentativ
- natürliches Habitat ist die Schleimhaut des oberen Respirationstraktes von Säugetieren; einzelne *Pasteurella* spp. finden sich auch in der Maulhöhle, dem Darm oder dem Urogenitaltrakt verschiedener Tiere und des Menschen
- Verursacher von respiratorischen und septikämischen Erkrankungen sowie von Wundinfektionen und sporadischen Erkrankungen bei Tier und Mensch

P. multocida verursacht als primär und sekundär pathogener Infektionserreger in Abhängigkeit von seinem Kapsel- und Serotyp sowie der betroffenen Wirtstierspezies unterschiedliche Krankheitsbilder, die auch unter den Begriffen primäre und sekundäre (multifaktorielle) Pasteurellosen bekannt sind (**Tab. 9.9**). Von vergleichbarer klinischer Relevanz, allerdings mit deutlich eingeschränktem Wirtsspektrum, ist die zur neu benannten Gattung *Mannheimia* gehörende Spezies *M. haemolytica* (früher: *P. haemolytica*) als einer der Hauptverursacher der enzootischen Bronchopneumonie bei Rind und kleinem Wiederkäuer. Insbesondere beim Schaf spielt außerdem die Spezies *Bibersteinia trehalosi* (früher: *P. trehalosi*) als Verursacher von Septikämien eine große Rolle. Auch die 12 weiteren *Pasteurella* spp. weisen ein im Vergleich zu *P. multocida* meist engeres Wirtsspektrum auf und sind von unterschiedlicher Relevanz für die Tier- und Humanmedizin (**Tab. 9.10**).

Gattungsmerkmale/Taxonomie

Die Typspezies der zu Ehren Louis Pasteur's benannten Gattung *Pasteurella*, die derzeit aus 13 unterschiedlichen Arten besteht, ist *P. multocida*. Die Bezeichnung multozid (= vieltötend) weist auf das variable Wirtsspektrum dieser infektionsmedizinisch bedeutsamsten Spezies hin. *P. multocida* und seine auf der Grundlage biochemischer Methoden bestimmten Subspezies *multocida*, *gallicida* und *septica* werden serologisch durch Kapselantigene und somatische Antigene (O-Antigene) klassifiziert. Mittels eines indirekten Hämagglutinationstests erfolgt eine Differenzierung bekapselter Stämme in die Kapseltypen A, B, D, E, und F. Darüber hinaus existiert eine Vielzahl nicht typisierbarer und kapselloser Isolate.

Zur Bestimmung der O-Antigene wurden in der Vergangenheit zwei Methoden angewendet. Neben dem heute seltener angewendeten System nach Namioka und Murata, in dem 11 somatische Serovare auf der Basis eines Röhrchenagglutinationstests unterschieden werden, benennt das „somatische" System von Carter und Heddleston, das sich international durchgesezt hat, auf der Basis eines Geldiffusions-Präzipitationstestes 16 Serovare. Üblich ist die Schreibweise Kapseltyp:O-Typ, also z. B. A:1 oder B:2. Die

Tab. 9.9 Erkrankungskomplexe hervorgerufen durch *P. multocida* subsp. *multocida*.

Erkrankungskomplex	K-Antigene (nach Carter)	O-Antigene (nach Heddleston)	Wirt(e)
primäre Infektionen			
Geflügelcholera	A, [F]	1, 3, 4, [1, 3, 4, 7, 12]	alle Vogelarten
hämorrhagische Septikämie (HS)	B, E	2, 5	Wildwiederkäuer, Büffel, Rinder
sekundäre Infektionen			
enzootische Bronchopneumonie (EBP)	A, [D]	3, 4 [3, 4, 12]	Rind, kleine Wiederkäuer
enzootische Pneumonie (MIRD)	A [D]	3, 5	Schwein
akute Pasteurellose, ansteckender Kaninchenschnupfen	A, [D, F]	12, 14	Kaninchen
Rhinitis atrophicans	D, [A]	3, 11	Schwein*
sporadische Infektionen			
lokale Wundinfektionen nach Hunde- oder Katzenbiss bzw. -kratzer; Menigitiden, Endokarditiden	A, D, F	keine Angaben	Mensch

[ ] In Klammern werden die seltener mit den Erkrankungen assoziierten Kapseltypen angegeben.
* Die progressive Rhinitis atrophicans kann auch als primäre Pasteurellose eingestuft werden.

Tab. 9.10 Klinische Bedeutung und natürliche Habitate von Nicht-*P.-multocida*-Spezies.

Spezies	klinische Bedeutung	Wirtsspektrum	natürliches Habitat
P. aerogenes	sporadisch Aborte, Totgeburten, Bissinfektionen	Schwein, Hund, Kaninchen	physiologische Flora von Oropharynx und Darm bei Schweinen
P. bettyae	Infektionen des Urogenitaltraktes	Mensch	Urogenitaltrakt Mensch
P. caballi	Pneumonie, Peritonitis	Pferd	Nasopharynx Pferd
P. canis	Wundinfektionen	Säugetiere, Mensch	Nasopharynx Hund und Kalb
P. dagmatis	Infektionen nach Bissverletzungen	Hund, Katze, Mensch	Nasopharynx Hund und Katze
P. langaaensis	pathologisches Potenzial unklar	Geflügel	Nasopharynx Geflügel
P. lymphangitidis	Lymphangitis	Rind	keine Angaben
P. mairii	Aborte, Sepsis	Schwein (Ferkel)	Genitaltrakt Schwein
P. oralis	Infektionen nach Bissverletzung	Hund, Katze, Mensch	Nasopharynx Hund, Katze
P. pneumotropica	Pneumonie, Konjunktivitis	Labortiere (Maus, Ratte, Hamster)	Nasopharynx Hund, Katze, Hamster, Meerschweinchen, Ratte
P. skyensis	infektiöse Erkrankung	Lachs	keine Angaben
P. stomatis	Infektionen nach Bissverletzungen	Hund, Katze, Mensch	Nasopharynx Hund und Katze
P. testudinis	Infektionen des oberen Respirationstrakts, Abszesse	Schildkröten	Nasopharynx Wüstenschildkröte

Serotypisierung von *P. multocida* ist jedoch sehr problematisch, da keine kommerziellen Antiseren verfügbar sind. Während die Kapseltypbestimmung mittlerweile mittels PCR erfolgen kann, wird die O-Typisierung international nur von wenigen wissenschaftlichen Einrichtungen durchgeführt.

Um der tatsächlichen genetischen Ähnlichkeit zu der Gattung *Pasteurella* Rechnung zu tragen, erfolgte im Jahr 1999 auf der Basis genotypischer Untersuchungen eine Reklassifizierung des sogenannten Trehalose-negativen Komplexes von *P. haemolytica* (früher: Biotyp A-Stämme) in die zu Ehren des deutschen Mikrobiologen Walter Mannheim als *Mannheimia* bezeichnete Gattung. Diese umfasst derzeit neben noch unbenannten Taxa die Typspezies *M. haemolytica* sowie vier weitere Spezies, die in **Tab. 9.11** unter Nennung ihrer früheren Bezeichnungen sowie der mit ihnen assoziierten Erkrankungen aufgeführt sind. In ähnlicher Weise wurden die an kleine Wiederkäuer adaptierten Trehalose-positiven [*P*].-*haemolytica*-Stämme von der [*P*].-*haemolytica-sensu-stricto*-Gruppe (Biogruppe 1, bestehend aus L-Arabinose-negativen Isolaten) separiert und

Tab. 9.11 Infektionserkrankungen hervorgerufen durch *Mannheimia* spp. und *Bibersteinia trehalosi*.

Spezies	frühere Bezeichnung der in den Spezies vereinten Stämme	Wirtstiere	Erkrankungen
M. haemolytica	*P. haemolytica* der Serovare A1, A2, A5 – 9, A12 – 14, A16, A17	Rind	Bronchopneumonie, Septikämie, Mastitis
		Schaf	Pneumonie, Septikämie
		Ziege	Pneumonie
M. glucosida	*P. haemolytica* Serotyp A11	Schaf	Pneumonie
M. granulomatis	*P. granulomatis*, Bisgaard Taxon 20 und *P. haemolytica* Biovar 3J	Hase, Kaninchen	Pneumonie, Konjunktivitis
		Rind	Haut-Granulom
M. ruminalis	Bisgaard Taxon 18 und *P. haemolytica* Biogruppe 8D	Wiederkäuer	nicht bekannt
M. varigena	*P. haemolytica* Biogruppe 6, Bisgaard Taxon 15 und 36	Rind, Schwein	Pneumonie, Septikämie, Mastitis, Enteritis
M. caviae	Bisgaard Taxon 25	Meerschweinchen	Konjunktivitis, Otitis
Bibersteinia trehalosi	*P. haemolytica* der Serovare T 3, T 4, T 10 und T 15	Schafe, (Ziegen)	Septikämie

fortan bis zum Jahr 2007 als [*P*]. *trehalosi* benannt, bevor man sie in *Bibersteinia trehalosi* umbenannte.

Bei der früher als [*P*]. *haemolytica* bezeichneten Spezies unterschied man auf der Grundlage einer indirekten Hämagglutination 17 Kapselantigene, denen gegenüber die mit Großbuchstaben bezeichneten somatischen Antigene nur von untergeordnetem Interesse waren. Heute verteilen sich diese 17 Serovare auf die neu definierten Spezies *M. haemolytica* (Serovare 1, 2, 5–9, 12–14, 16 und 17), *M. glucosida* (Serovar 11) und *Bibersteinia trehalosi* (Serovare 3, 4, 10 und 15).

Obwohl bisher fast ausschließlich *M. haemolytica* und *B. trehalosi* als Infektionserreger im Vordergrund gestanden haben, ist damit zu rechnen, dass mit dem Voranschreiten diagnostischer Verfahren zum spezifischen Nachweis einzelner *Mannheimia* spp. zukünftig in zunehmendem Maße auch andere *Mannheimia*-Spezies aus Krankheitsprozessen isoliert werden (**Tab. 9.11**).

Epidemiologie

Pasteurellen sind weit verbreitet bei gesunden Säugetieren und Vögeln. Ihre Habitate sind der Nasopharynx und die Gingiva sowie in einzelnen Fällen auch der Darm und Urogenitaltrakt. Das natürliche Habitat von *Mannheimia* spp. ist mit Ausnahme von *M. ruminalis* und der nicht pathogenen Spezies *M. succiniciproducens*, die aus dem Pansen von Rind und Schaf isoliert wurde, der obere Respirationstrakt der entsprechenden Wirtstiere. Ebenso ist *Bibersteinia trehalosi* auf den gesunden Schleimhäuten des Nasopharynx von Schaf und Rind zu finden. Die Hauptinfektionsquelle der Erreger liegt beim Tier, *Pasteurella multocida*, *M. haemolytica* und *B. trehalosi* weisen eine besondere Affinität zu respiratorischen Organen auf, und die Übertragung erfolgt in der Regel aerogen. Bei einigen *Pasteurella* spp. spielt insbesondere die Übertragung durch Bisse oder Kratzer eine Rolle. Aufgrund ihrer geringen Tenazität in der Außenwelt spielt die indirekte Übertragung nur eine untergeordnete Rolle.

Anzüchtung und Differenzierung

Für die Anzüchtung sind Blut- sowie TSYE (tryptic soy yeast)-Agar mit Serumzusatz geeignet, eine erhöhte CO_2-Spannung begünstigt das Wachstum. Kolonien werden nach 24-stündiger Bebrütung bei 37 °C sichtbar, bei *P. multocida* unterscheidet man M(mucoid)-, S(smooth)- und R (rough)-Formen, *M. haemolytica* verursacht eine schwache Hämolyse (**Abb. 9.11**).

In Direktausstrichen aus dem Gewebe oder Blut zeigen *Pasteurella* spp. nach monochromatischer Färbung (z. B. Methylenblau) eine bipolare Anfärbbarkeit. Zur Diagnose von *Pasteurella*-, *Mannheimia*- und *Bibersteinia*-Spezies werden biochemische Kriterien wie die Verwertung unterschiedlicher Zucker herangezogen, die jedoch oftmals aufgrund instabiler Reaktionen, hohen zeitlichen Aufwands und mangelnder Reproduzierbarkeit ein erhebliches Problem in der Routinediagnostik darstellen. Mittlerweile stehen zur Diagnostik von *P. multocida* molekularbiologische Nachweisverfahren zur Verfügung, die Identifizierung anderer *Pasteurella* spp. basiert jedoch nach wie vor auf unsicheren phänotypischen Merkmalsausprägungen. Auch für den Nachweis von *Mannheimia*- und *Bibersteinia*-Spezies greift man in der Regel auf die Kultur und Biochemie zurück, eine Differenzierung der unterschiedlichen *Mannheimia* spp. gestaltet sich ähnlich wie bei den Pasteurellen schwierig. Molekulare Techniken wie die Real-Time-PCR oder sequenzbasierte Verfahren sind beschrieben, kommen aber bislang nur in ausgewählten Laboratorien zum Einsatz.

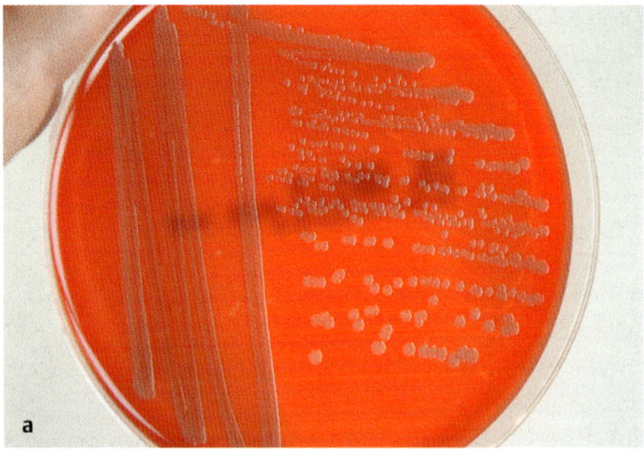

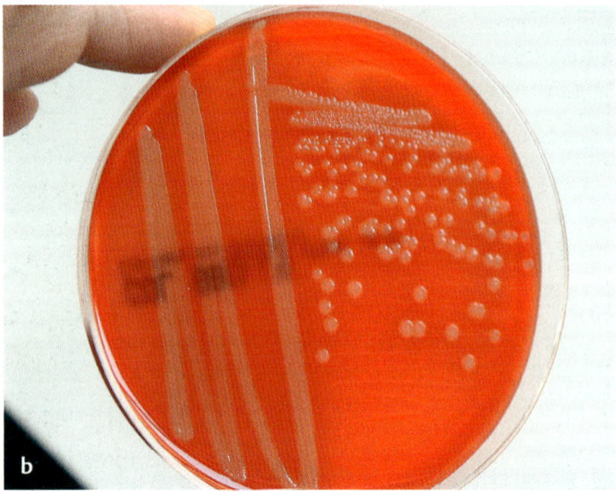

Abb. 9.11 a *Pasteurella multocida* und b *Mannheimia haemolytica* auf Blut-Agar. [beide Teilabbildungen: Institut für Mikrobiologie, TiHo Hannover]

Virulenzfaktoren von P. multocida und deren pathogenetische Bedeutung

Bei *P. multocida* ist lediglich die Ätiologie der atrophischen Rhinitis durch die Identifizierung des pathogenetisch bedeutenden Dermonekrotoxins bekannt, während die Pathogenese der anderen *P.-multocida*-Infektionen nur unzureichend geklärt ist. Zur Anheftung an epitheliale Zellen des Respirationstraktes verfügt *P. multocida* über Typ-1-, Typ-4- und Curli-Fimbrien sowie das nicht-Fimbrien-assoziierte Adhäsin PfhaB (*Pasteurella*-filamentöses Hämagglutinin), das zudem putativ in der Resistenz gegenüber Serumkomplement wirkt. Eine unspezifische Adhäsion wird auch den Polysaccharidkapseln zugeschrieben, deren Hauptaufgabe jedoch in der Hemmung der Phagozytose und dem Schutz des Mikroorganismus vor dem Membranangriffskomplex des Wirtes liegt. Der LPS-Komplex wirkt immunmodulatorisch, direkt zytotoxisch und provoziert eine inflammatorische Wirtsreaktion.

Eines der Hauptproteine der äußeren Membran von *P. multocida* ist das Protein H (OmpH), das ein Porin darstellt und als solches einen transmembranalen Kanal im Bilayer der bakteriellen Membran für den Durchlass kleiner hydrophiler Komponenten bildet. Darüber hinaus bewirkt OmpH eine signifikante Erhöhung der Expression und Sekretion verschiedener Zytokine und ist dadurch in der Lage, inflammatorische und immunologische Reaktionen zu modulieren. Bei bovinen Granulozyten induziert OmpH experimentell konzentrationsabhängig eine Erhöhung der Aktinpolymerisierung und der chemotaktischen Aktivität, ein ähnlich dosisabhängiger Effekt auf den oxidativen Burst konnte gezeigt werden.

Eine wichtige Rolle für die Virulenz von Pasteurellen spielen die eisenregulierten äußeren Membranproteine. Die 2001 abgeschlossene Genomanalyse eines *P.-multocida*-Kapseltyp-A-Isolates aus einem Geflügelcholerageschehen hat gezeigt, dass mehr als 2,5 % des gesamten Genoms (2,3 Mbp) für Protein-Orthologe kodieren, die potenziell in die Eisenaufnahme involviert sind. Zu den bekanntesten Mechanismen zur Aufnahme von Eisen bei *P. multocida* zählt die Produktion der Siderophore Multicidin, des Transferrin-bindenden Proteins A (TbpA) sowie der Hämoglobin-bindenden Proteine HgbA und HgbB. Während der Siderophor-Rezeptor-vermittelte Mechanismus kaum aufgeklärt ist, weiß man über das TbpA, dass es unter Energiebereitstellung durch TonB in der Lage ist, ruminales Transferrin zu binden, ohne dass es einer Interaktion mit einem zweiten Tbp bedarf, wie dies bei *M. haemolytica* und *A. pleuropneumoniae* der Fall ist. Infolge von Konformationsänderungen kommt es zur Freisetzung des zuvor an Transferrin gebundenen Fe^{3+} und dessen Transport mittels Ferric binding Proteins (FbP) über die äußere Membran.

Die Hämoglobin-bindenden Proteine dienen der Akquirierung von Hämin, das in der Regel an Hämoproteine gebunden ist und intrazellulär lokalisiert ist in Erythrozyten (Hämoglobin), Granulozyten (Myeloperoxidase) und Muskelzellen (Myoglobin). Hämin stellt eine der wichtigsten Eisenressourcen für Bakterien im Wirt dar. HgbA und HgbB stellen spezifische Rezeptoren zur direkten Bindung von Hämoglobin dar und vermitteln außerdem die Internalisierung von Eisen oder einer Hämingruppe in die Bakterienzelle. Eine immunogene Eigenschaft dieser Faktoren konnte im Gegensatz zu TbpA und anderen eisenregulierten Proteinen (IROMP) für HgbA und HbgB nicht gezeigt werden.

P. multocida produziert zwei Neuraminidasen (NanB, NanH), die durch hydrolytische Freisetzung nährstoffreicher Sialinsäuren aus Wirtsglykosiden zur Etablierung des Mikroorganismus im Wirtsgewebe beitragen. Die Superoxiddismutasen SodA und SodC schützen *P. multocida* während des respiratorischen Bursts in Phagozyten sowie vor Sauerstoffradikalen, die an Gewebeoberflächen und der Schleimhaut während der Kolonisierung gebildet werden. Ebenso wird angenommen, dass diese Enzyme über eine direkte Zerstörung ziliarer Strukturen eine Beeinträchtigung der mukoziliaren Clearance bewirken.

P.-multocida-Stämme des Kapseltyps D und seltener A produzieren ein antigenetisch und strukturell ähnliches, als Dermonekrotoxin (DNT) oder *P.-multocida*-Toxin (PMT) bezeichnetes Protein. Wenige ng dieses Toxins wirken letal auf Nagetiere und Vögel. PMT ist ein potentes Mitogen für viele Zelltypen und bewirkt Zytoskelettveränderungen in vitro. Die nach intradermaler Injektion des Toxins bei Meerschweinchen auftretenden Hämorrhagien und Hautnekrosen dienen dem diagnostischen Nachweis von PMT im Tierversuch. Heute erfolgt der Toxinnachweis jedoch vorwiegend mittels PCR oder ELISA.

PMT ist der primäre ätiologische Faktor bei der Entstehung der progressiven atrophischen Rhinitis (PAR) beim Schwein, während die pathogenetische Bedeutung bei der Pneumonie von Rind und Schwein unklar ist. Toxinbildende Stämme werden sporadisch von Wiederkäuern, Kaninchen, Geflügel und dem Menschen isoliert, mit Ausnahme von Mensch und Geflügel konnten mitunter charakteristische Symptome einer PAR beobachtet werden.

Das vom Genom eines induzierbaren Prophagen kodierte, zytoplasmatisch lokalisierte Toxin (*toxA*) ist ein monomeres Protein (146 kDa) mit einer katalytisch aktiven A-Domäne und einer die Zellbindung und Translokation der A-Domäne über die Membran vermittelnden B-Domäne (pH-abhängiger Prozess). Es ähnelt damit dem CNF-Toxin bei *E. coli*, das ebenso eine typische AB-Struktur aufweist. PMT ist in Fibro- und Osteoblasten intrazellulär aktiv und bewirkt durch Aktivierung des GTP-bindenden Proteins Rho und dessen Effektor p160/ROCK Veränderungen des Zytoskeletts. Das Toxin stimuliert zudem ein mit einer ungebremsten DNA-Synthese einhergehendes Zellwachstum und führt damit zur Ausbildung eines malignen Phänotyps. Diese Effekte werden induziert, indem PMT auf die α-Untereinheit heterotrimerer G-Proteine der $G_{q/11}$-Familie einwirkt. Dadurch wird die Phospholipase C zur Hydrolyse von Phosphatidyl-Inositol-4,5-Biphosphat in Inositol-1,4,5-Triphosphat (IP_3) und Diacylglycerol (DAG) stimuliert. Die Freisetzung der gebildeten sekundären Botenstoffe führt zur Mobilisierung des intrazellulären Ca^{2+}-Pools und einer Proteinkinase-C-abhängigen Phosphorylierung von Proteinen.

Virulenzfaktoren von Mannheimia spp. und deren pathogenetische Bedeutung

Der obere Respirationstrakt des Rindes ist in erster Linie von Nicht-Serovar-1-Isolaten von *M. haemolytica* besiedelt. Sind die Tiere nun Stressfaktoren, wie z. B. Transporten, klimatischen Veränderungen, viralen oder bakteriellen Erregern ausgesetzt, kommt es zu einer explosionsartigen Vermehrung des Serovars 1 (mitunter auch des Serovars 6), der durch Kolonisierung die anderen im Nasopharynx ansässigen Serovare rasch verdrängt. Das Serovar-spezifische Antigen SsaI ist vermutlich an diesem Serovar-Shift beteiligt und fördert die selektive Kolonisierung der pathogenen Serovare. Zur Adhäsion an Epithelzellen des Respirationstraktes besitzen *Mannheimia* spp. Nicht-Fimbrien (Adhäsin 1; Adh1)- und Fimbrien assoziierte Adhäsine (Fimbrientyp nicht bekannt).

Auch die Polysaccharidkapsel scheint die Adhäsion des Erregers an das Alveolarepithel zu vermitteln und verstärkt außerdem dessen Migration zu diesem Gewebe. Zudem schützt sie *M. haemolytica* vor dem Membranangriffskomplex des Komplementsystems und vermittelt eine Serumresistenz. Neben dem Effekt der Freisetzung nährstoffreicher Substanzen trägt auch eine Neuraminidase (NanH) zur Adhäsion des Erregers bei, indem sie die Viskosität des respiratorischen Schleims und die abstoßende negative Ladung auf Wirtszellen durch Spaltung von Sialinsäureresten herabsetzt. Als unspezifischer Adhäsionsfaktor gilt das äußere Membranprotein PomA (*Pasteurella* outer membrane protein A), das zudem über seine Porinaktivität am Nährstofftransport beteiligt ist. Darüber hinaus wirkt PomA immunmodulatorisch und induziert eine Aktinpolymerisierung, die zu einer Rearrangierung des Wirtszytoskeletts führt.

Alle Serovare von *M. haemolytica* produzieren eine neutrale Sialoglykoprotease (Gcp), die zur Akquirierung von Nährstoffen genutzt und als Kolonisierungsfaktor diskutiert wird. Gcp ist eine Endopeptidase mit limitierter Zielzellspezifität, die ausschließlich Proteine mit O-verknüpften Glykosiden spaltet. Das Gen *gcp* und das exprimierte Protein sind bei Pro- und Eukaryonten weit verbreitet, wurden aber bisher nur bei *M. haemolytica* als Virulenzfaktor bei der EBP von Rind und Schaf diskutiert. *M. glucosida* und *Bibersteinia trehalosi* bilden kein Gcp.

Der LPS-Komplex initiiert die Komplementkaskade und führt zur Aktivierung von Granulozyten und Alveolarmakrophagen, die als Folge proinflammatorische Zytokine wie TNF-α, IL-1ß und IL-8 freisetzen. LPS stimuliert die Expression von Thromboplastin (Faktor III) auf Endothelzellen und initiiert auf diese Weise eine Koagulationskaskade und mikrovaskuläre thrombotische Vorgänge, die ebenso durch den direkten zytotoxischen Effekt des LPS auf bovine Lungenendothelzellen zustande kommen.

Zu den eisenregulierten äußeren Membranproteinen (IROMPs: iron regulated outer membrane proteins) von *M. haemolytica* gehören die Transferrin-bindenden Proteine TbP1 (100 kDa) und TbP2 (71 kDa), klassische Siderophoren produziert *Mannheimia* laut derzeitigem Kenntnisstand nicht. Der Mechanismus der Transferrin-Bindung erfolgt analog dem für *A. pleuropneumoniae* beschriebenen, TonB-abhängigen Prozess, auch *Mannheimia* bildet den energieliefernden Komplex ExbB-ExbD. Einzig die bei *Actinobacillus* als Afu bezeichneten Eisenbindeproteine sind bei *Mannheimia* unter dem Namen FbP (ferric binding protein) A–C bekannt. Ein weiterer TonB-abhängiger, Eisen- und Fur(ferric uptake regulation)-regulierter Rezeptor ist das in der äußeren Membran von *M. haemolytica* verankerte, 84 kDa große Protein Irp (iron-regulated protein). Dieses Protein dient nicht nur der Eisenakquirierung, sondern ermöglicht dem Mikroorganismus auch eine Evasion der Wirtsabwehr, da das kodierende Gen einer Phasenvariation unterliegt.

M. haemolytica bildet unterschiedliche Lipoproteine (Lpp [Plp = *Pasteurella* Lipoprotein] 1–5 und Lpp38) mit MGs von 19–45 kDa. Zu den verschiedenen Funktionen dieser Lipoproteine gehören die Vermittlung einer Serumresistenz, die Stabilisierung der Integrität der äußeren Membran sowie eine immunmodulatorische Wirkung.

Die von *M. haemolytica* produzierte Immunglobulin-G1-Protease spaltet IgG1, verhindert dadurch vermutlich eine Fc-vermittelte Opsonierung des Erregers durch Alveolarmakrophagen und reduziert somit die pulmonale Clearance von *M. haemolytica* erheblich. Periplasmatische Superoxiddismutasen (SodA, SodC) wandeln hoch toxische Superoxidradikale zu Sauerstoff und Wasserstoffperoxid um. Letzteres zerstört als freies Radikal ziliare Strukturen und führt zur Herabsetzung der mukoziliaren Clearance. Zudem liefern die SODs dem Bakterium einen Schutz vor der Abtötung durch Makrophagen bzw. schädigen diese direkt.

Neben der außerordentlichen Bedeutung von LPS wird als primärer Virulenzfaktor in der Pathogenese der EBP beim Rind das von *M. haemolytica* sezernierte Leukotoxin (LKT) angesehen, ein ca. 105 kDa großes, Ca^{2+}-abhängiges Protein, das eine schwache hämolytische Aktivität gegenüber bovinen, ovinen und leprinen Erythrozyten aufweist. Das LKT (kodiert durch *lktCABD*) gehört ebenso wie das *E.-coli*-Alpha-Hämolysin sowie die Apx- bzw. Aqx-Toxine verschiedener *Actinobacillus* spp. zur Gruppe der RTX-Toxine. Deren molekulare Struktur (S. 229) erlaubt eine Sekretion via Typ-I-Sekretionsmechanismus über die innere und äußere Membran in den Extrazellularraum.

Die verschiedenen *M.-haemolytica*-Serovare produzieren ein immunologisch, funktionell und genetisch ähnliches LKT, das Serovar 11 (heute: *M. glucosida*) produziert ein zusätzliches Zytotoxin mit bislang unbekannter Funktion. Trotz dieser geringen genetischen Diversität der kodierenden Gene werden Leukotoxine mit unterschiedlich starker Zytotoxizität ausgebildet, wie beispielsweise ein Vergleich boviner mit ovinen Isolaten gezeigt hat.

Das LKT kann an Zellen einer Vielfalt von Spezies (ruminante, equine, porcine, kanine, humane Lymphozyten) binden, der zytolytische Effekt setzt jedoch eine spezifische Interaktion mit dem bovinen **L**ymphozyten-**F**unktions-assoziierten **A**ntigen 1 (LFA-1) als Rezeptor an der Targetzelle voraus. Das zur Familie der interzellulären Adhäsionsmoleküle gehörende LFA-1 ist ein heterodimeres, leukozytenspezifisches ß2-Integrin, das sich aus den Untereinheiten CD11a (α-Kette) und CD18 (β-Kette) zusammensetzt. Auch CD11b/CD18 (Mac-1) und CD11c/CD18 (CR-4) scheinen eine Rolle zu spielen.

LKT und LPS erhöhen synergistisch die LFA-1-Expression und potenzieren die massiven Entzündungsvorgänge in der Lunge. In einem Komplex mit dem LKT stabilisiert LPS zudem das Toxin gegen eine Degradierung und verstärkt dessen biologische Effekte, die sich auf alle Vertreter der Leukozyten sowie auf Thrombozyten erstrecken. In hohen Konzentrationen führt LKT zu einem Caspase-abhängigen apoptotischen Zelltod bzw. nekrotischen Zellveränderungen durch porenbedingte Membranschäden. Niedrige LKT-Konzentrationen stimulieren neutrophile Granulozyten und Monozyten zur Produktion von Sauerstoffradikalen wie Wasserstoffperoxyd. Diese werden durch bovine Alveolar-Endothelzellen in Anwesenheit von Eisen in Hydroxylradikale umgewandelt, was zu einem Zelltod mit Akkumulation von Ödemflüssikgkeit und Fibrin führt.

Weiterhin kommt es zur Sekretion zahlreicher chemotaktisch und inflammatorisch wirksamer Eicosanoide wie Leukotrien B_4 (LTB_4), das als potentes Chemoattractant für neutrophile Granulozyten in enger Korrelation mit der Schädigung und Lyse der Alveolarmembranen gesehen wird. Periphere Blutmonozyten exprimieren bei Einwirkung sublytischer LKT-Mengen vermehrt IL-1β und TNF-α. Auch die Freisetzung des vasoaktiven Mediators Histamin durch pulmonale Mastzellen konnte nachgewiesen werden. Über eine negative Regulation von MHCII-Proteinen auf Makrophagen vermindert LKT deren Antigenpräsentationsfähigkeit.

Erkrankungen beim Rind

Als klassische primäre Pasteurellose wurde im 19. Jahrhundert die hämorrhagische Septikämie (HS) bekannt, die heute in der Regel nur noch in bestimmten subtropischen und tropischen Regionen auftritt. Akute Ausbrüche kommen zwar durchaus vor, sie bleiben aber auf die betroffenen Bestände beschränkt und breiten sich nicht seuchenhaft aus. Weltweit gehören dagegen sekundäre Pasteurellosen, insbesondere die enzootische Bronchopneumonie (EBP), zu den häufigsten bakteriellen Infektionskrankheiten der Rinder. Dabei wird *M. haemolytica* gegenüber *P. multocida* ein deutlich höherer Stellenwert eingeräumt.

Hämorrhagische Septikämie

Synonyme: Wild- und Rinderseuche, Büffelseuche

Ätiologie und Epidemiologie Hämorrhagische Septikämien werden durch *P.-multocida*-B:2- und -E:2-Stämme verursacht, wobei der Kapseltyp E auf Afrika beschränkt ist. In der Literatur sind auch die Bezeichnungen 6:B und 6:E nach Namioka und Murata gebräuchlich. Die sogenannte Büffelseuche ist mit der Wild- und Rinderseuche identisch, empfänglich sind nicht nur Rinder und Büffel, sondern auch Wildwiederkäuer, Schafe, Ziegen, Haus und Wildschweine. Erkrankungen durch B-Stämme bei den letztgenannten Tierarten sind zwar nach wie vor möglich, waren jedoch in Europa lange ohne Bedeutung. In den vergangenen Jahren traten in Deutschland vermehrt Fälle u. a. bei Rindern und Schweinen auf, die mit hoher Mortalität einhergingen.

Klinik und Pathologie Das klinische Bild der HS ist variabel, man unterscheidet verschiedene Verlaufsformen. Die perakute septikämische Form führt rasch zum Tod der Tiere und ist durch plötzlich eintretendes hohes Fieber, trockene Schleimhäute, Schwäche und Futterverweigerung gekennzeichnet, mitunter wird blutiger Durchfall beobachtet. Akute Verläufe zeigen sich in einer ödematösen Form mit hochgradigen Ödemen in der Unterhaut, Konjunktivitis, Atemnot und Zyanose der Zunge und führen in der Regel innerhalb weniger Tage zum Tod. Ebenfalls letal verlaufen kann die pektorale Form, die durch Pneumonien, gestörte Pansenmotorik und Darmmotilität sowie blutigen Durchfall gekennzeichnet ist. Chronische Verläufe mit milderen klinischen Symptomen sind selten.

Diagnostik Klinisches Bild und Sektionsbefund erlauben eine Verdachtsdiagnose. Die Erregeranzucht erfolgt aus dem Blut sowie verändertem Gewebe. Der serologische Nachweis der mit der HS assoziierten Kapseltypen B und E wird nur in wenigen Einrichtungen durchgeführt. Ein schneller und spezifischer Nachweis der entsprechenden Kapselgene erfolgt mittels einer PCR aus Tupfer- und Gewebematerial sowie der Kultur.

Enzootische Bronchopneumonie

Synonyme: Rindergrippe, shipping fever, crowding disease, bovine respiratory tract disease (BRTD)

Ätiologie und Epidemiologie Für diese sekundäre Pasteurellose, die von großer aktueller Bedeutung ist, sind neben anderen bakteriellen und viralen Erregern sowohl *P. multocida* (v. a. Serovar A:3) als auch *M. haemolytica* (v. a. Serovar A1) mitverantwortlich. Obwohl die enzootische Bronchopneumonie (EBP) durch komplexe Interaktionen dieser Erreger in Verbindung mit managementassoziierten und klimatischen Stressfaktoren entsteht, wird primär *M. haemolytica* für das Auftreten schwerwiegender klinischer Symptome und pathophysiologischer Vorgänge angesehen. Sowohl die Isolierung von Reinkulturen aus pneumonisch veränderten Lungen als auch die Möglichkeit der experimentellen Reproduktion des Krankheitsgeschehens belegen die obligate Pathogenität des Bakteriums.

Epidemiologisch werden die Crowding-assoziierte sowie die saisonale Form (Herbst und Winter) unterschieden. In Deutschland herrscht letztere Form vor, ein Infektionsgeschehen bei Jungrindern und Kälbern ab der 2./3. Lebenswoche, das durch verschiedene Faktoren begünstigt wird. Überbelegte Ställe, eine schlechte Belüftung und eine hohe relative Luftfeuchtigkeit erleichtern in Kombination mit niedriger Umgebungstemperatur und/oder großen Temperaturschwankungen eine erfolgreiche Infektion der Atemwegsorgane. Die Crowding-assoziierte Form beruht im Wesentlichen auf der gängigen Praxis, Masttiere mit unterschiedlichen Infektions- und Immunstatus aus verschiedenen Herkunftsbeständen zusammenzubringen und spielt v. a. in den „Feed Lots“ in Nordamerika eine Rolle. Sinkende kolostrale Antikörpertiter, mit Transporten und der Anpassung an die neue Umwelt verbundener Stress sowie die Infektion mit neuen Erregerstämmen sind ebenso Faktoren, die zur Manifestation des Krankheitskomplexes beitragen.

Von den 3 Hauptformen der enzootischen Bronchopneumonie:
- Rhinitis, Tracheitis, katarrhalische Bronchopneumonie,
- fibrinöse Bronchopeumonie,
- katarrhalische bis eitrige Bronchopneumonie

entstehen v. a. die fibrinösen und eitrigen Formen bei Beteiligung von *Mannheimia haemolytica* und *P. multocida*, wobei *M. haemolytica* insbesondere bei den Jungrindern die größere Bedeutung zukommt.

Die akuten Bronchopneumonien sind hoch fieberhaft (41,0–42,0 °C) und gehen mitunter mit starker Fibrinausscheidung in der Lunge und im Pleuraraum einher (adhäsiv fibrinöse Pleuritis/Pleuropneumonie). Dyspnoe, Husten, Nasenausfluss sowie Allgemeinstörungen treten in unterschiedlicher Ausprägung auf. Letal verlaufende akute Pasteurellosen treten sporadisch auch bei erwachsenen Rindern auf.

Diagnostik Klinisches Bild und Sektionsbefund sind aufgrund der Breite des Spektrums potenzieller Erreger nicht geeignet, eine endgültige ätiologische Diagnose zu stellen. Dafür sind bakteriologische, virologische und auch serologische Untersuchungen erforderlich. Da *P. multocida* und *M. haemolytica* auch bei gesunden Tieren vorkommen, ist ihr alleiniger Nachweis im Nasensekret noch nicht beweisend, jedoch gibt die Quantität nachgewiesener Bakterien einen Hinweis auf die Bedeutung der Bakterien am Erkrankungsgeschehen. Als geeignetes Untersuchungsmaterial gelten Trachealtupfer, Tracheal- und Lungenspülproben sowie verändertes Lungengewebe.

Differenzialdiagnostisch sind als selbstständige Virusinfektionen die bovine Virusdiarrhö (BVD), Infektionen mit dem bovinen respiratorischen Synzytialvirus (BRSV) und dem bovinen Herpesvirus 1 (BHV-1) abzugrenzen. Im Rindergrippekomplex müssen ferner Parainfluenza-3-Viren, bovine Adeno-, Rhino- und Coronaviren beachtet werden. Als bakterielle Erreger treten neben Pasteurellen und Mannheimien *Chlamydophila* spp., *Mycoplasma bovis*, *Histophilus somni*, *Arcanobacterium pyogenes*, Streptokokken und Staphylokokken auf.

Therapie und Prophylaxe Die komplexe Ätiologie der EBP erfordert sowohl ein auf die jeweils vorherrschenden Erreger abgestimmtes Vorgehen als auch die Berücksichtigung der nicht infektiösen Einflussfakoren. Die Resistenzlage von *Pasteurella*- und *Mannheimia*-Isolaten ist gemäß aktueller Studien im Allgemeinen als günstig zu bewerten. Die Behandlung ist folglich mit Wirkstoffen, die für respiratorische Erkrankungen zugelassen sind, ohne Einschränkungen möglich. Grundsätzlich sollte jedoch bei Bestandsproblemen vor der ersten Behandlung eine Resistenztestung der entsprechenden Isolate durchgeführt werden. Eine Auswertung und Archivierung der Ergebnisse ermöglicht eine Einschätzung der betriebsinternen Resistenzlage und somit eine Verbesserung der kalkulierten Therapie. Je nach Schweregrad der Erkrankungen sind parenterale Injektionen bei Einzeltieren und orale Gruppen- bzw. Bestandsbehandlungen erforderlich. Dabei darf sich die Behandlung erkrankter Tiere nicht nur einseitig gegen die Erreger richten, sondern sie muss zugleich die Symptome Atemnot, Husten und Auswurf lindern. Dazu sind besonders Bronchospasmolytika und Expektoranzien nützlich.

Die Faktorenabhängigkeit der Rindergrippe macht alle auf die Optimierung von Management und Hygiene gerichteten Maßnahmen besonders wichtig. Beim Zukauf von Kälbern muss der Immunstatus im Herkunftsbetrieb (Impfungen!) berücksichtigt und auf ein möglichst einheitliches Tiermaterial (Alter, Gewicht) geachtet werden. Jede Einschränkung des Transportstresses reduziert die Gefahr klinischer Manifestationen. Eine etwa drei Tage vor Transporten vorgenommene Paramunisierung kann die Abwehr unterstützen, diese Methode ist ebenfalls metaphylaktisch anwendbar.

Inaktivierte Vollbakterienvakzinen haben zwar nur eine begrenzte Wirksamkeit, können aber unter Umständen als bestandsspezifische Impfstoffe gute Dienste leisten. Die wichtigsten protektiven Antigene für *M.-haemolytica*-Impfstoffe sind Leukotoxin, Kapselpolysaccharide, LPS und IROMPs, sie werden entweder aus Kulturüberständen oder durch Bakterienextraktion verfügbar gemacht. Leukotoxin und Kapselpolysaccharide wurden auch gentechnisch erzeugt. An der Entwicklung von Lebendimpfstoffen wird ebenfalls schon seit Längerem gearbeitet. Optimal sind

Kombinationsvakzinen, die neben den unter Eisenmangelbedingungen hergestellten Antigenen von *M. haemolytica* Serovar A1 zusätzlich virale (PI-3, BRS) und weitere bakterielle Antigene enthalten (*H. somni, P. multocida*).

Pasteurellosen beim Schwein

Die enzootische Pneumonie des Schweines fällt in den Komplex der *Mycoplasma*-induced respiratory disease (MIRD), eine Erkrankung, die im anglo-amerikanischen Raum besser unter dem Begriff porcine respiratory tract disease (PRTD) bekannt ist.

Die **Rhinitis atrophicans** (progressive atrophische Rhinitis [PAR], **Schnüffelkrankheit**) ist eine Tierkrankheit, die aufgrund der Bildung irreversibler Knochenveränderungen im Bereich der Nasenmuscheln und Oberkieferknochen zu erheblichen Leistungseinbußen beim Schwein führen kann.

Ätiologie und Epidemiologie Im Gegensatz zum Rind und kleinen Wiederkäuer ist *M. haemolytica* für das Schwein nicht von Bedeutung. *P.-multocida*-Stämme mit den Kapselantigenen A und D sowie in selteneren Fällen auch F gehören zu den Sekundärerregern der enzootischen Pneumonie bzw. dem MIRD-Komplex.

Die Rhinitis atrophicans ist bereits seit dem 19. Jahrhundert bekannt und zählt weltweit zu den wichtigsten Infektionskrankheiten des Schweines. Als primärer ätiologischer Faktor gilt hier das dermonekrotisierende Toxin von *P. multocida* (PMT), das in erster Linie von Kapseltyp-D-, aber auch von A-Stämmen gebildet wird. Häufig treten Mischinfektionen mit *Bordetella bronchiseptica* auf, einem Erreger, der ein strukturell ähnliches Dermonekrotoxin mit unterschiedlicher biologischer Wirkung produziert. Geht die Erkrankung nachweislich allein auf einen toxinbildenden *P.-multocida*-Stamm zurück, spricht man von der PAR. Erwachsene Tiere können Träger und Überträger Toxin-bildender Stämme sein, die Besiedlung der Nasenschleimhaut mit diesen Erregern kann bereits beim Saugferkel erfolgen.

Klinik und Pathologie Während *P. multocida* bei der enzootischen Pneumonie v. a. als Sekundärerreger den klinischen Verlauf des Erkrankungskomplexes kompliziert, können toxinbildende Stämme ohne Beteiligung anderer Erreger die PAR auslösen. In den betroffenen Beständen kann man zunächst ein vermehrtes Schniefen und Niesen bei den Tieren beobachten, verbunden mit serösem bis eitrigem Nasenausfluss, der bei hohem Infektionsdruck auch blutig sein kann. In der Regel sind zunächst Absetzferkel, später aber auch Saugferkel und Mastschweine betroffen. Das Toxin beeinflusst die Osteoblasten und damit das Knochenwachstum. Aufgrund ihrer hohen Wachstumsrate reagieren die Knochen der Nasenmuscheln besonders empfindlich. Es kommt zum Abbau des Knochens, einer Hypoplasie und später Atrophie der Nasenschleimhaut mit einhergehender Verkürzung des Oberkiefers mit Brachygnathia superior. In schweren Fällen kommt es zu deutlichen Verbiegungen des Nasenseptums und zu dorsolateraler Verbiegung des Angesichtsschädels. Das Auftreten einer PAR zieht massive Leistungseinbußen nach sich, in Deutschland wird von einer Morbidität von bis zu 90 % und einer Mortalität von 10 % berichtet.

Diagnostik Die klinische Verdachtsdiagnose wird durch den kulturellen und molekularen Nachweis von *P. multocida* aus Nasen- und Tonsillentupferproben und die Beurteilung von Nasenquerschnitten in Höhe des 1. Backenzahns gesichert. Bei Isolierung von *P. multocida* muss zwingend der Toxinnachweis geführt werden, um die Diagnose Rhinitis atrophicans zu stellen. Antikörper gegen das PMT, die mittels ELISA aus Blutproben nachgewiesen werden können, sind nicht regelmäßig bei allen infizierten Schweinen zu finden, was die Aussagefähigkeit serologischer Untersuchungen einschränkt. Einen spezifischen Nachweis des Toxins erlaubt ein molekularer Nachweis (PCR, Hybridisierung) des kodierenden Gens *toxA*, das nach derzeitigem Wissensstand konstitutiv exprimiert wird und somit einen Rückschluss auf die Präsenz des PMT in vivo zulässt.

Die Anzucht der toxinbildenden Pasteurellen ist die wesentliche Voraussetzung für weiterführende Typisierungsverfahren, denn ohne genauere Kenntnis des Erregers können Tilgungs- und Überwachungsprogramme nicht überprüft werden. Bei bakteriologischen Untersuchungen ist auch das mögliche Vorkommen von *Bordetella bronchiseptica* zu berücksichtigen.

Therapie und Prophylaxe Da ausgeprägte Knochenveränderungen nicht reversibel sind, liegt das Hauptaugenmerk aller Maßnahmen gegen die PAR auf der Prophylaxe. Dabei sollten hygienische Maßnahmen in Zusammenhang mit Impfungen den Schwerpunkt bilden. Zur Gestaltung der hygienischen Bedingungen gehören insbesondere die Bewirtschaftung von Abferkelställen und Ställen für Absetzferkel nach dem Alles-rein-alles-raus-Prinzip sowie die Verbesserung des Stallklimas. Impfstoffe müssen in erster Linie antitoxische Antikörper induzieren, die Kombination von Pasteurellentoxoiden mit *B.-bronchiseptica*-Antigen ist wegen der Häufigkeit von Mischinfektionen sinnvoll. In der Regel werden die Sauen in der 1. Trächtigkeit grundimmunisiert. Ferkel werden nur geimpft, wenn sie nicht über eine ausreichende laktogene Immunität verfügen, z. B. wenn bei den Sauen gerade erst mit Impfungen begonnen wurde. Herrscht ein sehr hoher Infektionsdruck vor, ist allerdings, auch im Hinblick auf die Rolle von Pasteurellen und Bordetellen im MIRD-Komplex, eine zusätzliche Impfung der Ferkel nach dem Absetzen denkbar.

Mit diesen Methoden können die klinischen Erscheinungen der PAR und ihre wirtschaftlichen Folgen zwar weitestgehend zurückgedrängt werden, eine völlige Freiheit des Bestands von toxinbildenden Pasteurellen ist damit aber nicht zu garantieren. Hierzu ist der Neuaufbau von Zuchtbeständen mit Jungsauen aus kontrollierten Herden der sicherste Weg. Mit dem SPF-Verfahren ist es ebenfalls möglich, Tiere frei von Toxinbildnern aufzuziehen. In großen Zuchtbeständen sind bei Anwendung sensitiver Nachweismethoden (ELISA bzw. PCR) auch Teilausmerzungsprogramme erfolgreich. Ab einem Alter von 4–8 Wochen werden Zuchtläufer und dann die künftigen Jungsauen in regelmäßigen Abständen bakteriologisch untersucht. Reagenten werden gemerzt, gleichzeitig erfolgen Impfungen. Remontierungen dürfen nur aus freien Beständen erfolgen. In zertifiziert freien Zuchtbeständen ist dann von Impfungen Abstand zu nehmen, sofern nicht durch eine PCR eine vom Antikörperstatus unabhängige Diagnose toxinbildender Pasteurellen möglich ist.

Pasteurellosen beim Schaf

Die beiden für das Rind wichtigsten Spezies *P. multocida* und *Mannheimia haemolytica* kommen auch beim Schaf als Krankheitserreger vor, letztere ist jedoch ebenso wie die beim Schaf relevante Spezies *Bibersteinia trehalosi* die bedeutsamere. *M. haemolytica* gilt als Erreger von Mastitiden, die mit ausgeprägten Allgemeinstörungen einhergehen können, sowie als Verursacher von Pneumonien und Septikämien bei jungen Lämmern. Aus septikämischen Erkrankungsfällen werden u. a. Stämme mit den K-Antigenen 1, 2 und 6 nachgewiesen. *B. trehalosi* löst demgegenüber vorrangig Septikämien bei älteren Lämmern und respiratorische Infektionen bei Schafen aller Altersgruppen aus.

Pasteurellosen beim Kaninchen

Unter den Pasteurelleninfektionen des Kaninchens ist zwischen der akuten Pasteurellose und dem ansteckenden Kaninchenschnupfen zu unterscheiden. Perakut bis akut verlaufende Septikämien, bei denen keine weiteren ursächlichen Erreger nachgewiesen werden, müssen von der Faktorenkrankheit ansteckender Kaninchenschnupfen abgegrenzt werden.

Die akute Pasteurellose wird in der Regel durch *P. multocida* des Kapseltyps A (früher: *Pasteurella cuniculiseptica*) verursacht. In jüngster Zeit wurde auch die Beteiligung von Kapseltyp-F-Stämmen gezeigt. Als Erreger des Kaninchenschnupfens kommt zwar auch *P. multocida* A, seltener auch Typ D, vor, zusätzlich spielen aber *Bordetella bronchiseptica*, möglicherweise auch Mykoplasmen und Viren eine Rolle. Es besteht eine viel stärkere Faktorenabhängigkeit als bei der akuten Pasteurellose, die mit ausreichend virulenten Stämmen experimentell reproduzierbar ist. Akute Pasteurellosen können experimentell auch mit Isolaten von anderen Tierarten, z. B. Schweinen, ausgelöst werden.

Im Bestand verläuft der Kaninchenschnupfen chronisch, klinisch äußert er sich in serösem bis eitrigem Nasenausfluss, Fieber, Dyspnoe, Konjunktivitis, gelegentlich Mittelohrentzündungen und bei längerem Verlauf Abszedierungen im Unterhautbereich. In den Nasennebenhöhlen bilden sich Empyeme aus, deren Elter aufgrund der anatomischen Verhältnisse beim Kaninchen nicht direkt abfließen kann und somit eine Ursache von Persistenz und Streuung des Erregers bildet.

Neben antibiotischen Behandlungen und unbedingt zu beachtender Verbesserung der hygienischen Bedingungen kann die Immunprophylaxe zur Reduzierung der Verluste und zur Zurückdrängung der Infektion dienen. Dazu ist ein Pasteurellen-Bordetellen-Kombinationsimpfstoff verfügbar, der bei Zuchthäsinnen sowie auch bei Jungkaninchen nach dem Absetzen eingesetzt wird.

Pasteurellosen des Geflügels

Synonym: Geflügelcholera, fowl cholera

Ätiologie und Epidemiologie *P.-multocida*-Infektionen von Haus- und Wildvögeln sind bereits seit dem 19. Jahrhundert bekannt und stellten einen wesentlichen Teil der Forschungsarbeiten von Louis Pasteur dar, der sich mit der Entwicklung von Impfstoffen beschäftigte. Verlustreiche seuchenhafte Ausbrüche in der Vergangenheit waren der Anlass für die Einstufung der Geflügelcholera als anzeigepflichtige Tierseuche in Deutschland bis zum 30. Juni 1999. Obgleich die Geflügelcholera längst nicht mehr ihre frühere Bedeutung als Tierseuche hat, sind *P.-multocida*-Infektionen des Geflügels dennoch keineswegs bedeutungslos.

P. multocida Kapseltyp A mit den O-Antigenen 1, 3 und 4 werden als „Major-Fowl-Cholera-Disease"-Erreger angesehen, gelegentlich werden auch D- und B-Stämme angezüchtet. Erreger mit dem Kapselantigen F und den O-Antigenen 1, 3, 4, 5, 7 und 12 kommen v. a. bei Puten vor. Für die Geflügelcholera sind alle wirtschaftlich wichtigen Arten des Geflügels und viele Wildvögel empfänglich, allerdings existieren deutliche quantitative Unterschiede. Puten besitzen die größte Empfänglichkeit, gefolgt von Enten, Gänsen und Hühnern. Tauben sind demgegenüber relativ widerstandsfähig. Wichtigste Ansteckungsquelle sind infizierte Tiere, neben Vögeln spielen auch Nagetiere eine Rolle. Wildvögel können die Ansteckungsquelle für das Hausgeflügel sein, seuchenhafte Ausbrüche betreffen gelegentlich Wasservögel.

Klinik Bei der Geflügelcholera unterscheidet man perakute, akute und chronische Krankheitsverläufe. Perakute oder septikämische Erkrankungen fallen in der Regel durch eine plötzliche Zunahme der Verendungsraten in den Geflügelbeständen ohne vorausgehende klinische Symptome auf. Bei der akuten Verlaufsform zeigen die Tiere Mattigkeit, Futterverweigerung, zyanotische Kopfanhänge, Dyspnoe, schleimigen bis blutigen Ausfluss aus der Schnabelöffnung und Durchfälle. Innerhalb weniger Tage kann die Mortalität insbesondere bei Puten Werte bis 50 % erreichen. Chronische Erkrankungen sind durch Schnupfen mit Nasenausfluss, herdförmige entzündliche Schwellungen der Kopfanhänge (Läppchenkrankheit), Konjunktivitis, Arthritiden, Lähmungen, Tortikollis und Gleichgewichtsstörungen charakterisiert. Dazu kann ebenfalls Durchfall kommen.

Diagnose Treten vermehrt Todesfälle und Häufungen klinisch kranker Tiere in Erscheinung, sind Sektionen und bakteriologische Untersuchungen erforderlich. Eine Erregertypisierung kann mittels molekularer Methoden wie PCR und Makrorestriktionsanalysen erfolgen. Im Sektionsbild treten Organveränderungen je nach Manifestationsort und klinischem Verlauf auf. Bei der perakuten und akuten Form weisen multiple petechiale Blutungen der viszeralen Häute auf die septikämische Verbreitung des Erregers hin, darüber hinaus können nekrotische Herde in der Leber beobachtet werden. Chronische Erkrankungen sind insbesondere gekennzeichnet durch käsige Veränderungen in den Gelenken und Schwellung und Verhärtung der Kehllappen.

Akute Geflügelcholera ist von Geflügelpest, Newcastle disease, dem hämorrhagischen Syndrom, Hühnertyphus (S. Gallinarum), systemischer *E.-coli*-Infektion, Streptokokken- und Staphylokokkenseptikämien und Mykotoxikosen abzugrenzen. Bei Enten kommen Entenpest und *Riemerella-anatipestifer-* sowie *Ornithobacterium-rhinotracheale-*Infektionen hinzu. Chronische Erkrankungsverläufe erfordern die Berücksichtigung von Mykoplasmosen, Salmonellosen, Pseudotuberkulose, Geflügeltuberkulose und bei Lebernekrosen auch *Campylobacter*-Infektionen.

Therapie und Prophylaxe Bei *P. multocida* aus Nutzgeflügel ist die Resistenzlage derzeit allgemein als günstig einzuschätzen. Aufgrund des z. T. sehr schnellen Krankheitsverlaufes ist die Behandlung bereits erkrankter Tiere jedoch oft nicht erfolgreich. Zum Schutz des gesamten Bestandes sollten alle Tiere in die Behandlung einbezogen werden, um eine weitere Ausbreitung zu verhindern. Aufgrund der relativ geringen Zahl zugelassener Antibiotika in diesem Bereich ist die Auswahlmöglichkeit eingeschränkt, dennoch sollte auf keinen Fall entgegen den Grundsätzen der Antibiotikaleitlinien entschieden werden. Die Auswahl des Antibiotikums sollte demnach immer auch unter Berücksichtigung allgemeiner Grundregeln, wie der Auswahl eines Mittels mit möglichst schmalem Wirkungsspektrum, Einhaltung der Dosierungsvorschriften und wohlabgewägtem Einsatz humanmedizinisch relevanter Substanzen wie Fluorchinolonen, geschehen. In gefährdeten Beständen ist die Impfung sinnvoll, in Deutschland steht ein Inaktivatimpfstoff zur Verfügung, der Junghühnern erstmalig in der 12. Lebenswoche, Puten und Gänsen ab 6. und Mastenten ab 3. Lebenswoche verabreicht wird. Im Ausland sind auch Lebendimpfstoffe auf der Basis der Stämme CU (Clemson University), M-9 und PM-1 im Einsatz, die orale Impfung von Puten beginnt in der Regel in der 5.–6. Lebenswoche.

Pasteurelleninfektionen bei weiteren Säugetieren

Pasteurellen werden bei Hunden und Katzen häufig diagnostiziert, wobei es sich vornehmlich um *P. multocida* sowie *P. dagmatis*, *P. canis* und *P. stomatis* handelt. *P. pneumotropica* wurde ebenfalls mehrfach bei Fleischfressern beschrieben, dabei könnte es sich um Infektionen über Nagetiere, die natürlichen Wirte dieser Spezies, handeln. Es ist anzunehmen, dass früher häufig Isolate von *P. dagmatis* als *P. pneumotropica* diagnostiziert wurden. Pasteurellen besiedeln bei Hunden und Katzen die Maulhöhle und treten als Erreger von Sekundärinfektionen bzw. Faktorenkrankheiten im Respirationstrakt auf. Bei Welpen entwickeln sich nicht selten Septikämien.

Pasteurellosen des Feldhasen werden als Hasenseuche bezeichnet und äußern sich in einer hämorrhagischen Septikämie. Besonders bei feuchtkalter Witterung, Nahrungsmangel und Parasitenbefall kann es plötzlich zu Enzootien kommen, denen bis zu 80 % eines Hasenbesatzes zum Opfer fallen.

Die tatsächliche Bedeutung von Pasteurellen-Infektionen für Pferde ist nur z. T. geklärt. *P. multocida*, *M. haemolytica* und *P. caballi* werden mitunter aus dem Respirationstrakt, seltener noch aus dem Uterus gesunder sowie erkrankter Tiere isoliert. *P. caballi* wird beim Pferd häufiger in Reinkultur aus klinischen Geschehen, wie Pneumonien, Peritonitis, mesenterialen Abszessen und auch Endokarditis isoliert. Die pathogenetische Bedeutung dieser Spezies bei Vorliegen von Mischkulturen ist jedoch unklar. Neuere Studien zeigen auch eine Beteiligung von *P. caballi* an respiratorischen Infektionen des Schweines.

Pasteurelleninfektionen des Menschen

Der Mensch gehört nicht zu den natürlichen Wirten von Pasteurellen. Infektionen kommen v. a. infolge von Biss- und Kratzverletzungen durch Hunde, Katzen und auch Wildkatzen zustande, ebenso können Pferde durch ihren Biss Infektionen mit *P. caballi* hervorrufen. Im Vordergrund stehen deshalb Wundinfektionen, die als Zoonosen zu betrachten sind. Im Respirationstrakt manifestieren sich Pasteurellosen nur bei Abwehrdefekten infolge von Grunderkrankungen (Diabetes mellitus, Immunsuppression). Sporadisch treten Meningitis, Endokarditis, Osteomyelitis und Septikämien auf. Eine Vielzahl von Fallberichten dokumentiert das Auftreten von neonatalen Septikämien.

Weitere Vertreter der Pasteurellaceae

Aus von Großkatzen verursachten Bisswunden beim Menschen wurden Saccharose-negative *Pasteurella*-Spezies angezüchtet, die zunächst als *Pasteurella*-like bzw. Bisgaard Taxon 45 geführt wurden. Für einige dieser Isolate wurden später die Bezeichnungen *P. multocida* subsp. *tigris* sowie *P. leonis* vorgeschlagen.

Aus Lymphgefäßentzündungen indischer Zeburinder wurde die oxidasenegative Spezies *Pasteurella lymphangitidis* angezüchtet, die früher als Bovine-Lymphangitis(BL)-Bakterium bekannt war.

9.5.4 Gattungen Avibacterium, Gallibacterium, Volucribacter

Vogelpathogene Vertreter der Familie der *Pasteurellaceae* stellen neben *P. multocida* die mittels 16S rRNA-Gensequenz-Vergleich als monophyletisch identifizierte Gruppe von Bakterien dar, die derzeit die Gattungen *Avibacterium*, *Gallibacterium* und *Volucribacter* beinhaltet (**Tab. 9.12**).

Gattung Avibacterium

Die im Jahre 2005 erstmals beschriebene Gattung *Avibacterium* besteht derzeit aus sechs verschiedenen Spezies, die mit Ausnahme von *A. gallinarum* und *A. endocarditidis* NAD-abhängig sind. Keine der Spezies zeigt Hämolyse, die Katalase-Reaktion ist mit Ausnahme von *A. paragallinarum* positiv. Die Erreger sind fakultativ anaerob, z. T. kapnophil, und die Primäranzucht erfolgt aufgrund der überwiegenden NAD-Abhängigkeit auf Kochblutagar.

Tab. 9.12 Neu definierte Gattungen und Spezies innerhalb der Familie der *Pasteurellaceae*, die fast ausnahmslos vogelpathogene Vertreter darstellen.

Spezies	frühere Bezeichnung	klinische Bedeutung	Wirt(e)	natürliches Habitat
Avibacterium avium	*P. avium* Biotyp 2 (NAD-abhängig)	sporadisch Pneumonien	Rind	Nasenhöhle und Oropharynx, Intestinum und Konjunktiva Geflügel
Avibacterium endocarditidis	Bisgaard Taxon 50	valvuläre Endokarditis	Huhn	unbekannt
Avibacterium gallinarum	*P. gallinarum*	Sinusitis, Aerozystitis, Salpingitis	Huhn	Nasenhöhle und Oropharynx Huhn
Avibacterium paragallinarum	*H. paragallinarum*	Hühnerschnupfen (Coryza contagiosa)	Huhn	Nasenhöhle und Oropharynx Huhn
Avibacterium spec. *A*	*Pasteurella* sp. A	Sinusitis, Konjunktivitis	Geflügel	
Avibacterium volantium	*P. volantium*	pathologisches Potenzial unklar	Geflügel	Nasenhöhle und Oropharynx Geflügel
Gallibacterium anatis Biovar Anatis Biovar Haemolytica	*P. anatis*, Biovare aus dem Avian-*P.-haemolytica*-A.-*salpingitidis*-Komplex	Peritonitis, Salpingitis	Ente, Huhn, Pute, Gans, Papagei, Wellensittich, (Rind)	physiologische Darmflora Ente
Gallibacterium melopsittaci	Bisgaard-Taxon-2- und -3-Komplex	Septikämie, Salpingitis	Sittich, Wellensittich	unbekannt
Gallibacterium trehalosifermentans	Bisgaard-Taxon-2- und -3-Komplex	Septikämie	Wellensittich	unbekannt
Gallibacterium salpingitidis	Bisgaard-Taxon-2- und -3-Komplex	Salpingitis, Perikarditis, Peritonitis	Ente, (Rind, Katze)	unbekannt
Volucribacter amazonae	Bisgaard Taxon 33, Biovar 2	Septikämie, Pneumonie	Papagei, Sittich	Nasenhöhle und Oropharynx der Wirtstiere
Volucribacter psittacicida	Bisgaard Taxon 33, Biovar 1	Septikämie, Pneumonie	Papagei, Sittich, Huhn	Nasenhöhle und Oropharynx der Wirtstiere

Von besonderer wirtschaftlicher Bedeutung ist der durch *A. paragallinarum* (früher: *Haemophilus paragallinarum*) verursachte ansteckende Hühnerschnupfen beim Wirtschaftsgeflügel, der im Folgenden näher beschrieben wird.

Ansteckender Hühnerschnupfen

Synonym: Coryza contagiosa avium

Ansteckender Hühnerschnupfen ist eine hochkontagiöse Infektionskrankheit des oberen Respirationstrakts.

Ätiologie *Avibacterium paragallinarum* ist der Erreger des Hühnerschnupfens. Es besteht Abhängigkeit vom V-Faktor, aus Südafrika wird aber auch über Stämme berichtet, die von diesem Wachstumsfaktor unabhängig sind. Der Erreger ist serologisch nicht einheitlich, nach dem Schema von Page wurden ursprünglich die Serovare A, B und C differenziert, das Schema nach Kune beinhaltet jetzt 9 Serovare (A-1 bis A-4, B-1, C-1 bis C-4). Als protektive Antigene sind Proteine der äußeren Membran, Polysaccharide und Lipopolysaccharide beschrieben. Es werden starke Unterschiede in der Virulenz beobachtet, man weiß aber insgesamt wenig über Virulenzfaktoren. Sowohl die Kapsel als auch ein hämagglutinierendes Antigen scheinen für die Virulenz der Erreger notwendig zu sein.

Die Erkrankung betrifft in erster Linie Hühner, *A. paragallinarum* ist aber auch von Fasanen, Wachteln und Perlhühnern isoliert worden. Bei Hühnern sind in erster Linie Legehennen, aber auch ältere Küken nach der 3.–4. Lebenswoche betroffen. Die Hauptquelle der Ansteckung sind Carrier Tiere und klinisch Erkrankte. Geringe Erregerkonzentrationen können zu einer Infektion führen, die Übertragung erfolgt über kontaminiertes Wasser sowie aerogen über kurze Distanzen. Die Herden durchseuchen schnell, wobei eine 100 %ige Morbidität erreicht werden kann. Die akute Verlaufsform beschränkt sich auf den oberen Respirationstrakt, sie ist klinisch durch Nasenausfluss, Entzündung der Lidbindehäute und Schwellung der Unteraugenhöhlen charakterisiert und verläuft komplikationslos. Beim chronischen Verlauf wirken Sekundärinfektionen mit. Die Erkrankung dehnt sich auf den unteren Respirationstrakt aus, Schwellungen im Kopfbereich infolge Sekretstaus

(„Eulenkopf", swollen head syndrome) sind ein auffälliges klinisches Symptom. Diese Form gehört zum chronic respiratory disease(CRD)complex. Die Legeleistung der Hennen geht um etwa 10–40 % zurück, bei Masthähnchen steigt die Aussonderungsrate drastisch an. Neben Hühnern sind japanische Wachteln hoch empfänglich.

Diagnostik Die Kultivierung von *A. paragallinarum* erfolgt bei erhöhter CO_2-Spannung unter Verwendung von Kochblutagar. Ein Gattungsnachweis erfolgt über den molekularen Nachweis der 16S rRNA-Gensequenz. Biochemische Tests zur Differenzierung weiterer *Avibacterium* spp. sind beschrieben, führen jedoch in praxi nur selten zu einer verlässlichen Diagnose. Differenzialdiagnostisch sind *P.-multocida*-Infektionen, virusbedingte respiratorische Infektionen und Vitamin-A-Mangel zu berücksichtigen.

Therapie und Prophylaxe Die Behandlung mit den zugelassenen Antibiotika ist im Normalfall möglich, ohne dass ein Therapieversagen aufgrund von Resistenzen befürchtet werden muss. Daher wird auch hier zur Verwendung von Medikamenten geraten, die ein relativ schmales Wirkungsspektrum und keine Reservefunktion in der Humanmedizin haben. Impfstoffe stehen in Deutschland nicht zur Verfügung. International werden seit Langem inaktivierte Vakzinen eingesetzt, die im Wesentlichen einen serovarspezifischen Schutz vermitteln. In den 90er-Jahren wurde auch eine Lebendvakzine entwickelt, die einen guten Kreuzschutz induziert. Zur vollständigen Tilgung des Erregers ist ein Bestandsaustausch erforderlich.

Gattung Gallibacterium

Die Gattung *Gallibacterium* wurde erstmals 2003 beschrieben und fasst im Wesentlichen Bakterienarten zusammen, die früher als *Pasteurella anatis* bzw. als bestimmte Biovare des Avian-*Pasteurella-haemolytica-Actinobacillus-salpingitidis*-Komplexes klassifiziert waren (**Tab. 9.12**). *Gallibacterium*-Spezies werden vermehrt aus krankhaften Prozessen, insbesondere des Respirationstraktes beim Geflügel sowie Psittaciden, isoliert, die tatsächliche pathogene Bedeutung der einzelnen Arten ist aber noch nicht hinreichend geklärt. Zusätzlich zu den vier bislang definierten Spezies *G. anatis*, *G. melopsittaci*, *G. trehalosifermentans* und *G. salpingitidis* werden auf Basis phänotypischer Merkmalsausprägungen (Hämolyse, Zuckerverwertung) *Gallibacterium*-Genomospezies 1, 2 und 3, der Stamm Gerl. 3 191/88 sowie ein nicht benanntes Taxon (Gruppe V) beschrieben.

Alle Stämme der Gattung sind nicht motil, nitratpositiv, indolnegativ, katalasenegativ und fermentieren Glukose ohne Gasbildung. Die Anzucht erfolgt auf Blutagar unter aeroben Bedingungen (fakultativ anaerob) bei 37 °C, nach 24–48 Stunden werden Kolonien mit einem Durchmesser von 1,0–2,0 mm ausgebildet. Außer *G. trehalosifermentans* sind alle Spezies oxidasenegativ, eine Ureaseaktivität ist ausschließlich für *G. salpingitidis* beschrieben. Mit Ausnahme von *G. anatis* Biovar Anatis zeigen alle Gallibakterien einen hämolytischen Phänotyp und werden daher auch häufig fälschlicherweise als *M. haemolytica* diagnostiziert. Eine 16S- und 23S-rRNA-basierte PCR erlaubt eine Gattungsdiagnose.

Gattung Volucribacter

Stämme der Gattung *Volucribacter* (ehemals Bisgaard Taxon 33) wurden aus respiratorischen und septikämischen Geschehen bei Papageien, Sittichen und einem Huhn isoliert, die Typspezies ist *Volucribacter psittacicida*, als weitere Spezies ist *V. amazonae* beschrieben.

10 Gramnegative anaerobe Stäbchenbakterien

Gunter Amtsberg, Jutta Verspohl

STECKBRIEF

- sporenlose obligate Anaerobier
- wichtigste Gattungen: *Bacteroides, Fusobacterium, Dichelobacter, Porphyromonas, Prevotella*
- natürlicher Standort in der Schleimhautflora des Wirtstieres
- Erreger eitrig-nekrotisierender Entzündungen bei Mensch und Tier
- oft endogene Infektionen

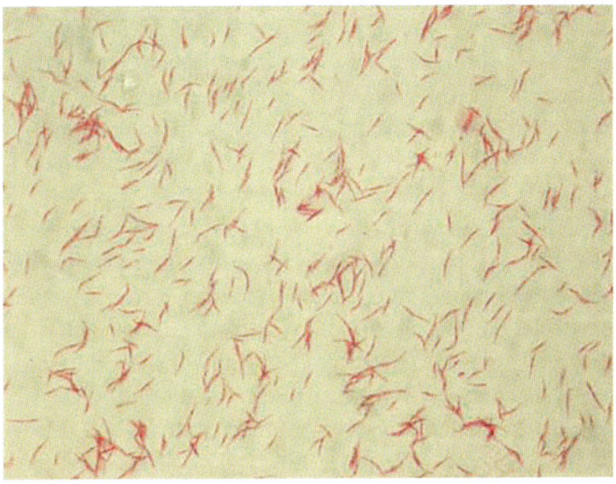

Abb. 10.1 *Fusobacterium nucleatum*, gramgefärbter Kulturausstrich. [Institut für Mikrobiologie, TiHo Hannover]

10.1 Gattungen

Die Taxonomie der gramnegativen Anaerobier unterlag in den vergangenen Jahrzehnten aufgrund der durch die Nukleinsäurenanalysen gewonnenen neuen Erkenntnisse erheblichen Veränderungen. Aus der ursprünglichen Gattung *Bacteroides* gingen nicht nur die Genera *Prevotella* und *Porphyromonas*, sondern auch das Genus *Dichelobacter* hervor. In neuerer Zeit wurden bisher nicht eindeutig einzustufende *Bacteroides*-Arten der neuen Gattung *Parabacteroides* zugeordnet. In der Gattung *Bacteroides* sind nunmehr nur die galleresistenten Arten vertreten, während die gallesensiblen den Genera *Prevotella* (saccharolytisch, pigmentiert und nicht pigmentiert) und *Porphyromonas* (asaccharolytisch, pigmentiert) angehören.

Die Gattungen *Bacteroides, Prevotella* und *Porphyromonas* umfassen überwiegend gramnegative, unbewegliche Kurzstäbchen bzw. kokkoide Stäbchen mit geringer Tendenz zur Pleomorphie. Auch bei den Fusobakterien treten neben geraden z. T. auch kokkoide und pleomorphe Stäbchenformen auf, wenngleich auch bei einigen Arten bzw. Unterarten fusiforme Stäbchen (z. B. *F. nucleatum*) bzw. auch relativ lange pleomorphe Filamente (*Fusobacterium necrophorum* subsp. *necrophorum*) charakteristisch sind (**Abb. 10.1**). Innerhalb der Spezies *Dichelobacter nodosus* sind gerade oder auch leicht gebogene Stäbchen ($1{,}0-1{,}7 \times 3{,}0-6{,}0\,\mu m$) vertreten, die oft terminale Verdickungen besitzen und unbeweglich sind. Eine kurze Übersicht über die medizinisch wichtigen Gattungen mit Hinweisen auf einige häufig an den Infektionen ursächlich beteiligten Arten bzw. Unterarten gibt die **Tab. 10.1.**

10.2 Anzüchtung

Der Nachweis von Anaerobierinfektionen ist besonders **arbeits-, zeit-** und **kostenintensiv**. Schon bei der Entnahme des Untersuchungsmaterials muss das eventuelle Vorliegen dieser gegenüber Sauerstoff sehr empfindlichen Erregergruppe berücksichtigt werden, um durch Verwendung von **anaeroben Transportsystemen** das Überleben während des Versands zu gewährleisten. Auch sollte bedacht werden, ob das Probenmaterial aus der entsprechenden Lokalisation überhaupt geeignet ist oder ob aufgrund der Normalbesiedlung mit gramnegativen Anaerobiern, wie

Tab. 10.1 Ausgewählte Gattungen gramnegativer Anaerobier mit häufig im tierischen Untersuchungsmaterial anzutreffenden Arten

Gattungen	Arten
Bacteroides (B.)	> 20 Spezies, u. a. *B. fragilis, B. ovatus, B. uniformis, B. vulgatus, B. thetaiotaomicron*
Fusobacterium (F.)	> 10 Spezies, u. a. *F. necrophorum* subsp. *necrophorum, F. necrophorum* subsp. *funduliforme, F. equinum, F. nucleatum, F. russii*
Dichelobacter (D.)	einzige Spezies *D. nodosus* (früher *B. nodosus*)
Porphyromonas (Po.)	> 10 Spezies, u. a. *Po. asaccharolytica, Po. gingivalis, Po. gulae, Po. levii, Po. gingivicanis*
Prevotella (Pr.)	> 30 Spezies, u. a. *Pr. melaninogenica, Pr. intermedia, Pr. bivia, Pr. oralis, Pr. ruminicola*
Parabacteroides (Pa.)	< 10 Spezies, u. a. *Pa. distasonis, Pa. merdae*

sie in der Mundhöhle und im Intestinaltrakt stets zu erwarten ist, ein Nachweis dieser Erreger möglicherweise in keinen ursächlichen Zusammenhang mit den krankhaften Veränderungen gebracht werden kann.

Der kulturelle Erregernachweis wird durch die in den meisten Fällen vorliegenden **Mischkulturen**, die den Einsatz zahlreicher selektiver und nicht selektiver Nährmedien und die Inkubation unter aeroben und anaeroben Bedingungen notwendig machen, erschwert. Die obligaten Anaerobier wachsen aufgrund der längeren Generationszeit in der Regel langsamer als die fakultativen Anaerobier, sodass die weitere Differenzierung über die hierfür neu anzuzüchtenden Reinkulturen längere Zeiträume in Anspruch nimmt als der Nachweis aerob wachsender Infektionserreger. Nicht selten sind Vertreter beider Gruppen mit mehreren Arten gleichzeitig in einer Probe vertreten.

Die Anzüchtung der Anaerobier erfolgt unter **streng anaeroben Bedingungen** (Anaerobierbeutel, Anaerobiertopf, Anaerobierkammer) bei einer Temperatur von 37 °C, die Bebrütungsdauer beträgt in der Regel 48 – 72 Stunden. Nicht bewachsene Nährbodenplatten sollten ebenso wie *D.-nodosus*-Kulturen insgesamt über 7 Tage inkubiert werden.

Für die **Direktkultur** empfehlen sich zahlreiche Fertignährböden auf der Grundlage von Brucella-, Schaedler-, Wilkins-Chalgren- oder Columbia-Agar, denen zur Wachstumsförderung Schafblut, Hämin und Vitamin K1 zugesetzt werden. Anstelle von Vollblut kann auch lysiertes Pferdeblut, insbesondere zur Förderung der Pigmentbildung, Verwendung finden. Diese nicht selektiv wirksamen Nährmedien werden stets mit einem Selektivnährboden kombiniert eingesetzt. **Abb. 10.2** zeigt beispielhaft das Wachstum von *F. nucleatum* auf Schaedler-Agar.

Als **Selektivnährmedien** haben sich allgemein die mit Kanamycin und Vancomycin bzw. Gentamicin versetzten o. a. festen Nährböden bewährt. Die Auswahl der Medien und die in diesen vorliegenden Antibiotikakonzentrationen richten sich nach den zu erwartenden Erregergruppen. Vancomycin beeinträchtigt in höheren Konzentrationen das Wachstum von *Porphyromonas* spp. und *Fusobacterium* spp., sodass in diesen Fällen auf geringere Konzentrationen zurückgegriffen werden muss. Diagnostische Hinweise auf das Vorliegen der Gattung *Bacteroides* lassen sich z. B. durch den selektiv wirksamen Galle-Äskulin-Agar gewinnen, da die fakultativen Anaerobier durch Gentamicin und andere obligate Anaerobier durch den Gallezusatz gehemmt werden. Die galleresistenten *Bacteroides*-Keime werden aufgrund der Äskulinspaltung als schwärzliche Kolonien sichtbar. Für die Erstanzüchtung sollten stets frisch hergestellte oder vorreduzierte Nährmedien Verwendung finden, da sie die Anwachsraten für Anaerobier wesentlich verbessern.

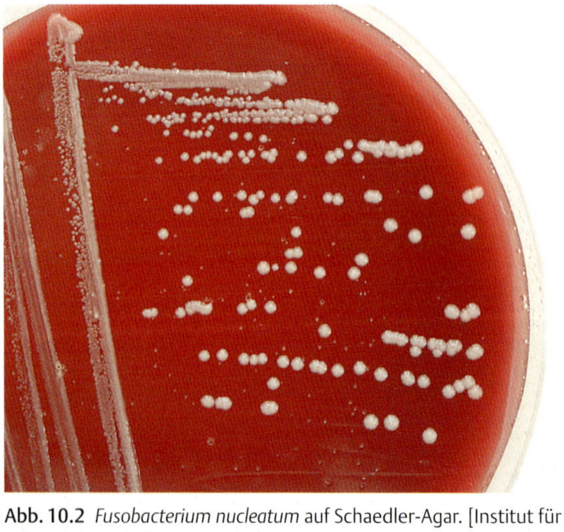

Abb. 10.2 *Fusobacterium nucleatum* auf Schaedler-Agar. [Institut für Mikrobiologie, TiHo Hannover]

In der Mehrzahl der Fälle gelingt der Nachweis der gramnegativen Anaerobier schon über die Direktkultur, da die Erreger in geeigneten und unter optimalen Bedingungen transportierten Untersuchungsmaterialien meistens in mittel- bis hochgradigem Keimgehalt anzutreffen sind. Im Zweifelsfall sollten aber, um auch spärlich in der Probe vertretene Anaerobier zu erfassen, Anreicherungskulturen mitgeführt werden. Verwendung finden hierfür flüssige Medien wie z. B. Brucella-, Thioglykolat-, Schaedler- oder Wilkins-Chalgren-Bouillon mit den o. a. Zusätzen zur Wachstumförderung bzw. Antibiotika zur Unterdrückung unerwünschter Bakteriengruppen.

Verdächtige Kolonien sind für die sich anschließende Differenzierung zu subkultivieren, wobei durch gleichzeitige aerobe bzw. mikroaerophile Inkubation der Subkulturen nachzuweisen ist, dass es sich wirklich um obligate Anaerobier handelt. Die nunmehr vorliegenden Reinkulturen sind das Ausgangsmaterial für die weitere Differenzierung.

10.3 Differenzierung

Zunächst ist aufgrund der Morphologie (Gram-Färbung), des kulturellen Verhaltens (Koloniemorphologie, Hämolyse, Pigmentbildung, Fluoreszenz unter UV-Licht), der Sensitivität gegenüber bestimmten Antibiotika (Kanamycin, Vancomycin, Colistin) und einigen im Spot-Test schnell zu erfassenden biochemischen Reaktionen (z. B. Indolbildung, Äskulinspaltung, Lipaseaktivität) eine vorläufige Charakterisierung auf Gattungsebene (**Tab. 10.2**) anzustreben. Aufgrund der hiermit erfassten Merkmale können die Gattungen *Bacteroides*, *Fusobacterium* und *Porphyromonas* ziemlich eindeutig voneinander abgegrenzt werden. Problematischer gestaltet sich die Eingruppierung der *Prevotella*-Isolate, deren Einordnung meistens eine weiterführende biochemische Untersuchung erforderlich macht.

Eine Gattungsdiagnose ist in den überwiegenden Fällen der Routinediagnostik aus klinischer Sicht ausreichend, insbesondere für die umgehende Einleitung einer kalkulierten Antibiotikabehandlung. Anschließend kann nach Vorliegen des Antibiogrammes der gezielte Antibiotikaeinsatz abgestimmt werden.

Die endgültige Identifizierung der anaeroben Isolate auf Speziesebene erfordert, von einigen Ausnahmen abgesehen (z. B. **Tab. 10.3**), umfangreiche **biochemische Reaktionsreihen**, wie sie beispielsweise in Form der miniaturi-

Tab. 10.2 Vorläufige Gattungszuordnung in der Routinediagnostik.

Gattungen	Antibiotika		
	Kanamycin (1000 µg)	Vancomycin (5 µg)	Colistin (10 µg)
Bacteroides-fragilis-Gruppe	R	R	R
Fusobacterium	S	R	S
Porphyromonas	R	S	R
Prevotella	R	R	V

R = resistent, S = sensibel, V = variabel

Tab. 10.3 Phänotypische Identifizierung gramnegativer Anaerobier am Beispiel von *B. fragilis* und *F. necrophorum*.

Antibiotikaresistenz/biochemische Reaktion	B. fragilis	F. necrophorum
Kanamycin	R	S
Vancomycin	R	R
Colistin	R	S
Galletoleranz	+	–
Indolbildung	–	+
Äskulinspaltung	+	–
Lipase	–	+ *

R = resistent, S = sensibel, + = positiv, – = negativ, * subsp. necrophorum positiv, subsp. funduliforme negativ

sierten Identifizierungssysteme im Handel angeboten werden oder in der konventionellen „Bunten Reihe“ für Anaerobier den Anforderungen entsprechend zusammengestellt werden können.

Gelegentlich bietet die **Gaschromatografie** durch den Nachweis von gesättigten und ungesättigten Fettsäuren, die als charakteristische Stoffwechselendprodukte der Anaerobier gebildet werden, eine zusätzliche Identifizierungsmöglichkeit. Selbst unter umfangreicher Nutzung der relativ zeitaufwendigen phänotypischen Differenzierungsverfahren ist **nur eine 60–90 %ige Erfolgsquote** bei der Identifizierung auf Speziesebene zu erreichen, sodass auch bei den gramnegativen Anaerobiern der Einsatz von genotypischen Methoden sowohl für den direkten Nachweis der Erreger im Untersuchungsmaterial als auch für die Identifizierung auf Speziesebene im letzten Jahrzehnt erheblich an Bedeutung gewonnen hat. Die PCR erwies sich nicht nur beim direkten Nachweis von *D. nodosus* aus veränderten Klauen als erfolgreich, sondern auch bei der Identifizierung von bekannten *Bacteroides*- und *Prevotella*-Arten, wobei auch neue Spezies zu erfassen waren. Hier stand die Verwendung von 16SrRNA-Primern im Vordergrund. Die Bestimmung der Zugehörigkeit zu den bekannten Serogruppen von *D. nodosus* gelang unter Verwendung entsprechender Primer mit einer Multiplex-PCR. Die genotypischen Methoden erweisen sich in zunehmendem Maß auch in der Diagnostik gramnegativer Anaerobier als zeitsparender. Besonders vielversprechend scheint zur Verbesserung dieser Problematik die in den letzten Jahren etablierte Differenzierung der Anaerobier mittels MALDI-TOF Massenspektrometrie (S. 73) zu sein, hiermit gelang es z. B. 92,5 % von 1325 Isolaten bis zur Speziesebene einwandfrei zu identifizieren.

10.4 Virulenzfaktoren

10.4.1 Gattung Fusobacterium

Das **Leukotoxin**, ein extrazelluläres Protein, wurde bei *F. necrophorum* und *F. equinum* nachgewiesen. Wahrscheinlich produzieren auch andere Fusobakterienarten diesen bedeutenden Virulenzfaktor. Leukotoxin schützt vor Phagozytose durch Zerstörung von neutrophilen Granulozyten und Makrophagen. Gewebeschäden, besonders in der Leber von Wiederkäuern, werden ebenfalls durch die zytotoxische Wirkung des Leukotoxins auf Hepatozyten und Epithelzellen verursacht.

Weitere wichtige Virulenzfaktoren (Tab. 10.4) von *F. necrophorum* sind Kapsel, Adhäsin, Lipopolysaccharid (LPS), Hämolysin, Hämagglutinin, Thrombozytenaggregationsfaktor, dermonekrotisches Toxin und diverse andere extrazelluläre Enzyme wie Proteinasen und Desoxyribonukleasen. Einige dieser Faktoren sorgen für eine ausreichende Anaerobiose im Gewebe, andere ermöglichen das Eindringen, das Haften und die Vermehrung der Bakterien bzw. bewirken die Zerstörung und damit den Untergang von Wirtsgewebe.

10.4.2 Gattung Bacteroides

Bacteroides fragilis besitzt an der Bakterienoberfläche Fimbrien und Agglutinine, die die Funktion als Adhäsine übernehmen. Für die Virulenz der *Bacteroides*-Arten ist deren

Tab. 10.4 Virulenzfaktoren von *Fusobacterium necrophorum*.

Faktor	Wirkungsweise	Bedeutung
Leukotoxin (Protein 336 kDA)	zytotoxisch	Schutz vor Phagozytose, Zellzerstörung
Endotoxin (LPS)	nekrotisierend, intravasale disseminierte Koagulation	fördert Anaerobiose
Hämolysin (Protein)	lysiert Erythrozyten verschiedener Tierarten	fördert Anaerobiose; durch Lysis der Erythrozyten steht den Bakterien vermehrt Eisen zur Verfügung
Adhäsine, Fimbrien (wahrscheinlich Protein)	ermöglicht Anheftung an Zelloberflächen	ermöglicht Kolonisierung des Gewebes
Hämagglutinin (wahrscheinlich Protein)	agglutiniert Erythrozyten	trägt zur Anheftung an Epithelzellen und Hepatozyten bei
dermonekrotisches Toxin (zellwandassoziiert, nicht näher charakterisiert)	nekrotisierend	ermöglicht Penetration ins Gewebe
Thrombozyten-Aggregations-Faktor (zellassoziiert, nicht näher chakterisiert)	Thrombozytopenie durch Aggregation der Thrombozyten führt zur disseminierten intravasalen Koagulopathie	fördert Anaerobiose, Schutz der Bakterien durch Fibrinablagerungen
Proteinasen (extrazelluläre Proteine)	zerstören Proteine	fördern die Penetration der Bakterien ins Gewebe
Kapsel (Polysaccharide)		Adhäsion, Schutz vor Phagozytose

Polysaccharidkapsel, die bei *B. fragilis* näher untersucht wurde, von großer Bedeutung. Einerseits schützt sie das Bakterium vor Phagozytose, andererseits stimuliert sie das wirtseigene Immunsystem zur Abkapselung des Erregers in Form von Abszessen. Solche Abszesse können eine erhebliche Größe erreichen, zu Darmverschlüssen führen oder sich in Blutgefäße ergießen und somit Ausgangsherd für eine Septikämie werden. Aufgrund des außergewöhnlich großen Genoms ist *B. fragilis* in der Lage, sich an veränderte Umweltbedingungen wie z. B. wechselnde Nahrungsangebote anzupassen. Die große **genetische Variabilität** ist auch der Grund dafür, dass die auf der Zelloberfläche liegenden Polysaccharide in ihrer Struktur verändert werden können. Die Variabilität der Zelloberfläche stellt einen wirksamen Schutz vor Phagozytose dar, da die Bakterien vom Immunsystem nicht mehr erkannt werden.

Eine **Vielzahl von Enzymen** wie Proteinasen, Neuramidase, Hyaluronidase, Hämolysine, Chondroitin-Sulfatase zerstören durch ihre zytotoxische Wirkung Wirtsgewebe und ermöglichen somit das Eindringen und die Verbreitung des Erregers im Wirtsorganismus. So zerlegen Neuramidasen wirtseigene Mucine u. a. zu Glukose, die zur Deckung der Energieversorgung von *Bacteroides* spp. beiträgt. Durch enzymatische Abspaltung von N-Acetylneuraminsäure von Proteinen wie IgG und bestimmten Komplementfraktionen hat *B. fragilis* eine hemmende Wirkung auf das Immunsystem des Wirtsorganismus.

Für die vermehrte Ausscheidung von Flüssigkeit über den Darm (Diarrhö) ist das **Enterotoxin** von *B. fragilis* verantwortlich. Diese aus zwei Komponenten bestehende Metalloprotease verursacht durch Spaltung von E-Cadaverin eine Änderung in der Anordnung des Aktin-Zytoskeletts, was zum Verlust der Tight Junctions im Darm führt. Die Gene, die für die Enterotoxine kodieren, sind zwischen den einzelnen *Bacteroides*-Stämmen leicht austauschbar, sodass avirulente Stämme sich in virulente Stämme verwandeln können.

Die toxische Wirkung der als endotoxisch wirkenden Lipopolysaccaride ist bei *B. fragilis* 10–1000-fach schwächer ausgeprägt als bei *Escherichia coli*. Dennoch ist bemerkenswert, dass insbesondere *B. fragilis* nach Verabreichung von bakteriziden Antibiotika im Vergleich zu anderen *Bacteroides*-Arten ein Vielfaches an LPS freigibt.

Eine bei fast allen *Bacteroides* spp. vorkommende **β-Lactamase** inaktiviert Penicillin durch Spaltung des für diese Wirkstoffgruppe typischen β-Lactamrings.

10.4.3 Gattungen Prevotella und Porphyromonas

Die Erforschung der Virulenzfaktoren von *Prevotella* spp. und *Porphyromonas* spp. erfolgte zum überwiegenden Teil an humanen Isolaten in Zusammenhang mit der Periodontitis des Menschen.

Bei *Po. gingivalis* wurden Hämagglutinine, Hämolysine, Fimbrien, Proteinasen und Endotoxine nachgewiesen, die wahrscheinlich auch an der Entstehung von Krankheitsprozessen bei Tieren beteiligt sind. Ähnliche Fimbrienproteine wie bei *Po. gingivalis* sind auch bei *Po. gulae* beobachtet worden.

Hämagglutinine und Hämolysine sorgen durch ihren Angriff auf Erythrozyten und durch deren Zerstörung für eine ausreichende Versorgung der Bakterien mit freiem Eisen, sie setzen außerdem das für das Wachstum vieler Anaerobier wichtige Hämin frei. **Proteasen** von *Po. gingivalis*, wie die oberflächengebundenen **Gingipaine**, tragen zum Gewebeabbau von Epithel- und Endothelzellen sowie von Fibroblasten und kollagenen Fasern bei. Sie führen dadurch zur massiven Gewebezerstörung mit reaktiver Entzündung. Gingipain scheint die Bildung von Abszessen zu fördern und die Aktivitiät von neutrophilen Granulozyten zu hemmen. Gereinigtes Gingipain schützt vor Erkrankung bei experimenteller Verabreichung von *Po. gingivalis*. Neben den Gingipainen werden weitere, bisher nicht näher identifizierte Enzyme von *Porphyromonas* und *Prevotella* produziert, die Immunglobuline und Plasmaproteine inaktivieren und dadurch das Immunsystem des Wirtes schwächen.

10.4.4 Gattung Dichelobacter

Dichelobacter-nodosus-Stämme werden in hochvirulente, schwach virulente und avirulente Stämme eingeteilt. Die Ausprägung der Virulenz ist von den **Typ-IV-Fimbrien**, die eine Anheftung an das Klauengewebe ermöglichen, und der Zusammensetzung der gewebezerstörenden extrazellulären **Proteinasen** abhängig.

Die Typ-IV-Fimbrien sind stark immunogen und können zum Schutz vor Erkrankungen als Vakzine verabreicht werden. Zusätzlich wurden Gene für virulenzassoziierte Proteine (intA) und ein virulenzassoziierter Locus (vrl) auf dem Genom von virulenten *D.-nodosus*-Isolaten entdeckt, über deren genauere Funktion bislang noch nichts bekannt ist.

10.5 Epidemiologie und klinische Bedeutung

Infektionen mit gramnegativen obligaten Anaerobiern kommen bei Tier und Mensch weit verbreitet vor. Sie sind überwiegend endogener Natur, da die Erreger mit Ausnahme von *D. nodosus* ihren natürlichen Standort in der Schleimhautflora des Wirtsorganismus haben, insbesondere sind **Mundhöhle** und **Dickdarm** regelmäßig von zahlreichen Spezies in relativ hohen Keimzahlen besiedelt. Die Infektionserreger stammen zwar aus der normalen Flora der Wirtstiere, sie sind jedoch nicht völlig identisch mit dieser, da nur ein kleinerer Teil der dort vertretenen Arten über ausreichende virulente Eigenschaften verfügt, um sich im vorgeschädigten Gewebe ansiedeln und vermehren zu können. Einige Vertreter sind jedoch aufgrund ihrer Ausstattung mit Virulenzfaktoren beim Vorliegen prädisponierender Faktoren (z. B. Zerstörung der Schleimhautbarriere nach chirurgischen Eingriffen bzw. andere Verletzungen) in der Lage, allein oder **häufiger im Zusammenwirken mit anderen Erregerarten eitrige Entzündungen** auszulösen. Hiervon können nahezu alle Organsysteme betroffen sein, häufige Lokalisationen sind z. B.:

- Haut: Wundinfektionen, Bisswunden, Abszesse, Klauenentzündungen
- Brusthöhle: Pneumonie, Abszesse, Pleuritis, Perikarditis
- Bauchhöhle: postoperative Infektionen, Peritonitis, Abszesse
- Mundhöhle: Periodontitis, Gingivitis (häufig bei Hund und Katze)
- Diphtheroid bei Kalb und Lamm
- Genitaltrakt: Endometritis, Pyometra
- Euter: Mastitis apostematosa (Sommermastitis beim Rind)
- Darm: Enteritis bei Ferkeln, Kälbern und Schaflämmern durch *B. fragilis*

Im Probenmaterial von **eitrig-nekrotisierenden Prozessen** muss in über 35 % der Fälle mit dem Auftreten potenziell pathogener, gramnegativer Anaerobier gerechnet werden. Im Vordergrund stehen hierbei **aerob-anaerobe Mischinfektionen**. Durch die Gegenwart sauerstoffzehrender Bakterien wird die Vermehrung strikter Anaerobier gefördert. Die Ansiedlung anaerober Erreger im Gewebe gelingt erst nach Erniedrigung des Redoxpotenzials. Alle Einflüsse, die zur Erniedrigung des Sauerstoffpartialdruckes beitragen, wie z. B. Hämostase, Hypoxie, Gewebsnekrose, begünstigen den Ablauf von Anaerobierinfektionen.

Bei den in der Mehrzahl vorliegenden aerob-anaeroben Mischinfektionen ist es oft schwierig zu entscheiden, ob es sich bei den nachgewiesenen Bakterienarten um ursächlich am Infektionsprozess beteiligte Erreger oder um Kontaminanten handelt.

Vor allem bei Untersuchungsmaterialien von normalerweise mit aerober und anaerober Keimflora besiedelten Schleimhäuten oder von mit Kot verunreinigten Klauen wird diese Schwierigkeit offensichtlich. **Entscheidend für die ursächliche Beteiligung** von gramnegativen Anaerobiern an dem Entzündungsgeschehen sind die von diesen produzierten **Virulenzfaktoren**, die ihre Wirkung besonders in Verbindung mit synergistischen Effekten bei Mischinfektionen mit Nichtanaerobiern entfalten. In experimentellen Infektionsversuchen zur Reproduktion eitriger Entzündungen konnte die Infektionsdosis von *F. necrophorum* durch eine gleichzeitige Koinfektion mit *Escherichia coli* drastisch reduziert werden. Vergleichbare Effekte wurden bei gleichzeitiger Infektion von *F. necrophorum* mit α-hämolysierenden Streptokokken, *Trueperella pyogenes*, *Pseudomonas aeruginosa*, *B. fragilis* und *F. nucleatum* beobachtet. Bei diesen Mischinfektionen kann einerseits das Leukotoxin von *F. necrophorum* auch diese Erreger vor der Phagozytose schützen, andererseits ermöglicht die Koinfektion mit β-Lactamase-produzierenden Bakterien eine Verschlechterung der Penicillinwirkung während einer Antibiotikabehandlung.

10.5.1 Gattung Fusobacterium

Fusobacterium necrophorum wird von den veterinärmedizinisch bedeutsamen gramnegativen Anaerobiern **am häufigsten** aus dem Untersuchungsmaterial von Tieren nachgewiesen. Innerhalb der Art werden aufgrund von unterschiedlicher Morphologie sowie der Differenzen in den biochemischen Merkmalen und der biologischen Aktivität zwei Subspezies beschrieben, wobei die Unterart *necrophorum* identisch ist mit dem früheren Biotyp A und die Unterart *funduliforme* mit dem Biotyp B. *F. necrophorum* kommt beim Rind regelmäßig in der Mundhöhle, im Pansen und im Darm klinisch gesunder Tiere vor, es ist an diesen Lokalisationen unter den Anaerobiern aber nicht dominierend.

Die Ausstattung mit zahlreichen Virulenzfaktoren macht diese Fusobakterien beim Vorliegen von prädisponierenden Faktoren und im Zusammenwirken mit anderen Bakterienarten jedoch zu einem **weit verbreiteten Erreger eitrig-nekrotisierender Entzündungen**. Beim Rind spielen solche Mischinfektionen nicht nur bei den infektiösen Klauenerkrankungen eine Rolle, sondern auch im Verlauf von **Sommermastitiden** und **Pneumonien**.

In experimentellen Studien konnte gezeigt werden, dass der Erreger z. B. mit *Trueperella pyogenes* und *Peptoniphilus indolicus* (ein grampositiver Anaerobier) die Entstehung der Erkrankung begünstigt und die Schwere des Krankheitsverlaufes entscheidend mitbestimmt. Auch im Pneumoniegeschehen des Rindes scheint *F. necrophorum* synergistische Effekte nicht nur zusammen mit Pasteurellen zu entfalten, sondern auch wiederum mit *Trueperella pyogenes* und anderen Anaerobiern wie z. B. *Po. levii*. Die Spezies *Po. levii* hat ihren natürlichen Standort im Pansen.

Die gramnegativen Anaerobier sind außerhalb des Wirtsorganismus natürlich äußerst sauerstoffempfindlich. Die Toxizität von Sauerstoff wird für diese Bakterien bestimmt durch den Mangel an den Enzymen Superoxiddismutase und Katalase, die die Superoxidradikale bei aeroben Bakterien abbauen. *F. necrophorum* wird in der normalen Atmosphäre innerhalb von 4 – 5 Tagen abgetötet, überlebt aber im Kot durchaus bis zu 50 Tage und soll auf sumpfigen Weiden und morastiger Einstreu bis zu 10 Monate lebensfähig bleiben.

F. equinum besiedelt beim **Pferd** nicht nur den Gastrointestinaltrakt, sondern ist auch im Respirations- und Genitaltrakt anzutreffen, sodass der Erreger an diesen Lokalisationen an der Auslösung eitrig-nekrotisierender Prozesse beteiligt sein kann.

F. nucleatum und ***F. russii*** sind u. a. Mundhöhlenbewohner bei **Hund** und **Katze**. Sie wurden z. B. relativ häufig aus Bisswunden dieser Tierarten beim Menschen nachgewiesen.

10.5.2 Gattung Bacteroides

Vertreter dieser Gattung sind regelmäßig in **hohen Keimzahlen im Darmkanal** von Mensch und Tier anzutreffen, sodass sie aufgrund ihrer Ausstattung mit entsprechenden Virulenzfaktoren auch häufig an den Anaerobierinfektionen der Tiere beteiligt sind. *B. fragilis* zählt beim Menschen zum wichtigsten Leitkeim dieser Infektionen, er ist ähnlich wie *F. necrophorum* beim Rind als eine ökologisch nicht dominierende Art mit höchster Virulenz einzustufen. Bei Haustieren kam die *Bacteroides-fragilis*-Gruppe relativ häufig aus Bauchhöhlenpunktaten zum Nachweis.

10.5.3 Gattungen Prevotella und Porphyromonas

In der Mundhöhle und im Intestinaltrakt von Mensch und Tier gehören sie zur autochthonen Flora, sie sind deshalb auch relativ häufig an den Anaerobierinfektionen zahlreicher Tierarten beteiligt. *Po. gingivalis* und *Po. gulae* kommt beispielsweise im Verlauf von **periodontalen Erkrankungen bei Hund und Katze** eine ursächliche Bedeutung zu. Die Nachweishäufigkeit steigt mit zunehmendem Alter der Patienten sowie in Abhängigkeit von der Plaquebildung und dem Schweregrad der Gingivitis. Für *Pr. intermedia* konnten bei Hunden ähnliche Feststellungen getroffen werden. Seltener wurden *Pr. denticola* bzw. *Po. salivosa*, *Po. canoris*, *Po. cansulci* u. a. nachgewiesen. In diesem Zusammenhang sind die oft nur **schwer verheilenden Wunden nach Bissverletzungen beim Menschen** zu erwähnen, da hier 67 % der Katzen- und 57 % der Hundebisse zu Anaerobierinfektionen führten, an den überwiegenden Mischinfektionen waren *Prevotella* spp. und *Porphyromonas* spp. erwartungsgemäß sehr oft beteiligt.

10.5.4 Dichelobacter nodosus

Im Gegensatz zu den bisher erwähnten gramnegativen Anaerobiern scheint der Erreger der **Moderhinke nur bei Schafen** und anderen empfänglichen **Wiederkäuern mit Klauenerkrankungen** vorzukommen. Das Reservoir sind latent infizierte Tiere. Infektionsmöglichkeiten sind in der Umgebung der Tiere zahlreich gegeben, z. B. kontaminierter Boden, Einstreu etc., allerdings überlebt der Infektionserreger meistens nicht mehr als 2 Wochen auf der Weide. Die Krankheit entwickelt sich in Abhängigkeit von der Virulenz des Erregerstammes, der Haltungs- und Nutzungsform sowie weiterer Umweltfaktoren zu einer **Herdenerkrankung**. *D. nodosus* wird nicht nur zwischen Schafen untereinander übertragen, sondern auch vom Schaf auf Rinder (und seltener wohl auch umgekehrt). Ziegen und wild lebende Wiederkäuer wie z. B. Steinbock und Mufflon können sich ebenfalls infizieren und unter ungünstigen Umweltbedingungen das Vollbild der Moderhinke aufweisen. Innerhalb der Art treten 10 verschiedene Serogruppen (A–I und M) auf, mehrere Serogruppen können gleichzeitig in einer Herde vertreten sein. Meistens ist ***F. necrophorum*** ursächlich an der Auslösung der Erkrankung **mitbeteiligt**.

10.6 Besondere Hinweise

In der bakteriologischen **Diagnostik** bleiben auch heute noch die Infektionen mit gramnegativen Anaerobiern **vielfach unberücksichtigt**, da die anaerobe Kulturtechnik mit einigen, derzeit in der Routinediagnostik aber durchaus überwindbaren Schwierigkeiten verbunden ist und zusätzliche Kosten verursacht. Bei der weiten Verbreitung dieser Anaerobier beim Tier und dem häufigen Auftreten als Infektionserreger muss eine bakteriologische Untersuchung von Probenmaterial aus eitrig-nekrotisierenden Prozessen ohne Berücksichtigung dieser Erregergruppe lückenhaft bleiben, denn oftmals sind keine aerob anzuzüchtenden Bakterien nachzuweisen, sodass erst die anaerobe Kultur eine eindeutige ätiologische Klärung herbeiführt. Der Einsatz genotypischer Methoden und der MALDI-TOF Massenspektrometrie in der Diagnostik kann diese Problematik zukünftig wesentlich entschärfen.

Eine Besonderheit, auf die an dieser Stelle außerdem eingegangen werden soll, betrifft die antibiotische Behandlung von Anaerobierinfektionen.

Die kostspielige und technisch aufwendige **Resistenzprüfung** von Anaerobiern bedarf **spezieller Laborausstat-**

Tab. 10.5 Auswahl von Wirkstoffen zur Behandlung von Infektionen mit gramnegativen Anaerobiern.

Gruppe	Wirkstoff	Besonderheiten
Penicilline	Penicillin, Ampicillin	häufig Resistenzen bei *B. fragilis* u. *Prevotella* spp.
Breitspektrumpenicillin in Kombination mit Clavulansäure	Amoxicillin/Clavulansäure	gute Wirksamkeit
Fluorchinolone (III. Generation)	Marbofloxacin, Pradofloxacin	gute Wirksamkeit
Lincosamide	Clindamycin	Resistenzen bei *B. fragilis*
Cephalosporine (II. Generation)	Cefoxitin	gute Wirksamkeit
Nitroimidazole	Metronidazol	Resistenzen bei *B. fragilis*
Tetrazykline	Doxycyclin	häufig Resistenzen
Carbapeneme*	Imipenem	gute Wirksamkeit
Chloramphenicole	Chloramphenicol	gute Wirksamkeit

*z. Zt. kein zugelassenes Präparat in der Veterinärmedizin

tung und **besonderer Erfahrung** des Laborpersonals. Die Minimale Hemmstoff-Konzentration (MHK) für Wirkstoffe, die zur Therapie eingesetzt werden sollen, kann im Mikrobouillondilutionsverfahren, Agardilutionsverfahren oder mittels E-Test ermittelt werden. Der auch im Praxislabor durchführbare Agardiffusionstest ist nicht geeignet. Unabhängig von der Methode müssen alle Ansätze mindestens 48 Stunden unter anaeroben Bedingungen inkubiert werden. Bei sehr anspruchsvollen und langsam wachsenden gramnegativen Anaerobiern wie *Porphyromonas* spp. und *Prevotella* spp. gelingt die Anzucht im Testmedium auch nach verlängerter Inkubation nicht immer.

Aufgrund der geschilderten Problematik wird bei der Auswahl der Wirkstoffe zur Behandlung von Anaerobierinfektionen in den meisten Fällen auf veröffentlichte Daten zur Empfindlichkeit aus der Humanmedizin zurückgegriffen (**Tab. 10.5**) und die kalkulierte Therapie ohne Antibiogramm eingeleitet. Untersuchungen an von Tieren stammenden gramnegativen Anaerobiern sind so gut wie nicht vorhanden.

Auf die Notwendigkeit, die Therapie auf die jeweils geltenden arzneimittelrechtlichen Vorschriften abzustimmen, wird hier ausdrücklich hingewiesen.

10.7 Nekrobazillosen

Eitrig-nekrotisierende Entzündungen in Organen wie Leber, Uterus, Haut und Klaue, die durch virulente Stämme von ***Fusobacterium necrophorum*** hervorgerufen werden, bezeichnet man als Nekrobazillosen. Die Erkrankungen treten überwiegend bei Rindern, aber auch bei anderen Wiederkäuern in Zusammenhang mit schlechter Haltungshygiene auf.

Die **Nekrobazillose der Leber** wird vorwiegend bei **hochleistenden Milch- und Mastrindern** beobachtet. Nach Auftreten bestimmter prädisponierender Faktoren, wie z. B. der Pansenazidose, kann der Erreger seinen physiologischen Standort durch das vorgeschädigte Gewebe verlassen und hämatogen, durch direkten Kontakt oder durch perforierende Fremdkörper in benachbarte Organe wie die Leber gelangen. Das durch Hochleistung geschwächte Immunsystem und das extrem belastete Lebergewebe sind nicht in der Lage, die Besiedlung mit *F. necrophorum* abzuwehren. Zytotoxische Leukotoxine, Endotoxine und Hämagglutinine von *F. necrophorum* zerstören das umgebende Gewebe. Häufig sind weitere Erreger, wie *Trueperella pyogenes*, an den pathologischen Prozessen beteiligt. Es bilden sich Leberabszesse aus, die von dort in den übrigen Körper streuen können.

Das **Kälber- und Lämmerdiphtheroid** (**Stomatitis necroticans**) ist gekennzeichnet durch diphtherieähnliche nekrotisierende Veränderungen im Maul- und Rachenbereich. *F. necrophorum* dringt in die durch Viren, andere Bakterienarten oder mechanisch vorgeschädigte Maul- und Rachenschleimhaut ein und ruft massive Gewebeschäden hervor. Die Jungtiere im Alter von zwei Wochen bis zu drei Monaten stellen, bedingt durch die schmerzhaften Veränderungen, die Futteraufnahme ein und verfallen zunehmend. Bei Aspiration der keimhaltigen Massen können schwerwiegende Pneumonien das Krankheitsbild erschweren. Therapeutisch werden Spiramycin und Tetrazykline systemisch verabreicht. Die Prognose ist jedoch als schlecht anzusehen. Prophylaktisch ist eine Verbesserung der Haltung und eine leistungsgerechte Fütterung anzuraten, damit prädisponierende Schleimhautschäden vermieden werden.

10.8 Dermatitis digitalis

Synonyme: Mortellaro, bovine footrot, papillomatous digital dermatitis, Ballenfäule, Erdbeerkrankheit

Die Dermatitis digitalis (DD) ist eine schwer zu bekämpfende, weltweit verbreitete, vermutlich kontagiöse Klauenerkrankung, die überwiegend in Milchviehherden und dort insbesondere nach Zukauf neuer Tiere auftritt. Betroffene Rinder weisen beginnend am plantaren Kronsaum der Hintergliedmaßen runde bis ovoide, geschwollene und gerötete Stellen mit aufgestellten Haaren auf (Erdbeerkrankheit). Die Läsionen können sich bis in den Zwischenklauenspalt ausbreiten. Im Verlauf der Erkrankung entwickeln sich die Stellen zu feuchten, schmierigen, stinkenden ulzerativ-nekrotisierenden Veränderungen, die final das gesamte Klauenhorn bis zur Exungulation unterminieren können. Die Folge sind hochgradige Lahmheiten betroffener Tiere. Es kommt zu verminderter Futteraufnahme, erheblichen Gewichtsverlusten und Abnahme der Milchleistung. Die Krankheit hat eine starke Tendenz zur Ausbreitung innerhalb des Bestands.

Die genaue Ätiologie der DD ist nicht geklärt. Es wurden jedoch in zahlreichen Untersuchungen aus befallenem Gewebe stets gramnegative Anaerobier, **u. a. *Porphyromonas levii*, *Fusobacterium necrophorum*** und **verschiedene *Prevotella*-**Arten isoliert. Auch Spirochäten, wie z. B. ***Treponema brennaborense***, können im veränderten Gewebe regelmäßig mikroskopisch nachgewiesen werden. Die Untersuchungsergebnisse lassen darauf schließen, dass neben mangelnder Klauenpflege, schlechter Stallbodenbeschaffenheit und nicht leistungsgerechter Fütterung diese Anaerobier an der Entstehung dieser **Faktorenkrankheit** maßgeblich beteiligt sind.

Differenzialdiagnostisch müssen andere Klauenerkrankungen wie chronische Rehe und Klauensohlengeschwür sowie das Panaritium und die Dermatitis interdigitalis von der DD abgegrenzt werden. Beim Panaritium und der Dermatitis interdigitalis werden die Klauenveränderungen wie bei der DD durch gramnegative Anaerobier und fakultative Anaerobier wie *Trueperella pyogenes* hervorgerufen, sie sind jedoch anscheinend nicht so kontagiös.

Die DD ist **sehr schwierig zu bekämpfen**. Antibiotische Substanzen wie Tetrazykline, Lincomycin und Ceftiofur können in Form von Sprühbehandlungen oder systemisch verabreicht werden. Im Vordergrund der Bekämpfung stehen die Verbesserung der **Hygiene**, die regelmäßige **Klauenpflege**, die tägliche Kontrolle der Klauen sowie die Optimierung der **Fütterungs- und Haltungsbedingungen**. Hier ist ganz besonders auf trockene, saubere und baulich einwandfreie Lauf-, Stand- und Liegeflächen zu achten. Vorbeugend und therapeutisch können Klauenbäder eingesetzt werden. Die Bäder enthalten überwiegend pflegende und hornhärtende bzw. desinfizierende Substanzen wie Formalin und Kupfersulfat. Der Erfolg solcher Maßnahmen ist jedoch stark vom richtigen Management der Bäder abhängig. Aus Gründen des Verbraucher- und Umweltschutzes ist zurzeit kein Klauenbad mit Schwermetallen oder Antibiotikazusatz für die Anwendung bei Rindern zugelassen. Vor dem Einsatz müssen daher unbedingt die aktuellen arzneimittelrechtlichen Vorschriften beachtet werden. Der prophylaktische bzw. metaphylaktische Einsatz einer Bestandsvakzine, die aus Bakterienisolaten gramnegativer Anaerobier aus veränderten Gewebestücken hergestellt wurde, hat bislang nicht zu überzeugenden Ergebnissen geführt.

10.9 Moderhinke

Synonyme: infektiöse Klauenentzündung, contagious footrot, footrot

Die Moderhinke ist eine wirtschaftlich sehr bedeutende, infektiöse, sich schnell ausbreitende Klauenerkrankung der Schafe. Die Erkrankung wird auch bei Wildwiederkäuern wie Mufflons und Steinböcken beobachtet. Selten sind Ziegen, sehr selten Rinder und Schweine betroffen. ***Dichelobacter nodosus*** ist Primärerreger dieser multikausalen Erkrankung. Durch Mikroläsionen, wie sie bei schlechter Klauenpflege und Haltung auf zu feuchtem Untergrund auftreten, kann ***Fusobacterium necrophorum*** die obere Hautschicht, das Stratum corneum, schädigen und somit das Eindringen von *D. nodosus* ermöglichen. Die Erkrankung tritt, bedingt durch unterschiedliche Virulenz, insbesondere durch unterschiedlich starke Elastaseaktivität der Erreger in einer **gutartigen**, benignen, und einer **bösartigen**, virulenten, **Verlaufsform** auf. Einige Autoren beschreiben eine dritte intermediäre Zwischenform, die allerdings von der virulenten Form nicht eindeutig abzugrenzen ist. Die gutartige Form der Moderhinke äußert sich in einer interdigitalen Dermatitis, die zu leichten Lahmheiten und zu kaum merkbaren Einbußen in der Leistung der betroffenen Tiere führt. Die Krankheit heilt in der Regel spontan aus. Eine Behandlung unterbleibt meist aus wirtschaftlichen Gründen. Subklinisch erkrankte oder latent infizierte Tiere stellen jedoch ein nicht zu unterschätzendes Erregerreservoir in betroffenen Herden dar.

Bei der bösartigen Form der Moderhinke zerstören **keratinolytische Proteasen** von *D. nodosus* die Schichten des Stratum spinosum und Stratum granulosum, was final zu einer Ablösung der Lederhaut vom basalen Epithelium und zu einer Unterminierung des Klauenhorns führt. Die Läsionen können bis zum Ausschuhen der Klaue fortschreiten. Folge dieser virulenten Erkrankungsform sind **erhebliche Einbußen in der Leistung** der Tiere und daraus resultierende große ökonomische Verluste.

Die **Diagnose** der Moderhinke ist in den meisten Fällen schon **anhand des klinischen Krankheitsbildes** möglich. Auf den Nachweis von *D. nodosus*, der nur aus sehr frischem Untersuchungsmaterial gelingt, kann in der Regel verzichtet werden. Differenzialdiagnostisch sind Lahmheiten durch Verletzungen, die Maul- und Klauenseuche, die Fußform des Lippengrinds und die Blauzungenkrankheit abzugrenzen.

Wichtigste **therapeutische Maßnahme** ist das vorsichtige, aber **radikale Entfernen des veränderten Klauenhorns** bis zum gesunden Gewebe. Danach werden die betroffenen Stellen mit desinfizierenden Sprays oder Klauenbädern behandelt. Die entfernten Hornteile sollten aufgrund der Infektionsgefahr für andere Tiere unbedingt vollständig unschädlich beseitigt werden. Verwendetes Instrumentarium und Arbeitsplatz sind im Anschluss an die Behandlung zu desinfizieren.

Prophylaktisch ist die Möglichkeit der Zucht von Schafrassen mit verringerter Moderhinkeempfänglichkeit zu nennen. Ein Serotypen übergreifender Impfstoff ist im Handel erhältlich. Der Einsatz von bestandsspezifischen Vakzinen, in die auch andere gramnegative Anaerobier aufgenommen werden können, wird mit unterschiedlichem Erfolg durchgeführt.

11 Grampositive Kokken

Peter Valentin-Weigand

Aufgrund ihrer gemeinsamen phänotypischen Merkmale sind 24 Gattungen grampositiver kokkenförmiger Bakterien in der Gruppe 17 von Bergey's Manual of Determinative Bacteriology zusammengefasst. Höhere Taxa werden dort nicht berücksichtigt. Die aktuelle Einordnung nach Bergey's Manual of Systematic Bacteriology bezieht sich auf die Klasse *Bacilli* und die Familien *Streptococcaceae, Staphylococcaceae, Enterococcaceae*. Die Familie *Micrococcaceae* wird dagegen zu den *Actinobacteria* gerechnet. Eine taxonomische Übersicht aller grampositiven Bakterien gibt die Tab. 3.2 im Kapitel „Allgemeine Bakteriologie".

Die beiden wichtigsten tiermedizinisch relevanten Vertreter in dieser Gruppe sind **Staphylokokken** und **Streptokokken**. Beide gehören zu den nicht sporenbildenden grampositiven Bakterien mit niedrigem GC-Gehalt (Milchsäurebakterien) und enthalten pathogene wie apathogene Spezies. Zur Abgrenzung beider Gattungen eignet sich der Nachweis der Katalase (positiv bei Staphylokokken, negativ bei Streptokokken).

11.1 Gattung Staphylococcus

STECKBRIEF

- tiermedizinisch wichtige Vertreter: *S. aureus, S. (pseud-) intermedius, S. hyicus*
- grampositive Kokken, ca. 1,0 µm Durchmesser
- teils unregelmäßige, teils traubenförmige Lagerung zueinander
- fakultative Anaerobier, auf Blutagar weiße oder gelbliche, ca. 2 mm große Kolonien
- katalasepositiv, empfindlich gegen Lysostaphin
- Vorkommen auch auf gesunder Haut und Schleimhaut
- Eitererreger und Lebensmittelvergifter bei Tier und Mensch

11.1.1 Gattungsmerkmale und allgemeine medizinische Bedeutung

Staphylokokken sind kugelförmige, etwa 1 µm große Bakterien, die sich teilweise charakteristisch in Haufen anordnen (Abb. 11.1). Sie sind katalasepositiv (Unterscheidung von Streptokokken) und empfindlich gegenüber Lysostaphin. Staphylokokken wachsen besser bei aeroben Verhältnissen, können sich aber auch anaerob vermehren. Außerdem tolerieren Staphylokokken relativ hohe Salzgehalte und Trockenheit. Morphologisch sehr ähnlich ist *Micrococcus*, der als apathogener Kontaminant gelegentlich von Staphylokokken abzugrenzen ist. Im Unterschied zu Staphylokokken ist *Micrococcus* obligat aerob und unempfindlich gegenüber Lysostaphin.

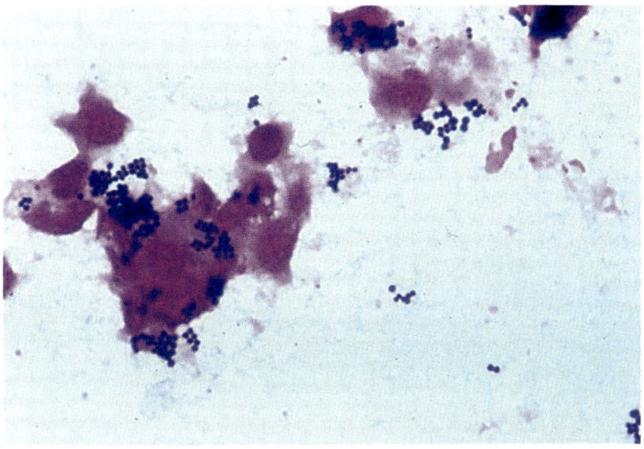

Abb. 11.1 *Staphylococcus aureus* im gramgefärbten Milchausstrich.

Staphylokokken sind als Verursacher **lokaler und systemischer eitriger Entzündungen** wichtige Infektionserreger bei Tier und Mensch (Tab. 11.1). Sie besiedeln außerdem Haut- und Schleimhautoberflächen. Von besonderer Bedeutung für ihre Bekämpfung ist die zunehmende Resistenz gegen antimikrobielle Wirkstoffe. So sind Staphylokokken zwar prinzipiell gegen β-Lactamantibiotika, Erythromycin, Lincomycin, Gentamicin, Florfenicol und Fluorchinolone empfindlich. Viele Stämme bilden allerdings β-Lactamasen und haben Resistenzen auch gegen andere Wirkstoffe entwickelt. Daher ist bei dieser Erregergruppe in besonderem Maß auf **Resistenzbestimmungen** Wert zu legen. Von großer Bedeutung, vor allem in der Humanmedizin, sind Methicillin-resistente *S.-aureus*-Stämme **(MRSA)**.

11.1.2 Anzüchtung und Differenzierung

Staphylokokken sind **relativ anspruchslos** im Wachstum. Die Anzüchtung erfolgt meist auf Blutagar. Selektivmedien auf der Basis von Kochsalz-Mannit oder Tellurit-Mannit (z. B. Chapman-Agar, Vogel-Johnson-Agar) kommen ebenfalls zum Einsatz. Sie nutzen die hohe Kochsalz- bzw. Telluritresistenz der Staphylokokken und zeigen die Mannitspaltung an. Natriumacid, Lithiumchlorid, Polymyxin und Neomycin sind weitere Zusätze für Selektivmedien. Im Baird-Parker-Medium dienen Lithiumchlorid, Glyzin und Tellurit als Hemmstoffe für Begleitkeime.

Zur Abgrenzung von der Gattung *Micrococcus* werden bevorzugt die **Lysostaphinempfindlichkeit**, der anaerobe Glukoseabbau und die Furazolidonresistenz der Staphylokokken herangezogen. Die weitere Differenzierung der Spezies beruht auf der **Koagulase**reaktion, dem **Hyaluroni-**

Tab. 11.1 Medizinisch wichtige Staphylokokken bei Tier und Mensch.

Spezies	Wirt(e)	typische Krankheiten
S. aureus subsp. *aureus*	viele Tierarten	lokale und systemische eitrige Entzündungen, Abszesse
	Rind/Schaf/Ziege	Mastitis
	Rind	sporadische Aborte
	Schwein	Mastitis
	Pferd	Botryomykose, Mastitis
	Feldhase	Staphylokokkose
	Huhn, Pute	Septikämie, Dermatitis, Osteomyelitis, Arthritis, Tendovaginitis, Synovitis, Pododermatitis
S. aureus subsp. *anaerobius*	Schaf	eitrige Entzündungen und Abszesse
S. hyicus	Schwein	exsudative Epidermitis (Ferkelruß)
S. pseudintermedius, *S. intermedius*	Hund, Katze	Pyodermie, Pyometra, Otitis externa, Wundinfektionen

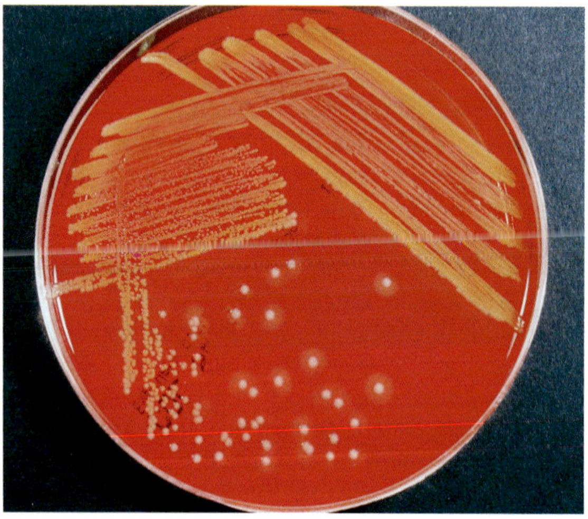

Abb. 11.2 *Staphylococcus aureus* auf Blutagar.

dasetest und dem Nachweis des **Clumping-Faktors** und des Protein A. Es können auch biochemische Untersuchungen herangezogen werden; kommerzielle Testsysteme stehen zur Verfügung. Zur Grobdifferenzierung der koagulasenegativen Staphylokokken (*S. epidermidis* u. a.) ist die Novobiocinempfindlichkeit eine Schlüsselreaktion.

Bei *S. aureus* ist im Hinblick auf Lebensmittelintoxikationen ggf. der Nachweis von Enterotoxinen notwendig. Die im Artnamen von *S. aureus* reflektierte goldgelbe Pigmentierung der Kolonien (**Abb. 11.2**) tritt nicht bei allen Stämmen in Erscheinung. Die Vielzahl epidemiologisch relevanter Varietäten und Stämme erfordert bei dieser Spezies in bestimmten Fällen eine weitere Typisierung, z. B. durch Nachweis von Toxin- oder Antibiotikaresistenzgenen.

11.1.3 Virulenzmerkmale

Staphylokokken produzieren eine Vielzahl virulenzassoziierter Faktoren, die mit der Zellwand assoziiert oder in den Überstand abgegeben werden (**Tab. 11.2**). Staphylokokken sind meist extrazellulär, viele ihrer Virulenzfaktoren spielen daher vor allem eine Rolle beim Schutz vor der Phagozytose und bei der Umgehung von antikörpervermittelten Abwehrmechanismen. Einige Staphylokokkenstämme bilden Toxine, die als Superantigene an der Entstehung des toxischen Schocksyndroms beteiligt sind.

11.1.4 Epidemiologie

Staphylokokken kommen primär auf der **Haut** und den **Schleimhäuten** von Menschen und Tieren vor. Die Vielzahl der Spezies, Varietäten und Stämme erfordert im Einzelfall eine exakte Speziesdiagnose, ggf. ergänzt durch die Bestimmung der Virulenz, der Antibiotikaresistenz und Berücksichtigung epidemiologischer Zusammenhänge. Einige Spezies wie *S. delphini*, *S. lutrae*, *S. hyicus*, *S. gallinarum* und *S. caprae* sind in ihrem Vorkommen auf wenige Wirte beschränkt. Andere, besonders *S. aureus*, besitzen ein breites Wirtsspektrum. Von *S. aureus* sind mehrere Biovare bzw. Standortvarietäten (*hominis, bovis, ovis, gallinae*) definiert, deren Bestimmung für die Analyse von Infektketten Aufschlüsse geben kann. Für die epidemiologische Typisierung von *S. aureus* sind v. a. die Lysotypie, die Bestimmung der Biovare und Resistenzmuster sowie molekularbiologische Methoden maßgebend.

11.1.5 Staphylokokkenmastitis der Wiederkäuer

Ätiologie und Epidemiologie Staphylokokkenmastitiden gehören weltweit zu den wichtigsten Infektionskrankheiten in der intensiven Rinderproduktion. Haupterreger ist ***S. aureus***, von dem mittels epidemiologischer Typisierungen verschiedene Stämme differenziert werden. *S. aureus*

Tab. 11.2 Virulenzassoziierte Faktoren und deren (vermutliche) biologische Bedeutung.

Faktor	(vermutliche) biologische Bedeutung
Kapsel, Biofilmbildung	Schutz vor Phagozytose
Protein A	bindet Fc-Fragmente von Immunglobulinen und verhindert damit Opsonophagozytose, Evasion durch molekulare Mimikry
MSCRAMMs*	binden Matrixproteine, wie z. B. Fibronektin, und vermitteln dadurch Adhärenz und z. T. auch Invasion
Clumping-Faktor	zählt zu den MSCRAMMs, bindet Fibrinogen und löst damit eine Verklumpung von Plasma aus (siehe Koagulase)
Koagulase	Enzym, das die Bildung von Fibrin katalysiert und damit eine Verklumpung und einen Schutz der Bakterien bewirkt
Hyaluronidase	spaltet Hyalurinsäure des Bindegewebes und fördert als Spreading-Faktor die Ausbreitung
Enterotoxine (A–E)	wichtig bei Lebensmittelintoxikationen, teilweise Superantigene und beteiligt am septischen Schock-Syndrom
exfoliative Toxine	Bildung durch *S. aureus* und *S. hyicus*, spalten interzelluläre Adhäsionsmoleküle der Dermis und sind wichtig für Entstehung der exsudativen Dermatitis (Schw.) und des Staphylococcal-Scalded-Skin-Syndroms (Msch.)
Hämolysine (α, β, γ, δ)	membranschädigende Toxine mit unterschiedlichen Wirkungsmechanismen, verursachen verschiedene Hämolyseformen auf Blutagar, Bildung mehrerer Toxine durch einen Stamm möglich

*microbial surface components recognizing adhesive matrix molecules

wächst hämolysierend auf Blutagar, oft mit Bildung gelblicher Kolonien (Abb. 11.2). Als Besonderheit sind die dwarf colony variants mit einem Koloniedurchmesser unter 1 mm zu erwähnen. Daneben treten aber auch koagulasenegative Staphylokokken in Erscheinung, die allerdings bevorzugt zu subklinischen Mastitiden führen. Die Übertragung der Erreger erfolgt über den Strichkanal, Melkfehler begünstigen die Manifestation.

Klinik und Pathologie Staphylokokkeninfektionen des Euters lösen ein sehr breites Spektrum klinischer Symptome aus. Am Anfang stehen subklinische Mastitiden, die durch Verminderung der Milchleistung und Zellgehaltserhöhungen wirtschaftliche Schäden verursachen. Akute katarrhalische Mastitiden und die seltene Mastitis acuta gravis, bei der es auch zu gangränösen Veränderungen kommen kann, treten ebenso auf wie die chronische Galaktophoritis und Mastitis und chronisch-abszedierende und granulomatöse Euterentzündungen. Akute Mastitiden können auch letal enden. Das klinische Bild allein erlaubt keine sichere Diagnose. Die klinische Untersuchung erstreckt sich in erster Linie auf die Veränderungen des Milchsekrets, Entzündungserscheinungen am Euter und Allgemeinsymptome.

Diagnose Der diagnostische Nachweis von *S. aureus* ist relativ einfach; er erfolgt mikroskopisch und kulturell-biochemisch. Milchproben müssen nach Reinigung und Desinfektion der Zitze unbedingt vor Beginn antibiotischer Behandlungen entnommen werden. Nach der Speziesdiagnose *S. aureus* ist gegebenenfalls eine epidemiologische Typisierung vorzunehmen. Koagulasenegative Staphylokokken sollten, v. a. bei subklinischen Mastitiden, nicht von vornherein als unbedeutend betrachtet werden. Bestimmungen des Milchzellgehaltes runden die Mastitisdiagnose ab, sie sind zur Aufdeckung subklinischer Mastitiden hilfreich. Treten unmittelbar nach dem Abkalben gehäuft akute Mastitiden auf, ist die klinische und bakteriologische Untersuchung der Euter von Färsen bzw. trockenstehenden Kühen etwa 6 – 8 Wochen vor der Geburt ratsam. **Differenzialdiagnostisch** sind insbesondere Streptokokken, *Escherichia coli* und andere *Enterobacteriaceae* (akute Mastitiden) sowie *Trueperella pyogenes* (abszedierende Mastitiden) und (wenn auch selten) *Clostridium perfringens* zu beachten. Auch Mischinfektionen sind zu berücksichtigen.

Therapie und Prophylaxe Im Zentrum der Therapie steht die intrazisternale Applikation von Antibiotika, z. B. aus der β-Lactamgruppe, abhängig vom Ergebnis der Resistenzprüfung. Vorher werden die Zitzen gründlich gereinigt und die Euterviertel ausgemolken. Der Behandlungserfolg wird nach Ablauf der Wartezeit bakteriologisch kontrolliert. Kühe, bei denen trotz mehrfacher Behandlung *S. aureus* in Sekretproben nachgewiesen wird, sollten möglichst ausgemerzt werden. Das Gleiche trifft für Tiere mit extrem hohen Zellzahlen (über 1 Mio. pro ml) zu. In Beständen mit nachgewiesenen Mastitisproblemen kommt das Trockenstellen unter Antibiotikaschutz infrage. Bei akuten Mastitiden sind je nach Schweregrad zusätzliche Allgemeinbehandlungen erforderlich.

Für die Prophylaxe von Mastitiden kommt der Melkhygiene ein bedeutender Stellenwert zu. An Impfstoffen wird seit Jahrzehnten gearbeitet, bis jetzt steht aber keine überzeugende *S.-aureus*-Vakzine zur Verfügung. Mit bestandsspezifischen Impfstoffen aus inaktivierten Vollbakterien sind nur begrenzte Effekte zu erzielen, die intrazisternale Applikation kann zudem Verträglichkeitsprobleme aufwerfen. Fortschreitende Erkenntnisse über die Virulenzfaktoren von *S. aureus* haben zur Erprobung neuartiger Impfantigene (z. B. Fibronektin-bindende Proteine) geführt, deren praktische Nutzbarkeit bisher nicht bestätigt ist.

11.1.6 Mastitiden bei kleinen Wiederkäuern

Bei Schafen und Ziegen verlaufen *S.-aureus*-Infektionen des Euters häufiger als beim Rind in Form perakuter oder akuter Mastitiden mit hoher Letalität. Funktionelle Wiederherstellungen sind in diesen Fällen nur durch frühzeitige Behandlung zu erreichen. Impfstoffe haben sich bei Schafen in der Vergangenheit besser bewährt als bei Rindern. Analog den Verhältnissen beim Rind müssen koagulasenegative Staphylokokken v. a. als Ursache subklinischer Mastitiden beachtet werden. Differenzialdiagnostisch ist *Mannheimia haemolytica* zu berücksichtigen, der neben *S. aureus* wichtigste Mastitiserreger beim Schaf. Beim Auftreten von fieberhaften Allgemeinstörungen ist von vornherein eine kombinierte Antibiotikatherapie (lokal intrazisternal und allgemein) einzuleiten. Als weitere Mastitiserreger kommen bei kleinen Wiederkäuern Streptokokken, Enterobakterien, *Clostridium perfringens*, *Trueperella pyogenes* sowie in südlichen Regionen Europas Brucellen und Mykoplasmen vor.

11.1.7 Exsudative Epidermitis der Ferkel

Synonyme: Ferkelruß, greasy pig disease

Ätiologie und Epidemiologie Die exsudative Epidermitis des Schweines wird durch ***S. hyicus*** hervorgerufen. Der Erreger wurde früher als eine Subspezies von *S. hyicus* klassifiziert, die neben *S. hyicus* subsp. *chromogenes* aus Biovar 2 von *S. epidermidis* hervorging. Neuere Untersuchungen zeigen, dass, zumindest experimentell, auch toxigene Stämme von *S. chromogenes* die Erkrankung auslösen können. Beide Spezies bilden anhämolysierende weiße Kolonien auf Blutagar (**Abb. 11.3 a**) und zeigen kein einheitliches Koagulaseverhalten (im Gegensatz zu den koagulasepositiven *S. aureus*). Auf Kochblutagar bildet sich ein dunkler Hof um die Kolonien (**Abb. 11.3 b**). Innerhalb von *S. hyicus* lassen sich durch Phagentypisierung, Resistenzmuster und Plasmidprofile verschiedene Stämme differenzieren, deren Virulenz erheblich voneinander abweicht. Das wichtigste Merkmal virulenter Stämme ist die Fähigkeit zur Bildung der **Exfoliativtoxine**.

Klinik und Pathologie Die Infektion wird durch Schwächung der Abwehr und Verletzungen bzw. Irritationen der Haut begünstigt und tritt teils seuchenhaft vor allem beim **Saugferkel** in der ersten Lebenswoche auf. Mit zunehmendem Alter nimmt der Schweregrad der Erkrankung ab. Bei älteren Schweinen tritt die Erkrankung nur selten und eher in Einzelfällen auf. Frühsymptome sind Bläschen mit Hyperämie und Exsudation, aus denen sich später Epithelerosionen und schmierige, schwarz-braune Beläge entwickeln können. Bei der akuten Form breiten sich die Veränderungen über die gesamte Körperoberfläche aus. Die dadurch bedingte Beeinträchtigung der Barrierefunktion der Haut kann schwerwiegende Sekundärinfektionen zur

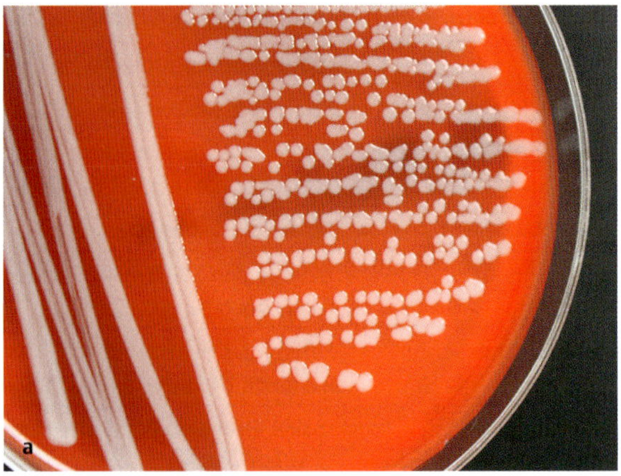

a

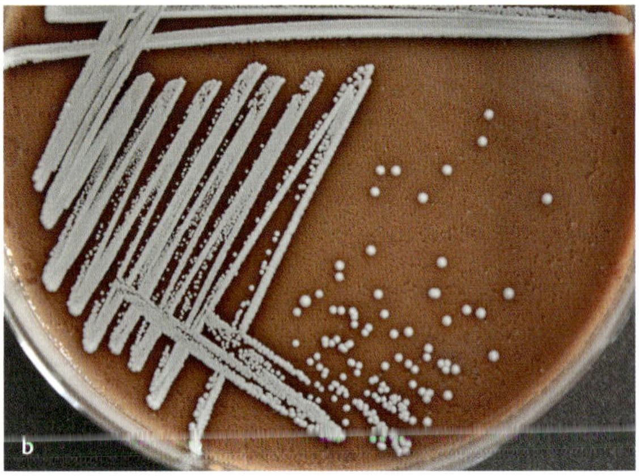

b

Abb. 11.3 *Staphylococcus hyicus;* **a** auf Blutagar und **b** auf Kochblutagar.

Folge haben, die letal enden können. Lokale und leichte Verläufe generalisierter Erkrankungen zeigen sich als pockenartige Ausschläge ohne Erosionen. Betroffen sind meist haarlose Hautpartien im Kopf-, Nacken- und Rückenbereich. Neben der Haut können auch Gelenke und innere Organe in den Prozess einbezogen sein.

Für die **Pathogenese** spielen vor allem die exfoliativen Toxine eine wichtige Rolle. Es handelt sich um Serinproteasen, die von bestimmten (toxinogenen) Stämmen gebildet werden und Epidermiszellen angreifen. Die Toxine spalten zelluläre Adhäsionsmoleküle, wie Desmoglein, und stören dadurch Zell-Zell-Kontakte. In der Folge kommt es zur Zellablösung und Degeneration im Stratum spinosum, was schließlich die charakteristische Bläschenbildung, Exsudation und Abschuppung auslöst.

Diagnose, Therapie und Prophylaxe Die Interpretation bakteriologischer Befunde hat das Vorkommen von *S. hyicus* bei klinisch gesunden Schweinen zu berücksichtigen. Neben Schweinepocken ist differenzialdiagnostisch besonders die Parakeratose wichtig.

In schweren Fällen sind die Therapieaussichten eher unbefriedigend. Behandlungen erfolgen mit Penicillin oder einem anderen Wirkstoff laut Resistenztest. Muttertierschutzimpfungen mit bestandsspezifischen Vakzinen erzielen häufig gute Ergebnisse.

11.1.8 Staphylokokkeninfektionen beim Pferd

S. aureus sowie vereinzelt auch *S. intermedius*, *S. hyicus* und *S. epidermidis* führen beim Pferd zu chronischen Hautinfektionen mit der Bildung von Pusteln, Furunkeln bzw. Akne und Follikulitis. Eintrittspforten werden durch Verletzungen, Geschirr- oder Satteldruck sowie Kastrationswunden usw. geschaffen. Je nach Lokalisation wird von Brust- oder Bugbeulen bzw. Samenstrangfisteln gesprochen. Als **Botryomykose** werden Formen bezeichnet, bei denen Erregeransammlungen in zähem Eiter eingeschlossen und zusätzlich von Bindegewebe umgeben sind (botrys, griech.: Traube). Botryomykose kann auch das Euter betreffen. Differenzialdiagnostisch sind Infektionen mit *Corynebacterium pseudotuberculosis*, *Dermatophilus congolensis*, Streptokokken und Nocardien abzugrenzen. Die Therapie erfolgt chirurgisch, durch Verabreichung von Penicillin oder anderen Wirkstoffen (Resistenzprüfung). Gegebenenfalls können Autovakzinen eingesetzt werden.

11.1.9 Staphylokokkeninfektionen bei Hund und Katze

Koagulasepositive Staphylokokken (***S. aureus, S. pseudintermedius, S. intermedius***) verursachen bei Hund und Katze vielfältige eitrige Entzündungen, z. B. Pyodermie, Pyometra, Otitis externa und Wundinfektionen. *S. pseudintermedius* (Hund) bzw. *S. intermedius* spielen bei Fleischfressern eine besondere Rolle. Die Mehrzahl der aus pathologischen Veränderungen des Hundes isolierten Staphylokokken lässt sich dieser Art zuordnen. *S. pseudintermedius* kann aus dem Haarkleid gesunder Hunde isoliert werden, besonders häufig gelingt der Nachweis aus der Analregion. *S. schleiferi* ist als koagulasenegative Spezies vermutlich an Otitiden und Pyodermien des Hundes beteiligt. Die Behandlung von Staphylokokkeninfektionen richtet sich nach der Manifestationsform. Bei Pyodermien haben sich Autovakzinen bewährt.

11.1.10 Staphylokokkeninfektionen des Geflügels

Infektionen mit ***S. aureus*** treten bei allen Arten des Wirtschaftsgeflügels und auch Zier- und Wildvögeln auf. Die größte Bedeutung haben sie bei Hühnern und Puten, bei denen sowohl systemische als auch lokale Infektionen vorkommen. Am weitesten verbreitet sind erhöhte Embryosterblichkeit, Nabel- und Dottersackentzündungen mit anschließenden septikämischen Verläufen bis etwa zum 10. Lebenstag, perakut bis akut verlaufende Septikämien, Arthritis und Synovitis, Ostitis und Osteomyelitis und Dermatitiden. Neben der horizontalen ist auch die vertikale Übertragung nachgewiesen. Für epidemiologische Untersuchungen sind aviäre Phagen zu verwenden. Therapeutisch werden Amoxicillin, Ampicillin, Erythromycin oder andere nach Resistenzprüfung geeignete Präparate über das Trinkwasser bzw. Futter eingesetzt. Prophylaktisch bedeutsam ist die Bruthygiene neben weiteren allgemeinen Hygienemaßnahmen zur Verminderung des Infektionsdrucks und von Verletzungen. In den USA wird ein Lebendimpfstoff auf der Basis eines *S.-epidermidis*-Stammes als Aerosol eingesetzt.

11.1.11 Staphylokokkeninfektionen beim Menschen

Staphylokokken, besonders ***S. aureus***, gehören beim Menschen zu den wichtigsten Erregern von invasiven Erkrankungen und Intoxikationen. Eine relativ hohe Tenazität und die Ausbildung von Antibiotikaresistenzen verleihen den Staphylokokken einen bedeutenden Stellenwert im Hospitalismusgeschehen. Als Reserveantibiotikum wird Vancomycin eingesetzt.

Zu den Folgen invasiver Infektionen mit *S. aureus* zählen **eitrige Hautveränderungen** wie Furunkel, Karbunkel und Pyodermien, Parotitis, Mastitis und Osteomyelitis. Weichteil- und Organabszesse, sekundäre Pneumonien und Empyeme kommen dazu. Letztlich kann es zur Sepsis und zur Endokarditis kommen. Toxinvermittelte Erkrankungen sind das **staphylococcal scalded skin syndrome**, das **toxic shock syndrome und Lebensmittelintoxikationen** durch Enterotoxine.

Staphylokokkenenterotoxine besitzen eine hohe Hitzestabilität und werden deshalb bei normaler küchentechnischer Bearbeitung in den Lebensmitteln nicht immer sicher inaktiviert. Enterotoxine werden nicht nur von humanen *S.-aureus*-Stämmen gebildet, sondern beispielsweise auch von bovinen Stämmen. Relevante Enterotoxinmengen werden in der Regel dann produziert, wenn sich der Erreger im Lebensmittel bis auf Keimzahlen über 10^5 anreichern kann. Bei Säuglingen wird auch eine Toxinproduktion im Darm für möglich gehalten. Die Inkubationszeit ist sehr kurz, sie beträgt nur wenige, in der Regel 2 – 4 Stunden. Danach setzen Übelkeit, Erbrechen und Durchfälle ein. Innerhalb von 1 – 2 Tagen klingen die Symptome aber wieder ab. Staphylokokkennnachweise im Lebensmittel sind letztlich nicht beweisend. Es ist erforderlich, die Enterotoxine nachzuweisen. Biologische Nachweise wurden früher über Tierversuche an Katzen und Affen geführt. Heute sind immunologische Nachweise in Kulturüberständen, Lebensmitteln, Erbrochenem und ggf. Stuhl die Mittel der Wahl. Beispielsweise stehen dafür Agargelpräzipitation, ELISA und Latexagglutination zur Verfügung.

Besonders bei nosokomialen Infektionen in Verbindung mit Implantanten und Kathetern spielt ferner die Fähigkeit zur Bildung von **Biofilmen** eine große Rolle für die Pathogenität und Resistenz von Staphylokokken.

Beziehungen zwischen Staphylokokkeninfektionen von Tieren und Menschen sind prinzipiell möglich, aber nur durch sorgfältige Charakterisierung der Stämme nachzuweisen, sie können nicht allein aus der Artdiagnose *S. aureus* begründet werden. Auch bei *S. intermedius* und *S. schleiferi* ist ein zoonotisches Potenzial zu beachten.

Hervorzuheben ist die zunehmende Problematik des Auftretens multiresistenter Staphylokokken wie **Methicillin-resistente *S.-aureus*-Stämme (MRSA)**, die auch bei Nutz- und Heimtieren nachgewiesen werden können.

Schon seit Jahrzehnten ist bekannt, dass MRSA beim Menschen **nosokomiale Infektionen** verursachen (hospital-adapted MRSA) und auch bei Haustieren nachweisbar sind. Daneben wird seit einigen Jahren auch die Entwicklung von community-adapted MRSA-Stämmen beobachtet. Die Populationsbiologie und molekulare Epidemiologie von MRSA ist aufgrund des zoonotischen Potenzials dieser Erreger verstärkt in den Blickpunkt des wissenschaftlichen Interesses gerückt. Ziel ist u. a. die Identifizierung molekularer Marker für den möglichst frühzeitigen Nachweis relevanter Stämme von Mensch und Tier. Die klinische Bedeutung bei Haustieren ist zurzeit noch nicht genau zu beurteilen.

Koagulasenegative Staphylokokken besonders ***S. epidermidis***, spielen in der Humanmedizin, anders als beim Tier, eine sehr wichtige Rolle, vor allem als Erreger im Zusammenhang mit der Verwendung von Kathetern und Kunststoffimplantaten (Endoplastitis). Besonders multiresistente Stämme, wie Methicillin-resistente *S. epidermidis* (**MRSE**) bereiten zunehmend Probleme. Zudem gibt es Hinweise, dass manche Stämme von *S. epidermidis* Virulenzfaktoren (z. B. Enterotoxin C) exprimieren.

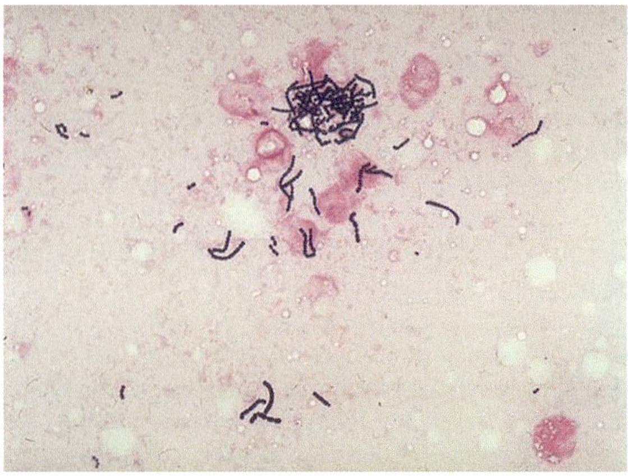

Abb. 11.4 Streptokokken (*S. agalactiae*) im gramgefärbten Milchausstrich.

11.2 Gattung Streptococcus

STECKBRIEF

- tiermedizinisch wichtige Vertreter: *S. agalactiae*, *S. equi*, *S. suis* u. v. a.
- grampositive Kokken, ca. 1,0 µm Durchmesser, kettenförmige Anordnung
- fakultative Anaerobier, homofermentativ, katalasenegativ
- auf Blutagar transparente bis graue, ca. 1 mm große Kolonien
- verschiedene Hämolyseformen (alpha-, beta-, anhämolysierend), Einteilung in Serogruppen
- Vorkommen auch auf gesunder Haut und Schleimhaut
- Eitererreger bei Tier und Mensch

11.2.1 Gattungsmerkmale und allgemeine medizinische Bedeutung

Zur Gattung *Streptococcus* gehören kugelförmige oder ovoide grampositive Bakterien mit einem Durchmesser von etwa 1 µm. Sie sind paarweise (Diplokokken) oder in Ketten gelagert, weil sich die Bakterien nur in einer Ebene teilen. Kettenformen werden besonders in Flüssigmedien ausgebildet, ihre Länge ist sehr unterschiedlich (**Abb. 11.4**). Streptokokken sind fakultative Anaerobier, Katalase wird nicht gebildet (Unterscheidung zu Staphylokokken). In ihrem homofermentativen Stoffwechsel entsteht v. a. Milchsäure, aber nie Gas. Die optimale Wachstumstemperatur liegt bei 37 °C, mit einer Spanne von 25–45 °C ist der Temperaturbereich relativ eng und deutet auf eine bevorzugt parasitäre Lebensweise hin. Eine Reihe von Spezies ist pathogen für Tiere und/oder den Menschen.

Viele Streptokokkenarten bilden Hämolysine, die für die charakteristischen **Hämolyseformen** auf Blutagar verantwortlich sind (**Abb. 11.5**). Sie sind ein wichtiges Kriterium zur Differenzierung der Streptokokken.

Es wird unterschieden zwischen:

- alpha-Hämolyse = grünlich gefärbte Hämolysezone mit Abbau des Hämoglobins zu Methämoglobin
- beta-Hämolyse = transparente Hämolysezone mit vollständigem Hämoglobinabbau
- anhämolysierend = keine Hämolysezone

Eine weitere wichtige Einteilung der Streptokokken erfolgt serologisch in die Serogruppen nach Lancefield (A, B, C etc.).

Zu den Streptokokokken zählen sehr viele pathogene wie apathogene Arten. Sie sind als Verursacher lokaler und systemischer eitriger Prozesse wichtige Infektionserreger bei Tier und Mensch (**Tab. 11.3**). Sie besiedeln außerdem Haut- und Schleimhautoberflächen.

11.2.2 Anzüchtung und Differenzierung

Streptokokken stellen höhere Ansprüche an Nährmedien als Staphylokokken. Blutagar ist daher ein gut geeigneter Nährboden. Flüssigmedien dienen der Anreicherung und dem Nachweis der Kettenbildung. Selektivmedien werden Natriumazid, Natriumsulfit, Kristallviolett und Kanamycin zugesetzt. Für die Differenzierung der Streptokokken hat der Nachweis der Zellwandpolysaccharide (sogenannte C-Substanz) zentrale Bedeutung. Auf der Basis dieses Nachweises erfolgt die Einteilung in die **Serogruppen** nach **Lancefield** (Rebecca Lancefield, 1895–1981; **Tab. 11.3**). Die Gruppenantigene werden mittels Präzipitationsreaktionen, Latexagglutination oder Co-Agglutination nachgewiesen. Wichtig ist, dass Zellwand- und nicht Kapselmaterialien untersucht werden, um Fehldiagnosen zu vermeiden. Einige Streptokokken lassen sich allerdings nicht einer bestimmten Lancefield-Gruppe zuordnen (z. B. *S. pneumoniae* oder *S. uberis*). Für die Differenzierung werden außerdem die verschiedenen Hämolyseformen (**Abb. 11.5**) sowie Stoffwechselleistungen herangezogen. Letztere dienen vor allem der Speziesdiagnose. Kommerzielle Testsysteme stehen zur Verfügung.

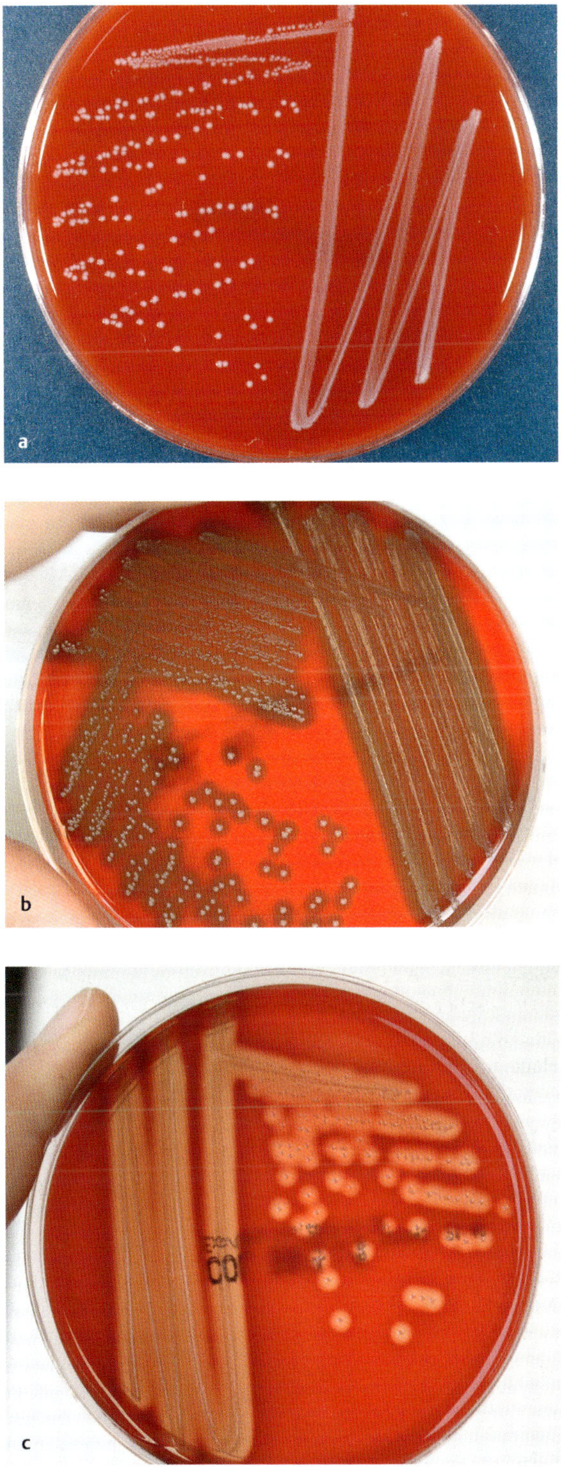

Abb. 11.5 **a** Anhämolysierende, **b** α-hämolysierende und **c** β-hämolysierende Streptokokken auf Blut-Agar.

11.2.3 Virulenzmerkmale

Die Virulenz der Streptokokken wird von sehr vielen Faktoren bestimmt, die direkt oder indirekt beteiligt sind an

- Adhärenz und Invasion,
- Phagozytoseschutz (Umgehung oder Neutralisation),
- Zytopathogenität,
- Induktion der Freisetzung proinflammatorischer Zytokine.

Viele Streptokokken bilden eine Polysaccharidkapsel, die teilweise auch Hyaluronsäure enthält (z. B. bei *S. equi* subsp. *equi*) und in erster Linie vor der Phagozytose schützt. Das in der Zellwand einiger Streptokokken lokalisierte **M-Protein** ist ein weiterer wichtiger Phagozytoseschutzfaktor. Vor allem bei *S. pyogenes* spielt das M-Protein eine entscheidende Rolle, wo es in sehr vielen serologisch unterscheidbaren Varianten vorkommt und damit auch zur epidemiologischen Charakterisierung dient. *S. equi* subsp. *equi* bildet ein M-like Protein, das allerdings kaum Variationen zeigt. Streptokokken exprimieren darüber hinaus eine Vielzahl weiterer virulenzassoziierter Proteine, die an der Oberfläche lokalisiert sind oder sezerniert werden (**Tab. 11.4**). Zu den wichtigsten gehören die sogenannten **MSCRAMMs**, die verschiedene Matrixproteine wie Fibronektin, Fibrinogen oder Kollagen binden können und dadurch Adhärenz und z. T. auch Invasion vermitteln. Auch Lipoteichonsäure der Zellwand und Pili spielen eine Rolle bei der Adhärenz der Streptokokken an Wirtszellen. Zu den zahlreichen extrazellulären Virulenzfaktoren zählen verschiedene zytolytisch wirksame **Hämolysine**, wie Streptolysin O und Suilysin, sowie die Enzyme Hyaluronidase und Streptokinase.

11.2.4 Epidemiologie

Streptokokken besiedeln vorrangig Haut und Schleimhäute von Menschen und Tieren. Es gibt deutliche Unterschiede sowohl hinsichtlich ihrer pathogenen Bedeutung als auch der Anpassung an Wirte und Organsysteme. Anpassungen an bestimmte Wirte kommen etwa bei *S. equi*, *S. suis* und *S. canis* bereits im Artnamen zum Ausdruck. *S. pyogenes* ist an den Menschen adaptiert, *S. pneumoniae* und *S. agalactiae* kommen sowohl bei Menschen als auch Rindern und Pferden vor. Andere Vertreter, wie etwa *S. equi* subsp. *zooepidemicus*, treten bei vielen Tierarten als Krankheitserreger auf. Einige Streptokokkenarten sind auch apathogene Vertreter der Mikrobiota, z. B. *S. equinus* im Darm von Pferden und *S. bovis* im Verdauungskanal von Wiederkäuern und Schweinen.

Das Habitat der Oralstreptokokken ist die Mundhöhle des Menschen. Das Vorkommen von *S. pneumoniae* im Nasopharynx von Mensch und Rind sowie das bevorzugte Auftreten von *S. agalactiae* im Rindereuter sind weitere Beispiele für die Affinität zu bestimmten Organsystemen.

Die Manifestation von Streptokokkeninfektionen wird in den meisten Fällen von begünstigenden Faktoren gefördert. An den Menschen und bestimmte Tierarten angepasste Vertreter haben eine relativ geringe Tenazität, *S. agalactiae* kann zwar relativ lange in der Einstreu und auf der Euterhaut überleben, vermehrt sich aber außerhalb des Tierkörpers nicht.

11.2.5 Streptokokkenmastitis des Rindes

Ätiologie und Epidemiologie Unter den Streptokokkenmastitiden des Rindes ist der durch ***S. agalactiae*** verursachte **gelbe Galt** von Mastitiden durch andere Strepto-

Tab. 11.3 Medizinisch wichtige Streptokokken bei Tier und Mensch.

Spezies	Lancefield-Gruppe	Hauptwirte	typische Krankheiten
S. pyogenes	A	Mensch	Scharlach, Pharyngitis, rheumatisches Fieber
S. agalactiae	B	Rind, Mensch	Mastitis (Rind), neonatale Septikämie, Pneumonie und Meningitis (Mensch)
S. pneumoniae	–	Mensch, Rind, Pferd	Pneumonie, Meningitis, Septikämie
S. equi subsp. *equi*	C	Pferd	Druse (strangles)
S. equi subsp. *zooepidemicus*	C	alle Haustiere, bes. Pferd	Fohlenspätlähme, eitrig-entzündliche Prozesse
S. dysgalactiae subsp. *dysgalactiae*	C	Rind	Mastitis
S. dysgalactiae subsp. *equisimilis*	C, G, L	Schwein, Mensch	Abszesse, Mastitis, Arthritis, Endometritis, allg. eitrige Entzündungen
S. uberis	(E)	Rind	Mastitis
S. canis	G	Hund	Pyodermie, Septikämie beim Welpen, Genitalinfektionen
S. suis	D	Schwein	Meningitis, Arthritis, Septikämie, Pneumonie beim Ferkel
S. porcinus	E, P, U, V	Schwein	Lymphadenitis beim Ferkel (porcine strangles)
S. iniae, *S. difficilis*	(B: *S. difficilis*)	Fisch	Meningoenzephalitis
S. gallolyticus	(D)	Taube	Septikämien, Endokarditis (Mensch)
S. viridans, *S. salivarius*, *S. sanguis*, *S. mitis*, *S. mutans* u. a.	–	Mensch und Tier	Saprophyten, Endocarditis lenta (Mensch)

kokken zu unterscheiden. Die aktuelle Bedeutung ist deutlich geringer als die der Staphylokokkenmastitiden.

S. agalactiae gehört zur Gruppe B und ist die wichtigste Streptokokkenart im Mastitisgeschehen. Sie kann aufgrund von Polysaccharid(I–V)- und Proteinantigenen (c, R, X) in mehrere Serovare unterteilt werden. Ein besonderes Merkmal ist die Fähigkeit zur Bildung des CAMP-Faktors (nach den drei Entdeckern **C**hristie, **A**tkins und **M**unch-**P**etersen). Dabei handelt es sich um ein extrazelluläres Protein, das synergistisch mit dem beta-Toxin von *S. aureus* eine vollständige Hämolyse auf Rinder- oder Schafblutagar hervorruft (**Abb. 11.6**). Beide Faktoren allein bewirken nur eine unvollständige Hämolyse. In flüssigen Nährmedien und im Eutersekret bildet *S. agalactiae* lange Ketten.

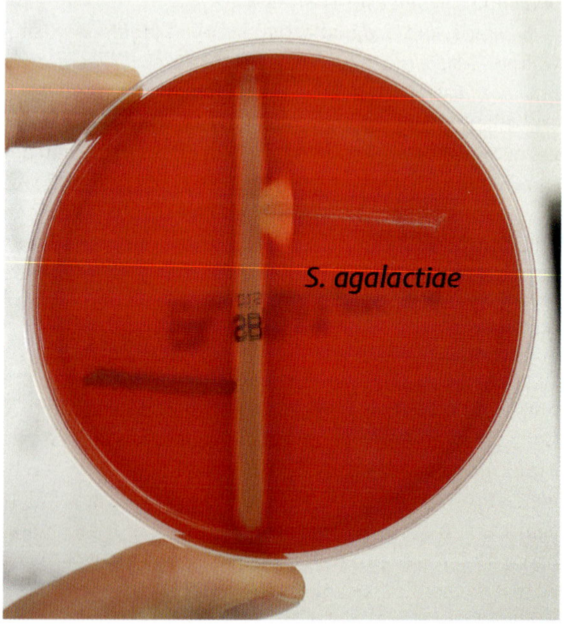

Abb. 11.6 CAMP-Phänomen von *Streptococcus agalactiae* (mit β-Toxin-bildendem *S.-aureus*-Stamm) auf Blut-Agar.

Klinik und Pathologie Im Rindereuter, an das dieser Erreger eine hohe Anpassung erreicht hat, breitet sich die Infektion galaktogen-aszendierend aus. *S. agalactiae* tritt gelegentlich bei anderen eitrigen Infektionen des Rindes und Aborten auf. Die Übertragung erfolgt überwiegend beim Melken sowie auch bei gegenseitigem Besaugen von Rind zu Rind. Die Infektion mit *S. agalactiae* kann zu subklinischen oder klinischen Mastitiden führen. In den meisten Fällen verläuft die Erkrankung als **chronische katarrhalische Galaktophoritis und Mastitis** mit proliferativen Entzündungsprozessen. Sie kann von akuten Schüben mit vorübergehendem Temperaturanstieg und gestörtem Allgemeinbefinden unterbrochen werden. Akute Galtmastitiden sind durch exsudativ-eitrige Entzündungsprozesse gekennzeichnet. Bereits bei subklinischen Mastitiden geht die Milchleistung zurück (daher der Speziesname *agalactiae*). Unbehandelte Galtfälle können zur Atrophie des betroffenen Euterviertels führen. Der Erreger persistiert

Tab. 11.4 Virulenzassoziierte Faktoren und deren (vermutliche) biologische Bedeutung.

Faktor	(vermutliche) biologische Bedeutung
Kapsel	Schutz vor Phagozytose
M-Protein, M-like-Proteine	Bindung von Fibrinogen oder C 4BP (in Abhängigkeit von dem M-Typ) zur Verhinderung der komplementvermittelten Phagozytose, Evasion durch molekulare Mimikry
Pili	vergleichbar den Pili-Adhäsinen gramnegativer Bakterien
MSCRAMMs	binden Matrixproteine, wie z. B. Fibronektin, und vermitteln dadurch Adhärenz und z. T. auch Invasion, molekulare Mimikry
Streptokinase	lysiert Fibringerinnsel und fördert als Spreading-Faktor die Ausbreitung der Bakterien
Hyaluronidase	spaltet Hyaluronsäure des Bindegewebes und fördert als Spreading-Faktor die Ausbreitung
DNAsen	depolymerisieren freie DNA und fördern als Spreading-Faktoren die Ausbreitung
C 5a-Peptidase	Spaltung von C 5a und damit Hemmung der komplementvermittelten Rekrutierung von Phagozyten
Ig-Endopeptidasen	spalten Immunglobuline und neutralisieren damit deren Funktionen (z. B. Ide, $Ide_{S.suis}$)
erythrogene/pyrogene Toxine	vor allem von *S. pyogenes* (Scharlachtoxine) und *S. equi* subsp. *equi* gebildet, teilweise immunmodulierende Mitogene/Superantigene und beteiligt am septischen Schock-Syndrom
Hämolysine (z. B. Streptolysin O, Streptolysin S, Suilysin)	membranschädigende Toxine, verursachen verschiedene Hämolyseformen auf Blutagar, Bildung mehrerer Toxine durch einen Stamm möglich, wichtig für Eisenstoffwechsel, Invasion und Immunmodulation
CAMP-Faktor	Ceramid-bindendes Protein von *S. agalactiae*, synergistische Wirkung mit β-Toxin von *S. aureus*, zytotoxisch im Euter, Bindung an Fc-Fragmente von IgM und IgG

auch während der Trockenstehperiode im Euter und verursacht sowohl bei Färsen als auch Kühen nach dem Abkalben klinisch manifeste Mastitiden.

S. uberis und ***S. dysgalactiae* subsp. *dysgalactiae*** sind weitere Mastitiserreger beim Rind. Durch *S. uberis* verursachte Mastitiden haben in den letzten Jahren erheblich an Bedeutung zugenommen. Beide Arten kommen häufiger als *S. agalactiae* auch außerhalb des Euters sowie in der Umwelt vor. Kontagiosität und Virulenz sind geringer, wodurch der faktorenabhängige Charakter dieser Mastitiden unterstrichen wird. *S. uberis* kann relativ lange in Zellen des Euters überleben und ist in der Lage, sowohl akute Mastitiden mit Allgemeinstörungen als auch chronische Infektionen mit hohen Milchzellgehalten auszulösen.

Diagnose, Therapie und Prophylaxe Für die sichere Diagnose ist der bakteriologische Erregernachweis erforderlich. Dazu kann die Anreicherung aus Milchproben in flüssigen Anreicherungsmedien, z. B. Streptosel-Bouillon, durchgeführt werden. In der Regel erfolgt die Isolierung auf Blutagar oder anderen festen Medien, z. B. Edwards-Medium bzw. TKT(Thalliumsulfat-Kristallviolett-Toxin)-Agar. Das Hämolyseverhalten der Galtstreptokokken ist unterschiedlich, im Prinzip treten alle drei Varianten auf. Lange Ketten in Flüssigmedien sind ein weiteres Merkmal von *S. agalactiae*. Ein wichtiges Kriterium für diese Spezies ist der positive Ausfall des CAMP-Tests.

Zuordnung zur Lancefieldgruppe B und fehlende Äskulinspaltung sowie positive Natriumhippurathydrolyse sind weitere Differenzierungskriterien für den Erreger. *S. dysgalactiae* subsp. *dysgalactiae* lässt sich aufgrund der Zugehörigkeit zur Serogruppe C und der α-Hämolyse abgrenzen. *S. uberis* bildet ebenfalls einen CAMP-ähnlichen Faktor, lässt sich aber biochemisch und serologisch (keine Gruppenzugehörigkeit) differenzieren.

Für die Therapie eignen sich β-Lactamantibiotika, da *S. agalactiae* eine sehr geringe Tendenz zur Ausprägung einer Resistenz zeigt (im Gegensatz zu *S. aureus*). Infolge der Anpassung von *S. agalactiae* an das Rindereuter und seiner Ausbreitung im infizierten Bestand ist der gelbe Galt nur durch den Aufbau erregerfreier Kuhbestände zu tilgen. Impfversuche sind bisher ohne nennenswerte Effekte geblieben. Weiterhin für die Prophylaxe wichtig ist, wie bei der Staphylokokkenmastitis, die Melkhygiene.

S. agalactiae ist auch **humanpathogen** und verursacht besonders neonatale Septikämien und Meningitiden. Die beim Menschen auftretenden Stämme unterscheiden sich aber deutlich von den bovinen Stämmen. Es handelt sich im engeren Sinne nicht um einen Zoonoseerreger, da für eine Übertragung vom Rind auf den Menschen unter natürlichen Bedingungen keine Hinweise vorliegen.

11.2.6 Pneumokokken-Infektionen

S. pneumoniae (Pneumokokkus) besitzt kein Gruppenantigen nach Lancefield und verursacht eine alpha-Hämolyse. Typisch ist die Bildung paarweise angeordneter, lanzettförmiger Kokken (Diplokokken). Die polysaccharidhaltige Kapsel enthält Antigene, die die Unterscheidung von mehr als 80 Serotypen erlauben. Zur Darstellung der Kapsel ist die Methylenblaufärbung geeignet, die serologische Analyse erfolgt mittels Kapselquellungsreaktion nach Neufeld.

Primärer Träger der Pneumokokken ist der **Mensch**, durch den **Pferde** oder **Rinder** infiziert werden können. Häufiger als beim Rind wird *S. pneumoniae* heutzutage bei eitrigen Infektionen der Atemwege des Pferds isoliert. Equine Isolate sind untereinander genetisch fast identisch. Sie bilden offenbar einen besonderen Klon des Serotyps 3, der sich eindeutig von humanen Serotyp-3-Stämmen unterscheidet und durch Deletionen in den für Autolysin bzw. Pneumolysin kodierenden Genen gekennzeichnet ist.

Die Abgrenzung zu anderen alpha-hämolysierenden Streptokokken erfolgt besonders durch die Gallelöslichkeit und Optochinempfindlichkeit von *S. pneumoniae* (Ausnahmen möglich), früher wurde auch die hohe Mäusevirulenz diagnostisch verwertet.

11.2.7 Druse des Pferdes

Synonyme: strangles

Ätiologie und Epidemiologie Die **Druse** ist eine fieberhafte Infektionskrankheit, die durch Entzündung der Schleimhäute des oberen Respirationstrakts und die Vereiterung der regionären Lymphknoten mit Neigung zur Abszedierung gekennzeichnet ist. Sie wird verursacht durch ***S. equi* subsp. *equi***.

S. equi subsp. *equi* ist ein an Equiden adaptierter und antigenetisch einheitlicher Erreger. Er zeichnet sich phänotypisch u. a. durch die Bildung sehr langer Ketten, geringe biochemische Aktivität und schleimiges Wachstum infolge einer hyaluronsäurehaltigen Kapsel aus.

Im Gegensatz zur Subspezies *zooepidemicus* kommt der Erreger **fast ausschließlich bei Equiden** vor und zeigt eine relativ geringe genetische und antigene Variabilität. Vermutlich hat sich *S. equi* subsp. *equi* im Verlauf der evolutionären Anpassung an das Pferd als Klon von *S. equi* subsp. *zooepidemicus* entwickelt. Die Subspezies *equi* zeichnet sich im Vergleich mit der Subspezies *zooepidemicus* durch die Bildung pyrogener Toxine, einer Hyaluronidase, der Phospholipase A2, einer Muramidase und des Equibactins aus. Ferner gibt es Sequenzunterschiede in den M-Protein-Genen.

S. equi wird vor allem durch erkrankte oder rekonvaleszente Ausscheidertiere in eine empfängliche Population eingeschleppt. Aufgrund seiner **hohen Kontagiosität** kann sich der Erreger dann durch direkte, aber auch indirekte Übertragung relativ schnell ausbreiten. Die Inkubationszeit dauert 4–14 Tage, je nach infektiöser Dosis, Virulenz des betreffenden Stammes und Wirtsempfänglichkeit. Die Ausscheidung dauert bis zu 6 Wochen nach der akuten Phase. Die meisten Tiere (etwa 75 %) bilden danach eine stabile Immunität aus. Etwa 25 % der Tiere sind innerhalb weniger Monate wieder empfänglich für eine Reinfektion. Einige Tiere scheiden den Erreger noch über viele Monate intermittierend aus und ermöglichen so die Persistenz von *S. equi* in einer Population trotz seiner relativ geringen Tenazität in der Umwelt.

Klinik und Pathologie Vorwiegend erkranken Pferde bis zum Alter von 5 Jahren. Virusinfektionen des Respirationstrakts begünstigen die Manifestation der Druse, die aber auch primär auftreten kann. Symptome sind Mattigkeit, Fieber, seröse, eitrige Rhinitis, Pharyngitis und Schwellung der mandibulären Lymphknoten. Ohne antibiotische Behandlung kommt es schnell zur Abszedierung der Kehlgangslymphknoten. Auch die retropharyngealen Lymphknoten können vereitern, diese Veränderungen sind aber weniger auffällig. Aus den primär lokalen Entzündungserscheinungen können sich Bakteriämien mit Erregerstreuungen entwickeln, z. B. wenn die Pferde nicht sofort ruhiggestellt werden. Die Folge sind metastatische Vereiterungen in anderen Lymphknoten, besonders häufig denen der kranialen Gekrösewurzel. Neben Fieberschüben treten auch Kolikerscheinungen auf. Weitere Komplikationen in Form eitriger Veränderungen sind in vielen Körperregionen und Organen möglich. Aborte treten als Folge der Infektion mit *S. equi* ebenfalls auf. Als sogenannte **kalte Druse** werden Kehlgangsabszesse ohne Fieber und mit nur geringem Nasenausfluss bezeichnet. Druse gehört zu den Infektionskrankheiten, in deren Folge sich die Blutfleckenkrankheit (Petechialfieber, Morbus maculosus) ausbilden kann.

Pathogenese Die Infektion erfolgt vorwiegend durch Eintritt des Erregers über den oberen Atemtrakt. Nach seiner Anheftung an Epithelzellen folgt innerhalb weniger Stunden die Translokation in regionäre Lymphknoten. Durch die Aktivierung des Komplementsystems kommt es dann zur chemotaktischen Rekrutierung neutrophiler Granulozyten. Virulente Stämme sind durch ihre Kapsel und weitere Faktoren in der Lage, sich vor der Phagozytose zu schützen. Dies führt zur Akkumulation extrazellulärer Streptokokken und absterbender Granulozyten.

Pathophysiologisch zeigen sich diese Vorgänge als unterschiedlich stark ausgeprägte Entzündungen der Schleimhäute und betroffenen Lymphknoten. Der weitere Verlauf ist abhängig von der Lyse der gebildeten Abszesse und Metastasenbildung. Hier spielen vermutlich verschiedene Toxine und Enzyme des Erregers eine wichtige Rolle. Zu den **Virulenzfaktoren** gehören außerdem vor allem das M-like-Protein (Phagozytoseschutz), pyrogene Toxine (Mitogene, nicht spezifische Stimulation von T-Zellen, Freisetzung proinflammatorischer Zytokine) und Matrixprotein-bindende Proteine (MSCRAMMs, Adhärenz, molekulare Mimikry).

Diagnose Der für die Bekämpfung der Druse essenzielle diagnostische Nachweis von *S. equi* subsp. *equi* erfolgt meist durch mikroskopische Untersuchung von Eiterausstrichen (typisch ist die Bildung relativ langer Ketten) sowie durch kulturelle Isolierung aus Nasentupfern oder Eitermaterial und folgende kulturell-biochemische und serologische Differenzierung. Hämolysierende Streptokokkenkolonien werden mittels Latexagglutination in die Gruppe C eingestuft. Die Speziesdiagnose wird anhand der biochemischen Inaktivität (Laktose, Trehalose, sorbitnegativ) gestellt. Bakteriologisch sind andere Streptokokken, v. a. *S. equi* subsp. *zooepidemicus* abzugrenzen. Bei Aborten ist das dafür typische Keimspektrum in die Differenzialdiagnose einzubeziehen. Daneben können PCR-gestützte Verfahren eingesetzt werden. Die Identifizierung ist problemlos innerhalb von 3–4 Tagen möglich. Bei Trägertieren ist ein falsch negatives Ergebnis allerdings nicht selten.

Therapie und Prophylaxe Als erste Maßnahme ist erkrankten Pferden unbedingte Ruhe und Schonung zu verordnen, bis sie mehrere Tage fieberfrei sind. Über die Bedeutung chirurgischer und antibiotischer Behandlungen existieren teilweise unterschiedliche Auffassungen, da die Abszessreifung durch eine Chemotherapie verzögert oder kupiert werden kann. Unstrittig ist die Notwendigkeit von Antibiotikagaben aber nach der Abszessspaltung zur Verhinderung einer Bakteriämie, in frühen Stadien vor einer erkennbaren Abszedierung, bei der kalten Druse und dem Verdacht auf metastatische Eiterherde. Penicillin ist das Mittel der Wahl, die initiale Therapie kann auch i. v. erfolgen. Die Behandlung ist über die Entfieberung hinaus fortzusetzen.

Eine spezifische **Immunprophylaxe** ist immer noch relativ problematisch. Einerseits gibt es einige Impfstoffe, z. B. einen seit einigen Jahren in Nordamerika eingesetzten nicht bekapselten Lebendimpfstoff, Weiterentwicklungen dieser Vakzine zur spezifischen Induktion von Antikörpern gegen M-Protein, eine aroA-Deletionsvariante sowie einen in Europa seit 2007 zugelassenen Lebendimpfstoff. Es kommt aber nicht selten zu erheblichen Reaktionen an der Injektionsstelle. Teilweise werden auch Bestandsvakzinen eingesetzt. Es besteht daher noch erheblicher Forschungs- und Entwicklungsbedarf auf diesem Gebiet.

11.2.8 Infektionen mit S. equi subsp. zooepidemicus

S. equi subsp. *zooepidemicus* besitzt im Gegensatz zur Subspezies *equi* ein **breites Wirtsspektrum**, das alle Haustiere und den Menschen einschließt. Besonders häufig kommt er aber bei Pferden vor, dort ist er auch allgemein der am häufigsten isolierte bakterielle Erreger. Zur Abgrenzung von anderen hämolysierenden Streptokokken der Gruppe C dienen biochemische Kriterien wie die positive Sorbitreaktion.

Bei **Pferden** wird dieser Erreger häufig bei Fruchtbarkeitsstörungen von Stuten nachgewiesen. Da Nachweise aber auch aus dem Genitale gesunder Stuten und Hengste gelingen, sind alle Befunde unter Berücksichtigung von Entnahmeort (Vestibulum, Klitoris, Zervix, Uterus) und Zeitpunkt (Geburt, Deckakt) sowie evtl. klinischer Veränderungen zu beurteilen. Ferner ist der Keimgehalt zu bewerten.

Die wichtigsten Erkrankungen beim Pferd sind:

- respiratorische Infektionen, insbesondere Streptokokkenpharyngitis bei Fohlen und Jungpferden sowie eitrige Bronchopneumonien
- entzündliche Veränderungen der Genitalschleimhäute bis zu eitrigen Endometritiden
- Aborte
- Fohlenspätlähme (klassische Fohlenlähme)
- Nabelinfektionen
- Wundinfektionen

Die **Fohlenspätlähme** tritt in der Regel ab dem Ende der ersten bis zur sechsten Lebenswoche auf. Sie verläuft als metastasierende Pyämie mit Fieber, Saugunlust und ausgeprägter Lahmheit. Differenzialdiagnostisch ist die **Frühlähme** durch ***Actinobacillus equuli*** zu unterscheiden.

Manifestationen bei **anderen Tierarten** sind Nabel- und Wundinfektionen, Abszesse, Mastitiden, Metritiden, Arthritiden sowie auch Septikämien.

Penicillin ist bei diesen Infektionen das Mittel der ersten Wahl, Cefquinom ist ebenfalls zugelassen. Zur Vorbeuge der Fohlenlähme sind Muttertierschutzimpfungen, gegebenenfalls mit bestandsspezifischen **Vakzinen** sinnvoll, die i. v. Verabreichung von Stutenplasma mit hohem IgG-Gehalt an das Fohlen hat sich ebenfalls bewährt.

11.2.9 S.-suis-Infektion des Schweines

Ätiologie und Epidemiologie *S. suis* hat sich in den letzten 20 Jahren weltweit zu einem der wichtigsten bakteriellen Krankheitserreger beim Schwein entwickelt. Auf Schafblutagar wächst der Erreger mit einer α-Hämolyse (**Abb. 11.5**), auf Pferdeblutagar zeigt sich eine vollständige Hämolyse. Viele Stämme bilden eine Polysaccharidkapsel. Zurzeit werden 33 Kapselserotypen (Serovare) unterschieden. Weltweit am häufigsten tritt Serotyp 2 auf; es gibt allerdings geografische Unterschiede. In Europa, vor allem in Deutschland, den Niederlanden und in Belgien, werden in den letzten Jahren vermehrt Stämme des Serotyps 9 isoliert. *S. suis* kann als Zoonoseerreger den Menschen infizieren.

S. suis kommt sehr oft auch bei klinisch gesunden Schweinen vor, vor allem auf den Tonsillen. Die Trägerrate kann bis zu 100 % betragen, die Besiedelung erfolgt bereits kurz nach der Geburt. Die Einschleppung des Erregers ist in der Regel auf solche Trägertiere zurückzuführen. Andere Tierarten und auch der Mensch können an der Verbreitung des Erregers beteiligt sein, sind aber von untergeordneter Bedeutung. Von Tier zu Tier erfolgt die Infektion oronasal und vermutlich über Hautwunden. Saugferkel stecken sich bereits im perinatalen Zeitraum an den Muttertieren an.

Klinik und Pathologie Infektionen mit *S. suis* manifestieren sich besonders in der 4.–10. Lebenswoche. Es treten perakute, akute und chronische Verlaufsformen auf. Typisch ist eine septikämische Phase, der, je nach Verlaufsform, eitrige Meningitis, Arthritis oder Serositis folgen können. Weitere Manifestationen wie Endokarditis sind möglich, treten aber seltener auf. Als klinische Symptome treten zuerst Fieber, Inappetenz und Apathie auf. Es folgen, abhängig vom betroffenen Organsystem, zentralnervöse Symptome (motorische Ausfallserscheinungen, Ruderbewegungen, Opisthotonus, Krämpfe), Arthritis-Symptomatik (Lahmheiten, Gelenkschwellungen) oder respiratorische Symptome (Husten, Schniefen u. a.). Letzere sind allerdings in Deutschland und Europa relativ selten, sondern eher typisch für Infektionen in Nordamerika. Nach einer *S.-suis*-Meningitis tritt häufig eine Otitis interna auf.

Mit der **Virulenz** werden vor allem die Polysaccharidkapsel, das Suilysin sowie verschiedene zellwandassoziierte Proteine in Verbindung gebracht (z. B. OFS-Protein, Surface Antigen One [SAO] und Enolase). Bei Stämmen des Serotyps 2 sind die Proteine MRP und EF gut geeignete Virulenzmarker. Der Nachweis einiger dieser Faktoren dient, neben der Kapselserotypisierung, der weiteren Differenzierung virulenter Stämme, vor allem des Serotyps 2. Für die **Pathogenese** sind vor allem die Invasion durch das respiratorische Epithel, das Überleben im Blutkreislauf (Umgehung der Phagozytose) und die Überschreitung der Blut-Hirn-Schranke von Bedeutung. Für Letzteres spielen sowohl Endothelzellen der Hirnhautgefäße als auch Epithelzellen des Plexus chorioideus eine besondere Rolle.

Diagnose Neben der klinischen Untersuchung liefert der Nachweis einer eitrigen Meningitis oder Arthritis bei der Sektion wichtige Hinweise auf eine Infektion mit *S. suis*. Beweisend ist nur der Erregernachweis im Organmaterial (Gehirn), im Liquor cerebrospinalis oder in Gelenkflüssigkeit. Auf Blutagar wird alpha- oder beta-Hämolyse (auf Pferdeblutagar) ausgebildet. Die Speziesdiagnose kann biochemisch erfolgen (z. B. Amylase- und Voges-Prosgauer-Test). Alternativ wird inzwischen auch ein PCR-gestützter Nachweis mit weiterer Differenzierung von Genotypen durchgeführt. Da *S. suis* auch als Besiedler bei gesunden Tieren auftritt, ist die weitere Typisierung von großer Bedeutung für die ätiologische Beurteilung, vor allem bei Isolaten, die nicht von normalerweise sterilen Lokalisationen sind.

Für die Differenzialdiagnose kommen, je nach Erkrankungsform, neben anderen bakteriellen Septikämie- oder Arthritiserregern (z. B. *Actinobacillus pleuropneumoniae* oder *Haemophilus parasuis*) auch Aujeszky-Krankheit, Kochsalzvergiftung und Ödemkrankheit in Betracht.

Therapie und Prophylaxe **Penicilline** gelten als Mittel der ersten Wahl. Es wurden aber auch resistente Stämme nachgewiesen, daher ist ein Resistenztest zu empfehlen. Als Alternativen sind Ampicillin, Amoxicillin, Oxacillin und Ceftiofur möglich.

Der Entwicklungsstand der **Immunprophylaxe** ist noch unbefriedigend. Bisher sind nur inaktivierte Ganzzellimpfstoffe (Bakterine), auch als Bestandsvakzinen, im größeren Umfang erprobt worden.

11.2.10 Weitere Streptokokkeninfektionen des Schweines

Neben *S. suis* kommen eine Reihe weiterer Streptokokkenarten als Krankheitserreger des Schweines vor. *S. porcinus* (β-hämolysierende Streptokokken mit den Gruppenantigenen E, U, V und P) verursachen beim Ferkel eitrig-abszedierende Lymphadenitiden im Kopf-Hals-Bereich sowie multiple Abszesse. In Nordamerika wird die Erkrankung auch porcine strangles genannt. Wie *S. suis* besiedelt auch *S. porcinus* vor allem die Tonsillen. Weiterhin kommt beim Schwein die eher an den Menschen angepasste *S.-dysgalactiae*-Subspezies *equisimilis* vor. Der fakultativ pathogene Erreger ist auch beim gesunden Tier nachweisbar, kann aber ebenso Polyarthritis bei Saugferkeln sowie Septikämien, Endokarditiden und eitrige Entzündungen hervorrufen. Porcine Stämme gehören zu den Lancefield-Gruppen C und L, humane Stämme zu den Gruppen C und G.

11.2.11 Streptokokkeninfektionen bei Hund und Katze

Bei eitrigen Infektionen von **Hunden** wie Mastitiden, Pyodermien, Wundinfektionen, bei Otitis externa, Infektionen des Urogenitaltraktes und Septikämien der Welpen tritt die zu den pyogenen Streptokokken zählende Art ***S. canis*** in Erscheinung. Es handelt sich um β-hämolysierende Streptokokken der Serogruppe G, die eng verwandt mit *S. pyogenes* und *S. dysgalactiae* sind. Der Erreger besiedelt vor allem die Darmschleimhaut im Bereich des Anus, ist aber auch von anderen Lokalisationen zu isolieren, wie Genitaltrakt, Tonsillen oder Nase. Infektionen sind meist sporadisch und opportunistischer Natur. Es wurde auch von Ausbrüchen mit Aborten, neonatalen Septikämien, Polyarthrtis und Sterilität berichtet, die vermutlich auf hochvirulente Stämme zurückzuführen sind.

Bei **Katzen** gehört *S. canis* zu den am häufigsten isolierten Erregern von Abszessen der Haut und Lymphknoten, von Mastitis, Konjunktivitis, Metritis und Septikämie bei Welpen.

11.2.12 Streptokokkeninfektionen der Tauben

In den Jahren seit etwa 1990 wurden wesentliche Erkenntnisse über Erkrankungen von Tauben durch ***S.-gallolyticus***-Infektionen gewonnen. Bis dahin waren diese Stämme als *S. bovis* diagnostiziert worden. Es werden 3 Unterarten differenziert, zu *S. gallolyticus* subsp. *gallolyticus* gehört die frühere Biovar I von *S. bovis*, wohingegen die ehemalige Biovar II.2 zu ssp. *pasteurianus* gezählt wird.

S. gallolyticus ruft bei Tauben **Septikämien** hervor, die in allen Altersgruppen zu plötzlichen Todesfällen führen. Als klinische Symptome treten bei längerem Krankheitsverlauf Flugunfähigkeit, Lahmheit, Polyurie, Abmagerung und schleimig-grüne Durchfälle auf. Pathologisch fallen gut umschriebene Nekroseherde in der Muskulatur und Arthritiden auf.

11.2.13 Streptokokkeninfektionen der Fische

Bei Fischen sind Infektionen mit ***S. iniae*** (Synonym *S. shiloi*) und *S. difficilis* zu beachten. *S. iniae* wurde zuerst in Japan, dann den USA diagnostiziert und breitet sich nun in Europa unter Forellen aus. ***S. difficilis*** ist eng mit *S. agalactiae* verwandt und gehört ebenfalls zur Gruppe B. Nachweise sind bei Fischen mit Meningoenzephalitis erfolgt.

11.2.14 Streptokokkeninfektionen des Menschen

Der häufigste Erreger beim Menschen ist ***S. pyogenes***; er ist nur humanpathogen und verursacht Scharlach, Haut- und Wundinfektionen, akutes rheumatisches Fieber, Sepsis und Glomerulonephritis.

Humanmedizinisch bedeutend sind vor allem Infektionen mit ***S. pneumoniae*** (Pneumokokken). Weltweit sterben jedes Jahr etwa 1 Mio. Menschen an Pneumokokkeninfektionen. Der Erreger verursacht Otitiden, Meningitiden, Pneumonien und Septikämien vor allem bei Kindern und Jugendlichen. Meist handelt es sich um endogene Infektionen, die ihren Ausgang in der Nasopharynx haben, da Pneumokokken dort als Besiedler auch bei gesunden Personen ihren Hauptlebensraum haben. Infektionen durch Tiere sind sehr unwahrscheinlich, häufiger erfolgt vermutlich eine Übertragung vom Menschen auf das Tier.

S. suis tritt beim Menschen vor allem als Erreger von Meningitiden und Septikämien, aber auch Endokarditiden in Erscheinung. In der Regel handelt es sich um Einzelfälle. Betroffen sind in erster Linie Personen, die intensiven Kontakt mit Schweinen oder Schweinefleisch haben (Landwirte, Schlachthofarbeiter, Metzger, Tierärzte). Auch bei Wildschweinen wurde der Erreger nachgewiesen, sodass von einem Infektionsrisiko für Jäger ausgegangen werden muss. In Asien wurde 1998 und 2005 (jeweils in China) von zwei Ausbrüchen berichtet, für die offenbar ein hochvirulenter Stamm verantwortlich war. Der letzte Ausbruch verursachte 200 Erkrankungen und 38 Todesfälle, teilweise mit dem septic shock like syndrome, das bis dato nur im Zusammenhang mit Staphylokokken und *S.-pyogenes*-Infektionen bekannt war. Durch diese Ausbrüche ist das zoonotische Potenzial von *S. suis* wieder mehr in den Blickpunkt des wissenschaftlichen Interesses gerückt.

Infektionen mit ***S. agalactiae*** dürften nur selten auf Rinder zurückgehen, da sich humane und bovine Stämme deutlich unterscheiden. Der Erreger besiedelt beim Menschen vor allem die Urogenital- und Intestinalschleimhaut. Die Übertragung erfolgt während der Geburt (bei Schwangeren sind bis zu 40 % symptomlose Trägerinnen), verursacht werden vor allem Sepsis und Meningitis bei Neugeborenen (early-onset disease).

S. dysgalactiae* subsp. *equisimilis führt beim Menschen zu Infektionen des Rachenraums und von Wunden. Da dieser Erreger beim Schwein häufig vorkommt, sind gelegentliche Übertragungen nicht auszuschließen. Infektionen mit ***S. equi* subsp. *zooepidemicus*** und ***S. canis*** werden in der Humanmedizin wesentlich seltener diagnostiziert.

Es gibt einige alpha-hämolysierende (Viridans-Streptokokken) und anhämolysierende Streptokokken, die als sogenannte **Oralstreptokokken** die Mundhöhle besiedeln, aber auch an der Entstehung von Karies beteiligt sind und Endocarditis lenta verursachen können. Hierzu zählen z. B. die Arten *S. sanguis* und *S. mutans*.

11.3 Gattung Enterococcus

Dieser Gruppe im Darm von Menschen und Tieren vorkommender Bakterien wurde innerhalb der Gattung *Streptococcus* lange eine gewisse Sonderstellung eingeräumt, bis sie als eigene Gattung abgetrennt wurde. Für die Abgrenzung von den Streptokokken sind Wachstums- und Toleranzkriterien wesentlich. Sie beinhalten das Wachstum in einem Bereich von 10 – 45 °C, bei einem pH-Wert von 9,6, in Anwesenheit von 6,5 % NaCl und 40 % Galle. Die meisten Enterokokken besitzen das Gruppenantigen D, einige sind beweglich. Ein Galle-Äskulin-Agar kann zur Isolierung und vorläufigen Abgrenzung von Streptokokken dienen (dunkle Verfärbung durch Äskulinspaltung). Der Nachweis der Pyrrolidonyl-Peptidase der Enterokokken ist eine Möglichkeit zu ihrer Differenzierung von Streptokokken.

Die Beteiligung von Enterokokken an Darminfektionen ist nur schwer zu beurteilen, da sie zur Normalflora gehören. Anders ist der Nachweis aus **extraintestinalen Veränderungen** zu beurteilen. Enterokokken werden als Erreger von Mastitiden, Pneumonien, Urogenitalinfektionen, Endokarditiden und Septikämien beschrieben. Vorwiegend handelt es sich dabei um **sporadische, faktorenbeeinflusste Erkrankungen**. Dabei lassen sich u. a. *E. faecalis*, *E. faecium* und *E. durans* isolieren. *E. faecalis* wird mit der amyloiden Arthropathie der Hühner in Verbindung gebracht. Zur Speziesdiagnose stehen kommerzielle Testsysteme zur Verfügung. Da die Wahrscheinlichkeit von **Antibiotikaresistenzen** höher ist als bei Streptokokken, sind Resistenzprüfungen besonders wichtig.

11.4 Gattung Peptostreptococcus

Die Gattung beinhaltet obligat anaerobe grampositive Kokken. Sie werden in erster Linie durch den niedrigen GC-Gehalt (27 – 45 mol%) von der ebenfalls obligat anaeroben Gattung *Peptococcus* (GC = 50 – 51 mol%) unterschieden. Kohlenhydrate werden nicht oder nur in geringem Umfang abgebaut. Es sind Parasiten der Schleimhäute und des Intestinaltrakts von Säugetieren und Menschen. Da sie zur Normalflora gehören, ist ihre pathogenetische Bedeutung nicht immer leicht zu bewerten. Sie treten bei **Mischinfektionen** in Erscheinung. Beim Rind sind sie u. a. am Syndrom der Anaerobiermastitis (mit *Trueperella pyogenes* und *Fusobacterium necrophorum*) und vermutlich auch an der Dermatitis digitalis beteiligt. Am häufigsten wird bei dieser Tierart *Peptostreptococcus indolicus* nachgewiesen. Peptostreptokokken können weiterhin bei **verschiedenen Eiterungsprozessen** von Rind, Schwein und Hund nachgewiesen werden. Insgesamt gesehen bedarf die tiermedizinische Bedeutung dieser Gattung einer weiteren Klärung. Kultureller Nachweis und Identifizierung sind relativ aufwendig. Die gaschromatografische Analyse flüchtiger Säuren kann zur Diagnosestellung herangezogen werden. Peptostreptokokken sind penicillinempfindlich, die Wirksamkeit der Therapie hängt bei Mischinfektionen natürlich auch von den anderen beteiligten Erregern ab.

11.5 Gattung Aerococcus

Aerokokken bilden in Flüssigmedien Tetraden, sie wachsen bei reduzierter Sauerstoffspannung besser als unter aeroben und anaeroben Bedingungen. Ihre Optimaltemperatur liegt bei 30 °C, Wachstum tritt auch noch bei 10 °C, nicht aber 45 °C ein. 10 % NaCl und 40 % Galle sowie ein pH-Wert von 9,6 werden toleriert. Diese Gattung beinhaltet die Arten *Aerococcus viridans*, *A. urinae* und *A. sanguinicola*. Erstere tritt bei Hummern als Krankheitserreger auf; Letztere wurden beim Menschen nachgewiesen.

11.6 Gattung Melisococcus

Melisococcus plutonius wurde als der eigentliche Erreger der europäischen oder **gutartigen Faulbrut** der Bienen identifiziert. Erreger der bösartigen Faulbrut (S. 273) ist dagegen *Paenibacillus larvae*. Die ei- bis lanzettförmigen Zellen sind in Ketten gelagert, gelegentlich treten auch kurze Stäbchen auf. Für die Anzüchtung sind gehaltvolle Medien mit dem Zusatz von Cystein oder Cystin sowie eine Anreicherung von CO_2 erforderlich. Es werden kleine Kolonien von bis zu 1 mm Durchmesser gebildet. Hauptprodukt des Stoffwechsels ist Milchsäure, nur selten werden andere Kohlenhydrate als Glukose oder Fruktose verwertet. *M. pluton* reagiert mit Antiserum gegen die Lancefield-Gruppe D.

12 Grampositive sporenbildende Stäbchenbakterien

Hans-Joachim Selbitz

In dieser Gruppe werden grampositive Bakterien zusammengefasst, die sich durch das gemeinsame Merkmal der Bildung von Endosporen (S. 106) auszeichnen. Diese Endosporen sind gegen Hitze, Austrocknung und chemische Einwirkungen resistent. Die durch die Ausbildung von Sporen bedingte hohe Überlebensfähigkeit der Erreger in der Umwelt schafft besondere epidemiologische Bedingungen. Sporen können im Lichtmikroskop dargestellt werden, ihre Form und Lagerung in den Zellen sind diagnostisch verwertbar. Für Menschen und/oder Tiere sind Vertreter der Gattungen *Bacillus*, *Clostridium* und *Paenibacillus* pathogen. Taxonomisch gehören sie im Stamm *Firmicutes* zu den Klassen *Bacilli* und *Clostridia*.

12.1 Gattung Bacillus

STECKBRIEF

- stäbchenförmige, gerade Bakterien von 0,5–2,5 × 1,2–10,0 µm, oft in Paaren oder Fäden, mit abgerundeten oder rechtwinkligen Enden
- Wachstum aerob oder fakultativ anaerob
- annähernd 300 Spezies
- Übersicht zu *Bacillus*-Spezies **Tab. 12.1**

Tab. 12.1 Bedeutung wichtiger *Bacillus*-Spezies.

Spezies	Bedeutung
B. anthracis	Milzbranderreger
B. cereus	„Pseudomilzbrandbazillus", Mastitiden bei Kühen, Lebensmittelvergiftungen beim Menschen, Nutzung als probiotischer Futtermittelzusatzstoff (var. toyoi)
B. subtilis	Lebensmittelvergiftungen, Bekämpfung von Bodenpilzen in Gewächshäusern, Nutzung als Probiotikum
B. licheniformis	bildet Antibiotikum Bacitracin, Nutzung als Probiotikum
B. thuringiensis	insektenpathogen, Einsatz zur biologischen Schädlingsbekämpfung im Pflanzenschutz und zur Vernichtung von Mückenlarven, Gene in Bt-Mais kloniert (Resistenz gegen Maiszünsler)
B. sphaericus	Einsatz zur Vernichtung von Larven der Anopheles-Mücke
B. amyloliquefaciens	als Futterzusatzstoff für Masthühner zugelassen

12.1.1 Milzbrand (Anthrax)

BEACHTE
Anzeigepflicht.

Geschichte Milzbrand nimmt als Tierseuche und Zoonose in der Medizingeschichte einen besonderen Platz ein, sein Vorkommen lässt sich bis ins Altertum zurückverfolgen. Robert Koch dokumentierte in einer 1876 erschienenen Arbeit die Ätiologie des Milzbrands und deckte mit dieser Veröffentlichung erstmals überhaupt das Wesen einer Infektionskrankheit nach den Henle-Koch-Postulaten auf. Wenige Jahre später entwickelte Louis Pasteur einen ersten Impfstoff gegen Milzbrand. In Deutschland hat Milzbrand bis in die ersten Jahre nach dem 2.Weltkrieg eine epidemiologische Rolle gespielt, jetzt treten nur noch sehr sporadische Fälle in Erscheinung. In anderen Regionen der Welt hat diese Tierseuche und Zoonose durchaus noch eine nennenswerte Bedeutung, wenn die vitale Bedrohung für Menschen auch seit der Einführung der Penicillintherapie entscheidend zurückgegangen ist. *B. anthracis* ist mehrfach als mögliche Biowaffe bearbeitet worden. Ende 2001 ereigneten sich in den USA Anschläge, durch die es zu mehreren Todesopfern kam und die weltweit krisenhafte Reaktionen auslösten.

Ätiologie Erreger des Milzbrandes ist *Bacillus anthracis*, ein im Gegensatz zu anderen Bazillen unbewegliches Stäbchen von 1,0 – 1,5 × 4,0 – 8,0 µm, das in vivo einzeln oder in Ketten von nur wenigen Zellen, in vitro auch in längeren Ketten gelagert ist. Im infizierten Organismus werden Kapseln ausgebildet, in Ausstrichpräparaten zeigen die Stäbchenbakterien eine charakteristische rechteckige Form, die sogenannte Bambusform (**Abb. 12.1**). Die Anzüchtung ist auf allen einfachen Nährmedien möglich, es werden relativ

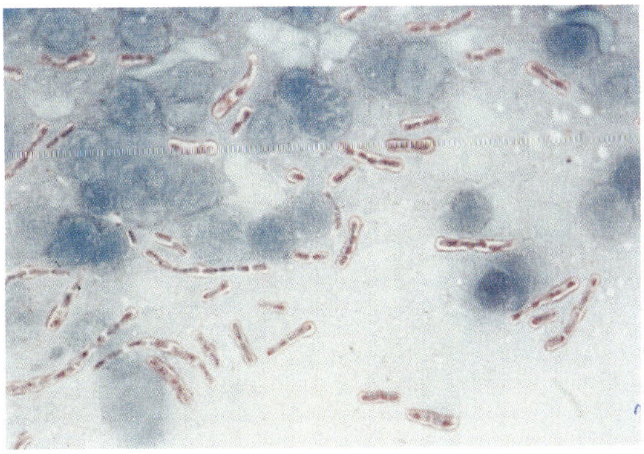

Abb. 12.1 *B. anthracis*, Blutausstrich, Kapselfärbung nach Foth. [Institut für Mikrobiologie, TiHo Hannover]

große, raue, trockene, grau-weiße Kolonien mit lockenartigen Ausläufern („Medusenhaupt") gebildet, abhängig von Nährmedium und CO_2-Gehalt werden auch Kolonien in S-Form beobachtet, Hämolyse tritt nicht auf.

B. anthracis besitzt eine hohe genetische Homogenität. Nachweise atypischer Stämme bei Infektionen von Menschenaffen in Afrika sind auch deshalb bemerkenswert.

Virulenz Bestimmend für die Virulenz von Milzbrandbazillen sind sowohl die Fähigkeit, sich in Blut und Geweben zu vermehren als auch die Ausbildung einer Kapsel, die die Widerstandsfähigkeit gegenüber Abwehrreaktionen erhöht. Es werden drei Toxinkomponenten gebildet, ein Ödemfaktor (edema factor – EF), ein protektives Antigen (protective antigen – PA) und ein Letalfaktor (lethal factor – LF). PA und EF bilden das Ödemtoxin (EdTX), PA und LF das Letaltoxin (LeTx). Die Kapselbildung ist genetisch auf dem Plasmid pX02, die Toxinexpression auf dem Plasmid pX01 kodiert. Die Sporenbildung ist nicht direkt mit Virulenzmerkmalen verbunden, ihr kommt aber eine entscheidende epidemiologische Bedeutung zu.

Epidemiologie Für Infektionen mit *B. anthracis* sind im Prinzip alle Säugetiere sowie der Mensch empfänglich. Von der Mehrzahl der Vogelarten sind keine Milzbranderkrankungen bekannt, Ausnahmen bilden v. a. Strauße, aber auch Enten und Greifvögel. Wechselwarme Tiere und Wirbellose kommen nur als Vektoren in Betracht, erkranken selbst aber nicht. Als Besonderheit sind Krokodile zu erwähnen, bei denen Milzbrandfälle dann nachgewiesen wurden, wenn sich ihre Körpertemperatur umweltbedingt bis zu einem Niveau erhöht hatte, das die Vermehrung der Erreger erlaubte.

Der **mit *B. anthracis*(-Sporen) kontaminierte Erdboden** ist das entscheidende Kettenglied der Epidemiologie. Im Boden kann ein Zyklus vegetative Zelle – Spore – vegetative Zelle ablaufen, unabhängig davon ist auch ein passives Überdauern der Sporen über viele Jahre möglich. Auf der britischen Insel Gruinard, auf der während des 2. Weltkriegs Versuche mit Milzbrand durchgeführt wurden, konnten noch 1979 Sporen nachgewiesen werden. Darüber hinaus existieren aber durchaus Hinweise auf noch deutlich längere Überlebenszeiten. Zur Kontamination des Bodens kommt es durch die Ausscheidungen erkrankter Tiere, das Vergraben von Kadavern bzw. tierischen Abfällen und auch durch Abwässer der Verarbeitung von Häuten, Wolle und Knochen. Aufgrund dieser Tatsachen ist noch Jahrzehnte nach den letzten bekannten Milzbrandfällen mit vereinzelten Neuausbrüchen zu rechnen, wenn Sporen beispielsweise Futterpflanzen kontaminieren. Eine weitere Quelle sind importierte Futtermittel, z. B. Knochen-, Tierkörper- und Blutmehle sowie andere von Tieren stammende Produkte. Grundzüge der Epidemiologie sind in der **Abb. 12.2** dargestellt.

Die Infektion erfolgt vorwiegend auf oralem Weg, sie ist aber auch aerogen und über Hautkontakte möglich.

In West-, Nord- und Mitteleuropa, Nordamerika und Australien treten nur noch sporadisch Milzbrandfälle auf. Die übrigen Regionen der Welt sind, wenn auch in regional unterschiedlichem Maß, noch stärker mit Milzbrand belastet.

Klinik Die höchste Empfänglichkeit besitzen Wiederkäuer, Pferde und Kamele, auch einige Wildtiere wie Elefanten sind sehr hoch empfänglich. Hunde und Katzen sind deutlich weniger empfänglich, gefolgt von Schweinen. In Abhängigkeit von der Art der Infektion sowie der Infektionsdosis, der Virulenz und der Abwehrlage entwickelt sich entweder eine lokale oder eine systemische Milzbranderkrankung. Generalisierte Verläufe können sowohl aus lo-

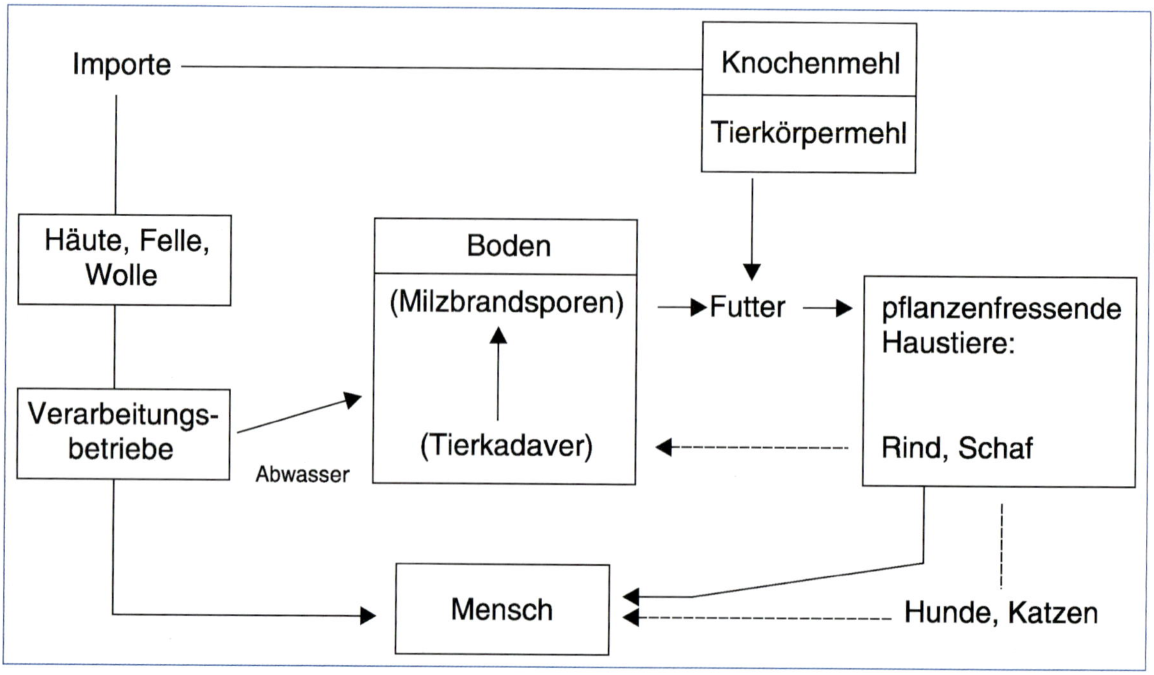

Abb. 12.2 Epidemiologie des Milzbrandes.

kalen Formen hervorgehen oder sich nach oraler oder aerogener Infektion direkt ausbilden.

Bei **Wiederkäuern** dominieren perakute und akute septikämische Verlaufsformen. Unter Austritt von gerinnungsgestörtem, dunklem Blut aus den Körperöffnungen tritt schnell der Tod ein. In akuten Fällen steigt die Körpertemperatur, begleitet von Allgemeinstörungen, auf 40–42,5 °C an. Milzbrand verläuft beim **Pferd** in der Regel akut, es können heftige Kolikerscheinungen auftreten. Auch bei **Fleischfressern** tritt akuter septikämischer Milzbrand auf, derartige Fälle wurden auch bei (Pelz-)Nerzen und Zootieren nach Aufnahme großer Mengen von infiziertem Fleisch diagnostiziert. Subakute Verlaufsformen mit Durchfällen und Rachenentzündungen kommen ebenfalls vor. **Schweine** werden sehr viel seltener als die bisher genannten Tierarten von akut verlaufendem septikämischem Milzbrand betroffen. Es dominieren pharyngeale und intestinale Formen mit weniger charakteristischen Veränderungen. Die sichersten Hinweise liefert noch die Milzbrandbräune, eine hämorrhagisch-nekrotisierende Lymphadenitis im Retropharyngeal- und Halsbereich. Bei **Straußen** wurden ebenfalls perakute und akute Milzbrandseptikämien nachgewiesen, ansonsten sind bei Vögeln lediglich Enten und Greifvögel sporadisch betroffen. In einigen Regionen Afrikas haben sich in den letzten Jahren teilweise aufsehenerregende Milzbrandenzootien unter Wildtieren ereignet, von denen beispielsweise auch **Elefanten** betroffen waren.

Pathologie Das Sektionsbild des septikämischen Milzbrands wird beherrscht von Blutungen in den Organen, Infiltrationen in die Unterhaut und das subseröse und submuköse Gewebe sowie dem hyperämischen Milztumor. Auf die dunkle Verfärbung der hyperämisch geschwollenen Milz geht der Krankheitsbegriff Milzbrand zurück, die Bezeichnung Anthrax und der Speziesname *B. anthracis* leiten sich vom griechischen Wort für Kohle ab. Zusätzlich sind die dunkle Verfärbung des Bluts, die verschlechterte Gerinnungsfähigkeit sowie der verzögerte und unvollständige Eintritt der Totenstarre zu beachten.

Diagnose Unter den Bedingungen des sehr sporadischen Auftretens von Milzbrand in Mitteleuropa ist es wichtig, klinisch verdächtige Fälle als solche zu erkennen und bakteriologische Untersuchungen einzuleiten. Vorberichtliche Angaben zu früheren Milzbrandvorkommen, über mögliche Futtermittelimporte oder die Nähe zu Verarbeitungsbetrieben können wichtige Hinweise liefern. Oberster Grundsatz für bakteriologische Untersuchungen ist es zunächst, das Untersuchungsmaterial ohne Kontamination der Umgebung durch Sporen zu gewinnen. Bei allen Laborarbeiten ist die Einstufung des Erregers in die Risikogruppe 3 zu beachten. Wie auch für andere anzeigepflichtige Tierseuchen gilt die Amtliche Methodensammlung zur Diagnostik.

Noch vor der Sektion sollten Ausstriche von einigen Blutstropfen angefertigt, die Erreger dort mit Formaldehydlösung inaktiviert und anschließend mit Methylenblau oder auch nach Gram oder Foth (Kapselfärbung) gefärbt werden. Es reicht aus, dafür etwas Blut in eine Einwegspritze aufzuziehen und unter den üblichen Sicherheitsvorkehrungen zur Untersuchung einzusenden. Die Anzüchtung bereitet bei septikämischem Milzbrand in der Regel keine Schwierigkeiten, Blutagar bietet sich für die Erstanzucht an, da die anhämolysierenden Kolonien dort gut von der Begleitflora unterschieden werden können.

Insbesondere bei der Untersuchung von tierischen Produkten und Umweltmaterialien sind Anreicherungsverfahren und Selektivnährböden erforderlich, diese sind als Anthrax-Blutagar und BCM-*Bacillus-cereus/Bacillus-thuringiensis*-Plating-Medium oder Cereus-Ident-Agar (chromogene Selektivmedien) im Handel. Isolate sind von den sogenannten Pseudomilzbrandkeimen, v. a. *Bacillus cereus, B. thuringiensis* und *B. mycoides* zu differenzieren. Der γ-Phage kann zur Bestätigung der Speziesdiagnose herangezogen werden.

Zum Nachweis von Milzbrandantigen in Untersuchungsmaterial sowie auch als Koloniebestätigungstest wurden verschiedene IFT- und ELISA-Methoden entwickelt. Mit der von Ascoli und Valenti entwickelten Präzipitationsreaktion werden seit Jahrzehnten Antigennachweise in Häuten, Fellen, Wolle, Knochen, Futter und Fleischwaren geführt. Das Verfahren wird aber heute in der Regel nicht mehr eingesetzt. Andere *Bacillus*-Arten (Pseudomilzbrandgruppe) können zu falsch positiven Ergebnissen Anlass geben. Für Tierversuche wurden v. a. Mäuse eingesetzt. Vor allem zum Nachweis von *B. anthracis* in Umweltproben sind PCR-Techniken mit Plasmid-DNA oder chromosomaler DNA als Zielsequenzen von besonderer Bedeutung. In Afrika wurden aus Menschenaffen Milzbrandstämme mit untypischen Eigenschaften wie Beweglichkeit, Resistenz gegenüber dem γ-Phagen und teilweise sogar Penicillin isoliert.

Therapie Therapeutische Maßnahmen kommen unter unseren Bedingungen nur noch in seltenen Ausnahmefällen in Betracht. Zur Behandlung sind insbesondere Penicilline, aber auch Tetrazykline, Streptomycin und Erythromycin geeignet, die kombinierte Gabe von Hyperimmunserum hat sich in der Vergangenheit bewährt. Alle tierärztlichen Handlungen an erkrankten und verdächtigen Tieren müssen unter dem Grundsatz der Vermeidung einer Kontamination der Umgebung mit Sporen (Blutaustritt!) vorgenommen werden.

Prophylaxe und Tierseuchenbekämpfung Milzbrand ist eine **anzeigepflichtige Tierseuche**, deren Bekämpfung in den meisten Ländern gesetzlich geregelt ist. In Deutschland gilt die Verordnung zum Schutz gegen Milzbrand und Rauschbrand vom 23.5.1991. Kranke, krankheits- und ansteckungsverdächtige Tiere sind abzusondern, es besteht Schlachtverbot, getötete oder verendete Tiere dürfen nicht enthäutet werden. Entscheidend ist, dass die Versporung der Erreger verhindert wird (kein Einfluss von Luftsauerstoff). Bei der weitgehenden Tilgung des Milzbrands spielte in Mitteleuropa die Tierkörperbeseitigung eine maßgebliche Rolle. An Stellen, wo früher nachweislich Seuchenfälle aufgetreten sind, müssen Weidegang und Futtergewinnung unterlassen werden. Der Einschleppung aus dem Ausland ist durch entsprechende Kontrollen zu begegnen.

In verseuchten Gebieten ist die Immunprophylaxe die wichtigste Maßnahme zur Minderung der Verluste. Grundlage der Impfstoffe sind meist Sporen des kapsellosen Stammes Sterne. Sie können an Aluminiumhydroxid adsorbiert bzw. mit Saponinen als Adjuvanzien versetzt sein. Es sind auch Kombinationsvakzinen gegen Milzbrand und Rauschbrand im Gebrauch.

12.1.2 Erkrankungen des Menschen

BEACHTE
Meldepflicht laut Infektionsschutzgesetz.

B. anthracis verursacht bei Menschen Haut-, Darm- und Lungenmilzbrand. Häufigste Form ist der Hautmilzbrand, der durch direkten Kontakt zustande kommt. Die auch als Pustula maligna bezeichneten Milzbrandkarbunkel können zum Ausgangspunkt tödlicher Allgemeininfektionen werden. Lungenmilzbrand entsteht nach aerogener Aufnahme der Sporen (Hadernkrankheit) und hat eine schlechte Prognose. Auch die nach Aufnahme infizierten Fleisches auftretende Darmform verläuft mit hoher Letalität, sie ist aber ebenso wie die Milzbrandmeningitis selten. Injektionsmilzbrand wurde bei Drogenkonsumenten beschrieben. Die in Europa auftretenden Milzbrandfälle konzentrieren sich deutlich auf die Mittelmeerregion. Auch bei Menschen sind Impfungen möglich. Milzbrand ist eine Berufskrankheit von Tierärzten, Landwirten, Fleischern sowie Beschäftigten, die Häute, Felle, Knochen u. a. tierische Produkte verarbeiten.

12.1.3 Weitere Bacillus-Infektionen bei Tieren

B. cereus ist pathogen für Menschen und Tiere, die Manifestation klinischer Erkrankungen setzt allerdings zusätzliche begünstigende Faktoren bzw. die Anreicherung in Lebensmitteln voraus. Dieser Erreger ist eng mit *B. mycoides*, *B. thuringiensis* und auch *B. anthracis* verwandt. Mit Sicherheit verbirgt sich diese Art auch hinter einem Teil der in der älteren Literatur beschriebenen Nachweise von *B. subtilis*. *B. cereus* (**Abb. 12.3**) kommt in der Umwelt, besonders im Boden, weit verbreitet vor, woraus vielfältige Infektionsmöglichkeiten resultieren. Als Virulenzfaktoren sind Phospholipase C, Hämolysine, Diarrhöfaktoren bzw. Enterotoxine und ein emetisches Toxin beschrieben. **Rindermastitis** ist die wichtigste durch diesen Erreger bedingte Infektion der Tiere. Es treten perakute bis akute Krankheitsverläufe mit schweren Allgemeinstörungen auf (Mastitis acuta gravis), die nicht selten letal enden. Das Milchsekret verändert seine Farbe nach gelblich bis bräunlich, es treten große Fibrinflocken auf. In den Fällen, in denen die Ursachen geklärt werden konnten, erfolgte entweder eine Infektion über kontaminierte Euterpräparate, oder es lagen Zitzentraumen vor. Eine alimentäre Infektion über kontaminiertes Futtergetreide wurde vermutet. Die klinische Diagnostik ist unbedingt durch bakteriologische Untersuchungen zu ergänzen. Zur Speziesdifferenzierung sind kommerziell erhältliche Systeme geeignet. Das ubiquitäre

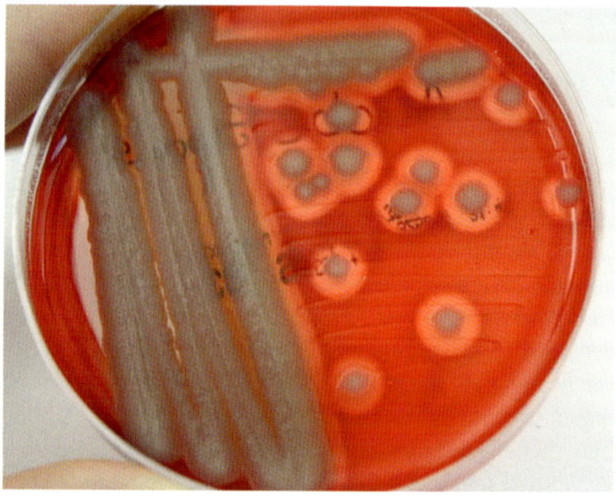

Abb. 12.3 *Bacillus cereus* auf Blut-Agar. [Institut für Mikrobiologie, TiHo Hannover]

Vorkommen des Erregers verlangt die Vermeidung von Kontaminationen bei der Probennahme. Wegen dieser hohen Kontaminationsgefahr sollten nur über Anreicherungsverfahren erfolgte Keimnachweise nicht anerkannt werden. Behandlungen sollten kombiniert intrazisternal und allgemein erfolgen, dafür sind Aminoglykoside und Makrolide geeignet, während Tetrazykline und Sulfonamide oft nicht die erwünschte Wirkung zeigen. Im Gegensatz zum Milzbranderreger ist *B. cereus* penicillinresistent.

Infektionen mit *B. cereus* und anderen aeroben Sporenbildnern spielen über die Mastitis hinaus nur eine sehr untergeordnete Rolle. Vereinzelt wurde über Aborte bei Rindern (*B. licheniformis*), Schafen und Pferden, Dermatitiden bei Pferden sowie Diarrhöen und Erbrechen bei Hunden berichtet. Auch beim Geflügel sind einige Nachweise erfolgt.

12.1.4 Weitere Bacillus-Infektionen bei Menschen

B. cereus ist als Erreger von Lebensmittelinfektionen zu beachten. Es lassen sich 2 Formen unterscheiden, die durch unterschiedliche Enterotoxine hervorgerufen werden. Die Diarrhöform ist seit Anfang des 20. Jahrhunderts bekannt, während die Vomitusform oder emetische Form erstmals in den 1970er-Jahren beschrieben wurde, sie tritt bevorzugt nach dem Verzehr bestimmter Reis- und Nudelgerichte auf. Diarrhöen sind Folge einer im Darm stattfindenden Enterotoxinbildung, wohingegen für die Vomitusform die Aufnahme des im Lebensmittel gebildeten Toxins Cereulid verantwortlich ist. Viel seltener als *B. cereus* werden bei Lebensmittelinfektionen *B. subtilis*, *B. laterosporus* (neu: *Brevibacillus laterosporus*), *B. sphaericus*, *B. licheniformis* und andere Spezies diagnostiziert.

12.2 Gattung Paenibacillus

STECKBRIEF

- Die Gattung *Paenibacillus* wurde aus der Gattung *Bacillus* herausgelöst und gehört zur Familie *Paenibacillaceae*.
- Die Stäbchenbakterien wachsen aerob und fakultativ anaerob und bilden ellipsoide Sporen, die die Zellen auftreiben.
- *P. larvae* ist der Erreger der anzeigepflichtigen Bienenseuche/Amerikanischen Faulbrut.

12.2.1 Amerikanische Faulbrut der Bienen

Synonym: bösartige Faulbrut

BEACHTE
Anzeigepflicht.

Ätiologie *Paenibacillus larvae* (Synonym *Bacillus larvae*) wurde Anfang des 20. Jahrhunderts fast zeitgleich in den USA und Deutschland (*Bacillus brandenburgiensis*) als Erreger einer Brutkrankheit der Bienen beschrieben. Die ellipsoiden Sporen sind zentral oder terminal gelagert und treiben die Zelle auf. Während der Sporenbildung werden die Geißeln abgestoßen und fügen sich zu charakteristischen Geißelzöpfen zusammen (**Abb. 12.4**.

P. larvae stellt relativ hohe Nährmedienansprüche, v.a. sind Thiamin und verschiedene Aminosäuren erforderlich. Tryptose-Glukose-Hefeextrakt-J-Medium, Kochblutagar mit 0,3% Hefeextrakt, Columbiaagar mit 5% Schaf- oder Pferdeblut, MYPGP-Agar sowie BHI-Agar mit Thiaminhydrochlorid sind besonders geeignet. Der Erreger wächst auch unter mikroaerophilen Bedingungen und bei 45°C, nicht jedoch bei 20°C. Es sind verschiedene spezifische Bakteriophagen bekannt. Die Aufteilung in die Subspezies *B. larvae* subsp. *larvae* und *B. larvae* subsp. *pulvifaciens* wurde wieder aufgehoben. Mittels ERIC-PCR wird der Erreger der Faulbrut in 4 Genotypen aufgeteilt, die sich in ihrer Virulenz unterscheiden. Bei Ausbrüchen werden vorwiegend die Typen I und II nachgewiesen.

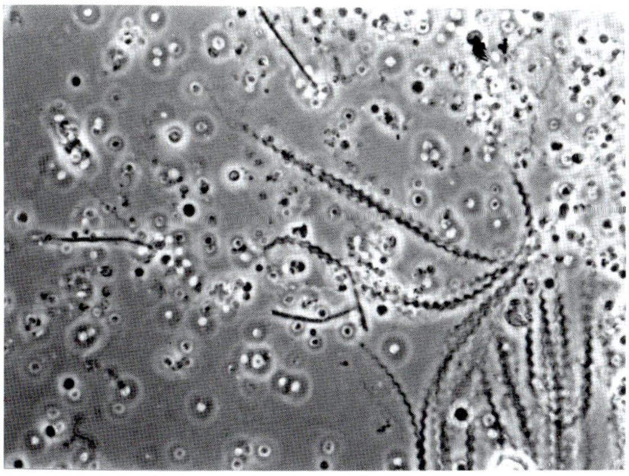

Abb. 12.4 *Paenibacillus larvae*, vegetative Zellen, Geißelzöpfe und Sporen im Kondenswasser einer Columbia-Schrägagar-Kultur. [Plagemann, Nürnberg]

Krankheitsbild *P. larvae* ist nicht für die Bienen pathogen, sondern nur für deren Maden. Seuchenfreie Bienenbestände werden durch räubernde oder sich verfliegende Bienen, Drohnen, Schädlinge (Wachsmotten, Milben, Speckkäfer) und besonders auch Zwischenträger (Gerätschaften, Beuten, Honig) infiziert. Betriebe, in denen Honig gewerblich behandelt wird bzw. die mit Wachs und Bienenwaben arbeiten, sind besondere Risikoschwerpunkte. Die Ansteckung der Maden erfolgt durch die Arbeitsbienen beim Füttern. Bienenmaden sind in den ersten Tagen nach dem Schlupf besonders anfällig, später sind steigende Infektionsdosen erforderlich. Stämme des Genotyps ERIC II töten die Larven innerhalb von 6–7 Tagen ab, also meist noch vor der Verdeckelung der Brutzellen. Nach Infektion mit dem Genotyp ERIC I sterben die meisten Maden erst nach der Verdeckelung der Brutzellen ab. Sie zersetzen sich zu einer leimartigen, fadenziehenden Masse von bräunlicher Farbe. Die Madenreste trocknen in den Brutzellen zu einem sporenhaltigen, dunkelbraunen bis schwarzen Faulbrutschorf aus. Auffälligstes äußeres Anzeichen der Faulbrut sind „stehen gebliebene" Brutzellen, aus denen keine Bienen geschlüpft sind. Ihre Zelldeckel sind eingesunken, weisen Löcher und Risse auf und sind deutlich dunkler gefärbt als normal.

Diagnose Mit der sogenannten Streichholzprobe lässt sich der Faden ziehende Charakter der Faulbrutmassen in den noch verdeckelten Brutzellen nachweisen. Veränderungen der gutartigen Faulbrut fehlt normalerweise der Faden ziehende Charakter. *P. larvae* und seine Sporen sind im Direktausstrich von veränderten Zellinhalten mikroskopisch nachweisbar. Die Anzüchtung erfolgt in Nährbouillon oder Serumbouillon mit Dextrose und auf Blutagar. Besonders geeignet ist der Columbia-Blut-Schrägagar nach Plagemann, in der Flüssigkeit am Boden des Reagenzröhrchens können die als Differenzierungsmerkmale wichtigen Geißelzöpfe mikroskopisch nachgewiesen werden. Ferner wurden IFT mit Kaninchenserum und ein ELISA mit monoklonalen Antikörpern zum Antigennachweis entwickelt. Im Holst-Milch-Test werden die ausgeprägten proteolytischen Eigenschaften des Erregers diagnostisch genutzt. Isolate sind insbesondere von *P. alvei* und *Brevibacillus laterosporus* abzugrenzen, wofür u.a. die fehlende Katalaseaktivität von *P. larvae* genutzt werden kann. Durch die PCR lässt sich die diagnostische Sicherheit erhöhen. Quantitative Bestimmungen des Sporengehalts von sogenannten Futterkranzproben aus Brutwaben können sowohl zur Früherkennung des Erregerbefalls, zur Überwachung von Bienenvölkern im Sperrbezirk als auch zur Erfolgskontrolle des Kunstschwarmverfahrens genutzt werden. Die Tierseuchendiagnostik erfolgt nach den Vorschriften der amtlichen Methodensammlung.

Therapie, Prophylaxe und Tierseuchenbekämpfung Die bösartige Faulbrut der Bienen ist eine **anzeigepflichtige Tierseuche**, es gilt die Verordnung zum Schutz gegen Bienenseuchen, Neufassung vom 3.11.2004. Nach Seuchenfeststellung sind Sperrmaßnahmen (Bestandssperre,

Sperrbezirk) vorgeschrieben. Die zuständige Behörde ordnet die Tötung der seuchenkranken Bienenvölker an, sie kann alternativ das Kunstschwarmverfahren erlauben, wenn dadurch eine Seuchentilgung zu erwarten ist. Mit dem Kunstschwarmverfahren können auch verdächtige Bienenvölker behandelt werden. Nachuntersuchungen durch beamtete Tierärzte sind vorgeschrieben. Für die Prophylaxe ist die behördliche Überwachung von Betrieben, die mit Honig, Waben und Wachs arbeiten, sowie die Kontrolle des Transports von Bienenvölkern wichtig. Die Bienenhaltung ist grundsätzlich bei der Behörde anzuzeigen.

In Deutschland sind derzeit keine Antibiotika für die Behandlung von Bienen zugelassen.

12.2.2 Infektionen durch Paenibacillus alvei

Paenibacillus alvei (Synonym *Bacillus alvei*) wurde längere Zeit als einer der Erreger der gutartigen Faulbrut der Bienen (europäische Faulbrut der Bienen) angesehen. Als eigentlicher Erreger ist aber inzwischen *Melisococcus plutonius* allgemein anerkannt. *P. alvei* wird lediglich deshalb häufig aus erkrankter Bienenbrut isoliert, weil sich dieser Keim dort in der bereits abgestorbenen Brut vermehrt und dadurch manchmal unter den nachweisbaren Bakterien eine dominierende Stellung erlangt.

12.3 Gattung Clostridium

STECKBRIEF

- obligat anaerobe Sporenbildner, Sporen treiben die Bakterienzellen spindelförmig auf (kloster, griech.: Spindel)
- stäbchenförmige Zellen von 0,3–2,0 × 1,5–20,0 µm, oft in Paaren oder Ketten gelagert
- grampositiv, in älteren Kulturen auch gramlabil (**Abb. 12.5**) oder gramnegativ
- bis auf wenige Ausnahmen (*C. perfringens*) beweglich
- hämolysierende Eigenschaften, Katalase wird nicht gebildet
- ausgeprägte proteolytische und/oder saccharolytische Eigenschaften
- weite Verbreitung in der Umwelt, Vorkommen im Darm gesunder Menschen und Tiere
- Bildung von Proteintoxinen (Exotoxinen), charakteristische Muster von Toxinfraktionen, Toxovaren
- Invasionsvermögen der meisten Clostridien eher gering

Clostridien sind als Produzenten verschiedenster Enzyme und Fermentationsprodukte für die biotechnologische Industrie interessant, beispielsweise kann unter Nutzung von *C. aceobutylicum* der Biokraftstoff Butanol hergestellt werden.

12.3.1 Anzüchtung und Differenzierung

Zur Gattung *Clostridium* werden zurzeit mehr als 200 Spezies gerechnet, die nach phänotypischen Kriterien in verschiedene Gruppen eingeteilt werden. Auf der Grundlage der Gelatineverflüssigung und der Sporenlagerung (zentral, subterminal, terminal) lassen sich 4 Gruppen definieren. Außerdem werden die von Zeißler beschriebenen 9 Wuchsformen auf Glukose-Blutagar sowohl für die Beschreibung der Kolonien als auch für die Kategorisierung herangezogen, andere Autoren haben auch Wuchsformen im Hochschichtagar zur Grundlage der Differenzierung gemacht.

Die bakteriologische Untersuchung beginnt in vielen Fällen zweckmäßigerweise mit der mikroskopischen Beurteilung nach Gram gefärbter Originalausstriche von veränderten Organen, Geweben, Magen- und Darminhalt. Sofern geeignete Konjugate verfügbar sind, ist der IFT natürlich besonders geeignet. Für Anreicherungen erfolgen Überimpfungen z. B. in die Leberbouillon nach Tarozzi oder die Schaedler-Bouillon, als feste Nährmedien stehen Traubenzucker-Blut-Agar mit Hemmstoffen (Neomycin, Kanamycin, Polymyxin, Kristallviolett, Natriumacid, Oleandomycin, Cycloserin), Clostridien-Agar (RCM – reinforced clostridial medium), Clostridien-Differenzierungs-Agar (DRCA) sowie verschiedene Selektivmedien für *C. perfringens* zur Verfügung.

Durch 15–30-minütige Erhitzung des Untersuchungsmaterials auf 80 °C kann die sporenlose Begleitflora abgetötet werden. Für *C. perfringens* empfiehlt sich dieses Vorgehen wegen der langsamen Versporung allerdings nicht. Anaerobe Milieubedingungen werden entweder direkt in Anaerobierbrutschränken oder in sogenannten Anaerobiertöpfen unter Einsatz von Gasentwicklungskits hergestellt. Laktose-Eigelb-Agar erlaubt anhand von Laktosefermentation, Lecithinase- und Lipasebildung eine recht gute Differenzierung der Isolate. Für einige Arten sind auch kommerzielle Testsysteme geeignet. Zur Speziesdiagnose haben sich neben den klassischen Methoden die Gaschromatografie und die MALDI-TOF Massenspektrometrie als besonders geeignet herausgestellt.

Toxinnachweise wurden früher direkt aus dem Untersuchungsmaterial oder aus Kulturen über Mäuse- und Meerschweinchenversuche geführt. Dafür stehen jetzt ELISA-Verfahren zur Verfügung, die allerdings noch nicht alle Tierversuche, z. B. zum Nachweis von *C. botulinum*, ablösen konnten.

12.3.2 Einteilung der Clostridiosen

Die Epidemiologie der Clostridiosen wird nachhaltig von der Überlebensfähigkeit der Sporen in der Außenwelt geprägt, einige der wichtigsten Clostridiosen (**Tab. 12.2**) werden daher als Bodenseuchen, Geonosen oder auch Sapronosen bezeichnet.

Durch pathogene Clostridien werden Infektions- und Intoxikationskrankheiten ausgelöst, die nach pathogenetischen Gesichtspunkten und charakteristischen Symptomen in Gasödemerkrankungen, Enterotoxämien bzw. Enteritiden und Intoxikationen durch Neurotoxine eingeteilt

Tab. 12.2 Übersicht zu den wichtigsten Clostridien und Clostridiosen.

Spezies	Gasödeminfektion	Enterotoxämie/Enteritis	Intoxikation mit Neurotoxin
C. chauvoei	Rauschbrand		
C. septicum	Pararauschbrand	Labmagenpararauschbrand	
C. novyi A	malignes Ödem II		
C. novyi B	deutscher Bradsot		
C. perfringens	Gasbrand, Wundgasödeme	verschiedene Formen (S. 277)	
C. botulinum			Botulismus
C. tetani			Tetanus
C. colinum		quail disease	
C. spiroforme		Enterotoxämie bei Kaninchen	
C. difficile		verschiedene Tierarten betroffen	
C. piliforme		Tyzzer´s disease	

werden. Aus epidemiologischer Sicht ist ferner die Charakterisierung von seuchenhaft verlaufenden Clostridiosen und Wundclostridiosen bedeutsam.

Gasödeminfektionen bzw. Wundclostridiosen liegen häufig Mischinfektionen zugrunde.

12.3.3 Rauschbrand

Synonym: black leg

BEACHTE
Anzeigepflicht.

Allgemeines Rauschbrand ist eine seuchenhaft verlaufende und häufig letal endende Gasödemerkrankung der Wiederkäuer.

Ätiologie und Epidemiologie *Clostridium chauvoei* (Synonym *Clostridium feseri*) bildet eine größere Zahl von Toxinen und Enzymen, die als Virulenzfaktoren wirken, teilweise wurden gleiche Faktoren mehrfach unter anderen Bezeichnungen beschrieben. Bezüglich des Toxinspektrums bestehen viele Gemeinsamkeiten mit *C. septicum*. Da die Sporen ihre Ansteckungsfähigkeit im Boden über Jahre behalten, tritt Rauschbrand immer wieder in den sogenannten Rauschbranddistrikten auf. Rauschbrand verläuft bei gleichzeitiger Infektion vieler Tiere als Massenerscheinung, ist aber nicht kontagiös. Da sich die Verbreitungsgebiete des Rauschbrands bei Rindern und Schafen häufig nicht decken, wurden ein oviner und ein boviner Erregertyp vermutet, aber nie durch exakte Laboruntersuchungen charakterisiert. Die Sporenaufnahme erfolgt in der Regel oral, bei Schafen handelt es sich auch häufiger um Wundinfektionen, wobei auch endogener Rauschbrand beschrieben ist (Neuseeland).

Klinik Rinder und Schafe erkranken unter weitgehend gleichen Bildern, besonders betroffen ist beim Rind die Altersgruppe von 6 Monaten bis zu 3 Jahren. Hohes Fieber, schwere Allgemeinstörungen und Gasödeme in den großen Muskelpartien, bei deren Betasten typische Knister- bzw. Rauschgeräusche entstehen, kennzeichnen den Rauschbrand. Die Anschwellungen in der Muskulatur sind anfangs vermehrt warm und schmerzhaft, werden aber bald kühl und schmerzunempfindlich. Die Erkrankung verläuft perakut oder akut mit Verendungen innerhalb des ersten Tags.

In Einzelfällen wurde Rauschbrand auch bei Nerzen und Straußen diagnostiziert.

Diagnose und Differenzialdiagnose Für die klinische Verdachtsdiagnose ist v. a. das Knistern und Rauschen beim Betasten der Gasödeme wichtig. Durch die Sektion werden die typischen Muskelveränderungen erkannt, die Diagnose ist dann durch bakteriologische Untersuchungen zu bestätigen. Für die Speziesdiagnose eignet sich besonders der IFT, der sowohl in Abklatschproben aus der Muskulatur als auch mit Kulturmaterial durchgeführt wird. Die Tierseuchendiagnostik erfolgt entsprechend der amtlichen Methodensammlung.

Differenzialdiagnostisch sind besonders Milzbrand und Pararauschbrand zu beachten. Für die sichere Differenzierung von *C. septicum* eignet sich die PCR. *C. chauvoei* und *C. septicum* bilden ein gemeinsames Letaltoxin, da *C. septicum* noch mindestens ein zusätzliches Letaltoxin besitzt, ist die Neutralisation des Rauschbranderregers mit Antitoxin gegen *C. septicum* möglich, aber nicht umgekehrt.

Therapie, Prophylaxe und Tierseuchenbekämpfung Rauschbrand ist eine **anzeigepflichtige Tierseuche**, von der in Deutschland nur noch wenige Fälle registriert werden.

Therapieversuche sind bei erkrankten Tieren wenig erfolgversprechend, in begründeten Einzelfällen können im Anfangsstadium Antibiotika wie OTC und Penicilline verabreicht und chirurgische Behandlungen versucht werden.

In gefährdeten Gebieten empfiehlt sich die aktive Immunisierung, in Deutschland stehen Clostridien-Kombinationsimpfstoffe für Rinder und Schafe zur Verfügung, die auch *C. chauvoei* enthalten.

Für kranke, krankheits- und ansteckungsverdächtige Tiere besteht in Analogie zu Milzbrand das Verbot der Schlachtung und des Abhäutens. Die **Verordnung zum**

Schutz gegen Milzbrand und Rauschbrand vom 23.05.1991 ist zu beachten.

12.3.4 Pararauschbrand

Synonym: malignes Ödem

Pararauschbrand im engeren Sinne ist eine durch *Clostridium septicum* ausgelöste Wundinfektion mit Gasödembildung. Gelegentlich wird der Terminus als Synonym für alle Gasödemerkrankungen mit Ausnahme des Rauschbrands verwendet.

C. septicum ist ein langes, schlankes Stäbchenbakterium, das in vivo zur Bildung relativ langer Fäden neigt (**Abb. 12.5**). Die Virulenz wird durch Enzyme und Toxine bestimmt, die zum größten Teil auch bei *C. chauvoei* vorkommen. Im Unterschied zum Rauschbranderreger besteht ein breites Wirtsspektrum, das alle Haussäugetiere, den Menschen und auch Vögel einschließt. Die Infektion erfolgt über Wunden, beim Menschen sind auch von einer Darmbesiedlung ausgehende endogene Infektionen nachgewiesen worden.

Pararauschbrand verläuft wie Rauschbrand als fieberhafte Erkrankung mit Allgemeinstörungen und Gasödemen. Beim sogenannten Geburtspararauschbrand treten Schwellungen im Vulvabereich und übelriechender Scheidenausfluss als erste Symptome in Erscheinung.

Das Vorgehen entspricht demjenigen bei Rauschbrand, es ist auf Mischinfektionen, z. B. mit *C. novyi*, aber auch *C. perfringens* zu achten.

Wie beim Rauschbrand ist die Therapie wenig aussichtsreich. Prophylaktisch ist auf die Vermeidung von Verletzungen und Infektionen bei Injektionen, chirurgischen Eingriffen und Geburtshilfen zu achten. Es können Kombinationsvakzinen eingesetzt werden.

12.3.5 Labmagenpararauschbrand

Synonym: nordischer Bradsot

Es handelt sich ebenfalls um eine Infektion mit *C. septicum*, die beim Schaf als nicht kontagiöse, hämorrhagisch-nekrotisierende Labmagenentzündung mit Herdencharakter verläuft. Sie kommt bevorzugt bei Lämmern im Alter von 3 – 6 Monaten sowie bei Schafen bis zu 2 Jahren vor.

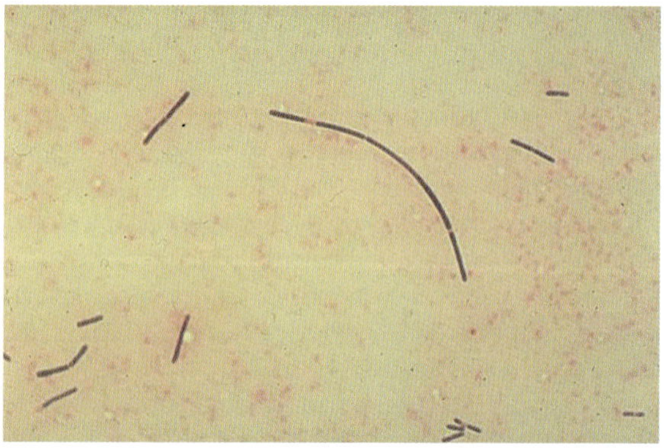

Abb. 12.5 *Clostridium septicum* im gramgefärbten Direktausstrich. [Institut für Mikrobiologie, TiHo Hannover]

Ausgangspunkt der Infektion ist die orale Aufnahme der im Boden vorhandenen Sporen mit dem Futter. Zur Manifestation kommt es nach Einwirkung prädisponierender Faktoren, wie z. B. der Aufnahme von gefrorenem, stark verschmutztem oder angefaultem Futter. Labmagenpararauschbrand verläuft meist innerhalb eines Tags, oft schon nach 2 – 12 Stunden tödlich (Bradsot, dänisch: schnelle Seuche). Die Mortalität kann Werte bis 50 % erreichen. Das Sektionsbild wird von der hämorrhagischen Abomasitis bestimmt, außerdem tritt eine starke Ödematisierung der Unterhaut auf. Therapieversuche kommen in aller Regel zu spät, als spezifische Prophylaxe ist die Impfung zu empfehlen.

12.3.6 Infektionen mit Clostridium novyi

C. novyi ist ein gerades, selten leicht gebogenes Stäbchenbakterium mit abgerundeten Enden. Die subterminalen Sporen treiben die Zelle nur wenig oder gar nicht auf. Es sind mindestens 8 Partialtoxine bekannt, aufgrund derer ursprünglich 4 Toxovaren definiert wurden, die Toxovar D hat aber dann als *Clostridium haemolyticum* Speziesrang erhalten.

C. novyi B (Synonym *Clostridium gigas*) ist der Erreger der nekrotisierenden Hepatitis bei Schafen und anderen Säugetieren, die Toxovar A (Synonym *C. oedematiens*) verursacht das maligne Ödem II und tritt zusammen mit anderen Clostridien als Erreger von Gasödemerkrankungen in Erscheinung. Ferner wird dieser Erreger im Zusammenhang mit plötzlichen Todesfällen bei Schweinen (sudden death syndrome) festgestellt. *C. novyi* C wird bei einer Osteomyelitis von Wasserbüffeln in Asien nachgewiesen.

■ Nekrotisierende Hepatitis

Die nekrotisierende Hepatitis (deutscher Bradsot) tritt bei Schafen, seltener Rindern und nur in Ausnahmefällen bei Schweinen und Pferden auf. Nach Aufnahme von Sporen oder vegetativen Zellen kommt es zur Manifestation der Erkrankung, wenn in der Leber durch wandernde Jugendstadien von Leberegeln oder anderen Parasiten Läsionen gesetzt wurden. Starker Vermehrung des Erregers in derart geschädigtem Gewebe folgt innerhalb weniger Stunden eine tödliche Intoxikation. Die Erkrankung kann zwar enzootisch auftreten, ist aber nicht kontagiös. Gut entwickelte Schafe sind häufig am stärksten betroffen. Vorwiegend kommt es bei Weidegang zu Erkrankungsausbrüchen, bei Stallhaltung sind v. a. Lämmer im Alter von 2 – 4 Monaten gefährdet.

Grau-gelbe Nekroseherde in der Leber sind typisch, in ihrem Zentrum werden häufig juvenile Leberegel festgestellt. Allerdings werden diese Herde schnell durch Fäulnisvorgänge überdeckt. Aufgrund venöser Stauungserscheinungen verfärben sich Hautpartien anfänglich blaurot, später schwarz. Die Untersuchung darf sich nicht auf den Bakteriennachweis beschränken, sondern muss auch das Vorkommen von Leberegeln und anderen Parasiten berücksichtigen. Therapeutische Interventionen sind aussichtslos, prophylaktisch haben die Parasitenbekämpfung und Impfungen vor Weideaustrieb die größte Bedeutung.

Malignes Ödem II

Als malignes Ödem II wird eine Wundinfektionskrankheit aufgrund der Monoinfektion mit *C. novyi* A bezeichnet. Es entwickeln sich ausgedehnte Ödeme bei weitgehend fehlender Gasentwicklung. Es sind sowohl Säugetiere als auch Vögel betroffen.

Darüber hinaus tritt *C. novyi* A in Mischinfektionen mit *C. septicum* und auch *C. perfringens* als Erreger von Wundclostridiosen auf.

12.3.7 Infektionen mit Clostridium haemolyticum

C. haemolyticum wurde ursprünglich als Typ D von *C. novyi* geführt. Dieser Erreger verursacht die bazilläre Hämoglobinurie der Wiederkäuer, besonders Rinder. Sie wird vorwiegend in subtropischen Gebieten Amerikas, in Australien und dem Nahen und Mittleren Osten beobachtet, ist aber auch schon in Europa (Irland) aufgetreten. Klinische Hauptsymptome dieser meist akut verlaufenden Clostridiose sind Fieber und Ikterus. Der Erreger zeichnet sich durch eine ausgeprägte Bildung des Partialtoxins β von *C. novyi* aus. Im Sektionsbild fallen u. a. erregerhaltige Leberinfarkte auf, die eine Abgrenzung zur nekrotisierenden Hepatitis erforderlich machen. Die Anzüchtung gestaltet sich schwierig, der IFT eignet sich für den Direktnachweis in der Leber. In gefährdeten Regionen ist die Immunprophylaxe sinnvoll.

12.3.8 Infektionen mit Clostridium perfringens

STECKBRIEF

- kurzes, plumpes, meist einzeln gelagertes Stäbchen
- im Unterschied zu den meisten anderen Clostridien unbeweglich
- Einteilung von Toxovaren anhand der Majortoxine, α-Toxin ist speziespezifisch (**Tab. 12.3**)
- breites Wirtsspektrum unter Einschluss des Menschen

Speziesmerkmale und Virulenz

C. perfringens (Synonym *C. welchii*) ist ein kurzes plumpes, meist einzeln gelagertes Stäbchen, das in älteren Kulturen oft gramlabiles Verhalten zeigt (**Abb. 12.6 a**). Im Unterschied zu vielen anderen Clostridien ist diese Art unbeweglich, da sie nicht über Geißeln verfügt. Allerdings vermitteln Typ-IV-Fimbrien eine gleitende Bewegung auf Oberflächen. Auf Glukose-Blutagar werden Kolonien ohne Ausläufer gebildet, es treten auch R-Formen auf. Hämolyse wird regelmäßig beobachtet, oft als Doppelzonenhämolyse (**Abb. 12.6 b**). In Kulturen erfolgt die Sporenbildung nur sehr zögernd, die Sporen führen nicht zu einer deutlichen Auftreibung der Zelle.

Der Erreger bildet etwa 20 Partialtoxine, anhand der vier letal und nekrotisierend wirkenden **Majortoxine** α, β, ε und ι werden die Toxovaren A–E definiert. Das α-Toxin ist eine Phospholipase C und wirkt letal, dermonekrotisch und hämolysierend. In den letzten Jahren hat das Partialtoxin β2 besondere Aufmerksamkeit erfahren, das an Krankheitserscheinungen bei Schweinen, Wiederkäuern, Pfer-

Tab. 12.3 Bedeutung der Toxovaren von *C. perfringens*.

Toxovar	Haupttoxin(e)	Erkrankungen	Wirte
A	α	Wundgasödeme, Enterotoxämien	Mensch, Säugetiere
		Lebensmittelvergiftungen	Mensch
		nekrotisierende Mastitis	Rind, Schaf
		nekrotisierende Enteritis	Huhn (NetB-Toxin)
		Enteritiden	Schwein
B	α, β, ε	Lämmerdysenterie	Schaf, Ziege
		Enterotoxämien	Schaf, Ziege
C	α, β	Struck	Schaf
		nekrotisierende Enteritis	Schwein (Saugferkel), Mensch
		Enterotoxämien	Rind, Schaf
D	α, ε	Breinierenkrankheit	Schaf
		Enterotoxämien	Rind, Ziege
E	α, ι	Enterotoxämien	Rind, Schaf

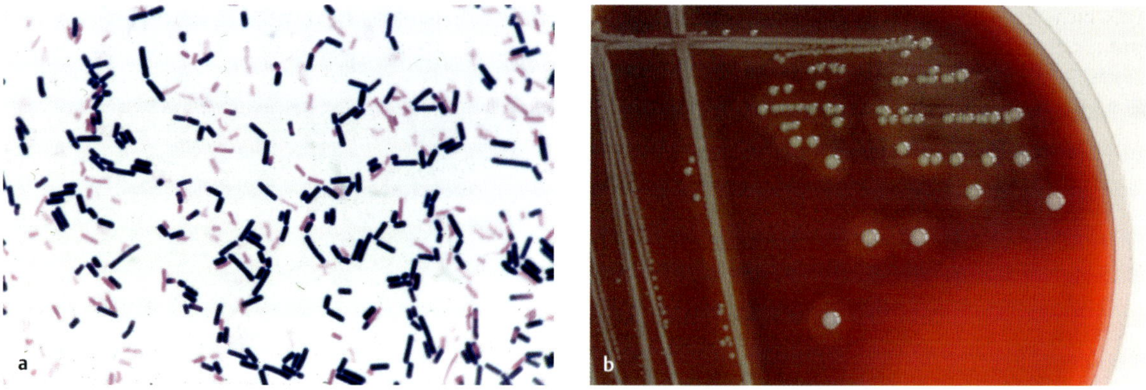

Abb. 12.6 *Clostridium perfringens*; **a** im gramgefärbten Kulturausstrich (gramlabiles Verhalten) und **b** auf Zeißler-Agar.

den und auch Menschen beteiligt ist. Als weiterer Virulenzfaktor ist ein Enterotoxin zu nennen, das besonders von Stämmen der Toxovaren A und C während der Sporulation gebildet wird. Während das α-Toxin chromosomal kodiert ist, liegen Gene für andere Toxine auf Plasmiden. Bei Isolaten der Toxovar D wurden bis zu drei verschiedene Plasmide nachgewiesen, das ε-Toxin-Gen (*etx*) wurde auch auf konjugativen Plasmiden lokalisiert. Durch Plasmidtransfer kann es zur Konversion von Toxovar-A-Stämmen in -D-Stämme kommen. Durch den Nachweis des NetB-Toxins (**n**ecrotic **e**nteritis **t**oxin **B** like) bei der nekrotisierenden Enteritis der Hühnervögel (S. 279) wurde die bisherige Vorstellung von einer primären Rolle des α-Toxins als Virulenzfaktor infrage gestellt. Die **Tab. 12.3** gibt einen Überblick über die Bedeutung der Toxovaren für bestimmte Krankheitsbilder.

Durch *C. perfringens* werden **folgende Gruppen von Erkrankungen** verursacht:

- Enterotoxämien und (nekrotisierende) Enteritiden
- Gasödeminfektionen

Gasödeminfektionen

Bereits Ende des 19. Jahrhunderts wurde *C. perfringens* als Erreger des Gasbrands beim Menschen beschrieben (Welch-Fraenkel-Bacillus). Bei Tieren spielt diese Art hingegen für Wundgasödeme mit Ausnahme nekrotisierender Mastitiden eine geringere Rolle. Wundclostridiosen gehen bei Menschen und Tieren auf die gleichen Infektionsquellen (Boden) zurück und sind als Geonosen oder Sapronosen zu charakterisieren. Eine wechselseitige Übertragung findet nicht statt.

Nekrotisierende Mastitiden treten v. a. **bei Schafen, aber auch Rindern** als Sonderformen der Gasödeminfektionen auf.

Euterverletzungen bzw. auch Infektionen mit anderen Erregern wie z. B. *Staphylococcus aureus* oder Pasteurellen schaffen Voraussetzungen für das Haften von *C. perfringens*. Der Krankheitsverlauf ist oft perakut oder akut und durch die Ausbildung eines Gasödems sowie blutiges, stinkendes Sekret gekennzeichnet. Bei Schafen treten seuchenhafte Verläufe auf, während es sich bei Rindern überwiegend um sporadische Erkrankungen handelt.

Eine im Frühstadium einsetzende Therapie, z. B. mit Penicillinen, kann zwar durchaus das Leben des Tieres retten, die Verödung des Euters aber nicht verhindern. An derartigen Mastitiden ist manchmal auch *C. septicum* beteiligt. Beim Schaf kann die Immunprophylaxe, u. a. mit bestandsspezifischen Mastitisvakzinen, gute Dienste leisten.

Enterotoxämien und Enteritiden

Ursache dieser Erkrankungen ist immer die schlagartige Vermehrung von *C. perfringens* im Darm, unabhängig davon, ob eine Ansteckung erfolgt oder im Darm bereits vorhandene Bakterien zur überproportionalen Vermehrung befähigt werden. Neben dem Einbruch der Toxine in die Blutbahn treten in einigen Fällen auch Entzündungen der Darmschleimhaut auf, die häufig nekrotisierenden Charakter haben.

Die Verlaufsformen hängen von Tierart, Altersgruppe, Toxovar und weiteren Faktoren ab. Wiederkäuer sind besonders empfänglich, wirtschaftliche Bedeutung hat diese Krankheitsgruppe aber auch bei Schweinen und dem Geflügel. Für Jungtiere besteht die stärkste Gefährdung.

Lämmerdysenterie – C. perfringens B

Diese auch als Lämmerruhr bezeichnete lebensbedrohende Erkrankung tritt in den ersten beiden Lebenswochen akut bis subakut mit blutigem Durchfall in Erscheinung. Perakute Formen mit plötzlichen Todesfällen kommen ebenfalls vor. Wenn die Aktivität der trypsinhemmenden Substanz des Kolostrums mit zunehmender Laktationsdauer zurückgeht, wird das β-Toxin durch Trypsin inaktiviert, und es können keine weiteren Erkrankungen auftreten. Hygienemängel und die Aufnahme zu großer Milchmengen begünstigen den Ausbruch der Lämmerruhr.

Weitere Enterotoxämien der Wiederkäuer

Struck der Schafe wird durch die Toxovar C verursacht und verläuft perakut. Als prädisponierende Faktoren sind vorrangig plötzlicher Futterwechsel und Parasitenbefall zu nennen. Hämorrhagisch-nekrotisierende Enterokolitis und die Ansammlung von fibrinhaltigem Transsudat in den Körperhöhlen kennzeichnen das Sektionsbild, während markante klinische Symptome wegen des perakuten Verlaufs nicht zu beobachten sind. Die **Breinierenkrankheit** geht auf eine Infektion mit *C. perfringens* D zurück. Pathogenetisch ist das ε-Toxin entscheidend, das zu einer toxischen Tubulonephrose bzw. -nekrose führt, die sich in der charakteristischen Erweichung der Nierenrinde äußert. Krankheitsgipfel treten im Frühjahr beim Weideaustrieb und im Herbst beim Abhüten von Zuckerrübenfeldern auf. Gelegentlich sind auch ältere Schafe und Ziegen sowie andere Wiederkäuer betroffen.

C.-perfringens-A-Enterotoxämien treten bei Wiederkäuern verschiedener Altersgruppen, insbesondere bei Jungtieren auf. Auch die Toxovaren B, C und D können an perakuten und akuten Erkrankungen beteiligt sein, bei denen plötzliche Todesfälle am auffälligsten sind. Perfringens-Enterotoxämien der Kälber sind differenzialdiagnostisch im Diarrhökomplex zu berücksichtigen, sie sind auch an Mischinfektionen beteiligt. Der Erreger wird auch mit dem hemorrhagic bowel syndrome (HBS)/jejunal hemorrhage syndrome von Milchrindern in Verbindung gebracht.

Infektionen der Saugferkel mit C. perfringens C und A

Durch Infektion der Saugferkel mit β-Toxin produzierenden Stämmen wird die **nekrotisierende Enteritis** bereits in den ersten Lebenstagen ausgelöst. Sie kann sowohl perakut als auch akut, subakut und sogar chronisch verlaufen. Die Bindung des Toxins an Endothelzellen im Dünndarmbereich ist ein wichtiger, früher Pathogeneseschritt, dem vaskuläre Nekrose, Blutung und hypoxische Gewebsnekrose folgen. Es kommt zu hämorrhagisch-nekrotisierenden Enteritiden im mittleren und hinteren Dünndarmbereich, die zu blutigen Durchfällen und hoher Mortalität führen. Die besonders schweren Fälle ereignen sich normalerweise in der 1. und 2. Lebenswoche, Erkrankungen sind aber auch bis zur 4. Lebenswoche möglich, wobei sich die Prognose mit zunehmendem Alter verbessert. Infektionsquelle ist der Kot der Sauen, bei denen sich der Erreger besonders in Großbeständen dauerhaft ansiedeln kann. *C. perfringens* wird in freie Schweinebestände mit zugekauften Jungsauen eingeschleppt, wobei Ausbrüchen meist eine längere Zeit der Erregeranreicherung vorausgeht.

C. perfringens A ist ebenfalls ein Durchfallerreger bei Saugferkeln, das Krankheitsbild ist weniger schwer als das der nekrotisierenden Enteritis. Vor allem bei Stämmen der Toxovar A wird ein β2-Toxin nachgewiesen. Als Durchfallerreger treten aber auch A-Stämme ohne dieses Toxin auf. Erst seit wenigen Jahren ist bei Typ-C-Stämmen ein großes Zytotoxin (TpeL-Toxin *Clostridium perfringens* large Cytotoxin) bekannt, das Homologien mit Toxinen von *C. difficile*, *C. sordellii* und *C. novyi* A aufweist. Mischinfektionen mit *Escherichia coli* und Kokzidien (*Isospora suis*) sind zu beachten.

Weitere Enterotoxämien beim Schwein

Im Gegensatz zu der im Bestand seuchenhaft verlaufenden nekrotisierenden Enteritis der Saugferkel handelt es sich bei Perfringens-Infektionen älterer Schweine um Einzelfälle und sporadische Erscheinungen. Es treten hämorrhagische und katarrhalische Enteritiden durch *C. perfringens* C auf. Das sogenannte enterohämorrhagische Syndrom manifestiert sich in Form plötzlicher Todesfälle bei Mastschweinen mit massiven Blutaustritten in den Dünndarm, die vordere Gekrösewurzel ist strangartig verdreht. Ätiologie und Pathogenese sind noch nicht endgültig geklärt, es werden aber häufig Clostridien nachgewiesen.

C. perfringens beim Pferd

Sporadische Enteritiden und plötzliche Todesfälle bei Fohlen und jungen Pferden bis zu einem Jahr, aber auch bei adulten Tieren gehen auf *C. perfringens* zurück, insbesondere ist die Toxovar A beteiligt, aber auch C wurde bei der equine intestinal clostridiosis (EIC) nachgewiesen. Futter schlechter Qualität (verpilzt), hohe Trainingsbelastung, Parasitenbefall, chirurgische und antibiotische Behandlungen wurden als prädisponierende Faktoren erkannt. Die Erkrankungen verlaufen mit hoher Mortalität.

C. perfringens bei Fleischfressern

Massenerkrankungen sind bei Nerzen nach der Aufnahme von stark erreger- bzw. sporenhaltigem Fleisch bekannt geworden. Bei Hunden und Katzen zählt *C. perfringens* zur normalen Darmflora, bei negativen Einflüssen seitens der Fütterung und anderen Belastungen kann der Erreger an der Genese von Diarrhöen mitwirken. Der Proteingehalt des Futters korreliert nachweislich mit den im Darminhalt nachweisbaren Clostridienzahlen und führt auch zu einer Steigerung der Enterotoxinbildung. Akute Erkrankungen sind neben wässrigem Durchfall mit gelegentlichen Schleim- und Blutbeimengungen auch von Vomitus, Tenesmus, Anorexie und gedämpftem Verhalten begleitet.

Nekrotisierende Enteritis der Hühnervögel

Synonyme: clostridial enteritis, necrotic enteritis, small intestine bacterial overgrowth (SIBO)

Die Erkrankung wird durch *C. perfringens* A, gelegentlich auch C, verursacht und befällt besonders Broiler und Junghennen in der Aufzucht. Sie tritt bei Hühnern und Puten im Alter von 2 – 16 Wochen, gehäuft zwischen 3 und 6 Wochen auf. Die Bedeutung hat insbesondere seit dem rückläufigen Einsatz von Antibiotika weltweit zugenommen. Bisher galt das α-Toxin als bestimmender Virulenzfaktor, neuere Untersuchungen weisen aber auf weitere wirtsspezifische Faktoren hin, da es beispielsweise gelungen ist, mit α-Toxin-knock-out-Mutanten Erkrankungen bei Küken auszulösen. In diesem Zusammenhang ist die Beschreibung des neuen NetB-Toxins erwähnenswert. Es handelt sich um ein porenbildendes Toxin mit Homologien zum Perfringens-β-Toxin und zum α-Toxin von *Staphylococcus aureus*. Futterwechsel, hoher Proteingehalt und bestimmte Futterkomponenten wie Fischmehl und Weizen, Infektionen durch andere Bakterien und Kokzidien sowie hohe Besatzdichten und ungünstiges Stallklima begünstigen den Ausbruch. Veränderungen der Kotkonsistenz dominieren, verringerte Futteraufnahme und verschlechterte Tageszunahmen kommen dazu. Akute Verlaufsformen sind durch schnelle Verendungen mit und ohne vorherige

Durchfallerscheinungen gekennzeichnet, perakute Verläufe kommen vor. Subklinische Infektionen beeinflussen die Produktivität negativ. Tiefgreifende Nekrosen der Dünndarmwand bestimmen das Sektionsbild, dazu können Cholangiohepatitis und nekrotische Dermatitis kommen. In weniger ausgeprägten Fällen können aber ausgedehnte Nekrosen auch fehlen. Für die Prophylaxe sind besonders die Optimierung der Futterzusammensetzung, hygienische Maßnahmen (Litter Management) sowie Impfungen wichtig.

C. perfringens bei Kaninchen

Eine Beteiligung des Erregers an der epizootischen Enteropathie der Kaninchen (ERE) wird vermutet.

Bakteriologische Diagnose

Im Fall von Wundgasödemen sind wesentliche Hinweise bereits durch die mikroskopische Untersuchung des veränderten Gewebes zu gewinnen. Bei nekrotisierenden Mastitiden erlaubt der mikroskopische Nachweis der typischen Perfringensstäbchen ebenfalls eine Verdachtsdiagnose, die durch Anzüchtung zu erhärten ist. Zum sicheren Ausschluss aerober, fakultativ anaerob wachsender Sporenbildner sind aerobe Subkulturen erforderlich.

Da *C. perfringens* regelmäßig im Darm gesunder Tiere vorkommt, reicht die Speziesdiagnose bei Enterotoxämien und Enteritiden allein nicht immer aus. Eine sichere Diagnosestellung setzt den Toxinnachweis voraus.

Früher kamen für den Nachweis des Toxins aus Darminhalt und Kulturflüssigkeit Tierversuche an Mäusen (i. v.) und Meerschweinchen (intradermal) zum Einsatz, die durch Zellkulturen und ELISA-Verfahren abgelöst wurden. Für das β-Toxin sind z. B. Verozellen, für ε-Toxin MDCK-Zellen geeignet. Für Enterotoxinnachweise stehen Latexagglutinationstests und ELISA zur Verfügung. Die Toxingene können in der Multiplex-PCR nachgewiesen werden.

ε-Toxin lässt sich nur nach Trypsinbehandlung nachweisen. Zur Bestimmung der Toxovaren dient der Neutralisationstest an Mäusen. Das Majortoxin α kann auch im Eigelbtest (Lezithovitellintest) nachgewiesen werden, zur Unterscheidung der Toxovaren B und C wird das Hyaluronidasebildungsvermögen der B-Stämme genutzt. Rohtoxin von solchen Hyaluronidasebildnern hemmt die Schleimbildung von *Streptococcus equi*. Von den Toxovaren A, B und C wurden epidemiologische Varianten beschrieben, die sich hinsichtlich des Vorkommens von Minortoxinen, der Hitzeresistenz der Sporen und auch des regionalen Vorkommens unterscheiden. Bei der Untersuchung von Futtermitteln und auch Darminhalt sind quantitative Analysen aufschlussreich, wobei Keimzahlen ab 10^5 pro Gramm Futter als verdächtig anzusehen sind.

Therapie und Prophylaxe

C. perfringens ist für eine Reihe von Antibiotika empfindlich, dazu gehören Penicilline, Aminopenicilline und Tetrazykline. In vielen Fällen ist wegen des raschen Krankheitsverlaufs kaum eine Therapiechance gegeben, weshalb metaphylaktische Behandlungen und die Prophylaxe eine große Bedeutung besitzen. Saugferkel erhalten metaphylaktisch vom 1.–3. Lebenstag Penicillin oder Amoxicillin oral, bei der nekrotisierenden Enteritis der Hühnervögel werden Amoxicillin, Ampicillin, Erythromycin, Dihydrostreptomycin oder Tetrazykline über mindestens 3 Tage über das Trinkwasser oder Futter verabreicht.

Die Vermeidung infektions- und manifestationsbegünstigender Faktoren ist sehr wichtig, dazu kommt die Immunprophylaxe. Bei Schafen haben sich Kombinationsvakzinen bewährt, zur Vorbeuge der nekrotisierenden Enteritis der Saugferkel wird die Muttertierimpfung mit Typ-C-Toxoidvakzinen sowie Coli-Perfringens-Kombinationsvakzinen verbreitet eingesetzt. Wenn die Toxovar A am Krankheitsgeschehen beteiligt ist, kann ebenfalls ein Impfstoff eingesetzt werden. Sehr schwere Krankheitsgeschehen machen gelegentlich selbst in Impfbeständen eine zusätzliche orale Antibiotikabehandlung erforderlich. Auch für Kaninchen ist eine Impfung gegen *C. perfringens* A zugelassen.

Erkrankungen des Menschen

Gasbrand ist eine im Vergleich zu anderen Infektionskrankheiten des Menschen seltene, aber durch die immer noch hohe Letalität bedeutsame Erkrankung. Als Erreger kommen *C. perfringens*, besonders Toxovar A, sowie *C. novyi*, *C. septicum* und *C. histolyticum* vor. Die Infektion entsteht am häufigsten im Zusammenhang mit Unfällen, daneben sind vom Magen-Darm-Trakt nach Operationen ausgehende Fälle zu beachten. Bei allen diesen Erkrankungen werden die Erreger aus der Umgebung aufgenommen oder sind endogen vorhanden, direkte Beziehungen zum Vorkommen der Clostridien bei Tieren bestehen nicht.

Enterotoxinbildende *C.-perfringens*-A-Stämme sind als Ursache von Lebensmittelvergiftungen bedeutsam. In den USA sind sie die zweithäufigste Ursache lebensmittelbedingter Erkrankungen. Das Enterotoxinogen kann sowohl auf dem Chromosom als auch auf einem Plasmid lokalisiert sein, bei Lebensmittelinfektionen werden aber gehäuft Stämme mit chromosomalen *cpe*-Genen nachgewiesen.

12.3.9 Tetanus

Synonyme: Wundstarrkrampf, lock jaw

Tetanus bei Tieren

Ätiologie *C. tetani* ist ein schlankes Stäbchenbakterium, dessen terminal gelagerte runde Sporen der Zelle ihre typische Trommelschlägelform verleihen (**Abb. 12.7**). Entscheidend für die Virulenz ist das Tetanus-Neurotoxin (TeNT, Tetanospasmin), weiterhin wird das für hämolysierende Eigenschaften verantwortliche Tetanolysin gebildet. TeNT ist serologisch einheitlich.

Epidemiologie und Pathogenese Der Erreger ist ein Bodenbakterium, kommt aber auch im Darm gesunder Menschen und Tiere vor. Es besteht ein Zusammenhang zwischen der Gabe von Stalldung und der Häufigkeit von *C. tetani* im Boden. Es sind alle Säugetiere empfänglich, am

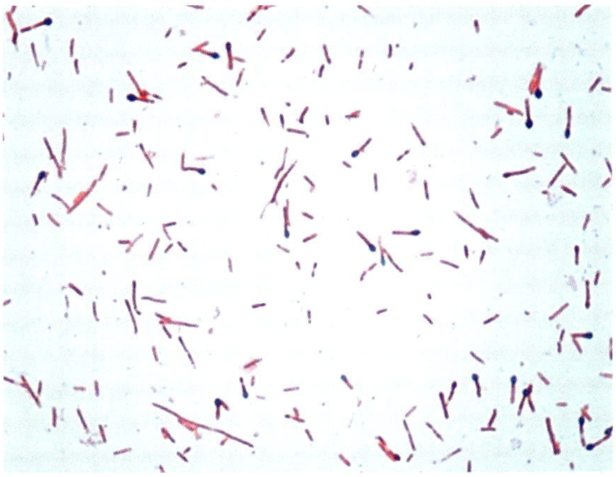

Abb. 12.7 *Clostridium tetani*, Kulturausstrich nach Rakette gefärbt. Die Sporen sind als dunkle terminale Auftreibungen zu erkennen. [Institut für Mikrobiologie, TiHo Hannover]

stärksten Einhufer, gefolgt von kleinen Wiederkäuern, Rindern und Schweinen, Hunde und Katzen sind weniger empfindlich, Vögel weitgehend resistent.

Tetanus entwickelt sich in der Regel nach einer Wundinfektion, die Erreger bleiben auf den Wundbereich beschränkt und vermehren sich dort, wenn anaerobe Bedingungen herrschen. *C. tetani* ist nicht invasiv. Vorwiegend auf neurogenem, wahrscheinlich auch auf hämatogenem Weg gelangt das TeNT zum Zentralnervensystem.

Die molekularen Wirkungsmechanismen beruhen auf dem gleichen Prinzip wie diejenigen des Botulinumtoxins, der Spaltung der SNARE-Proteine. Sie spielen eine Schlüsselrolle bei der Informationsübertragung im Bereich der Synapsen. Durch die Spaltung dieser Proteine in Neuronen, die die Motoneuronen regulieren, kommt es letztlich zur unregulierten Ausschüttung von Acetylcholin und dadurch zu Muskelkrämpfen. Die gegensätzlichen klinischen Bilder von Tetanus und Botulismus kommen dadurch zustande, dass die Spaltung der SNARE-Proteine in unterschiedlichen Zelltypen stattfindet. Näheres hierzu im Kapitel Bakterielle Toxine (S. 129).

Es sind Fälle bekannt, in denen Sporen in Organe wie Leber und Milz gelangten und dort auskeimten (idiopathischer oder kryptogener Tetanus). Infektionen können schließlich auch vom Darm ausgehen, wenn der Erreger die durch Verletzungen, Parasiten u. a. geschädigte Darmwand zu durchdringen vermag.

MERKE !

Tetanus ist eine Infektionskrankheit, der das Merkmal der Kontagiosität fehlt.

Wenn es zu einer Häufung von Erkrankungsfällen kommt, dann geht diese auf die gleichzeitige Infektion mehrerer Tiere oder Menschen in einer stark erregerbelasteten Umwelt zurück.

Klinik Generelle Symptome des Tetanus sind Bewegungsstörungen mit angespannten, versteiften Muskeln, gelegentlichem Muskelzittern und einer gesteigerten Erregbarkeit, die bis zu Krampfanfällen führt. Beim **Pferd** sind Nickhautvorfall, Trismus der Kaumuskulatur und „sägebockartige“ Stellung zu beobachten. Ein deutlicher Anstieg der Körpertemperatur beginnt erst kurz vor dem letalen Ausgang, er setzt sich postmortal noch fort. Bei Fohlen tritt Tetanus als sogenanntes shaker foal syndrome“ auf.

Diagnose Die klinischen Befunde sind recht eindeutig, pathologisch-anatomische Veränderungen fehlen. Anzüchtung und Differenzierung des Erregers sind nur in Ausnahmefällen erforderlich. Tierversuche sind zur Absicherung der Diagnose immer noch am sichersten. Dazu erhalten Mäuse oder Meerschweinchen Wundmaterial i. m. oder s. c. verabreicht, nach 1 – 3 Tagen verenden sie im positiven Fall unter charakteristischen Krampferscheinungen („Robbenstellung“).

Differenzialdiagnostisch ist an Tollwut, aber auch Botulismus (schlaffe Lähmung), Aujeszky-Krankheit, Stoffwechselkrankheiten wie hypokalzämische Paresen und Tetanien, Vergiftungen und beim Rind auch an BSE zu denken.

Therapie und Prophylaxe Im Mittelpunkt der Therapie steht die Verabreichung von antitoxischen Serumpräparaten, deren Wirksamkeit sich allerdings nur auf das noch nicht an Nervenzellen gebundene Toxin erstreckt. Antibiotikagaben sind ebenfalls indiziert, sie richten sich aber nur gegen die vegetativen Zellen und können bereits gebildetes Toxin natürlich nicht beeinflussen. Chirurgische Wundversorgungen und die Applikation von Sedativa runden das Therapieschema ab. Von erkrankten Tieren sind Aufregungen fernzuhalten, sie sollten in ruhigen, abgedunkelten Räumen versorgt werden.

Toxoidvakzinen sind für die Prophylaxe v. a. bei Pferden unverzichtbar. Die Grundimmunisierung besteht aus zwei Impfungen im Abstand von etwa 4 – 8 Wochen, nach 12 Monaten wird die 1. Wiederholungsimpfung vorgenommen. Danach ist eine Boosterung in 1–2-jährigem Abstand üblich. Fohlen geimpfter Stuten sollten nicht vor dem 3. Monat, besser erst nach dem 6. Monat vakziniert werden. Liegt die letzte Impfung mehr als 2 Jahre zurück oder ist der Impfstatus unklar, muss bei Verletzungen und auch operativen Eingriffen eine passive Immunisierung erfolgen.

Tetanusserum wird i. m., s. c. oder auch i. v. verabreicht, beim Pferd kann es auch in den Subarachnoidalraum appliziert werden. Durch die Simultanimpfung, eine zeitgleich, aber ortsgetrennte Verimpfung von Toxoidimpfstoff und Antiserum, wird sowohl ein Sofortschutz durch das Serum erreicht als auch der Aufbau einer aktiven Immunität eingeleitet. Sieben bis zehn Tage nach der Simultanimpfung muss die aktive Immunisierung wiederholt werden, danach erfolgen die Zweit- und Drittimpfung nach dem oben genannten Schema.

Im Ergebnis der Wertbemessung von Tetanusimpfstoffen an Mäusen oder Meerschweinchen im Vergleich mit einem Internationalen Antitoxinstandard wird der Antitoxingehalt in IE angegeben.

Tetanus beim Menschen

Der Infektionsweg ist beim Menschen der gleiche wie beim Tier, direkte Zusammenhänge zwischen den Infektionen bei Tieren und Menschen bestehen nicht. Trotz der großen Möglichkeiten der Intensivmedizin ist Tetanus eine lebensbedrohende Erkrankung geblieben, bei den in Deutschland zwischen 1991 und 1995 registrierten Tetanusfällen trat eine Letalität von 25 % in Erscheinung. Impfungen besitzen daher auch beim Menschen eine große Bedeutung, die Grundimmunisierung sollte spätestens alle 10 Jahre aufgefrischt werden.

12.3.10 Botulismus

Botulismus bei Tieren

Ätiologie und Virulenz *C. botulinum* fällt im versporten Stadium durch die typische Tennisschlägerform (subterminale Sporenlagerung) auf (**Abb. 12.8**). Kulturelle Merkmale und physiologische Eigenschaften unterliegen zwischen den verschiedenen Stämmen erheblichen Schwankungen. Für die Virulenz sind Neurotoxine (Botulinumtoxin, Botulinum-Neurotoxin – BoNT) ausschlaggebend. Es werden 7 serologisch unterscheidbare Toxovaren mit den Buchstaben A–G bezeichnet, da einige Stämme der Toxovaren A, B und C nicht nur eine Form des Neurotoxins bilden, stellte man Subtypen auf. Einige Neurotoxine werden auch von anderen Clostridienarten gebildet. Sequenzanalysen führten zur Aufstellung einer größeren Zahl von Subtypen des BoNT. Als Mosaikformen werden Neurotoxine bezeichnet, die Anteile von BoNT C und BoNT D enthalten. Das Botulinumtoxin gehört, abhängig von der artspezifischen Empfindlichkeit, zu den giftigsten biologischen Substanzen. Neben den Neurotoxinen werden auch andere Exotoxine (C2, C3) und Enzyme gebildet. Die genetischen Informationen für die Toxinproduktion können sowohl chromosomal als auch auf Plasmiden und Bakteriophagen kodiert sein. *C. botulinum* und eng verwandte Bakterien lassen sich in Gruppen einteilen (Peck, 2009):

- Gruppe I: Toxovaren A, B, F, proteolytische Stämme
- Gruppe II: Toxovaren B, E, F, nicht proteolytische Stämme
- Gruppe III: Toxovaren C, D

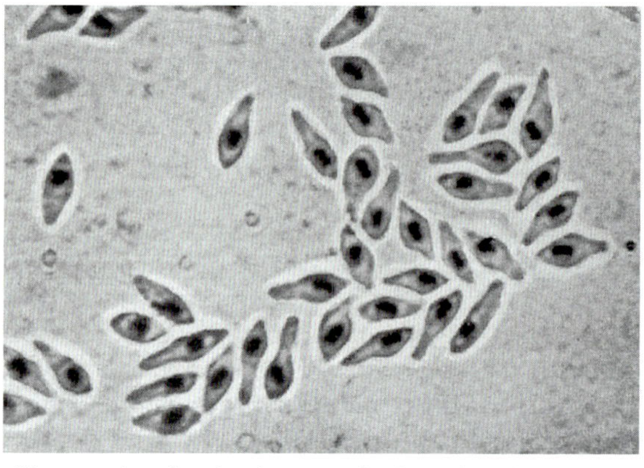

Abb. 12.8 *Clostridium botulinum* – Auftreibung des Zellleibs bei der Versporung.

- Gruppe IV: *C. argentinense* (Toxovar G)
- Gruppe V: *C. baratii* (Toxovar F)
- Gruppe VI: *C. butyricum* (Toxovar E)

Da die Unterschiede zwischen diesen Gruppen nicht nur phänotypischer, sondern auch genotypischer Natur sind, ist mit der Herauslösung weiterer Spezies aus *C. botulinum* zu rechnen.

Epidemiologie und Pathogenese *C. botulinum* kommt im Boden und auch im Wasser vor, nicht toxinbildende Stämme werden aber auch im Darm gesunder Menschen und Tiere nachgewiesen. Klassischer Botulismus ist keine Infektionskrankheit, sondern eine reine Intoxikation, bei der außerhalb des Körpers gebildete Neurotoxine mit der Nahrung aufgenommen werden. Für die Vermehrung von *C. botulinum* haben anaerobe Milieubedingungen, der pH-Wert, organische Substanzen und bakterielle Antagonisten Bedeutung, wichtig ist ferner eine Temperatur über 20 °C. Eine wesentliche Rolle spielen erregerhaltige Tierkadaver, durch die es zur Kontamination pflanzlicher Futtermittel kommen kann. Bildung und Anreicherung von Toxinen finden auch im Schlamm von Gewässern statt, in Arthropoden wurde der Erreger ebenfalls nachgewiesen. Fliegenmaden können u. U. hohe Toxindosen enthalten. Das Toxin beweist in der Umwelt eine hohe Stabilität.

Botulinumtoxin wird im Dünndarm resorbiert und hämatogen verbreitet. Es führt letztlich zu einer fortschreitenden Paralyse der motorischen Nerven, der Tod tritt nach Lähmung des Nervus phrenicus ein. Das im Unterschied zum Tetanus durch Lähmungen geprägte Bild des Botulismus kommt zustande, weil die SNARE-Proteine direkt in Motoneuronen gespalten werden, wodurch es zur Hemmung des Acetylcholins kommt. Toxovar, Toxindosis und tierartliche Besonderheiten beeinflussen das Krankheitsbild.

Botulismus kann aber auch als sogenannte Toxinfektion oder viszeraler Botulismus verlaufen, d. h., die Toxine werden bei der Vermehrung des Erregers im Organismus gebildet.

Das kann entweder bei Besiedlung des Darms oder auch bei der Vermehrung im Wundbereich (Wundbotulismus) der Fall sein. Für Tiere konnten diese Formen aber bisher nur in Ausnahmefällen belegt werden.

Klinik Die einzelnen Toxovaren haben nicht nur eine unterschiedliche geografische Verbreitung, sie unterscheiden sich auch in ihrer Bedeutung für einzelne Tierarten.

Rinder Rinder erkranken unter den Pflanzenfressern am häufigsten, gefolgt vom Schaf, sie sind für B-, C- und D-Toxine empfindlich. In Europa treten in der Regel nur sporadische Fälle auf, die durch die Toxovaren C und D ausgelöst werden. Es gibt Untersuchungsergebnisse, wonach Botulismus bei Rindern im Zusammenhang mit der Düngung von Nutzflächen mit Hühnermist aufgetreten ist. Klinisch stehen Erscheinungen der schlaffen Lähmung bei fieberfreien Tieren im Vordergrund. Zungenlähmungen bzw. Kau- und Schluckbeschwerden sind auffällig. Es treten sowohl perakute als auch akute und subakute Verläufe auf. In den letzten Jahren wurde häufiger über einen **„viszeralen Botulismus“** berichtet, der auf einer Toxinbildung im Darm beruhen soll. Der wissenschaftliche Nachweis konnte allerdings nicht geführt werden.

Pferde Pferde sind ebenfalls sehr empfindlich für das Botulinumtoxin (A, B, C), die Letalität des Botulismus beträgt bis zu 90 %, für die Mehrzahl der Fälle ist in Europa die Toxovar B verantwortlich. Mit der Einführung der Silagefütterung haben Botulismusfälle offensichtlich zugenommen. Als erste Symptome fallen verminderte Futteraufnahme, gedämpftes Verhalten, Atemgeräusche und leichte Koliken, manchmal in Verbindung mit starkem Schwitzen auf. Danach werden Lähmungserscheinungen des Pharynx, der Zunge und der Gliedmaßen deutlich. Als eine mögliche Ursache der sogenannten equine gras sickness (EGS) wird eine Toxikoinfektion mit *C. botulinum* C diskutiert.

Nerze Bei Nerzen kommt es dagegen zu Massenerkrankungen, v. a. nach Aufnahme von C-Toxinen.

Fische *C. botulinum* wird auch in gesunden Fischen sowohl im Süß- als auch im Salzwasser nachgewiesen. Bei Forellen sind Intoxikationen durch die Toxovar E aufgetreten, in den USA ist BoNT E für die visceral toxicosis of catfish (VTC) verantwortlich (*Ictalurus punctatus*, punktierter Katzenwels). Auf *C. argentinense* (G) zurückgehende Botulismuserkrankungen sind bisher nicht bekannt geworden.

Sonstige Schweine, Hunde und Katzen sind vergleichsweise weniger empfindlich. Die Toxovar C verursacht Massensterben bei Wasservögeln.

Diagnose Entscheidend für eine Verdachtsdiagnose ist das von Lähmungserscheinungen und Fieberfreiheit gekennzeichnete klinische Bild. Pathologisch-anatomische Veränderungen fehlen. Der kulturelle Nachweis von *C. botulinum* ist wegen der starken Begleitflora problematisch und ohne anschließenden Toxinnachweis nicht beweisend. Toxinnachweise können aus Blut, Magen- und Darminhalt, Leber und Futtermitteln über den Tierversuch mit Mäusen geführt werden. Die Einziehung der Flanken, die sogenannte Wespentaille, gilt bei den gestorbenen Tieren als sicheres Zeichen für Botulismus. Die Toxovar wird im Neutralisationstest mit antitoxischen Seren bestimmt. Der Mäuseletalitätstest ist derzeit noch das sensitivste Nachweisverfahren für die Neurotoxine. Alternative In-vitro-Verfahren werden bereits seit längerer Zeit bearbeitet, dazu zählen z. B. Mikro-Wärme-Komplementbindungsreaktion, ELISA, magnetic beads separation, DNA-Sonden, PCR und Mikroarrays. Beim Rind wurden mittels ELISA nicht nur Antikörper bei geimpften Tieren bestimmt, sondern auch Herdenuntersuchungen zur Analyse der epidemiologischen Situation und zur Abklärung klinischer Verdachtsfälle durchgeführt. Die Endopep-Massenspektroskopie ist zum Nachweis aller Toxintypen aus Serum geeignet.

Für die Differenzialdiagnose gelten bei Säugetieren die gleichen Richtlinien wie für den Tetanus.

Therapie und Prophylaxe Eine kausale Therapie ist, soweit überhaupt verfügbar, lediglich mit antitoxischem Serum möglich. Davon ist auch nur im Frühstadium ein Heileffekt zu erwarten.

Beim Auftreten von Erkrankungen ist sofort das verdächtige Futter zu maßregeln. Zur Prophylaxe des Botulismus trägt es beispielsweise bei, die Kontamination des Futters mit Tierkadavern zu vermeiden. Die Qualität von Silagen ist besonders zu beachten. Impfungen sind in Gebieten mit nachgewiesener Gefährdung wesentlich zum Schutz vor Botulismus, die Wirkung der Toxoidvakzinen ist toxovarspezifisch. In Deutschland steht derzeit nur ein Impfstoff für Nerze (Toxovar C) zur Verfügung, der im Rahmen von Ausnahmegenehmigungen auch erfolgreich bei Schwänen eingesetzt wurde.

Botulismus des Menschen

BEACHTE
Meldepflicht.

Botulismus ist eine typische Lebensmittelvergiftung, die Toxine werden in kontaminierten Gemüse- und Fleischkonserven sowie Würsten (botulus, lat.: Wurst) und ähnlichen Produkten unter anaeroben Bedingungen gebildet. Auch Fische sind an der Intoxikation des Menschen beteiligt. Die stärkste Giftwirkung besitzt das A-Toxin.

Erkrankungen des Menschen gehen in Europa v. a. auf die Toxovar B zurück, während die Toxovar A in den USA größere Bedeutung hat. Vergiftungen mit E-Toxin haben ihre Ursache in Fischen, die Toxovaren C und D sind für Menschen bedeutungslos. Die Toxovar F wurde in wenigen Fällen von Lebensmittelvergiftungen nachgewiesen. 1976 wurde in den USA erstmals der Säuglingsbotulismus nachgewiesen, dem eine Toxinbildung im Darm zugrunde liegt (viszeraler Botulismus). Als Infektionsquelle ist in vielen Fällen Honig nachweisbar. Auch beim Menschen gibt es Fälle von Wundbotulismus, beispielsweise nach Drogenkonsum. Botulismus des Menschen unterliegt der Meldepflicht, in Deutschland wurden seit 2001 nur selten mehr als 10 Fälle jährlich erfasst. Botulismustoxin wird in der Humanmedizin bei verschiedenen Indikationen therapeutisch eingesetzt, außerdem dient es kosmetischen Zwecken bei der Glättung von Falten.

12.3.11 Tyzzer's disease

Ätiologie Erreger ist ein Stäbchenbakterium, dessen taxonomische Stellung lange umstritten war. Es wird jetzt als *Clostridium piliforme* (Synonym *Bacillus piliformis*) bezeichnet. Die schlanken Zellen sind mit 8 – 10, teilweise sogar 40 µm recht lang, sie bilden Sporen und sind beweglich. In Gewebsschnitten erscheinen die Bakterien meist gramnegativ, manchmal aber auch gramlabil oder grampositiv. In zellfreien Medien ist die Anzüchtung noch nicht gelungen, daher ist auch schwer zu beurteilen, ob es sich um einen obligaten Anaerobier handelt. Verschiedene Zelllinien und auch bebrütete Hühnereier sind für die Kultivierung geeignet. Es gibt Hinweise darauf, dass mindestens 2 Gruppen von Erregervarianten existieren, von denen eine ein breites Wirtsspektrum besitzt und die andere aus mehr wirtsspezifischen Formen besteht.

Epidemiologie und Pathogenese Von der Infektion mit *C. piliforme* sind Mäuse, Ratten, Meerschweinchen, Hamster, Kaninchen, aber auch Fleischfresser, Beuteltiere, Rhesusaffen und v. a. Pferde betroffen. Bei Menschen wurde diese Erkrankung nicht nachgewiesen.

Für einige Tierarten konnte der orale Infektionsweg experimentell bestätigt werden. Latente Infektionen überwiegen, zu klinischen Manifestationen kommt es in der Regel nach belastenden Einwirkungen. Zum überwiegenden Teil sind Jungtiere betroffen.

Klinik Infektionen mit *C. piliforme* können in Versuchstierbeständen seuchenhaft verlaufen. Bei allen betroffenen Tierarten kommen perakute Fälle vor, bei denen plötzlich verendete Tiere aufgefunden werden. Akute und subakute Formen zeichnen sich durch Durchfälle und fieberhafte Störungen des Allgemeinbefindens aus.

Tyzzer's disease wurde bei Pferden bisher in Nordamerika, Australien, Neuseeland, Südafrika, Großbritannien und 1994 auch erstmals in Deutschland nachgewiesen. Sie verläuft als sporadische Erkrankung von Saugfohlen bis zum Alter von 6 Wochen. Fast immer wird über das Auffinden verendeter Tiere oder perakute Erkrankungen mit Todesfällen innerhalb eines Tages berichtet. Dramatische Verschlechterungen des Allgemeinbefindens, Schocksymptome, Koliken, Festliegen, Krämpfe und Opisthotonus bestimmen das Bild. Durchfälle werden nicht immer und besonders bei etwas längerer Krankheitsdauer sichtbar. Anfängliche Temperaturanstiege auf über 41 °C gingen präfinal teilweise auf subnormale Werte zurück.

Diagnose Pathologisch-anatomische und histologische Untersuchungen sind für die exakte Diagnosestellung entscheidend. Den wichtigsten Hinweis liefern die Leberveränderungen. Makroskopisch sind starke Stauungen und Schwellungen, Ikterus und diffuse Fleckungen zu erkennen, histologisch dominieren multifokale Koagulationsnekrosen. *C. piliforme* lässt sich in gefärbten Leberschnitten bzw. auch immunhistologisch nachweisen. Als Färbemethoden sind Hämatoxylin-Eosin, Giemsa oder auch die Versilberungstechnik nach Warthin-Starry geeignet. In den Hepatozyten sind die Erreger an ihrer büschel- oder kreuzweisen Lagerung zu erkennen. Beim Fohlen ist der mikroskopische Erregernachweis auch in den Randbezirken von Myokardnekrosen möglich. Die Veränderungen des Darmkanals können hämorrhagisch-nekrotisierender bzw. diphtheroid-nekrotisierender Natur sein.

Bei Labortieren sind serologische Untersuchungsverfahren seit Längerem etabliert. Zur Untersuchung von Pferdeseren wurde ein ELISA auf der Basis eines monoklonalen Antikörpers gegen Flagellenantigen enwickelt.

Differenzialdiagnostisch müssen Infektionen mit kultivierbaren bakteriellen Erregern ausgeschlossen werden. *C. piliforme* ist in histologischen Präparaten von postmortal eingewanderten Clostridien zu unterscheiden, wofür z. B. die typische Lagerung wichtig ist.

Tritt diese Infektionskrankheit bei Fohlen auf, ist differenzialdiagnostisch besonders an Herpesvirusinfektionen, Vergiftungen, Fohlenlähme und Fohlenseptikämie zu denken.

Therapie und Prophylaxe Therapieversuche sind wenig aussichtsreich. Penicilline, Streptomycin, Tetrazykline und Erythromycin ließen eine gewisse Wirksamkeit erkennen. Sie sollten v. a. eingesetzt werden, um Kontakttiere zu behandeln. Kontakttiere bzw. betroffene Bestände müssen natürlich genau überwacht werden, um weitere Ausbrüche zu erkennen und die Tiere zu isolieren. Bei Versuchstieren wurden auch aktive und passive Immunisierung erprobt. Zur Senkung des Infektionsrisikos sind Reinigungs- und Desinfektionsmaßnahmen wichtig.

12.3.12 Weitere Clostridieninfektionen der Tiere und Menschen

■ Clostridium difficile

Diese Clostridienart wurde in der Humanmedizin zuerst als Erreger von Diarrhöen, Kolitiden sowie pseudomembranöser Kolitis nach Antibiotikabehandlung beschrieben. Inzwischen sind aber auch nosokomiale Infektionen sowie außerhalb von Krankenhäusern erworbene Infektionen bekannt. Allgemein wird von der *Clostridium difficile* associate disease (CDAD) gesprochen. Die Bedeutung stieg mit der Zunahme der Fallzahlen und dem Nachweis „hypervirulenter" Stämme in Nordamerika seit 2003 stark an. Der Erreger bildet ein Enterotoxin (Toxin A, TcdA) und ein Zytotoxin (Toxin B, TcdB) sowie ein binäres Toxin, die *C.-difficile*-Transferase (CTD). Auch in Deutschland treten Stämme mit deutlich erhöhter Virulenz auf, die eine starke Toxinbildung mit der Resistenz gegen Antibiotika (Erythromycin, Fluorchinolone) verbinden. Sie sind molekularbiologisch durch den PCR Ribotyp 027 und den Pulsotyp NAP1 charakterisiert.

Nachweise sind in der Veterinärmedizin bei nekrotisierender Enterokolitis von Fohlen, der akuten postantibiotischen Kolitis erwachsener Pferde, chronischen Durchfallerkrankungen von Hunden sowie bei Diarrhöen von Schweinen, Kälbern, Katzen, Kaninchen und Hamstern erfolgt. Einige Autoren sehen das Bakterium als wichtigen Verursacher von Durchfällen bei Saugferkeln an. Es erfolgen aber auch häufig Nachweise bei klinisch unauffälligen Ferkeln, besonders in den ersten beiden Lebenswochen. Ein zoonotisches Potenzial wird diskutiert. Für die Anzüchtung sind der selektive Blutagar mit Cycloserin, Cefoxitin und Amphothericin B sowie der CDMN-Agar (*C.-difficile*-Moxalactam-Norfloxacin) empfehlenswert, im Fertigmedium nach Brazier erlaubt zusätzlich enthaltenes Eigelb eine Abgrenzung des Lecithinase-negativen Keims von anderen Clostridien. Toxingene werden durch PCR detektiert, die MLVA dient weiteren epidemiologischen Analysen.

■ Clostridium spiroforme

Diese Clostridienart bildet ein Toxin, das von Antiserum gegen das ι-Toxin von *C. perfringens* neutralisiert wird. Es verursacht Diarrhöen und Enterotoxämien in abgesetzten Kaninchen und anderen Labortieren. Morphologisch ist der Erreger durch die Ausbildung von Spiralformen charakterisiert, die bei Kultivierung auf Blutagar durch Zusammenlagerung von Einzelzellen entstehen. In vivo treten dagegen halbkreisförmige Zellformen auf. Das Toxin kann im Mäuseletalitätstest oder im Verozellkulturtest nachgewiesen werden.

Clostridium colinum

Als bekannteste Erkrankung nach Infektion mit *C. colinum* ist die ulzerative Enteritis der Wachteln (quail disease) zu nennen. Ulzerative Enteritiden werden aber auch bei anderen Vogelarten wie Hühnern, Puten, Fasanen und Tauben ausgelöst. Anhand von 16 s rRNA-Vergleichen zeigte sich eine enge Verwandtschaft mit *C. piliforme*. In Einzelfällen ist auch *C. perfringens* A als Erreger ulzerativer Enteritiden bei Wachteln nachgewiesen worden.

Clostridium sordellii

C. sordellii ist bei Menschen als Erreger von Wundinfektionen nachgewiesen. In der Veterinärmedizin liegen Berichte über plötzliche Verendungen bei Lämmern, Mutterschafen und Rindern sowie akute Hepatitiden bei Straußen vor.

Clostridium histolyticum

Tritt bei Menschen und Tieren als Erreger von Gasöduminfektionen auf.

13 Grampositive, regelmäßige sporenlose Stäbchenbakterien

Hans-Joachim Selbitz

Das verbindende phänotypische Merkmal dieser Bakteriengruppe ist die regelmäßige Stäbchenform mit nur geringer Neigung zur Pleomorphie. Dabei kann es sich sowohl um kurze meist kokkoide Stäbchen, aber auch um längere Stäbchen und Filamente handeln. Die morphologische Abgrenzung zur Gruppe der unregelmäßigen, sporenlosen, grampositiven Stäbchenbakterien ist nicht immer einfach. Diese Bakterien wachsen nur in komplexen Medien, sie kommen in Verbindung mit Pflanzen, Tieren und auch verwesendem organischen Material vor. Taxonomisch gehören sie zum Stamm *Firmicutes*.

13.1 Gattung Listeria

STECKBRIEF

- kurze Stäbchenbakterien mit abgerundeten Enden
- fakultative Anaerobier mit Beweglichkeit zwischen 20 und 25 °C
- tier- und menschenpathogene Vertreter
- pathogene Spezies *Listeria monocytogenes* und *L. ivanovii*
- verbreitetes Vorkommen in der Umwelt (Saprozoonosen)

13.1.1 Taxonomie

Innerhalb der Gattung spielt *L. monocytogenes* als tier- und menschenpathogene Spezies die Hauptrolle, insgesamt sind 21 Arten beschrieben. Übergeordnete Taxa sind die Familie *Listeriaceae* und die Ordnung *Bacillales*. Anhand von O- und H-Antigenen werden Serovare definiert, die Zuordnung der Serovare und Spezies geht aus der **Tab. 13.1** hervor.

Tab. 13.1 Zuordnung der Serovare nach Seeliger u. Donker-Voet zu den Listeria-Spezies (nach Weiß u. Amtsberg 1995).

Serovar	*L. monocytogenes*	*L. innocua*	*L. welshimeri*	*L. seeligeri*	*L. ivanovii (subsp. ivanovii, subsp. indoniensis)*
1/2a	+			+	
1/2b	+		+	+	
1/2c	+			+	
3a	+				
3b	+				
3c	+				
4a	+				
4ab	+	+			
4b	+			+	
4c	+		+	+	
4d	+			+	
4e	+				
5					+
6a		+	+		
6b		+	+	+	
7	+				

L. grayi besitzt die O-Antigene (III), XII, XIV, XVI, XVII und das H-Antigen E, ist aber nicht in das oben genannte Schema eingeordnet

13.1.2 Anzüchtung und Differenzierung

Zur Anzüchtung ist Blutagar geeignet, der bei 30–37 °C aerob bebrütet wird (**Abb. 13.1 a**). Die kulturelle Ausbeute kann durch eine mikroaerophile Atmosphäre erhöht werden. Um die Isolierung auch aus Materialien mit geringer Keimkonzentration bzw. starker Mischflora wie Lebensmittel-, Umwelt- oder Kotproben zu ermöglichen, wurden verschiedene Anreicherungs- und Selektivmedien entwickelt, die beispielsweise Acriflavin, Nalidixinsäure, Cycloheximid, Moxalactam, Lithiumchlorid und verschiedene Antibiotika enthalten. Oxford- und PALCAM-Agar werden häufig eingesetzt (**Abb. 13.1 b**), weitere feste Selektivmedien sind der McBride- und der Feindt-Agar.

Ein flüssiges Anreicherungsmedium wird in der Zusammensetzung nach Fraser hergestellt. Auf dem Nachweis der Phospholipase C und der Xyloseverwertung baut ein chromogenes Medium auf, das die direkte Identifizierung von *L. monocytogenes* und *L. ivanovii* erlaubt. Die hohe Temperaturtoleranz ermöglicht auch eine Kälteanreicherung bei Temperaturen von 4 °C. Auf Blutagar verursachen *L. monocytogenes* und *L. seeligeri* Hämolyse, Kolonien von *L. ivanovii* zeichnen sich durch breite Hämolysehöfe aus. Für den Nachweis in Lebensmitteln wird besonders die PCR genutzt. Zur Bestimmung der Gattung dienen die Merkmale positive Katalase und Äskulinhydrolyse (z. B. auf PALCAM-Agar, **Abb. 13.1 b**) sowie Beweglichkeit bei Zimmertemperatur.

Zur Speziesdifferenzierung werden der CAMP-Test mit *Staphylococcus aureus* bzw. *Rhodococcus equi* sowie die Prüfung von Rhamnose, Xylose und Methyl-α-D-Mannopyranosid eingesetzt. Für die Differenzierung können auch

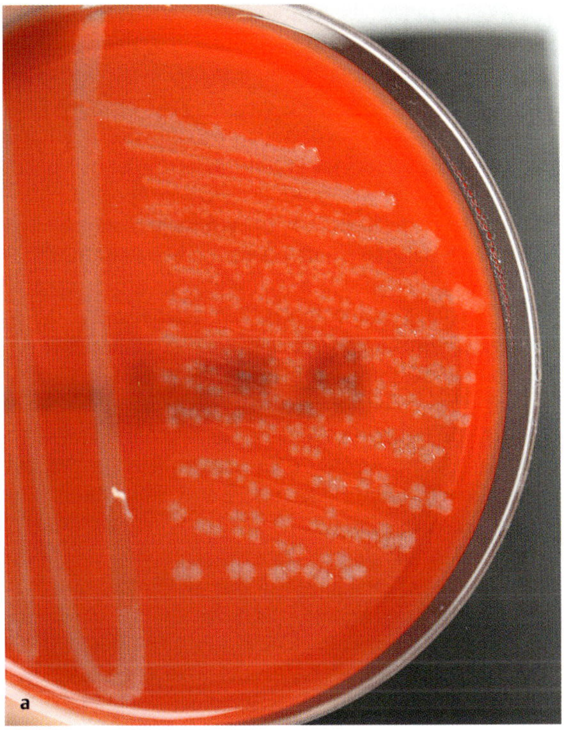

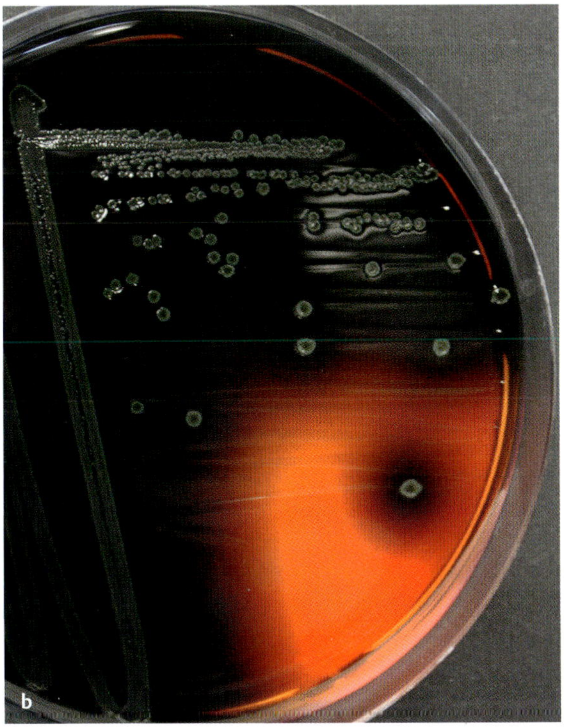

Abb. 13.1 *Listeria monocytogenes;* **a** auf Blut-Agar und **b** auf PALCAM-Agar. Die Äskulinspaltung wird durch Schwarzfärbung angezeigt. [beide Teilabbildungen: Institut für Mikrobiologie, TiHo Hannover]

kommerzielle Systeme verwendet werden. Im Schräglicht erscheinen die Kolonien in einer charakteristischen Weise blau-grün (Schrägdurchlicht nach Henry). Unter Nutzung des p60-Antigens wurde ein ELISA-Schnelltest zur Identifizierung von *L. monocytogenes* entwickelt. Für die epidemiologische Charakterisierung der Isolate wie die Bestimmung von Serovaren, Phagovaren, die Listeriocintypisierung, die Pulsfeldgelelektrophorese (PFGE) und weitere molekularbiologische Methoden sind Speziallaboratorien zu nutzen.

13.1.3 Virulenzfaktoren

Die Virulenz der Listerien wird in erster Linie von ihrer Fähigkeit zum **fakultativ intrazellulären Parasitismus** bestimmt, der es den Bakterien erlaubt, in Makrophagen, Hepatozyten, Enterozyten und andere Zellen einzudringen und sich dort zu vermehren. Daraus ergeben sich Konsequenzen für die Wirksamkeit von Antikörpern und Antibiotika. Für Invasivität und Zelltropismus sind die Internaline (InL A, B) verantwortlich. Als Voraussetzung für die Ausbreitung der Listerien in und zwischen den Zellen steuert ein Polypeptid (Act A) die Aktinpolymerisation der Wirtszellen. Weitere virulenzassoziierte Faktoren sind Hämolysine (Listeriolysin O) und verschiedene Enzyme. Es wurden zwei Pathogenitätsinseln (LIPI-1, LIPI- 2) beschrieben.

Der Infektionsprozess verläuft prinzipiell in vier Schritten:

- Eindringen des Bakteriums in den Wirt
- Lyse der phagosomalen Vakuole
- Vermehrung im Zytosol
- direkte Ausbreitung von Zelle zu Zelle durch Aktin-vermittelte Bewegung (**Abb. 4.6**)

13.1.4 Epidemiologie

Für die Epidemiologie der Listeriosen sind v. a. das breite Wirtsspektrum der pathogenen Vertreter und ihr weites Vorkommen in der Umwelt bestimmend. Listerien wurden bei allen Haustieren sowie vielen Arten von Wildsäugetieren und Vögeln, aber auch Fischen, Amphibien und Reptilien nachgewiesen, Isolierungen bei einigen Arthropodenarten deuten auf eine mögliche Überträgerrolle dieser Tiergruppe hin. Diese Bakterien kommen auch im Darm klinisch gesunder Tiere vor und gelangen mit den Ausscheidungen in die Umwelt. Im Boden und an Pflanzen überleben sie daraufhin wochen- bis monatelang. Die Tenazität wird besonders von der hohen Temperatur- und pH-Wert-Toleranz geprägt. Es ist nicht restlos geklärt, ob das Vorkommen im Boden und an Pflanzen nur als Folge fäkaler Ausscheidungen auftritt oder ob Listerien primär dort lebende Saprophyten sind.

Im Oberflächenwasser können Listerien ebenfalls nachgewiesen werden. Eine besondere Rolle spielt Silage, in der sich die Bakterien dann gut vermehren können, wenn der pH-Wert aufgrund unzureichender Säuerung nicht unter 5 absinkt. Eine Infektion mit Listerien setzt daher keinen Kontakt mit infizierten Tieren voraus, Listeriosen werden wegen der Ansteckungsmöglichkeit über Umweltmaterial als Geo- oder Sapronosen eingestuft. Direkte Übertragungen sind zwar möglich, treten aber seltener auf. Zumindest für Menschen ist auch die vertikale Übertragung erwiesen.

Bei *L. monocytogenes* werden vier evolutionäre Linien unterschieden (Orsi et al. 2011):

- Linie I: Serovare 1/2b, 3b, 3c und 4b (überrepräsentiert bei Humanisolaten)
- Linie II: Serovare 1/2a, 1/2c und 3a (besonders Lebensmittelisolate)
- Linie III: 4a, 4b und 4c (meist Isolate von Wiederkäuern)
- Linie IV: 4a, 4b,4c (meist Isolate von Wiederkäuern)

13.1.5 Infektions- und Krankheitsformen

Infektionen mit Listerien können prinzipiell in 6 verschiedenen Formen verlaufen:
- latente Darmbesiedlung mit fäkaler Ausscheidung
- zerebrale Form (Gehirnlisteriose, Meningoencephalitis listeriosa)
- septikämische Form (Listerien-Septikämie)
- metrogene Form (Listerienabort, Metritis)
- Mastitis
- Manifestation am Auge (Keratokonjunktivitis, Iritis, Uveitis)

13.1.6 Listeriose bei Wiederkäuern

> **BEACHTE**
> Meldepflicht.

Ätiologie Dominierender Erreger ist *L. monocytogenes*, die Serovare 1/2a und 4b werden am häufigsten isoliert. Metrogene Listeriosen gehen gelegentlich auf Infektionen mit *L. ivanovii* zurück.

Pathogenese Listerien werden häufig oral aufgenommen und überwinden die Darmschranke, auch über die Schleimhäute der Maulhöhle und der Nase ist eine Invasion als Voraussetzung für die lymphohämatogene Ausbreitung möglich. Diese primäre Bakteriämie kann bei guter Abwehrlage überwunden werden, andernfalls kommt es zur Organmanifestation mit nekrotisierenden und granulomatösen Entzündungserscheinungen. Septikämische Listeriosen betreffen Jungtiere mit unzureichender Abwehrkapazität bzw. infolge metrogener Listeriose infiziert geborene Individuen. Metrogene Listeriosen kommen durch hämatogene Erregerverbreitung zustande, diaplazentar werden die Feten infiziert. Für die Entstehung der Gehirnlisteriose hat die hämatogene Ausbreitung des Erregers dagegen keine oder höchstens eine untergeordnete Bedeutung. Vielmehr kommt es von der Infektion der Kopfschleimhäute ausgehend zur neurogen-aszendierenden Infektion entlang der Hirnnerven, insbesondere des Nervus trigeminus, aber auch das Nervus glossopharyngeus. Läsionen der Schleimhäute, z. B. während des Zahnwechsels oder durch scharfkantige Futtermittel, begünstigen die Infektion. Als Folge der Gehirnbesiedlung entwickelt sich eine herdförmig-eitrige Hirnstammenzephalitis, begleitet von einer Leptomeningitis lymphocytaria.

Klinik **Gehirnlisteriose** ist die bei Schafen und Rindern häufigste Manifestationsform. Die Körpertemperatur ist nur in der Anfangsphase regelmäßig fieberhaft erhöht, das klinische Bild wird von der Trias Depression, Ataxie und Hirnnervenlähmung geprägt. Je nach Lokalisation der Veränderungen treten als zentralnervöse Ausfallerscheinungen Lähmungen von Ohr, Augenlid, Augenbraue, Lippe (Nervus facialis), Schlucklähmungen (Nervus glossopharyngeus) bzw. der Kaumuskulatur (Nervus trigeminus) auf. Beim Schaf sind Konjunktivitiden regelmäßig, Opisthotonus etwas seltener zu beobachten.

Die **metrogene Form** äußert sich in Aborten, Frühgeburten bzw. der Geburt lebensschwacher Lämmer und Kälber. Nachgeburtsverhaltungen sind bei den Muttertieren möglich, wenn sich keine septische Listeriose entwickelt, ist die Prognose für das Muttertier günstig.

Listerienseptikämien werden v. a. bei Lämmern nach intrauteriner Infektion beobachtet. Der Verlauf ist perakut bis akut. Kälber sind seltener als Lämmer betroffen, Listerienseptikämien älterer Wiederkäuer sind Ausnahmen.

In Neuseeland werden **Gastroenteritiden** bei Schafen beschrieben, die klinisch Salmonellosen ähneln und auch letal verlaufen können.

Mastitiden infolge von Listerieninfektionen sind recht selten, die Euterbesiedlung hat aber wegen der von infizierter Milch ausgehenden Gefahren für den Menschen dennoch eine nicht zu unterschätzende Bedeutung.

Manifestationen von Listerieninfektionen am **Auge** treten beim Rind sporadisch als Keratokonjunktivitis, Iritis und Uveitis auf.

Diagnose Das klinische Bild der Gehirnlisteriose erlaubt eine Verdachtsdiagnose, die am Patienten insbesondere durch Liquoruntersuchungen erhärtet wird. Silagefütterung ist anamnestisch zu berücksichtigen. Wegen des häufigen Vorkommens von Antikörpern bei gesunden Tieren sind serologische Ergebnisse nur bedingt aussagefähig. Postmortal sind Sektionsbefund, histologisches Bild (besonders der Gehirnveränderungen) und Erregernachweis entscheidend. Bei Gehirnlisteriose gelingt die Anzüchtung von *L. monocytogenes* weniger gut als in Fällen von septikämischer oder metrogener Listeriose.

Für die Differenzialdiagnose hat sowohl beim Rind als auch beim Schaf die Tollwut eine besondere Bedeutung. Ansonsten ist beim Rind auf infektiöse septikämisch thrombosierende Meningoenzephalitis, andere bakterielle Meningitiden, Bleivergiftung, Zerebrokortikalnekrose, Ketose, Otitis media, Botulismus und Aujeszky-Krankheit zu achten. Für die Differenzialdiagnose beim Schaf kommen Borna-Krankheit, Ketose, Zerebrokortikalnekrose, Pansenazidose und Clostridienenterotoxämien infrage.

Therapie und Prophylaxe Listeriose der Wiederkäuer ist eine **meldepflichtige Tierkrankheit**. An manifester Gehirnlisteriose erkrankte Schafe sind in der Regel nicht therapiewürdig. Beim Rind ist der unverzügliche Beginn einer hoch dosierten Penicillinbehandlung entscheidend für den Erfolg. Infolge der Schluckbeschwerden tritt über den Speichel ein Flüssigkeits- und Elektrolytverlust mit der Konsequenz einer metabolischen Azidose ein. Außerdem wird weniger oder kein Wasser aufgenommen, der Panseninhalt trocknet ein. Es ist daher angezeigt, neben der antibiotischen Behandlung Wasser über die Schlundsonde zuzuführen, die Azidose zu korrigieren sowie Pansensaft zu übertragen. Zusätzlich wird die Gabe von Vitamin B1 empfohlen, da die Synthese in den Vormägen reduziert ist.

Die übrigen Listerioseformen bedürfen in erster Linie einer antibiotischen Behandlung, dafür sind Penicillin, Aminopenicilline, Tetrazykline und Erythromycin geeignet.

13.1.7 Listeriose bei anderen Tierarten

BEACHTE
Meldepflicht.

Beim Hausgeflügel und vielen anderen Vogelarten kommen septikämische Listeriosen vor. Schweine sind selten von derartigen Infektionen betroffen, es sind Septikämien bei Ferkeln sowie Enzephalitiden und Aborte beschrieben. Aborte sowie septikämische Listeriosen von Fohlen und auch Enzephalitiden werden sporadisch beim Pferd nachgewiesen und müssen demzufolge differenzialdiagnostisch beachtet werden. Hunde und Katzen erkranken nur in Ausnahmefällen, Listeriennachweise gelingen auch aus Kotproben gesunder Tiere. Nagetiere und Hasenartige sind ebenfalls empfänglich. Listerien wurden 1926 anlässlich einer Enzootie unter Kaninchen und Meerschweinchen in Cambridge entdeckt. Die im Blut der Tiere beobachtete Monozytose führte zur Bezeichnung *Bacterium monocytogenes*. **Listeriose ist bei allen Haustieren meldepflichtig**.

13.1.8 Listeriose des Menschen

BEACHTE
Meldepflicht.

Die Listeriose des Menschen ist eine weit verbreitete, aber seltene Infektionskrankheit. In Deutschland wurden 2 013 467 Fälle amtlich erfasst. Besonders gefährdet sind schwangere Frauen, Neugeborene und alte Menschen. Eine akute septische Form, die Neugeborenenlisteriose oder Granulomatosis infantiseptica tritt im Zusammenhang mit der Schwangerschaftslisteriose auf. Von ZNS-Listeriosen sind sowohl Neugeborene als auch alte Menschen betroffen, die Prognose ist ungünstig. Glanduläre Formen der Listeriose (Lymphadenitis, Monozytenangina) verlaufen unter einem grippeähnlichen Bild, außerdem treten Angina und Lymphknotenschwellungen auf. Lokale Erkrankungen wie Konjunktivitis und Hautlisteriose sind Folgen einer direkten Ansteckung (Geburtshilfen, Nachgeburtsbehandlungen). Schließlich gibt es auch chronisch-septische Formen, bei denen es z. B. zur Abszessbildung und Endokarditis kommt. Menschliche Infektionen gehen überwiegend auf Stämme der Serovare 1/2a, 1/2b und 4b zurück. Es besteht Meldepflicht nach dem Infektionsschutzgesetz für den Nachweis des Erregers aus Blut, Liquor und anderen normalerweise sterilen Substraten sowie Abstrichen von Neugeborenen. Durch genetische Untersuchungen wird versucht, die Humanvirulenz bestimmter Stammcluster oder Klone zu charakterisieren, *L.-monocytogenes*-Stämme der genetischen Linie I treten gehäuft in Erscheinung.

MERKE !
Obwohl eine direkte Ansteckung an infizierten Tieren nicht auszuschließen ist, besitzt die Infektion über Lebensmittel eine weitaus größere Bedeutung.

Rohes Fleisch und Fleischprodukte, Milch, Käse und Gemüse werden bei Lebensmittelinfektionen am häufigsten nachgewiesen. Beim Fleisch sind nicht nur Wiederkäuer zu beachten, seit 2001 hat es beispielsweise in Frankreich eine Zunahme der von Schweinefleisch ausgehenden Listeriosen gegeben. Ordnungsgemäß pasteurisierte Milch ist zwar ungefährlich, es muss aber die Möglichkeit einer sekundären Kontamination beachtet werden. Fische und Meerestiere können ebenfalls Überträger von Listerien sein.

Aus diesen Gründen ist der qualitative und quantitative Nachweis von Listerien in Lebensmitteln bedeutsam. Die Untersuchung erfolgt nach den amtlichen Methoden entsprechend § 64 LFGB.

MERKE !
Da es unrealistisch ist, die vollständige Freiheit sämtlicher Lebensmittel von Listerien zu fordern, kommt der Einhaltung von Grenzwerten bezüglich *L. monocytogenes* eine maßgebliche Rolle zu.

13.2 Gattung Erysipelothrix

STECKBRIEF

- gerade oder leicht gebogene, schlanke Stäbchenbakterien von 0,2–0,4 × 0,8–2,5 µm, gelegentlich Filamente bis 60 µm
- unbeweglich, kapsellos, aerob und fakultativ anaerob
- fermentative Aktivität schwach ausgebildet, keine Gasbildung aus Kohlenhydraten, Bildung von H_2S
- Bildung von L-Formen

13.2.1 Gattungsmerkmale und Taxonomie

Die Gattung gehört zur Klasse *Erysipelotrichia*, Ordnung *Erysipelotrichales*, Familie *Erysipelothrichaceae* und umfasst 3 Spezies: *Erysipelothrix rhusiopathiae* (Synonym *E. insidiosa*; **Abb. 13.2**), *E. tonsillarum* und *E. inopinata*. Die serologische Typisierung basierte ursprünglich auf dem Nachweis zweier säurelöslicher, hitzestabiler, präzipitierender Antigene mit den Bezeichnungen A und B. Stämme ohne diese Antigene erhielten die Bezeichnung N. Später erkannte man noch eine Reihe weiterer Serovare, die mit den Buchstaben C bis P bezeichnet wurden, einige Autoren trennten auch Subtypen ab. Jetzt hat sich die Bezeichnung der Serovare mit arabischen Ziffern durchgesetzt. Die Grundlage für die Definition dieser Serovare sind hitzestabile Antigene, die durch Extraktion im Autoklaven freigesetzt und in der Agargelpräzipitation mit Kaninchenseren bestimmt werden.

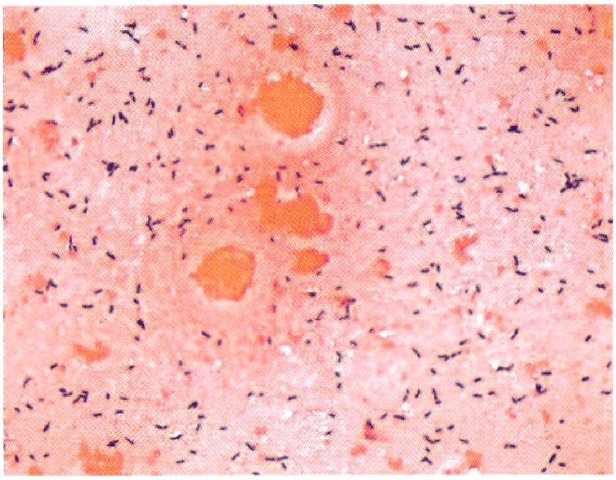

Abb. 13.2 *Erysipelothrix rhusiopathiae* im gramgefärbten Organausstrich. [Institut für Mikrobiologie, TiHo Hannover]

Es sind 26 Serovare definiert, die größte veterinärmedizinische Bedeutung haben die Serovare 1 (früher A) und 2 (früher B), die für das Schwein virulentesten Stämme gehören zur Serovar 1 mit den Subtypen 1a und 1b, die in der Regel schwächer virulenten Stämme der Serovar 2 sind dagegen bessere Immunogene. Zu *E. rhusiopathiae* gehören ferner die Serovare 4, 5, 6, 8, 9, 11, 12, 15, 16, 17, 19, 21 und die N-Stämme. *E. tonsillarum* lässt sich den Serovaren 7, 3, 10, 14, 20, 22 und 23 zuordnen. Die Serovare 13 und 18 gehören nicht zu diesen beiden Spezies und gelten als unklassifiziert. Es werden aber auch gleiche Serovare in beiden Spezies nachgewiesen, weshalb für epidemiologische und taxonomische Untersuchungen künftig verstärkt molekularbiologische Methoden eingesetzt werden müssen. *E. inopinata* wurde aus pflanzlichem Material isoliert (Pflanzenpepton-Bouillon).

13.2.2 Anzüchtung und Differenzierung

Für die Anzüchtung eignet sich besonders Blutagar, 5–10 % CO_2 begünstigen das Anwachsen. Zur Hemmung der Begleitflora können Natriumazid, Kristallviolett, Phenol, Kanamycin oder Sulfonamide (Sulfadimethoxin) eingesetzt werden. Flüssigen Medien werden Glukose oder Serum zugesetzt. Die Dissoziation in S- und R-Formen ist für diese Gattung charakteristisch. In S-Form auftretende Erreger werden insbesondere bei Erstanzüchtungen aus akuten Krankheitsfällen nachgewiesen. Die R-Form charakterisiert dagegen Isolate aus chronischen Krankheitsfällen, sie entsteht auch nach Passagierung in vitro. Auf Blutagar verursacht *E. rhusiopathiae* nach längerer Bebrütung oft eine vergrünende Hämolyse.

13.2.3 Virulenz und Epidemiologie

Lediglich *E. rhusiopathiae* ist unstreitig pathogen, *E. tonsillarum* wurde bisher überwiegend bei gesunden Tieren nachgewiesen, *E.-inopinata*-Isolate von Tieren oder Menschen sind nicht bekannt. Obgleich sich aus den Wuchsformen gewisse Rückschlüsse auf die Virulenz der Stämme ziehen lassen, ist dieses Merkmal nicht konstant, da auch virulente R-Stämme bekannt sind. Als direkte Virulenzfaktoren sind die Bildung von Hyaluronidase und Neuraminidase anzusehen. Die Erreger besitzen eine hohe Tenazität, die ihnen das Überleben in Erdboden, Gewässern und Abwässern unter günstigen Bedingungen (alkalisches Milieu, hohe Feuchtigkeit, niedrige Temperaturen) über mehrere Monate ermöglicht. Ebenso ist die Überlebensfähigkeit in faulendem tierischen Material, in getrocknetem Zustand und auch in gepökelten, gesalzenen und geräucherten Fleischerzeugnissen hoch. Im Boden findet höchstwahrscheinlich keine Vermehrung statt, es handelt sich dort nur um das Überleben des infektionstüchtigen Erregers.

Wichtigster Wirt ist das Schwein, erkrankte Tiere scheiden die Bakterien massenhaft mit Harn, Kot und Sekreten aus. Bei gesunden Tieren können beide Arten v. a. auf den Tonsillen nachgewiesen werden, das betrifft auch virulente Stämme der Serovar 1. Das Wirtsspektrum ist sehr breit, epidemiologische Bedeutung kommt in erster Linie Nagetieren und Wildvögeln sowie für Infektionen des Menschen auch Fischen zu.

13.2.4 Rotlauf des Schweines (Erysipelas)

Ätiologie und Pathogenese *E. rhusiopathiae* wird hauptsächlich oral, konjunktival bzw. perkutan aufgenommen. Rotlauf gehört zweifellos zu den faktorenabhängigen Infektionskrankheiten, deren Manifestation durch Umwelteinflüsse wie hohe Temperaturen und Transportbelastungen ebenso beeinflusst wird wie durch Virulenz und Infektionsdosis sowie die Durchseuchungsimmunität. Wenn Rotlauferkrankungen auf die Provokation im Schwein persistierender Erreger zurückgehen, ist natürlich keine Infektionsquelle nachweisbar. Andererseits ist aber mit hochvirulenten Stämmen, insbesondere der Serovar 1, eine experimentelle Erzeugung des Krankheitsbilds ohne die Mitwirkung anderer Faktoren möglich.

Empfänglich sind Schweine ab 3 Monaten, bei Tieren über 1 Jahr geht die Gefährdung etwas zurück. Erkrankungen von Tieren unter 3 Monaten stellen Ausnahmen dar.

Natürliche Infektionen haben eine Inkubationszeit von 3–5 Tagen. Es entwickelt sich eine klinisch durch Fieber und Allgemeinstörungen charakterisierte Bakteriämie mit nachfolgender Organmanifestation besonders in der Haut und den Gelenken.

Klinik Rotlauferkrankungen verlaufen bei Schweinen in der ganzen Bandbreite von perakuten bis chronischen Verlaufsformen. Akuter Rotlauf tritt insbesondere bei voll empfänglichen Schweinen nach Infektion mit Stämmen der Serovar 1 (oft Subtyp 1a) auf und ist durch starken Anstieg der Körpertemperatur bis auf 42 °C und schwere Allgemeinstörungen gekennzeichnet.

Bereits vor der Ausprägung der pathognomonischen, aber heute seltenen landkartenähnlichen Hautrötungen kann es zu perakuten Verendungen kommen (weißer Rotlauf). Die Backsteinblattern sind die häufigsten und am leichtesten erkennbaren klinischen Veränderungen beim akuten und subakuten Rotlauf. Als Ausdruck der Organmanifestation in der Haut bei sich gleichzeitig ausbildender systemischer Immunität entwickeln sich gerötete und beetartig aus der Hautoberfläche hervortretende, vorwiegend rechteckige Bezirke von mehreren Zentimetern Durchmesser.

Bei tragenden Sauen kann die Rotlaufinfektion zum Abort führen. Chronische Rotlauferkrankungen manifestieren sich als Arthritis, Endokarditis und Hautnekrose. Polyarthritiden und Endocarditis valvularis entstehen durchaus auch selbstständig, d. h. ohne vorherigen akuten Rotlauf infolge der Infektion mit Stämmen geringerer Virulenz und/oder der Ausbildung einer nicht vollständig protektiven Immunität. Sie gehen nur mit Temperaturanstiegen bis etwa 40 °C einher. Die Endokarditiden führen bis hin zu eindrucksvollen blumenkohlartigen, thrombotisch-ulzerativen Auflagerungen auf den Atrioventrikularklappen. Häufig treten als Folge chronischer Rotlauferkrankungen Kümmerer auf.

Diagnose und Differenzialdiagnose Alle fieberhaften Allgemeinerkrankungen der Schweine, bei denen typische Organsymptome fehlen, sind rotlaufverdächtig. In solchen Fällen muss eine parenterale Penicillintherapie rasch ansprechen, ansonsten sind Schweinepest, Afrikanische Schweinepest und Salmonellose auszuschließen. Backsteinblattern sind aufgrund ihres klinischen Bilds zweifelsfrei zu erkennen. Bei septikämischem Rotlauf liefert der mikroskopische Nachweis der typischen Stäbchenbakterien in Organen bzw. Herzblut eine sichere Bestätigung, da morphologisch ähnliche grampositive Bakterien als Septikämieerreger beim Schwein keine Bedeutung haben. Chronische Rotlaufformen erfordern einen höheren diagnostischen Aufwand in Form pathologischer und bakteriologischer Untersuchungen. Es werden häufig Erreger in R-Form angezüchtet. Isolate sind insbesondere von Listerien, Streptokokken, Corynebakterien und *Trueperella pyogenes* abzugrenzen. Serologische Untersuchungen spielen in der praktischen Rotlaufdiagnostik keine nennenswerte Rolle.

Therapie Rotlauferreger sind unverändert penicillinempfindlich, normalerweise treten innerhalb eines Tages nach Behandlung Fieberfreiheit und deutliche Verbesserung des Allgemeinbefindens ein. Früher hat Rotlaufserum in der Therapie eine große Rolle gespielt. Akute Polyarthritiden müssen über mehrere Tage bis zum Abklingen der Bewegungsstörungen behandelt werden. Neben Penicillin sind Antiphlogistika indiziert. Chronische Rotlauferkrankungen rechtfertigen eine Therapie in der Regel nicht.

Prophylaxe Wegen der weiten Verbreitung des Erregers bei gesunden Tieren verschiedener Arten und seiner hohen Tenazität ist die Immunprophylaxe das sicherste Mittel zur Abwendung wirtschaftlicher Schäden.

Es stehen Inaktivatimpfstoffe zur Verfügung. Die serovarspezifischen Antigene von *E. rhusiopathiae* sind nicht mit den protektiven Antigenen identisch. Ein **surface protective antigen A (SpaA)** von 64–66 kDa wird als common protective antigen für die Serovare 1, 2 und andere beschrieben. Ein SpaB tritt bei den Serovaren 4, 6, 11, 19 und 21 auf, während SpaC auf die Serovar 18 beschränkt ist. Das SpaA ist nicht nur ein potenzieller Vakzinekandidat, sondern auch interessant für die Entwicklung von Nachweismethoden für protektive Antikörper.

Geimpft werden sollte mit inaktivierten Vakzinen ab der 12. Lebenswoche, da die Tiere vorher noch über maternale Antikörper verfügen. Lebendimpfstoffe, die derzeit nicht zugelassen sind, induzieren auch nach aerogener Applikation sehr gute Schutzeffekte. Experimentell lässt sich auch die Wirksamkeit der intradermalen Verabreichung nachweisen. Aus wirtschaftlichen Gründen dominiert in der Praxis die Impfung der Sauen, wobei häufig Kombinationsvakzinen mit Parvovirusantigen eingesetzt werden. Wiederholungsimpfungen sind im Abstand von 6–12 Monaten erforderlich.

13.2.5 Rotlaufinfektionen beim Schaf

Infektionen mit *E. rhusiopathiae* kommen v. a. bei Lämmern ab einem Alter von 2–6 Wochen bis zu 4 Monaten vor, sie äußern sich als chronische Polyarthritiden, seltener als Septikämien. Gesunde Schafe können Erregerträger sein, epidemiologische Bedeutung haben ferner Ratten, Schweine und die kontaminierte Umwelt. Die Infektion erfolgt vorwiegend über den Nabelstumpf und Verletzungen, aber auch über den Verdauungskanal.

Es entwickeln sich chronische, nicht eitrige Polyarthritiden, die bevorzugt Knie-, Schulter-, Karpal- und Tarsalgelenke betreffen. An der Synovialmembran bilden sich Zotten, die Gelenkflüssigkeit ist getrübt, an den Gelenkknorpeln entstehen Usuren. Als Folge dieser Veränderungen werden Störungen des Bewegungsablaufs von steifem Gang bis zu ausgeprägten Lahmheiten diagnostiziert. Schließlich kommt es zur Beugehaltung der Karpalgelenke und dann zum Festliegen. Differenzialdiagnostisch sind die eitrigen Polyarthritiden bei der Nabel- und Gelenkentzündung (*Trueperella pyogenes*, Streptokokken, Staphylokokken), Chlamydienpolyarthritiden und Mangelerkrankungen (Rachitis) zu differenzieren. Therapeutisch kommen in erster Linie Penicillin und gegebenenfalls auch Rotlaufserum zum Einsatz. In verschiedenen Ländern wird mit Erfolg von Impfungen Gebrauch gemacht.

13.2.6 Rotlaufinfektionen bei Vögeln

Rotlaufinfektionen treten bei Puten und Enten, zunehmend auch Legehennen und vielen anderen Vogelarten auf. Den vorwiegend perakuten und akuten Verläufen liegen fieberhafte Allgemeininfektionen zugrunde. Therapeutisch können auch hier Penicilline und Rotlaufserum eingesetzt werden. Impfungen sind bei Puten, Hühnern, Enten und Straußen erprobt.

13.2.7 Rotlaufinfektionen bei weiteren Tierarten

Mäuse sind hoch empfänglich für *E. rhusiopathiae*, der Erreger wurde bereits von Robert Koch als *Bacterium murisepticum* beschrieben. In Mäusehaltungen sind enzootische Krankheitsverläufe bekannt. Bei **Ratten** enden Rotlaufinfektionen dagegen meist nicht in der akuten Phase, wodurch diese Tiere für Modelluntersuchungen über chronischen Rotlauf prädestiniert sind. Enzootisch auftretende

Septikämien wurden auch bei **Sumpfbibern** nachgewiesen. Nur sehr vereinzelt lassen sich Rotlaufinfektionen bei Rindern, Kaninchen, Pferden, Nerzen und Füchsen nachweisen. Unter Wildtieren besitzen **Delphine** eine auffällige Empfänglichkeit. Der Rotlauferreger lässt sich auch aus **Fischen**, v. a. Seefischen, isolieren, wobei neben der Serovar 2 besonders die bei Säugetieren als selten geltenden Serovare auftreten.

E. tonsillarum wurde aus Endokarditiden beim Hund isoliert, was zu Diskussionen über eine mögliche Pathogenität dieser Spezies Anlass gab.

13.2.8 Rotlaufinfektionen des Menschen

Menschen sind für *E. rhusiopathiae* empfänglich, die Übertragung erfolgt meist über Hautverletzungen, ist aber auch oral möglich. In den meisten Fällen entwickelt sich die gutartige Hautform, das Erysipeloid, eine abgegrenzte Schwellung mit rotbläulichem Erythem an Fingern und Handrücken. Extremitäten, Gesicht und Rücken sind seltener betroffen. Nach 1–2 Wochen setzt normalerweise Spontanheilung ein. Fieberhafte enterale Formen sowie Komplikationen durch chronische Arthritiden und Septikämien mit Endokarditiden sind selten. Übertragungen von Mensch zu Mensch treten nicht auf. Das Erysipeloid ist eine typische Berufskrankheit von Tierärzten, Beschäftigten in der Tierhaltung und Lebensmittelindustrie sowie von Küchenpersonal.

13.3 Gattung Renibacterium

STECKBRIEF

- nur eine Art, *Renibacterium salmoninarum*
- regelmäßige, kurze Stäbchenbakterien von 0,3–1,0 × 1,0–1,5 µm, Paare oder kurze Ketten, unbeweglich, keine Kapseln
- Bebrütungszeiten von 2–3 Wochen
- Pathogenität für Salmoniden

13.3.1 Gattungs- und Artmerkmale

Das Genus *Renibacterium* besteht nur aus der Spezies *Renibacterium salmoninarum*, einem regelmäßigen kurzen Stäbchenbakterium. Die aerob wachsenden Bakterien sind unbeweglich, bilden keine Kapseln und auch keine Sporen. Das Temperaturoptimum liegt bei 15–18 °C, bei 37 °C tritt keine Vermehrung mehr ein. Nährmedien muss Cystein zugesetzt werden, Blut oder Serum und Hemmstoffe wie Cycloserin, Polymyxin B und Oxolinsäure sind vorteilhaft. Auf der Basis dieser Stoffe wurde z. B. der KDM-2-Agar entwickelt, auch auf Charcoal-Agar ist die Anzüchtung gelungen. Da die Bakterien langsam wachsen, sind Bebrütungszeiten von mindestens 2–3 Wochen anzusetzen. Während die Katalasereaktion positiv ausfällt, wird keine Oxidase gebildet. *R. salmoninarum* ist obligat pathogen für lachsartige Fische (Salmoniden). Taxonomisch gehört der Erreger in die Klasse *Actinobacteria*, Ordnung *Micrococcales* und wird hier aufgrund seiner phänotypischen Einordnung in die regelmäßigen, sporenlosen, grampositiven Stäbchenbakterien behandelt.

13.3.2 Bakterielle Nierenkrankheit der Salmoniden

Synonym: bacterial kidney disease (BKD)

Die bakterielle Nierenkrankheit wurde erstmals in den 1930er-Jahren bei Lachsen in Schottland nachgewiesen, sie tritt heute in Nordamerika, Lateinamerika (Chile), Japan und Europa auf, in Deutschland wurde 1984 der erste Fall beschrieben. Die Infektion kommt auch bei Regenbogenforellen vor.

Die Infektion erfolgt horizontal von Fisch zu Fisch über das Wasser, aber auch vertikal über die Eier. Umweltfaktoren beeinflussen die klinische Manifestation, die sich in akuten und chronischen Erkrankungen äußert. Akute Erkrankungen sind geprägt von Augen- und Hautdefekten, Aszites und Schwellungen von Leber, Milz und Nieren. Chronische Verlaufsformen dominieren. Häufig sind abgesehen von einer Aufblähung des Abdomens keine äußeren Symptome sichtbar. An den eröffneten Fischen sind vermehrte Flüssigkeit in der Abdominalhöhle, pseudomembranöse Entzündungen von Organen und v. a. die namensgebenden, cremefarbenen, granulomatösen Entzündungsherde in den Nieren auffällig. Die pathologisch-anatomisch gestellte Verdachtsdiagnose wird durch mikroskopischen Nachweis der grampositiven Stäbchenbakterien erhärtet. Zur weiteren Untersuchung sind Antigennachweise mittels indirektem IFT und ELISA sowie die Anzüchtung und die PCR geeignet. Für blutserologische Untersuchungen können Agglutinationsreaktionen und HAH eingesetzt werden. Therapeutisch sind Erythromycin (in Deutschland nicht für Fische zugelassen) und Trimethoprim-Sulfonamid-Kombinationen geeignet, die Prognose ist aber generell ungünstig. Impfstoffe sind bisher nicht verfügbar. Aus diesen Gründen muss der Verhinderung der Erregereinschleppung ein besonderer Stellenwert zuerkannt werden.

13.4 Gattung Lactobacillus

Die Bakterien der Gattung *Lactobacillus* sind teilweise recht lange Stäbchen von 0,5–1,2 × 1,0–10,0 µm, die häufig kurze Ketten bilden und teilweise schwach beweglich sind. Es handelt sich um fakultative Anaerobier, das Wachstum wird generell durch 5 % CO_2 stimuliert. Laktobazillen besiedeln den Gastrointestinaltrakt von Vögeln und Säugetieren, den Vaginalbereich von Säugetieren („Döderlein'sche-Vaginalbazillen") und kommen in pflanzlichen und tierischen Lebensmitteln vor. Zu dieser Gattung gehören mehrere Dutzend Arten. Taxonomisch gehören sie zur Familie *Lactobacillaceae* in der Ordnung *Lactobacillales*.

Große biologische Bedeutung besitzt ihre ausgeprägte Fähigkeit zur Bildung von Milchsäure, die einen erheblichen Teil der Stoffwechselprodukte ausmacht. Homofermentative Arten wie *L. acidophilus*, *L. helveticus* und *L. delbrueckii* bilden fast ausschließlich Milchsäure, während von den heterofermentativen Vertretern wie *L. kefiri* und

L. bifermentans auch Essigsäure, Ameisensäure und Ethanol gebildet werden. Fakultativ heterofermentative Spezies wie *L. planatrum*, *L. casei*, *L. sakei* (Syn. *L. bavaricus*) nehmen eine Zwischenstellung ein. Laktobazillen sind für die Herstellung von Milchprodukten wie Käse, Joghurt und Kefir, die Produktion von Rohwürsten sowie auch die Fermentation pflanzlicher Materialien bei der Fertigung von Sauerkraut, Sake und Silagen unersetzlich.

Infolge der Bildung antibakterieller Stoffe üben Laktobazillen eine antagonistische Wirkung auf andere Bakterien aus und tragen damit zur Regulierung der physiologischen Flora bei. Sie werden daher auch zur Herstellung von Probiotika genutzt.

Laktobazillen werden in der Humanmedizin in seltenen Fällen mit oppurtunistischen Infektionen in Verbindung gebracht. *L. piscicola* wurde aus erkrankten Salmoniden isoliert und gehört jetzt zur Gattung *Carnobacterium* (*C. maltaromaticum*).

14 Aktinomyzeten

Peter Valentin-Weigand

Bei Aktinomyzeten handelt es sich um eine sehr heterogene Gruppe grampositiver Bakterien mit hohem GC-Gehalt. Teilweise bilden sie pilzartige Filamente. Die taxonomische Zuordnung zur Gruppe der Aktinomyzeten (wegen des pilzähnlichen Wachstums früher auch „Strahlenpilze" genannt) unterlag in den letzten Jahrzehnten einem erheblichen Wandel. Ursprünglich waren für die Einordnung rein phänotypische Merkmale maßgebend, v. a. die zu myzelartigen Strukturen führende Bildung verzweigter Filamente. Nach der zurzeit gültigen phylogenetischen Taxonomie gehören alle zur **Klasse *Actinobacteria***, die grampositive Bakterien mit einem GC-Gehalt von mehr als 50 mol% umfasst. Zu dieser Klasse zählt auch die **Ordnung *Actinomycetales*** (Tab. 14.1).

Tab. 14.1 Medizinisch wichtige Familien und Gattungen der *Actinomycetales*.

Familie	Gattungen
Actinomycetaceae	*Actinomyces*, *Actinobaculum*, *Arcanobacterium*, *Trueperella*
Corynebacteriaceae	*Corynebacterium*
Nocardiaceae	*Nocardia*, *Rhodococcus*
Dermatophilaceae	*Dermatophilus*
Mycobacteriaceae	*Mycobacterium*

Tab. 14.2 *Actinomyces*-Spezies und deren medizinische Bedeutung.

Spezies	medizinische Bedeutung
A. bovis	Knochenaktinomykose des Rindes (lumpy jaw)
A. suimastitidis, *„A. suis"*	Weichteilaktinomykose (Gesäugeaktinomykose) des Schweines
A. viscosus	Aktinomykose des Hundes, eitrig-granulomatöse Prozesse bei Schwein, Ziege, Wildtieren
A. israelii, *A. gerencseria*	Aktinomykose (Hautaktinomykose) des Menschen

14.1 Gattung Actinomyces

STECKBRIEF

- tiermedizinisch wichtige Vertreter: *A. bovis*, *A. suimastitidis*, *A. viscosus*
- grampositive pleomorphe Stäbchen, teilweise Filamente mit Verzweigungen, unbeweglich
- fakultative Anaerobier, auf Blutagar transparente bis graue, ca. 1 mm große Kolonien
- Vorkommen auch auf gesunder Schleimhaut
- Erreger granulomatöser Prozesse („Drusen") bei Mensch und Tier

14.1.1 Gattungsmerkmale und allgemeine medizinische Bedeutung

Bakterien dieser Gattung sind schlanke, gerade oder leicht gebogene Stäbchen von 0,2–1,0 × 2–5 µm. Sie können aber auch 10–50 µm lange Filamente mit echten Verzweigungen bilden. Kurze Stäbchen haben oft keulenförmige Enden, sie sind einzeln, paarweise sowie in X-, V- und Palisadenform gelagert („chinese letters"). Die Erreger sind negativ in der Indolreaktion. Wichtigste Endprodukte der Glukosefermentation sind Essig-, Ameisen-, Milch- und Bernsteinsäure.

Innerhalb der Aktinomyzeten gibt es eine Vielzahl verschiedener Krankheitserreger. Eine kurze Übersicht der tiermedizinisch wichtigsten Vertreter gibt Tab. 14.2.

14.1.2 Aktinomykose des Rindes

Ätiologie und Epidemiologie *A. bovis* ist ein pleomorphes Stäbchenbakterium mit dem Hauptwirt Rind. Im Wirtsgewebe entwickelt es sich zu verzweigten Filamenten (Abb. 14.1). Infektionen wurden auch bei Schweinen, Pferden und Fleischfressern beschrieben, wobei nicht immer gesicherte Speziesdiagnosen vorliegen. Beim Menschen kommt die Art nicht vor. *A. bovis* besiedelt die Schleimhäute des Oropharynx gesunder Tiere, außerhalb des Wirtsorganismus ist die Tenazität gering.

Klinik und Pathologie Aktinomykose entsteht nach dem Eindringen des Erregers über Schleimhautläsionen, häufige Eintrittspforten sind auch Zahnalveolen. Begleitkeime können synergistisch wirken. Die Aktinomykose entsteht somit **endogen** und ist nicht kontagiös.

Hauptmanifestationsort ist der **Kopfbereich** des Rindes. Nach meist mehrwöchiger Inkubation entwickeln sich harte, schmerzlose Auftreibungen, die zur Fistelbildung neigen. Ober- und Unterkieferknochen sind am häufigsten betroffen. Der Krankheitsverlauf ist chronisch, Weichteile können in die Prozesse einbezogen sein, allerdings in der Regel sekundär. In den aktinomykotischen Granulomen sind mikroskopisch die bis 1 mm großen, als **Drusen** bezeichneten Mikrokolonien nachzuweisen. In ihrem Zentrum lagernde Filamente bilden einen keulen- bzw. kol-

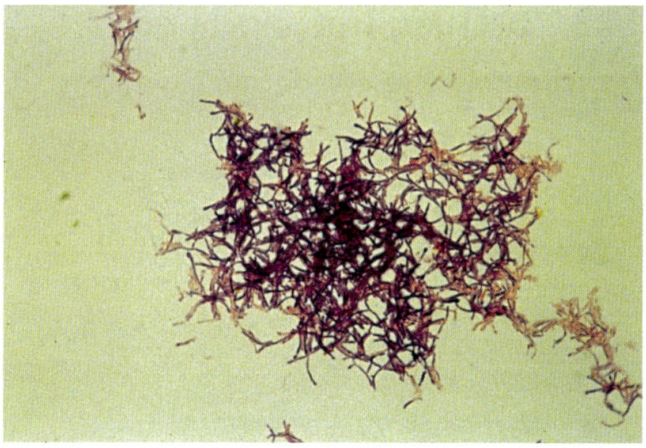

Abb. 14.1 *Actinomyces bovis* im gramgefärbten Kulturausstrich.

benförmigen Saum, an den sich Granulozyten und Granulationsgewebe anschließen.

Diagnose, Therapie und Prophylaxe Klinisch kann eine Verdachtsdiagnose gestellt werden. Der bakteriologische Nachweis erfolgt meist nur mikroskopisch, selten kulturell. Abzugrenzen sind v. a. die Aktinobazillose („Weichteilaktinomykose"), Infektionen mit anderen Eitererregern, Abszesse und Geschwülste. Der mikroskopische Nachweis grampositiver Erregerfäden erlaubt den Ausschluss der durch gramnegative Bakterien verursachten Aktinobazillose. Die aufwendige Kultivierung erfordert ein anaerobes Milieu mit erhöhtem CO_2-Gehalt. Als Nährmedium eignet sich Blutagar, Hirn-Herz-Infusion ist ein guter Zusatz.

Der Erreger ist u. a. für Penicilline und Tetrazykline empfindlich. Die antibiotische Behandlung wird oft mit chirurgischem Vorgehen kombiniert. Fortgeschrittene Knochenveränderungen machen eine Therapie in der Regel aussichtslos. Eine spezifische Prophylaxe ist bei dieser sporadisch auftretenden Infektionskrankheit nicht möglich, die Vermeidung von Schleimhautverletzungen ist jedoch ein Beitrag zur Vorbeuge.

14.1.3 Aktinomykose des Schweines

Häufigste Manifestation ist beim Schwein die **Gesäugeaktinomykose**, Veränderungen an Halsunterseite oder Ohrmuschel usw. sind wesentlich seltener. Differenzialdiagnostisch sind auch chronische Mastitiden zu beachten, die zu knotigen Veränderungen führen können. Durch antibiotische Behandlungen können selbst bis zu faustgroße Veränderungen zur Rückbildung gebracht werden. Das Kürzen der Eckzähne bei den Ferkeln trägt zur Verringerung des Verletzungsrisikos bei und vermindert damit die Infektionsgefahr. In betroffenen Zuchtbeständen sollten nach dem Absetzen die Gesäuge aller Sauen palpatorisch untersucht werden. Als Erreger wurde früher *A. suis* beschrieben, diese Bakterienart wird heute als *A. suimastitidis* bezeichnet. Möglicherweise wird die Aktinomykose des Schweines auch von *A. bovis* oder einer Varietät verursacht.

14.1.4 Aktinomykose bei Fleischfressern

A. viscosus wird aus granulomatös-eitrigen Hautveränderungen, Abszessen und Empyemen von Hunden und Katzen isoliert. Biss- und Kratzverletzungen schaffen Eintrittspforten für die Infektion.

14.1.5 Infektionen des Menschen

Wichtigste Erreger sind beim Menschen *A. israelii* und *A. gerencseria*. Es treten zervikofaziale, thorakale und abdominale Aktinomykosen sowie Hautaktinomykosen auf. Verschiedene Aktinomyzeten sind an Entzündungen der Tränenkanälchen, Karies und Parodontitis beteiligt. Direkte Infektionsbeziehungen zwischen Menschen und Tieren bestehen nicht.

14.2 Gattung Actinobaculum

STECKBRIEF

- tiermedizinisch wichtiger Vertreter: *Actinobaculum suis*
- grampositives plumpes pleomorphes Stäbchen, 0,5 × 1–3 µm
- obligat anaerob, auf Blutagar graue flache, ca. 2 mm große Kolonien (nach 2–3 Tagen)
- Saprophyt auf Präputialschleimhaut
- Erreger von Harnwegsinfektionen des (weiblichen) Schweines

14.2.1 Gattungsmerkmale und allgemeine medizinische Bedeutung

Der einzige tiermedizinisch interessante Vertreter, *Actinobaculum suis*, wurde 1957 als *Corynebacterium suis* beschrieben. Später erfolgte eine Umbenennung zuerst in *Eubacterium suis*, dann in *Actinomyces suis*. *Actinobaculum suis* ist ein einzeln, in Paaren oder Klumpen gelagertes Stäbchenbakterium von 0,5 × 1–3 µm. Es ist ein obligater Anaerobier mit optimalem Wachstum bei einem pH-Wert im Bereich von 7–8 und bei Zusatz von fermentierbaren Kohlenhydraten. Auf Blutagar werden flache graue Kolonien gebildet (**Abb. 14.2**). Urease wird gebildet. Die erstmalige Isolierung gelang von Zystitiden und Pyelonephritiden sowie Metritiden von Sauen.

14.2.2 Actinobaculum suis-Infektion der Sau

Ätiologie, Klinik und Pathologie *Actinobaculum suis* verursacht Harnwegsinfektionen bei der Sau. Die Infektion erfolgt beim Deckakt. Außerdem ist mit aszendierenden Infektionen zu rechnen, die von der mit Harn kontaminierten Umgebung ausgehen. Zur Manifestation der Infektion tragen Deckverletzungen ebenso bei wie bereits bestehende Zystitiden. Häufig liegen Mischinfektionen, z. B. mit *Escherichia coli*, vor. Die Entzündung beschränkt sich nicht nur auf den Blasenbereich, sondern dehnt sich auch auf

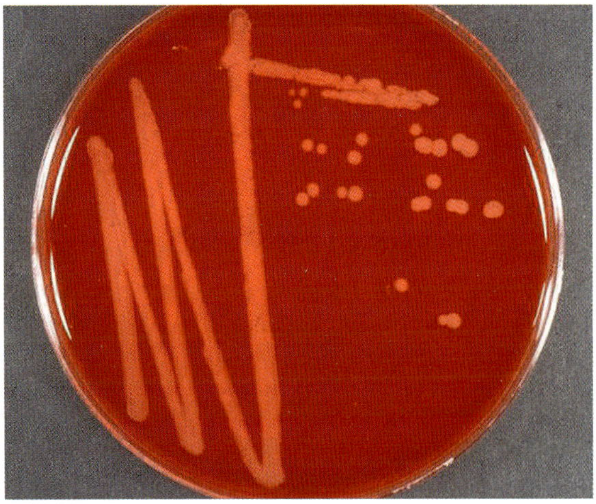

Abb. 14.2 *Actinobaculum suis* auf Blut-Agar nach anaerober Bebrütung für 3 Tage.

das Nierenbecken und das Nierenparenchym aus, schwere Fälle verlaufen letal. Klinische Veränderungen sind bei Sauen Abgeschlagenheit, Inappetenz, Nachhandschwäche, Polyurie, Polydypsie sowie teilweise Vaginalausfluss. Hämaturie ist ein besonders wichtiges klinisches Symptom. Das Blasenepithel ist hämorrhagisch-eitrig bis diphtheroid-nekrotisch verändert, Ulzerationen kommen vor, die Blasenwand ist verdickt. Die Harnleiter sind entzündlich verändert, an den Nieren treten sowohl Pyelitis als auch Nephritis auf. Der Erreger kommt als Besiedler der Präputialschleimhaut auch beim gesunden Eber vor.

Diagnose, Therapie und Prophylaxe Der Erregernachweis setzt strikt anaerobe Kultivierungsbedingungen voraus. Als Nährmedien eignen sich Columbia-Agar bzw. Traubenzucker-Blutagar mit Zusätzen von Colistinsulfat, Nalidixinsäure und Metronidazol. Mittels indirekter Immunfluoreszenzmikroskopie lässt sich der Erreger in Kulturmaterial, Harnsediment und Tupfermaterial identifizieren. Differenzialdiagnostisch kommen alle anderen Erkrankungen aus dem Komplex der Harnwegsinfektionen der Sau in Betracht.

Für den therapeutischen Einsatz sind besonders Penicilline und Aminopenicilline zu empfehlen. Bei Ebern wurden Lokalbehandlungen mit Penicillinen und Penicillin-Streptomycin-Kombinationen, orale Behandlungen mit Enrofloxacin sowie Kombinationstherapien angewendet. Eine nachhaltige Erregerfreiheit konnte damit allerdings nicht erreicht werden. Durch die künstliche Besamung wird die Gefahr von Deckinfektionen ausgeschaltet. Weiterhin ist für die Prophylaxe die Optimierung der Haltungsbedingungen (ausreichendes Platzangebot, Sauberkeit) wichtig.

14.3 Gattung Trueperella

STECKBRIEF

- tiermedizinisch wichtiger Vertreter: *Trueperella pyogenes*
- grampositives pleomorphes Stäbchen, keine Filamente, unbeweglich
- fakultativ anaerob, auf Blutagar graue, 0,5–1 mm große Kolonien, Hämolyse
- katalasenegativ, Serolyse auf Loefflerplatte
- Saprophyt auf Schleimhäuten
- wichtigster Eitererreger bei Klauentieren

14.3.1 Gattungsmerkmale und allgemeine medizinische Bedeutung

Der wichtigste Vertreter ist *Trueperella pyogenes* (früher *Arcanobacterium pyogenes*). Es handelt sich um schlanke, unregelmäßig geformte Stäbchenbakterien von 0,3–0,8 × 1–3 µm mit teilweise keulenförmigen Enden (**Abb. 14.3 a**). Die Bakterien sind manchmal in V-Formationen gelagert, bilden aber keine Filamente. In älteren Kulturen treten kurze Stäbchen und auch kokkoide Formen auf. Unbeweglichkeit, fehlende Säurefestigkeit und fakultativ anaerobes Wachstum sind weitere Merkmale. Auf Nähragar wachsen sie langsam, der Zusatz von Pferdeblut und die Erhöhung der CO_2-Spannung begünstigen das Wachstum. Auf Blutagar wird nach etwa 2 Tagen eine komplette Hämolyse ausgebildet. Für die Anzucht gut geeignet ist auch Kochblutagar, auf dem ein dunkler Hof um die Kolonien gebildet wird (**Abb. 14.3 b**).

Trueperella (*Tr.*) *pyogenes* ist ein wichtiger Eitererreger bei Wiederkäuern, tritt aber auch bei anderen Tierarten wie Schweinen, Pferden, Kaninchen, Fleischfressern und dem Geflügel auf. Für die Virulenz wichtig ist ein cholesterolabhängiges Zytolysin (Pyolysin), das zytolytisch auf Erythrozyten und Immunzellen wirkt. Weiterhin werden Neuraminidasen, Matrixprotein-bindende Proteine, DNAsen und Proteasen gebildet. *Tr. pyogenes* kommt auf der Haut und den Schleimhäuten gesunder Tiere vor. Die Tenazität ist, abgesehen von den in Eiter und Wundsekret eingehüllten Bakterien, relativ gering.

Die wichtigsten Erkrankungen beim Tier sind:

- Mastitis (Pyogenes-Mastitis, Holsteinsche Euterseuche, Sommermastitis)
- eitrige Pneumonie
- septische Arthritis
- Abszesse
- Endometritis
- Aborte
- Nabelinfektionen

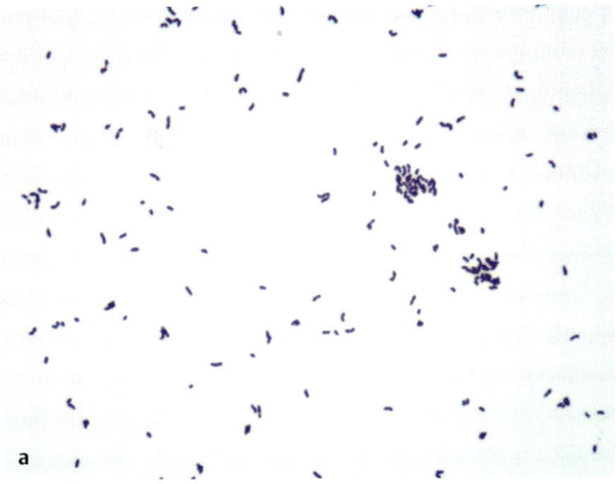

a

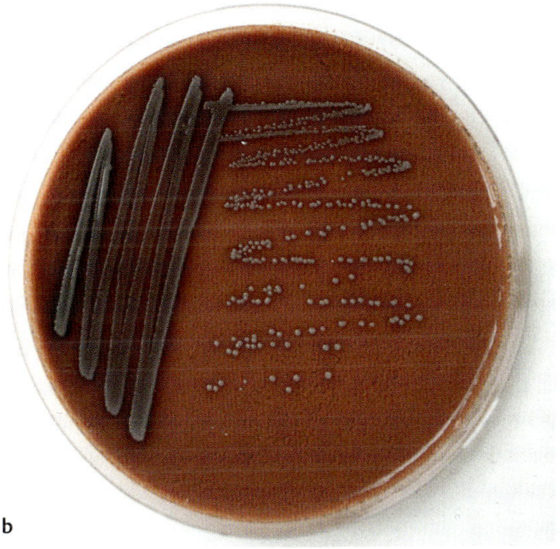

b

Abb. 14.3 *Trueperella pyogenes*; **a** im gramgefärbten Kulturausstrich und **b** auf Kochblutagar.

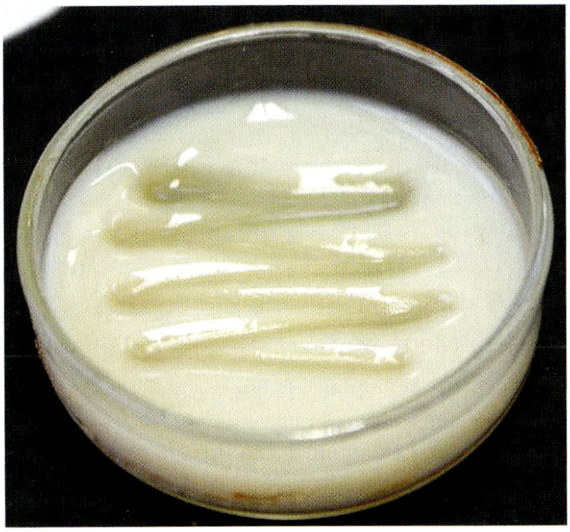

Abb. 14.4 *Trueperella pyogenes* auf der Serumplatte nach Loeffler (Serolyse).

14.3.2 Pyogenes-Mastitis des Rindes

Ätiologie, Klinik und Pathologie Es kommen sowohl Monoinfektionen mit ***Tr. pyogenes*** als häufig **auch Mischinfektionen** unter Beteiligung von *Peptococcus indolicus*, *Streptococcus dysgalactiae* und gramnegativen Anaerobiern vor.

Es handelt sich um eine perakut, akut oder chronisch verlaufende **eitrig-abszedierende Euterentzündung**, die sporadisch und auch endemisch auftreten kann. Zitzen- und Euterverletzungen begünstigen die Infektion, verschiedene Fliegenarten wirken als Vektoren für die Übertragung der Erreger. Neben Wundinfektionen spielen aber auch galaktogene Infektionen und hämatogene bzw. lymphogene Infektionen eine Rolle. Tragende Färsen und trockenstehende Kühe sind besonders gefährdet. Die Erkrankung tritt vermehrt bei Weidehaltung auf, wo es im Sommer zu besonderen Häufungen und **endemischen Verläufen** kommen kann. Sporadische Fälle ereignen sich in jedem Laktationsstadium und bei jeder Haltungsform. Akute Verläufe sind als **fieberhafte Allgemeininfektionen** charakterisiert. Häufig ist **nur ein Euterviertel** betroffen, es ist bei akutem Verlauf schmerzhaft, gerötet, vermehrt warm und ödematös geschwollen. In chronischen Fällen werden **Abszesse** palpierbar. Das Eutersekret ist mit Eiterflocken und Gewebsfetzen durchsetzt und verändert seine Farbe bis ins Rotbraune bzw. Rotgraue.

Diagnose, Therapie und Prophylaxe Der mikroskopische Nachweis der recht charakteristischen Stäbchenbakterien liefert bereits entscheidende Hinweise, die durch die Kultur zu bestätigen sind. In der Routinediagnostik werden dazu bevorzugt die Katalasereaktion und die Verflüssigung von Loeffler-Serum (Serolyse, **Abb. 14.4**) bzw. die Rötung, Gerinnung und Peptonisierung von Lackmusmilch genutzt. Zur umfassenderen Prüfung der biochemischen Eigenschaften stehen kommerzielle Testsysteme zur Verfügung.

Tr. pyogenes ist gegen Penicilline hoch empfindlich, das Allgemeinbefinden lässt sich mit einer antibiotischen Behandlung normalerweise gut beeinflussen. Am Euter hängt der Therapieeffekt stark vom Umfang der bereits eingetretenen abszedierenden Veränderungen ab. Gründliche Reinigung und Desinfektion, Fliegenbekämpfung sowie die Vermeidung von Euterverletzungen und Melkhygiene stehen im Zentrum der Prophylaxe.

14.3.3 Weitere Tr.-pyogenes-Infektionen des Rindes

Beim Rind sind als weitere Manifestationen einer Infektion mit *Tr. pyogenes* bekannt:

- Aborte
- Endometritiden
- Vesiculitis purulenta beim Bullen
- lokale und mutiple Eiterungsprozesse und Abszessbildungen („Pyobazillose") bei Kälbern und älteren Rindern infolge von Nabel- und Wundinfektionen, Thrombembolien
- Leberabszesse (Synergismus mit *Fusobacterium necrophorum*)

14.3.4 Tr.-pyogenes-Infektionen bei anderen Tieren

Tr. pyogenes löst bei **Schafen und Ziegen** ebenfalls Mastitiden sowie Pyobazillosen und lokale Eiterungsprozesse aus. Bei Schweinen dominieren Abszesse im Gefolge von Wundinfektionen (Schwanzbeißen), es treten auch eitrige Mastitiden und Pyämien auf.

14.3.5 Tr.-pyogenes-Infektionen des Menschen

Nachweise dieses Erregers erfolgen bei Menschen nur **selten**. Epidemiologisch relevante Zusammenhänge mit Infektionen von Tieren sind nicht nachgewiesen. Die ursprünglich als humanadaptierte Variante (*Corynebacterium pyogenes* var. *hominis*) beschriebene Art *Corynebacterium haemolyticum* gehört jetzt als *Arcanobacterium haemolyticum* zur Gattung *Arcanobacterium* und hat ausschließlich humanmedizinische Bedeutung.

14.4 Gattung Corynebacterium

STECKBRIEF

- tiermedizinisch wichtige Vertreter: *C. pseudotuberculosis*, *C.-renale*-Komplex
- grampositive keulenförmige pleomorphe Stäbchen
- fakultativ anaerob, auf Blutagar weiße, 1–2 mm große Kolonien, katalasepositiv
- Saprophyt auf Präputialschleimhaut (*C.-renale*-Komplex)
- Pseudotuberkulose der kl. Wdk. (*C. pseudotuberculosis*)
- Harnwegsinfektionen des (weiblichen) Rindes (*C.-renale*-Komplex)

14.4.1 Gattungsmerkmale und allgemeine medizinische Bedeutung

Der Genusname *Corynebacterium* wurde bereits 1896 vergeben. Er bezieht sich auf die häufig zu beobachtende Keulenform (koryne, griech.: Keule) der Zellen. Die Enden der geraden oder leicht gebogenen Stäbchen können aber auch zugespitzt sein, im mikroskopischen Bild wird eine X-, V- oder palisadenförmige Lagerung deutlich, die ihre Ursache in Besonderheiten bei der Zellteilung (snapping division) hat. Das Peptidoglykan der Zellwand basiert auf meso-Diaminopimelinsäure. Die wichtigsten Zuckerkomponenten sind Arabinose und Galaktose. Ferner kommen relativ kurzkettige Mykolsäuren vor. Corynebakterien wachsen auf einfachen Nährmedien, der Zusatz von tierischem Eiweiß wirkt aber deutlich stimulierend. Sie sind fakultative Anaerobier, einige Arten auch Aerobier. Katalase wird gebildet. Infolge der Bildung metachromatischer Granula erfolgt die Anfärbung oft unregelmäßig.

14.4.2 Pseudotuberkulose

Ätiologie und Epidemiologie *Corynebacterium pseudotuberculosis* (Preisz-Nocard-Bazillus) ist ein Stäbchenbakterium von 0,5–0,6 × 1–3 µm, das auf einfachen Nährmedien wächst. Auf Blutagar ist eine schmale Hämolysezone sichtbar, die oft erst nach 72 Stunden Bebrütung auftritt. Für die Virulenz wichtig sind vor allem ein hämolysierendes Exotoxin sowie der fakultativ intrazelluläre Parasitismus. Das Exotoxin, eine Phospholipase D, hemmt das beta-Hämolysin von *Staphylococcus aureus* (**umgekehrter CAMP-Test**) und wirkt synergistisch mit dem Hämolysin von *Rhodococcus equi* (CAMP-ähnliches Phänomen, s. a. **Abb. 14.7**).

Hauptwirte sind **Schafe und Ziegen**, bei ihnen auftretende Stämme reduzieren Nitrate meist nicht, während equine Stämme über die Fähigkeit zur Nitratreduktion verfügen. *C. pseudotuberculosis* kann im Boden, in Einstreu, Staub usw. unter günstigen Bedingungen wochen- bis monatelang infektiös bleiben. Ob es außerhalb des Tierkörpers auch zur Vermehrung kommt, ist noch unklar. Die Infektion erfolgt hauptsächlich über Wunden (z. B. beim Scheren oder bei Kastrationen) sowie oral, aerogen oder omphalogen.

Klinik und Pathologie Die Pseudotuberkulose der kleinen Wiederkäuer (caseous lymphadenitis, CLA) tritt **in Mitteleuropa eher selten** auf, hat aber z. B. in den USA und Australien große wirtschaftliche Bedeutung. Auch aus Großbritannien wird über eine steigende Bedeutung berichtet. Es kommen zwei Formen vor. Bei der **äußerlichen Pseudotuberkulose** kommt es zu Abszedierungen der oberflächlichen Lymphknoten und des subkutanen Gewebes. Die **viszerale Pseudotuberkulose** ist charakterisiert durch **Abszesse** besonders in Lunge, Leber, Nieren, den mediastinalen, bronchalen und lumbalen Lymphknoten. Beide Formen treten auch gleichzeitig auf. Bei Böcken kommen Hoden- und Nebenhodenentzündungen hinzu. Die chronischen Erkrankungen befallen bevorzugt ältere Tiere. Lämmer erkranken an Nabel- und Gelenkentzündungen sowie Leberabszessen. Der gelblich-grüne Abszessinhalt ist v. a. beim Schaf zwiebelschalenartig angeordnet.

Diagnose, Therapie und Prophylaxe Abgesehen von den durch Abszessbildung entstehenden sichtbaren Schwellungen treten kaum klinische Symptome auf. Dem Sektionsbild kommt daher eine große Bedeutung zu. *C. pseudotuberculosis* sollte kulturell nachgewiesen werden. Für serologische Untersuchungen wird das Exotoxin als Antigen genutzt. Differenzialdiagnostisch sind Infektionen mit *Yersinia pseudotuberculosis*, Aktinobazillose, Aktinomykose, Abszesse durch andere Eitererreger und Tuberkulose zu beachten.

Penicilline, Aminopenicilline, Cephalosporine, Lincomycin und Tetrazykline sind in vitro wirksam. Intrazelluläre Lagerung der Erreger, ebenso wie die Abszessbildung, begrenzen allerdings die Erreichbarkeit und damit die Wirksamkeit in vivo erheblich. Bei Befall oberflächlicher Lymphknoten sind chirurgische Behandlungen in Kombination mit antibiotischer Therapie indiziert. Die Prophylaxe stützt sich v. a. auf hygienische Maßnahmen wie die Vermeidung von Schurverletzungen und die Zwischendesinfektion von Schurgeräten. In stark betroffenen Ländern wird auch geimpft, wobei sich das Exotoxin als immunisierendes Antigen erwiesen hat.

Die **Pseudotuberkulose des Pferds (Lymphangitis ulcerosa)** wird in Lateinamerika, den USA, Neuseeland und Afrika beschrieben, in Mitteleuropa ist sie sehr selten. Es entwickelt sich eine chronische Knoten-, Abszess- und Geschwürbildung mit Entzündung der subkutanen Lymphgefäße im Gliedmaßenbereich. Bakteriämien mit letalem Ausgang sind seltene Komplikationen. Differenzialdiagnostisch müssen durch Streptokokken und Staphylokokken verursachte Eiterungsprozesse, aber auch Lymphangitis epizootica (*Histoplasma farciminosum*) und Hautrotz ausgeschlossen werden. Die lokale chirurgische und antiseptische Behandlung steht im Vordergrund.

Neben kleinen Wiederkäuern und Pferden sind **andere Tierarten** nur sporadisch von Infektionen mit *C. pseudotuberculosis* betroffen. Hierzu zählen Rinder, bei denen es auch zu Mastitiden kommen kann, Hirsche, Kamele, Nagetiere und Affen.

14.4.3 Pyelonephritis des Rindes

Ätiologie und Epidemiologie Bereits 1891 wurde eine bakteriell bedingte eitrige Nierenbeckenentzündung des Rindes beschrieben, als deren Erreger über Jahrzehnte allein ***C. renale*** galt. Erst in den 1970er-Jahren wurden mit ***C. cystitidis*** und ***C. pilosum*** zwei weitere Bakterienarten aus dem Harnapparat des Rindes isoliert. Alle 3 Arten bilden den ***C.-renale*-Komplex**.

Stämme von *C. renale* und *C. cystitidis* sind virulenter als jene von *C. pilosum*. Letztere Art wird vorwiegend aus den Harnwegen gesunder Tiere angezüchtet und tritt nur gelegentlich bei Zystitis und Pyelonephritis auf. *C. cystitidis* kommt auch im Präputium und Sperma gesunder Bullen häufig vor, bei gesunden Kühen erfolgen dagegen nur selten Nachweise. Stämme dieser Art besitzen die höchste Virulenz. Die beiden anderen Spezies werden ebenfalls bei Bullen nachgewiesen. Nach der Ausscheidung mit dem Harn überleben die Bakterien in der Umwelt mehrere Wochen.

Es handelt sich um 0,5–0,7 x 1,3–3 µm große Stäbchenbakterien. Sie wachsen auf einfachen Nährmedien und bilden auf Blutagar ca. 2 mm große weiße Kolonien, im Gegensatz zu *C. pseudotuberculosis* aber ohne Hämolyse (**Abb. 14.5**). Fimbrien werden von allen exprimiert, Toxine sind nicht nachgewiesen. *C. renale* ist positiv im CAMP-Test mit *S. aureus* und *R. equi* (im Gegensatz zu *C. cystidis* und *C. pilosum*, die beide negativ sind). Für die weitere Differenzierung sind kulturell-biochemische Merkmale geeignet.

Klinik und Pathologie Der aszendierende Infektionsweg gilt als gesichert. Für die Virulenz sind die fimbrienvermittelte Adhärenz an Epithelzellen von Harnröhre, Harnblase und Nierenbecken sowie die Ureaseaktivität ausschlaggebend. Durch die Urease kommt es zur Alkalisierung des Harnes und damit einer erhöhten Anfälligkeit der Nierenepithelien für die bakterielle Penetration. Urämische Prozesse können zum letalen Ausgang führen.

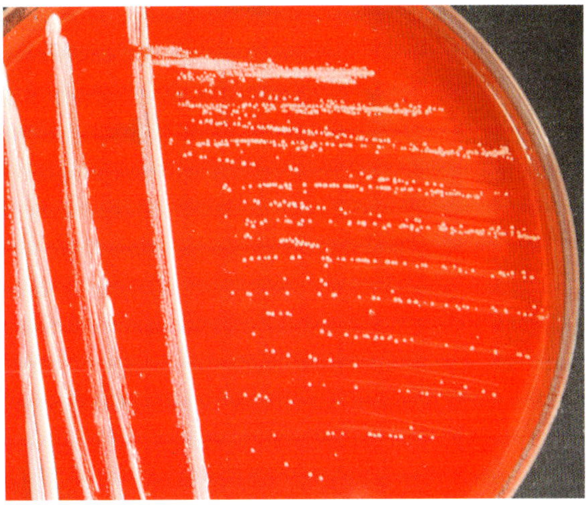

Abb. 14.5 *Corynebacterium renale* auf Blut-Agar.

Die Pyelonephritis tritt Wochen oder Monate nach dem Abkalben auf (z. B. nach Schwergeburten) und äußert sich in Störungen des Allgemeinbefindens und Rückenkrümmungen. Die diagnostisch wichtige Hämaturie tritt erst relativ spät auf. Akute Fälle gehen mit Fieber und Kolikerscheinungen einher, öfter sind chronische Verläufe. Die ein- oder beidseitige Nierenvergrößerung ist rektal tastbar, strangartig verdickte Ureter sind ein weiterer Hinweis.

Eitrige Pyelonephritiden werden auch als Zufallsbefunde bei der Schlachtung auffällig. Die Nieren sind stark vergrößert, im erweiterten Nierenbecken befindet sich eitrige Flüssigkeit. Die Entzündungserscheinungen greifen auf Mark- und Rindenschicht der Niere über. An Harnröhre und Harnblase sind diptheroide Entzündungen zu erkennen. Es treten auch hämorrhagische Zystitiden auf, insbesondere bei Infektion mit *C. cystitidis*.

Diagnose, Therapie und Prophylaxe Hämaturie ist ein diagnostisch wichtiges Symptom. Die Harnuntersuchung erbringt einen hohen Gehalt an Leukozyten und Erythrozyten, mikroskopisch sind grampositive pleomorphe Kurzstäbchen nachweisbar. Die Diagnose ist durch Anzüchtung der Erreger abzusichern. Im Harn sind Antikörper nachweisbar. Die Differenzialdiagnose erstreckt sich auf alle Hämoglobinurien, Hämaturien, eitrigen Ausscheidungsnephritiden und Erkrankungen mit Koliksymptomen.

Behandlungen sind nur im Anfangsstadium erfolgreich. Penicilline können über 7–10 Tage appliziert werden. Ein schnelles Verschwinden der Hämaturie ist prognostisch günstig, der Therapieerfolg sollte trotzdem durch Harnuntersuchungen kontrolliert werden. Es muss mit einer relativ hohen Rezidivrate gerechnet werden. Geburtshygiene ist ein wesentliches Element der Prophylaxe.

14.4.4 Infektionen mit weiteren Corynebakterien

C. bovis gehört zu den anhämolysierenden Vertretern der Gattung und ist seit Langem als durchaus häufiger Besiedler von Zitzenkanal und Euter der Kuh bekannt. Diskussionen über eine Rolle als Mastitiserreger sind noch nicht abgeschlossen. Bei subklinischen Mastitiden von Schafen wurden mit *C. mastitidis* und *C. camporealensis* zwei neue Arten beschrieben. *C. urealyticum* ließ sich bei Hunden und Katzen mit enkrustierender Zystitis nachweisen. *C. kutscheri* verursacht bei Mäusen, seltener Ratten und Meerschweinchen sowie frei lebenden Nagetieren vorwiegend latente Infektionen. Durch belastende Faktoren wie Stress kann es zu chronischen Erkrankungen mit multiplen Abszessbildungen kommen.

Spezifisch pathogenfreie Bestände müssen von dieser Erregerart freigehalten werden. Das Sektionsbild kann Pasteurellen-, Yersinien-, Listerien- und Streptokokkeninfektionen ähneln, daher ist ein kultureller Erregernachweis erforderlich. Befallene Versuchstierbestände sind zu merzen und neu aufzubauen. *C. diphtheriae* wird gelegentlich aus Zitzenläsionen und Mastitismilch von Kühen isoliert, ferner ist ein Nachweis bei chronischer Dermatitis des Rindes bekannt geworden.

Da sowohl auf den Schleimhäuten als auch der äußeren Haut von Tieren eine ganze Reihe weiterer, nicht in jedem Fall exakt differenzierter Corynebakterien vorkommt, sind alle ungewöhnlichen Erregernachweise unter Berücksichtigung der Differenzierungsmethoden einer kritischen Wertung zu unterziehen.

14.4.5 Diphterie des Menschen

Die mit großem Abstand wichtigste Infektion des Menschen mit Vertretern dieser Gattung ist die Diphtherie, als deren Erreger 1884 ***C. diphtheriae*** entdeckt wurde. Entscheidender Virulenzfaktor ist ein von Bakteriophagen kodiertes Exotoxin, das zytotoxische Diphterietoxin. Mit der Entwicklung eines antitoxischen Serums wurde durch Emil **von Behring** die spezifische Therapie begründet. Zur Bekämpfung haben planmäßige Impfungen wesentlich beigetragen. In den 90er-Jahren haben sich aber in Russland, der Ukraine und anderen osteuropäischen Staaten erneut Epidemien ereignet. Auffrischungsimpfungen sind in 10-jährigen Intervallen notwendig. Infektionsbeziehungen zwischen Menschen und Tieren sind bei Corynebakterien nicht nachgewiesen.

14.5 Gattung Nocardia

STECKBRIEF

- tiermedizinisch wichtige Vertreter: *N. asteroides*, *N. brasiliensis*, *N. otidiscaviarum*, *N. nova*
- grampositive verzweigte Stäbchen, pilzähnliches Myzel, partiell säurefest (Kinyoun-Färbung)
- aerob, auf Blutagar weiße trockene, 1–2 mm große Kolonien, die fest haften
- Saprophyten im Boden
- Erreger von eitrig-granulomatösen chronischen Entzündungen (v. a. Rind, Hund, Mensch)
- fakultativ intrazellulär

14.5.1 Gattungsmerkmale und allgemeine medizinische Bedeutung

Nocardien bilden pilzähnliche Myzelien, die in stäbchenförmige oder kokkoide Elemente zerfallen. Sie sind grampositive Aerobier, ihre Zellwände besitzen die taxonomisch wichtigen Komponenten meso-Diaminopimelinsäure, Arabinose und Galaktose sowie Mykolsäuren. Die Zellwandzusammensetzung zeigt die phylogenetischen Beziehungen zu den Gattungen *Rhodococcus*, *Corynebacterium* und *Mycobacterium*.

Die Bakterien wachsen unter aeroben Bedingungen auf Blutagar sowie auch Sabouraud-Dextrose-Agar. Die kleinen, trockenen, weiß bis orange pigmentierten Kolonien werden nach 2–4-tägiger Bebrütung sichtbar (**Abb. 14.6**). Sie haften dem Nährboden fest an und dringen auch in ihn ein. Die Kolonieoberfläche ist gefaltet, oft wird ein mehlartiges Luftmyzel sichtbar. Älteren Kulturen entströmt ein erdartiger Geruch.

Die in der Tiermedizin häufigste Art ist ***N. asteroides***. Daneben treten *N. brasiliensis*, *N. otidiscaviarum* und *N. nova* auf. *N. asteroides* ist wahrscheinlich keine homogene Spezies. Es werden bis zu 5 Gruppen und mehrere Serovare beschrieben, daher findet sich teilweise auch die Bezeichnung *N.-asteroides*-Komplex. Zu diesem Komplex gehören die Typen I, II, III, IV, V und VI. Typ III wird *N. nova* genannt, Typ V *N. farcinica*. Einige Stämme sind virulent für Tiere und Menschen, die meisten leben aber als Saprophyten im Boden.

Nocardien sind fakultativ intrazelluläre Erreger und verursachen eitrig-granulomatöse Entzündungen bei verschiedenen Tierarten und beim Menschen. Für die Virulenz wichtig ist vor allem die intrazelluläre Persistenz in Makrophagen (wie Mykobakterien durch Hemmung der Phagolysosomen-Fusion) sowie die hohe Resistenz gegenüber sauren pH-Werten, Sauerstoff-Intermediaten und antibakteriellen Enzymen.

14.5.2 Nocardiose verschiedener Tierarten

Ätiologie, Klinik und Pathologie Die Nocardiose tritt vor allem bei Rind, Hund und Katze sowie beim Pferd auf. Es handelt sich um opportunistische Infektionen, die ihren

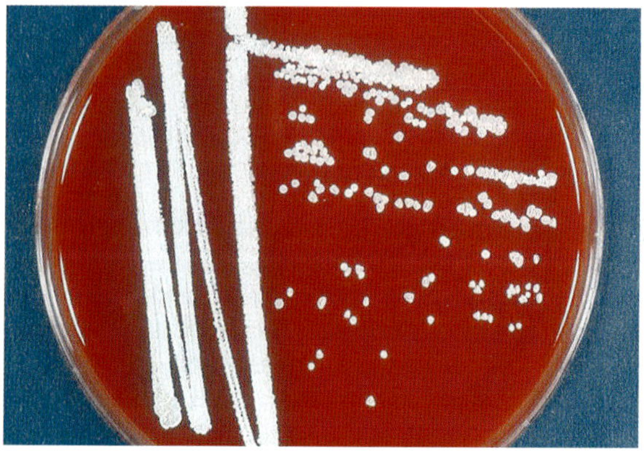

Abb. 14.6 *Nocardia asteroides* auf Blutagar.

Ursprung meist in der Umgebung haben, eine Übertragung von Tier zu Tier oder auf den Menschen ist sehr unwahrscheinlich.

Die in Mitteleuropa bedeutsamste Nocardieninfektion ist die **Mastitis des Rindes**. Die Infektion erfolgt in der Regel über den Strichkanal. Im Vorbericht werden häufig Mastitiden und Euterbehandlungen in der vorausgehenden Laktation beschrieben. Infektionen über kontaminierte Medikamente oder das Einbringen des Erregers von der Zitzenhaut aus bei der Euterbehandlung sind ebenso als Erklärung denkbar wie Vorschädigungen des Eutergewebes durch frühere Mastitiden. Normalerweise handelt es sich bei Nocardienmastitiden um sporadische Fälle. Sie verlaufen als akute, eitrig-nekrotisierende Mastitiden mit schweren, fieberhaften Allgemeinstörungen sowie auch als chronische, granulomatös-abszedierende Euterentzündungen ohne Beeinträchtigung des Allgemeinbefindens. *N. asteroides* verursacht beim Rind ferner Aborte und granulomatöse Organveränderungen, vorwiegend im Bereich von Haut und Lunge. Generalisationen sind die Ausnahme.

Sporadische Fälle von Nocardieninfektionen kommen auch bei **Hunden, Katzen, Pferden** und anderen Säugetieren vor. Es können oberflächliche, pulmonale und systemische Formen unterschieden werden. Bei Hunden kann zwischen einer Hautform, die mit granulomatösen Entzündungen und Fistelbildung verläuft, und einer generalisierten Form unterschieden werden. Die generalisierte Form geht oft aus Hautnocardiosen hervor. Sie äußert sich in granulomatös-eitrigen Entzündungen von Brust- und Bauchfell sowie auch Abszessen in den Organen und seltener im ZNS. Auch bei Katzen manifestieren sich Nocardieninfektionen als eitrig-granulomatöse Entzündungsprozesse in Haut, Unterhaut und großen Körperhöhlen. Sie entstehen wie beim Hund v. a. infolge von Biss- und Kratzverletzungen. Bei Affen sind viszerale Nocardiosen mit entzündlich-nekrotisierenden Leberveränderungen aufgetreten.

In **tropischen und subtropischen Regionen** tritt bei **Rindern** eine granulomatös-eitrige Entzündung der Unterhaut sowie der Lymphgefäße auf, die als **Hautnocardiose** (Hautrotz, Lymphangitis farciminosa bovis) von der Dermatophilose abzugrenzen ist. Der Terminus Streptotrichose kann zu Verwechslungen führen, da er für beide Krankheitsbilder verwendet wird. Als Erreger wird teilweise *N. farcinia* genannt, diese Art ist nur schwer von *N. asteroides* zu differenzieren; möglicherweise ist aber auch *Mycobacterium farcinogenes* als eigentliche Krankheitsursache anzusehen.

Diagnose, Therapie und Prophylaxe Die Diagnose erfolgt mikroskopisch und kulturell. Mikroskopisch zeigen sich grampositive, verzweigte Fäden, die oft als Knäuel erscheinen. Daneben lassen sich Stäbchen und kokkoide Zellen erkennen. Mittels Kinyoun-Färbung bzw. modifizierter Ziehl-Neelsen-Färbung (Entfärbung mit 3 % HCl ohne Alkohol) kann die **partielle Säurefestigkeit** nachgewiesen werden. Nocardien lassen sich auch nach Stamp gut anfärben. Die Anzüchtung bereitet keine Schwierigkeiten, sie spielt allerdings nach mikroskopischem Nachweis für die Routinediagnostik keine entscheidende Rolle. Die Abgrenzung gegenüber *Actinomyces* spp. (z. B. beim Hund wichtig) bereitet aufgrund der partiellen Säurefestigkeit und des aeroben Wachstums der Nocardien keine Schwierigkeiten. Zur exakten Speziesdiagnose werden besondere Testkriterien genutzt (nach Goodfellow und Gordon).

Nocardien sind empfindlich gegenüber Chloramphenicol, Tetrazyklinen, Aminoglykosiden, Sulfonamid/Trimethoprim. Generell ist die Therapie von Nocardiosen allerdings schwierig. So sind bei der Nocardien-Mastitis Therapieversuche in der Regel erfolglos. Betroffene Tiere sind wegen der Gefahr der Erregerstreuung zumindest abzusondern, eine Selektion ist zu empfehlen. Prophylaktische Maßnahmen gibt es keine spezifischen; gute Melkhygiene ist auf jeden Fall hilfreich. Bei Hunden und Katzen wurde über erfolgreiche Therapieversuche mit Penicillin-Streptomycin-Kombinationen berichtet.

14.5.3 Nocardiosen des Menschen

Verschiedene Nocardien-Spezies lösen bei Menschen pulmonale, systemische und Haut- bzw. Unterhaut-Nocardiosen aus. Daneben sind neurologische Symptome zu beobachten. Humane und tierische Stämme unterscheiden sich nicht wesentlich. Allerdings gelten die Erreger als nicht kontagiös, demzufolge bestehen keine direkten Übertragungsbeziehungen zwischen Tieren und Menschen. Vielmehr ist das gemeinsame Erregerreservoir die Umwelt. Klimatische Faktoren wie Wärme und Trockenheit (Förderung der Staubentwicklung und Inhalation von Erregern) fördern die Infektion.

14.6 Gattung Rhodococcus

STECKBRIEF

- tiermedizinisch wichtiger Vertreter: *R. equi*
- grampositives kokkoides Bakterium, partiell säurefest (Kinyoun-Färbung), unbeweglich
- aerob, auf Blutagar weiße, später rötliche, ca. 2 mm große feucht-schleimige Kolonien
- Saprophyt im Boden
- fakultativ intrazellulär
- Erreger eitrig-granulomatöser Prozesse bei Tier und Mensch (bes. beim Fohlen)
- opportunistischer Erreger bei HIV-infizierten Menschen

14.6.1 Gattungsmerkmale und allgemeine medizinische Bedeutung

Rhodococcus bildet zuerst kokkoide Formen oder Kurzstäbchen, die sich dann zu Filamenten und schließlich zu hyphenartigen Gebilden mit ausgeprägten Verzweigungen entwickeln. Diese zerfallen schließlich wieder in kokkoide Zellen oder Kurzstäbchen und beginnen damit den morphologischen Zyklus neu. Die aerob wachsenden Bakterien sind **partiell säurefest** und enthalten Mykolsäuren. In vielen ihrer Eigenschaften sind sie **den Mykobakterien sehr ähnlich**. Rhodokokken sind **in der Umwelt weit verbreitet** und kommen v. a. im Boden vor. Der wichtigste Vertreter ist R. equi, der pathogen für Tiere und Menschen ist.

R. equi stellt keine besonderen Nährstoffansprüche; für die Anzüchtung ist Blutagar geeignet. Nach 48 Stunden werden die feuchten, schleimigen Kolonien sichtbar, die zunächst weiß sind und sich später rötlich verfärben können (**Abb. 14.7 a**). Während auf Schafblutagar keine Hämolyse ausgebildet wird, ist sie auf Blutagar mit gewaschenen Kaninchenerythrozyten deutlich nachzuweisen. Der sogenannte Equi-Faktor, der von verschiedenen Enzymen gebildet wird, verursacht auf Schafblutagarplatten in Gegenwart eines alpha-Hämolysin-bildenden Stamms von *Staphylococcus aureus* ein CAMP-ähnliches Phänomen der Hämolyseverstärkung (**Abb. 14.7 b**). Auf Trypton-Soja-Agar wird eine rosafarbene Pigmentierung sichtbar. Es treten vorwiegend kokkoide und stäbchenartige Bakterienformen auf. Verzweigungen werden selten und dann v. a. in frühen Kulturstadien beobachtet. *R. equi* ist unbeweglich.

R. equi kommt im Kot von Pflanzenfressern und Schweinen vor und kann nach Ausscheidung im Boden längere Zeit überleben. Der Erreger ist außerordentlich resistent gegenüber sauren pH-Werten und oxidativem Stress. Von der kontaminierten **Umwelt** aus erfolgen Ansteckungen auf oralem und aerogenem Weg. Eine wichtige Rolle spielt daher die **Staubentwicklung** (z. B. durch Wärme und Trockenheit) und damit einhergehende Inhalation des Erregers. Für die **Virulenz** sind der intrazelluläre Parasitismus und ein Virulenzplasmid bestimmend. Das Plasmid trägt eine 27 kB große Pathogenitätsinsel, die mehrere virulenzassoziierte Proteine kodiert (Vaps), zu denen auch ein immundominantes Oberflächenprotein, VapA, zählt. Auffallend ist, dass nur diese Vaps in Makrophagen reguliert sind.

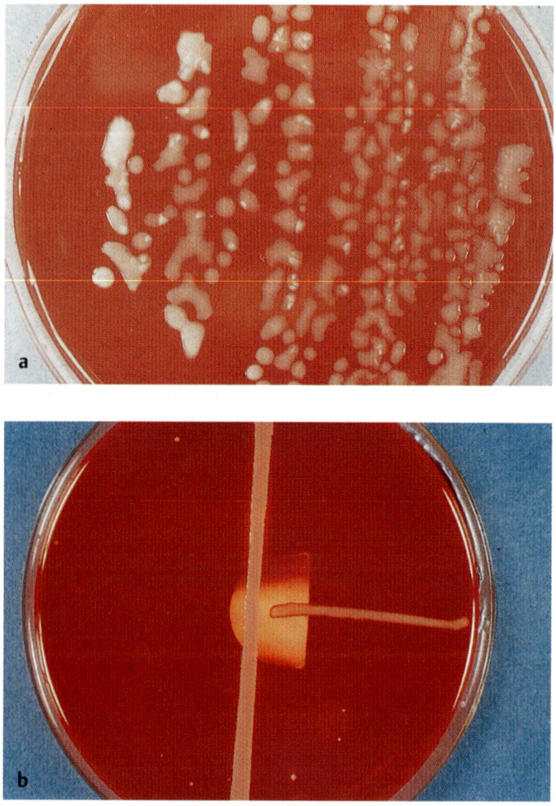

Abb. 14.7 *Rhodococcus equi.*; **a** Kolonien auf Blutagar; **b** CAMP-Phänomen auf Blutagar.

Es werden **granulomatöse**, suppurative und nekrotisierende Entzündungsprozesse ausgelöst, die v. a. die Lungen, den Darm und die Lymphknoten betreffen. Die Veränderungen ähneln denen bei der Tuberkulose. Ausgehend von den dominierenden lokalisierten Erkrankungsprozessen kann es zur hämatogenen Streuung mit Abszessbildung in verschiedenen Teilen des Körpers kommen. Betroffen sind vor allem Pferde, aber auch Schweine, Rinder und Ziegen. Infektionen bei anderen Tieren sind selten und treten, wie beim Menschen, in der Regel nur als Folge einer Immunsuppression auf.

14.6.2 Rhodococcose

Ätiologie, Klinik und Pathologie **Pferde** sind die mit Abstand am häufigsten von R.-equi-Infektionen betroffenen Tiere. Die Infektion besitzt keine hohe Kontagiosität, kann aber im Bestand **endemisch** werden. Besonders gefährdet sind **Fohlen** in den ersten 2 Lebensmonaten, es erkranken aber auch Tiere bis zu 5 Monaten. Insbesondere bei sehr jungen Tieren treten perakute Verläufe in Form plötzlicher Todesfälle auf. Eitrige fokale **Bronchopneumonien** mit Beteiligung der regionären Lymphknoten liegen den akuten bis chronischen Krankheitsverläufen zugrunde, es besteht eine ausgeprägte Tendenz zur Chronizität. Je nach Krankheitsverlauf treten normale, subfebrile und febrile Temperaturen auf. Neben respiratorischen Symptomen entwickeln sich bei chronischen Infektionen auch Durchfälle. Adulte Pferde erkranken nur selten. Ob Genitalinfektionen der Stuten zur intrauterinen Infektion der Fohlen führen können, ist noch unklar.

Nächst dem Pferd ist das Schwein am häufigsten von *R.-equi*-Infektionen betroffen. Besonders treten Veränderungen in den zervikalen und submandibulären Lymphknoten auf, die Lungen sind seltener betroffen. Sporadische Infektionen werden auch bei Wiederkäuern, Katzen und anderen Tieren festgestellt.

R. equi ist auch für Menschen pathogen. Es wird zunehmend bei **HIV-Patienten** nachgewiesen und ist dort Erreger von AIDS-assoziierten Pneumonien.

Diagnose, Therapie und Prophylaxe *R.-equi*-Infektionen sollten in diagnostische Überlegungen bei respiratorischen Infektionen von Fohlen einbezogen werden. Bei Nachweis der recht charakteristischen pathologisch-anatomischen Veränderungen sichert der kulturelle Erregernachweis die Diagnose. Im Rahmen der klinischen Diagnostik sind bakteriologische Untersuchungen von Nasen- und Trachealabstrichen oder bronchoalveolärer Lavage wichtig. Röntgenuntersuchungen machen verdichtete Lungenbezirke deutlich. Es wurden verschiedene serologische Methoden zum Nachweis von Antikörpern gegen Kapsel- und Oberflächenantigene sowie den Equi-Faktor entwickelt. Bei Rindern und Schweinen kann *R. equi* zu tuberkuloseähnlichen Lymphknotenveränderungen führen, die differenzialdiagnostisch abzuklären sind.

Zur Behandlung von Fohlen eignen sich Erythromycin, Rifampicin, Azithromycin, Tulathromycin und Gentamicin. Die Wirksamkeit hängt entscheidend von einer ausreichenden Konzentration des Wirkstoffes in den Phagozyten und Abszessen ab. Als bewährte Kombinationen werden Erythromycin und Rifampicin beschrieben. Erythromycin kann allerdings zu Nebenwirkungen führen. Azithromycin wurde erfolgreich zur alleinigen oralen Behandlung erprobt. Monotherapien mit Tulathromycin wurden ebenfalls geprüft, waren aber der Azithromycinbehandlung unterlegen. Mehrwöchige Behandlungen sind erforderlich, um die Lungenabszesse zur Abheilung zu bringen.

In endemisch verseuchten Gestüten hat sich die Verabreichung von Hyperimmunseren bewährt. An der aktiven Immunprophylaxe wird gearbeitet. Ihre Entwicklung ist wegen der langen Überlebenszeit des Erregers in der Umwelt und der daraus resultierenden permanenten Infektionsgefahren für betroffene Regionen von besonderer Bedeutung. Das virulenzassoziierte Protein VapA wirkt als immunisierendes Antigen.

14.7 Gattung Dermatophilus

STECKBRIEF

- tiermedizinisch wichtiger Vertreter: *D. congolensis*
- grampositives kokkoides Bakterium, geldrollenartige Anordnung zu Filamenten
- fakultativ anaerob, besseres Wachstum anaerob, bewegliche Zoosporen
- auf Blutagar trockene, grau-weiß bis gelbliche Kolonien, die fest haften, Hämolyse
- Parasit der Haut, geringes Überleben in der Umwelt
- exsudative Dermatitis (Dermatophilose) v. a. bei Rind, Schaf, Kamel, Pferd, Mensch

14.7.1 Gattungsmerkmale und allgemeine medizinische Bedeutung

Die Gattung *Dermatophilus* zeichnet sich durch eine **charakteristische Morphologie** und einen ebenso typischen Vermehrungszyklus aus. In einer mit CO_2 angereicherten Atmosphäre entwickelt sich ein Myzel aus langen, sich verjüngenden und verzweigenden Filamenten, die transversal und longitudinal durch Septen geteilt werden. Dabei entstehen bis zu 8 parallele Reihen von 0,5–1 µm großen kokkoiden Zellen (Sporen), die den Filamenten ein geldrollen- oder mauerartiges Aussehen verleihen (**Abb. 14.8 a**). Jeder dieser **Zoosporen** trägt ein Flagellenbündel, das Beweglichkeit vermittelt.

Dermatophilus wächst auf Blutagar, die Kultivierung gelingt unter mikroaerophilen und anaeroben Bedingungen wesentlich besser als unter aeroben. Auf Schaf- und Rinderblutagar bilden die meisten Stämme eine deutliche Hämolyse aus, die Kolonien haften dem Nährboden fest an, sie sind trocken und grauweiß bis gelblich (**Abb. 14.8 b**).

Der Erreger verursacht vor allem in wärmeren Klimazonen exsudative Dermatitiden bei Rind, Schaf und anderen Tieren und kann auch den Menschen infizieren (Zoonose).

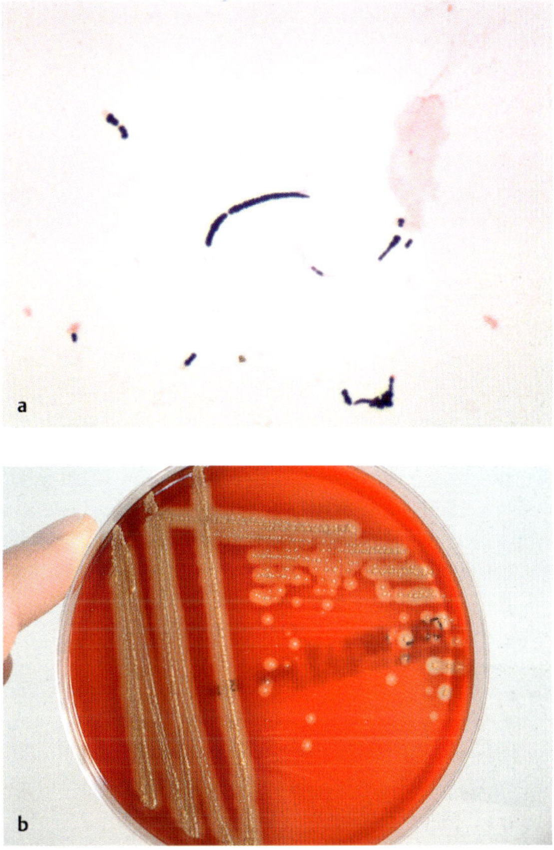

Abb. 14.8 *Dermatophilus congolensis*; **a** im gramgefärbten Kulturausstrich und **b** auf Blutagar.

14.7.2 Dermatophilose verschiedener Tierarten

Ätiologie und Epidemiologie Erreger der Dermatophilose ist *D. congolensis*. Der Krankheitsbegriff Dermatophilose ist von dem Terminus Streptotrichose zu unterscheiden, der als Sammelbegriff für Dermatophilose, Nocardiose und Aktinomykose verwendet wird. Zur Gattung zählt noch *D. chelonae*, eine bei Schildkröten in Australien vorkommende Art.

Die erste Beschreibung einer Dermatophilose erfolgte 1915 in Zaire, dem früheren Belgisch Kongo (daher der Speziesname). Dermatophilose tritt bei Säugetierarten und dem Menschen sowie auch Reptilien auf. Die größte wirtschaftliche Bedeutung besitzt die Erkrankung bei **Rindern und Schafen** sowie Kamelen **in tropischen und subtropischen** Regionen. In Australien ist die Dermatophilose zudem die wichtigste Hauterkrankung in Farmen gehaltener **Krokodile**. Insgesamt wurde die Erkrankung bereits bei mehr als 30 Tierarten nachgewiesen. In Deutschland wurde die Dermatophilose erstmals 1971 (bei Mähnenrobben) diagnostiziert, 1973 erfolgte der Erstnachweis beim Rind, 1976 beim **Pferd**, später auch beim Schaf.

D. congolensis ist ein obligater Parasit der Haut, die infektionstüchtigen Zoosporen haben in der Umwelt nur eine geringe Tenazität. Arthropoden spielen als Vektoren eine wichtige Rolle, darüber hinaus sind Zweige von Büschen und Bäumen, Schurgeräte und der direkte Kontakt von Bedeutung für die Übertragung. Im **feuchten Milieu** (Regenzeit!) finden die Zoosporen günstige Ausbreitungsbedingungen. Hautverletzungen erleichtern das Eindringen der Erreger.

Klinik und Pathologie Hauptmerkmal der Dermatophilose ist die **exsudative Dermatitis** mit nachfolgender Schuppenbildung. Die Veränderungen bleiben oberflächlich auf die Epidermis beschränkt. Zuerst kommt es in der Regel zu Rötungen, dann durch die exsudativen Veränderungen zur Verklebung von Haarbüscheln, woraufhin sich borkige Krusten bilden. Verfilzungen der Wolle und Krustenbildung werden beim **Schaf** als **lumpy wool** beschrieben. Wenn sich die Veränderungen auf die unteren Bereiche der Extremitäten beschränken, wird von **strawberry foot rot** gesprochen. Problematisch sind Sekundärinfektionen, die zu nekrotisierender Dermatitis führen können.

Beim **Pferd und Esel** kommt es zu Beginn der Erkrankung oft zu kleinen Talgansammlungen in der Nähe von Körperöffnungen. Bei fortschreitender Erkrankung entwickeln sich kleine Läsionen auf dem Widerrist, dem Rücken, der Kruppe, am Rumpf und am Hals. Die krustigen Schuppen können bis zu 25 mm groß werden; darunter finden sich Exsudat und Erosionen. Bei Abheilung fallen die Schuppen ab und es bleiben unbehaarte Areale zurück.

Diagnose, Therapie und Prophylaxe Nach klinischer Verdachtsdiagnose ist der Erregernachweis erforderlich. Hautgeschabsel werden dazu mit Kochsalzlösung versetzt und zermörsert, um Objektträgerausstriche anzufertigen und Ausstriche auf Nährböden vorzunehmen. Objektträgerausstriche werden nach Gram oder Giemsa bzw. mit Methylenblau gefärbt. Aufgrund der typischen Morphologie reicht der mikroskopische Nachweis in der Regel aus. Die Kultivierung erfolgt auf Blutagar über mindestens 48 Stunden bei 20 % CO_2. Noch besser gelingt die Anzucht unter anaeroben Bedingungen. Bei biochemischen Prüfungen hat sich ein Zusatz von 1 % Pferdeserum als günstig erwiesen. Kommerzielle Testsysteme können hilfreich sein. Die Abgrenzung zu anderen Aktinomyzeten ist durch die Morphologie und Beweglichkeit relativ einfach. Dermatophilose induziert eine serologisch nachweisbare systemische Immunität; in der Routinediagnostik ist die Serologie aber kaum von Bedeutung.

D. congolensis ist gegen eine größere Zahl gebräuchlicher Antibiotika empfindlich. Hierzu zählen u. a. Penicilline, Ampicillin, Streptomycin, Enrofloxacin, Tetrazykline, Gentamicin, Lincomycin, Erythromycin und Ceftiofur. Häufig werden Penicillin-Streptomycin-Kombinationen angewendet. Die Bekämpfung von Ektoparasiten und die Vermeidung von Hautverletzungen haben vorbeugenden Wert. Im Ausland wurden auch die verschiedensten Vakzinen erprobt, ohne dabei einen endgültigen Durchbruch zu erzielen. Neben inaktivierten Impfstoffen kamen auch lebende Filamente bei intradermaler Applikation und ein Protein der Zoosporen zum Einsatz.

14.7.3 Dermatophilose des Menschen

Infektionen des Menschen können durch Tierkontakt (vor allem Pferd und Schaf) ausgelöst werden. Sie äußern sich in der Bildung von Hautpusteln, furunkulösen bzw. ekzematösen Dermatitiden, die normalerweise innerhalb von 2–3 Wochen abheilen.

14.8 Gattung Mycobacterium

STECKBRIEF

- tiermedizinisch wichtige Vertreter: *M. bovis*, *M. caprae*, *M. avium* subsp. *avium* und *paratuberculosis*
- säurefeste Stäbchenbakterien (Ziehl-Neelsen-Färbung)
- sehr langsames, aerobes Wachstum auf Spezialnährböden (pathogene Mykobakterien)
- saprophytäre, opportunistische und obligat pathogene Vertreter
- fakultativ intrazellulär
- hohe Tenazität und lange Persistenz im Wirt wegen speziellem Zellwandaufbau
- Erreger der Tuberkulose bei Tier und Mensch (*M. bovis*, *M. caprae*, *M. tuberculosis*)
- Erreger der Paratuberkulose der Wdk. (*M. avium* subsp. *paratuberculosis*)
- opportunistischer Erreger bei HIV-infizierten Menschen (vor allem *M. avium*)

14.8.1 Gattungsmerkmale und allgemeine medizinische Bedeutung

Mykobakterien sind säurefeste unbewegliche Stäbchen, die sich besonders durch einen hohen Lipidgehalt der Zellwand und ihren hohen GC-Gehalt (61–71 mol%) auszeichnen. Die geraden oder leicht gebogenen Stäbchen sind 0,2–0,7 × 1,0–10,0 µm groß. Verzweigte Filamente können zwar auftreten, sind aber nicht typisch. Der Nachweis der Säurefestigkeit erfolgt durch die Ziehl-Neelsen-Färbung; hier zeigt sich teilweise eine fragmentierte Anfärbung (**Abb. 14.9**). Die engsten verwandtschaftlichen Beziehungen bestehen zu den Gattungen *Corynebacterium*, *Nocardia* und *Rhodococcus*.

Mykobakterien gehören als Erreger der **Tuberkulose** bei Tieren und Menschen, der **Paratuberkulose** der Tiere und der **Lepra** des Menschen zu den wichtigsten bakteriellen Infektionserregern.

Die **Rindertuberkulose** wurde als bedeutende Tierseuche und Zoonose in vielen entwickelten Ländern getilgt, in den USA betrug der Anteil tuberkulinpositiver Rinder bereits 1936 nur noch 0,7 %. Deutschland ist von der EU offiziell als frei von Rindertuberkulose anerkannt, es treten jedoch immer wieder vereinzelt Fälle auf.

Die **Tuberkulose** ist beim **Menschen** unverändert eine der weltweit wichtigsten Infektionskrankheiten. Im Zu-

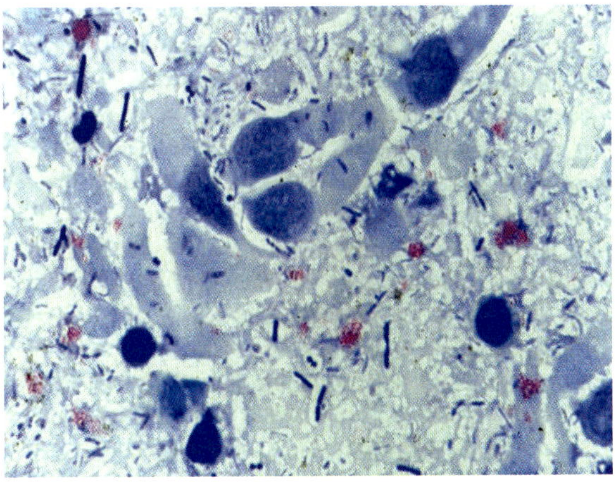

Abb. 14.9 Mykobakterien (rot) im nach Ziehl-Neelsen gefärbten Organausstrich.

sammenhang mit der Verbreitung der HIV-Infektion und der Zunahme resistenter Erregerstämme ist es vielerorts zu einer Trendwende und einem erneuten Anstieg von Tuberkuloseerkrankungen gekommen.

Tuberkulose und Lepra zählen zu den am längsten bekannten Seuchen, über die sich viele historische Belege finden. Mit der Entdeckung der Tuberkulosebakterien durch Robert **Koch** begann 1882 eine neue Etappe in der Erforschung und Bekämpfung dieser Infektionskrankheit. Nachdem Koch die Tuberkulose bei Menschen und Rindern auf einen einheitlichen Erreger zurückgeführt hatte, verkündete er 1901 den Nachweis der Verschiedenheit beider Bakterien. Allerdings wurde daraus für einige Zeit der falsche Schluss abgeleitet, dass die Rindertuberkulose keine wesentliche Gefahr für den Menschen darstelle. Das von Robert Koch zunächst als potenzielles Heilmittel entwickelte Tuberkulin wird heute noch weltweit in Human- und Veterinärmedizin diagnostisch genutzt. Aus den vielfältigen Forschungen über Impfungen gegen Tuberkulose hat sich bisher nur ein einziger Lebendimpfstoff auf der Grundlage des Stamms **BCG** (Bacille Calmette-Guérin, benannt nach zwei französischen Bakteriologen) herauskristallisiert. Zu seiner Entwicklung wurde ein *Mycobacterium-bovis*-Stamm über 13 Jahre in 230 Kulturpassagen attenuiert. Erste Impfungen erfolgten bei Kindern im Jahr 1921. An neuen Impfstoffkonzepten wird gearbeitet.

14.8.2 Klassifizierung der Mykobakterien

Zurzeit sind über 130 Mykobakterienspezies und -subspezies bekannt. Zu den obligat pathogenen und **langsam wachsenden** (sichtbares Wachstum in Kultur mehr als 7 Tage) gehören die Erreger der Tuberkulose bei Säugern, die zum **Tuberkulosekomplex** zusammengefasst werden. Hierzu zählen *M. tuberculosis, M. bovis, M. caprae, M. africanum, M. microti, M. canetti* und *M. pinnipedii*. Davon werden die sogenannten **nicht tuberkulösen Mykobakterien** oder MOTT (**M**ycobacteria **o**ther **t**han **T**ubercle Bacilli) abgegrenzt. Zu dieser Gruppe gehören die Vertreter des *Mycobacterium-avium*-Komplexes (MAC), *M. intracellulare* sowie **schnell wachsende** (sichtbares Wachstum in Kultur weniger als 7 Tage) **atypische Mykobakterien**, die meist saprophytär leben und nur unter bestimmten Bedingungen als opportunistische Infektionserreger auftreten. Eine Ausnahme unter diesen atypischen Mykobakterien ist z. B. die obligat pathogene Spezies *M. ulcerans* (S. 313). Eine **Sonderstellung** nimmt die in vitro nicht kultivierbare, nur humanpathogene Spezies *M. leprae* ein. Die wichtigsten Mykobakterien lassen sich taxonomisch wie folgt unterteilen:

- *Mycobacterium-tuberculosis*-Komplex
  - *M. tuberculosis, M. bovis, M. caprae, M. africanum, M. microti, M. canetti*
- *Mycobacterium-avium*-Komplex (MAC)
  - *M. avium* subsp. *avium, M. avium* subsp. *hominisuis*
  - *M. avium* subsp. *paratuberculosis, M. avium* subsp. *silvaticum*
- *Mycobacterium intracellulare* (teilweise wird M. intracellulare auch zum MAC gerechnet [dann als MAI-Komplex bezeichnet])
- *Mycobacterium leprae*
- *Mycobacterium ulcerans* (obligat pathogen)
- weitere atypische Mykobakterien (schnell wachsend, meist saprophytär)
  - *M. marinum, M. smegmatis, M. phlei, M. fortuitum* u. a.

14.8.3 Anzüchtung und Differenzierung

Pathogene Mykobakterien zeichnen sich durch ein **extrem langsames Wachstum** aus. Sichtbares Wachstum auf festen Nährböden kann bis zu 12 Wochen dauern. Die schnell wachsenden Mykobakterien benötigen bis zu 7 Tage. Sie sind meist apathogen oder Erreger opportunistischer Infektionen. Die Kultivierung erfolgt aerob bei 37 °C in Schrägagarröhrchen auf eigelbhaltigen Nährböden (**Abb. 14.10**). Die Anzucht in Bouillon ist ebenfalls möglich. Als Besonderheit werden die Bakterien hier als Oberflächenkultur angesetzt. Gebräuchliche Nährmedien sind z. B. jene nach Löwenstein-Jensen, Hohn, Middlebrook oder Herrold's-Egg-Yolk.

Alle nicht zum Tuberkulosekomplex gehörenden Mykobakterien werden, mit Ausnahme von *M. leprae*, anhand ihrer Morphologie (Pigmentbildung) und Wachstumsgeschwindigkeit in die Runyon-Gruppen I bis IV eingeteilt (**Tab. 14.3**). Zur Speziesdiagnose dienen verschiedene kulturelle Merkmale (**Tab. 14.3**) und biochemische Tests. Früher wurde auch die Pathogenität für die Versuchstiere Meerschweinchen, Kaninchen und Huhn herangezogen. Angesichts des langsamen Wachstums besitzen molekularbiologische Methoden, wie PCR mit folgender Sequenzierung, eine große Bedeutung.

Die Gefahr von Laborinfektionen darf nicht unterschätzt werden. *M. tuberculosis, M. bovis, M. caprae* und *M. africanum*, mit Einschränkungen auch *M. microti* und *M. ulcerans*, gehören in die **Risikogruppe 3**.

14.8.4 Virulenzmerkmale

Für die Pathogenität von Mykobakterien ist die **intrazelluläre Persistenz in Makrophagen** von entscheidender Bedeutung. Dies beruht vor allem auf der Fähigkeit der Erre-

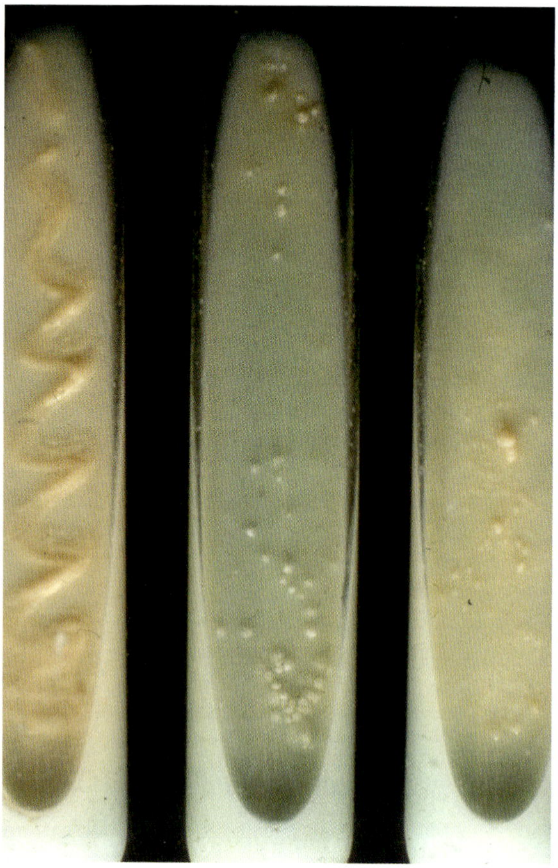

Abb. 14.10 Langsam wachsende Mykobakterien auf eigelbhaltigen Nährböden, Bebrütung ca. 6 Wochen.

ger, die Ansäuerung und Reifung von Phagosomen zu verhindern sowie die Aktivierung von Makrophagen (und anderen Immunzellen) zu unterlaufen. Folge der Persistenz in Makrophagen ist eine unzureichende oder sogar fehlende zelluläre Immunantwort. Dadurch kommt es zur Ausbreitung des Erregers im Organismus und zu der für die Tuberkulose typischen Granulombildung. Mehrere Virulenzfaktoren sind an diesen Mechanismen beteiligt. Von besonderer Bedeutung sind u. a. **Glykolipide der Zellwand**, wie das Lipoarabinomannan (LAM), und der sogenannte Cordfaktor (Trehalosedimycolat, TDM). Toxine sind nicht bekannt, außer bei *M. ulcerans* (Mycolacton).

14.8.5 Epidemiologie

Epidemiologisch bedeutsam sind die Unterscheidung der saprophytär lebenden Mykobakterien von den obligat pathogenen Spezies sowie die hohe Widerstandsfähigkeit der Mykobakterien in der Umwelt und gegen Desinfektionsmittel. Weitere epidemiologische Besonderheiten sind bei den einzelnen Erkrankungen beschrieben.

Die **Tenazität** der Mykobakterien ist wegen ihres Zellwandaufbaus höher als die vieler anderer sporenloser Bakterien. Sie wird durch Einhüllung der Erreger in Bronchialschleim, Milch oder ähnliche Medien noch gesteigert. Temperaturen über 100 °C führen innerhalb kurzer Zeit zur Abtötung. Bei Milch haben sich die Kurzzeitpasteurisierung (71–74 °C) und die Hocherhitzung (80–85 °C) bewährt. Tuberkuloseerreger können in der Außenwelt unter günstigen Bedingungen mehrere Monate infektiös bleiben.

Gegen Säuren und Laugen sind Mykobakterien ebenfalls widerstandsfähiger als die meisten anderen vegetativen Bakterienzellen. Zur **Desinfektion** dürfen nur speziell hinsichtlich der Tuberkulozidie geprüfte Präparate verwendet werden. Geeignete Wirkstoffe sind Formaldehyd, Phenol, chlorabspaltende Mittel, Alkohole und Aldehyde sowie quartäre Ammoniumverbindungen.

14.8.6 Besondere Hinweise

Für die Immunabwehr der Mykobakterien sind **T-Zell-vermittelte Reaktionen** ausschlaggebend. Sie sind auch die Grundlage der allergischen Reaktion vom verzögerten Typ (delayed type hypersensitivity, Typ-IV-Reaktion), die im **Tuberkulintest** diagnostisch genutzt wird. Tuberkulin, ein Proteinantigengemisch, wurde bereits von Robert Koch aus Mykobakterienkulturen gewonnen. Es ist ein Hapten, das bei intradermaler Applikation die genannten Reaktionen vom Spättyp auslöst, wenn sensibilisierte T-Zellen vorliegen. Tuberkuline werden in verschiedenen Reinheitsgraden, vom Koch-Alttuberkulin bis zum PPD (**p**urified **p**rotein **d**erivative) hergestellt und in „Internationalen Einheiten" (IE) definiert. Die zur Tierseuchendiagnostik verwendeten Tuberkuline und ihre Konzentrationen unterliegen rechtlichen Regelungen.

Die Bildung von Interferon-gamma kann zum labordiagnostischen Nachweis von Mykobakterieninfektionen genutzt werden. Dazu ist es erforderlich, Blutproben mit Tuberkulin zu inkubieren und das dabei induzierte Interferon mittels ELISA zu ermitteln. In den letzten Jahren hat sich dieses Verfahren als sehr effektiv für den Nachweis der Tuberkulose des Menschen gezeigt.

Mykobakterien induzieren auch die Bildung humoraler Antikörper, deren serologische Nachweise mittels KBR, ELISA, HA und IFT möglich sind. Für die Immunität spielen Antikörper allerdings keine Rolle. Serologische Nachweisverfahren werden bisher nur bei der Paratuberkulose, nicht aber bei der Tuberkulose eingesetzt.

14.8.7 Tuberkulose des Rindes

BEACHTE
Anzeigepflicht.

Ätiologie und Epidemiologie Die veterinärmedizinisch wichtigste mykobakterielle Erkrankung ist die **Tuberkulose des Rindes**, verursacht durch ***M. bovis*** und ***M. caprae***. Für *M. bovis* und *M. caprae* sind auch der Mensch und viele Säugetierarten empfänglich, v. a. Wiederkäuer und Schweine. Für Vögel sind beide Spezies nicht pathogen. Wildtiere können als Erregerreservoir und Ansteckungsquelle bedeutsam sein. In Großbritannien wurde das beispielsweise für Dachse nachgewiesen, in Neuseeland für Possums. Der Mensch ist ebenfalls empfänglich, es handelt sich also um **Zoonoseerreger**.

Tab. 14.3 Einteilung der Mykobakterien nach ihren kulturellen Merkmalen.

Krankheitskomplex	kulturelle Merkmale	Spezies
Tuberkulose	langsam wachsend (3–6 Wochen)	▪ *M. tuberculosis* ▪ *M. bovis* ▪ *M. africanum* ▪ *M. canetti* ▪ *M. caprae* ▪ *M. microti*
Geflügeltuberkulose	Runyon-Gruppe III (langsam wachsend: ca. 2 Wochen)	▪ *M. avium* subsp. *avium*
Paratuberkulose	sehr langsam wachsend (8–12 Wochen), mykobaktinabhängig	▪ *M. avium* subsp. *paratuberculosis*
Lepra	nicht kultivierbar	▪ *M. leprae*
Mykobakteriosen	Runyon-Gruppe I (langsam wachsend, Pigmentbildung bei Licht, fotochromogen)	▪ *M. kansasii* ▪ *M. marinum* ▪ *M. simiae* u. a.
	Runyon-Gruppe II (langsam wachsend, Pigmentbildung in Dunkelheit, skotochromogen)	▪ *M. scrofulaceum* ▪ *M. gordonae* u. a.
	Runyon-Gruppe III (langsam wachsend, keine Pigmentbildung)	▪ *M. avium* subsp. ▪ *M. intracellulare* ▪ *M. terrae* u. a.
	Runyon-Gruppe IV (schnell wachsend)	▪ *M. chelonei* ▪ *M. phlei* ▪ *M. smegmatis* ▪ *M. vaccae* ▪ *M. fortuitum* u. a.

Die Infektion erfolgt auf aerogenem Weg oder oral. Unter den Bedingungen der weitestgehenden Freiheit von Rindertuberkulose gehen Infektionen eher von anderen Tierarten als Rindern sowie von Menschen mit offener *M.-bovis*-Tuberkulose aus. Die Ausscheidung erfolgt vor allem über Bronchialschleim, Milch Kot, Harn und Vaginalschleim. In der Außenwelt können die Erreger aufgrund ihrer **hohen Tenazität** über Monate überleben und ansteckungsfähig bleiben.

Rinder sind auch für Infektionen mit *M. tuberculosis*, *M. africanum*, *M. avium* subsp. *avium* und anderen atypischen Mykobakterien empfänglich, sie entwickeln aber keine Tuberkulose. **Tierseuchenrechtlich gelten nur die *M.-bovis*- und die *M.-caprae*-Infektion als Rindertuberkulose.**

Klinik und Pathologie Die Tuberkulose ist eine typische **zyklische Allgemeininfektion.** In der Erstinfektionsperiode entsteht zunächst ein **Primärherd** (Primäraffekt, infizierter Makrophage), dessen Lokalisation vom Infektionsweg abhängt. Durch die anschließende Einbeziehung der regionären Lymphknoten bildet sich der **Primärkomplex**. Primärherde bzw. -komplexe können einerseits ausheilen oder in abgekapseltem Zustand längere Zeit bestehen bleiben (trifft für die meisten Fälle zu). Andererseits können sie zum Ausgangspunkt der **Frühgeneralisation** werden. Die Frühgeneralisation kann als akute **Miliartuberkulose** oder protrahierte Generalisation verlaufen.

In der postprimären Periode kann sich aber auch eine isolierte **chronische Organtuberkulose** ausbilden, bei der sich die Erreger nicht nur hämatogen oder lymphogen, sondern intrakanalikulär ausbreiten. Als Folge von Einschmelzungsprozessen treten Einbrüche in nach außen führende Hohlräume auf, es kommt zur sogenannten **offenen Tuberkulose**. Eine **Spätgeneralisation** tritt infolge der Verschiebung des Erreger-Wirt-Verhältnisses zugunsten des Erregers ein (Immunsuppression). Sie ist durch ausgeprägt exsudative Prozesse und hämatogene Erregerstreuung bestimmt. Als Ausdruck einer unzureichenden Aktivität der zellvermittelten Abwehrmechanismen kann die Tuberkulinreaktion in diesem Stadium negativ ausfallen. Diese **Niederbruchsphase** geht klinisch mit schweren Allgemeinstörungen einher. Grundzüge der Pathogenese der Rindertuberkulose sind schematisch in der **Abb. 14.11** dargestellt.

Klinisch manifeste Rindertuberkulosefälle treten nur noch **sehr selten** auf. Sie wird meist aufgrund auffälliger **Schlachtbefunde** nachgewiesen. Die häufigste Organmanifestation der Rindertuberkulose betrifft die **Lunge**. Chronische Lungentuberkulose äußert sich in fortschreitendem Husten und sich allmählich verschlechterndem Allgemeinbefinden mit Abmagerung. Tuberkulöse Prozesse können auch alle anderen Organe betreffen. Wegen der damit verbundenen Erregerausscheidung haben Euter-, Gebärmutter-, Darm- und Hodentuberkulose die größte Bedeutung.

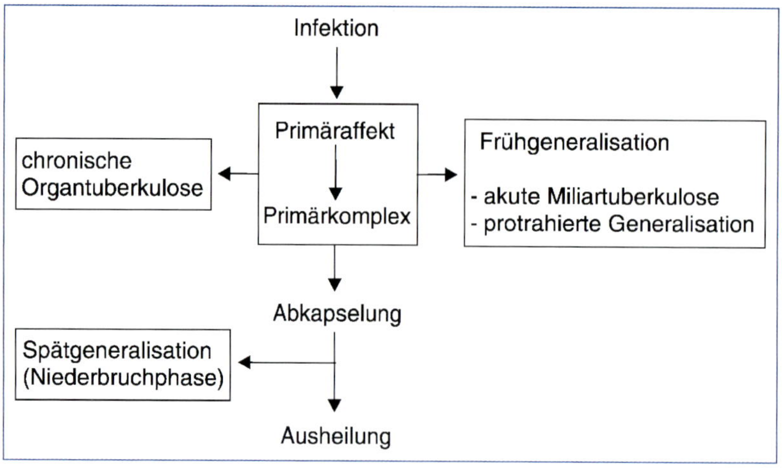

Abb. 14.11 Grundzüge der Pathogenese der Rindertuberkulose.

Früh- und Spätgeneralisation sind durch Fieberschübe und Allgemeinstörungen mit letalem Ausgang gekennzeichnet.

Pathohistologisch treten proliferative oder exsudative Entzündungsprozesse auf. Proliferative Reaktionen führen zur Ausbildung der typischen **Granulome** (Tuberkulome, Tuberkel), deren nekrotische Zentren sekundär verkäsen und danach verkalken können. Exsudative Entzündungen sind von vornherein durch eine ausgeprägte Ansammlung von eiweißreichem Exsudat und anschließende Koagulationsnekrose (primäre Verkäsung) gekennzeichnet.

Nach Infektion mit *M. tuberculosis* entwickeln sich beim Rind normalerweise keine klinisch relevanten Veränderungen. Es bildet sich lediglich ein Primärkomplex aus, die Infektion endet blind. Es entwickelt sich aber eine mehrmonatige Tuberkulinsensitivität, die ebenso wie der bei der Schlachtung nachzuweisende Primärkomplex diagnostische Abklärungen erfordert. Vergleichbares gilt für die *M.-africanum*-Infektion des Rindes.

Diagnose, Therapie und Prophylaxe Die Rindertuberkulose ist in Deutschland eine anzeigepflichtige Tierseuche. Nach der EU-Entscheidung 97/76/EG gilt Deutschland als offiziell anerkannt frei von Rindertuberkulose (dies bedeutet, dass mindestens 99,9 % der Rinderbestände in jedem Jahr und in den jeweils zurückliegenden 10 Jahren amtlich anerkannt frei sind von Tuberkulose). In jüngster Zeit wurden jedoch vermehrt Ausbrüche festgestellt, z. B. 2013 in Süddeutschland. Dies hat dazu geführt, dass die Verordnung zum Schutz gegen die Rindertuberkulose überarbeitet wurde.

Da regelmäßige Tuberkulinuntersuchungen nicht mehr durchgeführt werden, ergeben sich die wichtigsten Anlässe für die diagnostische Abklärung der Rindertuberkulose durch **Schlachtbefunde**. Sämtliche tuberkuloseverdächtigen Organ- und Lymphknotenveränderungen sind sorgfältig abzuklären. Treten Erregerreservoire unter anderen Haus- oder Wildtieren auf, müssen diese in die Bekämpfung einbezogen werden.

Die Diagnose beruht auf dem direkten Erregernachweis. Dieser erfolgt kulturell und/oder molekularbiologisch (PCR). Für Tuberkulose sprechende Organ- und Lymphknotenveränderungen werden zunächst mikroskopisch (Direktausstrich gefärbt nach Ziehl-Neelsen; Histologie) und dann kulturell untersucht. Der Nachweis säurefester Stäbchen im Originalausstrich ermöglicht eine Verdachtsdiagnose. Weil Anzüchtung und Speziesdifferenzierung 2–3 Monate in Anspruch nehmen können, sind unbedingt Schnellmethoden erforderlich. Ein PCR-gestützter Test zur Detektion der spezifischen Gensequenzen IS*6110*, IS*1089* oder *heli* ermöglicht den Nachweis von Bakterien des Tuberkulosekomplexes, nicht aber die Speziesdiagnose *M. bovis*.

Der Ablauf der bakteriologischen Diagnostik ist schematisch in der **Abb. 14.12** dargestellt. Es ist die jeweils gültige amtliche Methodensammlung zu beachten.

Über Jahrzehnte war die **Tuberkulinprobe** das wichtigste diagnostische Instrument bei der Bekämpfung der Rindertuberkulose. Säugetier- oder Rindertuberkulin wird intrakutan appliziert. Der Test kann als Monotest oder Simultantest (s. u.) durchgeführt werden. Im positiven Fall äußert sich nach 3 Tagen eine allergische Reaktion vom Spättyp in Hautverdickungen, Schmerzempfindlichkeit und vermehrter Wärme an der Injektionsstelle. Auf der Basis der Messung der Dicke der Hautfalten vor und nach der Injektion des Tuberkulins erfolgt eine Bewertung. Kreuzreaktive Antigengemische können auch nach Infektion mit nicht zum Tuberkulosekomplex gehörenden Mykobakterien zu positiven Tuberkulinreaktionen führen.

Zu ihrer Abklärung wird Geflügeltuberkulin aus *M. avium* subsp. *avium* eingesetzt, das auch zeitgleich und ortsgetrennt im sogenannten **Simultantest** angewendet wurde. Als pseudoallergisch werden Tuberkulinreaktionen bezeichnet, die nicht auf Mykobakterieninfektionen zurückgehen. Der gamma-Interferontest ist zur Ergänzung der Tuberkulinprobe geeignet. Der Lymphozytentransformationstest weist ebenfalls zellvermittelte Immunreaktionen nach, ist aber aufwendiger. Serologische Untersuchungen sind bei der Bekämpfung der Rindertuberkulose in Deutschland ohne Bedeutung. In den USA wurden ELISA-Verfahren mit dem Tuberkulintest kombiniert, um die diagnostische Sicherheit bei Rindern und in Farmen gehaltenen Hirschen zu erhöhen.

Zur **epidemiologischen Charakterisierung** von *M.-bovis*- und *M.-caprae*-Isolaten dienen molekulargenetische Methoden. Zu diesen zählen beispielsweise die Unter-

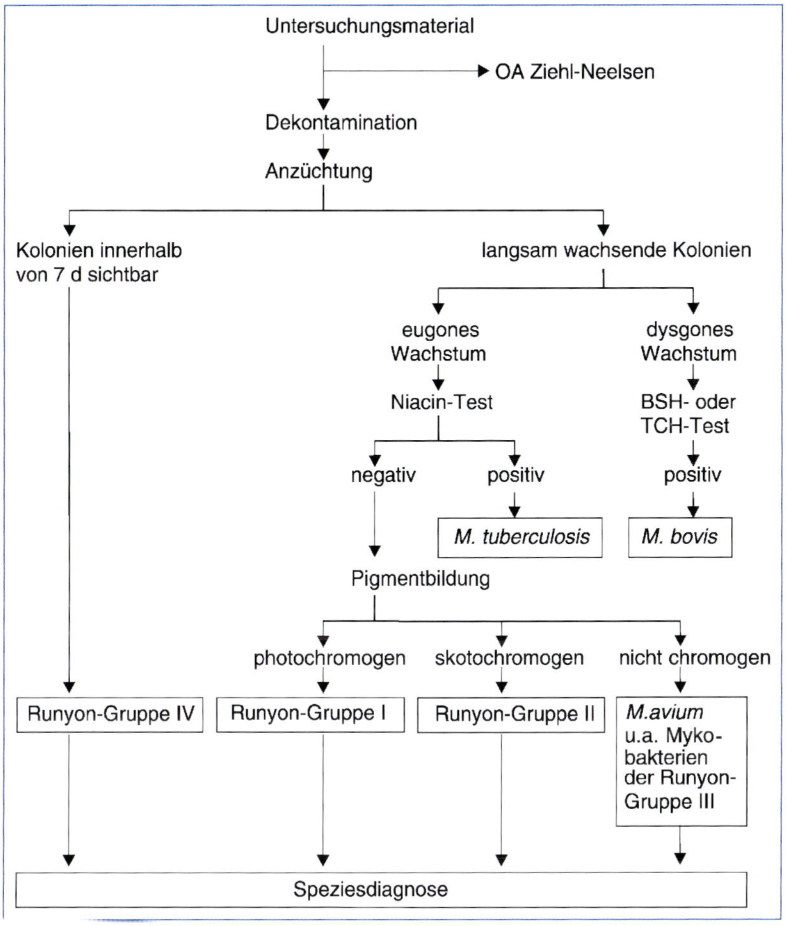

Abb. 14.12 Schema zum diagnostischen Vorgehen bei Mykobakterien-Infektionen. eugones Wachstum – trockene, krümelige Kolonien auf glyzerinhaltigen Medien dysgones Wachstum – kleine, feuchte Kolonien auf Glyzerinmedien TCH – Thiophen-2-carbonsäurehydrazid BSH – Brenzschleimsäurehydrazid OA – Original- bzw. Direktausstrich photochromogen – Pigmentbildung bei Licht skotochromogen – Pigmentbildung in Dunkelheit.

suchung der Insertionssequenz IS*6110* mittels RFLP (restriction **f**ragment **l**ength **p**olymorphism) und Makrorestriktionsanalyse, die Spoligo- und die MIRU-Typisierung. Die Spoligotypisierung (**sp**acer **o**ligotyping) untersucht den Polymorphismus der Spacer-Regionen zwischen den Direct-Repeat-Regionen. Die MIRU-Typisierung wird mittels PCR durchgeführt, sie bestimmt die **m**ycobacterial **i**nterspersed **r**epetitive **u**nits, bei denen es sich um Minisatellitenstrukturen im Chromosom handelt.

Das zum Tuberkulosekomplex gehörende *M. africanum* ist auch in Europa bei Rindern und Schweinen nachgewiesen worden und muss differenzialdiagostisch bei Rindertuberkulose beachtet werden.

Rindertuberkulose ist eine **anzeigepflichtige Tierseuche**, **Therapieversuche und Schutzimpfungen** sind durch die Verordnung zum Schutz gegen die Tuberkulose der Rinder **verboten**. Im rechtlichen Sinn gelten nur *M.-bovis*- und *M.-caprae*-Infektionen als Rindertuberkulose. Daher ist auch aus diesem Grund die Speziesdiagnose angezüchteter Mykobakterien wichtig. *M.- bovis*- und *M.-caprae*-Infektionen bei Schaf und Ziege sind dagegen wie alle anderen Tuberkulosen (mit Ausnahme der Rindertuberkulose) meldepflichtig. Das Friedrich-Loeffler-Institut hat im August 2014 eine Handlungshilfe zur Tuberkuloseverordnung veröffentlicht.

14.8.8 Tuberkulose anderer Säugetierarten

BEACHTE
Meldepflicht.

Tuberkulosen anderer Säugetierarten werden vorrangig durch *M. bovis* ausgelöst. Der Erreger hat ein deutlich breiteres Wirtsspektrum als *M. tuberculosis*. Alle Tuberkulosen der Haussäugetiere, außer der Rindertuberkulose (Anzeigepflicht), sind **meldepflichtige Tierkrankheiten**.

Kleine Wiederkäuer Die Tuberkulose von Schaf und Ziege ähnelt weitgehend der vom Rind. Es dominieren exsudative Veränderungen im Lungenbereich. Bei Ziegen ist auch die Eutertuberkulose zu beachten. In Spanien wurden von Ziegen isolierte Stämme der neuen Art *M. caprae* zugeordnet.

Schwein Schweine werden am häufigsten auf alimentärem Weg angesteckt. Tuberkulöse Herde finden sich vorwiegend im Darm sowie im Bereich des lymphatischen Rachenrings. Chronische Organtuberkulosen sind wegen der kürzeren Lebensdauer seltener als beim Rind.

Pferd Die Tuberkulose der Pferde hat proliferativen Charakter. Vorwiegend sind Darm, Lunge, Tonsillen, Kehlgangs- und Retropharyngeallymphknoten betroffen. Pferde können ebenso wie kleine Wiederkäuer und Schweine mittels Tuberkulinprobe untersucht werden.

Hirsch Teilweise erhebliche Ausmaße hat die *M.-bovis*-Tuberkulose bei in Farmen gehaltenen Hirschen angenommen.

Hund und Katze Hunde- und Katzentuberkulose hängt epidemiologisch sehr von der Tuberkulose bei Rindern und auch Menschen ab. Hauptquelle der Infektion von Katzen mit *M. bovis* ist Kuhmilch. Fälle von *M.-tuberculosis*- bzw. *M.-microti*-Infektionen sind bei Katzen ebenfalls dokumentiert, ihre Häufigkeit liegt aber weit unter der von *M.-bovis*-Infektionen. Der Aussagewert der Tuberkulinprobe ist bei Hunden und Katzen sehr begrenzt.

Wildtiere Wildtiere sind in verschiedenen Regionen der Welt Reservoirwirte, von denen Infektionsgefahren für Haustiere ausgehen. Nach dem Erstnachweis des Rindertuberkuloseerregers bei Dachsen in der Schweiz wurde in England eine weite Verbreitung dieser Wildtierinfektion festgestellt. Primär sind die Lungen betroffen, Generalisationen treten auf. In den meisten Fällen sind aber nur die Lymphknoten der infizierten Dachse verändert. In Neuseeland stellen kleine Beuteltiere (Fuchskusu – *Trichosurus vulpecula*) sowie auch Frettchen (*Mustela furo*) in dieser Hinsicht eine Gefahr dar. In Teilen der USA sind Weißwedelhirsche Reservoirwirte. Jüngste Fälle in Süddeutschland und Tirol weisen auf eine Bedeutung von Rotwild als Ansteckungsquelle und Erregerreservoir hin. In Zoos sind besonders Affen, Rinder, Antilopen und Katzenartige von Infektionen mit *M. bovis* betroffen. *M. pinnipedii* kommt bei verschiedenen Robbenarten vor und wird auch zum *M.-tuberculosis*-Komplex gerechnet. Diese Spezies besitzt auch die *IS6110*.

M.-tuberculosis-Infektionen sind beispielsweise von Affen, Elefanten und Papageien bekannt.

Therapieversuche sind nur in Ausnahmefällen bei sehr seltenen Tierarten gerechtfertigt. In Zoologischen Gärten wurde die BCG-Impfung bei jungen Affen und Feliden mit Erfolg angewandt. Unter dem Eindruck der Bedeutung wild lebender Säugetiere für die Tuberkulose der Haustiere hat die Entwicklung neuer Impfstoffe Auftrieb erfahren.

14.8.9 Tuberkulose des Menschen

Die Tuberkulose des Menschen wird durch *M. tuberculosis*, *M. africanum* (in Afrika), *M. bovis* und *M. caprae* hervorgerufen. Weltweit zählt sie heute zu den **drei wichtigsten Infektionskrankheiten** (neben AIDS und Malaria). Etwa ⅓ der Weltbevölkerung ist mit Tuberkuloseerregern infiziert. **Jährlich sterben etwa 1,5 Millionen Menschen** an Tuberkulose, vor allem in Entwicklungsländern. Mindestens 90 % der Infektionen sind auf *M. tuberculosis* oder *M. africanum* zurückzuführen, maximal 10 % auf *M. bovis* oder *M. caprae*. Besonders problematisch ist die Zunahme von sogenannten **multi-drug-resistant (MDR) und extensive-resistent (XDR) *M.-tuberculosis*-Stämmen** sowie die Relevanz als Erreger bei immunsupprimierten Personen.

Als die Rindertuberkulose (in Deutschland) noch stärker verbreitet war, waren etwa 10 % aller humanen Tuberkulosefälle auf *M. bovis* zurückzuführen. Hauptansteckungsquelle war die Milch („Rindertuberkulose = Kindertuberkulose"), daneben spielte aber auch die aerogene Infektion eine wichtige Rolle. Im Zusammenhang mit der oralen Infektion manifestierte sich die Kindertuberkulose vorwiegend extrapulmonal, besonders häufig erfolgten Erregernachweise aus den Hals- und Mesenteriallymphknoten, wohingegen bei Erwachsenen die Lungentuberkulose dominierte.

Da die Übertragung von *M. bovis* von Mensch zu Mensch vergleichsweise geringe Bedeutung besitzt, ist bei Infektionen immer nach einer Ansteckungsquelle unter Tieren zu suchen. Häufig kommt es in diesen Fällen nicht zu einer Lungentuberkulose, sondern zu Knochen-, Nieren- oder Darmtuberkulose. Infektionen mit *M. tuberculosis* erfolgen wesentlich seltener vom Tier auf den Menschen. Der Mensch kann Tiere sowohl mit *M. bovis* als auch *M. tuberculosis* anstecken, Letzteres verursacht aber (zumindest beim Rind) keine Erkrankung. Gleiches gilt mit einiger Sicherheit für *M. africanum*. Der Stamm BCG gehört zu den häufigsten beim Menschen jemals angewandten Impfstämmen. Es wird allerdings weltweit an neuen Impfstoffen gearbeitet, da insbesondere die Wirksamkeit von BCG-Impfstoffen bei Erwachsenen nicht mehr als ausreichend akzeptiert wird.

14.8.10 Geflügeltuberkulose

BEACHTE
Meldepflicht.

Ätiologie und Epidemiologie Geflügeltuberkulose ist eine chronische Infektionskrankheit, die in der modernen Geflügelproduktion keine wesentliche Rolle mehr spielt. Für Kleinbestände, ökologisch orientierte Haltungen und Liebhaberbestände stellt sie aber noch eine Gefahr dar. Es handelt sich um eine meldepflichtige Tierkrankheit, die durch ***M. avium* subsp. *avium*** (*MAA*) hervorgerufen wird.

MAA ist, neben der Suspezies *paratuberculosis*, der wichtigste Vertreter der **nicht** tuberkulösen Mykobakterien. Da dieser Erreger phänotypisch nur schwer von *M. intracellulare* zu unterscheiden ist, wird teilweise auch von einem *M.-avium-intracellulare*-Komplex gesprochen, obwohl sich *M. intracellulare* phylogenetisch eindeutig von den anderen Mitgliedern des MAC unterscheiden lässt. Eine Übersicht zur Taxonomie vermittelt **Tab. 14.4**. *MAA* gehört zu den langsam wachsenden Mykobakterien. Alle Stämme haben die gleiche Mykolsäurezusammensetzung, sind resistent gegen TCH und erzeugen kein Niacin. Zu dieser Spezies gehören sowohl **obligat pathogene Erreger** als auch Saprophyten, die **opportunistische Infektionen** verursachen. Für *M. avium*, *M. intracellulare* und *M. scrofulaceum* existiert ein gemeinsames Serovarenschema. Die Serovar 2 besitzt die höchste Virulenz für Hühner. Die Subspezies *avium* besitzt die spezifische Insertionssequenz *IS901*.

Hühnervögel besitzen die höchste Empfänglichkeit für *MAA*, gefolgt von Tauben. Wassergeflügel steht am Ende der Skala. Von der Geflügeltuberkulose sind auch viele

Tab. 14.4 Übersicht zum *M.-avium*-Komplex (MAC).

Spezies/Subspezies	Bedeutung
M. avium ssp. *avium* (*MAA*)	Geflügeltuberkulose, Mykobakteriosen bei vielen Tierarten und Menschen, Nachweis in der Umwelt
M. avium ssp. *paratuberculosis* (*MAP*)	Paratuberkulose der Wiederkäuer, obligat pathogen, Nachweis in der Umwelt
M. avium ssp. *hominissuis* (*MAH*)	opportunistischer Erreger beim Menschen, Mykobakteriosen beim Schwein, Infektkette Schwein – Mensch möglich
M. avium ssp. *silvaticum*	tuberkuloseartige Erkrankungen bei Vögeln (Taube, wood pigeon), obligater Parasit

Wildvögel betroffen, darunter besonders Greifvögel. Zu endemischen Verläufen kann es in Volierenhaltungen kommen. Geflügeltuberkulose tritt besonders bei extensiver Haltung von Hühnern, schlechten hygienischen Bedingungen und überalterten Beständen auf. Für die moderne Geflügelproduktion stellt sie keine ernsthafte Gefahr dar, ist aber bei ökologisch orientierten Haltungen zu beachten.

Klinik und Pathologie Die **Infektion erfolgt vorwiegend oral** über Futter, Wasser und kontaminiertes Erdreich, in dem der Erreger länger als ein Jahr infektiös bleibt. Der Primärherd befindet sich daher meist im Darm, es erfolgt eine hämatogene Generalisation. Nach langer Inkubationszeit zeigen sich uncharakteristische Allgemeinsymptome, Abmagerung, Durchfälle, Lahmheiten und Hängenlassen der Flügel. Der Krankheitsverlauf gestaltet sich chronisch, über den Darm werden in erheblichem Umfang Mykobakterien ausgeschieden.

Diagnose, Therapie und Prophylaxe Durch die Sektion lassen sich tuberkulöse Granulome in Darm, Leber, Milz, gelegentlich anderen Organen und häufig auch dem Knochenmark nachweisen. Für die Diagnostik ist in der Regel der mikroskopische Nachweis der oft massenhaft sichtbaren säurefesten Stäbchen ausreichend. Am lebenden Tier kann die Diagnose auch mittels Tuberkulintest am Kehllappen bzw. OSA mit Frischblut gestellt werden. Eine DNA-Sonde ist zur Kulturidentifizierung nutzbar. Zur Serovarenbestimmung wird ebenfalls die OSA eingesetzt.

Geflügeltuberkulose ist eine **meldepflichtige Tierkrankheit**, die **Behandlung ist generell abzulehnen**. Am sichersten ist der Austausch des gesamten Bestands. Haltungshygiene, regelmäßige Reinigung und Desinfektion, Vermeidung der Überalterung des Bestands und laufende Gesundheitsüberwachung sind die Eckpfeiler der Prophylaxe.

14.8.11 Paratuberkulose

Synonyme: Johne'sche Krankheit

BEACHTE

Meldepflicht.

Es handelt sich um eine chronisch-progressive, nicht therapierbare Enteritis der Wiederkäuer. Die Infektion erfolgt im Jungtieralter, klinische Symptome treten selten und erst beim erwachsenen Tier auf. Die Prävalenz in Deutschland liegt, vorsichtig geschätzt, zwischen 5 und 30 %. Die Erkrankung spielt vor allem in der Milchviehhaltung eine große Rolle, da sie hohe ökonomische Verluste (reduzierte Leistung, erhöhte Infektanfälligkeit) verursachen kann. Seit einigen Jahren gibt es Hinweise über eine mögliche Pathogenität des Erregers für andere Tierarten. Eine Beteiligung am Morbus Crohn des Menschen wird seit langem diskutiert (erstmals 1913). Bisher ist aber ein Zoonosecharakter weder bewiesen noch widerlegt, auch wenn sich die Hinweise auf Infektionen des Menschen dank verbesserter Nachweisverfahren in den letzten Jahren verdichten.

Ätiologie und Epidemiologie Das Vorkommen säurefester Stäbchenbakterien in entzündlich verdickter Dünndarmschleimhaut eines Rindes wurde erstmals 1895 von Johne und Frothingham beschrieben. Erst 17 Jahre später gelang die Anzüchtung des Erregers durch Twort und Ingram und damit die Erfüllung des zweiten Henle-Koch-Postulats für die durch ***M. avium*** **subsp.** ***paratuberculosis*** (*MAP*) hervorgerufene Paratuberkulose.

Der Erreger wächst, auch für Mykobakterien, außerordentlich langsam. Für die Isolierung muss mit bis zu 12 Wochen gerechnet werden. Die kulturelle Anzucht erfordert komplexe Nährmedien. Als einziges Mykobakterium benötigt MAP Mykobactinzusätze zum Nährmedium. Mykobactine sind Eisenchelatbildner, die von anderen Mykobakterien gebildet werden. Mykobactin P wird aus Kulturen von *M. phlei* gewonnen, Mykobactin J aus einem speziellen Stamm von MAA. Die **Mykobactin-Abhängigkeit** kann bei längerer Subkultivierung verloren gehen. Ein weiteres spezifisches Merkmal, das ebenfalls diagnostisch genutzt wird, ist die Insertionssequenz **IS 900**. Ihr Nachweis dient, zusammen mit kulturellen Eigenschaften, auch zur Abgrenzung gegenüber *MAA*.

Ovine und bovine Isolate zeigen deutliche Unterschiede, sodass von der Existenz verschiedener Biovare auszugehen ist. In Norwegen bei Ziegen nachgewiesene Stämme haben für Rinder nur eine geringe Virulenz gezeigt. Die wenigen vom Menschen isolierten Stämme zeigen ein extrem langsames Wachstum (viele Monate), weswegen ein möglicher Phänotypwechsel des Erregers im Wirt in schlecht oder nicht kultivierbare Ruheformen (Dormant Forms) diskutiert wird.

Primär empfindlich für Infektionen mit dem Paratuberkuloseerreger sind **alle Wiederkäuer**. Einzelfälle sind bei Schweinen, Hunden, Eseln und Affen dokumentiert. In manchen Regionen, z. B. Schottlands, wurde eine relativ hohe Prävalenz bei **Wildkaninchen** ermittelt, die von Bedeutung als Wildtierreservoir sein können.

Die **Erregerausscheidung beginnt schon vor dem Auftreten klinischer Symptome intermittierend** vor allem über den Kot. In der Außenwelt ist die **Tenazität** so hoch, dass auf der Weide ausgeschiedene Bakterien noch im nächsten Frühjahr für infektiös gehalten werden. Nachweise von MAP in pasteurisierter Milch (durch Kontamination), wenngleich in relativ geringen Keimzahlen, belegen die hohe Thermostabilität des Erregers, die über der von *M. bovis* liegt.

Klinik und Pathologie Die **Infektion** erfolgt nur im Jungtieralter. Kälber und Lämmer infizieren sich vorwiegend **oral** über Kotkontaminationen der Milch oder des Kolostrums. Aber auch intrauterine Infektionen wurden bei Rindern und Schafen nachgewiesen. Sehr junge Tiere sind besonders infektionsanfällig. Ab einem Alter von 6 Monaten lässt die Infektanfälligkeit deutlich nach, erwachsene Tiere werden in der Regel nicht infiziert.

Die **Inkubationszeit** der Paratuberkulose ist **sehr lang**, sowohl Rinder als auch Schafe erkranken erst ab einem Alter von über 2 Jahren. Nur ein kleiner Teil der infizierten Tiere entwickelt klinische Symptome, an deren Auslösung Belastungen wie das Abkalben beteiligt sind. Infolgedessen bleibt die Paratuberkulose oft längere Zeit unerkannt. Der Krankheitsverlauf ist **chronisch**, er führt nach monatelanger Dauer zum Tod. In der Regel erreichen die Tiere diese Phase allerdings nicht, da sie vorher geschlachtet werden. Paratuberkulose verläuft ohne Fieber, sie ist durch **intermittierende wässrige Durchfälle** und zunehmende **Abmagerung** gekennzeichnet, wobei die Durchfälle weder durch antibiotische noch antiparasitäre Behandlungen zu beeinflussen sind. Diarrhöen können beim Schaf auch ausbleiben. Allgemeinbefinden und Futteraufnahme bleiben lange ungestört.

Pathologisch zeigt sich das Bild einer chronisch-progressiven produktiven Enteritis, die zur Verdickung der Darmschleimhaut besonders im distalen Ileum und Zäkum führt. Im Unterschied zum Schaf treten diese Verdickungen beim Rind teils in Form gehirnwindungsähnlicher Falten auf. Vor allem beim Schaf werden eine **multibazilläre Form** mit massivem Vorkommen säurefester Stäbchen in den Läsionen und eine **paucibazilläre Form** unterschieden. Bei Letzterer lassen sich in den Veränderungen nur wenige säurefeste Stäbchen nachweisen. Charakteristisch sind in allen betroffenen Lokalisationen granulomatöse Entzündungen und nesterartig in Monozyten und Makrophagen angeordnete Mykobakterien. Die für die Tuberkulose typischen Granulome sind dagegen bei der Paratuberkulose nicht zu finden.

Diagnose Durch den mikroskopischen Nachweis säurefester Stäbchen im veränderten Darmgewebe ist die postmortale Diagnose problemlos zu stellen. Am lebenden Tier sind sowohl die Diagnose Paratuberkulose als auch der Erregernachweis beim klinisch unauffälligen Tier im Rahmen der Seuchenbekämpfung wesentlich anspruchsvoller.

Der **mikroskopische Nachweis** säurefester, in Nestern angeordneter Stäbchen im Kot, vor allem bei klinisch kranken Tieren, ermöglicht eine erste vorläufige Diagnose. Aufgrund der intermittierenden Ausscheidung ist allerdings ein negatives Ergebnis nicht aussagekräftig. **Kulturelle Untersuchungen** sind wegen des sehr langsamen Wachstums **problematisch**. Es eignen sich eigelbhaltige Nährböden in verschließbaren Kulturröhrchen (z. B. Herrold's-Egg-Yolk-Medium, Löwenstein-Jensen-Medium) oder auch flüssige Medien (z. B. Watson-Reid).

Mykobactin ist ein essenzieller Nährmedienzusatz, durch den sich *MAP* von den anderen langsam wachsenden Mykobakterien unterscheiden lässt. Die höchste Nachweissicherheit ist mit der bakteriologischen Untersuchung von Mesenteriallymphknoten, Darmbeinlymphknoten oder der Ileozäkalklappe zu erreichen. Kulturelle Nachweise sollten nicht vor der 12. Woche als negativ abgeschlossen werden. PCR-gestützte Verfahren zum Erregernachweis in Kot und Milch wurden entwickelt, sind aber, im Gegensatz zur PCR-gestützten Identifizierung von Reinkulturen, noch nicht Bestandteil der Routinediagnostik. Kommerzielle automatisierte Flüssigkultursysteme tragen zur deutlichen Verkürzung der Anzüchtungsdauer bei. Für die molekulare Charakterisierung können ähnlich der Diagnostik bei Rindertuberkulose (S. 306) RFLP- und MIRU-PCR-Verfahren eingesetzt werden.

Die über viele Jahre praktizierten Intradermaltests mit aviärem Tuberkulin oder Johnin sind mangels Aussagekraft nicht zu empfehlen. **Serologische Untersuchungen** haben dagegen bei der Paratuberkulose erheblich an Bedeutung gewonnen. Ältere Testverfahren wie die KBR oder Agargel-Immundiffusion (AGID) werden aufgrund relativ geringer Sensitivität kaum noch eingesetzt. Stattdessen werden inzwischen vor allem verschiedene ELISA-Verfahren verwendet.

Für die **praktische Diagnostik im Rahmen der Bekämpfung** der Paratuberkulose beim Rind ist derzeit der mikroskopische und kulturelle Nachweis des Erregers in Kombination mit serologischen Untersuchungen mittels ELISA Mittel der Wahl. Hervorzuheben ist in diesem Zusammenhang, dass die Diagnose „frei von *MAP*" am Einzeltier aufgrund der oben geschilderten Problematik praktisch nicht möglich ist.

Paratuberkulose der Rinder, Schafe und Ziegen ist eine **meldepflichtige Tierkrankheit**.

Therapie und Prophylaxe Therapieversuche sind zwecklos, alle Aktivitäten müssen sich daher auf den Aufbau und die Erhaltung paratuberkulosefreier Bestände richten. 2005 hat das zuständige Bundesministerium **„Leitlinien für den Umgang mit der Paratuberkulose in Wiederkäuerbeständen"** veröffentlicht, die als Grundlage für freiwillige Bekämpfungsprogramme dienen können. Die Leitlinien wurden 2014 in die „Empfehlungen für hygienische Anforderungen an das Halten von Wiederkäuern" des Bundesministeriums für Ernährung, Landwirtschaft und Verbraucherschutz (BMEL) überführt.

Eine Bekämpfung ist nur möglich durch Kombination von Hygienemaßnahmen (Verhinderung der Ansteckung) und Diagnostik (Erkennen starker Ausscheider). Alle Kühe und zugekauften Färsen sind regelmäßig bakteriologisch und/oder serologisch zu untersuchen. Klinisch kranke und als infiziert erkannte Tiere sind auf dem schnellsten Weg von den übrigen Tieren abzusondern und letztlich zu merzen. In betroffenen Beständen sind neugeborene Kälber sofort nach der Geburt von den Müttern zu trennen. Kälber von serologisch positiven Kühen sollten getrennt gehalten werden. Nur von serologisch negativen Kühen sollte Kolostralmilch vertränkt werden. Abkalbeboxen sind gründlich zu reinigen und zu desinfizieren.

Wenn diese Vorgaben streng eingehalten werden, ist eine paratuberkulosefreie Aufzucht der Kälber möglich. Weitere Hygieneanforderungen betreffen die getrennte Weidehaltung von Kühen und Jungrindern sowie auch von Rindern einerseits und Schafen und Ziegen andererseits. Bei der Ausbringung von Gülle sind mögliche Infektionswege zu beachten (Weiden, Futterflächen). Für die **Sanierung eines Betriebs** sind mehrere Jahre anzusetzen, die Bekämpfung ist in einigen Ländern durch Empfehlungen der Tierseuchenkassen geregelt.

Sowohl Schafe als auch Rinder können zwar geimpft werden, Impflinge können aber bis zu 2 Jahre tuberkulinpositiv reagieren. Zurzeit sind in **Deutschland keine Impfstoffe zugelassen**.

14.8.12 Weitere Mykobakteriosen verschiedener Tierarten

Als Mykobakteriosen sollen hier alle Mykobakterieninfektionen verstanden werden, die nicht zu den Tuberkulosen im engeren Sinne, der Geflügeltuberkulose, Paratuberkulose und Lepra zu rechnen sind. Am häufigsten werden bei Säugetieren und Vögeln Infektionen mit Erregern des *M.-avium-intracellulare*-Komplexes diagnostiziert. Säugetiermykobakteriosen werfen sowohl bei der Fleischuntersuchung als auch, soweit noch durchgeführt, bei Tuberkulinproben differenzialdiagnostische Probleme hinsichtlich echter Tuberkulosen auf.

Die Erreger werden oral aufgenommen. Futter, Einstreu, kontaminierter Boden sind wichtige Infektionsquellen. Für Schweine wurden wiederholt Sägemehl bzw. Sägespäne sowie auch Torf als Ausgangsmaterialien für Infektionen nachgewiesen. Infizierte Vögel sind ebenfalls zu berücksichtigen. Beim Schwein gibt es Hinweise auf ein gehäuftes Vorkommen von Stämmen des *M.-avium*-Komplexes, denen die Insertionssequenz *IS 901* fehlt. Bei **Menschen und Schweinen** vorkommende Stämme werden als ***M. avium* subsp. *hominisuis*** (*IS 1245*) von den aviären Stämmen von *MAA* abgegrenzt. Häufigste Veränderungen sind bei Rindern und Schweinen Verkalkungsherde in Lymphknoten des Kopfes, des Darmes und der Tonsillen. Tuberkuloseähnliche Lymphknotenveränderungen verursacht beim Schwein u. a. auch *M. porcinum* (und *Rhodococcus equi*).

Eine besondere Manifestationsform für atypische Mykobakterien ist die **Mastitis des Rindes**. Sie wird u. a. durch die im Boden saprophytierenden Spezies *M. smegmatis*, *M. phlei* und *M. fortuitum* hervorgerufen, kann aber auch auf *M. avium* oder *M. chelonei* zurückgehen. Mykobakterienmastitiden verlaufen überwiegend chronisch und sind bei therapieresistenten Mastitiden differenzialdiagnostisch zu berücksichtigen.

Zur Erregerausscheidung kommt es beim Rind nur bei der Mastitis und den sehr seltenen Generalisationen. Bei Schweinen ist mit einer Ausscheidung über den Kot zu rechnen. Mykobakteriosen enden bei Säugetieren „blind" und führen nicht zur Ausbildung von Infektketten von Tier zu Tier. Therapiemaßnahmen kommen nicht in Betracht.

M. farcinogenes und *M. senegalense* werden derzeit von den meisten Autoren anstelle von *Nocardia farcinia* für die **Hautnocardiose der Rinder** (bovine farcy) im tropischen Afrika verantwortlich gemacht.

Bei Vögeln treten neben Bakterien des ***M.-avium*-Komplexes** viele **andere Mykobakterien** als gelegentliche Erreger auf. Neben oralen werden auch aerogene Infektionen für möglich gehalten. Papageienvögel zeigen häufiger einen Infektionsverlauf ohne makroskopisch erkennbare Granulome.

Mykobakterieninfektionen der **Katze** sind das atypische bakterielle Granulom und die feline Lepra. Klinisch sind beide Formen nicht zu unterscheiden, es kommt zu einzelnen oder multiplen knotenförmigen Veränderungen der Haut bei ungestörtem Allgemeinbefinden. Bei der v. a. durch *M. bovis* ausgelösten Hauttuberkulose treten dagegen auch Allgemeinsymptome auf. Als Erreger von Hautveränderungen kommen verschiedene atypische Mykobakterien sowie ***M. lepraemurium*** infrage. Die Infektion erfolgt in erster Linie über Hautwunden. Infektionsquelle für die atypischen Mykobakterien ist die Umwelt, für *M. lepraemurium* sind es Ratten. *M. lepraemurium* galt lange als nicht kultivierbar, ist aber inzwischen auch angezüchtet worden. Diese Bakterienart führte in verschiedenen Teilen der Welt zu Endemien unter Ratten. Über die feline Lepra wurde aus Australien, Neuseeland, Nordamerika und einigen europäischen Staaten berichtet. Eine Gefahr für den Menschen besteht nicht. Die Therapie kann mittels einer Kombination antimykobakterieller Wirkstoffe und/oder chirurgisch erfolgen.

Atypische Mykobakterien verursachen auch Infektionen bei **Fischen, Amphibien und Reptilien**. Für Zierfische gehören Mykobakterien zu den gefährlichsten bakteriellen Erregern. Am wichtigsten ist ***M. marinum***, das auch bei Reptilien häufig diagnostiziert wird. Der Erreger ist eng verwandt mit Vertretern des *M.-tuberculosis*-Komplexes und verursacht vergleichbare pathohistologische Veränderungen, hat aber eine deutlich kürzere Generationszeit.

Dies macht den Fisch zu einem interessanten Tuberkulosemodell. Als Erreger der sogenannten Kaltblütertuberkulose werden ferner *M. aquae*, *M. terrae*, *M. smegmatis*, *M. fortuitum*, *M. xenopi*, *M. tamnopheos*, *M. ulcerans* und *M. chelonei* beschrieben. Fische und Reptilien sind als **Quelle von Hautinfektionen des Menschen** zu beachten. Weder Fisch- noch Kaltblütertuberkulose (-mykobakteriose) sind therapeutisch zu beeinflussen.

14.8.13 Weitere Mykobakteriosen beim Menschen

Lepra („Aussatz") ist eine spezifische Mykobakterieninfektion des Menschen und eine historisch sehr lange bekannte Seuche, vermutlich die älteste bekannte Infektionskrankheit des Menschen. Der Erreger ***M. leprae*** ist ausschließlich humanpathogen. Interessanterweise ist das Genom des Erregers deutlich kleiner (nur etwa ⅔) als bekannte Genome anderer pathogener Mykobakterien. *M. leprae* kann in vitro nicht kultiviert werden, Mäuse, Gürteltiere (dienen als Versuchstiere) und Affen lassen sich experimentell infizieren.

Die chronische Infektionskrankheit hat eine Inkubationszeit von mehreren Jahren und kann zu schweren Verstümmelungen führen. Noch im 19. Jahrhundert war Lepra in Norwegen ein großes Problem. Der norwegische Arzt Hansen wies bereis 1873 ihre bakterielle Natur nach. Heute ist die Lepra noch am weitesten in ländlichen Gebieten Indiens und Südostasiens, in Brasilien und anderen Ländern Lateinamerikas und dem tropischen Afrika verbreitet.

Nach der Tuberkulose ist Lepra die zweithäufigste mykobakteriell bedingte Erkrankung bei immunkompetenten Personen. Durch eine antibiotische Dreifachtherapie mit Dapson, Rifampicin und Clofazimin konnten in den letzten Jahren deutliche Erfolge erzielt werden. Spezifische Schutzimpfungen sind nicht möglich, durch BCG-Impfungen konnten aber Teilerfolge erzielt werden. Die Lepra ist wesentlich weniger kontagiös als allgemein angenommen. Hygienische Bedingungen haben auf Infektion und Manifestation einen erheblichen Einfluss.

Mykobakterien des *Mycobacterium-avium-intracellulare*-Komplexes, vor allem ***MAA*** und ***MAH*** besitzen zwar eine geringe Virulenz für den Menschen, verursachen aber häufig Infektionen bei **immunsupprimierten Patienten**, z. B. HIV-Infizierten bzw. nach immunsuppressiven Behandlungen bei Organtransplantationen. Hier spielen sie eine wichtige Rolle. Vertreter aller vier Runyon-Gruppen wurden bei Infektionen des Menschen nachgewiesen. Die Übertragung der Erreger von Tieren auf Menschen ist möglich und daher immer in Betracht zu ziehen.

Das sogenannte Schwimmbad-Granulom ist eine bereits seit 1951 bekannte mykobakterielle Erkrankung, die durch Hautläsionen begünstigt wird. Sie wird vor allem durch ***M. marinum***, *M. fortuitum* und *M. chelonei* verursacht. Zur Risikogruppe gehören Aquarianer, Fischfarmer und in der Fischverarbeitung tätige Personen. Symptome sind meist schmerzhafte Entzündungen im Unterarm. Bei den Betroffenen kommt es zu einer positiven Tuberkulinreaktion.

M. ulcerans wird als „Emerging Pathogen" eingestuft. Der Erreger verursacht chronische, mit Ulzerationen und erheblichen Nekrosen einhergehende Hautinfektionen (Buruli-Ulkus). Er bildet – als einziges unter den Mykobakterien – ein Zytotoxin, Mykolakton, das durch horizontalen Gentransfer erworben wurde. *M. ulcerans* ist ein (seltenes) Beispiel eines obligat pathogenen Mykobakteriums, das sich durch Erwerb von Virulenzgenen und reduktive Evolution aus *M. marinum* entwickelt hat.

Über einen möglichen Zoonosecharakter von ***MAP*** wird noch intensiv diskutiert. Eine ursächliche Bedeutung für **Morbus Crohn** ist derzeit weder sicher bewiesen noch auszuschließen. In den letzten Jahren mehren sich aber Hinweise, dass *MAP* zumindest als opportunistischer Erreger beim Morbus Crohn (und anderen Mykobakteriosen, z. B. bei HIV-Infizierten) eine Rolle spielt.

15 Zellwandlose Bakterien der Klasse Mollicutes

Hans-Joachim Selbitz

STECKBRIEF

- Fehlen einer Zellwand, dadurch Pleomorphie
- geringe Zell- und Genomgröße, z. B. bei der Gattung Mycoplasma nur 580–1350 kBp
- eingeschränkte Stoffwechselkapazität erlaubt nur kommensale oder parasitäre Lebensweise und erfordert für die Anzucht sehr komplexe Medien
- geringer Guanin- und Cytosingehalt der DNA

15.1 Geschichte und gemeinsame Merkmale

Hinsichtlich des Zellaufbaus werden phänotypisch traditionell 3 große Gruppen von Bakterien unterschieden, die grampositiven, die gramnegativen und die zellwandlosen Bakterien. Als erster Vertreter der zellwandlosen Bakterien wurde 1898 von Nocard und Roux der Erreger der Lungenseuche, heute *Mycoplasma mycoides*, entdeckt. Weil die Bakterien aber infolge des Fehlens der Zellwand bakteriendichte Filter passieren konnten und zudem auf den bis dahin üblichen Nährböden nicht kultivierbar waren, wurden sie zunächst für Viren gehalten. Für später beschriebene Infektionserreger dieser Gruppe prägte man wegen ihrer Ähnlichkeit zum Lungenseuchenerreger den Begriff pleuropneumonia-like organisms (PPLO).

Edward und Freund (1956) kommt das Verdienst zu, diese Isolate in eine neue Gattung *Mycoplasma* eingeordnet zu haben. Dieser Gattungsbegriff wird noch heute gewöhnlich als Synonym für die gesamte Gruppe verwendet, zur Gattung *Mycoplasma* gehören auch die mit Abstand medizinisch wichtigsten Vertreter der zellwandlosen Bakterien. 2010 publizierte Craig Venter die Herstellung eines künstlichen Genoms von *Mycoplasma mycoides* und dessen erfolgreichen Einbau in eine *M.-capricolum*-Zelle.

Die Zellen sind nur von der Zytoplasmamembran umgeben, die eine bei anderen Bakterien ungewöhnliche dreifache laminare Struktur besitzt, außerdem enthält sie Sterole, die sonst nur in eukaryontischen Membranen vorkommen. Bedingt durch das Fehlen einer starren Zellwand treten unterschiedliche Formen auf, die von kugel- oder birnenförmigen Zellen bis zu verzweigten oder helikalen Filamenten reichen. Eine gewisse Ähnlichkeit mit Pilzfilamenten hat übrigens zur Namensgebung *Mycoplasma* geführt. Das Fehlen der Zellwand erlaubt ihnen das Passieren bakteriendichter Filter, weshalb sie als Kontaminanten von Zellkulturen gefürchtet sind. Die Vermehrung beginnt wie bei allen Bakterien mit der Zweiteilung des Genoms, daran schließt sich entweder eine sofortige Trennung in 2 Tochterzellen an, oder es kommt bei zunächst ausbleibender Trennung zur Ausbildung fädiger Elemente, die erst später in kokkoide Einzelzellen zerfallen. Die Zellen sind unbeweglich, bei einigen Vertretern wird lediglich eine gleitende Ausbreitung auf feuchten Oberflächen beobachtet.

15.2 Taxonomie

Die zellwandlosen Bakterien gehören zum Stamm *Tenericutes*. Sie bilden dort die Klasse *Mollicutes* mit 4 Ordnungen, eine Übersicht vermittelt die **Tab. 3.3.** Die zur Ordnung *Mycoplasmatales* zählende Gattung *Mycoplasma* beinhaltet die medizinisch bedeutsamsten Vertreter, für die eine ausgeprägte Wirtsanpassung typisch ist.

Infolge der Entwicklung der Bakterientaxonomie wurden in den letzten Jahren die Gattungen *Haemobartonella* und *Eperythrozoon* in die Ordnung *Mycoplasmatales*, einzelne Arten sogar direkt in das Genus *Mycoplasma* eingeordnet. Das betrifft z. B. *Mycoplasma ovis* (früher *Eperythrozoon ovis*), *Mycoplasma suis* (früher *Eperythrozoon suis*) sowie *Mycoplasma haemofelis* (früher *Haemobartonella felis*) und *Mycoplasma haemocanis* (früher *Haemobartonella canis*). Aus dem Umstand, dass sich alle an der Oberfläche von Erythrozyten vermehren, entstanden die Trivialbezeichnungen *Haemoplasma* oder hämotrophe Mykoplasmen.

15.3 Gattung Mycoplasma

15.3.1 Anzüchtung und Differenzierung

Mykoplasmen stellen hohe Ansprüche an Nährmedien, die in der Regel durch den Zusatz von Serum, Peptonen, DNA-Präparationen und Hefeextrakten erfüllt werden. Wegen des langsamen Wachstums sind Hemmstoffe zur Unterdrückung anderer Bakterien erforderlich, dazu werden Penicilline, Nystatin, Amphotericin B und Thalliumsalze (giftig!) eingesetzt. Geeignete Nährmedien wurden u. a. von Friis und Hayflick beschrieben, SP-4 ist ein weiteres Mykoplasmenmedium.

Untersuchungsmaterial wird meist zuerst in flüssigen Nährmedien inkubiert, aus denen dann Ausstriche auf Nährböden erfolgen. Nach 2–10-tägiger Bebrütung unter aeroben oder mikroaerophilen Verhältnissen werden die Kolonien, die gewöhnlich unter 1 mm Durchmesser aufweisen, im Plattenmikroskop sichtbar. Sie dringen häufig in die Agaroberfläche ein und weisen eine charakteristische Spiegeleiform auf, d. h., ein knopfförmig erhabenes Zentrum ist von einer helleren und flacheren Randzone umgeben (**Abb. 15.1**). Mit 0,2–0,3 µm Durchmesser gehören Mykoplasmen zu den kleinsten, sich autonom vermeh-

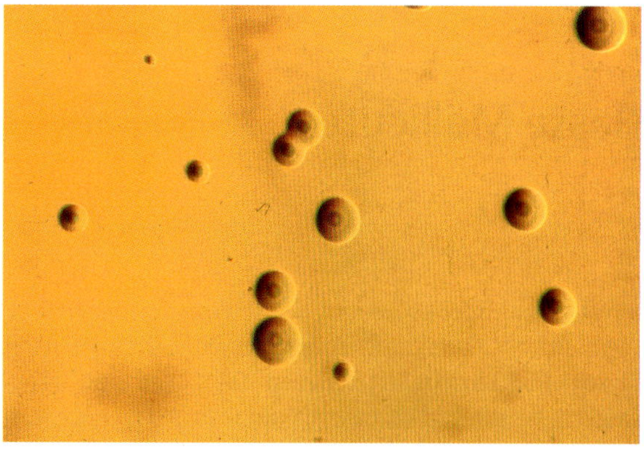

Abb. 15.1 Mykoplasmen auf PH-Agar. [Institut für Mikrobiologie, TiHo Hannover]

renden Zellen. Im Prinzip sind Mykoplasmen gramnegativ, zur Anfärbung eignen sich aber die Giemsa- sowie auch die Dienes- und Orcein-Färbung besser.

Mittels Digitonintest ist eine Unterscheidung der Familien *Mycoplasmataceae* (digitoninempfindlich) und *Acholeplasmataceae* (digitoninresistent) möglich, die Gattungen *Mycoplasma, Ureaplasma* und *Acholeplasma* werden dann aufgrund ihres unterschiedlichen Sterolbedarfs und der Ureaseaktivität unterschieden. Für die endgültige Speziesdiagnose sind serologische und molekularbiologische Verfahren entscheidend. Dazu dienen v.a. IFT, Immunbindungsassays mit anderen Markierungsmethoden, Wachstumshemmungstests und DNA-Sonden sowie vor allem speziesspezifische PCR-Tests. Wegen der Vielzahl von Spezies, derzeit sind mehr als 130 beschrieben, bieten sich DNA- Microarrays besonders an.

Mykoplasmen sind von L-Formen anderer Bakterien zu unterscheiden.

15.3.2 Antibiotikaempfindlichkeit

Mykoplasmen sind empfindlich für Fluorchinolone, Makrolide, Valnemulin, Tiamulin, Florfenicol, Tetrazykline, Streptomycin, Lincomycin, Gentamicin und Rifamycin.

15.3.3 Mykoplasmeninfektionen der Schweine

Mykoplasmenpneumonie oder enzootische Pneumonie

Mycoplasma hyopneumoniae gehört zu den häufigsten und wichtigsten bakteriellen Erregern beim Schwein. Die Infektion ist in vielen Beständen verbreitet und erfolgt häufig bereits im Saugferkelalter. Monoinfektionen verlaufen aber bei konventionell gehaltenen Tieren in der Regel subklinisch bzw. führen nur zu leichten Symptomen. Zu Erkrankungen mit deutlich ausgeprägten wirtschaftlichen Schäden kommt es erst durch das Zusammenwirken mit belastenden Umweltfaktoren sowie bakteriellen und/oder viralen Sekundärinfektionen.

Ätiologie und Definitionen Enzootisch verlaufende Atemwegserkrankungen der Schweine sind seit Jahrzehnten bekannt, ihre exakte ätiologische Erforschung setzte aber die komplexe Erfassung vielfältiger Wechselwirkungen zwischen Erregern, Wirten und Umweltfaktoren voraus. Da der Erreger zunächst nicht kultiviert werden konnte, nahm man eine Virusgenese der sogenannten Ferkelgrippe an, die auch als Viruspneumonie der Schweine bezeichnet wurde.

1965 wurde *M. hyopneumoniae* (Synonym *M. suipneumoniae*) als Primärerreger beschrieben. Diese Bakterienart besiedelt normalerweise nur den Respirationstrakt des Schweines. Der Terminus enzootische Pneumonie der Schweine wird meist allein für die *M.-hyopneumoniae*-Infektion verwendet. Allerdings wäre es auch gerechtfertigt, diesen Begriff in seinem eigentlichen Wortsinn zu verwenden, d.h., damit alle enzootisch verlaufenden, durch Mykoplasmen und Sekundärerreger verursachten Pneumonien (MIRD s.u.) zu bezeichnen. Monoinfektionen mit *M. hyopneumoniae* führen zwar zu pathologisch-anatomisch erkennbaren Lungenveränderungen, lösen aber nur bei SPF-Tieren regelmäßig deutliche klinische Symptome aus.

Unter Praxisbedingungen besteht der Hauptschaden einer Infektion mit *M. hyopneumoniae* darin, Sekundärinfektionen mit Pasteurellen, Bordetellen, Hämophilen sowie anderen Bakterien und auch Viren zu begünstigen. Der gesamte damit im Zusammenhang stehende und von Umweltfaktoren deutlich beeinflusste Krankheitskomplex wird als MIRD, *Mycoplasma*- induced respiratory disease, bezeichnet. *M. hyopneumoniae* ist auch der Haupterreger des v.a. in der 14.–24. Lebenswoche auftretenden porcine respiratory disease complex (PRDC).

Aus veränderten Schweinelungen wird auch *Mycoplasma flocculare* nachgewiesen, die Pathogenität wird aber unterschiedlich beurteilt. Ebenfalls nicht auszuschließen ist die Beteiligung von *Mycoplasma hyorhinis*, beide Arten reichen in ihrer Bedeutung aber in keiner Weise an *M. hyopneumoniae* heran.

Zur Virulenz der Mykoplasmen gibt es noch eine Reihe offener Fragen, es wurden mehrere antigene Proteine im Bereich von 36–200 KDa identifiziert, mit Sicherheit spielen Adhäsine (besonders OMP P97) eine Rolle, die den Mykoplasmen die Kolonisation des Ziliarepithels ermöglichen.

Epidemiologie und Pathogenese Die Infektion mit *M. hyopneumoniae* erfolgt auf aerogenem Weg. Saugferkel können sich bereits an den Sauen anstecken, wofür v.a. Jungsauen infrage kommen. Bei den Altsauen nimmt die Erregerbelastung deutlich ab. Daneben ist das Zusammenstellen von Läufern zu Mastgruppen der wichtigste Infektionszeitpunkt. Obwohl die Empfänglichkeit für Infektionen mit zunehmendem Alter eindeutig abnimmt, ist prinzipiell bis zur Vollendung des ersten Lebensjahres mit Ansteckungen zu rechnen. Die Übertragung der Mykoplasmen erfolgt auf aerogenem Weg zwischen Beständen und Ställen, außerdem werden die Bakterien mit infizierten Tieren eingeschleppt. Belegungsdichte und Stallklima sind wesentlich für die Schnelligkeit verantwortlich, mit der sich die Erreger über Tröpfcheninfektionen ausbreiten. Die Spezies ist serologisch einheitlich, molekularbiologische Untersuchungen lieferten aber Hinweise auf das Vorkommen von Stämmen mit unterschiedlicher Virulenz.

M. hyopneumoniae kolonisiert die Zelloberflächen der bronchopulmonalen Atemwege und schädigt dabei die Zilien. Immunsuppressive Effekte und immunpathologische Reaktionen sind an den primären Veränderungen beteiligt und begünstigen Sekundärinfektionen. Für reine Mykoplasmenpneumonien sind Veränderungen an den Spitzenlappen typisch, je nach Art und Schwere hinzukommender Sekundärinfektionen nehmen die Lungenveränderungen zu und es treten auch Pleuritiden auf. Auf der anderen Seite sind *M.-hyopneumoniae*-Infektionen in der Lage, den Verlauf von Infektionen mit dem PRRS-Virus über die Steigerung der Expression proinflammatorischer Zytokine wie TNF-α zu potenzieren.

Klinik Charakteristisches Symptom ist ein trockener Husten, der etwa 2–4 Wochen nach der Mykoplasmeninfektion auftritt. Durch das Auftreiben ruhender Schweine kann er provoziert werden. Fieber und Dyspnoe treten dagegen bei reinen Mykoplasmeninfektionen in der Regel nicht auf, sie hängen von Art und Schweregrad der Sekundärinfektionen ab. Zwischen leichten, sich klinisch nur mit Husten äußernden, und durch Sekundärinfektionen komplizierten schweren Erkrankungsformen sind vielfältige Übergänge möglich. Schwere Verläufe können auch mit Mortalität einhergehen, ansonsten werden die wirtschaftlichen Schäden durch verminderte Tageszunahmen, verlängerte Mastdauer, ungleichmäßige Schlachtposten, mangelhafte Schlachtkörperqualität (Lungenverwürfe) und erhöhten Behandlungsaufwand bestimmt.

Diagnose und Differenzialdiagnose Hinweise auf Mykoplasmeninfektionen ergeben sich aus klinischen Veränderungen (Husten) und dem Nachweis von Spitzenlappenpneumonien. Die Beurteilung von Schlachtlungen kann hierfür Hinweise liefern. Aufgrund des breiten potenziellen Erregerspektrums, des regelmäßigen Auftretens von Mischinfektionen und der Variabilität der klinischen Bilder ist eine ätiologische Diagnose durch den Erregernachweis anzustreben.

Die Anzüchtung von *M. hyopneumoniae* ist kompliziert und langwierig und deshalb für die Routinediagnostik nicht geeignet. *M. hyopneumoniae* kann durch die PCR in der Lunge, in Nasentupfern und in bronchoalveolärer Lavageflüssigkeit nachgewiesen werden. Für die Herdendiagnostik haben sich serologische Methoden als effektiv erwiesen, für die Untersuchung des Einzeltieres sind sie ungeeignet. Kolostrum kann ebenfalls untersucht werden. Als Methode dominiert der ELISA in Form des indirekten ELISA oder des Blocking-ELISA. Mit der Serokonversion ist frühestens 2–3 Wochen nach der Infektion zu rechnen, häufig dauert es sogar länger.

Differenzialdiagnostisch kommen alle anderen Pneumonieformen und -erreger in Betracht. Als wichtigste Bakterien sind zu nennen: *Pasteurella multocida, Bordetella bronchiseptica, Haemophilus parasuis, Actinobacillus pleuropneumoniae*, auch an Chlamydien ist zu denken. Von den Virusinfektionen sind besonders Schweineinfluenza und PRRS zu berücksichtigen, bei Mastschweinen kann auch die Aujeszky-Krankheit unter dem Bild einer fieberhaften Pneumonie verlaufen. Zusätzlich sind Erreger von Allgemeininfektionen zu berücksichtigen, die aus der Lunge isoliert werden können, z. B. *Salmonella* Choleraesuis.

Therapie und Prophylaxe Sowohl für Therapie als auch Prophylaxe ist zu berücksichtigen, dass der entscheidende wirtschaftliche Schaden der enzootischen Pneumonie im Ergebnis eines Zusammenwirkens von Mykoplasmen als Primärerregern, den Sekundärerregern und begünstigenden Umweltfaktoren entsteht. Von einseitig nur gegen Infektion mit *M. hyopneumoniae* gerichteten Maßnahmen ist daher kein befriedigender Erfolg zu erwarten.

Die Behandlung mit Antibiotika muss sich an dem im Bestand nachgewiesenen Erregerspektrum und seiner Resistenz orientieren. Gegen *M. hyopneumoniae* sind z. B. Tylosin, Tiamulin, Spiramycin, Lincomycin, Tetrazykline, Fluorchinolone, Tulathromycin, Florphenicol, Tilmicosin und Valnemulin wirksam. Mit medikamentösen Behandlungen ist es aber nicht möglich, einen Schweinebestand mykoplasmenfrei zu machen.

Die Prophylaxe der enzootischen Pneumonie beginnt zunächst mit der Optimierung der Haltungsbedingungen, schwerpunktmäßig der Belegungsdichte und des Stallklimas.

Impfungen werden zur Vorbeuge der *M.-hyopneumoniae*-Infektion bei Ferkeln und Jungschweinen im großen Umfang mit inaktivierten Vakzinen durchgeführt. Erstimpfungen erfolgen dabei schon in der ersten Lebenswoche, sehr frühe Impfzeitpunkte sind bei hohem Infektionsdruck empfehlenswert. Wenn ein Mastbetrieb nicht sicher sein kann, geimpfte Läufer zuzukaufen, ist die Vakzination kurz nach der Einstallung sinnvoll.

Impfungen sind zweifellos geeignet, wirtschaftliche Schäden zu reduzieren. Sie ersetzen aber weder die Verbesserung der Haltungsbedingungen noch können sie die Infektion komplett verhindern. Zu den für Inaktivatimpfstoffe allgemein üblichen Zweifachimpfungen haben sich bei dieser Infektion Einfachimpfungen (Single- oder One-Shot-Vakzinen) eingebürgert. Das Impfschema sollte nach der Bestandssituation, also dem zeitlichen Auftreten der Infektion und der Stärke des Infektionsdruckes ausgerichtet werden. Zur Vermeidung der Interferenz mit maternalen Antikörpern, zu der es unterschiedliche Auffassungen gibt, sollte die Impfung so spät wie möglich erfolgen. Ein Zeitpunkt 4–5 Wochen vor der bestandstypischen Serokonversion ist günstig.

Antikörpertiter korrelieren nicht sicher mit protektiven Effekten und können daher nicht zur Bestimmung des Schutzzustandes genutzt werden. Zur Unterbrechung der *Mycoplasma*-Infektketten werden die Steuerung der Produktion nach der Alles-rein-alles-raus-Methode (AIOU-Verfahren), das SPF-Verfahren und verschiedene Methoden des Frühabsetzens (vorgeschriebene Mindestsäugezeiten beachten!) genutzt. Die **Eradikation** nach dem Schweizer Modell beginnt mit einer totalen Räumung des Bestandes, während bei **Teilsanierungen** im Zuchtbestand über eine etwa zweiwöchige Periode keine Tiere unter 10 Monaten gehalten werden. Die antibiotische Behandlung der

Zuchtsauen in dieser Zeit reduziert den Infektionsdruck für die nachfolgenden Zuchtperioden.

Mykoplasmenarthritis und -polyserositis

Ätiologie und Epidemiologie *M. hyorhinis* wird nicht nur in den Lungen von Schweinen, sondern auch als Erreger von Polyserositiden und Arthritiden nachgewiesen. Nach Infektion der Ferkel, die bereits von den Sauen ausgehen kann, kommt es zur hämatogenen Ausbreitung des Erregers. *M. hyosynoviae* scheint dagegen in Deutschland seltener zu sein, dieser Erreger wird besonders häufig in den USA beschrieben. Das Erregerreservoir sind die Tonsillen, die Infektion erfolgt ab einem Alter von etwa 4 Wochen, zur Manifestation tragen Hilfsfaktoren bei.

Klinik Infektionen mit *M. hyorhinis* führen normalerweise im Alter von 3–10 Wochen zu klinischen Veränderungen, die sich in Fieber, Lahmheiten und anderen Bewegungsstörungen, Gelenkschwellungen sowie Dyspnoe äußern. Grundlage dieser Symptome sind serofibrinöse bis fibrinopurulente Polyserositis und Arthritis.

Erkrankungen infolge einer Infektion mit *M. hyosynoviae* werden v. a. im Alter von 3–6 Monaten diagnostiziert, sie treten häufig nach Belastungen wie Transporten auf. Plötzlich eintretende Lahmheiten sind typisch, sie können nach 3–10 Tagen wieder zurückgehen oder die Bewegungsstörungen verschlimmern sich. Fieber wird nicht beobachtet. Grundlage dieser Symptome sind nicht eitrige Arthritiden.

Diagnose Beide Mykoplasmeninfektionen sind von Rotlauf- und Streptokokkenpolyarthritiden sowie *Haemophilus-parasuis*-Infektionen abzugrenzen. Eitrige Arthritiden nach Wundinfektionen sind zu beachten.

Therapie und Prophylaxe Tylosin, Tiamulin oder Lincomycin werden 3-mal im jeweils eintägigen Abstand injiziert. Je nach Schwere des Krankheitsbilds können am ersten Behandlungstag zusätzlich Kortikosteroide und Analgetika eingesetzt werden. In gefährdeten Beständen können einmalige Injektionen von Tiamulin bei der Einstallung oder Futtermedikationen mit Oxytetracyclin, Tylosin, Lincomycin oder Tiamulin bzw. auch Lincomycin über das Trinkwasser geeignet sein.

Infektionen mit M. suis

Synonym: porcine Eperythrozoonose, infektiöse Anämie

Ätiologie, Epidemiologie und Pathogenese *M. suis* (früher *Eperythrozoon suis*; *M. haemosuis*) ist ein an das Schwein adaptierter Vertreter der hämotrophen Mykoplasmen und wurde in vielen Teilen der Welt nachgewiesen (**Abb. 15.2**). Die Übertragung setzt in der Regel den Kontakt mit erregerhaltigem Blut voraus, Arthropoden haben daran einen großen Anteil, iatrogene Infektionen sind ebenfalls möglich. Auf experimentellem Weg wurden intrauterine und orale Infektionen belegt. Die Erreger lagern sich an die Erythrozyten an und induzieren dadurch die Bildung von Autoantikörpern vom IgM-Typ, die unterhalb der physiologischen Körpertemperatur die Erythrozyten agglutinieren (Kälteantikörper).

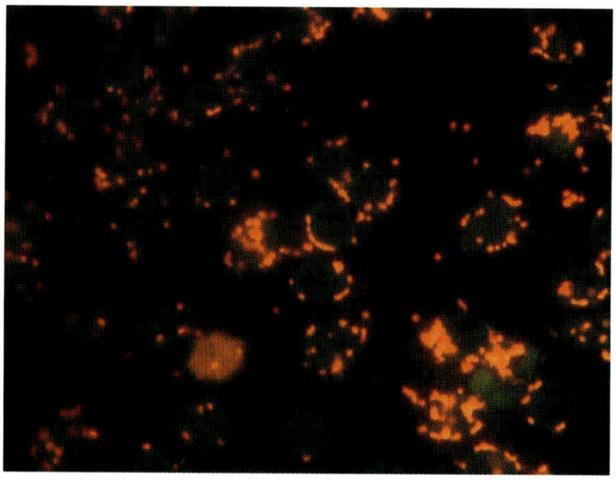

Abb. 15.2 *Mycoplasma suis* – Blutausstrich vom Schwein. [Hoelzle, Institut für Veterinärbakteriologie, Universität Zürich]

Durch die Antikörperwirkung wird eine autoimmunhämolytische Anämie ausgelöst. Entscheidend für die Entstehung klinischer Symptome ist die Erreichung einer bestimmten Erregerkonzentration pro Erythrozyt. Jedes infizierte Tier macht dabei mehrere Bakteriämien durch, die sich unter dem Einfluss der Abwehrreaktionen abschwächen und in das chronische Stadium übergehen. Ältere Schweine befinden sich dann im Stadium der latenten Infektion, die nur bei starker Beeinflussung des Erreger-Wirt-Verhältnisses wieder in klinische Erkrankungen übergeht. Die Abwehr kann die lebenslange Erregerpersistenz nicht verhindern.

Klinik Akute Erkrankungen treten vorrangig bei Saugferkeln und bis zu 3–4 Wochen nach dem Absetzen sowie auch bei Sauen im geburtsnahen Zeitraum auf. Die Infektion äußert sich in diesen Fällen in kurzzeitigen Temperaturerhöhungen auf über 41 °C, Anämie, Akrozyanosen und Akronekrosen infolge von Durchblutungsstörungen sowie Leistungsabfall und ikterischen Veränderungen.

Diagnose Entscheidend ist die mikroskopische Untersuchung von Blutausstrichen (Färbung mit Akridinorange). Dabei empfiehlt es sich, die Befallsstärke nach einem Schlüssel zu bewerten, der von „keine Bakterien im Ausstrich" bis „alle Erythrozyten mit mindestens 1 *M. suis* behaftet" reicht. Serologische Untersuchungen sind mittels KBR, IFT, indirektem HAHT und ELISA möglich. Bestimmungen der Erythrozytenzahlen und der Mikroagglutination des Blutes runden die Untersuchungen ab. Mikroagglutinationen werden im EDTA-Blut bei Temperaturen unter 37 °C bewertet. Die PCR bietet die Möglichkeit zur schnellen Diagnose, mittels Real-Time-PCR können auch latente Infektionen nachgewiesen werden. Auffällig ist auch eine Hypoglykämie. Zur Sicherung der Diagnose bzw. zur Vermehrung der Erreger für wissenschaftliche Untersuchungen dienen Übertragungsversuche an splenektomierten Schweinen.

Differenzialdiagnostisch sind insbesondere Leptospirosen, Streptokokkenseptikämien, akuter Rotlauf, Ödemkrankheit und Salmonellosen zu beachten.

Therapie und Prophylaxe *M. suis* spricht sehr gut auf Oxytetracyclin an, das schnell zur klinischen Besserung führt. Erregerfreiheit ist aber nicht zu erreichen. Bei tierärztlichen und zootechnischen Maßnahmen ist die Übertragung von Blut zu vermeiden, Arthropodenbekämpfung verringert ebenfalls das Infektionsrisiko. Der Schutz der Bestände vor Erregereinschleppung hängt von einfachen und sicheren Methoden für den Nachweis latent infizierter Schweine ab (Real-Time-PCR).

15.3.4 Mykoplasmeninfektionen der Rinder

Lungenseuche

Synonym: contagious bovine pleuropneumonia (CBPP)

> BEACHTE
> Anzeigepflicht.

Geschichte Die Geschichte der Lungenseuche lässt sich bis in das Europa des 18. Jahrhunderts zurückverfolgen. Im 19. Jahrhundert wurde der Erreger im Zuge kolonialer Expansionen und der Ausdehnung des Welthandels mit infizierten Rindern besonders von Großbritannien und den Niederlanden aus in die USA, nach Australien und Südafrika verschleppt, Australien war ein wichtiger Ausgangspunkt für die Seuchenausbreitung nach Asien. Bis zur Wende vom 19. zum 20. Jahrhundert war die Lungenseuche in vielen europäischen Ländern und den USA bereits getilgt, der 1. Weltkrieg führte allerdings zu neuen Ausbrüchen, die von Osteuropa ausgingen.

In Deutschland traten 1926 letztmalig Lungenseuchenfälle auf. Schwerpunkt des aktuellen Lungenseuchegeschehens ist heute Afrika, wo die Seuche südlich der Sahara vorkommt. Aus Asien hat es seit Jahren keine Seuchenmeldungen gegeben. In Europa hat es seit den 60er-Jahren des 20. Jahrhunderts erneut Ausbrüche von Lungenseuche in Spanien, Portugal, Frankreich und Italien gegeben. Die letzten Ausbrüche wurden in Frankreich 1984, Italien 1993, Spanien 1994 und Portugal 1999 registriert. Das OIE meldete für 2008 und 2009 nur aus Afrika Lungenseuchefälle.

Ätiologie Erreger der Lungenseuche ist *Mycoplasma mycoides* subsp. *mycoides*, wobei nur Vertreter des kleinen Kolonietyps (small colony type – SC) infrage kommen, die Bakterien des large colony type (LC, jetzt zu *M. mycoides* subsp. *capri*) sind keine Lungenseucheerreger. *M. mycoides* subsp. *mycoides* und einige eng verwandte Mykoplasmen bilden das *Mycoplasma-mycoides*-Cluster, dessen Vertreter viele gemeinsame Merkmale haben und z. B. aufgrund gemeinsamer Proteinantigene serologisch schwer voneinander zu trennen sind. Eine Übersicht enthält die **Tab. 15.1**. Mit molekularbiologischen Methoden lassen sich drei Hauptlinien unterscheiden, die Stämme aus Europa, dem südlichen Afrika und dem Rest von Afrika repräsentieren.

Klassische Virulenzfaktoren wie Adhäsine und Toxine sind nicht nachgewiesen. Unbestritten virulenzassoziiert ist das Kapselpolysaccharid Galactan. Die bessere Erforschung der Virulenzfaktoren und -mechanismen besitzt auch große Bedeutung für die Impfstoffentwicklung.

Epidemiologie und Pathogenese Hausrinder einschließlich Zebus, Yaks, Hausbüffel und von Menschen gehaltene Bisons sind empfänglich. Die mögliche Rolle von Büffeln als Erregerreservoir für Hausrinder bedarf noch einer weiteren Klärung. Lungenseucheerreger wurden auch von Schafen und Ziegen isoliert, wobei die Bedeutung solcher Stämme für die Infektion von Rindern ebenfalls nicht restlos geklärt ist. An echter Lungenseuche erkranken kleine Wiederkäuer jedenfalls nicht, Reservoire unter Wildwiederkäuern sind nicht nachgewiesen worden. Alle Vertreter der Rinder, Schafe und Ziegen müssen aber aus Sicherheitsgründen in Überlegungen zur Epidemiologie der Lungenseuche einbezogen werden. Das gilt insbesondere bei Würdigung molekularbiologischer Befunde, nach denen die letzten europäischen Lungenseucheausbrüche nicht auf aktuelle afrikanische Stämme zurückgeführt werden können.

Die Infektion erfolgt unter natürlichen Bedingungen ausschließlich aerogen, für die Verbreitung des Erregers sind klinisch unauffällige Tiere besonders wichtig. In abgekapselten Lungenbezirken kann *M. mycoides* nach überstandener Erkrankung über mehr als 1 Jahr infektionsfähig bleiben. Die krankhaften Veränderungen konzentrieren sich auf die Brusthöhle und die Lungen. Die volle Empfänglichkeit gegenüber Lungenseuche bildet sich in den ersten 2 Lebensjahren heraus, Kälber bis zu 6 Monaten sind relativ unempfindlich.

Klinik Die klinischen Bilder der Lungenseuche variieren erheblich, es werden akute, sogenannte hyperakute, chronische und subklinische Verläufe beschrieben. Auch die Inkubationszeit unterliegt großen Schwankungen, als Extreme werden 5–207 Tage beschrieben, der Zeitraum von 20–40 Tagen ist am häufigsten. Die Krankheitserscheinungen werden von der Pleuropneumonie bestimmt. Angestrengte Atmung und Husten sind die regelmäßigsten Symptome. Die Körpertemperatur kann auf Werte von 40–42 °C ansteigen, je nach Schweregrad kommen Nasenausfluss, Teilnahmslosigkeit, Anorexie und Störungen der Vormagentätigkeit hinzu. Die hyperakute Form führt häufig innerhalb einer Woche zum Tod.

In Afrika sind während epidemischer Ausbrüche Mortalitätsraten von 10–70 % zu beobachten, etwa ein Drittel aller Tiere, die eine akute Lungenseuche überleben, wird zu Erregerträgern. Subakute Erkrankungsformen führen zu weniger ausgeprägten Symptomen, manchmal tritt nur noch Husten auf, wenn die Tiere belastet werden, chronische Lungenseuche kann schließlich weitgehend symptomlos verlaufen. In Europa herrschten chronische Erkrankungsformen mit geringer Morbidität und geringer bis fehlender Mortalität vor.

Kälber bis zu 6 Monaten erkranken nach Infektion häufig nur an Arthritiden, Endokarditiden und Myokarditiden treten als Komplikationen auf.

Pathologie Die auf die Brusthöhle beschränkten pathologisch-anatomischen Veränderungen der Lungenseuche sind diagnostisch außerordentlich wichtig. Vorwiegend bilden sich die Veränderungen unilateral aus. In der Brusthöhle können sich bis zu 20 l serofibrinöses Exsudat befinden. Die Schnittflächen der Lungen zeigen das charakteristische Bild der Marmorierung, das durch die Verbreiterung der interlobulären Septen und das gleichzeitige Auftreten verschiedener Hepatisationsstadien des Parenchyms entsteht. In fortgeschrittenen und besonders in chronischen Fällen bilden sich die sogenannten Sequester aus, nekrotische Bereiche des Lungenparenchyms mit bindegewebiger Abgrenzung von 1–10, maximal 30 cm Durchmesser. Akute Lungenseuche führt ferner zu exsudativer Pleuritis, chronische Lungenseuche geht dagegen mit trockener Pleuritis und Verklebungen einher.

Diagnose Für die Verdachtsdiagnose sind das klinische Bild und insbesondere die pathologisch-anatomischen Veränderungen wichtig. Das gleichzeitige Auftreten von Pneumonien bei erwachsenen Rindern und Arthritiden bei Kälbern kann auf die klinische Verdachtsdiagnose Lungenseuche hinweisen. Das diagnostische Vorgehen ist in der Amtlichen Methodensammlung (FLI) geregelt. Für den direkten Erregernachweis im infizierten Gewebe bieten sich PCR und IFT an. Unter den serologischen Untersuchungsmethoden werden KBR und ELISA als von der OIE empfohlene Verfahren eingesetzt. Der PHA kann ebenfalls genutzt werden. Ein Latexagglutinationstest steht als Schnelltest zur Untersuchung von Vollblut im Feld und Serum im Labor zur Verfügung. Zur Stammdifferenzierung sind verschiedene molekularbiologische Methoden wie VNTR-Typisierung und MLST geeignet.

Therapie, Prophylaxe und Tierseuchenbekämpfung Lungenseuche unterliegt der **Anzeigepflicht**. Unter den Bedingungen der Lungenseuchefreiheit verbieten sich Therapieversuche grundsätzlich.

In verseuchten Regionen war es durch Chemotherapie nicht möglich, die Erreger in den infizierten Tieren, insbesondere in den Lungensequestern, vollständig zu eliminieren. Durch die Anwendung von Antibiotika kommt es außerdem zur Maskierung des Krankheitsbilds und zur Förderung chronischer Infektionen. Neuere Untersuchungen ermittelten eine Verhinderung der Ausbreitung des Erregers von infizierten auf uninfizierte Tiere durch Danofloxacin.

In allen lungenseuchenfreien Ländern und Regionen kommt es darauf an, die Einschleppung des Erregers zu verhindern bzw. neu auftretende Seuchenherde rasch zu erkennen und zu eliminieren. Die Überwachung aller Rinderschlachtungen sowie Sektionen auf verdächtige pathologisch-anatomische Veränderungen ist dafür die wichtigste Maßnahme. Im Tierhandel ist durch serologische Untersuchungen eine Kontrolle möglich.

Erste Impfungen wurden bereits zu Beginn des 19. Jahrhunderts versucht, seit 1852 erfuhren sie durch die Aktivitäten von Louis Willems ohne Kenntnis des Erregers in Europa eine weite Verbreitung. Das Prinzip bestand darin, ansteckungsfähigen Lungensaft subkutan im Bereich der Schwanzspitze zu injizieren. In Afrika praktizierte man ähnliche Methoden. Heute sind Impfungen selbstverständlich nur in verseuchten Ländern bzw. Regionen indiziert, das betrifft Afrika und bestimmte Gebiete Asiens. Zum Einsatz kommen Lebendimpfstoffe auf der Basis der Stämme T 1/44 und T 1sr.

Mycoplasma-bovis-Infektionen

Mycoplasma bovis ist eine an das Rind angepasste Bakterienart, die enzootische Infektionsgeschehen auslöst. Schwere, therapieresistente Mastitiden sind die wichtigste Erkrankungsform, es treten aber weiterhin Genitalkatarrhe, Spätaborte, Geburten lebensschwacher Kälber und Nachgeburtsverhaltungen bei Kühen auf. Bullen scheiden den Erreger mit dem Sperma aus, Kälber erkranken an Bronchopneumonien und Polyarthritiden.

Ätiologie und Epidemiologie *M. bovis* ist serologisch einheitlich, eine molekularbiologische Differenzierung von Stämmen ist aber möglich. Oberflächenproteine, die variable surface lipoproteins (Vsp) sind die am besten untersuchten Virulenzfaktoren. In Rinderbeständen können sich enzootische Infektionsverläufe mit Manifestationen bei Kühen, Kälbern und Jungrindern entwickeln. Die Erregerausscheidung über das Sperma hat epidemiologische Bedeutung, da die Mykoplasmen das Tiefgefrieren überleben. In freie Bestände werden die Erreger durch klinisch unauffällige Mykoplasmenträger eingeschleppt. Zur horizontalen Verbreitung kommt es durch Ausscheidung mit Milch, Sperma, Genitalsekreten und Lochien, *M. bovis* wird ferner durch Ausatmung bzw. Aushustung ausgeschieden und auch aerogen wieder aufgenommen. Das Euter wird galaktogen-aszendierend infiziert. Diaplazentare Infektionen sind nachgewiesen.

Klinik Mastitiden sind die wirtschaftlich bedeutsamsten Folgen einer Infektion mit *M. bovis*. Sie treten in unterschiedlichen Schweregraden auf und führen bis zum völligen Versiegen der Milchsekretion und der nachfolgenden Atrophie des betroffenen Euterviertels. In ausgeprägten Fällen treten massiv Eiterflocken und Gewebsfetzen in einem wässrigen, bräunlich-gelben Sekret auf. Temperaturerhöhungen und Störungen des Allgemeinbefindens sind dagegen nicht die Regel.

Neben den Mastitiden werden bei Kühen auch Genitalerkrankungen, Aborte und Nachgeburtsverhaltungen beobachtet.

Kälber erkranken an Bronchopneumonien mit nachfolgenden Polyarthritiden, für die der Begriff Pneumo-Arthritis-Syndrom geprägt wurde. Die Bedeutung dieses Erregers für die Lunge wird häufig unterschätzt und demzufolge diagnostisch nicht ausreichend beachtet. Bei neugeborenen Kälbern treten Polyarthritiden auch ohne vorherige Pneumoniesymptome auf. Die Gelenkbesiedlung erfolgt in der Regel hämatogen von der Lunge aus. Temperaturerhöhungen bis 41 °C und Störungen des Allgemeinbefindens sind ebenfalls zu diagnostizieren.

Obwohl beim Bullen die Ausscheidung des Erregers über das Sperma die größte Bedeutung besitzt, sind Genitalerkrankungen wie Epididymitis und Orchitis nicht zu vernachlässigen.

Diagnose Entscheidende diagnostische Hinweise für Mykoplasmenmastitiden ergeben sich aus der Schwere des Krankheitsbilds, der Therapieresistenz und dem negativen Ergebnis der üblichen bakteriologischen Untersuchungen.

Die Diagnose ist durch bakteriologische Untersuchungen und die Speziesdiagnose abzusichern, wozu die Anzüchtung mit anschließender Identifizierung der Kolonien mittels IFT oder auch Capture-ELISA nach Voranreicherung geeignet sind. PCR-Tests erlauben eine sichere Speziesdiagnose. Differenzialdiagnostisch sind alle bekannten Mastitiserreger zu beachten, neben *M. bovis* kommen auch andere Mykoplasmaspezies bei Mastitiden in Betracht.

M.-bovis-Infektionen müssen ferner differenzialdiagnostisch bei Genitalinfektionen, Aborten, Bronchopneumonien (Mischinfektionen mit *Mannheimia haemolytica* und *Pasteurella multocida*) und Polyarthritiden berücksichtigt werden. Serologische Untersuchungen mittels ELISA dienen der Ermittlung der Bestandssituation.

Therapie und Prophylaxe Vor allem die Mastitiden, aber auch die anderen Mykoplasmenerkrankungen des Rindes sind häufig therapieresistent. Bei schweren Mastitiden empfiehlt sich eine baldige Schlachtung, darüber hinaus sind Mykoplasmenträger durch Milchuntersuchungen zu erkennen und zu selektieren. Zur Behandlung von Bronchopneumonien werden Valnemulin, Tulathromycin, Fluorchinolone und Tilmicosin empfohlen. In den USA sind zur Prophylaxe sowohl von Mastitiden als auch von Bronchopneumonien Vakzinen im Einsatz.

Weitere Mykoplasmeninfektionen des Rindes

Neben *M. bovis* treten verschiedene andere Spezies wie *M. bovigenitalium*, *M. canadense*, *M. californicum* und *M. dispar* als Mastitiserreger auf, die Erkrankungen verlaufen aber normalerweise leichter als Infektionen mit *M. bovis*. *M. bovigenitalium* führt auch zu den übrigen von *M. bovis* bekannten Erkrankungen, die Verläufe sind allerdings auch milder. *M. dispar* wurde bei Kälberpneumonien diagnostiziert. Über die Bedeutung von *M. bovoculi* besteht noch keine restlose Klarheit. Isolierungen sind im Zusammenhang mit Keratokonjunktivitiden erfolgt, möglicherweise besteht ein Synergismus mit *Moraxella bovis*. Vertreter der Gattung *Ureaplasma* lassen sich bei Genitalinfektionen nachweisen. *M. canis* wird bei respiratorischen Infektionen nachgewiesen. Die Pathogenität von *M. arginini* und *Acholeplasma* spp. ist dagegen nicht endgültig geklärt. *M. wenyonii* (früher *Eperythrozoon wenyonii*) ist eine an das Rind adaptierte Spezies der hämotrophen Mykoplasmen, die gutartige Erkrankungen mit Fieber und leichter Anämie verursacht.

15.3.5 Mykoplasmeninfektionen der Schafe und Ziegen

Die wichtigsten Mykoplasmosen der kleinen Wiederkäuer sind die kontagiöse caprine Pleuropneumonie (CCPP) und die infektiöse Agalaktie (CA) der Schafe und Ziegen.

Kontagiöse caprine Pleuropneumonie

Synonym: contagious caprine pleuropneumonia (CCPP)

Diese „Lungenseuche der Ziegen" wird durch den zum *M.-mycoides*-Cluster gehörenden Erreger *M. capricolum* subsp. *capripneumoniae* verursacht, der früher auch mit der Bezeichnung F38 versehen wurde. Aus pneumonischen Veränderungen von Ziegen werden aber auch andere Vertreter dieser Erregergruppe isoliert. Die CCPP kommt in Afrika vor, Diagnose, Verhütung und Bekämpfung orientieren sich am Vorgehen bei der Lungenseuche.

Infektiöse Agalaktie der Schafe und Ziegen

Synonym: contagious agalactia (CA)

Dieser Erkrankungskomplex wird bei Schafen durch *M. agalactiae*, bei Ziegen zusätzlich durch *M. capricolum* subsp. *capricolum* und *M. mycoides* subsp. *capri* ausgelöst, *M. putrefaciens* ist evtl. auch beteiligt. Im Mittelmeerraum und weiten Gebieten des übrigen Südeuropas, Afrikas und Asiens hat diese Tierseuche große Bedeutung. Bevorzugte Manifestationsorgane sind Milchdrüse, Gelenke und Augen, es treten auch Pneumonien und Fieber sowie Vulvovaginitis auf. Schäden beruhen v. a. auf der Beeinträchtigung der Milchproduktion, es kommt aber auch zu direkten Tierverlusten. Die Erregerausscheidung über die Milch durch klinisch unauffällige Tiere erschwert die Seuchentilgung. In betroffenen Gebieten wird mit inaktivierten Impfstoffen gearbeitet.

Weitere Mykoplasmeninfektionen der kleinen Wiederkäuer

M. mycoides subsp. *capri* und *M. capricolum* subsp. *capricolum* werden bei Pneumonien, Arthritiden, Mastitiden, Keratokonjunktivitiden und Septikämien der kleinen Wiederkäuer, insbesondere Ziegen, isoliert (Tab. 15.1). Obwohl die Übertragung der Lungenseuche von kleinen auf große Wiederkäuer bisher niemals bewiesen wurde, bedürfen bakteriologische und serologische Befunde aus Gründen der Tierseuchenbekämpfung einer sorgfältigen Abklärung. Generell sind Schafe weniger anfällig für Mykoplasmeninfektionen als Ziegen.

M. ovipneumoniae kann bei Erfüllung der hohen Kulturansprüche häufig aus Schaflungen isoliert werden und verursacht proliferativ-exsudative und proliferativ-interstitielle Pneumonien. Sie werden auch als atypische Pneumonien bezeichnet und treten besonders bei Tieren bis zu einem Jahr auf. Mischinfektionen, z. B. mit *Mannheimia haemolytica*, komplizieren das klinische Bild. Ziegen sind empfindlicher als Schafe. Zur Behandlung werden Fluorchinolone, OTC und Makrolide empfohlen.

M. conjunctivae wird bei Schafen, Ziegen und Wildwiederkäuern (Gemsen, Steinböcke) mit Keratokonjunktiviti-

Tab. 15.1 Übersicht zum *Mycoplasma-mycoides*-Cluster (nach Manso-Silvan et al. 2009).

Taxon	Wirt(e)	Krankheitsbild(er)	frühere Bezeichnung
M. mycoides subsp. *mycoides*	Rind	Lungenseuche (CBPP)	*M. mycoides* subsp. *mycoides* SC
M. mycoides subsp. *capri*	Ziege und Schaf	Pneumonie, Mastitis, Arthritis, Keratitis, Septikämie	*M. mycoides* subsp. *mycoides* LC und *M. mycoides* subsp. *capri*
M. capricolum subsp. *capripneumoniae*	Ziege	Lungenseuche der kleinen Wiederkäuer (CCPP)	
M. capricolum subsp. *capricolum*	Ziege, Schaf	Mastitis, Arthritis, Keratitis, Pneumonie, Septikämie	
M. leachii	Rind	Mastitis, Arthritis	*M.* sp. bovine Serogruppe 7 nach Leach

den isoliert und mittlerweile als Haupterreger der infektiösen Keratokonjunktivits bei Schafen und Ziegen angesehen. Übertragungen von Hausschafen auf Wildwiederkäuer sind nachgewiesen, wobei in schweizerischen Untersuchungen z. B. nur spezielle Stämme von Schafen Erkrankungen bei Gemsen auslösen konnten. Protein- und DNA-Analysen erlauben die Differenzierung verschiedener Stämme. Der Erreger ist eng mit *M. ovipneumoniae* verwandt. Es gibt erste Hinweise auf ein zoonotisches Potenzial. Zur Behandlung empfehlen sich tetrazyklinhaltige Augensalben.

M. bovigenitalium (früher Stämme der ovinen/caprinen Serogruppe 11) wurden in Großbritannien, Frankreich und Australien als Auslöser von Infertilität und Vulvovaginitis nachgewiesen.

M. ovis (früher *Eperythrozoon ovis*) kommt bei Schafen weltweit als Infektionserreger vor, dessen praktische Bedeutung bisher als gering bewertet wird; allerdings liegen auch nur wenige systematische Untersuchungen vor. Der Erreger kann hochgradige Anämien hervorrufen, die über das Herz- und Kreislaufversagen zum Tod führen. Sie werden besonders in Verbindung mit Belastungen durch Magen-Darm-Parasiten manifest. Da Klinik und Sektionsbild uncharakteristisch sind, sollten bei Erscheinungen einer Anämie mikroskopische Blutuntersuchungen durchgeführt werden. Oxytetracyclin spricht auch beim Schaf gut an, es sind Herdenbehandlungen mit einmalig 20 mg/kg erforderlich.

15.3.6 Mykoplasmeninfektionen der Hunde und Katzen

M. cynos ließ sich bei respiratorischen Erkrankungen von **Hunden** nachweisen, *M. canis* bei Nebenhodenentzündungen und Endometritiden. Wegen des regelmäßigen Vorkommens bei gesunden Tieren bedürfen diese Mykoplasmen des Hundes noch einer näheren Untersuchung.

Der aus Konjunktivitiden und pneumonischen Veränderungen sowie Arthritiden und Tendovaginitiden von **Katzen** isolierten Art *M. felis* werden pathogene Eigenschaften zugesprochen. Mykoplasmen zählen neben Viren zu den Primärerregern des sogenannten Katzenschnupfens. Auch Ureaplasmen konnten angezüchtet werden, z. B. aus Abortmaterialien. Konjunktivitiden der Katze erfordern u. a. die differenzialdiagnostische Berücksichtigung von Chlamydien. *M. simbae* und andere Spezies kommen bei Großkatzen vor.

Die Erreger *Haemobartonella felis* und *Haemobartonella canis* werden jetzt zur Gattung *Mycoplasma* gerechnet und als *M. haemofelis* und *Mycoplasma haemocanis* bezeichnet. Infektionen von Katzen werden auch durch *Candidatus Mycoplasma haemominutum* und *Candidatus Mycoplasma turicensis* verursacht. Sie parasitieren in oder auf Erythrozyten von Katzen bzw. Hunden.

Die **feline Hämobartonellose** oder feline infektiöse Anämie kommt wahrscheinlich weltweit vor und wurde auch in Europa diagnostiziert. Die Infektion erfolgt direkt von Katze zu Katze, wobei Biss- und Kratzverletzungen eine große Rolle spielen dürften. Eine Beteiligung von Arthropoden am Übertragungsvorgang ist anzunehmen, konnte aber bisher nicht sicher belegt werden. In der Mehrzahl bleiben die Infektionen im latenten Stadium, Manifestationen treten im Zusammenhang mit Belastungen ein. Akute Erkrankungen verlaufen mit Fieber, anämischen und ikterischen Symptomen. Erregernachweise erfolgen in Blutausstrichen, die nach Giemsa gefärbt oder nach Acridinorangefärbung unter dem Fluoreszenzmikroskop beurteilt werden. Da die Sensitivität der Untersuchung von Blutausstrichen unbefriedigend ist, kommt der PCR eine besondere Bedeutung zu.

Therapeutisch wird Doxycyclin eingesetzt. Empfindlichkeit besteht auch für Oxytetracyclin und Chloramphenicol. Über die Anwendung von Enrofloxacin wird ebenfalls berichet. Bei schweren Anämien kann evtl. an Bluttransfusionen gedacht werden, mit denen aber andererseits auch eine Erregerübertragung erfolgt.

Beim Hund tritt die Hämobartonellose viel seltener als bei der Katze und dann nur im Gefolge schwerer Belastungen auf.

15.3.7 Mykoplasmeninfektionen bei weiteren Säugetieren

Mykoplasmen wurden bei vielen Säugetierarten nachgewiesen, häufig dürfte es nur eine Frage der Untersuchungsintensität sein, ob bei einer Tierart Mykoplasmen gefunden werden. Die Speziesnamen spiegeln teilweise die Wirtstierart wider.

Pferd Für die bei Pferden vorwiegend aus dem Respirations- und Genitaltrakt isolierten Mykoplasmen fehlen bisher noch schlüssige Beweise für die Pathogenität. Isolate konnten als *M. equirhinis*, *M. equigenitalium*, *M. felis* und *M. fastidiosum* identifiziert werden. Die seit Jahrzehnten nicht mehr zu beobachtende Brustseuche wurde mit Mykoplasmeninfektionen in Zusammenhang gebracht.

Labortiere Wesentlich genauer lassen sich dagegen Mykoplasmen als Krankheitserreger bei Labortieren beurteilen. *M. neurolyticum* verursacht die Rollkrankheit der Mäuse, *M. pulmonis* tritt sowohl bei Mäusen als auch Ratten als Erreger von Bronchopneumonien, Otitiden, Arthritiden, Genitalerkrankungen und Aborten auf und wird auch häufig aus gesunden Tieren angezüchtet. Polyarthritiden der Ratten gehen auf Infektionen mit *M. arthritidis* zurück. *M. haemomuris* ist ein bei Mäusen, Ratten und Hamstern vorkommender Vertreter der hämotrophen Mykoplasmen, der sowohl letale als auch latente Infektionen auslöst. *M. caviae* ist ein an Meerschweinchen adaptierter Vertreter dieser Erregergruppe.

15.3.8 Mykoplasmeninfektionen beim Geflügel

Mykoplasmen sind bedeutsame Infektionserreger beim Wirtschaftsgeflügel, v. a. bei Hühnern und Puten. Die Übertragung durch Bruteier spielt eine große Rolle.

Mycoplasma-gallisepticum-Infektion

M. gallisepticum (*MG*) ist die am längsten bekannte und am weitesten verbreitete Mykoplasmenart des Geflügels. Die Infektion erfolgt sowohl horizontal als auch vertikal. Für die Virulenz sind variable Lipoprotein-Hämagglutinine (VlhA) und putative Zytoadhäsinproteine (PvpA) verantwortlich, die zu Adhärenz und Immunevasion führen. Das Phänomen der phänotypischen Diversität dieser Antigene trägt zur Persistenz der Mykoplasmen im Wirtsorganismus bei. Sowohl bei Hühnern als auch Puten werden chronische Entzündungen der oberen Luftwege und Luftsäcke ausgelöst, die von Erkrankungen der Gelenke, Sehnenscheiden und des Genitaltrakts begleitet werden können.

Nicht selten liegen Mischinfektionen vor, die in Verbindung mit Umweltfaktoren den Schweregrad der Erkrankungen beeinflussen. Zentralnervöse Störungen treten ebenfalls auf. Bei Hühnern werden derartige Erkrankungen zum Komplex der chronic respiratory disease (CRD) gerechnet. Abgesehen von den durch maternale Antikörper geschützten Küken sind alle Altersgruppen empfänglich. Zu Erkrankungsbeginn macht sich in der Regel Nasenausfluss bemerkbar, durch Ansammlung serofibrinöser Entzündungsprodukte kommt es besonders bei Puten zu Auftreibungen am Kopf („Eulenkopf"). Legeleistung und Schlupfraten gehen deutlich zurück, subklinische Verläufe verursachen ebenfalls Schäden durch verminderte Legeleistung.

Mycoplasma-synoviae-Infektion

M. synoviae (*MS*) führt bei Hühnern und Puten zur infektiösen Synovitis und Arthritis, die sich klinisch in Gelenkschwellungen und Lahmheiten äußern. Entzündungen von Luftsäcken, Herzmuskel und Herzbeutel kommen ebenfalls vor. Vor allem nach Mischinfektionen treten respiratorische Symptome auf, bei Puten wird manchmal auch eine Entzündung der Bursa sternalis (Brustblase) festgestellt. Wachstumsdepressionen und grünliche Durchfälle sind ebenfalls Folgen der Infektion. Putenküken können nach Infektion im Brutei bereits im Alter von 6 Tagen erkranken. Neben Hühnervögeln sind auch Gänse, Enten, Tauben und andere Vogelarten für diesen Erreger empfänglich.

Mycoplasma-iowae-Infektion

Infolge der Infektion von Puten mit *M. iowae* (*MI*) kommt es für einige Wochen zur Verringerung der Schlupfrate infolge embryonaler Spätmortalität. An geschlüpften Küken zeigen sich Störungen des Wachstums und der Befiederung sowie Chondrodystrophien.

Mycoplasma-meleagridis-Infektion

M. meleagridis ist an Puten adaptiert und kommt auf den Genitalschleimhäuten erwachsener Tiere vor. Die Übertragung erfolgt hauptsächlich über infizierte Bruteier. Embryonale Mortalität reduziert die Schlupfraten. Bewegungsstörungen, Knochendeformationen, Befiederungsstörungen und Gelenkschwellungen bestimmen das klinische Bild. Erkrankungen treten vorrangig bis zur 12. Lebenswoche auf, bei Zuchttieren bleibt die Infektion dagegen klinisch inapparent.

Diagnose der Mykoplasmosen der Hühnervögel

Die Anzüchtung der Mykoplasmen stellt relativ hohe Ansprüche, weshalb Direktnachweise aus Trachealtupfern durch kombinierte PCR-DNA-Sondentechniken für *M. gallisepticum* und *M. synoviae* große Bedeutung erlangt haben. Serologische Untersuchungen werden mit Agglutinationsmethoden, der HAH und dem ELISA durchgeführt, für alle 3 Spezies stehen ELISA-Kits zur Verfügung.

Differenzialdiagnostisch sind Coryza contagiosa, Putenrhinotracheitis, Newcastle disease, Infektionen mit *Ornithobacterium rhinotracheale*, chronische Pasteurellose, Coliseptikämie, Aspergillose und Ornithose zu berücksichtigen. Bei Gelenkerkrankungen muss auch an Staphylo- und Streptokokken, Reoviren und Colibakterien, bei Knochendeformationen an Rachitis und Perosis gedacht werden.

Therapie und Prophylaxe

Betroffene Bestände werden mit Tetrazyklinen, Enrofloxacin, Tylosin, Tiamulin oder Erythromycin behandelt, wobei eine vollständige Erregertilgung nicht möglich ist. Infizierte Zuchtbestände sind gezielt serologisch und kulturell zu überwachen, eine Behandlung der Bruteier verhindert die vertikale Erregerübertragung. Der sicherste Weg zur Bekämpfung der Geflügelmykoplasmosen ist der Aufbau erregerfreier Zuchtbestände. Zur Prophylaxe der *M.-gallisepticum*-Infektion werden inaktivierte und Lebendimpfstoffe bei Hühnern ab der 4. Lebenswoche eingesetzt. Der Lebendimpfstoff braucht nur einmalig spätestens 4 Wochen vor Beginn der Legeperiode per Spray angewendet zu werden. Da die geimpften Tiere keine Serokonversion entwickeln, steht die Serumschnellagglutination weiter als Methode zur Bestandsüberwachung zur Verfügung. Gegen *M. synoviae* sind ebenfalls Lebendimpfstoffe verfügbar.

Weitere Mykoplasmeninfektionen der Vögel

In Gänsebeständen konnten im Zusammenhang mit Entzündungen an Kloake und Penis sowie Penisnekrosen Mykoplasmen nachgewiesen werden. Die ätiologische Bedeutung von *M. cloacale* konnte aber bisher wegen des gleichzeitigen Vorkommens bei gesunden Gänsen nicht sicher bewertet werden.

M. gallinarum gilt als apathogen, *M. anatis*, *M. iners*, *M. columbinum* und *M. columborales* können noch nicht abschließend beurteilt werden. Systematische Untersuchungen bei Wildvögeln führten zur Entdeckung neuer Spezies wie *M. falconis* und *M. gypis*.

15.3.9 Mykoplasmeninfektionen beim Menschen

Gesicherte Hinweise auf eine Beteiligung von Mykoplasmen am Zoonosegeschehen liegen nicht vor, für *M. conjunctivae* existieren erste Befunde. *M. pneumoniae* ist als Erreger einer atypischen Pneumonie (Eaton-Krankheit) der wichtigste humanpathogene Vertreter dieser Erregergruppe. Atypische Pneumonien werden aber auch durch *Chlamydophila pneumoniae*, *Chlamydophila psittaci*, *Coxiella burnetii* und verschiedene Viren ausgelöst. Aus dem Urogenitaltrakt des Menschen werden u. a. *Mycoplasma hominis*, *Ureaplasma urealyticum*, *M. genitalium* und *M. fermentans* isoliert.

15.4 Gattungen Eperythrozoon und Haemobartonella

Beide Gattungen unkultivierbarer, zellwandloser Bakterien wurden früher zu den Rickettsien gerechnet, gehören jetzt aber zur Familie *Mycoplasmataceae*. Alle Spezies der Gattung *Haemobartonella* wurden in das Genus *Mycoplasma* eingeordnet. Die formale Position des Genus *Eperyhrozoon* ist noch ungeklärt, da die Umbenennung von *Eperytyhrozoon coccoides* in *Mycoplasma coccoides* aus Prioritätsgründen umstritten ist. Diese Spezies wurde bereits 1928 als Blutparasit bei Mäusen beschrieben, was zur Begründung der Gattung *Eperythrozoon* und damit zur Priorität über die Gattung *Mycoplasma* führte. *Mycoplasma* und *Eperythrozoon* sind heterotypische Synonyme.

Weges ihres Erythrozytenparasitismus werden die Vertreter dieser beiden Gattungen jetzt auch als hämotrophe Mykoplasmen oder Hämoplasmen bezeichnet. Die veterinärmedizinisch bedeutsamen Erreger sind unter Mykoplasmeninfektionen beschrieben.

16 Obligat intrazelluläre Bakterien

Reinhard K. Straubinger, Hans-Joachim Selbitz

16.1 Allgemeines zu Chlamydien, Rickettsien und Coxiella burnetii

Reinhard K. Straubinger

Chlamydien, Rickettsien und Coxiellen nehmen als obligat intrazellulär lebende Parasiten eine Sonderstellung ein, sind aber aufgrund von Merkmalen wie Ausbildung einer Zellwand, Vorkommen von DNA und RNA in einer Zelle, Stoffwechselaktivität, Antibiotikaempfindlichkeit und Zweiteilung eindeutig als Bakterien zu identifizieren. Phänotypisch haben diese Erreger weiterhin auch die Unbeweglichkeit und eine Zellwand vom gramnegativen Typ gemeinsam. Auch wenn sie daher nach phänotypischen Merkmalen in einer Gruppe zusammengefasst werden, bestehen hinsichtlich der phylogenetischen Entwicklung große Unterschiede. Während die Chlamydien eine eigene evolutionäre Linie repräsentieren (Stamm *Chlamydiae*), werden die Rickettsien und Coxiellen zum Stamm *Proteobacteria* gezählt.

16.2 Ordnung Chlamydiales

Reinhard K. Straubinger

STECKBRIEF

- Zellwände ohne Peptidoglykanschicht, prinzipiell ähnlich den Zellwänden gramnegativer Bakterien, aber aufgrund der intrazellulären Lage nicht nach Gram anfärbbar
- unbeweglich, kokkoid
- obligat intrazelluläre Vermehrung
- einzigartiger Vermehrungszyklus, Abhängigkeit vom ATP der Wirtszelle („Energieparasiten")
- geringe Tenazität: rasche Inaktivierung durch UV-Licht und Wärme
- die früher als Psittakose und Ornithose bekannten Krankheiten sind heute als Chlamydiose meldepflichtig bei Vogel, Wiederkäuer, Hund und Katze
- natürliche Antibiotikaresistenz gegenüber Aminoglykosiden (Gentamicin, Kanamycin, Neomycin) und Sulfonamiden und aufgrund der intrazellulären Lokalisation des Erregers gegenüber Penicillinen unempfindlich (nur extrazellulär wirksam)
- therapeutisch eingesetzt werden hauptsächlich Tetrazykline (Chlortetracyclin, Doxycyclin) und Gyrasehemmer (Fluorchinolone)

16.2.1 Taxonomie

Nachdem die Chlamydien lange Zeit als relativ homogene Gruppe mit nur einer Ordnung, einer Familie und einer Gattung betrachtet wurden, gehören heute zu den *Chlamydiales* die Familien *Chlamydiaceae*, *Criblamydiaceae*, *Parachlamydiaceae*, *Rhabdochlamydiaceae*, *Simkaniaceae* und *Waddliaceae*. Medizinisch bedeutsam sind die Gattungen *Chlamydia* und *Chlamydophila* der Familie *Chlamydiaceae*.

Zur Gattung *Chlamydia*, die mit 1,0 Mbp ein im Vergleich zu anderen Bakterien kleines Genom besitzt, gehören die Spezies *Chlamydia trachomatis*, *Chlamydia pneumoniae*, *Chlamydia psittaci*, *Chlamydia avium*, *Chlamydia gallinacea*, *Chlamydia ibidis*, *Chlamydia muridarum*, *Chlamydia pecorum* und *Chlamydia suis*. *C. trachomatis* ist ausschließlich humanpathogen; diese Art umfasst 18 Serovare in den Biovaren Trachomatis und Lymphogranuloma venerum. Auch *C. pneumoniae* (früher als TWAR-Stämme bezeichnet) hat in erster Linie humanmedizinische Bedeutung. Die Biovare Koala und Equine weisen aber auf das Infektionsspektrum auch bei Tieren hin. Von Nagetieren und Schweinen isolierte Stämme wurden als eigene Arten abgetrennt. *C. muridarum* wird bei Mäusen und Hamstern nachgewiesen, *C. suis* wird aus Schweinen mit Konjunktivitis, Enteritis und Pneumonie angezüchtet. *Chlamydia psittaci* wurde 1930 erstmals beschrieben.

In der Gattung *Chlamydophila* sind drei Spezies bekannt: *Chlamydophila abortus*, *Chlamydophila felis* und *Chlamydophila caviae*.

Eine Gesamtübersicht zu beiden Gattungen enthält die **Tab. 16.1**.

16.2.2 Vermehrungszyklus und Anzüchtung

Die Vermehrung nimmt von den kokkoiden Elementarkörperchen (EK oder EB – elementary body) mit einem Durchmesser von 0,2 µm ihren Ausgang. Diese EK sind die infektiösen, extrazellulär überlebensfähigen Formen. Sie werden durch rezeptorvermittelte Endozytose in die Wirtszelle aufgenommen. In der Eukaryontenzelle entwickeln sich in membrangebundenen Phagosomen aus den EK die größeren, pleomorphen und nicht infektiösen 0,8 µm großen Netzkörperchen (Retikularkörperchen, RK; engl.: reticulate bodies, RB). Die RK vermehren sich durch Zweiteilung in den endozytoplasmatischen Vakuolen (Einschlusskörperchen). Am Ende des Vermehrungszyklus steht die Differenzierung der RK zu den infektiösen EK und deren Freisetzung. Dieser Zyklus nimmt 48–72 Stunden in Anspruch. Ferner werden intrazelluläre Formen mit geringer metabolischer Aktivität beschrieben, die für die Persis-

Bakterien, obligat intrazellulär

Tab. 16.1 Übersicht zu den Chlamydieninfektionen.

Spezies	Serovar/Biovar	Wirte
Chlamydia pneumoniae	Biovar TWAR	Mensch
	Biovar Koala	Koala
	Biovar Equine	Pferd
Chlamydia psittaci	Serovar A	Psittaciden, Mensch
	Serovar B	Taube, Pute, Mensch
	Serovar C	Ente, Pute, Mensch
	Serovar D	Pute, Mensch
	Serovar E	verschiedene Vogelarten, Mensch
	Serovar F	Sittich
	Serovar M56	Bisamratte, Hase
	Serovar WC	Rind
Chlamydia pecorum	–	Wiederkäuer u. a. Säugetiere
Chlamydophila felis	–	Katze, Mensch
Chlamydophila abortus	–	Wiederkäuer, Mensch
Chlamydophila caviae	–	Meerschweinchen
Chlamydia trachomatis	18 Serovare, Biovare zu Trachom, Lymphogranuloma venerum	Mensch
Chlamydia suis	–	Schwein
Chlamydia muridarum	–	Maus, Hamster

tenz des Erregers wichtig sind. In diesem Stadium findet keine Zellteilung statt.

Infolge des intrazellulären Parasitismus sind zellfreie bakteriologische Nährmedien für Chlamydien nicht geeignet. Traditionell erfolgte die Vermehrung in Versuchstieren, insbesondere in Mäusen oder in embryonierten Hühnereiern. Inzwischen haben sich Zellkulturen für viele Zwecke durchgesetzt.

16.2.3 Antigene und Virulenzfaktoren

Chlamydien exprimieren gattungs-, spezies- und serovarspezifische Antigene.

Gattungsspezifische Antigene sind an das LPS und das MOMP (major outer membrane protein) der EK gebunden. Das MOMP enthält neben den gattungsspezifischen Antigenen auch speziesspezifische Antigene (deren zugrundeliegende Gene auch für die Artdiagnose mittels PCR genutzt werden) sowie serovarspezifische Antigene. Neben seiner Bedeutung als Träger immunisierender Antigene ist das MOMP von Bedeutung für die Bindung an Wirtszellen. Für die Virulenz der Chlamydien generell sind die Bindung an Zellrezeptoren, die Invasivität sowie der intrazelluläre Parasitismus entscheidend. Für eine Beurteilung serologischer und molekularbiologischer Untersuchungsergebnisse ist die Kenntnis der verwendeten Testantigene bzw. -sequenzen ausschlaggebend.

16.2.4 Bakteriologische und serologische Diagnose

Die bakteriologische Diagnose der Chlamydien basiert auf dem direkten Erregernachweis mittels Färbung, serologischer Methoden, Anzüchtung sowie dem indirekten Nachweis über die Bestimmung von Antikörpern. Mit diesen traditionellen Methoden ist allerdings lediglich eine Familienzuordnung (*Chlamydiaceae*) möglich. **Abb. 16.1** zeigt die Morphologie von Chlamydien im Stableforth-gefärbten Präparat.

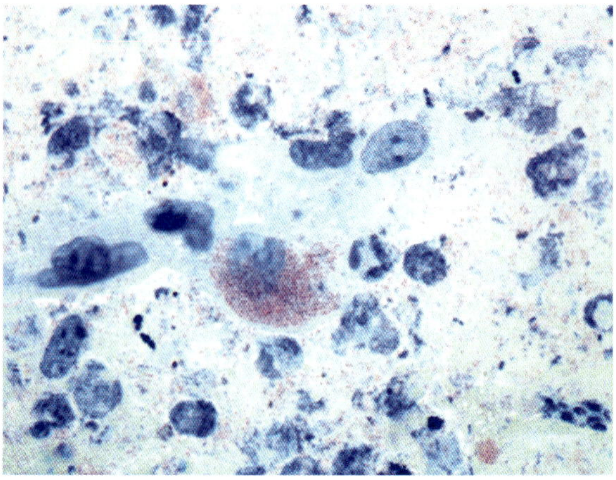

Abb. 16.1 Chlamydien (rot) im nach Stableforth gefärbten Direktausstrich. [Institut für Mikrobiologie, TiHo Hannover]

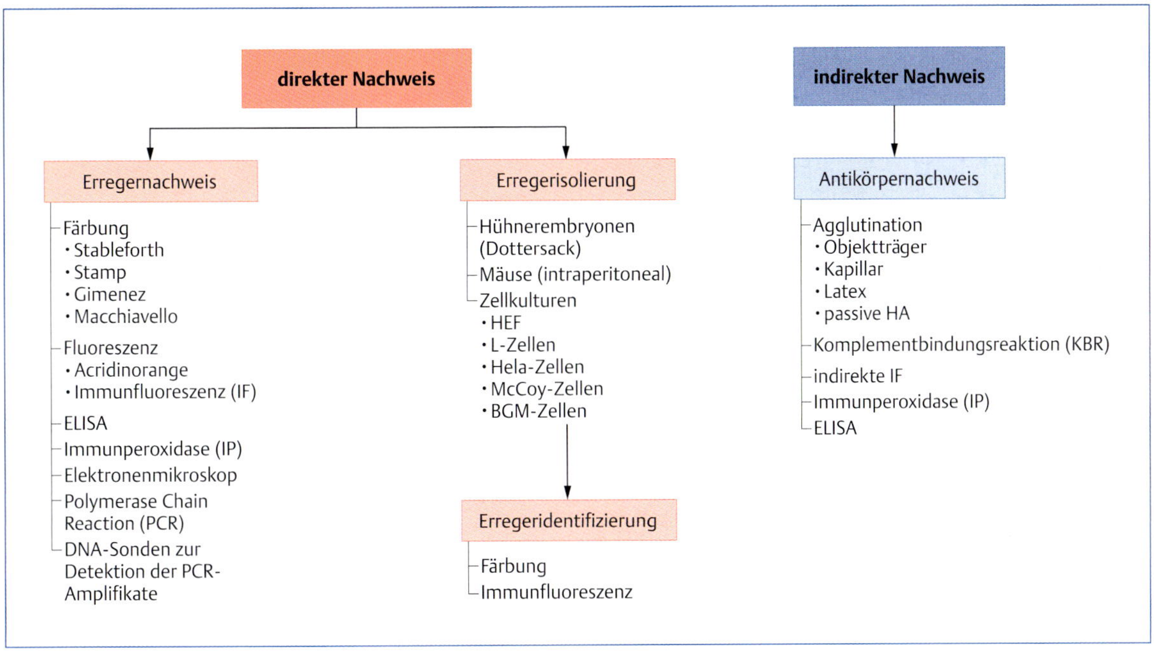

Abb. 16.2 Möglichkeiten der Chlamydien-Labordiagnostik. [ergänzt nach Hafez 1995]

Seit den 1990er-Jahren kann der speziesspezifische Nachweis mittels konventioneller PCR beziehungsweise inzwischen auch mittels Real-Time-PCR durchgeführt werden. Angesichts der geringen genetischen Unterschiede innerhalb der Ordnung *Chlamydiales* ist es mit beiden PCR-Verfahren allerdings schwierig, zwischen den 12 Arten der Gattungen *Chlamydia* und *Chlamydophila* zu unterscheiden. Aus diesem Grund wurde ein DNA-Mikroarray-Hybridisierungs-Assay (Chiptechnologie) entwickelt, mit dem sehr schnell und spezifisch die Chlamydien anhand ihres Hybridisierungsmusters unterschieden werden können.

Eine Übersicht zu den diagnostischen Möglichkeiten vermittelt die **Abb. 16.2**, ein Beispiel für die Chiptechnologie ist in **Abb. 16.3** dargestellt.

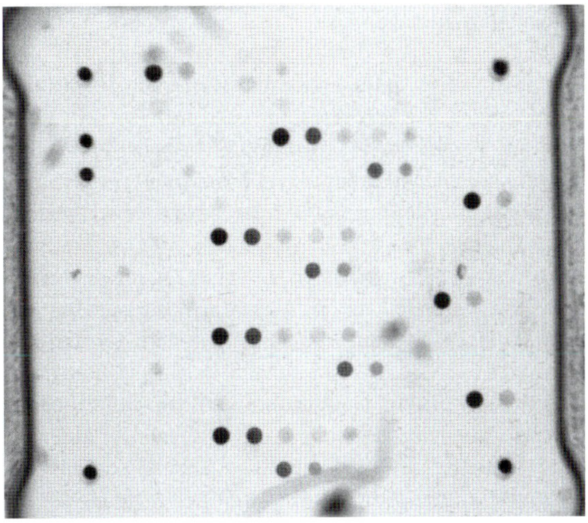

Abb. 16.3 Differenzierung von Chlamydien mittels der Chiptechnologie. Auf einer Array-Fläche von 2 × 2 mm (Chip insgesamt 3,4 × 3,4 mm), die sich im Boden eines speziell gefertigten Reaktionsgefäßes befindet, werden Chlamydien-spezifische DNA-Sonden aufgesprüht. Gezielt durch PCR vervielfältigte DNA-Fragmente binden im Reaktionsverlauf an die entsprechenden Sonden und zeigen sich durch Färbung als schwarze Punkte. [K. Sachse, Friedrich-Loeffler-Institut, Jena]

16.2.5 Aviäre Chlamydiose – Psittakose und Ornithose

BEACHTE

Meldepflicht für Psittakose/Ornithose.

Ätiologie und Epidemiologie Von Chlamydieninfektionen sind viele Vogelarten betroffen. Traditionell wird die Infektion der Papageienvögel als Psittakose von den als Ornithose bezeichneten Erkrankungen aller anderen Vogelarten abgetrennt. Bereits Ende des 19. Jahrhunderts wurde die Psittakose im Zusammenhang mit von Papageien ausgehenden Erkrankungen des Menschen beschrieben. Erst in den 1930er- und 1940er-Jahren machten dann Infektionen des Menschen, die in Vögeln ihren Ursprung hatten, auf die weite Verbreitung des Erregers in der Vogelwelt aufmerksam. Psittakose und Ornithose werden im Folgenden gemeinsam abgehandelt.

Von den acht Serovaren von *C. psittaci* wurden 6 (A–F) primär aus Vögeln isoliert. Die Serovar A besitzt die größte Bedeutung als Erreger der Psittakose. Die Serotypen B–D werden als Tauben-, Enten- und Putenserovar bezeichnet. Die Erstisolierung des Serotypen E erfolgte bei Menschen, die Bakterien treten jedoch weltweit bei einer Vielzahl von Vogelarten auf. Der Serotyp F wurde bisher nur aus einem Sittich angezüchtet. Nur die Serovare M56 (Bisamratte, Hase) und WC (Rind) wurden primär in Säugetierwirten gefunden.

Tab. 16.2 Verlaufsformen der Psittakose (nach Kaleta 1997).

Verlaufsform	Inkubationszeit	Krankheitsdauer	Symptome, Bemerkungen
akute, letale, systemische Form	3–7 Tage	8–14 Tage	Anorexie, Apathie, Atemnot, Diarrhö, junge Vögel
subakute bis protrahierte Form	7–14 Tage	>3 Wochen	Anorexie, Apathie, Atemnot, Diarrhö, adulte Vögel
chronische Form	30–90 Tage	>2 Monate	Apathie, Kachexie, Diarrhö, Atemnot, adulte Vögel
subklinische, persistierende Form	keine	ohne	häufigste Form, ohne Symptome, adulte Vögel
aktivierte, persistierende Form	>3 Monate bis Jahre	>2 Monate	Aktivierung durch endogene und exogene Faktoren, dann Apathie, Anorexie, Diarrhö, Kachexie, respiratorische Symptome, adulte Vögel

Klinik Wie schon erwähnt, wurden Chlamydieninfektionen der Psittaciden (Papageien und Sittiche) als **Psittakose** bezeichnet. Sie treten entweder als akute systemische Erkrankungsform, als subakute, chronische, subklinisch persistierende oder aktivierte persistierende Form auf. Eine Übersicht vermittelt die **Tab. 16.2**.

Für die Ornithose der Nutzgeflügelarten sind Puten am stärksten empfänglich. Kommt es zur Infektion mit hochvirulenten Stämmen, treten plötzlich vermehrte Verluste, Allgemeinstörungen, respiratorische Symptome und Durchfälle auf. Es können Mortalitätsraten von 10–40 % erreicht werden. Die Legeleistung von Zuchttieren geht während der akuten Phase stark zurück. Auch bei Enten und Gänsen erreichen Morbidität und Mortalität Werte von 5–30 %. Es dominieren respiratorische Symptome wie Nasen- und Konjunktivalausfluss verbunden mit Lähmungserscheinungen, Torticollis und Durchfall. Chlamydieninfektionen der Hühner führen wesentlich seltener zu klinischen Veränderungen, von denen dann am ehesten Küken betroffen sind. Veränderungen im Respirationstrakt, Meningoenzephalitis und erhöhte Verluste sind zu beobachten. Chlamydieninfektionen der Tauben verlaufen in erster Linie bei Jungvögeln klinisch manifest. Konjunktivitiden und Entzündungen der oberen Luftwege stehen im Vordergrund. Chlamydien sind auch im Rahmen von Mischinfektionen bei allen Erscheinungen des ansteckenden Schnupfens der Taube zu beobachten.

Diagnostik Da die klinischen Veränderungen nicht charakteristisch sind, müssen Anamnese, Sektionsbefund und Laboruntersuchungen zur Sicherung der Diagnose herangezogen werden. Durch die Sektion werden Rhinitis, Konjunktivitis, Pneumonie, Aerosacculitis, Myo- und Perikarditis, Hepato- und Splenomegalie, Hepatitis sowie Enteritis ermittelt. Aviäre Chlamydienstämme zählen zur Risikogruppe 3. Als Vermehrungssystem sind BGM-Zellkulturen vorgeschrieben. Für den Antikörpernachweis beim Vogel sind wegen der geringen Sensitivität der KBR bevorzugt ELISA-Methoden einzusetzen.

Differenzialdiagnostisch müssen Infektionen mit *E. coli*, Salmonellose, Bordetellose, Pasteurellose, Mykoplasmosen sowie Infektionen mit Pneumo-, Influenza- und Paramyxoviren (Newcastle disease) berücksichtigt werden.

Therapie, Prophylaxe und Tierseuchenbekämpfung Die weite Verbreitung von Chlamydieninfektionen unter Haus- und Wildvögeln macht eine völlige Tilgung aussichtslos. Das Halten und Züchten von Papageien oder Sittichen ist in Deutschland in der Verordnung zur Aufhebung der Psittakose-Verordnung sowie zur Änderung der Geflügelpest-Verordnung und der Bundesartenschutzverordnung vom 26. Juli 2012 geregelt.

Für die 14–21-tägige Behandlung kommen vor allem Chlortetracyclin und Doxycyclin infrage. Chlortetracyclin (500–5 000 ppm) kann im Futter zur Geschmacksbeeinträchtigung und damit zu einer reduzierten Aufnahme des Wirkstoffes führen. Doxycyclin lässt sich gut über Futter (1000 mg/kg) und Trinkwasser (200–800 mg/Liter) applizieren. Enrofloxacin in einer Dosierung von 250–1000 ppm über Futter oder Trinkwasser bzw. 10 mg/kg parenteral ist ebenfalls gut wirksam.

16.2.6 Chlamydiosen der Säugetiere

■ Chlamydienabort der Schafe und Ziegen

Synonym: enzootischer Abort bei Schafen und Ziegen

> **BEACHTE**
> Meldepflicht.

Ätiologie, Epidemiologie und Klinik Schaf- und Ziegenaborte können durch *Chlamydophila abortus* (früher: *Chlamydia psittaci* Serovar 1) ausgelöst werden. Serologische Untersuchungen offenbaren eine weite Verbreitung des Erregers in den Beständen. Zur massiven Erregerausscheidung kommt es beim Verlammen über die ausgestoßene Frucht, die Fruchthüllen und die Lochialflüssigkeit. Die Chlamydien werden ferner mit Milch, Harn und Kot ausgeschieden und von anderen Tieren oral aufgenommen; diese Übertragungswege spielen epidemiologisch jedoch eine untergeordnete Rolle. Aborte in der zweiten Trächtigkeitshälfte, aber auch Geburten lebensschwacher Lämmer und Frühgeburten bestimmen das klinische Bild. Infizierte Muttertiere zeigen meist keine schweren Symptome. Normalerweise entwickelt sich eine Immunität, die ein nochmaliges Verlammen verhindert. In der Herde geht der Infektionsprozess innerhalb weniger Ablammperioden in ein chronisches bzw. latentes Stadium über.

Diagnostik Die bakteriologische und serologische Diagnose folgt dem allgemeinen Schema der Chlamydiendiagnostik. Bei der Untersuchung abortierter Feten liefert bereits die mikroskopische Untersuchung von Direktausstrichen wertvolle Hinweise. Direktnachweise sind mittels Capture-ELISA in Vaginal-, Präputial- und Nachgeburtsproben möglich.

Differenzialdiagnostisch sind Salmonellen, *Coxiella burnetii*, *Campylobacter fetus* subsp. *fetus*, *Listeria monocytogenes*, Brucellen, Leptospiren und das Border-Disease-Virus in Betracht zu ziehen.

Therapie und Prophylaxe Der Chlamydienabort der Schafe und Ziegen ist eine meldepflichtige Tierkrankheit. Zu Beginn des Abortgeschehens kann eine Herdenbehandlung mit Tetrazyklinen zumindest einen Teil der Aborte verhindern. Bis zu vier Wochen vor der Belegung können Mutterschafe mit einer Lebendvakzine (*Chlamydophila abortus*, lebend, attenuiert) geimpft werden.

Chlamydieninfektionen des Rindes

> **BEACHTE**
> Meldepflicht.

Chlamydophila abortus kann beim Rind Aborte und Fruchtbarkeitsstörungen auslösen und ist daher differenzialdiagnostisch zu berücksichtigen. Chlamydien können aus Abortmaterial ebenfalls nachgewiesen werden. Ein zuerst als WSU 86-1044 beschriebenes Isolat aus einem abortierten Rinderfetus wird zu der neuen Art *Waddlia chondrophila* gerechnet, die ebenfalls zur Ordnung *Chlamydiales* gehört. *Chlamydia pecorum* verursacht Enzephalomyelitiden, Polyarthritiden, Pneumonien und Enteritiden. Auch Mastitiden und Konjunktivitiden wurden im Zusammenhang mit Chlamydieninfektionen diagnostiziert. Eine spezifische Infektion des Rindes durch *C. psittaci* ist die Buss-Enzephalitis, die bevorzugt bei Kälbern und Jungrindern als sporadische Enzephalomyelitis auftritt. Einzelheiten der Stammcharakterisierung, der Epidemiologie und Pathogenese bedürfen einer genaueren Klärung, um die medizinische Relevanz der Chlamydieninfektionen des Rindes exakt einschätzen zu können. Chlamydieninfektionen des Rindes sind meldepflichtig.

Chlamydieninfektionen des Schweines

Chlamydieninfektionen des Schweines wurden erst in den letzten Jahren eingehender erforscht. Verbreitet kommt es zur Vermehrung der Erreger im Darm und der Ausscheidung mit dem Kot. Chlamydien werden beim Schwein im Zusammenhang mit Aborten und Fortpflanzungsstörungen, Pneumonien, Konjuntivitis, Perikarditis, Polyarthritis, Polyserositis und Enteritis nachgewiesen. *Chlamydophila abortus* dominiert dabei bei Aborten und Genitalinfektionen, während aus dem Darm vorwiegend *Chlamydia suis* nachgewiesen wird. Mischinfektionen beider Chlamydienarten treten ebenfalls auf. In betroffenen Schweinebeständen können Tetrazykline oral oder parenteral eingesetzt werden. Eine gesicherte Erregerfreiheit ist damit nicht zu erreichen. Zur Immunprophylaxe gibt es nur erste Versuche.

Chlamydieninfektionen der Katze

Chlamydophila felis verursacht bei der Katze bevorzugt Infektionen der Kopfschleimhäute. Manifeste Erkrankungen beginnen meist mit Konjunktivitis, die im Anfangsstadium bevorzugt einseitig auftritt. Rhinitis und Pharyngitis können hinzukommen. Chlamydiosen gehören zum klinischen Komplex des Katzenschnupfens. Dem Begriff der felinen „Pneumonitis“ wird dagegen keine Berechtigung mehr zuerkannt. Kombinationsimpfstoffe gegen Katzenschnupfen sind auch mit Chlamydienantigen erhältlich.

Chlamydieninfektionen anderer Säugetiere

Mit Nachweisen von Chlamydienstämmen bei verschiedenen australischen Beuteltieren erweiterte sich nicht nur das bekannte Wirtsspektrum, es tauchten auch neue Fragen bezüglich epidemiologischer Zusammenhänge auf. Bei Infektionen von Koalas konnten *Chlamydia pecorum* und *Chlamydia pneumoniae* diagnostiziert werden.

16.2.7 Chlamydieninfektionen bei Amphibien und Reptilien

Nach dem erstmaligen Nachweis von Chlamydieninfektionen bei Afrikanischen Krallenfröschen wurde die ursprüngliche Art *Chlamydia psittaci* auch bei anderen Amphibienarten diagnostiziert. In afrikanischen Krokodilfarmen aufgetretene Hepatopathien wurden mit Infektionen über Krallenfrösche in Zusammenhang gebracht. Die ursprünglich als ausschließlich humanpathogen betrachtete Spezies *C. pneumoniae* konnte in einer Reihe von Amphibien- und Reptilienarten nachgewiesen werden.

16.2.8 Chlamydieninfektionen des Menschen

Die aviäre Chlamydiose (Psittakose und Ornithose), hervorgerufen durch *Chlamydia psittaci*, ist eine Zoonose. Sie kommt im Regelfall durch aerogene Infektion zustande. Fieberhafte Allgemeinerkrankungen mit grippeähnlicher Symptomatik sowie atypischer Pneumonie, Konjuktivitis und Kreislaufstörungen gehören zu den insgesamt uncharakteristischen Krankheitssymptomen. Seitdem wirksame Antibiotika zur Verfügung stehen, hat sich die Bedrohung durch diese Zoonose deutlich relativiert. Im überwiegenden Teil der Fälle geht die Ansteckung auf Tierkontakte zurück. Häufig kommen schwere Erkrankungen nach Ansteckung über Psittaciden zustande (ca. 50 % der Infektionen), daneben werden häufig Tauben als Infektionsquelle genannt. Jede andere Vogelart kann aber ebenso zum Ausgangspunkt der Zoonose werden. Zu den wichtigsten Risikogruppen gehören Tierärzte, Beschäftigte in Geflügelbetrieben, Geflügelschlachtereien, Zoofachhandlungen sowie Ziervogelhalter.

Chlamydieninfektionen des Menschen können auch von Säugetieren ausgehen. Die bei kleinen Wiederkäuern (Schaf und Ziege) vorkommenden enzootischen Aborte (Erreger: *Chlamydophila abortus*) besitzen nachweislich ebenfalls einen zoonotischen Charakter. In der Literatur finden sich Fälle von schwangeren Frauen (insbesondere Tierärztinnen und Betriebsmitarbeiterinnen), die nach Kontakt mit abortierenden Mutterschafen bzw. Abortmaterial eine Fehl- bzw. Totgeburt erlitten. *Chlamydophila felis*, der Erreger der Keratokonjunktivitis der Katze, kann auf den Menschen durch Schmierinfektion übertragen werden und verursacht dort ein der felinen Infektion vergleichbares Krankheitsbild. Die Risikobewertung boviner Stämme gestaltet sich etwas schwieriger. Da bei ihnen aber häufig Stämme mit den Merkmalen aviärer und oviner Chlamydien auftreten, ist ein grundsätzlich vorhandenes Risiko in Betracht zu ziehen. Betroffen sind in erster Linie Tierärzte, Tierpfleger sowie Beschäftigte der Lebensmittelindustrie. Weniger betroffen sind die Verbraucher von Lebensmitteln.

Am Trachom („Körnerkrankheit", eine durch *Chlamydia trachomatis* Serotypen A–C verursachte Keratokonjunktivitis) leiden in tropischen und subtropischen Regionen der Erde Millionen von Menschen. Diese chronische Erkrankung führt in schweren Fällen zur Erblindung. Weitere Folgen von Infektionen mit *Chlamydia trachomatis* sind beim Menschen das Lymphogranuloma venerum, Sterilität sowie unspezifische Genitalinfektionen wie die nicht gonorrhoische Urethritis.

Chlamydia pneumoniae verursacht Infektionen der oberen Luftwege und Pneumonien. In den letzten Jahren deuteten verschiedene Untersuchungen auf eine Beteiligung an der Entstehung der Atherosklerose hin.

16.3 Rickettsiales und Coxiella burnetii

Reinhard K. Straubinger

STECKBRIEF

- kokkoide, stäbchenförmige oder pleomorphe Bakterien mit Zellwänden vom gramnegativen Typ
- unbeweglich, Vermehrung durch Zweiteilung
- obligat intrazelluläre Vermehrung
- ATP kann im Gegensatz zu den Chlamydien gebildet werden
- parasitierend in retikuloendothelialen Zellen oder Erythrozyten von Vertebraten und Arthropoden
- Arthropoden sowohl als Vektoren als auch als primäre Wirte
- empfindlich gegenüber Tetrazyklinen

16.3.1 Taxonomie

Während die Chlamydien einen eigenständigen evolutionären Zweig verkörpern, sind die Rickettsien und *Coxiella* in den Stamm *Proteobacteria* eingeordnet, wo sie zu den Klassen *Alphaproteobacteria* (Ordnung *Rickettsiales*) bzw. *Gammaproteobacteria* (Ordnung *Legionellales*, Familie *Coxiellaceae*) gehören. In den letzten Jahren ist es zu einer Reihe von Umbenennungen gekommen, die zur Verwirrung Anlass geben können. Das betrifft beispielsweise die Neuordnung der Familien *Rickettsiaceae* und *Anaplasmataceae* unter Wegfall der *Ehrlichiaceae* durch Dumler et al. (2001). Die wichtigsten Änderungen sind in der **Tab. 16.4** dargestellt.

16.3.2 Gattung Rickettsia

Ordnung, Familie und Gattung wurden nach Howard Taylor Ricketts benannt, der zu Beginn des 20. Jahrhunderts die ersten Erreger aus dieser Gruppe nachgewiesen hatte und 1910 selbst dem Fleckfieber erlag. Mehrere Spezies sind humanpathogen. Arthropoden sind in allen Fällen an den Infektionskreisläufen beteiligt. Es werden die Erkrankungsgruppen Fleckfieber (Typhus), Zeckenbissfieber (Spotted Fever) und Tsutsugamushi-Fieber (Scrub Typhus) unterschieden.

Rickettsia prowazekii ist der Erreger des klassischen oder epidemischen Fleckfiebers des Menschen. Die als Vektoren bedeutsamen Läuse infizieren sich am Menschen, sterben aber nach der Vermehrung des Erregers in ihrem Darmepithel ab. Die Infektion des Menschen erfolgt über den rickettsienhaltigen Kot der Läuse.

Verschiedene Rickettsien besitzen Antigengemeinschaften mit dem als X19 bezeichneten O-Antigen eines geißellosen *Proteus*-Stammes, die es erlauben, das *Proteus*-Antigen für serologische Untersuchungen (Weil-Felix-Reaktion) zu verwenden.

Rickettsia felis ist nach neueren Untersuchungen in Großbritannien endemisch, Nachweise liegen aber auch aus Deutschland sowie Nord- und Südamerika vor. Diese von Katzenflöhen übertragene Art ist seit 1994 als humanpathogen bekannt und verursacht das sogenannte flea-borne spotted fever. Rickettsien-positive Katzenflöhe können sowohl an Katzen als auch an Hunden festgestellt werden. *R. felis* ist empfindlich gegenüber Doxycyclin, Rifampicin und Fluorchinolonen.

Eine Übersicht zu den Humanrickettsiosen gibt die **Tab. 16.3.**

16.3.3 Gattung Anaplasma

Gattungsmerkmale

Anaplasmen parasitieren in zytoplasmatischen Vakuolen reifer und unreifer hämatopoetischer Zellen, besonders myeloider Zellen und neutrophiler Granulozyten sowie in Endothelzellen und Erythrozyten von Säugetieren. Zecken sind die Vektoren. Die einzelne Anaplasmenzelle wird als Initialkörper bezeichnet, durch Teilung entstehen in den Wirtszellen die aus mehreren Zellen bestehenden Elementarkörper. Die Diagnose wird im akuten Stadium durch mikroskopische Untersuchung gefärbter Blutausstriche (Giemsa, Romanowsky, Acridinorange) gestellt.

Tab. 16.3 Rickettsiosen des Menschen und daran als Reservoirwirte beteiligte Säugetiere.

Erreger	Krankheit	Verbreitung	Vektoren	Reservoirwirte
R. prowazekii	klassisches Fleckfieber	Südamerika, Asien, Afrika	Läuse	Mensch, Flughörnchen
R. typhi	murines Fleckfieber	weltweit	Flöhe	Nager
R. rickettsii	Rocky-Mountain-Fleckfieber, Felsengebirgsfieber	westliche Hemisphäre	Zecken	Nager, Hund
R. canarii	Boutonneuse-Fieber	Afrika, Indien, Mittelmeergebiet	Zecken	Nager
R. sibirica	Sibirisches Zeckenbissfieber	Russland, Mongolei	Zecken	Nager, Beuteltiere
R. australis	Queensland-Zeckenbissfieber	Australien	Milben	Mäuse
R. akari	Zeckenpocken, Rickettsienpocken	USA, Russland, Korea	Milben	Nager
R. felis	flea-borne spotted fever	Europa, Nord-, Südamerika	Flöhe	Katze
Orienta tsutsugamushi (früher R. t.)	Japanisches Fleckfieber, Tsutsugamushi-Fieber	Südostasien, Japan, Nordaustralien		

Mit Ausnahme von *R. prowazekii* und *R. typhi* können auch Arthropoden als Reservoirwirte fungieren.

Tab. 16.4 Übersicht zu Anaplasmen-, Ehrlichien- und Neorickettsien-Arten mit Änderungen zur Nomenklatur.

Spezies	Wirt	Vektor	Krankheit
Anaplasma phagocytophilum (früher: *Ehrlichia phagocytophila*, *Ehrlichia equi*)	Wiederkäuer, Pferd, Hund, Mensch	*Ixodes ricinus*, *Ixodes persulcatus*, *Ixodes scapularis*	Zeckenbissfieber, equine/kanine/humane granulozytäre Ehrlichiose
Anaplasma platys (früher: *Ehrlichia platys*)	Hund	*Rhipicephalus sanguineus*?	kanine zyklische Thrombozytopenie
Anaplasma marginale	Wiederkäuer	*Boophilus* spp., *Dermacentor* spp.	Gallenseuche
Ehrlichia canis	Hund	*Rhipicephalus sanguineus*, *Dermacentor variabilis*	kanine monozytäre Ehrlichiose
Ehrlichia ewingii	Hund	*Amblyomma americanum*	kanine granulozytäre Ehrlichiose
Ehrlichia chaffeensis	Mensch, Hund, Weißwedelhirsch	*Amblyomma americanum*	humane monozytäre Ehrlichiose
Ehrlichia ruminantium	Wiederkäuer	*Amblyomma hebraeum*	Herzwasserkrankheit
Neorickettsia risticii (früher: *Ehrlichia risticii*)	Pferd	Trematoden	potomac horse fever, equine monozytäre Ehrlichiose
Neorickettsia sennetsu (früher: *Ehrlichia sennetsu*)	Mensch	?	Sennetsu-Fieber
Neorickettsia helminthoeca	Hund	Trematoden	salmon poisoning disease

Taxonomie

Wie bereits erwähnt, führten Änderungen in der Nomenklatur innerhalb der Ordnung *Rickettsiales* (Dumler et al. 2001) zu Änderungen der Gattungsbezeichnungen, insbesondere auch im Genus *Anaplasma*. Dabei ist zu beachten, dass sich die Krankheitsbegriffe im deutschen Sprachgebrauch noch nicht an die Nomenklaturänderungen angepasst haben (beispielsweise „equine granulozytäre Ehrlichiose", obwohl ausgelöst durch *Anaplasma phagocytophilum*, früher *Ehrlichia phagocytophila* und *Ehrlichia equi*).

Eine Übersicht zu den medizinisch wichtigen Arten mit den entsprechenden Änderungen vermittelt die **Tab. 16.4.**

Anaplasma-phagocytophilum-Infektionen

Zeckenbissfieber der Wiederkäuer

Über Zeckenbissfieber wurde erstmals 1932 aus Schottland berichtet. Neben Rindern sind Schafe, Ziegen und Wildwiederkäuer empfänglich. Infektionen konnten in vielen europäischen Ländern, auch in Deutschland, nachgewiesen werden. Für die Übertragung auf Wiederkäuer sind Zecken der Art *Ixodes ricinus* verantwortlich.

Nach einer anfänglichen Bakteriämie treten nach einer Inkubationszeit von etwa einer Woche Fieber, reduzierte Futteraufnahme, Apathie und verringerte Milchproduktion auf. Die meisten Infektionen verlaufen subklinisch bzw. mit schwach ausgeprägten Symptomen. Aborte sind möglich. Schwere Krankheitsverläufe treten besonders dann auf, wenn nicht immune Tiere in endemisch verseuchte Gebiete verbracht werden. Der Erreger kann bis zu zwei Jahre in den Tieren persistieren. Vorberichtlich sind Weidegang und Zeckenkontakte zu berücksichtigen. Während der Fieberphase lassen sich die Erreger in Blutausstrichen mikroskopisch diagnostizieren. Therapeutisch werden Tetrazykline eingesetzt. Zeckenbekämpfung und Weidebeschränkungen sind Kernpunkte der Prophylaxe.

Equine granulozytäre Anaplasmose (früher: Ehrlichiose der Pferde)

Die equine granulozytäre Anaplasmose, hervorgerufen durch *A. phagocytophilum* (früher: *Ehrlichia equi*), wurde 1969 erstmals in den USA beschrieben. Inzwischen ist sie auch in Europa (u. a. Deutschland), Israel und Brasilien aufgetreten.

Fieber bis zu 41 °C, Anorexie, Depression, Ödeme im unteren Extremitätenbereich und Ataxien bestimmen das klinische Bild. Dabei bleibt die Letalität gering.

Für die Diagnosestellung ist der mikroskopische Nachweis der Erreger bzw. der Morulae in den neutrophilen Granulozyten maßgeblich.

Kanine granulozytäre Anaplasmose (früher: Ehrlichiose)

A. phagocytophilum infiziert auch Hunde und führt hier zur kaninen granulozytären Anaplasmose. Zecken fungieren als Überträger. Die Vermehrung erfolgt in neutrophilen Granulozyten. Das klininsche Bild ist vielgestaltig und umfasst Fieber, Anorexie mit Gewichtsverlust, Dyspnoe, Lethargie, Lymphadenopathie, Polyarthritis und andere Symptome. Eine Thrombozytopenie ist diagnostisch hinweisend. Die Erkrankung ist in Deutschland heimisch, und ca. 20–30 % der Hunde tragen spezifische Antikörper gegen *A. phagocytophilum.*

Der Erreger kann in Blutausstrichen dargestellt werden. Für den direkten Erregernachweis in Leukozyten hat sich aufgrund der höheren Sensitivität die PCR etabliert. Für den indirekten Erregernachweis eignen sich ein auf *A.-phagocytophilum*-infizierten Zellen aufgebauter IFAT und ein mit einem erregerspezifischen Peptid ausgestatteter Schnelltest, der keine Kreuzreaktivität mit *Ehrlichia canis* aufweist. Hingegen ist eine Kreuzreaktivität mit *A. platys* vorhanden. Doxycyclin (10 mg/kg, 2 × täglich, 4 Wochen) und andere Tetrazykline sind gut wirksam. Die Therapie führt aber nicht zur Erregerfreiheit.

Kanine infektiöse zyklische Thrombozytopenie

Die ehemals als dritte kanine Ehrlichiose beschriebene kanine infektiöse zyklische Thrombozytopenie wird verursacht durch *Anaplasma platys* (früher: *Ehrlichia platys*). Sie tritt in den USA und in mediterranen Ländern auf. Im Jahr 1995 gelang in Deutschland der Erstnachweis bei einer Hündin, die sich mit hoher Wahrscheinlichkeit in Südeuropa infiziert hatte. Charakteristika dieser Infektionskrankheit sind wiederkehrende Bakteriämien, in deren Gefolge Thrombozytopenien auftreten. Die Symptome sind uncharakteristisch und im Normalfall wenig auffällig. Meist kommt es zu Fieber, Lymphadenopathien, Anorexie und gelegentlich Blut im Kot.

Neben dem Erregernachweis im Blutausstrich (Thrombozyten) dient der Antikörpernachweis der Diagnose.

Therapeutisch wird wie bei den Ehrlichiosen des Hundes vorgegangen.

Anaplasmose der Wiederkäuer

Synonym: Gallenseuche

Anaplasma marginale ist der Erreger der Anaplasmose der Wiederkäuer, die in tropischen und subtropischen Regionen sowie in Südeuropa auftritt. Die Nordgrenze der Verbreitung wurde bisher in der Schweiz erreicht.

Die Infektion erfolgt nur über Blutkontakt (Zecken, iatrogen). Klinisch manifeste Erkrankungen betreffen in der Regel Rinder, bei anderen Wiederkäuern bleibt die Infektion latent. Infektionen wurden auch bei Kamelen nachgewiesen. Kälber und Jungrinder besitzen eine Altersresistenz. Anämie, Fieber, Ikterus, Apathie, Inappetenz, erschwerte Atmung und starker Milchrückgang sind die Hauptsymptome. Aborte treten ebenfalls auf. Ikterus, Ödeme und die prall gefüllte Gallenblase geben bei der Sektion Hinweise auf Anaplasmose.

Obwohl die Erreger lebenslang persistieren können, gelingt ihr Nachweis über Blutausstriche nur in der akuten Phase. Im chronischen Stadium bleibt nur der indirekte Nachweis über serologische Untersuchungen. DNA-Sondentechniken wurden bereits entwickelt.

Mit Tetrazyklinen ist eine Therapie möglich.

Zur Immunisierung wurden Lebendvakzinen mit der weniger virulenten Spezies *Anaplasma centrale* bzw. mit attenuierten *A.-marginale*-Stämmen sowie inaktivierte Vakzinen entwickelt.

■ Weitere Anaplasma-Spezies

Anaplasma centrale verursacht wesentlich milder verlaufende Infektionen bei Rindern, die vorwiegend in Afrika auftreten.

Anaplasma ovis ist ein Blutparasit der kleinen Wiederkäuer, der morphologisch nicht von *A. marginale* unterschieden werden kann. Beide Arten besitzen gemeinsame Antigene. Der Krankheitsverlauf ist eher mild.

16.3.4 Gattung Ehrlichia

■ Gattungsmerkmale und Taxonomie

Die Gattung *Ehrlichia* umfasst Bakterien, die in Leukozyten parasitieren und bei verschiedenen Säugetieren sowiebeim Menschen Infektionskrankheiten auslösen können. Durch mikroskopische Untersuchungen von Blutausstrichen lassen sich Einschlusskörper, auch als Morulae bezeichnet, nachweisen. Diese enthalten jeweils mehrere

Elementarkörper, d. h. Bakterienzellen. Einzelzellen treten ebenfalls auf. Zecken verschiedener Gattungen fungieren als Vektoren und Wirte. Therapeutika der Wahl sind Tetrazykline.

Wie bereits erwähnt, führten Änderungen in der Nomenklatur innerhalb der Ordnung *Rickettsiales* (Dumler et al. 2001) zu Änderungen der Gattungsbezeichnungen insbesondere auch im Genus *Ehrlichia*. Dabei ist zu beachten, dass sich die Krankheitsbegriffe im deutschen Sprachgebrauch noch nicht an die Nomenklaturänderungen angepasst haben (beispielsweise „equine granulozytäre Ehrlichiose", obwohl ausgelöst durch *Anaplasma phagocytophilum*, früher *Ehrlichia phagocytophila*). Eine Übersicht zu den medizinisch wichtigen Arten mit den entsprechenden Änderungen vermittelt die **Tab. 16.4**.

Nachweismethoden

Für die Diagnose ist die Untersuchung von Blutausstrichen von zentraler Bedeutung. Dazu werden die Giemsa-Färbung bzw. der Immunfluoreszenztest genutzt. Die PCR ist als Bestätigungstest entscheidend. Die von den Bakterien infizierten Zellarten (Granulozyten, Monozyten) erlauben diagnostische Rückschlüsse auf die *Ehrlichia*-Spezies. Die Anzüchtung ist in Zellkulturen möglich.

Ehrlichiosen des Hundes

Kanine monozytäre Ehrlichiose

Synonym: tropische kanine Panleukopenie

Ätiologie und Epidemiologie *Ehrlichia canis*, der Erreger der kaninen monozytären Ehrlichiose, ist seit Jahrzehnten bekannt und kommt in tropischen und subtropischen Regionen vor. Hauptvektor ist die Braune Hundezecke, *Rhipicephalus sanguineus*. In Deutschland wurde die Infektion vor allem bei Hunden festgestellt, die sich vorher in Endemiegebieten Südeuropas und Nordafrikas aufgehalten hatten. Neben Hunden fungieren auch Wildkarnivoren als Erregerreservoir.

Klinik In der ersten Phase der klinischen Erkrankung dominieren Fieberschübe bis 41 °C, Anorexie, Schwäche, leichter Gewichtsverlust, Nasen- und Augenausfluss sowie blasse Schleimhäute. Die Symptome dieser 2–4-wöchigen Phase sind nicht pathognomonisch. Anschließend kommt es zu einem mehrwöchigen, klinisch häufig unauffälligen Stadium, in dem gelegentlich Anorexie und geringgradiger Gewichtsverlust auftreten. Wenn die Erkrankung in die chronische Form übergeht, treten Blutungen in der Haut und auf den Schleimhäuten, Nasenbluten, innere Blutungen, Anämie, Panzytopenie, starker Gewichtsverlust, Lymphknotenschwellungen und Ödeme auf.

Diagnostik Eine z. T. hochgradig ausgebildete Thrombozytopenie ist diagnostisch hinweisend. Der Erregernachweis in nach Giemsa gefärbten Blutausstrichen gelingt am ehesten in der ersten Phase der Infektion. Für den direkten Erregernachweis in Leukozyten hat sich aufgrund der höheren Sensitivität die PCR etabliert. Antikörpernachweise mittels indirektem IFT oder besser mit einem erregerspezifischen, peptidbasierenden Schnelltest sind spätestens ab dem 20. Tag p. i. positiv. Die persistierenden Titer erlauben in jedem nachfolgenden Stadium einen sicheren Nachweis der Infektion.

Therapie und Prophylaxe Sowohl Doxycyclin (10 mg/kg, 2 × täglich) als auch Oxytetracyclin sind für eine Dauer von vier Wochen zu empfehlen. Eine Erregerfreiheit nach der Therapie wird jedoch nicht erreicht. Werden Hunde in Endemiegebiete mitgenommen, sind sie mittels akariziden Stoffen und Repellents vor Zeckenbefall zu schützen. Zecken sollten regelmäßig und sorgfältig entfernt werden.

Kanine granulozytäre Ehrlichiose

Die kanine granulozytäre Ehrlichiose wird hervorgerufen durch *Ehrlichia ewingii*. Dieser Erreger wurde 1992 von *E. canis* abgetrennt und tritt nur in Amerika auf. Der Krankheitsverlauf ist insgesamt milder als der infolge der *E.-canis*-Infektion.

Ehrlichiosen der Katze

Über Ehrlichiosen der Katze liegen sehr wenige Informationen vor. Infektionen mit *E. canis* wurden ebenso nachgewiesen wie eine granulozytäre Ehrlichiose.

Ehrlichiosen der Wiederkäuer

Synonym: Herzwasserkrankheit

Ätiologie und Epidemiologie Erreger der Herzwasserkrankheit der Wiederkäuer ist *Ehrlichia ruminantium* (früher: *Cowdria ruminantium*). Zecken der Gattung *Amblyomma* übertragen die besonders in den Endothelzellen der Blutgefäße parasitierenden Erreger. Die Seuche kommt hauptsächlich in Afrika südlich der Sahara sowie auf den Karibischen Inseln vor, wurde aber auch schon in Südosteuropa beobachtet.

Klinik Die Herzwasserkrankheit äußert sich durch hohes Fieber, gastrointestinale und zentralnervöse Störungen. Neugeborene verfügen über eine Resistenz, die allerdings schnell nachlässt. Flüssigkeitsansammlungen in den Körperhöhlen bestimmen das Sektionsbild. Bei kleinen Wiederkäuern kommt es zu einer massiven Zunahme der Herzbeutelflüssigkeit. Besonders beim Rind ist auch die Zerebrospinalflüssigkeit deutlich vermehrt.

Diagnostik Für die bakteriologische Diagnose ist der mikroskopische Erregernachweis in Abstrichen von der Intima der großen Blutgefäße wichtig. Die geringe Widerstandsfähigkeit der Bakterien erfordert frisches Untersuchungsmaterial. Als Versuchstiere eignen sich beispielsweise Frettchen, meist wurden jedoch Merinoschafe verwendet, denen Blut erkrankter oder frisch verendeter Tiere intravenös appliziert wurde. Erst Ende der 1980er-/Anfang der 1990er-Jahre ist es gelungen, den Erreger in vitro zu kultivieren. Dazu eignen sich Endothelzellkulturen von Schafen und Rindern sowie verschiedenen afrikanischen Wildwiederkäuern.

Therapie und Prophylaxe Therapeutisch werden hauptsächlich Tetrazykline (Chlortetracyclin, Oxytetracyclin) eingesetzt.

Durch die Möglichkeiten der In-vitro-Kultivierung von *E. ruminantium* haben sich auch die Aussichten für die Impfstoffentwicklung grundsätzlich verbessert. Während früher das erregerhaltige Blut künstlich infizierter Schafe eingesetzt wurde, konnten in neueren Versuchen mit Zellkultur-attenuierten Lebendvakzinen und Inaktivatvakzinen aus Zellkulturmaterial gute Ergebnisse erzielt werden.

Die Seuchenbekämpfung bleibt allerdings ohne Maßnahmen gegen die Zecken wirkungslos. Potenziell besteht in allen Gebieten, in denen *Amblyomma*-Zecken natürlicherweise vorkommen oder sich vermehren können, die Gefahr der Seucheneinschleppung.

Ehrlichiosen des Menschen

Humanpathogene Vertreter dieser Gattung sind *Ehrlichia chaffeensis* und *Neorickettsia sennetsu* (früher *Ehrlichia sennetsu*). *E. chaffeensis* kommt auch bei Hunden vor, die damit ein Erregerreservoir bilden. Die Erreger der humanen Ehrlichiose sind genetisch eng mit *E. canis* verwandt.

E. chaffeensis kommt in den USA vor, während *N. sennetsu* in Japan bereits seit Jahrzehnten als Erreger des Sennetsu-Fiebers bekannt ist.

16.3.5 Gattung Neorickettsia

Equine monozytäre Neorickettsiose (früher: Ehrlichiose)

Synonym: Potomac horse fever

Ätiologie Die equine monozytäre Neorickettsiose wird durch die in den Monozyten parasitierende Art *Neorickettsia risticii* (früher: *Ehrlichia risticii*) verursacht. 1979 wurde diese Infektionskrankheit erstmals in der Nähe des Flusses Potomac im US-Staat Maryland diagnostiziert. In Europa sind Nachweise in Frankreich erfolgt.

Klinik Das Initialstadium der Krankheit ist von Fieber, leichten Depressionen und reduziertem Appetit gekennzeichnet. Nach einigen Tagen bis zu einer Woche kann sich ein zweites Krankheitsstadium mit ausgeprägteren Symptomen entwickeln. Es ist durch höheres Fieber und Diarrhöen gekennzeichnet, denen Enterokolitiden zugrunde liegen. Lahmheit, Koliken und subkutane Ödeme treten ebenfalls auf. Der Erreger kann die Plazenta passieren und Aborte induzieren. Im Unterschied zur granulozytären Ehrlichiose (S. 332), die durch *Anaplasma phagocytophilum* hervorgerufen wird, ist die Letalität höher.

Diagnostik Direkte Erregernachweise erfolgen in Blutausstrichen. Für serologische Untersuchungen bieten sich ELISA und indirekter IFT an. Im Kot der Pferde kann *N. risticii* durch immunmagnetische Separation und anschließende Identifizierung über PCR nachgewiesen werden. Für die Anzüchtung werden Kulturen peripherer mononukleärer Blutzellen eingesetzt.

Weitere Neorickettsia-Spezies

Die Spezies *N. sennetsu* wurde bei den humanpathogenen Ehrlichien beschrieben. Das Genus *Neorickettsia* enthält ferner eine Spezies (*N. helminthoeca*), die bei Trematodenlarven von Lachsen an der Pazifikküste der USA vorkommen. Durch Aufnahme von Fischen infizieren sich Hunde sowie Bären, Kojoten, Füchse und Frettchen. *N. helminthoeca* löst beim Hund die salmon poisoning disease aus, die durch hohes Fieber, gedämpftes Verhalten, Anorexie und gastrointestinale Störungen gekennzeichnet ist. Lymphadenopathie, Leuko- und Thrombozytopenie sowie Gewichtsverlust kommen hinzu. Das Elokomin fluke fever ist der salmon poisiong disease ähnlich, jedoch in der klinischen Ausprägung milder, und ein breiteres Spektrum an Wirten ist betroffen.

16.3.6 Gattung Aegyptianella

In den Tropen und Subtropen tritt *Aegyptianella pullorum* als Blutparasit bei verschiedenen Vogelarten in Erscheinung. Zecken fungieren als Überträger. Im Zusammenhang mit resistenzmindernden Faktoren entwickeln sich Fieber, Anämie, Durchfall, allgemeine Schwäche und Abmagerungserscheinungen. Sensitivität besteht gegenüber Tetrazyklinen.

16.3.7 Gattung Coxiella

BEACHTE

Meldepflicht.

STECKBRIEF

- Rickettsien-artiger Erreger aus der Ordnung *Legionellales* (früher: *Rickettsiales*), wichtiger Vertreter der Gattung *Coxiella* ist *Coxiella burnetii*
- kokkoide Kurzstäbchen von 0,2–0,4 × 0,4 µm Größe
- hochinfektiös
- Zoonose
- Erreger des Q-Fiebers
- meldepflichtige Tierkrankheit

Vermehrungszyklus und Anzüchtung

Im Unterschied zu den Rickettsien durchläuft *C. burnetii* einen Entwicklungszyklus, in dem kleine, hoch infektiöse (small cell variant) und große (large cell variant) Zellvarianten auftreten. Auch sporenartige Partikel werden gebildet. Diese „Sporen"-Bildung ist besonders bemerkenswert und ein Grund für die außerordentlich **hohe Tenazität** des Erregers.

Strukturveränderungen der Zellwand bedingen zudem das Auftreten von zwei Phasen, von denen die Phase I im empfänglichen Wirt auftritt. Sie ist die virulentere Form und durch ein stark verzweigtes, komplexes LPS charakterisiert. Der Wechsel zur schwächer virulenten Phase II vollzieht sich in Kulturpassagen; das LPS ist weniger verzweigt.

C. burnetii kann im empfänglichen Versuchstier, besonders dem Meerschweinchen, in bebrüteten Hühnereiern und Zellkulturen angezüchtet werden.

Coxiellose, Q-Fieber

Synonym: query fever

BEACHTE
Meldepflicht.

Ätiologie und Epidemiologie Unabhängig voneinander beschrieben Forscher in Australien und den USA in den Jahren 1937 und 1938 Q-Fieber beim Menschen und isolierten den Erreger. Der Erreger wurde zuerst als *Rickettsia diaporica*, dann zu Ehren der Wissenschaftler Cox und Burnet als *Coxiella burnetii* bezeichnet. Das Wirtsspektrum des Erregers ist sehr groß. Es umfasst neben dem Menschen viele Arten von Säugetieren, Vögeln und Arthropoden. Zecken nehmen in der Epidemiologie eine zentrale Stellung ein; in ihnen kann *C. burnetii* lebenslang persistieren. Der Erreger wird in der Zecke auch transovariell weitergegeben.

Das Q-Fieber stellt eine **typische Naturherdinfektion** dar. Der Erreger persistiert in Wildtieren und wird durch Zeckenstiche und v.a. den erregerhaltigen Kot der Zecken auf Menschen und Haustiere übertragen. In Mitteleuropa ist *Dermacentor marginatus* die wichtigste Zeckenart im Infektionszyklus des Q-Fiebers. Daneben existiert aber auch ein von Zecken unabhängiger Haustierzyklus, bei dem es zur aerogenen und oralen Ansteckung kommt. Grundzüge der Epidemiologie vermittelt die **Abb. 16.4** Vom infizierten Tier werden die Coxiellen über Speichel, Milch, Kot, Harn und ganz besonders über Fruchtwasser, Lochien und Eihäute ausgeschieden.

Klinik Die Mehrzahl der Infektionen mit *C. burnetii* verläuft bei den Tieren latent bzw. mit gering ausgeprägten, uncharakteristischen klinischen Veränderungen. Dennoch scheiden infizierte Tiere die Erreger aus und werden damit zur Infektionsquelle für den Menschen und andere Tiere. Die wichtigsten Manifestationen einer Coxielleninfektion bei Tieren sind Aborte und Frühgeburten bei Rindern, Schafen und Ziegen, die mit massiven Erregerausscheidungen verbunden sind. Erreger können zudem mit der Milch ausgeschieden werden. Bei Ziegen scheint sich die Infektion beim Einzeltier auf zwei Ablammperioden zu beschränken.

Diagnostik *C. burnetii* ist bei der diagnostischen Abklärung von Wiederkäueraborten zu beachten. Ferner ergeben sich Indikationen für Untersuchungen aus verdächtigen Erkrankungen bei Menschen. Es muss streng auf die Vermeidung von Laborinfektionen (Risikogruppe 3) geachtet werden.

Die Färbungen nach Stamp, Gimenez, Giemsa und Köster bzw. die Immunfluoreszenz sind für mikroskopische Untersuchungen von Originalausstrichen und histologischen Schnitten geeignet. Wegen der hohen Erregerkonzentration ist der Originalausstrich besonders bei der Untersuchung von Abortmaterial aussichtsreich. Zur Anzüchtung des Erregers dienen Zellkulturen und Bruteier. Der Meerschweincheninokulationstest, der besonders für die Untersuchung von Milch genutzt wurde, ist heutzutage entbehrlich. Die PCR hat für den Nachweis von *C. burnetii* aus Organproben und der Milch eine besondere Bedeutung erlangt. Serologische Methoden sind beispielsweise der Kapillaragglutinationstest, die KBR, der indirekte IFT und der ELISA, wobei der indirekte IFT und der ELISA die größte Bedeutung besitzen. Capture-ELISA-Systeme werden auch zum Erregernachweis in der Milch eingesetzt.

Therapie und Prophylaxe Q-Fieber ist eine meldepflichtige Tierkrankheit, die Gefährdung für den Menschen ist generell zu beachten.

Zur Antibiotikaempfindlichkeit des Erregers liegen nicht sehr viele gesicherte Daten vor. Neben den traditionell eingesetzten Tetrazyklinen sind Rifampicin und Fluorchinolone wirksam, eine garantierte Erregerfreiheit ist aber nicht zu erzielen. Aufgrund der epidemiologischen Besonderheiten ist eine Immunprophylaxe in gefährdeten Beständen sinnvoll; ein Impfstoff mit inaktivierten *Coxiella-burnetii*-Organismen (Stamm Nine Mile) steht zur Verfügung. Eine optimale Geburtshygiene und strenge Maßregelungen bei Wiederkäueraborten tragen zur Verhinderung von Infektionen bei. *C. burnetii* wird in der Milch durch Pasteurisierung abgetötet; Risiken für den Men-

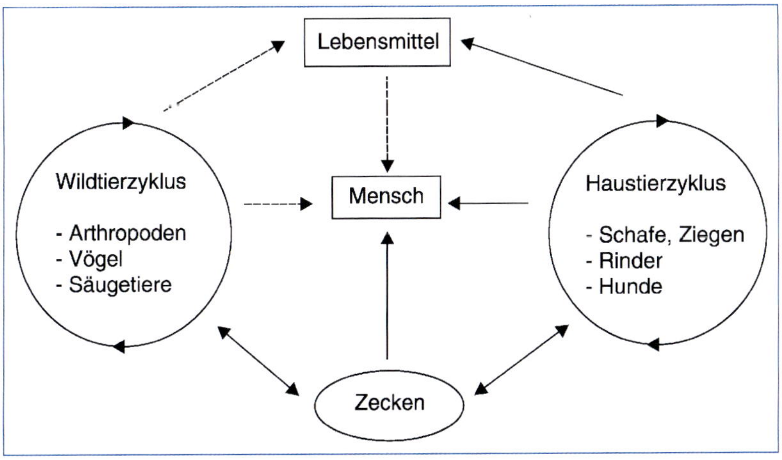

Abb. 16.4 Epidemiologie des Q-Fiebers.

schen gehen jedoch vom Verzehr von Rohmilch bzw. Rohmilchprodukten aus. Zeckenbekämpfung und ggf. Weidebeschränkungen dienen der Verringerung des Infektionsrisikos. Hinsichtlich des Tierhandels wäre eine serologische Untersuchung bzw. der Erregernachweis in der Milch bei entsprechenden epidemiologischen Situationen angebracht.

Q-Fieber des Menschen

Die heute weltweit als Q-Fieber bezeichnete **Zoonose** wurde in der Vergangenheit unter verschiedenen Synonymen beschrieben, die nicht in allen Fällen eine absolut sichere Zuordnung zur Infektion mit *C. burnetii* erlauben. Die Infektion erfolgt hauptsächlich durch das Einatmen von erregerhaltigen Tröpfchen oder Staub im Umfeld von Wanderschafherden oder Tierausstellungen. Die Infektion ist aber auch durch Kontakt oder, wie erwähnt, z. B. über Lebensmittel oral möglich. Bei aerogener Infektion sind nur wenige Zellen des hoch infektiösen Erregers erforderlich.

In Deutschland wurden beispielsweise von (Wander-) Schafherden, in Farmen gehaltenem Damwild und Zoowiederkäuern ausgehende Infektionen nachgewiesen. Geburtshilfe und Nachgeburtsbehandlung beinhalten ein hohes Infektionsrisiko. Q-Fieber kann eine Berufskrankheit sein. Die klinischen Erscheinungen sind beim Menschen von grippeartigen Symptomen geprägt. Ausgeprägter Stirnkopfschmerz, Muskelschmerzen sowie atypische Pneumonien treten auf. Selten kommt es zu Endokarditiden. In Frankreich und Spanien wird Hepatitis als häufige Form der chronischen Infektion beschrieben und mit dem Verzehr von infizierter Rohmilch und Rohmilchkäse in Verbindung gebracht.

Mittel der Wahl ist Doxycyclin, Ampicillin, Chloramphenicol, Chinolone sowie Rifampicin sind ebenfalls wirksam.

16.4 Lawsonia

Hans-Joachim Selbitz

16.4.1 Gattungsmerkmale

STECKBRIEF

- nicht sporenbildende, gebogene, gramnegative Stäbchen von 0,25–0,50 × 1,25–1,75 µm
- streng intrazelluläres Wachstum unter mikroaerophiler Atmosphäre, zellfreie Nährmedien sind nicht zur Anzucht geeignet

Die 1995 beschriebene Gattung *Lawsonia* zählt zur Familie *Desulfovibrionaceae* in der Klasse *Deltaproteobacteria*. Sie enthält nur eine Art, *L. intracellularis*, früher als *Campylobacter*-like Organism (CLO) bzw. Ileal Symbiont (IS) intracellularis bezeichnet. Das Genom besteht aus 1,7 Mbp, verteilt auf das Chromosom und drei Plasmide. Zwischen verschiedenen Isolaten treten nur sehr geringe Unterschiede auf. Ob es Varianten des Erregers gibt, ist noch nicht abschließend geklärt.

16.4.2 Anzüchtung und Differenzierung

Der säurefeste Erreger vermehrt sich unter mikroaerophiler Atmosphäre intrazellulär in Enterozyten, die Kultivierung gelingt in der Ratten-Enterozyten-Zelllinie IEC-18, der intestinalen Epithelzelllinie Henle 407 und McCoy-Zellen. Die geringe Zahl verfügbarer Isolate schränkt die Forschung noch deutlich ein. Von der Gattung *Desulfovibrio* erfolgt die Abgrenzung mittels der Proteinprofile, monoklonaler Antikörper und DNA-Hybridisierungstechniken.

16.4.3 Virulenz und Epidmiologie

Es wurden 401 Gene ermittelt, die nur von virulenten Erregerstämmen exprimiert werden. Dazu gehören in Membrantransporter und Stressresponse involvierte Gene. Ein Sekretionssystem des Typs 3 (T3SS) läßt sich ebenfalls nachweisen. Die wichtigsten Virulenzeigenschaften sind die Invasion von Enterozyten und die Induktion der Hyperplasie dieser Zellen.

L. intracellularis kolonisiert den Darmkanal, speziell das Ileum von Schweinen und anderen Tierarten. Nachweise sind bei vielen Säugetierarten und auch einigen Vögeln erfolgt. Dazu zählen Hamster, Meerschweinchen, Ratten, Füchse, Hirsche, Hunde, Pferde, Rhesusaffen, Hasen, Frettchen sowie Straußenarten. Bei Schweinen ist der Erreger weltweit verbreitet. Experimentelle Infektionen von Hamstern mit porcinen Stämmen sind beschrieben.

16.4.4 Porcine proliferative Enteritis/Enteropathie (PPE)

Synonym: porciner intestinaler Adenomatosekomplex (PIA), Ileitis

Diesen manchmal kurz als Ileitis bezeichneten Komplex bilden mehrere Krankheitsbilder des Schweines, denen proliferative Entzündungen der Ileumschleimhaut zugrunde liegen. Es sind sowohl inapparente Infektionen als auch akute und chronische Krankheitsverläufe zu beobachten, die vorwiegend bei Absatzferkeln und Jungschweinen auftreten.

Ätiologie Die Bedeutung von *L. intracellularis* als Erreger des PPE-Komplexes ist durch experimentelle Infektionen nachgewiesen. Das klinische Bild der intestinalen Adenomatose wurde erstmals 1931 beschrieben. Bei Isolaten von Schweinen wurde eine prophagenassoziierte Genominsel nachgewiesen, es handelt sich dabei um die wichtigste bekannte Genomvariation dieser Spezies.

Pathogenese *L. intracellularis* infiziert primär die Epithelzellen in den Krypten der Ileumschleimhaut (**Abb. 16.5**) und führt über Proliferation unausgereifter Zellen zur Verdickung des Darmabschnittes. Die Anzahl der Becherzellen vermindert sich und die Schleimproduktion ist reduziert. Die Infektion breitet sich auf Zäkum, Kolon und Jejunum aus. Es kommt zu Verlängerungen der Krypten und Verlusten von Nährstoffen in das Darmlumen sowie Störungen der Resorption.

Beim Übergang zur nekrotisierenden Enteritis wirken wahrscheinlich Sekundärerreger mit. Ausheilende Nekrosebezirke sind durch die Bildung von Granulationsgewebe und die Hypertrophie von Muskelschichten charakterisiert, die das Bild der regionalen Enteritis bestimmen.

Klinik und Pathologie Am stärksten ist die Altersgruppe von 6–20 Wochen betroffen. Grundsätzlich lassen sich inapparente, akute und chronische Krankheitsverläufe unterscheiden. Die Existenz verschiedener Bezeichnungen wie proliferative Enteropathie, intestinale Adenomatose, nekrotisierende Enteritis, regionale Ileitis und proliferative hämorrhagische Enteropathie verdeutlicht die Vielgestaltigkeit der Krankheitsbilder. Inwieweit insbesondere an den hämorrhagischen Enteritiden Sekundärerreger beteiligt sind, bedarf noch einer näheren Abklärung. Durchfälle und Störungen des Allgemeinbefindens treten in unterschiedlicher Ausprägung bei allen Erkrankungsformen auf, die wirtschaftliche Bedeutung liegt weniger in direkten Tierverlusten als in Leistungsminderungen. Akute Ausbrüche der proliferativen hämorrhagischen Enteropathie gehen auch mit plötzlichen Todesfällen und Verendungen innerhalb der ersten 48 Krankheitsstunden einher, Aborte kommen in solchen Beständen ebenfalls vor. Durchfallkot ist wässrig-dunkel bzw. -rötlich aufgrund der Blutbeimengungen. Die Körpertemperatur steigt bis etwa 40 °C. Neben Blut treten im Durchfallkot bei Vorliegen nekrotisierender Veränderungen auch nekrotische Gewebeteile auf. Chronisch erkrankte Tiere werden häufig zu Kümmerern.

Pathologisch-anatomische Veränderungen sind oft auf einen abgegrenzten Bereich des Ileums beschränkt. Distales Jejunum, Zäkum und proximales Kolon können gelegentlich beteiligt sein. Proliferative Enteropathien sind besonders durch epitheliale Hyperplasien gekennzeichnet, die Mukosa ist verdickt und lässt deutliche Falten erkennen. Nekrotische und hämorrhagische Veränderungen kommen je nach Krankheitsstadium hinzu.

Die Verlaufsformen lassen sich am ehesten anhand der Sektionsbilder und histologischen Befunde definieren. Bei der **porcinen intestinalen Adenomatose (PIA)** sind Verdickungen und Faltenbildungen der Darmschleimhaut bereits makroskopisch sichtbar, histologisch fallen u. a. Epithelzellproliferationen auf. Aus der PIA entwickelt sich die **nekrotisierende Enteritis (NE)**, die sich in einer Koagulationsnekrose äußert. Im Fall der **regionalen Ileitis (RE)** ist die Tunica muscularis des Ileums stark hypertrophiert, der Darmabschnitt wirkt starr und kontrahiert, Rupturen sind möglich. Akute klinische Krankheitsverläufe sind meist durch die **proliferative hämorrhagische Enteropathie (PHE)** bedingt, im Darmlumen finden sich Blutkoagula. An der akuten PHE erkranken vor allem ältere Mastschweine und Jungsauen im Alter von 3–12 Monaten.

Diagnostik Für die Diagnosestellung sind klinische, pathologisch-anatomische, pathologisch-histologische und bakteriologische Befunde maßgeblich. Die in Zellkulturen mögliche Anzüchtung von *L. intracellularis* ist für die Routinediagnostik zu aufwendig. Im Vordergrund steht daher der mikroskopische Nachweis in Darmschnitten (**Abb. 16.5**) nach Silberfärbung (Warthin-Starry) bzw. einer modifizierten Ziehl-Neelsen-Färbung (15–20 min Karbolfuchsin 1:5 verdünnt; 30 s Entfärben mit 0,5 %igem Eisessig

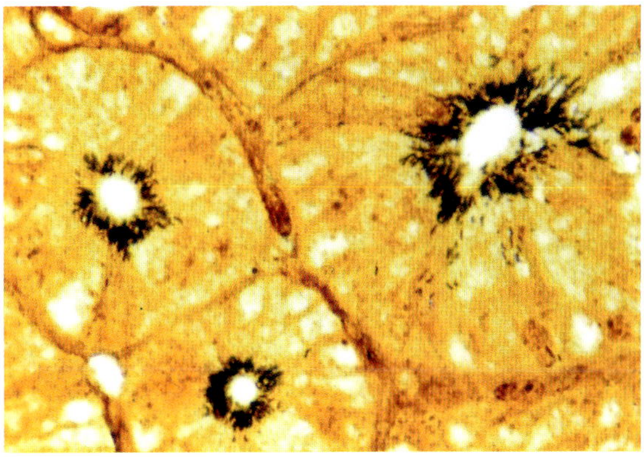

Abb. 16.5 *Lawsonia intracellularis* im Ileum eines Schweines, Warthin-Starry-Färbung. [Wittenbrink, Institut für Veterinärbakteriologie, Universität Zürich]

und Gegenfärbung mit Loefflers Methylenblau). Für die Beurteilung der pathohistologischen Veränderungen werden die üblichen Färbungen verwendet. Erregernachweise sowohl aus Darmgewebe als auch Kot erlaubt die PCR, ihre Nachweisgrenze liegt derzeit bei etwa 10^3 Lawsonien pro Gramm Kot. Die in-situ-Hybridisierung mit einer rRNA-Sonde wurde ebenfalls beschrieben. Mittels indirektem IFT, IPMA (Immunperoxidase Monolayer Assay) und ELISA lassen sich Serumantikörper ab etwa 2–3 Wochen nach der Infektion nachweisen. In Praxisuntersuchungen zeigten sich bereits 10 Wochen alte Schweine häufig als seropositiv. Der ELISA erweist sich als robust, sensitiv und wegen der Automatisierbarkeit als besonders praxistauglich.

Differenzialdiagnostisch müssen Salmonellose, Dysenterie, Trichurose (Peitschenwurmbefall) sowie je nach Altersgruppe ggf. Coliinfektionen, bei der chronischen Verlaufsform auch Mykotoxikosen berücksichtigt werden.

Therapie Da sich *L. intracellularis* nicht auf künstlichen Medien kultivieren lässt, ist auch die übliche Resistenzprüfung nicht möglich. Exakte Prüfungen erfordern daher experimentelle Infektionen von Schweinen, die mittels oraler Verabreichung von Schleimhauthomogenisaten möglich sind. Folgende Wirkstoffe haben sich in kontrollierten Versuchen als geeignet erwiesen: Chlortetracyclin, Tylosin, Acetylisovaleryltylosin, Lincomycin, Lincomycin-Spectinomycin, Neomycin, Tiamulin und Valnemulin.

Prophylaxe Schwerpunkt der Vorbeuge bilden die Maßnahmen der allgemeinen Seuchenprophylaxe und Impfungen. In Problembeständen kann versucht werden, neu eingestallte Tiere durch Futtermedikation zu schützen. Eine gesonderte Gruppenhaltung ist dann natürlich besonders wichtig, das Alles-rein-alles-raus-Prinzip erweist sich auch zur Prophylaxe dieser Infektionskrankheit als wertvoll.

Ein Lebendimpfstoff kann Tieren ab dem Alter von drei Wochen oral verabreicht werden. Der Impfzeitpunkt kann anhand der bestandstypischen Antikörperdynamik festgelegt werden. Da der Schutz etwa 3 Wochen nach Applikation ausgeprägt ist, sollte die Vakzinierung etwa 6 Wochen vor der nachgewiesenen Serokonversion erfolgen. Die Impfung soll nicht regelmäßig zum Nachweis von Serumantikörpern führen.

16.4.5 Equine proliferative Enteropathie

Die Equine proliferative Enteropathie (EPE) wurde 1982 erstmals beschrieben. Sie tritt vorwiegend bei Absatzfohlen, gelegentlich auch bei adulten Pferden auf und ist weltweit verbreitet. Klinisch äußert sich die EPE mit Apathie, Anorexie, Fieber, Kolik und Durchfällen. Abmagerungen und Unterbauchödeme treten ebenfalls auf. Zur Behandlung werden Rifampicin, Azithromycin (Deutschland: beide Positivliste für Equiden) und Erythromycin, teilweise in Kombination, sowie auch Oxytetracyclin, Doxycylin, Minocyclin (in Deutschland nicht zugelassen) und Chloramphenicol (nicht für Lebensmitteltiere) empfohlen. Eine für Schweine zugelassene Lebendvakzine erwies sich in Versuchen nach intrarektaler Applikation als wirksam.

Teil IV Allgemeine Mykologie

17 Grundlagen

Johann Bauer, Karin Schwaiger

17.1 Definitionen

Die **Mykologie** befasst sich mit der Lehre von den Pilzen (mykes, griech.: Pilz). Als **echte Pilze** (lat. **Fungi,** Syn. *Eumycota, Mycota*) werden eukaryontische, wenig differenzierte, chlorophyllfreie Lebewesen mit Zellwänden, die Chitin, Chitosan und ß-Glukane enthalten, bezeichnet. Sie werden wie die Plantae (Pflanzen) und Animalia (Tiere) in einem eigenen Reich mit über 100 000 Arten zusammengefasst. Der primäre Standort der Pilze ist der Boden, allerdings haben sich Arten entwickelt, die Pflanzen, Menschen und/oder Tiere besiedeln können. In der Gruppe der **Fungi imperfecti** (Syn. *Deuteromycetes*) wurden vegetative Sporen bildende Pilze innerhalb des Reiches der „Fungi" zusammengefasst, von denen keine sexuell gebildeten Hauptfruchtformen, sondern ausschließlich unterschiedliche asexuelle Nebenfruchtformen bekannt sind. Da inzwischen jedoch häufig die entsprechende Hauptfruchtform gefunden wurde, hat dies teilweise zu Umbenennungen geführt, die sich aber nicht immer durchsetzen konnten. Viele pathogene Pilze zählen zu den Fungi imperfecti. Die früher den „**niederen Pilzen**" zugeordneten Schleimpilze (*Myxomycetes, Eumycetozoa*) oder pilzähnliche Protisten wie die Eipilze (*Peronosporomycetes, Oomycota*) werden heute nicht mehr dem Reich der Pilze zugeordnet. Sie sollen deshalb hier nicht näher beschrieben werden, zumal sie als Krankheitserreger keine wesentliche Rolle spielen.

17.2 Systematik und Nomenklatur

Die Einteilung der aufgrund genetischer, morphologischer und physiologischer Eigenschaften als „Pilze" zusammengefassten chlorophyllfreien, eukaryontischen, thallischen Organismen lässt sich nur schwer überblicken. Die Systematik erscheint oft uneinheitlich und wurde bzw. wird häufig überarbeitet und korrigiert. Seit Beginn der 90er-Jahre ermöglichen jedoch moderne mykologische Methoden detaillierte Aussagen über evolutionäre Beziehungen verschiedener Pilze zueinander. Die aktuelle phylogenetische Klassifizierung basiert wegen der großen analytischen Genauigkeit und der hohen statistischen Aussagekraft auf den Ergebnissen molekularbiologischer Studien. Oomyzeten und Schleimpilze werden z. B. mittlerweile nicht mehr dem Reich der Pilze zugeordnet, auch wenn sie von Mykologen immer noch in Untersuchungen mit eingeschlossen werden. Die frühere Einteilung in „höhere" und „niedere" Pilze gilt heute ebenfalls als obsolet. Der Name „Schimmelpilze" ist kein systematischer Begriff, sondern benennt vielmehr anspruchslose, teilweise Mykotoxine bildende Organismen mit stark verzweigten, watte- bis mehlartigen, weißen oder farbigen, sporulierenden Pilzfäden (Hyphen), die ein Pilzgeflecht (Myzel) bilden. Ebenso sind die Namen „Hefe", „Dermatophyt" und „dimorpher Pilz" keine systematischen Begriffe. Unter Hefen versteht man alle einzelligen Pilze, die sich durch Sprossung vermehren. Dermatophyten sind Fadenpilze, die spezifische Pilzinfektion der Haut hervorrufen. Dimorphe Pilze kommen in Abhängkeit von Umweltfaktoren (z. B. Temperatur) in der „Hefeform" oder in der „Hyphenform" vor.

Die Nomenklatur der Pilze erfolgt nach international vereinbarten Nomenklaturregeln (**Tab. 17.1**). Demnach werden einheitlich folgende Suffixe für die einzelnen Ränge verwendet:

Tab. 17.1 Die Nomenklatur der Pilze (nach Stafleu et al., 1972).

Taxonomische Hierarchie	Endung	Beispiel
Abteilung:	-mycota	*Ascomycota*
Unterabteilung:	-mycotina	
Klasse:	-mycetes	*Eurotiomycetes*
Unterklasse:	-mycetideae	*Eurotiomycetidae*
Ordnung:	-ales	*Eurotiales*
Familie:	-aceae	*Trichocomaceae*
Unterfamilie:	-oideae	
Gattung:	(variabel)	*Aspergillus*
Art:	(variabel)	*Aspergillus fumigatus*

Tab. 17.2 Systematik des Reiches Fungi.

Unterreich	Abteilung	Unterabteilung(en)
	Chytridiomycota (Töpfchenpilze)*	
	*Neocallimastigomycota**	
	*Blastocladiomycota**	
	*Microsporidia**	
	*Glomeromycota**	
		Incertae sedis**:
		▪ *Mucoromycotina* ▪ *Entomophthoromycotina* ▪ *Zoopagomycotina* ▪ *Kickxellomycotina*
Dikarya	*Ascomycota* (Schlauchpilzartige)	▪ *Taphrinomycotina* ▪ *Saccharomycotina* ▪ *Pezizomycotina* (Echte Schlauchpilze)
	Basidiomycota (Ständerpilzartige)	▪ *Pucciniomycotina* (Rostpilze) ▪ *Ustilagomycotina* (Brandpilze) ▪ *Agaricomycotina* (Ständerpilze)

* keinem Unterreich zugeordnet
**keiner Abteilung zugeordnet

Die hier aufgeführte kurze Zusammenfassung zur Systematik der Pilze beruht auf dem 2007 veröffentlichten Konsensus von mehr als 60 Experten über eine „higher-level phylogenetic classification of the fungi“. Diese Klassifizierung akzeptiert ein Reich, ein Unterreich, 7 Abteilungen (Stämme), 10 Unterabteilungen, 35 Klassen, 12 Unterklassen und 129 Ordnungen. Die Abteilungen *Ascomycota* und *Basidiomycota* werden gemeinsam klassifiziert als Unterreich *Dikarya* (**Tab. 17.2**).

Die *Zygomycota* („Jochpilzartige“) tauchen in dieser Klassifikation nicht mehr auf. Die ursprünglich dieser Abteilung zugeordneten Organismen verteilen sich auf die Abteilung *Glomeromycota* und die vier Unterabteilungen *Mucoromycotina*, *Entomophthoromycotina*, *Zoopagomycotina* und *Kickxellomycotina*, die derzeit keiner Abteilung zugeordnet werden können („incertae sedis“).

In der Formklasse der den *Asco-* und *Basidiomycota* nahestehenden Fungi imperfecti werden Pilze zusammengefasst, denen das sexuelle (perfekte) Stadium fehlt oder verloren gegangen ist bzw. bei denen es noch nicht bekannt ist. In vielen Fällen wurden bereits entsprechende Hauptfruchtformen gefunden, was z. T. zu Umbenennungen geführt hat. Die meisten medizinisch relevanten Dermatophyten, Hefen und Schimmelpilze werden der Abteilung *Ascomycota* zugeordnet.

17.3 Aufbau der Pilzzelle

Pilzzellen können zwar außerordentlich unterschiedlich aussehen, besitzen jedoch in den wesentlichen Feinstrukturen weitgehende Übereinstimmung. Das Vorhandensein eines echten Zellkerns unterscheidet Pilze und andere Eukaryonten von den Prokaryonten. Die Chromosomen liegen meist als einfacher Satz (haploid) vor, nur unmittelbar nach der Kernverschmelzung (Karyogamie) ist ein diploider Satz vorhanden. Da meist unmittelbar nach der Karyogamie eine Meiose stattfindet, ist die Haplophase bei Pilzen stark ausgeprägt. Nachdem die meisten Zellorganellen und deren Aufgaben im Wesentlichen bei allen Eukaryonten gleich sind, sollen hier nur die Besonderheiten bei den Pilzen näher erläutert werden.

Eine Pilzzelle besteht grundsätzlich aus folgenden Elementen (**Abb. 17.1**):

- Zellwand (Außenwand der Hyphe)
- Septum (Hyphenquerwand)
- Querwandporus
- Plasmalemm (Plasmamembran)
- Mitochondrien
- 80S-Ribosomen
- Zellkern
- Nukleolus
- Kernmembran
- Golgi-Apparat (Dictyosomen)
- endoplasmatisches Retikulum
- Lomasomen (schwammartige Ultrastrukturen zwischen Zellwand und Plasmalemm)

Die Zellwand besteht zu knapp 90 % aus Kohlenhydraten wie Chitin, Glukanen und/oder Mannanen. Eine Besonderheit der Pilzzellmembran (Plasmalemm) ist das Vorkommen von speziellen Sterolen (z. B. Ergosterol), die in anderen biologischen Membranen bisher nicht gefunden wurden. Die Kernmembran bleibt bei Kernteilungen, die häufig unabhängig von der Zellteilung stattfindet, meist erhalten; sie ist als „Doppelmembran“ angelegt und mit dem endoplasmatischen Retikulum verbunden.

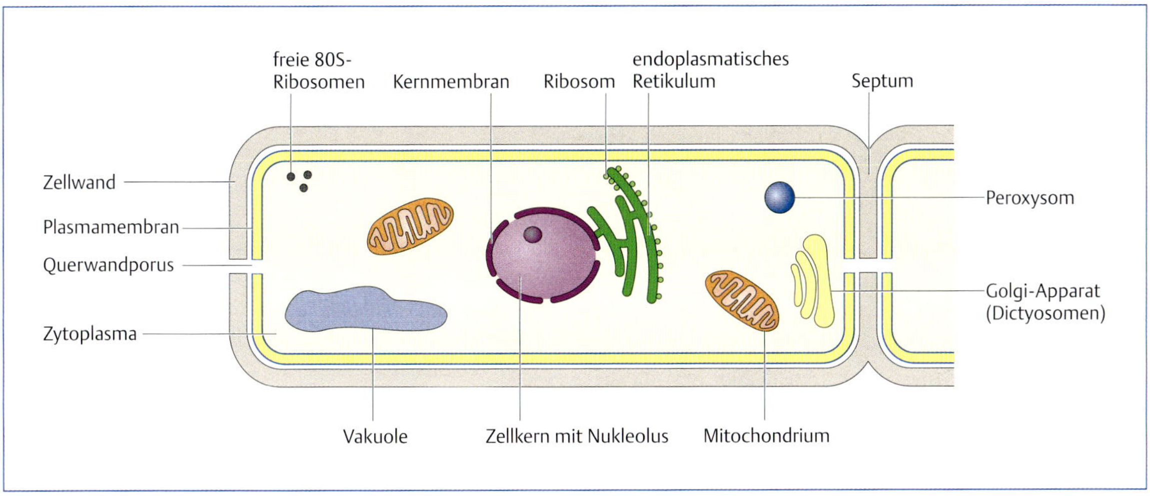

Abb. 17.1 Schematischer Aufbau einer Pilzzelle.

17.4 Abgrenzung zu anderen Eukaryonten

Mit den Pflanzen haben Pilze im Gegensatz zu tierischen Zellen den Besitz einer Zellwand, zellsaftgefüllte Vakuolen und eine mikroskopisch gut sichtbare Plasmaströmung gemeinsam. Die weitgehende Bewegungsunfähigkeit der Pilze dient nicht primär der Abgrenzung vom Reich der Tiere, da auch Schwämme oder Korallen den größten Teil ihres Lebens sessil verbringen. Durch das Fehlen der auf Chlorophyll basierenden Fotosynthese und die dadurch bedingte heterotrophe Lebensweise unterscheiden sich Pilzzellen von den Pflanzenzellen. Auch das Chitin in der Zellwand der meisten Pilze, ein natürliches, der Zellulose ähnliches, jedoch aus N-Azetylglukosamin-Einheiten (Chitobiose) aufgebautes, stickstoffhaltiges lineares Polysaccharid, kommt in der Pflanzenwelt nicht vor. Im Tierreich ist Chitin z. B. als amorphe, unlösliche Gerüstsubstanz im Panzer von Arthropoden zu finden. Die Zellwand von Pflanzen und den Pilzen morphologisch ähnlichen Oomyzeten allerdings besteht in der Regel aus Zellulose. Zur Speicherung von Kohlenhydraten synthetisieren Pilze und Tiere Glykogen, während Pflanzen dafür Stärke verwenden. Mit Ausnahme der Euglenoiden unterscheiden sich Pilze von allen anderen Eukaryonten dadurch, dass sie Lysin über den α-Aminoadipat-Stoffwechselweg herstellen. Bei Pflanzen und Bakterien läuft die Synthese über den Diaminopimelat-Weg, während Tiere und der Mensch L-Lysin als essenzielle Aminosäure mit der Nahrung aufnehmen müssen.

17.5 Metabolismus

Pilze sind fast ausnahmslos obligate Aerobier, nur wenige Arten wachsen unter anaeroben Bedingungen. Im Gegensatz zu autotrophen Organismen können die Kohlenstoff- und Stickstoff-heterotrophen Pilze den zum Substanzaufbau benötigten Kohlenstoff und Stickstoff nicht aus anorganischen Verbindungen beziehen. Vielmehr müssen sie auf bereits synthetisierte organische Nährsubstrate in ihrer Umgebung zurückgreifen, die sie durch Abgabe von Enzymen aufschließen und dadurch für sich verfügbar machen. Auf diese Weise spielen sie bei der Mineralisation des organischen Kohlenstoffs eine entscheidende Rolle. Saprophytäre Pilze können tote organische Materie nutzen, während obligat biotrophe Pilze (meist Parasiten, selten Symbionten) am Stoffwechsel ihres Wirtes partizipieren und bis zur Vollendung ihres Entwicklungszyklus auf ihn angewiesen sind. Einige Pilze besitzen die Fähigkeit, in beiden Formen zu existieren (hemibiotrophe Pilze).

Pilze verfügen ähnlich wie Pflanzen über primäre und sekundäre Stoffwechselwege (Primär- und Sekundärmetabolismus).

17.5.1 Primärmetabolismus

Der Primärstoffwechsel der Pilze dient vorwiegend dem enzymgesteuerten Auf-, Ab- und Umbau von Kohlenhydraten, Proteinen, Fetten und Nukleinsäuren zum Zweck der Energieversorgung und Lebenserhaltung. Die Enzymausstattung der Pilze ist sehr vielfältig und dient der Nutzung unterschiedlichster Substrate. So können z. B. Dermatophyten selbst schwer angreifbare Proteine wie Keratin aufschließen. Fette werden mithilfe von Lipasen in Fettsäuren und Glyzerin gespalten und als Reservestoffe in den Pilzzellvakuolen gespeichert. Die Fettsäuren gehören meist nur wenigen Typen an, am häufigsten der Palmitinsäure, der Stearinsäure und der Ölsäure.

Die größte Bedeutung bei der Deckung des Nährstoff- und Energiebedarfs kommt den Kohlenhydraten zu. Pilze sind in der Lage, neben Mono- und Disacchariden auch Polysaccharide (z. B. Stärke, Zellulose, Hemizellulosen, Pektine, Chitin) zu verwerten, allerdings müssen diese zunächst enzymatisch in kleinere Bausteine (Mono- und Disaccharide) gespalten werden. Selbst das persistente Nicht-Polysaccharid Lignin kann von bestimmten Pilzen (z. B. Weißfäulepilzen) abgebaut werden, um die Zellulose und die Hemizellulosen verwerten zu können; Lignin kann jedoch nicht als alleinige C-Quelle dienen. Aufgrund dieser vielfältigen Wirkungen werden Pilzenzyme biotechnologisch genutzt. So dient z. B. ihre Anwendung in der Nutztierfütterung dem besseren Aufschluss und der effizienteren Verwertung von Futtermitteln.

Bei der Nutzung von Monosacchariden spielt v.a. die Glukose eine wichtige Rolle, da alle Pilze diesen Zucker assimilieren können. Die Glukose wird über Glykolyse, oxidative Decarboxylierung, Zitratzyklus und Atmungskette vollständig zu CO_2 und Wasser oxidiert (Assimilation). Bei der Zellatmung entsteht unter Sauerstoffverbrauch Energie in Form von 38 mol ATP pro mol Glukose. Unter Luftabschluss haben Hefen über den Fruktose-1,6-Diphosphat-Weg die Möglichkeit der Vergärung von Glukose und anderen Sacchariden zu Ethanol und Kohlendioxid. Dabei entstehen durch Glykolyse jedoch nur 2 mol ATP, da die zwei weiteren Reaktionsschritte nicht der Energiegewinnung, sondern der Regeneration des Kofaktors NAD^+ aus dem reduzierten NADH dienen. Die Hefen selbst vermehren sich unter anaeroben Bedingungen kaum. Bei der Bier- und Weinherstellung muss deshalb auf strikte anaerobe Bedingungen geachtet werden, weil die eingesetzten Hefen bei Sauerstoffzutritt die alkoholische Gärung zugunsten der energetisch wesentlich effizienteren Atmung aufgeben würden.

17.5.2 Sekundärmetabolismus

Eine Anhäufung von Zwischenprodukten des Primärstoffwechsels, verbunden mit Nährstoffmangel, löst vermutlich den Sekundärstoffwechsel aus, der zwar die Primärmetabolite nutzt, aber zu anderen Endprodukten führt. Ihre Synthesen erfolgen z. B. über den Shikimisäure-, Polyketid- oder Mevalonatweg. Es wird angenommen, dass der Sekundärstoffwechsel der Beseitigung von angehäuften Intermediärprodukten dient, sodass die Zelle operationsfähig bleibt. Die meisten Sekundärmetabolite erscheinen per se daher zunächst für die Pilze selbst und für die Umwelt ohne Bedeutung. Einige gebildete Substanzen haben jedoch durch ihre biologische Aktivität im positiven oder negativen Sinn erhebliche Bedeutung erlangt, wie z. B. Antibiotika, Vitamine, Sexualhormone, Farbstoffe oder Mykotoxine. Insgesamt stammen von den etwa 3 200 bekannten Antibiotika ca. 24 % aus Pilzen und 76 % aus Bakterien (65 % aus Streptomyzeten, 11 % aus anderen Bakterien). Das wohl bekannteste Antibiotikum stellt das Penicillin dar, ein Stoffwechselprodukt aus dem Schimmelpilz *Penicillium notatum*, dessen antibakterielle Aktivität Alexander Fleming 1928 nachwies. Hauptangriffspunkte der von Pilzen gebildeten Antibiotika sind die Zellwand- und die Proteinsynthese der Bakterien.

17.6 Wachstum

Hefen vermehren sich durch Sprossung, d. h., die sich bildende neue Zelle wächst in alle Richtungen gleichmäßig. Filamentöse Pilze wachsen dagegen nur apikal, d. h. an der Spitze der Hyphe. Durch das Anlegen von Verzweigungen, die wiederum apikal wachsen, entsteht ein Hyphengeflecht.

17.6.1 Wachstumsphasen

Das Hefenwachstum in einem flüssigen Medium verläuft ähnlich wie bei den Bakterien in 4 Phasen. Die lag-Phase bringt die Anpassung an das Substrat zum Ausdruck. In der darauf folgenden log-Phase oder exponentiellen Wachstumsphase steigt die Zellzahl in Abhängigkeit von den Umweltbedingungen (a_W-Wert, Temperatur, pH-Wert) stark an, um sich in der Ruhephase auf ein Gleichgewicht zwischen Zubildungs- und Absterberate einzupendeln. Der Verbrauch der Nährstoffe sowie die Anhäufung von Stoffwechselprodukten führen schließlich zur Absterbephase.

Bei Fadenpilzen entspricht die Keimungszeit mit der Milieuanpassung der lag-Phase. Das Myzel nimmt bis zur Erschöpfung des Nährstoffvorrats linear zu, um dann in eine Ruhephase überzugehen. Der Zelltod tritt schließlich durch Lysierung des Myzels ein. Die Sporenbildung wird unter Lichteinfluss gefördert. Dabei werden, vermutlich als UV-Schutz, teilweise Farbstoffe produziert, die Konidien und Hefekolonien auffällig färben.

17.6.2 Einfluss der Wasseraktivität

Osmotolerante Hefen und wenige xerophile Schimmelpilze (z. B. *Wallemia sebi* und *Aspergillus-glaucus*-Gruppe) können sich bereits bei a_W-Werten um 0,6 entwickeln. Sie gelten deshalb als Einleiter des Lebens- und Futtermittelverderbs. Durch ihren Stoffwechsel bilden sie Wasser, das den a_W-Wert des Substrates ansteigen lässt. Dadurch finden weitere Pilze (*Penicillium*- und andere *Aspergillus*-Arten) geeignete Wachstumsbedingungen („Lagerpilze"). Hygrophile Arten, wie z. B. *Fusarium* spp. oder *Alternaria* spp., sind als sogenannte „Feldpilze" häufig auf Mais und Getreide anzutreffen.

17.6.3 Einfluss der Temperatur

Die meisten Pilze wachsen in einem Bereich zwischen 0 °C und 45 °C. Das Temperaturoptimum liegt bei den ubiquitär vorkommenden Hefen und Schimmelpilzen im Mittel bei 25 °C. Bis auf wenige Ausnahmen können sich diese mesophilen Arten bei homoiothermen Wirten lediglich an der Körperoberfläche entwickeln. Bei einigen Arten wird das Maximum jedoch erst bei 44 °C erreicht, sodass sie als Erreger innerer Mykosen in Betracht gezogen werden müssen. Daneben existieren psychrophile Arten, die sich teilweise sogar bei Minustemperaturen entwickeln können (*Penicillium* spp., *Mucor* spp.). Darüber hinaus gibt es thermotolerante und obligat thermophile Pilze. Die fakultativ thermophilen Arten (z. B. *Rhizopus* spp. und *Aspergillus* spp.) wachsen am besten zwischen 30 °C und 40 °C; das Minimum liegt bei 0 °C und das Maximum um 55 °C. Obligat thermophile Spezies (z. B. *Thermoascus* spp., *Thermomyces* spp. oder *Mucor pusillus*) stellen ihr Wachstum unter 25 °C ein, sind stattdessen aber noch bei 60 °C vermehrungsfähig.

17.6.4 Einfluss des pH-Wertes

Das pH-Optimum liegt in der Regel zwischen pH 4,5 und 6,5, also im schwach sauren Bereich. Diese Werte werden teilweise durch eigene Stoffwechselprodukte (z. B. Zitronensäure) erreicht. Einige Dermatophyten wachsen jedoch bei pH 8,5, da die von ihnen gebildeten Keratinasen bei diesem Wert aktiv sind. Manche Pilze tolerieren auch pH-Werte von 1,8 (z. B. *Candida albicans, Saccharomycopsis guttulatus*), wodurch sie die Magenpassage überleben können, andere wachsen noch bei pH 14 (z. B. *Emmonsia* spp.).

17.6.5 Einfluss des Sauerstoffes

Filamentöse Pilze sind meist obligate Aerobier; manche Arten, z. B. *Mucor* spp., benötigen nur einen niedrigen Sauerstoffpartialdruck. Von klinischer Bedeutung ist diese Tatsache insofern, als Pilze aufgrund ihrer Sauerstoffabhängigkeit bevorzugt Hohlorgane oder Oberflächen des Körpers besiedeln und dort mitunter Fruktifikationsorgane ausbilden können. Tieferliegende Gewebsschichten werden ebenfalls infiltriert, allerdings sind hier meist nur Hyphen vorzufinden. Die zur Gärung befähigten Hefen sind zwar nicht unbedingt auf Sauerstoff angewiesen, zeigen jedoch ein wesentlich besseres Wachstum unter aeroben Bedingungen. Pansenpilze (z. B. *Neocallimastix* spp.), die eine wichtige Rolle beim Abbau der Rohfaser in den Vormägen der Wiederkäuer spielen, wachsen dagegen nur unter strikt anaeroben Bedingungen.

17.7 Pilzformen

17.7.1 Unizelluläre Pilze (Hefen)

Sie bestehen aus runden bis ovalen, 3–5 µm großen Zellen, die sich kettenförmig aneinanderhängen bzw. filamentöse Strukturen bilden können, die dann aufgrund ihrer Ähnlichkeit zu echten Hyphen als Pseudohyphen bezeichnet werden (**Abb. 17.2**).

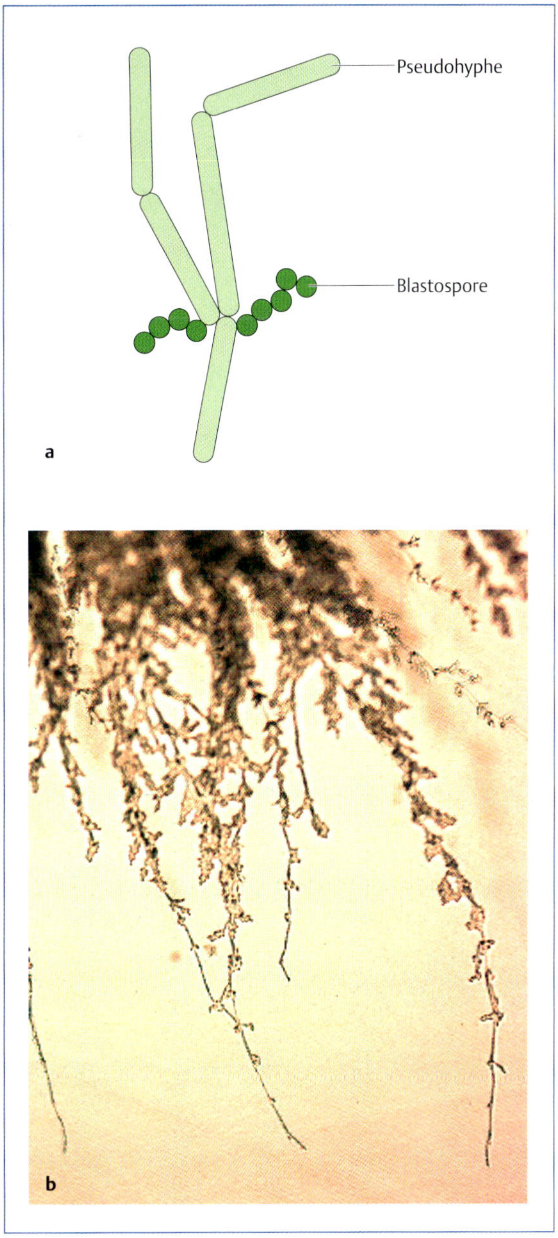

Abb. 17.2 Pseudomyzel; **a** Pseudohyphen mit Blastosporen (schematisch); **b** Mikrofoto (Nativpräparat, Vergrößerung 100-fach).

17.7.2 Filamentöse Pilze

Schimmelpilze und Dermatophyten sind filamentöse Pilze, die durch die Ausbildung von Pilzfäden (Hyphen; Durchmesser: 2–10 µm, Länge: bis zu einigen 100 µm) charakterisiert sind. Diese können querwandlos, durch Einschnürungen stellenweise verengt oder durch Querwände (Septen) zellig gegliedert sein, wobei das Zytoplasma der Zellen auch in septierten Hyphen durch eine zentrale Pore in Verbindung steht (**Abb. 17.3**). Unseptierte Hyphen sind mehrkernige, fadenförmige, mitunter verzweigte Zellen; septierte Hyphen bestehen aus vielen aneinandergereihten Einzelzellen und enthalten in der Regel nur einen Kern pro Zelle. Pilze mit unseptierten Hyphen wurden früher als niedere Pilze oder Phycomyzeten (*Zygomycota*) bezeichnet. Heute wird diese Klasse in die Reiche „Chromista" und „Fungi" (*Chytridiomycota*) aufgeteilt. Alle Hyphen bilden gemeinsam das verzweigte Hyphengeflecht (Myzel). Das Substratmyzel dient der Ernährung und dringt in das Nährmedium ein, während sich das Luftmyzel oberhalb des Substrats entwickelt. Pilzkolonien, die in Abhängigkeit von der Art sehr unterschiedlich in Farbe und Form aussehen können, stellen die Gesamtheit des Myzels und der Sporen dar. Wenn Hyphen miteinander verkleben, verwachsen oder verfilzen, hat man oft den Eindruck eines echten Gewebes, des sogenannten Plektenchyms. Beispiel hierfür sind die Hut- und Ständerpilze (S. 344). Besonders bei pflanzenparasitischen Pilzen können aus Hyphen Haftorgane (Haustorien) hervorgehen, die sich zur Nährstoffaufnahme in die Wirtszellen einstülpen. Als widerstandsfähige Dauerorgane werden von manchen Pilzarten Sklerotien (dicht verflochtenes, festes Myzel, mitunter vermengt mit pflanzlichen Bestandteilen) und Chlamydosporen (dickwandige Sporen) ausgebildet.

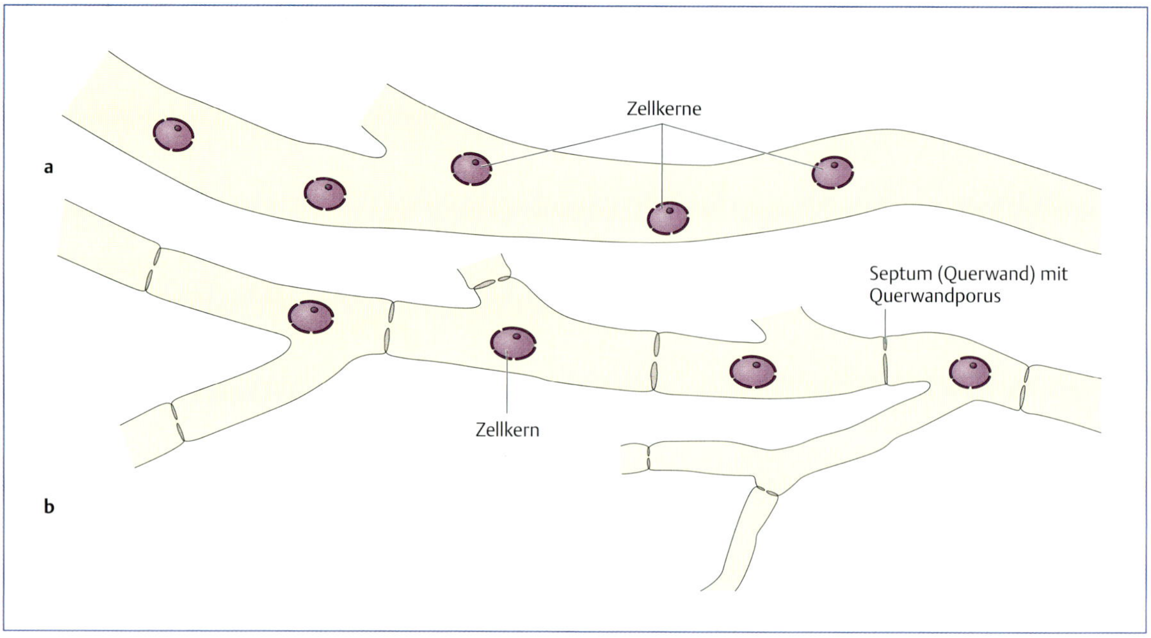

Abb. 17.3 Unseptierte und septierte Hyphen (Schema); **a** unseptierte Hyphe, charakteristisch für „niedere Pilze" (z. B. *Zygomycota*); **b** septierte verzweigte Hyphe, charakteristisch für „höhere Pilze" (z. B. *Ascomycota*, *Basidiomycota* und *Deuterimycota*).

17.7.3 Dimorphe Pilze

Einige Pilze besitzen die Fähigkeit, in Abhängigkeit von den Umweltbedingungen entweder in der Hefeform oder in der Myzelform zu erscheinen (Dimorphismus). Einige pathogene Pilze (z. B. *Histoplasma capsulatum*) kommen im parasitären Stadium als Hefe und im saprophytären Stadium als Myzel vor.

17.7.4 Hut- oder Ständerpilze

Hut- oder Ständerpilze sind filamentöse Basidiomyzeten, die einen teilweise essbaren, auffälligen Fruchtkörper ausbilden. Die meiste Zeit lebt der Ständerpilz als einfaches Myzel im Erdboden, Laub oder sich zersetzenden Holz. Dieses kann sich bei feuchtkühlen Klimabedingungen überirdisch zu dem in der Umgangssprache häufig einfach als „Pilze" bezeichneten Fruchtkörpern entwickeln.

18 Vermehrungsformen

Johann Bauer, Karin Schwaiger

Bei der Fortpflanzung sind die asexuelle und die sexuelle Vermehrungsform zu unterscheiden. Sowohl asexuell als auch sexuell gebildete Pilzsporen können auskeimen und sich zu einer neuen Hyphe entwickeln, sie stellen aber keine Dauerformen wie bei den Bakterien dar. Die vegetativ gebildeten Fortpflanzungszellen entstehen in viel größeren Mengen als die geschlechtlich erzeugten Sporen und sind deshalb vorwiegend der Verbreitung der Art förderlich. Demgegenüber dienen die in Verbindung mit einem Geschlechtsvorgang erzeugten Sporen der Arterhaltung. Die meisten Pilze können sich durch beide Formen vermehren, wobei häufig beide Vorgänge miteinander abwechseln, weshalb man auch von einem Generationswechsel (Pleomorphe) spricht. Die Gesamtheit der Entwicklungsstadien eines pleomorphen Pilzes heißt Holomorphe. Da sich jede Generation eines Entwicklungszyklus voneinander unabhängig vermehrt, haben sich aus Unkenntnis über die Zusammenhänge oft unterschiedliche Artnamen für ein und denselben Organismus in den verschiedenen Vermehrungsstadien eingebürgert.

Pilze, von denen nur die Nebenfruchtform bekannt ist („Fungi imperfecti"), haben entweder die Fähigkeit zur geschlechtlichen Vermehrung verloren, oder die Bedingungen dafür wurden bislang noch nicht entdeckt.

18.1 Asexuelle Fruktifikation (Nebenfruchtform, Anamorphe)

18.1.1 Sporenbildung an Hyphen

■ Fragmentierung

Eine Vermehrungsmöglichkeit ist das Zerbrechen der zuvor als Ausstülpung der Haupthyphe gebildeten, gelenkig abgewinkelten Hyphen in Einzelzellen. Die sogenannten Oidien (Oidion, griech.: kleines Ei) oder Arthrosporen gehen also wie Glieder einer Kette aus Seitenzweigen eines Hauptstranges hervor (Arthron, griech.: Glied oder Gelenk). Dieser Vorgang entspricht der typischen Zellteilung oder Querteilung. Da die Septen erst nachträglich durch Invagination gebildet werden, erscheinen die Arthrosporen zunächst rechteckig (z. B. *Trichosporon* oder *Geotrichum*). Da sie sich jedoch zunehmend abrunden, sind sie in der weiteren Entwicklung nicht immer von den Blastosporen (S. 345) zu unterscheiden. Sind sie von einer besonders dicken Wand umgeben, werden sie als Chlamydosporen bezeichnet (z. B. *Candida*; **Abb. 18.1**).

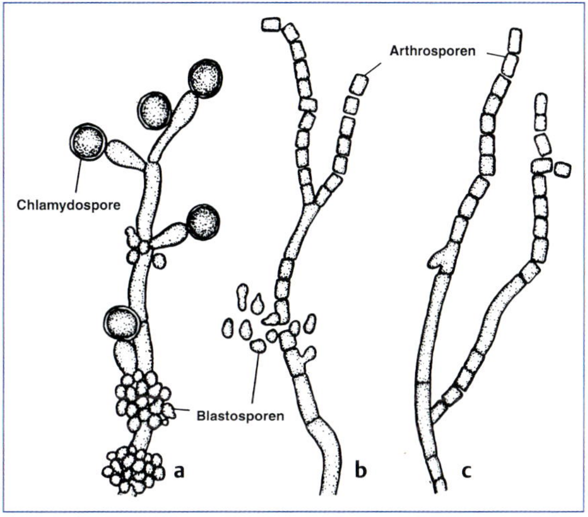

Abb. 18.1 Vegetative Sporenformen (Thallosporen), charakteristisch für Hefen und hefeähnliche Pilze (nach Alexopoulos, schematisch); **a** Candida albicans; **b** Trichosporon cutaneum; **c** Geotrichum candidum.

■ Konidienbildung

Konidiophoren oder Konidienträger sind umgebildete Hyphen, die fertile Zellen (Konidienmutterzellen, Sterigmen, Phialiden) hervorbringen, aus denen durch basipetale oder akropetale Abschnürung exogene Konidien gebildet werden (z. B. *Aspergillus* und *Penicillium*; **Abb. 18.2** und **Abb. 18.3**). Entstehen die Sporen im Inneren von speziellen geschlossenen Behältnissen, den Sporangien, spricht man von Sporangiosporen oder Endosporen (z. B. *Mucor, Rhizopus*, **Abb. 18.4**). Konidien können auch seitlich an den Hyphen ohne Bildung spezieller Sporenträger entstehen. Durch die gegenüber exogenen Noxen gut geschützten asexuellen Sporen ist eine effektive Verbreitung in der Umwelt gewährleistet.

18.1.2 Sprossung (Blastosporenbildung, Knospung)

Die für Hefen charakteristische Vermehrungsform beginnt mit einer Zellwandausstülpung mit Austritt eines Teils des Protoplasten, um den sich eine dünne Wand bildet (Knospung). Parallel dazu erfolgen eine oder mehrere Kernteilungen; der/die Tochterkern(e) positionieren sich in der Knospe. Die Tochterzelle mit einem oder mehreren Zellkernen (Blastospore) wächst zur Größe der Mutterzelle heran, bis der Isthmus durch Septierung abgeschnürt wird. Manche Arten gehen auch zum Hyphenwachstum über und entwickeln ein Myzel; die Hyphen wechseln dann

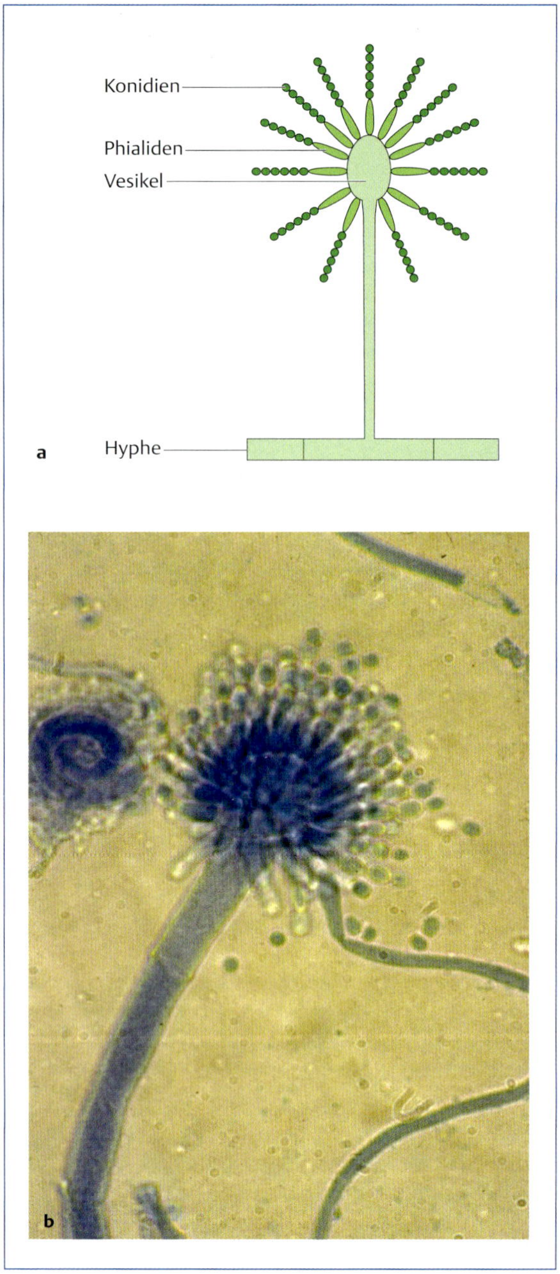

Abb. 18.2 Asexuell entstandenes Fruktifikationsorgan bei Arten der Gattung *Aspergillus;* **a** schematisch; **b** Lichtmikroskopie (Färbung: Laktophenolblau; Vergrößerung: 400-fach).

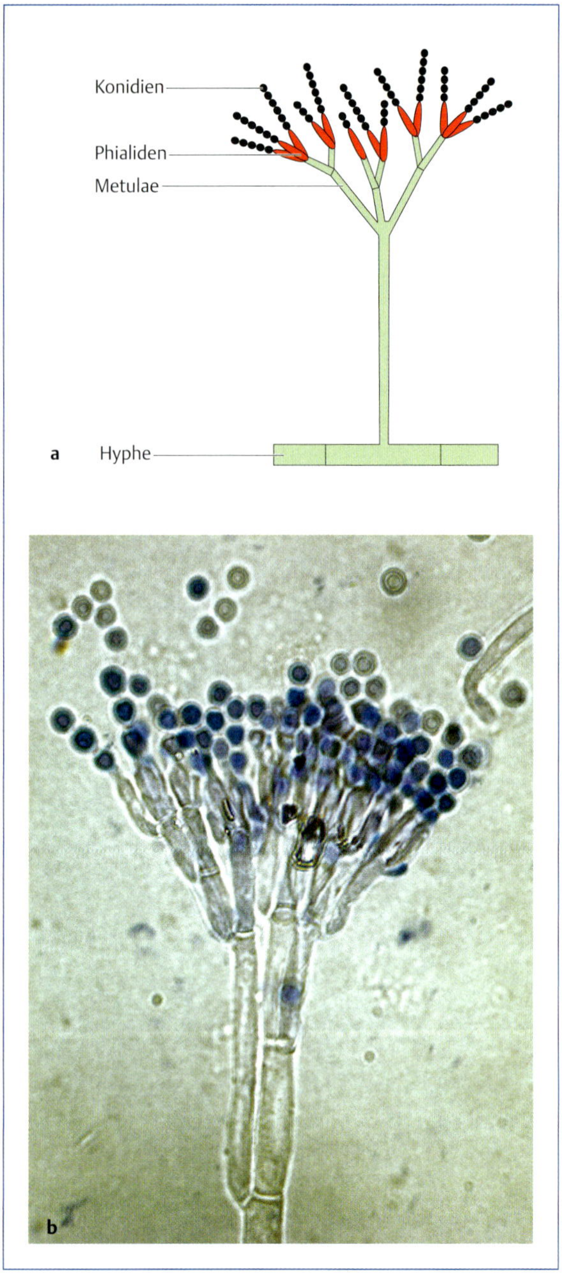

Abb. 18.3 Asexuell entstandenes Fruktifikationsorgan bei Arten der Gattung *Penicillium;* **a** schematisch; **b** Lichtmikroskopie (Färbung: Laktophenolblau; Vergrößerung: 400-fach).

wiederum entweder zur Sprossung oder bringen durch Fragmentierung Sporen hervor, sodass Arthro- und Blastosporen nebeneinander vorkommen können (z. B. *Trichosporon*). Von Pseudohyphen spricht man, wenn bei der Knospung Langsprosse gebildet werden, die den Hyphen zum Verwechseln ähnlich sind (**Abb. 17.2**). Aufgrund der Entstehungsweise können die Längs- und Querwände des Pseudomyzels jedoch nie wie bei den echten Hyphen im rechten Winkel zueinander liegen, da das Zellplasma durch einen Porus in die Tochterzelle übertritt und abgeschnürt wird (z. B. *Candida albicans*).

18.1.3 Zweiteilung und freie Zellbildung

Manche Hefen vermehren sich wie die Bakterien durch mitotische Zweiteilung oder Spaltung. Bei der freien Zellbildung erfolgt auf sich wiederholende freie Kernteilungen eine willkürliche Zuordnung von Plasma zu den gebildeten Kernen mit anschließender Zellwandbildung innerhalb des Sporenbehälters.

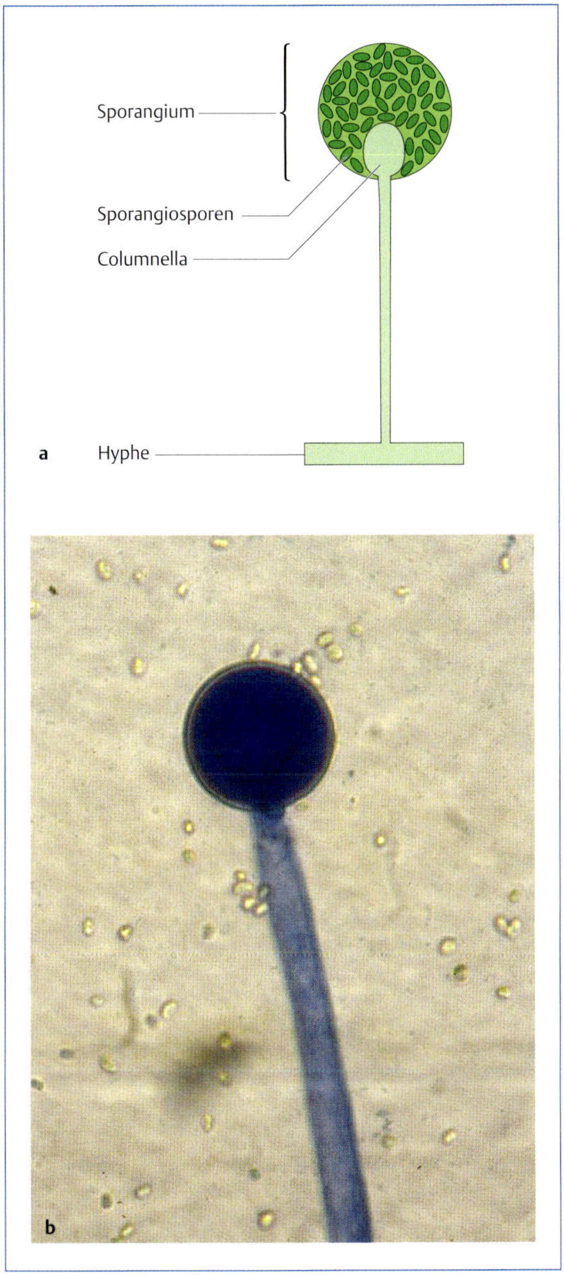

Abb. 18.4 Asexuell entstandenes Fruktifikationsorgan bei Arten der Gattung *Mucor;* **a** schematisch; **b** Lichtmikroskopie (Färbung: Laktophenolblau; Vergrößerung: 400-fach).

18.2 Sexuelle Vermehrungsformen (Hauptfruchtform, Teleomorphe)

18.2.1 Bildung von Ascosporen

Der Entwicklungszyklus (**Abb. 18.5**) beginnt damit, dass an den Hyphen Geschlechtsorgane (Gametangien) ausgebildet werden: ein „männliches“ Antheridium mit „y-Zellkernen“ und ein „weibliches“ Ascogon mit „x-Zellkernen“. Über eine dünne Verbindungshyphe (Trichogyne), die vom Ascogon zum Antheridium ausgebildet wird, wandern „y-Zellkerne“ vom Antheridium in das Ascogon (Plasmogamie) ein. Die „x-“ und „y-Zellkerne“ ordnen sich im Ascogon paarweise an, wobei sie sich gleichzeitig synchron teilen. Aus dem befruchteten Ascogon wachsen nun septierte Hyphen, deren Zellen mit zwei Kernen („x-“ und „y-Zellkern“) belegt sind (Dikaryophase). Diese Dikaryophase trennt die Haplophase von der Diplophase. Die eigentliche Fruktifikation fällt zeitlich nicht mit dem Geschlechtsvorgang zusammen, da die Kernverschmelzung (Karyogamie) oft erst wesentlich später stattfindet. Dazu bildet sich an der Spitze der Hyphe ein U-förmiger Haken aus und die darin gelegenen Kerne teilen sich. Durch die Bildung von Querwänden wird dafür gesorgt, dass in der Scheitelzelle ein „x-“ und ein „y-Zellkern“ liegen. Diese haploiden Kerne verschmelzen zur Zygote und die Scheitelzelle wird zum Ascus (Schlauch) umgebildet. Darin entstehen aus der diploiden Zygote durch Meiose und anschließende Mitose 8 haploide Sporen.

Diese Vermehrung findet in unterschiedlich geformten Fruchtkörpern (Ascocarp) statt: Ein Cleistothecium ist ein kugelförmiges Gebilde, das mehrere Asci umschließt. Das Perithecium hat eine flaschen- oder birnenförmige Gestalt mit einem engen Ausführungskanal an der Spitze; im Inneren des Peritheciums befinden sich die Asci. Unter einem Apothecium versteht man scheiben- oder schalenförmige Fruchtkörper, auf denen die Asci mit den darin befindlichen Ascosporen frei liegen.

18.2.2 Bildung von Basidiosporen

Die Bildung von Basidiosporen verläuft ähnlich wie die Bildung von Ascosporen: Zwei mononukläre, haploide Zellen verschmelzen miteinander (Plasmogamie), wodurch eine dikaryotische Zelle entsteht. Durch spezielle Teilungsmechanismen (z. B. „Schnallenbildung“) wird dafür gesorgt, dass die dikaryotischen Tochterzellen jeweils einen Kern der beiden Elternzellen besitzen. Diese zweikernigen Hyphen können komplexe, hoch organisierte Fruchtkörper (z. B. Ständerpilze) ausbilden. In einer bestimmten Gewebeschicht, dem Hymenium, vergrößert sich die endständige Zelle der Hyphe zu der Basidie, in der die Karyogamie stattfindet. Durch eine meiotische Teilung enstehen vier Basidiosporen, die dann abgeschnürt werden.

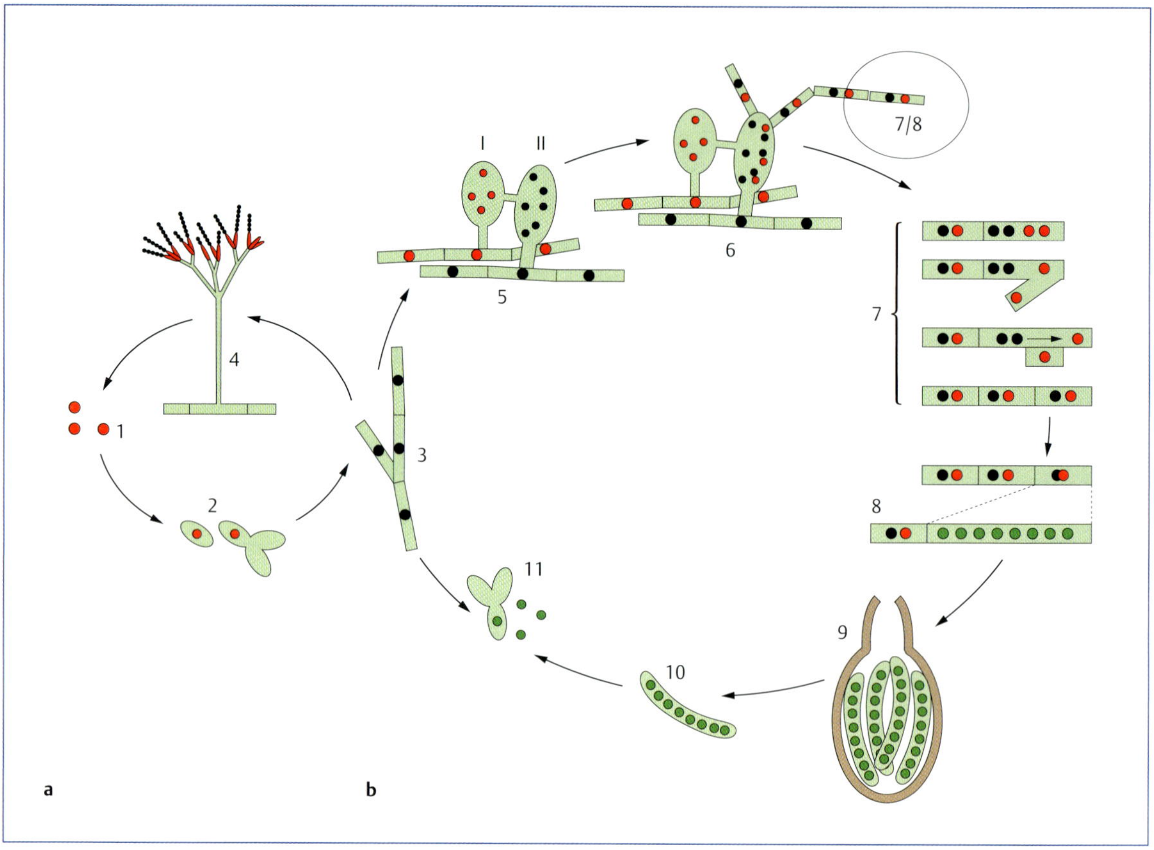

Abb. 18.5 Schema der **a** ungeschlechtlichen und **b** geschlechtlichen Vermehrung von Ascomyzeten. 1 ungeschlechtlich gebildete Konidien; 2 auskeimende Konidien; 3 Myzel; 4 ungeschlechtlich gebildeter Konidienträger mit Konidien; 5 Beginn der geschlechtlichen Vermehrung; „männliches" Antheridium (I) verbindet sich mit dem „weiblichen" Ascogon (II) mittels einer speziellen Hyphe (Trichogyne); 6 Kerne wandern aus dem Antheridium in das Ascogon ein, es entwickeln sich zweikernige Zellen (Plasmagamie); 7 Vermehrung der dikaryotischen Zellen durch Hakenbildung (Dikaryophase); 8 Verschmelzung der Kerne (Karyogamie) mit anschließender Meiose und Mitose, es entstehen acht Ascosporen pro Ascus; 9 Ascocarp (Perithecium; speziell geformter Fruchtkörper), in dem die Entwicklung von Asci und Ascosporen stattfindet; 10 freier Ascus mit Ascosporen; 11 keimende Ascosporen.

18.2.3 Bildung von Zygosporen

Bei dieser Art der Vermehrung laufen ebenfalls Vorgänge der Plasmogamie, Karyogamie und Meiose ab, jedoch ist die Diplophase, also das Vorkommen des zweifachen Chromosomensatzes, auf das Sexualprodukt, die Zygote, beschränkt: Durch Verschmelzen von vielkernigen Gametangien (Gametangiogamie) entsteht als direkte Folge der Plasmaverschmelzung eine Zygote. Im Anschluss kommt es sofort zur Kernverschmelzung und zur Reduktionsteilung. Die Haplophase dagegen enthält alle weiteren Entwicklungsstadien, nämlich Myzel, Gametangien/Gameten, Sporangien und Sporangiosporen (Zygosporen). Früher wurden Zygoten bildende Pilze den *Zygomycota* oder „niederen Pilzen" zugeordnet. Heute verteilen sie sich auf die Abteilung *Glomeromycota* und die vier Unterabteilungen „incertae sedis" (**Tab. 17.2**).

19 Pilze als Krankheitsursache

Johann Bauer, Karin Schwaiger

Während ursprünglich fast alle pathogenen Pilze den Fungi imperfecti zugeordnet wurden, sind inzwischen für viele Arten entsprechende Hauptfruchtformen bekannt: Hefen können innerhalb der *Ascomycota* meist den *Endomycetes* zugeordnet werden. Eine Ausnahme stellt z. B. *Cryptococcus neoformans* dar, der zu den *Basidiomycota* zählt. Pathogene Schimmelpilze sind entweder mit den früher als *Zygomycetes* bezeichneten Pilzen (z. B. *Mucorales*) oder mit den *Ascomycetes* (z. B. *Aspergillus*) verwandt. Dermatophyten sind ebenfalls als *Ascomycetes* anzusehen.

Weniger als 300 der über 100 000 bekannten Pilzarten werden als pathogen für Haustiere oder Menschen eingestuft. Von diesen pathogenen Arten wiederum verursachen nur ca. 4 % mehr als 90 % aller Pilzinfektionen. In der (Tier-) Medizin hat sich das von der naturwissenschaftlich basierten Nomenklatur unabhängige DHS-System, eine auf klinisch relevante Aspekte ausgerichtete Einteilung der Pilze in **D**ermatophyten, **H**efen und **S**chimmelpilze, durchgesetzt.

19.1 Erkrankungen durch Pilze

Aufgrund ihrer Lokalisation werden durch Pilze hervorgerufene Infektionskrankheiten (Mykosen) in „Oberflächenmykosen" und „Systemmykosen" eingeteilt. Die „Oberflächenmykosen" untergliedern sich wiederum in Haut- (Befall von Ober-, Leder- und Unterhaut) und Schleimhautmykosen (Befall der Mucosae). Werden innere Organe von Pilzen befallen, so spricht man von Systemmykosen. Gelegentlich können lokale Prozesse metastasieren.

Der Makroorganismus ist gegenüber Pilzinfektionen auf vielfältige Weise geschützt. Hierzu gehören zum einen unspezifische Mechanismen wie die Barrierefunktion von Haut und Schleimhäuten, die Ziliarbewegung des Flimmerepithels im Respirationstrakt und die Schleimsekretion der Mukosa, zum anderen Abwehrvorgänge des angeborenen Immunsystems (Phagozytose mithilfe neutrophiler Granulozyten und Makrophagen). Dies hat zur Folge, dass Tiere in der Regel wenig anfällig gegenüber Pilzen sind. Die spezifische Immunität beruht überwiegend auf zellulären Abwehrvorgängen, aber auch humorale Faktoren sollen bei der Infektabwehr eine Rolle spielen.

Über Pathogenitätsmechanismen bei Pilzen ist im Vergleich zu Bakterien nur wenig bekannt. Dennoch wurden in jüngster Zeit Faktoren beschrieben, die für die Pathogenität bestimmter Spezies verantwortlich zu sein scheinen. Dabei handelt es sich um Adhäsine (z. B. Komplement- und Lamininrezeptoren, Hydrophobine), Phagozytose-hemmende Pigmente (z. B. Dihydroxynaphthalin-Melanin), Toxine (z. B. RNasen, Hämolysine, Gliotoxin) oder Enzyme (Proteasen, Phospholipasen, Katalase, Superoxiddismutase). Dadurch werden Adhärenz und Interaktionen zwischen Pilz und Wirt möglich, die zu einer Schädigung der Abwehrfunktionen und/oder des Gewebes des Wirtes führen und das Eindringen des Pilzes in das Wirtsgewebe erleichtern.

19.1.1 Oberflächenmykosen

Hervorgerufen werden diese überwiegend durch obligat oder fakultativ pathogene Pilzarten. Gelegentlich kann auch eine Besiedelung der Haut- und Schleimhaut durch opportunistische Pilze erfolgen. Vor allem Dermatophyten (Hautpilze) sind in der Lage, keratinreiches Gewebe zu infizieren (Dermatophytose), aber auch bestimmte Hefen oder Schimmelpilze können Hautmykosen hervorrufen.

19.1.2 Systemmykosen

In der Regel stellen Systemmykosen im europäischen Raum opportunistische Infekte dar, die sich nur bei entsprechender Prädisposition manifestieren. Sie kommen deshalb trotz des häufigen Kontakts mit den ubiquitär vorkommenden Pilzen und Pilzsporen relativ selten vor. In der Humanmedizin hat die Inzidenz jedoch in den letzten 10 Jahren aufgrund einer Änderung der Patientenpopulation (durch HIV immungeschwächte Patienten, Einsatz invasiverer Eingriffe, immunsuppressive Therapie) zugenommen. Auch die Anwendung von Breitspektrum-Antibiotika führt aufgrund der hierdurch entstehenden mikrobiellen Dysbalance zu einer Zunahme systemischer Pilzinfektionen (Infektionswandel). Diesen opportunistischen Systemmykosen stehen sogenannte primäre Systemmykosen gegenüber. An ihnen können auch gesunde Wirte erkranken. Als Beispiele sind die Kokzidioidomykose oder die Histoplasmose zu nennen, die sich durch Inhalation der Erreger *Coccidioides immitis* und *Histoplasma capsulatum* als Lungenmykose manifestieren. Diese Infektionserkrankungen kommen natürlicherweise in Amerika, Afrika oder Asien vor.

19.1.3 Mykogene Allergien

Ubiquitär in der Umwelt vorkommende Pilzsporen gelangen mit der Atemluft in den Respirationstrakt und wirken bei anfälligen Tieren als potente Allergene. Je nach Lokalisation kann durch die starke Überempfindlichkeit allergische Rhinitis, Asthma bronchiale oder allergische Alveolitis entstehen.

19.1.4 Mykotoxikosen

Einige Pilze produzieren Stoffwechselprodukte, die auf Menschen und Tiere bereits in geringer Dosis toxisch wirken können. Dabei handelt es sich um meist aromatische Verbindungen mit niedrigem Molekulargewicht (300–600 D); Letzteres ist der Grund, warum der Makroorganismus keine Antikörper dagegen bildet. Wegen der strukturellen Vielfalt ist das toxische Wirkungsspektrum von Mykotoxinen außerordentlich breit. Die am längsten bekannten Mykotoxine sind die Mutterkornalkaloide von *Claviceps purpurea*. Einige *Aspergillus*-Arten bilden bei feuchtwarmer Lagerung auf Nüssen, Getreide, Mais und anderen Cerealien Aflatoxine, die lebertoxisch und kanzerogen wirken. Zu den ökonomisch wichtigsten Mykotoxinproduzenten zählen verschiedene *Fusarium* spp., die bereits auf dem Feld Getreide und Mais infizieren und verschiedene Gruppen von Mykotoxinen (z. B. Trichothecene, Zearalenone, Fumonisine) produzieren. Die einzelnen Intoxikationen werden im Abschnitt Spezielle Mykologie (S. 352) ausführlicher erläutert.

19.2 Diagnostik

Bei der Diagnostik von Pilzkrankheiten steht neben dem klinischen Bild (S. 352) der direkte Erregernachweis im Vordergrund. Die dabei angewandten Methoden werden folgend näher erläutert.

19.2.1 Direkter mikroskopischer Erregernachweis

Das Untersuchungsmaterial (Abstrich, Punktat, Bioptat, Hautgeschabsel) kann als Nativpräparat nach kurzzeitigem Erhitzen mit 10 % KOH direkt unter dem Deckglas mikroskopiert werden. Die Kalilauge dient dabei der Auflösung von evtl. störenden Hautschuppen, Krusten oder Haaren. Zur besseren Darstellung der Hyphen und Sporen eignen sich z. B. Färbungen mit Methylenblau oder Lactophenolblau. Schleimkapseln (z. B. von *Cryptococcus* spp.) können mit Tusche im sogenannten Negative-Staining-Verfahren erkennbar gemacht werden. Mit „optischen Weißmachern“ (z. B. Blankophor) lassen sich Pilzelemente im Fluoreszenzmikroskop gut darstellen. Gewebeschnitte werden meist mit Perjodsäure-Schiff-Reagenz (Periodic Acid Schiff, PAS) oder nach Grocott gefärbt.

19.2.2 Kultureller Erregernachweis

Zur Anzucht von Pilzen werden Universal- und Selektivnährböden verwendet. Obwohl auch thermophile und psychrophile Arten existieren, wachsen die meisten pathogenen Spezies im mesophilen Bereich (Körpertemperatur). Relativ hohe Konzentrationen an Kohlenhydraten (2–4 %) sollen ein optimales Pilzwachstum ermöglichen. Glukosehaltige Nährböden eignen sich besonders für die Anzucht von Dermatophyten, während für Hefen und Schimmelpilze maltosehaltige vorzuziehen sind. Um das Wachstum der unerwünschten Begleitflora zu hemmen, wird der pH auf 5,6 eingestellt; durch Zusatz von Antibiotika (z. B. Chloramphenicol und Cycloheximid) wird ein zusätzlicher bakterienhemmender Effekt erzielt. Makroskopisch ist eine Unterscheidung in Hefe-, Schimmelpilz- oder Dermatophytenkolonien möglich. Hefen erscheinen bakterienähnlich als feuchte, cremige oder schleimige Kolonien. Fadenpilze entwickeln durch Auskeimen der Zellen zu Hyphen makroskopisch sichtbare trockene, samt- oder watteartige, matte Kolonien, deren Oberfläche bei Schimmelpilzen durch Sporenbildung an teils spezialisierten Hyphen lebhaft gefärbt sein kann. Dermatophyten sind dagegen meist nur unterseits pigmentiert. Bei den sogenannten Schwärzepilzen (*Dematiaceae*) können durch Einlagerung von Melanin sowohl die Ober- als auch die Unterseite der Kolonie oliv-grün bis schwarz erscheinen. Zusätzlich zur makroskopischen Betrachtung wird meist ein Tesaabklatschpräparat zur mikroskopischen Untersuchung angefertigt. Dabei stellen Abweichungen in der Sporenmorphologie wichtige Unterscheidungskriterien für die Artdiagnose dar.

19.2.3 Biochemische Differenzierung

Die Beurteilung biochemischer Stoffwechselleistungen zur Unterscheidung verschiedener Schimmelpilzarten erreicht bei Weitem nicht denselben Stellenwert wie in der Bakteriologie. Für Hefen stehen einige kommerziell erhältliche Systeme zur biochemischen Identifizierung zur Verfügung, z. B. das API-Candida-Testsystem (Biomerieux). Zur Differenzierung von Dermatophyten kann die Fähigkeit und die Schnelligkeit der Harnstoffspaltung beurteilt werden. Ureasepositive *Trichophyton* spp. hydrolysieren Harnstoff zu Kohlendioxid und Ammoniak, der durch seine alkalischen Eigenschaften einen Farbumschlag des pH-Indikators Phenolrot von gelb nach rot bewirkt.

19.2.4 Molekularbiologische Differenzierung

Die kulturelle Erregeranzucht kann aufgrund des langsamen Wachstums mancher Pilze mehrere Wochen dauern. Mittlerweile wurden zum DNA-Nachweis vieler Pilze bereits PCR- oder Real-Time-PCR-Protokolle entwickelt, die eine Bestätigung innerhalb weniger Stunden gewährleisten. Mithilfe moderner Methoden wie der Next-Generation-Sequenzierung können auch Pilzgemeinschaften analysiert werden. Darüber hinaus stellt die MALDI-TOF Massenspektrometrie (matrix assisted laser desorption/ionisation-time of flight mass spectrometry) eine vielversprechende neue Methode zur raschen Pilzdiagnostik durch Analyse des Molekulargewichts von Zellproteinen dar.

19.2.5 Antigennachweis

Zuverlässige Tests zum Nachweis spezifischer Antigene im Untersuchungsmaterial direkt mit bekannten Antikörpern existieren nur für wenige Pilzinfektionen, z. B. für die Kryptokokkose und die Histoplasmose.

19.2.6 Antikörpernachweis

Serologische Testmethoden werden vielfach eingesetzt, um z. B. mittels Bestimmung spezifischer *Candida*-Antikörper die Diagnose einer disseminierten Kandidose zu stellen. Diese Assays besitzen jedoch eine geringe Spezifität (< 50 %).

19.3 Therapie

Aufgrund der Ähnlichkeit zwischen Pilz- und Wirtszellen steht zur spezifischen Therapie von Pilzinfektionen nur eine beschränkte Zahl von Antiinfektiva zur Verfügung, deren Anwendung darüber hinaus bei Tieren, die der Lebensmittelgewinnung dienen, teilweise verboten ist.

19.3.1 Polyene

Nystatin, Natamycin (nur zur äußerlichen Anwendung) und Amphotericin B besitzen die Fähigkeit, sich zusammen mit dem pilzspezifischen Ergosterin so in biologische Membranen einzulagern, dass eine hydrophile Pore entsteht. Durch die Leckbildung wird die Membranstruktur zerstört, was die fungistatische Wirkung auf ruhende und wachsende Pilze erklärt. Da auch eine Affinität zum Cholesterin des Wirtsorganismus besteht, muss bei diesen Stoffen mit toxischen Nebenwirkungen gerechnet werden.

19.3.2 Imidazol-Derivate

Azole stören die Biosynthese des Ergosterins und sind vorwiegend fungistatisch wirksam. In der Tiermedizin stehen Präparate mit den Wirkstoffen Clotrimazol, Econazol, Enilconazol, Fluconazol, Isoconazol, Itraconazol, Ketoconazol, Miconazol, Parconazol und Posaconazol zur Verfügung. Vor allem nach systemischer Anwendung können gastrointestinale und fruchtschädigende Nebenwirkungen auftreten.

19.3.3 Griseofulvin

Das aus Schimmelpilzen gewonnene Antibiotikum lagert sich nach oraler Verabreichung in Haut, Haare und Horn ein. Da es nur in neu gebildetes Keratin eingebaut wird, muss die orale Therapie, die meist zusätzlich zur lokalen Therapie erfolgt, oft über mehrere Wochen, teilweise über Monate hinweg durchgeführt werden. Vor jeder Behandlung muss eine Erregerdifferenzierung vorgenommen werden, da Griseofulvin gegenüber Hefen und Schimmelpilzen unwirksam ist. Der fungistatische Effekt auf Dermatophyten kommt durch Hemmung der Chitin-Biosynthese und durch eine Funktionsstörung der Mikrotubuli zustande.

19.3.4 Flucytosin

Das v. a. in Hefepilzen vorhandene Enzym Cytosindeaminase wandelt Cytosin in Uracil um, das in die RNA-Synthese eingeht. In der Warmblüterzelle findet diese Umwandlung nicht statt. Das Funktionsprinzip von Flucytosin beruht auf der Umwandlung von 5-Fluorcytosin in 5-Fluoruracil, das als Antimetabolit des Nukleinsäurestoffwechsels fungistatisch wirkt. Entsprechend dem Wirkmechanismus ist der Einsatz von Flucytosin bei Candidiasis, Kryptokokkose und Aspergillose indiziert. Die Kombination von Amphotericin B mit Flucytosin in niedrigeren Dosierungen reduziert zum einen die Toxizität von Amphotericin B und wirkt darüber hinaus fungizid statt fungistatisch. Diesem überadditiven Effekt liegt vermutlich eine Amphotericin-bedingte Permeabilitätserhöhung der Plasmamembran von Pilzen zugrunde, sodass Flucytosin leichter in die Zellen eindringen kann.

19.3.5 Sonstige

Grundsätzlich stehen für eine antimykotische Therapie auch Echinocandine (Caspofungin), Triphenylmethanfarben (Kristallviolett, Malachitgrün, Brillantgrün) sowie Schwefelverbindungen (Tolnaftat) zur Verfügung, allerdings sind derzeit in Deutschland teilweise keine Tierarzneimittel verfügbar, in denen Stoffe aus o. g. Gruppen als wirksame Bestandteile enthalten sind.

Teil V Spezielle Mykologie und Prototheken

20 Spezielle Mykologie

Johann Bauer, Karin Schwaiger

Pilze kommen in der Umwelt ubiquitär vor. Von den über 100 000 bekannten Arten sind jedoch nur ca. 300 pathogen. Dabei kann je nach Art der krankmachenden Wirkung unterschieden werden zwischen Mykose, Allergie oder Toxikose. Nur primär pathogene Pilze sind in der Lage, beim nicht vorgeschädigten Wirt eine Systemmykose auszulösen; die Erreger, z. B. *Histoplasma capsulatum*, *Blastomyces dermatitidis*, *Coccioides immitis* oder *Paracoccoioides brasiliensis*, sind jedoch in Europa nicht endemisch. Die meisten Mykosen werden von opportunistisch pathogenen Pilzen verursacht, die nur immunsupprimierte, geschwächte oder vorgeschädigte Tiere infizieren können, da sie normalerweise nicht in der Lage sind, die natürlichen Abwehrmechanismen zu überwinden. Je nach Lokalisation spricht man von einer Systemmykose, wenn ein oder mehrere Organe bzw. der gesamte Körper betroffen sind, während bei einer Oberflächenmykose die Infektion auf die Haut oder Schleimhaut beschränkt bleibt. In der Medizin hat sich unabhängig von der Systematik der Pilze die Einteilung der Mykosen in das DHS-System nach Rieth durchgesetzt. Die Buchstaben DHS stehen dabei für **D**ermatophyten, **H**efen und **S**chimmelpilze.

20.1 Dermatomykosen

Pilzerkrankungen der Haut werden allgemein als Dermatomykosen bezeichnet. Werden sie durch Pilze, die in keratinisierten Geweben parasitieren (Dermatophyten, „Hautpilze“), verursacht, so spricht man auch von Dermatophytosen. Derzeit sind 38 Arten pathogener Hautpilze bekannt; bei den Haustieren treten in erster Linie *Trichophyton* und *Microsporum* spp. auf. Die Erreger der Trichophytie und der Mikrosporie haben zoonotisches Potenzial, wohingegen *Epidermophyton floccosum* nahezu ausschließlich den Menschen infiziert. Die durch Hefen oder Schimmelpilze verursachten Hauterkrankungen sind nicht übertragbar und werden unter dem Überbegriff Dermatomykosen geführt.

20.1.1 Trichophytie

Ätiologie und Epidemiologie Die Trichophytie kommt bei vielen Tierarten vor und wird von verschiedenen *Trichophyton* spp. verursacht, meist von *T. verrucosum* (Rind) bzw. *T. mentagrophytes* (Katze, Hund, Kaninchen, Meerschweinchen, Igel und verschiedene andere Säuger). Sie stellt vermutlich die häufigste Hautkrankheit des Rindes, v. a. der Kälber und Jungrinder, dar und wird auch als Glatz- oder Kälberflechte bezeichnet. *T. tonsurans* ruft beim Kaninchen, *T. equinum* beim Pferd und *T. mentagrophytes* var. *erinacei* beim Igel ebenfalls Hautveränderungen hervor, jedoch nicht immer unter Ausbildung des charakteristischen klinischen Bildes (s. u.). Auch Vögel und Schildkröten können durch die wirtsspezifischen Arten *T. gallinae* bzw. *T. beigelii* infiziert werden. Die Übertragung erfolgt durch direkten Kontakt von Tier zu Tier oder indirekt über kontaminierte Stallgeräte (z. B. Striegel). Besonders stark kann sich die Trichophytie ausbreiten, wenn neue, latent infizierte oder klinisch erkrankte Tiere in einen naiven Bestand eingebracht werden. Feuchtwarmes Stallklima und schlechte Hygieneverhältnisse beschleunigen die Ausbreitung.

Pathogenese und Klinik Der keratinophile Pilz befällt die Haarfollikel und löst mithilfe eines Enzyms, der Keratinase, die Hornschicht auf. Dabei entstehen meist kreisrunde oberflächliche, manchmal auch tiefer greifende, leicht schuppende, scharf abgegrenzte Läsionen mit Exsudationen, Krustenbildung und Haarausfall. Als typische Prädilektionsstellen beim Rind gelten der Kopf- und Halsbereich, seltener auch der Körperstamm. Die nicht juckenden, im Durchmesser mehrere Zentimeter großen Areale können während des Krankheitsverlaufs konfluieren. Nur wenige, hochgradige Fälle (prädisponierend wirken Vitamin-A- und Spurenelementmangel sowie Parasitosen) führen zu Leistungseinbußen. Wirtschaftliche Schäden entstehen v. a. durch eine Minderung der Lederqualität.

Diagnose Eine relativ sichere Diagnose ist bereits durch das klinische Bild möglich. Bei untypischem Verlauf oder zur Absicherung der klinischen Diagnose empfiehlt es sich,

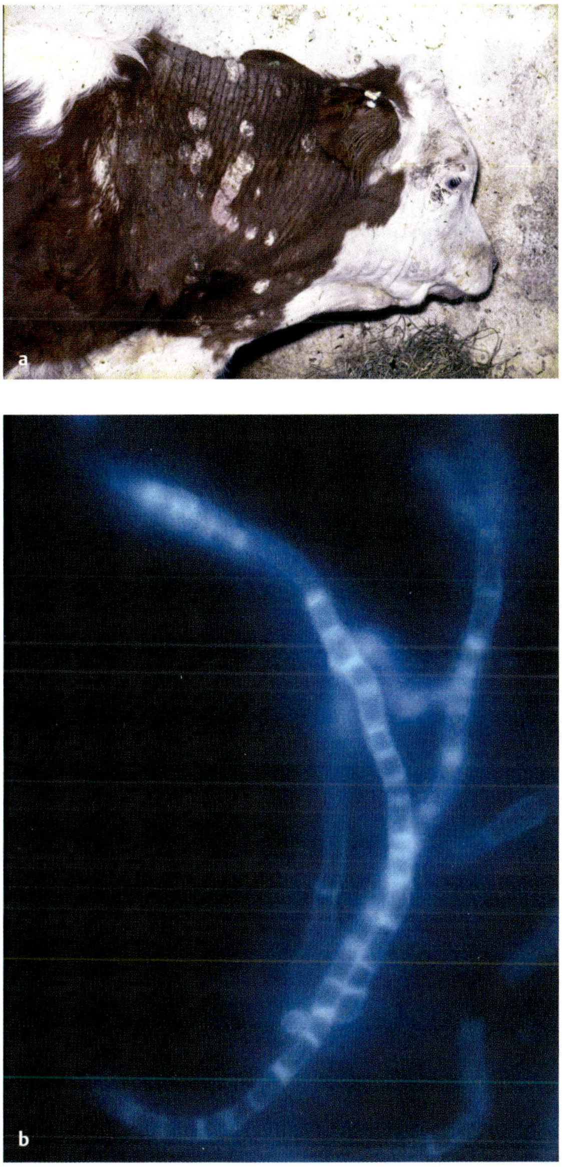

Abb. 20.1 Trichophytie beim Rind; **a** runde, z. T. konfluierende Effloreszenzen im Halsbereich; **b** fluoreszenzmikroskopische Untersuchung eines Hautgeschabsels: Arthrosporen, typisch für *Trichophyton verrucosum* (Färbung: Blankophor, Vergrößerung: 400-fach).

eine licht- oder fluoreszenzmikroskopische Untersuchung von Hautschuppen, Haaren oder Hautgeschabsel, versetzt mit 10 % KOH oder einer Blankophor-Lösung, durchzuführen. Charakteristisch für einen positiven Befund ist der Nachweis von Pilzhyphen und Arthrosporen (**Abb. 20.1**). In der Kultur wachsen *Trichophyton* spp. als samtig-weiße Kolonien mit gelb bis bräunlich pigmentierter Rückseite. *T. verrucosum* wächst sehr langsam und erscheint stark gefurcht. Im Tesaabklatsch lassen sich vor allem Hyphen mit Mikrokonidien sowie die typischen keulenförmigen Makrokonidien nachweisen (**Abb. 20.2**). Sensitive molekularbiologische Methoden (PCR) ermöglichen einen raschen Nachweis der Pilz-DNA. Differenzialdiagnostisch kommen andere Pilze oder Ektoparasiten in Betracht.

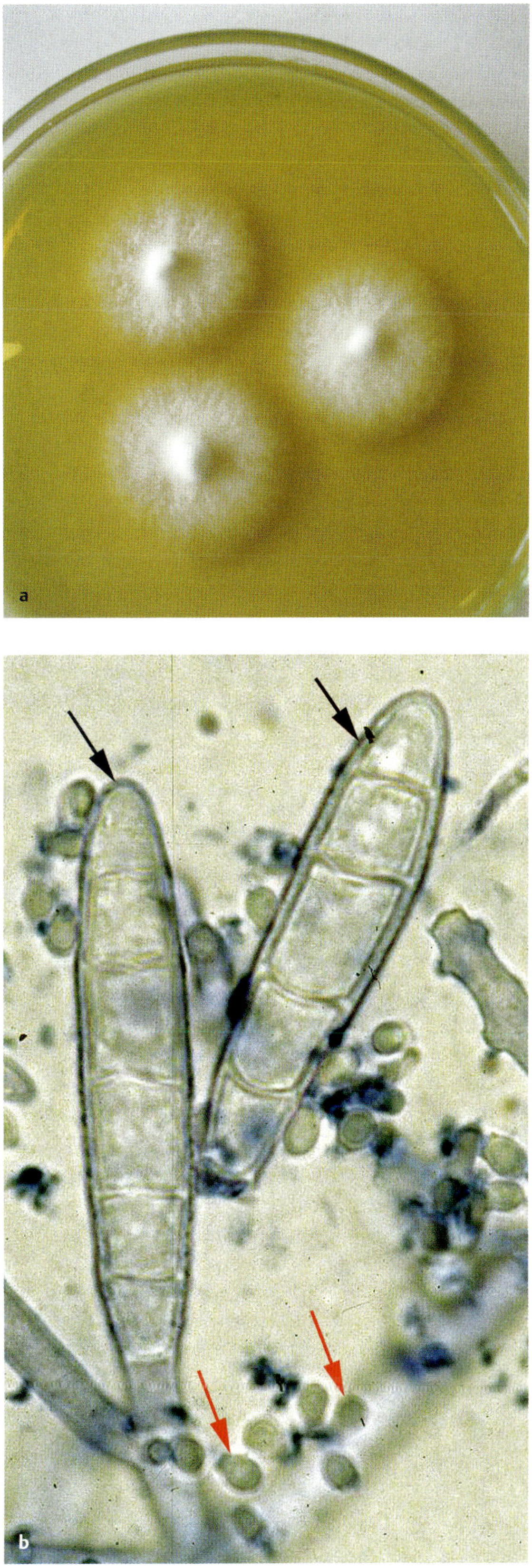

Abb. 20.2 *Trichophyton mentagrophytes*;
a Kolonien auf Sabouraud-Agar;
b lichtmikroskopische Untersuchung von Kulturmaterial; Makrokonidien (schwarze Pfeile) und Mikrokonidien (rote Pfeile); Färbung: Laktophenolblau; Vergrößerung: 400-fach.

Prophylaxe und Therapie Im Hinblick auf die Infektionsgefahr für den Menschen (Zooanthroponose) müssen erkrankte Tiere behandelt werden, auch wenn die Tendenz zur Spontanheilung besteht. Dies schließt eine Desinfektion der Umgebung der Tiere (Stall bei Großtieren, Polstermöbel etc. bei Haustieren) mit fungiziden Mitteln mit ein.

Die bei Rindern häufig zur Anwendung kommenden Ganzkörperwaschungen oder -sprühbehandlungen mit wirksamen Antimykotika (z. B. Polyenantibiotika, Azole) müssen in dreitägigem Abstand mindestens zweimal, besser dreimal wiederholt werden. Dabei sollte stets der gesamte Bestand behandelt werden. Begleitend ist eine parenterale Vitamin-A-Gabe sinnvoll. Um Reinfektionen zu verhindern, müssen Stall und Gerätschaften mit geeigneten Mitteln, z. B. Chlorkalk, Natriumhypochlorid oder alkalischer Formalinlösung, desinfiziert werden. Sanierte Bestände sollten zugekaufte Tiere vorübergehend bis zum Abschluss der prophylaktischen Sprühbehandlungen von der restlichen Herde getrennt aufstallen. Vorbeugend können Vakzinen aus attenuierten oder inaktivierten Erregern appliziert werden, die eine belastbare Immunität aufbauen; diese sollen bei einer bereits klinisch manifesten Trichophytie den Heilungsprozess beschleunigen.

Bei Kleintieren ist zudem bei schweren Verlaufsformen die systemische Applikation von Triazolen oder Griseofulvin indiziert.

20.1.2 Mikrosporie

Ätiologie und Epidemiologie *Microsporum canis* ist der häufigste Erreger von Hautpilzerkrankungen bei der Katze (> 95 %), die wiederum als wichtigste Quelle für Infektionen des Menschen gilt. Bis zu 88 % aller Katzen, v. a. Jungtiere, sollen latent infiziert sein. Vereinzelt existieren auch Berichte über Ansteckungen mit *M. nanum*, *M. racemosum*, *M. distortum*, *M. audouinii* und *M. gypseum*. Neben den Katzen sind Hunde häufig betroffen (ca. 8 % latente Infektionen), aber auch andere Kleintiere und Zootiere sind empfänglich. Sehr selten werden *Microsporum* spp. bei Schweinen nachgewiesen.

Pathogenese und Klinik Die für die Mikrosporie typischen kreisrunden Herde kommen dadurch zustande, dass die befallenen Haare ca. 3–5 mm über der Hautoberfläche abbrechen, wodurch die Stelle wie abrasiert wirkt. Ebenso wie bei der Trichophytie können die nicht juckenden infizierten Stellen (v. a. an kurzhaarigen Lokalisationen wie Gesicht oder Ohren) schuppen und krustig verkleben.

Diagnose und Differenzialdiagnose Die durch das klinische Bild gestellte Verdachtsdiagnose kann im abgedunkelten Raum mithilfe der Wood-Lampe bestätigt werden, da der Erreger im UV-Licht charakteristisch hellgrün fluoresziert. Diese Fluoreszenz tritt jedoch nicht immer auf, weshalb nur ein positiver Befund diagnostisch verwertbar ist. Falsch positive Befunde können durch Artefakte (z. B. Salbenreste) hervorgerufen werden. Eine Diagnose ist durch licht- oder fluoreszenzmikroskopische Untersuchung von Haut- und Haarproben bzw. über die kulturelle Anzucht möglich (**Abb. 20.3**). Die Gewebephase ist charakterisiert durch die Ausbildung von Blastosporen, die scheidenartig um die Haare liegen. In der Kultur werden samtig flache, an der Oberseite weiße, an der Rückseite gelb bis braun pigmentierte Kolonien gebildet. Mikroskopisch dominieren gekammerte, spindelförmige Makrokonidien, Mikrokonidien werden nur selten gebildet. Der speziesspezifische DNA-Nachweis mittels PCR ist ebenfalls möglich. Differenzialdiagnose: Trichophytie (S. 352).

Prophylaxe und Therapie Das prophylaktische und therapeutische Vorgehen entspricht dem bei der Trichophytie (S. 352).

20.1.3 Hefe- und Schimmelpilzdermatosen

Als opportunistische Erreger von Dermatomykosen können auch ubiquitär vorkommende Hefen wie z. B. *Candida albicans*, *Malassezia pachydermatis* (Hund und Katze) oder *Malassezia furfur* (Mensch) sowie teilweise keratolytische Schimmelpilze, z. B. *Aspergillus fumigatus* oder *Penicillium* spp. die vorgeschädigte Haut infizieren. Sie treten häufig als Sekundärkeime nach bakteriellen Infektionen, v. a. nach antibiotischer Therapie, auf. Prädisponierend für *Malassezia*-Otitiden sind lange Haare und ein feuchtwarmes Milieu (z. B. bei langohrigen Hunderassen). Diese sekundären, auf die Körperoberfläche beschränkten Erkrankungen der Epidermis sind nicht ansteckend und reagieren i. d. R. empfindlich auf topische Behandlung mit Azolderivaten. Differenzialdiagnose: Trichophytie (S. 352).

20.2 Mykosen durch Hefen

20.2.1 Kandidose

Ätiologie und Epidemiologie Unter einer Kandidose oder Candidiasis versteht man eine Infektion der Haut, der Schleimhäute oder der inneren Organe mit Arten der Gattung *Candida*. Als Soor (sohren, altdeutsch: wundmachen) wird eine Infektion der Haut oder Schleimhäute bezeichnet. *C. albicans* zeichnet für die meisten Hefepilzerkrankungen aller Lokalisationen verantwortlich. Diese Spezies besiedelt in geringen Mengen als Saprophyt die Körperoberfläche und den Verdauungstrakt. Seltener lösen auch in der Umwelt ubiquitär vorkommende Arten wie *C. tropicalis*, *C. parapsilosis*, *C. guilliermondi*, *C. dubliniensis* und *C. glabrata* Erkrankungen aus.

Pathogenese und Klinik *Candida* spp. können nur bei vorgeschädigten Individuen die Barrieren der Haut und Schleimhaut überwinden, z. B. als Sekundärkeime bei primären viralen oder bakteriellen Erkrankungen, bei Immunschwäche und nach Antibiotika- oder Kortikosteroidgabe. Je nach Lokalisation verursachen diese Hefen bei Säugetieren und Vögeln Durchfälle, Pneumonien, Harnwegsinfekte, Aborte, Mastitiden oder Enzephalitiden bis hin zur Pilzsepsis. Akute, subakute oder chronische Systemmykosen stellen aber eher die Ausnahme dar; meist bleiben die Befallsherde auf Haut und Schleimhaut beschränkt. Charakteristisch sind weißliche Beläge, die von einem rötlichen, hyperämischen Saum begrenzt sind.

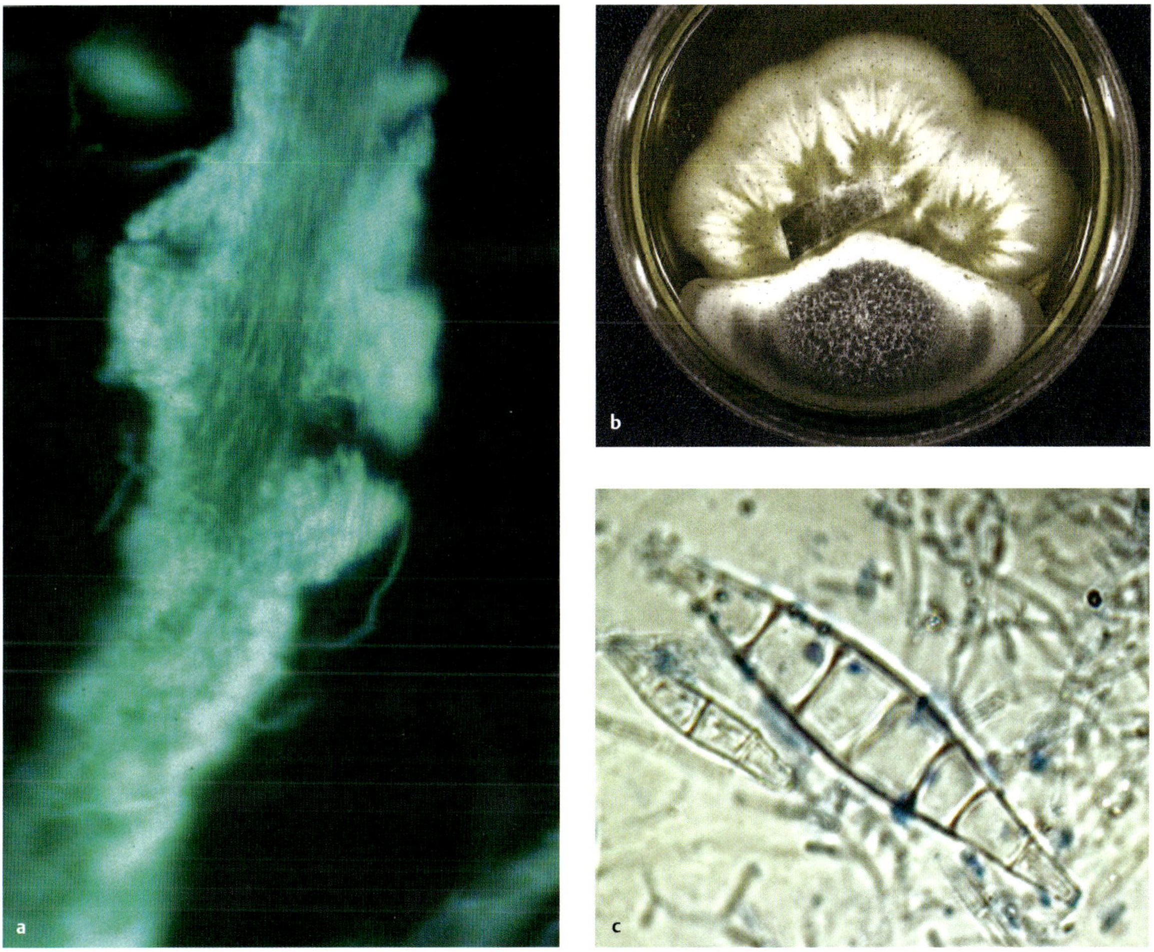

Abb. 20.3 **a** Fluoreszenzmikroskopische Untersuchung von Haaren einer Katze: Peripiläre Manschette aus Blastsporen, typisch für *Microsporum canis* (Färbung: Blankophor, Vergrößerung: 400-fach); **b** Mischkultur eines Hautgeschabsels; oben: *Microsporum canis*, unten: *Aspergillus flavus*; **c** Mikroskopie der *M.-canis*-Kultur: Darstellung einer spindelförmigen gekammerten Makrokonidie.

Diagnose Lokale Soorinfektionen können durch das klinische Bild relativ sicher diagnostiziert werden. Ein Abstrich für die mikroskopische Untersuchung oder eine kulturelle Anzucht (Abb. 20.4) kann die Verdachtsdiagnose bestätigen. In der Kultur vermehrt sich *C. albicans* durch Bildung von Blastosporen, im Gewebe und auf speziellen Reisagarplatten auch durch Pseudomyzel (Abb. 20.5), z. T. mit terminalen, dickwandigen Chlamydosporen. Zur Speziesdifferenzierung stehen kommerzielle Tests zur Verfügung, die auf den unterschiedlichen biochemischen Eigenschaften der Hefen (z. B. Assimilation und Fermentation unterschiedlicher Zucker) basieren. Innere Mykosen werden durch Untersuchung von arteriellem Blut (die Blastosporen werden im Kapillarnetz zurückgehalten), Urin oder Gewebeproben festgestellt. Besteht Verdacht auf *Candida*-Durchfall, so kann eine Stuhluntersuchung hilfreich sein – zuverlässig sind hier aber nur quantitative Analysen, da *Candida* spp. auch natürlicherweise im Darm vorkommen (Keimzahl: $< 10^2$ KBE/g Kot). Ätiologisch gesichert gilt eine Kolonmykose ab einer *Candida*-Zahl von 10^6 KBE/g Kot. Der quantitative DNA-Nachweis mithilfe einer pPCR ist ebenfalls möglich.

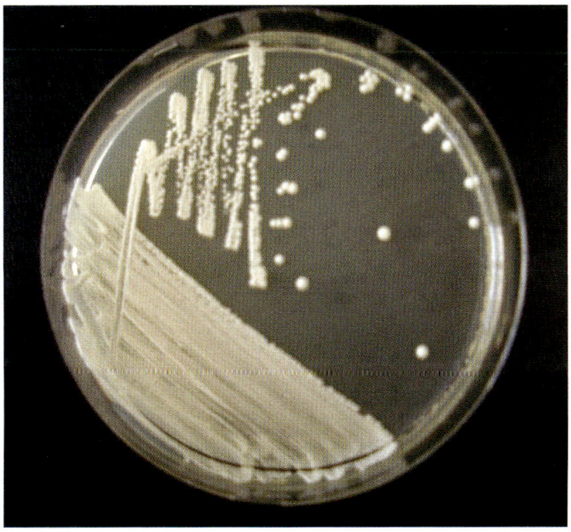

Abb. 20.4 Reinkultur von *Candida albicans* auf Sabouraud-Agar.

Therapie Zur Behandlung lokaler Infektionen stehen verschiedene topisch anwendbare Medikamente zur Verfügung, z. B. Nystatin oder Natamycin. Systemische Kan-

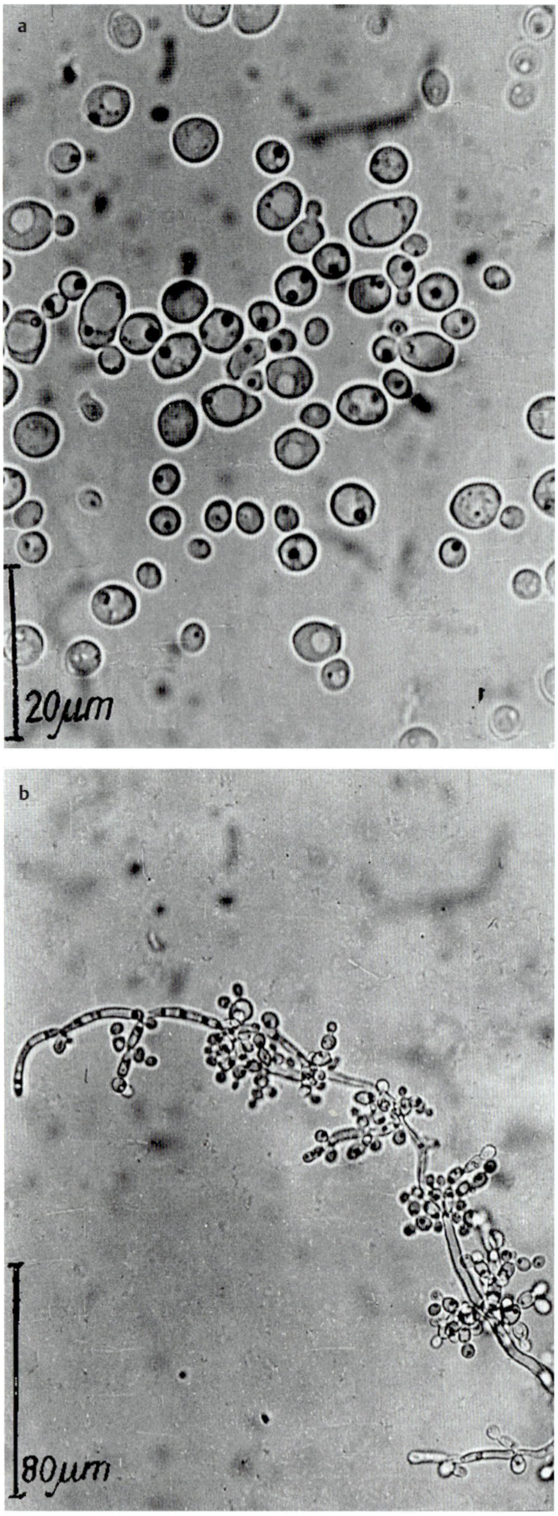

Abb. 20.5 **a** Blastosporen von *Candida albicans;* **b** Pseudomyzel-Entwicklung in der Kultur (Mikrofoto, nativ).

didosen können mit Amphotericin B, Flucytosin und Triazolen behandelt werden. Die Anwendung von Amphotericin B ist jedoch bei Lebensmittel liefernden Tieren nicht erlaubt. Parallel dazu müssen prädisponierende Faktoren (z. B. Mangelernährung) ausgeschaltet werden.

20.2.2 Kryptokokkose

Ätiologie Die Kryptokokkose wird fast ausschließlich von *Cryptococcus neoformans* verursacht. Sehr selten wird von anderen *Cryptococcus* spp., z. B. *C. laurentii* als ätiologisches Agens bei immungeschwächten Patienten, berichtet. Als Erregerreservoir gilt insbesondere der Darm von Vögeln, v. a. von Tauben, die den äußerst widerstandsfähigen Keim mit dem Kot in die Umwelt ausscheiden. Pflanzen und der Boden stellen deshalb das natürliche Habitat des weltweit verbreiteten Sprosspilzes dar. Trotz des ubiquitären Vorkommens treten klinisch manifeste Infektionen nur sporadisch auf.

Pathogenese und Klinik An der meist chronisch, seltener subakut verlaufenden Kryptokokkose erkranken nur Säugetiere inkl. Mensch (v. a. Hund und Katze, seltener Wiederkäuer und Pferd); Vögel bleiben als Überträger meist symptomlos. Nach aerogener Aufnahme von infektiösem Staub dringt *C. neoformans* in kleine Verletzungen von Haut oder Schleimhaut ein und siedelt sich primär in Nase, Nebenhöhlen und Lunge an, was in der Regel nur zu leichten respiratorischen Symptomen führt. Beim Hund kommt es jedoch häufiger zu einer lympho-hämatogenen Erregeraussaat mit Befall weiterer Organe, v. a. von ZNS, Lymphknoten, Nieren und Haut. Bei ZNS-Befall sind als klinische Leitsymptome zentrale Blindheit und Ataxie zu beobachten. Bei der Katze treten granulomatöse Veränderungen im Respirationstrakt oder im Gastrointestinaltrakt auf, die differenzialdiagnostisch von Tumoren oder tuberkulösen Erscheinungen abzugrenzen sind. Bei der seltenen lokalen Infektion des Euters vom Rind kommt es zu einer invasiven Erregerausbreitung, die eine massive Zerstörung des Drüsengewebes zur Folge hat. Erkrankte Kühe scheiden den Keim mit der Milch aus (Zoonose!).

Diagnose Der direkte Erregernachweis ist in Liquor, Gewebe oder Milch möglich; die Isolierung aus Sputum gelingt nur selten. Die 5–8 µm großen Zellen sind von einer dicken Schleimkapsel umgeben, die dem Phagozytoseschutz dient und daher als Virulenzfaktor zählt. Sie lässt sich durch Negativkontrastierung im Tuschepräparat darstellen und schließt damit die differenzialdiagnostisch in Betracht kommende Kandidose, Aspergillose und Protothekose aus (**Abb. 20.6**). Die Kolonien erscheinen auf Sabouraud-Agar zunächst pastös und hellbeige, werden aber mit zunehmendem Alter trocken und dunkler. Für den serologischen Nachweis stehen spezifische Antikörper zur Verfügung, die an Kapselantigene binden. Molekularbiologische Nachweisverfahren (PCR) stehen ebenfalls zur Verfügung.

Therapie Unbehandelt führt eine Kryptokokkose, insbesondere mit ZNS-Beteiligung (Meningitis), zum Tode. Beim Kleintier kann eine perorale Therapie mit Ketoconazol oder Itraconazol versucht werden, wobei eine Gabe über mehrere Wochen und bis mindestens einen Monat nach Abklingen der Symptome erforderlich ist. Generell ist die Prognose sehr ungünstig.

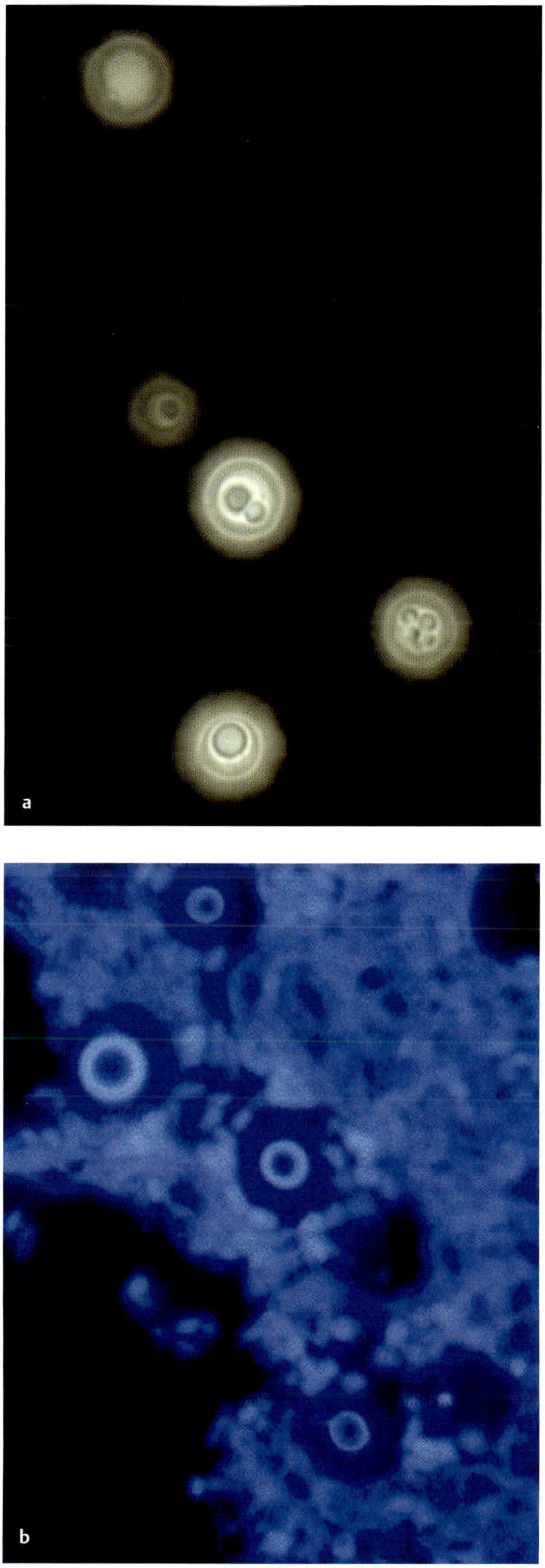

Abb. 20.6 *Cryptococcus neoformans;*
a lichtmikroskopische Darstellung der Kapsel (Färbung: Tuschepräparat nach Burri; Vergrößerung: 1000-fach);
b bekapselte Blastosporen in der Lunge eines Vogels (Färbung: Blankophor; Vergrößerung: 1000-fach).

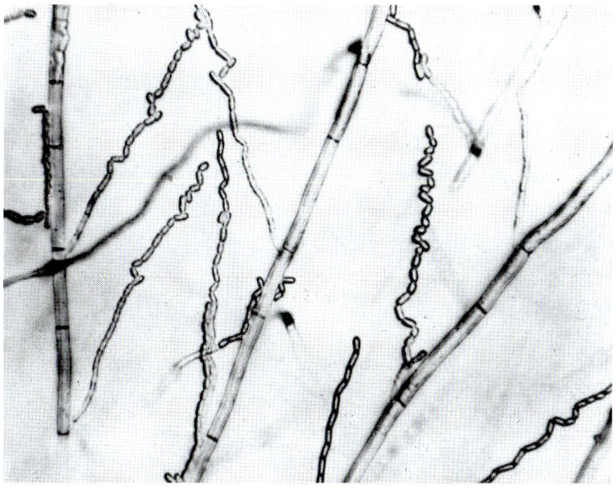

Abb. 20.7 *Geotrichum candidum* in der Kultur; Myzel zerfällt in Arthrosporen. Mikrofoto, nativ.

20.2.3 Geotrichose

Ätiologie Die Gattung *Geotrichum*, bestehend aus den Spezies *Geotrichum candidum*, *G. capitatum* und *G. clavatum*, zählt zu den Hefen und nicht, wie früher angenommen, zu den Schimmelpilzen. *G. candidum* lebt saprophytisch oder parasitär im Erdboden, auf verdorbenem Gemüse und Obst oder in Gärung übergegangenen Milchprodukten („Milchschimmel"). Er kann jedoch auch auf Haut und Schleimhaut gesunder Menschen und Tiere vorkommen – v. a. im Verdauungskanal, von wo aus er als Darmpassant über den Kot in die Umwelt ausgeschieden wird.

Pathogenese und Klinik Die primär apathogenen Hefepilze dringen nicht aktiv ins Gewebe ein, sondern ernähren sich von abgestorbenen Schleimhautzellen. Sie können aber bei entsprechender Prädisposition (Tumoren, Behandlung mit Antibiotika oder Kortikosteroiden, Immunsuppressiva) zu einem protrahierten Verlauf von Entzündungsprozessen, z. B. in den Atemwegen, am Euter oder im Magen-Darm-Trakt, beitragen.

Diagnose Die aus einem echten, septierten Myzel gebildeten Arthrosporen können in den Se- und Exkreten nachgewiesen werden (Abb. 20.7). Mikroskopisch ist dadurch die Unterscheidung zu *Candida albicans* möglich. Die Kolonien sind anfangs, wie *C. albicans*, cremeartig, werden aber später schimmelpilzartig flaumig.

Therapie Bei klinisch manifesten Geotrichosen kann eine Nystatin-Behandlung versucht werden. Das Hauptaugenmerk richtet sich jedoch auf die prophylaktische oder kurative Beseitigung der primären Noxen oder Grunderkrankungen.

20.3 Systemmykosen

20.3.1 Systemmykosen durch dimorphe Pilze

Dimorphe Pilze sind durch eine meist temperaturbedingte Veränderung des Phänotpys (z. B. Übergang von der Fadenpilzform zur Hefeform) charakterisiert.

Adiaspiromykose

Ätiologie *Emmonsia parva* und *E. crescens* verursachen bei Erdhöhlen bewohnenden Nagetieren granulomatöse Lungenerkrankungen. *E. crescens* soll auch für den Menschen pathogen sein – in Deutschland wurde die Erkrankung jedoch nur sehr selten beschrieben. Das natürliche Habitat dieser weltweit vorkommenden dimorphen Pilzarten ist der Boden, wo sie Sporen mit einem Durchmesser von 2–4 µm bilden.

Pathogenese und Klinik Nach Einatmung in die Lunge vergrößern sich die Sporen u. a. aufgrund der höheren Temperatur zu kugelförmigen Gebilden mit einem Durchmesser von 20–40 µm (*E. parva*) bzw. 200–400 µm (*E. crescens*), was einer Volumenvergrößerung um das bis zu 10^6-fache gleichkommt. Diese spezielle Konidienart repliziert sich nicht und dient somit auch nicht der Verbreitung des Pilzes, weshalb sie als Adiakonidie bezeichnet wird; sie stirbt nach der Wachstumsphase ab. Die Folgen einer Infektion mit *Emmonsia* spp. sind miliare Lungengranulome, die resorbiert werden können oder verkalken; nur äußerst selten wird eine Aussaat in andere Organe beobachtet. Klinisch dominieren respiratorische Symptome wie produktiver Husten und Atemnot, vereinzelt wird auch von einem Befall der Haut, bevorzugt an den Extremitäten und im Gesicht, berichtet. Dabei entstehen granulomatöse Papeln oder Knoten, deren Oberfläche ulzeriert und verkrustet.

Diagnose Nachweis der großen, dickwandigen Adiakonidien im Lungengewebe bzw. nach bronchoalveolärer Lavage. Im Thoraxröntgenbild sind retikulonoduläre Infiltrate nachweisbar. Die Anzucht des Erregers aus dem Lungenbioptat auf Sabouraud-Agar ist ebenfalls möglich, die zunächst glatten, später rauen Sporen weisen in der Kultur nur einen Durchmesser von ca. 3 µm auf. Darüber hinaus stehen PCR-Verfahren zur Verfügung.

Therapie Amphotericin B, Itraconazol oder Fluconazol bis zu 4 Wochen nach Abklingen der Symptome. Evtl. chirurgische Exzision der Befallsherde.

Blastomykose

Ätiologie *Blastomyces dermatitidis* löst v. a. beim Hund, seltener auch bei Katze, Pferd und anderen Tierarten sowie beim Menschen Multiorganerkrankungen aus. Die frühere Bezeichnung „Nordamerikanische Blastomykose" leitet sich von dem hauptsächlichen Vorkommen des bodenbewohnenden Erregers in den USA ab. Endemiegebiete sind insbesondere die Täler des Mississippi und Ohio sowie die Staaten im Südosten der USA und im Bereich der Großen Seen. Vereinzelt tritt die Krankheit auch in Mittelamerika und Afrika auf. Davon abzugrenzen ist die „Südamerikanische Blastomykose", die durch *Paracoccidioides brasiliensis* ausgelöst wird und hauptsächlich in Lateinamerika (v. a. Brasilien) auftritt. Obwohl *P.-brasiliensis*-spezifische Antikörper bei Hunden (und Wildtieren) vor allem in ländlichen Gebieten dieser Regionen häufig nachweisbar sind (bis zu 90 % reagieren seropositiv), sind klinisch manifeste Erkrankungen – im Gegensatz zum Menschen – nur sehr selten.

Pathogenese und Klinik Die Infektion erfolgt meist durch Inhalation der Sporen und anschließende Besiedelung des respiratorischen Epithels. Nach Phagozytose durch Makrophagen erfolgt die Umwandlung in die pathogene Hefeform. Die Infektion kann auf die Lunge beschränkt sein; auf lympho-hämatogenem Weg ist eine Absiedelung in andere Organe (Urogenitaltrakt, Augen, zentrales Nervensystem, Leber, Milz und Knochenmark) unter Ausbildung eitriger, exsudativer Entzündungen möglich. Die durch granulomatöse, zentral vernarbende Knötchen gekennzeichnete Hautform entsteht entweder durch die Aussaat von der Lunge oder durch direkten kutanen Kontakt. Die klinischen Erscheinungen sind zunächst durch unspezifische Symptome wie Anorexie, Gewichtsverlust, Fieber, Husten und Dyspnoe gekennzeichnet. Nach Dissemination werden die Symptome von der Art des betroffenen Organs geprägt (z. B. Uveitis, Osteomyelitis).

Diagnose Der mikroskopische Direktnachweis der Blastosporen erfolgt aus klinischem Material wie Eiter, Sputum oder Gewebe; in der Kultur ist Myzel mit zwei unterschiedlichen Konidienarten (sessile in Septennähe und terminale an Kondiophoren) zu beobachten. Darüber hinaus besteht die Möglichkeit, eine Diagnose mittels serologischer (Agargelimmunodiffusion, ELISA) oder molekularbiologischer Verfahren (PCR) zu stellen.

Therapie Die Behandlung einer Blastomykose ist langwierig. Mittel der Wahl ist Itraconazol, gegebenenfalls auch Amphotericin B. Solange noch keine zerebralen Störungen feststellbar sind, ist die Prognose nicht unbedingt ungünstig.

Coccidioido-Mykose

Ätiologie Der dimorphe Pilz *Coccidioides immitis* kann bei Haustieren (Wiederkäuer, Pferd, Hund, Katze), Wildtieren (Primaten und Nagetiere) sowie beim Menschen die Coccidioido-Mykose (Coccidioides-Mykose) verursachen. Diese Pilzspezies ist in den Wüstengebieten der USA (vornehmlich Arizona, New Mexico, Südkalifornien) sowie in einigen Regionen Mittel- und Südamerikas endemisch. Der natürliche Standort des Erregers sind sandige, alkalische Böden, in denen Hyphen und infektiöse Arthrosporen gebildet werden.

Pathogenese und Klinik Die Infektion der Lunge erfolgt durch die Inhalation der Arthrosporen. Diese formen sich zu runden, mit Chitin ummantelten Sphaerulae („Kügelchen") um und stellen das parasitische Stadium dar. Durch Endosporenbildung erreichen die Sphaerulae einen Durchmesser von 60–80 µm, platzen, und aus den freigesetzten

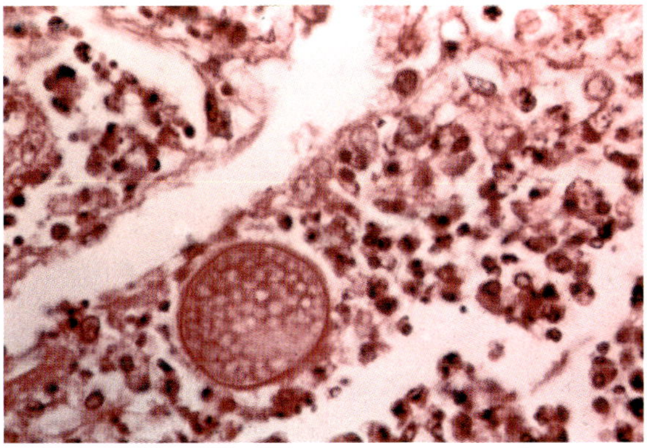

Abb. 20.8 *Coccidioides immitis*: Sporenbehälter im Gewebe (Lunge); Mikrofoto, HE-Färbung.

Endosporen entstehen neue Sphaerulae. Auf lympho-hämatogenem Weg ist eine Absiedelung des Erregers vor allem in die Knochen (Osteomyelitis) möglich; darüber hinaus können auch Lymphknoten, Haut, Leber, Milz und das Zentrale Nervensystem betroffen sein. Seltener werden die Augen (Uveitis, Keratitis) und das Herz (Myo-, Perikarditis) in Mitleidenschaft gezogen.

Die Ausprägung klinischer Symptome ist abhängig vom Ausmaß und der Lokalisation des Infektionsgeschehens. Die meisten Infektionen verlaufen klinisch inapparent. Bei mildem respiratorischem Verlauf weisen die Tiere einen trockenen rauen Husten als Folge einer tracheobronchialen Lymphadenomegalie oder einer diffusen, interstitiellen Lungenerkrankung auf, aus der sich eine generalisierte Pneumonie entwickeln kann. Parallel dazu sind Lethargie, Appetitlosigkeit und Gewichtsverlust zu beobachten. Im Gegensatz zum Krankheitsnamen „Valley Fever" tritt Fieber nur bei ca. 50% der Fälle auf; gelegentlich sind Fieberschübe zu beobachten.

Diagnose Die 30–60 µm großen, bis zu 100 Endosporen enthaltenden dickwandigen Sporenbehälter (Sphaerulae) lassen sich direkt im infizierten Gewebe mikroskopieren (**Abb. 20.8**). In der Kultur bildet der Pilz ein weißes, watteartiges Myzel und Konidien aus. Ein Nachweis von IgM- und IgG-Antikörpern ist mittels Latexagglutinations-, Immunodiffusionstest sowie ELISA möglich. Molekularbiologische Verfahren (erregerspezifische PCR) sind ebenfalls anwendbar.

Therapie Ketoconazol ist das Mittel der Wahl. Die Therapiedauer bei der disseminierten Form beträgt mindestens ein Jahr; ist nur die Lunge betroffen, so kann sich die Verabreichungsdauer auf 6 Monate reduzieren. Bei schwerst erkrankten Tieren kann eine initiale parenterale Verabreichung von Amphothericin B indiziert sein.

Histoplasmose

Ätiologie Die Histoplasmose wird hervorgerufen durch *Histoplasma capsulatum*, einen dimorphen Pilz, dessen Verbreitungsgebiete Amerika, insbesondere die südliche Mississippi- und Missouri-Region, sowie den Vorderen Orient umfassen. In den afrikanischen Regenwaldgebieten tritt zudem die eng verwandte Varietät *H. duboisii* auf, die allerdings sehr selten mit lokal beschränkten Erkrankungen der Haut und des Skelettsystems in Zusammenhang gebracht wird. Der natürliche Standort von *H. capsulatum* ist der Boden, und es wird angenommen, dass die N-reichen Exkremente von Vögeln und Fledermäusen sein Wachstum anregen. Empfänglich sind Hund, Katze, Rind, Pferd, Nagetiere und der Mensch.

Pathogenese und Klinik Die Ansteckung erfolgt über die Inhalation von Pilzsporen. Die Histoplasmose äußert sich durch Krankheitszeichen unterschiedlichen Schweregrades, von klinisch inapparent über leichte respiratorische Entzündungen bis hin zu schweren fieberhaften pulmonalen Symptomen mit Granulombildung. Die lymphogene und hämatogene Disseminierung führt zur miliaren Erregeraussaat und zum Befall verschiedener Organe mit besonderer Affinität zum retikuloendothelialen System unter Ausbildung einer ausgeprägten Spleno- und Hepatomegalie.

Diagnose Die Blastosporen lassen sich je nach Erregerausbreitung in den Granulomen, befallenen Geweben, Blut, Knochenmark und Sputum direkt mikroskopisch nachweisen (**Abb. 20.9**). In der Kultur wachsen Histoplasmen als zentral bräunliche, außen weiße, watteartige Kolonien mit verzweigtem, septiertem Myzel. Serologische Untersuchungen sind möglich, führen aber oft zu falsch negativen Ergebnissen. Der Nachweis mittels PCR zeichnet sich durch eine hohe Sensitivität und Spezifität aus.

Therapie Analog Coccidioido-Mykose. Zusätzlich kann die Behandlung mit Sulfamethoxazol-Trimethoprim über mehrere Monate versucht werden. Die Prognose quoad sanationem ist bei der disseminierten Form ungünstig.

Pneumozystose

Ätiologie *Pneumocystis carinii* wird als ätiologisches Agens der Pneumozystose bei Haus- und Zootieren (z.B. Schweinen, Kaninchen, Schafen, Ziegen und Hunden) angesehen. Nager (Mäuse und Ratten) erkranken selbst meist nicht, gelten aber als Erregerreservoir. Die systematische Zuordnung des weltweit ubiquitär vorkommenden Erregers war lange Zeit unklar, da der Vermehrungszyklus dem der Protozoen ähnelt. Inzwischen kann er aber aufgrund phylogenetischer Analysen den Schlauchpilzen (*Ascomycota*) zugeordnet werden, obwohl die Zellmembran kein pilzspezifisches Ergosterol aufweist. Die Pneumozystose des Menschen wird nicht, wie früher angenommen, ebenfalls durch *P. carinii*, sondern durch eine im Protein- und DNA-Muster geringfügig abweichende Spezies, *P. jiroveci*, verursacht. Die Stämme sollen eine starke Wirtsspezifität aufweisen, sodass die Erkrankung vermutlich keine Zoonose darstellt, sondern auf eine homologe Wirtsart beschränkt bleibt.

Pathogenese und Klinik Die dickwandigen Zysten gelangen nach aerogener Aufnahme in die Lungenalveolen und setzen dort die 8 haploiden Endosporen (Trophozoiten) frei. Diese vermehren sich (extrazellulär) entweder asexuell durch Zellteilung oder in der sexuellen Phase durch

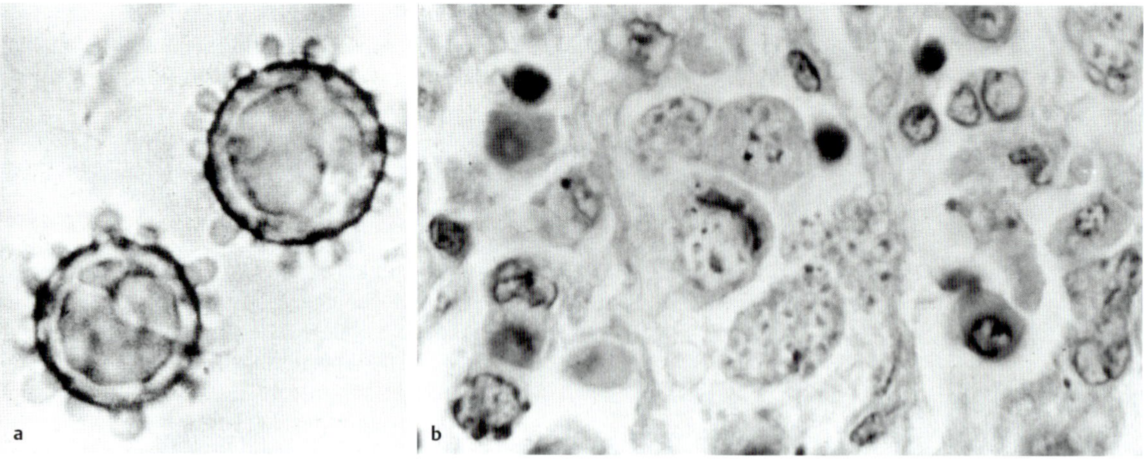

Abb. 20.9 *Histoplasma capsulatum;* **a** dickwandige Chlamydosporen (Mikrofoto, nativ); **b** hefeartige Zellen, phagozytiert (Mikrofoto, Lymphknoten, HE-Färbung).

Trophozoitenfusion. Die daraus resultierende diploide Zygote umgibt sich mit einer dünnen Wand und wird dadurch zur Präzyste. In ihr werden durch Meiose und anschließende Mitose 8 haploide Sporozoiten gebildet; gleichzeitig verdickt sich die Wand, sodass eine reife Zyste entsteht.

Die Pneumozystose manifestiert sich meist als interstitielle Pneumonie mit Husten und Dyspnoe. In seltenen Fällen breitet sich die Infektion extrapulmonal aus, sodass nach hämatogener Streuung Granulome in Lymphknoten, Leber, Knochenmark, Augen, ZNS und anderen Regionen auftreten können. Eine diaplazentare Übertragung ist ebenfalls möglich.

Diagnose Die bis zu 8 Sporozoiten enthaltenden Zysten können als 4–6 µm große Gebilde im infizierten Gewebe nachgewiesen werden. Die Einzelstrukturen sind am besten mit der Grocott-Färbung erkennbar. Eine Sputumuntersuchung weist nur eine sehr geringe Sensitivität (< 20 %) auf. Zur Absicherung der Diagnose ist eine PCR empfehlenswert. Eine Erregeranzucht gelingt nur auf Zellkultur (Verozellen), nicht jedoch auf Pilznährböden.

Therapie Hemmstoffe der Ergosterolsynthese wirken aufgrund des Fehlens dieses Bausteins nicht. Mittel der Wahl ist Cotrimoxazol p. o. über mindestens 3 Wochen.

Sporotrichose

Ätiologie und Epidemiologie *Sporothrix schenckii* kommt als Saprophyt in sich zersetzendem Material (Humus, Holz) und im Erdboden ubiquitär vor und wächst dort besonders bei feuchtwarmen Klimabedingungen (Luftfeuchtigkeit > 90 %; Temperatur > 26 °C) als „Fadenpilz" mit tropfenförmigen bis runden, 2–6 µm großen Sporen.

Die von ihm verursachte Sporotrichose tritt in Europa nur selten auf, am häufigsten noch in Italien. Empfänglich sind neben Hund, Katze und Pferd auch andere Tierarten wie Huhn und Schwein. Darüber hinaus kann sich auch der Mensch anstecken. Die Erregerausscheidung erfolgt über Haut- und Schleimhautläsionen sowie mit dem Kot.

Pathogenese und Klinik *Sporothrix schenckii* infiziert üblicherweise über Wunden oder Risse die Unterhaut der Gliedmaßen sowie sporadisch auch die Schleimhäute im Nasolabialbereich. Dabei entsteht initial eine schmerzlose, an einen Insektenstich erinnernde Papel. Aufgrund der höheren Temperatur im Körper wächst der Erreger in der „Hefeform" und breitet sich dann in der Unterhaut entlang der Lymphbahnen aus. Dabei entstehen weitere Knötchen, die sich im weiteren Verlauf vergrößern und eine seröse bis purulente Flüssigkeit absondern. Die Läsionen ulzerieren später und weisen eine schlechte Heilungstendenz auf, da bakterielle Sekundärinfektionen eine häufige Komplikation darstellen. Die Erkrankung bleibt in der Mehrzahl der Fälle auf die Haut beschränkt. Eine Pneumonie, gekennzeichnet durch Atembeschwerden, Husten und Fieber, tritt selten nach Inhalation der Pilzsporen auf. Die Infektion kann sich systemisch auf den ganzen Körper, inklusive Leber, ZNS, Bewegungsapparat (Gelenke, Knochen, Muskulatur) und Augen ausbreiten.

Diagnose Die Erreger können mikroskopisch als intra- oder extrazelluläre, runde, ovale, spindel- oder zigarrenförmige Blastosporen (2–10 µm) in Sekret- oder Gewebeproben nachgewiesen werden (**Abb. 20.10 b**). Insbesondere beim Hund gibt es jedoch aufgrund der geringen Sporendichte häufig falsch negative Ergebnisse. Die direkte Immunfluoreszenz erweist sich häufig als sensitivere Methode. In der Kultur bildet sich septiertes Myzel mit tropfenförmigen Konidien (**Abb. 20.10 a**). Darüber hinaus ist ein molekularbiologischer Nachweis (PCR) möglich.

Therapie Eine Therapie gestaltet sich sehr langwierig, und die Prognose ist immer sehr vorsichtig zu stellen. Als Mittel der Wahl galt bis vor kurzem Kaliumjodid p. o. bis mindestens 30 Tage nach Abklingen der Symptome. Da jedoch häufig Unverträglichkeitserscheinungen wie Erbrechen und gestörtes Allgemeinbefinden auftreten, wird heute Itraconazol oder Ketoconazol empfohlen.

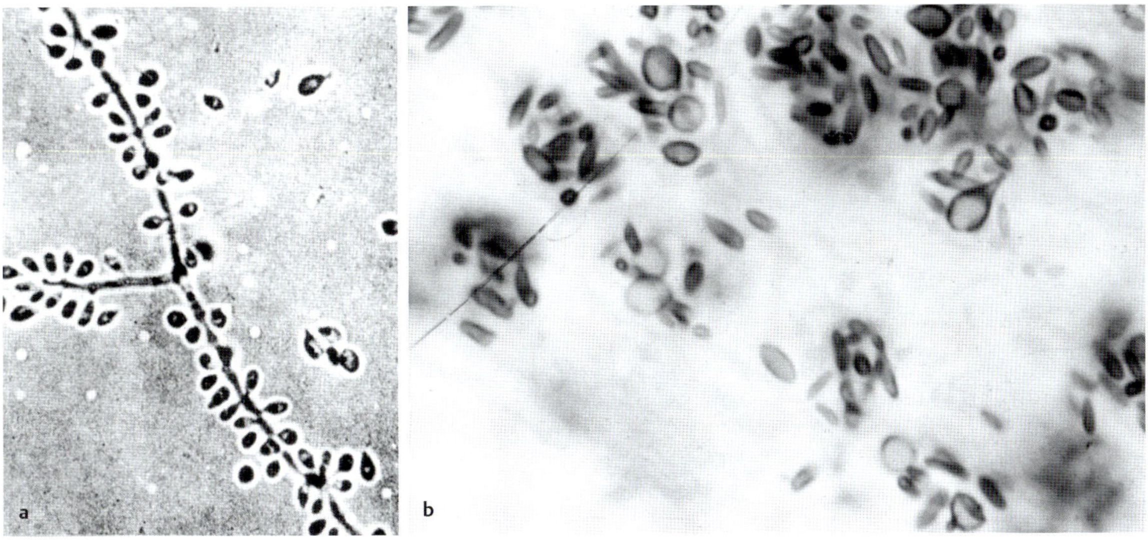

Abb. 20.10 *Sporothrix schenckii;* **a** tropfenförmige Konidien, sessil am Myzel in der Kultur (Mikrofoto, nativ); **b** runde, spindel- bis zigarrenförmige sprossende Zellen intrazellulär im Gewebe.

Myzetom

Ätiologie und Epidemiologie Mehrere drusenbildende Hyphomyzeten, wie *Pseudallescheria boydii, Curvularia geniculata, Bipolaris spicifera* und *Scedosporium prolificans* kommen als Auslöser des echten Myzetoms (früher: Maduramykose) infrage. Trotz des ubiquitären Vorkommens der Erreger im Boden handelt es sich um eine bei Pferden, Hunden und Katzen nur sehr selten auftretende Krankheit, v. a. in warmen Klimazonen.

Pathogenese und Klinik Gewebsläsionen setzen die natürliche Abwehrfunktion der intakten Haut erheblich herab und begünstigen damit das Eindringen der Erreger. Umliegende Areale werden dabei tumorartig infiltriert. In den zahlreichen, Drusen enthaltenden Knoten befinden sich Fisteln, die eine schmierige Flüssigkeit absondern.

Diagnose und Differenzialdiagnose Aufgrund der vielen infrage kommenden Differenzialdiagnosen (Neoplasien, Nokardiose, Sarkoid, Aktinomykose, Staphylokokkeninfektionen) ist ein mikroskopischer und kultureller Erregernachweis unerlässlich. In dem veränderten Gewebe sind aus dem Pilzgeflecht bestehende Drusen und Granula histologisch gut darstellbar (**Abb. 20.11**). Die Speziesdiagnose ist durch kulturellen oder molekularbiologischen (PCR) Erregernachweis möglich.

Therapie Eine antimykotische Lokaltherapie über einen längeren Zeitraum mit Amphotericin B oder Imidazol-Präparaten führt meist nicht zum gewünschten Erfolg. Daher ist ein radikalchirurgisches Entfernen der krankhaften Veränderungen oft die einzig wirksame Bekämpfungsmaßnahme. Bei Knochenbefall ist jedoch auch hier die Prognose sehr ungünstig.

20.3.2 Systemmykosen durch Schimmelpilze

Aspergillose

Ätiologie und Epidemiologie Diese Infektion mit besonderer Affinität zum Atmungstrakt wird durch Sporen von ubiquitär vorkommenden *Aspergillus* spp. (meist *A. fumigatus*) verursacht und gilt als häufigste Systemmykose. Die Aspergillose betrifft bei entsprechender Prädisposition (z. B. Immunsuppression, Vorerkrankungen) alle Tierarten. Sie stellt eine der bedeutendsten Atemwegserkrankungen bei Vögeln (z. B. Papageien, Pinguine, Falken) dar.

Pathogenese und Klinik Der Respirationstrakt stellt Haupteintrittspforte und -infektionsort dar. Sehr selten kann die Infektion auch andere Manifestationsorte, wie z. B. Haut, Milchdrüse, Peritoneum, Nieren, Knochen, Augen, ZNS oder den Gastrointestinaltrakt betreffen. Die Schwere der Erkrankung hängt in erster Linie von der Infektionsdosis, also von der Zahl eingeatmeter Sporen ab. Als Infektionsquelle gelten verschimmelte Futtermittel (Heu, Silage) und verschimmelte Einstreu. Durch *A. fumigatus* verursachte Lungenerkrankungen werden je nach Lokalisation und Kolonisierungs- bzw. Invasionstendenz des Myzels als Aspergillom, invasive Aspergillose (IA) oder allergische bronchopulmonale Aspergillose (ABPA) klassifiziert. Das Aspergillom, früher auch als „Pilzball" bezeichnet, entwickelt sich als sphäroide Hyphenmasse. Dort, wo die Hyphen mit Sauerstoff in Kontakt kommen (z. B. Lunge oder Luftsack), bilden sich die für die Kulturphase charakteristischen Fruktifikationsorgane.

Ein häufiges Symptom des Aspergilloms, das Bluthusten, kommt dadurch zustande, dass versorgende Blutgefäße durch das Pilzmyzel verstopft werden und schließlich zerreißen.

Die fast ausschließlich in immunsupprimierten Patienten vorkommende Invasive Aspergillose tritt als (per)akute (Vögel) oder chronische (Pferd: Luftsackmykose) pulmona-

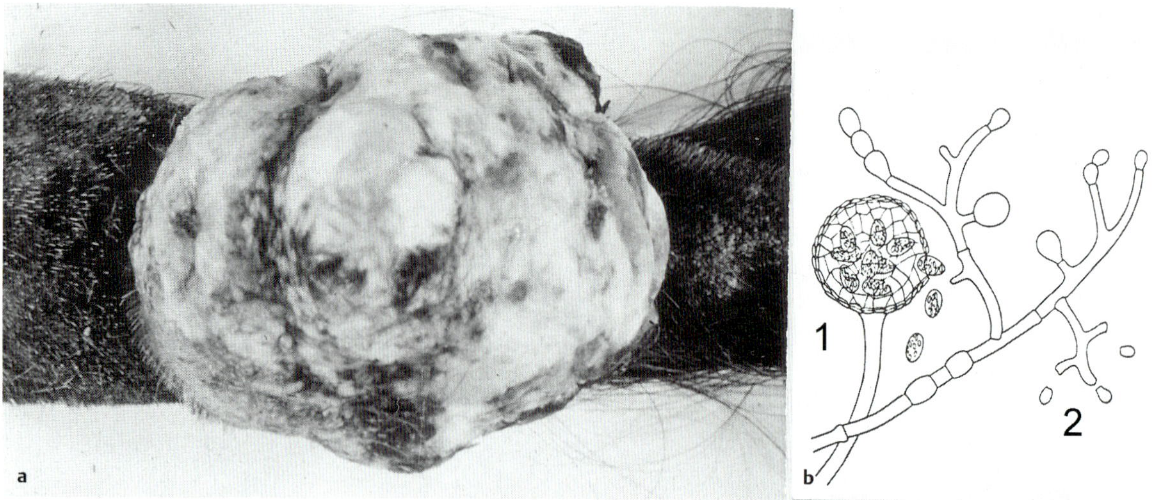

Abb. 20.11 *Pseudallescheria boydii;* **a** klinisches Bild der Maduramykose am Schweif einer Kaltblutstute; **b** Kulturphase sexuelle Fruktifikation, Ascokarp und Ascosporen (1) und ungeschlechtliche Entwicklung von Myzel und Konidien (2), schematisch.

le Aspergillose, als Tracheobronchitis, Rhinosinusitis (Hund) oder als disseminierte Infektion mit Beteiligung des ZNS und anderer Organe (z. B. Milchdrüse) auf. Die allergische bronchopulmonale Aspergillose manifestiert sich als Bronchialasthma mit pulmonalen Infiltraten, die möglicherweise zu proximalen Bronchiektasien und Lungenfibrose fortschreiten.

Im Verlauf von *Aspergillus-fumigatus*-Infektionen können Mykotoxine, wie z. B. das zytotoxische Gliotoxin oder das die Angiogenese hemmende Fumagillin, gebildet werden.

Diagnose In den tuberkuloseähnlichen Knötchen und Plaques des betroffenen Gewebes befinden sich verzweigte, septierte Hyphen, die sich durch Grocott- oder Fluoreszenzfärbung mit Blankophor gut darstellen lassen. In der Kultur bilden sich die typischen Fruktifikationsorgane des sogenannten „Gießkannenschimmels" (Vesikel, Phialiden, Sporen, **Abb. 20.12**). Röntgenologisch erscheinen Aspergillome als runde Verschattungen. Eventuell lassen sich die Granulome auch endoskopisch nachweisen. Eine allergische bronchopulmonale Aspergillose ist sehr schwer zu diagnostizieren. Wenn das Tier an Asthma leidet und das Blutbild eine Eosinophilie aufweist, können stark belastete Futtermittel oder Einstreu den Verdacht erhärten. Intrakutantests, der Nachweis spezifischer Antikörper sowie der DNA-Nachweis mittels PCR sind zur Absicherung zusätzlich möglich.

Therapie Zur medikamentösen Therapie stehen Amphotericin B und Triazole zur Verfügung, die zwar in vitro eine gute Aktivität zeigen, in vivo jedoch nicht immer effektiv sind. Begleitend dazu ist das Hauptaugenmerk auf hygienisch einwandfreies Futter und unbelastete Einstreu zu legen. Zur Verminderung der Sporenbelastung können trockene Futtermittel (z. B. Heu) unmittelbar vor der Verabreichung angefeuchtet werden.

Phaeohyphomykose und Chromoblastomykose (Infektionen durch Schwärzepilze)

Ätiologie Phaeohyphomykosen und Chromoblastomykosen werden durch sogenannte Schwärzepilze (früher als „Dematiaceae" bezeichnet) verursacht. Der Begriff „Schwärzepilz" bringt lediglich zum Ausdruck, dass die Kolonien durch Melaninbildung und -einlagerung in Sporen und Hyphen charakteristischerweise dunkelbraun bis schwarz erscheinen und schließt damit ein großes Spektrum teilweise nicht verwandter Gattungen ein (**Abb. 20.13**). Als Vertreter sind z. B. *Cladosporium, Exophiala* oder *Phialophora, Bipolaris, Aureobasidium, Alternaria, Curvularia* spp. zu nennen. Sie gelten als ubiquitär vorkommende Holz- und Bodenbewohner, die teilweise auch auf der Haut klinisch gesunder Säugetiere und Menschen vorkommen. Grundsätzlich werden Schwärzepilzinfektionen weltweit diagnostiziert, in Europa treten klinisch manifeste Infektionen aber nur selten auf.

Pathogenese und Klinik Die Erreger der Phaeohyphomykosen dringen vorwiegend über Verletzungen, verursacht z. B. durch kontaminierte Holzsplitter, in den Wirt ein. Eintrittspforten und Prädilektionsstellen sind daher häufig der Kopf und die distalen Extremitäten, aber auch andere Regionen können betroffen sein. Je nach Lokalisation werden oberflächliche (kutane, subkutane, korneale) und systemische Phaeohyphomykosen unterschieden. Sehr selten breiten sich die Erreger, meistens über die Nasennebenhöhlen, in das Hirn aus (zerebrale Ph.). Im infizierten Gewebe bilden sich zunächst schwarz gefärbte kutane oder subkutane Knötchen aus, die häufig zur Fistelbildung, Ulzeration und eitrigen Exsudation neigen. Zerebrale Formen verlaufen akut mit zentralnervöser Symptomatik; disseminierte Ph. äußern sich unterschiedlich je nach den betroffenen Regionen (z. B. Lunge, Gastrointestinaltrakt, Knochen).

Bei der Chromoblastomykose handelt es sich um eine chronisch verlaufende, kutane oder subkutane Mykose, die durch die Ausbildung von dunkel gefärbten Papeln und

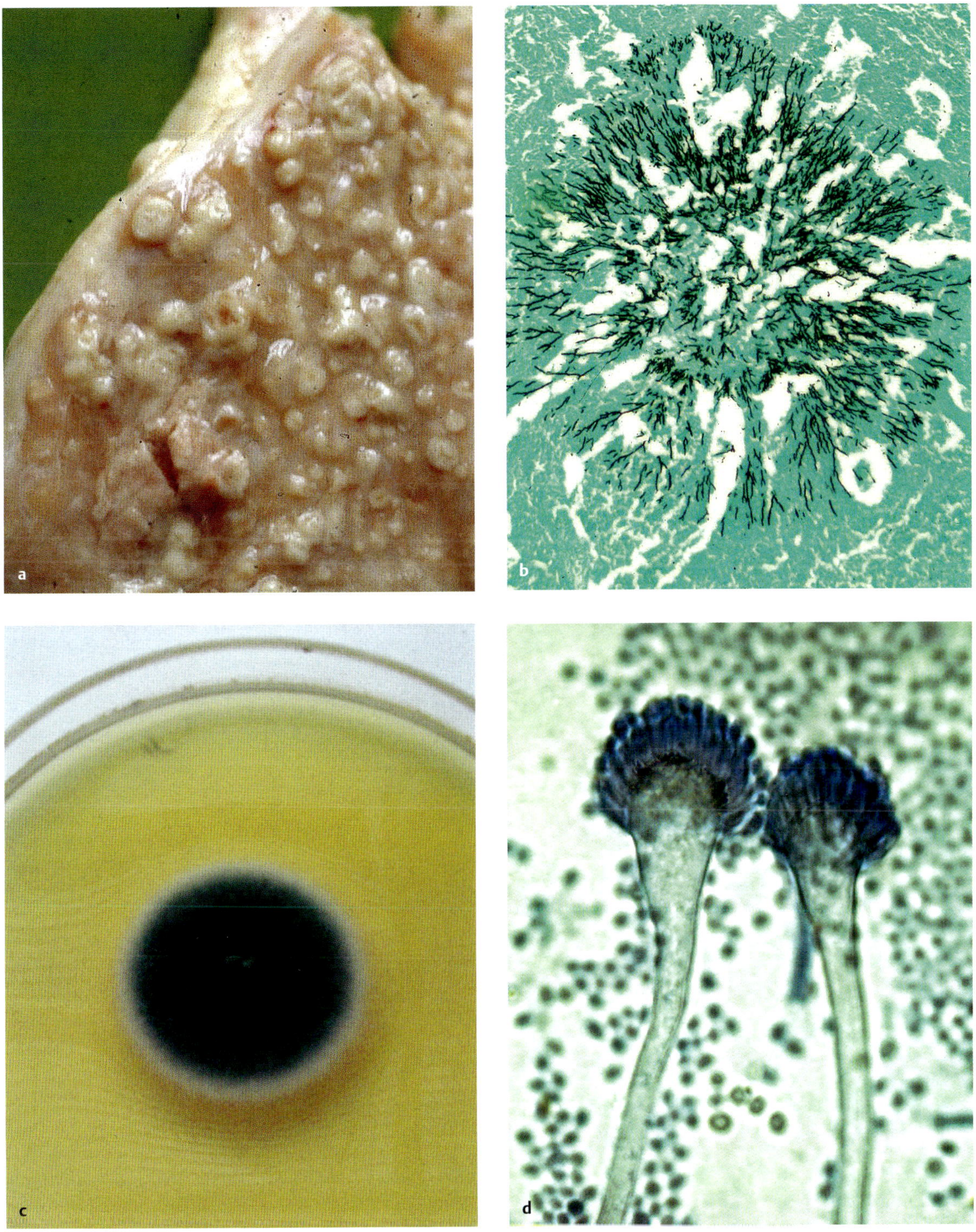

Abb. 20.12 *Aspergillus fumigatus;*
a granulomatöse Mastitis, Rind;
b histologisches Präparat, Aspergillom (Grocott-Färbung, Vergrößerung: 100-fach);
c Kolonie auf Sabouraud-Agar;
d mikroskopisches Bild (Färbung: Laktophenolblau, Vergrößerung: 1000-fach).

Pusteln gekennzeichnet ist. Die infizierten Areale breiten sich teilweise über die gesamten Gliedmaßen verrukös und schuppig aus. Aufgrund einer Hyperkeratose entstehen im weiteren Verlauf langsam wachsende, dunkle, blumenkohlartige Geschwülste (pseudoepitheliomatöse Hyperplasie), die von Tumoren anderer Genese abzugrenzen sind.

Diagnose Bei der Phaeohyphomykose lassen sich die septierten und pigmentierten Hyphen, Pseudomyzel, hefeähnliche Formen (oder Kombinationen) in den infizierten Ge-

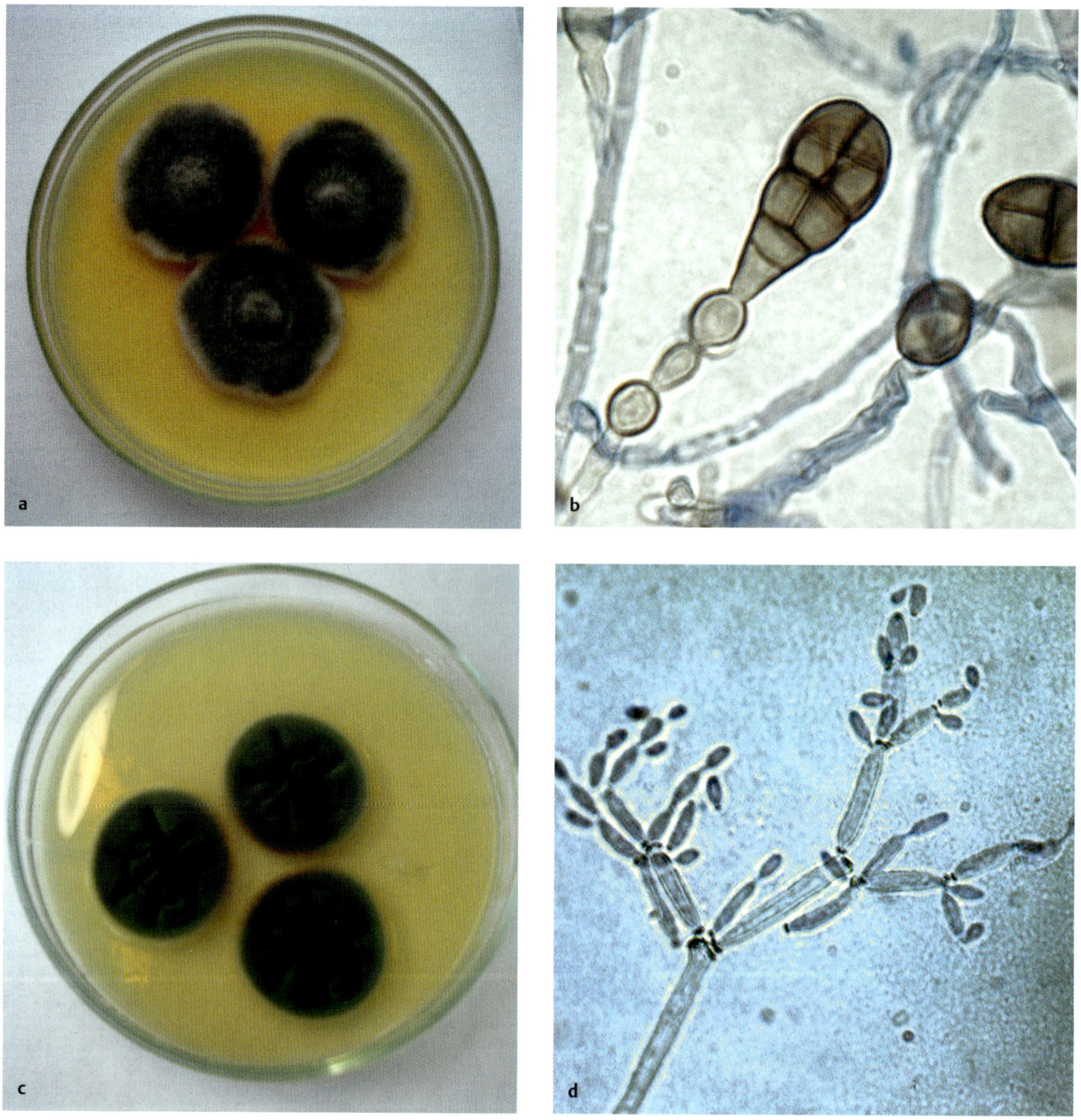

Abb. 20.13 Schwärzepilze;
a *Alternaria*-sp.-Kolonie auf Sabouraud-Agar;
b *Alternaria* sp., Mikrofoto (Färbung: Laktophenolblau, Vergrößerung: 1000-fach);
c *Cladosporium*-sp.-Kolonie auf Sabouraud-Agar;
d *Cladosporium* sp., Mikrofoto (Färbung: Laktophenolblau, Vergrößerung: 500-fach).

weben zytologisch oder histologisch nachweisen. Die Färbung der Präparate mit der Grocott- oder der Masson-Fontana-Methode erleichtert das Auffinden der Pilzelemente, da die Pigmentierung hier stärker zutage tritt als z. B. bei der HE-Färbung. Eine Speziesdifferenzierung der Schwärzepilze kann nach kultureller Anzucht auf Sabouraud-Agar erfolgen, allerdings wachsen diese Pilze teilseise sehr langsam, sodass eine entsprechende Diagnose in manchen Fällen erst nach ca. 3 Wochen möglich sein kann.

Bei der Chromoblastomykose lassen sich in der Gewebephase charakteristische 6–12 µm große, braune bis schwarze sporenähnliche Zellen nachweisen, die durch Längs- und Quersepten unterteilt sind („muriforme" Zellen, früher: Sklerotialzellen).

Therapie Die Therapie der Wahl stellt sowohl bei der Phaeohyphomykose als auch bei der Chromoblastomykose die chirurgische Resektion dar. Aufgrund der Rezidivneigung wird parallel dazu, oder wenn eine Exzision nicht möglich ist, die Applikation von Azolen (z. B. Itraconazol) empfohlen, allerdings gestaltet sich die medikamentöse Behandlung v. a. im fortgeschrittenen Stadium sehr langwierig (bis zu einem Jahr). Bei disseminierten oder zentralnervösen Phaeohyphomykosen ist die Prognose infaust.

Mucormykose

Ätiologie Als Erreger der relativ selten vorkommenden Mucormykosen spielen Vertreter der ubiquitär vorkommenden saprophytären Gattungen *Absidia*, *Mortierella*, *Mucor* und *Rhizopus* eine Rolle. Sie gelten als opportunistische Pilze und rufen beim Tier wesentlich seltener klinische Symptome hervor als beim Menschen. Stoffwechselstörungen (z. B. Diabetes mellitus), Erkrankungen des Immunsystems oder Leukämie stellen prädisponierende Faktoren für eine Manifestation der Mucormykose dar. Es existieren vereinzelte Berichte über Infektionen bei verschiedenen landwirtschaftlichen Nutztieren wie Schwein, Rind und Schaf sowie bei Pferd, Hund, Katze und Nagetieren. Vögel können grundsätzlich ebenfalls an Mucormykose erkranken, allerdings noch seltener als Säugetiere.

Pathogenese und Klinik Die Krankheit kann sich rhinozerebral, pulmonal, gastrointestinal oder kutan (v. a. nach Verletzungen oder Verbrennungen) manifestieren. Dabei ist stets eine granulomatöse bis nekrotisierende Veränderung der regionalen Lymphknoten zu beobachten. Differenzialdiagnostisch muss Tuberkulose in Betracht gezogen werden. Die Pilze weisen eine besondere Affinität zu arteriellen Blutgefäßen auf, wodurch häufig Embolien und Nekrosen im umliegenden Gewebe entstehen. Eine hämatogene Dissemination kann zur granulomatösen Entzündung anderer Organsysteme (z. B. Leber oder Niere) bzw. zur Sepsis führen. In seltenen Fällen äußert sich die Infektion beim Rind in einer Plazentitis mit daraus resultierenden Aborten. Mucormykosen weisen typischerweise akute, schwere Verlaufsformen auf, die häufig, v. a. bei der rhinozerebralen Form, innerhalb weniger Tage zum Tode führen.

Diagnose Der direkte lichtmikroskopische Nachweis der typischen, meist unseptierten Hyphen im Untersuchungsmaterial (Geschabsel, Sputum etc.) gelingt nur selten, da sie nur in sehr geringer Zahl vorkommen. Die Anzucht der wenig anspruchsvollen *Mucorales* gelingt auf Sabouraud-Dextrose-Agar bei 30 °C jedoch meist problemlos; das Myzel breitet sich rasch über die gesamte Kulturschale aus (Abb. 18.4). Pathogene Arten können sich auch bei 37 °C oder noch höheren Temperaturen entwickeln. Die typischen Sporangien und Sporangiosporen ermöglichen eine lichtmikroskopische Differenzierung der verschiedenen Spezies. Die Gewebsreaktion ist üblicherweise nicht besonders stark ausgeprägt. Es dominiert eine akute eitrige Entzündung mit lokalen granulomatösen Herden. Im histologischen Schnitt können 6 – 50 µm dicke, unregelmäßig verzweigte, wurzelartige Hyphen nachgewiesen werden (Abb. 20.14). Der DNA-Nachweis mittels PCR ist ebenfalls möglich.

Therapie Da der Mucormykose meist eine Primärerkrankung vorausgeht, sollte sich eine Therapie zunächst auf diese konzentrieren (z. B. durch Einstellung des Diabetes mellitus). Wenn möglich, wird eine radikale Exzision des infizierten Gewebes empfohlen. Eine antimykotische Therapie mit hohen Dosen von Amphotericin B ist sehr langwierig und selten von Erfolg gekrönt.

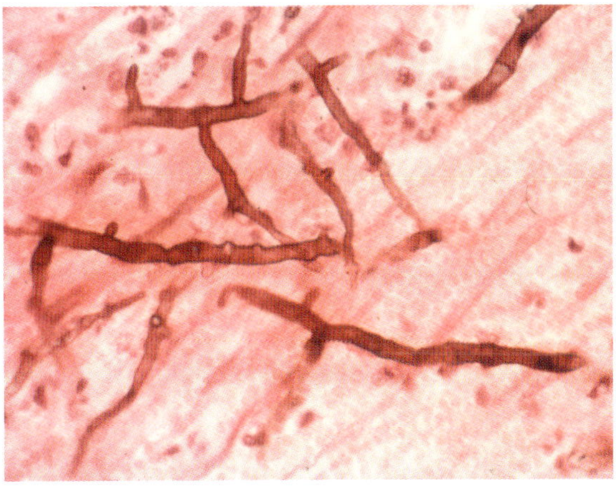

Abb. 20.14 Unregelmäßig verzweigte, unseptierte, wurzelartige Pilzelemente im Gewebe (Darmmuskulatur, Säuger), typisch für Mucormykose (Grocott-HE-Färbung).

Rhino-Entomophthoromykose

Ätiologie *Conidiobolus coronatus* (Syn.: *Entomophthora coronata, Delacroixia coronata*), parasitiert als ubiquitär vorkommender Saprophyt bevorzugt auf verrottenden Pflanzenteilen; er wurde aber auch aus Insekten isoliert. Trotz seiner weltweiten Verbreitung tritt die Rhino-Entomophthoromykose eher selten und meistens in warmen und feuchten tropischen Gebieten auf. Krankheitsfälle sind überwiegend bei Pferden und Primaten (Mensch, Schimpanse) dokumentiert.

Pathogenese und Klinik Der Pilz infiziert typischerweise die Nasenschleimhaut und die Nasennebenhöhlen. Er wird vermutlich durch Inhalation der Sporen oder über Mikrotraumen, verursacht z. B. durch Insektenstiche, aufgenommen. Der genaue Pathogenitätsmechanismus ist zwar noch weitgehend ungeklärt, aber Lipasen und Proteasen scheinen als Virulenzfaktoren eine Rolle zu spielen. Entsprechend der Lokalisation dominieren Symptome wie Nasenausfluss, Nasenbluten, Verlegung der Nasengänge sowie Schleimhautschwellungen von Nasenscheidewand, Nasennebenhöhlen und Oberlippe. Die Erkrankung verläuft häufig chronisch progressiv über mehrere Jahre.

Diagnose Im befallenen Gewebe lassen sich unseptierte Hyphen nachweisen, die von einer eosinophilen Manschette, bestehend aus nekrotischem Zellmaterial und Immunglobulin, umgeben sind (Splendor-Hoeppli-Phänomen). *Conidiobolus coronatus* soll auch im Wirtsgewebe sporulieren können. Nach Kultivierung des Biopsiematerials auf Sabouraud-Agar wächst der Pilz relativ schnell als flache, wachsartige, gelbbraune oder graue Kolonie mit wenig Luftmyzel.

Therapie Die Therapieerfolge sind insgesamt eher mäßig, in einigen Fällen wird aber eine deutliche Besserung nach Behandlung mit Amphotericin B und Imidazolen über mehrere Wochen beschrieben. Die chirurgische Entfernung des infizierten Gewebes führt nur selten zu einer vollständigen Ausheilung.

20.3.3 Weitere Systemmykosen

Zusätzlich zu den oben genannten Schimmelpilzinfektionen können in Einzelfällen noch weitere Pilzarten systemische Erkrankungen auslösen. Die Ursachen liegen hierbei meist in mangelhafter Stallhygiene und schlechter Futterqualität. So kann z. B. *Scopulariopsis brevicaulis* beim Geflügel zu chronischem Schnupfen führen. Beim Hund sind Systemmykosen durch Befall mit demselben Erreger bekannt. *Paecilomyces* spp. werden ebenfalls sporadisch als Auslöser respiratorischer Symptome diagnostiziert. Auch Vertreter der Gattung *Penicillium* stehen bei Hund, Katze und Mensch gelegentlich mit Infektionen von Nase, Nasennebenhöhlen, Orbita und Lunge in Zusammenhang. Eine Speziesdiagnose kann durch Anzucht des Untersuchungsmaterials auf Sabouraud-Agar erfolgen.

20.4 Allergien durch Pilze

Ätiologie Nicht nur Menschen, sondern auch immer mehr Tiere, v. a. Hunde, Katzen und Pferde, leiden unter Allergien, die sich in Jucken, Hautausschlägen oder Atemnot äußern können. Bestandteile der pilzlichen Zellwand (z. B. Polysaccharide) oder des Zytoplasmas (Proteine) wirken dabei als Allergene. Die Sporen spielen die hauptsächliche Rolle, das Myzel fungiert nur ausnahmsweise als Allergenträger. *Aspergillus*, *Penicillium*, *Cladosporium* und *Alternaria* gehören zu den häufigsten Allergie auslösenden Schimmelpilzgattungen.

Pathogenese und Klinik Zielorgane der Allergie stellen die Haut und der Respirationstrakt dar. Allergische Lungenerkrankungen, basierend auf einer immunologischen IgE-Reaktion, werden überwiegend beim Pferd beschrieben, wohingegen sie beim Kleintier eher selten vorkommen. Bei Hund und Katze äußern sich Allergien in erster Linie durch intensiven Juckreiz und Hautveränderungen (atopische Dermatitis). Prädilektionsstellen sind dabei Kopf, Bauch, Gliedmaßen und Pfoten, in schweren Fällen kann aber auch der ganze Körper betroffen sein. Infolge des Kratzens an den stark juckenden Stellen sind oft abgebrochene Haare bzw. haarlose Areale zu beobachten, wobei die Haut häufig stark gerötet, verkrustet und schuppig erscheint. Typisches Erscheinungsbild sind dabei kreisrunde, rote, juckende und nässende Hautveränderungen (eosinophile Plaques). Bakterielle Sekundärinfektionen können das klinische Bild verschlimmern und Pyodermien hervorrufen. Beim Pferd sind ebenfalls allergische Reaktionen der Haut möglich, mit ähnlicher Symptomatik wie bei Hund und Katze. Ist die Lunge betroffen, so dominieren Symptome wie chronische Bronchitis, COPD und Asthma bronchiale.

Diagnose Der Verdacht auf eine mykogene Allergie kann aufgrund der Klinik (Juckreiz, respiratorische Symptome) geäußert werden. Vorab sollten jedoch sämtliche Differenzialdiagnosen (z. B. Ektoparasiten, bakterielle oder mykogene Infektionen) ausgeschlossen werden.

Das Ansprechen auf eine Kortisontherapie kann als ein nicht differenzierender Hinweis auf ein allergisches Geschehen gewertet werden.

Der Intrakutantest oder intradermale Allergietest (Prick-Test) gilt als verlässlichstes Diagnostikum und wird daher am häufigsten eingesetzt. Hierfür werden potenzielle Allergene in eine geschorene (und nicht von der Allergie betroffene) Stelle intrakutan injiziert (Hund und Katze: lateraler Thorax, Pferd: Halsbereich). Die Hautreaktionen werden nach 15 und 30 Minuten (beim Pferd zusätzlich nach 4 Stunden) beurteilt. Bei bereits bestehenden großflächigen Hautveränderungen findet dieser Test keine Anwendung. Hier kommt der weniger spezifische In-vitro-Allergietest zum Einsatz, bei dem allergenspezifische IgE-Antikörper im Serum gemessen werden.

Therapie Wie beim Menschen besteht auch beim Tier die Möglichkeit einer Hyposensibilisierung. Die Depot-Allergenlösungen, ausgewählt anhand der Testresultate, werden in steigender Konzentration alle 1 – 4 Wochen subkutan injiziert.

20.5 Mykotoxikosen

Mykotoxikosen sind Krankheiten, die durch giftige Stoffwechselprodukte von Pilzen ausgelöst werden. In erster Linie sind sie die Folge einer Aufnahme von pilzbelasteten Futtermitteln, in seltenen Fällen werden sie auch durch die Inhalation mykotoxinhaltiger Stäube verursacht. Bestimmte Mykotoxine (z. B. Gliotoxin) können auch im Verlauf von systemischen Pilzinfektionen (z. B. Aspergillosen) gebildet werden.

Die Bezeichnung der einzelnen Mykotoxikosen erfolgt meist entweder nach dem Pilzgift oder anhand der Pilzgattung, die das Mykotoxin bildet.

20.5.1 Aflatoxikose

Definition und Ursache Die Aflatoxikose ist eine akut oder chronisch verlaufende Krankheit von Mensch und Tier, die durch Aflatoxine, sekundäre Stoffwechselprodukte von *Aspergillus flavus*, *A. parasiticus* und *A. nomius*, hervorgerufen wird. Die Aflatoxine wurden erstmals in den 60er-Jahren nach einem Massensterben von über 100 000 Puten entdeckt. Todesursache waren von ***A. flavus*** gebildete Toxine (A-fla-toxine), die im Erdnussmehl gefunden wurden. Von den mehr als 20 verschiedenen Aflatoxinen haben Aflatoxin B_1, B_2, G_1 und G_2 die größte Bedeutung; hierbei weist Aflatoxin B_1 (AFB_1) die stärkste toxische Wirkung auf.

Pathogenese und Krankheitssymptome AFB_1, ein Bifuranocumarinderivat, besitzt leberschädigende, karzinogene, immunsuppressive, teratogene und mutagene Eigenschaften. Alle bislang untersuchten Tierarten erwiesen sich als empfindlich gegenüber AFB_1. Die Ausprägung klinischer und pathologisch-anatomischer Symptome hängt ab von Art, Alter und Ernährungszustand der Tiere sowie von der Dosis und der Applikationsdauer. AFB_1 wird in der Zelle zu einem Epoxid transformiert, das an Guanin bindet und auf diese Weise die DNA schädigt. Die akute Aflatoxikose ist gekennzeichnet durch Leberzellverfettung, periportale Nekrose, Gallenblasenwandödem und Gallengangsproliferation. Klinisch sind Ikterus, multiple Hämorrhagien und schließlich der Tod der Tiere zu verzeichnen. Ein Anstieg der Leberenzyme γ-GT, AST und alkalische Phosphatase im Serum ist beim Ferkel ab einer AFB_1-Konzentration von 0,4 – 0,8 mg/kg Futtermittel zu beobachten. Chronische Intoxikationen führen vornehmlich zu Leistungseinbußen (verringerte Gewichtszunahmen, reduzierte Legeleistung, Rückgang der Milchsekretion), Kümmern und erhöhter Infektanfälligkeit.

Toxinnachweis Der Nachweis von Aflatoxinen kann in Futtermitteln sowie in Geweben und Körperflüssigkeiten von Tieren erfolgen. Hierzu stehen sensitive und spezifische physikalisch-chemische (HPLC-FD, LC-MS/MS) und serologische Methoden (EIA) zur Verfügung.

Exposition und rechtliche Situation Aflatoxine werden insbesondere bei der Lagerung auf pflanzlichen Produkten gebildet. Feuchtwarmes Klima fördert die Aflatoxinbildung, sodass vor allem eiweißreiche Ölsaaten (Baumwollsamen, Erdnuss, Sojabohne), aber auch Mais aus subtropischen und tropischen Regionen betroffen sind. Aufgrund der hohen Toxizität und des Übergangs von Aflatoxinen aus dem Futtermittel in essbare Gewebe und Körperflüssigkeiten (Milch!) sind die in Futtermitteln und Lebensmitteln zulässigen Höchstgehalte gesetzlich reglementiert (Verordnung [EU] Nr. 574/2011).

Bekämpfung Da Aflatoxine vor allem bei der Lagerung gebildet werden, ist für eine trockene und kühle Lagerung der Zerealien zu sorgen (**relativer Wassergehalt < 14 %, Temperatur < 20 °C**). Eine Reduktion des Aflatoxingehaltes kann durch eine Behandlung der Rohstoffe mit Ammoniak erzielt werden. Darüber hinaus kann versucht werden, die Resorption durch Zugabe von Natrium-Kalzium-Aluminium-Silikat zum Futter zu hemmen.

20.5.2 Alternaria-Intoxikation

Definition und Ursache Pilzarten der Gattung *Alternaria* (*A. alternata*, *A. tenuissima*) befallen die auf dem Feld stehenden Pflanzen und können vor der Ernte Alternariol, Alternariolmonomethylether, Altenuen und/oder Tenuazonsäure bilden.

Pathogenese und Krankheitssymptome Obwohl Alternarien ubiquitär auf der Oberfläche von Getreide und anderen Feldfrüchten vorkommen, weiß man nur wenig über die toxikologische Bedeutung ihrer Stoffwechselprodukte. Von Alternariol werden teratogene, fetotoxische, genotoxische und mutagene Eigenschaften berichtet. Darüber hinaus soll es in vitro die Produktion von Progesteron in porcinen Granulosazellen hemmen.

Toxinnachweis Der Nachweis von *Alternaria*-Toxinen ist mit physikalisch-chemischen Verfahren (LC-MS/MS) möglich.

Exposition und rechtliche Situation Die Aufnahme von *Alternaria*-Toxinen erfolgt vor allem über Getreide. Eine gesetzliche Höchstmengenregelung liegt derzeit nicht vor.

Bekämpfung Da Alternarien zu den Feldpilzen zählen, sind in erster Linie pflanzenbauliche Maßnahmen in Betracht zu ziehen.

20.5.3 Diplodiose

Definition und Ursache Die Diplodiose ist eine durch vorwiegend neurale Symptome gekennzeichnete Mykotoxikose, die in Südafrika und Argentinien vorkommt. Verursacht wird sie durch die Aufnahme von mit *Stenocarpella* (früher *Diplodia*) *maydis* befallenem Mais. Diplodiatoxin, Diplonin und Dipmatol werden als verantwortliche Toxine diskutiert.

Pathogenese und Krankheitssymptome Beim Rind ist die Diplodiose durch generalisierten Muskeltremor, Koordinationsstörungen, Ataxie der Hinterhand, Paralyse und Todesfälle gekennzeichnet. Beim Schaf kommt es zu Aborten bzw. zur Geburt lebensschwacher Lämmer, deren ZNS spongiforme Degenerationen aufweist. Beim Gefügel werden Leistungseinbußen (reduzierte Gewichtszunahmen, Rückgang der Legeleistung) beobachtet.

Toxinnachweis *S. maydis* kann durch eine mykologische Untersuchung nachgewiesen werden. Der Nachweis von Diplodiatoxin, Diplonin und Dipmatol kann mittels LC-MS/MS geführt werden.

Exposition Die Krankheit bricht vor allem in Regionen aus, in denen es üblich ist, Rinder auf abgeernteten Maisfeldern weiden zu lassen.

20.5.4 Fumonisin-Intoxikation

Definition und Ursache Fumonisine sind eine Gruppe von Mykotoxinen, die von phytopathogenen Arten der Gattung *Fusarium* (z. B. *F. verticillioides* [= *F. moniliforme*], *F. proliferatum*) gebildet werden. Derzeit kennt man 15 verschiedene Fumonisine, die in vier Gruppen (A, B, C und P) eingeteilt werden. Fumonisin B_1 (FB_1) hat aufgrund seiner Toxizität (neurotoxisch, hepatotoxisch, nephrotoxisch und karzinogen) und seines weltweiten Vorkommens die größte Bedeutung.

Pathogenese und Krankheitssymptome Der Hauptangrifftspunkt von FB_1 ist die Hemmung des Sphingolipidstoffwechsels, insbesondere der de-novo-Sphingolipidsynthese. Beim Pferd verursacht FB_1 die sogenannte equine Leukoenzephalomalazie, die durch eine Kolliquationsnekrose vornehmlich der weißen Substanz des Großhirns charakterisiert ist. Klinisch dominieren neurale Ausfallserscheinungen (Koordinationsstörungen, Ataxie). Die hierfür benötigten Toxinkonzentrationen liegen in einem Bereich von 8 – 10 mg/kg Futter, und die Verabreichung muss über mehrere Monate erfolgen. Beim Schwein ist vor allem die Lunge das Zielorgan. Lungenödem, Hydrothorax und plötzliche Todesfälle sind die auffallendsten Symptome. Ruminierende Rinder und Geflügel scheinen dagegen weniger empfindlich gegenüber FB_1 zu sein.

Toxinnachweis Der Nachweis von Fumonisinen in Futtermitteln, Geweben und Körperflüssigkeiten ist mit physikalisch-chemischen (z. B. HPLC-FD, LC-MS/MS) oder serologischen Verfahren (ELISA) möglich.

Exposition und rechtliche Situation Fumonisine kommen weltweit vor allem in Mais und Mais-basierten Futterrationen vor. Eine Höchstmengenregelung besteht für Futter derzeit nicht.

20.5.5 Mutterkornvergiftung (Ergotismus)

Definition und Ursache Unter dem Begriff „Mutterkorn" versteht man das Sklerotium von *Claviceps purpurea*. Diese aus Hyphen und Pflanzenanteilen bestehende, kornähnliche, längliche, grau-schwarze Dauerform ist reich an Alkaloiden. Im Wesentlichen handelt es sich dabei um Lysergsäurederivate vom Amidtyp (z. B. Ergometrin) und vom Peptidtyp (z. B. Ergotamin, Ergocristin) sowie um Clavin-Alkaloide (z. B. Agroclavin). Sklerotien von *C. purpurea* kommen weltweit vor allem auf Roggen, gelegentlich aber auch auf Weizen, Tritikale, Gerste, Hafer, Hirse und anderen Kultur- und Wildgräsern vor (**Abb. 20.15**).

Pathogenese und Krankheitssymptome Die Mutterkornvergiftung ist wohl die am längsten bekannte Mykotoxikose. Im Mittelalter wurde sie auch als St.-Antonius-Feuer bezeichnet. Die Wirkung beruht vornehmlich auf dem Gehalt an Lysergsäurederivaten. Diese weisen Affinität zu α-adrenergen, dopaminergen und serotoninergen Rezeptoren auf und wirken dort als Agonisten, partielle Agonisten oder Antagonisten. Die Folgen sind Vasokonstriktion, Uteruskontraktion, Übelkeit und Erbrechen sowie Hemmung der Prolaktinsekretion. Erkrankungen durch Mutterkornalkaloide (Ergotalkaloide) wurden bei Pferd, Rind, Schwein und Geflügel beobachtet. Während der kalten Jahreszeit sind die klinischen Erscheinungen beim Rind Rötung, Schwellungen und Nekrosen an den Extremitäten (Ausschuhen), an den Ohren oder am Schwanz. In der heißen Jahreszeit steht mehr das Hyperthermiesyndrom im Vordergrund. Beim Schwein dominieren reduzierte Futteraufnahme und daraus resultierende reduzierte Gewichtszunahmen sowie Milchmangel bei der Sau. Auch bei der Stute spielen der Rückgang der Laktationsleistung und die dadurch bedingte gesundheitliche Beeinträchtigung des Fohlens die wesentliche Rolle. Bei Broilern wurden reduzierte Gewichtszunahmen, bei Legehennen ein Rückgang der Legeleistung beobachtet; bei einem höheren Mutterkornanteil in der Ration (2 %) wurden Kammverfärbungen und -nekrosen festgestellt.

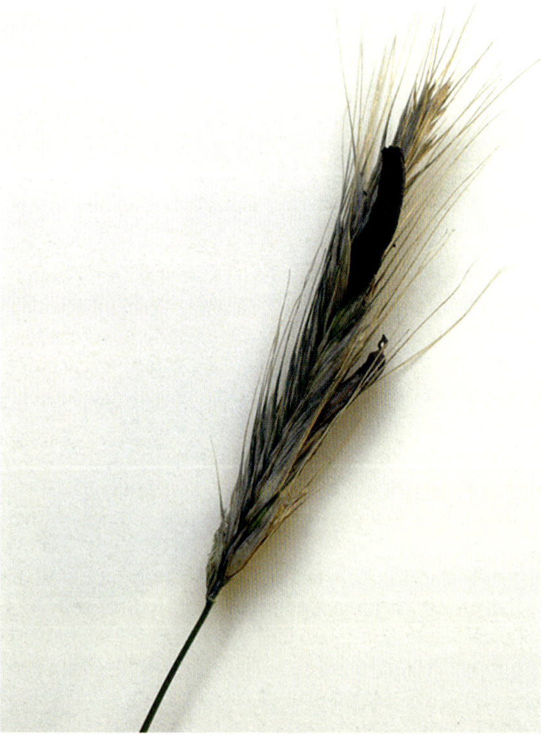

Abb. 20.15 Ähre von Roggen mit Mutterkorn (Sklerotien) nach Befall mit *Claviceps purpurea*. [M. Surkus, Horneburg]

Toxinnachweis Im nicht gemahlenen Getreide kann ein Befall mit Sklerotien sehr leicht durch Adspektion festgestellt werden. Bei mehlförmigen oder pelletierten Futtermitteln ist der Nachweis von Ergotalkaloiden mittels LC-MS/MS oder ELISA möglich.

Exposition und rechtliche Situation Wie bereits dargelegt, ist Roggen am häufigsten mit Sklerotien von *C. purpurea* infiziert. Nach dem derzeitigen Futtermittelrecht darf das Gewicht der Sklerotien im unbehandelten Getreide 1000 mg/kg nicht überschreiten. Die Festsetzung von Höchstgehalten für sogenannte „Leitalkaloide" wird derzeit diskutiert.

Bekämpfung *C. purpurea* gehört zu den Feldpilzen; seine Bekämpfung erfolgt deshalb durch pflanzenbauliche Maßnahmen (z. B. tiefes Pflügen). Bereits gebildete Sklerotien können vor dem Vermahlen des Getreides durch mühlentechnische Maßnahmen (z. B. Sieben) eliminiert werden.

20.5.6 Ochratoxikose und mykotoxische Nephropathie

Definition und Ursache Ochratoxine sind eine Gruppe von Mykotoxinen, die von verschiedenen Arten der Gattungen *Aspergillus* und *Penicillium* gebildet werden. Ochratoxin A (OTA) kommt in der Natur am häufigsten vor und besitzt neben Ochratoxin C die stärkste Toxizität. OTA ist die Hauptursache der Ochratoxikose, einer meist chronisch verlaufenden Krankheit, die mit Schädigung der Nieren einhergeht. Die mykotoxische Nephropathie ist ein Krankheitsgeschehen, das im Zusammenhang mit der Aufnahme verschimmelter Futtermittel steht. Neben OTA sollen auch Citrinin, Oxalsäure und deren Salze sowie Viridicatumtoxin an der Pathogenese beteiligt sein.

Pathogenese und Krankheitssymptome OTA besteht aus einem Isocumaringerüst, das mit Phenylalanin peptidartig verbunden ist. Es hemmt die Phenylalanin-t-RNA-Synthetase und blockiert auf diese Weise die Proteinsynthese. Ein Zielorgan ist die Niere: Histologisch sind eine Degeneration der proximalen Tubulusabschnitte, eine Zubildung von interstitiellem Bindegewebe und eine Atrophie der Glomeruli festzustellen. Solche Veränderungen lassen sich bei mehrwöchiger Verabreichung eines Futters mit einer OTA-Konzentration von 0,2 mg/kg auslösen. Darüber hinaus sind hepatotoxische, kanzerogene und immunsuppressive Eigenschaften beschrieben. Klinisch sind Wachstumsdepression, Polyurie und Polydipsie zu beobachten. Empfänglich für OTA ist insbesondere das Schwein. Der Wiederkäuer baut OTA im Pansen zu den als „ungiftig" geltenden Verbindungen Ochratoxin α und Phenylalanin ab.

Toxinnachweis Zum Nachweis von OTA in Futtermitteln, Geweben und Körperflüssigkeiten stehen hoch sensitive und spezifische physikalisch-chemische (HPLC-FD, LC-MS/MS) und serologische Verfahren (ELISA) zur Verfügung.

Exposition und rechtliche Situation OTA kann unter schlechten, feuchtwarmen Lagerungsbedingungen auf allen Futterarten gebildet werden. Eine futtermittelrechtliche Höchstmengenregelung liegt derzeit nicht vor.

Bekämpfung Vermeidung schlechter Lagerhaltung, gegebenenfalls Einsatz von Konservierungsmitteln.

20.5.7 Wirkungen Silage-assoziierter Pilzstoffwechselprodukte

Definition und Ursache Silage-assoziierte Pilzstoffwechselprodukte stammen von Schimmelpilzen, die den Silierprozess überleben und sich bei Sauerstoffzutritt rasch in der Silage vermehren. Es handelt sich dabei in erster Linie um Verbindungen von *Penicillium roqueforti*, *Aspergillus fumigatus* und *Monascus ruber*.

Pathogenese und Krankheitssymptome *P. roqueforti* kann in Mais- und Grassilage u. a. Mykophenolsäure und Roquefortin C bilden. Mykophenolsäure wird nach Organtransplantationen als Immunsuppressivum eingesetzt und hemmt die Proliferation von Lymphozyten. Eine Aufnahme Mykophenolsäure-haltiger Silage kann die Infektanfälligkeit landwirtschaftlicher Nutztiere erhöhen.

Roquefortin C hat antibiotische Eigenschaften und führt zu einer Verschiebung der Zusammensetzung der Pansenflora. Die Folge ist eine Absenkung des pH-Wertes des Pansensaftes, was die Entstehung einer Pansenazidose begünstigt.

M. ruber bildet in Gras- und Maissilage Monacolin K. Diese Verbindung hemmt die Synthese von Squalen bzw. Cholesterin. Dadurch werden einerseits Rohfaser abbauende Pansenpilze in ihrem Wachstum unterdrückt, andererseits wird die Synthese von Steroidhormonen eingeschränkt. Letzteres kann zu Fruchtbarkeitsstörungen führen.

In mit *A. fumigatus* befallenen Mais- oder Grassilagen ist eine Vielzahl von Stoffwechselprodukten (z. B. Gliotoxin, Verruculogen, Fumitremorgen B, Fumigallin) dieser Pilzspezies zu finden. Die Bedeutung dieser Metaboliten für die Gesundheit landwirtschaftlicher Nutztiere ist derzeit noch weitestgehend ungeklärt.

Toxinnachweis Der Nachweis von Mykophenolsäure, Monacolin K und Roquefortin sowie von *A.-fumigatus*-Metaboliten in Silage ist mittels LC-MS/MS möglich.

Exposition und rechtliche Situation Verpilzte Silagen stellen eine Quelle für diese Pilzstoffwechselprodukte dar. Eine futtermittelrechtliche Höchstmengenregelung ist nicht gegeben.

Bekämpfung Die Bekämpfung Silage-assoziierter Pilzstoffwechselprodukte besteht in der fachgerechten Siliertechnik (ausreichende Verdichtung, luftdichte Abdeckung) sowie im richtigen Silomanagement (ausreichender Vorschub).

20.5.8 Trichothecen-Toxikosen

Definition und Ursache Trichothecene werden von Arten unterschiedlicher Pilzgattungen (z. B. *Fusarium*, *Myrothecium*, *Stachybotrys*, *Trichothecium*, *Trichoderma*) gebildet und sind durch ein Trichothecan-Grundgerüst mit einer Epoxidgruppe in Position C12–C13 charakterisiert. Aufgrund ihrer chemischen Struktur teilt man sie in vier Gruppen (A–D) ein. Aus futtermittelhygienischer Sicht ist vor allem das von *F. culmorum* und *F. graminearum* gebildete Deoxynivalenol (DON; Typ B) von Bedeutung. Darüber hinaus können in Futtermitteln auch Typ-A-Trichothecene (z. B. T-2 Toxin, HT-2 Toxin, Diacetoxyscirpenol und 15-Monoacetoxyscirpenol) gefunden werden. Auch die Stachybotryotoxikose (S. 370) gehört zu den Trichothecen-Toxikosen; sie wird in einem eigenen Kapitel besprochen.

Pathogenese und Krankheitssymptome Trichothecene binden intrazellulär an die 60S-ribosomale Untereinheit und hemmen die Proteinbiosynthese. Sie sind stark zytotoxisch und führen lokal zu Nekrosen an Haut und Schleimhäuten.

Das Schwein gilt als besonders empfindlich gegenüber DON. Reduzierte Futteraufnahme (bis hin zu Futterverweigerung) und verringerte Gewichtszunahmen sind die häufigsten Symptome. Nach Aufnahme von Futter mit höherer DON-Konzentration (mehrere mg/kg) kann Erbrechen auftreten. Darüber hinaus wirkt DON immunsuppressiv. Typ-A-Trichothecene führen zu vergleichbaren klinischen Erscheinungen; aufgrund der stärkeren Zytotoxizität sind vor allem beim Geflügel nekrotische Veränderungen im Bereich des Schnabelwinkels und der Maulschleimhaut zu beobachten. Der Wiederkäuer ist weniger empfindlich gegenüber Trichothecenen, da diese durch die Pansenflora rasch entgiftet werden (Zerstörung der Epoxidgruppe).

Toxinnachweis Der Nachweis von Trichothecenen im Futter erfolgt mittels physikalisch-chemischer Verfahren; Methode der Wahl ist LC-MS/MS. Für einige Trichothecene (DON, T-2 Toxin) sind ELISA-Systeme kommerziell erhältlich.

Exposition und rechtliche Situation Mais sowie Weizen, Tritikale, Gerste und Hafer sind häufig mit DON und Typ-A-Trichothecenen kontaminiert. Während von DON nicht selten Gehalte deutlich > 1 mg/kg gemessen werden, liegen die Konzentrationen von Typ-A-Trichothecenen meist darunter. Im Futtermittelbereich existieren derzeit keine gesetzlich festgelegten Höchstgehalte. Allerdings gibt es sogenannte „Orientierungswerte", denen zufolge der Gehalt an DON in Schweinefutter 1,0 mg/kg nicht überschreiten soll. Die entsprechenden Werte für nicht ruminierende Rinder (nrR), erwachsene Rinder (eR) und Geflügel (G) liegen bei 2,0 (nrR) bzw. 5,0 mg/kg (eR, G).

Bekämpfung Die Bildung von Fusarientoxinen findet auf der auf dem Feld stehenden Pflanze statt. Aus diesem Grunde stehen pflanzenbauliche Maßnahmen zur Bekämpfung im Vordergrund. Hierzu zählen u. a. Pflügen, die Aussaat Fusarien-resistenter Sorten, Fruchtwechsel sowie die Vermeidung von Überdüngung.

20.5.9 Stachybotryotoxikose

Definition und Ursache Die Stachybotryotoxikose ist eine spezielle Form der Trichothecen-Toxikose. Sie wird ausgelöst durch die Aufnahme von mit *Stachybotrys chartarum* verpilzten Futtermitteln, insbesondere Stroh. Die Ursache sind die von dieser Pilzspezies gebildeten Satratoxine F, G und H.

Pathogenese und Krankheitssymptome Die makrozyklischen Satratoxine binden wie andere Trichothecene an die 60S-ribosomale Untereinheit und hemmen die Proteinbiosynthese. Sie sind sehr stark zytotoxisch und führen lokal zu Nekrosen an Haut und Schleimhäuten.

Die Stachybotryotoxikose wurde bei Pferd, Schaf, Schwein und Geflügel beobachtet. Klassischerweise verläuft diese Intoxikation in drei Stadien: Nach anfänglichen Nekrosen im Bereich der Maulschleimhaut und Fissuren im Bereich der Maulwinkel kommt es zur Thrombozytopenie mit verzögerter Blutgerinnung. In der dritten Stufe steigt die Thrombozytopenie weiter an, die Blutgerinnung ist massiv gestört. Neue Hautnekrosen brechen auf, die aufgrund einer bestehenden Leukopenie häufig sekundär bakteriell infiziert werden. Darüber hinaus werden Nasenbluten, Lungenblutungen und Diarrhö beobachtet. Die Tiere verenden meist binnen einer Woche.

Toxinnachweis Der Nachweis von Satratoxinen erfolgt mittels physikalisch-chemischer Verfahren (LC-MS/MS).

Exposition Die Exposition gegenüber Satratoxinen erfolgt vor allem über verpilztes Stroh. In Mais und Getreide kommen Satratoxine praktisch nicht vor.

Bekämpfung Trockene und kühle Lagerung von Stroh beugt der Toxinbildung vor. Schwarz gefärbtes Stroh kann als Hinweis für einen möglichen Befall mit dem dunkel pigmentierten Pilz *S. chartarum* gewertet werden und sollte deshalb weder als Raufutter noch als Einstreu verwendet werden.

20.5.10 Zearalenon-Syndrom

Definition und Ursache Zearalenon (ZON) wird von *Fusarium culmorum* und *F. graminearum* gebildet (**Abb. 20.16**). Dieses Resorzylsäurelakton weist östrogene Wirkung auf.

Pathogenese und Krankheitssymptome ZON bindet an Östrogenrezeptoren und löst damit eine Kaskade zellulärer Reaktionen aus, die sich klinisch als Hyperöstrogenismus äußern. Das präpubertäre weibliche Schwein ist deutlich empfindlicher als die erwachsene Sau. Klinische Symptome sind Rötung und Schwellung der Vulva, Vergrößerung des Uterus um das 3–4-fache sowie vorzeitige Reifung und vermehrte Bildung von Tertiärfollikeln (**Abb. 20.17**). ZON gilt auch als Ursache von Fruchtbarkeitsstörungen bei der Sau. Allerdings sind hierzu Konzentrationen von deutlich > 1 mg/kg Futter erforderlich. Rind und Geflügel sind gegenüber ZON wenig empfänglich.

Toxinnachweis Der Nachweis von ZON im Futter erfolgt mittels physikalisch-chemischer Verfahren (HPLC-FD, LC-MS/MS) oder ELISA. Beim Nachweis von ZON in Geweben und Körperflüssigkeiten sind auch Abbauprodukte (insbesondere α- und β-Zearalenol) mit zu erfassen.

Exposition und rechtliche Situation Mais sowie Weizen, Tritikale, Gerste und Hafer sind häufig mit Zearalenon kontaminiert.

Im Futtermittelbereich gibt es derzeit keine gesetzlich festgelegten Höchstgehalte. Allerdings stehen sogenannte „Orientierungswerte" zur Verfügung, denen zufolge der Gehalt an ZON im Futter für weibliche Zuchtläufer vor der Geschlechtsreife 0,05 mg/kg nicht überschreiten soll. Futter für Mastschweine, Zuchtschweine oder Kälber (präruminierend) soll nicht mehr als 0,25 mg/kg enthalten, während im Futter für weibliche Aufzuchtrinder und Milchkühe 0,5 mg/kg geduldet werden.

Bekämpfung Die Bekämpfung erfolgt analog der Bekämpfung einer Trichothecen-Toxikose (S. 369).

20.5.11 Fescue-Foot-Syndrom

Definition und Ursache Das Fescue-Foot-Syndrom ist eine nicht infektiöse Krankheit, die in den USA bei Rindern, Schafen, Pferden und Ziegen bei der Haltung auf Schwingelgrasweiden (Fescue-Weiden) beobachtet wird. Als Ursache hierfür gelten Ergotalkaloide (z. B. Ergovalin), die von der endophytisch wachsenden Pilzart *Neotyphodium coenophialum* gebildet werden.

Pathogenese und Krankheitssymptome Über das pathogenetische Geschehen ist wenig bekannt. Da Ergotalkaloide als Ursache gelten, sind Wirkungsmechanismen ähnlich den Mutterkornalkaloiden anzunehmen. Die klinische Symptomatik umfasst Apathie, reduzierte Gewichtszunahme, Gewichtsverlust, partiellen oder totalen Haarausfall an der Schwanzspitze, Lahmheit, trockene Gangräne an den Extremitäten, Geschwüre und Verletzungen an den Beinen, Rötung des Kronsaums, erhöhte Körpertemperatur und erhöhte Atemfrequenz. Bei Stuten werden embryonaler Fruchttod, Aborte, verlängerte Trächtigkeit, ödematös verdickte Plazenta, Retentio, Agalaktie und vermehrte perinatale Mortalität der Fohlen beobachtet.

Abb. 20.16 *Fusarium* sp.; ▶
a Kolonie auf Sabouraud-Agar, Oberseite;
b Kolonie auf Sabouraud-Agar, Rückseite;
c gekammerte, „bananenförmige" Makrokonidien (Mikrofoto, Vergrößerung: 1000-fach, Färbung: Laktophenolblau).

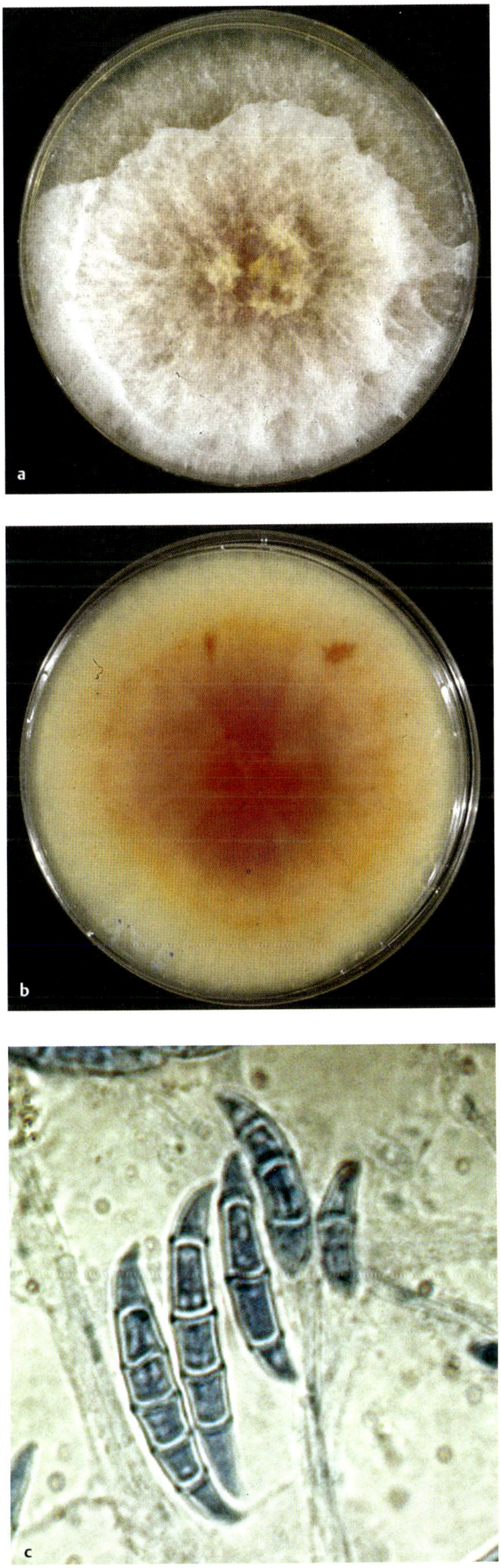

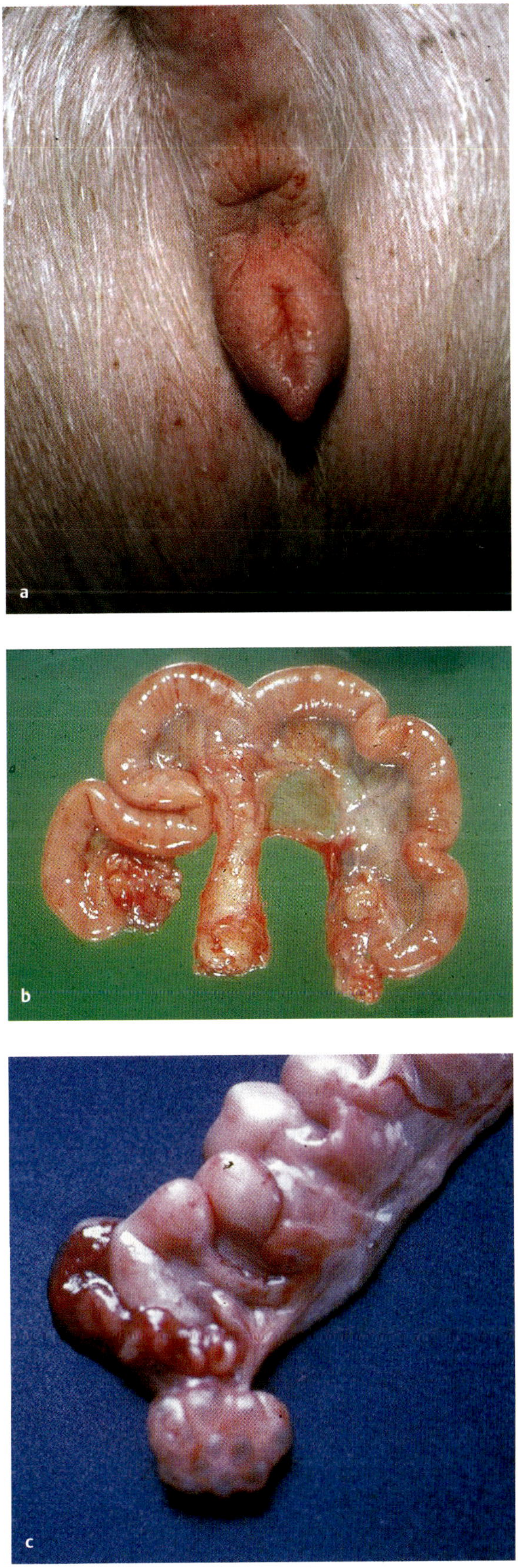

Abb. 20.17 Zearalenon-induzierter Hyperöstrogenismus beim präpubertären weiblichen Ferkel;
a Schwellung der Vulva;
b Vergrößerung des Uterus;
c verstärkte Anbildung von Tertiärfollikeln.

Toxinnachweis Der Nachweis von *N.-coenophialum*-Alkaloiden im Futter erfolgt mittels physikalisch-chemischer Verfahren (LC-MS/MS) oder ELISA.

Exposition Die Tiere erkranken vornehmlich beim Weidegang, allerdings sind Intoxikationen auch durch befallenes Heu möglich.

Bekämpfung Die Maßnahmen sind überwiegend agrartechnischer Art: Vermeidung von reinen Schwingelgrasweiden (Mischung mit Weidelgras und Klee); Vermeidung von Überdüngung; frühzeitige Gewinnung von Heu.

20.5.12 Lupinose

Definition und Ursache Vornehmlich bei Schaf und Pferd auftretende Intoxikation, die durch den Verzehr von mit *Phomopsis leptostromiformis* befallenen Lupinenarten verursacht wird. Als giftige Substanz gilt Phomopsin A, ein zyklisches Peptid, das einen 13-gliedrigen Laktonring enthält.

Pathogenese und Krankheitssymptome Phomopsin A wirkt antimitotisch. Nach Aufnahme mit dem Futter kommt es zu Störungen des Allgemeinbefindens, Verstopfung, Ikterus und Anämie. Im Serum werden erhöhte Werte von Gesamt-Bilirubin, AST, ALT und alkalischer Phosphatase gemessen. Die Leber ist geschwollen und gelb gefärbt. Histologisch sind fettige Degeneration, nekrotische Herde und polymorphkernige Infiltrationen feststellbar.

Toxinnachweis Mithilfe von LC-MS/MS kann ein Nachweis von Phomopsin A durchgeführt werden.

Exposition Krankheitsfälle treten v. a. in Australien, Südafrika, den USA und in Südeuropa auf. Insbesondere bei feuchtwarmem Wetter (lang anhaltender Regen) bildet der Pilz an Stängel und Schoten Fruchtkörper, die das Toxin enthalten.

Bekämpfung Es sind keine spezifischen Bekämpfungsmaßnahmen bekannt.

20.5.13 Slaframintoxikose (black patch disease)

Definition und Ursache Ein Verzehr von Rotklee (*Trifolium pratense*), der mit *Rhizoctonia leguminocola* befallen ist, verursacht die Slaframintoxikose (Speichelkrankheit), die durch das Slaframin, ein Indolizidinderivat, ausgelöst wird.

Pathogenese und Krankheitssymptome Nach Aufnahme von Slaframin entsteht in der Leber durch Oxidation ein Ketimin-Metabolit, der parasympathomimetische Wirkung besitzt. Pferde sind besonders empfänglich gegenüber Slaframin, aber auch bei Rindern sind Vergiftungsfälle beschrieben. Nach Aufnahme von Slaframin kommt es binnen weniger Stunden zu einem massiven Speichelfluss. Gelegentlich werden auch geringgradiger Tränenfluss, Diarrhö, Blähungen und häufiges Harnabsetzen beobachtet. Die Morbiditätsrate im Bestand ist meist hoch, Todesfälle sind dagegen kaum zu erwarten.

Toxinnachweis Ein Nachweis von Slaframin ist mittels LC-MS/MS möglich.

Exposition Vor allem feuchtwarmes Klima begünstigt das Wachstum von. *Rh. leguminocola*. Intoxikationsberichte liegen aus den USA (mittlerer Westen) und Kanada vor. Slaframin kann sowohl im frischen Klee als auch im Heu vorkommen.

Bekämpfung Es wird empfohlen, an Pferde keinen Rotklee mit „schwarzen Flecken" (black patches) bzw. entsprechendes Heu zu verfüttern. Nach Absetzen des verdächtigen Futters lassen die klinischen Symptome binnen weniger Tage nach.

20.5.14 Pithomykotoxikose (facial eczema)

Definition und Ursache Die Pithomykotoxikose wird hervorgerufen durch Sporidesmin, ein toxisches Stoffwechselprodukt von *Pithomyces chartarum*. Bei feuchtwarmem Klima gedeiht diese Pilzart auf abgestorbenem Gras. Betroffen sind vor allem Rinder und Schafe auf der Weide.

Pathogenese und Krankheitssymptome Die Aufnahme von Sporidesmin führt zunächst zur Leberschädigung mit Ikterus. Pathologisch-anatomisch sind periportale Nekrosen, Ödeme und Hämorrhagien in der Gallenblasenschleimhaut sowie Cholangitis feststellbar. Die Leberenzyme (insbesondere γ-GT) sind erhöht. Aufgrund dieser Leberschädigung kann Phylloerythrin, ein durch die Pansenmikroben entstehender Chlorophyll-Metabolit, nicht mehr via Galle ausgeschieden werden. Das im peripheren Blutkreislauf vorhandene Phylloerythrin führt zur Fotosensibilisierung der unpigmentierten Haut. Die klinischen Symptome umfassen Lichtscheue, Haarausfall, Dermatitis (von leichter Hautrötung bis hin zu massiven Hautulzera) im Bereich des Kopfes (vor allem Augen- und Maulbereich) sowie des Euters. Die Leistungsfähigkeit der Tiere ist stark beeinträchtigt, speziell die Fruchtbarkeit bei Schafen.

Toxinnachweis Der Nachweis von Sporidesmin in Grasproben und Urin ist mittels LC-MS/MS möglich.

Exposition Das „Faziale Ekzem" kommt vor allem in Neuseeland vor; darüber hinaus sind Fälle in Australien, Südafrika, den USA, der Türkei und den Niederlanden sowie auf den Azoren beobachtet worden.

Bekämpfung Erkrankte Tiere sind von der Weide zu nehmen und symptomatisch zu behandeln. Prophylaktisch und therapeutisch hat sich die Gabe von Zinksalzen bewährt. Unterschiedlichste Bekämpfungsstrategien wurden erprobt. Sie reichen vom Ausbringen von Fungiziden, der Verdrängung toxischer *P.-chartarum*-Stämme durch atoxische, der Aussaat von Pflanzen, die das Wachstum der Pilze nicht fördern, der Belegung der Weiden nach vorheriger mykologischer Untersuchung bis hin zur Züchtung „Sporidesmin-resistenter" Schafe.

21 Protothekenen

Uwe Rösler

STECKBRIEF

- heterotrophe, chlorophylllose Algen, 3–30 µm, Vermehrung durch Endosporenbildung
- hefeähnliche Makromorphologie, Kultivierung auf gängigen Pilznährmedien
- Erreger der Protothekenmastitis des Rindes sowie lokaler und systemischer Infektionen bei Hund und Mensch

21.1 Gattungsmerkmale

Die Grünalgen-Gattung *Prototheca* (P.) zählt zur Familie *Chlorellaceae* in der Ordnung *Chlorelales*. Sie enthält derzeit 6 anerkannte Arten, von denen *P. zopfii* (**Abb. 21.1**), *P. wickerhamii*, *P. blaschkeae* und *P. cutis* als fakultativ pathogene Erreger von „Protothekosen" gelten. *P. zopfii* unterteilt man in zwei Genotypen, wobei lediglich *P. zopfii* Genotyp 2 pathogen zu sein scheint. Obwohl zu den Grünalgen gehörig, weisen die Vertreter dieser Gattung keine Chloroplasten mehr auf und sind daher heterotroph. Den pathogenen Vertretern der Gattung muss ein zoonotisches Potenzial zugeschrieben werden.

21.2 Anzüchtung und Differenzierung

Alle Prototheken vermehren sich durch Endosporenbildung, die zugleich das wichtigste morphologische Diagnostikkriterium darstellt (**Abb. 21.1**). Prototheken wachsen sehr gut auf gebräuchlichen Pilznährböden, wie Sabouraud-Glukose-Agar und Kimmig-Agar. Die pathogenen Vertreter lassen sich bei 37 °C unter aeroben Bedingungen kultivieren, während dies bei den apathogenen Vetretern meist nur bei 28 °C gelingt. Durch die kulturmorphologische Ähnlichkeit und den hefeähnlichen Geruch kommt es häufig zu Verwechslungen mit *Candida*-Spezies. Zur Gattungsidentifikation wird eine mikroskopische Untersuchung der verdächtigen Kolonien auf das Vorhandensein der typischen Endosporen durchgeführt, wofür sich monochromatische Vitalfärbungen mit Methylenblau oder Lactophenolblau am besten eignen.

Die Differenzierung der einzelnen Protothekenspezies erfolgt molekularbiologisch mittels Spezies-spezifischer PCR, proteinbiochemisch mittels MALDI-TOF Massenspektrometrie oder biochemisch, z. B. mittels API 20C(r), wobei die Verwertung von Trehalose das hauptsächliche Kriterium zur Unterscheidung zwischen *P. zopfii* (negativ) und *P. wickerhamii* (positiv) ist.

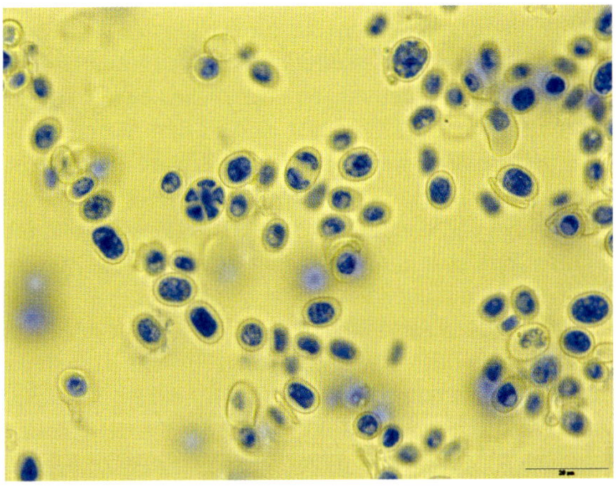

Abb. 21.1 Mit Lactophenolblau gefärbtes Nativpräparat von *Prototheca zopfii*.

21.3 Virulenzfaktoren und Epidemiologie

Zu den Virulenzfaktoren pathogener Prototheken besteht noch erheblicher Forschungsbedarf. Wichtigstes derzeit bekanntes Virulenzmerkmal ist die Fähigkeit zum intrazellulären Überleben in phagozytierenden Zellen. Auch scheinen Toxine für die starken Euterläsionen bei einer Protothekenmastitis verantwortlich zu sein.

Prototheken kommen ubiquitär in aquatischen Habitaten vor und weisen eine sehr hohe Tenazität (auch gegen Austrocknung) auf. Für die weltweit vorkommende endemische Protothekenmastitis wird der Genotyp 2 von *P. zopfii* verantwortlich gemacht. Aus sporadischen, milden Fällen wurde darüber hinaus vereinzelt auch *P. blaschkeae* isoliert.

21.4 Protothekenmastitis des Rindes

Bei der Protothekose des Rindes handelt es sich um eine durch *P. zopfii* Genotyp 2 verursachte lokale Entzündung der Milchdrüse unter Beteiligung der tributären Lymphknoten. Aufgrund ihrer absoluten Therapieresistenz hat die Protothekenmastitis bei einem endemischen Geschehen für die betroffenen Betriebe eine große wirtschaftliche Bedeutung.

Ätiologie und Pathogenese Als prädisponierende Faktoren für eine endemische Protothekenmastitis gelten vor allem Fehler in der Haltung und im Hygienemanagement der Milchkuhbetriebe, z. B. mangelhafte Melkhygiene, Vorschädigungen des hochlaktierenden Euters durch andere Mastitiserreger.

Eine Infektion mit *P. zopfii* erfolgt in der Regel über den Strichkanal der Zitze, die Verbreitung dann galaktogen aszendierend. Der Erreger setzt sich anschließend in den Alveolen fest. Bevorzugt werden dabei sezernierende Alveolen von Kühen in der Hochlaktation.

Der Pathogenitätsmechanismus der Prototheken ist bisher nicht geklärt, jedoch wird angenommen, dass zunächst Toxine produziert werden, die zur Schädigung des Alveolarepithels führen, die wiederum eine weitere intra- und interalveoläre Ausbreitung der Prototheken begünstigt. Im akuten Stadium der Krankheit sind in den Alveolen und den kleinen Milchgängen eine große Anzahl *P.-zopfii*-Zellen zu finden, die zu einer mechanischen Verlegung der Milchgänge und damit einer Stauung des Sekretes führen können, was sich klinisch dann als ballonartige Auftreibung des Euters zeigt.

Die Protothekenmastitis des Rindes zeigt in der Regel einen chronischen Verlauf, was maßgeblich auch durch die Phagozytoseresistenz der Erreger begründet ist. Zwar reagiert der Körper mit der Abkapselung des Erregers, er vermag jedoch nicht, den Erreger abzutöten und zu beseitigen. Vermutlich durch erneutes Aufbrechen der Kapseln kommt es zum intermittierenden Ausscheiden der Algen, was einerseits zu Problemen in der Diagnostik und andererseits zu einer Persistenz der Infektion führt.

Klinik und Pathologie In der Regel handelt es sich bei einer Protothekenmastitis um ein chronisches Geschehen, das sich nach einem akuten bis subakuten Stadium manifestiert. Die akute Protothekenmastitis ist von einer ballonartigen Auftreibung und einer sehr derben Konsistenz des Euters gekennzeichnet. Typische Symptome einer Entzündung wie Rötung und Ödembildung fehlen dabei in der Regel. Die Milchleistung sinkt in kürzester Zeit oder kommt ganz zum Erliegen, wobei der Milchzellgehalt mäßig bis stark ansteigt. Die erst im späteren Verlauf auftretenden Sekretveränderungen sind durch die wässrig-schleimige Konsistenz der Milch gekennzeichnet, oft versetzt mit weißen oder gelblichen Ausflockungen. Im weiteren Verlauf der Infektion, dem chronischen Stadium, kommt es dann zu einer zunehmenden Atresie der betroffenen Euterviertel mit deutlich tastbaren, knotigen Verdickungen. Diese Veränderungen führen zu einer stetigen Abnahme der Milchmenge, gefolgt vom völligen Sistieren der Milchproduktion durch den vollständigen Funktionsverlust des Drüsenepithels. Ein völliges Abheilen des Euters bei klinisch auffällig gewordenen Tieren ist nicht zu erwarten und stellt eine seltene Ausnahme dar. Allerdings wurde auch ein klinisch inapparenter Verlauf der Infektion beschrieben, sehr häufig treten intermittierende Erregerausscheider auf.

Pathohistologisch handelt es sich bei der Protothekenmastitis um eine interstitielle pyogranulomatöse Entzündung der Milchdrüse.

Diagnostik Die Diagnostik erfolgt durch kulturelle Untersuchung von Viertel- oder Sammelgemelksproben auf Sabouraud-Glukose- oder Kimmig-Agarmedium (aerob, 37 °C) und eine anschließende mikroskopische Bestätigung nach Vitalfärbung mit Lactophenolblau. Erschwerend für eine sichere kulturelle Diagnostik der Protothekenmastitis des Rindes erweist sich jedoch die häufig intermittierende Erregerausscheidung der infizierten Tiere. Daher sind für eine erfolgreiche Sanierung der betroffenen Betriebe stets mehrere Untersuchungen notwendig. Allerdings stehen für eine korrekte Diagnostik intermittierender Erregerausscheider inzwischen auch serologische Methoden (ELISA) zur Detektion spezifischer Antikörper im Milchserum zur Verfügung. Im pathohistologischen Präparat lassen sich Prototheken verlässlich mittels PAS- oder Gridleyfärbung sowie immunhistologisch darstellen.

Differenzialdiagnostisch müssen Hefemastitiden sowie Coliinfektionen berücksichtigt werden.

Therapie und Bekämpfung Trotz zahlreicher Versuche erwies sich die Protothekenmastitis bisher als therapieresistent. Bei In-vitro-Versuchen sind Prototheken zwar empfindlich gegenüber Antimykotika wie Nystatin, Ketokonazol und Amphotericin B, in die Praxis sind diese In-vitro-Erfolge jedoch aufgrund der starken Gewebereizung dieser Medikamente und der schlechten Gewebsverteilung nicht übertragbar.

Aufgrund der hohen Wirksamkeit jodhaltiger Lösungen gegenüber Prototheken ist das „Zitzentauchen“ mit jodhaltigem Mittel nach dem Melkakt als wichtigste Prophylaxemaßnahme zu sehen. Darüber hinaus ist das Abstellen aller die Infektion begünstigender Faktoren eine wichtige Prophylaxemaßnahme zur Verhinderung der Protothekenmastitis.

Die initiale Maßnahme bei der Sanierung Prototheken-belasteter Bestände ist die Merzung aller erkrankten Tiere mit positivem *P.-zopfii*-Nachweis. Es folgt die Abgrenzung und spätere Merzung latenter und intermittierender Erregerausscheider und letztlich die gründliche Desinfektion des Stalles mit algizid wirksamen Desinfektionsmitteln.

21.5 Protothekose des Hundes und des Menschen

Nach dem Rind sind Mensch und Hund die am häufigsten beschriebenen Spezies, die an einer Protothekeninfektion erkranken können. Anders als beim Rind kann beim Hund und beim Menschen neben *P. zopfii* auch *P. wickerhamii* isoliert werden. Beim Hund kommt es in der Regel zu einer disseminierten Infektion, die sich in verschiedenen Organsystemen manifestiert. Beim Menschen überwiegen Hautläsionen, jedoch kommen auch hier schwere disseminierte Infektionen vor. Hautprotothekosen werden beim Hund seltener beobachtet, dagegen meist initial chronische hämorrhagische Enteritiden, oft gefolgt von zentralnervösen Störungen mit Taubheit, Blindheit oder plötzlichen Lahmheiten (DD Staupe).

Die kombinierte systemische und lokale Behandlung mit Ketokonazol und Amphotericin B ist beim Menschen die Therapie der Wahl und oft erfolgreich. Solche systemische Therapien sind beim Hund bisher leider meist ohne Erfolg geblieben, sodass die meisten betroffenen Hunde entweder verenden oder euthanasiert werden müssen.

Teil VI Allgemeine Virologie

22 Grundlagen

Uwe Truyen

Das Virus ist eine außerordentlich beeindruckende Organisationsform. Es besticht einerseits durch seine Einfachheit, die sich jedoch im Detail betrachtet als außerordentlich komplex darstellt. Das Virus ist kein lebender Organismus, aber es ist infektiös, d. h., es kann einen Wirt infizieren und sich in diesem Wirt vermehren oder besser, in diesem vermehrt werden. Es ist dabei immer auf eine lebende Zelle angewiesen und anders als Bakterien, Pilze oder andere Parasiten nicht in der Lage, z. B. die eigene Proteinsynthese selbst durchzuführen. Deshalb kann man ein Virus inaktivieren, aber nicht abtöten, da es per se nicht lebt. Inaktivierbar bedeutet in diesem Zusammenhang, dass durch entsprechende physikalische oder chemische Behandlung oder zelluläre Immunitätsmechanismen bestimmte Virusstrukturen irreversibel geschädigt werden und dadurch die Fähigkeit zur Infektion verloren geht.

Viren sind außerordentlich erfolgreiche Infektionserreger und finden sich in großer Vielfalt bei allen Lebensformen einschließlich der Bakterien, Protozoen und Pflanzen.

Der Name Virus leitet sich aus dem Lateinischen her, wird im Deutschen im Neutrum verwendet (**DAS** Virus) und bedeutet übersetzt „Gift". Dies rührt daher, dass man mit der Entdeckung von krankmachenden Organismen auch auf Krankheiten stieß, denen man mit den damaligen Techniken keine Verursacher zuordnen konnte. Diese nicht partikulären Krankheitserreger ließen sich auch nach mehreren Passagen im Tier nicht verdünnen, deswegen ging man davon aus, dass es sich um ein selbst erhaltendes Gift handeln müsse. 1892 zeigte Dimitri **Ivanovski** in St. Petersburg, dass das Tabak-Mosaik-Virus eine Krankheit bei Tabakpflanzen hervorrufen konnte und dass der Erreger nicht partikulär ist. Im Jahr 1898 gelang den Forschern Friedrich **Loeffler** und Paul **Frosch** in Greifswald an der Ostsee mit dem Erreger der Maul- und Klauenseuche der erste Nachweis eines tierpathogenen Virus. Sie konnten zeigen, dass dieses Agens eine geringe Größe hatte und Porzellanfilter mit 0,2 Mikrometern Ausschlussgröße passieren konnte. An diese bahnbrechende Entdeckung der beiden Wissenschaftler erinnert noch heute die Tatsache, dass die für die deutsche Tierseuchenbekämpfung maßgebende Bundesoberbehörde auf der Insel Riems bei Greifswald den Namen Friedrich-Loeffler-Institut (FLI) trägt.

22.1 Aufbau von Viren

22.1.1 Allgemeines

Viren sind grundsätzlich einfach aufgebaut. Sie bestehen im Wesentlichen aus den sogenannten Strukturproteinen, die das Virion formen. Im Inneren des Virus ist eine Nukleinsäure verpackt, die entweder in Form einer **R**ibo**n**uklein**s**äure (RNS, engl.: ribonucleic acid, RNA) oder einer **D**esoxyribo**n**uklein**s**äure (DNS, engl.: desoxyribonucleic acid, DNA) vorliegen kann. Die Virusproteine werden durch die virale Nukleinsäure kodiert und von der infizierten Zelle in Proteine translatiert.

Der Ursprung der Viren ist unbekannt, man hegt jedoch die begründete Vermutung, dass Viren zeitlich erst nach den Zellen entstanden sind und wenigstens anfänglich sozusagen „entkommene" Nukleinsäurefragmente darstellten. Diese Hypothese wird durch die Entdeckung subviraler Strukturen, der sogenannten **Viroide**, untermauert. Diese bei Pflanzen relativ weit verbreiteten Infektionserreger können Infektionskrankheiten auslösen. Viroide sind selbst replizierende, kurze RNA-Fragmente, die durch Parasiten wie z. B. Blattläuse zwischen den Pflanzen übertragen werden und in der Pflanze ihre eigene Replikation initiieren. Im Laufe einer Infektion mit diesen kleinen RNA-Strängen kann es zum Absterben ganzer Bäume kommen. Viroide besitzen keinerlei Proteine und haben in ihrer Nukleinsäure auch keine Kodierungskapazität für Proteine. Dies unterstreicht wieder die Hypothese eines entkommenen Nukleinsäurefragments, wobei die Virusoide den ersten Übergang zu einem Virus darstellen. **Virusoide** sind letztlich den Viroiden ähnliche Strukturen, d. h. selbst replizierende RNA-Segmente, die jetzt aber bereits einen zusätzlichen RNA-Abschnitt besitzen, der für ein Protein kodiert. Ein Beispiel hierfür in der Humanmedizin ist das sogenannte Hepatitis-D-Virus oder delta agent, das stets gemeinsam mit Hepatitis-B-Virus, einem klassischen DNA-Virus, vorkommt und für das sogenannte „Delta-Agens-Protein" kodiert.

Dies erklärt jedoch nur das Vorhandensein von RNA-Viren.

Die Entstehung von DNA-Viren ließe sich grundsätzlich als Weiterführung dieser Entwicklung ableiten, indem RNA-Viren eine Strategie entwickelt haben, um ihre relativ empfindliche RNA in ein vergleichsweise stabiles DNA-Genom umzuschreiben oder umschreiben zu lassen. Ebenfalls denkbar ist jedoch auch, dass DNA-Viren völlig unabhängig davon entstanden sind, z. B. als entkommene DNA-Fragmente aus Zellkernen, die in einer unphysiologischen Form vorliegen, wie z. B. in Form kovalent geschlossener episomaler DNA.

Die Etablierung verschiedener Techniken im letzten Jahrhundert ermöglichte die Erforschung der subzellulären Organismen oder Organisationsformen und letztlich der Viren: Die Etablierung des Elektronenmikroskops in den 1930er-Jahren, die Verfügbarkeit von Zellkultursystemen ab den 1950er-Jahren und nicht zuletzt die riesigen Fortschritte in der Molekularbiologie, die mit der Entdeckung der DNA-Struktur 1953 durch **Watson** und **Crick** ihren Anfang nahm. Sehr bald wurde deutlich, dass Viren tatsächlich eine außerordentlich heterogene Gruppe von Infektionserregern bilden, die sich morphologisch und biologisch ganz erheblich voneinander unterscheiden. So wurde sehr schnell die erhebliche Bandbreite ihrer Größe offensichtlich. Heute wissen wir, dass es sehr kleine Viren von etwa 15 nm Größe gibt, wie z. B. die Circoviren, daneben aber auch außerordentlich große Viren wie die Pockenviren, die gerade nicht mehr mit dem Lichtmikroskop darstellbar sind und bis zu 400 nm groß sein können. Auch die Virusstruktur ist außerordentlich variabel: Neben kleinen kugeligen Strukturen finden sich fadenartige Gebilde; es existieren aber auch komplexe Strukturen, wie wir sie z. B. bei den Pockenviren finden (**Abb. 22.1**).

Viren können darüber hinaus völlig unterschiedliche Störungen im Zellorganismus verursachen. Sie können aufgrund der Infektion den Stoffwechsel der Zellen stören und die Zellen dazu bringen, vornehmlich Virusproteine zu produzieren. Auch können Viren den Zellstoffwechsel derart beeinflussen, dass die infizierten Zellen ein unkontrolliertes Wachstum zeigen. Diese onkogene Wirkung von Viren wird bei einer Reihe von verschiedenen Viren beobachtet. Für die Beschreibung der viralen Genese bestimmter Formen des Gebärmutterhalskrebses des Menschen wurde im Jahr 2008 dem deutschen Wissenschaftler Harald **zur Hausen** der Nobelpreis verliehen. Er konnte die Verbindung von humanen Papillomaviren mit dem Gebärmutterhalskrebs, der häufigsten Krebsart bei der Frau, herstellen.

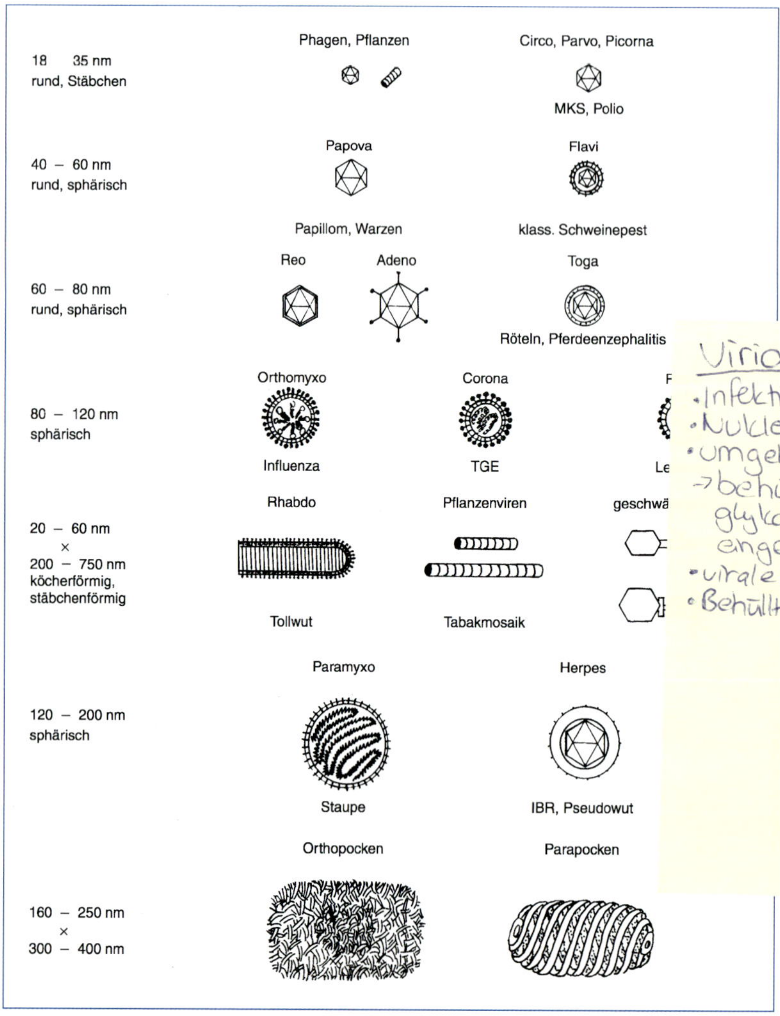

Abb. 22.1 Relative Größe und Form bei Viren.

Virion:
• Infektiöses Viruspartikel
• Nukleinsäure im Inneren
• umgebende Proteinschicht (Nukleo)kapsid
→ behüllt: Lipidhülle, virusspez., idR. glykosylierte Proteine (Hüllproteine) eingelagert
• virale Proteine + virale NS = Nukleokapsid
• Behüllt: idR keine Kapsidschicht

MERKE !

Für viele Viren lässt sich heutzutage die pathogene Wirkung mit der Erfüllung der Henle-Koch-Postulate definieren:

1. In einem kranken Organismus muss das Virus isolierbar sein,
2. das Virus ist in der Zellkultur anzüchtbar und
3. nach experimenteller Infektion kann es wieder die gleiche Krankheit hervorrufen.

Für viele Viren treffen jedoch nicht alle Kriterien zu, deshalb müssen andere, indirekte Verfahren zur Definition der ätiologischen Rolle eines bestimmten Virus bei einem bestimmten Krankheitsbild herangezogen werden.

Eine Hilfestellung können hier die Evans-Postulate geben. Sie zeigen eine Assoziation eines Erregers mit einer Krankheit über indirekte Parameter. So muss z. B. die Zahl der erkrankten Individuen in einer exponierten Population größer sein als in einer nicht exponierten, oder die Eliminierung des Erregers sollte zu einer Verminderung der Krankheitsfälle führen, die Inkubationszeiten in einer exponierten Population sollten einer Normalverteilung folgen und andere Forderungen mehr.

MERKE !

Da Viren keinen eigenen Stoffwechsel haben, sind sie schwer zu bekämpfen.

Bakterielle Erkrankungen lassen sich mithilfe von Antibiose therapieren, da sich der bakterielle Stoffwechsel in vielerlei Hinsicht vom Wirtsstoffwechsel eukaryonter Zellen unterscheidet. Da Viren einen wesentlichen Teil der Maschinerie der eukaryonten Zelle für die eigene Replikation nutzen, ist die Verflechtung der entsprechenden Stoffwechselwege außerordentlich eng. Virusspezifische Enzyme werden nur in relativ geringer Menge und kleiner Zahl exprimiert. Ein Angriff über diese Proteine ist daher schwierig. Deshalb sind viele Virusinfektionen bis heute nicht chemotherapeutisch angreifbar. Diese therapeutischen Schwierigkeiten müssen mithilfe von Prophylaxemaßnahmen kompensiert werden. Da die Infektion eines Organismus mit Viren in aller Regel eine antiviral wirkende Immunität induziert, kann gegen die meisten Viren prophylaktisch – gezielt und spezifisch – geimpft werden.

22.1.2 Das Virion

Das Wort Virion bezeichnet ein infektiöses Viruspartikel, der Plural davon lautet Virionen.

Ein Virion ist grundsätzlich einfach aufgebaut. Es besteht aus einer Nukleinsäure im Inneren des Viruspartikels und einer umgebenden Proteinschicht, die als Kapsid oder Nukleokapsid bezeichnet wird. Bei den sogenannten behüllten Viren ist um diese Strukturen noch eine Lipidhülle gelegen, in die virusspezifische, in aller Regel glykosylierte Proteine (Hüllproteine) eingelagert sind (**Abb. 22.2**). Die virale Nukleinsäure wird überwiegend durch viruseigene

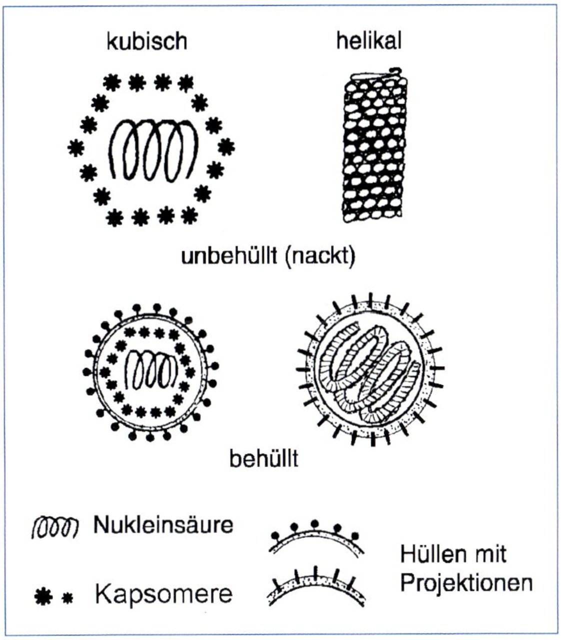

Abb. 22.2 Wesentliche Bauelemente der Viren, grob schematisch.

Proteine komplexiert. Diesen Zusammenschluss von viralen Proteinen und viraler Nukleinsäure bezeichnet man als Nukleokapsid. Diese Nukleokapside kennt man bei den Rhabdoviren, bei den Para- und Orthomyxoviren, Adenoviren und Herpesviren.

Diese Proteine besitzen im Wesentlichen eine die Nukleinsäure schützende Funktion und bewirken in aller Regel eine Stabilisierung der DNA oder RNA gegenüber zerstörenden Enzymen wie Nukleasen. Bei einigen wenigen Viren wie z. B. bei den Papilloma- oder Poliomaviren ist die Nukleinsäure tatsächlich noch mit Histonen, d. h. zellulären, DNA-bindenden Proteinen komplexiert. Auch diese Struktur bezeichnet man als Nukleokapsid. Es ist bei einigen Viren noch von einer weiteren Kapsidschicht umgeben. Dies findet man z. B. bei Polioviren, Papillomaviren, Adenoviren und Herpesviren. Diese neue Struktur bezeichnet man als Kapsid. Bei einigen kleineren Viren interagiert die Nukleinsäure direkt mit dieser Kapsidschicht, ohne dass es zur Ausbildung eines expliziten Nukleokapsids kommt. Beispiele hierfür sind etwa die Picornaviren, Flaviviren, Togaviren oder die Parvoviren als Vertreter der DNA-Viren. Behüllte Viren haben in aller Regel keine Kapsidschicht. Hier interagiert das Nukleokapsid direkt mit dem Protein in der Virushülle (**Abb. 22.3**). Eine Ausnahme stellen die Retroviren dar.

Im elektronenmikroskopischen Bild lassen sich verschiedene Strukturelemente der Viren darstellen. Im Bereich des Kapsids oder Nukleokapsids finden sich häufig morphologisch darstellbare Einheiten, die man als sogenannte Kapsomere bezeichnet (**Abb. 22.4**). Sie stellen ein rein morphologisches Kriterium dar. Biochemisch bestehen sie in aller Regel aus Teilen mehrerer Proteine und entsprechen nicht 1:1 einem einzigen Proteinmolekül. Im Bereich der Hülle (Hülle, griech.: peplos) lassen sich ebenfalls bei den behüllten Viren einzelne Strukturen darstel-

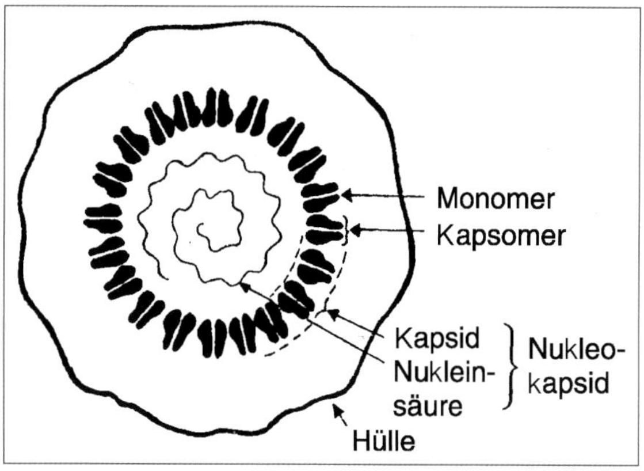

Abb. 22.3 Schema eines kubisch aufgebauten behüllten Virions.

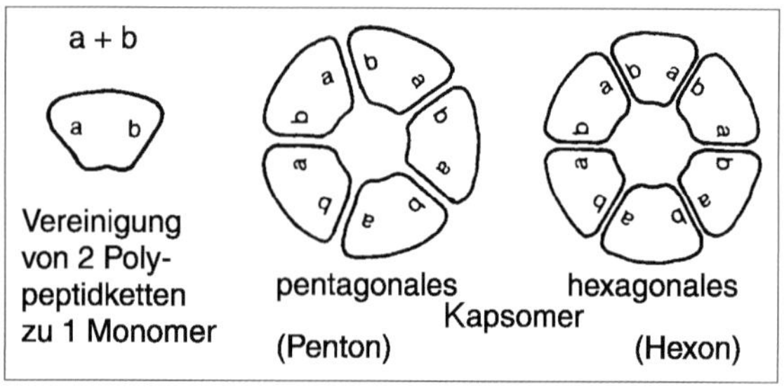

Abb. 22.4 Anordnung der Polypeptide zu Monomeren und in Kapsomeren.

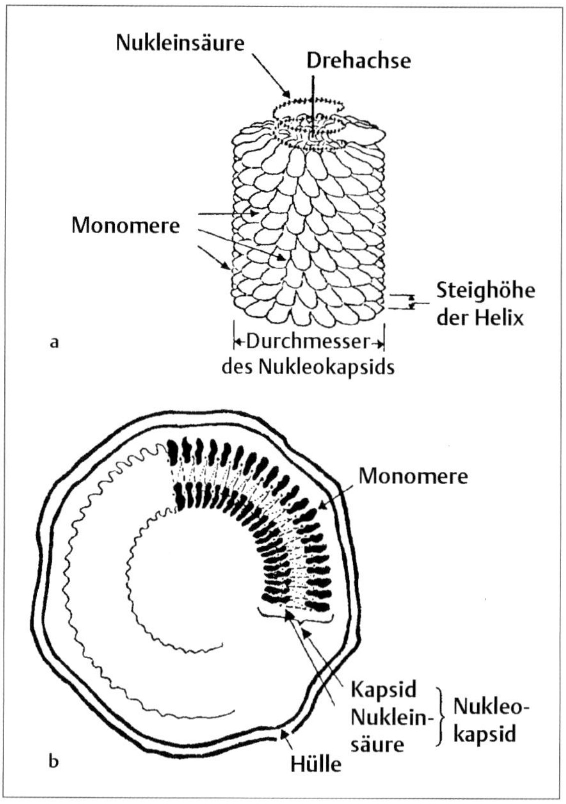

Abb. 22.5 Helikale Aufbausymmetrie eines Virions. Im Kapsid mit helikaler Symmetrie ordnen sich die Monomere ringartig wie auf einer Schraube aufgefädelt (Helix) an und formen ein hohles Stäbchen, das eine Achse mit mehrfacher Drehsymmetrie aufweist. Diese Helix hat einen bestimmten Durchmesser und eine konstante Steighöhe (= Abstand von einem Monomer zum Monomer der darüberliegenden Schraubenwindung). Zwischen den nebeneinanderliegenden Monomeren sowie auch zu den darüber- und darunterliegenden angrenzenden Steigwindungen bestehen regelmäßige Bindungen ähnlich denen im ikosaedralen Kapsid; **a** Schema eines nackten helikalen Virions; **b** Schema eines behüllten helikalen Virions.

len. Diese einzelnen Strukturen, die sich in der Regel als Projektionen darstellen, bezeichnet man konsequenterweise als Peplomere. Strukturell stellen sie tatsächlich einzelne Moleküle oder einen Zusammenschluss mehrerer Moleküle (Homo- oder Heteromultimere) dar, die in der Regel durch eine mehrfache Verankerung in der Zellmembran fixiert sind.

Da aufgrund der limitierten Kodierungskapazität eines viralen Genoms nur wenige Proteine kodiert werden, ist ein Virus aus einer Vielzahl von Kopien eines oder weniger Moleküle des viralen Strukturproteins aufgebaut. Diese Proteine sind in einer bestimmten Symmetrie angeordnet und formen so das charakteristische Virion. Grundsätzlich lassen sich zwei Arten von Symmetrie unterscheiden: Zum einen die helikale Symmetrie (helix, griech.: Schnecke oder Spirale). Diese helikale Symmetrie ist gekennzeichnet durch eine Längsachse, um die herum spiralig die verschiedenen Kopien des Strukturproteins angeordnet sind. Viren mit einer helikalen Struktur sind in aller Regel fadenförmige Gebilde. Sie sind in der Größe variabel, da sich die Größe des Viruspartikels beliebig erweitern lässt, indem einfach die Helix fortgeführt wird. Man bezeichnet daher diese Struktur auch als offen. Die Helix lässt sich im Wesentlichen durch zwei Parameter definieren: 1) die Anzahl der Strukturproteine, die in einem vollständigen Umfang dieser Helix untergebracht werden kann, 2) die Steigung dieser Spirale um ihre Längsachse (**Abb. 22.5**).

Beispiele für Viren mit einer helikalen Symmetrie sind Filoviren, Paramyxoviren, Rhabdoviren oder, als klassisches Beispiel aus dem Bereich der Pflanzen, das Tabak-Mosaik Virus. Die zweite Variante ist das Vorliegen einer kubischen Symmetrie (kubus, lat.: der Würfel). Von vielen denkbaren kubischen Symmetrien findet sich allerdings in der Virologie bei den bisher bekannten Viren nur die ikosaedrische Form. Ikosaeder (eikosa, griech.: 20) sind Gebilde, die 20 Flächen und 12 Eckpunkte aufweisen. Ein Ikosaeder besitzt dementsprechend verschiedene Rotationssymmetrieachsen, die sich durch Punkte auf diesen Ikosaeder legen lassen. So gibt es Punkte mit 5-facher Symmetrie, mit 3-facher Symmetrie und mit 2-facher Symmetrie. Die Punkte mit 5-facher Symmetrie sind die 12 Ecken des Ikosaeders, Punkte mit einer 3-fachen Symmetrieachse liegen im Zentrum jedes der 20 Dreiecke und Punkte der 2-fachen Symmetrie schließlich liegen an den Achsen zwischen 2 Dreiecken. Insgesamt gibt es also 12 Punkte mit 5-facher Symmetrie, 20 Punkte mit 3-facher Symmetrie und 30 Punkte mit 2-facher Symmetrie (**Abb. 22.6**). Viren mit kubischer Symmetrie besitzen im Gegensatz zu solchen mit helikaler Symmetrie eine geschlossene Struktur.

Das Genom ist nicht beliebig erweiterbar, da die Kapazität des ikosaedrischen Kapsids begrenzt ist. Dennoch ist grundsätzlich die Größe eines Virions auch in einer kubischen Symmetrie unbegrenzt, da ein Ikosaeder aus einer Vielzahl von Proteinmonomeren zusammengesetzt werden kann. Im einfachsten Fall besteht ein ikosaedrisches Virus aus 60 Molekülen eines einzigen Proteins, wobei hier statistisch jeweils 3 Moleküle eines der 20 gleichseitigen Dreiecke bilden. Diese einfachste Struktur wird als „T = 1"-Symmetrie bezeichnet, wobei der Buchstabe „T" für Triangulationszahl steht. Diese Zahl wurde zur genaueren Beschreibung eines ikosaedrischen Kapsids 1962 von Donald Caspar und Aaron Klug eingeführt und beschreibt als geometrische Kennzahl die Größe und die Komplexität eines Kapsids.

Besitzt ein Virion nun nicht 60 Kopien eines Proteins, sondern ein Mehrfaches davon, so ist dieser Ikosaeder natürlich entsprechend vergrößert (**Abb. 22.7**). Kommt es auch hier zu einer identischen Interaktion der verschiedenen Untereinheiten innerhalb des Ikosaeders, so ist die Triangulationszahl ein entsprechendes Vielfaches von 1. Bei einem Ikosaeder mit 240 Proteinmonomeren in einer äquivalenten, direkt vergleichbaren identischen Interaktion wird die Struktur als „T = 4"-Symmetrie bezeichnet. Besteht ein Virion aus verschiedenen Proteinen und interagieren diese verschiedenen Proteine im Gesamtverbund des Virions in ähnlicher, aber nicht identischer Weise zwischen den Subeinheiten, so spricht man von einer „pseudo"- oder „quasi"-äquivalenten Position. Hier sind andere Triangulationszahlen errechenbar.

Die Größe der Kapside ist natürlich bestimmt durch die Größe der Nukleinsäure und die Zahl der Proteinuntereinheiten, die das Kapsid formen. Bei den Viren finden wir einen Größenbereich von 15 und bis zu 100 nm, wenn wir die Kapside betrachten.

Neben den klassischen kubischen bzw. helikalen Symmetriestrukturen (**Abb. 22.8**, **Abb. 22.9**, **Abb. 22.10**, **Abb. 22.11**) gibt es auch Viren mit einem gemischten Aufbau, die sowohl helikale als auch kubische Elemente aufweisen. Beispiele hierfür finden sich in der sehr variablen pleomorphen Gruppe der Bakteriophagen, d. h. Viren, die Bakterien infizieren. Hier gibt es Vertreter mit einem kubischen Kopf, in dem das DNA-Genom verpackt ist. Daran schließt sich ein Schwanzteil mit helikaler Symmetrie an, das durch Konformationsänderung seine Länge variieren

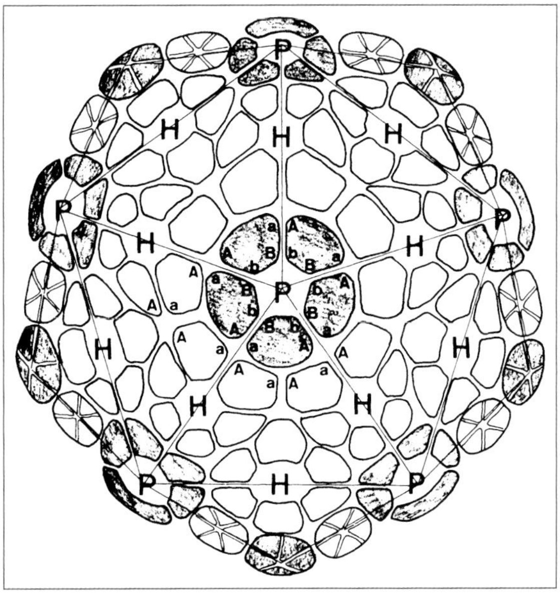

Abb. 22.7 Anordnung von Monomeren zu Kapsomeren und zum ikosaedrischen Kapsid. Eine, z. T. auch mehr (hier 2), Polypeptidketten formen 1 Monomer. Aus 5 oder 6 Monomeren bilden sich Oligomere, pentagonale oder hexagonale Kapsomere genannt, die im Virion sichtbar gemacht werden können. Die identischen Monomere eines Kapsids haben sowohl untereinander im Kapsomer als auch zu Monomeren benachbarter Kapsomeren Bindungen. Das abgebildete Kapsid enthält 42 Kapsomere, davon 12 pentagonale (P) und 30 hexagonale (H).

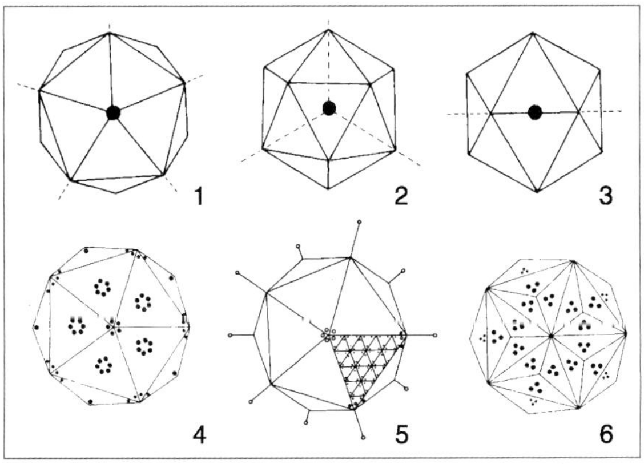

Abb. 22.6 Kubische ikosaedrische Kapsidsymmetrie. Ikosaeder mit Aufsicht auf die Achsen mit fünffacher (1), dreifacher (2) und zweifacher (3) Drehsymmetrie. Monomeren ordnen sich zu Kapsomeren, die elektronenoptisch differenzierbar sind (4, 5) als Pentameren an Ecken oder Hexameren an Kanten und Flächen. Bei der Triangulationszahl 3 können sich Monomere auch zu 60 einfachen Trimeren verbinden (6).

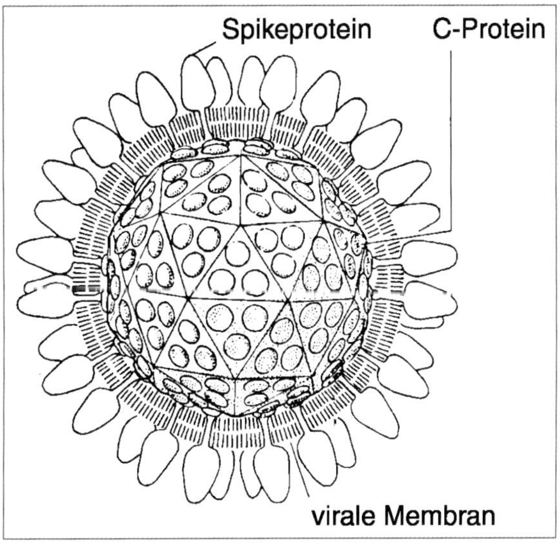

Abb. 22.8 Aufbau eines Togavirus (kubisch, behüllt). Schema des Virus mit kubischem Kapsid, 3 Monomeren (C-Protein) pro Triangel, Hülle (virale Membran) und Peplomeren (Spikeprotein).

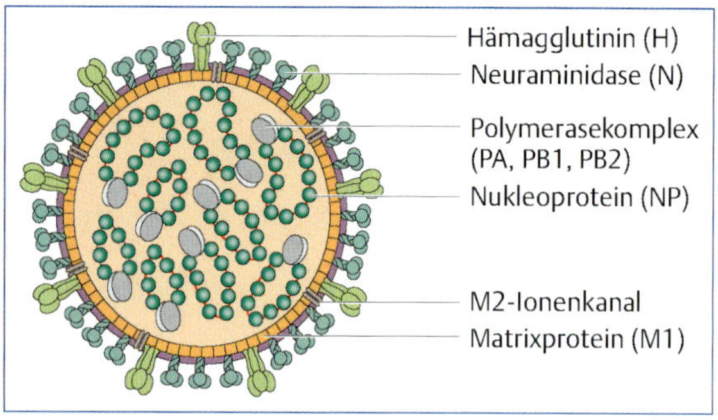

Abb. 22.9 Modell des Aufbaus eines behüllten Virions mit helikalem Nukleokapsid (Influenzavirus). Im Kern liegt das helikale Nukleokapsid, bestehend aus 8 unterschiedlich langen Nukleoprotein-Einzelsträngen (RNA mit Monomeren) mit angelagerten Polymerasemolekülen. Die äußere Hülle ist aus dem Matrixprotein und einer Lipiddoppelschicht zusammengesetzt und trägt 2 Arten von Spikes aus Proteinen (Peplomeren), die mit H (Hämagglutinin) und N (Neuraminidase) angesprochen werden.

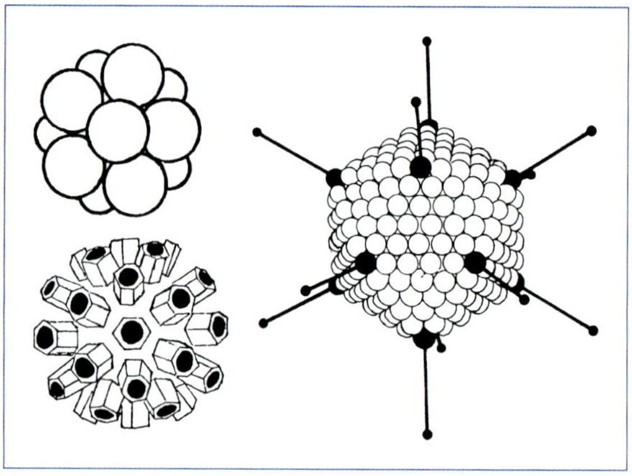

Abb. 22.10 Ikosaedrische Kapside mit Kapsomeren verschiedener Anzahl, Größe, Form.

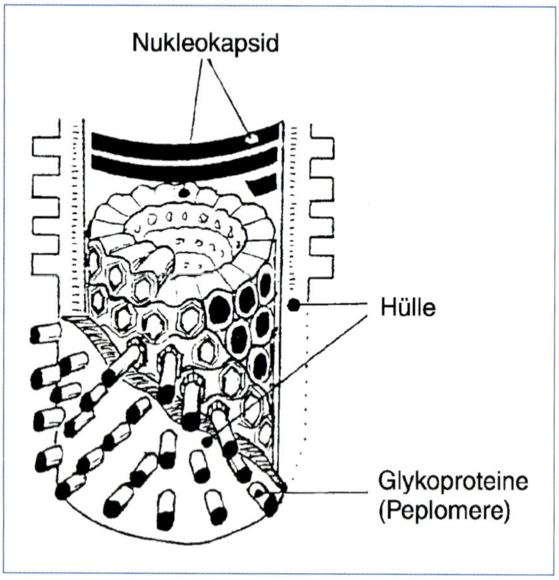

Abb. 22.11 Aufbau eines Rhabdovirus im Modell (behüllt, helikale Kapsidsymmetrie).

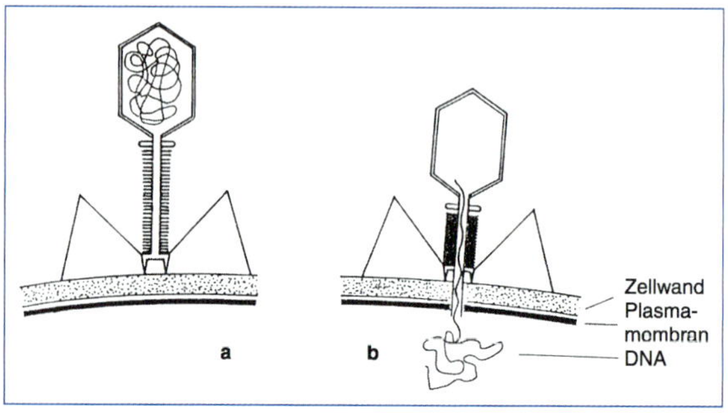

Abb. 22.12 Kombinierter (binaler) Aufbau: Schema eines T-förmigen Phagen mit kontraktilem Schwanz; **a** Haftung des Phagen an der Bakterienzellwand; **b** Injektion der DNA nach Schwanzkontraktion über das Kernrohr durch die Bakterienzellwand.

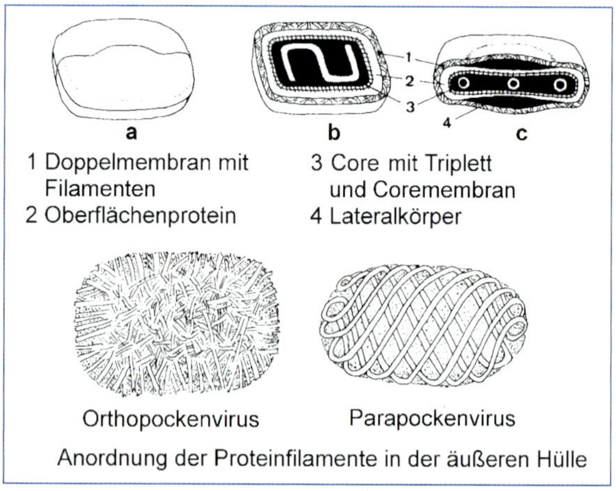

Abb. 22.13 Komplexer Aufbau (Sonderform) bei Pockenviren; **a** quaderförmige Partikel; **b** im Querschnitt; **c** im Längsschnitt.

kann. Diese Fähigkeit wird während der Freisetzung der DNA in das Bakterium gebraucht. Diese Bakteriophagen injizieren durch Kontraktion dieses Schwanzteiles ihre DNA in eine Bakterienzelle und initiieren dadurch die Infektion.

Unter den tiermedizinisch relevanten Viren gibt es z. B. einige Retroviren, die innerhalb eines streng kubischen Kapsids ein Nukleokapsid mit helikaler Struktur aufweisen (**Abb. 22.12**). Neben der gemischten Form existieren ferner Viren, deren Aufbau– zumindest nach heutigem Kenntnisstand – nicht diesen zwei Formen entsprechen und die einen komplexen Aufbau zeigen. Als klassisches Beispiel hierfür gelten die Pockenviren, die aus einem bikonkaven Kapsid, auch als Core bezeichnet, mit axialen Segmenten und Lateralkörpern bestehen. Das Core mit den axialen Zonen beherbergt die große virale DNA. Um diesen Innenkörper sind z. T. mehrfache Membranen nachweisbar, die das Virus während der Reifung in der Zelle erwirbt und später wieder abstößt (**Abb. 22.13**).

22.1.3 Virale Nukleinsäure

Die virale Nukleinsäure stellt sich entweder als **R**ibo**n**ukle**i**n**s**äure (RNS, englisch RNA) dar oder als **D**esoxribo**n**ukle**i**n**s**äure (DNS, englisch DNA). RNA oder DNA können einzelsträngig oder doppelsträngig vorliegen.

MERKE !

In der Regel sind RNA-Genome einzelsträngig, DNA-Genome dagegen doppelsträngig.

Hiervon gibt es natürlich Ausnahmen, so besitzen die RNA-Viren der Familien *Reoviridae* und *Birnaviridae* eine doppelsträngige RNA, die DNA-Viren der Familien *Parvoviridae* und *Circoviridae* eine einzelsträngige DNA. Die virale Nukleinsäure kann entweder linear vorliegen oder zirkulär geschlossen sein. Sie kann sowohl als Einzelstrang als auch als Doppelstrang auftreten. Segmentierte Genome finden wir bei Viren, von denen bekannt ist, dass sie sehr häufig genetisches Material verändern können. Beispiele hierfür sind Orthomyxoviren, Birnaviren und Reoviren.

Besitzt ein Virus ein Einzelstrang-Genom, dann kann dieses in der Orientierung definiert werden. Besitzt es die gleiche Orientierung wie die Messenger-RNA, die die Matrize für ein Protein darstellt, so spricht man definitionsgemäß von einer positiven Polarität. Umgekehrt spricht man von einem Negativstrang, wenn der Einzelstrang die gegenläufige Orientierung wie die Messenger-RNA besitzt. Damit ein RNA-Virus mit einem negativsträngigen Einzelstranggenom Proteine translatieren kann, muss es den genomischen Negativstrang zunächst in einen komplementären Positivstrang umschreiben, der dann an die Ribosomen der Zelle binden und die Proteinsynthese initiieren kann.

Natürlich kann die virale Nukleinsäure in ihrer Größe enorm variieren. Die kleinsten bekannten pathogenen und tiermedizinisch relevanten Viren stellen die Circoviren dar. Sie haben ein Genom mit einer Länge von etwa 1700 Basen, die in Form eines zirkulär geschlossenen DNA-Einzelstranges vorliegen. Im Gegensatz dazu sind die größten Viren die Pockenviren, deren Doppelstrang-DNA-Genom eine Größe bis zu 350 000 Basenpaaren aufweisen kann.

22.1.4 Virale Proteine

Neben der Nukleinsäure besitzt das Virion auch Proteine, die die Nukleinsäuren einschließen oder die in die Virushülle eingelagert sind. Diese virusspezifischen Proteine stellen wie ausgeführt die Strukturelemente des Virions dar und werden daher auch als Strukturpoteine bezeichnet. Sie tragen zur Form und zu den wesentlichen biologischen Eigenschaften des Virus bei.

Im Rahmen der Virusreplikation exprimiert das Virus in der Zelle weitere Proteine, die wichtige Funktionen während der Virusreplikation innehaben, die aber nicht in das Virion eingebaut werden und in der Zelle verbleiben. Diese Proteine, die nicht an der Strukturbildung beteiligt sind, bezeichnet man daher auch als Nichtstrukturproteine. Dies sind im Wesentlichen Enzyme, die während der Nukleinsäurereplikation und Transkription notwendig sind, wie z. B. Replikasen, Helikasen und Polymerasen, oder die für die Prozessierung viruseigener Proteine benötigt werden, wie spezifische Proteasen. Die Strukturproteine tragen häufig Modifikationen, insbesondere Zuckerreste, und sind dann glykosyliert. Besonders häufig sind Hüllproteine in der Virusmembran behüllter Viren glykosyliert. Diese spielen häufig eine Rolle bei der Anheftung des Virus an den Virusrezeptor auf der Wirtszelle. Proteine, die die Virusreplikation in irgendeiner Weise steuern oder regeln, sind häufig ebenfalls modifiziert, z. B. phosphoryliert. Die Aktivität dieser Proteine wird häufig durch den Grad der Phosphorylierung gesteuert. Weiterhin sind Proteine z. T. myristiliert, tragen also einen Fettsäurerest. Diese Modifikationen sind häufig notwendig, um das intrazelluläre Verbringen dieser Virusproteine zielgerichtet zu bestimmten Zellkompartimenten, wie dem Zellkern, zu gewährleisten.

Beim Budding, d. h. bei der Knospung der behüllten Viren aus der Zellmembran, kommt es zufällig oder gezielt auch zum Einbau zellulärer Glykoproteine der Zellmembran in das fertige Virus. Tatsächlich lassen sich bei bestimmten Viren regelmäßig solche zellulären Proteine in der Hülle nachweisen.

Neben der Nukleinsäure und den Proteinen besitzen einige Viren noch eine Lipidhülle. Dabei handelt es sich um eine klassische Doppelmembran, die von der infizierten Zelle stammt und vom Virus während der Reifung von der Plasmamembran entweder durch Ausstülpung der Plasmamembran mitgenommen oder aber durch Ausstülpung an anderen inneren Membranen abgeschnürt wird. Retroviren, einfache behüllte Viren wie z. B. Togaviren oder Flaviviren, erhalten ihre Hülle während der auch als Buddingprozess bezeichneten sogenannten Knospung aus der Zellmembran. Andere Viren, wie z. B. die Herpesviren, gewinnen ihre Hülle durch das Knospen des nackten Kapsids, das von einem Tegument umgeben wird, am Golgi-Apparat und während der weiteren Freisetzung durch den Golgi-Apparat durch das Zytoplasma und aus der Zelle heraus. Daher ist die Zusammensetzung der Lipidmembran nicht zwingend bei allen Viren identisch und auch innerhalb einer Virusfamilie oder innerhalb der Viren davon abhängig, von welcher zellulären Membran die Zellenmembran tatsächlich stammt.

22.1.5 Weitere Komponenten des Virus

Neben der viralen Nukleinsäure, den viralen Proteinen und gegebenenfalls einer Virushülle haben einige Viren noch andere Bestandteile im Virion verpackt. Dies sind letztlich bei allen Negativstrang-RNA-Viren virale Enzyme.

MERKE !

Da die eukaryonte Zelle keine Enzymausstattung besitzt, um den Komplementärstrang zu synthetisieren, muss das Virus eine virale RNA-abhängige RNA-Polymerase besitzen.

Darüber hinaus gibt es veterinärmedizinisch relevante Viren mit anderen inkorporierten Proteinen. Als Beispiele hierfür seien die verschiedenen Tegument-Proteine bei den Herpesviren genannt, deren Funktion weitgehend unklar ist, die aber unter anderem auch bei der Immunevasion eine Rolle zu spielen scheinen. Neben viruskodierten Proteinen finden sich bei einigen Viren zelluläre Proteine im Virion, so z. B. zelluläre Histone komplexiert im Nukleokapsid der Polioma-Viren. Aber nicht nur zelluläre Proteine können in ein Virion inkorporiert werden, sondern auch zelluläre Nukleinsäuren oder Teile von Nukleinsäuren. Im Replikationszyklus der Retroviren z. B. ist für die Synthese des komplementären RNA-Strangs eine zelluläre t-RNA als Primer essenziell. Diese t-RNA wird in das Virion eingebaut.

22.2 Subvirale Erreger

Neben den bereits beschriebenen Viroiden und Virusoiden ist eine subvirale Struktur von großer Bedeutung und Aktualität, das „infektiöse Protein" oder das Prion. Prionen (ein Akronym, das für proteinaceous infectious particles steht) sind infektiöse, möglicherweise fehlgefaltete zelluläre Proteine. Sie vermehren sich ohne Nukleinsäure und sehr langsam. Man stellt sich vor, dass es durch direkten Kontakt mit einem falsch gefalteten Protein zur Fehlfaltung des normal gefalteten Proteins kommt. So entstehen durch einen direkten Kontakt mit einem normal gefalteten Protein praktisch zwei fehlgefaltete Proteine. Durch diesen Schneeballeffekt kommt es zu einer sogenannten „Quasi-Vermehrung". Prionen gelten als Erreger der sogenannten Transmissiblen Enzephalopathien bei Mensch und Tier, wie z. B. der Creutzfeld-Jakob-Erkrankung des Menschen oder der Bovinen Spongiformen Enzephalopathie (BSE). Das zelluläre Prionprotein ist mit etwa 250 Aminosäuren Länge ein relativ kleines Protein, dessen physiologische Funktion nach wie vor unbekannt ist.

MERKE !

Obwohl schon zwei Nobelpreise an Karl Gaidjusek für die Beschreibung des infektiösen Charakters der Prion-Erkrankungen bzw. an Stanley Prusiner für die Entwicklung der Theorie der Natur der Prionen vergeben worden sind, fehlt dennoch der letzte unumstößliche Beweis für die tatsächliche Existenz der Prionen als infektiöse Agenzien.

23 Systematik und Nomenklatur der Viren

Uwe Truyen

Basierend auf den morphologischen und genetischen Eigenschaften werden die Viren systematisch erfasst und klassifiziert. Dies wird durch das International Committee on Taxonomy of Viruses (ICTV) initiiert und verwaltet. Als Ergebnis entstand eine Taxonomie der Viren, in der ausgehend von Ordnungen über Virusfamilien, Subfamilien, Genera bis hin zu Spezies alle bekannten Viren eingeordnet werden sollen.

Die Nomenklatur schließt in aller Regel lateinische oder griechische Namen ein, wie z. B. bei den Parvoviren oder Herpesviren (parvus, lat.: klein; herpein, griech.: kriechen), oder verwendet in zunehmendem Maße Akronyme, wie Picornavirus oder Asfarvirus (picoRNA oder **a**frican **s**wine **f**ever **a**nd **r**elated viruses).

Die taxonomische Einteilung der Viren in die unterschiedlichen Familien wird regelmäßig den aktuellen Erkenntnissen angepasst. Die aktuelle Systematik kann auf der Homepage des ICTV (www.ncbi.nlm.nih.gov/ICTVdb/index.htm) eingesehen werden.

Folgende Hauptkriterien finden bei der taxonomischen Einordnung von Viren Berücksichtigung:

1. die Art des Genoms (RNA oder DNA, Einzel- oder Doppelstrang, Positivstrang[Plus]- oder Negativstrang-Orientierung, lineares oder zirkuläres Molekül, segmentiertes oder kontinuierliches Genom sowie auch die Anordnung der Gene auf dem Virusgenom)
2. die Morphologie (Symmetrieform der Kapside, Vorhandensein einer Membranhülle, Größe des Virions)
3. die Biologie des Virus (Virusvermehrung im Zytoplasma oder Kern der infizierten Zelle, besondere Merkmale der Pathogenese)

Die Unterteilung der Virusfamilien in Genera und Virustypen erfolgt nach den oben genannten Kriterien, insbesondere der Genomorganisation, sowie nach serologischen Kriterien und der Ähnlichkeit der Genomsequenzen.

Die taxonomischen Merkmale und ihre Bedeutung für die Einordnung eines Virus in ein Genus oder eine Familie sind in **Tab. 23.1** zusammengefasst.

In **Tab. 23.2** sind die verschiedenen veterinärmedizinisch wichtigen Virusfamilien mit den in diesem Buch besprochenen human- und tierpathogenen Vertretern zusammengefasst.

Tab. 23.1 Kriterien für die Taxonomie der Viren.

Eigenschaften	Einordnung
morphologisch/chemisch	
Genomorganisation	Familie, Genus
Replikationsstrategie	Ordnung, Familie
Nukleinsäuretyp	Ordnung, Famililie
Strukturmerkmale des Genoms	Familie
Symmetrie des Viruskapsids	Familie
behülltes oder unbehülltes Virion	Ordnung, Familie
Merkmale des Nukleokapsids	Familie
Zahl der Kapsomeren (Untereinheiten)	
Durchmesser des Nukleokapsidstrangs, besondere Strukturmerkmale	
weitere chemische Merkmale	
Art und Anzahl der Strukturproteine	Genus
Morphologie der lipidhaltigen Hülle, pH-Stabilität u. a.	Genus
biologisch	
Ort der Kapsidbildung und -umhüllung	Familie, Unterfamilie
serologisch-immunologische Beziehungen	Genus, Spezies, Serotyp
Krankheitsspezifität, Virulenz, Wirts- und Zellspektrum, zellpathologische Eigenschaften, Sequenzhomologie der Genome	Spezies, Serotyp (Variante)

Tab. 23.2 Zusammenstellung der veterinärmedizinisch wichtigen Viren. Die Systematik ist nicht vollständig, es sind nur die Genera und Subfamilien aufgeführt, die relevante Erreger enthalten. Die genannten Spezies werden im speziellen Virologieteil besprochen. ss: Einzelstrang; ds: Doppelstrang; RT: reverse Transkriptase.

Nukleinsäure	Hülle	Größe (nm)	Ordnung	Familie	Subfamilie	Genus	Spezies	Bemerkungen
dsDNA	ja	220–450	–	*Poxviridae*	*Chordopoxvirinae*	*Orthopoxvirus*	Vaccinavirus, Variolavirus, Kuhpockenvirus, Kamelpocken, Affenpocken, Ektromelie-Virus	–
						Parapoxvirus	Orfvirus, Euterpocken-Virus, Bovine-Papular-Stomatitis-Virus	–
						Avipoxvirus	Geflügelpocken-Viren	–
						Capripoxvirus	Schaf- und Ziegenpocken-Virus, Lumpy-Skin-Disease-Virus	–
						Leporipoxvirus	Myxomatose-Virus	–
						Suipoxvirus	Schweinepocken-Virus	–
		200–300	–	*Asfarviridae*	–	*Asfivirus*	ASFV	–
		120–200	*Herpesvirales*	*Herpesviridae*	*Alphaherpesvirinae*	*Simplexvirus*	Herpes-Simplex-Virus 1 und 2, bovines Herpesvirus 2	–
						Varicellovirus	Varicella-zoster-Virus, equines Herpesvirus 1 und 4, bovines Herpesvirus 1, suides Herpesvirus 1, felines Herpesvirus, kanines Herpesvirus	–
						Mardivirus	Marek-Virus (GaHV-2) und Putenherpesvirus (GaHV-3)	–
						Iltovirus	infektiöses Laryngotracheitis-Virus (GaHV-1)	–
					Betaherpesvirinae	*Zytomegalovirus*	humanes Herpesvirus 5 (Zytomegalie-Virus)	–
						nicht zugeordnet	suides Herpesvirus 2	
					Gammaherpesvirinae	*Rhadinovirus*	equine Herpesvirus 2, 5 und 7, alcelaphines Herpesvirus 1 und 2, bovines Herpesvirus 4	–
				Alloherpesviridae		*Cyprinovirus*	Karpfenpocken-Virus (CyHV1), cyprinides Herpesvirus 3 (Koiherpesvirus)	
	nein	70–90	–	*Adenoviridae*	–	*Mastadenovirus*	kanines Mastadenovirus, humane Mastadenoviren, bovine Mastadenoviren	–
						Aviadenovirus	Geflügel-Aviadenovirus A–E	–

Tab. 23.2 Fortsetzung

Nukleinsäure	Hülle	Größe (nm)	Ordnung	Familie	Subfamilie	Genus	Spezies	Bemerkungen
		40–55	–	*Papillomaviridae*	–	*Alphapapillomavirus*	humane Papillomaviren HPV-2 u. a.	–
						Betapapillomavirus	humane Papillomaviren HPV-5 u. a.	–
						Gammapapillomavirus	humane Papillomaviren HPV-4 u. a.	–
						Deltapapillomavirus	bovines Papillomavirus 1	–
						Epsilonpapillomavirus	bovines Papillomavirus 5	–
						Zetapapillomavirus	equines Papillomavirus 1	–
						Lambdapapillomavirus	kanines Papillomavirus	–
						Xipapillomavirus	bovines Papillomavirus 3, 4, 6	–
		40–45	–	*Polyomaviridae*	–	*Polyomavirus*	SV-40	–
dsDNA, RT-Aktivität	ja	40–48	–	*Hepadnaviridae*	–	*Orthohepadnavirus*	Hepatitis-B-Virus, Woodchuck-Hepatitis-Virus	–
						Avihepadnavirus	Pekingentenhepatitis-Virus	–
ssDNA	nein	20–26	–	*Parvoviridae*	*Parvovirinae*	*Protoparvovirus*	carnivor Protoparvovirus 1, ungulate Protoparvovirus 1	–
						Erythroparvovirus	Primaten-Erythroparvovirus 1	–
						Dependoparvovirus	anseriform Dependoparvovirus 1	–
						Amdoparvovirus	carnivor Amdoparvovirus 1 (	–
						Bocaparvovirus	ungulate Bocaparvovirus 1, carnivor Bocaparvovirus 1	–
		17–22	–	*Circoviridae*	–	*Circovirus*	porcines Circovirus 1, 2, Beak-and-Feather-Disease-Virus	–
						Gyrovirus	Küken-Anämie-Virus	–
ssRNA, RT-Aktivität	ja	80–100	–	*Retroviridae*	*Orthoretrovirinae*	*Alpharetrovirus*	aviäre Leukose-Viren	–
						Betaretrovirus	Jaagsiekte-Retrovirus, enzoot. Nasentumorvirus	–
						Gammaretrovirus	felines Leukämie-Virus, aviäres Retikuloendotheliose-Virus	–
						Deltaretrovirus	bovines Leukose-Virus	–

Tab. 23.2 Fortsetzung

Nukleinsäure	Hülle	Größe (nm)	Ordnung	Familie	Subfamilie	Genus	Spezies	Bemerkungen
						Epsilonretrovirus	Walleye Dermal Sarcoma Virus	–
						Lentivirus	humanes Immundefizienz-Virus 1, 2, felines Immundefizienz-Virus, bovines Immundefizienz-Virus, Virus der infektiösen Blutarmut der Einhufer, Maedi-Visna-Virus, caprines Arthritis-Enzephalitis-Virus	–
					Spumavirinae	*Spumavirus*	bovines Spumavirus, felines Spumavirus, Affen-Spumaviren	–
dsRNA, segmentiert	nein	80–82	*Diplornavirales* (vorgeschlagen)	*Reoviridae*	*Spinareovirinae*	*Coltivirus*	Colorado Tick Fever Virus	12 Segmente
					Sedoreovirinae	*Orbivirus*	Virus der Blauzungenkrankheit, Virus der Afrikanischen Pferdepest	10 Segmente
						Rotavirus	Rotaviren A–G	11 Segmente
		60	*Diplornavirales* (vorgeschlagen)	*Birnaviridae*	–	*Aquabirnavirus*	inf. Pankreas-Nekrose-Virus	2 Segmente
						Avibirnavirus	inf. Bursitis-Virus	2 Segmente
ssRNA, negativ	ja	90	*Mononegavirales*	*Bornaviridae*	–	*Bornavirus*	Bornavirus	
		45 × 450	*Mononegavirales*	*Rhabdoviridae*	–	*Vesiculovirus*	vesikuläres Stomatitis-Virus	
						Lyssavirus	Tollwutvirus, European-Bat-Lyssa-Virus	
						Ephemerovirus	bovines Ephemeral-Fieber-Virus	
						Novirhabdovirus	Virus der infektiösen hämatopoetischen Nekrose, Virus der hämorrhagischen Septikämie	
		80 × 1400	*Mononegavirales*	*Filoviridae*	–	*Marburgvirus*	Marburgvirus	
						Ebolavirus	Ebolavirus	
		150–250 × 1000–10 000	*Mononegavirales*	*Paramyxoviridae*	*Paramyxovirinae*	*Respirovirus*	bovines Parainfluenza-Virus-3	
						Morbillivirus	Staupevirus, Masernvirus, Rinderpestvirus, Peste-de-Petit-Ruminants-Virus, marine Morbilliviren	

Tab. 23.2 Fortsetzung

Nukleinsäure	Hülle	Größe (nm)	Ordnung	Familie	Subfamilie	Genus	Spezies	Bemerkungen
						Henipavirus	Hendravirus, Nipahvirus	
						Rubulavirus	Mumpsvirus	
						Avulavirus	Newcastle-disease-Virus	
						Ferlavirus	Fer-de-Lance-Paramyxovirus	
					Pneumovirinae	*Pneumovirus*	bovines respiratorisches Synzytial-Virus	
						Metapneumovirus	aviäres Metapneumovirus	
		110–130	–	*Arenaviridae*	–	*Arenavirus*	Virus der lymphozytären Choriomeningits	2 Segmente, Ambisense-Orientierung
		100	–	*Bunyaviridae*	–	*Orthobunyavirus*	Akabane-Virus	3 Segmente, z. T. Ambi-sense-Orientierung
						Hantavirus	Hantaanvirus	
						Nairovirus	Krim-Kongo-Fieber-Virus, Dubge-Virus (Nairobi-Sheep-Disease-Virus)	
						Phlebovirus	Rift-Valley-Fever-Virus	
		80 × 300	–	*Orthomyxoviridae*	–	*Influenza-A-Virus*	Influenza-A-Viren	8 Segmente
						Influenza-B-Virus	Influenza-B-Viren	8 Segmente
						Influenza-C-Virus	Influenza-C-Viren	7 Segmente
						Isavirus	inf. Salmon.-Anemia-Virus	8 Segmente
ssRNA, positiv	ja	120–160	*Nidovirales*	*Coronaviridae*	*Coronavirinae*	*Alphacoronavirus*	Alphacoronavirus 1 (felines Coronavirus, kanines Coronavirus, Transmissible-Gastroenteritis-Virus)	–
						Betacoronavirus	Betacoronavirus 1 (bovines Coronavirus, kan. resp. Coronavirus), murines Coronavirus, SARS-Coronavirus, MERS-Coronavirus	
						Gammacoronavirus	Avian Coronavirus (incl. Infekt.-Bronchitis-Virus)	

Tab. 23.2 Fortsetzung

Nuklein-säure	Hülle	Größe (nm)	Ord-nung	Familie	Subfamilie	Genus	Spezies	Bemer-kungen
					Torovirinae	*Torovirus*	bovines Torovirus, equines Torovirus	–
						Bafinivirus	White bream virus	
		60	*Nido-virales*	*Arteriviridae*		*Arterivirus*	equines Arteritis-Virus	–
		40–50	–	*Flaviviridae*		*Flavivirus*	Zeckenenzephalitis-Virus, Louping-ill-Virus	–
						Pestivirus	Virus der bovinen Virusdiarrhö, Virus der Klassischen Schweinepest, Border-Disease-Virus	–
							Hepatitis-C-Virus	–
		70	–	*Togaviridae*	–	*Alphavirus*	Sindbis-Virus, equine Enzephalomyelitisviren (EEE, VEE, WEE)	–
						Rubivirus	Röteln-Virus	–
	nein	27–30	–	*Astroviridae*	–	*Mamastrovirus*	Mamastrovirus 1, bovines Astrovirus	–
						Avastrovirus	Avastrovirus 1 (inkl. Puten Avastrovirus 1), Avastrovirus 2 (inkl. aviäres Nephritis-Virus), Avastrovirus 3 (inkl. Entenastrovirus)	–
		35–39	–	*Caliciviridae*	–	*Vesivirus*	felines Calicivirus, Vesikulär-Exanthemvirus	–
						Lagovirus	Rabbit-Hemorrhagic-Disease-Virus, European-Brown-Hare-Syndrome-Virus	–
						Norovirus	Norwalkvirus	–
						Sapovirus	Sapporovirus	–
		27–34	–	*Hepeviridae*	–	*Hepevirus*	Hepatitis-E-Virus	–
						nicht zugeordnet	aviäres Hepatitis-E-Virus	
		28–30	*Picorna-virales*	*Picornaviridae*	–	*Enterovirus*	Human Enterovirus C (Poliovirus), humanes Enterovirus B (Virus der Vesikulären Schweinekrankheit), Enterovirus G (bovines Enterovirus 1)	–
						Cardiovirus	Enzephalomyokarditis-virus	–
						Aphthovirus	Maul-und-Klauenseu-che-Virus	–
						Hepatovirus	Hepatitis-A-Virus	–
						Teschovirus	porcines Teschovirus	–

24 Virusvermehrung

Uwe Truyen

MERKE !

Ein Virus benötigt für seine Replikation eine lebende Zelle. Es besitzt im Gegensatz zu Bakterien keinen eigenen Stoffwechsel. Das bedeutet, dass alle Stoffwechselleistungen, insbesondere die Proteinbiosynthese, von der Zelle durchgeführt werden müssen.

Bei aller Verschiedenheit der Viren und ihren unterschiedlichen Replikationsstrategien ist es doch möglich, Gemeinsamkeiten zu definieren und einen nahezu allgemeingültigen Vermehrungszyklus zu definieren. Dies soll im Folgenden geschehen.

Nicht jedes Virus vermehrt sich in jeder Zelle. Restriktionen bezüglich des Zellspektrums bestehen und können vielfältige Gründe haben. In einem permissiven System kann ein Virus die Zelle infizieren, replizieren und am Ende des Vermehrungszyklus Nachkommenviren in großer Zahl freisetzen. So produziert ein Virus meist wenigstens 1000 Nachkommenviren pro Replikation. Der Großteil der Nachkommenviren ist auch tatsächlich infektiös. Aber auch bei diesen produktiven Infektionen im permissiven System gibt es immer Zellen, die nicht infizierbar sind oder aber infizierbar, aber nicht permissiv sind und keine Nachkommenviren produzieren.

Einige Viren sind in der Lage, eine persistierende Infektion in dieser Zelle zu induzieren, in deren Verlauf Teile des Virus inaktiv in dieser Zelle verbleiben können oder – als höchster Grad der Anpassung – sogar das virale Genom in das Wirtszellgenom kovalent integriert werden kann. Mit jeder Zellteilung kommt es dann auch zu einer Verdopplung des Virusgenoms.

Der Virusvermehrungszyklus lässt sich im Wesentlichen in sieben Stufen unterteilen (**Tab. 24.1**): In Stufe 1 erfolgt die Anheftung des Virus an die Zelle, in der Stufe 2 die Penetration, d. h. der Eintritt des Virus durch die Zellmembran in die Zelle. In der dritten Stufe läuft das sogenannte Uncoating, d. h. der Zerfall des Virions in der Zelle. Mit der Freisetzung des viralen Genoms im vierten Schritt kann die Replikation der viralen Nukleinsäure sowie die Genomexpression und Proteinsynthese beginnen. Im fünften, als Morphogenese bezeichneten Schritt kommt es zum Zusammenbau der Virionen aus den vorgefertigten Bestandteilen. Im sechsten Schritt, der sogenannten Elution, kommt es zu einer Freisetzung der fertigen, in aller Regel infektiösen Viren aus der Zelle. Im siebten Schritt schließlich erfolgt die bei einigen Viren notwendige Maturation oder Reifung der Viruspartikel zur infektiösen extrazellulären Form.

Im Folgenden sollen diese verschiedenen Schritte des Virus-Vermehrungszyklus im Detail besprochen und auf Unterschiede zwischen den einzelnen Virusfamilien eingegangen werden. Eine Zusammenfassung des viralen Replikationszyklus gibt **Tab. 24.1**. Die **Abb. 24.1** zeigt vereinfachte Schemata der Virusreplikation für verschiedene Klassen von Viren (Viren mit Einzelstrang-RNA von positiver oder negativer Polarität, Doppelstrang-DNA-Viren und RNA-Viren mit Aktivität der reversen Transkriptase).

24.1 Attachment oder Adsorption

Der erste Schritt im Replikationszyklus eines Virus ist die Bindung des Virus an eine empfängliche Zelle. Dies geschieht spezifisch mit einer als Virusrezeptor bezeichneten Struktur auf der Zellmembran. Dieses Molekül besitzt eine physiologische Funktion und wird vom Virus sozusagen als Virusrezeptor missbraucht. Viren sind in keiner Weise zu einer Bewegung befähigt, deswegen hängt der erste Kontakt eines Virus mit einer empfänglichen Zelle vom Zufall ab. Die Wahrscheinlichkeit, dass ein Virus auf eine empfängliche Zelle trifft, steigt proportional mit der Konzentration des Virus. Im Interesse des Virus muss es eine hohe

Tab. 24.1 Zusammenstellung der einzelnen Schritte des Virusreplikationszyklus.

Schritt im Virusreplikationszyklus	Vorgang in der Zelle
Attachement, Adsorption	Anheften des Virus an den Virusrezeptor
Penetration	Aufnahme („Eindringen") des Virus in die Zelle
Uncoating	Zerfall der Virusstruktur, Freisetzung der Nukleinsäure
Eklipse	Genexpression, Genomreplikation, Proteinsynthese
Morphogenese, Assembly	Zusammenbau der Virionen
Elution	Freisetzung der Virionen durch Zelllyse oder Knospung (Budding)
Reifung	Prozessierung von Proteinen im Nachkommenvirus

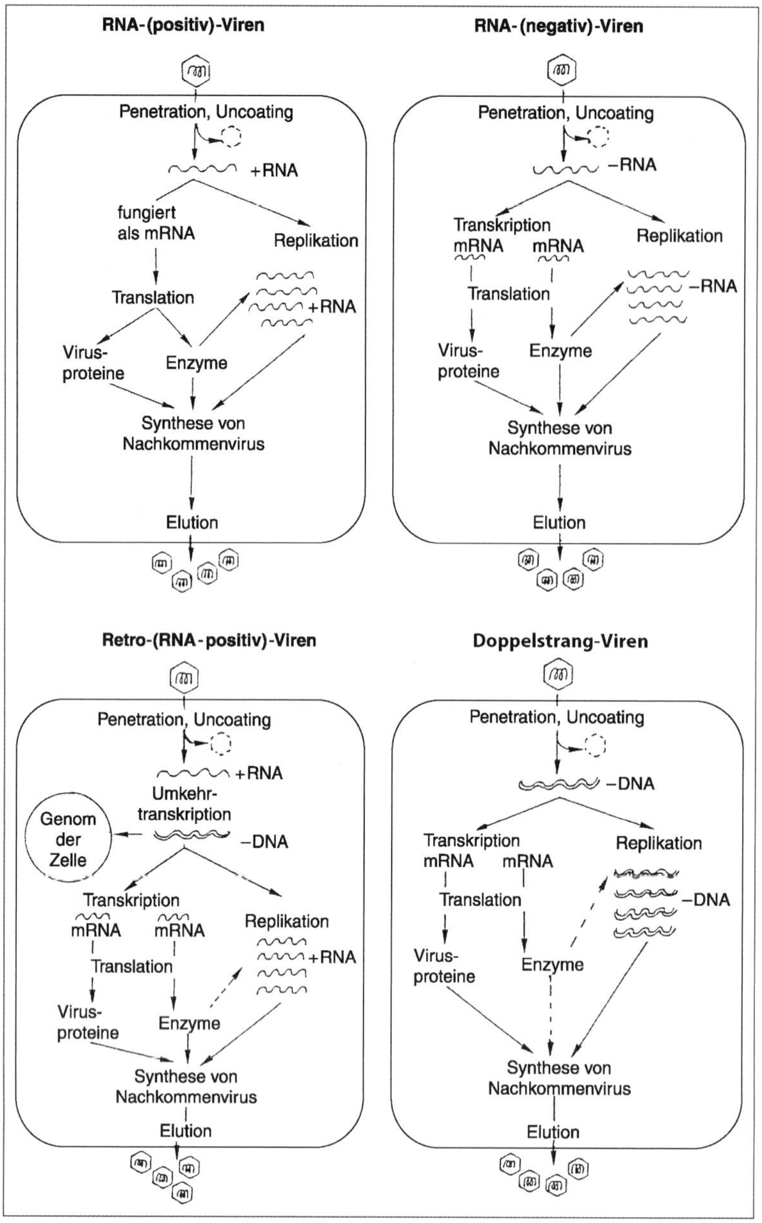

Abb. 24.1 Wesentliche Phasen der Replikation bei verschiedenen DNA- und RNA-Viren.

Virusdichte haben, d. h. am Ende des Replikationszyklus viele Nachkommenviren produzieren.

Viele Viren binden an eine einzige Struktur auf der Zelle, die allein das Attachement bewerkstelligt und Voraussetzung für eine Infektion ist. Einige Viren verlangen jedoch ein zweites Molekül, das gebunden werden muss. Nur wenn sowohl der Rezeptor als auch das zweite Molekül (Korezeptor) vorhanden sind, kann das Virus binden und den Replikationszyklus initiieren. Sobald eine Zelle einen Virusrezeptor trägt, ist sie für die Virusinfektion grundsätzlich empfänglich. Ob eine Virusinfektion tatsächlich stattfindet, d. h., ob die Zelle permissiv ist, hängt aber darüber hinaus von anderen, in aller Regel intrazellulären Faktoren ab.

Für eine Vielzahl von Viren sind die Rezeptoren bekannt und beschrieben. In der **Tab. 24.2** sind einige Beispiele zusammengefasst. Häufig bindet ein Virus nicht nur an einen Virusrezeptor, sondern kann noch andere zelluläre Strukturen als Rezeptor nutzen. Diese Rezeptoren oder alternativen Rezeptoren erklären dann ein entsprechend breites Wirtsspektrum. Die Ausstattung der Zellen mit dem Virusrezeptor, die ja gewebsspezifisch sein kann, bestimmt also häufig auch die Gewebsspezifität des Virus. So benutzen z. B. einige animale Parvoviren, und hier insbesondere die felinen Parvoviren, den Transferrin-Rezeptor als Virusrezeptor. Dieses Molekül wird vornehmlich von metabolisch aktiven Zellen benötigt, weil es für den Eisentransport essenziell ist. Daher replizieren Parvoviren vornehmlich in metabolisch aktiven Geweben, da nur diese Zellen Transferrinrezeptoren in großer Dichte exprimieren.

Tab. 24.2 Zusammenstellung von Rezeptoren auf Wirtszellen, die von Viren genutzt werden.

Virusfamilie	Virus	Rezeptor
Poxviridae	Vacciniavirus	Heparan-Sulfat
Herpesviridae	bovines Herpesvirus Typ 1	
Polyomaviridae	SV-40	MHC-Klasse-I-Molekül
Parvoviridae	canines Parvovirus	Transferrin-Rezeptor
Retroviridae	humanes Immundefizienzvirus	CD4-Molekül
	felines Immundefizienzvirus	CXCr4
	felines Leukämievirus	Pit 1
Rhabdoviridae	Tollwutvirus	Nikotin-Acetylcholin-Rezeptor
Picornaviridae	Maul-und-Klauenseuche-Virus	Vitronectin-Rezeptor
Paramyxoviridae	Staupevirus	signaling lymphocyte activation molecule (SLAM)
Coronaviridae	TGE-Virus	Aminopeptidase N
Bunyaviridae	Hantavirus	b_3-Integrin
Orthomyxoviridae	Influenza-A-Virus	N-Acetylneuraminsäure
Reoviridae	porcines Rotavirus (Gruppe A)	Sialinsäure

24.2 Penetration

Wenn das Virus spezifisch an einen Rezeptor gebunden hat, muss es in die Zelle aufgenommen werden, um die Nukleinsäure freizusetzen, die die eigentliche Replikation auslöst. Das Eindringen des Virus in die Zelle verläuft bei den Viren unterschiedlich. Im Wesentlichen kann man zwei Hauptmechanismen unterscheiden: Bei behüllten Viren kommt es in aller Regel zu einer rezeptorvermittelten Fusion der Virushülle mit der Zellmembran, in deren Folge das Innere des Virus (das Nukleokapsid) mit der eingeschlossenen Nukleinsäure in das Zytoplasma der Zelle freigesetzt wird. Bei den nicht behüllten Viren geschieht die Aufnahme in aller Regel in der Form einer rezeptorvermittelten Endozytose. Hier kommt es zu einem Knospen des Virus in die Zelle hinein. Beide Formen sind schematisch in **Abb. 24.2** dargestellt.

Das Virion liegt nun in einem Vesikel vor, das dann mit einem weiteren Endosom oder Lysosom verschmilzt. Das Virus desintegriert schon innerhalb des Lysosoms oder wird freigesetzt. Auch behüllte Viren können durch rezeptorvermittelte Endozytose in die Zelle gelangen. Daraus resultiert dann ein Virus, das praktisch zwei Hüllen besitzt. Behüllte Viren haben nun in einem speziellen viralen Stukturprotein in der Hülle eine Fusionsaktivität, die dazu führt, dass Virushülle und Endosommembran miteinander verschmelzen und das Nukleokapsid in das Zytoplasma entlassen. Proteine mit dieser Fusionsaktivität sind z. B. das Hämagglutinin der Influenzaviren, das Fusionsprotein der Paramyxoviren oder das E-Protein der Flaviviren. In der **Abb. 24.3** ist die Fusion eines Hämagglutininmoleküls des Influenzavirus mit der Zellmembran dargestellt.

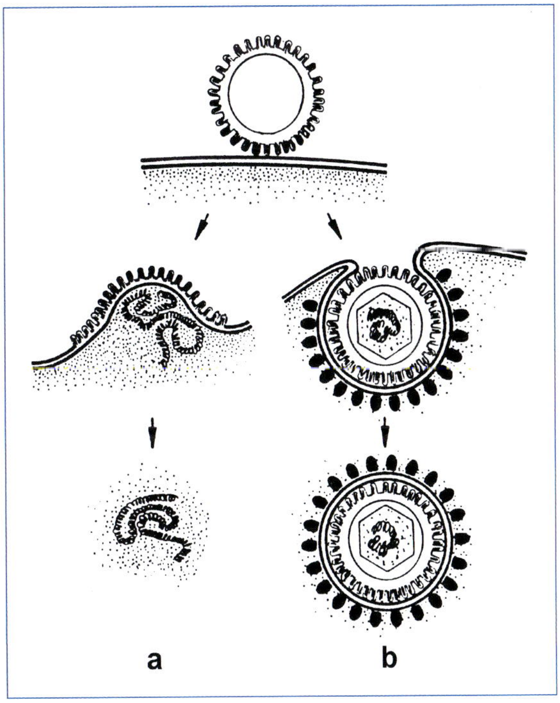

Abb. 24.2 Penetration der Viren; **a** mittels Fusion; **b** mittels Endozytose.

24.3 Uncoating

Das Uncoating, an dessen Ende die Freisetzung der viralen Nukleinsäure steht, verläuft bei den einzelnen Viren auf unterschiedlichen Wegen. Bei den Viren, die durch rezeptorvermittelte Endozytose aufgenommen werden, kommt es häufig im Endosom durch eine pH-Wert-Verschiebung zu einer strukturellen Änderung in einem bestimmten Virusprotein mit Fusionsaktivität, was zu einer Verschmel-

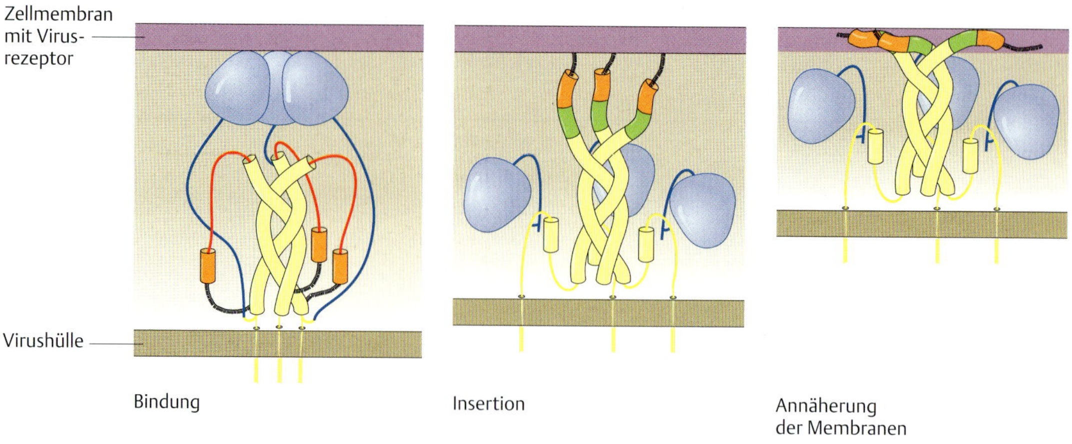

Abb. 24.3 Nach der Bindung der globulären Strukturen des Hämagglutinins (HA) des Influenzavirus an den Virusrezeptor kommt es zur Endozytose und nachfolgend im Endosom zur pH-Erniedrigung. Dies führt zur strukturellen Änderung des HA, mit der Folge, dass die globulären Strukturen dislozieren und die fusogenen Peptide oberflächlich zu liegen kommen. Diese verankern nun das HA in der Zellmembran. Diese Vorgänge führen zur Annäherung der Virusmembran an die Zellmembran und stellen eine wesentliche Voraussetzung für die Fusion dieser Membranen dar.

zung der Virushülle und der Endosommembran führt. In deren Folge wird das Nukleokapsid samt Nukleinsäure freigesetzt. Bei DNA-Viren gibt es häufig Mechanismen, die dazu führen, dass das Kapsid mit der DNA bis zum Zellkern transportiert und erst dort freigesetzt wird. Auch hier kommt es zu einer Freisetzung aus dem Lysosom, in aller Regel nach einer pH-Wert-Verschiebung, und zu einer Bindung des Kapsids an die Kernmembran. Durch Interaktion mit verschiedenen Faktoren und z.T. Histonen aus dem Zellkern kommt es zu einer Desintegration des Kapsids und zu einer Freisetzung der DNA in den Zellkern.

Ein komplexes Beispiel für eine Penetration stellt das Poliovirus als Vertreter der Picornaviren dar. Durch die Bindung des Virions an den Rezeptor kommt es zu grundlegenden Konformationsänderungen im viralen Kapsid. Letztendlich wird das im Inneren des Kapsids lokalisierte VP4-Protein disloziert und der Aminoterminus des Virusproteins VP1 von innerhalb des Kapsids zu einer Lagerung außerhalb des Kapsids transloziert. Dieser Aminoterminus des VP1 bildet nun eine Pore in der Zellmembran, durch die das Virus dann, unterstützt durch den Verlust des VP4, das Virusgenom in die Zelle injiziert. Dies alles geschieht nach einer rezeptorvermittelten Endozytose, noch bevor das Endosom aufgrund der pH-Wert-Erniedrigung aktiviert wird.

24.4 Eklipse: Genexpression und Nukleinsäurereplikation

Ein ganz wesentlicher Schritt im Vermehrungszyklus ist die Genexpression im vierten Schritt des Vermehrungszyklus. Die Strategien, die hier verfolgt werden, unterscheiden sich natürlich erheblich bei den einzelnen Viren. Die Nukleinsäuren bestimmen die Mechanismen ihrer Expression und Replikation.

> **MERKE** !
>
> Das Ergebnis der Genexpression ist die Translation, d. h. die Synthese der viralen Proteine.

Dies geschieht durch Bindung der Messenger-RNA an die Ribosomen. Zelluläre mRNA binden an die Ribosomen über eine bestimmte Struktur am 5'-Terminus der mRNA, die als cap-Struktur bezeichnet wird. Diese cap-Struktur stellt ein modifiziertes Guanosinmolekül (5´,7-Methylguanosin) dar, das über eine ungewöhnliche 5´,5´-Phosphodiesterbindung an das zweite Nukleotid gebunden ist. Diese Struktur erlaubt die effiziente Translation der mRNA. Virale mRNAs nutzen in der Regel ebenfalls diese Strategie, indem sie sie von der Zelle synthetisieren lassen, bereits synthetisierte Cap-Strukturen von zellulären RNAs stehlen („Cap Snatching" z. B. bei den Arenaviren) oder eine andere Struktur an dem 5'-Terminus der viralen mRNA nutzen, wie die sogenannte IRES (internal ribosome entry site), die wir bei den Flaviviren und Picornaviren finden. Letztere haben zusätzlich am 5'-Terminus ein virales Protein, das VPg.

Bei den Positivstrang-RNA-Viren (dazu gehören z. B. die Flaviviren, die Togaviren, die Caliciviren, die Picornaviren) kann die genomische RNA aufgrund der Orientierung sofort als Messenger-RNA fungieren und die Translation viraler Proteine induzieren.

Dies geschieht in einem relativ frühen Stadium, da das Virus für die weitere Vermehrung in diesem Stadium Nichtstrukturproteine braucht, die einerseits die Replikation regulieren und andererseits die Synthese des komplementären RNA-Minusstranges durchführen. Diese virale RNA-abhängige RNA-Polymerase wird also translatiert und initiiert die Synthese des komplementären Minusstranges. Die Genomexpression verläuft dann unterschiedlich je nach Virusfamilie. Charakteristisch für die Togaviren ist z. B. die Synthese eines RNA-Plusstranges, auf dem sich nur die Gene der Strukturproteine befinden. Durch diese subgenomische 26S-RNA kann eine verstärkte Translation der Strukturproteine erfolgen. Dies erlaubt eine Regulation der Synthese der Strukturproteine. Auch bei den Caliciviren findet man eine subgenomische RNA, die die Strukturproteine kodiert.

Bei den ebenfalls positivsträngigen Coronaviren findet man eine andere Strategie: Hier kommt es zur Synthese einer Vielzahl verschiedener Messenger-RNAs, d. h. Positivstrang-Moleküle, die bei gleichem 5-Terminus unterschiedliche Längen haben. Von diesen polyzistronischen RNA-Molekülen wird aber tatsächlich nur das Gen, das am 5'-Ende liegt, translatiert. Diese komplexe Genomexpression wird in der Beschreibung der einzelnen Virusfamilien detailliert dargestellt. Sie erlaubt ebenfalls die Regulation der Expression der verschiedenen viralen Proteine.

Bei den negativsträngigen RNA-Viren, wie z. B. den Paramyxoviren, den Filoviren, den Rhabdoviren und den Bornaviren, kann das Genom nicht direkt zur Translation von Proteinen verwendet werden, da es in einer Minusstrangorientierung vorliegt. Daher ist es zunächst essenziell, dass dieser Minusstrang in einen Positivstrang umgeschrieben wird. Da wie bereits erwähnt die eukaryonte Zelle eine RNA-abhängige RNA-Polymerase, die dieses erlauben würde, nicht besitzt, muss das Virion ein bereits synthetisiertes Molekül dieses Enzyms mitbringen.

Bemerkenswert ist bei den Paramyxoviren, dass es auch hier zu einer Synthese eines Sets subgenomischer RNA-Moleküle kommt, die in unterschiedlicher Menge synthetisiert werden, was letztlich eine Regulation der Menge an produzierter Messenger-RNA und damit an produzierten Virusproteinen erlaubt. Eine Besonderheit stellen die Orthomyxoviren dar – ebenfalls negativsträngige RNA-Viren, deren Genom allerdings segmentiert vorliegt. Diese Segmente werden unabhängig voneinander translatiert. Ihre Regulation ist entsprechend komplex. Bei den Arenaviren und Bunyaviren findet man ein Phänomen, das auch in einigen anderen Virusfamilien zu finden ist und eine weitere Anpassung an die geringe Kapazität viraler Nukleinsäuren darstellt: Das Vorliegen von Informationen in sogenannter Ambisense-Ausrichtung, d. h., es gibt auf dem viralen Einzelstrang-Genom tatsächlich Bereiche, in denen die Leserahmen für die viralen Proteine in Plusstrangorientierung vorliegen, und solche, wo sie in Negativstrangorientierung vorliegen. Damit wird praktisch eine Nukleinsäure in doppelter Hinsicht genutzt. Selbstverständlich ist die Regulation der Expression dieser Moleküle sehr komplex.

Die Replikation der doppelsträngigen RNA der Familie der Reoviren verläuft ebenso über die Komplementierung des Negativstranges durch die virale RNA-abhängige RNA-Polymerase. Die neu synthetisierten Positivstränge können dann als Matrize für die Synthese eines Negativstranges dienen und die Doppelstränge für die Nachkommenviren formen oder auch direkt als mRNA die Translation der viralen Proteine initiieren.

Die verschiedenen Replikationsstrategien sind in **Abb. 24.4** dargestellt.

„Quasispezies" -> RNA-Viren
RNA-Polymerase Fehlerrate alle 1000 - 10.000 Nukleotide
-> keine „Proofreading" (Korrektur) Funktion (wie DNA-Polymerase)
-> hohe genet. Varianz

des Virions über ein RNA-DNA-Hybridmolekül in einen DNA-Doppelstrang umschreibt. Dieser DNA-Doppelstrang wird nun ebenfalls durch die reverse Transkriptase (Integraseanteil des Enzymkomplexes) kovalent in das Wirtszellgenom eingebaut. Von diesem als Provirus bezeichneten Molekül werden dann wie von einem zellulären Gen die viralen Gene transkribiert und die viralen Proteine translatiert. Die Regulation dieser Vorgänge wird z. T. durch gespleißte (mRNAs) oder ungespleißte (Nachkommenvirus-RNA) erreicht.

Die **Genexpression der DNA-Viren** entspricht der der zellulären Proteine. Von dem Doppelstranggenom werden die viralen Proteine translatiert. Die Synthese der Proteine folgt in aller Regel einer zeitlichen Ordnung, und es werden frühe und späte Gene unterschieden. Diese kodieren für Nichtstrukturproteine (frühe Gene), die früh im Rahmen der Virusreplikation gebraucht werden bzw. für die Strukturproteine (späte Gene). Die Regulation erfolgt über verschiedene virale Promotoren auf dem Genom.

Die Genomreplikation erfolgt bei den verschiedenen DNA-Viren unterschiedlich. Bei den Herpesviren wird das lineare Genom zunächst zirkularisiert und dann durch eine sogenannte Rolling-Circle-Replikation repliziert. Dabei wird ein Strang des zirkulären Doppelstranges sequenzspezifisch am origin of replication geschnitten und das freie 3'-Ende der DNA verlängert, entsprechend der Sequenz des zirkulären Stranges. Nach vollständiger Replikation einer vielfachen Genomlänge wird die neu synthetisierte DNA unter Verwendung von kleinen DNA-Sequenzen, sogenannten Okazaki-Fragmenten, zum Doppelstrang aufgefüllt und der Doppelstrang auf Genomgröße zugeschnitten.

Bei den Adenoviren werden die linearen Doppelstranggenome nach Dissoziation zu neuen Doppelsträngen synthetisiert und in die Nachkommenviren verpackt.

Eine besondere Form der Genomreplikation finden wir bei den Pockenviren. Aufgrund der enzymatischen Ausstattung dieser großen Viren kann die Nukleinsäuresynthese unter Verwendung viruskodierter Enzyme (DNA-Polymerase, Capping-Enzyme u.v. a.) im Zytoplasma der Zelle ablaufen.

Bei den Einzelstrang-DNA-Viren, den Parvoviren und den Circoviren, ist der erste Schritt die Komplementierung

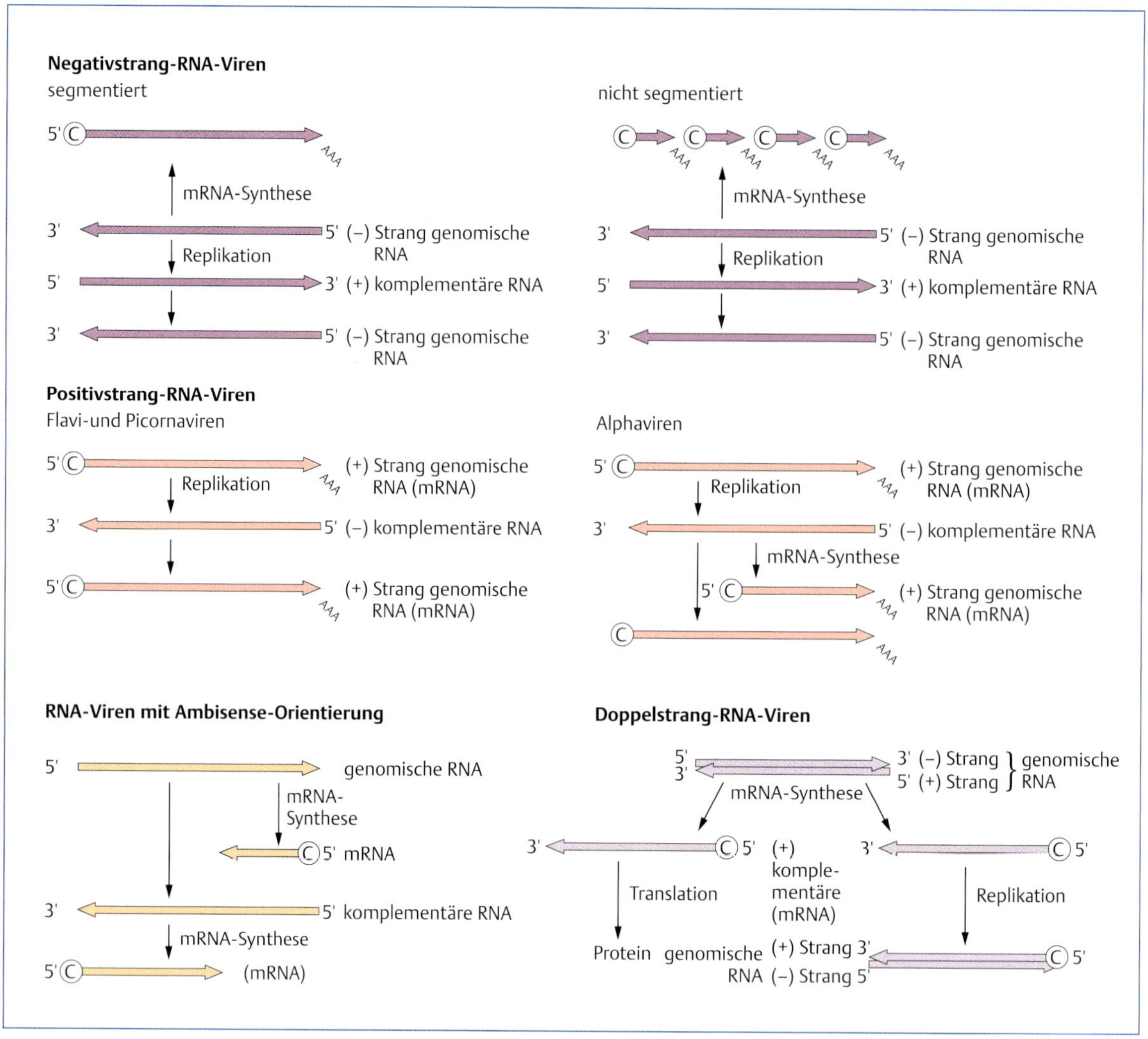

Abb. 24.4 Schema der Genexpression der verschiedenen RNA-Viren. Subgenomische RNA-Spezies werden bei einigen Positiv- und Negativstrang-RNA-Viren gebildet. Im Falle der segmentierten RNA-Viren wird von jedem Segment eine korrespondierende mRNA abgeschrieben, im Falle der nicht segmentierten RNA-Viren finden sich monozistronische mRNAs. Dies erlaubt eine Steuerung der Menge einzelner mRNAs. Bei Positivistrang-RNA-Viren findet sich häufig eine subgenomische RNA, die für die Strukturproteine kodiert. Dies erlaubt die unabhängige Translation der Strukturproteine zum Virus-Assembly. Die Ambisenseviren schreiben von jedem Strang die komplementäre RNA ab. Die Doppelstrang-RNA-Viren, die allesamt ein segmentiertes Genom aufweisen, schreiben monozistronische mRNAs von den einzelnen Segmenten ab.

des Einzelstranges. Dies geschieht durch eine zelluläre DNA-Polymerase. Da weder Parvoviren noch Circoviren den Zellzyklus beeinflussen können und DNA-Polymerasen nur in der S-Phase in der Zelle vorliegen, sind diese Viren zur Replikation auf mitotisch aktive Gewebe angewiesen. Die Transkription und Translation gleicht der von zellulären Proteinen. Die Genomreplikation geschieht im Falle der Circoviren ebenfalls nach dem Rolling-Circle-Prinzip. Die Nachkommenvirusgenome werden nach Synthese an zirkulär geschlossenen Templates sequenzspezifisch abgeschnitten. Bei den Parvoviren geschieht die Replikation über dimere, z. T. kovalent geschlossene Doppelstrangintermediate, aus denen sequenzspezifisch Einzelstranggenome herausgeschnitten werden.

24.5 Morphogenese: Assembly

Nach erfolgter Genomreplikation und Proteinsynthese kommt es in der infizierten Zelle zum Zusammenbau der Virionen. Kapside formen sich häufig spontan. Dieses als self assembly bekannte Phänomen geschieht auch ohne Notwendigkeit der Verpackung der Nukleinsäure. Zur Verpackung der Nukleinsäure sind Verpackungssequenzen der Nukleinsäure essenziell. Grundsätzlich kann die Verpackung z. T. während der Kapsidbildung erfolgen und erst der Kontakt mit der Nukleinsäure die Kapsidformation ermöglichen. Dies ist der Fall z. B. bei den Retroviren. Alternativ kann jedoch das Kapsid ohne Nukleinsäure gebildet und die Nukleinsäure nachträglich in das fertige Nukleokapsid hinein verpackt werden. Dies sehen wir bei den Herpesviren. Bei behüllten Viren ist die Lokalisation des Assembly häufig an Membranen gebunden, die je nach Virus die Kernmembran, Membranen des Golgi-Apparates oder die Zellmembran darstellen können.

24.6 Elution

Das Ausschleusen der Viren aus einer infizierten Zelle kann über verschiedene Wege erfolgen. Ein scheinbar einfacher Weg ist die Freisetzung von Viruspartikeln aus der zugrunde gehenden Zelle. Dies kann die Folge eines virusinduzierten Zelltodes in Form einer Nekrose oder Apoptose sein. Die freigesetzten Nachkommenviren können dann im Organismus verschleppt werden, neue Zellen infizieren oder vom Organismus ausgeschieden werden.

Im Falle behüllter Viren ist ein anderer Weg typisch. Hier werden die Nachkommenviren von der infizierten Zelle abgeschnürt. Diesen Prozess bezeichnet man als Budding. Im Fall von Viren, die ihre Hülle von der Zellmembran beziehen, findet das Assembly an der Zellmembran statt und das reifende Virus wird abgeschnürt. Klassisch findet sich dieser Weg bei den Retroviren oder auch bei den Togaviren. Findet das Budding an anderen zellulären Membranen statt, werden die Viren in Vesikeln zur Zellmembran gebracht und dort ausgeschleust. Bei diesen Viren, als Beispiel dienen wieder die Herpesviren, beobachtet man zeitweise doppelt behüllte Viruspartikel. Schematisch ist das Budding in (**Abb. 24.5**) gezeigt.

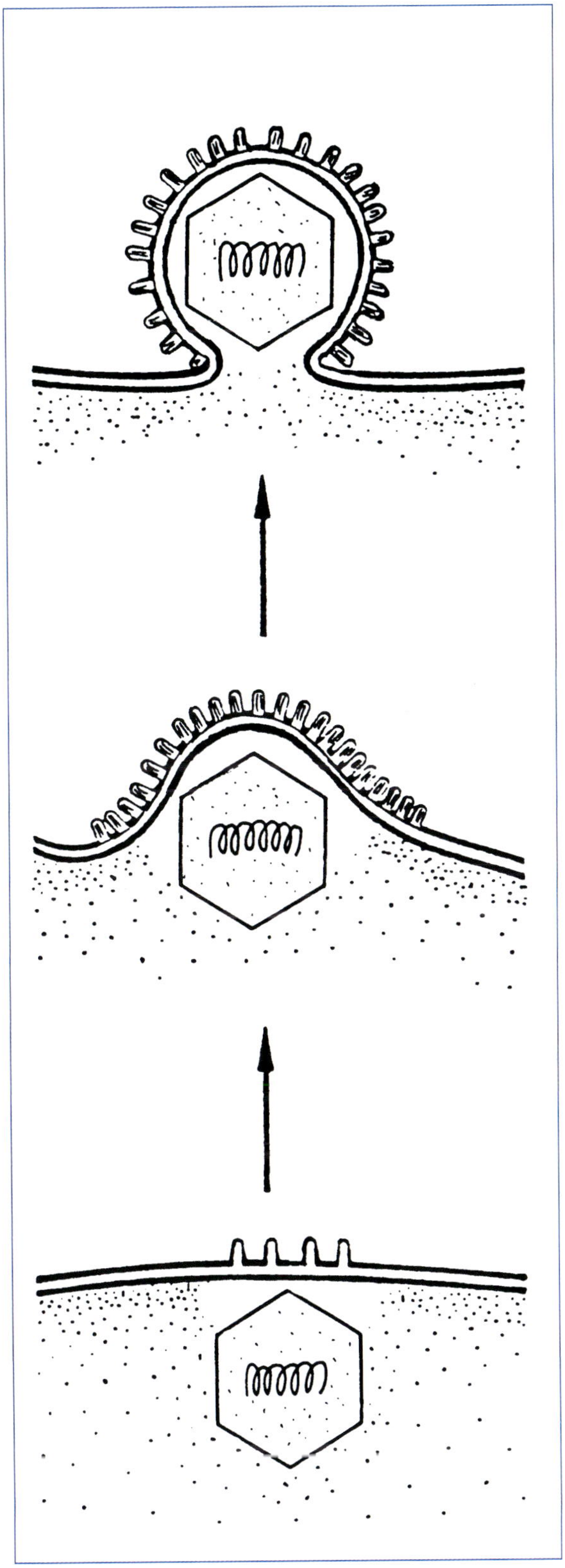

Abb. 24.5 Elution eines Viruspartikels durch Budding an der Zellmembran.

24.7 Reifung

Bei einigen Viren ist das freigesetzte Virus noch nicht infektiös und bedarf einer Reifung. Diese ist z. T., wie bei einigen Retroviren, auch morphologisch nachzuverfolgen. Häufig sind Vorläuferproteine durch Spaltung zu aktivieren, damit z. B. die Rezeptorbindung erfolgen kann. Dies ist der Fall bei dem Hämagglutinin der Influenzaviren, das durch Spaltung des Vorläuferproteins zu einem aktiven Hämagglutinin-Trimer aktiviert wird und an den Virusrezeptor binden kann. Für diese Aktivierung sind Proteasen des Wirtes notwendig. Die Verteilung der Proteasen in den verschiedenen Geweben z. B. von Vögeln ist unterschiedlich. Daher ist die Spaltstelle, die das Hämagglutinin verschiedener Influenzaviren besitzt, entscheidend für ihre Gewebsspezifität. Ist sie durch Proteasen zu spalten, die z. B. ausschließlich im Gastrointestinaltrakt vorkommen, bleibt unter bestimmten Voraussetzungen der Tropismus des Influenzavirus auf dieses Organsystem beschränkt. Besitzt es dagegen eine Spaltstelle, die von nahezu jeder Protease und in jedem Gewebe gespalten werden kann, kann das Virus nahezu in jedem Gewebe replizieren und ein fulminantes Krankheitsbild verursachen. Das ist eine wesentliche Voraussetzung für die sogenannten hochpathogenen aviären Influenza-A-Viren, die Erreger der Geflügelpest. Ihre Spaltstelle ist durch multiple basische Aminosäuren gekennzeichnet.

25 Folgen einer Virusinfektion für die Zelle

Uwe Truyen

Die Infektion einer permissiven Zelle mit einem Virus führt in aller Regel zu einer Beeinträchtigung der physiologischen Funktion dieser Zelle. Diese Störungen können so schwerwiegend sein, dass sie mit dem Leben der Zelle nicht vereinbar sind und es zum Zelltod kommt. Wenn das Virus mit dem Zelltod bereits den Virusreplikationszyklus abgeschlossen hat und aus der absterbenden Zelle große Mengen Nachkommenvirus freigesetzt werden können, kann der Zelltod für das Virus von Vorteil sein, denn die Freisetzung des Virus aus der zugrunde gehenden Zelle ist die Voraussetzung für die Infektion neuer Zellen bzw. Wirte und den Erhalt des Virus in der Population. Die Störungen können aber auch so weit tolerierbar sein, dass die Zelle nicht abstirbt und das Virus über einen längeren Zeitraum aus dieser infizierten Zelle Nachkommenviren abgeben kann – oder aber, wenn es keine Nachkommen produziert, in diesen Zellen überleben bzw. persistieren kann. Diese Strategie kann für das Verbleiben eines Virus in der Population vorteilhafter sein, wenn gewährleistet ist, dass das Virus wenigstens zeitweise aus diesen persistent infizierten Zellen freigesetzt werden kann und neue Zellen bzw. neue Wirte infizieren kann.

Betrachtet man die isolierte Zelle und das in aller Regel in einem Zellkultursystem, so kann man sogenannte Biotypen eines Virus unterscheiden, die in einer Zelle replizieren und offensichtliche Veränderungen dieser Zellen induzieren und/oder zum Absterben der Zelle führen und solche, die effizient replizieren, aber keine Veränderungen setzen bzw. die Zelle nicht zum Absterben bringen. Je nachdem, welches dieser Phänomene beobachtet wird, spricht man von zytopathogenen oder nicht zytopathogenen Biotypen.

MERKE !

Von besonderer Bedeutung aus pathogenetischer Sicht ist diese Unterscheidung bei dem Erreger der bovinen Virus-Diarrhö (BVD), bei der es sowohl zytopathogene als auch nicht zytopathogene Biotypen gibt. Nur die nicht zytopathogenen Biotypen können eine persistente Virusinfektion verursachen, eine Voraussetzung für das schwere Krankheitsbild der Mucosal Disease.

Inwieweit allerdings die Eigenschaften von einem Zellkultursystem auf die Situation am lebenden Tier oder auch auf die in anderen Systemen übertragbar sind, wird kontrovers diskutiert. So ist es wenigstens vorstellbar, dass ein Virus in einem bestimmten Zellkultursystem zytopathogen ist, in einem anderen dagegen nicht.

Bei einer Zellschädigung, die mit dem Zelltod einhergeht, lassen sich im Wesentlichen zwei Folgen definieren: zum einen die klassische Nekrose und zum anderen der sogenannte programmierte Zelltod, die Apoptose. Der Zelltod in Form einer Nekrose ist das Ergebnis eines direkten Angriffs auf diese Zelle durch Viren bzw. durch Immunmechanismen, die auf eine virusinfizierte Zelle wirken. Sie gehen einher mit einer Abschaltung oder hochgradigen Störung des Stoffwechsels dieser Zelle, die schließlich dazu führen kann, dass die Zelle ihre lebenserhaltenden Funktionen nicht mehr aufrechterhalten kann und abstirbt. Durch die Zerstörung der Zelle werden andere Zellen angelockt, die den Zelldetritus abräumen. Es kommt im Rahmen der Nekrose also zu einer Entzündung bzw. Immunaktiv[illegible] infizierte Gewebe herum.

I[illegible]
nur [illegible]
der [illegible]
che[illegible]
indu[illegible]
che[illegible]
verl[illegible]
kug[illegible]
dati[illegible]
Stü[illegible]
ple[illegible]
der [illegible]
Da [illegible]
kor[illegible]
tre[illegible]
die [illegible]
me[illegible]
die [illegible]
geräumt, es kommt nicht zu einer Einwanderung von Immunzellen in das Gewebe, und es finden sich daher auch keine Entzündungszeichen. Apoptose kann auch als Folge einer Virusinfektion beobachtet werden. Im Rahmen des Zelltodes werden die Nachkommenviren freigesetzt. Apoptose ist bisher als Mechanismus bei einigen Virusinfektionen nachgewiesen worden, unter anderem bei den Parvoviren.

Zytopathogen:
- Zellschädigung: Nekrose → Entz./Immunakt.
  Apoptose → zB. bei Parvoviren
  ↳ Degradation der DNA
- Aktivier. membranaktiver Proteine → Zell-Verschmelzung (zB. bei Paramyxoviren)
- Einschlusskörperchen: Ansammlung viraler Proteine
  → intrazytoplasmat. (idR. RNA-Viren)
  → intranuclear (idR DNA-Viren)
  → Ausn.: Pockenviren (DNA → intrazyt.); Bornavirus (RNA, intranukl.)
  → Negri-Körperchen (Tollwut)
  → Joest-Degen-Ek (Bornavirus)

Weitere Zeichen einer Virusinfektion können verschiedene morphologische Veränderungen einer Zelle sein. So kommt es bei einigen Virusinfektionen zu einer Aktivierung membranaktiver Proteine in der Zelle, die zu einer Verschmelzung mit den Nachbarzellen führen. Die neu entstandenen großen mehrkernigen Zellen werden als Riesenzellen oder Synzytien bezeichnet. Charakteristisch ist diese Art des zytopathischen Effektes für Viren aus der Familie der Paramyxoviren, wie dem Masernvirus oder dem Staupevirus.

Häufig finden sich als Folge der Virusinfektion in einer Zelle morphologisch sichtbare Äquivalente der Virusver-

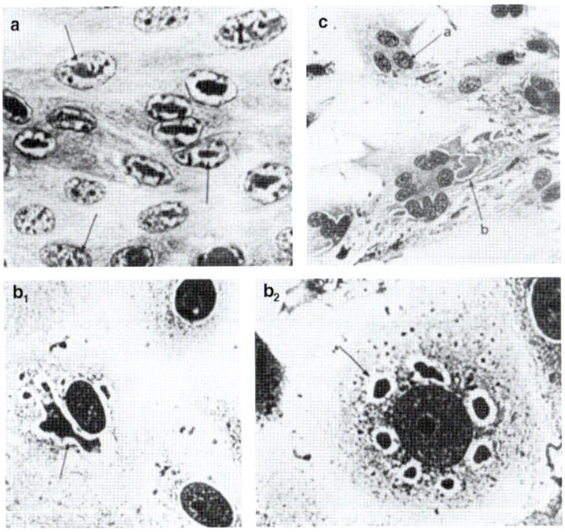

Abb. 25.1 Mikroskopische Aufnahmen von virusspezifischen Einschlusskörperchen (HE-Färbung); Kerneinschlüsse, bovines Herpesvirus, Kulturzellen; Plasmaeinschlüsse, Reovirus I, Kulturzellen, **b₁** polymorphe Form, (**b₂**) runde Form; **c** Kern- (a) und Plasmaeinschlüse (b), Synzytienbildung, Rinderpestvirus, Kulturzellen.

mehrung in Form sogenannter Einschlusskörperchen (Abb. 25.1). Hier handelt es sich um Ansammlungen viraler Proteine, die im Rahmen der Virusreplikation in einzelnen Zellkompartimenten abgelagert werden. Häufig sind allerdings diese Einschlusskörperchen nur in fixierten Zellen und nach einer spezifischen Anfärbung darzustellen. In Zeiten, in denen immunhistologische Nachweismethoden von Virusproteinen nicht verfügbar waren, war der Nachweis von Einschlusskörperchen ein gern genutztes Kriterium, um eine Virusvermehrung darzustellen. Es gelang sogar in gewissen Grenzen eine Virusdiagnostik aufgrund der Art, der Morphologie, der Anfärbbarkeit und vor allen Dingen der Lokalisation der Einschlusskörperchen in der Zelle. Grundsätzlich können Einschlusskörperchen intrazytoplasmatisch oder intranukleär vorliegen. In aller Regel induzieren RNA-Viren intrazytoplasmatische Einschlusskörperchen, während DNA-Viren aufgrund der Vermehrung im Zellkern häufig intranukleäre Einschlusskörperchen bilden. Hier gibt es natürlich Ausnahmen, so haben Pockenviren als DNA-Viren eine ausschließlich intrazytoplasmatische Replikation und führen daher auch zu intrazytoplasmatischen Einschlusskörperchen, während das Bornavirus als RNA-Virus Einschlusskörperchen im Zellkern induziert. Häufig wurden diese Einschlusskörperchen nach ihren Erstbeschreibern benannt. So spricht man von sogenannten Negrikörperchen bei der Tollwut, eine Anerkennung des italienischen Anatomen Negri, oder von den Joest-Deegen-Einschlusskörperchen bei der Bornavirusinfektion.

Einige Viren verursachen eine persistierende Virusinfektion, in deren Folge es zu keiner offensichtlichen Zellschädigung kommt, die zu einem Tod dieser Zelle führt, sondern die stattdessen dem Virus erlaubt, einen längeren Zeitraum in diesem Wirt und dieser Zelle zu verbleiben. Dabei kann das Virus in dieser Zelle frei oder gegebenenfalls kompartimentalisiert vorliegen oder aber in Form eines außerordentlich angepassten Parasitismus sogar abgeschaltet sein, sodass nur einzelne Teile des Virus nachweisbar sind. Insbesondere das virale Genom kann kovalent in das Zellgenom integriert in dieser Zelle verbleiben oder episomal im Zellkern vorliegen. Diese persistierenden Virusinfektionen setzen in aller Regel Mechanismen voraus, die das Virus und letztlich die virusinfizierte Zelle vor dem Zugriff des Immunsystems schützen. Für diese Immunprotektion haben viele Viren Mechanismen entwickelt, die spezifisch bestimmte Schritte der Immunantwort aushebeln, indem sie z. B. die Prozessierung von MHC-Komplexen stören und somit die Präsentation viraler Peptide auf einer virusinfizierten Zelle verhindern und damit diese virusinfizierte Zelle als solche nicht erkenntlich werden lassen.

MERKE !

Einige wenige Viren sind in der Lage, im Rahmen ihrer Virusinfektion die Zelle so zu verändern, dass diese nicht nur nicht geschädigt oder getötet wird, sondern im Gegenteil noch dazu angeregt wird, sich weiter zu teilen. Diese Viren sind also in der Lage, die virusinfizierte Zelle zu transformieren. In letzter Konsequenz heißt dies, dass es Viren gibt, die Krebs verursachen können.

Diese außerordentlich wichtige und interessante Eigenschaft von Viren ist seit vielen Jahren bekannt, und im Jahr 2008 wurde Harald zur Hausen für seine Entdeckung, dass eine der häufigsten Krebsarten des Menschen, der Gebärmutterhalskrebs, tatsächlich auf eine Transformation menschlicher Zellen durch das humane Papillomavirus zurückzuführen ist, mit dem Nobelpreis für Medizin ausgezeichnet. Diese Entdeckung war die Voraussetzung für die Entwicklung eines Impfstoffes gegen diese tödlich verlaufende Tumorerkrankung.

25.1 Virus und Krebs: Veränderung bei der Transformation von Zellen durch Viren

Eine transformierte Zelle zeigt ein von einer normalen Zelle abweichendes Wachstum. Charakteristisch für transformierte Zellen ist der Verlust der sogenannten Kontaktinhibition, d. h., im Gegensatz zu normalen Zellen, die das Wachstum einstellen, wenn sie eine Grenze oder Nachbarzelle erreichen, überwachsen oder unterwachsen transformierte Zellen die Nachbarzelle oder entsprechende Oberflächen. Dies führt so weit, dass transformierte Zellen auch in semisoliden Medien, also z. B. in Weichagar, wachsen können. Diese Eigenschaft transformierter Zellen korreliert auch sehr gut mit der Fähigkeit zur Tumorbildung. Die dritte Eigenschaft schließlich ist die Unsterblichkeit dieser Zellen, d. h., transformierte Zellen sind immortalisiert und die genetisch determinierte Lebensdauer ist aufgehoben (Tab. 25.1). Die Grundlagen dieser neuen Eigenschaften liegen z. T. darin, dass in der transformierten Zelle die Mikrofilamentstrukturen aufgehoben sind bzw. neu organi-

Tab. 25.1 Eigenschaften und Wachstumsverhalten transformierter Zellen.

Eigenschaften transformierter Zellen
Unsterblichkeit
weitgehende (relative) Unabhängigkeit von Wachstumsfaktoren
Verlust der Fähigkeit zum Wachstumsstopp bei Mangelernährung
Verlust der Kontakthemmung
Wachsen ohne Verankerung auch in Weichagar
tumorigen

siert wurden. Das relativ straffe Gerüst der Filamente, das im Wesentlichen durch Aktine, insbesondere Beta- und Gamma-Aktin, gebildet wird und durch andere Enzyme wie z. B. Fimbrin, Profilin oder Vilin vernetzt ist, wird aufgelöst und verteilt sich mehr oder weniger unstrukturiert innerhalb der Zelle. Dies gibt der Zelle ein Höchstmaß an Plastizität. Verbunden damit ist zwangsläufig auch die Interaktion mit extrazellulären Strukturelementen wie dem Fibronektin, das der Zelle eine extrazelluläre Matrix gibt. Die Verbindung zwischen den Aktinfilamenten im Zellinnern und dem Fibronektin im extrazellulären Raum wird durch bestimmte Proteine vermittelt, die sogenannten Integrine. Dieser Kontakt, der normalerweise die Kontaktinhibition des Zellwachstums bedeutet, ist gestört und aufgehoben.

Neben den Membranproteinen findet man auch andere Proteine in unterschiedlicher Anzahl in einer transformierten und nicht transformierten Zelle. Dazu gehören z. B. MHC-Moleküle, auf deren spezifische Funktion bei der Virusabwehr in einem anderen Kapitel (S. 38) eingegangen wird.

Das Zellwachstum bei einer normalen Zelle ist sehr stark abhängig von sogenannten Wachstumsfaktoren. Das sind Proteine, die rezeptorspezifisch an die Zelle binden und über die Induktion entsprechender Signalkaskaden die Transkription und Synthese bestimmter Proteine, die eine Zellteilung induzieren, anstoßen. Diese Wachstumsfaktoren müssen einer Zelle im Zellkulturmedium angeboten werden, damit diese Zellen wachsen können. Physiologisch sind insbesondere die Wachstumsfaktoren epidermal growth factor (EGF) und der platelet derived growth factor (PDGF) von großer Bedeutung. Er kommt in Seren von Tieren vor, sodass bei einer Kultivierung von Zellen dem Kulturmedium immer ein relativ hoher Anteil von Serum, in aller Regel fetales bovines Serum, zugegeben wird. Die transformierte Zelle kann nun auch ohne diesen Zusatz wachsen und die entsprechenden Schritte zur Zellteilung einleiten. Der Grund für diese weitgehende Unabhängigkeit von Wachstumsfaktoren in transformierten Zellen liegt unter anderem möglicherweise in einer Veränderung der Rezeptoren, die mit diesen Wachstumsfaktoren interagieren und die nun in der veränderten Form die Signale an den Zellkern weiterleiten, ohne dass tatsächlich ein Wachstumsfaktor gebunden hat.

Wie können nun Viren in diese Mechanismen eingreifen, und wie kann man sich die onkogene Wirkung von Viren erklären? Aufgrund der Vielgestaltigkeit der Viren sind natürlich auch die Mechanismen ganz unterschiedlich. Dennoch lassen sie sich im Wesentlichen auf zwei Grundmechanismen zurückführen: Das ist zum einen die Aktion sogenannter viraler Onkogene, also von Proteinen, die aktiv in den Zellstoffwechsel eingreifen und die Zelle zu einem Wachstum anregen, und zum anderen die Interaktion von bestimmten viralen Proteinen mit einem Regulatorprotein des Zellstoffwechsels, dergestalt, dass der hemmende Einfluss des zellulären Regulatorproteins aufgehoben wird und es dadurch zu einer Stimulierung des Wachstums kommt. Diese physiologischen hemmenden Regulatorgene bezeichnet man auch als Tumorsuppressorgene.

Die Wirkung von viralen Onkogenen ist historisch anhand zahlreicher Retroviren gezeigt. Retroviren tragen, nicht zuletzt aufgrund ihrer besonderen Genomreplikationsstrategie mit der obligaten Integration des viralen Genoms in das Zellgenom, häufig Insertionen ursprünglich zellulärer Gene. Diese zellulären Gene sind entsprechend modifiziert, und wenn sie in das retrovirale Genom aufgenommen wurden, spricht man von viralen Onkogenen. Einige Retroviren, insbesondere die Alpha-Retroviren, z. B. das Rous-Sarkomvirus des Geflügels, einige Stämme des Katzenleukämievirus oder andere Retroviren von Nagern, besitzen solche Onkogene. Diese viralen Onkogene besitzen eine wachstumsfördernde Eigenschaft, und mit der Replikation des Retrovirus kommt es auch zur Transkription und Translation des viralen Onkogens. Dies bewirkt unter bestimmten Voraussetzungen eine Störung des Zellstoffwechsels im Sinne einer Induktion des Wachstums. Interessanterweise sind nahezu alle Viren, die ein funktionelles virales Onkogen tragen, replikationsdefizient. Es fehlen dem Virus essenzielle Sequenzen, sodass es allein nicht replizieren kann. Es bedarf der Koinfektion mit einem replikationskompetenten anderen Retrovirus als Helfervirus. Ist das vorhanden, kann es sehr schnell zu einer Tumorbildung kommen, mit den entsprechenden Folgen für den Organismus.

Es gibt nun auch Retroviren, die eine onkogene Wirkung haben, aber kein Onkogen besitzen. Hier geschieht die Tumorgenese derart, dass es im Rahmen der Virusvermehrung, der Virusreplikation und der Integration des Retrovirus in das zelluläre Genom zu einer zufälligen Insertion des Virusgenoms neben ein Gen eines funktionell aktiven zellulären Wachstumsfaktors kommt. Mit dem Anlaufen der viralen Replikation kommt es dabei auch zur Transkription und Translation des zellulären Wachstumsfaktors, unabhängig von seiner eigentlichen physiologischen Regulation. Die Aktivierung des Onkogens geschieht dabei durch die regulativen Sequenzen des Retrovirus an den beiden Enden des Genoms, den sogenannten long terminal repeats (LTR). Die Retroviren, die kein virales Onkogen, aber das Potenzial haben, zelluläre Onkogene anzuschalten, sind in aller Regel autark und unabhängig von Helferviren. Die Tumorinduktion ist langsam und häufig von

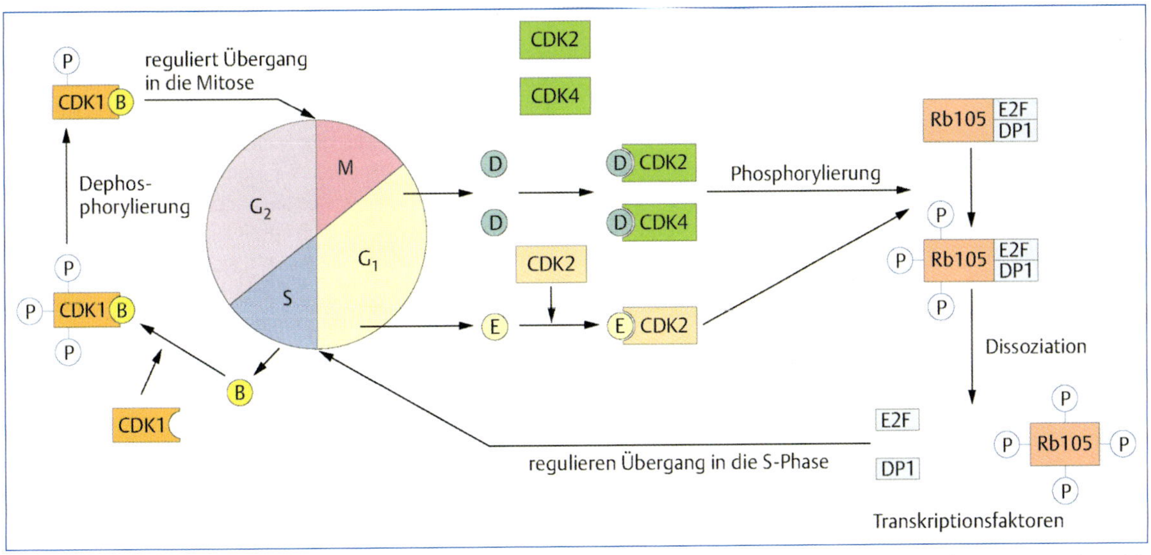

Abb. 25.2 Der Zellzyklus ist komplex reguliert. Er besteht im Wesentlichen aus einer (DNS-)Synthesephase (S-Phase), einer Mitosephase (M-Phase) sowie der prämitotischen (G_2-Phase) bzw. postmitotischen Phase (G_1-Phase). Der Phosphorylierungsgrad bestimmter Enzyme spielt bei der Regulation dieses Zyklus eine große Rolle. Die Phosphorylierung wird durch zelluläre zyklinabhängige Kinasen (CDKs) erreicht. Das Retinoblastomprotein Rb105 wird durch die CDKs 2 und 4 phosphoryliert, was dieses Protein unter Abspaltung der gebundenen Transkriptionsfaktoren E2F und DP1 aktiviert. Diese Faktoren induzieren nun die Transkription von Proteinen, die den Eintritt der Zelle in die S-Phase positiv induzieren. Eine weitere Kinase (CDK1) bewirkt über eine zyklin-B-abhängige Dephosphorylierung den Eintritt in die Mitose. Das p53-Protein verzögert indirekt über eine Hemmung der CDKs 2 und 4 den Eintritt der Zelle in die S-Phase.

weiteren Faktoren abhängig, sodass eine Tumorbildung in aller Regel erst nach Jahren nachweisbar ist.

Die retroviralen Onkogene waren die ersten Systeme, in denen ein Zusammenhang zwischen Virusinfektion und Tumorbildung nachgewiesen werden konnte. Ein ganz prominentes System seiner Zeit stellten die Geflügelretroviren dar, bei denen eine Vielzahl verschiedener Onkogene identifiziert werden konnte, die auf unterschiedliche Weise in den Zellzyklus (**Abb. 25.2**) eingreifen und Transformation verursachen können (**Tab. 25.2**). Als erstes virales Onkogen ist das Src-Gen vollständig charakterisiert worden.

Die zweite große Klasse von viralen Onkogenen wirkt über eine Hemmung physiologischer Tumorsupressorgene. Sie interagieren mit Proteinen, deren Funktion es ist, bestimmte Faktoren zu blockieren und die Zelle länger in einer Ruhephase (G-Phase) zu halten. Das längere Verweilen der Zelle in der G-Phase erlaubt, dass wichtige Reparaturvorgänge durchgeführt werden können, die möglicherweise geschädigte DNA vor ihrer Replikation zu reparieren und damit das Auftreten von einer Mutation in den Genen zu minimieren. Durch die Wirkung der viralen Proteine wird diese Hemmung aufgehoben, und die Zelle wird in die S-Phase des Zellzyklus und damit in die Zellteilung getrieben.

Tab. 25.2 Auswahl von viralen Onkogenen, die in Retroviren gefunden wurden und zellulären Ursprungs sind.

Onkogen	Funktionsgruppe	Funktion des zellulären Onkogens
fms	Tyrosinkinase-Wachstumsfaktor-Rezeptor	
erbA	Hormonrezeptor	Thyroidhormonrezeptor
H-ras	G-Proteine	GTPase
crk	Adaptorprotein	Signaltransduktion
src	Tyrosinkinase	Signaltransduktion
fos	nukleäres Protein	Transkriptionsregulator
myc	nukleäres Protein	Transkriptionsregulator

MERKE !

Das bedeutendste Tumorsuppressorgen kodiert für das p53-Protein, das bei allen Säugetierarten vorkommt und hochkonserviert ist. Es hat eine Länge von etwa 390 Aminosäuren und ist in Form eines Tetramers aktiv. Das p53-Protein in seiner funktionellen Form bindet die DNA bestimmter Gene über Promotorsequenzen und dort gebundene Transkriptionsfaktoren und führt dadurch zur Transkription dieser Gene und der Synthese von den Zellzyklus regulierenden Proteinen. Diese Proteine haben die Funktion, die Zelle in der G1-Phase zu halten und einen Übertritt in die S-Phase zu verhindern bzw. zu verzögern.

Dazu gehört z. B. das Protein p21, das wiederum verschiedene zyklinabhängige Kinasen hemmt. Diese Kinasen, deren Aufgabe es ist, Proteine zu phosphorylieren, sind wiederum Aktivatoren von anderen Proteinen wie z. B. dem Retinoblastomprotein rb105, das im nicht phosphorylierten Zustand bestimmte Faktoren bindet und damit blockiert, die wiederum die Transkription von Enzymen aktivieren würden, die für den Übergang der Zelle von der G1-Phase in die S-Phase benötigt werden, z. B. bestimmte Thymidinkinasen.

Reicht die Arretierung des Zellzyklus nicht aus, um die Reparaturvorgänge abzuschließen, so ist auch das p53-Molekul ursächlich daran beteiligt, die Apoptose der Zelle einzuleiten und die gestörte Zelle zu töten. Es wirkt also in doppelter Hinsicht als Antitumorgen oder -protein. In nicht viral bedingten Tumoren findet man sehr häufig eine Schädigung des p53-Gens bzw. des p53-Proteins, die letztlich für diese Transformation der Zelle verantwortlich gemacht werden kann.

Es gibt nun bei verschiedenen Viren Nichtstrukturproteine, die spezifisch mit dem p53 interagieren, dabei dessen hemmende Wirkung inhibieren und dadurch zu einer Tumorwirkung führen können. Beschrieben sind diese Aktivitäten für das T-Antigen des Polyomavirus SV 40, aber auch verschiedenen Proteinen der Adenoviren und auch dem Protein X des Hepatitis-B-Virus wird diese Rolle zugeschrieben. Ein wesentlicher Weg der Tumorinduktion bei Papillomaviren läuft über das p53. Hier verhindert die Bindung des Papillomavirusprotein E6 die Ausbildung des p53-Tetramers. Stattdessen kommt es zur Bindung des p53 an das E6, in deren Folge dieser Proteinkomplex durch Ubiquitin-Proteasen zerlegt wird. Die Bindung des Papillomavirus-E6-Proteins verleiht dabei dem p53 einen Marker, der das Protein einer Degradation in entsprechenden Endosomen zuführt.

Weitere wichtige Antitumorgene sind die sogenannten Retinoblastomgene, die – da rührt der Name her – ursprünglich bei einem humanen Augentumor entdeckt worden sind. Retinoblastomproteine sind Proteine, die zellzyklusabhängig exprimiert werden. Sie haben eine DNA-bindende Funktion und interagieren mit verschiedenen Transkriptionsfaktoren. Die Bindung der Retinoblastomproteine an die Transkriptionsfaktoren E2F und DP1 führt zu deren Blockierung. Diese Transkriptionsfaktoren binden in ihrer freien Form an bestimmte Promotoren und induzieren hier die Transkription wichtiger Enzyme, die in der S-Phase des Zellzyklus gebraucht werden, wie z. B. die DNA-Polymerase Alpha, die Thymidinkinase oder die zyklinabhängige Kinase CDK2. Eine Bindung der Retinoblastomproteine an diese Transkriptionsfaktoren verhindert damit den Eintritt in die S-Phase des Zellzyklus. Da die Bindung der Retinoblastomproteine an diese Transkriptionsfaktoren aber nur stattfindet, wenn die Retinoblastomproteine dephosphoryliert sind, verhindert eine Phosphorylierung der Retinoblastomproteine ihre Bindung an die DNA und führt letztlich zu einer Aktivierung der Zelle und den Eintritt in die S-Phase. Die Phosphorylierung der Retinoblastomproteine geschieht durch die bereits genannten zyklinabhängigen Kinasen CDK2 und 4.

Verschiedene virale Proteine, wie die E7-Proteine der Papillomaviren, das T-Antigen der Polyomaviren oder die E1A-Proteine der Adenoviren binden an die Retinoblastomproteine, verhindern so eine Bindung der Transkriptionsfaktoren E2F und DP1, was nun die Zelle in die S-Phase treibt.

Eine erfolgreiche Transformation einer Zelle bedeutet aber nicht zwangsläufig auch eine Tumorentstehung im Organismus oder im Tier. Sehr häufig ist eine Tumorentstehung nur dann zu beobachten, wenn der Wirt in irgendeiner Form immunsupprimiert ist. Dies deutet darauf hin, dass es eine natürliche Immunität gegen die onkogene Wirkung dieser Viren gibt. Deutlich wird dies am Beispiel des Hepadnavirus Woodchuck-Hepatitis-Virus (WHV), das dem Hepatitis-B-Virus des Menschen sehr ähnlich ist. Es verursacht beim Woodchuck, einem nordamerikanischen Murmeltier, eine in aller Regel akute selbstlimitierende Infektion. Erst wenn das Murmeltier immunsupprimiert ist oder gemacht wurde, entwickeln sich chronische Infektionen mit chronischen Hepatitiden und in einer großen Zahl der Fälle auch Hepatokarzinome.

Diese Immunsuppression, die nach einer Infektion mit einem onkogenen Virus zu einer Tumorbildung führt, kann vielfältig begründet sein, und häufig tragen auch virale Proteine dazu bei. Hier sind es insbesondere spezifische Proteine, die die Markierung der virusinfizierten Zelle verwischen, indem sie z. B. die Zahl der MHC 1-Moleküle auf der Zelle heruntersetzen. Dies kann auf einer reduzierten Transkription und Translation der MHC 1-Moleküle beruhen, wie wir es bei dem humanen Immundefizienz-Virus, beim Maus-Hepatitis-Virus oder beim Poliovirus kennen. Es kann auch darauf beruhen, dass der Transport der MHC 1-Moleküle an die Oberfläche gestört ist. Dieser Mechanismus ist bei den Adenoviren beschrieben, wo das virale Protein E3 den Transport verhindert. Ähnliches ist auch für das Epstein-Barr-Virus bekannt. All das führt dazu, dass die Zelle nicht als virusinfiziert erkannt wird und daher nicht von den zytotoxischen T-Zellen eliminiert werden kann.

Andere Mechanismen, die helfen, eine virusinfizierte Zelle zu verbergen, sind z. B. die übermäßige Produktion von freiem Antigen, das die entsprechenden Immunzellen von der virusinfizierten Zelle ablenkt, wie es in Form der hochtitrigen Virämie bei der Hepatitis-B-Virus-Infektion beobachtet wird.

Diese Mechanismen der viral induzierten Immunsuppression sind nicht spezifisch für onkogene Viren, sondern greifen grundsätzlich bei allen Viren, die eine persistierende Infektion verursachen können.

25.2 Die Folgen einer Virusinfektion für den Organismus

25.2.1 Allgemeines

Als Folge einer Virusinfektion kann es zu einer Krankheit kommen. Die Art und das Ausmaß der Krankheit hängen von vielen Faktoren ab, einige von ihnen sind viral bedingt, andere, wie z. B. das Alter oder die allgemeine Gesundheit, bedingt der Wirt. Virale Faktoren, die ein Virus besonders gefährlich machen, in dem Sinne, dass es besonders schwere Krankheiten induzieren oder besonders leicht infizieren kann, fasst man unter dem Begriff Virulenz des Erregers zusammen. So gibt es Virusisolate, die bei einem großen Prozentsatz der infizierten Tiere eine schwere Krankheit auslösen und daneben Isolate des gleichen Virus, die bei kaum einem infizierten Tier überhaupt eine sichtbare Erscheinung auslösen. Im letzten Fall spricht man von avirulent oder wenig virulent, in den ersten Fällen von hochvirulent.

Die Empfänglichkeit eines Wirtes für ein Virus ist grundsätzlich genetisch determiniert, und so gibt es Viren, die nur eine bestimmte Spezies infizieren können und eine andere nicht. Man spricht dann von einer genetischen Resistenz oder von einer Unempfänglichkeit. So ist der Mensch für das Virus der Schweinepest nicht empfänglich, weil das Virus keine Humanzellen infizieren kann. Andererseits gibt es Viren, die eine bestimmte Tierart infizieren können, die Tierart ist für diese Virusart also empfänglich, das Virus kann aber trotzdem nicht alle Individuen infizieren. Es gibt bestimmte individuelle Faktoren, die die Empfänglichkeit modellieren können. Man spricht daher von einer Prädisposition einzelner Individuen für eine Erkrankung. Die Grundlagen dieser Unterschiede sind natürlich nicht in jeder Einzelheit bekannt, beeinflusst werden sie natürlich ganz entscheidend von elementaren Mechanismen der viralen Replikation auf Zellebene.

Die Ausbreitung eines Virus im Organismus setzt verschiedene Strukturen voraus, die vorhanden sein müssen, um das Virus durch den Organismus zu tragen. Gleichzeitig besitzt der Organismus mit seinem Immunsystem eine wirksame Waffe, um das Virus an dieser Verbreitung zu hindern und es sogar zu eliminieren. Daher ist nicht verwunderlich, dass der weitaus größte Teil der Virusinfektionen tatsächlich ohne klinische Konsequenz für den Organismus abläuft. Die allermeisten Virusinfektionen sind klinisch inapparent, und nur in einzelnen Fällen kommt es zu einer Schädigung des Wirtes oder gar zum Tod des Individuums. Handelt es sich um ein Virus, das sehr leicht übertragbar ist und handelt es sich um eine Wirtspopulation, die empfänglich ist, kann es sich rasant in den Population verbreiten. Man spricht dann von einer Epidemie oder – wenn es sich (welt)weit ausbreitet – von einer Pandemie.

Grundsätzlich unterscheidet man bei Virusinfektionen zwischen lokalen und systemischen Infektionen. Dies bezeichnet die Beteiligung verschiedener Organsysteme während der Virusinfektion. Eine lokale Virusinfektion liegt dann vor, wenn das Virus einen Organismus über ein bestimmtes Gewebe infiziert, das Virus in diesem Gewebe repliziert und über dieses Gewebe auch wieder ausgeschieden wird. Es kommt zu keiner Verbreitung im Organismus. Diese klassische lokale Infektion findet sich z. B. bei vielen enterischen Viren, bei denen das Virus abgeschluckt wird, in den Darmenterozyten repliziert und über den Kot ausgeschieden wird.

Demgegenüber stehen die systemischen Infektionen, in deren Verlauf es immer zu einer Ausbreitung des Virus kommt. Diese Ausbreitung kann unterschiedlichen Wegen folgen, lymphogen, hämatogen, neuronal, dabei frei oder in verschiedenen Zellen. In jedem Fall sind verschiedene Gewebe des Organismus involviert, und das Virus wird über ein anderes Gewebe ausgeschieden, als es aufgenommen worden ist.

25.2.2 Eintrittspforten des Virus

Ein Virus kann über verschiedene Gewebe in einen Organismus eindringen. Häufig binden Viren an Rezeptoren auf Zellen, die in Schleimhäuten liegen, häufig die respiratorischen Schleimhäute einschließlich der Konjunktiven oder die Schleimhäute des Genitaltraktes. Die intakte Haut mit ihrem verhornten Epithel oder behaarte Haut stellt eine außerordentlich wirksame Barriere gegen Virusinfektionen dar, und eine unverletzte Haut ist praktisch nicht infizierbar. An diesen klassischen Eintrittspforten hat der Organismus im Lauf der Evolution Strategien entwickelt, die wirksam das Eindringen der Viren verhindern. So finden sich häufig spezialisierte lymphozytäre Gewebe in unmittelbarer Nachbarschaft der potenziellen Eintrittspforten. Sie attackieren das Virus sofort und können im Idealfall eine Ausbreitung verhindern. Dazu gehören z. B. die lymphatischen Gewebe, die man als Galt (gut-associated lymphoid tissue) oder Balt (bronchus-associated lymphoid tissue) bezeichnet. Im Dünndarmbereich befinden sich die sogenannten Peyer-Platten als ebenfalls hoch aktives lymphatisches Gewebe.

Wenn das Virus in den Körper eingedrungen ist, kann es im Rahmen der systemischen Virusausbreitung zu anderen Organen getragen werden. Dabei werden verschiedene Arten der Ausbreitung beobachtet. Die einfachste ist die bereits erwähnte Ausbreitung des Virus via Lymphe oder Blut. Man bezeichnet dies als lymphohämatogene Ausbreitung. Das Virus gelangt entweder frei im Blut oder häufiger gebunden an entsprechende Blutzellen wie Lymphozyten oder Makrophagen in das Blut bzw. in die Lymphe und von dort zu immunologisch aktiven Geweben wie z. B. den Lymphknoten oder lymphatischen Organen. Das Virus wird hier gegebenenfalls weiter prozessiert oder verbreitet sich von hier aus in andere Zielorgane.

Dieser Transport, der auch als Virämie bezeichnet wird und bei dem es möglicherweise schon zu einer Virusvermehrung in den Blutzellen kommen kann, ist häufig durch Fieber gekennzeichnet. Die Ausbreitung dieser Virämiephase ist in vielen Virussystemen durch eine vorliegende spezifische Immunität vollständig zu unterbinden. So sind z. B. neutralisierende Antikörper in der Lage, freies Virus zu binden und zu neutralisieren. Dies ist ein physiologischer Mechanismus bei Neugeborenen, die in der Regel durch maternale Antikörper, die sie vor allem über das Kolostrum von der Mutter bekommen, für die ersten Lebenstage oder Lebenswochen vor einer Infektion geschützt werden.

25.2.3 Ausbreitung und Manifestation der Virusinfektion

Das Virus gelangt schließlich an seinen Manifestationsort, den Ort, an dem eine Virusvermehrung stattfindet und wo diese Virusvermehrung für die Virusinfektion typisch erkennbare Schäden verursacht. So ist das Manifestationsorgan der kaninen Parvovirusinfektion der Dünndarm. Das Virus repliziert in den Darmepithelien des Hundes, zerstört diese und als Folge dieser hochgradig gestörten

Darmmorphologie kommt es zu einem Zusammenbruch der Darmschranke und zu dem klassischen Bild einer hämorrhagischen Gastroenteritis. Ein anderes Bild finden wir bei der Staupe des Hundes, wo das Virus häufig in den Schleimhäuten der Konjunktiven und des Respirationstraktes repliziert und hier respiratorische Symptome verursacht oder es, ebenfalls häufig, zu einem Befall des zentralen Nervensystems kommt und die Tiere zentralnervöse Störungen entwickeln. Von besonderer Bedeutung sind die Virusinfektionen, bei denen das Virus im Rahmen einer Virämie auch die Plazenta des trächtigen Tieres erreichen und auf den Fetus weitergegeben werden kann. Eine Infektion des Fetus kann, muss aber nicht in jedem Fall, zum Fruchttod führen. Bei einigen Viren ist eine Infektion des Fetus auch möglich, wenn das Virus durch den Geschlechtsakt übertragen wird und sich dabei kanalikulär im Geschlechtstrakt ausbreitet.

Eine andere Form der Ausbreitung findet sich häufig entlang neuronaler Strukturen. Ein klassisches Beispiel hierfür ist das Tollwutvirus, das durch einen Biss in den Organismus gelangt, initial kurz in bindegewebsartigen Zellen und Muskelzellen replizieren kann und dann sehr schnell in Nervenzellen gelangt. Von hier aus wird es passiv in den langen Ausläufern der Nerven zum Nervenzellkörper transportiert, auf andere Nervenzellen übertragen und schließlich bis ins zentrale Nervensystem getragen. Hier repliziert es und setzt funktionelle Schäden, die dann in dem klinischen Bild der Tollwut manifest werden. Die

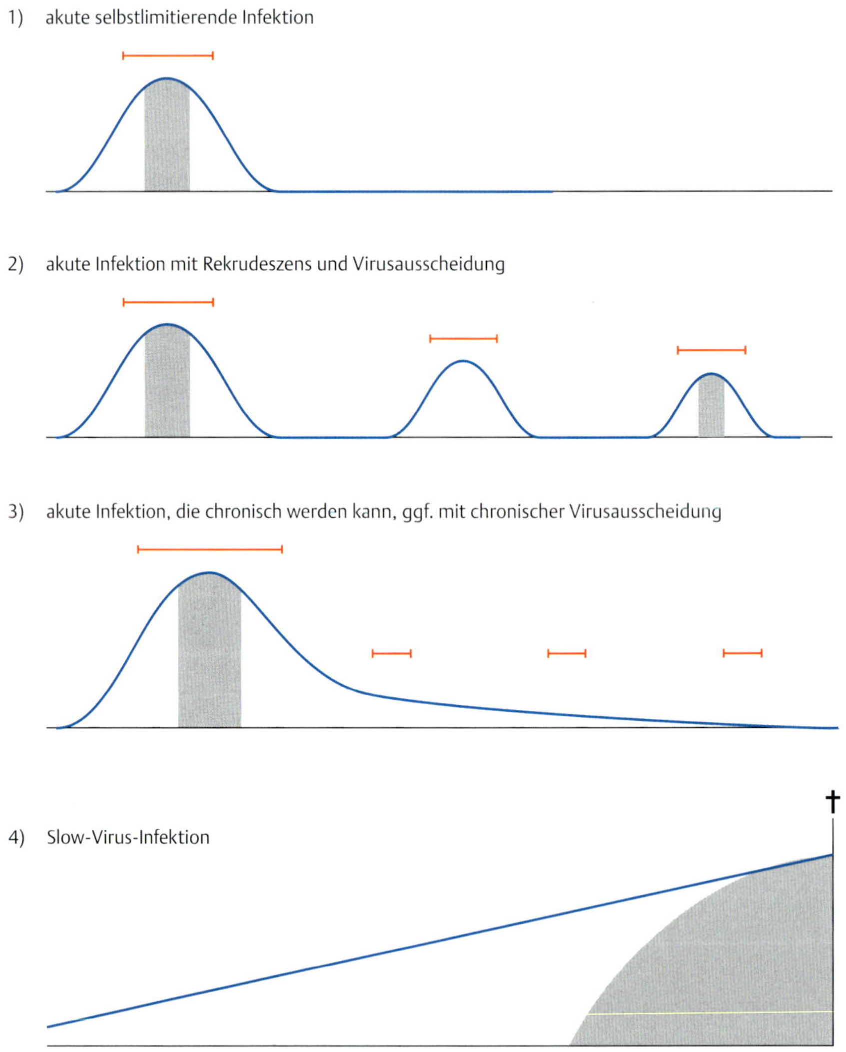

Abb. 25.3 Schematischer Verlauf von Infektionskrankheiten. Grau: Zeitraum von klinischen Symptomen. Rot: Zeitraum der Virusausscheidung. Blau: Zeitraum und Ausmaß der Virusreplikation. 1) Akute selbstlimitierende Infektion. Das Virus wird durch den Wirt eliminiert. 2) Latente Infektion. Das Virus persistiert und kann im Laufe der Infektion reaktiviert und erneut ausgeschieden werden. Dies kann mit klinischen Symptomen oder ohne erfolgen. 3) Chronische Infektion. Bei dieser Form der persistierenden Infektion ist das Virus immer nachweisbar und wird immer ausgeschieden. Diese Infektion kann subklinisch verlaufen und das Virus durch den Wirt eliminiert werden. 4) „Slow-Virus"-Infektion. Bei dieser Form der persistierenden Infektion kommt es progressiv zu einer zunehmenden Ausprägung der klinischen Symptomatik und unausweichlich zum Tod des Wirtes.

Infektion des Gehirnes ist aber, betrachtet man die Vielzahl der Viren, ein außerordentlich seltenes Ereignis, denn hier bestehen erhebliche physiologische Schranken, die einen Übertritt eines Virus in das Nervensystem effektiv verhindern. Der Übertritt eines Virus über die Blutbahn ist durch das Vorhandensein einer Blut-Hirn-Schranke sehr erschwert. Dennoch gibt es Beispiele, bei denen die Viren mittels infizierter Lymphozyten oder Makrophagen aus der Blutbahn in bestimmte Zellen des zentralen Nervensystems einwandern und dort eine Infektion setzen können. Aber auch im zentralen Nervensystem gibt es wirksame Abwehrmechanismen, und eine Infektion des ZNS bedeutet nicht zwangsläufig, dass das Virus nicht auch wieder aus diesen Geweben entfernt werden kann.

Je nach Verlauf der Virusinfektion unterscheidet man akute Infektionen, in deren Verlauf das Virus den Organismus infiziert, sich in dem Organismus vermehrt und von dem Organismus ausgeschieden wird. Am Ende dieser Infektion kommt es allerdings zu einer Eliminierung aus dem Wirt. Diese akuten Infektionen sind zeitlich limitiert, und das Virus lässt sich nach wenigen Tagen nicht mehr nachweisen.

Den akuten Infektionen gegenüber stehen die sogenannten persistierenden Infektionen (**Abb. 25.3**). Hier verbleibt das Virus nach einer Infektion über einen längeren Zeitraum im Wirt. Der Wirt ist – aus welchen Gründen auch immer – nicht in der Lage, das Virus schnell zu eliminieren. Die Grundlagen der Viruspersistenz sind vielfältig, und nicht immer bedeutet eine persistierende Virusinfektion auch tatsächlich eine Belastung für den Wirt. Je nachdem, mit welcher Kinetik, nach welchem Muster das Virus während einer persistierenden Infektion ausgeschieden wird und in welchem Ausmaß und Muster Krankheitssymptome beobachtet werden können und ob über den ganzen Zeitraum der Infektion das Virus nachgewiesen werden kann, spricht man von einer chronischen Infektion oder latenten Infektion.

Die persistierenden Infektionen können weiter eingeteilt werden in 1) chronische Infektionen, in 2) latente Infektionen oder in 3) „Slow-Virus"-Infektionen.

Bei der chronischen Infektion findet man während der gesamten Zeit der Virusinfektion eine Virusausscheidung. Krankheitssymptome sind variabel und können intervallartig auftreten, völlig fehlen oder über einen längeren Zeitraum nachweisbar sein. Das Virus kann aber während der gesamten Zeit der Infektion nachgewiesen werden. Im Gegensatz dazu wird bei der latenten Infektion das Virus nur phasenweise nachgewiesen und ausgeschieden. Wenn man mit empfindlichen Methoden in den infizierten Wirt schaut, findet man, dass die Virusreplikation geblockt ist und nur Teile des Virus, wie z. B. die Nukleinsäure, nachweisbar sind, aber kein infektiöses Virus vorliegt.

25.3 Evolution von Viren

Viren sind einfache Organismen mit einer sehr kurzen Generationszeit. Daher zeigen sie eine aktive Evolution, die leicht zu untersuchen ist.

Viren zeigen Mutationen, die als ein Ergebnis der natürlichen Fehler der RNA- oder DNA-Polymerasen bei der Kopie der Virusgenome auftreten. Da die RNA-Polymerase keine Korrekturfunktion besitzt, kumulieren die Nukleotidmutationen bei RNA-Viren in der Häufigkeit, die die Fehlerrate der Polymersase vorgibt. Diese liegt in der Größenordnung von 10^{-4} Nukleotiden pro Replikation, sodass es bei einer Genomgröße von 7 000–35 000 Basen bei den RNA-Viren bei jeder Replikation zu einer Vielzahl sehr ähnlicher, aber unterscheidbarer Nachkommenviren kommt. Diese Population bezeichnet man als Quasispezies.

Legt man an eine solche Population einen Selektionsdruck an, so werden Viren selektiert, die unter diesen Bedingungen Replikationsvorteile haben. Ist dieser Selektionsdruck eine vollständige oder partielle Immunität einer Wirtspopulation, so werden die Viren selektiert, die von dieser Immunität nicht erfasst werden. Hier spricht man von einer antigenen Selektion, der Selektion von „Escape-Mutanten". Dies ist die Grundlage der Notwendigkeit zur ständigen Anpassung von Vakzinen gegen besonders variable und mutationsfreudige Viren, wie die Influenzaviren, die Caliciviren oder die Arteriviren.

Die Selektion muss aber nicht zwangsläufig antigener Natur sein. Sie kann auch in der Anpassung an einen neuen Wirt, eine neue Wirtsspezies resultieren. Ein Beispiel für ein solches Szenario ist die Entstehung des kaninen Parvovirus aus dem felinen Panleukopenievirus durch den Austausch einiger weniger Aminosäuren im Kapsidprotein dieser Viren. Diese Mutationen erlaubten dem neuen Virus die Bindung an den Transferrinrezeptor auf den kaninen Zellen und die Infektion des neuen Wirtes Hund mit den bekannten schweren Folgen für die kaninen Populationen weltweit.

Diese nicht gerichtete, langsam verlaufende Evolution über die Akkumulation von Punktmutationen und den Folgen für die Antigenität des Virus bezeichnet man gemeinhin als antigenic drift".

Viren können sich aber auch schnell verändern, wenn ganze Genomabschnitte getauscht werden. Dies ist dann möglich, wenn zwei verschiedene Viren eine Wirtszelle infizieren. Bei der Genomreplikation und Synthese der Nukleinsäuren für die Nachkommenviren kann es zur genetischen Rekombination kommen, d. h. dem Sprung der RNA-Polymerase zwischen zwei Nukleinsäuresträngen der Nachkommenviren. Dies kann bei Viren mit einem kontinuierlichen Genom beobachtet werden, wie z. B. bei den Noroviren. Mechanistisch einfacher ist dieses Phänomen jedoch bei Viren mit einem segmentierten Genom, da hier einfach nur ganze Segmente ausgetauscht werden. Dieser Mechanismus ist üblich bei den Influenzaviren (Orthomyxoviren) und den Reoviren, z. B. bei den Rotaviren und den Orbiviren. Diese Rekombination bei segmentierten Viren bezeichnet man als genetic reassortment", das Resultat im Falle einer antigenen Veränderung als antigenic shift.

Eine genetische Rekombination wird aber nicht nur zwischen zwei Viren einer Spezies beobachtet, sondern auch zwischen einem Virus und seinem Wirt. Die Rekombination zwischen viralen und zellulären Sequenzen hat häufig eine große pathogenetische Bedeutung. Die Aufnahme von zellulären Onkogenen in Retroviren (S. 473) machen diese Viren zu potenten Onkogenen (S. 397).

Aber nicht nur zelluläre Onkogene sind im Rahmen einer genetischen Rekombination zwischen viraler und zellulärer Nukleinsäure betroffen, sondern auch andere zelluläre Gene sind beschrieben. So hat das bovine Virusdiarrhövirus durch Rekombination mit zellulärer mRNA die Information für das Protein Ubiquitin in sein RNA-Genom integriert. Die virale Insertionsstelle liegt im viralen Nichtstrukturprotein nsp 2/3. Durch die Insertion wird eine neue Schnittstelle geschaffen, die von der Ubiquitinhydrolase der Zelle erkannt und gespalten wird. Diese Spaltung ist pathogenetisch von großer Bedeutung, denn hiermit entsteht aus einem ursprünglich nicht zytopathogenen Ausgangsvirus ein virulenter Erreger mit einem zytopathogenen Phänotyp, der in dem persistent infizierten Rind die ausnahmslos tödlich verlaufende Mucosal Disease (S. 580) auslöst.

Teil VII Spezielle Virologie

26 DNA-Viren

Uwe Truyen, Martin Beer, Klaus Osterrieder

26.1 Doppelstrang-DNA-Viren

Uwe Truyen, Martin Beer, Klaus Osterrieder

26.1.1 Familie Poxviridae

Klaus Osterrieder

STECKBRIEF

- komplexe Viren, behüllt, ca. 250–350 nm × 200 nm × 200 nm (Länge × Breite × Höhe)
- größte bei Vertebraten bekannte Viren
- üblicherweise sind die Partikel ziegelsteinartig oder pleomorph
- das Partikel besteht aus einem Core, Lateralkörpern und einer teils mehrschichtigen Hülle
- mehr als 40 Strukturproteine und eine Vielzahl von Nichtstrukturproteinen
- Doppelstrang-DNA-Genom, ca. 130 000–375 000 Basenpaare
- bedeutende Krankheitserreger bei Vertebraten und Insekten
- biologisch von größter Bedeutung ist die Immunmodulation, die es den Pockenviren erlaubt, speziesspezifische Nischen aufzubauen; von Bedeutung ist auch, dass sie, obgleich DNA-Viren, im Zytoplasma replizieren

Allgemeines

Viren der Familie *Poxviridae* werden in die Unterfamilien *Entomopoxvirinae* und *Chordopoxvirinae* eingeteilt. Pockenviren-Partikel haben Abmessungen von ca. 350 × 200 × 200 nm und eine ovale, ziegelsteinähnliche Form mit einer deutlich strukturierten Oberfläche (**Abb. 26.1**, **Abb. 22.13**). Das Virus tritt während einer Infektion in zwei verschiedenen morphologisch abgrenzbaren und behüllten Varianten auf, zum einen dem (intracellular) mature virion (I)MV, zum anderen dem (extracel-

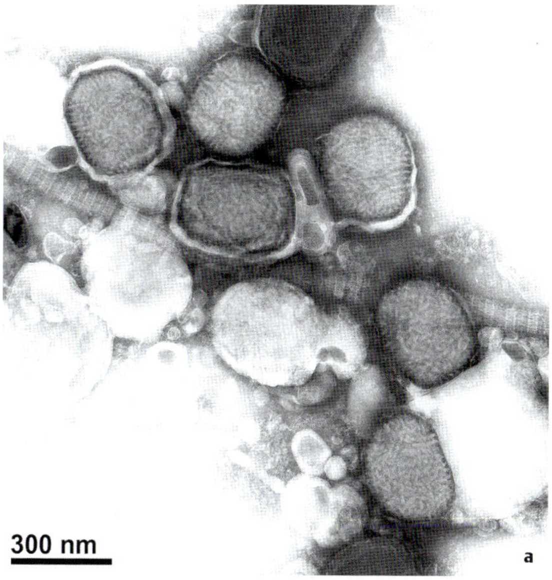

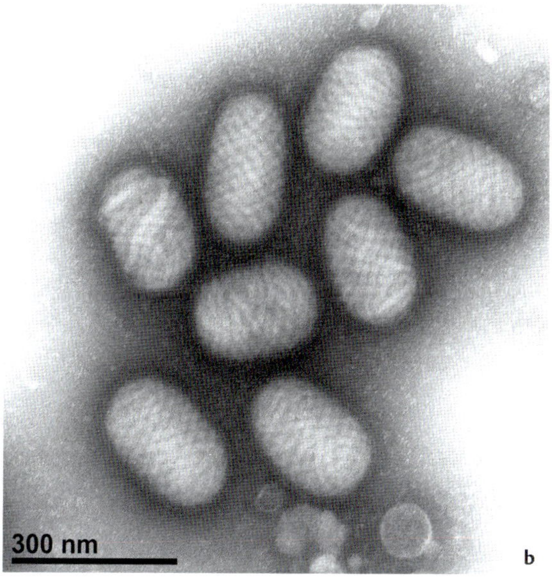

Abb. 26.1 **a** Orthopoxvirus; **b** Parapoxvirus. [beide Teilabbildungen: Dr. habil. H. Granzow, Friedrich-Loeffler-Institut, Insel Riems]

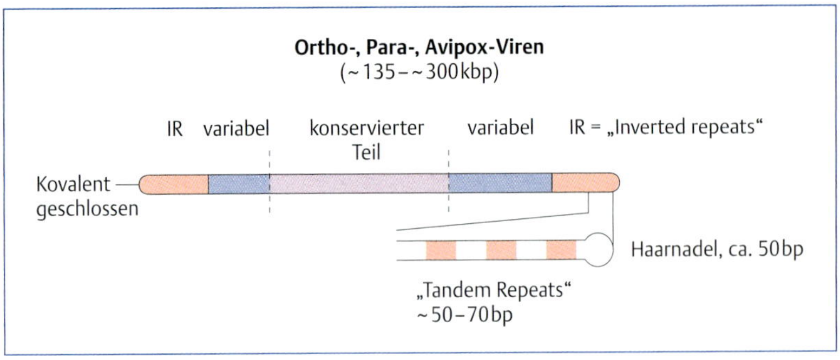

Abb. 26.2 Genom der Pockenviren. Das große Doppelstrang-DNA-Genom der Pockenviren weist an den kovalent geschlossenen Enden charakteristische Haarnadelstrukturen auf, die sich durch identische Sequenzen auf den komplementären DNA-Strängen bilden. Das Genom lässt sich in einen zentralen konservierten Bereich und zwei variable terminale Bereiche einteilen.

lular) enveloped virion (E)EV, das im Vergleich zum IMV eine weitere Doppelmembran aufweist.

Im Inneren des Virus befindet sich ein bikonkaves Kapsid, das aus dem mit Proteinen eng assoziierten linearen Virusgenom besteht, während in die Konkavitäten des Kapsids zwei sogenannte Lateralkörper eingelagert sind. Das Genom der Pockenviren besteht aus linearer, doppelsträngiger DNA von ca.130–375 Kbp Länge. Die Enden des Genoms, die sogenannten inverted terminal repeats (ITRs), sind A/T-reiche Sequenzen, die kovalent in Haarnadelstruktur geschlossen sind (**Abb. 26.2**). Üblicherweise sind die offenen Leserahmen nicht überlappend und nicht kodierende Regionen sehr klein. Die zentral im Genom liegenden Gene sind innerhalb der Familie *Poxviridae* überwiegend konserviert und kodieren für essenzielle Funktionen, wie die in DNA-Replikation involvierten Proteine und Strukturproteine, während terminal lokalisierte Gene eher zur Variabilität neigen und ihre Funktionen im Zusammenhang mit Wirtsspezifität und Immunmodulation stehen.

Die Familie der *Poxviridae* umfasst eine Vielzahl von Viren, die bei Säugetieren, Vögeln (Subfamilie der *Chordopoxvirinae*) und Insekten (Subfamilie der *Entomopoxvirinae*) Ursache von Infektionen und Krankheiten sein können. Durch Pockenviren verursachte Erkrankungen stellten über Jahrtausende hinweg eine Bedrohung der menschlichen Gesundheit dar und sind auch heute noch in einigen Regionen der Welt von erheblicher wirtschaftlicher Bedeutung. Dabei stehen momentan sicher die Pockenvirusinfektionen des Geflügels (fowl pox) und der Paarhufer in südlichen Kontinenten (lumpy skin disease), aber auch in gemäßigten Breiten (Ecthyma contagiosum der Schafe) im Vordergrund. Auch sind in den letzten Jahren die vornehmlich durch Kuhpockenviren (Cowpoxvirus) verursachten Infektionen von Haus- und Großkatzen bzw. von als Heimtieren gehaltenen Nagern nicht zuletzt aufgrund ihres zoonotischen Potenzials von besonderem Interesse.

Taxonomie und Krankheitsbilder

Die Pockenviren, in der Familie *Poxviridae* zusammengefasst, sind die größten bekannten Viren der Wirbeltiere. Einen Überblick über die Systematik dieser Viren vermittelt die **Tab. 26.1**.

Unter den Viren nehmen die Pockenviren eine Sonderstellung ein, weil ihr komplexer Aufbau gegenüber allen anderen Viren grundsätzlich differiert und weil sie sich als DNA-Viren mithilfe viruseigener Enzyme in autonomer Weise im Zytoplasma ohne Mitwirkung der Funktionen des Zellkerns vermehren und zu infektionstüchtigen Viren reifen.

Pockenviren sind Krankheitserreger, die bei Säugern, Vögeln und Insekten vorkommen. Bisher wurden mehr als 40 Spezies benannt. Die meisten Viren sind in elf Genera innerhalb zweier Subfamilien eingeordnet.

In der Umwelt sind die Pockenviren sehr widerstandsfähig, wenn sie zellgebunden und durch Proteine geschützt vorliegen (Krusten etc.). Im angetrockneten Zustand können sie dann Monate infektiös bleiben und über weite Distanzen verschleppt werden. Die Haltbarkeit beträgt bei 4 °C Wochen, eingefroren (–15 °C und niedriger) Jahre. Sogar bei Raumtemperatur überdauern sie mehrere Tage ohne Infektiositätsabfall. Auch Lichteinflüsse und Wärme (30–60 °C) schädigen sie nur allmählich (Tage bis Stunden). Die lipidhaltige Hülle macht die Pockenviren aber labil gegenüber extremen pH-Werten (unter 6 und über 9), Fettlösemitteln, oberflächenaktiven Verbindungen, Detergenzien, Säuren und Laugen.

Zur aktiven Immunisierung sind ausschließlich **Lebendvakzinen** auf der Basis homologer wie heterologer oder attenuierter Virusstämme geeignet. Die Immunität ist im Wesentlichen durch zytotoxische T-Zellen vermittelt.

Bei den klassischen, zyklisch mit Hautmanifestation verlaufenden Pocken wird das klinische Bild durch ein Hautexanthem geprägt, das aus wenigen bis konfluierenden Effloreszenzen bestehen kann. Wenige Tage nach der Infektion entwickelt sich aus einer geröteten Makula eine erhabene Papel, die über ein sehr kurzes Bläschenstadium in die charakteristische Pockenpustel übergeht. Diese ist von einer kräftigen Area umgeben, weist den typischen Pockennabel auf, trocknet nach wenigen Tagen ein und verschorft bzw. verkrustet. Die Entwicklung der Einzeleffloreszenzen läuft nicht gleichzeitig, sondern konform mit Virämieschüben ab; neben reifen Pusteln sprießen neue Papeln auf. Die Rekonvaleszenz endet mit dem Abfall der Krusten, durchschnittlich nach 3–4 Wochen.

Viele Pockenerkrankungen weichen klinisch jedoch vom klassischen Bild ab. Sie manifestieren sich z. T. rein lokal in Haut und Schleimhaut, z. T. mit besonderer Lokalisation der Effloreszenzen (z. B. Parapocken), haben einen septikämischen Verlauf ohne Hautläsionen, erscheinen als reine Schleimhaut- oder als Lungenform (Vögel) oder entwickeln tumorartige Hautwucherungen (Vogelpocken, Fibrome).

Neben den historisch bedeutsamen grundlegenden Untersuchungen zur Pathogenese von Infektionskrankheiten mit dem humanpathogenen Variolavirus als Modell (Variola von varius, lat.: bunt, scheckig) sind insbesondere die Entdeckung der Impftherapie bzw. die ersten Impfversuche von Edward **Jenner** im 18. Jahrhundert zu nennen. Die erste gezielte heterotypische Impfung vollzog dieser durch die gezielte Infektion eines Jungen zunächst mit damals als Kuhpocken bekannten Viren (Vaccinia von vacca, lat.: Kuh), dann, nach Abklingen der milden Symptome, mit humanpathogenem Variolavirus. Wie von Jenner aus seiner Beobachtung von Melkerinnen, die milde Kuhpockeninfektionen an den Händen erlitten, praktisch aber nie an Variola erkrankten, vorhergesagt, erkrankte der Junge nicht und der Name „Vakzine" für Impfstoff bzw. im Englischen „Vaccination" für Impfung fand seinen Ursprung in dem beschriebenen Experiment. Später wurde festgestellt, dass es sich bei dem zur Impfung verwendeten Virus nicht um das heute unter dem Namen Kuhpockenvirus (Cowpox Virus, CPXV) bekannte Virus handelte. Der Name Vacciniavirus und das Wort Vakzine blieben trotzdem erhalten.

Zur Ausrottung des Variolavirus beim Menschen wurde von der WHO 1967 eine weltweite Impfpflicht mit eben diesem Vacciniavirus (VACV) auferlegt, die nach der Eradikation 1980 unter anderem wegen der Impfrisiken aufgehoben wurde. Trotzdem hat das VACV bis heute seine große Bedeutung behalten und wird stets weiterentwickelt. Insbesondere für die Molekularbiologie und Immunologie stellt das Virus mit seiner großen DNA-Aufnahmekapazität, seiner zytoplasmatischen Replikation und seinem breiten Wirtsspektrum ein beliebtes Vehikel zum Gentransfer allgemein dar. Darüber hinaus wird es auch als Vektorvakzine verwandt, mit dem Immunogene anderer Viren oder Tumorantigene an die unterschiedlichsten Tierarten verabreicht werden.

Pockenviren waren und sind also von großer Bedeutung als Erreger von Krankheiten bei Mensch und Tier. Mitglieder dieser Virusfamilie sind Meister der Koevolution und Koexistenz mit ihren Wirten und kodieren eine Reihe von Faktoren, die es ihnen ermöglichen, die schützende Immunantwort des Wirtsorganismus zu modulieren und zu umgehen.

Immunmodulation in Pockenviren

Studien zur Evolution von vor allem Orthopoxviren haben gezeigt, dass das Kuhpockenvirus (CPXV) vermutlich das älteste und „ursprünglichste" Genom dieser Gruppe besitzt und Variola- und Vacciniavirus somit aus ihm oder einem gemeinsamen, ihm sehr ähnlichen Vorläufer durch Gendeletionen, -duplikationen und -mutationen entstanden sind.

Die Konsequenzen der Koevolution von Viren und ihren Wirtsorganismen und folgend der Ermittlung eines für beide Seiten „akzeptablen" Gleichgewichts manifestiert sich sowohl im Wirt in der Entwicklung eines komplexen Immunsystems als auch in den Viren, sichtbar in der Etablierung von Mechanismen, die dem Abwehrsystem des Körpers entgegenstehen. Die durch die Infektion hervorgerufenen Zell- und Gewebsschäden stimulieren durch das Zusammenspiel einer Vielzahl von sogenannten proinflammatorischen Faktoren im Wirt eine Entzündungsantwort (angeborene Immunantwort), die die Einwanderung von Leukozyten anregt und die Ausbreitung der Infektion und die ungehinderte Virusvermehrung bis zum Einsetzen der spezifischen Immunantwort zu beschränken versucht.

MERKE !

Unter den Viren haben vor allem die großen DNA-Viren, besonders die Pockenviren, eine Vielzahl von Möglichkeiten entwickelt, die Schutzmechanismen (Immunantwort) des Wirtsorganismus zu modulieren.

Pockenviren hemmen die Antworten sowohl des angeborenen als auch des erworbenen Immunsystems an unterschiedlichsten Stellen effektiv. Ziele sind unter anderem Mediatoren der angeborenen Immunantwort wie Zytokine, darunter Interferone (IFN), Interleukine (IL), Tumor-Nekrose-Faktoren (TNF) sowie Chemokine und Komplementfaktoren. Auch eine Vielzahl von Signaltransduktionskaskaden, die eine Regulation der Virusvermehrung in einem frühen Stadium der Infektion zu hemmen versuchen, wie beispielsweise die Apoptose (programmierter Zelltod) werden manipuliert, hier insbesondere durch die Regulierung des wichtigen Transkriptionsfaktors NF-κB.

Während viele der von Pockenviren kodierten immunmodulierenden Proteine direkte Kopien der Orthologe des Wirtsimmunsystems darstellen, zeigen andere dagegen keine Ähnlichkeit zu bekannten Wirtsproteinen und deuten auf eine „Eigenproduktion" bzw. „Neuerfindung" solcher Faktoren hin.

Durch die Akquisition von immunmodulatorischen Faktoren haben die Pockenviren zum einen effektiv ihre Virulenz gesteigert, wie sich z. B. an der attenuierenden Wirkung einer Deletion von immunmodulatorischen Genen in dem weit verbreiteten VACV-Impfstamm MVA (modified vacciniavirus Ankara) und einem anderen VACV, dem NYVAC, zeigt. Zum anderen konnte, wie im Falle von Variolavirus, auch durch die Deletion von Faktoren und eine daraus resultierende massive und überwältigende Immunantwort des Wirtes die Pathogenität gesteigert werden. Das jeweilige Expressionsmuster insbesondere der Virulenz- und immunmodulatorischen Faktoren bestimmt in den unterschiedlichen Viren also maßgeblich die Pathogenität, wobei ein Eingriff in offenbar delikate Gleichgewichte zwischen Virus und Wirt ursächlich für die beobachteten Effekte ist.

Genus Orthopoxvirus

Allgemeines

Dem Genus *Orthopoxvirus* (OPV) sind zurzeit neun Pockenvirusspezies zugeordnet (**Tab. 26.1**). Als Krankheitserreger getilgt wurde das Menschenpocken- oder Variolavirus wie auch seine milde Variante, das Alastrim (Kaffeepocken)-Virus. Das seit Edward Jenner bekannte, wahrscheinlich von Pferdepocken abgeleitetet virulente Vacciniavirus (VACV), als Impfpockenvirus für Menschen be-

Tab. 26.1 Zusammenstellung von relevanten Vertretern der Unterfamile *Chordopoxvirinae*.

Genus	Spezies	Namen/Krankheit
Orthopoxvirus	Camelpox-Virus	
	Cowpox-Virus	
	Ectromelia-Virus	Ektromelie
	Monkeypox-Virus	Affenpocken
	Raccoonpox-Virus	
	Taterapox-Virus	
	Vaccinia-Virus	
	Variola-Virus	Menschenpocken, Blattern
	Volepox-Virus	
vorläufige Spezies dieses Genus	Skunkpox-Virus	
	Uasin-Gishu-Disease-Virus	
Parapoxvirus	Bovine-Papular-Stomatitis-Virus	Melkerknoten
	Orf-Virus	Orf
	Parapoxvirus of red deer in New Zealand	
	Pseudocowpox-Virus	
vorläufige Spezies dieses Genus	Auzduk-Disease-Virus	
	Camel-Contagious-Ecthyma-Virus	
	Chamois-Contagious-Ecthyma-Virus	
	Sealpox-Virus	
Avipoxvirus	Canarypox-Virus	
	Fowlpox-Virus	Vogelpocken
	Juncopox-Virus	
	Mynahpox-Virus	
	Pigeonpox-Virus	
	Psittacinepox-Virus	
	Quailpox-Virus	
	Sparrowpox-Virus	
	Starlingpox-Virus	
	Turkeypox-Virus	
vorläufige Spezies dieses Genus	Crowpox-Virus	
	Peacock-Virus	
	Penguinpox-Virus	
Capripoxvirus	Goatpox-Virus	
	Lumpy-Skin-Disease-Virus	
	Sheeppox-Virus	
Leporipoxvirus	Hare-Fibroma-Virus	
	Myxoma-Virus	Myxomatose
	Rabbit-Fibroma-Virus	
	Squirrel-Fibroma-Virus	
Suipoxvirus	Swinepox-Virus	Schweinepocken
Molluscipoxvirus	Molluscum-Contagiosum-Virus	Molluscum Contagiosum
Yatapoxvirus	Tanapox-Virus	
	Yaba-Monkey-Tumor-Virus	

rühmt, spielt als Krankheitserreger bei Tier und Mensch keine Rolle mehr, seitdem die Pockenschutzimpfung mit diesem Virus eingestellt und es dadurch nicht mehr verbreitet wurde. Alle OPV sind untereinander eng verwandt. Theoretisch kann mit jedem OPV gegen alle Krankheiten, hervorgerufen durch andere OPV-Spezies, geimpft werden. Gebräuchlich jedoch sind ausschließlich Impfungen mit schwach bis avirulenten (attenuierten) Vacciniaviren. Anhand biologischer Eigenschaften bestimmter Oberflächenantigene wie auch durch Genomanalysen lassen sich die Einzelspezies aber klar differenzieren.

Die OPV können ausnahmslos im Hühnerembryo auf der Chorioallantoismembran (CAM, spezifische Läsionen) wie auch in diversen Zellkulturenarten (z. B. Affennierenzellen) gezüchtet und mit cpe vermehrt werden. Die Diagnose „echtes“ Pockenvirus ist durch den Virusnachweis aus Hautläsionen im Elektronenmikroskop nach Negativkontrastierung meist rasch und auf Anhieb, aber auch durch den Antigennachweis mittels IF, PCR oder ELISA möglich.

Erkrankungen durch Vacciniavirus (VACV) und seine Verwandten

Kaninchenpocken (rabbitpox) treten vereinzelt bei Hauskaninchen und nur in Laborzuchten epidemisch auf. Erreger sind Varianten des Vacciniavirus, besonders adaptierte, den „Neurovacciniaviren“ ähnliche Stämme. Seit längerer Zeit nicht mehr beobachtet werden Pferdepocken, die in früheren Jahren hauptsächlich durch Verbreitung des VACV durch geimpfte Personen ausgelöst wurden. Fälle von Kontaktinfektionen mit dem VACV-Impfvirus sind auch bei Rindern, Wasserbüffeln (Büffelpocken), Kamelen, Schweinen und Affen beschrieben.

Erkrankungen durch Kuhpockenvirus

Synonyme: Cowpox Virus, CPXV

BEACHTE
Meldepflicht.

Die „Originären Kuhpocken“ (cowpox), wie sie vor Jahren noch in Europa auftraten, sind seit mehr als drei Jahrzehnten bei Rindern nicht mehr beobachtet und diagnostiziert worden. Trotzdem sind die durch CPXV verursachten Infektionen heute sicherlich die bedeutendste Virusinfektion unserer Haustiere und auch des Menschen, die von Pockenviren verursacht wird.

Obgleich der Name anderes nahe legt, sind sehr wahrscheinlich wilde Nagetiere das Wirtsreservoir des CPXV, von ihnen wird das Virus an Rinder, andere Nager (z. B. Ratten), Hauskatzen, Menschen und Zootiere (insbesondere Geparden, Löwen und andere Großkatzen, Okapis, Elefanten und Nashörner) weitergegeben. Anders als bei diesen Wirten führt eine Infektion von Nagern mit natürlichen Infektionsdosen von CPXV oftmals nicht zu einer offenen Infektion, Tiere erkranken in der Regel nur subklinisch. Das Virus kommt in mehreren biologischen Varianten vor. In den Züchtungs- und Laboreigenschaften lassen sich klar virulentere Stämme von milderen (avirulenten) nicht eindeutig unterscheiden. Genomanalysen unterschiedlicher Isolate zeigen allerdings klare Unterschiede, die offenbar eine Adaptation an verschiedene Wirte widerspiegelt.

Die manifesten Infektionen bei Hauskatzen und Nagern, die als Heimtiere gehalten werden, erklären die erhöhte Gefahr für den Menschen, das Virus besitzt ein relativ hohes zoonotisches Potenzial, und vor allem Kinder infizieren sich leicht, wie erst kürzlich in einem durch Buntratten ausgelösten Ausbruch Anfang 2009 demonstriert wurde. Kühe als Quelle einer menschlichen Infektion mit CPXV haben praktisch keinerlei Relevanz. Die Verbreitung des Virus ist auf Europa und angrenzende Regionen Asiens beschränkt.

Läsionen bei Kühen sind typischerweise an den Eintrittspforten (meist wenig behaarte Hautstellen) zu finden, bei Menschen beschränken sich die Symptome zumeist auf eine Läsion an den Händen oder im Gesicht. Generalisierte Erkrankungen können durch multiple Erstinfektionen, Autoinokulation oder in seltenen Fällen durch eine virämische oder lymphatische Verbreitung der Viren nach Biss, z. B. von Ratten, entstehen. Schwere Infektionen auch mit Todesfolge sind selten und stehen meist im Zusammenhang mit einer medikamentös induzierten Immunsuppression bei Krebspatienten bzw. Autoimmunerkrankungen.

Epidemiologie Erkrankungen bei Haus- und Zootieren bedingt durch das Kuhpockenvirus treten fast nur sporadisch auf. Originäre Kuhpocken der Rinder sind früher in Einzelfällen und kleineren Epizootien in Intervallen von mehreren Jahren bekannt gewesen. Später (bis 1950) wurden nur Einzelfälle beschrieben. Wahrscheinlich wurden die Erreger von kleinen Nagern in die Bestände eingeschleppt und dann möglicherweise von Rind zu Rind übertragen. Auch Stallpersonal (Melker) hat sich dabei angesteckt. Stechende Insekten sind gelegentlich bei der Erregerübertragung (mechanisch) diskutiert worden.

Elefantenpocken sind ebenfalls nur sporadisch in Abständen von Jahren bei Tieren im Zoo oder Zirkus nachgewiesen worden. Die Ansteckungsquellen wurden nie erfasst, dürften jedoch infizierte Ratten gewesen sein. Auch hier kann die Infektion bei den betroffenen Elefantengruppen nach dem Ausbruch über direkten Kontakt weitergegeben werden, Tierpfleger können sich ebenfalls infizieren (Hände, Arme). Auf gleichem Wege sind nachweislich einige Ausbrüche bei Großkatzen in zoologischen Gärten entstanden, in einem Fall über die Verfütterung infizierter Ratten.

Seit etwa 30 Jahren hat man vermehrt in Europa sporadisch, bisher aber nicht epidemisch, Pocken bei Hauskatzen diagnostiziert. Als Erreger wurde ebenfalls CPXV nachgewiesen. Es erkrankten nachweislich nur Tiere mit Auslauf, was vermuten lässt, dass sich Katzen an kleinen Nagern infizieren. Verstärkt wird dieser Verdacht durch die Tatsache, dass CPXV-Infektionen bei Katzen saisonal im Sommer und Herbst zu beobachten sind. Inzwischen konnten mehrere Hundert Fälle von Kontaktinfektionen bei Menschen über pockenkranke Hauskatzen aufgedeckt werden. Am Beispiel eines im gleichen Haushalt an CPXV erkrankten Hundes erwies sich, dass auch diese Tierart empfänglich ist. Serologische Untersuchungen von Katzenseren zeigen, dass zumindest in einigen Ländern und ländlichen Gegenden Europas bis zu 5 % aller Hauskatzen Antikörper gegen CPXV besitzen und somit mit dem Erreger Kontakt hatten. In den letzten Jahren sind größere Epidemien bei Bunt- und Futterratten in Süd- und Westdeutschland beschrieben worden. Hier kam es z.T. zu schweren klinischen Verläufen und auch zur Infektion von Menschen. Bislang ist unklar, ob und inwieweit die in Rattenbeständen zirkulierenden CPXV sich von denen im epidemiologischen Wirt unterscheiden, eine schnelle Adaptation an neue Wirte ist aber klar ersichtlich und vermutlich mit entsprechenden Genomveränderungen verbunden.

Pathogenese, Pathologie und Klinik Die früher bei Rindern beschriebenen, heute aber hauptsächlich bei Hauskatzen auftretenden Orthopocken verlaufen überwiegend mild. An der Eintrittspforte des Virus, meist kleine Haut- und Schleimhautverletzungen, bei Katzen an Vorderpfoten oder Kopf, bei Rindern im Maulbereich, an Euter oder Skrotum, entsteht die Primärpocke bzw. -läsion, der sich eine Virämie anschließen kann. Der weitere Verlauf hängt davon ab, wie effektiv sich das Virus in den lymphatischen Organen vermehrt. Oft bleibt es klinisch bei den Primärläsionen. Durch die Generalisierung des Virus kann ein Exanthem der äußeren Haut mit wenigen Einzeleffloreszenzen (Sekundärpocken) erfolgen. Die voll entwickelten Pockenpusteln sind je nach Hautbeschaffenheit nur 2–3 mm (Katze) oder mit breiter Area bis über 1 cm groß (Großtiere). Über die Generalisierung vermehrt sich das Virus auch in inneren Organen. Immunsuppressive Einflüsse, u. a. eine Behandlung mit Kortikosteroiden, können eine starke Virusvermehrung mit Manifestationen des Virus in der Lunge und mit fatalem Ausgang provozieren. Bei besonders empfänglichen Tiergruppen (Großkatzen, Elefanten) dominieren schwere Verläufe der Infektion. Kontaktinfizierte Menschen erleiden meist nur lokale Affektionen, aber auch Allgemeinerkrankungen mit der Ausbildung von Virämie und Sekundärpocken treten vereinzelt auf.

Die Inkubationszeit beträgt bei Katzen, aber auch bei anderen Tieren (z. B. Ratte) etwa 3–6 Tage, danach reifen die Primärpusteln unter leichten Allgemeinsymptomen mit Fieber und ggf. einem Exanthem ab. Mit der sich entwickelnden Immunität beginnt nach 10–14 Tagen die Abheilung der Hauteffloreszenzen und die Rekonvaleszenz. Lebensbedrohlich wird die klinische Erkrankung, wenn sich eine Pneumonie entwickelt.

Stark variierende Krankheitsbilder sind bei Katzenpocken beschrieben. Obwohl auch hier die Primäraffekte normalerweise rasch und sogar oft unbemerkt abheilen, können sich aus Einzelpocken am Körper lokale Prozesse entwickeln, die oft über mehrere Wochen persistieren. Den virusinduzierten Läsionen folgen gern Phlegmonen an den Extremitäten, seltener an Augen oder Kopf, auch Stomatitiden. Elefantenpocken, die trotz anfangs oft milder klinischer Bilder nie harmlos sind, können mit Ausschuhen und z. T. auch fatal enden.

Diagnose Die Verdachtsdiagnose Pocken sollte aufgrund der Zoonosegefahr immer durch einen virologischen Laborbefund bestätigt werden. Proben von Hautveränderungen jedes Stadiums, ohne Zusatz und trocken eingesandt, sind dafür am besten geeignet. Ein erster Befund kann bereits innerhalb von Stunden erfolgen (elektronenmikroskopischer Virusnachweis). Der virologische Virusnachweis wird durch Virusanzucht, heute vermehrt aber über speziesspezifische PCR-Verfahren geführt. Serologische Untersuchungen können mittels NT, vorzugsweise aber über ebenfalls speziesspezifische ELISAs in Speziallabors durchgeführt werden.

Immunität Die durch CPXV hervorgerufenen echten Tierpocken heilen normalerweise in 3–4 Wochen unter Ausbildung einer lange belastbaren Immunität ab.

ELISA und N-Antikörper sind ab dem 6.–8. Tag p. i. (Beginn der Pustelbildung) nachweisbar. Die Immunität hält nach natürlicher Infektion meist über Jahre an. Antikörper können jahrelang nachgewiesen werden.

Bekämpfung Besonders bedrohte Personen, aber auch Katzen, Elefanten etc. können prophylaktisch durch eine Schutzimpfung mit attenuiertem VACV, Stamm MVA (modifiziertes Vacciniavirus Ankara) gegen Infektionen geschützt werden. Eine stabile, etwa 2 Jahre protektive Immunität wird durch zweimalige Impfung s. c. oder i. m. im Abstand von 5 Wochen erzielt.

Erkrankungen durch Camelpox-Virus

Synonyme: Originäre Kamelpocken

Kamelpocken treten bei Kamelen der Alten Welt (Asien, Ostafrika) verbreitet auf und sind mit Parapockeninfektionen des Kamels (Kamelekthyma) zu verwechseln. Die Krankheit tritt als generalisierendes Hautexanthem auf und wird durch das Camelpox-Virus hervorgerufen. Das typische, in der Regel gutartige klinische Bild der Kamelpocken kann jedoch Jungtiere schwer belasten und dort mit beträchtlicher Mortalität verbunden sein. Orthopockeninfektionen haben für Kamelhalter eine hohe wirtschaftliche Bedeutung, weil sie meist mit schlechter Kondition, Gewichtsverlust sowie verringerter Milchleistung verbunden sind. Für den Menschen ist das Virus nicht pathogen, obgleich das Camelpox-Virus und das Variolavirus einander genetisch sehr ähnlich sind. Eine einmal überstandene Krankheit führt zu einer lang andauerndenden, in der Regel lebenslangen Immunität. Im Rahmen der Labordiagnose sind Parapocken und andere Hautaffektionen sicher sowohl elektronenmikroskopisch als auch antigenetisch und durch DNA-Nachweisverfahren abgrenzbar. Spezifische prophylaktische Schutzimpfungen mit attenuierten Camelpox-Virus-Lebendvakzinen sind entwickelt worden und werden ggf. eingesetzt.

Erkrankungen durch das Ectromeliavirus (ECTV)

Synonyme: Mäusepocken bzw. Ektromelie

Die bei Mäusen auftretende Krankheit Ektromelie ist in verseuchten Zuchten und Versuchstierhaltungen endemisch, kann aber in naiven Beständen bei Neuinfektionen eine akute Epidemie auslösen. Unter Feldmäusen, in denen das Virus offenbar leicht übertragen wird, wird das ECTV-Reservoir vermutet. Klinisch sind die Mäusepocken durch Effloreszenzen am Kopf (Schwellung), veränderte Haut- und Schleimhautbezirke und z. T. durch auf das Exanthem folgende Nekrosen geprägt. Bedingt durch die unterschiedliche Virulenz der Mäusepockenstämme und differierende Empfänglichkeit der Tierspezies kann das klinische Bild vom gutartigen bis chronischen und atypischen Verlauf (Hinfälligkeit, Anorexie, verändertes Haarkleid) differieren. Subklinische Infektionen, vorwiegend bei erwachsenen Mäusen, wechseln im Zuchtbestand oft mit spontanen, bei Jungmäusen auftretenden Neuerkrankungen ab. Verseuchte Labormäusepopulationen sind nur durch strikte Merzung des gesamten Bestands mit entsprechenden hygienischen Maßnahmen oder über eine längere kontinuierliche Schutzimpfung der Mäuse (VACV) zu sanieren.

Erkrankungen durch das Monkeypox-Virus

Synonyme: Affenpocken

> **BEACHTE**
> Anzeigepflicht.

Das Monkeypox-Virus ist in den Regenwäldern Zentral- und Westafrikas endemisch und wurde 1958 erstmals in Labortieren beschrieben. Die Krankheit, Affenpocken, ist jedoch erst seit den 1970er-Jahren wirklich in das Bewusstsein gerückt, als durch die fortschreitende Tilgung der Variolaviren und den Rückgang der Populationsimmunität zoonotische Infektionen in der Landbevölkerung, insbesondere in der Demokratischen Republik Kongo (vormals Zaire), beschrieben wurden. Seither hat man immer wieder bei frei lebenden wie importierten und in Gefangenschaft gehaltenen Affen den Erreger nachgewiesen. Üblicherweise sind die Infektionen bei Affen durch einen milden Verlauf mit spärlichem, oft abortivem Exanthem charakterisiert. Serologische Untersuchungen belegen, dass klinisch inapparente Infektionen häufig vorkommen und ein weit höherer Prozentsatz der Affen neue Antikörper aufweist, aber keine Erkrankungsfälle auftreten. In den letzten Jahren haben Ausbrüche von Affenpocken, die durch Nager übertragen wurden, vorwiegend in den USA (Bundesstaaten Wisconsin, Illinois, Indiana) für Aufsehen gesorgt. In Zoogeschäften und in Privathaushalten in den USA wurden Affenpocken unter anderem über infizierte Präriehunde auf den Menschen übertragen. Diese Übertragungen haben zum einen die latente Gefahr, die durch Tierimporte aus Afrika ausgeht, eindrucklich gezeigt, zum anderen die Diskussion über einen Reservoirwirt für das Monkeypox-Virus wieder angeheizt. Momentan muss man von einem endemischen Geschehen in Nagern in Westafrika (z. B. Ghana) ausgehen.

Wie oben erwähnt, ist das Monkeypox-Virus ein Zoonoseerreger und pathogen für Menschen. Durch seine biologischen Eigenschaften, das breite Wirtsspektrum und Genomanalysen lässt sich dieses Virus aber eindeutig vom Variolavirus differenzieren.

Genus Avipoxvirus (APV)

> **BEACHTE**
> Meldepflicht.

Vogelpocken

Allgemeines Die APV unterscheiden sich von den anderen Pockenviren der Subfamilie *Chordopoxvirinae* dadurch, dass sie unter natürlichen Bedingungen ausschließlich bei Vögeln Krankheiten hervorrufen. Darüber hinaus sind APV-Virionen mit bis zu 280 × 300 × 380 nm größer als andere Pockenviren. Die zwar ebenfalls quaderförmigen Partikel erscheinen zudem bei elektronenoptischer Darstellung nach Negativkontrastierung plumper und sind an den Ecken deutlich mehr abgerundet.

APV besitzen unter allen DNA-Viren mit 230 bis > 300 Kbp mit das größte Genom und einem gegenüber anderen Pockenviren unvergleichlich höheren Lipidgehalt, der etwa ein Drittel ihrer Masse ausmacht.

Pockenerkrankungen bei Vögeln kommen weltweit bei den unterschiedlichsten Vogelspezies vor. Geflügelpocken sind schon seit Langem bekannte und gut beschriebene Viruskrankheiten. Im Jahre 1902 wurde durch **Marx** und **Sticker** die Filtrierbarkeit des Agens der Vogelpocken gezeigt. Den endgültigen ätiologischen Nachweis lieferten in den 1920er- und 1930er-Jahren **Woodruff** und **Goodpasture** mit der Isolierung der typischen Einschlusskörperchen sowie der Übertragung und Züchtung des Hühnerpockenvirus. Das Wirtsspektrum der APV scheint unter den Vögeln nahezu unbegrenzt zu sein. Bei mehr als 70 Vogelspezies aus ca. 30 Familien wurden APV nachgewiesen. Über die Empfänglichkeit von Haus- und Wildvögeln für die bisher definierten APV-Spezies und die (anti)genetischen Beziehungen zwischen ihnen liegen nur zu einem Teil gesicherte Erkenntnisse vor. Es ist also davon auszugehen, dass alle Vogelarten prinzipiell durch Vertreter des Genus *Avipoxvirus* infizierbar sind, als eigene Spezies werden bis jetzt jedoch nur zehn APV anerkannt, für drei ist eine vorläufige Zuordnung vorgenommen worden (**Tab. 26.1**). Es ist nicht endgültig klar, ob verschiedene, eigenständige Spezies, z. B. das Turkeypox-Virus (TKPV, Pute) oder das Falcon- oder Pigeonpox-Virus (FLPV, PGPV; Falke und Taube) nur Serotypen oder Varianten des Fowlpox-Virus (FWPV, Hühnerpockenvirus) darstellen. Genetische Untersuchungen haben bestätigt, dass enge Verwandtschaften des FWPV zu TKPV, FLPV und PGPV bestehen. An FWPV-Infektionen können auch das Wassergeflügel und Wachteln erkranken.

Immunologisch und genetisch abgrenzbar und nicht verwandt mit den oben erwähnten APV-Spezies ist das Canarypoxvirus (CNPV). Offensichtlich ist diese Virusart aber auch bei Webervögeln (Spatzen) und Finkenvögeln (Zeisig u. a.), z. T. bei Wildvogelarten, v. a. aber bei Sittichen verbreitet. Vereinzelte Untersuchungen über das Wirtsspektrum der Vogelpockenviren deuten auch darauf hin, dass Viren einzelner Spezies auf manchen heterologen Wirten zwar haften, Infektionen aber nicht produktiv sind.

Wahrscheinlich ist auch, dass verschiedene Viren auf heterologen Vogelspezies nur dann haften, wenn sie durch

Insektenbiss (mechanische Überträger) oder durch Verletzungen (z. B. Schnabelhieb) eines infizierten Vogels (Inokulation) übertragen werden. Lokale Pocken scheinen dann möglich, natürliche Infektionen über übliche Routen dagegen unwahrscheinlich. Dieser ungewöhnliche Infektionsweg dürfte auch deshalb von Bedeutung sein, weil man FWPV aus Hauteffloreszenzen auch von Säugern isoliert hat. Es ist hier zu vermuten, dass Viren durch infizierte Vögel bei der Insekten-Hautpflege in die Säugerhaut inokulieren.

Epidemiologie Beim Wirtschaftsgeflügel werden die Pocken meist über infizierte Tiere eingeschleppt, aber auch über kontaminiertes Futter oder anderes Material. Ausgeschieden werden APV durch die Hautveränderungen sowie über Nasen- und Augensekrete. Wenn auch die Phasen der Virusausscheidung begrenzt sind (Wochen), so können sich die Erreger, eingetrocknet in abgeheiltem und dann abgestoßenem Gewebe, in Schmutz und Staub über mehrere Monate infektionstüchtig halten. Zumindest zu bestimmten Jahreszeiten ist auch an die Einschleppung über stechende Insekten (Moskitobiss) zu denken. Die weitere Verbreitung im Bestand erfolgt dann durch direkten Kontakt von Tier zu Tier oder indirekt. Demgegenüber werden unter Wild- und Ziervögeln stechende Insekten als hauptsächliche Überträger von APV angesehen. Nachweislich bleiben Viren in Moskitos Tage bis Wochen infektionstüchtig, ohne sich im Speichel zu vermehren. Für diesen Infektionsweg sprechen nicht nur die überwiegend an unbefiederten Körperstellen entstehenden Primärläsionen (Schnabel, Augenlider, Ständer), sondern auch die Saisonalität der Erkrankungen, Ausbrüche und kleineren Epidemien in Vogelkolonien (z. B. Störche), die sich im Spätsommer und Herbst häufen. Ferner müssen die Möglichkeiten der direkten Übertragung von Vogel zu Vogel durch rivalisierendes Schnabelhacken bzw. Picken immer im Auge behalten werden. Die Morbidität beträgt je nach Virusstamm bei FWPV-Infektionen bis zu 100 % bei meist geringer Letalität. Eine Ausnahme bilden die Kanarienpocken, die zumindest bei Heimvögeln unter septischem Verlauf tödlich enden können.

Pathogenese, Pathologie und Klinik Eintrittspforten bieten dem Virus überwiegend die verletzte Haut, aber auch die respiratorischen Schleimhäute und Konjunktiven. An der Eintrittspforte vermehrt sich das Virus primär (Primärpocke) und erreicht über eine erste Virämie die lymphatischen (Milz) und die inneren Organe. Nach ausreichender Vermehrung kann sich eine zweite, generalisierende Virämie mit Manifestation des Virus, v. a. in der unbefiederten Haut, in den Schleimhäuten, aber auch in den inneren Organen (Lunge) anschließen. Je nach Virusart, Stamm und Virulenz einerseits und Empfänglichkeit der befallenen Vogelspezies andererseits kann das genannte klinische Bild voll ausgeprägt sein oder lokal auf die Primärpocke begrenzt bleiben. Entsprechend sind pathologische Läsionen an der äußeren Haut und/oder an den Schleimhäuten, aber auch an inneren Organen ausgeprägt. Die **Hautform** ist am häufigsten anzutreffen, und Papeln entwickeln sich hauptsächlich an unbefiederten Hautstellen. Sie trocknen schließlich ein, verfärben sich von gelb nach braun und fallen nach Wochen ab. Entwickeln sich ähnliche Läsionen an den Schleimhäuten von Schnabelhöhle, Zunge, Pharynx und Larynx, vielfach in Form fibrinös exsudativer Beläge, spricht man von der **diphtheroiden Form** (Geflügelpockendiphtherie).

Bei der **septikämischen Form** sind vielfach nur Allgemeinsymptome wie gesträubtes Gefieder, Somnolenz, Zyanose und Appetitlosigkeit zu beobachten. Die Vögel verenden, ohne äußere Pockenläsionen zu zeigen (Kanarienpocken). Besonders bei den Psittaziden können neben Haut- oder Schleimhauteffloreszenzen eine diphtheroide Enteritis und auch Myokardnekrosen auftreten. Aus milderen Hautformen der Vogelpocken bilden sich in der Rekonvaleszenz gern gutartige tumoröse Veränderungen, bevorzugt am Kopf oder an den Ständern. Bei den meisten Hautformen der Vogelpocken erscheinen erste makroskopisch erkennbare Effloreszenzen an der Nasenöffnung, an Schnabel, Kamm und Kehllappen nach einer Inkubationszeit von etwa 8 Tagen, die sich innerhalb von 48 Stunden zu Papeln und dann rasch weiter zu borkigen Pocken weiterentwickeln. Erst später kommen z. T. Augenausfluss und gestörtes Allgemeinbefinden hinzu. Die Rekonvaleszenz kann sich über Wochen bis Monate hinziehen.

Diagnose Für die Züchtung und den Nachweis der Erreger werden im Wesentlichen gleiche Methoden wie bei den Orthopockenviren angewandt. Am besten geeignet zur Virusisolierung ist die Chorioallantoismembran (CAM) etwa 10–11 Tage alter Hühnerembryonen. Die nach der Beimpfung der CAM sich nach wenigen Tagen entwickelnden Pockenherde können bereits Hinweise auf die APV-Spezies vermitteln. Die APV vermehren sich auch in Kulturen von Hühnerembryozellen. Ein cpe entwickelt sich aber bei Wildtypviren nur langsam und nimmt mehrere Tage in Anspruch oder erfordert sogar mehrere Blindpassagen. Darüber hinaus sind APV sicher durch verschiedene PCR-Verfahren und auch Antigen-ELISAs nachweisbar. Serologisch kommen vorwiegend ELISA-Verfahren zum Einsatz.

Immunologie Die Immunität nach natürlicher Infektion entwickelt sich nach der ersten Krankheitswoche und ist nach vier Wochen voll ausgebildet. Es können N-, ELISA- und AgP-Ak nachgewiesen werden, die Immunität soll aber in erster Linie durch zytotoxische T-Zellen vermittelt sein.

Bekämpfung Für Schutzimpfungen stehen Lebendvakzinen zur Verfügung. In bedrohten Beständen sollten Tiere in der 6.–10. Lebenswoche geimpft werden, Legehennen in der 16. Woche, aber zumindest 4–6 Wochen vor Legebeginn. Die kutane Impfung erfolgt mittels Wing-Web-Methode (Durchstechen der Flügelhaut mit einer vakzinebenetzten Impfnadel). Mit hoch attenuierten Hühnerpockenstämmen, die von mehreren Anbietern produziert werden, kann auch subkutan geimpft werden. Die Impfung über das Trinkwasser, auch in Kombination mit Newcastle-Disease-Virus, ist möglich.

Derzeit ist die Impfung gegen die Kanarienpocken bei Ziervögeln wohl am wichtigsten. Sie erfolgt intramuskulär, subkutan oder durch Wing-Web mit attenuierten Kanader PPV-Infektionen, auch und gerade bei extensiv gehaltenen Wiederkäuern, deutlich zugenommen.

Neben den offiziell in das Genus eingeordneten Virusarten (Tab. 26.1) wurden PPV-Virusstämme bei Kamelen (Auzdyk-Disease-Virus/Camel-Contagious-Ecthyma-Virus), Gemsen (Chamois-Contagious-Ecthyma-Virus), Seehunden (Sealpox-Virus), Zwergschimpansen und Eichhörnchen beschrieben. Ihre gegenseitigen Beziehungen sind jedoch noch nicht im Detail geklärt. Wahrscheinlich ist, dass alle bisher bekannt gewordenen PPV-Stämme pathogen für Menschen sind und dort lokale, meist gutartige Läsionen hervorrufen können.

Die Züchtung von PPV gelingt sicher nur in Kulturen aus embryonalen Geweben von Rind und Schaf, da PPV ein vergleichsweise enges Zell- und Wirtsspektrum besitzen.

Ecthyma contagiosum der kleinen Wiederkäuer

Synonyme: Infektionen mit dem Orf-Virus (ORFV)

> **BEACHTE**
> Meldepflicht.

Allgemeines Der Erreger des Ecthyma contagiosum (Orf, ansteckende Pustulardermatitis, Lippengrind, Maul- und Fußgrind), das Orf-Virus (ORFV), verursacht eine Allgemeininfektion der Schafe und Ziegen. Rein lokale Infektionen wie auch klinisch inapparente Infektionen sind nicht selten. ORFV kann auch auf Menschen übergehen, wo aber in der Regel nur lokale Läsionen beobachtet werden. Klinisch ist die durch ORFV verursachte Pustulardermatitis durch Papeln und Pusteln in unterschiedlicher Zahl und Stärke an Haut und Schleimhäuten charakterisiert. Sie gehen oft nach reichlicher Exsudatbildung in blumenkohlartige Krusten über.

Epidemiologie Die Krankheit ist weltweit verbreitet und für Schafe und Ziegen hochkontagiös. Sie wird vornehmlich durch Kontakt und über abgefallene, das Virus über lange Zeit konservierende Borken und Krusten auf andere Tiere übertragen. Indirekt erfolgt die Erregerverschleppung durch Felle, Wolle und auch das Fleisch infizierter Tiere z. T. über große Distanzen. Schon bei der Geburt oder später beim Säugen kann das Lamm durch das Muttertier angesteckt werden. Die Morbidität ist in der Regel hoch, während die Mortalität nur um 1 % beträgt. Bei massivem Befall und unter Ausbildung der Läsionen im Maulbereich der Lämmer kann diese jedoch bis 50 % betragen.

Virusreservoire des ORFV sind vermutlich klinisch inapparent infizierte, v. a. ältere Schafe, Ziegen und Wildwiederkäuer, die das Virus zumindest einige Wochen ausscheiden können. In Nordeuropa wurden Moschusochsen und auch Rentiere angesteckt, während Pferd und Schwein ebenso wie die Fleischfresser als resistent gelten. An kranken Tieren infizieren sich häufig Personen, die in engem Kontakt mit ihnen stehen (Schäfer, Schafscherer, Schlächter usw.). Das Virus haftet über kleine Hautdefekte und ruft lokal proliferative Effloreszenzen hervor.

Pathogenese, Pathologie und Klinik Die Infektion beginnt mit der Virusaufnahme über kleine Hautverletzungen oder über die Schleimhäute. Nach einer ersten lokalen Vermehrung erreicht das ORFV über Lymphe bzw. Blut die primär lymphatischen Organe und die Leber. Nicht immer aber schließt sich nach einer weiteren Virämie die Generalisierung mit folgender Manifestation des Virus in der äußeren Haut und den Schleimhäuten mit der typischen Lokalisation des Exanthems an, die das klinische Bild der Ecthyma-Erkrankung prägt. Die pathogenetische Ereigniskette kann auch vorzeitig enden, es bleibt bei primären Läsionen oder einer subklinischen Infektion mit temporärer Virusausscheidung.

Nach einer Inkubationszeit von 3–8 Tagen können klinisch labiale, podale, genitale und maligne Verlaufsformen der Krankheit, einhergehend mit der entsprechend unterschiedlichen Symptomatologie, unterschieden werden. Bei der **labialen Form** entstehen Bläschen und Pusteln an den Lippen, die sich auf Maulwinkel, Nase, Augenlider und Ohren ausdehnen können. Sie färben sich unter Eintrocknung zu dunklen Krusten und können Papillomen ähneln. Durch bakterielle Sekundärinfektionen treten oftmals Ulzerationen auf. Bei mildem Verlauf heilen die labialen Effloreszenzen nach ca. 3 Wochen ab. Neben den Veränderungen im Kopf-, speziell im Maulbereich (Lippengrind), entwickeln sich bei Mutterschafen oft Pusteln am Euter, die von säugenden Lämmern induziert werden. Für die **podale Form** sind Effloreszenzen an der gesamten Klaue, v. a. jedoch am Kronrand, charakteristisch. Offensichtlich sind die Folge der Veränderungen Lahmheiten und Standschwierigkeiten. Durch Sekundärinfektionen können sich äußerst schmerzhafte und schlecht heilende Entzündungen entwickeln. Die **genitale Form** tritt seltener auf. Das Exanthem manifestiert sich hierbei am Euter (Mastitis), aber auch an Innenschenkeln und Vulva bzw. Präputium. Auch über Aborte ist berichtet worden, obwohl der kausale Zusammenhang zwischen Infektion und klinischem Verlauf nicht vollständig geklärt ist.

Bei der **malignen Form** der ORFV-Infektion vermehrt sich der Erreger nicht nur auf Haut und Schleimhäuten, sondern auch in den inneren Organen, in diesem Fall treten Symptome einer schweren Allgemeinerkrankung auf, nämlich hohes Fieber, Mattigkeit, Lymphknotenschwellungen, Ödeme v. a. am Kopf und Pneumonien. An dieser Form erkranken insbesondere Lämmer, die Krankheit heilt erst nach Wochen ab und kann chronisch-degenerativ verlaufen. Nicht zu kontrollierende, blumenkohlartige Wucherungen an der Maulschleimhaut, Phlegmonen und Ulzera bis in den Pharynx, Ösophagus und Magen behindern bei den Lämmern die Nahrungsaufnahme, die Mortalität steigt an, und bis zur Hälfte der Tiere können sterben.

Immunologie Einmal infizierte Tiere, praktisch unabhängig vom Krankheitsverlauf, sind nur für kurze Zeit immun. Der Schutz beginnt in der 2. Erkrankungswoche, Ak sind 1 Woche später, jedoch nicht regelmäßig nachweisbar, besonders nicht bei Lämmern. Maternale Ak werden zwar auf die Lämmer übertragen, vermitteln jedoch einen nur unvollständigen Schutz, da die Immunität vermutlich von der Ausbildung einer robusten CTL-Antwort abhängt.

anderen Pockenviren. Die Schweinepocken sind eine nur mäßig kontagiöse, aber weit verbreitete Allgemeinerkrankung von Schweinen aller Altersgruppen mit typischem Hautexanthem am ganzen Körper. Morphologisch unterscheidet sich der Erreger nicht von anderen echten Pockenviren. Das Genom des Schweinepockenvirus ist in seiner Gesamtheit bestimmt worden und etwa 146 Kbp groß.

Epidemiologie Das SWPV ist weltweit verbreitet und befällt ausschließlich Schweine, die folglich das Reservoir darstellen. In Europa sind etwa 15 % der Schweine seropositiv. Es werden größere Unterschiede hinsichtlich Empfänglichkeit der Tiere und Schwere der klinischen Erscheinungen beobachtet. Die Krankheit tritt in der Regel nicht seuchenartig auf und die Verläufe sind milde. Der natürliche Infektionsweg und die Infektionsepidemiologie sind weitgehend unbekannt, jedoch werden Krankheitsausbrüche mit mangelnder Hygiene in Verbindung gebracht. Ausbrüche in Europa und Nordamerika sind eher selten und fallen wirtschaftlich kaum mehr ins Gewicht, aber in Schwellen- und Entwicklungsländern sind SWPV-Infektionen von großer ökonomischer Bedeutung, insbesondere in Zuchtbetrieben, wo junge Ferkel hoch empfänglich sind und an den massiven Blutverlusten sterben können. Auch eine vertikale Übertragung wird für diese Pockenerkrankung diskutiert. Ausbrüche treten in gemäßigten Zonen gehäuft vom Sommer bis zum Spätherbst auf, was die Rolle stechender Insekten bei der Virusverbreitung unterstreicht. Die wichtigste Ansteckungsquelle in einem Betrieb aber sind infizierte Tiere, bei denen infektiöse Viren regelmäßig und leicht in den Hauteffloreszenzen nachzuweisen sind.

Pathogenese, Pathologie und Klinik Morbidität und Mortalität der Erkrankung sind vom hygienischen Zustand des Bestands und seinem Immunstatus abhängig. Bei Neuausbrüchen können bis zu 100 % der Ferkel erkranken, erwachsene Tiere zeigen überwiegend keine klare Symptomatik. Die Mortalität kann bei Ferkeln bis zu 30 % betragen. Erwachsene Schweine überstehen gewöhnlich ihre diskreten Pocken ohne erkennbare Beeinträchtigung des Befindens.

Nach Eintritt des Erregers über kleine Epitheldefekte, bei engem Kontakt wahrscheinlich über die Schleimhäute von oberem Respirations- und Digestionstrakt, breitet sich das Virus über das Lymphsystem und durch eine Virämie aus und manifestiert sich nach einer Inkubationszeit von 10–20 Tagen als typisches, in Schüben auftretendes Pockenexanthem am ganzen Körper. Außer aus Hautveränderungen kann das Virus auch aus inneren Organen (Leber, Lunge) und Lymphknoten isoliert werden, was ein Zeichen der Generalisierung der Infektion und einer schweren Erkrankung ist.

Das Exanthem lokalisiert sich bevorzugt an Hautzonen mit niedrigem Keratingehalt (Ohren, Bauch, Schenkelinnenflächen, Gesäuge), an anderen Hautstellen nur spärlich und sehr selten.

Diagnose Die Diagnose stützt sich bei typischem Verlauf auf das klinische Bild, differenzialdiagnostisch kommen vor allem bakterielle Infektionen (z. B. Rotlauf) in Betracht. Der elektronenoptische Nachweis der Viren oder der Antigennachweis im ELISA aus Hautmaterial gelingt sicher. Über die Anzüchtung des Virus in Zellkulturen, kombiniert mit dem fluoreszenzserologischen Antigennachweis in den Zellen, ist die Labordiagnose ebenfalls möglich.

Das Schweinepockenvirus lässt sich relativ gut in porcinen Zellkulturen (v. a. Nierenepithelzellen) züchten, entwickelt aber je nach Virusstamm erst nach Adaptierung und mehreren Blindpassagen einen cpe.

Immunologie Erkrankte und genesene Tiere entwickeln eine solide Immunität, deren Dauer über mehrere Monate gesichert ist, die aber auch länger anhalten kann. Ak sind ab der Rekonvaleszenz nach etwa 3 Wochen und über etwa ein halbes Jahr nachweisbar.

Bekämpfung Aufgrund der wenig ausgeprägten Symptomatik der SWPV-Infektion in den Industrienationen sind Impfstoffe nicht entwickelt worden. Die Bekämpfung der Schweinepocken erfolgt durch Hygiene (Ektoparasitenbekämpfung) und durch Desinfektionsmaßnahmen. Bei starkem Befall ist die Verhinderung von Sekundärinfektionen durch Antibiotika-Behandlung empfehlenswert.

■ Genus Parapoxvirus (PPV)

Allgemeines

Vertreter des Genus *Parapoxvirus* (PPV, **Tab. 26.1**) der Subfamilie der *Chordopoxvirinae* unterscheiden sich morphologisch in Form und Oberflächenstruktur von den Orthopoxvirus-Partikeln. Sie sind mit etwa 270 × 150 × 170 nm etwas kleiner, haben eine schlankere Form und eine vergleichsweise sehr regelmäßige Anordnung der Oberflächenfilamente. Die Größe des Genoms beträgt nur etwa 134–139 Kbp, ihr G-C-Gehalt ist, ähnlich dem Molluscum-contagiosum-Virus sehr hoch (ca.65 %). Die bisher sequenzierten PPV-Genome, das des Orf-Virus (ORFV, von Schaf und Ziege) und des Bovine-Papular-Stomatitis-Virus (BPSV), sind genetisch relativ eng miteinander verwandt (> 90 % Aminosäure-Identität der ORFV untereinander, ca. 71 % zwischen ORFV und BPSV). Eine Labordifferenzierung der systematisierten Spezies mit herkömmlichen serologischen Verfahren ist nicht möglich, wohl aber eine genetische Unterscheidung, die vornehmlich mit PCR-Verfahren durchgeführt wird. Zwischen dem Genus *Parapoxvirus* und anderen Genera besteht keinerlei Verwandtschaft.

Die PPV verursachen den echten Pocken klinisch ähnliche Veränderungen, die Parapocken (para, griech.: gleich bzw. ähnlich). Die Infektion mit PPV kann sich systemisch, oftmals aber auch nur lokal manifestieren. Nicht selten entstehen aus den Hautausschlägen multiple Ulzerationen und folglich Nekrosen an der Haut und den Schleimhäuten, insbesondere im Kopfbereich. Sie hinterlassen aber keinen länger anhaltenden Schutz gegen Reinfektionen.

In jüngster Zeit werden geänderte Haltungssysteme und Umweltbedingungen wie auch eine Virulenzsteigerung der Erreger durch rasche Tierpassagen als primäre Ursachen für eine weltweit zu beobachtende, auffallende Zunahme der Parapockeninfektionen mit häufig schwerer Symptomatik bei Rindern, Schafen und Ziegen verantwortlich gemacht. Dadurch hat die wirtschaftliche Bedeutung rienpockenstämmen. Letztere werden auch als Vektorvakzinen bei den verschiedensten Vögeln, insbesondere aber auch Säugern eingesetzt.

Genus Capripoxvirus

BEACHTE
Anzeigepflicht.

Allgemeines

Im Genus *Capripoxvirus* sind drei nur bei Wiederkäuern vorkommende Virusarten eingeordnet. Capripoxviren sind untereinander sehr eng verwandt und verhalten sich nicht streng wirtsspezifisch, obwohl sie eine Präferenz für Schafe, Ziegen oder Rinder zeigen. Genomvergleiche haben gezeigt, dass die Capripoxviren trotz unterschiedlicher Größe eine hohe Ähnlichkeit aufweisen. Diagnoseverfahren, die auf monoklonalen Antikörpern (z. B. ELISA) oder Nukleinsäurenachweisen basieren, ermöglichen eine Differenzierung zwischen den drei im Genus zusammengefassten Virusarten (**Tab. 26.1**).

Schaf- und Ziegenpocken

Epidemiologie Die Goatpox- und Sheeppoxviren sind im Wesentlichen über weite Gebiete Afrikas (Nord- und Ostafrika) und Asiens (Vorderer Orient, Indien, China), das Lumpy-Skin-Disease-Virus im südlichen Afrika verbreitet. Die Pocken können endemisch sein oder in kleineren wiederkehrenden Epidemien vorkommen. Die Krankheitsübertragung erfolgt direkt oder indirekt per Kontakt und Virus wird über die oberen Luft- und Verdauungswege aufgenommen. Zumindest während bestimmter Zeit ist die Ansteckung auch durch Insekten mechanisch möglich.

Pathogenese und Pathologie Bei den durch Goatpox- bzw. Sheeppoxviren verursachten Erkrankungen von Schaf und Ziege ist ein akuter bis subakuter Verlauf mit einem ausgeprägten papulovesikulösen Exanthem typisch. In der Pathogenese gleichen sie den anderen generalisierenden Pocken. Neben den im Vordergrund stehenden Hautveränderungen sind Entzündungen auch in den Schleimhäuten von Respirations- und Digestionstrakt häufig. Nach einer Inkubation von 6–8 Tagen beginnt die Krankheit mit Fieber, Nasen- und Augenausfluss. Kurz darauf brechen die Pocken am ganzen Körper auf, Mastitiden können sich entwickeln. Junge Tiere erkranken in der Regel schwerer als erwachsene. Die Letalität bei Schaf- und Ziegenpocken schwankt je nach Virusstamm sehr weit, kann bei Jungtieren aber durchaus 80 % betragen.

Die Capripoxerkrankung beim Rind, die Lumpy Skin Disease, unterscheidet sich vom Verlauf der Schaf- und Ziegenpocken bei prinzipiell gleicher Pathogenese in einigen Kriterien. Die Inkubationszeit ist wesentlich verlängert, das Exanthem besteht nicht aus typischen Pocken, sondern es treten schmerzhafte, feste Schwellungen und die namensgebenden Hautknoten (lumps) auf, die sich auch über die Subkutis bis zur darunterliegenden Muskulatur erstrecken können und über Wochen persistieren. Die Zahl der Hautknoten kann von wenigen bis zu mehreren Hundert schwanken. Die umschriebenen Knoten, die neben Haut und Skelettmuskulatur auch in Lunge, Rumen und Uterus auftreten können, sind gewöhnlich von einer rötlichen serösen Flüssigkeit infiltriert. An den Schleimhäuten nekrotisieren die Effloreszenzen gern und bilden Ulzera. Eine generalisierte Lymphadenitis ist die Regel. Der Übertragungsmodus der Krankheit ist noch nicht geklärt. Stechmücken dürften mechanisch bei der Infektion eine Rolle spielen, da sie in den feuchten Sommermonaten und in Flussniederungen saisonal gehäuft auftritt. Auch sind die Bedingungen, die für die Konversion einer Infektion zur Erkrankung ausschlaggebend sind, nicht bekannt. Selbst bei experimentellen Infektionen mit hohen Virusdosen kann nur bei einem Teil der Empfänglichen eine Krankheit mit generalisierendem Exanthem ausgelöst werden.

Diagnose Die Erregerisolierung und -züchtung der Vertreter des Genus *Capripox* gelingt in homologen (embryonalen) Zellkulturen mit cpe; eine Diagnose kann ebenso und auch rasch über den Virusnachweis im Elektronenmikroskop oder durch Antigennachweis im ELISA gesichert werden. Ebenfalls gängig sind DNA-Nachweisverfahren (PCR).

Immunologie und Bekämpfung Aufgrund der ausgeprägten Kreuzimmunitäten zwischen den Vertretern des Genus *Capripoxvirus* kann mit jedem der Viren gegen die anderen Pockenkrankheiten immunisiert werden. Prophylaktische Impfungen werden mit attenuierten Stämmen bei subkutaner Applikation vorgenommen. Die Impfung schützt mindestens 12 Monate, vielfach sogar wesentlich länger.

Genus Leporipoxvirus

Allgemeines

Das Genus *Leporipoxvirus* enthält vier Spezies, wobei das Rabbit- (Shope-Fibroma-Virus), Squirrel- und Hare-Fibroma-Virus sehr nahe miteinander verwandt sind, das Myxomavirus dagegen eigenständig ist und eine nicht so nahe Verwandtschaft mit den erstgenannten aufweist. Die Mitglieder des Genus haben jeweils ein sehr enges Wirtsspektrum, wobei die Übertragung hauptsächlich durch beißende und stechende Insekten mechanisch über kleinere Verletzungen der äußeren Haut oder der Schleimhäute und durch direkten Kontakt mit kranken, virusausscheidenden Tieren erfolgt.

Myxomatose – Infektionen mit dem Myxomavirus

Allgemeines Der Erreger der Myxomatose ist das gleichnamige Virus, das bei europäischen Haus- und Wildkaninchen die für sie wohl gefährlichste und verlustreichste Virusallgemeinerkrankung hervorruft. Das Virus stammt ursprünglich aus Südamerika und verursacht dort bei dem brasilianischen Wildkaninchen neben inapparenten Infektionen nur leichte Erkrankungen mit lokalen Hautfibromen. Von dort hat sich das Virus nach Nordamerika (Kalifornien) ausgebreitet, bevor es in den 1950er-Jahren nach Europa und schließlich, im Rahmen eines geplanten Bekämpfungsverfahrens für überhandnehmende Kaninchen, nach Australien eingeschleppt wurde. Das Virus löst bei den europäischen Wild- und Hauskaninchen schwere, generalisierende und seuchenhafte Allgemeinerkrankungen aus. Jedoch kann nach endemischer Etablierung des Myxomavirus ein schneller Virulenzverlust beobachtet werden.

Epidemiologie Endemisch ist die Myxomatose in Wildkaninchen Nord- und Südamerikas, wo die vorwiegend lokale Infektion meist sehr milde verläuft. In Mitteleuropa tritt die fast immer tödlich verlaufende Myxomatose in kleinen Epizootien auf, große und umfassende Seuchenzüge sind selten. Ebenso verlief in Australien die Krankheit zunächst fulminant. Die Myxomatose wurde zunächst im Jahre 1859 durch die Einschleppung von Kaninchen und dann 1950 absichtlich importiert, um die lokale Wildkaninchenplage zu bekämpfen. Nach ihrer schnellen Verbreitung und der Tilgung der Wildkaninchenplage sind die Krankheit und das Virus in Australien inzwischen endemisch. Diese Etablierung war möglich, da die Krankheit aufgrund einer Virulenzminderung der Virusstämme und einer Resistenzentwicklung bei den Kaninchen nicht mehr akut verläuft und nur in den wenigsten Fällen zur Immobilisierung oder zum Tod der Tiere führt.

In Europa, wohin die Myxomatose ebenfalls als „natürliches" Regulans für die überhandnehmende Kaninchenpopulation im Jahre 1952 illegal eingeführt wurde, wird die Rhythmik im Seuchengeschehen durch die Populationsdichte, den Durchseuchungsgrad, das Klima und die Jahreszeit mitbestimmt. Kältephasen können das Geschehen zum Erliegen bringen, wenn die Übertragung durch Insekten, die eine nicht unerhebliche Rolle im Seuchengeschehen spielt, sistiert.

Pathogenese, Pathologie und Klinik Eintrittspforten für das Virus sind neben der verletzten Haut die Schleimhäute im Kopf- und Genitalbereich. Ausgeschieden wird der Erreger hauptsächlich über die Sekrete. Jedes Insekt (Stechmücken, Flöhe, Läuse, Milben, Zecken) kann das Virus aus den Hautveränderungen und auch während der Virämiephase aufnehmen und weiter verbreiten. Dem Übergreifen der Myxomatose auf die Hauskaninchen, was in Zuchten zu schweren Verlusten führt, kann durch Hygienemaßnahmen und über Insektenbarrieren begegnet werden.

Charakteristische erste Symptome der akuten Infektion sind, nach einer Inkubationszeit von 5–10 Tagen, eine Blepharokonjunktivitis, Schwellungen der Schnauze, dann der gesamten Kopfunterhaut (sogenannter „Löwenkopf") und der Augenregion. Erkrankte Kaninchen sind teilnahmslos, fiebern und sterben oft bereits nach wenigen Tagen. Überleben die Tiere die akute Phase, treten subkutane, schmerzhafte Schwellungen am ganzen Körper auf, insbesondere an Ohrgrund, Ohrmuscheln, Genitalien, After, Harnröhrenöffnung und Gesäuge. Im Endstadium treten oft Pneumonien auf. Die chronisch-atypischen Krankheitsbilder und klinisch inapparente Infektionen sind nicht mit spezifischen Symptomen in Zusammenhang zu bringen

Diagnose In der Regel und bei einem akuten Krankheitsgeschehen kann eine Verdachtsdiagnose schon klinisch gestellt werden. Eine rasche Bestätigung des Verdachts ist durch den Virusnachweis im Elektronenmikroskop möglich. Aus dem Exsudat der veränderten Haut- und Schleimhaut ist das orthopockenähnliche Partikel meist gut darstellbar. Der Antigennachweis im ELISA bietet eine gleich gute Nachweisempfindlichkeit und -sicherheit, das Gleiche gilt für PCR-Verfahren. Ferner lässt sich das Virus im bebrüteten Hühnerembryo auf der CAM sowie in Zellkulturen aus Hühnerembryofibroblasten oder Nagerzellkulturen züchten und z. B. mittels IF nachweisen.

Immunologie Das Überstehen der Infektion hinterlässt eine solide Immunität von etwa 2 Jahren: Antikörper sind bis zu 1 Jahr nachweisbar.

Bekämpfung Hauskaninchen können in den insektenreichen Jahreszeiten durch insektendichte Aufstallung und andere hygienische Maßnahmen vor der Feldmyxomatose abgeschirmt werden. Zu empfehlen ist die prophylaktische Schutzimpfung mit Lebendvakzinen auf der Basis des immunologisch eng verwandten, aber praktisch avirulenten Rabbit-Fibroma-Virus (S. 414). An der Impfstelle entsteht eine gutartige Veränderung, die nach etwa 2 Wochen wieder verschwindet. Die Impfimmunität schützt etwa 6 Monate gegen die Erkrankung. Auch Vakzinen aus attenuiertem Myxomavirus sind zur Schutzimpfung geeignet. Sie weisen zwar noch eine geringe Restvirulenz auf (vorübergehende Reaktionen), induzieren aber eine stabile, mindestens 12 Monate belastbare Immunität. Bei bzw. nach einem Seuchenausbruch haben sich die strikte Sperre des betroffenen Kaninchenbestands, die Keulung ohne Blutentzug und die unschädliche Beseitigung aller Tiere inklusive Fell sowie die üblichen gründlichen Entseuchungsmaßnahmen bewährt.

Fibromatose der Kaninchen

Synonyme: Infektionen mit dem Rabbit(Shope)-Fibroma-Virus

Die Fibromatose der Kaninchen (Rabbit-Fibroma-Virus) wie auch die äußerst selten zu beobachtende gleichartige Erkrankung des Hasen (Hare-Fibroma-Virus), gelegentlich bei Eichhörnchen (Squirrel-Fibroma-Virus), hat in Europa kaum Bedeutung; es wurden bisher nur sehr wenige Einzelfälle beschrieben. Diese Viren sind ebenfalls Vertreter des Genus *Leporipoxvirus*, und die Infektion führt zu fibromatösen Tumoren der Unterhaut, die sich in etwa 10 Tagen entwickeln und dann langsam wieder zurückbilden. Allgemeinsymptome werden selten beobachtet. Die Fibrome werden durch stechende Insekten oder Hautverletzungen übertragen. Auch bei Hauskaninchen sind Fälle der Kaninchenfibromatose bekannt.

■ Genus Suipoxvirus

BEACHTE
Meldepflicht.

Schweinepocken

Allgemeines Das Genus *Suipoxvirus* (**Tab. 26.1**) der Familie *Poxviridae* wird nur durch das Swinepox-Virus (SWPV), den Erreger der Schweinepocken, repräsentiert. Es steht in keiner serologischen oder immunologischen Beziehung zu

Diagnose Am schnellsten kann die Diagnose abgesichert werden, wenn sich die typischen Parapockenpartikeln aus frischen Läsionen elektronenmikroskopisch nachweisen lassen, was regelmäßig und recht einfach gelingt. Aus gleichen Proben kann die Labordiagnose auch im Antigen-ELISA oder mittels PCR-Verfahren abgesichert werden. Die Anzüchtung des ORFV in empfänglichen bovinen oder ovinen embryonalen (Epithel-)Zellkulturen mit anschließender Typisierung durch die IF ist nicht trivial, ein cpe entwickelt sich erst nach Tagen und ggf. nach Blindpassagen. ORFV-Ak lassen sich über den NT oder ELISA ab etwa der 2. Krankheitswoche nachweisen. Anhand von Serumpaaren ist so auch indirekt eine Diagnose möglich.

Bekämpfung Schafe und Ziegen sollten nur mit Lebendvakzinen aus Zellkulturen, die gut attenuierte avirulente ORFV-Stämme enthalten, schutzgeimpft werden. Diese Impfstoffe werden parenteral (subkutan) appliziert (2 Impfungen im Abstand von 3–5 Wochen) und induzieren neben einer zellulären Immunität bei den meisten Schafen auch virusneutralisierende Antikörper. Da vazkinierte Muttertiere ihren Lämmern keinen ausreichenden Schutz vermitteln, ist die Impfung auch bei Jungtieren induziert. Selbst in Notsituationen, nach Ausbruch der Krankheit im Bestand, hat es sich bewährt, jedes Schaf zu impfen. Dabei werden Lämmer erstmals im Alter von 1–2 Tagen, mit Revakzinierung nach 14 Tagen und nach 3 Monaten, geimpft. Das Impfvirus wird nicht ausgeschieden.

In nicht infizierten Herden sollten alle über 3 Monate alten Tiere geimpft und jeweils 6, spätestens 12 Monate später wieder geimpft werden. Lämmer unter 3 Monaten müssen durch zweimalige Impfung im Abstand von 3–5 Wochen zunächst grundimmunisiert werden.

Stomatitis papulosa (Parapocken des Rindes)

Synonyme: Erkrankungen durch das Bovine-Papular-Stomatitis-Virus (BPSV)

> **BEACHTE**
> Meldepflicht.

Die Stomatitis papulosa bovis ist eine durch das Bovine-Papular-Stomatitis-Virus (BPSV) hervorgerufene und überwiegend gutartig verlaufende Erkrankung. Das Virus ist weltweit verbreitet und ruft eine hochkontagiöse Erkrankung, v. a. der Kälber und Jungrinder hervor, die durch makulopapulöse Veränderungen und ein oft ulzerierendes Exanthem der Schleimhäute von Flotzmaul, Gingiven und Gaumen charakterisiert ist. Selten finden sich auch Läsionen im Pansen. Die Krankheit wird besonders häufig und unter hoher Morbidität in Großbetrieben beobachtet, wenn inapparent infizierte Tiere angekauft und bei ihnen die subklinischen Infektionen durch den Stress des Milieuwechsels zu offenen Infektionen führen. In der Regel zeigen nur Kälber und Jungrinder ein ausgeprägtes Krankheitsbild, das Fressvermögen ist jedoch nicht immer oder nur wenig gestört. Schwere Verlaufsformen sind selten. Trotz des milden Verlaufs der Krankheit mit überwiegend streng begrenzter Manifestation handelt es sich um keine lokale, sondern eine generalisierende Infektion. Man vermutet, dass der Erreger auch schon bei der Geburt von subklinisch infizierten Müttern auf die Jungen übertragen wird. Später wird dann das Virus von kranken oder infizierten Tieren direkt oder über das Futter übertragen. Wie beim ORFV kann sich auch der Mensch durch engen Kontakt mit kranken Jungrindern anstecken, und es entwickeln sich dann lokale papulöse bis pustulöse Läsionen an Händen und Armen, die jedoch spontan und in der Regel komplikationslos abheilen.

Das BPSV lässt sich nur schwer auf erwachsene Rinder übertragen. Zur Züchtung des Erregers sind nur primäre oder sekundäre Zellkulturen bovinen oder ovinen, am besten embryonalen Ursprungs geeignet. Bei einzelnen, gut kulturadaptierten Stämmen ist die Vermehrung auch in bestimmten Zelllinien gelungen. Die Labordiagnose erfolgt wie beim ORFV durch direkten Erregernachweis über Elektronenmikroskopie, Antigen-ELISA oder Nukleinsäure-Detektion. Sie ist meist nur zur Abgrenzung von Infektionen durch Pestiviren (BVDV) bzw. Herpesviren (BHV-1, BHV-2) erforderlich.

Präventive Maßnahmen sind bei der Stomatitis papulosa bovis nicht üblich. Sie wird symptomatisch behandelt, und ein Impfstoff ist nicht verfügbar. Bei einer bedrohlichen Verbreitung im Bestand (Kälbermast) vermittelt die Impfung mit attenuiertem ORFV einen offenbar belastbaren Schutz vor der Erkrankung.

Euterpocken oder Pseudokuhpocken bzw. Melkerknoten

Synonyme: Erkrankungen durch das Pseudocowpox-Virus

> **BEACHTE**
> Meldepflicht.

Die Krankheit tritt überwiegend bei Milchrindern auf und wird durch das Pseudocowpox-Virus hervorgerufen. Sie stellt eine eigenständige Krankheit durch einen Vertreter der Parapocken beim Rind dar und ist eine lokale Hautinfektion. In der Regel wird nur das Euter laktierender Tiere, besonders die Zitzen, betroffen. Das Pockenexanthem besteht in meist zahlreichen Blasen und Pusteln, die rasch verkrusten. Am Höhepunkt der Erkrankung ist das Euter einschließlich der Zitzen entzündlich und schmerzhaft geschwollen, der Melkvorgang ist praktisch unmöglich, was in der Folge häufig zu Mastitiden führt. In Ausnahmefällen kommt es auch bei trocken stehenden Küchen zu Euteraffektionen, ganz selten auch zu Läsionen im Maulbereich. Bei Kälbern, die am Euter erkrankter Küche saugen, lassen sich häufig der Stomatitis papulosa bovis ähnliche Läsionen feststellen.

Die Infektion wird mechanisch beim Melken und auch durch (stechende) Stallfliegen übertragen. Der Mensch kann sich beim Melken ebenfalls infizieren, es entstehen einzelne, schmerzhafte Veränderungen an Händen und Unterarmen, die sogenannten Melkerknoten. Ähnliche Läsionen treten bei Menschen aber auch nach Infektionen mit dem BPSV und mit dem ORFV auf. Durch infizierte Hände kann der Melker das Virus im Bestand weiterverschleppen. Die Euterpocken sind nach wie vor bei etwa gleichbleibender Inzidenz in Europa verbreitet und stellen in vielen Milchherden eine schwer zu behandelnde, wiederkehrende Belastung dar.

Das Euterpocken- bzw. Melkerknotenvirus lässt sich mittels Elektronenmikroskopie, Antigen-ELISA und PCR-Verfahren identifizieren. Eine Isolierung des Erregers in Zellkultur gelingt nicht. Das differenzialdiagnostisch zu beachtende echte Cowpox-Virus (ein Vertreter des Genus *Orthopoxvirus*) vermehrt sich demgegenüber in einem breiten Spektrum von Zellen sehr gut und ist auch anhand seiner unterschiedlichen Morphologie bzw. der fehlenden Reaktivität in den ELISA- und PCR-Tests leicht auszuschließen.

Die Euterpocken sind nur durch gewissenhafte Hygiene, Desinfektion und eine symptomatische Therapie zu bekämpfen. Die Immunität, die nach der Genesung oder nach einer Impfung entsteht, ist nicht sehr robust und kann nach wenigen Monaten durchbrochen werden.

Infektionen mit vorläufig dem Genus Parapoxvirus zugeordneten Viren bei anderen Tieren

Von den vier definitiv dem Genus *Parapoxvirus* zugeordneten Erregern hat das ORFV ein bekannt breites Zell- und Wirtsspektrum. Mit der Verbesserung und Ausweitung der Labordiagnostik in den letzten Jahren wurden folglich Parapockenviren auch bei anderen Tierarten nachgewiesen.

So ist das Auftreten von Ecthyma contagiosum bei Gemsen schon länger bekannt. Wahrscheinlich handelt es sich bei den Erregern, die als Chamois-Contagious-Ecthyma-Virus (**Tab. 26.1**) bezeichnet werden, um spezifisch adaptierte Stämme des ORFV, die aber nunmehr eine eigenständige Spezies darstellen. Eine ähnliche Entstehung, allerdings aus dem Pseudocowpox-Virus, wird für ein in jüngerer Zeit vermehrt beobachtetes Syndrom, das Ecthyma der Kamele, vermutet, aus dem Auzdyk-Disease-/Camel-Contagious-Ecthyma-Viren isoliert und charakterisiert wurden. Unklar ist, ob die als eigenständige Spezies geführten Viren tatsächlich voneinander abgrenzbar sind und auch unterschiedliche klinische Ausprägungen haben. Die induzierten Erkrankungen sind aber differenzialdiagnostisch in erster Linie von den echten, durch das Camelpox-Virus verursachten Kamelpocken abzugrenzen. Parapocken entwickeln sich aber bei Kamelen offenbar zu einer weit verbreiteten und beachtenswerten Infektionskrankheit, die nicht selten durch bakterielle Sekundärinfektionen kompliziert wird. Die isolierten PPV-Stämme wurden in ihrer Beziehung zu den anderen PPV noch nicht genauer charakterisiert, dürften aber ebenso eng verwandt sein. Gleiches gilt für die PPV, die bei Moschusochsen, Rentieren, Seelöwen sowie einigen anderen Zoo- und Wildtieren beschrieben worden sind und noch nicht näher charakterisiert wurden.

Genus Molluscipoxvirus und Genus Yabavirus

Der alleinige Vertreter des Genus *Molluscipoxvirus*, das Molluscum contagiosum-Virus, ist ein menschenpathogenes Pockenvirus. Es ruft gutartige, aber vielfach massiv auftretende Epidermisproliferationen hervor. Besonders häufig finden sich die Läsionen im Bereich des Kopfes (Stirn, Augenlider), des Halses, der Genitalien, der Achsel sowie an Händen und Füßen. Riesenformen können sich durch Konfluenz von Einzeleffloreszenzen entwickeln. Bei Kindern kommen oft Hunderte von Herden verteilt über den ganzen Körper vor (Dellwarzen). Die Veränderungen sind durch pseudokristalline Anordnungen einer Unzahl von Virionen gekennzeichnet. Übertragen wird das Virus durch direkten Kontakt, auch und gerade über Geschlechtsverkehr. Therapeutisch kommen lokale oder systemische Verabreichungen von Salicylsäurepräparaten sowie Kürettage in Betracht.

Im Genus *Yabavirus* wurden das Yaba-Monkey-Tumor-Virus und das verwandte Tanapox-Virus vereint. Die bei importierten Rhesusaffen beschriebenen **Tanapocken** sind gutartig und manifestieren sich rein lokal in der Haut, ohne zu generalisieren. Das Exanthem bildet sich nach 4–6 Wochen spontan zurück. Das Virus ist mit dem Yaba-Monkey-Tumor-Virus serologisch verwandt und auf Primaten sowie auf Menschen übertragbar. Es erhielt seinen Namen, weil es von einer Person mit fieberhafter Allgemeinerkrankung am Tanafluss isoliert wurde. Dort wird es bei heimischen Affen latent vorkommend vermutet. Die Yabapocken sind ebenfalls gutartige, subkutane, sich nach Monaten zurückbildende Geschwülste bei Rhesusaffen. Die Veränderungen bestehen aus sich schnell vermehrenden Histiozyten (Histiozytome). Auch der Mensch ist empfänglich.

26.1.2 Familie Asfarviridae

Martin Beer

STECKBRIEF

- die Familie der *Asfarviridae* umfasst bisher nur das Genus *Asfivirus* mit dem Virus der Afrikanischen Schweinepest (ASPV, African-Swine-Fever-Virus = ASFV) als einzigem Vertreter und wichtigem Krankheitserreger
- „ASFAR" steht für **a**frican **s**wine **f**ever **a**nd **r**elated viruses
- komplexe DNA-Viren mit einem doppelsträngigen, nicht segmentierten Genom (Länge 170 000–190 000 Basenpaare)
- Durchmesser behüllter Partikeln der Asfarviren ca. 200–300 nm
- Genom enthält die genetische Information für Synthese von über 200 Proteinen
- für die Replikation der viralen Nukleinsäure notwendige Prozesse laufen weitgehend unabhängig von den Leistungen der Wirtszelle ab
- nächste verwandte Viren gehören zu den *Poxviridae* sowie den *Iridoviridae*

Familienmerkmale

Es handelt sich um große, komplexe DNA-Viren mit einem doppelsträngigen, nicht segmentierten Genom (**Abb. 26.3**). Wie die Vertreter der *Poxviridae* vermehren sich die *Asfar-*

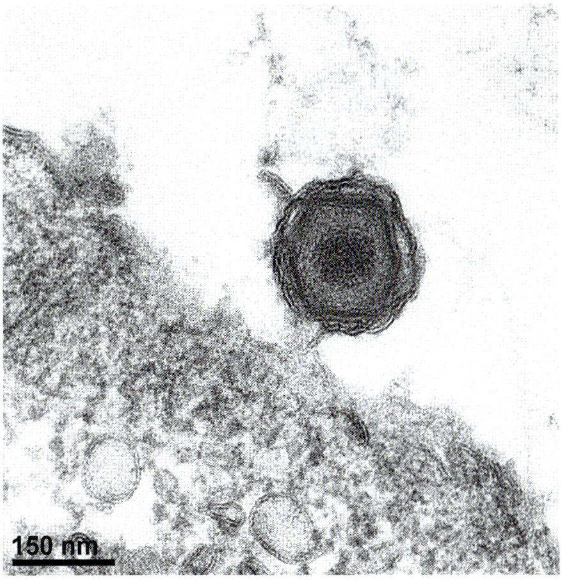

Abb. 26.3 *Asfavirus*, Ultradünnschnitt. [Dr. habil. H. Granzow, Friedrich-Loeffler-Institut, Insel Riems]

viridae hauptsächlich im Zytoplasma der infizierten Zelle und sind bezüglich der Genomreplikation und Genexpression von den Leistungen der Wirtszelle weitgehend unabhängig. Im Vertebratenwirt vermehren sich die Asfarviren vornehmlich in Monozyten und Makrophagen.

Das ASPV ist das einzige bekannte Arbovirus (arthropod-borne Virus) mit DNA-Genom. Es infiziert Lederzecken des Genus *Ornithodoros*. Vertebratenwirte des ASPV sind ausschließlich Schweine (Hausschweine, Wildschweine, Warzenschweine). Hier führt die Infektion mit ASPV nach einer Inkubationszeit von 3–15 Tagen zu einer schweren zyklischen Infektionskrankheit. In Gebieten mit endemischem Vorkommen wurden zudem mildere Verlaufsformen, aber auch chronische Infektionen beobachtet.

Taxonomie

Die Familie der *Asfarviridae* umfasst bisher nur das Genus *Asfivirus* mit dem Virus der Afrikanischen Schweinepest (ASPV, African Swine Fever Virus = ASFV) als einzigem Vertreter. „ASFAR" steht dabei für **a**frican **s**wine **f**ever **a**nd **r**elated viruses. Die nächsten verwandten Viren gehören zu den *Poxviridae* sowie den *Iridoviridae*. In letztere Familie wurde das ASPV zunächst eingruppiert, einige Besonderheiten in Struktur und Genominformation führten jedoch zur Umgruppierung in die neue Familie der *Asfarviridae*. Mit den *Poxviridae* haben die Asfarviren einige Aspekte der Genomorganisation, wie Haarnadelstrukturen und inverted terminal repeats, gemein.

Virusstruktur und Replikation

Struktur

Die Viruspartikel besitzen eine komplexe, mehrschichtige Struktur. Das von einer Hülle umgebene Core mit einem Durchmesser von ca. 80 nm enthält das Nukleoprotein-System. Das Core ist von einer Lipidschicht (inner envelope) und einer Proteinschicht umgeben. Letztere bildet das ikosaedrische Kapsid mit einem Durchmesser von 170–190 nm. Das reife Kapsid ist aus ca. 2000 (1892–2172) hexagonalen Kapsomeren aufgebaut. Darüber hinaus erhalten extrazelluläre Virionen eine äußere Hüllmembran durch Knospung (Budding) an der Zellmembran. Die Größe dieser Partikel beträgt schließlich 175–215 nm. Diese extrazellulären Virionen enthalten neben dem Genom auch virale Enzyme und regulatorisch aktive Proteine, die in die frühe Genexpression nach Eintritt des Virus in die Wirtszelle eingebunden sind. Dazu gehören eine DNA-abhängige RNA-Polymerase sowie Kinasen, eine Nukleosidphosphohydrolase, eine saure Phosphatase und zwei DNAsen (für einzelsträngige DNA).

Das Genom selbst liegt als lineare, doppelsträngige, T-A-reiche DNA vor. Die Enden sind kovalent geschlossen, und hier findet man Haarnadelstrukturen und inverted terminal repeats. Durch Gesamtgenomanalysen konnten inzwischen 160–175 mögliche offene Leserahmen (open reading frames) identifiziert werden, die auf beiden DNA-Strängen liegen und somit in zwei Richtungen gelesen werden können. Durch genspezifische virale Promotoren werden frühe, intermediäre und späte Expression von Genen während der viralen Replikation gesteuert. Insgesamt besitzt das Genom eine zentrale konservierte Region und variable Enden. Ein großer Teil des Genoms besteht aus verschiedenen Multigenfamilien, die z. B. für die Virulenz und den Wirtstropismus eine Rolle spielen.

Elektronenmikroskopische sowie genetische und biochemische Analysen haben gezeigt, dass das ASPV mindestens 54 Strukturproteine besitzt, deren Größe von 10 000–150 000 Da reicht. Zu diesen Proteinen gehört das in der äußeren Hülle lokalisierte Glykoprotein **CD2v**, das in die hämadsorbierenden Eigenschaften des Virus involviert ist. Die Hauptkomponente des viralen Kapsids, das **p72**, besitzt zudem diagnostische Relevanz, da es aufgrund seines Konservierungsgrades als molekulare Basis für serologische und molekularbiologische Testmethoden verwendet wird.

Replikation

Das ASPV besitzt einen Tropismus für porcine Monozyten und Makrophagen, wobei der Reifegrad dieser Zellen eine Rolle spielt. Darüber hinaus kann das Virus dendritische Zellen und Endothelzellen infizieren und wird in der späten Phase der Infektion auch in Megakaryozyten, Thrombozyten, Neutrophilen und Hepatozyten gefunden. Einige ASPV-Isolate wurden zudem an Verozellen bzw. Cos-Zellen adaptiert.

Der Viruseintritt erfolgt über rezeptorvermittelte Endozytose. Nach Fusion der Virusmembran mit der Membran des endozytotischen Vesikels wird das DNA-Genom in das Zytoplasma der Zelle freigesetzt. Nach dem Eintritt erfolgt direkt die Transkription früher viraler Gene in mRNAs, die sofort polyadenyliert und weiter prozessiert werden. Es folgt die Transkription weiterer mRNAs in der frühen und intermediären Phase, die jedoch bis zur DNA-Replikation ruhen. Die Replikation des Genoms in perinukleären „Virusfabriken" beginnt etwa 6 Stunden nach der Infektion, und obwohl die Replikation im Zytoplasma stattfindet, scheint der Zellkern für die DNA-Synthese notwendig zu sein, seine Rolle ist im Detail jedoch noch unklar.

In der späten Phase werden die Strukturproteine synthetisiert und prozessiert.

Die Morphogenese des ASPV ist ein komplexer Prozess, der in den oben erwähnten perinukleären „Virusfabriken“ stattfindet.

Die neu gebildeten Viren werden entlang des Mikrotubuli-Netzwerkes der Zelle zur Plasmamembran transportiert und durch Knospung an der Zelloberfläche abgegeben. Durch diesen Prozess erhalten die neuen Virionen ihre äußere Hülle. Die Knospung ist kein notwendiger Bestandteil der Virusreifung, da intrazelluläre Virionen ebenfalls infektiös sind.

Besondere Hinweise

Asfarviren sind äußerst stabil und tolerant gegenüber pH-Wert-Änderungen (pH 4–10). Die bei der Fleischreifung auftretenden pH-Änderungen haben keinen Einfluss auf das Virus der Afrikanischen Schweinepest. Das Virus behält seine Infektiosität für 22 Stunden bei pH 3,1, für 3 Tage bei pH 3,9 und für 1 Woche bei pH 13,4.

Bei der Wahl des Desinfektionsmittels ist Sorgfalt geboten. Sensitiv ist das Virus der ASP z. B. gegenüber Lipidlösungsmitteln und Detergenzien sowie oxidierenden Reagenzien wie Hypochlorit oder Phenol.

Afrikanische Schweinepest

BEACHTE

Anzeigepflicht.

Die Afrikanische Schweinepest (ASP) ist eine hochkontagiöse, bei Hausschweinen seuchenhaft auftretende und vielfach tödlich verlaufende Allgemeinerkrankung, deren Symptome von denen der Klassischen Schweinepest nicht zu unterscheiden sind. In endemischen Gebieten treten vermehrt subakute bis chronische Krankheitsbilder auf, und überlebende Schweine können lebenslang Virusträger werden. In dem natürlichen Reservoir, den afrikanischen Warzenschweinen, verläuft die Infektion inapparent. Das Virus vermehrt sich zudem in Lederzecken der Gattung *Ornithodoros* und wird durch diese übertragen.

Aufgrund der außerordentlichen Schwere der Erkrankung und der sozioökonomischen Konsequenzen gehört die ASP zu den wichtigsten Erkrankungen der Hausschweine und ist nach Tiergesundheitsgesetz **anzeigepflichtig**. Die Bundesrepublik ist sowohl gegenüber der Europäischen Union als auch gegenüber dem Internationalen Tierseuchenamt (OIE) zur Anzeige verpflichtet. Ausbrüche der ASP haben erhebliche Auswirkungen auf den nationalen und internationalen Handel mit Tieren und Fleischprodukten.

Zurzeit sind weder eine Therapie noch ein Impfstoff gegen die ASP verfügbar. Die Bekämpfung basiert auf strikten veterinärhygienischen Maßnahmen in Verbindung mit einer schnellen Labordiagnostik.

Das Virus der ASP ist das einzige bekannte Arbovirus mit DNA-Genom.

Ätiologie Die ASP wird durch ein großes, komplexes Asfarvirus des Genus *Asfivirus* hervorgerufen. Es werden unterschiedliche Genotypen, die häufig regional begrenzt vorkommen, unterschieden. Das Virus infiziert neben Lederzecken verschiedene Wildschweinarten (Schwarzwild, *Sus scrofa*; Warzenschweine, *Phacochoerus aethiopicus*; Buschschweine, *Potamochoerus porcus*) und Hausschweine. Im Vertebratenwirt verursacht es eine unterschiedlich ausgeprägte Allgemeinerkrankung mit perakuten und akuten, jedoch auch chronischen oder inapparenten Verläufen. Im Hausschwein verläuft die Infektion häufig mit schweren Allgemeinsymptomen, die von der Klassischen Schweinepest nicht zu unterscheiden sind.

Das Virus lässt sich in empfänglichen Zellkulturen isolieren, wobei einige Stämme einen zytopathischen Effekt verursachen. Meistens sind infizierte Zellkulturen durch Hämadsorption (Schweineerythrozyten) markierbar, es gibt jedoch auch Stämme, die dieses Phänomen nicht auslösen.

Epidemiologie Das Virus stammt ursprünglich vom afrikanischen Kontinent südlich der Sahara, wo es in Wildschweinen und Lederzecken der Gattung *Ornithodoros* vorkommt. Die afrikanischen Wildschweine (v. a. Warzenschweine und Buschschweine) sind als natürliches Reservoir des Virus anzusehen, da sie über längere Zeit infiziert bleiben, jedoch nicht klinisch erkranken. In der Lederzecke (*O. moubata*), die sich bei der Blutmahlzeit auf einem virämischen Schwein mit dem ASPV infizieren kann, erfolgt die Übertragung sowohl transstadial als auch transovariell. In Kombination mit den asymptomatisch infizierten afrikanischen Wildschweinen führt die Übertragung in der Zeckenpopulation zu einem fortlaufenden, geschlossenen Zyklus.

Durch den Stich einer infizierten Zecke oder den Kontakt zu Reservoirwirten (z. B. Warzenschwein) kann das Virus in die Hausschweinepopulation eingetragen werden, wo es durch direkten und indirekten Kontakt weiter verbreitet wird.

Die Erkrankung trat im frühen 20. Jahrhundert (beschrieben 1921) zum ersten Mal in Kenia zutage, als das Gleichgewicht zwischen den natürlichen Wirten und dem Virus durch den Eintrag von Hausschweinen durch die Kolonisten verschoben wurde.

In den ersten Jahrzehnten nach der Entdeckung blieb die Erkrankung auf den afrikanischen Kontinent beschränkt, bis sie 1957 das erste Mal außerhalb Afrikas, in Portugal, entdeckt wurde. Dort verursachte die ASP in der Hauschweinepopulation eine verheerende Erkrankung mit 100 % Mortalität. Nach einer Pause trat sie in Portugal erneut auf und wurde danach auch in Spanien, Frankreich, Italien, Malta, Belgien und den Niederlanden gefunden. Mit der Ausnahme von Sardinien, wo die Erkrankung inzwischen endemisch ist, wurde die ASP in all diesen Ländern erfolgreich bekämpft und ausgemerzt. Auf dem amerikanischen Kontinent waren in den 80er-Jahren des letzten Jahrhunderts Kuba, Brasilien, die Dominikanische Republik und Haiti betroffen. Auch hier wurde die Erkrankung erfolgreich bekämpft. Seit 2007 hat sich die ASP (Genotyp II) kontinuierlich in der Kaukasusregion, in Russland und den angrenzenden Staaten ausgebreitet. Im Frühjahr 2014 kam es zu ersten Fälle in Polen und Litauen. Bisher ist die Erkrankung in Deutschland nicht aufgetreten.

Pathogenese und Pathologie In der Regel gelangt das Virus nach der Aufnahme zunächst in die Tonsillen bzw. die mandibulären oder retropharyngealen Lymphknoten, wo eine initiale Vermehrung stattfindet (**Abb. 26.4**). Von dort aus verbreitet es sich durch eine erste Virämie. Bei hämadsorbierenden Isolaten findet man über 90 % des zirkulierenden Virus erythrozytenassoziiert. Die sekundäre Vermehrung findet in Milz, Lymphknoten, Leber und Lunge statt.

ASPV repliziert primär in Monozyten und Makrophagen, es konnte jedoch gezeigt werden, dass das Virus in der späten Phase der Infektion auch andere Zellen infiziert (z. B. Endothelzellen, Megakaryozyten, Hepatozyten, Fibroblasten und glatte Muskelzellen der Blutgefäße).

Die Pathogenese der im Krankheitsverlauf häufig auftretenden Blutungen und Koagulationsstörungen wird kontrovers diskutiert. Zu den diskutierten Mechanismen gehören neben direkter Endothelschädigung auch zytokinvermittelte Prozesse, die zu einer Aktivierung der Gerinnung und in der Folge zu einer disseminierten intravasalen Gerinnung führen.

Ähnliches gilt für die im Krankheitsverlauf auftretende Thrombozytopenie, die einerseits einem direkten Effekt auf die Megakaryozyten zugeschrieben wird und andererseits einer (zytokinvermittelten) Koagulopathie.

Generell akzeptiert ist inzwischen die Annahme, dass die massive Infektion und Zerstörung von Makrophagen und die damit einhergehende Ausschüttung von Zytokinen, Komplementfaktoren und Arachidonsäurederivaten zu einer gestörten Hämostase führt.

Schon früh im Krankheitsgeschehen tritt eine schwere Lymphopenie auf, die einer Lymphozytenapoptose zugeschrieben wird. Da ASPV nicht in Lymphozyten repliziert, konnte eine direkte Einwirkung während der Replikation ausgeschlossen werden. Die Induktion des programmierten Zelltods scheint vielmehr durch proinflammatorische Zytokine verursacht zu werden, die durch infizierte Makrophagen freigesetzt werden.

Die Vorgänge während chronischer ASPV-Infektionen sind bisher kaum erforscht, eine Autoimmunkomponente wird jedoch auch hier diskutiert. Die pathologisch-anatomischen Veränderungen sind von den unten aufgeführten Verlaufsformen und damit dem ASPV-Isolat abhängig. Während perakut verstorbene Tiere kaum spezifische Läsionen zeigen, findet man nach der akuten Verlaufsform Flüssigkeitsansammlungen in den Körperhöhlen, Petechien und Ekchymosen, Splenomegalie, Ödeme der Gallenblasenwand und des Mesenteriums, geschwollene und hämorrhagische Lymphknoten vor allem im Kopf- und Gastrointestinalbereich sowie hochgradig gestaute Lungen.

Typisch für die subakute Form sind Pneumonien, fibrinöse Pleuritiden und Perikarditiden sowie geschwollene und hämorrhagische Lymphknoten.

Die chronische Verlaufsform geht selten mit sehr typischen Veränderungen einher. Beschrieben sind pockenähnliche Hautveränderungen, interstitielle Pneumonien, Abszesse, Arthritiden und vergrößerte Lymphknoten.

Klinik und Pathologie Wie bereits erwähnt, treten verschiedene Krankheitsverläufe auf, die einerseits von Wirtsfaktoren und andererseits vom ASPV-Isolat abhängen. Die Inkubationszeit wird gewöhnlich mit 3–15 Tagen angegeben, es folgen eine oder mehrere der im Folgenden beschriebenen Verlaufsformen.

Perakuter Verlauf Nach einer Infektion mit hochvirulenten Virusisolaten kommt es häufig ohne vorherige Krankheitsanzeichen zum plötzlichen Tod der Tiere.

Akuter Verlauf Diese Verlaufsform tritt vornehmlich bei Hausschweinen auf, die mit einem hochvirulenten ASPV-Isolat infiziert wurden.

Die Tiere zeigen hohes Fieber, Hautrötungen, Anorexie, Abgeschlagenheit, Konjunktivitis, Erbrechen und Diarrhö. Puls und Atemfrequenz sind erhöht. Trächtige Sauen können verferkeln. Etwa 24–48 Stunden vor dem Tod treten Zyanosen und Bewegungsstörungen (Ataxie, Inkoordination) auf. Der Tod tritt in der Regel nach 6–13 Tagen ein, wobei die Mortalität bei Hausschweinen 100 % betragen kann. Überlebende Tiere sind unter Umständen lebenslange Virusträger.

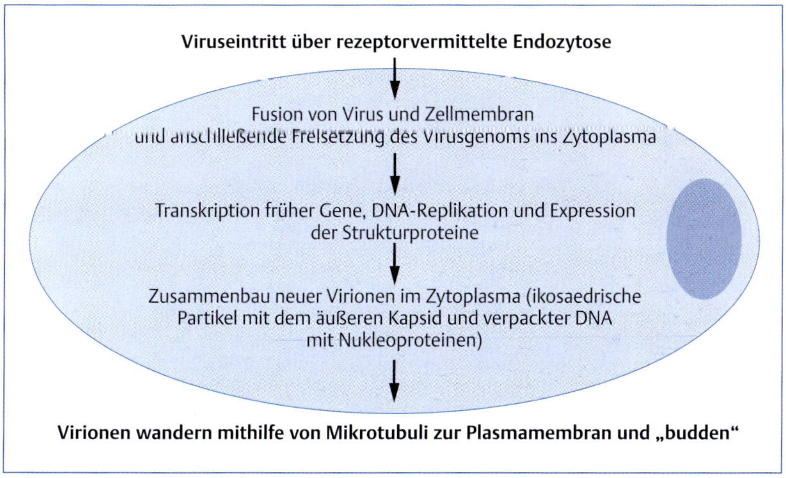

Viruseintritt über rezeptorvermittelte Endozytose
Fusion von Virus und Zellmembran und anschließende Freisetzung des Virusgenoms ins Zytoplasma
Transkription früher Gene, DNA-Replikation und Expression der Strukturproteine
Zusammenbau neuer Virionen im Zytoplasma (ikosaedrische Partikel mit dem äußeren Kapsid und verpackter DNA mit Nukleoproteinen)
Virionen wandern mithilfe von Mikrotubuli zur Plasmamembran und „budden"

Abb. 26.4 Infektionszyklus der ASP. Die Details der einzelnen Schritte des Infektionszyklus der Asfarviridae sind wenig bekannt. Das Virus gelangt durch Fusion in die Zelle, repliziert im Zytoplasma und wird nach dem Virusassembly durch Budding an der Zellmembran freigesetzt.

Labordiagnostisch zeigen diese Tiere sehr früh (48–72 Stunden nach der Infektion) eine ausgeprägte Thrombozytopenie und Leukopenie.

Subakuter Verlauf Der subakute Verlauf ist assoziiert mit moderat virulenten ASPV-Isolaten. Die Tiere zeigen remittierendes Fieber, Konditionsverlust, Anorexie und respiratorische Symptome. Trächtige Sauen können abortieren. Die Mortalität beträgt 30–70 %, wobei der Tod nach 15–45 Tagen eintritt.

Chronischer Verlauf Schwach virulente Virusisolate können die chronische Verlaufsform auslösen. Sie ist charakterisiert durch das Auftreten sehr unspezifischer Symptome wie Gewichtsverlust, Wachstumsverzögerung, Kümmern, respiratorische Symptome, Lahmheiten und Sekundärinfektionen. Die Erkrankung verläuft über 2–5 Monate. Die Mortalität liegt unter 30 %.

Diagnose Auch wenn die akute Erkrankung häufig einen Verdacht rechtfertigt, ist auf der Basis klinischer Symptome die ASP nicht sicher von anderen Schweinekrankheiten wie KSP, Rotlauf, Salmonellose, Pasteurellose oder Septikämien zu unterscheiden. Daher ist die Labordiagnostik von großer Bedeutung. Die aktuellen Methoden sind im OIE-Handbuch sowie im Anhang der Entscheidung 2003/422/EG (Diagnosehandbuch der EU zur ASP) zu finden und werden dort ständig aktualisiert.

Für den Erregernachweis steht der Hämadsorptionstest zur Verfügung, der sich das Phänomen zunutze macht, dass sich Schweineerythrozyten an ASPV-infizierte Makrophagen anlagern. Allerdings lösen nicht alle ASPV-Isolate dieses Phänomen aus.

Des Weiteren kann das Virus mit fluoreszenzmarkierten Antikörpern in Gewebeschnitten oder Kulturen sichtbar gemacht werden (fluorescent antibody test). Es ist bekannt, dass die Sensitivität dieser Methode bei subakuten oder chronischen Verlaufsformen eingeschränkt ist.

Methode der Wahl ist daher der schnelle und spezifische Nachweis von ASPV-Genom mittels **Real-Time-PCR**.

Der Antikörpernachweis wird in der Routinediagnostik mittels **ELISA** (kommerziell erhältliche Blocking ELISAs) geführt. Es stehen allerdings auch ein indirekter Immunfluoreszenztest sowie der Immunoblot für Abklärungsuntersuchungen zur Verfügung.

Das Nationale Referenzlabor für ASP ist im Institut für Virusdiagnostik am Friedrich-Loeffler-Institut (Insel Riems) angesiedelt. Das EU-Referenzlabor befindet sich in Spanien (CISA-INIA, Madrid, Spanien).

Immunologie Bedingt durch die Schwere der Infektion sterben die betroffenen Tiere häufig vor Ausbildung einer messbaren Antikörperproduktion. Nach der Infektion mit weniger virulenten Virusstämmen sind jedoch spezifische Antikörper ab dem 6.–10. Tag nach der Infektion nachweisbar. Die Antikörper sind für mindestens 10 Monate zu detektieren, neutralisieren das Virus jedoch in der Regel nicht. Obwohl neutralisierende Antikörper zumeist fehlen, können Schweine eine Infektion mit schwächer virulenten Isolaten überleben, sie werden jedoch unter Umständen zu Virusträgern.

Bisher steht kein Impfstoff gegen die ASP zur Verfügung.

Bekämpfung Die Bekämpfung der ASP beruht auf strikten, gesetzlich festgelegten veterinärhygienischen Maßnahmen. Die sofortige Keulung infizierter Bestände sowie der Kontaktbestände ist dabei das Mittel der Wahl. Heilungsversuche sind verboten, ein Impfstoff steht nicht zur Verfügung. Die Rechtsgrundlage findet sich in der aktuellen Fassung der Verordnung zum Schutz gegen die Schweinepest und die Afrikanische Schweinepest („Schweinepest-Verordnung"). Wichtiger Bestandteil dieser Maßnahmen ist zudem die frühe Erkennung der Erkrankung und eine schnelle Labordiagnose. Die entsprechenden Maßnahmen sind außerdem in mehreren Richtlinien der Europäischen Union festgelegt (z. B. 92/119/EWG, 2002/60/EG).

26.1.3 Familie Iridoviridae

Uwe Truyen

STECKBRIEF

- Familie der *Iridoviridae* umfasst die Genera *Iridovirus*, *Chloriridovirus*, *Ranavirus*, *Lymphocystivirus* und *Megalocytivirus* (**Tab. 26.2**).
- Komplexe 160–200 nm große DNA-Viren mit einem doppelsträngigen, nicht segmentierten Genom von 95 000–190 000 Basenpaaren Länge (**Abb. 26.5**).
- Die für die Replikation der viralen Nukleinsäure notwendigen Prozesse laufen auch bei diesen komplexen Viren weitgehend unabhängig von den Leistungen der Wirtszelle im Kern und Zytoplasma der Wirtszelle ab.
- Ursprünglich Viren der Insekten, aber auch bei verschiedenen Amphibien, Reptilien und Fischen nachgewiesen.

Die Iridoviren sind unter den Insekten weit verbreitet. Sie verursachen jedoch auch Krankheiten bei Amphibien, Reptilien und Fischen, sodass sie auch eine gewisse veterinärmedizinische Bedeutung haben. Ein Ranavirus, das Epizootische-hämatopoetische-Nekrose-Virus, ist zudem der Erreger einer anzeigepflichtigen Tierseuche.

Lymphocystis-Viren

Lymphocystis ist eine Erkrankung von Fischen, die seuchenhaften Charakter annehmen kann. Sie betrifft ein breites Spektrum von Fischarten aller möglichen Habitate so-

Tab. 26.2 Genera und Typspezies der Iridoviren.

Genus	Typspezies
Iridovirus	*Invertebrate iridescent Virus 6*
Chloriridovirus	*Invertebrate iridescent Virus 3*
Ranavirus	*Frog Virus 3*
Lymphocystivirus	*Lymphocystis Disease Virus 1*
Megalocytivirus	*Infectious Spleen and Kidney Necrosis Virus*

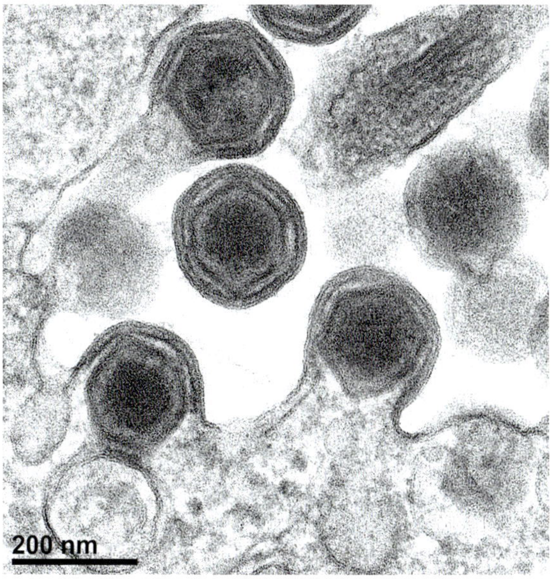

Abb. 26.5 Iridoviren, Ultradünnschnitt. [Dr. habil. H. Granzow, Friedrich-Loeffler-Institut, Insel Riems]

wohl im Meerwasser als auch im Süßwasser. Auch Aquarienfische können betroffen sein.

Das Virus verursacht eine milde Erkrankung ohne erhöhte Mortalität. Charakteristische noduläre Hautläsionen, die transient auftreten, sind das typische Krankheitssymptom.

Ähnliches gilt für das Infectious Spleen and Kidney Necrosis Virus aus dem Genus *Megalocytivirus*, das in Nordamerika in Salmoniden unter suboptimalen Haltungsbedingungen immunsuppressive Erscheinungen verursachen kann.

Epizootische-hämotopoetische-Nekrose-Virus

BEACHTE

Anzeigepflicht.

Mit Änderung der Fischseuchenverordnung wurde ein exotisches Iridovirus in den Rang einer anzeigepflichtigen Tierseuche erhoben, das Epizootische-hämatopoetische-Nekrose-Virus aus dem Genus *Ranavirus*.

Epizootic haematopoietic necrosis virus infiziert den Flussbarsch (*Perca fluviatilis*) und die Regenbogenforelle (*Oncorhynchus mykiss*). Es wurde erstmals 1980 in Australien nachgewiesen und wurde seitdem in keinem anderen Land gesehen. In infizierten Barschen wird eine hohe Mortalität beobachtet, die einen deutlichen Bestandsrückgang verursachen kann. Andere Fische, vor allem der Karpfen, scheinen für das Virus nicht empfänglich zu sein. Aufgrund der tierseuchenrechtlichen Stellung des Virus in der EU ist die Einfuhr von Barschen und Regenbogenforellen aus Australien verboten. Eine Einschleppung dieses exotischen Virus in die Mitgliedsstaaten der EU ist daher unwahrscheinlich.

26.1.4 Familie Herpesviridae

Klaus Osterrieder

STECKBRIEF

- behüllt, ca. 180–250 nm Durchmesser
- ikosaedrische Symmetrie des Kapsids
- mehr als 30 Strukturproteine und eine Vielzahl von Nichtstrukturproteinen
- Doppelstrang-DNA-Genom, ca. 100 000–300 000 Basenpaare
- bedeutende Krankheitserreger bei Pferd, Rind, Schwein, Hund, Katze, Geflügel, Mensch
- biologisch von größter Bedeutung ist die Ausbildung einer Latenz, vorzugsweise in Neuronen und Blutzellen

Allgemeines

Die Herpesviren sind neben den Pockenviren die größten Viren, die den Menschen und unsere Haustiere infizieren (**Abb. 26.6**, **Abb. 26.7**). Der Name Herpesvirus leitet sich von dem griechischen Wort herpein: kriechen ab und ist Ausdruck des chronisch persistierenden Verlaufs aller durch diese Virusgruppe verursachten Krankheiten. Herpesviren sind in der Natur extrem weit verbreitet und können Vertreter vieler Taxa, von Mollusken bis Vertebraten, infizieren.

Die Herpesviren werden nicht nur wegen ihrer physikalischen Größe, sondern auch wegen ihres vergleichsweise großen DNA-Genoms neben den Pockenviren als „große DNA-Viren" bezeichnet. Anders als die Pockenviren replizieren sie jedoch im Zellkern und sind in ihrer Replikation abhängiger als die Erstgenannten von zellulären Faktoren, insbesondere solchen des Nukleotidstoffwechsels. Neben der großen Zahl von Strukturproteinen ist die Menge von

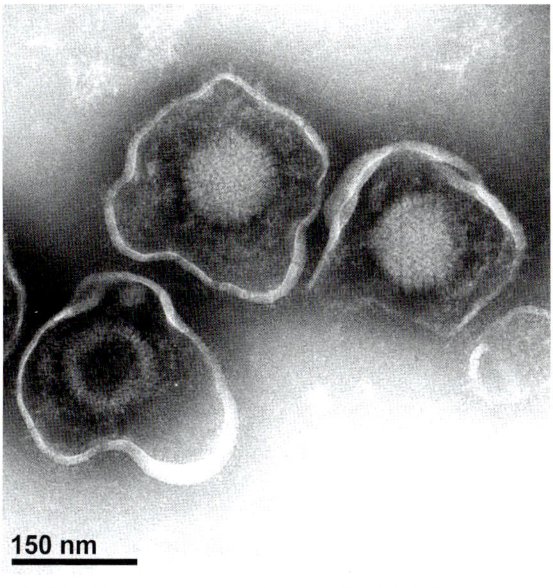

Abb. 26.6 Herpesviren, Negativkontrast. [Dr. habil. H. Granzow, Friedrich-Loeffler-Institut, Insel Riems]

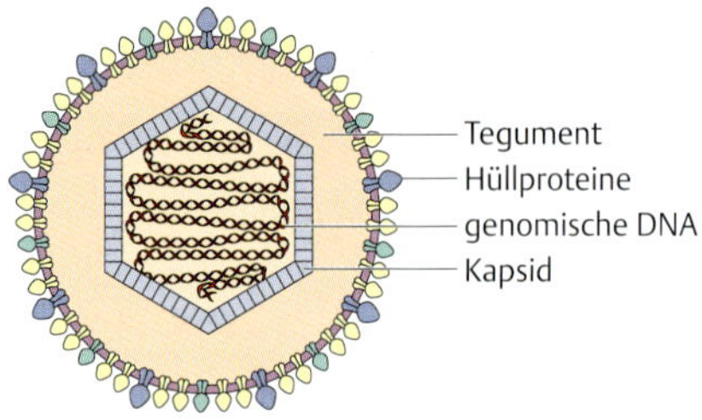

Abb. 26.7 Schema eines Herpesvirus. Das ikosaedrische Kapsid schließt die genomische Doppelstrang-DNA ein. Das Kapsid wird von der Virushülle umgeben, in welche die viralen Glykoproteine (Hüllproteine) eingelagert sind. Charakteristisch für die Herpesviren ist die aus vielen Proteinen bestehende Tegumentschicht zwischen Kapsid und Virushülle.

Nichtstrukturproteinen bemerkenswert. Letztere sind für die Evasion oder Modulation der Immunantwort des Wirtes verantwortlich, **die allen Herpesviren im Ergebnis erlaubt, eine latente Infektion zu etablieren**, die eine vermutlich lebenslange Persistenz in einmal infizierten Wirten zur Folge hat. In der Außenwelt und gegen Umwelteinflüsse sind Herpesviren relativ wenig widerstandsfähig. So inaktivieren milde Detergenzien Herpesviren in relativ kurzer Zeit, und Infektionen werden in aller Regel durch direkten Kontakt oder unbelebte Vektoren, nicht aber über große Distanzen durch die Luft übertragen.

Taxonomisch wurden die Herpesviren erst kürzlich neu geordnet (Tab. 26.3). In der nunmehr vom International Committee on Taxonomy of Viruses (ICTV) etablierten Klassifizierung wurde die Ordnung der *Herpesvirales* neu eingeführt. Zu den *Herpesvirales* zählen die *Alloherpesviridae* mit dem Typ-Vertreter des ictaluriden Herpesvirus (Channel-Catfish-Virus, CCV), die *Herpesviridae* mit den

Tab. 26.3 Zusammenstellung der relevanten Vertreter der Alphaherpesviren, Betaherpesviren und Gammaherpesviren.

Genus	Spezies	Namen/Krankheit
Alphaherpesvirinae		
Simplexvirus	atelines Herpesvirus 1	Herpes der Klammeraffen
	bovines Herpesvirus 2	bovine Mammilitis
	cercopithecines Herpesvirus 1	Herpes-B-Virus, Sa-8-Virus,
	cercopithecines Herpesvirus 2/16	Herpes der Totenkopfäffchen
	humanes Herpesvirus 1	Herpes simplex (labialer Typ)
	humanes Herpesvirus 2	Herpes simplex (genitaler Typ)
	macropodides Herpesvirus 1/2	Herpes Großfußkänguruh
	saimirines Herpesvirus 1	Herpes der Klammeraffen
Varicellovirus	bovines Herpesvirus 1	IBR-IPV-IBP
	bovines Herpesvirus 5	bovine Enzephalitis
	bubalines herpesvirus 1	Büffel-Herpesvirus
	kanines Herpesvirus 1	Hundeherpes, Welpensterben
	caprines Herpesvirus 1	Ziegenherpes
	cercopithecines Herpesvirus 9	
	cervides Herpesvirus 1	Herpes, Rothirsch
	cervides Herpesvirus 2	Herpes, Rentier
	equines Herpesvirus 1	Stutenabort, Enzephalomyelopathie
	equines Herpesvirus 3	Krötenflecken
	equines Herpesvirus 4	Rhinopneumonitis
	equines Herpesvirus 8	Eselherpes (asinone hv 3)
	equines Herpesvirus 9	equines Enzephalitisvirus
	felines Herpesvirus 1	Schnupfen, Katze
	humanes Herpesvirus 3	Varizellen/Zoster
	phocides Herpesvirus 1	Robbenherpesvirus
	suides Herpesvirus 1	Pseudowut, Aujeszky-Krankheit
	equines Herpesvirus 6	Eselherpesvirus

Tab. 26.3 Fortsetzung

Genus	Spezies	Namen/Krankheit
Mardivirus	gallides Herpesvirus 2	Marek-Krankheit
	gallides Herpesvirus 3	Hühnerherpesvirus (apathogen)
	meleagrides Herpesvirus 1	Putenherpesvirus
Iltovirus	gallides Herpesvirus 1	Laryngotracheitis der Hühner
	psittacides Herpesvirus 1	Herpesvirus der Papageien
Betaherpesvirinae		
Zytomegalovirus	cercopithecines Herpesvirus 5	CMV von Meerkatzen
	cercopithecines Herpesvirus 8	
	humanes Herpesvirus 5	humanes CMV
Muromegalovirus	murines Herpesvirus 1	Mäuse-CMV
	murines Herpesvirus 2	
Reseolovirus	humanes Herpesvirus 6	Exanthema subitum (Dreitagefieber)
	humanes Herpesvirus 7	
Gammaherpesvirinae		
Lymphocryptovirus	humanes Herpesvirus 4	Epstein-Barr-Virus
Rhadinovirus	alcelaphines Herpesvirus 1	Katarrhalfieber, Schaf
	alcelaphines Herpesvirus 2	Hatebeest-Herpesvirus
	atelines Herpesvirus 2	B-lymphotrope Viren, Klammeraffen
	bovines Herpesvirus 4	bovines Herpesvirus, Movar-Typ
	equines Herpesvirus 2	Keratokonjunktivitis, Immunsuppression?
	equines Herpesvirus 5	Lungenentzündung?
	equines Herpesvirus 7	asinines Gammaherpesvirus
	hippotragines Herpesvirus 1	
	humanes Herpesvirus 8	Kaposi-Sarkom-assoziiertes Herpesvirus
	murines Herpesvirus 4	
	ovines Herpesvirus 2	bösartiges Katarrhalfieber
	saimiriines Herpesvirus 2	B-lymphotrope Viren, Totenkopfäffchen
vorläufige Spezies dieses Genus	leporides Herpesvirus 1–3	Kaninchenherpes
	marmomides Herpesvirus 1	Woodchuck-Herpesvirus

Unterfamilien der *Alpha-*, *Beta-* und *Gammaherpesvirinae* sowie die *Malacoherpesviridae* mit dem Typvertreter des Austernherpesvirus. Die weitaus überwiegende Zahl der für Infektionen unserer Haustiere verantwortlichen Krankheitserreger ist der Subfamilie der *Alphaherpesvirinae* und dort dem Genus *Varicellovirus* bzw. *Simplexvirus* zuzuordnen. Dies gilt für wichtige Tierseuchenerreger bei Rind, Schwein und Pferd (bovines Herpesvirus 1 und 2, suides Herpesvirus 1 und equines Herpesvirus 1, 3 und 4) sowie für Infektionskrankheiten von Hund und Katze (kanines Herpesvirus 1 und felines Herpesvirus 1). Bei den Hühnervögeln sind Vertreter zweier Genera innerhalb der *Alphaherpesvirinae* von Bedeutung, nämlich die Genera *Ilto-* und *Mardivirus* mit den Vertretern Infektiöse-Laryngotracheitis-Virus (ILTV) und Virus der Marek-Krankheit (Marek's Disease Virus, MDV). Aus den anderen Subfamilien der *Herpesviridae* wird nur dem bovinen Herpesvirus 4, dem alcelaphinen Herpesvirus 1 bzw. dem ovinen Herpesvirus 2 (Erreger des Bösartigen Katarrhalfiebers) sowie den equinen Herpesviren 2 und 5 krankmachendes Potenzial attestiert, Vertreter der *Betaherpesvirinae* spielen in der Veterinärmedizin allenfalls eine untergeordnete Rolle. Komplett anders stellt sich die Situation beim Menschen dar. Hier können Vertreter aller drei Subfamilien der *Herpesviridae* z. T. schwere bis lebensbedrohliche Infektionen auslösen. Das wohl am besten studierte Herpesvirus überhaupt, das Herpes-simplex-Virus, ist ein Vertreter der *Alphaherpesvirinae* und namensgebend für das Genus *Simplexvirus*, während das Varicella-zoster-Virus Gleiches für das Genus *Varicellovirus* ist. Auch Vertreter der *Betaherpesvirinae*, das humane Zytomegalievirus (HCMV), und der *Gammaherpesvirinae*, das Epstein-Barr-Virus (EBV) und

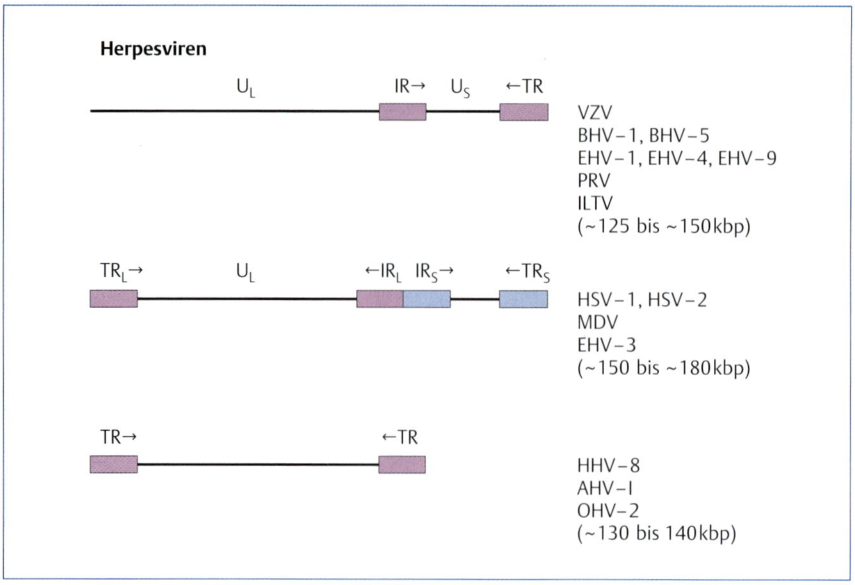

Abb. 26.8 Genomorganisation der Herpesviren. Auf dem Doppelstrang-DNA-Genom der Herpesviren lassen sich terminale und interne repeats (TR bzw IR) sowie zentrale spezifische (engl.: unique; UR) Regionen unterscheiden. Bei Letzteren sind zum Teil lange (U_L) und kurze (U_S) Regionen nachgewiesen.

das Kaposi-Sarkom-assoziierte Herpesvirus (KSHV), führen zu teils schwerwiegenden Infektionen bei sowohl immunkompetenten als auch besonders bei immunsupprimierten Individuen.

Herpesviren sind, wie bereits erwähnt, behüllte Viren. Das ikosaedrische Herpesviruskapsid mit einer T = 16-Symmetrie (**Abb. 26.8**) besteht aus fünf verschiedenen Kapsidproteinen, wobei das Hauptkapsidprotein VP5 strukturgebend für die insgesamt 162 Kapsomeren (150 Pentone, 12 Hexone) ist. Im Verlauf der Infektion und hin zum endgültigen viralen Nukleokapsid, das die doppelsträngige virale DNA enthält, entsteht im Zellkern zunächst ein Prokapsid um ein viruskodiertes Gerüst (scaffold), das endlich durch Proteolyse aus dem fertigen Kapsid entfernt wird. Weiterhin ist das reife Herpesviruskapsid umgeben von einer proteinhaltigen Matrix, die Tegument genannt wird. Das Tegument der Herpesviren besteht aus über 30 Proteinen, die sowohl strukturell, vor allem jedoch funktional von großer Bedeutung sind. So werden wichtige für die Replikationsinitiation benötigte Proteine im Tegument verpackt und solche Proteine, die für den Transport der Nukleokapside sowohl aus Zellkern und Zytoplasma bei der Virusreifung als auch beim Viruseintritt zum Nukleus verantwortlich zeichnen.

Schließlich enthält das reife, infektionstüchtige Herpesvirion eine lipidhaltige Hülle, die aus intrazellulären Membranen, vermutlich aus Endosomen, stammt und in die virale Membranproteine eingelagert sind. Die Virushülle trägt so wichtige antigene Epitope und Strukturen, die für die Rezeptorbindung und Fusion, mithin also für den Viruseintritt in die Zelle, essenziell sind.

Die Replikation der Herpesviren (**Abb. 26.9**) beginnt mit der Injektion des doppelsträngigen DNA-Genoms in den Zellkern. Dies geschieht nach Eindringen des Virus in die Zelle, entweder nach Fusion der Virushülle mit der Plasmamembran oder endosomalen Membranen. Der Ort der Fusion ist von Virus- und Zelltyp abhängig. Die Viren entledigen sich dann eines Teils des Teguments und wandern in einem energiefordernden Prozess entlang der Mikrotubuli zu den Kernporen, an denen schließlich eines der Hexone sich öffnet und die virale DNA unter Druck entlässt. Nahezu gleichzeitig beginnt die Expression der sogenannten „sehr frühen“ (immediate early, IE) Gene. Die Expression dieser viralen Proteine führt dann zum nächsten Schritt in der Kaskade, nämlich der Expression der „frühen“ (early, E) Proteine, die Enzyme für die Replikation des viralen Genoms (z. B. Helikase, Ribosyl-Reduktase oder DNA-abhängige DNA-Polymerase) darstellen. Die DNA-Replikation erfolgt durch einen komplizierten Prozess, der verzweigte oder zirkuläre Intermediate („rolling circles“) der DNA generiert, was zur Produktion von konkatemeren DNA-Molekülen führt, die zu kovalenten End-zu-End- bzw. Anfang-zu-End-Aneinanderlagerungen von vielen Einzelgenomen führt. Schließlich folgt die Produktion der späten (late, L) Proteine, vornehmlich Strukturproteine des Nukleokapsids und der Virushülle. Nach dem intranukleären Zusammenbau des Nukleokapsids wird eine Kopie der Virus-DNA aus den produzierten Genom-Konkatemeren unter Energieverbrauch in das Nukleokapsid an einem der 12 Hexone gepumpt und durch spezifische Terminasen in situ aus dem Konkatemer an spezifischen Erkennungssequenzen gespalten. Nach erfolgreicher DNA-Einschleusung und Versiegelung des Nukleokapsids findet dessen erste Umhüllung unter Einbau weniger, ausgewählter Tegumentproteine an der inneren Kernmembran statt. Die primär umhüllten, im Kernspalt lokalisierten Virionen sind nicht infektionstüchtig und verlassen diesen durch Fusion der primären Hülle mit der äußeren Kernmembran. Dadurch liegen unbehüllte Virionen im Zytoplasma vor, die dann die verschiedenen Tegumentproteine anlagern und an intrazellulären Membranstrukturen, vermutlich frühen bzw. rezyklierenden Endosomen, ihre endgültige Hülle erhalten. Schließlich werden reife Viruspartikel mithilfe der zur Zelloberfläche wandernden Vesikel durch Fusion derselben mit der Plasmamembran in das extrazelluläre Milieu entlassen.

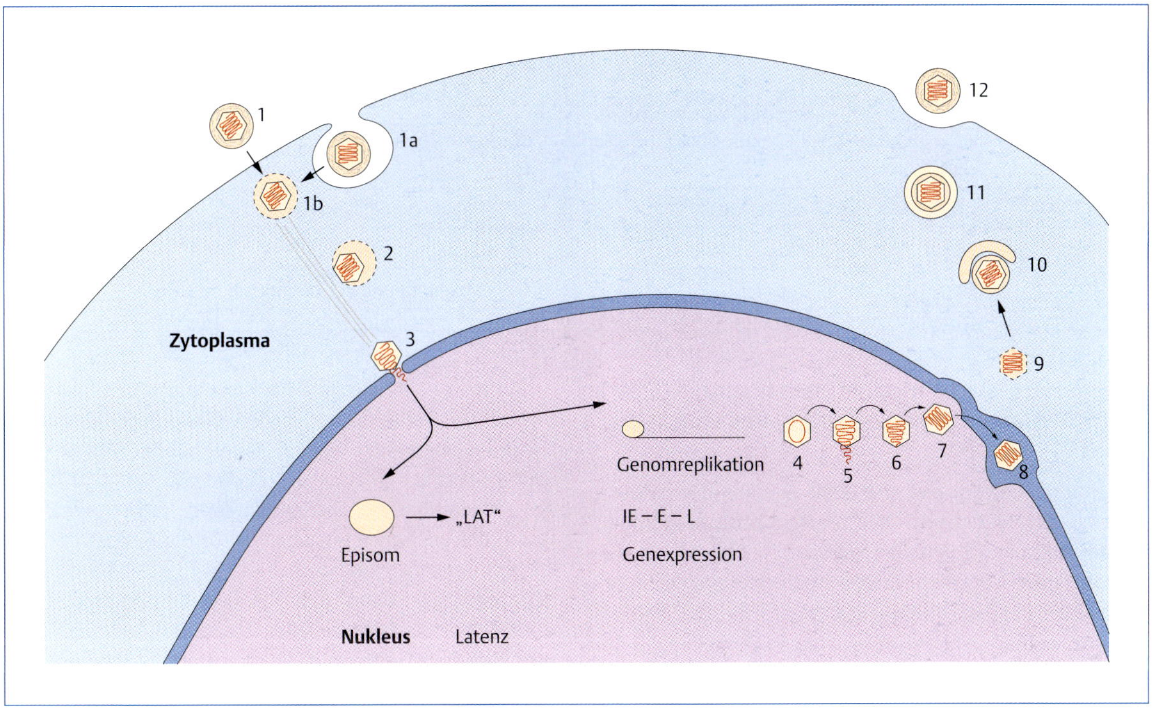

Abb. 26.9 Nach dem Attachment über Zelloberflächenrezeptoren (1) gelangen Viren über Fusion der Virushülle mit Wirtszellmembranen im Endosom (1a) oder direkt mit der Plasmamembran (1b) in die Zelle. Nach Abstreifen der Hülle wandern die Nukleokapside entlang der Mikrotubuli (2) zur Kernpore (3), durch die die DNA in den Kern injiziert wird. Im Zellkern kann das virale Genom dann – je nach Zelltyp – entweder in die Latenzphase oder den lytischen Zyklus eintreten. Nur bei Letzterem erfolgt die komplette Genexpression und schließlich der Zusammenbau viraler Nukleokapside (4), in die virale DNA verpackt wird (5). DNA-enthaltende Nukleokapside, sogenannte C-Kapside (6), wandern nach lokaler Auflösung der nukleären Lamina zur inneren Kernmembran (7), an der das erste Budding in das ER stattfindet. Im ER finden sich dann primär umhüllte Virionen (8). Primär behüllte Virionen verlieren ihre Hülle an der äußeren Kernmembran durch Fusion, wobei unbehüllte Nukleokapside (9) entstehen. Nach Addition einer Reihe von Tegument(Matrix)-Proteinen kommt es zum sekundären Budding an der Membran von Trans-Golgi- bzw. endosomalen Vesikeln (10), und es entstehen die final umhüllten Herpesvirionen (11). Diese werden mithilfe der Vesikel zur Zelloberfläche transportiert und schließlich freigesetzt (12).

Equine Herpesviren

Allgemeines

Infektionen mit dem equinen Herpesvirus vom Typ 1 (EHV-1) stellen sicherlich die mit Abstand wichtigste Herpesvirusinfektion der Pferde weltweit dar und sind, zusammen mit dem equinen Influenzavirus (EIV), die ökonomisch wichtigste virale Infektionskrankheit der Pferde. EHV-1 und EHV-4 galten bis vor 25 Jahren als Subtypen einer Virusspezies, und die vornehmlichen Krankheitsbilder, Rhinopneumonitis und Stutenabort, wurden diesen beiden Subtypen zugeordnet. Genetische Untersuchungen haben aber deutlich gezeigt, dass EHV-1 und EHV-4, obgleich genetisch und antigenetisch sehr eng verwandt und beide dem Genus *Varicellovirus* innerhalb der *Alphaherpesviridae* zugeordnet, eindeutig zwei eigenständige Virusspezies darstellen. Erste Vergleiche von Restriktionsenzymspaltmustern in den frühen 1980er-Jahren zeigten, dass equine Herpesviren aus Abortfällen einheitlich waren, während die aus dem Respirationstrakt zwei sich deutlich unterscheidenden Gruppen zuzuordnen waren, von denen aber eine mit denen der Abortfälle identisch war. Die Gruppe der abortigenen EHV war jedoch im Respirationstrakt deutlich unterrepräsentiert. Nukleotid-Sequenzanalysen von den dann als EHV-1 (Aborterreger) und EHV-4 (Rhinopneumonitis-Erreger) klassifizierten Viren bestätigten dann eindeutig die Unterschiede der früheren genetischen Analysen und verifizierten eine etwa 80– 90 %ige Identität zwischen beiden Genomen. Die Daten führten schließlich dazu, dass EHV-1 und EHV-4 seit Beginn der 1990er-Jahre als eigenständige Spezies innerhalb des Genus *Varicellovirus* geführt werden. Eng mit dem EHV-1 und EHV-4 verwandt ist auch das gleichfalls als eigenständige Virusspezies eingestufte EHV-9, das insbesondere bei Lamas, Alpakas, Giraffen und Zebras zu zentralnervösen Symptomen führen kann.

Ein weiteres Alphaherpesvirus der Equiden, das EHV-3, wurde lange als *Simplexvirus* geführt, ist aber kürzlich dem Genus *Varicellovirus* zugeordnet worden. Es verursacht eine seltene, venerisch übertragene und in der Regel milde Erkrankung, das Koitalexanthem. Die beiden Gammaherpesviren des Pferdes, das EHV-2 und EHV-5, sind Mitglieder des Genus *Rhadinovirus* und somit dem Kaposi-Sarkom-assoziierten Herpesvirus (KSHV) nahe verwandt. Wie EHV-1 und EHV-4 gilt auch für EHV-2 und EHV-5, dass sie in der Pferdepopulation weit verbreitet sind. Widersprüchlich sind die Einschätzungen im Hinblick auf ihre krankmachenden Eigenschaften, aber die Hinweise scheinen sich zu verdichten, dass EHV-2 bei Keratokonjunktivitiden des Pferdes und EHV-5 bei Infektionen der Lunge eine Rolle spielen (**Tab. 26.4**).

dsDNA-Viren

Tab. 26.4 Beim Pferd vorkommende Herpesviren.

Virustyp	Manifestation	Krankheiten
EHV-1	Uterus/Fetus; seltener Respirationstrakt und ZNS	Virusabort der Stuten, neurologische Symptome
EHV-4	Respirationstrakt; sehr selten Uterus/Fetus; ZNS fraglich	Rhinopneumonitis
EHV-3	Schleimhaut des Genitaltraktes	Koitalexanthem (Bläschenausschlag)
EHV-2	Nasen-, Augenschleimhäute, (Niere)	Keratokonjunktivitis
EHV-5	Lunge	schwere multinoduläre pulmonäre Fibrose?

Equine-Herpesvirus-Myeloenzephalopathie (EHM) und Stutenabort (equines Herpesvirus vom Typ 1, EHV-1)

Allgemeines Infektionen mit dem equinen Herpesvirus vom Typ 1 (EHV-1) sind in den vergangenen Jahren immer wieder in die Schlagzeilen geraten. Nachdem ab den 1940er-Jahren vor allem in den intensiv Pferdezucht betreibenden Gebieten in den USA (Kentucky) und in England verheerende Abortstürme in der Folge von EHV-1-Infektionen zu beklagen waren, ist im letzten Jahrzehnt die durch das EHV-1 induzierte Myeloenzephalopathie in den Fokus getreten. Während die neurologische Verlaufsform der Krankheit im Zusammenhang mit Abortstürmen immer wieder beobachtet wurde und ältere Tiere befallen waren, scheint sich nunmehr eine neue Qualität der Ausbrüche der Equines-Herpesvirus-Enzephalomyelitis (EHM) zu entwickeln, die uns weit höhere Fallzahlen dieser oft letal verlaufenden Ausprägung der Infektion beobachten lassen. Dabei tritt die EHM isoliert von anderen klinischen Ausprägungen und bei jüngeren Tieren, z. B. auf Rennbahnen, auf. Ob und inwieweit eine Variante des EHV-1 bei dieser sich ändernden Epidemiologie eine Rolle spielt oder ob wir es lediglich mit einer erhöhten Wachsamkeit und somit einer nur wahrgenommenen Verschlimmerung und Fallzahlerhöhung zu tun haben, wird im Folgenden diskutiert werden.

Epidemiologie EHV-1 kann über die Schleimhäute des Respirationstraktes und bei Aborten über infiziertes Fruchtwasser bzw. Fohlen und Nachgeburten übertragen werden. Dabei spielt der direkte Kontakt die Hauptrolle, aerogene Übertragungen über größere Distanzen sind sehr selten. Jüngere Untersuchungen haben gezeigt, dass Fohlen sich bereits in den ersten Lebenswochen, trotz vorhandener maternaler Immunität, bei ihren Müttern bzw. Stall- oder Weidegenossen infizieren können. Einmal infiziert etablieren die Pferde nach der initialen lytischen Infektion eine Latenz im Trigeminalganglion und in Lympho- bzw. Monozyten und bleiben so lebenslang Träger des Virus. Durch iatrogene oder andere Stressoren, wie z. B. die gemeinsame Aufstallung von Pferden unterschiedlicher Herkunft (sozialer Stress), Transport, Leistungssport u. a. m., kann EHV-1 aus der Latenz reaktivieren und einen neuen lytischen Zyklus initiieren, was schließlich zur erneuten Verbreitung des Virus in empfänglichen Populationen führt. Da die Immunität gegen EHV-1 recht kurzlebig und nicht sehr robust ist, sind Superinfektionen möglich.

Kontrovers werden die Existenz und Kozirkulationen zweier unterschiedlicher EHV-1-Pathotypen diskutiert. Untersuchungen der letzten Jahre haben gezeigt, dass EHV-1-Stämme mit einer spezifischen Mutation (D 752) in der viruskodierten DNA-abhängigen DNA-Polymerase, einem der wichtigen Enzyme, die für die Genomreplikation verantwortlich sind, nur in ca.10–15 % der Fälle zu finden sind. Dieser Geno- bzw. Pathotyp kommt deshalb viel seltener vor als Stämme oder Isolate des anderen Genotyps (N752), ist aber in ca. 90 % aller EHM-Fälle offenbar das kausative Agens. Wenn ein Pferd also mit dem D 752-Genotyp infiziert ist, besteht eine ca. 500-fach größere Wahrscheinlichkeit, dass dieses tatsächlich EHM entwickelt. Demgegenüber besteht zwischen den beiden Geno- bzw. Pathotypen offenbar kein Unterschied in ihrer Fähigkeit, Aborte zu induzieren.

Nach wie vor weitgehend ungeklärt in Bezug auf die Epidemiologie ist die Beteiligung anderer Equiden an der Verbreitung von EHV-1, insbesondere des D 752-Genotyps. Spärliche Berichte brachten immer wieder die räumliche und zeitliche Nähe von Eseln und Maultieren mit Pferden und dadurch initiierte Ausbrüche von EHM ins Spiel. Neuen Auftrieb für die These, dass EHV-1 ein Reservoir in anderen Equiden als dem Pferd besitzt und Pferde somit gar nicht der eigentliche Wirt des EHV-1 sind, brachten jüngste Studien, die nur eine etwa 25 %ige Prävalenz von latentem Virus in Lymphozyten in älteren Pferden nachzuweisen in der Lage waren. Momentan ist aber davon auszugehen, dass andere Daten, die eine ca. 60–80 %ige Prävalenz von EHV-1 in der Pferdepopulation ermittelten, die Regel darstellen und somit EHV-1 ein Pferdepathogen sensu stricto darstellt.

Pathogenese, Pathologie und Klinik Nach Übertragung des Erregers in der Regel über direkten Kontakt und Schmierinfektion, seltener als Tröpfcheninfektion, repliziert EHV-1 in der Nasenschleimhaut. Nach 12–24 Stunden ist Virus in dem mit dem oberen Respirationstrakt assoziierten Lymphgewebe, z. B. im Waldeyerschen-Rachenring, nachweisbar, wo es zunächst B-, dann aber auch T-Lymphozyten und Monozyten infiziert. Dieser initialen Replikation im Nasen-Rachen-Raum und im Lymphgewebe folgt die Etablierung einer zellassoziierten Virämie, die schließlich zur Infektion von Endothelzellen, vorzugsweise in Endstromgefäßen im Zentralnervensystem (ZNS) und im graviden Uterus, führt.

Die Infektion von Endothelien im ZNS kann zu einer nachfolgenden Mikrozirkulationsstörung im Nervengewebe durch Thrombenbildung und folglich zu einer Hypoxie führen, die durch die Rekrutierung von Immunzellen und perivaskuläres Cuffing noch verstärkt wird. Eine Infektion mit dem EHV-1 führt also nicht wie die Infektion mit z. B. BHV-1 oder dem SHV-1 (Aujeszky-Krankheit) zu einer lytischen Infektion von Neuronen, vielmehr kommt es durch die Sauerstoffunterversorgung zu teils irreversiblen Schäden an den Neuronen. Im Uterus kann durch denselben Mechanismus der Sauerstoffunterversorgung ein Ablösen der Plazenta und folglich der Abort erfolgen. In anderen Fällen wird der Fetus durch infizierte Blutzellen, die die plazentare Barriere überwinden, infiziert. Virus wird dann systemisch über die Umbilicalaorta im Fetus verteilt und repliziert v. a. in der fetalen Leber, Niere und Lunge. Die lytische Replikation im Fetus kann ebenfalls zum Abort führen, der in der Regel im letzten Trimester auftritt. Bei Infektion in den letzten Wochen der Trächtigkeit können lebensschwache Fohlen mit ausgeprägten respiratorischen Veränderungen geboren werden, die in der Regel binnen weniger Stunden und Tage sterben.

Pathologisch-anatomisch können, allerdings selbst bei neurologischer Symptomatik relativ unregelmäßig, hämorrhagische Läsionen, die sich als radiale Sektoren darstellen, im Rückenmarkquerschnitt gefunden werden. Histopathologisch sind Axonschwellungen, Hämorrhagien und perivaskuläre Infiltration von Lymphozyten zu beobachten. In abortierten Feten können im ansonsten unauffälligen Fetus punktförmige Nekrosen in Leber, Niere, Lunge und der Milz gefunden werden. Bei der Geburt lebensschwacher Fohlen werden z. T. umfangreiche Fibrinausschwitzungen im Respirationstrakt gefunden.

Klinisch ist nach einer relativ kurzen Inkubationszeit von 12–48 Stunden üblicherweise ein mehr oder weniger hohes Fieber bei empfänglichen Tieren festzustellen. Als Faustregel werden jüngere Tiere höheres Fieber haben und mit größerer Wahrscheinlichkeit respiratorische Symptome entwickeln als ältere Tiere. In diesen ist oftmals nur eine relativ milde Atemwegserkrankung zu sehen, und die Infektion kann in nicht graviden Tieren inapparent verlaufen. Bei trächtigen Tieren, insbesondere im letzten Drittel der Gravidität, sind Aborte zu beobachten, die, abhängig vom Stamm, seuchenhaft verlaufen können (sogenannte Abortstürme). Relativ selten ist die Beteiligung des ZNS, die selbst nach Infektion mit den virulentesten Stämmen, nur in ca. 25 % der Fälle zu beobachten ist. Die Gründe für diese unregelmäßige Beteiligung des ZNS sind unbekannt, auch etwaige genetische Risikofaktoren oder Prädispositionen.

Diagnose Klinisch kann nur eine Verdachtsdiagnose gestellt werden. Der Nachweis einer akuten Infektion wird üblicherweise entweder durch Virusanzucht aus Nasentupfern oder aus dem peripheren Blut (PBMC) geführt. Der Virusnachweis ist auch aus abortierten Feten bzw. Plazentagewebe möglich, ebenso aus zerebrospinaler Flüssigkeit. Dabei ist infektiöses Virus aus dem Nasensekret relativ verlässlich für ca. 5 Tage nachweisbar, aus PBMC gelingt der Nachweis später (etwa ab Tag 4–5) und seltener, da nur ca. 1–100 Zellen pro Million PBMC infiziert sind. In den vergangenen Jahren hat sich der Nachweis über (quantitative) PCR in Laboratorien vieler Länder durchgesetzt. Das ist möglich, da latentes Virus mit selbst sensitivsten Verfahren üblicherweise weder aus dem Nasensekret noch im Blut nachzuweisen ist. Serologisch ist der Nachweis einer Infektion ebenfalls möglich, allerdings bedarf es zur Feststellung einer akuten Infektion eines im Abstand von 2–3 Wochen genommenen Serumpaares. Ein Anstieg des Antikörpertiters (Serumneutralisationstest, Komplementbindungsreaktion, ELISA) um das 3–4-fache wird hier als Nachweis einer akuten Infektion gewertet.

Immunologie Eine Infektion mit dem EHV-1, aufgrund der nahen Verwandtschaft aber auch dem EHV-4, induziert für kurze Zeit eine belastbare Immunität, wobei eine EHV-1-Infektion sicher einen etwas länger dauernden Schutz (ca. 3–6 Monate) induziert. Dabei ist der Schutz direkt proportional zu der Präsenz von CD8-positiven Memory-T-Lymphozyten. Die Präsenz selbst hoher Titer neutralisierender Antikörper schützt weder vor Infektion noch vor klinischer Ausprägung der Symptome. Kontrovers wird die Funktionalität von sekretorischen Antikörpern (IgG und IgA) diskutiert.

Bekämpfung Bekämpft werden Infektionen mit dem EHV-1 durch Impfstoffe aus inaktivierten und vermehrungsfähigen Erregern. Während Erstere oft in Kombination mit EHV-4 und anderen, v. a. respiratorischen Erregern verabreicht werden, handelt es sich bei Letzteren um monovalente Impfstoffe. Weltweit sind nur zwei EHV-1-Lebendvakzinen, eine in den USA, eine in Europa erhältlich, die aber den gleichen attenuierten Stamm (RacH) aus den frühen 1960er-Jahren enthalten. Ältere, aber auch einige neuere Untersuchungen haben gezeigt, dass die Applikation von Lebendvakzinen deutliche Vorteile gegenüber Inaktivaten, v. a. den Kombinationsvakzinen, aufweist, obgleich der Impfschutz auch mit den Lebendvakzinen nicht sehr lange anzuhalten scheint.

Empfohlen wird in der Regel eine zweimalige Grundimmunisierung im Abstand von 4 Wochen und dann eine Auffrischung nach 6 Monaten. Trächtige Stuten werden in der Regel im 3., 5. und 7. (Inaktivate) bzw. 4. und 8. (Lebendvakzine) Trächtigkeitsmonat geimpft. Wichtig ist, dass eine gute Populationsimmunität aufgebaut wird, d. h., alle Tiere eines Bestandes sollten geimpft werden. Ebenso ist ein gutes Hygieneregime für eine Kontrolle von durch EHV-1 verursachten Erkrankungen von großer Wichtigkeit. Trächtige Tiere, besonders im letzten Drittel der Trächtigkeit, sollten abgesondert und jeglicher Stress sollte vermieden werden. Unter den wichtigsten Stressfaktoren sind Transporte, die gemeinsame Aufstallung von einander fremden Tieren und andere Krankheiten zu nennen. Strikte Zugangskontrollen und Einmalkleidung sind zu empfehlen, um die Wahrscheinlichkeit einer Übertragung über belebte und unbelebte Vektoren zu minimieren.

Equine Rhinopneumonitis (equines Herpesvirus vom Typ 4, EHV-4)

Allgemeines Infektionen mit dem equinen Herpesvirus vom Typ 4 (EHV-4) wurden lange Zeit für die respiratorische Ausprägung der Infektion mit dem EHV-1 gehalten.

Mitte der 1980er-Jahre gelang der Nachweis, dass EHV-1 und EHV-4 distinkte Virusspezies darstellen. Während EHV-1 in der Regel eine Virämie nach Primärinfektion verursacht, die dann für die klinische Ausprägung die Grundvoraussetzung darstellt, kommt es nach Infektion mit dem EHV-4 üblicherweise nicht zu einer systemischen Verbreitung des Virus. Die Infektion bleibt in den allermeisten Fällen auf den Respirationstrakt beschränkt, obgleich sehr selten auch Aborte und neurologische Verlaufsformen nach einer EHV-4-Infektion beschrieben wurden.

Epidemiologie Ähnlich wie bei der EHV-1-Infektion kommt es bereits in sehr jungem Alter zur Infektion von Fohlen, üblicherweise durch ihre Mütter bzw. ihre Gruppengenossen. Nach der lytischen Infektion wird eine latente Infektion im Trigeminalganglion etabliert, eine Reaktivierung aus der Latenz kann jederzeit durch Stress, z. B. bei Rennpferden im Training oder im Wettkampf, erfolgen. EHV-4-Infektionen scheinen häufiger als EHV-1-Infektionen zu sein und spielen auf Pferdeschauen eine große Rolle. Sie stellen die häufigste virale Infektionskrankheit des Atmungsapparates des Pferdes dar.

Pathogenese, Pathologie und Klinik Die initiale Phase der Infektion mit dem EHV-4 ist mit der nach EHV-1-Infektion identisch, es kommt also zur primären Virusvermehrung im Epithel des Nasen-Rachen-Raumes. Allerdings kommt es praktisch nie zu einer virämischen Phase, was dazu führt, dass die Infektion meist auf den oberen Respirationstrakt beschränkt bleibt. Allerdings können bakterielle Sekundärinfektionen die klinischen Erscheinungen bei vor allem jungen Pferden deutlich verkomplizieren und sogar zum Tod führen. Pathogenese, Pathologie und Klinik spiegeln den Ort der Virusvermehrung wider. Initial kommt es zur Replikation in den Epithelien des Nasen-Rachen-Raumes und in seltenen Fällen auch der unteren Luftwege, also zu einer klassischen Rhinotracheitis mit den klinischen Symptomen Nasenausfluss, Tränen und unter Umständen Husten. Diese sind in der Regel mit Fieber vergesellschaftet, das aber meist nur von kurzer Dauer ist. Nach Etablierung der latenten Infektion sind keine klinischen Symptome mehr bis zur Reaktivierung der Infektion zu beobachten.

Diagnose Die Diagnose einer EHV-4-Infektion wird über die Virusanzucht bzw. über PCR-Verfahren gestellt. Serologisch ist die hohe Kreuzreaktivität der Antikörper gegen EHV-1 und EHV-4 dahingehend problematisch, als nicht sicher zwischen den beiden Erregern unterschieden werden kann. Lediglich ein auf den Unterschieden im von EHV-1 und EHV-4 kodierten viralen Glykoprotein gG erlaubt eine Unterscheidung der Antikörper dieser beiden eng verwandten Viren. Erfahrungsberichte von diagnostischen Labors werfen jedoch Fragen bezüglich der Robustheit des Testes sowohl bezüglich seiner Fähigkeit zur Unterscheidung von Antikörpern und insbesondere der Nachweisdauer auf. Erst kürzlich sind von Arbeitsgruppen in Japan und Deutschland Peptid-basierte ELISAs entwickelt worden, die zwischen EHV-1- und EHV-4-spezifischen Antikörpern zu unterscheiden vermögen. Die Robustheit der Tests ist aber noch nicht abschließend geklärt, sie können jedoch zur Differenzialdiagnose mit herangezogen werden.

Immunologie Wie die Infektion mit EHV-1 führt auch die Infektion mit dem EHV-4 zu einer sowohl humoralen als auch zellulären Immunantwort. Wie bereits mehrfach ausgeführt, ist eine Kreuzimmunität nach Infektion mit EHV-1 bzw. EHV-4 gegenüber dem anderen Virus zu beobachten. Auch EHV-4-Infektionen führen nur zu einer kurzen Phase, in der die Tiere komplett refraktär gegenüber einer erneuten Infektion mit EHV-4 (oder EHV-1) sind. Die Rolle von sekretorischen Antikörpern im Hinblick auf einen Schutz gegenüber einer neuen Erkrankung bzw. deren Bildung nach Infektion wird nach wie vor kontrovers diskutiert, scheint aber durchaus von Bedeutung zu sein.

Bekämpfung Wie auch gegen Erkrankungen mit dem EHV-1 werden vorwiegend Präparate aus inaktivierten Erregern, vorzugsweise als Kombinationsvakzine gegen Infektionen mit EHV-1, EHV-4 und dem equinen Influenzavirus, verwandt. Das für EHV-1 mit Blick auf die Dauer der Immunität und die Ausprägung Gesagte gilt analog für EHV-4.

Infektionen mit dem equinen Herpesvirus vom Typ 3 (EHV-3)

Synonyme: Koitalexanthem, Krötenflecken

Das Koitalexanthem ist eine gutartige, milde verlaufende Infektion der Equiden. Der Erreger, das EHV-3, ist wie die eng miteinander verwandten EHV-1 und EHV-4 ebenfalls ein Mitglied der *Alphaherpesvirinae* und des Genus *Varicellovirus*. Es verursacht im Scheidenvorhof und an der benachbarten Haut bei Stuten sowie an Penis und Präputium beim Hengst Bläschen, Pusteln und Erosionen. Die Übertragung erfolgt hauptsächlich durch den Deckakt, aber auch durch enge Kontakte oder rektale und vaginale Untersuchungen. Auch der Respirationstrakt kann in seltenen Fällen die Eintrittspforte sein. Infizierte Tiere bleiben lebenslang Virusträger, und selbst klinisch gesunde Stuten und Hengste können, wenn das latente Virus im Tier aktiviert wurde, andere Tiere wieder anstecken. Bei Stuten ist die Trächtigkeit durch die Erkrankung nicht gestört.

Die Inkubationszeit variiert zwischen 2 und 10 Tagen. Dann entstehen auf der Haut der Vulva sowie des Präputiums Papeln und Bläschen, die schließlich zu Pusteln reifen und ulzerieren können. Die Veränderungen werden von Leukozyten infiltriert und die oberen Epithelschichten abgestoßen. Die Heilung erfolgt in der Regel spontan nach 2–3 Wochen, wenn keine Sekundärinfektionen hinzukommen. Nach der Genesung bleiben farblose Narben in Form weißer Flecken (sogenannte „Krötenflecken"), die über Jahre persistieren, erhalten. Das Koitalexanthem tritt in Deutschland nur sporadisch auf, ist aber in anderen Ländern, z. B. in Südamerika, von noch großer Bedeutung.

Das EHV-3 weist nur eine geringe Kreuzimmunität zu den anderen beiden equinen Alphaherpesviren, dem EHV-1 oder EHV-4 auf. Es lässt sich in equinen Zellkulturen züchten und aus den Schleimhautveränderungen erkrankter Tiere isolieren. Anschließend ist eine serologische Typisierung und Differenzierung notwendig, die durch Immunfluoreszenz erfolgen kann.

Mit der Genesung entwickelt sich ein lokaler, in der Regel nur wenige Monate anhaltender Immunschutz. Reinfektionen sind deshalb möglich, die Symptomatik ist dann aber milder. Die Bekämpfung stützt sich auf den Ausschluss infizierter Tiere von der Zucht.

Gammaherpesvirusinfektionen des Pferdes (EHV-2 und EHV-5)

Wie bei vielen anderen Tierarten konnten auch beim Pferd Mitglieder der Subfamilie der *Gammaherpesvirinae* isoliert werden, nämlich das EHV-2, das EHV-5 und das EHV-7. Alle drei Viren gehören dem Genus *Rhadinovirus* an, sind also dem Kaposi-Sarkom-assoziierten Herpesvirus des Menschen und dem Erreger des bösartigen Katarrhalfiebers (S. 435) sehr ähnlich. Während für das EHV-7 noch keinerlei Krankheitsbilder beschrieben wurden, werden EHV-2 und EHV-5 mit den verschiedensten, meist milden Krankheitssymptomen in Verbindung gebracht. Insbesondere EHV-2 kann regelmäßig aus gesunden Pferden isoliert werden, vornehmlich gelingt dies bei Pferden mit verschiedenen Formen der Keratokonjunktivitis. Inwieweit hier Reaktivierungen durch andere Infektionen eine Rolle spielen oder es sich um eine originär durch EHV-2 induzierte Erkrankung handelt, ist nach wie vor nicht geklärt. Auffallend ist jedoch, dass oftmals Ko-Isolationen von EHV-1 und EHV-2 aus z. B. Nasentupfern gelingen und die Genexpression gegenseitig durch EHV-1- bzw. EHV-2-kodierte Transaktivatoren stimuliert werden kann. Erst kürzlich ist das EHV-5 mit auch tödlich endenden Infektionen der Lunge in Verbindung gebracht, ja als ursächliches Agens beschrieben worden. Diese neuen Befunde bedürfen aber noch einer kritischen Überprüfung, bevor eine abschließende Beurteilung der beobachteten Assoziation möglich ist.

Die Übertragung von EHV-2 und EHV-5 erfolgt horizontal durch engen Kontakt. Die Viren vermehren sich primär im respiratorischen Epithel, führen aber dann zur Virämie. Heute weiß man, dass EHV-2 in der Pferdepopulation sehr weit verbreitet ist. Serologische und virologische Untersuchungen haben belegt, dass die Prävalenz wohl weit jenseits der 70 % liegt. Die Erreger lassen sich von anderen Viren leicht serologisch oder durch PCR abgrenzen. Ihre Züchtung ist in Zellkulturen von Pferden, aber auch Kaninchen leicht möglich.

Erkrankungen durch die equinen Gammaherpesviren, hier ist vor allem das Auge von Bedeutung, werden vorwiegend symptomatisch behandelt. Keratokonjunktivitiden lassen sich durch Virostatika in der Regel positiv beeinflussen. Impfstoffe sind nicht verfügbar.

Bovine Herpesviren

Allgemeines

Infektionen mit dem bovinen Herpesvirus vom Typ 1 (BHV-1) stellen weltweit die wichtigste herpesvirale Infektion des Rindes dar. Insbesondere in Zusammenhang mit dem sogenannten shipping fever, einer Faktorenkrankheit des Respirationstraktes von vor allem jungen Rindern nach der Entwöhnung bzw. bei Beginn der Mast- oder Zuchtperiode, stellen ein bedeutendes gesundheitliches und ökonomisches Problem dar. Durch die seuchenpolitische Reglementierung der Infektionen mit BHV-1 zumindest in den Zuchtbetrieben geht die Bedeutung der IBR-IPV/IBP in Deutschland zwar klar zurück, jedoch verschlingen die unterschiedlichen Bekämpfungsprogramme in den Bundesländern ca. 25 Millionen Euro im Jahr.

Neben dem BHV-1 spielen, weit untergeordnet, auch Infektionen mit dem BHV-2, dem Erreger der Herpesvirus-Mammilitis, eines Bläschenausschlages am Euter des Rindes, eine Rolle. Darüber hinaus ist das Rind als nicht originärer Wirt für Infektionen mit dem ovinen Herpesvirus vom Typ 2 (OvHV-2) bzw. dem alcelaphinen Herpesvirus vom Typ 1 (AHV-1) empfänglich. Diese im Genus *Rhadinovirus* in der Subfamilie der *Gammaherpesvirinae* gruppierten Erreger, die in ihren Reservoir-Wirten, dem Schaf (Europa, USA) bzw. dem Wasserbüffel (Afrika), endemisch sind und keine Krankheitssymptome auslösen, können bei Rindern eine seltene, aber oft tödliche Infektion, das sogenannte bösartige Katarrhalfieber, auslösen. Eindeutige Krankheitsbilder, die mit Infektionen mit einem im Rind endemischen Gammaherpesvirus, dem BHV-4, assoziiert sind, sind nicht bekannt (**Tab. 26.5**).

Infektionen mit dem bovinen Herpesvirus vom Typ 1 (BHV-1)

Synonyme: infektiöse bovine Rhinotracheitis (IBR), infektiöse pustulöse Vulvovaginitis (IPV) und infektiöse Balanoposthitis (IBP)

BEACHTE
Anzeigepflicht.

Tab. 26.5 Auswahl von beim Rind vorkommender Herpesviren.

Virusart	Krankheit	Manifestation	Bemerkung
BHV-1	infektiöse bovine Rhinotracheitis, infektiöse pustulöse Vulvovaginitis, infektiöse Balanoposthitis (IBR-IPV-IBP)	Schleimhäute des Respirations- und Genitaltraktes	Anzeigepflicht
BHV-5	infektiöse Herpesenzephalitis	Zentralnervensystem	v. a. in Amerika
BHV-2	bovine Mammilitis	Haut der Euterzitzen	–
OvHV-2/AlHV-1	bösartiges Katarrhalfieber	Gesamtorganismus	Meldepflicht
BHV-4	bovine Rhadinovirus-Infektion	Respirationstrakt	–
SHV-1	Pseudowut, Aujeszky-Krankheit	Zentralnervensystem	Anzeigepflicht

Allgemeines Erreger der IBR/IPV/IBP des Rindes ist das bovine Herpesvirus vom Typ 1 (BHV-1). BHV-1 ist mit dem EHV-1 nahe verwandt und auch ein Mitglied des Genus *Varicellovirus* in der Subfamilie der *Alphaherpesvirinae*. Im Gegensatz zu Erkrankungen mit EHV-1 bzw. EHV-4 wurde im Falle der verschiedenen Krankheitsbilder des Rindes zunächst von unterschiedlichen Viren ausgegangen. Genomuntersuchungen haben aber gezeigt, dass, obgleich Unterschiede zwischen verschiedenen Stämmen auftreten, die Viren nicht nur immunologisch einheitlich, sondern auch genetisch klar einer Spezies zuzuordnen sind.

In naiven, empfänglichen Rindern und anderen Boviden ist die BHV-1-Infektion eine überwiegend akut verlaufende Virusallgemeinerkrankung. Sie kann sich, wie in den verschiedenen Namen erkennbar, als respiratorische Form (IBR) im oberen Respirationstrakt mit Rhinitis und Tracheitis manifestieren oder als genitale Form (IPV/IBP) in einer Vulvovaginitis beim Rind bzw. als Balanoposthitis beim Bullen äußern. Die respiratorische und die genitale Manifestation der Infektion treten in der Regel getrennt auf, es kommt selten zum gleichzeitigen Befall beider Organsysteme, wobei die IBR die bei weitem häufigste Ausprägung darstellt. IBR/IPV/IBP-Ausbrüche sind infolge der Bekämpfung der Krankheit, zunächst im Rahmen der Verordnung über Deckseuchen, seit mehr als einem Jahrzehnt jedoch im Rahmen der BHV-1-Verodnung, selten geworden. Infektionen mit dem BHV-1 sind anzeigepflichtig.

Epidemiologie Das BHV-1 ist weltweit verbreitet, der Durchseuchungsgrad schwankt sehr stark in Abhängigkeit von geografischen Lagen und findet sich in Mast- weit häufiger als in Zuchttieren. In Ländern ohne BHV-1-Bekämpfungsverfahren sind Seropositivätsraten in den Beständen von bis zu zwei Drittel aller Rinder keine Seltenheit. Als empfänglich für das BHV-1 werden Ziegen und Schafe beschrieben, es ist jedoch unklar, inwieweit Erkrankungen kleiner Wiederkäuer epidemiologisch von Bedeutung sind. Wildwiederkäuer (Cerviden) scheinen auch empfänglich für BHV-1-Infektionen zu sein bzw. ein sehr nahe verwandtes Virus zu beherbergen. Letzteres steht im Verdacht, bei seronegativen Rindern in Einzelfällen Seropositivität mit Blick auf BHV-1 zu verursachen bzw. vorzutäuschen.

Wie bei den Herpesviren generell sind und bleiben einmal infizierte Rinder, ob erkrankt oder klinisch inapparent infiziert, lebenslang Träger des Virus. Das Virus persisitiert dabei vorwiegend in sensorischen Ganglien im Kopf- und Beckenbereich (v. a. Trigeminal- und Sakralganglien), eine latente Infektion von Monozyten ist ebenfalls beschrieben. In nicht infizierte Bestände eingeschleppt wird das Virus in der Regel durch gesunde Virusträger (positive Reagenten als Virusreservoir), die durch Stress, insbesondere Transport, aber durchaus auch iatrogen (Kortikosteroide) latentes Virus reaktivieren und ausscheiden. Auch schutzgeimpfte Tiere können sich mit zirkulierenden Wildtypviren infizieren und somit Virusträger werden. Ausgeschieden wird das Virus hauptsächlich mit den Sekreten der respiratorischen und genitalen Schleimhäute und dem Konjunktivalsekret. Diese Sekrete können hohe Viruskonzentrationen enthalten. Die indirekte Übertragung spielt, infolge der großen Labilität des Virus in der Umwelt, eine untergeordnete Rolle, jedoch werden immer wieder iatrogene Übertragungen beschrieben, und zwar sowohl als Konsequenz mangelnder Reinigung von Schutzkleidung als auch durch Injektionen mit nicht wechselndem Besteck.

Die Virusausscheidung dauert in der Regel etwa 1 Woche, selten länger als 12 Tage. Vaginal kann die Virusausscheidung etwas länger dauern, 2 Wochen sind keine Seltenheit, beim Bullen kann Virus im Sperma bis zu 4 Wochen nachgewiesen werden. Männliche Tiere sind deshalb bei der Verbreitung der IBR-IPV-IBP eine wichtige epidemiologische Stellgröße. Durch die Verwendung infizierter Bullen bzw. infizierten Spermas in der künstlichen Besamung, auch von klinisch völlig unauffälligen Bullen, kann der Erreger auch über weite Entfernungen verschleppt werden.

Nach Überstehen der lytischen Phase der Virusinfektion mit kontinuierlicher Ausscheidung wird eine Latenz etabliert, die lebenslang anhält. Latent infizierte Tiere scheiden das Virus nicht kontinuierlich, sondern intermittierend aus, stellen aber tickende Zeitbomben dar, die jederzeit, insbesondere in nicht vakzinierten und hoch empfänglichen Populationen zu Ausbrüchen führen können.

Pathogenese, Pathologie, Klinik Bei der respiratorischen Form kann die Infektion, deutlich ausgeprägt bei naiven Tieren, zu heftigen Entzündungen der Schleimhäute der oberen Luftwege und zu einer Konjunktivitis führen. Durch die Infektion von Lymphozyten in den regionalen lymphatischen Geweben und Lymphknoten kommt es nach Drainage infizierter Zellen zu einer streng zellassoziierten Virämie. Das Virus verbreitet sich so im Organismus und siedelt sich in den tieferen Luftwegen, im ZNS und sogar im Fetus an. Konjunktivitis, Orchitis, Endometritis, Enteritiden (Kälber), Mastitis und sogar Abort (zwischen 8 Tagen und mehreren Wochen Inkubationszeit), gelegentlich bei Kälbern auch eine Meningoenzephalitis, können die Folge sein. Es erkranken Tiere aller Altersstufen. Neugeborene ohne maternale Antikörper sind am schwersten betroffen. Bei Kälbern kommt es fast immer zu einer Infektion praktisch aller Organsysteme, auch des Digestionstraktes. Im oberen Respirationstrakt verbreitet sich das Virus örtlich über die Schleimhäute, die Nervenfasern und Lymphgefäße.

Neben den klinischen Erkrankungen werden bei teilimmunen und älteren Tieren klinisch inapparente Infektionen beobachtet. Über die Virämie ist dagegen selten eine Infektion der Vaginalschleimhaut und des Präputiums möglich. Für die oft tödliche Meningoenzephalitis bei Kälbern ist ein eigener Virusgenotyp (BHV-5) verantwortlich, der in Europa nicht vorkommt und aus dem Nasen-Rachen-Raum über die Gehirnnerven, hier besonders den Trigeminalnerv, in das Gehirn wandert.

Bei der genitalen Form der BHV-1-Infektion bleibt die Infektion in der Regel auf die Vaginal- bzw. Präputialschleimhaut begrenzt und es kommt nur selten zur Virämie. Dies ist dadurch zu erklären, dass niedrigere Virustiter vaginal bzw. präputial ausgeschieden werden und sich eine Infektion der tributären Lymphknoten im Beckenbereich schwieriger als im Nasen-Rachen-Raum bewerkstelligen lässt.

Die Inkubationszeit bei einer Neuinfektion beträgt zwischen 1 und 6 Tagen. Die akute respiratorische Erkrankung geht mit Fieber bis 42 °C einher und wird von serösem Nasenausfluss, einer starken Hyperämie der Flotzmaul- und Nasenschleimhäute (red nose of cattle) sowie Speicheln begleitet. Laktierende Tiere zeigen unter Umständen ein markantes Absinken der Milchleistung. Bei älteren Tieren und solchen mit einer latenten Infektion verläuft die Erkrankung meist milde, und es setzt rasch Besserung ein. Die Krankheitsdauer beträgt etwa 1–14 Tage. Die Morbidität kann bei naiven Tieren ohne Immunität durchaus 100 % erreichen, die Letalität ist aber in der Regel gering und liegt unter 10 %.

Bei Kälbern verläuft die IBR vornehmlich als fieberhafte Allgemeinerkrankung mit Dominanz der respiratorischen Symptome. Zusätzlich tritt gelegentlich Durchfall auf, und bakterielle Sekundärinfektionen können den Verlauf komplizieren. Insbesondere bei Masttieren und um die Zeit der Entwöhnung sind sekundäre bakterielle Infektionen häufig die Folge einer BHV-1-Infektion, und bei den dann zu beobachtenden Pneumonien liegt die Letalität wesentlich höher als bei erwachsenen Tieren. Trächtige Kühe können nach einer Inkubationszeit von 3–6 Wochen abortieren, meist werden Aborte bei hochträchtigen Tieren im 5.–8. Trächtigkeitsmonat beobachtet.

Bei der insgesamt selteneren genitalen Form werden analog zu den klinischen Symptomen nach leichtem Fieber eine Rötung und Schwellung der Schleimhaut der äußeren Genitalien, Unruhe, schmerzhafter Harndrang und mitunter erhöhte Deckbereitschaft beobachtet. Vaginalausfluss begleitet diese Erscheinungen. Auf der Genitalschleimhaut bilden sich bläschenartige Hautveränderungen. Pustelbildung und ulzerative Erosionen kennzeichnen den weiteren Verlauf. Spätfolge ist nicht selten verminderte Fruchtbarkeit. Bullen entwickeln nach der Infektion in der Regel eine schwere Balanoposthitis. Wie gesagt können Bullen länger Virus mit dem Sperma ausscheiden, natürlich sind auch die Bläschen hoch virushaltig.

Diagnose Das BHV-1 ist in Rinder-Zellkulturen züchtbar und führt zu einem lytischen, synzytialen cpe. Anzüchten lässt sich das Virus aus Nasen- und Augensekret, Vaginaltupfern, Präputialspülungen, Sperma und Organen abortierter Feten. Für die Serologie haben sich verschiedene ELISAs bewährt. Für Bestandsuntersuchungen wird heute überwiegend der ELISA mit Tanksammelmilchproben eingesetzt. Bei positiven Ergebnissen werden Einzelproben nachuntersucht.

Immunität Die Immunität gegen BHV-1-Infektionen basiert v. a. auf zellulären Immunmechanismen, wobei die Ausbildung einer CTL-Antwort als protektiv angesehen wird. Die Ausbildung von Ak, auch N-Ak, wird üblicherweise nicht mit Schutz assoziiert, sie haben v. a. diagnostische Relevanz, die lokale Immunantwort scheint nur von kurzer Dauer zu sein. N-Ak sind etwa ab der 2. Woche nach der Erkrankung bzw. nach einer Infektion im Serum nachweisbar. N-Ak werden mit dem Kolostrum auf Saugkälber übertragen. Sie persistieren, je nach Antikörperstatus des Muttertieres, bis zum Alter von 4 Monaten und schützen die Kälber vor Allgemeininfektionen, nicht aber vor lokalen Schleimhautaffektionen mit nachfolgender Viruspersistenz.

Der Immunschutz ist im Vergleich mit anderen Herpesviren relativ langlebig und hält üblicherweise für ca. 1 Jahr. Danach sind Reinfektionen durchaus keine Seltenheit. Es ist wichtig zu betonen, auch im Hinblick auf die diversen Bekämpfungsstrategien, die auf eine Merzung des Virus abzielen, dass eine natürliche wie auch die durch Schutzimpfungen erzielte Immunität in der Regel zwar vor einer Erkrankung, nicht aber vor der Infektion mit Feldvirus schützt.

Bekämpfung Die Bekämpfung der BHV-1-Infektionen stellt ein internationales Problem dar. Die Bekämpfungsprogramme und Verfahren variieren in verschiedenen Ländern. Erschwerend kommt bei den Infektionen hinzu, dass jedes infizierte Rind lebenslang Virusträger bleibt und deshalb temporär Virus ausscheiden wird.

Eine Grundlage für Bekämpfungsprogramme stellt die Impfprophylaxe dar. Hierfür stehen zahlreiche wirksame Lebendvakzinen aus attenuierten BHV-1-Stämmen („reguläre" und Markervakzinen) zur Verfügung. Wie bereits erwähnt, wird eine Impfung primär die Erkrankung des Tieres verhindern, nicht aber eine Infektion mit Feldvirus und eine darauf folgende Viruspersistenz. Folglich zielen die Impfprogramme in erster Linie auf eine Reduktion der Virusausscheidung bei bereits infizierten Tieren, die die Infektion reaktivieren können, ab. Es soll damit die Ausbreitung im Bestand und die Ansteckung bisher negativer Tiere verhindert werden.

Lebendvakzinen haben sich in vielen Ländern für die Immunprophylaxe und für Notimpfungen bei Seuchenausbrüchen bewährt. Letztere werden in frisch infizierten Beständen, jedoch in gesunden Tieren, zur Anwendung empfohlen, um einer weiteren Ausbreitung rasch zu begegnen. Allgemein gebräuchlich sind auch Kombinationsvakzinen mit weiteren Komponenten, wie z. B. Parainfluenza-3-, BVD/MD- und dem respiratorischen Synzytialvirus. Als Immunisierungsschema wird für Kälber, die maternale Ak besitzen, einer Erstimpfung im 3.–6. Lebensmonat, bei älteren Tieren zu jedem Zeitpunkt empfohlen. Eine Wiederimpfung ist 4–6 Wochen später vorzunehmen. Nach dieser Grundimmunisierung genügt anschließend eine jährliche Revakzination, wenn der Bestand nicht durch schwere Seuchenausbrüche bedroht wird. Der zeitliche Ablauf der BHV-1-Schutzimpfungen ist in den jeweiligen Bekämpfungsprogrammen und den Produktinformationen der Impfstoffhersteller festgelegt und kann daher variieren.

In Deutschland ist die Impfung nur mit Markervakzinen durchzuführen. Diese Vakzinen erlauben die Unterscheidung von vakzinierten und Feldvirus-infizierten Tieren. Das Impfvirus weist eine Deletion des Glykoproteins gE auf, das für das Virus nicht essenziell ist. Das geimpfte Rind antwortet mit einer Antikörperantwort gegen die verschiedenen Proteine des Impfvirus. Da jedoch das gE-Protein fehlt, sind im Serum des geimpften auch keine gE-Antikörper zu finden. Diese finden sich jedoch in Seren von Feldvirus-infizierten Tieren, da diese Viren das gE tragen. Durch eine geeignete Diagnostik (ELISA) lassen sich spezi-

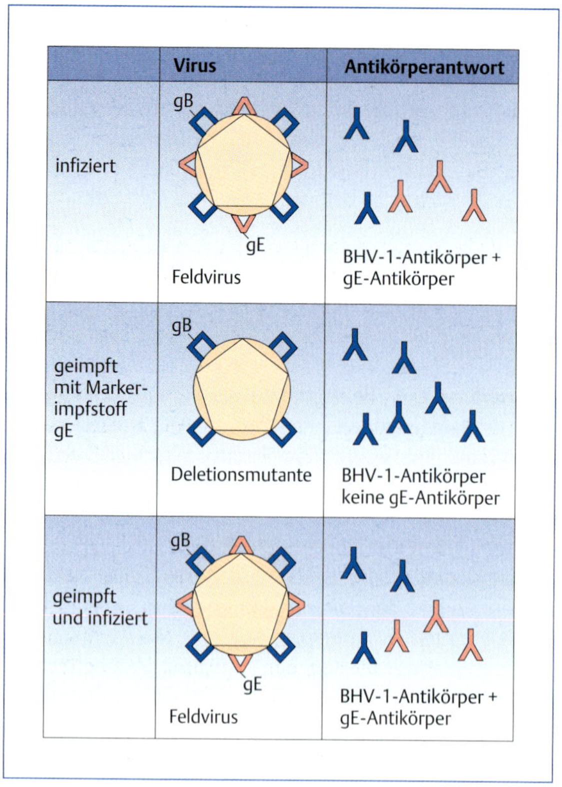

Virus
Antikörperantwort
infiziert
gB
gE
Feldvirus
BHV-1-Antikörper + gE-Antikörper
geimpft mit Markerimpfstoff gE
gB
Deletionsmutante
BHV-1-Antikörper keine gE-Antikörper
geimpft und infiziert
gB
gE
Feldvirus
BHV-1-Antikörper + gE-Antikörper

Abb. 26.10 Prinzip der gE-Markervakzinen. Das Vakzinevirus hat eine Deletion des gE-Gens und besitzt daher im Gegensatz zum vollständigen Feldvirus kein Glykoprotein gE im Virion. Die anderen Hüllproteine, einschließlich des Glykoproteins B, sind bei beiden Viren vorhanden. Die Antikörperantwort des mit dem Feldvirus infizierten Tieres weist daher im Gegensatz zu dem des Impftieres Antikörper gegen das gE auf.

fisch diese gE-Antikörper nachweisen. Das Prinzip dieser Unterscheidung ist in **Abb. 26.10** zusammengefasst.

Vor der Sanierung infizierter Rinderbestände müssen alle über 6 Monate alten Rinder auf BHV-1-Ak untersucht werden. Anhand der Ergebnisse (seropositive, seronegative Reagenten) muss entschieden werden, ob zunächst klinische Erkrankungen verhindert werden sollen und das Feldvirus unter Impfschutz aus dem Bestand verdrängt werden soll oder ob das BHV-1 durch sofortige Entfernung der Reagenten aus dem Bestand getilgt werden soll.

Der Schutz vor Erkrankungen kann erreicht werden, wenn alle Tiere in regelmäßigen Abständen geimpft werden. Mit Feldvirus infizierte Tiere bleiben aber aus den genannten Gründen Virusträger. Ebenso kann das Feldvirus durch regelmäßige Impfungen mit Lebendimpfstoffen aus dem Bestand verdrängt werden.

Um jedoch BHV-1-freie Bestände zu erzielen, muss differenzierter vorgegangen werden. Sind nur wenige Tiere seropositiv (Virusträger und damit potenzielle Ausscheider), kann bei einer räumlichen Abtrennung der Nichtinfizierten (!) versucht werden, die Reagenten ständig unter gutem Impfschutz zu halten, um damit eine Virusausscheidung und Ansteckung der Seronegativen zu verhindern. Die Reagenten können nach und nach und so schnell wie irgend möglich aus dem Bestand entfernt werden. Sind über 50 % der Tiere Reagenten, ist zu empfehlen, alle Tiere – auch die seronegativen – mit Lebendimpfstoff zu immunisieren und dann 4 Wochen später sowie jährlich mit inaktiviertem Virus zu revakzinieren. Die Erneuerung des Bestands mit ausschließlich seronegativen Rindern kann dann versucht werden. Die Impfungen müssen aber immer so lange konsequent aufrechterhalten werden, bis auch das letzte positive Tier aus dem Bestand entfernt werden konnte. Allein durch Minimierung der Stressfaktoren (Transport, Stallwechsel u. a.) nimmt in der Regel der Anteil an seropositiven Tieren im Bestand nicht zu.

Das Risiko der Ausscheidung und Ansteckung seronegativer Tiere steigt mit dem Anteil an positiven Reagenten. Tiere mit ausreichend hohem Ak-Spiegel können zwar trotz aller Sorgfalt Feldvirus ausscheiden, dann aber in wesentlich geringeren Konzentrationen (unter der Grenze der Ansteckungsfähigkeit), als es bei Tieren mit niedrigem Ak-Spiegel der Fall ist. Dennoch ist es wichtig zu betonen, dass geimpfte Tiere vor einer Infektion mit Feldvirus nicht geschützt sind und ein beträchtlicher Teil einer geimpften Herde (25 % oder mehr) bei Einschleppung von Feldvirus infiziert werden kann.

In Deutschland ist die Bekämpfung der BHV-1-Infektion weit fortgeschritten, allerdings sind regionale Unterschiede vorhanden. In einigen Regionen Deutschlands sind die Reagenten eliminiert und die Herden werden nicht geimpft. Daher ist es notwendig, den Handel mit Rindern derart zu beschränken, dass ausschließlich nicht infizierte Tiere gehandelt werden. Daher ist in der BHV-1-Verordnung festgeschrieben, dass nur BHV-1-negative Rinder oder Rinder aus einem BHV-1-negativen Bestand gehandelt werden dürfen. Dies ist für jedes zu handelnde Rind durch eine amtstierärztliche Bescheinigung zu dokumentieren.

Infektionen mit dem bovinen Herpesvirus vom Typ 2 (BHV-2)

Synonyme: bovine Mammilitis

Ätiologie Der 1957 nach der Ursprungsfarm „Allerton" benannte Erreger der bovinen Mammilitis, das bovine Herpesvirus 2 (BHV-2), ist ebenfalls ein *Alphaherpesvirus*, hier allerdings dem Genus *Simplexvirus* zugeordnet. Die Herpesvirus-Mammilitis der Rinder ist eine meist akut verlaufende Erkrankung, die sich hauptsächlich durch ulzerative Veränderungen an den Euterzitzen, gelegentlich auch an der umliegenden Euterhaut laktierender oder frisch trockengestellter Kühe manifestiert.

Epidemiologie Die bovine Mammilitis ist überwiegend in Afrika und Australien, ferner in den USA und in Großbritannien verbreitet. Von anderen europäischen Ländern, darunter auch Deutschland, sind nur vereinzelte Fälle bekannt geworden. Serologische Untersuchungen aber haben gezeigt, dass das Virus weit verbreitet ist, mithin also klinisch inapparente Infektionen verursacht.

Für das BHV-2 sind Rinder jeden Alters empfänglich, und der Erreger wurde erstmals von afrikanischen Büffeln isoliert. Natürliche Infektionen kommen aber auch bei anderen frei lebenden Wiederkäuern Afrikas vor. Sie dürften also das Hauptreservoir bilden.

Bei aufgestallten Tieren erfolgt die Virusübertragung vornehmlich durch den Melkakt. Dabei wird Virus über Hautläsionen abgeschieden, obwohl durch die Ausscheidung auch über die oronasalen Schleimhäute ebenfalls eine Ansteckungsmöglichkeit gegeben ist. Wegen des saisonal begrenzten Auftretens der Erkrankung im Spätsommer und Herbst und der Häufung der Infektionen in sumpfigen Gegenden wird auch eine mechanische Übertragung des Erregers durch Insekten vermutet, besonders bei der generalisierenden Form der Mammilitis, der namensgebenden Allerton disease.

Pathogenese, Pathologie, Klinik Die ulzerativen Läsionen entwickeln sich überwiegend an den Zitzen, breiten sich aber nur selten, z. B. über Ödeme, subkutan und lymphogen, auf größere Bezirke aus. Die Viruskonzentration ist in den Läsionen sehr hoch, und das Virus lässt sich nach der Infektion in zirkulierenden Leukozyten, Lymphknoten, Nervengewebe, Spinalganglien und sogar im ZNS nachweisen. Aus Nasensekret und aus der Milch kann es bei systemischer Erkrankung ebenfalls isoliert werden.

Die generalisierende Form der Mammilitis (Allerton disease) ist der lumpy skin disease (S. 413) mit am ganzen Körper verbreiteten Hautknötchen sehr ähnlich und wird daher auch als „pseudo lumpy skin disease" bezeichnet. Wie die Pockenviruserkrankung wird auch die generalisierte BHV-2-Infektion nur in Afrika beobachtet.

Nach einer Inkubationszeit von 3–8 Tagen treten bei der Mammilitis Blasen an den Zitzen auf, die sehr schmerzhaft sind. Diese Erosionen werden schließlich ödematös, verschorfen und heilen unter Narbenbildung mit Pigmentverlust ab. Die klinischen Symptome sind in der Regel etwa 2 Wochen, in manchen Fällen aber bis zu 12 Wochen zu beobachten.

In erstmals infizierten Rinderherden erkranken in der Regel bis zu 80 % der Milchkühe, während in bereits infizierten Herden Erkrankungen auf Kalbinnen/Farsen beschränkt bleiben. Saugende Kälber entwickeln gelegentlich Ulzerationen am Flotzmaul, der Zunge und auf der Maulschleimhaut.

Diagnose Das BHV-2 lässt sich in verschiedenen Zellkulturen von Wiederkäuern und Schwein unter Ausprägung eines lytischen cpe züchten. Aus den Ulzera, die mindestens 10 Tage virushaltig bleiben, gelingt die Virusisolation in der Regel problemlos. Zum DNA-Nachweis sind PCR-Verfahren entwickelt worden und in der Anwendung. Auch können N-Ak serologisch nachgewiesen und so klinisch inapparente Infektionen im Bestand erkannt werden.

Immunität Relativ wenige Untersuchungen sind zur Art und Dauer der Immunantwort gegen BHV-2 durchgeführt worden. Es ist aber bekannt, dass einmal infizierte Tiere bis zu einem Jahr gegen eine neuerliche Infektion immun sind.

Bekämpfung Eine Immunprophylaxe gegen die Mammilitis auf der Basis kommerziell hergestellter Vakzinen ist nicht verfügbar, obgleich vor geraumer Zeit verschiedene, auch rekombinante Impfstoffe entwickelt wurden. In Ausnahmefällen wird, um bedrohte Herden vor schweren Erkrankungen zu schützen, Feldvirus intramuskulär verabreicht. Nach etwa einer Woche wird ein Schutz erzielt, der schwere seuchenhafte Verläufe zu verhindern vermag. Ansonsten ist auf allgemeine und insbesondere Melkhygiene zu achten, um die Virusverbreitung zu unterbinden.

Infektionen mit dem bovinen Herpesvirus vom Typ 4 (BHV-4)

Eine Reihe boviner Herpesviren mit nahezu identischer Genomstruktur werden seit einiger Zeit aus Rindern in Ungarn, den USA, in Afrika und Zentraleuropa isoliert, haben aber offensichtlich praktisch keine krankmachende Eigenschaften. Man hat sie nach dem erstisolierten Isolat „Movar" zunächst auch als Movar-Herpesvirus angesprochen. Inzwischen werden diese Viren jedoch nach Genomvergleichen als *Gammaherpesvirinae* im Genus *Rhadinovirus* eingeordnet und als bovine Herpesviren 4 (BHV-4) bezeichnet.

Diese Viren sind nicht nur bei Boviden weltweit verbreitet, sondern werden gelegentlich auch bei Schafen und auch Katzen nachgewiesen. Wie gesagt ist ihre Rolle als Krankheitserreger aber noch weitgehend unklar, obwohl sie bei verschiedenen klinischen Symptomen wie Tracheitis oder Vulvovaginitis isoliert wurden. Ein kausaler Zusammenhang zwischen Infektion und Krankheitsbild ist aber noch nicht erbracht worden. Ausgeschieden wird das Virus mit dem Nasensekret, und es ist eine zellassoziierte Virämie zu beobachten. Die Rinder sind bereits in frühem Alter Virusträger, wobei in Deutschland die BHV-4-Prävalenz ca. 30 % bei erwachsenen Rindern beträgt. Zum Nachweis der Infektion werden in erster Linie PCR-Verfahren eingesetzt, aber das Virus ist auch gut in verschiedensten Zellkulturen anzüchtbar.

Infektionen mit dem alcelaphinen Herpesvirus vom Typ 1 (AlHV-1) bzw. dem ovinen Herpesvirus vom Typ 2 (OvHV-2)

Synonyme: bösartiges Katarrhalfieber (BKF)

BEACHTE
Meldepflicht.

Allgemeines Das BKF ist eine weltweit verbreitete, sporadisch auftretende, akut bis perakut verlaufende Viruserkrankung von Rindern aller Rassen und jeden Alters. Die Erreger sind in infizierten Wild- (afrikanische Wasserbüffel und Gnu) und anderen Wiederkäuern wie dem Schaf, die die Hauptwirte (Primärwirte) für das AHV-1 (Gnu) bzw. OvHV-2 (Schaf) darstellen, endemisch und etablieren in diesen eine latente Infektion. Offenbar wird das Virus nach Reaktivierung intermittierend ausgeschieden und kann so Rinder und andere Wiederkäuer, die Fehl- bzw. Sekundärwirte, infizieren und das BKF auslösen.

Ätiologie Es gilt als gesichert, dass zwei unterschiedliche Erreger, beide der Subfamilie der *Gammaherpesvirinae* und dem Genus *Rhadinovirus* zugeordnet, nämlich das AHV-1 und das OvHV-2, klinisch identische Erkrankungen bei vornehmlich Rindern, aber auch anderen Wiederkäuern auslösen. Das BKF der Rinder in Afrika wird durch das im Gnu persistierende AHV-1 hervorgerufen. Der Erreger wurde erstmals Anfang der 1960er-Jahre beschrieben. Das in Europa, Amerika und anderen Ländern bei Rindern und Hirschen auftretende BKF wird durch das OvHV-2 hervorgerufen. Das Schaf stellt den klinisch inapparent infizierten Hauptwirt und Rinder sowie Cerviden den Sekundärwirt dar (Schaf-assoziiertes BKF). Aus der unterschiedlichen Ätiologie sind auch die Bezeichnungen für die Krankheit mit african malignant catarrhal fever (Originalname: Snetsiegte) und american oder european malignant catarrhal fever in Gebrauch.

Epidemiologie Das BKF kommt primär bei Hausrindern und Büffeln, zunehmend auch bei in Farmen gehaltenem Rotwild vor. In Schottland, Australien und Neuseeland ist das durch Schafe übertragene BKF die wichtigste Infektionskrankheit bei Cerviden und bedroht die Wirtschaftlichkeit der Hirschhaltung. Erkrankungen wurden auch bei frei lebenden Cerviden Nordafrikas und anderen Boviden bekannt. Nahezu alle Fälle von Schaf-BKF können mit einem engen und sehr langen (Monate) Kontakt der Rinder mit Schafen (gemeinsame Haltung in Stallungen, gemeinsame Fütterung und Tränkung) in Verbindung gebracht werden. Trotz nach wie vor bestehender Unklarheiten ist anzunehmen, dass Schafe in der Tat das Virusreservoir für das BKF darstellen und dass das Virus über das Nasensekret ausgeschieden wird und so eine Ansteckung der Fehlwirte erfolgt.

Die Erkenntnisse über das BKF der Rinder in Afrika wurden überwiegend durch Untersuchungen am Weißbartgnu gewonnen. Das BKF wird hier durch engen Kontakt auf Hausrinder übertragen. AHV-1 ist in Gnuherden Afrikas überaus weit verbreitet und serologisch negative Tiere sind eine Seltenheit. Das Virus kann auch die Plazenta des Gnus durchdringen und Kälber infizieren. Die horizontale Übertragung des AHV-1 ist eine wesentliche Komponente der Epidemiologie.

Das Virus wird mit Nasen- und Augensekret ausgeschieden und auch über den oberen Respirationstrakt aufgenommen.

Pathogenese, Pathologie und Klinik Über die molekularen und pathophysiologischen Mechanismen der Entstehung des BKF in den Fehlwirten ist noch sehr wenig bekannt; bekannt ist lediglich, dass eine Leukozyten-assoziierte Virämie ausgebildet wird. Diskutiert werden für die Entstehung der pathologischen Korrelate der klinischen Bilder v. a. Autoimmunprozesse. Man ist derzeit der Auffassung, dass die Infektion die Produktion eines sogenannten Superantigens nach sich zieht, was eine promiske, polyklonale Vermehrung der T-Lymphozyten nach sich zieht und eine autoaggressive Krise initiiert. Unbekannt ist, ob es sich bei dem postulierten Superantigen um ein virales oder ein durch die Virusinfektion induziertes Wirtsprotein handelt.

Die pathologisch-anatomischen Veränderungen hängen vom klinischen Verlauf ab und können bei perakuten Fällen nur in Lymphknotenschwellung sowie Herzmuskeldegeneration bestehen oder ganz fehlen. Ulzerationen in der Nasenschleimhaut, Lymphknotenschwellungen, katarrhalische bis hämorrhagische Gastroenteritiden und Leberschwellungen findet man bei der sogenannten **Darmform**. Die **Kopf-Augen-Form** weist recht typische Veränderungen auf. Es stehen die schweren diphtheroid-nekrotisierenden Schleimhautläsionen sowie eine Bronchopneumonie im Vordergrund. An den Augen entsteht eine Keratitis bzw. Iridozyklitis.

Die Inkubationszeit des BKF schwankt zwischen 2 Wochen und mehreren Monaten. Allgemein lassen sich vier unterschiedliche Verlaufsformen unterscheiden, die nicht zwangsweise getrennt auftreten. Das BKF kann sich als **perakute Allgemeinerkrankung** mit hohem Fieber (bis 43 °C), Apathie, Muskelzittern, Schüttelfrost und Benommenheit äußern. Bisweilen ist blutiger Kot zu beobachten, der Tod erfolgt in der Regel nach 3–4 Tagen. Ähnlich dramatisch verläuft die intestinale oder **Darmform** und endet in 4–9 Tagen ebenfalls tödlich. Wässriger, übelriechender und mit Blut durchsetzter Durchfall dominiert. Neben der üblichen Unruhe wird hier auch Augen- und Nasenausfluss beobachtet. Die sogenannte **Kopf-Augen-Form** ist am häufigsten. Zu anhaltendem Fieber von 40–43 °C gesellen sich serös-schleimiger, kruppöser und schleimig-eitriger bis blutiger Nasen- und Augenausfluss. Daneben entwickelt sich eine Konjunktivitis, die nach mehreren Tagen in eine Keratitis, Iridozyklitis und Trübung der Augenkammerflüssigkeit übergeht. Diese Form endet ebenfalls bis zu 90 % tödlich. Sehr selten ist die **abortive Form** mit unklarer Klinik, die mit einem leichten Temperaturanstieg beginnt und mit geringgradigen Entzündungen von Nasen-, Augen- und Maulschleimhaut einhergeht. Da gelegentlich Veränderungen der Haut in Form von Schuppen- und Krustenbildung auftreten, spricht man auch von der Exanthem-Form. Bisweilen werden beim BKF auch zentralnervöse Störungen festgestellt, die sich in Benommenheit, Gleichgewichtsstörungen, Erregungserscheinungen, Krämpfen bis hin zu komatösen Zuständen äußern.

Diagnose Das BKF wird zunächst klinisch vermutet, die Abgrenzung gegenüber anderen Erkrankungen mit ähnlichen Symptomen ist z. T. schwierig. Differenzialdiagnostisch sind v. a. die IBR (BHV-1-Infektion) und die bovine Virusdiarrhö (BVD/MD) zu berücksichtigen. Weniger die allgemeine pathologisch-anatomische Beurteilung als der histopathologische Gehirnbefund sind beim BKF von diagnostischem Wert.

Eine virologische Diagnose ist nur durch molekulargenetische Methoden möglich, da sich der Erreger nicht durch Züchtung in Zellkultur isolieren lässt. Das BKF lässt sich experimentell mit Material von natürlich infizierten Rindern durch parenterale Applikation an Kaninchen mittels Blutzelltransfer übertragen.

Immunität Rinder, die überleben, sind gegen eine Reinfektion mit dem AHV-1 jahrelang, wenn nicht lebenslang, geschützt. Es wird angenommen, dass der wesentliche Anteil der Immunantwort auf einer zellvermittelten Immunität basiert.

Bekämpfung Die Prophylaxe besteht in der Vermeidung der gemeinsamen Haltung von Rindern und Schafen unter längerem Kontakt. Leichte Fälle können nur symptomatisch behandelt werden. Eine Immunprophylaxe gibt es nicht.

Infektionen des Rindes mit dem suiden Herpesvirus Typ 1 (SHV-1)

Synonyme: Aujeszky-Krankheit (AK) beim Rind

> **BEACHTE**
> Anzeigepflicht.

Die AK oder Pseudowut wird beim Rind auch Juckpest oder Tollkrätze genannt. Sie wird durch das SHV-1 (S. 437) hervorgerufen. Wirt des SHV-1 ist das Schwein, bei Infektionen anderer Tierarten, insbesondere von Rindern und Fleischfressern (S. 441), werden schwere und invariabel tödlich endende Allgemeinerkrankungen hervorgerufen.

In AK-Endemiegebieten wird das Virus immer wieder in Rinderbestände eingeschleppt, und zwar über belebte und unbelebte Vektoren. Dabei kommt dem Personal, auch dem Tierarzt, besondere Bedeutung zu. Auch die Ansteckung Schwein–Rind mittels Tröpfcheninfektion ist, vor allem durch direkten Kotakt, möglich. Rinder aller Altersstufen und Rassen sind empfänglich. Eintrittspforten für das Virus sind die Maulschleimhaut (Infektion über kleine Verletzungen), die respiratorischen Schleimhäute oder kleine Defekte der äußeren Haut. An der Infektionsstelle vermehrt sich das Virus, es entsteht lokaler Juckreiz und unter Umständen auch eine Virämie. Das Virus gelangt aber v. a. über die peripheren Nerven in Rückenmark und Gehirn, eine sich rasch entwickelnde nicht eitrige Enzephalomyelitis folgt. Das Virus vermehrt sich in den Nervenenden und im Schleimhautepithel. Die Inkubationszeit beträgt wenige Tage, und befallene Rinder können innerhalb von 10–24 Stunden verenden, ohne typische Krankheitserscheinungen gezeigt zu haben. Meist stellen sich aber Fieber (40–42 °C), Juckreiz und Ataxien ein. Es folgen Exzitationen und ruckartige Bewegungen bis zu Konvulsionen. Sehr häufig werden Zuckungen der Muskulatur, v. a. der Haut, Scheuern des Flotzmauls und Juckreiz am After beobachtet. Die Tiere zeigen eine Tachypnoe und Tachykardie, hecheln, stöhnen und benagen sich an Körperstellen (Automutilation). Der Speichel kann nicht mehr abgeschluckt werden und tropft als Folge einer Rachenlähmung aus dem Maul. Schließlich liegen die Tiere fest.

Herpesvirusinfektionen bei Schaf und Ziege

Während für das OvHV-2, wenn auch nicht beim Schaf, ein pathogenes Potenzial bekannt ist (Erreger des Schaf-assoziierten BKF des Rindes), sind Infektionen mit dem ovinen Herpesvirus vom Typ 1 (OvHV-1) selten, das pathogenetische Potenzial ist unklar.

Ziegen können sich mit dem capriden Herpesvirus vom Typ 1 (CHV-1), einem Vertreter der *Alphaherpesvirinae*, infizieren, das eine der IBR/IV/IBP des Rindes sehr ähnliche Erkrankung verursacht. Zudem ist das CHV-1 eng mit dem BHV-1 verwandt, was sich sowohl in hoher genetischer als auch antigenetischer Ähnlichkeit zeigt. Das Virus ist weltweit verbreitet, und es wurde bei jungen Ziegen mit generalisierten Erkrankungen, bei erwachsenen mit Genitalaffektionen, Pneumonien, Proliferationen an den Augenlidern, im Maulbereich und auch der Haut nachgewiesen. Sporadisch werden auch Aborte beobachtet. Bei Ziegenböcken sind IBP-ähnliche Läsionen zu beobachten.

Die generalisierende und enterale Form wird bei Zicklein in den ersten Lebenswochen gefunden. Sie ist charakterisiert durch Fieber, Niedergeschlagenheit, generalisierte Schmerzen, ggf. Durchfall sowie Nasen-Augen-Ausfluss. Die genitale Form der Erkrankung ist durch Erosionen und Ödeme an der Vulva mit Ausfluss, bei männlichen Tieren durch eine Balanoposthitis gekennzeichnet.

Das Virus lässt sich in Zellkulturen von Wiederkäuern, z. B. in embryonalen Kälberlungen, züchten und dann durch Immunfluoreszenz sicher nachweisen.

Ziegen können auch durch Infektionen mit dem BHV-1 erkranken.

Die AK (SHV-1) kann, unter gleichen Umständen wie beim Rind, auch bei Schafen beobachtet werden. Die AK beginnt bei Lämmern oft mit plötzlichen Todesfällen, z. T. erst nach einiger Zeit erkranken weitere Lämmer an ZNS-Störungen mit den typischen tetanischen Krämpfen, die wie für andere Endwirte immer tödlich enden.

Herpesvirusinfektionen beim Schwein

Infektionen mit dem suiden Herpesvirus vom Typ 1 (SHV-1)

Synonyme: Pseudorabiesvirus-Infektion (PRV), Aujeszky-Krankheit (AK) oder Pseudowut

> **BEACHTE**
> Anzeigepflicht.

Ätiologie Die AK ist eine Virusallgemeinerkrankung, die durch das suide Herpesvirus vom Typ 1 (SHV-1), in der einschlägigen Literatur vorwiegend Pseudorabiesvirus (PRV) genannt, einem der Subfamilie der *Alphaherpesvirinae* und dem Genus *Varicellovirus* zugeordneten Virus, hervorgerufen wird. Die Krankheitserscheinungen sind je nach Alter der Schweine unterschiedlich. Bei Ferkeln verursacht das Virus zentralnervöse Störungen, bei Läufern und Mastschweinen stehen respiratorische Symptome im Vordergrund, die aber oft von zentralnervösen Störungen begleitet sind. Mildere Verlaufsformen mit dem Fokus auf Störungen im Genitalapparat dominieren bei erwachsenen Schweinen. Die AK ist anzeigepflichtig und seit 2003 in Deutschland getilgt.

Das Schwein ist das Virusreservoir für das PRV, ein genetisch und serologisch sehr einheitliches Virus. Während andere Tierarten für die AK empfänglich sind, ist der Mensch, entgegen manchen Spekulationen, resistent gegenüber einer PRV-Infektion.

Epidemiologie Die AK und der Erreger sind weltweit verbreitet. Die AK tritt immer wieder in vormals seuchenfreien Ländern auf. Für die Epidemiologie sind mit Ausnahme des Schweines andere Tierspezies, die auch zumeist schwer bzw. letal erkranken, unbedeutend. In Schweinebestände wird der Erreger meist durch gesunde, aber latent infizierte Tiere sowie durch Futter und Personal eingeschleppt. In Gebieten mit dichter Schweinehaltung kann sich die AK rasch ausbreiten. Innerhalb eines Bestands erfolgt die Übertragung in der Regel durch direkten Kontakt.

Ansteckungsquellen sind das Nasensekret, aber auch Milch und Sperma. Tragende Sauen verbreiten das Virus über abortierte Feten, die Plazenta und den Vaginalausfluss. Das Virus persistiert in den Trigeminalganglien, von untergeordneter Bedeutung sind Makrophagen/Monozyten und z. T. auch Lymphozyten. Durch Stress (Transporte, Geburten etc.) kann es reaktiviert und dann wieder ausgeschieden werden. Serologisch positive Tiere sind prinzipiell als Virusträger und potenzielle Virusausscheider zu betrachten. Fleischfresser können sich nicht nur direkt, sondern auch über den Verzehr von Abfällen gesunder, aber latent infizierter Schweine leicht infizieren.

Pathogenese, Pathologie, Klinik Die Entwicklung der Infektion im Organismus differiert nach Alter bei der Infektion und Virulenz des infizierenden Virusstamms. Die natürliche Ansteckung erfolgt in der Regel über den Respirationstrakt. Weniger virulente Stämme verursachen Erkrankungen nur bei jüngeren Ferkeln. Das Virus vermehrt sich primär in den Epithelien von Nasen- und Rachenschleimhaut, nachfolgend in den Tonsillen. Die Virusausbreitung verläuft dann über die Lymphe und schließlich auch hämatogen im Sinne einer Lymphozyten- und Makrophagen-assoziierten Virämie. Von der Stelle der primären Virusreplikation im Epithel des Mund- und Nasenraumes kann das Virus über den Nervus olfactorius direkt in das Gehirn oder über den Trigeminusnerv in das ZNS gelangen. Nervöse Krankheitssymptome entstehen, wenn eine Schädigung der Neuronen im ZNS eingetreten ist. Für schwach virulente Stämme ist die Rolle der Virämie noch nicht geklärt. Offensichtlich sind diese Stämme streng neurotrop und bewirken keine anderen Organschäden.

Höher virulente Stämme, wie sie in Deutschland zu finden waren und auch heute noch in vielen Ländern Europas und Amerikas überwiegen, sind auch für ältere Ferkel und Läufer gefährlich. Sie verhalten sich pathogenetisch wie vorhin beschrieben, manifestieren sich aber daneben in der Lunge. Es treten häufiger generalisierende Infektionen auf, wobei ein besonderer Tropismus zum Genitaltrakt feststellbar ist. Eber können das Virus über das Sperma ausscheiden, Sauen übertragen es transplazentar und über die Milch auf die Ferkel.

Bei Neugeborenen beträgt die Inkubationszeit 24–48 Stunden. Die Tiere sind niedergeschlagen, haben Fieber, zeigen Erbrechen und ihre Motorik ist gestört. Es folgen zentralnervöse Erscheinungen, die sich in Muskelzittern, Ataxie, epileptiformen Krämpfen, Paddelbewegungen der Extremitäten und partiellen Paralysen äußern. Meist verenden die Ferkel innerhalb weniger Tage oder gar Stunden nach Auftreten der Symptome. Bei Ferkeln bis zu 2 Wochen Alter beträgt die Letalität 100 %. Wenige Wochen alte Ferkel zeigen ähnliche nervöse Störungen, jedoch ist der Verlauf der Krankheit langsamer und die Mortalität beträgt immer noch mehr als 50 %.

Die Inkubationszeit bei Mastschweinen ist länger (ca. 3 Tage) und die Morbidität erreicht regelmäßig 100 %. Hohes Fieber (bis 41 °C), Niedergeschlagenheit, Anorexie und respiratorische Symptome werden beobachtet, selten sind in dieser Altersgruppe zentralnervöse Störungen. Die Tiere zeigen eventuell eine Schwäche der Hinterhand und Hundesitzstellung. Die Mortalität ist gering (unter 5 %), aber die Gewichtszunahme stagniert für einige Wochen. Der Verlauf der Krankheit kann durch andere virale oder bakterielle Infektionen kompliziert werden. Bei erwachsenen Schweinen sind zentralnervöse Symptome sehr selten. Überwiegend bleibt es bei vorübergehenden und meist milden Krankheitserscheinungen mit etwas Fieber, Inappetenz, bisweilen unkoordinierten Bewegungen. Respiratorische Symptome mit Schnupfen, Husten und Abdominalatmung können aber auftreten. Die häufigste und folgenschwerste klinische Erscheinung der Infektion tragender Sauen ist der Abort.

Diagnose Das PRV lässt sich in einer Vielzahl unterschiedlicher Zellkulturarten mit rasch ausgeprägtem cpe vermehren. Als optimal empfänglich gelten porcine Epithelzellen, vor allem Nieren- und Hodenzellen. Die Labordiagnose wird in der Regel über die Anzüchtung des Virus mit nachfolgender Typisierung durch Immunfluoreszenz vorgenommen. Auch unterschiedlichste PCR-Verfahren erlauben eine robuste und schnelle Diagnose. Die am besten geeigneten Proben sind Nasentupfer, Gehirn und Ganglien, Tonsillen, Lunge, ferner Leber, Lunge und Milz abortierter Feten. Hier ist die Immunfluoreszenz am Organschnitt oder die PCR ebenfalls rasch durchführbar und diagnostisch wertvoll.

Ak können am besten im NT, einfach und präzise auch im ELISA gegen Virus oder rekombinantes Antigen nachgewiesen werden. In Deutschland und Europa kommen neben indirekten Vollvirus- und gB-ELISAs inbesondere gE-ELISAs zur Anwendung, die die Differenzierung von infizierten und immunisierten (gE-Deletions-Markervakzinen, s. o.) Tieren erlauben.

Immunität Nach der Infektion entwickelt sich schon nach wenigen Tagen eine zellvermittelte Immunität, die bereits in frühen Infektionsphasen den weiteren Krankheitsverlauf beeinflusst. Mit NT oder ELISA lassen sich Ak etwa 1 Woche p. i. erfassen. Die Ak erreichen in 5 Wochen ihr Maximum und persistieren für ca. 6–12 Monate. Schweine, die eine PRV-Infektion überstanden haben, sind relativ lange (ca. ein halbes Jahr) vor einer erneuten Erkrankung geschützt, nicht aber gegenüber einer symptomlosen Reinfektion mit Virusvermehrung und -ausscheidung.

Saugferkel immuner Sauen nehmen über das Kolostrum Ak auf, deren Konzentration in direkter Beziehung zum Immunstatus des Muttertieres steht. Die Ak interferieren mit dem Effekt einer Schutzimpfung. Der Zeitraum der Persistenz maternaler Ak ist variabel, dauert aber in der Regel ca. 4–6 Monate. Ferkel sind in dieser Zeit vor Erkrankungen, nicht aber vor der Infektion geschützt.

Bekämpfung Die AK verursacht nach wie vor in vielen Ländern hohe wirtschaftliche Verluste. Sie lassen sich durch veterinärpolizeiliche und hygienische Maßnahmen, z. B. Bestandssperrungen und Keulungen, mindern, meist aber nur durch Schutzimpfungen verhindern. Zur Tilgung der Erreger sind Bekämpfungsprogramme in Zucht- und Mastbeständen erforderlich. Seuchenfreie Gebiete und Bestände müssen die Einschleppung der AK durch entsprechende Maßnahmen, Kontrollen und Untersuchungen verhindern. Die AK ist in Deutschland getilgt. Die Seuchenfreiheit wird über eine stichprobenhafte serologische Untersuchung der Schlachtschweine überwacht. Die Stichprobengröße ist als sogenannter „Aujeszky-Schlüssel" in der Verordnung zum Schutz vor der Aujeszky-Krankheit definiert. Die Einschleppung des Virus in freie Gebiete und eine subklinische Infektion müssen verhindert werden. Dies gestaltet sich in gefährdeten Gebieten schwierig. Für alle Bekämpfungsmaßnahmen ist es von grundsätzlicher Bedeutung, dass infizierte Tiere stets Träger und potenzielle Ausscheider des Erregers sind und dass auch schutzgeimpfte Tiere vor der symptomlosen Infektion durch Feldvirus nicht gefeit sind.

Wichtig und unerlässlich für Programme zur Tilgung der AK und zur Reduzierung der Ansteckungsmöglichkeiten im Bestand ist es zu wissen, welche Tiere als infiziert gelten und welche in dieser Hinsicht unverdächtig sind. In der EU und anderen Ländern mit einem Tilgungsprogramm wird diese Unterscheidung vorwiegend über eine serologische Untersuchung der Tiere auf Ak, heute mittels empfindlicher Differenzierungs-ELISA durch Bestimmung der gB- und gE-Antikörpertiter durchgeführt. Die Strategie der gE-negativen Markervakzinen wurde im System des Aujeszky-Virus zum ersten Mal und sehr erfolgreich angewendet.

In Bekämpfungsprogrammen wurden und werden noch PRV-Stämme verwandt, die einen Marker tragen, d. h. (wie bei BHV-1-Impfstoffen, s. o.) eine natürlich erworbene oder mittels gentechnischer Verfahren eingeführte Deletion im Genom. Deletiert wird bei den Stämmen das an der Virulenz des Virus beteiligte gE-Gen (bei dem PRV früher als gI [römisch Eins] bezeichnet), das für ein in der Virushülle inkorporiertes Glykoprotein kodiert. Geimpfte Schweine entwickeln nach der Vakzinierung **keine** Ak gegen gE, während es aber bei allen bekannten Feldvirusstämmen auftritt. Im spezifischen ELISA mit gereinigtem gE kann daher ermittelt werden, ob ein Schweineserum gE-Ak enthält (seropositiv, mit Feldviruskontakt) oder nicht (bezüglich Feldvirus negativ).

Für die Impfung gegen die AK stehen Impfstoffe aus vermehrungsfähigen (Lebendimpfstoffe) wie auch inaktivierten Erregern zur Verfügung.

Impfstoffe aus inaktiviertem Virus werden üblicherweise subkutan verabreicht. Sie enthalten gut immunisierende, chemisch inaktivierte Stämme. Insbesondere in AK-Bekämpfungsgebieten werden gE-negative Inaktivate eingesetzt, die oftmals zwar höhere Ak-Titer in Impflingen induzieren als Lebendvakzinen, deren Wirksamkeit jedoch nicht erreichen.

Die Schutzimpfung besteht bei Lebend- wie auch inaktivierten Impfstoffen aus einer Grundimmunisierung, in der Regel der Ferkel im Alter von 4 Wochen (oder auch ältere Tiere) in Form einer zweimaligen Impfung im Abstand von 4–6 Wochen, und einer Re-Vakzinierung nach 6 Monaten.

Jungsauen sollten spätestens 4 Wochen vor dem Abferkeln grundimmunisiert oder revakziniert werden, damit sie ihre Ferkel optimal über das Kolostrum mit maternalen Ak versorgen. Mit dem Einstellen der Ferkel vor der Mast ist eine Impfung durchzuführen. In Deutschland ist aufgrund der Seuchenfreiheit eine Impfung verboten.

Infektionen mit dem suiden Herpesvirus vom Typ 2 (SHV-2)

Synonyme: Einschlusskörperchenkrankheit (EK), EK-Rhinitis, porcine Zytomegalie

Ätiologie Die EK, auch EK-Rhinitis oder porcine Zytomegalie genannt, wird durch das suide Herpesvirus 2 (SHV-2), ein *Betaherpesvirus*, hervorgerufen. Die EK wird hauptsächlich bei Ferkeln beobachtet und ist durch eine Rhinitis mit Nasenausfluss, Niesen und Atembeschwerden charakterisiert. Typisch für sie sind Einschlusskörperchen in den Schleimhautdrüsen der Nase. Die EK verläuft in der Regel milde, kann aber auch zu schweren Schäden führen, wenn Sauen erstmalig während der Trächtigkeit infiziert werden.

Epidemiologie Obwohl ätiologisch und auch vom Krankheitsverlauf deutlich abtrennbar, wird die EK häufig mit der Rhinitis atrophicans in Verbindung gebracht. Wo serologisch Daten vorliegen, ist eine ca. 90 %ige Prävalenz des Virus in der Population zu finden. SHV-2 ist weltweit verbreitet und wird durch Zukauf latent infizierter und virusausscheidender Tiere in der Population aufrechterhalten. Auch transplazentare Übertragungen sind erwiesen. Der Erreger wird hauptsächlich über das Nasensekret ausgeschieden und ist im Urin für mehrere Wochen nach Infektion nachweisbar.

Pathogenese, Pathologie, Klinik Überwiegend verlaufen Infektionen mit dem SHV-2 subklinisch und inapparent. Nur Erstinfektionen von trächtigen Sauen, die dann in Problemen mit der Geburt von lebensschwachen Ferkeln bzw. Mumifizierungen oder Fruchtresorptionen resultieren, sowie Infektionen von Ferkeln in den ersten Lebenswochen führen zu klinischen Verläufen. Eintrittspforte und primärer Vermehrungsort für das SHV-2 sind die Drüsen der Nasenschleimhaut. Von hier aus infiziert das Virus über eine zellassoziierte Virämie auch Epithelzellen anderer Gewebe. In den Lungenmakrophagen persistiert das Virus und kann später wieder aktiviert werden. Bei jungen Ferkeln ist eine meist nicht eitrige Rhinitis zu beobachten, bei der entzündliche Defekte der Nasenschleimhaut mit vakuolärer Degeneration und Zytomegalie feststellbar sind. Die nukleären Einschlüsse sind besonders in den Epithelien der Drüsen nachweisbar, bei der generalisierenden Form oder in infizierten Feten auch in den Makrophagen und im Kapillarepithel der Lunge sowie in Leber und Niere.

Nach einer Inkubationszeit von etwa 10 Tagen treten Niesen und Nasenausfluss, selten auch Atembeschwerden und Anorexie auf. Eine Konjuktivitis und Nasenbluten können hinzukommen. Unter günstigen Haltungsbedingungen bleibt die Morbidität gering, erkrankte Tiere genesen meist innerhalb von 1–2 Wochen. In hygienisch schlecht gehaltenen Beständen besteht die Gefahr von Reproduktionsstörungen. Kongenitale und neonatale Infektionen sind häufig.

Diagnose und Bekämpfung Diese wird überwiegend mithilfe der Immunfluoreszenz gestellt. Die Erregerisolierung ist in Zellkulturen aus Schweinemakrophagen oder in Fibroblastenkulturen möglich, wo ein cpe auftreten kann und Einschlusskörperchen typisch sind. Differenzialdiagnostisch muss insbesondere die Rhinitis atrophicans abgetrennt werden. Ferkel entwickeln im Verlauf der Infektion Ak, die sich mit der indirekten Immunfluoreszenz nachweisen lassen. Sauen übertragen diese wahrscheinlich über das Kolostrum auch auf Neugeborene. Eine spezifische Therapie ist nicht bekannt. Die Maßnahmen beschränken sich v. a. auf die Verbesserung der Haltungsbedingungen.

Herpesvirusinfektionen bei Hund und Katze

Infektionen mit dem kaninen Herpesvirus vom Typ 1 (CHV-1)

Synonyme: Welpensterben

Ätiologie Das bei Hunden vorkommende kanine Herpesvirus vom Typ 1 (CHV-1) ruft bei empfänglichen Welpen in den ersten Lebenstagen oft eine hämorrhagische, tödliche Allgemeinerkrankung, das sogenannte Welpensterben, hervor. Für das CHV-1 empfänglich sind auch andere Kaniden. Bei älteren Welpen und Hunden treten allenfalls mäßige bis milde respiratorische Erscheinungen auf.

Epidemiologie Das Virus ist weltweit in Hundezuchten, Zwingern und insbesondere Tierheimen weit verbreitet. In Untersuchungen ließ sich ermitteln, dass etwa 90 % der über 6 Monate alten Hunde in Zwingern und Tierheimen spezifische Ak tragen. Erkrankte Welpen scheiden das Virus aus, und es wird rasch über Sekrete aus Respirations- und Digestionstrakt direkt von Welpe zu Welpe übertragen. Auch ältere Tiere können sich infizieren, hier geschieht die Verbreitung langsamer; auch nach engem Kontakt infizieren sich nicht alle Hunde. Die Infektion verläuft bei älteren Tieren fast immer klinisch inapparent. Einmal infiziert, bleiben dann auch genesene Hunde Virusträger und scheiden das Virus intermittierend aus. Hündinnen können, neben dem Augen- und Nasensekret, wo sich die höchsten Viruslasten finden, das CHV-1 auch über das Vaginalsekret ausscheiden. Eine Hündin kann nach einer Erstinfektion, ohne selbst klinisch zu erkranken, das Virus auch intrauterin auf die Feten übertragen, was später zum Abort führen kann. Häufig aber infizieren sich Welpen bei der Geburt im Genitaltrakt der Hündin.

In Hundezwingern ist das Welpensterben nach einem Ausbruch zumeist selbstlimitierend. Ältere Welpen und Hunde bleiben nach einer Infektion lebenslang immun. Hündinnen versorgen weitere Würfe über das Kolostrum mit maternalen Ak, welche die Welpen in den ersten Lebenstagen und später vor einer tödlichen Erkrankung schützen.

Pathogenese, Pathologie, Klinik Nach oronasaler Virusaufnahme beginnt bei jungen Welpen die Virusvermehrung im Epithel der respiratorischen Schleimhäute und der Tonsillen, wo fokale Nekrosen entstehen können. Infizierte Makrophagen bzw. Monozyten und Lymphozyten verbreiten das Virus über eine zellgebundene Virämie weiter in andere lymphatische Organe.

Die Virusausbreitung im Organismus dauert bis zu 4 Tage, wobei auch das ZNS, wahrscheinlich über infizierte mononukleäre Zellen, befallen werden kann. In den betroffenen Organen bilden sich multifokale Nekrosen, z. B. in Leber, Niere, Lunge, Herz, Thymus, Darm, Blase und öfter auch hämorrhagische Läsionen. Nach dem Überstehen einer schweren Erkrankung können chronische Organschäden zurückbleiben. Saugende Welpen mit maternalen Ak entwickeln selten eine Virämie mit der Folge einer generalisierenden Erkrankung.

Die beim Welpensterben beobachtete ausgeprägte Altersresistenz ist wahrscheinlich darauf zurückzuführen, dass sich das Virus bei niedrigeren Körpertemperaturen wesentlich intensiver vermehrt und Welpen ihre eigene Körpertemperatur schlecht regulieren können. Daher ist ihre Körpertemperatur stark von äußeren Einflüssen abhängig und Unterkühlungen sind häufig.

Hunde, die keine maternalen Ak aufnehmen konnten und sich in den ersten Lebenstagen infizieren, erkranken überwiegend tödlich. Die Letalität sinkt dann kontinuierlich, und ab der zweiten Lebenswoche sind tödliche Ausgänge selten. Später ruft das Virus nur gelegentlich respiratorische Erscheinungen, also milde Rhinitiden und Pharyngitiden, hervor. Die Inkubationszeit liegt bei etwa 1–3 Tagen. Da die Hündin fast immer gesund bleibt, fällt zuerst die Anorexie bei den Welpen auf. Ihr Kot ist weich und grün-gelblich bis grau verfärbt. Er riecht uncharakteristisch und geht in Durchfall über. Erbrechen sowie verstärkter Speichel- und Nasenausfluss zusammen mit Atembeschwerden können hinzukommen. Die Schmerzhaftigkeit der Erkrankung wird durch Jammern und Schreien ausgedrückt, was oftmals bis zum Verenden beobachtet wird. Auch Anzeichen zentralnervöser Störungen können auftreten. Die Körpertemperatur der Welpen sinkt kontinuierlich ab, sie werden immer schwächer und verenden innerhalb von wenigen Tagen.

Diagnose Das CHV-1 lässt sich am besten in primären und sekundären Kulturen von Hundenierenzellen vermehren, wobei sich innerhalb weniger Tage ein cpe ausbildet. Die Typisierung kann dann mittels Immunfluoreszenz erfolgen. Am Welpen ist vielfach schon aufgrund des Sektionsbefunds eine Verdachtsdiagnose möglich. In Schnitten veränderter Organe ist Virusantigen mit der Immunfluoreszenz nachweisbar. Der direkte Virusnachweis kann auch über die Anzüchtung in Zellkulturen oder per PCR erfolgen.

Immunität und Bekämpfung CHV-1 ist nur schwach immunogen, Ak sind meist nur mit niedrigen Titern nachweisbar. Junge Hunde reagieren z. T. sogar ohne signifikante Ak-Bildung. Die Immunität wird zuvorderst durch das zelluläre Immunsystem getragen.

Alle Bekämpfungsmaßnahmen müssen primär darauf gerichtet sein, das Welpensterben in den ersten Lebenswochen zu vermeiden. Man kann zunächst versuchen, über eine passive Immunisierung den trächtigen Hündinnen mehrmals kurz vor dem Werfen Ak zu applizieren, damit die neugeborenen Welpen über das Kolostrum maternale Ak erhalten. Auch die Neugeborenen selbst können mit Immunserum von rekonvaleszenten Hunden passiv immunisiert werden, damit sie die Periode hoher Empfänglichkeit während der ersten Lebenstage überstehen. Eine inaktivierte Vakzine ist verfügbar und kann in Problembeständen zur Anwendung kommen. In aller Regel ist die Herpesvirusproblematik in einem Zuchtbestand selbstregulierend.

Infektionen mit dem felinen Herpesvirus vom Typ 1 (FeHV-1)

Synonyme: Rhinotracheitis der Katze

Ätiologie Das feline Herpesvirus vom Typ 1 (FeHV-1) ist ebenfalls ein Mitglied der Subfamilie der *Alphaherpesvirinae* und des Genus *Varicellovirus* und besitzt deren typische Eigenschaften (S. 423). Das FeHV-1 ist als einer der Erreger des „Katzenschnupfens" bekannt (Katzenschnupfenkomplex).

Epidemiologie Das Virus ist weltweit verbreitet und ruft nur bei jungen Katzen Krankheiten hervor. Die Ansteckung erfolgt durch Kontakt. Einmal infizierte Tiere bleiben lebenslang infizierte Virusträger, potenzielle Virusausscheider und Ansteckungsquelle für empfängliche junge Katzen.

Pathogenese, Pathologie, Klinik Nach oronasaler Aufnahme vermehrt sich das Virus primär in den Schleimhautepithelien der oberen Luftwege und den Konjunktiven, geht dann über in Trachea und Bronchien. Eine Virämie tritt selten ein und ist dann nur schwach ausgebildet. Generalisationen mit Manifestation des Virus im restlichen Organismus werden nicht beobachtet. Die sonstigen Kriterien der Pathogenese entsprechen denen anderer Herpesviren (Persistenz des Virus in den Trigeminusganglien in ca. 80 % der Population).

Die Inkubationszeit beträgt weniger als 3 Tage. Die klassische feline Rhinotracheitis tritt überwiegend bei Katzen im Alter von etwa 4–12 Wochen auf, d. h. in der Regel nach Verschwinden der maternalen Ak, die innerhalb weniger Wochen nach Ende der Säugezeit stark abfallen. Häufig entwickelt sich auch eine Konjunktivitis. Vornehmlich bei jungen Katzen besteht bisweilen über einige Tage leichtes Fieber. Symptome der Krankheit sind Niesen, Schniefen und die klassische Exsudation aus Nase und eine Konjunktivitis, die serös bis eitrig sein kann. Eine Beeinträchtigung des Allgemeinbefindens fehlt überwiegend, nach 1–2 Wochen sind die Tiere wieder gesund. Komplikationen, wie z. B. eine Pneumonie mit tödlichem Ausgang, sind selten und vorwiegend bei sehr jungen Kätzchen ohne maternale Ak zu beobachten. Nicht selten kann die feline Rhinotracheitis aber chronisch werden und sich eine chronische Sinusitis anschließen.

Diagnose Der Erreger lässt sich bei einer Erkrankung leicht aus den Sekreten des oberen Respirationstraktes und der Augen isolieren. FeHV-1 ist in Zellkulturen felinen Ursprungs mit cpe züchtbar, und die Virusidentität wird in der Regel über Immunfluoreszenz bestätigt. Ebenfalls häufig angewandt werden PCR-Verfahren, die Serologie erfolgt nahezu ausschließlich über NT.

Immunität und Bekämpfung Wie bei Infektionen des Hundes mit dem CHV-1 wird sowohl durch Infektion als auch nach Immunisierung eine nicht sehr robuste Immunität aufgebaut. Allerdings stehen zahlreiche Impfstoffe aus attenuierten oder inaktivierten Viren zur Verfügung. Das Virus ist häufig in Kombinationsimpfstoffen gegen den Katzenschnupfen als eine von in der Regel drei Komponenten enthalten. Die Impfung schützt nur vor einer ernsten Erkrankung, nicht aber vor einer Ansteckung mit dem Feldvirus. Da die Applikation parenteral erfolgt, wird eine systemische Immunität zwar ausgebildet, sie vermittelt aber keinen zuverlässigen Schleimhautschutz.

Aujeszky-Krankheit (Infektionen mit dem PRV) bei Hund und Katze

Bei Kontakt mit Schweinen, die an der Aujeszky-Krankheit leiden oder das Virus ausscheiden, öfter aber auch durch den Verzehr von Teilen infizierter Schlachtschweine, können Hunde und Katzen allen Alters an der AK erkranken. Die Infektion verläuft perakut und endet innerhalb von 1–3 Tagen tödlich. Katzen scheinen sich etwas öfter als Hunde anzustecken. Nach oraler Aufnahme oder nach Kontakt vermehrt sich das Virus in der Maul- und Nasenschleimhaut und gelangt über die Nervenbahnen und/oder den Bulbus olfactorius direkt in das Gehirn. Es entsteht eine zentralnervöse Erkrankung mit plötzlich einsetzenden Symptomen. Sie bestehen in Unruhe, Erregbarkeit, Speichelfluss und Erbrechen. Ein Kardinalsymptom ist der Juckreiz, der aber nicht immer auftritt. Im weiteren Verlauf stellen sich rasch Apathie und Paralysen ein. Im Gegensatz zur Tollwut werden die Tiere nicht aggressiv und haben Durst. Oft verschwinden Katzen nach merkwürdigem Verhalten plötzlich und kehren nicht mehr zurück oder werden tot aufgefunden.

Herpesvirus bei weiteren Säugern

Von Affen zahlreicher Spezies hat man über 30 verschiedene, darunter zahlreiche noch nicht näher charakterisierte Herpesviren isoliert (Tab. 26.3). Überwiegend setzen diese Viren unter normalen Umständen nur klinisch inapparente Infektionen. Sie wurden bei unterschiedlichen Anlässen, meist im Rahmen der Gewinnung von Affennierenzellkulturen, isoliert. Einige Spezies besitzen onkogene Eigenschaften und können, v. a. bei Schimpansen, Orang-Utans, Gorillas und Pavianen, bösartige Lymphome induzieren.

Eine besondere Bedeutung kommt dem Herpes-B-Virus (cercopithecines Herpesvirus 1) zu, einem *Alphaherpesvirus*, das dem Genus *Simplexvirus* zugeordnet ist. Es ist mit den Simplexviren des Menschen eng verwandt. Die Erkrankung bei Affen verläuft ähnlich wie die beim Menschen. Typische Symptome sind Bläschen an den Lippen und in der Maulhöhle, Enzephalitiden folgen selten. Beim Menschen kann das Herpes-B-Virus tödlich aszendierende Myelitiden und Enzephalitiden hervorrufen. Mehrere Fälle sind nach Biss- oder Kratzverletzungen beschrieben worden.

Wie bei anderen Wirten sind auch bei Affen Zytomegalieviren bekannt, hauptsächlich aus klinisch inapparenten Infektionen. Bei immunsupprimierten Tieren können jedoch Allgemeinerkrankungen resultieren. Zytomegalieviren hat man v. a. Dingen bei Nagetieren wiederholt nachgewiesen, so bei Eichhörnchen, Meerschweinchen, Hamster, Maus und Ratte. Sie werden als streng wirtsspezifisch eingestuft, persistieren lebenslang, rufen aber normalerweise keine klinischen Erscheinungen hervor.

Eine besondere Rolle spielen Herpesviren beim Elefanten, die sogenannten endotheliotropen, elefantiden Herpesviren (EEHV). Diese Viren, von denen unterschiedliche Spezies identifiziert wurden, verursachen vor allem beim Asiatischen Elefanten eine mit hoher Morbidität und Mortalität einhergehende Infektion der Endothelien. Die Viren sind momentan den Zytomegalieviren zugeordnet, allerdings wird wegen ihrer doch deutlichen genetischen Abgrenzung von diesen Viren auch die Etablierung einer neuen Subfamilie diskutiert (*Deltaherpesvirinae*). Es bestehen bei diesen Erregern noch große Unklarheiten bezüglich der Epidemiologie und Verbreitung. Die Viren sind bislang nicht in Zellkultur züchtbar, eine Prophylaxe gibt es nicht. Diagnostisch kommen vor allem die pathologische Untersuchung und PCR-Verfahren zur Anwendung.

Herpesvirusinfektionen der Vögel

Allgemeines

Herpesviren sind bei Vögeln weit verbreitet, und die bedeutsamsten Erreger von Krankheiten sind den *Alphaherpesvirinae* zugeordnet. Wie die Herpesviren der Säugetiere sind auch die Herpesviren der Vögel speziesspezifische Erreger. Insbesondere durch die Industrialisierung der Geflügelproduktion und die z. T. extremen Tierzahlen in den Beständen können Herpesvirusinfektionen v. a. bei Hühnern große wirtschaftliche Verluste hervorrufen.

Infektionen mit dem galliden Herpesvirus vom Typ 1 (GaHV-1)

Synonyme: infektiöse Laryngotracheitis (ILT) der Hühner

> **BEACHTE**
> Meldepflicht.

Ätiologie Der Erreger der ILT (GaHV-1 oder ILTV) gehört der Subfamilie *Alphaherpesvirinae* an und ist das namensgebende Virus für das Genus *Iltovirus*. Das Virus verhält sich serologisch einheitlich, jedoch sind unterschiedlich virulente Stämme verbreitet. Die ILT ist eine zyklisch verlaufende Allgemeininfektion der Hühner mit Hauptmanifestation im oberen Respirationstrakt (Kehlkopf, oberes Tracheadrittel). Die Krankheit hat wegen der teilweise hohen Letalität und des hohen Rückgangs in der Legeleistung von Hennen eine große wirtschaftliche Bedeutung, die aber im Wesentlichen auf endemische Gebiete beschränkt bleibt.

Epidemiologie Hauptwirt ist das Haushuhn, es erkranken aber auch Fasane und junge Puten. Die Krankheit ist hochkontagiös. Die Ansteckung erfolgt über den Respirationstrakt, aber auch oral oder konjunktival. Es überwiegen die Kontaktinfektionen. In Hühnerbestände wird das Virus in der Regel durch neu eingestellte Tiere eingeschleppt. Die indirekte Verbreitung durch verseuchte Gegenstände, Einstreu usw. kommt ebenso vor, nicht aber die vertikale Übertragung über das Ei. Infizierte Embryonen sterben vor dem Schlupf ab. Ob der Infektion eine Erkrankung folgt, hängt von der Virulenz des Virusstamms, von Infektionsdosis und -weg und v. a. vom Alter der Hühner ab. Klinisch inapparente Infektionen sind bei älteren Tieren häufig. Virusreservoire und -träger sind latent infizierte Hühner, in denen das Virus reaktiviert und immer wieder ausgeschieden werden kann. Die Ausscheidung erfolgt über das Konjunktivalsekret, den Trachealschleim und auch mit dem Kot.

Pathogenese, Pathologie, Klinik Nach einer respiratorischen oder konjunktivalen Infektion entwickeln sich nach etwa 3 Tagen ausgeprägte Synzytien im Epithel. Sie bleiben auf Nasenhöhle, Larynx, Trachea und Konjunktiven beschränkt. Die Virusvermehrung führt zum Verlust der Zilien im Epithel der respiratorischen Schleimhäute mit nachfolgender starker Exsudation, wobei das Exsudat oft mit Blut versetzt ist. Bei milden Verlaufsformen regeneriert sich das Epithel innerhalb von etwa 2 Wochen weitestgehend. Die Virusvermehrung und damit die pathologisch-anatomischen Veränderungen bleiben in der Regel auf Trachea- und Larynxschleimhäute begrenzt. Typisch sind petechiale Blutungen und blutiger Trachealschleim. Später bilden sich gelblich-käsige Beläge. Oft sind auch die Schleimhäute der Nasen- und Nebenhöhlen verändert. Selten breiten sich die Läsionen sogar über die Bronchien und in die Lunge aus. Bei milden Infektionsverläufen werden oft nur Konjunktivalödeme und katarrhalische Tracheitiden gesehen.

Es erkranken Hühner vorwiegend im Alter von über 3 Wochen, besonders empfänglich sind Junghennen ab etwa der 10. Lebenswoche bis zur ersten Legeperiode. Die klinischen Erscheinungen können stark variieren. Milden Verlaufsformen, klinisch kaum erkennbar, stehen schwere Formen mit hoher Letalität gegenüber. Die Erkrankung äußert sich anfangs durch erschwerte Atmung (Schnabelatmen), Aushusten von Blut oder Schleim und als katarrhalisch-eitrige Laryngotracheitis. Bei einzelnen Tieren kommen Ösophagitis, Sinusitis, Bronchitis und gelegentlich auch Bronchopneumonie hinzu. Zu beobachten sind dann Nasenausfluss und Röcheln. Die Tiere verweigern das Futter, bedingt durch die Absonderung von Exsudaten in den luftführenden Wegen kann der Erstickungstod eintreten. Ein Rückgang der Legeleistung um bis zu 40 % ist bei Legehennen das häufigste Begleitsymptom. Die Inkubationszeit beträgt gewöhnlich 3–9 Tage.

Diagnose Das ILTV lässt sich auf der CAM des bebrüteten Hühnereis anzüchten, wobei herdförmige proliferative Läsionen zu beobachten sind. In Kulturen aus Kükennierenzellen oder Hühner-Leberzellen ist die Virusisolierung mit lytischem cpe möglich. Am sichersten ist dann die Labordiagnose über die Virusisolierung aus Trachealschleim in Hühnerembryonen oder Zellkulturen.

Ein schnelles Verfahren, derzeit bevorzugt angewandt, stellt der Nachweis von Virus bzw. -antigen durch PCR oder mithilfe der IF in Kryostatschnitten von Trachealgewebe oder an Abstrichen dar. Ak können im NT oder in einem gleichermaßen empfindlichen ELISA nachgewiesen werden. Differenzialdiagnostisch sind im Labor insbesondere die Hühnerpocken und Coronavirus-Infektionen abzugrenzen.

Immunität Hühner, die eine Infektion überstanden haben, bleiben lebenslang immun, sie können das Virus aber intermittierend ausscheiden. Neuerkrankungen in einem infizierten Bestand kommen deshalb, wenn keine Immunprophylaxe erfolgte, überwiegend bei Junghühnern nach Abklingen der maternalen Antikörper vor. Eine Woche p. i. werden Ak gebildet, die lange persistieren, aber nicht in Relation zum Schutz vor einer Reinfektion stehen. Die Immunität ist vorwiegend zellulär verankert. Ak werden über das Ei auf die Küken übertragen, verleihen ihnen aber, auch aufgrund ihrer geringen Konzentration, keinen Schutz gegen eine Ansteckung, oft aber gegen eine Erkrankung in den ersten Lebenswochen.

Bekämpfung Neben allgemeinen hygienischen Maßnahmen stützt sie sich in erster Linie auf die Immunprophylaxe. In bedrohten Beständen und bei frischen Ausbrüchen ist die Impfung aller Tiere angezeigt. Es stehen Lebendimpfstoffe basierend auf attenuierten Virusstämmen zur Verfügung, die entweder im Brutei oder auf Zellkulturen produziert werden. Die Vakzinen werden mittels der Augentropfmethode, teilweise auch durch Sprayverfahren appliziert. Beide Methoden bewirken einen guten und belastbaren Schutz vor der Erkrankung. Über die Dauer des Schutzes, der spätestens nach 1 Woche ausgebildet ist, besteht keine Übereinstimmung. Je nach Impfvirusstamm, Applikationsweise und Alter der Tiere bei der Impfung wird die Dauer mit 20–70 Wochen angegeben. Die zweimalige Grundimmunisierung sollte in der 4. Lebenswoche über die Konjunktiven („Eye-Drop-Methode") oder mittels Spray und eine Wiederholungsimpfung 2–3 Monate später vorgenommen werden. Nur in Endemiegebieten wird regelmäßig geimpft, bei sporadischen Ausbrüchen sind Notimpfungen gebräuchlich. Im gleichen Stall gehaltene ungeimpfte Kontakttiere nehmen das Impfvirus in der Regel auf und immunisieren sich wie die Impflinge. Es bleibt wichtig zu betonen, dass ILTV-Impfstoffe nach wie vor problematisch sind. Zum einen sind überattenuierte Impfstoffe im Handel, die nicht oder nicht komplett gegen die Erkrankung schützen, andererseits sind noch recht virulente Impfstoffe in der Anwendung, bei denen es zu nicht unerheblichen Impferkrankungen kommen kann. Dabei soll es auch zu Rekombination von Impfviren untereinander und von Impfviren mit Feldviren gekommen sein, was zu einer Virulenzsteigerung von ILTV geführt haben soll.

Infektionen mit dem galliden Herpesvirus vom Typ 2 (GaHV-2, MDV)

Synonyme: Marek-Krankheit, Marek's disease (MD)

> **BEACHTE**
> Meldepflicht.

Ätiologie Die MD ist eine hochkontagiöse Erkrankung des Haushuhns, die durch perakute Todesfälle mit oder ohne Lähmungserscheinungen, lymphoproliferative Infiltrationen der peripheren Nerven, viszeralen Organe, Keimdrüsen, Iris, Muskulatur und Haut sowie chronische Immunsuppression gekennzeichnet ist. In allen Gebieten mit Hühnerzucht und -mast hat sie große wirtschaftliche Bedeutung.

Der Erreger ist ein *Alphaherpesvirus* (GaHV-2 oder Marek's-Disease-Virus, MDV), das hoch zellassoziiert ist. Zellfreies infektiöses Virus wird nur von Federfollikelzellen produziert und mit den Hautabschilferungen ausgeschieden. Das Virus verhält sich immunologisch einheitlich und ist mit dem Putenherpesvirus eng verwandt, aber nicht identisch. Es treten unterschiedlich virulente Stämme auf.

Epidemiologie Das Virus haftet im Wesentlichen bei Haushühnern, andere Vogelspezies sind bis auf die Pute nur schwach oder gar nicht empfänglich. Natürlich erfolgt die Übertragung am ersten Lebenstag vermutlich aerogen durch oronasale Aufnahme des ubiquitären Virus, das sich in abgeschilferten Follikelepithelien, Federkielen, Staub und Futter findet. Die Virusausscheidung beginnt ca. 1–2 Wochen nach Infektion und hält lebenslang an. In infizierten Beständen breitet sich die Infektion rasch aus und führt innerhalb weniger Wochen zur vollständigen Durchseuchung. Dies differiert jedoch in Abhängigkeit von der Empfänglichkeit verschiedener Rassen und vom Alter der Tiere. Ab der 13. Lebenswoche verringert sich die Morbidität bei Hühnern stark, am anfälligsten sind Küken in den ersten Lebenswochen.

Pathogenese, Pathologie, Klinik Die Infektion erfolgt durch die Inhalation von kontaminiertem Staub. In der Lunge vermehrt sich das Virus primär nicht, sondern wird wahrscheinlich über DCs und/oder Makrophagen in die primären lymphatischen Organe Milz, Bursa fabricii und Thymus transportiert. Zunächst werden B-Zellen infiziert, in denen ein lytischer Replikationszyklus durchlaufen wird. Dadurch wird in diesen Organen ein Entzündungsprozess ausgelöst, was zur Aktivierung von $CD4^+$-T-Zellen führt, die dann infiziert werden. Durch die lytische Infektion kommt es zur Rückbildung der Bursafollikel und des Thymuskortex. Nach etwa 4 Tagen entsteht folgend eine zellassoziierte Virämie, in deren Verlauf die Federfollikelepithelien befallen werden, aus denen nach ca. 1 Woche die Virusausscheidung beginnt. Die Virämie besteht zeitlebens fort, und der Erreger breitet sich auf Pankreas, Nieren, Magen und Herz aus. Wenige Tage nach der Erstinfektion werden bereits $CD4^+$-T-Zellen mit einem T_{reg}-Phänotyp infiziert, in denen offenbar das latente Programm abläuft. Durch die Aktion mehrerer latenter Genprodukte kommt es zur Transformation weniger Zellen, die dann tumorös entarten und ein Lymphom ausbilden bzw. es kommt zu multifokalen Lymphoproliferationen, die nach etwa 3 Wochen zu einer meist tödlich endenden Lymphomatose in Nerven, Gonaden, Leber, Nieren, Milz, Herz und Skelettmuskulatur führen.

Die Pathogenese der MD wird durch die Virulenz des MDV, das Alter der Tiere, die genetische Disposition und den Immunstatus beeinflusst. Pathologisch-anatomisch dominieren beim klassischen Verlauf die neuralen und lymphomatösen Veränderungen. Die Nerven sind verdickt, ödematös, zeigen einen Verlust der Streifung und erscheinen gräulich verfärbt. Auch tumoröse Verdickungen sind feststellbar. Auf der Haut fallen vergrößerte Federfollikel und eine allgemeine Pachydermie auf. Die Bursa Fabricii ist gewöhnlich atrophiert. Gelegentlich werden auch Augenveränderungen mit Irisverfärbung und Pupillendeformationen (Iridozyklitis) beobachtet. Am häufigsten sind viszeral-neurale und Mischformen.

Klinisch werden bei der MD mehrere Verlaufsformen unterschieden, die klassische lymphomatöse Form und die akute Form, die mit oder ohne temporäre, zentralnervös bedingte Paralysen einhergehen kann. Erstere verläuft bei Ausprägung eines Lymphoms mit oder ohne Nervenbefall subakut bis chronisch, Letztere akut mit dem Tod der Tiere unter Umständen nach wenigen Tagen. Bei Ersterer herrschen Tumoren in den Organen, in der Muskulatur und auf der Haut vor. Sie äußert sich durch ein- oder beidseitige Parese der Beine und Flügel, des Halses oder der Lider (neurale Form) und gelegentlich durch Irisverfärbungen mit eingeschränkter Sehfähigkeit. Es finden sich Erhebungen in der Haut, eine aufgeraute Haut im Bereich der Federfollikel und neoplastische Veränderungen in den viszeralen Organen. Alle Formen können ineinander übergehen oder gemeinsam auftreten.

Die Inkubationszeit schwankt zwischen wenigen Tagen und mehreren Monaten, abhängig von den genannten Faktoren. Bei der klassischen Form entwickeln sich Bewegungsinkoordinationen und Lymphome, auf die Paresen bei 12–16 Wochen alten Hühnern folgen. Spastische Paralysen können sich im Vorstrecken eines Beins äußern, während das andere nach hinten gestreckt ist. Flügel, Hals und Augenlider hängen herab, die betroffenen Tiere magern ab. Der Krankheitsverlauf kann sich bis in die ersten Monate der Legeperiode hineinziehen. Die Letalität ist hoch. Kennzeichnend für die akute Form ist eine transiente Paralyse, auf die entweder innerhalb weniger Tage der Tod der Tiere folgt oder die in die klassische Form übergeht. Manche Virusstämme verursachen daneben plötzlich auftretende Hauteffloreszenzen, vorwiegend an den Beinen. Allen Formen gemein ist das seuchenhafte Auftreten bei jungen bis zu 8 Wochen alten Hühnern. Zu Todesfällen kommt es während der gesamten Mast- bzw. Legeperiode. Es lassen sich Tumoren in den viszeralen Organen, der Haut und der Muskulatur fühlen. Sehr selten werden Neubildungen auch am Kamm oder im Retrobulbus beobachtet. Bei älteren Hühnern jedoch können auch überwiegend klinisch inapparente Infektionen festgestellt bzw. eine fortschreitende Paralyse durch eine bislang nicht geklärte Demyelinisierung beobachtet werden.

Diagnose Die Züchtung des Virus gelingt in wenigen aviären Zellen und ist nicht trivial. Optimal sind Kükennierenzellkulturen bzw. Entenfibroblasten. Das Virus bleibt aber zellgebunden und muss in diesem Status identifiziert werden. Die Absicherung der Diagnose erfolgt durch den Erregernachweis mittels Immunfluoreszenz. Leukozyten aus Milz oder Blut eignen sich am besten für die Virusgewinnung. Für die Verimpfung auf Zellkulturen müssen intakte Zellen verwendet werden. In den infizierten Kulturzellen lässt sich MDV bzw. -antigen dann mithilfe der Immunfluoreszenz optimal nachweisen.

Das Virus kann auch direkt in Federfollikelepithelzellen mit der Immunfluoreszenz erfasst werden. Gängig sind auch verschiedene quantitative oder reguläre PCR-Verfahren, die aber eine Unterscheidung zwischen Impf- und Wildtyp-Virus erlauben müssen. Einige solcher Verfahren sind entwickelt worden und auch in Speziallabors in der Anwendung. Ak lassen sich am besten durch ELISA oder AGPT erfassen. Differenzialdiagnostisch müssen auf jeden Fall die lymphatische Leukose und die Retikuloendotheliose ausgeschlossen werden.

Immunität Ak werden gegen die viralen Antigene gebildet. Sie haben jedoch kaum Einfluss auf den Krankheitsverlauf, da das Virus im Organismus zellgebunden bleibt. Bei älteren Tieren persistiert das Feldvirus, ggf. zusammen mit dem Impfvirus, bei gleichzeitiger Anwesenheit von Ak. Die Persistenz des Impfvirus scheint ein Tier jedoch in der Regel vor einer klinisch apparenten MD zu bewahren. Die dominierende Rolle bei der Abwehr einer Erkrankung spielen die zellulären Immunitätsmechanismen. Die Infektion mit MDV stimuliert jedoch nicht nur die zelluläre Abwehr, sondern führt auch zu deren Schädigung, zur Immunsuppression. Tiere, die an MD leiden, sind daher wesentlich anfälliger für Infektionen anderer Art. Der Infektionsverlauf wird wesentlich von der Immunsuppression bestimmt. Auch die Wirkung von Schutzimpfungen basiert im Wesentlichen auf der Stimulierung des T-Zell-Systems bei möglichst geringer Immunsuppression.

Bekämpfung Sie basiert heute hauptsächlich auf der Immunprophylaxe. Drei Maßnahmen sind gebräuchlich: die Schutzimpfung mit Lebendvakzinen, hygienische Vorkehrungen zur Vermeidung der Erregereinschleppung und Verbreitung sowie Versuche zur Züchtung genetisch resistenter Hühnerlinien.

Die Impfprophylaxe verfügt über drei verschiedene Impfstoffe: das Putenherpesvirus (HVT, MeHV-1), attenuiertes MDV (GaHV-2) und apathogenes Virus, das dem MDV sehr ähnlich ist (GaHV-3). Das HVT und das GaHV-3 sind mit dem MDV eng verwandt und nicht pathogen für das Eintagsküken. Eine Impfung mit vermehrungsfähigem HVT kann zwar eine Erkrankung, nicht aber die Infektion mit MDV-Feldvirus verhindern, auch nicht seine Persistenz in den Impflingen. Nachteilig bei der Impfung mit HVT ist der Einfluss maternaler Antikörper. Die Wirksamkeit von Vakzinen, die zellgebundenes Virus enthalten, wird dagegen durch Antikörper nicht beeinflusst.

Die Impfung wird meist am ersten Lebenstag oder bereits in ovo am 18. Bebrütungstag vorgenommen. Aus Rentabilitätsgründen impft man in Europa nur Küken für die Elterntierzucht und die Legehennenhaltung. In der Broilerhaltung ist sie wegen der geringen Mastdauer selten erforderlich, aber bei verlängerter Mast über 40 Tage üblich (USA). Die Wirksamkeit von Vakzinen mit attenuierten MDV-Stämmen ist der mit HVT überlegen, Kombinationsvakzinen (HVT+GaHV-3 oder HVT+attenuiertes MDV) scheinen die beste Wirksamkeit zu bieten und der Impfung mit monovalenten Vakzinen überlegen.

Infektionen mit dem anatiden Herpesvirus 1 (AnHV-1)

Synonyme: Entenpest

Die Entenpest, auch als Virusenteritis der Enten bezeichnet, ist eine überwiegend akut verlaufende hochkontagiöse Erkrankung des Wassergeflügels (Anseriformes). Hervorgerufen wird sie durch das AnHV-1, das sich antigenetisch einheitlich verhält, aber sehr unterschiedlich virulente Stämme hat. Es wird den *Alphaherpesvirinae* und dort in der neuesten Klassifikation dem Genus *Mardivirus* zugeordnet.

Die Krankheit ist weltweit, vornehmlich in den Staaten um den Nordatlantik und in China, verbreitet, tritt aber auch in Mitteleuropa beim heimischen Wassergeflügel auf. Der Erreger wird direkt per Kontakt und indirekt über die kontaminierte Umwelt weiterverbreitet. In nicht verseuchte Gewässer erfolgt die Einschleppung durch infiziertes Wassergeflügel, welches das Virus lebenslang ausscheiden kann. Mastentenbestände sind häufig persistent infiziert, neue Krankheitsfälle dann kaum mehr zu beobachten. Das Hauptreservoir für das Virus bildet neben den Mastenten wildlebendes Wassergeflügel, das den Erreger über größere Entfernungen weiterschleppen kann.

Für das Virus empfänglich sind nahezu alle Enten-, Gänse- und Schwanenspezies. Die Infektion tritt bei Tieren aller Altersgruppen, jedoch mit unterschiedlichen Krankheitsbildern, auf. Erste Anzeichen eines Ausbruchs im Bestand sind gehäufte Todesfälle, begleitet von einem Absinken der Legeleistung und Penisvorfällen bei Erpeln. Inappetenz, extremer Durst, Fotophobie, Nasenausfluss und wässriger Durchfall stellen sich in der Folge ein. Die Tiere werden schwächer, können nicht mehr stehen und bewegen sich nur mithilfe der Flügel. Junge Enten erleiden eine starke Dehydrierung und Blaufärbung ihres Schnabels.

Die Mortalität schwankt breit zwischen 5 und 100 % und kann bei erwachsenen Tieren wesentlich höher sein als bei jungen. Eine überstandene Infektion hinterlässt eine lebenslange Immunität. Sie ist hauptsächlich zellulär verankert und Antikörper werden nur in geringer Menge gebildet. Dies gilt auch für die Impfung mit Lebendimpfstoffen.

Die zu beobachtende Abhängigkeit der klinischen Symptome von der Virulenz des infizierenden Virusstamms sowie von Alter und Geschlecht der Tiere wird auch an den pathologisch-anatomischen Läsionen erkennbar. Petechiale Blutungen am Herzen und an den serösen Häuten, der Bursa Fabricii, dem Ösophagus und anderen Geweben sind beschrieben. Die Leber kann Petechien und nekrotische Herde aufweisen. Anfangs blutige, später diphtheroide Läsionen treten bei verzögertem Krankheitsverlauf fast im gesamten Verdauungskanal auf. Die Eifollikel legender Enten sind blutig rot, erweitert und können platzen, was zum Verbluten führt.

Eine Diagnose kann oft schon anhand des Sektionsbildes gestellt werden. Zur Absicherung eignet sich die Virusisolierung über die Infektion bebrüteter Enteneier oder von Eintagsentenküken (petechiale Blutungen). Meist aber wird eine Herdendiagnose über den Ak-Nachweis im NT durchgeführt. Dabei müssen differenzialdiagnostisch die Virushepatitis der Enten, aber auch Newcastle disease und ggf. Influenzavirusinfektionen ausgeschlossen werden.

Neben allgemeinen hygienischen Maßnahmen, die sich gegen die Einschleppung der Erreger richten, ist die Entenpest am besten durch eine Immunprophylaxe zu verhindern. Hierfür stehen Lebendimpfstoffe mit attenuierten Entenpeststämmen zur Verfügung. Die meist gefriergetrockneten Vakzinen können bei Tieren jeder Altersstufe gefahrlos angewandt werden.

Tiere in seuchenfreien Beständen werden erstmals im Alter von etwa 4 Wochen parenteral geimpft. Bei hohem Infektionsdruck kann bereits am ersten Lebenstag vakziniert werden. Tiere mit maternalen Ak sind nach 4 Wochen zu revakzinieren. Ansonsten empfiehlt sich die Grundimmunisierung durch zweimalige Impfung im Abstand von 6 Wochen und eine jährliche Wiederimpfung. Ein Schutz tritt meist schon wenige Tage nach der Impfung auf. Bei frischen Ausbrüchen sind Notimpfungen möglich. Der rasch eintretende Schutz basiert anfangs auf einer Interferenz.

Herpesvirusinfektionen bei anderen Vogelarten

Herpesviren konnten auch bei einer Vielzahl weiterer Vogelarten mit und ohne Krankheitserscheinungen isoliert werden. Zum Großteil sind die aviären Herpesviren in ihren Merkmalen noch nicht so weit bekannt, dass sie in Subfamilien eingeordnet werden konnten. Enge Beziehungen wurden zwischen Tauben-, Falken- und Eulenherpesviren ermittelt sowie zwischen Kranich- und Wachtelherpesviren.

Die Infektionsspektren von Falken- und Eulenherpesviren sind ähnlich und umfassen eine große Zahl von Greifvogelarten sowie einige andere Geflügelspezies. Das Taubenherpesvirus scheint nur Tauben zu befallen. Bei Wildvogelspezies wurden in den letzten Jahren immer häufiger Erkrankungen beobachtet, die sich auf Infektionen mit aviären Herpesviren zurückführen ließen. Sie sind meist durch eine kurze klinische Phase, herdförmige Degenerationen sowie Nekrosen unter Bildung nukleärer Einschlusskörperchen in verschiedenen Organen und letztlich eine hohe Letalität charakterisiert. Diese Erscheinungen sind vor allem bei Jungvögeln deutlich ausgeprägt und zeigen eine starke Ähnlichkeit zu den Erscheinungen bei der Entenpest. Es handelt sich dabei um Infektionen bei Tauben, die Hepatosplenitis der Eulen, die Infektionen bei Psittaciden, die Einschlusskörperkrankheit der Falken, die Kormoranherpesinfektion, die Herpeshepatitis bei Kranichen und die Infektion bei Störchen und Zwergwachteln. Regelmäßig werden klinisch inapparente Infektionen durch aviäre Herpesviren nachgewiesen (Tauben, Störche, Kormorane).

Herpesvirusinfektionen der Fische

Infektionen mit dem cypriniden Herpesvirus 3 (CyHV-3)

Synonyme: Koi-Herpes

> **BEACHTE**
> Anzeigepflicht.

Ätiologie Erreger der Koi-Herpesinfektion der Cypriniden ist das cyprinide Herpesvirus 3 (CyHV-3) oder auch Koi-Herpesvirus, das der Familie der *Alloherpesviridae* und dort dem Genus *Cyprinivirus* angehört. Der Name Koi-Herpesvirus ist der Tatsache geschuldet, dass die durch das

CyHV-3 induzierten klinischen Erkrankungen und zahlreichen Todesfälle zunächst bei wertvollen Koi-Zierkarpfen in Israel, den USA und Deutschland auftraten und z. T. massive Schäden verursachten. Seit Mitte der 1990er-Jahre ist das Virus in kommerziellen Karpfenzuchten, aber auch bei anderen Vertretern der Familie der *Cyprinidae*, z. B. bei Goldfischen, nachgewiesen worden. CyHV-3 zeigt inzwischen eine weltweite Verbreitung und verursacht vor allem in naiven Populationen massive Verluste. Als Konsequenz wird die Infektion in Deutschland inzwischen tierseuchenrechtlich gemaßregelt.

Epidemiologie Das CyHV-3 ist weltweit verbreitet. Die Ansteckung erfolgt durch infektiöses Virus, das sich über Wochen im Wasser halten kann, in das es von infizierten Tieren ausgeschieden wird. Es war lange Zeit akzeptiert, dass die Infektion der Tiere durch Viruseintritt über die Kiemen erfolgt. Neue experimentelle Ansätze haben jedoch gezeigt, dass das Virus über die Haut aufgenommen wird und dann eine systemische Infektion verursacht. Das Virus wird schließlich über Fäzes, vermutlich aber auch über Nekrosen (Kiemen) und auch kutan wieder ausgeschieden. Die Morbidität erreicht nicht selten 100 %, die Mortalität schwankt altersabhängig, kann bei Jungfischen aber durchaus 70–95 % erreichen.

Pathogenese, Pathologie, Klinik Nach Aufnahme des Virus kommt es zu dessen systemischer Ausbreitung im gesamten Fisch. Die klinischen Symptome zeigen eine deutliche Altersabhängigkeit und sind bei Jungfischen deutlich stärker ausgeprägt. Die Symptome beginnen mit Lethargie und gelegentlich Orientierungslosigkeit der Fische, die in der Folge auch Sauerstoffmangelerscheinungen zeigen. Pathologisch-anatomisch stehen Nephritiden und Entzündungen bzw. Nekrosen der Kiemen im Vordergrund. Daneben sind petechiale Blutungen in den inneren Organen, insbesondere der Leber, zu finden.

Diagnose Die Verdachtsdiagnose wird pathologisch-anatomisch gestellt. Virus lässt sich aus Organen auf etablierten Karpfenzellkulturen anzüchten, jedoch stehen Nachweise der Nukleinsäure durch PCR, qPCR bzw. durch isothermische Verfahren im Vordergrund. Experimentell in der Anwendung sind auch serologische Verfahren (ELISA), werden aber noch nicht routinemäßig eingesetzt.

Immunität Natürliche Infektionen mit dem CyHV-3 hinterlassen eine belastbare Immunität, die auch mit diversen experimentellen Lebendvakzinen erreicht werden kann. Allerdings ist über die Dauer einer belastbaren Immunität nur wenig bekannt, es muss jedoch von einer relativ kurzen Schutzdauer, selbst nach natürlicher Infektion, ausgegangen werden.

Bekämpfung Neben der Quarantäne und hygienischen Maßnahmen kann man sich die relative Temperatursensitivität des Erregers zunutze machen, der Temperaturen jenseits der 30 °C nur schlecht verträgt. So kann einigen Autoren folgend sogar ein therapeutischer Effekt bei infizierten Tieren erzielt werden. Diese Berichte sind aber mit Vorsicht zu genießen. Trotz intensiver Bemühungen steht bislang keine zugelassene Vakzine gegen das Koi-Herpesvirus zur Verfügung.

Herpesvirusinfektionen beim Menschen

Herpesviren spielen auch im Krankheitsgeschehen des Menschen eine bedeutende Rolle. Beim Menschen wurden inzwischen neun Herpesvirus-Spezies definiert (Tab. 26.6). Wie alle Herpesviren persistieren auch die humanen lebenslang im Organismus, unabhängig davon, ob die Infektion klinisch inapparent oder apparent verläuft, und werden intermittierend ausgeschieden.

Humane Simplexvirus-Infektionen erwirbt der Mensch während der ersten Lebensjahre, wobei die Primärinfektion meist klinisch inapparent verläuft. Bei einer Manifestation werden überwiegend Gingivostomatitiden beobachtet, die mit Fieber einhergehen und schmerzhaft sind. Es treten „Fieberbläschen" in Mund und Gaumenbereich (Herpes labialis) oder an den Genitalien (Herpes genitalis) auf. Gelegentlich kommt es bei Frühgeborenen zu generalisierenden Formen, die, ebenso wie perinatale Infektionen, oft letal enden. Die Infektion erfolgt in der Regel bei der Geburt. Bei allen Altersgruppen aber kann die lokale Herpeserkrankung durch Meningitis, Enzephalitis und auch Keratokonjunktivitis kompliziert werden.

Die Genesung führt nicht zu einer vollständigen Immunität. Das Virus persistiert lebenslang in Ganglienzellen. Die Infektion kann dann durch Resistenzabfall (Fieber, Stress, hormonelle Einflüsse, UV-Strahlen) aktiviert werden. Die klassische Form der rekurrierenden Infektion, die sehr häufig eintritt, ist ein erneuter Herpes labialis, in der

Tab. 26.6 Humane Herpesviren und von ihnen ausgelöste Krankheiten (HHV = humanes Herpesvirus).

Subfamilie	Genus	Spezies	Krankheit
Alphaherpesvirinae	*Simplexvirus*	HHV-1	Herpes simplex labialis
		HHV-2	Herpes simplex genitalis
	Varicellovirus	HHV-3	Varicella zoster
Betaherpesvirinae	*Zytomegalievirus*	HHV-5	humane Zytomegalie
	Roseolovirus	HHV-6a und -6b, HHV-7	Exanthema subitum, Dreitagefieber
Gammaherpesvirinae	*Lymphocryptovirus*	HHV-4	infektiöse Mononukleose, Burkitt-Lymphom u. a.
	Rhadinovirus	HHV-8	Kaposi-HHV

Regel an der gleichen Stelle lokalisiert. Einige Stunden vor Erscheinen der Herpesbläschen, die nach 5–7 Tagen abheilen, beginnen die Symptome mit einem Irritationsgefühl. Auch Infektionen auf der Haut, am Auge (Konjunktivitis), in der Mundhöhle und im Gehirn älterer Menschen rekurrieren häufig. Hauptsymptome des Herpes genitalis sind Hyperästhesie der Genitalmukosa, begleitet von Brennen, Juckreiz und Schmerzen beim Urinieren. Die Bläschen und Ulzerationen sind gewöhnlich in der Vulva, in der Vagina, der Zervix und am Perineum bei Frauen sowie am Penis (vornehmlich an der Glans) und dem Präputium bei Männern lokalisiert. Ersterkrankungen dauern etwa 2–3 Wochen bis zur Abheilung und verlaufen meist schwerer als rekurrierende.

Für die Therapie menschlicher Herpesinfektionen stehen mit den synthetischen Nukleotidanalogen, z. B. Aciclovir und seine Verwandten, wirksame Chemotherapeutika zur Verfügung. Allerdings entwickeln sich relativ häufig Resistenzen.

Die Varizellen wie auch der Herpes zoster werden durch den gleichen Erreger (HHV-3, **Tab. 26.6**) hervorgerufen. Bei den Varizellen (Windpocken) handelt es sich um eine hochkontagiöse Allgemeinerkrankung mit Hautexanthemen v. a. im Kindesalter. Sie äußern sich durch einen fieberhaften und juckenden Bläschenausschlag auf Haut und Schleimhäuten, der meist komplikationslos abheilt. Varizellen stellen stets eine Erstinfektion einer nicht immunen Person dar. Nach einer Inkubationszeit von 1–2 Wochen entwickelt sich Fieber und ein rasch fortschreitendes juckendes Exanthem. Die reifen Bläschen, die wie Tautropfen auf der Haut sitzen, sind mit klarer Flüssigkeit gefüllt und trocknen innerhalb von 3–4 Tagen zu kleinen Krusten ein, die in 1–2 Wochen abfallen. Selten treten para- bzw. postinfektionell milde Meningoenzephalitiden auf.

Der Herpes zoster (Gürtelrose) beruht auf einer Reaktivierung von latentem VZV. Die Gürtelrose bleibt meist lokal begrenzt und tritt nur bei Menschen auf, die während der Kindheit an Varizellen erkrankten. Die Zostererkrankung kommt sporadisch und bevorzugt bei älteren Erwachsenen vor und ist durch eine schmerzhafte Entzündung von Nervenwurzeln und medullären Ganglien von Hirnnerven gekennzeichnet. Der Verlauf ist bei Patienten mit herabgesetzter Resistenz komplizierter. Die Symptome beginnen mit 2–4-tägigem Fieber und starken Schmerzen an den betroffenen Nerven und deren Innervationsgebiet in der Haut, meist im Bereich der Taille und am Rumpf oder im Gesicht und Halsbereich. Die Hautveränderungen sind den Varizellen ähnlich, die Bläschen enthalten ebenfalls infektiöses Virus.

Bei den meisten Patienten gehen die Schmerzen nach wenigen Wochen zurück, sie können jedoch auch Monate oder Jahre als Neuralgien anhalten. Besonders gefürchtet ist der Zoster des Gesichts, v. a. auch der Zoster ophthalmicus (Keratitis, Iritis und Iridozyklitis), die von Hörstörungen begleitete Form (Zoster oticus) und die Trigeminusneuralgie. Gefürchtet ist auch die postherpetische Neuralgie, bei der nach Abheilen des Zosters noch teils starke Schmerzen im betroffenen Dermatom zu beobachten sind.

Seit wenigen Jahren wird die Varizellen-Imfpung mit einer Lebendvakzine von der Ständigen Impfkommission für Kinder empfohlen. Auch die hochtitrige Anwendung des Impfstoffes bei älteren Individuen konnte die Entwicklung des Herpes zoster deutlich reduzieren.

Die Speicheldrüsenkrankheit, Zytomegalie des Menschen, hervorgerufen durch das HHV-5, ein *Betaherpesvirus*, hat v. a. in den letzten Jahren Bedeutung erlangt. Die Infektion ist charakterisiert durch eine Riesenzellbildung (Zytomegalie), verläuft überwiegend klinisch inapparent und kommt auf der ganzen Welt vor. Etwa 80 % aller Erwachsenen im Alter über 35 Jahren haben Antikörper gegen dieses Virus. Bei Neugeborenen oder immunsupprimierten Individuen aber verläuft die Zytomegalie meist als schwere, oft tödlich endende Allgemeininfektion. Besonders bei der AIDS-Erkrankung (HIV) ist dies sehr oft der Fall. Die Infektion kann bei Schwangeren den Fetus schädigen und zu Aborten führen. Erkrankte Neugeborene nehmen den Erreger meist bereits in utero oder während der Geburt auf. Bald danach stellen sich Symptome ein. Sie bestehen in Ikterus, petechialen Hautblutungen, Pneumonie, Anämie und Hepatosplenomegalie. Relativ häufig ist auch das Zentralnervensystem mitbeteiligt. Auffällig sind dann ein Mikro- oder Makrohydrozephalus, zerebrale Verkalkungen, Krämpfe, Taubheit, Choriorenitis, Mikrophthalmie und geistige Retardierung. Oft werden auch chronische Gastroenteritiden und Diarhöen beobachtet. Die Niere ist in der Regel ebenfalls betroffen. Wie erwähnt kann sich auch bei Erwachsenen mit Immundefekten eine Zytomegalieinfektion manifestieren. Klinisch sind dann Fieber, Husten, Erbrechen, Diarrhö, Hepatosplenomegalie und eine Lymphozytose feststellbar. Die Zytomegalie ist insbesondere bei Transfusions- und Transplantatpatienten eine gefürchtete Komplikation. Die klinisch apparente Zytomegalie beim Menschen lässt sich mit Aciclovir, infolge zunehmend resistenter Virusstämme neuerdings auch mit Ganciclovir behandeln.

Ein zweites humanes *Betaherpesvirus* wird als Erreger des Exanthema subitum (Roseola infantum; Dreitagefieber) angesehen, das HHV-6. Diese Kinderkrankheit ist charakterisiert durch ein ca. 3 Tage anhaltendes hohes Fieber, eine ebenso lange oder längere Virämie und ein anschließendes flüchtiges Exanthem. Das Virus bleibt dabei überwiegend an mononukleäre Zellen des Monozyten-Makrophagen-Systems gebunden, ist aber auch im Serum vorhanden und soll lymphoproliferative Störungen auslösen. Zum Teil treten schwere klinische Erscheinungen mit Hepatitis oder Fontanellenwölbung auf. Neuerdings wird dieses Herpesvirus und das HHV-7 auch mit dem noch wenig definierten sogenannten „chronischen Müdigkeitssyndrom" der Erwachsenen in Verbindung gebracht. Man nimmt an, dass Personen, bei denen das Virus in den Speicheldrüsen persistiert, durch Speichel den Erreger verstreuen und auf Kinder übertragen können. Neben dem HHV-6 und HHV-7 sind aber auch andere Virusarten als Verursacher des Syndroms im Gespräch.

Schon lange bekannt ist die infektiöse Mononukleose (Pfeiffer-Drüsenfieber, „Studentenkusskrankheit", „kissing disease"), eine weitere menschliche Herpesviruserkrankung. Sie tritt überwiegend bei Erwachsenen auf und ist ebenfalls hochkontagiös. Der Erreger, das Epstein-Barr-Virus (EBV), ist ein *Gammaherpesvirus* (humanes Herpesvirus 4, **Tab. 26.6**). Die Erkrankung verläuft meist gutartig mit Fieber, Heiserkeit und vergrößerten Lymphknoten in der Halsgegend. Bisweilen ist sie aber auch mit einer Mandelentzündung und einer Vergrößerung von Leber und Milz verbunden.

Bei Kindern ruft das Virus in bestimmten Regionen Afrikas ein bösartiges Lymphom, vorwiegend in Gesicht und Kiefer, aber auch im Urogenital- und Gastrointestinaltrakt, das Burkitt-Lymphom, hervor und trägt auch zum nasopharyngealen Karzinom (NPC) des Menschen ätiologisch bei. Die überwiegend klinisch inapparenten Infektionen sind weltweit verbreitet. Das Virus persistiert lebenslang in B-Lymphozyten und kann jederzeit reaktiviert werden. Antikörper sind überall in der Welt bei Erwachsenen, die normalerweise eine lebenslange Immunität erwerben, nachweisbar.

Als letztes humanes Herpesvirus wurde das Kaposi-Sarkom-assoziierte Herpesvirus (KSHV oder HHV-8) Anfang der 1990er-Jahre beschrieben. Entweder familiär oder bei starker Immunsuppression (HIV) führt es zu einem Endothelzellkarzinom oder zu einem Lymphom (primary effusion lymphoma oder multicentric castleman's disease), das zum Tod der Infizierten führen kann. KSHV ist ein Vertreter des Genus *Rhadinovirus* und kodiert eine ganze Reihe von onkogenen Proteinen, die mit dem Zellwachstum interferieren und so tumorauslösend sind.

26.1.5 Familie Adenoviridae

Uwe Truyen

STECKBRIEF

- unbehüllt, circa 90 nm Durchmesser
- ikosaedrische Symmetrie des Kapsids
- prominente Exostrukturen, Pentamere mit Fiberstrukturen
- Doppelstranggenom mit circa 35 000–45 000 Basenpaaren
- häufig vorkommende, ubiquitäre Krankheitserreger
- von pathogener Bedeutung, vor allen Dingen beim Hund und beim Geflügel (**Tab. 26.7**)

Adenoviren sind etwa 100 nm große DNA-Viren, die bei verschiedenen Säugetieren und bei Vögeln vorkommen (**Abb. 26.11**, **Abb. 26.12**). Sie sind weit verbreitet und können bei vielen Spezies aus verschiedenen Proben isoliert werden. Eine nachgewiesene ätiologische Rolle als Krankheitserreger spielen Adenoviren beim Hund und beim Geflügel.

Im Nagetier können einige humane Adenoviren Tumoren verursachen, im homologen Wirt ist diese Manifestation jedoch nicht beschrieben.

Die klare Symmetrie der unbehüllten Virionen zusammen mit den markanten Fiberstrukturen ist charakteristisch für die Adenovirusmorphologie und macht sie zu den schönsten Viren. Der Name Adenovirus leitet sich von dem

Tab. 26.7 Genera und medizinisch und veterinärmedizinisch relevante Adenoviren.

Genus	Spezies
Mastadenovirus	kanine Adenoviren (Typ 1 und Typ 2)
	diverse humane Adenoviren (Subklassen A–F)
	diverse bovine, porcine, equine, ovine Adenoviren
Aviadenovirus	diverse Geflügeladenoviren (Subklassen A–E), diverse Gänseadenoviren

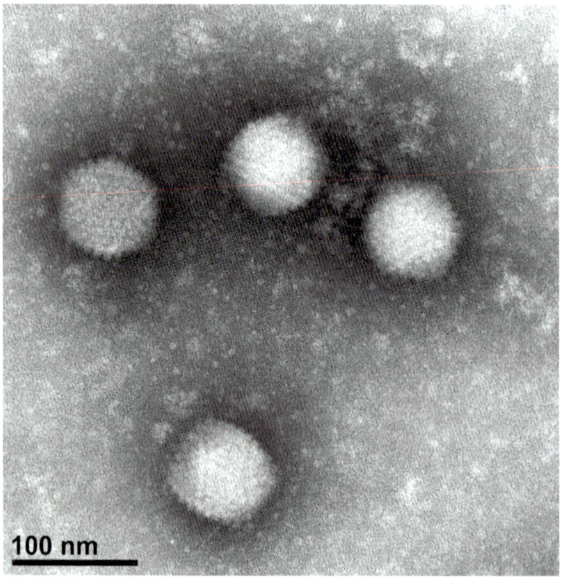

Abb. 26.11 Adenoviren, Negativkontrast. [Dr. habil. H. Granzow, Friedrich-Loeffler-Institut, Insel Riems]

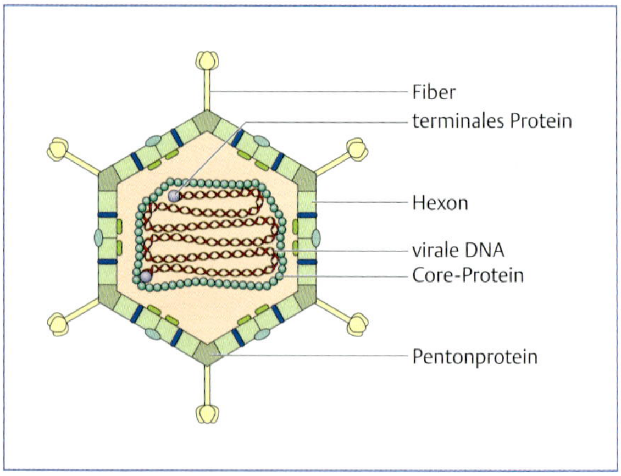

Abb. 26.12 Schema eines Adenovirus. Das Virion wird durch Hexon- und Pentonproteine geformt. Von den Pentonproteinen an den 20 Ecken des Ikosaeders gehen Fiberstrukturen aus. Verschiedene kleine Proteine sind an die Hexon- und Pentonproteine angelagert (Proteine VI und XI). Die genomische Doppelstrang-DNA ist durch verschiedene Core-Proteine komplexiert, an ihren beiden 5´-Enden befinden sich je ein Molekül eines terminalen Proteins.

griechischen Wort αδεν: Drüse ab und erinnert an die erste Isolierung eines solchen Virus aus humanem Drüsenmaterial in Zellkultur.

Elf Strukturproteine, von denen das Hexonprotein mengenmäßig das häufigste ist, formen das Viron. Neben den Hexonen, die aus Trimeren des Hexonproteins bestehen, prägen 12 Pentone (Pentamere) die Struktur des Virions. Die Pentone bestehen aus der Basis, die durch das pIII-Strukturprotein gebildet wird, und einem Fiberanteil, der durch das Strukturprotein pVI repräsentiert wird. An diesem Penton-Protein sind fiberähnliche Strukturen aufgehängt.

Das Genom der Adenoviren besteht aus einer linearen Doppelstrang-DNA von ca. 36–38 000 Basenpaaren Länge. Die 5'-Enden der jeweiligen Einzelstränge werden dabei durch ein terminales Protein in einer quasizirkulären Struktur gehalten. An den Enden des Genoms finden sich invertierte terminale, sich wiederholende Sequenzen, die eine Sekundärstruktur ausbilden können.

Die Genomexpression geschieht in einer strengen zeitlichen Ordnung, die durch verschiedene Promotoren reguliert wird (**Abb. 26.13**). So werden die Gene (E1–E4) früh im viralen Replikationszyklus zeitlich vor den Genen L exprimiert.

Charakteristisch für die Adenovirusreplikation ist eine Modulation der Immunantwort, was insbesondere durch die Produkte der frühen Gene (E3) erreicht wird. Die experimentell im heterologen Wirt beobachtete Onkogenität (S. 397) der Adenoviren wird durch die frühen Genprodukte E1A und E1B vermittelt.

Als typisches DNA-Virus findet die Vermehrung im Zellkern statt, was morphologisch in Form von großen intranukleären Einschlusskörpern sichtbar ist.

Adenoviren verursachen in aller Regel subklinische Infektionen oder nur milde Krankheitsbilder. Beim Hund gibt es eine signifikante Erkrankung, hervorgerufen durch das kanine Adenovirus 1 (CAV-1). Beim Geflügel gibt es eine Vielzahl von Adenoviren, von denen das Egg-Drop-Syndrom-Virus eine große Bedeutung hat. Adenoviren können von praktisch allen Tierarten isoliert werden. Eine klinische Bedeutung haben sie allerdings nur beim Hund und Geflügel. Im Rind verursachen Adenoviren milde Infektionen des Respirationstraktes oder subklinische Infektionen. Von manchen Autoren wird ihnen eine Rolle bei der crowding disease zugesprochen.

Im Folgenden soll nur auf die beiden veterinärmedizinisch wichtigen Adenoviren eingegangen werden, die kaninen Adenoviren und die Adenoviren des Geflügels.

Taxonomisch werden die Adenoviren in die Familie der *Adenoviridae* gestellt und in 4 Genera eingeteilt. Das Genus *Mastadenovirus* beinhaltet Adenoviren von Säugetieren, das Genus *Aviadenovirus* die der Vögel. Isoliert wurden die Genera *Atadenovirus* von einer Vielzahl von Wirten, einschließlich der Reptilien, Vögel, Säugetiere, Beuteltiere und Fische, sowie das *Siadenovirus* von einem Reptil und Vögeln. Ein bisher nicht klassifiziertes neues Genus wird durch ein Virus vom Stör repräsentiert. Die genusspezifischen Epitope befinden sich auf den Pentonen des Virus. Viele Adenoviren besitzen eine hämagglutinierende Aktivität, sodass Antikörper gegen Adenoviren häufig auch in einem Hämagglutinationshemmungstest nachgewiesen werden können. Adenoviren lassen sich generell leicht in Zellkultur propagieren, deshalb ist eine Diagnose mithilfe der Virusanzucht in aller Regel problemlos möglich.

Viele tierpathogene und humanpathogene Adenoviren verursachen eine Tumorbildung im Nagetier.

Adenoviren werden in zunehmendem Maße als gentechnisch veränderte Vektoren zur Impfstoffherstellung oder in der Gentherapie verwendet.

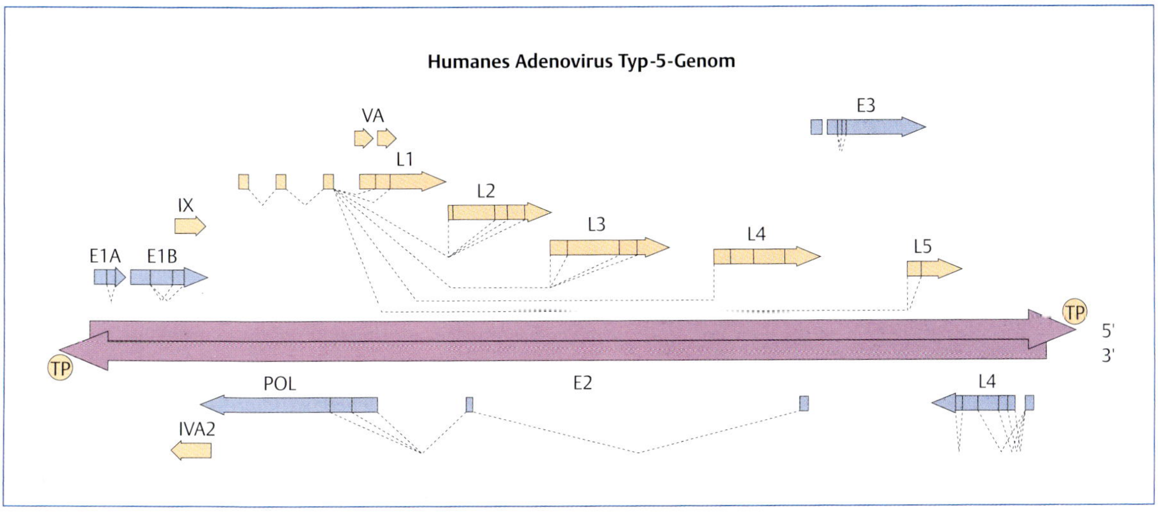

Abb. 26.13 Genomorganisation eines Adenovirus. Das Doppelstrang-DNA-Genom der Adenoviren kodiert für eine Vielzahl von Struktur- und Nichtstrukturproteinen, die unter der Kontrolle unterschiedlicher Promotoren (frühe und späte Transkription) transkribiert werden und durch komplexe Spleißmuster in die aktiven Proteine translatiert werden. Die frühen (E, early) Proteine stellen die Nichtstrukturproteine, die späten (L, late) Proteine die Strukturproteine dar.

Kanine Adenoviren

Kanines Adenovirus 1

Synonyme: Hepatitis contagiosa canis, infectious canine hepatitis, Rubarth-Krankheit

Der Begriff Hepatitis contagiosa canis (HCC) ist ein Synonym für die Infektion mit dem kaninen Adenovirus Typ 1 (Rubarth-Erkrankung). Sie wurde erstmals in den 1960er-Jahren in den USA beschrieben und ist eine systemische Infektionskrankheit des Hundes, die mit einer fulminanten Hepatitis und einer Enzephalopathie oder Enzephalitis einhergeht. Im Rahmen der Immunantwort kommt es zur Bildung von Antikörpern und zur Ablagerung von Antigen-Antikörper-Komplexen in immunologisch privilegierten Organen wie z. B. der Cornea. Diese in aller Regel transiente Trübung bezeichnet man als Hepatitis-Blue-Eye. Beide Manifestationen, die Enzephalitis auf der einen Seite und das Hepatitis-Blue-Eye auf der anderen Seite führten zu einer großen Beunruhigung der Hundebesitzer, als dieses Virus erstmalig beschrieben wurde. Daraus resultierte eine intensive Erforschung dieser Virusinfektion mit der schnellen Entwicklung von wirksamen Vakzinen.

Heute scheint das Virus aus den europäischen Hundepopulationen verschwunden zu sein. Nur einzelne Fälle, meist in Hunden aus osteuropäischen Ländern, werden noch gesehen. Dies wird als Erfolg der über viele Jahre konsequent durchgeführten Impfung gesehen.

Epidemiologie Das kanine Adenovirus 1 hat ein relativ breites Wirtsspektrum. Es infiziert Hunde, aber auch viele Wildkaniden, wie z. B. Füchse, Wölfe, Kojoten und auch Skunke, Waschbären und andere Tiere. Wie bei vielen Infektionskrankheiten sind vor allem Jungtiere betroffen. Immunologisch von Bedeutung ist, dass das Virus mit dem Urin und mit dem Kot auch nach überstandener Krankheit noch monatelang ausgeschieden werden kann. Dies bedeutet, dass ein infiziertes Tier die Umwelt mit den relativ stabilen Viren kontaminieren kann, was zu einem permanenten Infektionsdruck führen kann.

Pathogenese Das kanine Adenovirus 1 verursacht eine systemische Virusinfektion, die Virusaufnahme erfolgt in aller Regel oral. Das Virus vermehrt sich in Zellen vieler verschiedener Organe. So sind z. B. lymphatisches Gewebe wie die Tonsille oder die Peyer-Platten besondere Replikationsorte. Im Rahmen einer Virämie werden praktisch alle parenchymatösen Organe, die endotheliale Zellen besitzen, infiziert. Dies geht mit einer entsprechenden Störung der betreffenden Organe, Blutungen und Nekrosen, vor allen Dingen in Leber, Niere, Milz und Lungen einher. Das Virus kann dann aufgrund der durch die Infektion der Endothelzellen instabilen Blut-Hirn-Schranke in das Gehirn gelangen und dort eine Enzephalitis verursachen. Die Infektion verläuft mit einer hohen Mortalität. Hunde entwickeln nach überstandener Krankheit sehr häufig 1–2 Wochen nach Abklingen der akuten Symptome das bereits erwähnte Hepatitis-Blue-Eye. Ursache dafür ist, dass in diesem Zeitraum gebildete Antikörper mit dem noch in der Kornea vorhandenen Antigen präzipitieren, was der Kornea die opake Farbe verleiht. Als ernste Komplikation können Antigen-Antikörper-Ablagerungen im Glaskörper zu einer Abflussstörung mit nachfolgendem Ödem im Auge führen.

Nach der akuten Phase kann Virus nur noch in der Niere nachgewiesen werden. Diese Infektion ist sehr langlebig, und CAV-1 kann mehrere Monate mit dem Urin ausgeschieden werden.

Klinik und Pathologie Die Klinik der HCC ist abhängig von der Manifestation. Die klinische Konsequenz der Hepatitis ist eine Diarrhö, die blutig oder nicht blutig sein kann. Im protrahierten Verlauf kann auch Ikterus auftreten.

Proteinämie ist die Folge der Infektion des Nierenepithels und der damit verbundenen Nierenschädigung.

Zentralnervöse Störungen können jederzeit nach der Infektion auftreten und sich in einfachen Depressionen, Krämpfen oder komatösen Zuständen manifestieren.

Mit Beginn der klinischen Erholung kann es zum Auftreten des Hepatitis-Blue-Eye kommen, das in der Regel von Blepharospasmus, Fotophobie und Tränenfluss begleitet ist.

Diagnose Der Nachweis des Virus gelingt einerseits durch Virusisolierung aus Urin, Fäzes oder den betroffenen Organen oder aber durch PCR-Amplifikation virusspezifischer Nukleinsäuresequenzen aus dem gleichen Probenmaterial.

Der Nachweis von Antikörpern bei infizierten Hunden ist in aller Regel nur dann aussagekräftig, wenn die Tiere nicht geimpft sind. Aufgrund der weiten Verbreitung der Impfung ist die Seroprävalenz gegen CAV-1 jedoch außerordentlich hoch.

Immunologie und Bekämpfung Der Hund reagiert auf eine Infektion mit einer fulminanten, belastbaren Immunantwort, die wahrscheinlich lebenslang anhält. Die Krankheit ist tierseuchenrechtlich nicht gemaßregelt. Ihre Bekämpfung erfolgt durch Impfung der Hundepopulation. Derzeit sind ausschließlich Lebendvakzinen, die auf dem kaninen Adenovirus 2 basieren, im Handel. Initial wurden homologe, auf dem kaninen Adenovirus 1 basierende Vakzinen entwickelt, die aber wegen ihrer Restvirulenz große Probleme verursachten. Insbesondere die immunsupprimierende Wirkung dieses Virus auf eine gleichzeitig verabreichte Staupeviruskomponente war evident. In Kombinationsvakzinen mit dem kaninen Adenovirus 1 und attenuierten Staupeviren kam es bei einem gewissen Prozentsatz zu einer postvakzinalen Staupeenzephalitis. Darüber hinaus war das Hepatitis-Blue-Eye auch nach Impfung mit lebenden CAV-1 eine häufige Nebenwirkung. Inaktivierte CAV-1-Vakzine wurden anfänglich eingesetzt, aber mit der Erstbeschreibung des kaninen Adenovirus 2, einem lokal replizierenden Virus, das keine systemische Infektionskrankheit verursacht und in den Komplex des sogenannten Zwingerhustens gehört, wurde eine sichere und wirksame Vakzinierung der Hunde auch gegen CAV-1 möglich. Die CAV-2-Impfung induziert Antikörper, die verlässlich gegen eine Infektion mit dem kaninen Adenovirus 1 schützen. Die Impfempfehlung der Ständigen Impfkommission Veterinär besteht aus einer Grundimmunisierung der Welpen gegen HCC durch zwei oder drei Impfungen im ersten Lebensjahr in der 8., 12. und 16. Woche gefolgt von einer ersten Auffrischungsimpfung ein Jahr nach diesen Impfungen und regelmäßigen Wiederholungsimpfungen in dreijährigen Abständen.

Adenoviren des Geflügels

Verschiedene Adenoviren können beim Geflügel Erkrankungen verursachen. Die zwölf Serotypen des Hühner-Adenovirus (englisch: Fowl Adenovirus), die zwei Enten-Adenoviren, die Puten-Adenoviren 1 und 2, das Gänse-Adenovirus 1–3 sowie das Tauben-Adenovirus sind im Genus *Aviadenovirus* klassifiziert. Das Egg-Drop-Syndrom-Virus (Synonym Enten-Adenovirus 1) gehört in das Genus *Atadenovirus*, das Virus der hämorrhagischen Enteritis der Pute in das Genus *Siadenovirus*. Das hämorrhagische Enteritisvirus der Pute und das Egg-Drop-Syndrom verursachen spezifische Krankheitsbilder, während die anderen Geflügel-Adenoviren, insbesondere die anderen Atadenoviren, ein wenig spezifisches Krankheitsbild hervorrufen.

Die Adenoviren sind sehr weit verbreitet, bekämpft wird in Deutschland durch Impfung nur das Egg-Drop-Syndrom-Virus. Wichtig ist, dass alle Adenoviren transovariell übertragen werden können. Das hämorrhagische Enteritis-Virus der Pute verursacht eine fulminante systemische Erkrankung. Die Zielzellen des Virus sind B-Zellen, das Virus lässt sich in einer akuten Infektion in nahezu allen Organen nachweisen. Direkt oder begünstigt durch die Immunsuppression kommt es zu einer hämorrhagischen Enteritis, die mit einer hohen Mortalität verläuft. Eine Impfung mit kommerziell erhältlichen Impfstoffen ist möglich, in Deutschland ist aber keiner dieser Impfstoffe zugelassen.

Ein anderes interessantes Virus ist das Enten-Hepatitis-Virus 1, das im Jahr 1976 erstmalig das sogenannte Egg-Drop-Syndrom verursacht hat. Man vermutet, dass dieses Entenvirus über kontaminierte Vakzinen in die Geflügelpopulation eingebracht wurde. Das Krankheitsbild ist relativ mild, es kommt aufgrund einer Salpingitis spezifisch zu einer Schädigung der Eischale. Charakteristisch sind insbesondere bei Braunlegern eine offensichtliche Aufhellung der Eischale und eine Verdünnung der Eischale mit einer sandpapierähnlichen Oberfläche. Diese Veränderungen sind in aller Regel transient. Gegen den wirtschaftlichen Schaden kann man mit einer Lebendvakzine impfen, aber auch diese ist in Deutschland nicht zugelassen. Die Diagnose der Geflügel-Adenoviren kann durch Virusnachweis, aber auch serologisch erfolgen, da zum Zeitpunkt der klinischen Manifestation in aller Regel auch schon Antikörper nachweisbar sind.

Adenoviren des Menschen

Adenoviren sind beim Menschen weit verbreitet und verlaufen in aller Regel subklinisch oder nur mit milden Krankheitssymptomen. Man unterscheidet derzeit 51 verschiedene Subtypen, die in insgesamt 6 Spezies eingeteilt werden. Die Spezies werden mit den Buchstaben A–F bezeichnet. Die Krankheitsbilder reichen von akuter Pharyngitis, akuten Respirationserkrankungen, Pneumonien bis hin zu einer epidemischen Keratokonjunktivitis, Gastroenteritis, Meningoenzephalitis, Hepatitis oder Myokarditis. Aufgrund des in aller Regel milden Charakters der Infektion gibt es keine spezifischen Bekämpfungsmaßnahmen wie Impfungen oder Ähnliches.

26.1.6 Familie Papillomaviridae

Klaus Osterrieder

STECKBRIEF

- Viren, unbehüllt, ca.52–55 nm Durchmesser (**Abb. 26.14**, **Abb. 26.15**)
- ikosaedrisches Kapsid
- das Partikel besteht aus einem Kapsid, das eng gepackte DNA enthält
- zwei Strukturproteine (L 1 und L 2) und in der Regel 8 Nichtstrukturproteine
- zirkuläres Doppelstrang-DNA-Genom, ca. 8 000 Basenpaare
- bedeutende Krankheitserreger bei Vertebraten
- biologisch von größter Bedeutung ist die Fähigkeit zur Proliferation und Transformation, was zur Ausbildung von bösartigen Tumoren, v. a. im Genitalbereich beim Menschen, führen kann

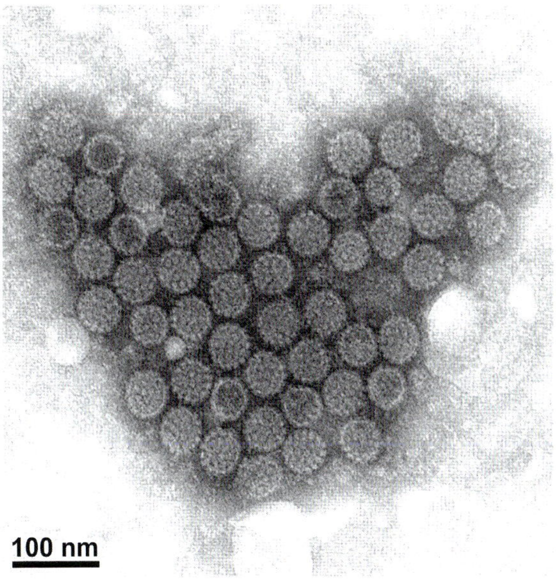

Abb. 26.14 Papillomavirus, Negativkontrast. [Dr. habil. H. Granzow, Friedrich-Loeffler-Institut, Insel Riems]

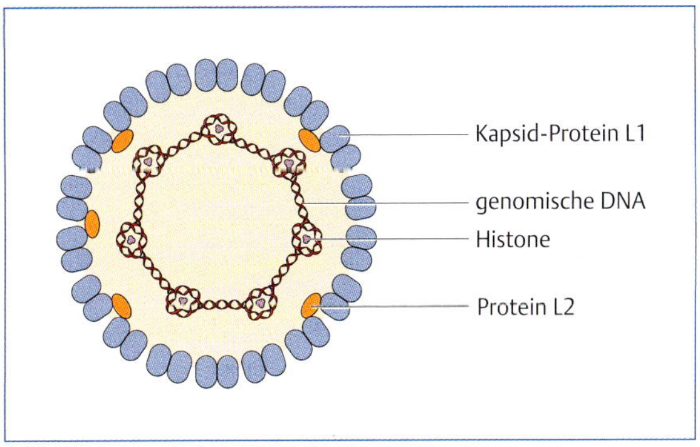

Abb. 26.15 Schema eines Papillomavirus. Das Virion wird im Wesentlichen durch ein einziges Protein, das L 1, geformt. Nur wenige Moleküle eines zweiten kleinen Proteins, L 2, finden sich vornehmlich an der Innenseite des Kapsids. Das zirkuläre Doppelstrang-DNA-Genom ist an zelluläre Histone assoziiert, die sich im Virion befinden.

Gutartige und bösartige Warzen bei Haustieren

Synonyme: Infektionen mit Papillomaviren

Allgemeines

Die Vertreter der Familie *Papillomaviridae* (von papilla, lat.: Warze) induzieren in der Regel benigne Proliferationen des Epithels der Schleimhaut und Haut bei vielen Tierarten und beim Menschen (Tab. 26.8). Papillomaviren sind unbehüllte Viruspartikel von ca. 52–55 nm Größe, die eine zirkuläre, doppelsträngige DNA von ca. 8 Kbp Länge enthalten. Der G-C-Gehalt der viralen DNA liegt bei etwa 40–50 %.

Papillomaviren sind überwiegend streng speziesspezifisch und befallen die Basalzellen des Epithels von Haut und Schleimhaut. Während einige der infizierten Zellen absterben, werden andere zur Proliferation mit der Folge der Warzen- (Haut) oder Kondylombildung (Schleimhaut) stimuliert. Die im Rahmen der physiologischen Differenzierung des Epithels sich verändernden Hautzellen synthetisieren in großer Zahl Nachkommenviren, die gebildet werden, während die verhornenden Zellen in den Veränderungen zur Oberfläche hin in Effloreszenzen auswachsen. Die Stratum-abhängige Virusreplikation ist auf eine selektive Expression der Nichtstrukturproteine zurückzuführen, die für das vollständige Durchlaufen des Replikationszyklus benötigt wird. Virus wird aus der Zelle vermutlich nicht durch Lyse oder Budding, sondern durch die Degeneration der infizierten Zellen bei der normalen Epithelabschilferung entlassen.

Auf die kutane Infektion mit Papillomavirus folgt die zelluläre Hyperplasie mit einer ausgeprägten Akanthose sowie Hyperkeratose. Die primären Knötchen wachsen schnell zu den bekannten Wucherungen heran. Die Neubildungen verschwinden in den meisten Fällen nach einer Monate bis zu Jahren dauernden Regression. Ausmaß und Dauer des Papillomwachstums werden in erster Linie durch das infizierende Virus, natürlich aber auch durch genetische Disposition bestimmt. Üblicherweise zeigen jüngere Individuen eine größere Empfänglichkeit.

Papillomaviren verhalten sich in der Regel wirtsspezifisch, und die unterschiedlichen Virustypen bestimmen die ausgelöste Papillomform und -lokalisation. Papillomaviren werden in 16 Genera untergliedert, die Einteilung orientiert sich an der Homologie des Hauptkapsidproteins L 1. Die den Menschen befallenden Viren sind in den Genera *Alpha-*, *Beta-* und *Gammapapillomavirus* zu finden, die für unsere Haustiere wichtigsten Erreger in den Genera *Delta-*, *Epsilon-* und *Xipapillomavirus* (Tab. 26.8).

Die Replikation der Papillomaviren kann in eine frühe und späte Phase eingeteilt werden und erfolgt im Zellkern. Zunächst erfolgt die Infektion der basalen Keratinozyten, üblicherweise über kleine Hautwunden oder -abrasionen. Die Virusaufnahme erfolgt vermutlich durch Clathrin-vermittelte Endozytose, wobei die DNA und ein frühes Protein, L 2, im Endosom freigesetzt werden. Die virale Transkription ist dann, wie oben ausgeführt, stark abhängig vom Zelltyp bzw. dem Differenzierungsstatus im Epithel.

Tab. 26.8 Taxonomie der Papillomaviren und eine Auswahl von veterinär- und humanmedizinisch wichtigen Vertretern.

Genus	Spezies
Alphapapillomavirus	Human Papillomavirus 16 (Human Papillomavirus Typ 31)
	Human Papillomavirus 18
	Human Papillomavirus 2
	Human Papillomavirus 6
	Human Papillomavirus 7
Betapapillomavirus	Human Papillomavirus 5
Deltapapillomavirus	Bovine Papillomavirus 1
	Bovine Papillomavirus 2
	Deer Papillomavirus
	(Deer Fibroma Virus)
	European Elk Papillomavirus
	Reindeer Papillomavirus
	Ovine Papillomavirus 1
	Ovine Papillomavirus 2
Epsilonpapillomavirus	Bovine Papillomavirus 5
Kappapapillomavirus	Cottontail Rabbit Papillomavirus
	Rabbit Oral Papillomavirus
Lambdapapillomavirus	Canine Oral Papillomavirus
	Feline Papillomavirus
Mupapillomavirus	Human Papillomavirus 1
	Human Papillomavirus 63
Xipapillomavirus	Bovine Papillomavirus 3
Zetapapillomavirus	Equine Papillomavirus 1
Non-mammal papillomavirus	Caretta caretta Papillomavirus 1, Chelonia mydas Papillomavirus 1
Non-primate mammal papillomavirus	Capra Hircus Papillomavirus Typ 1, Capra Hircus Papillomavirus Typ 2

Durch die Präsenz von mindestens 7 Promotoren (von denen 6 in transformierten Zellen aktiv sind) in dem doch relativ kleinen viralen Gemom und die Produktion von verschiedenen Spleiss-Varianten in den Early(E)-Transkripten ist das Transkriptionsmuster sehr komplex. Insgesamt sind 8 E- und 2 späte (L-)Leserahmen identifiziert worden, von denen, in Abhängigkeit vom Virustyp, etwa 25 verschiedene, z. T. multizistronische mRNA-Spezies gebildet werden.

Bei der Regulation der Transkription spielt vor allem das E2-Protein eine wichtige Rolle, da es die RNA-Transkription orchestriert und als „Fühler" für den Replikations- und Differenzierungsstatus der Wirtszelle fungiert. Die Replikation der Virus-DNA wird durch das nukleäre E1-Phosphoprotein und das E2-Protein gesteuert. Nach dem Viruseintritt werden pro Zelle etwa 100 Kopien des Genoms (**Abb. 26.16**) hergestellt, die dann entweder extrachromosomal als Episom in den Basalzellen permanent vorliegen und mit jedem Zellteilungszyklus konstant vermehrt werden oder, was in den ausdifferenzierten Zellen geschieht, in die Viruskapside verpackt werden.

Der Status des Virusgenoms in maligne entarteten Papillomen ist bei z. B. dem bovinen Papillomavirus 4 linear, bei den dem Genus *Alphapapillomavirus* zugeordneten humanen Papillomaviren 16 und 18 (HPV16 und HPV18) findet man das Virusgenom integriert in die zelluläre DNA. Diese Integration geht auch mit einer erhöhten und konstanten Expression der Nichtstrukturproteine E6 und E7 einher. Die Expression dieser Proteine, unabhängig von der physikalischen Struktur der DNA (episomal oder integriert), ist eine entscheidende Voraussetzung der Transformation und letzlich der Entwicklung der malignen durch Papillomaviren verursachten Karzinome. Während E6 durch seine Ubiquitin-Ligase-Aktivität den wichtigen proapoptotischen Faktor, p53, degradiert, führt das E7 ein anderes, wichtiges regulierendes Protein, das Rb, ebenfalls dem proteosomalen Verdau zu und hebt die Zellzyklus-Kontrolle durch dieses Protein auf.

Die Labordiagnose der Papillomaviren ist in Zellkultur äußerst schwierig, da nur sogenannte Raft-Kulturen, die die äußere Haut in der Kulturschale imitieren, für die Replikation der Viren geeignet sind. Papillomaviren können mit verschiedensten Struktur- oder Nichtstrukturantikörpern gut nachgewiesen werden, komplettes Virus lässt sich nur in keratinisierten Zellen der Epidermis nachweisen.

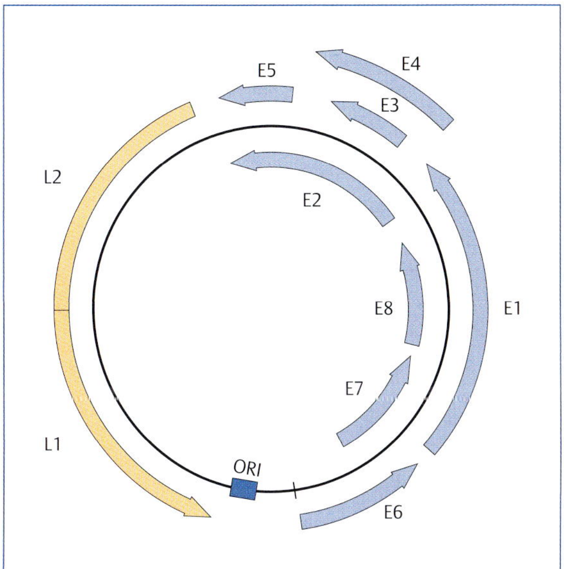

Abb. 26.16 Genomstruktur der Papillomaviren. Auf dem kovalent geschlossenen Doppelstrang-DNA-Genom werden die Strukturproteine der Papillomaviren von den späten (late) L-Genen kodiert. Die früh exprimierten (early) E-Gene kodieren für die Nichtstrukturproteine. Die DNA-Replikation beginnt am ORI, dem Origin of Replication.

Papillomavirionen kann man ferner in Homogenaten exzidierter Warzen durch Negativkontrastierung als freie Partikel, in Ultradünnschnitten verhornender Zellen im Kern liegend elektronenoptisch darstellen. Der Nachweis virusspezifischer DNA in Gewebeproben ist mittels In-situ-Hybridisierung oder PCR regelmäßig möglich.

Gutartige und bösartige Papillome beim Rind

Synonyme: Infektionen mit bovinem Papillomavirus (BPV) 1, 2, 3, 4, 5 bzw. 6

Epidemiologie Papillomatosen beim Rind werden durch mindestens 6 Typen des bovinen Papillomavirus (BPV) hervorgerufen. Die häufigsten sind BPV 3 und 6. Es sind überwiegend gutartige Hautpapillome, die an vielen Körperregionen, bevorzugt bei jungen Tieren im Kopfbereich, am Unterbauch und Rücken auftreten.

Die Typen 1 und 2 sind untereinander eng verwandt und gehören dem Genus *Deltapapillomavirus* an (**Tab. 26.8**). Sie rufen Papillome hervor, bei denen neben dem Epithel auch das Bindegewebe beteiligt sein kann. Darüber hinaus können sie, besonders BPV-2, die sonst enge Wirtsspezifität überwinden und das Pferd (equines Sarkoid), evtl. auch Elefant, Hamster und Maus infizieren und dort Fibrome sowie Fibrosarkome induzieren. In Kulturzellen vermögen sie Zellen regelmäßig zu transformieren. Neben den BPV-1 und -2 ist auch das BPV-5, ein *Epsilonpapillomavirus* (**Tab. 26.8**), öfter an Papillomatosen des Rindes beteiligt.

In das Genus *Xipapillomavirus* sind die Typen 3, 4 und 6 (mit etwas kleineren Genomen) klassifiziert. Sie sind untereinander eng verwandt und rufen ebenfalls Papillome hervor. Viren beider Untergruppen können zugleich in einem Wirt nebeneinander vorkommen, wie bei Papillomen an Euterzitzen beobachtet.

Obwohl die BPV bei Rindern im Allgemeinen gutartig sind, können die Typen 1 und 2, wie schon erwähnt, bei Pferden fibrinöse und maligne Tumoren hervorrufen, ihre Genome hat man vielfach in equinen Sarkoiden mit den verschiedensten genetischen Verfahren nachgewiesen. Die Zuordnung der BPV-Typen zu den Tumoren beim Rind ist in der **Tab. 26.8** aufgelistet.

BPV wird leicht übertragen. Das Virus wird von Rindern meist von Stalleinrichtungen (Bürsten!), Zäunen usw., die durch Zellabschilferungen von Papillomen kontaminiert sind, über kleine Hautwunden aufgenommen. Aber auch über die Kennzeichnung von Rindern (Tätowierung) und durch kutane Eingriffe können sie übertragen werden.

Die in keratinisierten Epithelzellen konzentrierten Viren sind in diesem Status äußerst stabil.

Die Fibropapillomatose der Rinder ist weltweit verbreitet, kommt überwiegend bei Tieren bis zum 2. Lebensjahr vor und besonders häufig dort, wo diese in engem Kontakt miteinander gehalten werden. Von den gutartigen Effloreszenzen werden die Viren ausschließlich über die abschilfernden Gewebeteile und Warzen verbreitet.

Pathogenese, Pathologie und Klinik Die BPV-1 und -2 rufen neben der Epithelhyperplasie fibroblastische Tumoren der Unterhaut hervor, die als Fibropapillome angesprochen werden. Kopf, Nacken, Rücken, Brust, Triel und Beine sowie der Unterbauch sind bevorzugte Körperregionen. Die Papillome können, abhängig von der Lokalisation, unterschiedlich groß werden, haben oft eine blumenkohlartige Form und ein Fibrom an ihrer Basis. Die genannten BPV-Typen, insbesondere der Typ 2, rufen Fibropapillome auch an Penis, Vulva und Vagina hervor, die aber meist weniger epithelial proliferieren und oberflächlich glatt erscheinen. Bei Fibropapillomen, die in Ösophagus und Magen diagnostiziert werden konnten, fand man keine reifen BPV-Partikel oder -antigene, hat aber BPV-DNA nachweisen können. Auch im Harnblasenepithel von Kälbern kann das BPV-2 Fibropapillome hervorrufen, die gelegentlich maligne entarten können. Dies wurde vor allem dort beobachtet, wo auf sauren Böden bestimmte Farnspezies, z. B. *Pteridium aquilinum*, gedeihen und von Rindern aufgenommen werden. Das Krankheitsbild wird als „bovine enzootische Hämaturie" bezeichnet und ist verbunden mit Entartungen der von BPV-2 befallenen Schleimhaut. Es wird vermutet, dass die aufgenommenen Farne einen Stoff enthalten, der bei längerer Einwirkung auch in geringen Mengen als Kokanzerogen wirken kann.

Ebenso wurde über Papillome und Karzinome am gesamten Verdauungstrakt von Rindern von Farmern an der Westküste Schottlands berichtet, wo ebenfalls Farnkräuter auf das BPV-4 einen kokanzerogenen Einfluss haben sollen. Ein hoher Anteil der Schlachtrinder, die älter als 5 Jahre waren, enthielt Papillome oder squamöse Karzinome vorwiegend im oberen Verdauungstrakt. Diese Beispiele deuten an, dass im Falle der BPV beim Rind für die Entartung von Papillomen zu Karzinomen das Virus allein nicht verantwortlich zeichnet.

Die BPV-5 und -6 rufen ebenfalls Fibropapillome und Papillome verschiedenster Art, vorzugsweise an den Zitzen hervor. Diese greifen auch gelegentlich auf das Euterepithel über und können ungewöhnliche Beschaffenheiten haben und untypisch sein.

Die Inkubationszeit beträgt bei Hautpapillomen etwa 30 Tage. In ihrer Entwicklung können die Papillome individuell beträchtlich variieren, und es kann bis zu einem Jahr dauern, bis die Effloreszenzen rückgebildet werden. Oft ruft die Papillomatose trotz flächenhafter Ausbreitung über Kopf, Nacken, Triel usw. keine ernsthaften Störungen des Allgemeinbefindens junger Tiere hervor. Die Warzen zerfallen im Verlauf des Heilungsprozesses, sodass sie oft nach 8–12 Wochen unter vollständiger Regeneration des Integuments restlos verschwunden sind.

Immunologie Die Immunität beruht vorwiegend auf zytotoxischen T-Zellen und wird im Verlauf weniger Wochen nach der Infektion ausgebildet. BPV-spezifische Ak werden gebildet und sind frühzeitig bei infizierten Rindern nachweisbar, auch bei mit Autovakzinen geimpften Tieren. Ältere Tiere sind weitgehend unempfindlich gegen BPV-Infektionen, vermutlich weil sie durch klinisch inapparente Infektionen im jugendlichen Alter einen belastbaren Immunschutz aufgebaut haben. Bei jungen Tieren können sich die Papillome extensiv ausbreiten und lange persistieren, bevor eine Abwehrreaktion einsetzt.

Bekämpfung Eine Behandlung von Rinderpapillomatose mit chemischen Mitteln oder Arzneien bleibt in der Regel erfolglos. Nur die chirurgische Entfernung und die Kryochirurgie sind erfolgversprechend, allerdings erst dann, wenn die Papillome voll entwickelt bzw. ausgereift sind. Chirurgische Eingriffe in früheren Stadien dagegen führen meist zu Rezidiven oder bewirken sogar eine Stimulierung der Proliferationen. Befallene Tiere sollten getrennt von gesunden gehalten werden, obwohl eine Ansteckung bereits viel früher erfolgt sein kann.

Die kutane Papillomatose kann auch mit Autovakzinen, in der Regel aus exzidierten Papillomen gewonnen und formalininaktiviert, bekämpft werden. Kälber in befallenen Beständen sollten früh (ab einem Alter von ca. 2 Monaten) immunisiert werden. Booster-Vakzinationen sollten nach weiteren 4–6 Wochen sowie nach 1 Jahr intradermal erfolgen. Eine Immunität entwickelt sich aber erst nach mehreren Wochen. Diese Immunität, wenn sie sich ausbildet, ist aber typspezifisch. Die Tiere sind also gegen Infektionen und Papillome, die durch heterologe BPV-Typen induziert wurden, nicht geschützt. Über die Wirksamkeit der Autovakzinen gibt es unterschiedliche Einschätzungen, sie scheinen aber den chirurgischen Maßnahmen zumindest ebenbürtig.

Gentechnologisch entwickelte Vakzinen, die in Pro- oder Eukaryonten exprimierte Strukturproteine enthalten, werden beim Menschen (S. 455) eingesetzt, sind beim Rind und den anderen Haustieren aber noch in der experimentellen Phase. Eine Problematik der Entwicklung von effizienten BPV-Vakzinen liegt u. a. in der Existenz zahlreicher Serotypen begründet.

Papillomatosen bei kleinen und Wildwiederkäuern und beim Kamel

Fibropapillome der Haut, induziert durch originäre Papillomavirusspezies, die dem *Deltapapillomavirus* zugeordneten ovinen Papillomaviren 1 und 2 (OPV-1 und -2), treten bei Schafen bevorzugt im Maulbereich sowie den Extremitäten auf. Insbesondere bei Merinoschafen wurden Papillome auch an Augenlidern und Vulva sowie squamöse Karzinome beschrieben, vermutlich mit UV-Strahlen als Kofaktor. Ziegen haben häufig ähnliche und durch bislang nicht klassifizierte caprine Papillomaviren hervorgerufene Papillomatosen. Bevorzugt werden Tiere bestimmter Rassen (*Capra hircus*) befallen. Einerseits sind die Papillome hauptsächlich kutan an Kopf, Nacken, Thorax oder Euter lokalisiert und bleiben flach und krustig, andererseits können sich die Papillome am Euter blumenkohlförmig und zerklüftet entwickeln. Mindestens zwei verschiedene, ebenfalls noch unklassifizierte Papillomaviren werden ursächlich bei den Papillomatosen der Cerviden beschrieben. Viren wurden aus dem verhornenden Epithel isoliert, in den Fibromzellen ließen sich Virusgenome nachweisen. Auch bei anderen Wildwiederkäuern, wie Karibu, Elch und Antilope mit Fibropapillomen, konnten virusspezifische Antigene oder DNA nachgewiesen werden. Papillomavirus-induzierte Neubildungen wurden auch bei Kamelen beschrieben. Auch für das Kamelpapillomavirus steht eine Klassifizierung noch aus.

Papillomatosen beim Pferd und equines Sarkoid

Synonyme: Infektionen mit den equinen Papillomaviren 1 und 2 (EPV-1 und -2) sowie mit BPV-1 und -2

Speziesspezifische Papillome sind beim Pferd beschrieben und werden durch die equinen Papillomaviren 1 und 2 (EPV-1 und -2) ausgelöst. Während das EPV-1 der einzige Vertreter des Genus *Zetapapillomavirus* ist, wurde EPV-2 bislang nicht klassifiziert. Equine Papillome, meist nur sehr klein und am Kopf auftretend, findet man äußerst selten.

Die mit weitem Abstand wichtigste Papillomavirusinfektion des Pferdes ist jedoch das sogenannte **equine Sarkoid**, das für etwa die Hälfte aller beim Pferd vorkommenden Tumoren verantwortlich ist. Bei dieser bösartigen Wucherung sind die bovinen Papillomaviren, BPV-1 und häufiger BPV-2, als kausale Agenzien identifiziert worden. In von Sarkoiden isolierten Gewebeproben liegen die BPV-Genome in den Zellkernen in episomaler Form vor. Bevorzugte Lokalisationen der oft oberflächlich ulzerierenden und blutenden Tumoren sind Kopf, seitliche Brustwand, Unterbauch und distaler Extremitätenbereich. Das Sarkoid kann von den an Nüstern, Maul und kutanen Schleimhäuten auftretenden und gutartigen Papillomen sicher abgegrenzt werden. Hinsichtlich der Morphologie des equinen Sarkoids werden klinisch vier Typen unterschieden: Typ 1 oder das verruköse, langsam wachsende Sarkoid, der fibroblastoide Typ 2, der gemischte Typ 3 und der okkulte Typ 4. Letzterer äußert sich nur in Form flacher Hautverdickungen mit peripherer Alopezie. Sarkoide wurden auch bei Maultieren und Eseln beschrieben, wo sie sich als Fibrosarkome manifestieren, seltener als verruköse oder fibroblastische Form. Nur dort, wo die Papillomavirus-bedingten Sarkoidosen ein ernsthaftes Problem sind, ist eine Impfprophylaxe bei jungen Pferden mit Vakzinen, die inaktiviertes BPV-1 und/oder -2 enthalten, angezeigt. Auch virusähnliche Partikel, die nach Expression des Virusstrukturproteins L 1 gewonnen werden, sind zumindest experimentell mit einigem Erfolg therapeutisch angewandt worden.

Papillomatose beim Hund

Synonyme: Infektionen mit kaninen Papillomaviren (CPV)

Epitheliale Papillome bzw. Warzen kommen bei Welpen aller Zuchten und überwiegend im oralen Bereich sowie an den Lippen vor, das kausative Agens ist in den meisten Fällen ein Vertreter des Genus *Lambdapapillomavirus*, das kanine orale Papillomavirus. Obwohl sie in der Regel gutartig sind und spontan wieder verschwinden, stören die Hautveränderungen nicht selten die Nahrungsaufnahme massiv. Im Unterschied zu den oralen Papillomen junger Hunde werden die Hauptpapillome älterer Tiere von bislang nicht klassifizierten Papillomaviren (CPV-2, -3 und -4) hervorgerufen und finden sich vornehmlich am Kopf (Innenseite der Ohrmuscheln, Augenlider) sowie an Pfoten, Penis und Vagina. Die oralen Warzen sind papulöse, glatte, helle bis schleimhautfarbene Erhebungen nur in der Maulhöhle, oft kugelig an der Oberfläche, die später in raue bis blumenkohlartige Gebilde übergehen. Sie können sich auf die Mukosa von Backen, Zunge, Gaumen bis zum Pharynx ausbreiten. Selten werden auch Hauptpapillome in der Umgebung von Maul, Nase und Augenlidern, evtl. Konjunktiven beobachtet. Auch Übergänge zu squamösen Karzinomen sind beschrieben, ob es sich hier um eine Faktorenkrankheit ähnlich wie beim Rind handelt, ist unklar.

Das kanine orale Papillomavirus ist eng mit Papillomaviren bei der Hauskatze und bei Großkatzen (Luchs, Panther, Löwe) verwandt. Wie auch andere Papillomaviren sind sie weltweit verbreitet und häufig auch bei anderen Kaniden anzutreffen. Bei Inkubationszeiten von 4–8 Wochen verschwinden die Warzen nach wenigen Monaten in der Regel spontan und induzieren eine lebenslange Immunität.

Die Anwendung inaktivierter Autovakzinen für eine prophylaktische Impfung ist, wie auch bei anderen Tierarten durchgeführt, möglich. Die Anwendung ist aber nur dann sinnvoll, wenn verbreitet und persistierend Warzen in Zwingern Probleme bereiten.

Papillome bei anderen Tierarten

Papillome und Fibropapillome sind auch bei anderen Tierarten beschrieben, wobei nur vereinzelt Papillomaviren oder DNA diagnostisch nachgewiesen wurden. Die am längsten bekannte Papillomatose ist die der Kaninchen, das sogenannte Shope-Papillom. Dieses findet sich bei Baumwollschwanzkaninchen (*Oryctologous cuniculus*) in den USA und wird durch das Cottontail-Rabbit-Papillomavirus, einen Vertreter des Genus *Kappapapillomavirus*, hervorgerufen. Das Papillom ist ausnahmslos gutartig und heilt selbstständig aus.

Papillomaviren sind ferner bei Ratten und Mäusen bekannt. Nachgewiesen wurden solche Viren auch bei Affen, Silberfuchs und Opossum. In jüngster Zeit wurden Warzen wiederholt bei Vögeln beschrieben. Sie treten an Kopf, Beinen und Füßen sowie vorwiegend in der Kloakengegegend auf, insbesondere bei Papageien (Chelonia Mydas Papillomavirus 1).

■ Warzen beim Menschen

Synonyme: Infektionen mit humanen Papillomaviren (HPV)

Eine gravierende Rolle im Infektionsgeschehen der Menschen spielen Papillomaviren als Erreger von Warzen. Bis dato hat man über 100 verschiedene Genotypen isoliert und differenziert. Nach einhelliger Meinung zeigen die einzelnen Typen nicht nur eine bevorzugte Lokalisation, sondern auch eine unterschiedliche Potenz, zu malignen Entartungen zu führen.

Weit verbreitet sind die sogenanntesogenannten gemeinen Warzen, Verrucae vulgares (Epidermodysplasia verruciformis), die sich hauptsächlich an der äußeren Haut, an den Händen, am Kopf, an den nasopharyngealen Schleimhäuten oder als Plantarwarzen an Fußsohlen entwickeln. Es sind typische kleine erhabene bis blumenkohlartige Papillome, die vorwiegend von Vertretern des Genus *Alpha-*, *Beta-*, *Gamma-* und *Mupapillomavirus* induziert werden. Insbesondere die HPV-1, -2, -4 und -7 führen zu filiformen Veränderungen, während HPV-3 und -5 sogenannte Flachwarzen, Verrucae planae, verursachen.

Insbesondere bei den Flachwarzen werden maligne Entartungen zu flachen Epithelkarzinomen (Kopf, Hals) beschrieben. Während diese bösartigen Papillome bisher fast nur bei Personen mit über 60 Jahren bekannt waren, werden sie mehr und mehr auch bei jüngeren Personen festgestellt. Sie können an Haut, Zunge, Mundhöhle und Nasen-Rachen-Raum auftreten. Wie bei den Zervixkarzinomen dominieren hier die Typen HPV-16, HPV-18 und – mit einigem Abstand – HPV-31. Die Inzidenz aller bösartigen Erkrankungen hat in den letzten Jahren offenbar zugenommen, und die Epidemiologie insbesondere der Zungen- und Pharynxkarzinome ist von Alkohol- oder Tabakabusus völlig unabhängig und stellt eindeutig ein mit den HPV assoziiertes Geschehen dar.

Eine ansteigende Tendenz und eine schnellere Verbreitung wird auch für die anogenitalen Warzen (venereal warts, Condyloma acuminatum) verzeichnet, die selbst bei Kindern vermehrt auftreten und gewöhnlich sexuell oder bereits bei der Geburt übertragen werden. Bei den Genitalwarzen kann zwischen spitzen Kondylomen und den häufigen Feigwarzen differenziert werden. Sie können an Penis, Schamlippen und in der Analgegend, aber auch an der Zervix oder in der Harnröhre auftreten und sind ansteckend. Bei gutartigen Warzen werden überwiegend die Typen 6 und 11, aus maligne entarteten DNA die Typen 16, 18 und 31, ferner 33, 52b und 58 nachgewiesen. Insbesondere HPV-16 und -18 haben eine besondere maligne Potenz und sind in der überwiegenden Zahl der Fälle (90 %) kausatives Agens des Zervixkarzinoms der Frauen. Aufgrund von Papillomavirus-DNA-Nachweisen schätzt man, dass 30–50 % aller Männer und Frauen mit HPV infiziert sind und etwa 1 % der infizierten Frauen nach einer oft jahrzehntelangen Inkubationszeit an Gebärmutterhalskrebs erkrankt. Aufgrund der Integration der viralen in die Wirts-DNA werden die für die Transformation und maligne Entartung verantwortlichen E6- und E7-Proteine kontinuierlich und in großer Menge produziert. Während Hautwarzen in der Regel verätzt oder chirurgisch auf die verschiedensten Arten versorgt werden (Laser, Exstirpation etc.), wird gegen HPV-16- und -18-Infektionen und das Zervixkarzinom durch Impfung vorgegangen. Virusähnliche Partikel (VLP) in den unterschiedlichsten Formulierungen werden dabei an Mädchen vor der Pubertät verabreicht. Neuere epidemiologische Untersuchungen zeigen die Wirksamkeit der Impfung und legen nahe, nicht nur die weibliche, sondern auch die männliche Population zu immunisieren.

26.1.7 Familie Polyomaviridae

Klaus Osterrieder

STECKBRIEF

- Viren, unbehüllt, ca. 40–45 nm Durchmesser (**Abb. 26.17**)
- rund, ikosaedrische Symmetrie
- Kapsid, das eng gepackte DNA enthält 3 Strukturproteine (VP1 – Hauptkapsidprotein, VP2, VP3, VP4) und 4 Nichtstrukturproteine (VP4, Large- und Small-Tumor [T]-Antigen, Agnoprotein)
- zirkuläres Doppelstrang-DNA-Genom, ca. 5 000 Basenpaare (**Abb. 26.18**)
- bei den Haussäugetieren meist inapparente Infektionen, nur bei Wirtswechsel können Tumoren induziert werden; bedeutende Krankheitserreger bei Vögeln, wo Entzündungen der Nieren beobachtet werden
- biologisch von größter Bedeutung ist die Fähigkeit zur Integration in das Wirtszellgenom, was zur Ausbildung von bösartigen Tumoren führen kann

Die *Polyomaviridae* sind eine junge Virusfamilie, die zuvor zusammen mit den *Papillomaviridae* in der Familie der *Papovaviridae* subsumiert wurde. Der Familie werden derzeit etwa 25 Virusspezies zugeordnet, die entweder dem einzigen Genus *Polyomavirus* zugeordnet sind oder noch nicht klassifizierte und zugeordnete Spezies darstellen. Die Polyomaviren bei unseren Haustieren induzieren praktisch ausnahmslos eine persistente Infektion, die in gesunden Individuen asymptomatisch verläuft. Folglich wurden Polyomaviren aus Geweben von gesunden Organismen isoliert oder waren Kontaminanten in daraus gewonnenen Zellkulturen.

Im Gegensatz dazu können Polyomaviren beim Menschen (S. 457) durchaus Krankheiten hervorrufen und bei Vögeln z. T. massive entzündliche Veränderungen induzieren, die insbesondere bei Jungvögeln mit hoher Letalität einhergehen können. Polyomaviren sind darüber hinaus seit Langem als Modellviren für die Virusreplikation und die Erforschung der viralen Tumorigenese genutzt worden. Der erste infektiöse Klon eines Virus stellt die vollständige

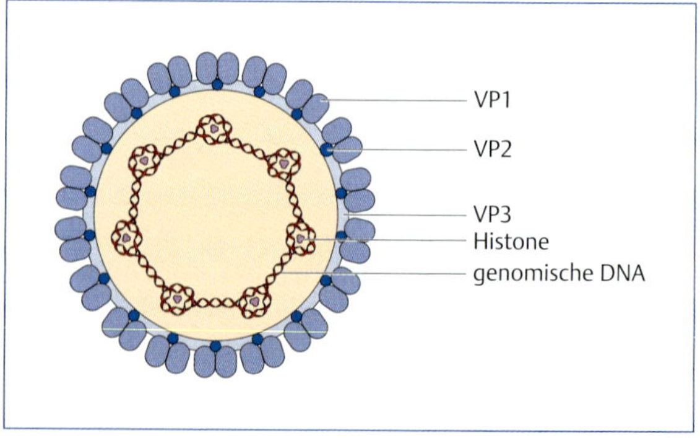

Abb. 26.17 Schema eines Polyomavirus. Das Virion wird durch drei Proteine, VP1, VP2 und VP3, geformt. Das zirkuläre Doppelstrang-DNA-Genom ist an zelluläre Histone assoziiert, die sich im Virion befinden.

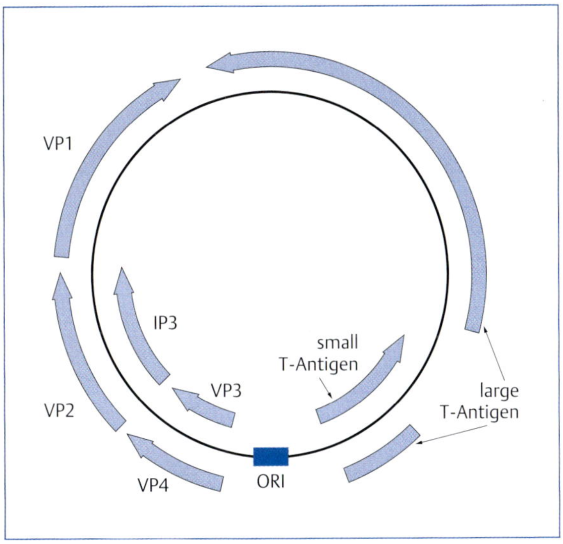

Abb. 26.18 Genomorganisation eines Polyomavirus. Auf dem kovalent geschlossenen Doppelstrang-DNA-Genom wird die Produktion der Strukturproteine der Polyomaviren, nach der Expression der frühen small und large T-Antigene, durch diese beiden Faktoren reguliert. Das large T-Antigen hat dabei die Aufgabe, infizierte Zellen in die DNA-Synthesephase zu überführen (S-Phase des Zellzyklus). Die DNA-Replikation beginnt am ORI, dem origin of replication.

Tab. 26.9 Taxonomie der Polyomaviren und ausgewählte Vertreter.

Genus	Spezies	Namen/Krankheit
Polyomavirus	African Green Monkey Polyomavirus	
	Baboon Polyomavirus	
	BK-Polyomavirus	
	Bovine Polyomavirus	
	Budgerigar Fledgling Disease Polyomavirus	Nestlingssterblichkeit der Wellensittiche
	Hamster-Polyomavirus	
	JC-Polyomavirus	
	Murine Polyomavirus	
	Rabbit Kidney vacuolating Virus	
	Simian Virus 12	
	Simian Virus 40	
vorläufig nicht klassifizierte Spezies	Chimpanzee Polyomavirus	
	Crow Polyomavirus	
	Finch Polyomavirus	
	Goose Polyomavirus	
	Merkel Cell Polyoma Virus	Merkel-Zell-Karzinom

Darstellung des Genoms des SV40-Virus im Jahr 1972 dar. Infektionen des Menschen mit Polyomaviren haben in letzter Zeit deutlich an Bedeutung gewonnen. So sind infolge der AIDS-Epidemie durch JC-Virus (**Tab. 26.9**) hervorgerufene Leukämien deutlich häufiger. Erst kürzlich wurde auch ein Polyomavirus in Merkel-Zell-Karzinomen beschrieben (**Tab. 26.9**), das als kausales Agens dieser hoch malignen Entartung der spezialisierten Neuronen diskutiert wird.

In der Regel vermehren sich Polyomaviren in Zellkulturen produktiv mit einem cpe. Nach Eintritt in die Zelle durch Endozytose wird das Viruspartikel im sogenannten Caveosom in das endoplasmatische Retikulum (ER) transportiert. Der Weg des Virus aus dem ER in den Zellkern ist noch nicht abschließend geklärt. Das bislang favorisierte Modell geht davon aus, dass das Virus-Uncoating im ER stattfindet und das Genom, vermutlich vermittels VP2, in den Kern transloziert wird. Dem Uncoating folgt die Bildung der frühen Transkripte, die vor allem für das Small-T- und Large-T-Antigen kodieren. Auf die frühe Transkription folgt dann die Replikation der viralen DNA und die Produktion der späten viralen Strukturproteine. Dabei ist eine wichtige Aufgabe des Large-T-Antigens, die infizierte Zelle in die S-Phase des Zellzyklus zu überführen, dadurch die Genomreplikation zu initiieren und so die Produktion von Nachkommenviren zu ermöglichen. Dies beruht natürlicherweise auf der Produktion der späten Virusstrukturproteine, wobei wiederum das Large-T-Antigen eine wichtige Rolle spielt, indem es mit Transkriptionsfaktoren der Zelle komplexiert und so die Transkription der späten Gene forciert.

Infektionen mit Polyomaviren bei Säugern

Von den bislang bekannten Polyomaviren der Säuger sind die des Menschen (Merkel Cell Polyoma Virus, JC-Virus, BK-Polyomavirus), der Maus (Maus-Polyomavirus) und des Goldhamsters (Hamster-Polyomavirus) mit klinischen Erkrankungen in Zusammenhang zu bringen (**Tab. 26.9**). Darüber hinaus vermutet man Infektionen des Menschen mit SV40, das offenbar über kontaminierte Poliovakzinen in den Umlauf kam. Die Tatsache, dass SV40-DNA in verschiedensten, auch bösartigen Tumoren in vakzinierten Individuen identifiziert wurde, hat die Behörden in erhöhte Alarmbereitschaft versetzt. Einen Sonderfall bei den bisher beschriebenen Polyomaviren stellt das bovine Polyomavirus dar. Es wurde diskutiert, dass einige Polyomaviren der Säuger sich von dem kleinsten Vertreter der Virusfamilie (4 700 Basenpaare) ableiten und vorwiegend über die in Zellkulturmedien verwendeten und nicht ausreichend inaktivierten Kälberseren in Zellkulturen gelangten, aus denen sie später isoliert wurden.

Bei der progressiven Leukoenzephalopathie (PML) des Menschen wurden zwei Polyomaviren isoliert, ohne dass deren ursächlicher Zusammenhang mit der PML eindeutig erwiesen ist: das weit verbreitete JC-Virus (Ak bei ca. 60 % der Population) und das nach Immunsuppression aus organtransplantierten Patienten isolierte BK-Virus (**Tab. 26.9**). Die humanen Polyomaviren sind nahe verwandt, aber serologisch und auch genetisch klar differenzierbar. Ein möglicher ätiologischer Zusammenhang mit der PML stützt sich bisher auf intranukleäre Einschlüsse in Gehirnzellen, die man bei PML-Patienten nachgewiesen hat.

Eine zoonotische Komponente wird seit Langem für das bovine Polyomavirus diskutiert, da Ak im Serum insbesondere von Personen nachweisbar waren, die in engem Kontakt zu Rindern stehen. Bei Untersuchungen im Vereinigten Königreich standen etwa 60 % seropositiven Rindern Seroprävalenzen von 10–70 % bei Personal, das mit Rindern in Kontakt ist, gegenüber (Veterinäre, Rinderhalter, Schlachter etc.). Bei den zahlreichen in jüngster Zeit aus Affenzellen isolierten Viren, wie dem Stump Tailed Macaque Virus, wird eine Kontamination über Kälberseren ursächlich für möglich gehalten.

Infektionen mit Polyomaviren bei Vögeln

Die insgesamt durch bislang vier Viren repräsentierten aviären Polyomaviren (**Tab. 26.9**) weisen im Gegensatz zu den Polyomaviren der Säuger die Besonderheit auf, dass das sogenannte „Agnoprotein" bei den Erstgenannten ein Virusstrukturprotein, auch als VP4 bezeichnet, darstellt. Als das erste aviäre Polyomavirus wurde 1981 der Erreger der Nestlingssterblichkeit der Wellensittiche (budgerigar fledgling disease) identifiziert. Diese v. a. in den USA festgestellte Erkrankung verursacht in Zuchten von Wellensittichen (*Melopsittacus undulatus*) hohe Mortalitätsraten zwischen 30 und 80 %. Die durch das Virus induzierten Veränderungen manifestieren sich insbesondere als Hydroperikard sowie Herz-, Leber- und Nierenschwellungen. Die erkrankten Tiere fallen durch einen prall gefüllten Kropf und Hautrötungen auf. Bei der histologischen Untersuchung werden besonders in den epithelialen Zellen Riesenzellbildung sowie intranukleäre Einschlusskörperchen nachgewiesen. Letztere enthalten bei der ultrahistologischen Untersuchung Anhäufungen von Polyomaviruspartikeln. Das Virus kann auch nach Adaptation in Hühnerfibroblastenzellen vermehrt werden. Als Bekämpfungsstrategien werden modifizierte Lebendvakzinen diskutiert, ebenso rekombinante Vakzinen, die VP1 enthalten und sogenannte virus-like particles (VLP) bilden. Alle diese Vakzinekandidaten sind in verschiedenen Phasen der Testung.

26.2 Einzelstrang-DNA-Viren

Uwe Truyen

26.2.1 Familie Parvoviridae

STECKBRIEF

- unbehüllt, ca 20–25 nm Durchmesser
- ikosaedrische Symmetrie des Kapsids
- 2 Strukturproteine, 2 Nichtstrukturproteine
- Einzelstrang-DNA-Genom, ca 5 000 Nukleotide
- bedeutende Krankheitserreger bei Hund, Katze, Schwein, Mensch
- Abhängigkeit von mitotisch aktiven Zellen

Die Parvoviren gehören zu den kleinsten bekannten Viren (**Abb. 26.19**, **Abb. 26.20**). Zusammen mit den Circoviren sind sie die einzigen veterinärmedizinisch wichtigen Einzelstrang-DNA-Viren. Der Name Parvovirus leitet sich von dem lateinischen Wort parvus: klein ab.

Die Parvoviren besitzen ein kleines Genom von etwa 5 000 Nukleotiden Länge, das als Einzelstrang-DNA vorliegt. Hieraus ergibt sich eine wesentliche biologische Eigenschaft dieser Viren, nämlich die strikte Abhängigkeit von mitotisch aktiven Geweben. Dies erklärt sich aus der Notwendigkeit, in dem ersten Schritt der viralen DNA-Replikation den viralen Einzelstrang zu einer Doppelstrang-DNA aufzufüllen. Dies kann nur durch eine zelluläre DNA-Polymerase geschehen, die aber in der Zelle nur während der Mitosephase exprimiert wird.

Neben der Abhängigkeit der Virusreplikation vom Zellzyklus ist die hohe physikalische Stabilität dieser Viren bemerkenswert. Die kleinen, kompakten Kapside des unbehüllten Virus gelten als ausgesprochen widerstandsfähig.

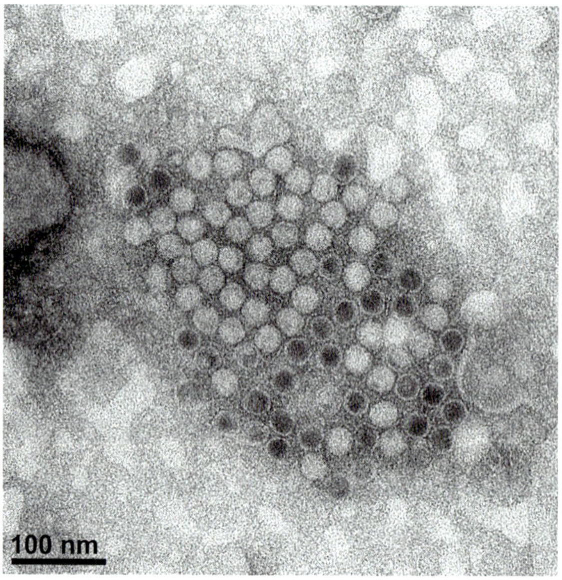

Abb. 26.19 Parvoviren, Negativkontrast. [Dr. habil. H. Granzow, Friedrich-Loeffler-Institut, Insel Riems]

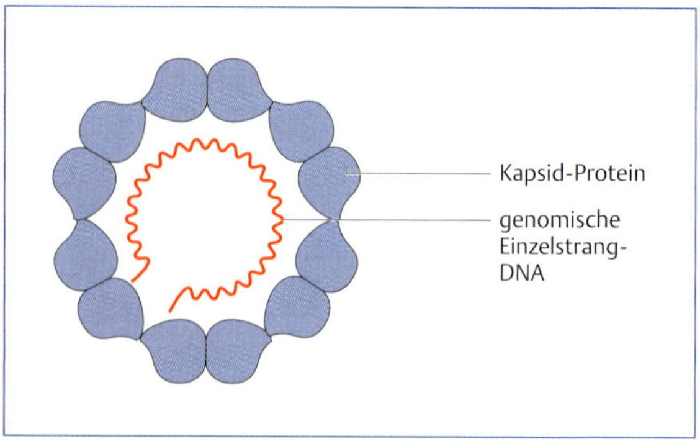

Abb. 26.20 Schema eines Parvovirus. Das Virion wird durch 60 Kopien eines Strukturproteins VP1/VP2 gebildet. Etwa 90 % stellen dabei die VP2-Moleküle, etwa 10 % die aminoterminal um ca. 120 Aminosäuren längeren VP1-Moleküle. Die einzelsträngige genomische DNA liegt frei im Kapsid.

Tab. 26.10 Taxonomie der Parvoviren und veterinärmedizinisch wichtige Erreger.

Unterfamilie	Genus	Spezies	Subspezies
Parvovirinae	*Protoparvovirus*	felines Panleukopenie-Virus	felines Panleukopenie-Virus
			kanines Parvovirus
			Nerzenteritisvirus
		porcines Parvovirus	
	Amdoparvovirus	Aleutian Mink Disease Virus	
	Bocaparvovirus	bovines Parvovirus	
		Canine Minute Virus	
	Erythroparvovirus	B19-Parvovirus	
	Dependoparvovirus	Gänseparvovirus	
		Moschusentenparvovirus	

Die Virionen bleiben unter normalen Verhältnissen monate- bis jahrelang in der Außenwelt infektiös.

Taxonomisch werden 2 Unterfamilien unterschieden – die der *Parvovirinae* und der *Densovirinae*. In der letzteren Unterfamilie werden ferner fünf Genera unterschieden: *Ambidensovirus*, *Hepandensovirus*, *Penstyldensovirus*, *Brevidensovirus* und *Iteravirus* – allesamt Viren, die Arthropoden, Insekten, insbesondere Moskitos – Mückenarten – infizieren. Sie sind veterinärmedizinisch ohne Bedeutung. In der Unterfamilie der *Parvovirinae* unterscheidet man die Genera *Protoparvovirus*, *Amdoparvovirus*, *Bocaparvovirus*, *Erythroparvovirus*, *Aveparvovirus*, *Coiparvovirus*, *Tetraparvovirus* und *Dependoparvovirus* (**Tab. 26.10**). Das Genus *Dependovirus* beinhaltet die sogenannten adenoassoziierten Viren, die in ihrer Vermehrung abhängig von Helferfunktionen sind, die ihnen z. B. im Rahmen einer Coinfektion mit Adeno- oder Herpesviren zur Verfügung gestellt werden. Dependo- und adenoassoziierte Viren scheinen weder von veterinär- noch humanmedizinischer Bedeutung zu sein, mit Ausnahme der Parvoviren des Wassergeflügels, die den Dependoviren zugeordnet sind. Die Genera *Protoparvovirus*, *Amdoparvovirus* und das Genus *Erythroparvovirus* beinhalten die veterinär- und humanmedizinisch bedeutsamen Parvoviren. In jüngster Zeit sind auch die Bocaviren beim Menschen in den Blickpunkt des Interesses gerückt. Zum Genus *Protoparvovirus* gehören die felinen Parvoviren, die das feline Panleukopenievirus, das kanine Parvovirus und das Nerzenteritisvirus umfassen, sowie das porcine Parvovirus und eine Vielzahl von Nagerparvoviren, wie z. B. das Minute Virus of Mice. Im Genus *Amdoparvovirus* ist das Virus der Aleuten-Krankheit der Nerze (Aleutian Mink Disease Parvovirus) klassifiziert. Das Genus *Bocaparvovirus* ist durch die Tierpathogene bovines Parvovirus und Minute Virus of Canines (Synonym: kanines Parvovirus Typ 1) sowie das humane Bocavirus repräsentiert. Im Genus *Erythroparvovirus* finden sich als bekanntester und wichtigster Erreger das Parvovirus B19 des Menschen, darüber hinaus aber auch Parvoviren von verschiedenen Affenarten und ein Parvovirus des Streifenhörnchens (Chipmunk).

Das Parvoviruskapsid ist aus 60 Kopien eines Strukturproteins aufgebaut, das man als VP1 bezeichnet. Streng genommen ist es jedoch nicht das VP1, das den Großteil der Kapside ausmacht, sondern eine am Aminoterminus um ca. 120 Aminosäuren trunkierte Form dieses Proteins, das VP2. Diese trunkierte Form entsteht durch „alternatives Splicing" aus einer gemeinsamen RNA. Etwa 10 %, d. h. 6 Kopien im Viruspartikel, sind tatsächlich VP1, die restlichen 90 % dagegen VP2 (**Abb. 26.21a**). Das VP2 kann allerdings am Aminoterminus weiter proteolytisch verkürzt werden, und diese heterogene Population von Proteinen, die dadurch entsteht, bezeichnet man als VP3. Die Notwendigkeit dieser weitergehenden terminalen Verkürzung ist ungeklärt.

Die 60 Kopien des VP1 und VP2 im Parvoviruskapsid sind in einer T = 1-Symmetrie aufgebaut und bilden somit eine ikosaedrische Symmetrie aus. Die Oberfläche der Parvoviruspartikel ist nicht einheitlich. Es gibt prominente Strukturen, beim kaninen Parvovirus als threefold spike prominent, an denen sich der Großteil der Antigenepitope befindet und die daher für die Immunantwort von besonderer Bedeutung sind.

Die Replikation des viralen Genoms erfolgt zunächst durch Synthese einer Doppelstrang-DNA, die im weiteren Verlauf der Replikation kovalent geschlossen wird. Ermöglicht wird dies durch besondere Strukturen an den 3'- und 5'-Enden der viralen DNA, den sogenannten inverted terminal repeats, die eine identische Replikation dieser hairpins erlauben, nachdem diese Doppelstrang-DNA-Form durch ein virales Enzym, das Nichtstrukturprotein 1 (NS 1), das unter anderem auch eine sogenannte Nickasefunktion besitzt, aufgespalten und wieder zu einem komplexen Dimer-Molekül mit Doppelstrang-DNA aufgefüllt wird. Im Rahmen eines Rolling-Circle-Mechanismus werden aus konkatemeren DNA-Formen die Einzelstränge von genomischer Länge abgespalten und in Kapside verpackt. Häufig werden bei den verschiedenen Parvovirusspezies Negativeinzelstränge verpackt, aber es gibt auch Beispiele, wo gleiche Mengen an Positiv- oder Negativsträngen enkapsidiert werden. Die Strategie der Genomexpression ist bei den einzelnen Parvoviren unterschiedlich (**Abb. 26.21b**):

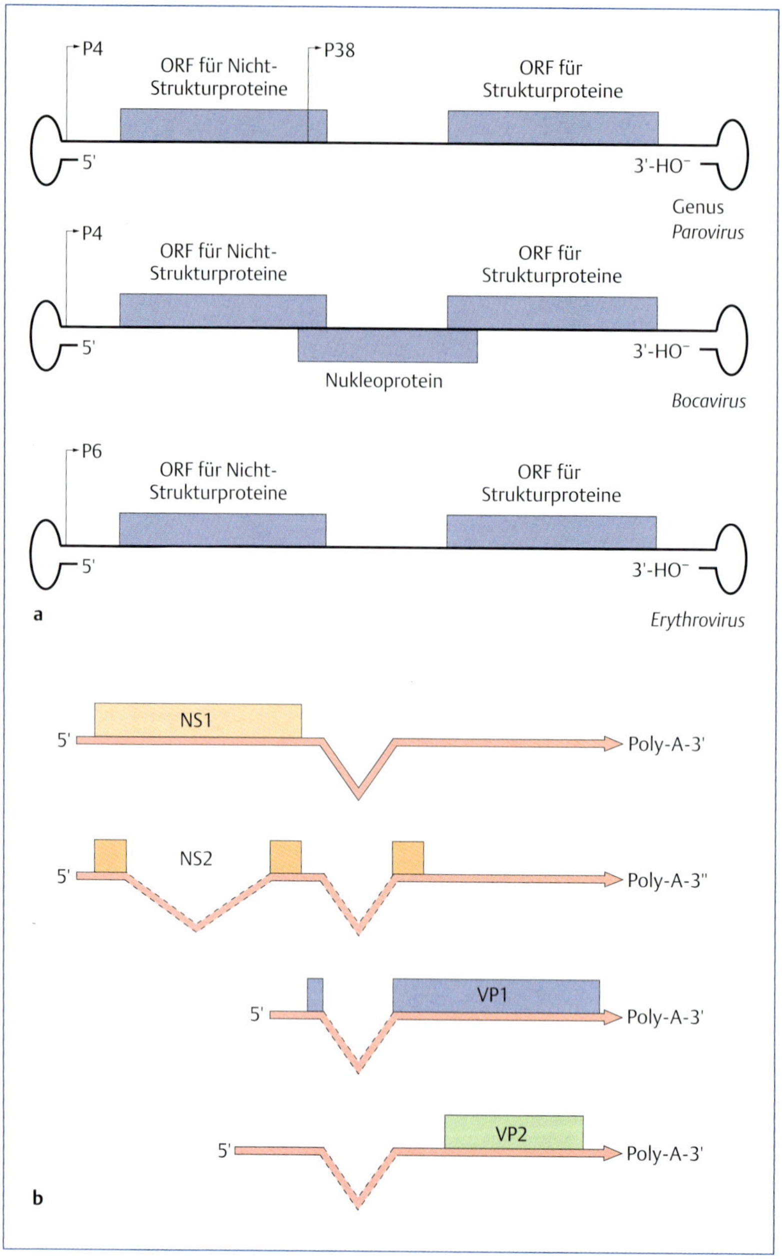

Abb. 26.21 Genomorganisation und Genexpression der Parvoviren.

a Genomorganisation: Das Einzelstrang-DNA-Genom der Parvoviren trägt zwei bis drei offene Leserahmen (ORF). Charakteristisch für Viren des Genus Bocavirus ist der mittlere ORF. Die Transkription wird durch einen Promotor gesteuert, der sich nahe dem 5´-Ende des Genoms befindet (P4 oder P6). Die Viren des Genus Parvovirus besitzen einen zusätzlichen Promotor (P38), der die Transkription des Gens des Strukturproteins VP1/VP2 initiiert.

b Genexpression: Das Genom der meisten Parvoviren kodiert für jeweils zwei Struktur- und zwei Nichtstrukturproteine (VP1 und VP2 bzw. NS 1 und NS 2). Die mRNA-Spezies werden durch Spleißen generiert und von den gleichen DNA-Abschnitten abgelesen.

Beim Parvovirus B19 wird die RNA-Transkription über einen Promotor am 3'-Ende des Genoms, den sogenannten P6-Promotor, ausgelöst und die verschiedenen Struktur- und Nichtstrukturproteine der unterschiedlichen RNA-Spezies ausgehend von diesem Promotor abgelesen. Bei den anderen Parvoviren, insbesondere bei Vertretern des Genus *Protoparvovirus*, ist eine andere Strategie gewählt. Hier besitzt das Genom zwei Promotoren, P4 und P38. Vom P4 werden die Nichtstrukturproteine abgelesen, vom P38-Promotor die RNA für das oder die Strukturproteine. Sowohl die RNAs der Nicht-Struktur- als auch die der Strukturproteine werden unterschiedlich gespleißt, sodass insgesamt 2 oder 3 Nichtstrukturproteine und 2 Strukturproteine von diesen verschiedenen RNA-Spezies translatiert werden.

Genus Protoparvovirus

Panleukopenie der Katze (felines Panleukopenie-Virus)

Allgemeines Die Katzenseuche der Katze wird hervorgerufen durch das feline Panleukopenie-Virus, ein Virus, das schon seit Jahrzehnten bekannt ist und ein schweres Krankheitsbild bei der Katze verursacht. Das Virus ist sehr kontagiös und außerordentlich stabil in der Außenwelt, sodass es hauptsächlich indirekt übertragen wird, d. h. durch kontaminierte Kleidung, Schuhsohlen oder Einstreu.

Ätiologie Das feline Panleukopenie-Virus gehört zur Gruppe der felinen Parvoviren, die im Genus *Protoparvovirus* der Unterfamilie *Parvovirinae* in der Familie der *Parvoviridae* klassifiziert ist.

Das feline Panleukopenie-Virus ist identisch mit dem Nerzenteritis-Virus.

Epidemiologie Das feline Panleukopenie-Virus infiziert alle Spezies der Katzenartigen, der Felidae und der Marderartigen, der Mustelidae, sowie die Procyoniden, die Waschbären. Es verursacht eine akute Infektion, in deren Verlauf die Katze entweder stirbt oder, wenn sie die Infektion überlebt, eine Immunität aufbaut und das Virus vollständig eliminiert. Das Virus wird von einer infizierten Katze nur über einen relativ kurzen Zeitraum von wenigen Tagen oder Wochen ausgeschieden. Langzeitausscheider sind bei der Katzenseuche nicht bekannt. Die Übertragung von Katze zu Katze erfolgt in aller Regel indirekt über kontaminierte Einstreu, über kontaminierte Umgebung oder durch belebte Vektoren wie Tierbesitzer oder Tierärzte. Eine direkte Übertragung von einem infizierten Tier zu einem nicht infizierten Tier oder das Fressen eines parvovirusinfizierten Beutetieres (Großkatzen) ist natürlich auch möglich, spielt aber epidemiologisch wahrscheinlich eine geringere Rolle. Das Virus wird in hohen Titern mit dem Kot ausgeschieden. Die Infektion erfolgt oronasal, empfänglich sind Katzen aller Altersstufen, wobei das Krankheitsbild in jungen Katzen in aller Regel schwerer ist. Die Mortalität kann wie die Letalität nahezu 100 % betragen.

Pathogenese, Pathologie und Klinik Die Pathogenese der Virusinfektion der Katze ist nahezu identisch mit der der Parvovirusinfektion des Hundes.

Das Virus nutzt den Transferrinrezeptor, um in die Zellen zu gelangen. Deswegen ist das Wirtszellspektrum auf Zellen beschränkt, die diesen Rezeptor exprimieren. Dies sind vor allem metabolisch aktive Zellen. Das Virus infiziert nach oronasaler Aufnahme lymphatisches Gewebe im Rachenraum und gelangt von dort nach etwa 2–3 Tagen in einer zellfreien Virämiephase in nahezu alle Organe der Katze. Dort repliziert es vornehmlich in den lymphozytären Zellen, aber auch in einigen mitotisch aktiven anderen Zellen und zerstört während dieser Virusreplikation die Wirtszellen. Das Virus gelangt schließlich in die Epithelzellen des Darmes und von dort in das Darmlumen und wird dann ausgeschieden. Eine Besonderheit der FPV-Infektion ist die Fähigkeit des Virus, die Plazentaschranke zu überwinden und den sich entwickelnden Fetus zu infizieren. Aufgrund dieser Infektion kommt es in aller Regel zum Fruchttod oder in den letzten Tagen der Gravidität zur Infektion des Fetus, die sich zu diesem Zeitpunkt in einer spezifischen Zerstörung der neuronalen Zellen im Kleinhirn manifestiert und eine Kleinhirnhypoplasie verursacht. Im älteren Welpen stellt sich diese als Krankheitsbild der felinen Ataxie dar. Diese Tiere fallen durch ihr Unvermögen zu stehen und zu laufen auf, wenn sie nach einigen Tagen das Nest verlassen.

Interessanterweise ist in diesen Katzen virales Antigen über einen langen Zeitraum, d. h. über Monate, im Kleinhirn und anderen Organen nachweisbar. Dennoch spielt diese Infektion epidemiologisch keine Rolle, da diese Katzen das Virus offensichtlich nicht ausscheiden. Die Zielzellen des Virus sind das Darmepithel, in dem das Virus in den Epithelzellen nachgewiesen werden kann. Andere Zielzellen befinden sich im Knochenmark der Katze. Auch hier kommt es durch eine lytische Infektion wichtiger Vorläuferzellen zu dem Krankheitsbild der Leukopenie, die im Grunde alle weißen Blutkörperchen betrifft. Die Klinik der Katzenseuche ist häufig unspezifisch. Die Tiere erkranken heftig und akut und können innerhalb weniger Stunden oder Tage verenden. Häufig findet man bei etwas verlängertem Krankheitsverlauf die typischen Symptome hämorrhagischer blutiger Durchfall, Fieber über 40 °C sowie weitere unspezifische Krankheitszeichen. Die Prognose der Erkrankung lässt sich grob durch die Bestimmung der Leukozytenzahlen abschätzen, wobei geringe Leukozytenzahlen im peripheren Blut, insbesondere bei Werten unter 500 Lymphozyten pro 100 ml, eine außerordentlich schlechte Prognose haben. Daneben sind klinisch inapparente Infektionen nachgewiesen und wahrscheinlich nicht zu selten.

Diagnose Die Diagnose der Katzenseuche ist relativ einfach. Das Virus wird in hohen Titern im Kot ausgeschieden und lässt sich hier durch verschiedene Verfahren wie Virusisolierung in der Zellkultur, Antigen-ELISA oder elektronenmikroskopische Untersuchung nachweisen. Eine Vielzahl von Tests, die in der tierärztlichen Praxis durchgeführt werden können, ist ebenfalls verfügbar. Diese beruhen auf dem Prinzip eines ELISA oder einer Immunchromatographie und erlauben den Nachweis von Virusantigen in Kotproben. Der Pathologe kann das Virus mithilfe der Immunhistochemie feststellen. Das histologische Bild der Kryptendegeneration spricht mikroskopisch ebenfalls für eine Parvovirusinfektion.

Antikörper lassen sich im Hämagglutinationshemmungstest, ELISA oder Neutralisationstest nachweisen.

Bei der Hämagglutinationshemmung ist es wichtig, dass die Hämagglutination des Parvovirus pH-abhängig ist und FPV und CPV ein unterschiedliches pH-Optimum aufweisen. Das Virus wird nach einer Infektion in einem Zeitraum von 1–2 Wochen ausgeschieden und kann in dieser Zeit mit den beschriebenen Tests nachgewiesen werden.

Immunologie Das feline Panleukopenie-Virus induziert eine schnelle und gute Antikörperantwort. Erste Antikörper sind 3–4 Tage nach der Infektion nachweisbar und schützen vor Krankheit und wahrscheinlich auch vor einer nennenswerten Infektion. Welpen sind in den ersten Lebenstagen durch maternale Antikörper vor einer Infektion geschützt. Mit dem Absinken dieser maternalen Antikörper werden diese Welpen empfänglich. Je nach Höhe der maternalen Antikörper sind sie früher oder später empfänglich. In aller Regel kann man von einem Schutz der maternalen Antikörper während der ersten 6–8 Wochen ausgehen. Obwohl Studien, die die Höhe der maternalen Antikörper in Katzenpopulationen bestimmen, sehr rar sind, gibt es dennoch Hinweise darauf, dass in einzelnen Katzenzuchten hohe maternale Antikörperspiegel vorliegen, die eine Impfung über die 12. Lebenswoche der Welpen hinaus behindern können. Der maternale Antikörpertiter kann bei Welpen bestimmt werden und ist so in Problembeständen ein Werkzeug im Rahmen der Sanierung.

Bekämpfung Die Katzenseuche der Katze ist tierseuchenrechtlich nicht gemaßregelt, eine erfolgreiche Bekämpfung ist durch eine regelmäßige Immunisierung der Katzen aber leicht möglich. Die Immunisierungsschemata sind in den Empfehlungen der Ständigen Impfkommission an anderer Stelle des Buches ausgeführt. Im Wesentlichen schließt sie eine Grundimmunisierung ein, die aus Impfungen in der 8., 12. und 16. Lebenswoche der Welpen sowie im Alter von 12 Monaten besteht. Regelmäßige Wiederholungsimpfungen im Abstand von 3 Jahren sind sinnvoll. Zum Einsatz kommen dabei praktisch ausschließlich Lebendvakzinen. Die Immunisierung mit dem felinen Panleukopenie-Virus-Impstoff schützt auch vor einer Infektion oder vor Krankheit durch die neuen Typen des kaninen Parvovirus, die die Katze infizieren können. Aufgrund der Persistenz der maternalen Antikörper in vielen Katzen über die 12. Lebenswoche hinaus ist es dringend angeraten, die Grundimmunisierung im 1. Lebensjahr nicht vor der 16. Lebenswoche abzuschließen.

Parvovirose des Hundes (kanines Parvovirus Typ 2)

Allgemeines Die kanine Parvovirose ist, gemessen an der Zahl der infizierten und erkrankten Tiere, die wohl wichtigste virale Infektionskrankheit des Hundes. Das kanine Parvovirus Typ 2, das für die Parvovirose verantwortlich ist, ist ein in vielerlei Hinsicht bemerkenswertes Virus. Zum einen ist es ein relativ junges Virus – das erste Isolat stammt aus dem Jahre 1978. Der Name CPV-2 erklärt sich aus der Tatsache, dass es das zweite Parvovirus war, das beim Hund nachgewiesen wurde. Das erste Parvovirus des Hundes, CPV-1, wird heute als Minute Virus of Canines (CnMV) im Genus *Bocaparvovirus* geführt. Kurz nach seinem ersten Auftreten verbreitete sich CPV-2 in einer Pandemie weltweit in praktisch alle Populationen wilder und domestizierter Kaniden. Im Laufe seiner Entwicklung kam es zum Auftreten neuer sogenannter antigener Typen, die als CPV-2a, -2b und jüngst auch CPV-2c bezeichnet werden. Die Evolution des kaninen Parvovirus ist relativ gut verstanden und man weiß, dass nur einige wenige Aminosäurenaustausche im Kapsidprotein an funktionell wichtigen Bereichen des Kapsids und an antigenen Epitopen für diese Veränderung verantwortlich waren. Heute finden sich – und das ist von praktischer Relevanz – nur noch die neuen Typen in den Hundepopulationen. Das ursprüngliche Virus von 1978, der antigene Typ CPV-2, ist weltweit ausgestorben (**Abb. 26.22**).

Die Gründe für die vollständige Verdrängung des CPV-2 sind unbekannt. Denkbar ist, dass sich die neuen Typen noch besser an den Hund angepasst haben und somit einen Replikationsvorteil besitzen. Eine andere Hypothese besagt, dass es sich tatsächlich um eine antigene Selektion in einer (teil-)immunen Hundepopulation handeln könnte. Für beide Theorien gibt es hinreichende Argumente, tatsächlich auszuschließen ist keines dieser beiden Szenarien. Interessant in diesem Zusammenhang ist aber die Tatsache, dass Isolate vom Waschbären darauf hindeuten, dass die Anpassung an den Hund tatsächlichen von einem solchen Virus ausgegangen ist, dass also bei der Entstehung der neuen Typen CPV-2a ein weiterer Wirtswechsel vom Waschbären auf den Hund stattgefunden hat. Ebenso interessant ist die Herkunft des kaninen Parvovirus. Man geht davon aus, dass es tatsächlich aus dem lange bekannten felinen Panleukopenievirus entstanden ist. Retrospektive Untersuchungen zeigten, dass auch hier der Austausch einiger weniger Aminosäuren aus dem FPV ein Virus machen, das von dem kaninen Parvovirus von 1978 nicht zu unterscheiden ist. Das heißt, ein Wirtswechsel Mitte bis Ende der 70er-Jahre des vorigen Jahrhunderts hat aus dem Katzenvirus das neue Hundevirus CPV-2 gemacht.

Wichtig im Rahmen der Diskussion um die neuen antigenen Typen CPV-2-a, -2b, -2c ist, dass diese Typen in der Lage sind, neben Hunden auch Katzen zu infizieren und in experimentellen Infektionen auch ein Krankheitsbild der Katzenseuche hervorrufen können. Daher muss in aller Konsequenz davon ausgegangen werden, dass CPV-2a, 2b, 2c auch für Katzen pathogen ist und empfängliche Katzen durch diese Viren infiziert werden können.

Das kanine Parvovirus lässt sich sehr gut in zahlreichen kaninen und felinen Zellkulturen vermehren. Es bildet einen deutlichen cpe aus.

Epidemiologie Die Epidemiologie des kaninen Parvovirus ist geprägt durch die hohe physikalische Stabilität des Viruskapsids. Das Virus bleibt über Tage, Wochen und Monate in der Außenwelt infektiös. Dazu kommt, dass das Virus in hohen Titern mit dem Kot erkrankter und infizierter Tiere ausgeschieden wird. Man geht davon aus, dass in einem Gramm Kot eines erkrankten Welpen Virusmengen bis 10^9 infektiöse Dosen vorkommen. Wenn man weiter davon ausgeht, dass maximal 1000 kulturinfektiöse Dosen nötig sind, um einen Hund zu infizieren, so reicht die Virusmenge in einem Gramm Kot aus, um etwa eine Million Hunde zu infizieren. Das heißt, in einem Bestand, in dem Parvovirose auftritt, besteht sofort ein hoher Infektionsdruck auf die anderen, noch nicht infizierten Tiere.

Die Übertragung kann zum einen durch direkten Hund-zu-Hund-Kontakt erfolgen. Epidemiologisch viel wichtiger ist jedoch die indirekte Übertragung durch die Verschleppung dieses hoch stabilen Virus über belebte oder unbelebte Vektoren, die über weite Entfernungen, auch über Kontinente hinweg, erfolgen kann. Dass dies auch in der Vergangenheit tatsächlich geschehen ist, ergibt sich aus dem zeitgleichen Auftreten des Virus auf allen Kontinenten, insbesondere Amerika, Australien und Europa.

Grundsätzlich sind Hunde aller Altersstufen empfänglich, wobei der größte Teil der betroffenen Hunde wenige Wochen alt ist und sich zu einem Zeitpunkt infiziert, an dem der maternale Antikörpertiter unter einen protektiven Wert gesunken ist. In empfänglichen Populationen sind adulte Tiere aber gleichermaßen empfänglich, und in den ersten Jahren nach dem Auftreten des kaninen Parvovirus sah man tatsächlich eine große Zahl von Krankheitsfällen in adulten Hunden. Bemerkenswert war darüber hinaus, dass zahlreiche Fälle einer Virusmyokarditis zu beobachten waren. Dieses Krankheitsbild sehen wir heute nicht mehr.

Die Letalität bei der CPV-Infektion ist relativ hoch. Man geht davon aus, dass ca. 50–80 % der infizierten Tiere an

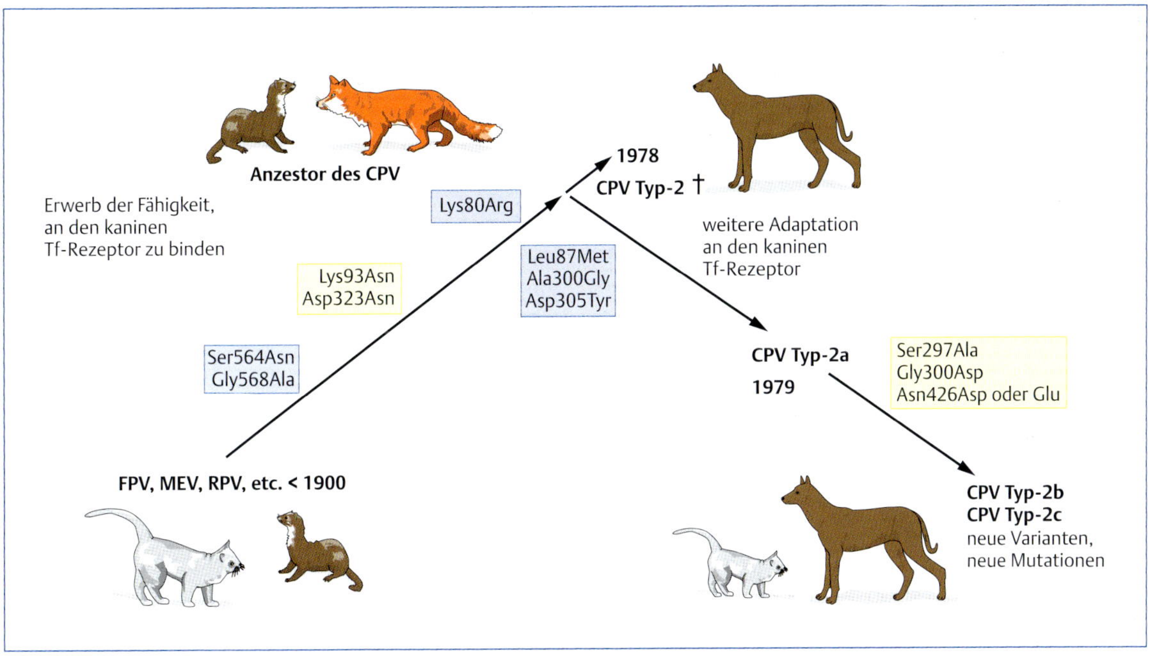

Abb. 26.22 Schema der Evolution des kaninen Parvovirus. Das kanine Parvovirus (CPV-2) wurde erstmals 1978 isoliert. Es entstand durch wenige Mutationen aus dem felinen Panleukopenievirus (FPV) bzw. dem Nerzenteritisvirus (MEV). Durch weitere wenige Mutationen entwickelte es sich zu antigenetisch unterscheidbaren antigenen Typen CPV-2a, CPV-2b und CPV-2c, die den alten Typ CPV-2 weltweit vollständig verdrängt haben.

der Infektion ohne Behandlung versterben. Durch eine intensive Therapie lässt sich diese Rate auf etwa 20 % senken.

Pathogenese, Pathologie und Klinik Die Pathogenese der Parvovirusinfektion des Hundes ist geprägt durch die Rezeptorspezifität des Virus. Der kanine Transferrinrezeptor wurde als Virusrezeptor dieses Virus identifiziert. Und dieser für den Stoffwechsel der Zellen außerordentlich wichtige Rezeptor, der die Aufnahme von Eisen gewährleistet, wird in besonders hoher Dichte auf metabolisch besonders aktiven Zellen exprimiert. Das heißt, das Virus infiziert vornehmlich metabolisch aktive Zellen, und aufgrund der Notwendigkeit der Verwendung einer nur in der Mitosephase vorliegenden zellulären DNA-Polymerase im ersten Schritt der DNA-Replikation ist das Virus abhängig von mitotisch aktiven Zellen. Dies erklärt den Tropismus des kaninen Parvovirus für metabolisch aktive, sich aktiv teilende Zellen, die sich z. B. im sich entwickelnden Fetus finden, aber auch im Darmepithel und in den immunologisch aktiven Geweben.

Nach oraler Infektion vermehrt sich das Virus zunächst in den lymphatischen Geweben des Nasen-Rachen-Raumes und gelangt dann in einer Virämie, die zellgebunden und z. T. auch frei verläuft, in nahezu alle lymphatischen Organe des Hundes, einschließlich des Thymus, sowie in das Myokard oder auch das zentrale Nervensystem. Ausgehend von den immunologisch aktiven Organen, Immunzellen in den Organen und den Peyer-Platten kommt es dann sekundär zu einer Infektion des Darmepithels und mit den damit verbundenen Schädigungen zu einer bisweilen vollständigen Zerstörung des Darmepithels. Damit einher geht eines der Hauptsymptome der kaninen Parvovirose, eine hämorrhagische Gastroenteritis mit der Folge des Zusammenbruchs der Blut-Darm-Schranke und dem Eindringen von bakteriellen Erregern in den Blutkreislauf.

Neben dem enormen Flüssigkeitsverlust spielen deshalb auch sekundäre Infektionen und Septikämien eine große Rolle in der Pathogenese der Parvovirusinfektion. Das Virus wird von infizierten Tieren in hohen Titern mit dem Kot ausgeschieden. Genesene Tiere scheiden das Virus über einen kurzen Zeitraum von insgesamt 2–3 Wochen aus. Eine Viruspersistenz im Sinne einer kontinuierlichen Ausscheidung ist nicht beschrieben. Genesene Tiere sind darüber hinaus vor einer Reinfektion geschützt. Man geht von einer langjährigen bis lebenslangen Immunität nach einer Feldvirusinfektion aus.

Ein weiteres Hauptsymptom der Parvovirusinfektion des Hundes ist eine dramatische Lymphopenie, zuweilen auch eine Leukopenie. Dies sind direkte Folgen einer zytolytischen Virusinfektion der entsprechenden Populationen im Knochenmark infizierter Tiere.

Diagnose Die Diagnose einer Parvovirose ist relativ leicht zu stellen. Das Virus wird in hohen Titern mit dem Kot ausgeschieden und lässt sich dort mithilfe verschiedener Techniken nachweisen. Grundsätzlich möglich ist die Isolierung des Virus aus dem Kot in der Zellkultur oder die Darstellung des Virusgenoms im Kot durch Polymerase-Ketten-Reaktion (PCR). Ebenso möglich ist die Darstellung von Virusantigen in Geweben durch Immunhistochemie oder Immunfluoreszenz. Einfacher und sehr verlässlich ist der Nachweis von Parvovirusantigen im Kot infizierter Tiere durch sogenannte Schnelltests, die innerhalb von Minuten in der Tierarztpraxis durchgeführt werden können und auf dem Prinzip der Immunchromatographie oder eines Antigen-ELISAs beruhen. Die Möglichkeit einer direkten

Erregerdarstellung im Kot infizierter Tiere durch Elektronenmikroskopie ist ebenso möglich wie gebräuchlich.

Eine Typisierung der Erreger nach den antigenen Typen 2a, 2b, 2c ist einerseits durch monoklonale Antikörper nach der Virusisolierung möglich oder durch Sequenzanalyse bestimmter Genomabschnitte nach Amplifikation durch PCR. Serologisch lässt sich eine stattgefundene Infektion durch den Nachweis von spezifischen Antikörpern belegen, die in der Regel im Hämagglutinationshemmungstest oder alternativ, wenn auch aufwendiger, im Neutralisationstest nachgewiesen werden können.

Pathohistologisch ist die Zerstörung der Lieberkühn-Krypten pathognomonisch, bei genauer Untersuchung lassen sich intranukleäre Einschlusskörperchen in den Kernen infizierter Zellen darstellen.

Immunologie Das kanine Parvovirus induziert eine schnelle und hohe Antikörperantwort in infizierten Tieren. Tiere, die eine Infektion überstehen, sind wahrscheinlich lebenslang vor einer Reinfektion geschützt. Hündinnen geben maternale Antikörper über das Kolostrum an die Welpen weiter. Die Aufnahme dieser maternalen Antikörper findet in den ersten Lebenstagen statt. Diese Antikörper schützen den Welpen in den ersten Lebenswochen vor einer Infektion mit Feldvirus. Je nach Höhe der aufgenommenen maternalen Antikörper ist der Hund in der Regel 6–8 Wochen geschützt. Andererseits gibt es auch Berichte von sehr hohen maternalen Antikörperspiegeln, die die Nachkommen über die 12. Woche hinaus schützen können.

Interessanterweise ist die Höhe der maternalen Antikörper unter den Wurfgeschwistern in aller Regel relativ homogen verteilt. Das heißt, durch Bestimmung der Antikörperspiegel bei einem oder zwei Welpen eines Wurfes lässt sich mit einiger Sicherheit auf die Situation bei den Wurfgeschwistern schließen. Ebenso kann über die Höhe der maternalen Antikörper im Serum der Mutter zum Zeitpunkt der Geburt mit einiger Sicherheit die Höhe der maternalen Antikörper der Welpen abgeschätzt werden. Der Abbau der Antikörper im Welpen geschieht mit einer Halbwertszeit von etwa 10 Tagen, d. h., nach dieser Zeit hat sich der Titer der maternalen Antikörper halbiert. Diese passiv erworbenen Antikörper sind bis zu einer Verdünnung im Hämagglutinationshemmungstest von etwa 1:40 protektiv. Titer geringer als 1:40 schützen nicht sicher vor einer Feldinfektion, können jedoch den Erfolg einer aktiven Immunisierung der Welpen noch behindern und erschweren. Dieses Problem der immunologischen Lücke ist nicht parvovirusspezifisch, aber lässt sich hier häufig beobachten.

Bekämpfung Die Parvovirose des Hundes ist tierseuchenrechtlich nicht gemaßregelt. Die Bekämpfung erfolgt einfach durch Immunisierung der Hunde. Die Immunisierung des Hundes ist an anderer Stelle im Rahmen der Impfempfehlungen der Ständigen Impfkommission Veterinär dargelegt. In aller Regel sollten Hunde bis zum Alter von 16 Lebenswochen gegen die Parvovirose geimpft werden, idealerweise mit einer ersten Impfung im Alter von 8 Wochen, gefolgt von einer zweiten Impfung mit 12 Wochen und abschließenden Impfung im ersten Lebensjahr im Alter von 16 Wochen. Nach einem Jahr, d. h. im Alter von etwa 15 Monaten, soll eine weitere Impfung erfolgen. Erst mit dieser Impfung ist die Grundimmunisierung des Welpen abgeschlossen. Hunde haben dann mit einer hohen Wahrscheinlichkeit eine belastbare Immunität gegen die Parvovirusinfektion, Wiederholungsimpfungen ab dem 2. Lebensjahr können dann in etwa dreijährigen Abständen durchgeführt werden oder nach einer Risikoanalyse beim Einzeltier in kürzeren oder längeren Abständen verabreicht werden.

Die gängigen Impfstoffe gegen die Parvovirose sind allesamt attenuierte Lebendvakzinen, die einen schnellen und lang anhaltenden Schutz gewährleisten. Inaktivierte Vakzinen haben sich gegen das Parvovirus als weniger wirksam erwiesen und sind in Europa daher praktisch vom Markt verschwunden. Die meisten der Impfstoffe basieren auf dem Antigentyp CPV-2, der nicht mehr in den Hundepopulationen vorkommt oder nachgewiesen wird. In jüngster Zeit gibt es attenuierte Lebendvakzinen, die auf Virustypten der neuen Antigentypen 2a/2b beruhen. Diese Vakzinen haben den Vorteil, dass die maternalen Antikörper von Hündinnen, die mit diesen Impfstoffen geimpft wurden, homolog zur Feldvirusinfektion sind und die Welpen durch die maternalen Antikörper daher länger vor einer Feldinfektion geschützt sind als Welpen, die maternale Antikörper gegen den alten antigenen Typ CPV-2 besitzen. Die Kreuzneutralisation zwischen den antigenen Typen ist nicht vollständig, sodass ein homologer Schutz belastbarer ist als ein heterologer Schutz.

Parvovirusinfektion des Schweines (porcines Parvovirus)

Allgemeines Das porcine Parvovirus verursacht im Gegensatz zu den Viren der Fleischfresser eine Fruchtbarkeitsstörung beim weiblichen Schwein. Im erwachsenen Schwein verursacht es eine subklinische Infektion, pathologische Veränderungen treten ausschließlich bei den Ferkeln auf. Die wirtschaftliche Bedeutung der Infektion ergibt sich daher aus einer verringerten Fruchtbarkeit in Schweinebeständen. Das Virus ist weltweit verbreitet. Der Erreger ist ein typisches Parvovirus, das den felinen Parvoviren nahe verwandt ist. Es besitzt eine hohe Tenazität in der Außenwelt und wird mit dem Kot infizierter Tiere ausgeschieden. Auch dieses Parvovirus verursacht eine selbstlimitierende Infektion. Persistierende Virusausausscheider sind nicht beschrieben. Die Replikation des Virus ist ebenfalls auf mitotisch aktive Zellen beschränkt. Der Virusrezeptor ist unbekannt, der Transferrin-Rezeptor ist aber ausgeschlossen.

Das porcine Parvovirus scheint antigenetisch einheitlich, obwohl jüngere Studien z. T. erhebliche genetische und antigenetische Unterschiede zwischen aktuellen und lange bekannten Parvovirusisolaten aufzeigen. Das Auftreten antigener Typen analog der Situation beim kaninen Parvovirus ist daher nicht auszuschließen. Ob diese von epidemiologischer Bedeutung sind und ob insbesondere eine Anpassung der Vakzinen auf diese neuen Typen notwendig ist, ist derzeit unbekannt.

Epidemiologie Das Wirtsspektrum des porcinen Parvovirus ist auf das Schwein beschränkt. Das Virus wird mit dem Kot infizierter Tiere ausgeschieden oder in hohen Titern mit dem Abortmaterial bzw. in mumifizierten Ferkeln abgesetzt. Die Übertragung erfolgt oronasal in aller Regel indirekt über kontaminierte Einstreu oder eine kontaminierte Umgebung. Das Virus vermehrt sich in den lymphatischen Organen und gelangt im Rahmen einer Virämie in die Gebärmutter der Sauen bzw. in die Geschlechtsdrüsen der Eber, kann die Plazentaschranke überwinden und die Feten infizieren. Innerhalb des Uterus scheint die Ausbreitung vornehmlich entlang des Uterushornes zu verlaufen und die benachbarten Feten werden direkt infiziert. Daraus resultiert, dass häufig nicht der gesamte Wurf betroffen ist, sondern nur einzelne Ferkel oder Feten. Obwohl Schweine aller Altersstufen empfänglich sind, werden die Pathologie und die wirtschaftlichen Schäden ausschließlich durch Schweine getragen, die sich in der Trächtigkeit infizieren.

Das Virus verursacht selten einen Abort, viel häufiger ein Absterben der Ferkel, die dann im Uterus verbleiben können und am errechneten Geburtstermin tot abgesetzt werden. Im Rahmen der Virämie gelangt das Virus in die Plazenta des trächtigen Schweines und kann die Feten infizieren. Dies geschieht etwa 10–14 Tage nach der Infektion. Die Folgen der fetalen Infektion hängen wesentlich vom Zeitpunkt des Trächtigkeitsstadiums oder vom Alter der Feten ab. Infektionen bis zum 70. Tag der Trächtigkeit führen zu einem frühen Zeitpunkt in diesem Zeitfenster zum fetalen Tod und zur Resorption der Feten mit dem klinischen Äquivalent des Umrauschens. Zum Ende des Zeitfensters von 70 Tagen erfolgt die Mumifizierung der Feten. Eine Infektion nach dem 70. Trächtigkeitstag führt in aller Regel zu keiner Schädigung, die Feten werden infiziert, sind aber zu diesem Zeitpunkt schon in der Lage, eine Immunantwort aufzubauen und das Virus zu eliminieren. Diese Ferkel haben präkolostrale Antikörpertiter, d. h., im Nabelblut der Feten vor der ersten Kolostrumaufnahme befinden sich bereits Antikörper gegen das porcine Parvovirus. Pathologisch-anatomisch und -histologisch lassen sich beim Muttertier ausschließlich in der Plazenta Schäden feststellen. Im Fetus kommt es zu generalisierten Nekrosen in nahezu allen Organen.

Die klinische Symptomatik ist unauffällig. Häufig ist das einzige Symptom einer Parvovirusinfektion in Schweinebeständen eine verringerte Fruchtbarkeit und vermehrtes Umrauschen der Tiere bzw. das vermehrte Auftreten von mumifizierten Feten. Da das Virus eine Immunität induziert, die vor einer Reinfektion schützt, sind die parvovirusbedingten Fruchtbarkeitsstörungen in aller Regel nur bei Erstlingssauen zu beobachten. Dies wird dadurch gestützt und verstärkt, dass die maternalen Antikörper beim Schwein über mehrere Monate persistieren und die Impfung von Erstlingssauen vor der ersten Trächtigkeit noch behindern können. Da die maternalen Antikörper abgebaut werden, kann es vorkommen, dass die Erstlingssauen sich trotz Impfung während der Trächtigkeit mit Feldvirus infizieren und eine transplazentare Übertragung stattfindet.

Die Klinik der PPV-Infektion lässt sich unter dem Sammelbegriff SMEDI zusammenfassen, das für stillbirth, mummification, embryonic death and infertility steht.

Das porcine Parvovirus ist nicht der alleinige Erreger dieses Syndroms, sondern andere Viren, insbesondere porcine Enteroviren, können ebenfalls dieses Krankheitsbild verursachen. Das porcine Parvovirus gilt dabei aber als Haupterreger.

Immunologie Das Virus induziert eine belastbare Immunität, die vor Krankheit und möglicherweise vor einer Reinfektion schützt und insbesondere Übertragung in immunen Sauen verhindert. Die porcine Parvovirusinfektion wird tierseuchenrechtlich nicht gemaßregelt, eine Bekämpfung erfolgt über strenge Impfprogramme und Desinfektionsmaßnahmen. Für eine Impfung stehen inaktivierte Vollvirusvakzinen zur Verfügung, die entsprechend den Impfschemata in den großen Schweinebeständen alle 4–6 Monate appliziert werden. Lebendvakzinen sind in Deutschland nicht zugelassen.

Es muss besonders darauf geachtet werden, dass Erstlingssauen vor einer Feldvirusinfektion geschützt werden. Dies geschieht durch eine zweimalige Impfung vor dem ersten Belegen und eine möglichst parvovirusfreie Aufstallung. Regelmäßige Vakzinierungen mit den verfügbaren Impfstoffen der Zuchtsauen sind angeraten.

Genus Amdoparvovirus

Das Virus der Aleuten-Krankheit der Nerze

Die Aleuten-Krankheit der Nerze gilt als der Prototyp der immunvermittelten oder einer viral bedingten, durch eine Immunpathogenese geprägten Infektionskrankheit. Das Virus ist weltweit verbreitet und spielt in allen Ländern, in denen eine Pelztierzucht stattfindet, eine große Rolle. Das Virus ist taxonomisch der einzig bekannte Vertreter des Genus *Amdoparvovirus* innerhalb der Subfamilie der *Parvovirinae*.

Die Namensgebung erfolgte aufgrund einer bestimmten Fellfarbe besonders empfänglicher Nerze – der sogenannten Aleuten- oder Saphirnerze, die eine taubenblaue bis silbergraue Färbung haben. Diese Färbung geht mit einer Malfunktion der Makrophagen im Rahmen eines **Chediak-Higashi-Syndroms** einher. Diese Tiere zeigen sich als besonders empfänglich für das Virus, sie sterben innerhalb weniger Wochen an einem fulminanten Krankheitsverlauf, der durch Hypergammaglobulinämie und Immunkomplexablagerungen gekennzeichnet ist.

Man weiß heute, dass bei anderen Nerzen dieses Virus ebenfalls eine Krankheit verursachen kann. Daher ist ein Ziel bei der Nerztierhaltung die Freihaltung der Population bzw. Eliminierung des Virus.

Epidemiologie Das Virus infiziert Nerze, Frettchen und auch Waschbären. Bei Letzteren verläuft die Erkrankung klinisch inapparent, das Virus wird jedoch ausgeschieden und kann auf Nerze übertragen werden. Der Krankheitsverlauf bei den Nerzen ist sehr abhängig vom Genotyp. Wie eingangs erwähnt, ist die höchste Empfänglichkeit bei den sogenannten Aleuten-Nerzen zu verzeichnen. Andere Genotypen erkranken ebenfalls und können eine persistente Infektion ausbilden. Die Übertragung erfolgt direkt durch Sozialkontakte bzw. den Biss infizierter Tiere. Das Virus ist aber wie alle Parvoviren außerordentlich stabil und kann leicht über kontaminierte Gerätschaften, Kleidung oder Personen in freie Farmen verbracht werden.

Klinik Die Aleuten-Krankheit der Nerze verläuft zunächst klinisch inapparent. Nach einer Inkubationszeit von 3–4 Wochen kommt es zu einem sich progressiv entwickelnden Krankheitsbild, das durch die Folgen einer Immunkomplexablagerung in den Nieren und in anderen Geweben gekennzeichnet ist. Die Tiere magern progressiv ab und leiden unter hämorrhagischer Diarrhö. Es kann zu Blutungen in den verschiedenen Schleimhäuten kommen, auch zentralnervöse Erscheinungen bei den infizierten Tieren werden häufig beobachtet. Bei tragenden Tieren führt die Virusinfektion häufig zum Abort oder zur Resorption des sich entwickelnden Fetus und zur Unfruchtbarkeit.

Pathogenese Das Virus vermehrt sich in den Populationen der Makrophagen und induziert innerhalb von etwa 3–4 Wochen die Ausbildung einer humoralen Immunität bzw. von Antikörpern. Diese Antikörper besitzen keine virusneutralisierende Aktivität. Es konnte jedoch gezeigt werden, dass dieses scheinbare Fehlen einer neutralisierenden Aktivität darauf beruht, dass die Virionen durch zelluläre Phospholipide maskiert sind. Nach Waschung der Virionen lassen sich in den Seren infizierter Nerze tatsächlich neutralisierende Antikörper nachweisen.

Aufgrund der fulminanten Antikörperbildung und der Persistenz des Erregers in den verschiedenen Geweben kommt es zur Bildung von Immunkomplexen mit den Folgen einer Immunkomplexablagerung insbesondere in den Nieren. Die Tiere sterben nach wenigen Monaten, abhängig vom Genotyp und der Virulenz des Erregers. Eine Sonderform der Erkrankung findet sich bei wenige Tagen alten Nerzen. Hier werden insbesondere die Lungen infiziert und die Tiere bilden ausnahmslos eine tödlich verlaufende Pneumonie aus, die vor allem darauf beruht, dass das Virus in den Pneumozyten Typ 2, die den Surfactant-Faktor produzieren, repliziert.

Diagnose Die Diagnose lässt sich pathologisch-anatomisch durch das in der Regel charakteristische Bild stellen. Eine virologische Bestätigung der Diagnose ist durch den Nachweis des Virus in der Zellkultur möglich. Das Virus repliziert in Katzennierenzellen, allerdings mit einem Temperaturoptimum von 32 °C. Ferner lässt sich virales Antigen mittels spezifischer Antikörper durch Immunfluoreszenz feststellen, virusspezifische DNA wird mithilfe der Polymerase-Kettenreaktion (PCR) nachgewiesen.

Da das Virus eine persistierende Infektion und hohe virusspezifische Antikörpertiter induziert, ist auch der Nachweis virusspezifischer Antikörper in klinisch erkrankten Nerzen aussagefähig. Diese Antikörper lassen sich mittels ELISA oder Immunfluoreszenz nachweisen.

Die Fähigkeit zur Hämagglutination besitzt das Virus nicht.

Immunologie Im Lauf der Erkrankung kommt es, wie bereits erwähnt, zu einer fulminanten humoralen Immunantwort. Diese Antikörper sind virusspezifisch, aber in vivo tatsächlich nicht virusneutralisierend. Die Pathogenese wird als Immunpathogenese gedeutet, eine experimentelle Immunsuppression führt tatsächlich zu einer Verlängerung der Lebensdauer und einer Abschwächung der klinischen Symptome.

Bekämpfung Die Aleuten-Krankheit der Nerze ist tierseuchenrechtlich nicht gemaßregelt. Die Bekämpfung erfolgt durch Screening der Nerze und die Eliminierung auffälliger Nerze. Dies geschieht in praxi durch den Nachweis einer Hypergammaglobulinämie in den Tieren. Tiere mit einem erhöhten Immunglobulingehalt werden getötet. Dies führt insgesamt zu einer Reduktion der Virusmenge in den Beständen, jedoch nicht zu einer Eliminierung des Virus. Diese lässt sich nur durch die konsequente Entfernung infizierter Tiere oder sogar infizierter Bestände erzielen.

Genus Dependoparvovirus

Parvoviren des Wassergeflügels

Beim Wassergeflügel sind zwei Parvoviren beschrieben, die in der Geflügelzucht eine große wirtschaftliche Bedeutung haben, das Gänseparvovirus (Goose Parvovirus, GPV) und das Moschusentenparvovirus (Duck Parvovirus, MDPV), die beide als Anseriform Dependoparvovirus 1 zusammengefasst werden. Interessanterweise stellen diese Parvoviren ein Bindeglied zwischen den autonomen, selbstreplizierenden Parvoviren und den von einem Helfervirus abhängigen Dependoviren dar. Taxonomisch sind die Wassergeflügelparvoviren in das Genus *Dependoparvovirus* eingruppiert.

Das Gänseparvovirus ist lange bekannt und verursacht die sogenannte Derzsy-Krankheit (Derzsy disease).

Weder das Gänseparvovirus noch das Moschusentenparvovirus lassen sich bisher in Zellkultur vermehren. Im bebrüteten Gänse- bzw. Entenei lassen sie sich jedoch anzüchten.

Epidemiologie Das Wirtsspektrum dieser Viren ist komplex. Während das Gänseparvovirus für alle Gänse und Moschusenten infektiös ist, sind andere Enten, einschließlich der Hybriden zwischen Moschus- und Pekingente, durch dieses Virus nicht infizierbar. Das Moschusentenparvovirus hingegen kann nur die Moschusente infizieren, nicht aber Gänse. Andere Enten sind aber durch einige asiatische Isolate infizierbar, und Ausbrüche von einer klinischen Epidemie in Pekingenten in Taiwan sind beschrieben.

Eine Krankheit wird nur bei Küken unter 30 Tagen Alter gesehen, und die Schwere des Krankheitsbildes nimmt mit dem Alter deutlich ab. Dennoch kann das Virus in Gänsen bzw. Enten jeden Alters nachgewiesen werden, denn es erzeugt eine möglicherweise lebenslange Persistenz.

Die Viren werden sowohl vertikal als auch horizontal übertragen. Letzteres geschieht über kontaminiertes Futter und Trinkwasser.

Pathogenese Die Pathogenese der Erkrankung ist weitgehend unklar. Die Manifestationsorgane sind die Leber, Endothelzellen der Gefäße und Skelettmuskulatur. Die Klinik ist eher unspezifisch, Federverlust, Ergüsse in der Bauchhöhle, Muskelschwäche und Kreislaufstörungen aufgrund der Myokarditis sind typisch. Infizierte Küken bleiben im Wachstum hinter den nicht infizierten Gänsen zurück.

Diagnose Die Infektion kann durch Nachweis von Virusantigen oder -nukleinsäure durch Immunfluoreszenz, Immunhistochemie, Elektronenmikroskopie bzw. PCR leicht nachgewiesen werden. Auch serologisch können im Neutralisationstest Antikörper gegen das Virus nachgewiesen werden. Eine serologische Unterscheidung der für die Antikörper verantwortlichen Infektionen (GPV oder MDPV) ist jedoch nicht möglich.

Bekämpfung Keines der beiden Viren wird tierseuchenrechtlich gemaßregelt. Aufgrund der hohen Stabilität der Parvoviren kann eine Desinfektion den Infektionsdruck in einer betroffenen Herde nicht beseitigen. Eine erfolgreiche Bekämpfung liegt daher vielmehr in einer Vermeidung der Infektion einer Herde durch stringente Hygienemaßnahmen und durch Impfung der Legetiere. Die Küken sind dann durch die Eiantikörper vor einer Infektion geschützt. Attenuierte Lebendvakzinen werden häufig eingesetzt. Eine Verabreichung über das Trinkwasser ist dabei aber von geringerer Wirksamkeit, sodass eine subkutane oder intramuskuläre Impfung notwendig ist.

Die antigene Verwandtschaft der Viren ist auch bezüglich der Vakzinen ausgeprägt. GPV-Vakzinen schützen gegen Infektionen mit dem GPV, nicht aber gegen eine MDPV. Eine Impfung mit MDPV-Vakzinen schützen gegen MDPV und GPV, wobei die homologen Titer neutralisierender Antikörper deutlich höher sind.

Genus Bocaparvovirus

Zwei Bocaviren sind in der Vergangenheit als Erreger von Krankheiten bei Tieren beschrieben, das bovine Parvovirus und das kanine Minute-Virus. Letzeres wurde lange als kanines Parvovirus 1 bezeichnet. Diese beiden Viren waren namensgebend für das Genus (**BO**vine, **CA**nine).

Beide Viren können nach experimenteller Infektion milde Durchfälle verursachen und wurden bei Reproduktionsstörungen nachgewiesen. Eine tatsächliche klinische Relevanz besitzen sie nicht.

Darüber hinaus sind weitere Bocaparvovirussequenzen aus Geweben verschiedener Tierarten amplifiziert worden. Eine ätiologische Korrelation zu einem Krankheitsbild ist jedoch nicht beschrieben.

Hinsichtlich ihrer Genomorganisation weisen Bocaviren eine Besonderheit auf: Sie besitzen einen dritten offenen Leserahmen (ORF), der überlappend auf dem Übergang der beiden großen ORFs der Nichtstrukturproteine und Strukturproteine liegt und für das virale NP-1-Protein kodiert. Die Funktion dieses Proteins ist unbekannt, es ist aber für die Vermehrung dieser Viren essenziell.

Parvoviren des Menschen

Zurzeit gelten drei Parvoviren als humanpathogen: das lange bekannte B-19-Parvovirus, das humane Bocaparvovirus sowie ein Tetraparvovirus mit dem Namen Parv 4. Allen drei humanpathogenen Viren ist gemein, dass sie nicht oder nur sehr schwer in Zellkulturen anzüchtbar sind. Daher ist die Pathogenität der einzelnen Viren häufig nur indirekt nachzuweisen. Gesichert ist das pathogene Potenzial des humanen Parvovirus B 19. Es ist der Erreger einer Kinderkrankheit, der sogenannten Ringelröteln – Erythema infectiosum. Die im Englischen als „Fifth Disease" bezeichnete Erkrankung ist im Kindesalter häufig und geht mit einem Hautausschlag vor allem im Gesicht einher. Eine besondere Bedeutung hat dieses Virus auch als Aborterreger bzw. als ein Virus, das Missbildungen bei dem sich entwickelnden Fetus (Hydrops fetalis) verursachen kann. Daher ist die B-19-Überwachung schwangerer Frauen von besonderer Bedeutung.

Das humane Bocavirus ist erst kürzlich beschrieben worden. Es sind verschiedene Sequenzen bekannt. Retrospektive Untersuchungen zeigten, dass dieses Virus vor allen Dingen bei jungen Kindern oft mit respiratorischen Krankheitsbildern in Verbindung gebracht werden kann. Die wirkliche Bedeutung des Virus ist derzeit unklar, Gleiches gilt für das Parvovirus Parv 4.

Es gibt keinen Hinweis darauf, dass irgendeines der tierpathogenen Parvoviren auf den Menschen übertragbar ist und eine Krankheit beim Menschen verursacht.

26.2.2 Familie Circoviridae

STECKBRIEF

- unbehüllt, ca.16–20 nm im Durchmesser
- ikosaedrische Symmetrie des Kapsids
- 1 Strukturprotein, 1 Nichtstrukturprotein
- Einzelstrang-DNA, Genom circa 1700–2000 Nukleotide groß, als zirkulärer kovalent geschlossener Einzelstrang vorliegend
- bedeutende Krankheitserreger beim Schwein und bei verschiedenen Vogel- und Geflügelarten
- Circoviren besitzen eine Abhängigkeit von mitotisch aktiven Zellen

Die Circoviren sind die kleinsten der bekannten pathogenen Viren bei Haustieren (**Abb. 26.23**, **Abb. 26.24**). Sie besitzen eine einzigartige Genomstruktur, nämlich eine kleine, zirkulär („Circo") geschlossene Einzelstrang-DNA. Ähnlich wie bei den Parvoviren bedingt das kleine Genom eine minimale Kodierungskapazität, daher sind diese Viren noch mehr als andere Viren auf zelluläre Faktoren angewiesen. Im Wesentlichen besitzt dieses Virus ein einziges Struktur- und ein Nichtstrukturprotein, wobei mithilfe von Splicing-Mechanismen über eine Ambisense-Nutzung des Genoms eine gewisse Vielfalt und Moderierung der Genomexpression erreicht wird. Die kompakte Virusstruktur (ein unbehülltes Virus mit 60 Kopien des Kapsidproteins um das zirkuläre Genom angeordnet) bedingt ebenso wie bei den Parvoviren eine hohe Stabilität des Virus gegenüber Umwelteinflüssen. Taxonomisch werden formal innerhalb der Familie der *Circoviridae* zwei Genera unterschieden (**Tab. 26.11**): das Genus *Circovirus* mit den Ver-

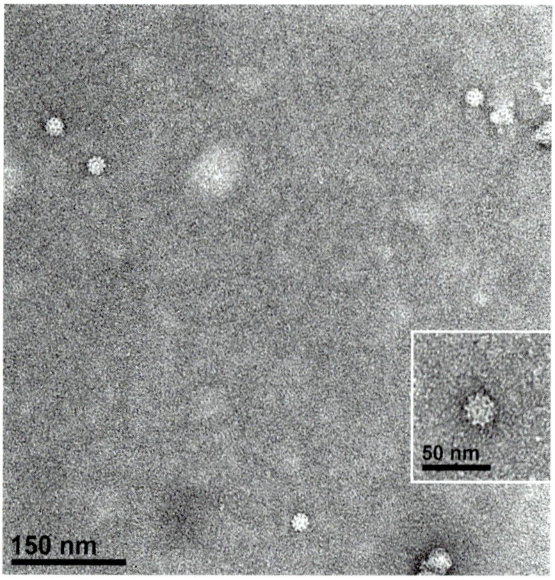

Abb. 26.23 Negativkontrast eines Circovirus. [Dr. habil. H. Granzow, Friedrich-Loeffler-Institut, Insel Riems]

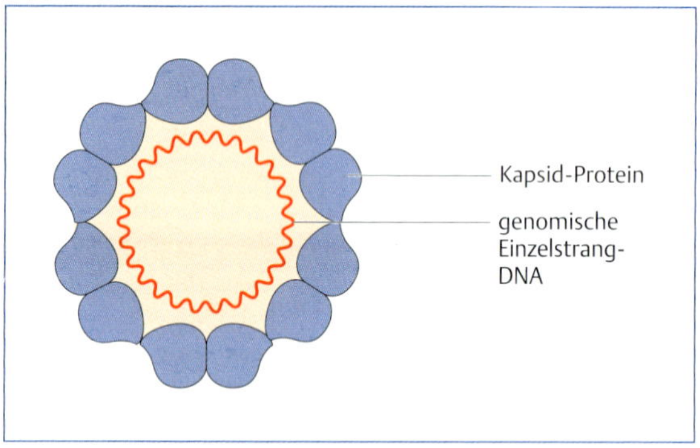

Abb. 26.24 Schema eines Circovirus. Das Kapsid wird durch ein einziges Kapsidprotein geformt, das das kleine zirkulär geschlossene Einzelstrang-DNA-Genom einschließt.

Tab. 26.11 Taxonomie der Circoviren.

Genus	Spezies
Circovirus	porcines Circovirus 1
	porcines Circovirus 2
	Beak-and-Feather-Disease-Virus
	Tauben-Circovirus
	Gänse-Circovirus
	Kanarienvogel-Circovirus
Gyrovirus	Chicken-Anemia-Virus

tretern porcines Circovirus 1, porcines Circovirus 2, das Beak-and-Feather-Disease-Virus der Papageien und verschiedene andere Circoviren der Vögel wie z. B. das Kanarien-Circovirus, das Gänse-Circovirus oder das Tauben-Circovirus. Das Genus *Gyrovirus* beinhaltet einen einzigen Vertreter, das Kükenanämie-Virus. Daneben gibt es ein Enten-Circovirus, ein Finken-Circovirus sowie ein Möwen-Circovirus, deren taxonomische Status aber noch ungeklärt sind. Eine Reihe grundsätzlich ähnlicher Viren, die vor allen Dingen bei Menschen, aber auch bei anderen Tierarten nachgewiesen worden sind, werden im Genus *Anellovirus* zusammengefasst. Dabei handelt es sich um Viren, die sich strukturell ähneln und als **Torque-teno-Virus** oder Torque-teno-Minivirus bezeichnet werden. Allerdings sind keinerlei Krankheiten mit diesen Viren verbunden. Taxonomisch stehen sie im Moment allein, sie sind keiner Virusfamilie zugeordnet.

Im Genomaufbau unterscheiden sich die Vertreter der beiden Genera *Circovirus* und *Gyrovirus* vor allen Dingen bezüglich der Anordnung der offenen Leserahmen (Abb. 26.25). Während die Circoviren eine Ambisense-Anordnung aufweisen, d. h., die zwei wesentlichen großen of-

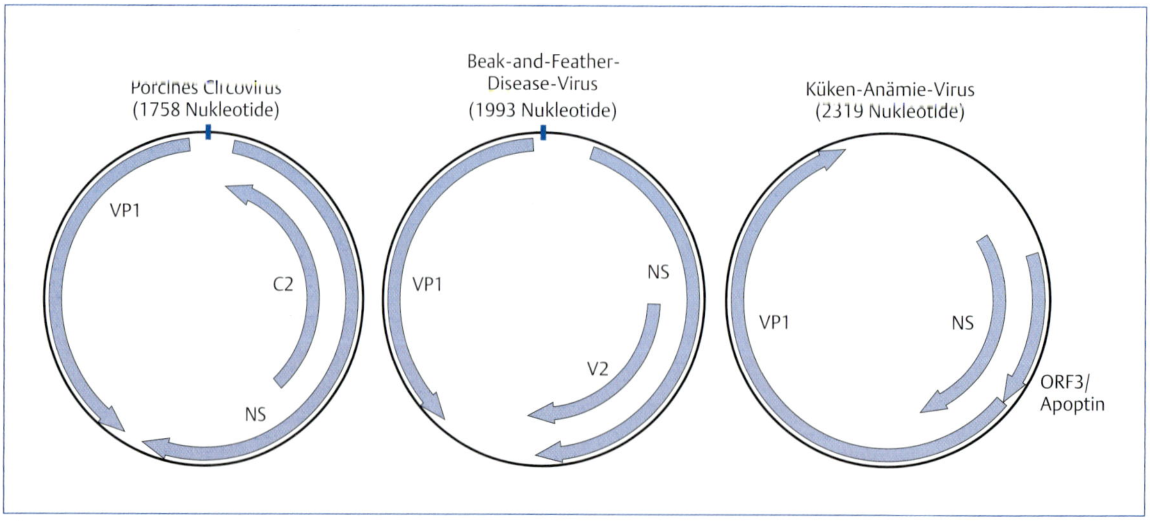

Abb. 26.25 Vergleichende Genomorganisation der Circoviren. Das kovalent geschlossene Einzelstrang-DNA-Genom der Circoviren kodiert für 2–3 Proteine. Immer vorhanden sind die ORFs für das Kapsidprotein (VP1) und das Nichtstrukturprotein (Rep-Protein oder NS 1-Protein). Das Kükenanämie-Virus weist einen weiteren ORF auf, der für das Apoptin kodiert. Auch das porcine Circovirus und das Beak-and-Feather-Disease-Virus weisen noch ein weiteres ORF auf (C 2 bzw. V2), deren Funktion aber bislang ungeklärt ist. Diese ORFs liegen zum Teil in unterschiedlicher Orientierung vor.

fenen Leserahmen sind in unterschiedlicher Richtung auf der Einzelstrang-DNA angeordnet, besitzen die Gyroviren, also das Kükenanämie-Virus sowie die bekannten Anelloviren, diese Ambisense-Orientierung nicht. Alle offenen Leserahmen sind hier mit der gleichen Orientierung auf dem Einzelstrang angeordnet.

Das Virion ist aus 60 Kopien des einzigen Virusstrukturproteins VP1 zusammengesetzt. Neben dem VP1 gibt es einen weiteren offenen Leserahmen, von dem ein Protein, das Apoptin, abgelesen wird. Das kodierte Protein ist ebenfalls in geringer Zahl im Virion nachweisbar und wird für Funktionen im Rahmen der Pathogenese verantwortlich gemacht. Hier scheint es die Apoptose virusinfizierter Zellen zu induzieren. Die wirkliche physiologische Funktion dieses Proteins ist allerdings unbekannt. Die Replikation der Circoviren erfolgt im Zellkern, da auch hier zelluläre DNA-Polymerasen essenziell für die Replikation sind. Die Einzelstrang-DNA wird zunächst zu einer Doppelstrang-DNA aufgefüllt, dann das virale Nichtstrukturprotein transkribiert und translatiert. Dieses Nichtstrukturprotein steuert unter anderem die DNA-Replikation des Virus, indem es einerseits eine Nickaseaktivität hat, mit der es den Doppelstrang an einer bestimmten Stelle spaltet, um so die Transkription zu ermöglichen. Andererseits weist es auch eine Ligasefunktion auf, mit der die Replikation des Doppelstranges ermöglicht wird.

■ Genus Circovirus

Porcines Circovirus 2

Im Jahr 1974 wurde ein Virus aus kontaminierten Schweinenierenzellkulturen isoliert und als kleines Circovirus klassifiziert. Es wurde als porcines Circovirus bezeichnet. Etwa 20 Jahre später wurde ein anderes, von diesem Virus unterscheidbares Circovirus aus Schweinen isoliert und konsequenterweise porcines Circovirus 2 genannt. Man stellte schnell fest, dass das ursprüngliche Virus von 1974 in den Schweinepopulationen weit verbreitet, aber offensichtlich mit keiner Krankheit korreliert ist. Das zweite porcine Circovirus, das erstmalig Mitte der 90er-Jahre als pathogen beschrieben worden ist, war hingegen mit einer Vielzahl von Krankheitsbildern assoziiert, von denen das sogenannte porcine postweaning multisystemic wasting syndrome (PMWS) das auffälligste war. Retrospektive serologische und virologische Untersuchungen erbrachten jedoch sehr bald, dass das Virus tatsächlich in der Schweinepopulation nicht neu war, sondern vielmehr, dass infizierte Schweine bis zurück in die 80er-Jahre dokumentiert werden konnten. Das PMWS-Krankheitsbild war gekennzeichnet durch ein „Auseinanderwachsen" der Würfe. Das bedeutet, einzelne betroffene Schweine fielen durch geringere Zunahmen auf. Sie waren darüber hinaus matt, anorektisch und kümmerten.

Das Krankheitsbild trat im Falle einer PCV-2-Infektion nicht nur bei einzelnen Schweinen auf, sondern gehäuft in einem Bestand. Interessant daran ist, dass das porcine Circovirus 2 nicht nur von den Kümmerern, sondern auch aus gesunden Schweinen isoliert werden konnte. Neben dem Krankheitsbild des PMWS war ein anderer Symptomkomplex sehr schnell auffällig. Er war außerordentlich bedrohlich, denn er ähnelte in einigen Aspekten der Klassischen Schweinepest. Das Krankheitsbild wurde als porcines Dermatitis- und Nephropathie-Syndrom (PDNS-Syndrom) bezeichnet. Es ist gekennzeichnet durch epidermale Nekrosen und petechiale Hautblutungen, pathogenetisch zeigt sich eine Entzündung der Kapillaren sowie der kleinen und mittelgroßen Arteriolen und Venolen. Die Tiere haben zudem hohes Fieber, deshalb ist insbesondere die Differenzialdiagnose Schweinepest gerechtfertigt. Neben diesen beiden Hauptmanifestationen wird PCV-2 auch aus Schweinen isoliert, die am PRDC (porcine respiratory disease complex) erkrankt sind. Porcines Circovirus 2 wird bisweilen aus abortierten Föten isoliert, was auf eine Reproduktionsstörung der Schweine hinweist. Die ätiologische Rolle des porcinen Circovirus in diesen Erkrankungen ist nach wie vor umstritten. Die Diskussion geht dahin, dass einfach die Ubiquität dieses Virus das Verbindungsglied zu diesen Krankheitssymptomen darstellt und eine ursächliche Beteiligung nicht gegeben ist. Im Gegensatz dazu ist PCV-2 aber sicher nachweisbar mit dem PMWS und auch mit dem PDNS assoziiert.

Die Pathogenese des PMWS ist trotz intensiver Bemühungen nach wie vor nicht geklärt. Man weiß jedoch, dass es sich um ein multifaktorielles Geschehen handelt und ein monokausaler Zusammenhang mit PCV-2 auszuschließen ist. Das Krankheitsbild lässt sich gar nicht oder nur sehr selten durch eine experimentelle Infektion mit PCV-2 reproduzieren. Verschiedene Faktoren sind definiert worden, die zu diesem Krankheitsbild führen können. Coinfektionen des PCV-2 mit dem porcinen Parvovirus oder mit PRRS-Virus konnten das Krankheitsbild reproduzieren. Ebenso wurde diskutiert und nachgewiesen, ob eine allgemeine Stimulierung des Immunsystems z. B. im Rahmen von Impfungen das Krankheitsbild hervorrufen kann.

In jüngster Zeit wurden verschiedene Genotypen des PCV-2 definiert, die sich vornehmlich aufgrund der Sequenzen im Strukturproteingen unterscheiden. Eine Korrelation dieser Genotypen mit unterschiedlichen Krankheitsbildern ist jedoch nicht einfach herzuleiten. Die Tatsache, dass sich die Circovirus-assoziierten Erkrankungen durch das Einhalten eines hohen Hygienestandards wenigstens abmildern lassen und die Tatsache, dass das Virus schon sehr viel länger in den Schweinepopulationen verbreitet war als die Krankheit PMWS, legt den Schluss nahe, dass das Management der Schweinehaltung möglicherweise erheblichen Einfluss auf das pathogene Potenzial dieses ubiquitär vorkommenden Virus hat. Zielführende Maßnahmen sind unter anderem das frühe Absetzen der Schweine mit 3 Wochen, aber auch stringente Impfprogramme gegen unterschiedlichste Erreger und das PCV sowie die frühe Impfung der Ferkel in der hoch intensiven Schweineproduktion.

Epidemiologie Das Virus wird in hohen Titern mit dem Kot ausgeschieden, eine Infektion erfolgt daher in aller Regel horizontal und oronasal. Das Virus ist außerordentlich stabil in der Außenwelt, sodass sehr stringente Desinfektionsmaßnahmen notwendig sind, um den Infektionsdruck in einem betroffenen Bestand zu senken. Hier sind Desinfektionsmittel anzuwenden, die auf ihre Wirksamkeit geprüft sind und in den Listen der Deutschen Veterinärmedizinischen Gesellschaft, Bereich Tierhaltung, geführt sind.

Das Virus wird in Einzelfällen auch in abortierten Feten nachgewiesen, was einen deutlichen Hinweis darauf gibt, dass es im Rahmen einer Virusinfektion auch zu einer vertikalen, intrauterinen Übertragung kommen kann. Ob die Ferkel ähnlich wie bei der Schweinepest bereits infiziert geboren werden und eine virusspezifische Immuntoleranz gegen das Virus aufweisen, wird diskutiert.

Diagnose Die Diagnose PMWS kann nur gestellt werden, wenn das Schwein entsprechende klinische Symptome aufweist und wenn in pathologisch-anatomisch definierbaren Läsionen hinreichend oder hohe Mengen an PCV-2 nachweisbar sind. Eine Klinik allein ohne Virusnachweis oder auch ein Virusnachweis ohne Klinik rechtfertigt nicht die Diagnose PMWS. Der Virusnachweis kann mithilfe der PCR leicht gestellt werden. Das Virus selbst lässt sich nur schlecht oder inkonsistent in vitro kultivieren, sodass ein Virusnachweis sehr schwierig und daher sehr unzuverlässig ist. Antikörpernachweise sind möglich, aufgrund der Ubiquität des Erregers und der Verfügbarkeit von Impfungen in jüngster Zeit aber von sehr eingeschränkter Aussagekraft.

Immunologie Das Schwein reagiert auf eine Infektion mit dem porcinen Circovirus mit der Bildung einer protektiven Immunität. Virusneutralisierende Antikörper sind ebenso wie maternale Antikörper bei neugeborenen Ferkeln nachweisbar.

Bekämpfung Die porcine Circovirusinfektion der Schweine wird tierseuchenrechtlich nicht gemaßregelt. Die Eliminierung des Virus aus einem betroffenen Bestand ist aufgrund der Ubiquität des Erregers außerordentlich schwierig. Konsequente Hygienemaßnahmen spielen deshalb eine ganz wichtige Rolle beim Management der Infektionskrankheit. Wesentliche Pfeiler sind hierbei stringentes Management der Tierbewegungen, eine Einschränkung des Personenverkehrs sowie regelmäßige und penible Desinfektionsmaßnahmen. In jüngster Zeit wurden verschiedene Vakzinen zugelassen, die in aller Regel inaktiviert sind oder nur das Strukturprotein des Virus zusammen mit dem entsprechenden Adjuvans enthalten. Eine einmalige Immunisierung der Ferkel kurz nach dem Absetzen am Tag 25–28 induziert eine Immunität, in deren Folge es zu einer drastischen Verkürzung der Virämiephase und der entsprechenden PMWS-assoziierten Krankheitssymptome kommt. Die Impfung ist so erfolgreich, dass häufig bei den geimpften Tieren andere Impfungen reduziert werden können.

Beak-and-Feather-Disease-Virus der Papageien

Das Beak-and-Feather-Disease-Virus ist ein wichtiges Pathogen frei lebender und in Gefangenschaft gehaltener Papageien. Es ist heute weltweit verbreitet, seinen Ursprung hat es wahrscheinlich in Australien. Alle Papageien gelten als empfänglich.

Epidemiologie Das Virus wird von infizierten Vögeln horizontal und vertikal auf andere empfängliche Vögel übertragen. Es wird mit dem Kot ausgeschieden und ist in Kropfsekreten und Federstaub nachweisbar. Die Seroprävalenz in einigen Wildpopulationen in Australien beträgt bis zu 100 %, und 20 % der Tiere zeigen klinische Veränderungen.

Pathogenese Das Virus zeigt einen ausgeprägten Epithelio- und Lymphotropismus. Nach oronasaler Infektion kommt es zu einer Virämiephase, in deren Verlauf es zur Infektion der Federfollikel, der Bursa Fabricii und des Thymus kommt. Durch die lytische Vermehrung in diesen Organen kommt es zu den dramatischen Krankheitsbildern mit Gefiederverlust und massiver Immunsuppression.

Klinik und Pathogenese Die Inkubationszeit beträgt zwischen 1 und 3 Wochen, das Hauptsymptom ist beginnend an den Konturfedern ein symmetrischer Federverlust. Der Federverlust kann vollständig sein. Nekrosen und Malformationen von Schnabel und Krallen können auftreten, sind aber selten. Aufgrund der massiven Immunsuppression sind Sekundärinfektionen häufig, und die Klinik ist durch diese geprägt. In jungen Vögeln ist auch ein perakuter Verlauf mit einem plötzlichen Tod der Tiere ohne vorherige offensichtliche Krankheitszeichen beschrieben. Neben der akuten Form, die innerhalb von 1–2 Wochen zum Tode führen kann, sind chronische Verläufe beschrieben. Ebenso ist eine natürliche Genesung möglich. Diese Tiere entwickeln eine starke Immunantwort und eliminieren das Virus.

Veränderungen des Blutbildes (Lymphopenie, Anämie) sowie Nekrosen der Leber, der Federfollikel sowie Blutungen in den Follikeln und Missbildungen der sich entwickelnden Federn sind regelmäßig nachzuweisende Befunde.

In den lymphatischen Organen, insbesondere dem Thymus und der Bursa Fabricii, finden sich Entzündungen und Nekrosen. In den Zellen lassen sich häufig Ansammlung von Virionen als große basophile intranukleäre Einschlusskörperchen darstellen.

Diagnose Das klinische Bild gestattet eine Verdachtsdiagnose, die durch eine Labordiagnose bestätigt werden muss. Das Virus lässt sich nicht in Zellkultur vermehren, daher muss der Nachweis indirekt erfolgen, z. B. mittels PCR oder Immunfluoreszenz. Vollblutproben oder frisch gezogene Federn sind hierfür geeignet. Antikörper lassen sich durch Hämagglutinationshemmungstests und ELISA-Tests nachweisen.

Bekämpfung Das einzige Mittel der Bekämpfung ist die Vermeidung der Einschleppung des Virus in Papageienhaltungen durch entsprechende Eingangsuntersuchungen und Quarantänemaßnahmen. Das Virus ist wie alle Circoviren außerordentlich stabil und bedarf einer sorgfältigen und stringenten Desinfektion (Desinfektionsmittellisten der DVG, Bereich Tierhaltung, http://www.desinfektion-dvg.de).

Eine Vakzine ist in einigen Ländern (z. B. Australien) verfügbar. In Deutschland ist kein Impfstoff zugelassen.

Genus Gyrovirus

Küken-Anämie-Virus (Chicken Anemia Virus, CAV)

Das Kükenanämie-Virus ist weltweit verbreitet. Es verursacht eine Erkrankung vornehmlich in Küken bis zu einem Alter von 2 Wochen. Danach besteht eine Altersresistenz bezüglich der Ausbildung von Krankheitssymptomen, nicht aber bezüglich einer Infektion. Auch ältere Hühner werden infiziert. Da das Virus verschiedene immunologisch wichtige Zellen befällt, steht eine Immunsuppression im Vordergrund.

Epidemiologie Das Huhn ist der natürliche Wirt dieses Virus. Daneben scheint auch die Pute empfänglich für das Virus zu sein.

Das Virus ist nicht sehr kontagiös. Die horizontale Übertragung erfolgt vornehmlich indirekt durch kontaminierte Einstreu oder Geräte. Die vertikale Übertragung kann insbesondere in jungen Herden ohne Immunität außerordentlich effizient und wirtschaftlich bedeutend sein.

Das Virus wird in der Regel nur für 3–6 Wochen ausgeschieden, aber auch persistent infizierte Hühner sind beschrieben.

Pathogenese Die Inkubationszeit beträgt unter experimentellen Bedingungen etwa 8 Tage, bis die ersten Blutparameter (Hämatokrit, Thrombozytenspiegel u. a.) abnehmen.

Das zentrale Merkmal der CAV-Infektion ist die Infektion des Thymus mit der nachfolgenden Zerstörung wichtiger Immunzellen ($CD4^+$, $CD8^+$ u. a.). Der Mechanismus, der diesen umfassenden Zelltod einleitet, ist die Apoptose, die durch das virale Protein Apoptin induziert wird. Das Virus wird aber auch in zahlreichen anderen Organen (Bursa, Milz, Knochenmark, Leber, Gehirn u. a.) nachgewiesen.

Die vertikale Übertragung geschieht nur durch seronegative Muttertiere, d. h., die Impfung dieser Tiere verhindert eine Ausbreitung des Virus in der nächsten Generation.

Klinik und Pathologie Der Hauptbefund der CAV-Infektion ist eine massive Immunsuppression. Alle Infektionen, die diese Symptomatik noch verstärken, wirken sich dramatisch aus.

Die tatsächlichen klinischen Befunde sind wenig spezifisch. Die Tiere erkranken in einem Alter von 2–3 Wochen, wirken lustlos, zeigen wenig Aktivität und bleiben unter der Wärmelampe. Sie sind kleiner als vergleichbare Altersgenossen, und anämisch. Die Mortalität kann bis zu 60 % betragen. Nach ca. 2–3 Wochen erholen sich die Vögel, und die klinischen Symptome klingen ab.

Pathologisch-anatomisch und -histologisch finden sich die Zeichen der systemischen Immunsuppression: nahezu vollständige Depletion des Knochenmarks und Atrophie des Thymus, multiple Blutungen in der Unterhaut, insbesondere in den Flügelspitzen (blue wing disease).

Diagnose Die klinische Diagnose und auch die Ergebnisse der Sektion lassen in der Regel nur den Verdacht auf eine CAV-Infektion zu. Der Virusnachweis ist durch PCR oder Immunfluoreszenz aus Geweben (Thymus, Knochenmark) leicht zu führen. Der Nachweis von infektiösem Virus ist möglich, aber ungebräuchlich. Das Virus repliziert in der Marek-Virus-transformierten Hühner-Lymphozytenzelllinie MSB1 oder im bebrüteten Hühnerei. Eine Serologie mittels ELISA-Test ist gebräuchlich.

Bekämpfung Die CAV-Infektion ist tierseuchenrechtlich nicht gemaßregelt. Aufgrund der Tenazität des Virus und seiner weiten Verbreitung muss ein gutes Hygienemanagement und ein konsequentes Impfregime durchgeführt werden. Ein Hauptziel ist dabei die Verhinderung der vertikalen Übertragung durch die Schaffung von immunen Elterntieren, die maternale Antikörper weitergeben. Die Höhe der maternalen Antikörper korreliert mit der Protektion. Als Mindesttiter der Elterntiere wird ein Neutralisationstiter von 128 angegeben, um verlässlich eine Virusausscheidung (und damit eine vertikale Übertragung) zu verhindern.

Diese Titer lassen sich sowohl durch attenuierte Lebendvakzinen nach Trinkwasserapplikation als auch nach parenteraler Applikation erreichen. Eine Titerkontrolle vor der Legereife ist unbedingt zu empfehlen.

26.3 Doppelstrang-DNA-Viren mit reverser Transkriptase

Uwe Truyen

26.3.1 Familie Hepadnaviridae

STECKBRIEF

- behüllt, heterogen, pleomorph
- ikosaedrisches Kapsid von 22–25 nm
- fadenförmige Partikel, Durchmesser 22 nm, Länge bis zu 300 nm
- partiell doppelsträngige DNA mit etwa 3 000 Basenpaaren
- Ähnlich wie bei den Retroviren wird der DNA-Strang des Nachkommenvirus von einem prägenomischen RNA-Molekül durch die viruseigene reverse Transkriptase abgeschrieben und der RNA-Strang durch die RNase-H-Aktivität bis auf ein kleines Stück gekappter RNA am 5´-Ende der RNA abgebaut. Diese RNA-Struktur dient als Primer für die Synthese des komplementären Doppelstranges. Das RNA-DNA-Hybrid wird nach Kontakt mit dem Hepatitis-B-Core-Antigen verpackt und es kommt daher schon innerhalb des Kapsids zu einer Vervollständigung des DNA-Doppelstrangs, wobei die reverse Transkriptase kovalent an einen Strang gebunden wird.

Hepadnaviren sind behüllte DNA-Viren, deren bekanntester Vertreter das Hepatitis-B-Virus des Menschen ist. Veterinärmedizinisch besitzen sie keine Relevanz. Die Erwähnung in diesem Lehrbuch beruht darauf, dass Hepadnaviren eine einzigartige Replikationsstrategie benutzen, die ähnlich wie die Retroviren das Enzym reverse Transkriptase als essenziellen Bestandteil ihrer Replikation nutzen.

Hepatitis-B-Virus

Das Hepatitis-B-Virus ist ein Pathogen, das natürlicherweise ausschließlich den Menschen infiziert. Experimentell ist es auf Schimpansen übertragbar. Es verursacht beim Menschen eine persistente Infektion, in deren Verlauf es zu hohen Virustitern im Blut kommt. Das Virus hat einen Tropismus für die Leber. Es kann im Verlauf der Infektion zur akuten, vor allem aber zur chronischen Leberentzündung kommen, die zu einem gewissen Prozentsatz auch zur Ausbildung eines hepatozellulären Karzinoms führt. Dies macht das Hepatitis-B-Virus zu einem außerordentlich wichtigen Pathogen für den Menschen.

Die Übertragung erfolgt durch virämisches Blut. Es wurden zahlreiche Infektketten nachgewiesen, in denen es z. B. im Rahmen einer Operation durch den virämischen Operateur zu einer Infektion des Patienten kam. Weiterhin spielt die venerische Übertragung eine große Rolle. Gegen die Hepatitis B gibt es wirksame Impfstoffe aus inaktivierten Erregern bzw. Teilen des Erregers. Eine Impfung aller Kinder vor Beginn der sexuellen Aktivität wird dringend empfohlen.

Interessant in diesem Zusammenhang ist die fulminante Verstärkung der Erkrankung, die bei einer Superinfektion mit dem Hepatitis-D-Virus beobachtet werden kann. Dabei handelt es sich um ein kleines, replikationsinkompetentes DNA-Virus, das auf das Hepatitis-B-Virus als Helfervirus angewiesen ist. Strukturell ist das Hepatitis-D-Virus eine viroidähnliche Struktur, die allerdings im Gegensatz zu echten Viroiden bereits einen offenen Leserahmen hat, in dem das sogenannte Delta-Antigen transkribiert und translatiert wird. Im Hepatitis-D-Virus ist somit der Übergang vom Viroid zum Virus nachgewiesen.

Neben dem Hepatitis-B-Virus und dem Enten-Hepatitis-Virus gibt es noch andere Hepadnaviren. Am bekanntesten ist das Woodchuck-Hepatitis-Virus, ein Hepatitis-Virus der Murmeltiere sowie ein Hepadna-Virus, das von Reihern isoliert worden ist.

Das Pekingenten-Hepadnavirus ist in den Pekingentenzuchten weit verbreitet und verursacht keine Krankheit. Das Woodchuck-Hepatitis-Virus ist ein Pathogen des nordamerikanischen Murmeltiers, das in aller Regel eine selbstlimitierende Infektion verursacht. In immunsupprimierten Tieren verursacht es jedoch, wie das Hepatitis-B-Virus des Menschen, chronische Hepatitiden und Hepatokarzinome. Es ist daher ein wertvolles Modell für das Hepatitis-B-Virus.

27 RNA-Viren

Martin Beer, Ludwig Haas, Matthias König, Martin Pfeffer, Heinz-Jürgen Thiel

27.1 Diploide Einzelstrang-RNA-Viren mit reverser Transkriptase

Ludwig Haas

27.1.1 Familie Retroviridae

STECKBRIEF

- Einzelstrang-RNA-Genom, positive Polarität, 7–10 Kb
- behüllt, 100 nm Durchmesser
- ikosaedrisches/konisches Nukleokapsid
- bedeutende Krankheitserreger bei Mensch, Rind, kleinen Wiederkäuern, Geflügel, Katze und Pferd

Familienmerkmale

Retroviren sind sphärische, behüllte Partikel mit einem Durchmesser von etwa 100 nm (**Abb. 27.1**, **Abb. 27.2**). Sie sind von zahlreichen Spezies, wie Geflügel, Mäusen, Katzen, Pferden, Rindern, Affen und dem Menschen isoliert worden. Einige Retroviren können Tumoren induzieren. Neben diesen exogenen Erregern sind endogene Retroviren bekannt, die nach Integration ihrer proviralen DNA in Keimbahnzellen vertikal übertragen werden. Retroviruspartikel sind labil und empfindlich gegen Wärme, Lipidlösungsmittel und Detergenzien.

Taxonomie

Die Familie *Retroviridae* (**Tab. 27.1**) ist in die Subfamilie *Orthoretrovirinae* mit sieben Genera und die Subfamilie *Spumavirinae* mit nur einem Genus unterteilt. Spumaviren (S. 488) unterscheiden sich deutlich von allen anderen Retroviren.

Virusstruktur und Replikation

Die Virushülle enthält ein äußeres Glykoprotein, das nicht kovalent mit einem Transmembranprotein verbunden ist. Die Hülle umschließt ein ikosaedrisches oder im Falle der Lentiviren ein konisches Kapsid. Das Virusgenom besteht aus zwei Kopien („diploid") einer einzelsträngigen RNA von positiver Polarität, die jeweils 7–10 Kb groß sind. Zwischen Hülle und Kapsid befindet sich das Matrixprotein. Assoziiert mit dem Kapsid sind drei viruseigene Enzyme: eine Protease, eine Integrase und eine reverse Transkriptase.

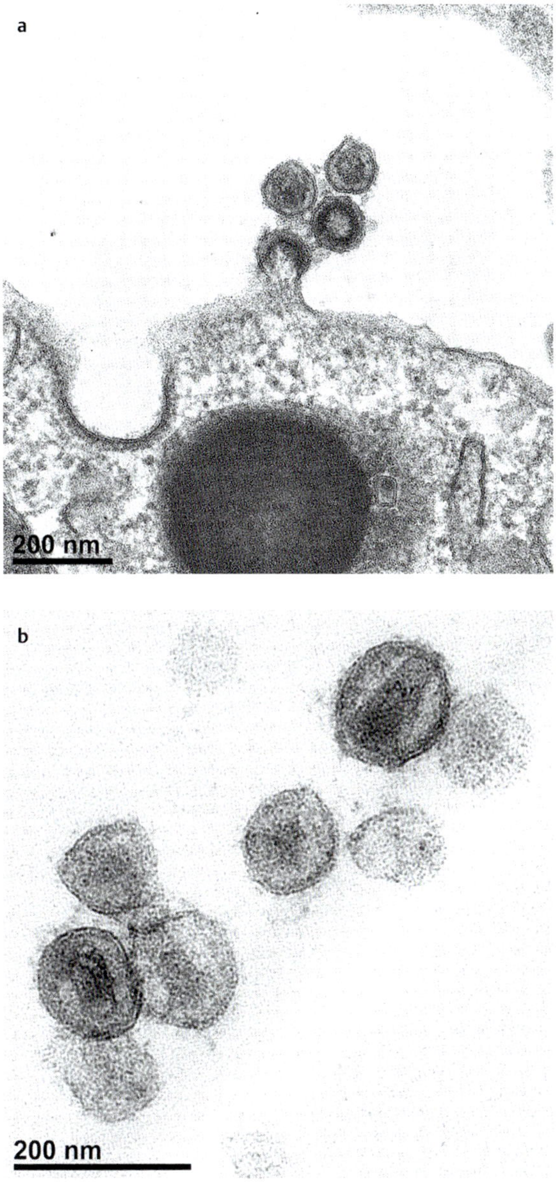

Abb. 27.1 Verschiedene Retroviren; **a** Ultradünnschnitt Gammaretroviren; **b** Ultradünnschnitt Lentiviren. [beide Teilabbildungen: Dr. habil. H. Granzow, Friedrich-Loeffler-Institut, Insel Riems]

Hinsichtlich ihrer Genomstruktur lassen sich Retroviren in zwei Gruppen unterteilen. „Einfache" Retroviren besitzen eine RNA, die für das „gag"-Gen (steht für **g**ruppenspezifische **A**nti**g**ene, das sind solche für das Nukleokapsid- und das Matrixprotein), das „pol"-Gen (für **Pol**ymerase, hierunter fallen die reverse Transkriptase, aber auch die Protease und Integrase) sowie das „env"-Gen (für **env**elo-

Tab. 27.1 Zusammenstellung der Genera sowie der human- und veterinärmedizinisch relevanten Vertreter innerhalb der Unterfamilie Orthoretrovirinae und Spumavirinae der Retroviridae.

Unterfamilie	Genera	Bedeutung
Orthoretrovirinae	*Alpharetrovirus*	▪ aviäres Leukose-Virus (ALV) ▪ aviäres Sarkom-Virus
	Betaretrovirus	▪ Jaagsiekte-Retrovirus (JSRV) ▪ enzootischer Nasentumor-Virus (ENTV)
	Gammaretrovirus	▪ felines Leukämievirus (FeLV) ▪ aviäres Retikuloendotheliose-Virus (REV)
	Deltaretrovirus	▪ bovines Leukose-Virus (BLV)
	Epsilonretrovirus	▪ Walleye-Dermal-Sarkoma-Virus (WDSV)
	Lentivirus	▪ Maedi-Visna-Virus (MVV) ▪ caprines Arthritis-Enzephalitis-Virus (CAEV) ▪ equines Infektiöse-Anämie-Virus (EIAV) ▪ felines Immundefizienzvirus (FIV) ▪ bovines Immundefizienzvirus (BIV) ▪ humanes Immundefizienzvirus (HIV-1 und -2)
Spumavirinae	*Spumavirus*	▪ bovines Spumavirus ▪ felines Spumavirus

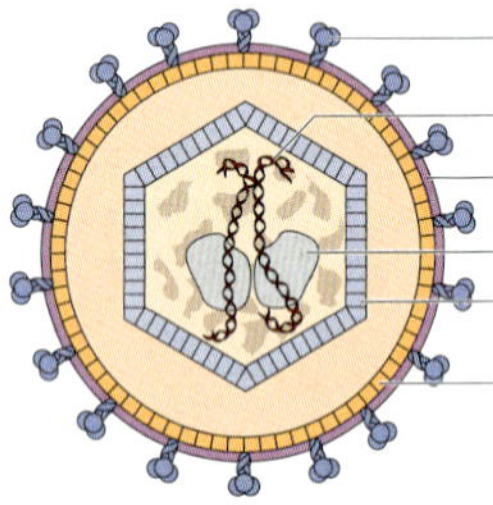

Abb. 27.2 Schema eines Retrovirus am Beispiel des aviären Leukosevirus. Das Retrovirus-Virion hat eine komplexe Struktur. Die beiden Stränge der viralen positiv orientierten Einzelstrang-RNA sind komplexiert an zwei Moleküle der viralen Transkriptase in das Nukleokapsid verpackt. Das Nukleokapsid wird im Wesentlichen durch das Protein p7 gebildet. Das Nukleokapsid ist mit einigen Molekülen der viralen Protease in das virale Kapsid verpackt, das vom p24 (Kapsid-)Protein gebildet wird. Dieses Kapsid besitzt eine kubische Symmetrie. Das Kapsid ist von einer Hülle umgeben, in die die viralen Glykoproteine gp85 und gp37 eingelagert sind. Zwischen Kapsid und viralen Glykoproteinen vermittelt das Matrixprotein.

pe, also die Proteine, die in die Hülle eingebaut sind) kodiert. „Komplexe" Retroviren haben darüber hinaus zusätzliche Gene, die für essenzielle regulatorische Proteine kodieren. Einige besitzen noch akzessorische Gene, die nicht essenziell für die Vermehrung in vitro, aber wichtig für die Replikation im Wirt sind (**Abb. 27.3**).

Der Vermehrungszyklus beginnt mit der Anheftung des Virus an Rezeptoren der Zielzelle, gefolgt von der Penetration, die bei den meisten Retroviren mittels Fusion der Virushülle mit der Zellmembran erfolgt. Im Zytoplasma beginnt die Umschreibung der einzelsträngigen RNA in eine doppelsträngige DNA mithilfe der viruseigenen reversen Transkriptase. Bei diesem komplexen Vorgang entstehen an den Enden der neu gebildeten DNA zwei identische Bereiche, die als long terminal repeats (LTR) bezeichnet werden und wichtige regulatorische Funktionen haben. Die doppelsträngige DNA gelangt in den Zellkern und wird dort mithilfe der Integrase in das Genom der Wirtszelle eingebaut. Diese integrierte DNA-Form wird Provirus genannt. Damit ist das Stadium der Latenz erreicht. Mithilfe der RNA-Polymerase II der Wirtszelle werden von der proviralen DNA mRNAs abgeschrieben, die im Zytoplasma in Proteine translatiert werden (**Abb. 27.4**).

Die Proteine und die neu gebildete genomische RNA werden an der Zellmembran zusammengebaut, und durch einen Knospungsprozess (Budding) werden neue Viruspartikel freigesetzt. Hierbei spielt das Matrixprotein eine wichtige Rolle. In einigen Fällen erfolgt nach der Abschnürung noch ein Reifungsprozess, wobei die viruseigene Protease Vorläuferproteine in ihre endgültige Größe und Konformation spaltet. Einige Retroviren schädigen die Wirtszelle (zytopathischer Effekt), andere induzieren eine persistierende Infektion, ohne die Zelle abzutöten.

Ein Sonderfall ist die onkogene Transformation von Zellen, wozu einige Retrovirusarten befähigt sind. Dem liegen unterschiedliche Mechanismen zugrunde. Neben dem Besitz eines viralen Onkogens (z. B. beim Rous-Sarkomvirus vorhanden) wird die Aktivierung zellulärer Onkogene nach Integration des Provirus (insertional mutagenesis, z. B. FeLV, ALV) oder mithilfe transaktivierender Proteine (z. B. BLV) diskutiert. Beim JRSV und ENTV scheinen die viralen Glykoproteine onkogene Eigenschaften zu haben.

Da sowohl die reverse Transkriptase als auch die zelluläre RNA-Polymerase II relativ fehlerhaft arbeiten, sind die Nachkommenviren genetisch uneinheitlich („Quasispezies"), was die Variabilität einiger Retroviren („genetische Drift") erklärt.

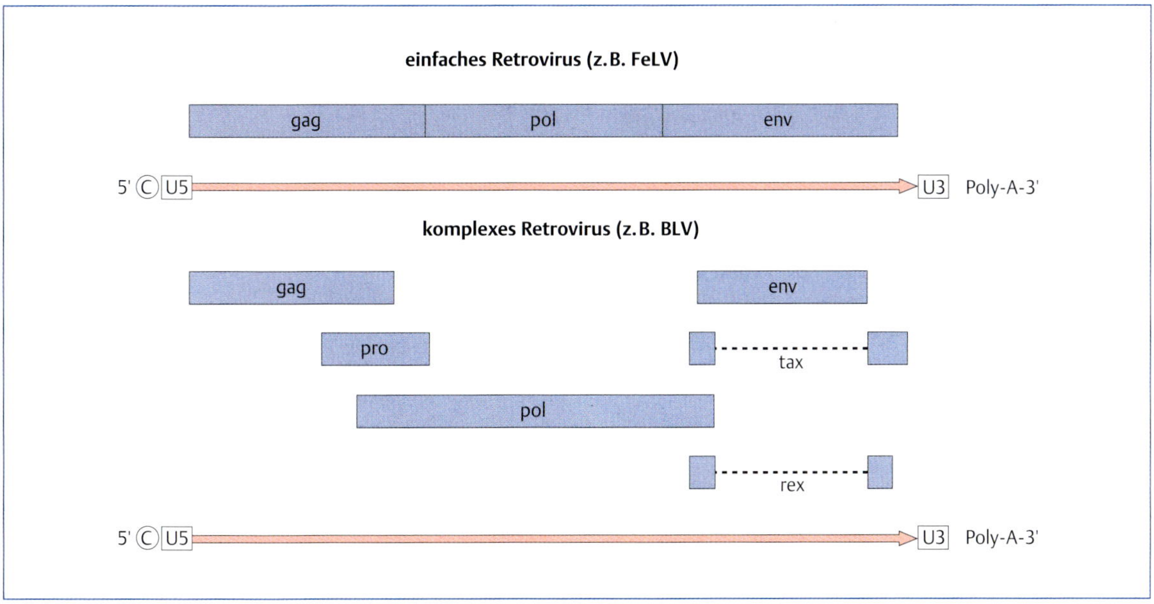

Abb. 27.3 Genomorganisation der Retroviren. Die Retroviren besitzen einen einzigartigen Genomaufbau. Es sind die einzigen Viren, die ein diploides Genom besitzen. Beide RNA-Genome sind von positiver Polarität und besitzen eine 5'-Cap-Struktur sowie einen 3'-Poly-A-Schwanz. Das Retrovirusgenom enthält im Wesentlichen drei Gene: 1. Ein Gen, das für die Kapsidproteine (Group-specific Antigens oder gag) kodiert, 2. ein Gen, das für die reverse Transkriptase (Polymerase oder pol) kodiert und 3. ein Gen, das für die Hüllproteine (Envelope oder env) kodiert. Bei den komplexen Retroviren finden sich zusätzlich Gene für regulatorische Proteine, wie im Falle des bovinen Leukose-Virus (BLV) für die tax- und rex-Proteine.

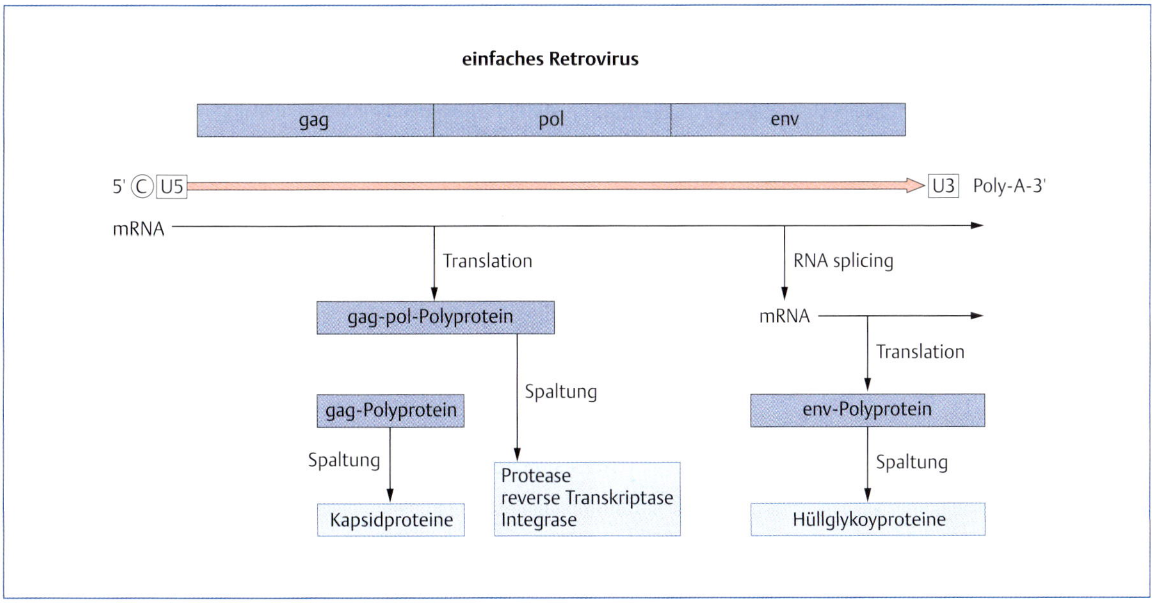

Abb. 27.4 Genexpression der Retroviren. Die Genomexpression der Retroviren läuft für die drei Hauptgene gag, pol und env über zwei Vorläuferproteine. Das erste repräsentiert die Genprodukte des gag- und pol-Gens. Dieses wird autoproteolytisch weiter zu den einzelnen Komponenten der viralen reversen Transkriptase sowie zu den Kapsidproteinen prozessiert. Durch Spleißen entsteht ein Vorläuferprotein, das für die Hüllproteine kodiert. Auch diese werden posttranslational aus dem Vorläuferprotein gespalten.

Genus Alpharetrovirus (Subfamilie Orthoretrovirinae)

Aviäre-Leukose-/Sarkom-Viren

Die Aviäre-Leukose-/Sarkom-Viren (ALSV) sind Ursache weit verbreiteter, übertragbarer, gut- und bösartiger Tumoren, vor allem lymphatischer, erythroider (Erythroblastose) und myeloider Leukosen (Myeloblastose, Myelozytoblastose, Myelozytomatose), selten von Osteopetrosen. Die lymphatischen Leukosen haben die größte Bedeutung, aber nicht zuletzt durch das weltweite Auftreten der Subgruppe J (ALV-J) als Auslöser der aviären Myelozytomatose in den frühen 1990er-Jahren haben sich Verschiebungen ergeben. Neben direkten Verlusten durch Tumormortalität sind subklinische Infektionen mit negativen Einflüssen auf die Produktivität von Bedeutung.

Ätiologie Die ALSV gehören zum Genus *Alpharetrovirus* der *Retroviridae*. Die (exogenen) Erreger beim Huhn lassen sich auf der Basis von Eigenschaften, die das virale Hüllglykoprotein gp85 betreffen, in sechs Subgruppen unterteilen: A, B, C, D, E und J. Die Unterschiede betreffen Neutralisationseigenschaften, die Interferenz mit der Infektiosität der gleichen oder anderer Subgruppen und das Wirtsspektrum in Hühnerembryofibroblasten mit differenten Phänotypen. Viren, die die lymphatische Leukose induzieren, gehören zum größten Teil der Subgruppe A an (weniger B, C, D und E), während die Myelozytomatoseviren nur in der Gruppe J angesiedelt sind. Es wird vermutet, dass der Subtyp J durch Rekombination eines exogenen mit Sequenzen eines endogenen Retrovirus hervorgegangen ist.

Es können pathogenetisch akut transformierende Viren, die ein virales Onkogen besitzen, aber replikationsdefekt sind, von langsam transformierenden, replikationskompetenten ALSV unterschieden werden. Letztere induzieren Tumoren durch insertional mutagenesis, d. h. durch Aktivierung eines zellulären Onkogens durch Promotorelemente (LTR, long terminal repeats) nach Integration der viralen DNA in das Wirtszellgenom.

Epidemiologie Die natürlichen Wirte für die Viren der Leukose-Sarkomgruppe sind vor allem Hühner. ALSV sind praktisch ubiquitär verbreitet, im Vergleich dazu verursachen sie nur selten Erkrankungen.

Aufgrund der Natur ihrer Übertragung können ALSV in endogene und exogene Viren unterteilt werden. Endogene Leukoseviren werden als integrierte Proviren von Keimbahnzellen gemäß den Mendel-Regeln weitergegeben und sind besonders mit ALVs der Subgruppe E assoziiert. Exogene Infektionen erfolgen entweder vertikal, wobei der Übertragung über das Ei eine besondere Bedeutung zukommt, oder horizontal. Endogen infizierte Hühner produzieren keine Antikörper, bleiben lebenslang infiziert und entwickeln nicht selten eine lymphatische Leukose (LL), während horizontal infizierte Tiere nach einer transienten Virämie Antikörper gegen das exogene ALSV bilden und eine LL selten ist.

Pathogenese Die **lymphatische Leukose (LL)** zeigt eine lange Inkubationszeit (>4 Monate). Sie wird vor allem durch Viren der Subguppen A und B verursacht. Es kommt zu einer ungehemmten Proliferation von Zellen der Bursa Fabricii, die der B-Zelllinie angehören und IgM auf der Oberfläche besitzen. Pathogenetisch liegt eine insertionsbedingte, LTR-vermittelte Aktivierung eines zellulären Onkogens, c-myc, zugrunde, was zu einem Reifungsdefekt der transformierten B-Zellen führt, sodass das IgM-IgG-Class-Switching nicht stattfindet. Tumorzellen können von der Bursa Fabricii aus in andere Organe, wie Leber, Milz, Niere, Gonaden, Herz oder Knochenmark, metastasieren und letztlich zum Tod der Tiere führen. Bei einigen Hühnerlinien kann eine Koinfektion mit dem Marek-Virus (Serotyp 2) zu einer möglicherweise durch Immunsuppression begünstigten vermehrten Entwicklung von LL führen.

Die **Eythroblastose** wird durch LTR-vermittelte Aktivierung des zellulären Onkogens c-erbB induziert. Experimentell sind auch akut transformierende Stämme bekannt.

Das aviäre **Myelozytomatose**-Virus besitzt ein virales Onkogen v-myb, das Myelozytomatose-Virus das virale Onkogen v-myc. Zielzellen sind Knochenmarkzellen.

Der **Osteopetrose** scheint eine Störung des Wachstums und der Differenzierung von Osteoblasten, bedingt durch extensive Virusvermehrung, zugrunde zu liegen. Die Läsionen sind eher proliferativer und hypertropher, nur gelegentlich neoplastischer Natur.

Klinik und Pathologie Viele klinische Symptome der leukotischen Erkrankungen sind unspezifisch. Sie umfassen Schwäche, Inappetenz, Diarrhö, Dehydratation und Abmagerung.

Bei der **lymphatischen Leukose** kann mitunter eine Auftreibung der Bauchhöhle, mit palpierbar vergrößerter Leber, sowie ein blasser, manchmal auch zyanotischer Kamm beobachtet werden. Trotz einer hohen Infektionsrate sterben jedoch nur etwa 1–2 % der Tiere an den Folgen. Pathologisch findet man Tumorbildung in den oben genannten Organen. Subklinische Infektionen, die ohne Tumorbildung, aber mit verminderter Legeleistung einhergehen, sind vermutlich ökonomisch bedeutsamer.

Im Falle der **Erythroblastose** und **Myeloblastose** beträgt die Inkubationszeit 1–4 Monate. Es sind vor allem adulte Tiere betroffen. Es können Blutungen an den Federfollikeln vorkommen. Nach dem Auftreten klinischer Symptome, mitunter auch mit einer Anämie, kommt es zu einer schnellen Abmagerung und zum Tod. Im Falle der Erythroblastose sind Leber, Niere und Milz geschwollen. Die Milz ist kirsch-, die Leber mahagonifarben. Histologisch sind in den Parenchymen Erythroblasten zu sehen, wobei maligne Zellen fast ausschließlich intravaskulär anzutreffen sind. Bei der Myeloblastose ist eine stark vergrößerte Leber mit diffuser Tumorbildung auffällig, die dem Organ ein gesprenkeltes Aussehen verleiht. Ebenso sind Milz und Nieren diffus infiltriert und das Knochenmark durch gelblich graue Tumorinfiltrate ersetzt. Betroffene Organe zeigen histologisch eine massive, intra- und extrazelluläre Ansammlung von Myeloblasten. Sie sind auch im Blutausstrich sichtbar.

Bei der **Myelozytomatose,** verursacht durch ALSV-J, können im Falle einer Beteiligung des Skeletts Vorwölbungen an Kopf, Thorax und Ständern auftreten. In der Orbita des Auges können Knochenveränderungen zu Blutungen und Blindheit führen. Blutungen entstehen auch durch Hämangiome der Haut. Tumoren der Niere können durch Druck auf den N. ischiadicus Lähmungen auslösen. Sarkome der Haut und Muskulatur werden beobachtet. Pathologisch-anatomisch charakteristisch sind knotige, multiple Tumoren auf der Oberfläche von Knochen, in Verbindung mit dem Periost, und im Knorpel-Knochen-Bereich. Tumoröse Infiltrationen in Muskulatur, Leber, Milz und anderen Organen können zu deren Vergrößerung führen. Histologisch bestehen die Tumoren aus Massen von uniformen, ausdifferenzierten Myelozyten. Mit der May-Grünwald-

Färbung sind im Zytoplasma leuchtend rote Granula darzustellen.

Die **Osteopetrose** beginnt mit Umfangsvermehrungen im Bereich des Metatarsus, die oft vermehrt warm sind und zu einem schwerfälligen Gang führen. Im weiteren Verlauf kommt es häufig zu Anämie und Kümmern. Pathologisch-anatomisch ist ein verdicktes Periost mit einem schwammigen Knochen zu beobachten. Die Markhöhle kann praktisch völlig verschwunden sein. Histologisch sind vermehrt vergrößerte, basophile Osteoblasten zu sehen.

Diagnose und Differenzialdiagnosen Aufgrund der weiten Verbreitung der ALSV sind Virus- und Virusantigen- sowie Antikörpernachweise nur von begrenzter diagnostischer Bedeutung. Eine Ausnahme bildet die Untersuchung auf das Freisein von Herden von ALSV.

Sollte es in Geflügelbeständen zu ökonomisch bedeutsamen Verlusten durch neoplastische Erkrankungen kommen, die einer diagnostischen Abklärung bedürfen, so stehen – in spezialisierten Laboratorien – weiterführende Testsysteme, wie z. B. ELISA, Nukleinsäurenachweis, Immunhistochemie oder Einsatz spezieller Zellkultursysteme, zur Verfügung.

Differenzialdiagnostisch ist vor allem die Abgrenzung der lymphatischen Leukose von der tumorösen Form der Marek-Krankheit von Bedeutung!

Bekämpfung und Prophylaxe Eine Therapie ist nicht möglich. Impfstoffe sind nicht erhältlich.

Im Vordergrund der Bemühungen zur Kontrolle steht eine ALSV-freie Nachzucht von SPF-Hybridhühnern mit einer erhöhten genetischen Resistenz. Hiermit konnte die Inzidenz der tumorösen Leukose signifikant gesenkt werden. Da aber, wie oben angemerkt, auch subklinische ALSV-Infektionen leistungsdepressiv und immunsupprimierend wirken, sollte eine Tilgung auch weiterhin angestrebt werden.

Genus Betaretroviren (Subfamilie Orthoretrovirinae)

Lungenadenomatose

Synonyme: sheep pulmonary adenomatosis, ovine pulmonary adenocarcinoma, OPA; Jaagsiekte

Die Lungenadenomatose der Schafe (und seltener der Ziegen) ist eine chronische, mit Atembeschwerden einhergehende, in der Regel tödlich endende, ansteckende Tumorerkrankung.

Ätiologie Die Lungenadenomatose wird durch ein Retrovirus verursacht, das in das Genus *Betaretrovirus* eingeordnet und als Jaagsiekte Sheep Retrovirus (JSRV) bezeichnet wird. Es ist eng verwandt mit dem Enzootic Nasal Tumor Virus (ENTV). Das Virus der Lungenadenomatose weist Charakteristika von Typ-B- und Typ-D-Retroviren auf. Es kann in der Zellkultur nicht angezüchtet werden. Das exogene JSRV besitzt neben den essenziellen retroviralen Genen (gag-pol-env) ein zusätzliches kleines Gen X, dessen Funktion noch unbekannt ist. Einige virale Gene sind endogenen, also in den Chromosomen der Schafe vorhandenen, JSRV-Kopien homolog (Letzteren wird eine Rolle bei der Morphogenese der Plazenta zugeschrieben). Dies könnte das Fehlen einer nachweisbaren Antikörperantwort gegen das JSRV (mit-)erklären.

Epidemiologie Die Lungenadenomatose tritt weltweit auf (Ausnahmen sind Australien, Neuseeland und Island), wobei es in den betroffenen Ländern große Unterschiede in der Prävalenz gibt. Die Erkrankung kommt beim Schaf und – seltener – bei der Ziege vor. Die Einschleppung geschieht in der Regel durch Zukauf von infizierten Tieren. Die Übertragung erfolgt vor allem mit infektiösem Speichel und Nasensekret, besonders wenn die Tiere auf engem Raum gehalten werden, ist aber auch über Kolostrum und Milch möglich. Neugeborene Lämmer scheinen besonders empfänglich zu sein. Die vertikale Übertragung spielt eine untergeordnete Rolle. Es gibt Hinweise auf eine Rassendisposition. Eine Bedeutung des Virus für den Menschen (bronchoalveoläres Karzinom?) wird konträr diskutiert.

Pathogenese Die Übertragung erfolgt vermutlich aerogen (Husten, Nasenausfluss). Das Virus gelangt in die Lungen und führt zu einer progressiven neoplastischen Proliferation von Clarazellen in den Bronchiolen und Typ-II-Pneumozyten in den Alveolen, was eine verstärkte Surfactantproduktion zur Folge hat. Bei der Tumorinduktion scheinen die viralen Hüllglykoproteine eine entscheidende Rolle zu spielen. Gleichzeitige Infektionen mit dem Maedi-Visna-Virus werden nicht selten beobachtet. Metastasen lassen sich in etwa 10 % der Fälle, vor allem in den regionären Lymphknoten, selten extrathorakal, nachweisen.

Klinik und Pathologie Die Inkubationszeit beträgt 1–4 Jahre. Bei einer primären Infektion junger Lämmer sind auch kürzere Zeiten bekannt, offenbar entwickelt sich mit zunehmendem Alter eine relative Resistenz. Der Verlauf ist schleichend (slow virus infection). Es zeigen sich eine erschwerte und hochfrequente Atmung, geblähte Nüstern und anfallsweiser Husten mit „Rasselgeräuschen“. Vor allem in der Terminalphase tritt ein visköser, schaumiger Nasenausfluss auf. Letzterer kann mitunter durch Anheben der Hintergliedmaßen verstärkt oder provoziert werden („Schubkarrentest“). Das Sekret weist eine erhöhte Aktivität der alkalischen Phosphatase auf, was auf den Ursprung aus Typ-II-Pneumozyten deutet. Die Schafe magern bei zumeist erhaltener Fresslust ab. Bei Hinzutreten von bakteriellen Sekundärinfektionen kommt es zu Fieber und Verschlimmerung der Symptome. Der Tod erfolgt nach 2–6 Monaten durch Sauerstoffmangel und Herz-Kreislauf-Versagen.

Pathologisch zeigt sich bei der klassischen ovinen pulmonalen Adenomatose (OPA) eine stark voluminöse, schwere Lunge, die das zwei- bis dreifache Gewicht einer normalen Lunge aufweist. Es werden knotige, derbe, einzeln oder multipel auftretende, grau-weiße Veränderungen beobachtet, die sich nicht scharf vom gesunden Gewebe abgrenzen, sowie vergrößerte Mediastinallymphknoten. Der ventrale Teil der Lunge ist oft schwerer betroffen. In den Luftwegen befindet sich schaumige Flüssigkeit. Nicht selten wird eine Sekundärinfektion der Lunge, z. B. mit *Mannheimia haemolytica*, angetroffen. Metastasen können mitunter im Thorakalraum (Lungenlymphknoten,

Herz), sehr selten außerhalb davon gefunden werden. Histologisch lässt sich ein bronchoalveoläres Adenokarzinom nachweisen, wobei es sich bei den Tumorzellen um transformierte, Surfactant-produzierende Typ-II-Pneumozyten und Clarazellen handelt.

Es ist auch eine atypische OPA beschrieben, mit einzelnen, harten, knotigen, klar abgegrenzten Lungentumoren, wobei selten Flüssigkeit gefunden wird. Histologisch sind die Befunde ähnlich wie bei der klassischen OPA, mit einer stärkeren entzündlichen Reaktion (Lymphozyten und Plasmazellen).

Diagnose Aufgrund des Lungensekrets kann eine Verdachtsdiagnose gestellt werden, die insbesondere bei perkutorisch nachweisbaren Lungendämpfungsbezirken erhärtet wird.

Ein serologischer Test existiert aufgrund des Fehlens einer Antikörperantwort nicht. Zur Bestandsuntersuchung können Schlachtbefunde der Lungen verwendet werden (pathohistologische Untersuchung). Es wird an molekularbiologischen Diagnosemethoden gearbeitet, die in der Lage sind, endogene von exogenen Nukleinsäuresequenzen, z. B. aus Trachealspülproben, zu unterscheiden.

Differenzialdiagnostisch sind insbesondere die Maedi (Mischinfektionen kommen, wie erwähnt, nicht selten vor!), Pasteurellose sowie sonstige entzündliche Lungenveränderungen, Wurmknoten und andere neoplastische Erkrankungen auszuschließen.

Bekämpfung und Prophylaxe Eine Therapie ist nicht möglich. Kranke Tiere und deren Nachkommen sind frühzeitig zu entfernen. Ähnlich wie bei Maedi-Visna kann der Versuch der mutterlosen Aufzucht erfolgreich sein. Bei deutlicher Problematik sollte allerdings die Abschaffung der ganzen Herde und nach Desinfektionsmaßnahmen der Aufbau einer freien Herde aus entsprechenden Herkunftsbetrieben in Betracht gezogen werden.

Einen Impfstoff gibt es nicht.

Siebbeintumoren der Schafe

Synonyme: enzootic nasal tumour of sheep, enzootioc nasal adenocarcinoma

Von der Ethmoidalschleimhaut ausgehende Neoplasien stellen eine der häufigsten Tumorerkrankungen kleiner Wiederkäuer dar. Obwohl von begrenzter Malignität, führen sie letztendlich infolge von Entkräftung und Atemnot zum Tode.

Ätiologie Das Virus des enzootischen Nasentumors (ENTV) wird dem Genus *Betaretrovirus* der Retroviren zugeordnet. Isolate des Schafes werden als ENTV-1, solche der Ziege als ENTV-2 bezeichnet. Es besteht eine enge genetische Verwandtschaft zu dem Jaagsiekte-Retrovirus (JSRV). Wie bei diesem gibt es auch beim ENTV endogene Retrovirussequenzen mit Homologien zu dem exogenen Virus.

Epidemiologie Das Virus wird mit Tieren, die sich noch in der Inkubationsphase befinden oder durch bereits erkrankte Tiere eingeschleppt. Der Erreger wird vermutlich auf nasalem Wege aufgenommen. Ein Befall mit *Oestrus ovis* kann prädisponierend wirken. Erkrankte Tiere sind meist 2–4 Jahre alt, wobei innerhalb der Herde nur wenige Tiere auffällig werden. Die Kontagiosität ist moderat, die Prävalenz in der Herde im Allgemeinen niedrig.

Pathogenese Nach nasaler Aufnahme kommt es zunächst zu lymphozytären, entzündlichen Prozessen der Siebbeinschleimhaut, danach, vom Drüsenepithel der respiratorischen und olfaktorischen Nasenschleimhaut ausgehend, zur Entstehung von Adenokarzinomen. Obwohl diese ein lokal invasives Wachstum aufweisen, neigen sie nicht zur Metastasierung. Trotz geringer Malignität führen sie letzten Endes durch zunehmende Atembehinderung, sekundäre Komplikationen und Auszehrung zum Tod des Tieres.

Der molekulare Mechanismus der Tumorentstehung ist nicht vollständig aufgeklärt, es zeigen sich jedoch deutliche Parallelen zur JSRV-Infektion. ENTV und JSRV nutzen den gleichen zellulären Rezeptor (Hyaluronidase-2, Hyal2), beiden fehlt ein klassisches virales Onkogen, und bei beiden sind die Hüllglykoproteine wichtig für die Transformation der Zielzellen. JRSV transformiert jedoch bevorzugt Pneumozyten-Typ-II- und Clarazellen, ENTV hingegen nasale epitheliale Zellen. Vermutlich wird diese Gewebespezifität durch virale Enhancer/Promotor-Elemente in den long terminal repeats (LTR) der Proviren vermittelt.

Klinik und Pathologie Es sind vor allem jüngere adulte Tiere (2–4 Jahre) betroffen. Es kommt zunächst zu einem serösen, später mukös-eitrigen, manchmal blutigen Nasenausfluss, der uni- oder bilateral sein kann. Im weiteren Verlauf werden Stenosegeräusche hörbar, die Tiere zeigen Dyspnoe und Maulatmung. In einzelnen Fällen sind Schädeldeformationen oder Exophthalmus sichtbar. Durch Obstruktion der oberen Atemwege, durch den geschwürigen Zerfall der Tumormassen und Abmagerung sterben die Tiere schließlich an Entkräftung.

Bei der Sektion finden sich von der Siebbeingegend ausgehende, polypöse, z. T. blumenkohlartig zerklüftete Tumoren mit exophytischem und infiltrativem Wachstum. Die Geschwülste besitzen im Zentrum eine gallertartige Konsistenz. Metastasen in regionalen Lymphknoten oder anderen Organen fehlen in der Regel. Histopathologisch besteht das neoplastische Gewebe vor allem aus proliferierenden Drüsenepithelien.

Diagnose Eine Anzucht des Erregers ist nicht möglich. Beschrieben ist der direkte Nachweis mithilfe einer RT-PCR sowie der Nachweis viralen Antigens mithilfe des Immunblots. Wie bei der Lungenadenomatose sind serologische Testsysteme aufgrund des Fehlens einer nachweisbaren Antikörperbildung nicht verfügbar.

Differenzialdiagnostisch sind Lungenadenomatose, Maedi, Dictyocaulose und ein Befall mit *Oestrus ovis* in Betracht zu ziehen.

Bekämpfung Eine Therapie ist nicht möglich. Eine mutterlose Aufzucht, wie für Maedi-Visna und Lungenadenomatose beschrieben, kann versucht werden.

Es existiert kein Impfstoff.

Genus Gammaretroviren (Subfamilie Orthoretrovirinae)

Feline Leukämievirus-Infektion

Synonyme: Feline Leukose, FeLV-Infektion

Die Infektion mit dem Katzenleukämievirus ist weltweit verbreitet und stellt eine der verlustreichsten Infektionskrankheiten der Katze dar. Neben der Entstehung von Tumoren ist es vor allem die immunsuppressive Natur der Erkrankung, die für diese Bedeutung verantwortlich ist.

Ätiologie Das Virus der Katzenleukämie (FeLV) gehört innerhalb der Familie *Retroviridae* zur Gattung *Gammaretrovirus*. Das FeLV kommt in der Natur als eine genetisch komplexe Ansammlung eng verwandter Viren vor. Es gibt vier Subgruppen (FeLV-A, -B, -C und -T), die sich durch Unterschiede in der genetischen Sequenz des Oberflächenglykoproteingens (gp70), im Wirtszellspektrum in der Zellkultur aufgrund der Bindung an unterschiedliche zelluläre Rezeptoren, aber auch dem klinischen Verlauf auszeichnen. FeLV-A ist die horizontal übertragbare Subgruppe, gelegentlich mit Thymuslymphomen assoziiert. Viren der Subgruppen FeLV-B (zu ca. 50%) und -C (zu ca. 1–2%) treten nur zusammen mit Viren der Gruppe A auf. Es wird angenommen, dass die Viren der Subgruppe B durch Rekombination mit endogenen felinen Retrovirussequenzen in den mit Typ A infizierten Tieren jeweils de novo entstehen. Wahrscheinlich werden durch diesen Subtyp besonders Lymphome verursacht. Viren der Subgruppe C zeigen Punktmutationen im Hüllglykoproteingen im Vergleich zu A und sind häufig mit einer Anämie vergesellschaftet. Für die Entstehung eines FeLV-T aus einem FeLV-A ist die Kombination einer Insertion mit einzelnen Aminosäureaustauschen nötig. Dieser Subtyp wird besonders mit Immunsuppressionen in Verbindung gebracht.

Das FeLV besitzt einige für Diagnostik, Pathogenese und Immunprophylaxe wichtige Strukturkomponenten: Das interne (Core-)Protein p27, das von den gebräuchlichen diagnostischen Tests nachgewiesen wird, das Hüllglykoprotein gp70, gegen das nach natürlicher Infektion bzw. Impfung neutralisierende Antikörper gebildet werden, und das Hüllprotein p15E, ein Mediator der FeLV-assoziierten Immunsuppression.

Epidemiologie Die Infektion ist auf Katzen beschränkt. Asymptomatische Virusausscheider sind für die Verbreitung besonders wichtig. Die Übertragung des Erregers kann vertikal auf die Nachkommen oder horizontal erfolgen. Hierbei findet die Ansteckung hauptsächlich durch den direkten Kontakt von Katzen untereinander statt, in erster Linie über infizierten Speichel (gegenseitiges Belecken, Beißen, gemeinsames Fressgeschirr etc.), aber auch Kot, Urin und Milch sind virushaltig. Das Virus ist labil und verliert außerhalb des Tierkörpers rasch seine Infektiosität. Durch milde Detergenzien wird es schnell inaktiviert.

Die Prävalenz des FeLV hängt in erster Linie von der Dichte der Katzenpopulation ab. In Tierheimen oder Haushalten mit mehreren Katzen mit Auslauf sind höhere Infektionsraten zu erwarten. Weltweit dürften 1–8% der Katzen persistierend infiziert sein, wobei die Prävalenz bei Katzen mit klinischen Erscheinungen deutlich höher ist. Männliche Tiere sind etwas häufiger betroffen als weibliche. In Deutschland ist über die letzten Jahre eine eher rückläufige Tendenz zu verzeichnen, die Prävalenz von persistierend infizierten Katzen liegt vermutlich unter 1%. Das Alter erkrankter Katzen schwankt zwischen 1 und 6 Jahren, mit einer Häufung um 3 Jahre.

Besonders gefährdet, eine persistierende Virämie und damit eine Erkrankung zu entwickeln, sind junge Katzen unter ca. 16 Wochen. Danach bildet sich in zunehmendem Maße eine (relative) Altersresistenz heraus.

Es gibt keine Hinweise für eine Gefährdung anderer Tierarten oder des Menschen durch FeLV.

Pathogenese Die Infektion verläuft in mehreren Phasen. FeLV vermehrt sich nach oraler Aufnahme im lokalen Lymphgewebe (Tonsillen, pharyngeale Lnn.) der Eintrittspforte (Phase I, Dauer 1–4 Tage). Es schließt sich eine primäre, zellassoziierte Virämie an (Phase II, Dauer 1–14 Tage). Es kommt zur systemischen lymphatischen Infektion mit Vermehrung in Milz, Lymphknoten und darmassoziiertem Lymphgewebe (Phase III, Dauer 3–12 Tage). In der Phase IV (Dauer 7–21 Tage) vermehrt sich das Virus in Granulozyten und Thrombozyten aus dem Knochenmark sowie in intestinalen Kryptepithelzellen (hämolymphatische und intestinale Infektion). In der letzten Phase entwickelt sich eine persistierende Virämie mit weitreichender Infektion der Epithelien von Oropharynx, Speicheldrüsen und oberem Respirationstrakt.

Es ist zu beachten, dass die FeLV-Infektion nur in seltenen Fällen **alle** Phasen, d. h. bis zur persistierenden Virämie, durchläuft, wobei man dann von einer **progressiven Infektion** spricht. Sie ist Ausdruck einer unzureichenden Immunantwort, und nur sie führt in der Folge zur Erkrankung.

Die frühere Annahme, dass ein Großteil der Katzen das Virus vollständig eliminieren kann, abgeleitet im Wesentlichen von dem fehlenden Nachweis von Antigen und/oder infektiösem Virus im Blut, ist durch neuere Untersuchungen, basierend auf dem Nachweis von viraler Nukleinsäure mithilfe der hoch empfindlichen Polymerase-Kettenreaktion (PCR) und der Real-Time-PCR, relativiert worden. Es wird nun vielmehr von einer **regressiven Infektion** gesprochen, wobei die meisten Katzen nach transienter Virämie zwar infiziert bleiben, was durch den Nachweis proviraler DNA demonstriert werden kann, jedoch kein Antigen oder infektiöses Virus im Blut mehr aufweisen.

In Einzelfällen scheinen Katzen völlig resistent gegenüber einer Infektion zu sein (abortive Exposition). Weiterhin wurde über sporadische fokale Infektionen berichtet, wobei die Infektion auf bestimmte Gewebe beschränkt bleibt und die Katzen in aller Regel nicht erkranken.

Klinik und Pathologie Die Inkubationszeit reicht von wenigen Wochen bis hin zu mehreren Monaten. Das klinische Problem stellen persistierend infizierte Tiere (Carrier) dar. Sie erkranken und sterben mit einer 80%igen Wahrscheinlichkeit innerhalb von 2–3 Jahren.

Krankheitsbilder lassen sich unterteilen in primäre und sekundäre Infektionsfolgen. Zu den **primären Infektionsfolgen** zählen Tumorerkrankungen (ca. 20–25%), das sind vor allem Lymphosarkome (multizentrisch, Thymusleukose, Darmleukose), myeloproliferative Formen oder Fibrosarkome, besonders bei jüngeren Tieren. Weitere direkte Konsequenzen sind Reproduktionsstörungen (inkl. fading kitten syndrome) und Neuropathien.

Sekundäre Infektionsfolgen, d. h. FeLV-assoziierte, nicht neoplastische Erkrankungen, treten zu ca. 75–80 % auf und sind durch degenerative, immunpathologische und immunsuppressive Elemente gekennzeichnet. Die Symptome sind daher nicht spezifisch und können stark variieren. Typisch sind z. B. chronische (rezidivierende) Gingivitis oder Rhinitis, verzögerte Wundheilung, Panleukopenie-ähnliches Syndrom, Hautentzündungen (Pyodermien) und erhöhte Anfälligkeit gegen andere Erreger. Im Falle einer FeLV-C-Infektion kann es zu einer nicht regenerativen Erythrozyten-Aplasie (pure red cell aplasia) kommen.

Differenzialdiagnostisch ist besonders an eine Infektion mit dem felinen Immundefizienzvirus (FIV) zu denken.

Diagnose Die Diagnostik dient in erster Linie dem Nachweis einer persistierenden Infektion. Der direkte Virusnachweis (Virusiolierung in der Zellkultur) ist aufwendig und wird nicht routinemäßig durchgeführt. Der erste praktikable Test war ein **direkter Immunfluoreszenztest**, bei dem ein Antigennachweis in Zellen (Blutausstrichen) durchgeführt wurde. Gebräuchlich sind heute vor allem Enzyme-linked Immunosorbent Assays (**ELISA**), die FeLV-Antigen vorzugsweise direkt im Blut virämischer Tiere anzeigen (Antigenämie). Ein Nachweis in Speichel und Tränenflüssigkeit gilt für das Einzeltier als weniger zuverlässig. In den letzten Jahren werden zunehmend **Rapid-Immunomigration(RIM)-Tests** (Immunchromatographie) eingesetzt, die eine gute Übereinstimmung mit den ELISA-Ergebnissen zeigen. Alternativ kann der Nachweis viraler RNA (mithilfe der RT-PCR) aus Speichelproben als guter Indikator für eine Virämie und Ausscheidung erfolgen, wobei auch Sammelproben als Bestandsuntersuchung eingesetzt werden können.

Der Nachweis neutralisierender Antikörper ist unter praktischen Verhältnissen nicht von Interesse, da große Teile der Katzenpopulation seropositiv sind und dieser Befund daher keinen besonderen prognostischen Wert hat.

Bekämpfung Die sicherste Bekämpfung der Infektion besteht im Entfernen persistierend virämischer Tiere aus Katzenbeständen. Persistent infizierte Katzen sollten isoliert werden und keinesfalls unkontrollierten Freigang erhalten. Dies schützt die Population vor einer Infektion durch diese infizierte Katze. Der Tierbesitzer steht hier in der Verantwortung! Das Bekämpfungsschema kann durch eine aktive Immunisierung der im Bestand verbliebenen, nicht virämischen Katzen ergänzt werden. Dazu steht eine Reihe von Impfstoffen zur Verfügung (s. u.). Austausch von Zuchttieren sollte nur in Beständen erfolgen, in denen alle Tiere FeLV-frei sind. Zugekaufte Tiere sollten grundsätzlich FeLV-frei sein.

Eine **Therapie** erkrankter Katzen ist nur symptomatisch möglich (Antibiotika, Flüssigkeitstherapie, Levamisol etc.); Virusfreiheit kann nicht erzielt werden. Antivirale Substanzen (z. B. Azidothymidin, AZT) können in Einzelfällen den Fortgang der Erkrankung verlangsamen, es gibt jedoch ein Problem mit der Toxizität (z. B. Knochenmarkschädigung), sodass eine dauernde klinische Kontrolle nötig ist. Immunmodulatoren hatten in kontrollierten Studien keinen messbaren Effekt. Die Letalitätsrate bei persistierend infizierten Katzen in Mehrfachhaushalten wird mit 80 % innerhalb von 3 Jahren angegeben; bei einzeln gehaltenen Tieren kann die Überlebensrate deutlich höher sein.

Zur prophylaktischen Impfung gegen die FeLV-Infektion stehen mehrere Arten von **Impfstoffen** zur Verfügung: Der erste, seit 1985 auf dem Markt befindliche inaktivierte Impfstoff wurde aus FeLV-produzierenden Tumorzellen gewonnen. Immunogene Komponenten sind die Oberflächenglykoproteine der drei FeLV-Subtypen A, B, und C (multiple Subunit-Vakzine). Vor einigen Jahren wurde ein mit gentechnischen Methoden entwickelter Impfstoff eingeführt. Er enthält in *E. coli* hergestelltes immunogenes Oberflächenprotein des FeLV. Außerdem wurde in den USA ein konventioneller Impfstoff auf der Basis von inaktiviertem Vollvirus entwickelt. Es ist ein weiterer Impfstoff auf dem Markt, der auf einem rekombinanten Kanarienpocken-Virus basiert, in dessen Genom Gene des FeLV (env, gag und Teile von pol) eingebaut wurden.

Vor der Vakzinierung ist ein Test auf das Vorliegen einer persistenten FeLV-Infektion anzuraten, weil in einem solchen Falle die Impfung zwecklos wäre, da der Krankheitsverlauf dadurch nicht positiv beeinflusst werden kann.

Geimpft werden sollten nur Tiere mit einem nachweisbaren Expositionsrisiko (Non-Corevakzine), z. B. Katzen, die oft oder immer im Freien sind, wilde, streunende Katzen, Tiere in einem Mehrkatzenhaushalt und Tiere aus einem Haushalt mit unbekanntem FeLV-Status. Die Impfung ist besonders wichtig für junge Katzen (< 4 Mon.), da sich danach, wie erwähnt, eine relative Altersresistenz aufbaut. Die Impfstoffe können offenbar eine minimale Vermehrung des Feldvirus sowie dessen provirale Integration nicht verhindern, schützen jedoch vor einer Erkrankung.

Die Impfung erfolgt ab einem Alter von 8–10 Wochen, gefolgt von einer Zweitimpfung 2–4 Wochen später.

Impfungen mit FeLV- (und Tollwutimpfstoffen) werden mit den sogenannten Vakzine-assoziierten Fibrosarkomen in Verbindung gebracht, mit einer geschätzten Inzidenz von 1:1000 bis > 1:10 000. Sie werden durch eine granulomatöse Entzündung an der Injektionsstelle hervorgerufen. Da es sich um Totimpfstoffe handelt, sind die viralen Komponenten nicht daran beteiligt. Das Risiko kann hinsichtlich des FeLV vermindert werden, indem man weniger impft (z. B. ältere Katzen nicht) oder Impfstoffe ohne Adjuvanzien appliziert (z. B. Vektorvakzinen).

Katzensarkomvirus-Infektion

Eine Infektion mit dem Katzensarkomvirus (FeSV) tritt sporadisch bei jungen Katzen auf. Das FeSV entsteht in Katzen, die chronisch mit FeLV-A infiziert sind. Durch Rekombination des FeLV-A mit zellulären Onkogenen formiert sich de novo ein Sarkomvirus, das Unterhautfibroblasten transformiert und zu Tumorwachstum führt. FeSV sind replikationsdefekt, d. h., sie benötigen Katzenleukämie-Viren

(FeLV) als Helferviren, da ihrem Genom das pol-, große Teile des env- und Teile des gag-Gens fehlen. Stattdessen besitzen sie – im Gegensatz zum FeLV – ein funktionelles Onkogen aus dem Genreservoir des Wirtstieres. Die Onkogene fes, fgr und fms konnten so aus der Katze isoliert und charakterisiert werden. Das In-vivo-Wirtsspektrum wird durch den Serotyp des Leukämie-Helfervirus festgelegt (vgl. Wirtsspektrum des FeLV). Unter experimentellen Bedingungen können Tumoren in Hunden, Kaninchen, Ratten und in bestimmten Affen erzeugt werden. Im heterologen Wirt gehen die Tumoren jedoch meist in Remission.

In vitro können eine Vielzahl verschiedener Säugerzellen von FeSV transformiert werden. Von den Tumoren der Hauskatze sind 6–12 % Fibrosarkome. Bei Katzen, die älter als 7 Jahre sind, handelt es sich dabei meistens um langsam wachsende, solitäre Tumoren, die nicht durch FeSV induziert worden sind. Bei jüngeren Tieren sind Fibrosarkome dagegen häufiger durch FeSV hervorgerufen. FeSV ist ein akut transformierendes Retrovirus. Nach einer kurzen Inkubationszeit treten gleichzeitig multifokal kutane oder subkutane Tumoren auf. Sie bestehen aus hochgradig malignen, vielfach anaplastischen Tumorzellen. Sie können, beispielsweise in die Lunge, metastasieren. Es gibt keine Anzeichen für die Ausscheidung des FeSV durch Speichel, Nasensekret oder Urin.

Die Maßnahmen gegen die FeLV-Infektion wirken auch gegen die FeSV-Infektion.

Aviäre Retikuloendotheliosen

Als Retikuloendotheliosen werden einige klinisch-pathologische Bilder bei verschiedenen aviären Spezies bezeichnet, die durch Retroviren der Retikuloendotheliose-Gruppe (REV) verursacht werden. Alle Viren dieser Gruppe haben darüber hinaus immunsupprimierende Eigenschaften.

Ätiologie REV sind klar von den Viren der aviären Leukose/Sarkomgruppe unterschieden und werden der aviären Retikuloendotheliose-Gruppe im Genus *Gammaretrovirus* der Subfamilie *Orthoretrovirinae* zugeordnet. Weitere Spezies dieser Gattung sind das Chick Syncytial Virus und das Trager Duck Spleen Necrosis Virus.

Es sind sowohl replikationsdefekte (z. B. Laborstamm T), mit dem transformierenden Onkogen v-rel, als auch nicht defekte (z. B. Stamm A) REV bekannt.

Viele aviäre, aber auch einige Mammalier-Zelllinien sind empfänglich für die REV-Infektion.

Epidemiologie Die Infektion mit dem REV scheint bei Puten, Hühnern, Enten und einigen anderen aviären Spezies weit verbreitet, wenn auch nicht ubiquitär zu sein; Erkrankungen sind jedoch selten. Für die vergleichende Tumorforschung sind REV als dritte Gruppe von aviären Viren mit neoplastischem Potenzial – neben den ALSV und dem Virus der Marek-Krankheit – von Bedeutung. Es konnte auch gezeigt werden, dass REV seine provirale DNA in das Genom großer DNA-Viren (wie Herpes- und Pockenviren) integrieren kann.

Die Übertragung erfolgt wahrscheinlich in erster Linie horizontal, wobei auch Insekten als Vektoren diskutiert werden. Eine vertikale Infektion ist offenbar selten.

In der Vergangenheit wurde über eine Verbreitung von REV mittels kontaminierter Impfstoffe (z. B. gegen die Marek-Krankheit und Vogelpocken) berichtet.

Pathogenese Die REV werden mit drei Erkrankungen in Verbindung gebracht: einem Kümmerer-Syndrom (runting disease), einer akuten sowie einer chronischen neoplastischen Erkrankung (vor allem Lymphome).

Die runting disease wurde 4–10 Wochen nach Verabreichung von kontaminierten Vakzinen an 1 Tag alte Küken beobachtet. Die Pathogenese der Läsionen ist weitgehend unklar.

Chronische Lymphome der Bursa Fabricii, die besonders bei Hühnern beobachtet werden, werden durch Aktivierung des zellulären Onkogens c-myc nach proviraler Integration replikationskompetenter REV induziert (Insertional Mutagenesis) – der gleiche Mechanismus, der auch der lymphatischen Leukose bei der ALV-Infektion zugrunde liegt. Wie bei dieser, kann auch hier eine Koinfektion mit dem Virus der Marek-Krankheit (MDV, Serotyp 2) zu einer erhöhten Inzidenz von Lymphomen führen. Bei der REV-Infektion können jedoch neben B-Zell- auch T-Zell-Lymphome vorkommen.

Die akute Retikulumzellen-Neoplasie wird im Feld praktisch nicht beobachtet. Sie kann durch experimentelle Infektion von frisch geschlüpften Küken mit dem replikationsdefekten Stamm T erzeugt werden. Vermittelt wird die akute Transformation durch die Wirkung des viralen Onkogens v-rel.

Klinik und Pathologie Hühner mit runting disease zeigen Gewichtsverlust, Kümmern und Blässe. Einige haben eine abnorme Federentwicklung (Nakanuke disease). Selten kommt es durch Nervenläsionen zu einer Paralyse.

Tiere mit chronischer Tumorentwicklung zeigen eher unspezifische Symptome wie Abmagerung und Abgeschlagenheit. Pathologisch finden sich knotige oder diffuse lymphoide Läsionen der Leber und anderer viszeraler Organe, inklusive der Bursa Fabricii (seltener bei Puten).

Im Gegensatz dazu sind bei Hühner- oder Putenküken bei der akuten Retikulumzellen-Neoplasie aufgrund des schnellen Verlaufs kaum deutliche klinische Symptome zu erwarten. Post mortem fallen eine vergrößerte Leber und Milz mit infiltrativen Läsionen auf. Nicht selten sind auch Pankreas, Gonaden, Herz und Niere betroffen.

Diagnose und Differenzialdiagnose Eine Diagnose aufgrund des klinischen oder des pathologischen Bildes ist schwierig. Da REV nicht so ubiquitär ist wie ALV, kann ein Erregernachweis sinnvoll sein.

Das Virus kann in verschiedenen Zelllinien angezüchtet werden und mit Techniken wie IFT oder IPLA identifiziert werden. Auch PCR-Protokolle zum Nachweis proviraler DNA sind beschrieben. Antikörper können z. B. mit VNT, IIFT oder ELISA nachgewiesen werden.

Differenzialdiagnostisch müssen REV-induzierte Tumoren vor allem von denen bei ALV- oder MDV-Infektion unterschieden werden wie auch von der lymphoproliferativen Krankheit der Pute .

Bekämpfung und Prophylaxe Eine Behandlung ist nicht möglich. Es gibt keine Impfstoffe.

Einschlusskörperchenkrankheit der Schlangen

Synonyme: inclusion body disease, IBD

Bei in Gefangenschaft gehaltenen Riesenschlangen (Boas, Pythons), seltener anderen Schlangenarten, tritt häufig eine als Einschlusskörperchen-Krankheit (inclusion body disease, IBD) bezeichnete Erkrankung auf. Sie ist durch zahlreiche eosinophile, intrazytoplasmatische Einschlusskörperchen gekennzeichnet, die in vielen Organen gefunden werden können. Mittels Elektronenmikroskopie wurden bei erkrankten Tieren und in primären Zellkulturen Erreger nachgewiesen, die C-Typ-Retroviruspartikeln ähnelten. Zwar konnten nach Verabreichung ultrafiltrierter Organhomogenate erkrankter Tiere an Boas das Auftreten der Einschlusskörperchen nachgewiesen werden, jedoch zeigten die Tiere keine klinischen Symptome, sodass die Koch-Postulate nicht erfüllt sind. Neueren Untersuchungen zufolge sollen Arenaviren als Ursache infrage kommen.

Die Übertragung findet durch direkten Kontakt, möglicherweise auch durch Milben statt. Der Krankheitsverlauf ist variabel und kann sich, besonders bei Boas, wochen- bis monatelang hinziehen. Die Tiere zeigen Inappetenz, Regurgitieren, Dehydratation, Stomatitis, Hautveränderungen, Anisokorie, Mydriasis, Pneumonie und Enteritis. Später entwickeln sich ZNS-Symptome, die bei Pythons meist ausgeprägter sind als bei Boas (Tremor, Ataxie, schlaffer Muskeltonus, Inkoordination, Krämpfe, Opisthotonus). Bei jungen Tieren ist eine akute Erkrankung mit hoher Mortalität möglich.

Die Diagnose kann am lebenden Tier durch die Entnahme von Gewebe (Leber-, Niere-, Bauchspeicheldrüse-, Tonsillenbiopsie) und den Nachweis der Einschlusskörperchen erfolgen. Alternativ kann versucht werden, diese im Blutausstrich in den Erythrozyten oder Leukozyten nachzuweisen. Dies gelingt eher bei Boas, ist jedoch generell im negativen Falle nicht aussagekräftig. Post mortem kann die Diagnose durch den Nachweis der Einschlusskörperchen, besonders in Leber, Pankreas, Niere und Magenschleimhaut, gesichert werden.

Eine Behandlung ist nicht möglich. Da die Krankheit fast immer tödlich verläuft und erkrankte Tiere gesunde gefährden, sollten sie euthanisiert werden. Die Erkrankung breitet sich schnell in einer empfänglichen Population aus. Zur Vorbeuge sollten daher neue Tiere ein halbes bis ein Jahr quarantänisiert werden, und eine Milbenbehandlung ist durchzuführen.

■ Genus Deltaretroviren (Subfamilie Orthoretrovirinae)

Enzootische Rinderleukose

Synonyme: enzootic bovine leukosis, EBL; leucose bovine

> **BEACHTE**
> Anzeigepflicht.

Die enzootische Rinderleukose (EBL) tritt bei infizierten Tieren als aleukämische Form oder als persistierende Lymphozytose (Leukämieform) auf, in seltenen Fällen manifestiert sie sich mit multiplen Neubildungen (Lymphosarkomen; Tumorform). Abzugrenzen von der EBL sind die sporadischen Leukosen der Rinder, bei denen keine virale Ätiologie bekannt ist (Haut-, Kalbs- und Thymusleukosen) und die eher bei jüngeren Tieren vorkommen.

Ätiologie Das Rinderleukosevirus (bovines Leukosevirus, BLV) ist ein Vertreter der Familie *Retroviridae*, Genus *Deltaretrovirus*. Das Virushüllprotein gp51 spielt eine Rolle als diagnostisches Antigen.

Das Genom besteht aus einer positiven Einzelstrang-RNA. Es kodiert neben den Strukturgenen Gene für die Synthese regulatorischer Proteine. Letztere werden mit der Tumorentstehung in Verbindung gebracht, da BLV kein virales Onkogen besitzt.

Die Tenazität in der Außenwelt ist gering.

Epidemiologie BLV ist weltweit verbreitet, mit deutlichen Unterschieden in der regionalen Prävalenz. Von Bedeutung ist die Erkrankung besonders in Nord- und Südamerika, Australien und einigen Ländern in Afrika. In Westeuropa wurde die EBL durch konsequente Bekämpfungsmaßnahmen eradiziert.

Rinder bilden das natürliche Reservoir für das BLV. Schafe sind experimentell infizierbar und entwickeln zu einem relativ hohen Prozentsatz Tumoren. Das Virus wird nicht eliminiert.

Bei der Verbreitung ist eine genetische Disposition (z. B. Schwarzbunte Niederungsrinder, Holstein-Friesian-Rinder) zu beobachten. Aufgrund der starken Verbreitung dieser Rassen in Norddeutschland trat die Krankheit früher dort häufiger auf als in Süddeutschland mit höherem Fleck- und Braunviehanteil. Die Resistenz scheint mit einem MHC-Klasse-II-Genpolymorphismus (BoLa-DRB3) zu korrelieren. Die künstliche Besamung ist in der Regel an der Übertragung der EBL nicht beteiligt, da Sperma infizierter Bullen BLV-negativ ist. Embryotransfer gilt als sicher, wenn die Embryonen zuvor ordnungsmäßig gewaschen werden.

Eine horizontale Übertragung des Erregers ist durch „hautwarmen Kontakt" (nasale Sekrete? Saliva?) von Tier zu Tier möglich. Alle tierärztlichen Maßnahmen, bei denen es zum Übertritt von Blutzellen kommen kann, bergen ein großes Übertragungsrisiko (Blutentnahmen, Impfungen, Ohrmarkeneinziehen, Tätowierungen, Enthornungen, serielle rektale Palpation etc.). Gelegentlich werden auch blutsaugende Insekten für eine Übertragung verantwortlich gemacht. Die vertikale Übertragung spielt eine untergeordnete Rolle.

Pathogenese Die Inkubationszeit schwankt zwischen 3 Monaten und 7 Jahren. Zielzellen des BLV sind B-Zellen bzw. B-Zell-Abkömmlinge.

Die BLV-Infektion ist eine persistierende Infektion. Es können unterschiedliche Verlaufsformen beobachtet werden.

Die vermutlich häufigste, „aleukämische" Form (> 60 %) ist gekennzeichnet durch Serokonversion sowie das Fehlen sowohl von hämatologischen Veränderungen als auch von klinischen Symptomen.

Bei der persistierenden Lymphozytose (PL), die sich nach etwa 3–6 Jahren p. i. bei 30–70 % der Tiere entwickelt, kommt es ebenfalls zur Antikörperbildung ohne klinische Symptome. Im peripheren Blut findet sich eine prozentuale und absolute Vermehrung von jugendlichen Lymphozyten (Lymphoblasten). Der Anteil an B-Lymphozyten kann dabei 80 % betragen.

Bei etwa 0,1–10 % der infizierten Tiere kann es zur Tumorentstehung nach ca. 3–8 Jahren p. i. kommen, mit oder ohne vorausgehende PL. Nur bei der Tumorform sind klinische Symptome zu erwarten.

Einige Autoren diskutieren eine immunsupprimierende Wirkung der BLV-Infektion, besonders im PL-Stadium.

Klinik und Pathologie Tiere mit klinischen Symptomen sind meistens über 3 Jahre alt. Die Erscheinungen sind Folge des raumfordernden Wachstums der Tumoren, sodass die Symptome in erster Linie von der Lokalisation der Wucherungen abhängig und daher vielfältig sind. Typisch sind Indigestion (Labmagenleukose), Milchrückgang, Fruchtbarkeitsstörungen, Schluckbeschwerden, Parese/Paralyse (Leukose der Rückenmarkhäute), Kardiopathien (Herz- und Herzbeutelleukose) sowie Exophthalmus. Lymphknoten können äußerlich erkennbar bzw. palpierbar vergrößert sein, auch bei der rektalen Untersuchung können sie nicht selten nachgewiesen werden (z. B. Aortenaufteilung, Darmbeinsäule). Daneben werden allgemeine Symptome wie Inappetenz, Mattigkeit, Abmagerung oder mäßiger Abfall der Milchleistung beobachtet.

Die Tumorform tritt meistens als lymphatische Leukose auf. Pathologisch finden sich vergrößerte Lymphknoten mit speckiger Schnittfläche, z. T. mit zentraler Nekrose (besonders bei großen Lymphknoten). Nicht selten ist die Milz deutlich vergrößert und weist Blutungen auf. Tumoren sind i. d. R. asymmetrisch.

Diagnose Ein direkter Infektionsnachweis (Virusisolierung) ist möglich. Es kann eine Kokultivierung von Lymphozyten mit Indikatorzellen (z. B. fetalen bovinen Lungenzellen) durchgeführt werden, wo sich das Virus unter Synzytienbildung vermehrt und nachfolgend identifiziert werden muss. Aufgrund des hohen Aufwandes wird dieser Nachweis jedoch nicht routinemäßig durchgeführt.

Vor der Verfügbarkeit serologischer Techniken wurden leukoseverdächtige Tiere hämatologisch untersucht. Es wurden Leukozytenzahl und der Anteil der lymphatischen Zellen ermittelt und mit einem amtlichen „Leukoseschlüssel" verglichen. Hierbei wurden naturgemäß Rinder mit der aleukämischen Form nicht erfasst.

Die Methode der Wahl ist daher die serologische Diagnose zum Nachweis von anti-gp51-Antikörpern. Seropositive Tiere werden aufgrund der Viruspersistenz als infiziert betrachtet. Antikörper werden etwa 3–16 Wochen nach der Infektion gebildet. Im peripartalen Zeitraum können sie absinken. Testverfahren sind der ELISA und im Einzelfall der Immundiffusionstest (AGPT, der als erster serologischer Test bei der EBL-Bekämpfung eingesetzt wurde) mit BLV-Glykoprotein-Antigen. Als Untersuchungsmaterial eignen sich Serum („blutserologische Untersuchung"; AGPT, ELISA) und Milch („milchserologische Untersuchung"; nur mittels ELISA). Bei der Reagentensuche kann zudem die PCR zum BLV-Provirusnachweis sinnvoll sein.

Differenzialdiagnostisch müssen besonders die sporadischen Leukoseformen bei jüngeren Tieren berücksichtigt werden. Das ist zum einen die lymphatische Kälberleukose mit Vergrößerung sämtlicher Körperlymphknoten, die meist innerhalb der ersten sechs Lebensmonate auftritt, zum anderen die Thymusleukose bei 6–30 Monate alten Tieren, die infolge der Behinderung von Kreislauf, Atmung und Verdauung zum Tode führt, schließlich die lymphatische Hautleukose bei Tieren im Alter von 18 Monaten bis 3 Jahren, mit intrakutanen Hautgeschwülsten. Im Einzelfall muss auch an Aktinobazillose, andere Tumoren oder die Tuberkulose gedacht werden.

Bekämpfung Die EBL ist nach Tiergesundheitsgesetz anzeigepflichtig (jedoch nicht die sporadischen Leukoseformen).

Die Bekämpfung erfolgt in Deutschland nach der „Rinderleukose-VO". Impfungen und Heilversuche sind verboten. Das Prinzip der Bekämpfung besteht in der Feststellung und Merzung der Reagenten (kontinuierliche Überwachung über Milch-ELISA) und einer darauffolgenden Sanierung auf der Grundlage einer serologischen Herdendiagnose.

Deutschland gilt zurzeit offiziell als Rinderleukose-frei; sporadische Fälle können jedoch vorkommen.

Genus Lentiviren (Subfamilie Orthoretrovirinae)

Infektiöse Anämie der Einhufer

Synonyme: ansteckende Blutarmut der Einhufer; equine infectious anemia; swamp fever

> **BEACHTE**
> Anzeigepflicht.

Die infektiöse Anämie ist eine Erkrankung der Pferde und anderer Equiden, die sich im typischen Verlauf durch rekurrierende Episoden von Fieber, Konditionsverlust und Anämie manifestiert.

Ätiologie Das Virus der infektiösen Anämie der Einhufer (Equine Infectious Anemia Virus, EIAV) gehört zu den Lentiviren aus der Familie *Retroviridae*. In der Umwelt hat das EIAV eine verhältnismäßig geringe Tenazität, und es wird durch Detergenzien, Hitze und extreme pH-Werte schnell inaktiviert. Dagegen bleibt es in Blut, Harn und Kot relativ lange infektiös. Laborstämme und Feldvirusisolate können hinsichtlich ihrer Virulenz beträchtlich variieren.

Epidemiologie Die Infektion ist auf Mitglieder der Familie *Equidae* beschränkt. Die Verbreitung ist vermutlich weltweit. Die Übertragung findet in erster Linie über lebende Vektoren wie Bremsen, Mücken und Stechfliegen statt, daher ist die Prävalenz der Infektion höher in Ländern mit einem warmen Klima. So wurde beispielsweise aus Brasilien von Infektionsraten bis zu 50 % berichtet. Das Virus vermehrt sich in den Vektoren nicht, ist also kein Arbovirus. Die zur Infektion notwendige Virusmenge wird in der Regel durch mehrmaliges Stechen des Virusträgers erreicht. Die Effizienz der Übertragung hängt dabei vom Status des Wirtes ab. Pferde mit deutlicher Virämie und Erkrankung bergen ein höheres Risiko als inapparent infizierte Carrier. Auch durch blutkontaminierte tierärztliche Instrumente wie Kanülen, Thermometer, Maulgatter, Nasenschlundsonde, wenn sie nach Behandlung eines Virusträgers nicht gereinigt und desinfiziert wurden, oder durch Infusion von kontaminiertem Plasma kann das EIAV übertragen werden. Das Virus kann in kontaminierten Kanülen bis zu 4 Tagen infektiös bleiben. Eine direkte Übertragung von Tier zu Tier findet hingegen sehr selten statt, insofern ist die deutsche Bezeichnung „ansteckende Blutarmut" etwas irreführend. Eine vertikale, transplazentare Übertragung ist selten, ebenso eine Übertragung durch EIAV-positive Hengste beim Deckakt.

Virusreservoir sind alle infizierten Tiere. Eine Häufung der Krankheitsfälle ist im Spätsommer und Frühherbst (Schwärmperiode der Blutsauger) zu beobachten.

In Deutschland kommen Ausbrüche nur sporadisch vor.

Pathogenese Die Virusvermehrung findet im lymphoretikulären Gewebe und in Monozyten/Makrophagen, besonders der Milz und der Leber, statt. Daneben ist eine Virusvermehrung in Lymphknoten, Knochenmark und Niere möglich. Es wurde auch über eine Infektion von Endothelzellen berichtet. Die Infektion von Makrophagen führt zu einer verstärkten Bildung von TNF-α, Interleukin-1 (IL-1) und IL-6. Erhöhte Spiegel dieser proinflammatorischen Zytokine dürften zur klinischen Symptomatik (Fieber, Lethargie, Inappetenz) beitragen.

Die klinischen Symptome entstehen vermutlich aufgrund immunpathologischer Mechanismen. Einer der frühesten und beständigsten Befunde bei der infektiösen Anämie ist eine Thrombozytopenie, die mit der Virämie- und Fieberphase korreliert ist. Offenbar sind hieran mehrere Pathomechanismen beteiligt. So wurde bei infizierten Pferden eine Bindung von IgG und IgM an Thrombozyten gefunden, was auf einen immunvermittelten Mechanismus hindeuten könnte. Es wird heute jedoch eher eine Suppression der Thrombozytenproduktion als entscheidender Faktor angenommen. Bei Pferden wurden kurz vor der Thrombozytopenie erhöhte TNF-α- und TGF-β-Werte gemessen; beide üben einen negativen Effekt auf die Thrombozyten-Synthese in Megakaryozyten aus. Weiterhin wurde berichtet, dass Blutplättchen funktionelle Störung aufwiesen und spontan agglutinierten. Schließlich könnte auch die erwähnte Beteiligung von Endothelzellen bei der Virusreplikation mit nachfolgender Schädigung zu einem erhöhten Verbrauch an Thrombozyten führen.

Ähnlich wie die Thrombozytopenie ist auch die Anämie ein regelmäßig anzutreffender Befund, dessen Schwere mit der Frequenz und der Dauer der Fieberphasen korreliert. Bei der Entstehung der Anämie sind vermutlich ebenfalls mehrere Mechanismen beteiligt. Eine Hämolyse geht auf die Bindung von antiviralen Antikörpern an EIAV-Proteine, die an Erythrozyten adsorbiert sein können, zurück. Dies führt zur Aktivierung von Komplement und letztlich zu einer intravaskulären Hämolyse. Extravaskulär findet eine Erythrophagozytose durch Makrophagen statt. Weiterhin wurde über eine reduzierte Erythropoese im Knochenmark, möglicherweise zytokinbedingt, berichtet. Auch ein niedriger Eisenplasmaspiegel könnte hierbei eine Rolle spielen.

Eine Ablagerung von Immunkomplexen in den Glomeruli der Niere kann zu einer Glomerulonephritis führen (Hypersensitivitätsreaktion Typ III).

Wie alle Lentiviren, so verursacht auch EIAV eine persistierende Virusinfektion. Die Tiere werden zu lebenslangen Carriern. Die Integration als Provirus in die Zielzelle ist dabei ein wesentlicher Mechanismus. Der typische rekurrierende Verlauf der Erkrankung wird mit dem Auftreten neuer Varianten erklärt (antigenic drift), einem weiteren Persistenzmechanismus. Er beruht darauf, dass während der Virusreplikation durch die reverse Transkriptase, die keine Proofreading-Funktion hat, Mutationen im viralen Genom akkumulieren. So entsteht eine große Anzahl genetischer Varianten („Quasispezies"), von denen einige gegenüber den zuvor gebildeten (neutralisierenden) Antikörpern refraktär sind.

Im Falle der inapparenten Carrier gelingt es dem Immunsystem jedoch offenbar, die Replikation des Virus dauerhaft auf einem geringen Niveau zu halten. Hierbei wird zytotoxischen T-Zellen eine entscheidende Rolle zugeschrieben.

Klinik Der klinische Verlauf hängt von der Dosis und Virulenz des Virus sowie der Empfänglichkeit des Wirtes ab. Generell verläuft die Erkrankung bei Eseln und Maultieren weniger schwer als bei Pferden.

Die Inkubationszeit beträgt meist 10–20 Tage. Sie kann aber zwischen 1 und 90 Tagen variieren. Es können eine akute und/oder chronische sowie eine inapparente Verlaufsform unterschieden werden.

Die **akute Verlaufsform** zeigt sich in Apathie, Schwäche, Fieber, Thrombozytopenie, Ikterus, petechialen Blutungen (besonders am Zungenuntergrund) und Ödemen. Todesfälle sind möglich. Die Viruskonzentration im Blut ist sehr hoch. Tiere, die das akute Stadium überstanden haben, können asymptomatisch werden, oder es kommt danach zu rekurrierenden Krankheitsschüben. Diese **chronische („klassische") Verlaufsform** ist gekennzeichnet durch Fieber und Krankheitsschübe, petechiale Blutungen auf Schleimhäuten, Konditionsverlust, Abgeschlagenheit, Abmagerung, Appetitlosigkeit, Ödembildung (Unterhaut der Extremitäten, Unterbauch), Anämie (niedriger Hämatokrit) und Thrombozytopenie, gelegentlich zentralnervöse Symptome wie Ataxie. Diese Anfälle dauern etwa 3–5 Tage an, die Intervalle zwischen ihnen können Wochen und Monate betragen. Bei der Mehrzahl der Pferde kommt es nach etwa einem Jahr zu einem **inapparenten Trägerstatus**, wobei die Tiere klinisch gesund scheinen. Die Viruslast im Blut ist gering. Dennoch sind sie lebenslang infiziert. Nach Behandlung mit immunsupprimierenden Medikamenten kann es zu einer Erkrankung kommen.

Pathologie Im akuten Stadium haben die Läsionen eher einen degenerativen Charakter (Schwellung, Hämorrhagien, Lebernekrosen); im chronischen Stadium ist der Charakter eher (lympho-)proliferativ, wie Splenomegalie mit deutlicher weißer Pulpa („Himbeermilz"), Lymphadenopathie, geschwollene Leber mit muskatnussähnlicher

Schnittfläche, erythroide Knochenmarkhyperplasie und Glomerulonephritis.

Diagnose Aufgrund der genannten Symptome und der epidemiologischen Anamnese kann eine Verdachtsdiagnose gestellt werden, die durch hämatologische Befunde (Anämie, Hypergammaglobulinämie, Nachweis von Sideroleukozyten) erhärtet wird. Der Verdacht muss durch eine Laboratoriumsdiagnose verifiziert werden.

Eine Virusisolierung ist zwar möglich, aber nicht einfach durchzuführen und zeitaufwendig und wird daher nicht routinemäßig angeboten. Die Methode der Wahl ist der Nachweis von Antikörpern. EIAV-antikörperpositive Tiere sind stets als Virusträger einzustufen. Der gebräuchlichste Test und der internationale Goldstandard ist der durch den amerikanischen Virologen Leroy Coggins entwickelte Agargelpräzipitations-(Immundiffusions-)Test, bei der EIA auch als „Coggins-Test" bezeichnet, der als offizielle Nachweismethode zur Bestätigung eines Ausbruches zugelassen ist. Als diagnostisches Antigen wird das konservierte virale Coreprotein p26 verwendet, da die Oberflächenproteine des Virus die schon erwähnte antigene Drift zeigen. Der Coggins-Test eignet sich weniger zur Frühdiagnose, jedoch haben die meisten Pferde mit 45 Tagen serokonvertiert, zudem benötigt er mindestens 24 Stunden, bevor das Ergebnis abgelesen werden kann. Es ist auch ein kompetitiver ELISA verfügbar, der jedoch weniger spezifisch als der AGPT ist, sodass positive Ergebnisse im Coggins-Test bestätigt werden müssen.

Bekämpfung Die EIA ist anzeigepflichtig und wird nach der „Verordnung zum Schutz gegen die ansteckende Blutarmut der Einhufer" bekämpft. Es sind die Tötung infizierter, d. h. serologisch positiver Tiere, Sperrmaßnahmen, Quarantäne und serologische Verlaufsuntersuchungen vorgesehen. Eine Immunprophylaxe gibt es nicht.

In Endemiegebieten werden Maßnahmen zur Insektenbekämpfung empfohlen. Auf eine Vermeidung der Übertragung von Blut- und anderen virushaltigen Zellen ist zu achten.

Maedi-Visna

Synonyme: ovine progressive pneumonia, Montana sheep disease, Zwoegersiekte, la Bouhite

> **BEACHTE**
> Meldepflicht.

Es handelt sich um eine Viruserkrankung mit langer Inkubationsphase (slow virus infection) mit unterschiedlichen klinischen und Organmanifestationen. Die Erkrankung wurde erstmals in Island beschrieben. Das Virus ist in Schafbeständen relativ weit verbreitet. Erkrankungen sind selten, aber verlaufen dann tödlich.

Ätiologie Das Maedi-Visna-Virus (MVV) ist ein Lentivirus aus der Familie *Retroviridae*, Subfamilie *Orthoretrovirinae*. Zusammen mit dem Virus der caprinen Arthritis-Enzephalitis (CAEV) bildet es die Gruppe der Small Ruminant Lentiviruses (SRLV). Wechselseitige SRLV-Infektionen mit bestimmten Subtypen sind möglich. Morphologie und RNA/Proteinstruktur des MVV ähneln denen anderer Lentiviren. Das Nukleokapsidprotein p28 spielt eine wichtige Rolle für die Diagnostik. Die Tenazität des MVV ist gering.

Epidemiologie Maedi-Visna ist praktisch weltweit verbreitet; einige Länder scheinen frei zu sein (wie Island, Australien, Neuseeland).

Die Übertragung erfolgt besonders via Kolostrum und/oder Milch. Eine horizontale Infektion benötigt einen engen Kontakt über längere Zeit (z. B. Stallhaltung im Winter), vor allem Sekrete des Respirationstraktes scheinen hierbei eine Rolle zu spielen. Intrauterine Infektionen sind beschrieben, aber vermutlich von untergeordneter epidemiologischer Bedeutung. Eine genetische Disposition wird diskutiert (z. B. Texel-, Kamerun- und Milchschafe). Virusreservoir sind klinisch inapparent infizierte Schafe, die lebenslang infiziert sind.

Pathogenese Das MVV hat einen Tropismus für Monozyten und Makrophagen. In den Monozyten des Blutes und des Knochenmarks ist die virale DNA latent vorhanden. Das Virus persistiert lebenslang. In den Blutmonozyten ist die Virusexpression reprimiert. Erst nach dem Übertritt in die entsprechenden Gewebe mit der nachfolgenden Ausdifferenzierung zu Makrophagen wird das Virus vermehrt („Trojanisches-Pferd-Mechanismus"). Das Immunsystem kann das Virus nicht eliminieren, es kommt zu einer chronischen Entzündung mit immunpathologischen Elementen.

Klinik und Pathologie Die Inkubationszeit dauert lange, und die meisten Infektionen verlaufen subklinisch. Maedi und (weniger) Visna sind die häufigsten Erkrankungen, es können aber auch andere Organsysteme beteiligt sein. Die Inkubationszeit dauert lange (slow virus infection), sodass die Tiere zum Zeitpunkt der Erkrankung selten jünger als 3–4 Jahre sind. Visna kann, besonders bei hoher Herdenprävalenz, jedoch auch bei jüngeren Tieren auftreten.

Maedi (isländisch: angestrengte Atmung) ist die häufigste Manifestation. Die Erkrankung beginnt schleichend mit erhöhter Atemfrequenz und leichter Ermüdbarkeit der Tiere. Die Schafe magern trotz Appetits ab und zeigen manchmal einen trockenen Husten und, nach längerer Erkrankung, erschwerte Atmung, manchmal mit geblähten Nüstern, oder Maulatmung. Fieber ist selten, außer bei bakterieller Beteiligung. Das Sensorium bleibt weitgehend frei.

Auffallende pathologische Veränderungen sind eine blasse, feste und schwere Lunge mit dem zwei- bis vierfachen Gewicht eines normalen Organs und deutlich vergrößerten Lungenlymphknoten. Sekundärinfektionen, z. B. mit *Mannheimia haemolytica*, können vorkommen. Histologisch zeigt sich eine progressive, interstitielle Pneumonie mit deutlicher Verdickung der Alveolarsepten und Hyperplasie des lymphatischen Gewebes.

Visna (isländisch: Verfall, Auszehrung) zeigt sich als Gehirn- und/oder Rückenmarkform. Bei der Gehirnform werden ein leichtes Schiefhalten des Kopfes, Lippenzittern, Hyperästhesie, Nystagmus, und gegebenenfalls Manegebewegungen beobachtet. Sehstörungen bis hin zur Blindheit können auftreten. Die Rückenmarkform ist gekennzeichnet durch unsicheren Gang, Ataxie, besonders der Hintergliedmaßen, und Überköten. Fieber ist selten, das Sensorium weitgehend frei. Die Tiere magern ab und kommen im Endstadium zum Festliegen. Der Krankheitsprozess vollzieht sich insgesamt schneller als bei Maedi. Post mortem ist häufig makroskopisch kein Befund zu erheben, gelegentlich sind Malazieherde erkennbar. Histologisch zeigt sich eine progressive, demyelinisierende Enzephalomyelitis.

Mitunter kann eine diffuse, indurative **Mastitis** auftreten, die jedoch häufig nicht bemerkt wird. Die Milchproduktion ist vermindert, die Zellzahl kann erhöht sein, aber der Milchcharakter bleibt erhalten. Eine **Arthritis**, besonders im Bereich der Karpalgelenke, die sich jedoch selten klinisch manifestiert, ist ein weiterer möglicher Befund.

Diagnose und Differenzialdiagnosen Die Züchtung des MVV aus Organmaterial (ZNS oder Lunge) ist in Chorioidplexuszellen mit cpe möglich (Synzytien), aber schwierig und langwierig und wird daher routinemäßig nicht durchgeführt.

Der Antikörpernachweis (Serum, Milch) ist die Methode der Wahl, da positive Tiere aufgrund der Erregerpersistenz als infiziert betrachtet werden. Gebräuchliche Testmethoden sind der ELISA, der Immundiffusionstest und der Westernblot. Auf Herdenbasis sollten die Tests mehrmals durchgeführt werden, um alle infizierten Tiere sicher zu erfassen.

Differenzialdiagnostisch ist bei Maedi insbesondere die Lungenadenomatose auszuschließen, wobei Mischinfektionen nicht selten sind. Bei Visna kommen u. a. Scrapie, Borna-Krankheit, Aujeszky-Krankheit, Tollwut, Zerebrokortikalnekrose und Listeriose infrage.

Bekämpfung Die Maedi-Visna-Infektion ist meldepflichtig.

Maedi und Visna sind unheilbare Krankheiten. Eine Immunprophylaxe existiert nicht. Bekämpfungsprogramme (auf freiwilliger Basis), ähnlich wie für die caprine Arthritis-Enzephalitis beschrieben, werden empfohlen.

Caprine Arthritis-Enzephalitis (CAE)

Die caprine Arthritis-Enzephalitis (CAE) manifestiert sich bei erwachsenen Ziegen als chronisch-progressive, therapieresistente Arthritis und eventuell Mastitis, bei jungen Ziegen hingegen als Enzephalitis. Sie ist vor allem in Gebieten mit intensiver Ziegenhaltung von Bedeutung.

Ätiologie Das Virus der caprinen Arthritis und Enzephalitis (CAEV) gehört zum Genus *Lentivirus* der Familie *Retroviridae*, Subfamilie *Orthoretrovirinae*. Das CAEV ist genetisch und serologisch über ein gemeinsames gruppenspezifisches Antigen mit dem Maedi-Visna-Virus der Schafe verwandt (Gruppe der Small Ruminant Lentiviruses, SRLV). Es gibt Hinweise, dass bestimmte SRLV-Subtypen wechselseitig natürlicherweise zwischen Schafen und Ziegen übertragen werden können. In Frankreich wurde von Übertragungen eines SRLV zwischen Ziegen und einer Gruppe von Steinböcken berichtet. CAEV-Feldisolate sind genetisch besonders im Bereich der Hüllproteingene heterogen, jedoch serologisch einheitlich.

Es gibt keine Hinweise für eine Infektion des Menschen mit dem CAEV.

Epidemiologie Die Übertragung des CAEV erfolgt hauptsächlich über Milch und/oder Kolostrum. Länder mit intensiver Milchziegenhaltung weisen einen hohen Verseuchungsgrad auf, der mit Techniken der Lämmeraufzucht wie Verfütterung von Sammelmilch (sogenannte Lämmerbars) in Verbindung gebracht wird. Eine horizontale Infektion ist auch möglich, vermutlich über respiratorische Sekrete, besonders unter engen Haltungsbedingungen. Eine vertikale Übertragung wie auch eine Übertragung mit dem Sperma infizierter Böcke hat, wenn überhaupt, nur eine untergeordnete Bedeutung.

Pathogenese Zielzellen des Virus sind Monozyten und Makrophagen sowie dendritische Zellen. Eine produktive Infektion findet nur in den Gewebemakrophagen statt und hier besonders in Makrophagen der Lunge, der Gelenke, der Milchdrüse und des ZNS. Wie bei der Maedi-Visna-Virusinfektion wird eine differenzierungsabhängige, vom Monozyten- zum Makrophagenstadium hin zunehmende Genexpression viraler Proteine beobachtet, womit es der Immunantwort erschwert wird, infizierte Zellen zu erkennen, bevor sie in die Gewebe gelangen („Trojanisches-Pferd-Mechanismus").

Erkrankte Tiere weisen nicht selten gleichzeitig bakterielle Infektionen (z. B. mit Chlamydien, Mykoplasmen) auf, sodass ein negativer Einfluss auf Funktionen des Immunsystems durch CAEV möglich erscheint. Einige Rassen haben möglicherweise eine erhöhte Empfänglichkeit.

Die Immunantwort des Wirtes ist nicht in der Lage, die Infektion zu terminieren. Verantwortlich gemacht werden u. a. die latente Infektion von Makrophagen nach Integration der proviralen DNA, die genetische Heterogenität im Bereich der Hüllproteingene (antigene Drift), eine Maskierung kritischer Virusepitope durch starke Glykosylierung und damit eine unzureichende Wirksamkeit neutralisierender Antikörper. Es manifestiert sich eine chronische Entzündung, die durch fortlaufende Vermehrung des CAEV, wenn auch auf sehr niedrigem Niveau, aufrechterhalten wird. Auch scheint die Infektion der Makrophagen zu einem geänderten Sekretionsmuster von Zytokinen (wie z. B. IL-2, IL-6, IL-8, TNF-α, IFN-γ) zu führen, wie sie ähnlich bei der rheumatoiden Arthritis des Menschen bekannt ist. Die Läsionen in den Organen werden auf immunpathologische Prozesse zurückgeführt. In der Synovialflüssigkeit sowie den Synovialzellen sind beispielsweise vor allem $CD8^+$-Zellen nachzuweisen.

Klinik und Pathologie Viele Ziegen bleiben asymptomatisch infiziert, ansonsten sind mehrere Manifestationen möglich.

Bei adulten Tieren wird Abmagerung, struppiges Haarkleid und Schwellung (Arthritis) bes. der Karpalgelenke beobachtet (big knee disease). Dies ist die häufigste klinische Manifestation einer CAEV-Infektion. Der Beginn ist schleichend und führt zu einer chronischen Entzündung der Gelenke und häufig periartikulären Veränderungen, in aller Regel symmetrisch.

Ziegenlämmer (2–6 Monate) zeigen ein Überköten der Fesselgelenke der Hintergliedmaßen, Ataxie und typischerweise von kaudal nach kranial fortschreitende Lähmungen bis hin zur Paralyse. Fieber fehlt meist, das Sensorium bleibt in der Regel ungestört.

Bei Vorliegen einer Mastitis zeigt sich häufig Milchrückgang, wobei der Milchcharakter in der Regel nicht verändert ist. Die Palpation ergibt eine diffuse bis knotige Induration des Eutergewebes.

Eine chronische Pneumonie, z. T. in Verbindung mit den oben genannten Symptomen, kann auftreten.

Alle Läsionen besitzen einen stark chronisch-entzündlichen Charakter mit Infiltration von Lymphozyten, Plasmazellen und Makrophagen.

Pathologisch-anatomische Veränderungen sind an den Gelenken zu beobachten: geschwollene Karpalgelenke, verdickte Subkutis, z. T. erhebliche periartikuläre Fibrose und Mineralisierung, Gelenkknorpelerosionen, mononukleäre Infiltrationen (Intima, Subintima), vermehrte Synovia.

Am zentralen Nervensystem (Ziegenlämmer) sind teilweise makroskopisch sichtbare Veränderungen in Form bräunlicher Verfärbungen zu sehen. Histologisch wird eine demyelinisierende Leukoenzephalomyelitis (Malazie) mit Gliaproliferation vorgefunden, ähnlich wie bei der Visnaform bei Schafen.

Die Infektion der Milchdrüse manifestiert sich histologisch als interstitielle mononukleäre Mastitis mit Degeneration von Drüsenalveolen.

Im Falle einer Pneumonie (interstitielle Pneumonie) zeigt sich eine Infiltration und Proliferation von Lymphozyten, Plasmazellen und Makrophagen.

Diagnose Die Verdachtsdiagnose CAE kann durch den klinischen Verlauf und durch die pathologische und histologische Untersuchung gestellt werden. Im Serum sind die alkalische Phosphatase-, die γ-Glutamyltransferase- sowie die Tumornekrosefaktor-α-Konzentrationen in der Regel erhöht.

Die Viruszüchtung kann in primären caprinen Fibroblasten- und Choroidplexuszellkulturen erfolgen, wobei Synzytienbildung beobachtet wird. Dieser Nachweis ist jedoch schwierig und wird nicht routinemäßig durchgeführt.

In aller Regel erfolgt eine Untersuchung zum Nachweis virusinduzierter Antikörper (Serum, Milch). Wie bei allen Lentivirusinfektionen werden seropositive Tiere als infiziert betrachtet. Als diagnostische Testverfahren dienen der ELISA, der Agargelpräzipitationstest (AGPT, Immundiffusionstest) oder der Immunoblot (Westernblot). Der AGPT ist spezifisch, positive Ergebnisse sind zuverlässig. Die Sensitivität ist jedoch relativ niedrig, d. h., es besteht die Gefahr falsch negativer Ergebnisse. Zu beachten ist, dass eine Serokonversion erst sehr spät (nach Monaten) auftreten kann, in Einzelfällen vielleicht sogar ganz unterbleibt. Zudem können Antikörperspiegel peripartal absinken.

Differenzialdiagnostisch sind u. a. Borna-Krankheit, Scrapie, Listeriose, andere Polioenzephalomalazien, Kupfermangel, Chlamydien- und Mykoplasmenarthritis auszuschließen.

Bekämpfung Eine kausale Behandlung ist nicht möglich und die Prognose ist schlecht. Ein Impfstoff ist nicht verfügbar.

Zur Schaffung CAEV-freier Bestände sind Sanierungsprogramme vorgeschlagen worden. In der Herde sind als erste Maßnahme seropositive von seronegativen Reagenten zu trennen. Wichtig ist die Trennung von Ziegenlämmern unmittelbar nach der Geburt von der Mutter. Die Aufzucht soll dann entweder mit erhitztem Ziegen- oder mit Rinderkolostrum als Biestmilchersatz erfolgen, nachfolgend mit Trockenmilchprodukten und Milchaustauschern. Nur mit seronegativen Tieren ist weiterzuzüchten. Es müssen regelmäßige, etwa halbjährliche serologische Untersuchungen durchgeführt werden. Erst wenn alle Ziegen mehrmals serologisch negativ sind, kann der Bestand als CAEV-frei angesehen werden.

Infektion mit dem felinen Immundefizienzvirus

Synonyme: feline immunodeficiency virus infection

Die Infektion mit dem felinen Immundefizienzvirus führt zu einer Erkrankung nach einer langen subklinischen Periode und manifestiert sich als Immunschwäche mit verschiedenen assoziierten Krankheitsbildern.

Einführung Das feline Immundefizienzvirus (FIV) ist wahrscheinlich ein entwicklungsgeschichtlich altes Lentivirus, das weltweit endemisch in Katzenpopulationen verbreitet ist und eine wichtige Rolle als Krankheitserreger spielt. Es wurde 1986 erstmalig in Kalifornien aus kranken Hauskatzen isoliert und beschrieben. Eng verwandte Viren werden auch in Großkatzen wie Löwe, Tiger, Jaguar und Panther gefunden; das Virus scheint dort z. T. weit verbreitet, aber nicht pathogen zu sein. Das FIV persistiert lebenslang. Es gibt keine Hinweise auf eine Übertragung des FIV auf den Menschen. Da FIV jedoch deutliche Ähnlichkeiten mit dem AIDS-Erreger HIV aufweist, sowohl auf molekularer Ebene als auch hinsichtlich des klinischen Verlaufs, gilt es als wichtiges Modell für die menschliche Erkrankung.

Ätiologie Das FIV gehört zur felinen Lentivirusgruppe, zu der neben dem felinen Immundefizienzvirus das Puma-Lentivirus zählt. Aufgrund von Unterschieden im Gen für das Hüllglykoprotein des FIV wurden fünf verschiedene Subtypen (A–E) identifiziert, die sich in ihrer geografischen Verbreitung, aber offenbar auch in ihrer Pathogenität unterscheiden. In Deutschland zirkulieren vor allem die Subtypen A und B.

Epidemiologie Das FIV wird mit dem Speichel ausgeschieden und überwiegend durch Biss übertragen. Das größte Infektionsrisiko tragen daher frei laufende Kater in Stadtgebieten aufgrund von Revierkämpfen. Sexuelle und laktogene Übertragungen sind von untergeordneter Bedeutung. Intrauterine Infektionen mit verschiedenen Konsequenzen (wie Aborte oder Totgeburten) sind beschrieben, scheinen jedoch ebenfalls keine gewichtige Rolle zu spielen. In Deutschland dürften etwa 3 % der Katzen seropositiv sein. Diese Zahlen sind höher, wenn Klinikpatienten, Sektionsgut oder Gruppen chronisch kranker Tiere untersucht werden. Tiere mit Krankheitserscheinungen sind meist älter als 5 Jahre.

Pathogenese und klinische Erscheinungen Das FIV besitzt einen Tropismus für T-Zellen ($CD4^+$-, $CD8^+$-Zellen), B-Zellen, follikuläre dendritische Zellen, Makrophagen und Zellen des ZNS (besonders Astrozyten und Mikrogliazellen). Das Virus persistiert lebenslang. Als primärer Rezeptor gilt CD136, als Korezeptor fungiert CXCR4. Im Verlauf der Infektion kommt es zu einer stetigen Abnahme besonders der $CD4^+$-Lymphozyten und damit zu einer Umkehr des $CD4^+$:$CD8^+$-Verhältnisses. Im Spätstadium der Infektion steigt die Viruskonzentration im peripheren Blut an. Klinische Erscheinungen sind aufgrund der immunsuppressiven Natur der Infektion, mit besonderer Beeinträchtigung der zellvermittelten Immunität, variabel.

Die FIV-Infektion kann, vergleichbar der HIV-Infektion beim Menschen, in bestimmte Phasen unterteilt werden. Etwa 6–8 Wochen nach der Infektion kann eine **akute Phase** mit Fieber, Lymphadenopathie, Apathie und Anorexie auftreten, die jedoch vom Besitzer häufig nicht bemerkt wird. Hierauf schließt sich eine **asymptomatische Phase** an, die Monate bis Jahre dauern kann, während der die Tiere keine Symptome zeigen. Es kommt jedoch zu einer fortschreitenden Dysfunktion des Immunsystems. Klinische Erscheinungen in der sogenannten **ARC-Phase** (AIDS-related complex) sind Abmagerung, Augenerkrankungen und chronische, therapieresistente Entzündungen (wie Gingivitis, Stomatitis, Dermatitis, Lymphadenopathie, Dyspnoe, Konjunktivitis und Keratitis, Diarrhö), häufig mit bakteriellen Sekundärinfektionen sowie neurologischen Symptomen (inklusive Verhaltensänderungen). Im terminalen **AIDS-Stadium** zeigt sich eine ausgeprägte Immunschwäche mit Auszehrung, Anämie und besonderer Anfälligkeit für opportunistische Infektionen (vor allem parasitäre oder Pilzinfektionen), die unweigerlich zum Tode führt.

Laboratoriumsdiagnose Die im Lauf der FIV-Infektion gebildeten Antikörper sind für die Diagnostik von Nutzen, da sie eine persistierende Infektion anzeigen. Einige Tests weisen Antikörper gegen das Coreprotein p24, andere gegen das Transmembranprotein gp41 nach. Routinemäßig werden sie mithilfe von Enzymimmuntests (ELISA) im Serum nachgewiesen. In neuerer Zeit stehen auch Immunchromatographie(RIM)-Tests zur Verfügung. Falls erforderlich, kann ein serologisch fragliches oder unplausibles positives Ergebnis im Schnelltest mithilfe des Tests eines anderen Herstellers oder des Westernblots abgeklärt werden.

Differenzialdiagnostisch muss unter anderem an die FeLV-Infektion, primäre bakterielle und Pilzinfektionen sowie Neoplasien gedacht werden.

Bekämpfung und Prophylaxe Die Therapieversuche erfolgen symptomatisch. Es wurden Studien zum Einsatz antiviraler Substanzen, z. B. mit Inhibitoren der reversen Transkriptase (wie AZT), durchgeführt. Zwar kann es im Einzelfall zu einer Verbesserung der klinischen Symptome kommen, jedoch ist mit deutlichen Nebenwirkungen zu rechnen. Eine Elimination des Erregers ist nicht zu erreichen. Dies gilt auch für den Einsatz von Interferon.

Ein Impfstoff ist in Europa nicht erhältlich. In den USA ist 2002 ein inaktivierter Impfstoff (mit 2 Subtypen, A und D) gegen das FIV zugelassen worden. Seine Wirksamkeit ist umstritten, und eine routinemäßige Anwendung wird nicht empfohlen. Zudem wird die Diagnostik erschwert, da Antikörper geimpfter Tiere nicht von denen nach einer Infektion zu unterscheiden sind.

Genus Spumavirinae (Subfamilie Spumavirinae)

Spumaviren werden auch als foamy viruses (FV) bezeichnet, weil mit ihnen infizierte Zellkulturen aufgrund von Vakuolisierung im Zytoplasma und Synzytienbildung ein schaumartiges (engl.: foamy) Aussehen zeigen. Trotz dieser deutlichen zytopathischen Effekte in vitro scheinen sie in vivo nicht oder wenig pathogen zu sein. Bei Katzen wurden nach experimenteller Infektion keine klinischen Erscheinungen beobachtet, jedoch milde histopathologische Veränderungen in Lungen und Nieren. Spumaviren sind entwicklungsgeschichtlich alte Viren. Im Falle der Primatenviren wird eine über 30 Millionen Jahre lange Koevolution vermutet.

Die FV sind in einer eigenen Subfamilie mit nur einem Genus eingeordnet, da sie gegenüber den anderen Retroviren deutlich abweichende Eigenschaften besitzen („unkonventionelle Retroviren"). Sie besitzen ein unreif erscheinendes Kapsid und haben auf der Virushülle prominente Spikes. Aufgrund ihrer Genomorganisation werden sie den komplexen Retroviren zugerechnet. Zusätzlich zu einem Promotor in der U3-Region der LTR, der bei allen Retroviren vorkommt, besitzen FV einen zusätzlichen Promotor (Internal Promotor, IP) am Ende des env-Gens, der die Expression der akzessorischen Proteine steuert. Die reverse Transkription erfolgt während des Assembly-Budding-Prozesses, sodass das Genom tatsächlich eher eine DNA ist, die über ein RNA-Intermediat vermehrt wird. Gag- und pol-Proteine werden von getrennten Transkripten kodiert. Spumaviren zeigen daher einige Parallelen zu den Hepadnaviren, und es wird vermutet, dass sie ein evolutionäres Bindeglied zwischen Retro- und Hepadnaviren darstellen.

Spumaviren wurden von fast allen nicht humanen Primatenspezies isoliert sowie von Katzen, Rindern und Pferden. In ihrem Wirt etablieren sie eine lebenslange Persistenz. Übertragungen von Spumaviren nicht humaner Primaten, meist durch Bisse, auf den Menschen sind dokumentiert, jedoch keine Mensch-zu-Mensch-Übetragungen. Menschliche FV-Infektionen scheinen daher in der Regel Transspeziesinfektionen zu sein. Im Falle der praktisch ubiquitären Primaten-FV wurde gezeigt, dass deren Vermehrung am intensivsten in den obersten Schichten des ausdifferenzierten Epithels der oralen Mukosa verläuft. Diese Zellen sind kurzlebig und werden mit dem Speichel ausgeschieden. Dies könnte eine Erklärung für die praktisch fehlende Pathogenität sein und gleichzeitig für die sehr effiziente Übertragung des Virus.

Die Tatsache, dass FV beim Menschen nicht pathogen zu sein scheinen, macht sie als Vektoren für die Gentherapie interessant.

Retrovirusinfektionen des Menschen

Neben exogenen sind beim Menschen auch **endogene Retroviren** (HERV) bekannt. Bisher konnte diesen kein definiertes Krankheitsbild sicher zugeordnet werden, sie werden jedoch beispielsweise im Zusammenhang mit Erkrankungen wie Multipler Sklerose, Krebs oder Psoriasis diskutiert. Aber HERV haben auch positive Effekte, wie z. B. ihre Beteiligung bei der Synzytiotrophoblastenbildung der humanen Plazenta zeigt.

Exogene Retroviren des Menschen sind zum einen die vermutlich apathogenen Spumaviren sowie aus dem Genus *Deltaretrovirus* das humane T-Zell-lymphotrope Virus I und II und aus dem Genus *Lentivirus* die humanen Immundefizienzviren HIV-1 und HIV-2.

Das **humane T-Zell-lymphotrope Virus I** (HTLV-I) wurde 1979/80 als erstes humanpathogenes Retrovirus entdeckt. Zunächst als humanes T-Zell-Leukämievirus bezeichnet, da es von einem Patienten mit T-Zell-Leukämie isoliert wurde, wurde sein Name später in humanes T-Zell-lymphotropes Virus geändert, da es auch andere Erkrankungen verursachen kann. Weltweit dürften 15-20 Millionen Menschen mit dem HTLV-I infiziert sein. Endemiegebiete sind das südliche Japan, die Karibik sowie Gebiete in Äquatorialafrika und Südamerika. HTLV-I wird über ungeschützte Sexualkontakte übertragen und kann auch von der Mutter auf das Kind, besonders über das Stillen, weitergegeben werden. Ein weiteres Risiko besteht in der Übertragung von zellulären Blutprodukten, z. B. durch Bluttransfusion oder durch Needlesharing bei Drogenabhängigen. Erkrankungen treten nur bei einem geringen Teil der Infizierten auf. Die zwei häufigsten Krankheiten sind die adulte T-Zell-Leukämie (ATL), an der etwa 1–3 % der Infizierten erkranken, sowie die langsam fortschreitende Tropische spastische Paraparese (auch HTLV-I-assoziierte Myelopathie genannt, TSP/HAM), an der bis zu 20 % erkranken können. Vermutlich spielen transaktivierende Virusproteine eine Rolle bei der Tumorentstehung. Die Prognose dieser Erkrankungen ist ungünstig. Eine antivirale Therapie findet nicht statt, wirksame Impfstoffe existieren nicht.

Das **humane T-Zell-lymphotrope Virus II** (HTLV-II) wurde Anfang der 80er-Jahre bei einem Leukämiepatienten entdeckt. HTLV-II-Infektionen sind sehr viel seltener als HTLV-I-Infektionen. Bei einigen isoliert lebenden Eingeborenenstämmen, z. B. im Amazonasbecken oder bestimmten Pazifikinseln, sowie in Äquatorialafrika können relativ hohe Prävalenzen vorkommen. Die Übertragungswege sind im Wesentlichen die gleichen wie bei der HTLV-I-Infektion. In westlichen Ländern findet man das Virus vor allem bei Drogenabhängigen. Es gibt bisher keine klare Assoziation mit menschlichen Erkrankungen, obwohl vereinzelt über T-Zell-Lymphome und neurologische Erkrankungen (Myelopathie) berichtet wurde.

Das **humane Immundefizienzvirus** ist der Erreger der Immunschwäche AIDS (acquired immunodeficiency syndrome). Es werden das HIV-1, das vermutlich Anfang des letzten Jahrhunderts den Sprung vom Schimpansen auf den Menschen vollzogen hat und weltweit vorkommt, vom HIV-2 unterschieden, das vor allem im westlichen Afrika auftritt. Beim HIV-2 werden mindestens sieben speziesüberschreitende Viruseinträge von Primaten auf den Menschen vermutet. HIV-1-Varianten werden in drei große Gruppen eingeteilt, M, O und N. Die weltweit bedeutendste Gruppe M wird weiterhin in 10 Subtypen (A–K) unterteilt. Weltweit wird die Zahl der HIV-Infizierten auf ca. 35 Millionen geschätzt (Stand 2012), in Deutschland auf etwa 78 000 (Stand 2012).

Die Übertragung des HIV geschieht vor allem mittels ungeschütztem Geschlechtsverkehr, weiterhin durch parenterale Kontakte mit HIV-haltigem Material, z. B. gemeinsame Spritzenbestecke, seltener von der Mutter auf das Kind (Geburt, Stillen). Die primären Zielzellen sind Makrophagen, dendritische Zellen und lokale T-Lymphozyten. Es kommt dann zu einer massiven Vermehrung im darmassoziierten Lymphgewebe (MALT), was sich in einer hohen Viruskonzentration im peripheren Blut widerspiegelt. Nach einigen Wochen kann durch die Immunantwort diese Viruslast auf einen bestimmten Punkt („Setpoint“) reduziert werden, dessen Höhe eine gewisse Prognose hinsichtlich des weiteren Verlaufs zulässt. Nach 5–15 (Durchschnitt: 9) Jahren beginnt die Immundefizienz.

Der klinische Verlauf lässt sich entsprechend in mehrere Phasen einteilen. Bei 50–70 % der Infizierten kommt es 2–6 Wochen nach der Infektion zu einer akuten Erkrankung mit Fieber, Pharyngitis, Lymphadenopathie, Kopf- und Gliederschmerzen, Übelkeit und Erbrechen. Nach einer langen Phase scheinbarer Gesundheit, bei der jedoch die Zahl der $CD4^+$-T-Zellen im peripheren Blut aufgrund direkter und indirekter Viruseffekte stetig abnimmt, entwickelt sich eine Immunschwäche. Diese zeigt sich in unterschiedlichen Krankheitsbildern, wozu besonders opportunistische Infektionen zählen, wie z. B. Kaposi-Sarkom, Retinitis, Lymphome, Pneumozystispneumonie, *Candida*-Infektion, zerebrale Toxoplasmose oder Mykobakteriosen. Interessanterweise scheint es bei Patienten, die gleichzeitig mit dem offenbar harmlosen humanen Pegivirus infiziert sind, zu einer Interferenz mit dem HIV zu kommen, was sich günstig auf den Krankheitsverlauf auswirkt. Der Nachweis der Infektion erfolgt vor allem serologisch (Antikörper-ELISA), wobei ein positives Ergebnis bestätigt werden muss (z. B. mittels Westernblot). Eine Therapie, die zur Heilung führt, gibt es nicht, jedoch kann die HIV-Infektion in vielen Fällen – in den Industrieländern – bei frühem Einsatz einer medikamentösen Dauerbehandlung mittlerweile recht gut kontrolliert werden. Ein effektiver HIV-Impfstoff dürfte auf absehbare Zeit nicht zur Verfügung stehen.

27.2 Doppelstrang-RNA-Viren

Martin Beer, Martin Pfeffer

27.2.1 Familie Reoviridae

Martin Beer

STECKBRIEF

- „Reo" steht für respiratory – enteric – orphan
- RNA-Viren mit einem doppelsträngigen, linearen, segmentierten Genom von 15 000–25 000 Nukleotiden
- Infektionen von Pflanzen, Fischen, Insekten und Säugetieren
- 10, 11 oder 12 Genomsegmente; Austausch einzelner Genomsegmente bei Koinfektionen möglich (Reassortment)
- Virionen mit einer ikosaedrischen Struktur und einem Kapsid aus 2–3 Lagen; Durchmesser von 60–90 nm; 3 Hauptkapsidproteine (**Abb. 27.5**, **Abb. 27.6**)
- Die Familie der *Reoviridae* umfasst neun Genera, von denen das Genus *Orbivirus* mit den Erkrankungen Blauzungenkrankheit oder Afrikanische Pferdepest sowie das Genus *Rotavirus* von besonderer veterinärmedizinscher Bedeutung sind.
- Einige Genera der Familie *Reoviridae* infizieren Insekten oder werden über Arthropoden als Vektoren übertragen.

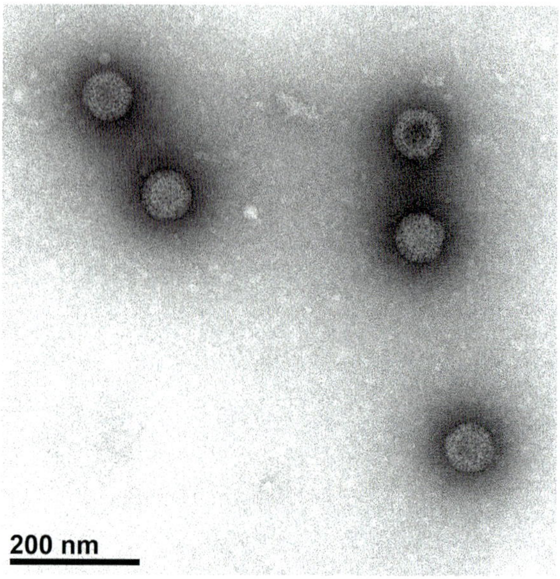

Abb. 27.5 Orthoreovirus, Negativkontrast. [Dr. habil. H. Granzow, Friedrich-Loeffler-Institut, Insel Riems]

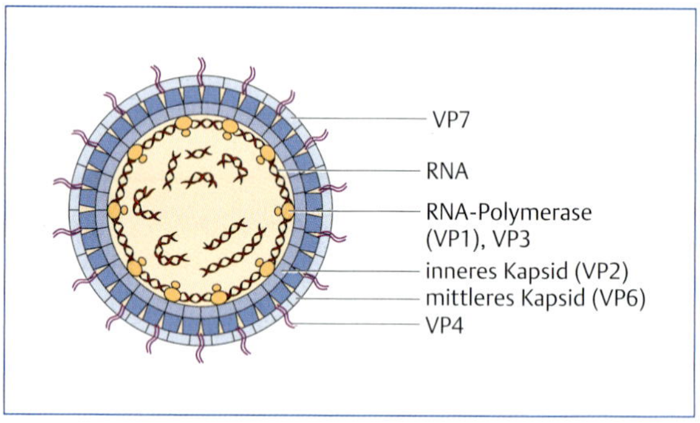

Abb. 27.6 Schema eines Reovirus am Beispiel eines Rotavirus. Das Virion der Reoviren ist komplex aufgebaut. Es besteht aus einem dreifachen Kapsid. Bei den Rotaviren wird das segmentierte Doppelstrang-RNA-Genom durch die viralen Proteine VP1 und VP3 komplexiert. Dem schließt sich eine Schicht bestehend aus dem viralen VP2-Protein an. Diese Struktur repräsentiert das innere Kapsid. Das intermediäre Kapsid besteht aus einer Schicht des viralen VP6 und das äußere Kapsid schließlich aus den Proteinen VP4 und VP7.

Familienmerkmale

Die Mitglieder der Familie der *Reoviridae* zeichnen sich durch ein segmentiertes, doppelsträngiges RNA-Genom aus. Sie sind Infektionserreger bei Pflanzen, Insekten, Fischen und Säugern. Die Bezeichnung „Reo" ist von „Respiratory, enteric und orphan" abgeleitet, in Anlehnung an die beobachteten Erkrankungen, die keinem einheitlichen Krankheitsbild zugeordnet werden konnten. Die Übertragung durch Vektoren (z. B. durch Stechmücken des Genus *Culicoides*) ist charakteristisch für einige Genera wie für die Orbiviren. Je nach Genus werden 10, 11 oder 12 Genomsegmente beobachtet. Der Austausch von Genomsegmenten (reassortment) ist möglich und führt zu Reassortanten. Die Eigenschaft des Austausches wird auch zur Genus- bzw. Spezieszuordnung verwendet. Viele der Genera zeichnen sich zudem durch eine große Vielfalt an unterschiedlichen Serotypen aus (Orbiviren mit mindestens 26 Serotypen, animale Rotaviren mit 6 Serotypen). Veterinärmedizinisch relevant sind die Genera *Rotavirus* sowie *Orbivirus*, wobei die Orbiviren seit 2006 erstmals auch in Deutschland mit den Serotypen 8 (BTV-8) und 6 (BTV-6) Fuß gefasst haben.

Taxonomie

Die Familie der *Reoviridae* wird von zwei Subfamilien (*Sedoreovirinae* und *Spinareovirinae*) mit sechs bzw. neun Genera gebildet (**Tab. 27.2**). Die *Spinareovirinae* umfassen Genera mit prominenten Spikes (z. B. *Orthoreovirus, Aquareovirus, Cypovirus, Fijivirus*), die *Sedoreovirinae* zeichnen sich durch eine „glatte" bzw. sphärische Virionstruktur aus (z. B. *Orbivirus, Rotavirus, Phytoreovirus, Coltivirus*).

Virusstruktur und Replikation

Die Virionen sind 60–90 nm groß und besitzen eine ikosaedrische Struktur. Sie bestehen aus einem mehrlagigen Kapsid, das von zahlreichen Kasidproteinen gebildet wird. Die Genera mit Spikes bilden in der Regel eine innere strukturierte Lage (inneres Core; T = 2), die von einer unvollständigen zweiten Kapsidschale umgeben (T = 13) wird. Die Vertreter der Familie *Reoviridae* mit einer mehr glatten Struktur bilden im Gegensatz hierzu ein Kapsid aus drei unterschiedlichen Lagen bw. „Schalen".

Tab. 27.2 Ausgewählte Genera der Familie *Reoviridae*.

Subfamilie	Genus	Prototyp	veterinärmedizinisch bedeutende Krankheit	besondere Merkmale	betroffenene Spezies
Spinareovirinae	*Orthoreovirus*	Reovirus der Säuger, Avireovirus	enterale und respiratorische Infektionen bei Säugern und Vögeln	Übertragung durch die fäkoorale oder respiratorische Route; infizieren ausschließlich Vertebraten	Säugetiere wie Hund, Rind, Pferd oder Mensch; Infektion von Vögeln mit aviären Reoviren
	Coltivirus	Virus des Colorado-Zeckenfiebers (*Colorado Tick Fever Virus*)	nein	Überträger sind Zecken	Säugetiere, Arthropoden
Sedoreovirinae	*Orbivirus*	Virus der Blauzungenkrankheit (*Bluetongue Virus*)	ja (Blauzungenkrankheit, Afrikanische Pferdepest, epizootische Hämorrhagie der Hirsche, Ibaraki)	Überträger sind Stechmücken (Gnitzen des Genus Culicoides); in der Regel nicht kontagiös	Rinder, Schafe, Kameliden, Pferde, Hundeartige, Hirschartige, Vögel, Arthropoden
	Rotavirus	Rotavirus A	ja (Neugeborenendiarrhö)	Jungtiererkrankung, Übertragung durch Kontakt mit den Ausscheidungen Infizierter	Säugetiere, Vögel
	Aquareovirus	*Aquareovirus A*	–	–	Fische, Muscheln
	Cypovirus	*Cypovirus 1*	nein	–	Insekten
	Fijivirus	*Fijidisease Virus*	nein	–	Pflanzen, Insekten
	Phytoreovirus	*Woundtumor Virus*	nein	–	Pflanzen, Insekten
	Oryzavirus	*Rice-ragged Stunt Virus*	nein	–	Pflanzen, Insekten

Die Virionen der *Reoviridae* sind im reifen Zustand unbehüllt und können die Zelle nach Lyse verlassen. Vertreter einiger Genera (*Orbivirus*, *Rotavirus*) „budden" jedoch über die Zellmembran oder in das endoplasmatische Retikulum und erhalten so eine Lipidhülle, die jedoch in den meisten Fällen sehr instabil ist und nur temporär bestehen bleibt.

Die Replikation findet im Zytoplasma statt, und meist kommt es nicht zum vollständigen Uncoating. Zunächst wird Positivstrang-RNA als mRNA von der Negativstrang-Matrize zur Translation der notwendigen Proteine produziert. Einige der hierfür notwendigen Enzyme befinden sich in Form von Strukturproteinen im Kapsid. In der Folge werden Negativstrang-Matrizen gebildet, und es entstehen die linearen Doppelstrang-RNA-Segmente, die je Segment und Virion nur einmal vorkommen. Enzyme der RNA-Replikation werden dabei im Kapsid mitgeführt (z. B. die RNA-abhängige RNA-Polymerase, **Abb. 27.7**, **Abb. 27.8**).

Die Proteine der Reoviren können in Virusproteine (VP) und Nichtstrukturproteine (NSP) unterteilt werden. Je nach Genus können 6–10 VP unterschieden werden. So kodieren Orbiviren für 7 verschiedene VP und 4 verschiedene NSP (**Tab. 27.3**). Einige der Mitglieder der Familie der *Reoviridae* zeigen hämagglutinierende Eigenschaften.

Besondere Hinweise

Die Übertragung durch Vektoren führt bei einigen Reoviren zu besonderen Bedingungen bei Verbreitung, Pathogenese und Bekämpfung. Von 2006 bis 2009 ist die durch Gnitzen (*Culicoides* spp.) übertragene Blauzungenkrankheit erstmals auch in Deutschland vorgekommen.

Genus Orthoreovirus

Orthoreoviren sind unbehüllt und besitzen 10 Genomsegmente mit insgesamt ca. 23 000 Basenpaaren, die von einem ikosaedrischen Kapsid aus 92 Kapsomeren umgeben sind. Das Kapsid mit einem Durchmesser von ca. 85 nm wird durch zwei Proteinschalen gebildet, die den Innenkörper umhüllen. Die Oberfläche der Virionen besitzt ca. 600 charakteristische Projektionen. Orthoreoviren sind außerordentlich stabil gegenüber Temperaturen bis 55 °C, einem pH-Bereich zwischen 2 und 9 sowie gegenüber Detergenzien. Die Proteine der Orthoreoviren werden aufgrund ihrer Größe in drei Klassen unterteilt (**l**arge [λ], **me**dium [μ] und **s**mall [σ]).

Orthoreoviren infizieren ausschließlich Wirbeltiere und lassen sich in drei Serogruppen unterteilen: (Serogruppe 1) Säugerreoviren, (Serogruppe 2) aviäre Reoviren und (Serogruppe 3) Reoviren der Paviane. In der Regel handelt es sich um enterale und respiratorische Infektionen, die über

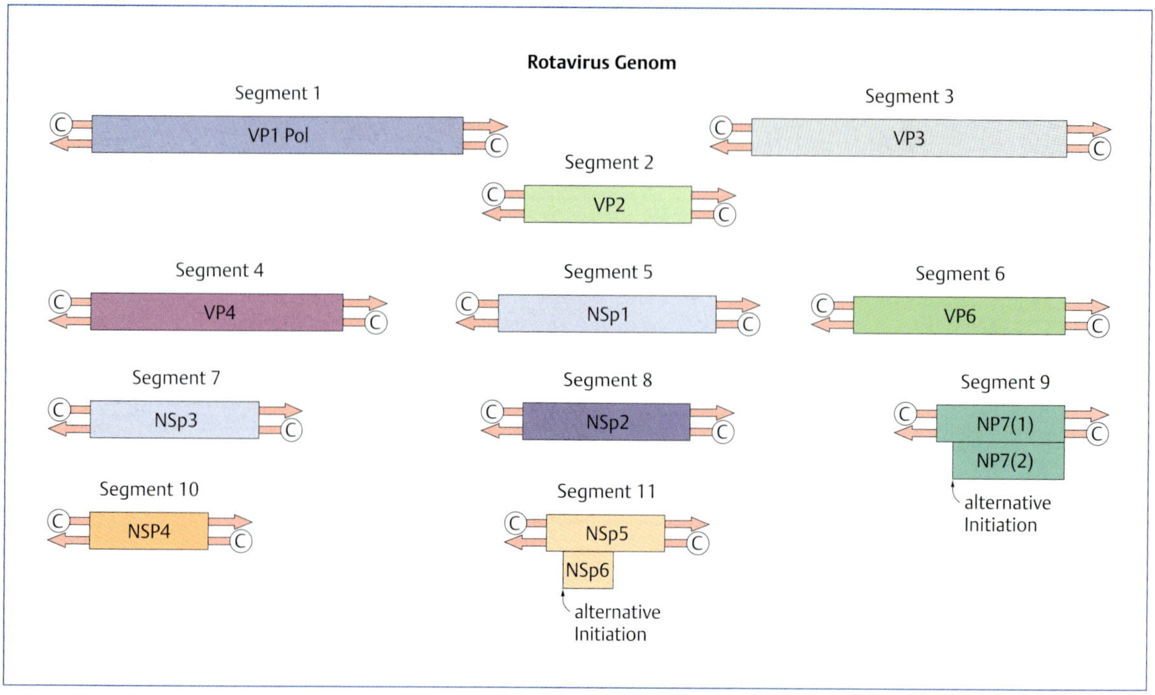

Abb. 27.7 Genomorganisation der Reoviren. Das segmentierte Doppelstrang-RNA-Genom besteht bei den Rotaviren aus Segmenten, die für insgesamt 12 Proteine kodieren. Die Verteilung der viralen Gene auf die Segmente ist dargestellt. Die Größe des Gesamtgenoms des Rotavirus beträgt 18 500 Basenpaare, die einzelnen Segmente haben eine Größe zwischen 670 und 3 300 Basenpaaren.

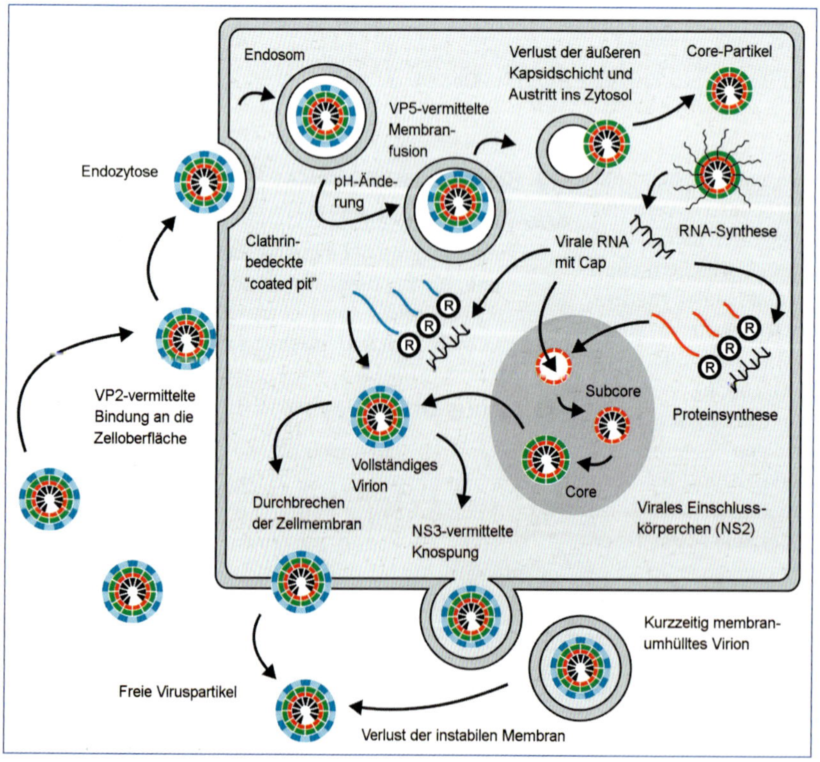

Abb. 27.8 Schematische Replikation der *Reoviridae*. Die Reoviren gelangen über rezeptorvermittelte Endozytose in die Wirtszelle. Nach partieller Desintegration des Partikels werden von den Negativsträngen der verschiedenen RNA-Segmente mRNAs transkribiert und diese translatiert. Nach RNA-Replikation kommt es im Zytoplasma bzw. im Einschlusskörperchen zur Verpackung der Segmente, dem Assembly der Virionen und schließlich zur Ausschleusung des Virus durch Exozytose.

die fäkoorale oder die respiratorische Route übertragen werden. Die meisten Infektionen verlaufen subklinisch oder spielen bei Faktorenkrankheiten als Kofaktor eine Rolle.

Orthoreovirusinfektionen der Säugetiere

Ätiologie Orthoreoviren können ein breites Spektrum von Säugetieren befallen. Die von verschiedenen Tierarten (Schwein, Rind, Pferd, Hund, Mensch) isolierten Orthoreo-

Tab. 27.3 Genomaufbau der Orbiviren am Beispiel des Blauzungenvirus.

Segment (doppelsträngige RNA)	Größe (ca. in Kbp)	kodiertes Protein (Funktion)
1	3,9	VP1 (RNA-abhängige RNA-Polymerase)
2	2,9	VP2 (Hauptprotein der äußeren Proteinschale des Virions; Haupimmunogen; bestimmt den Serotyp; Protein mit der größten Variabilität; Hauptimmunogen; induziert neutralisierenden Antikörpern)
3	2,8	VP3 (Protein der inneren Kapsidschale; bindet RNA, interagiert mit untergeordneten Kapsidproteinen)
4	2,0	VP4 (Dimer, Capping-Enzym)
5	1,8	NS 1 (formt charakteristische tubuläre Strukturen in der infizierten Zelle)
6	1,6	VP5 (innerer Teil der äußeren Proteinschale des Virions)
7	1,2	VP7 (Trimer; verbunden mit VP2 und VP5; formt äußere Hülle des Nukleokapsids)
8	1,1	NS 2 (Matrixprotein der viralen Einschlusskörperchen; bindet einzelsträngige RNA)
9	1,0	VP6/VP6a (Helikase, NTPase, bindet RNA) sowie NS 4 (Einfluss auf angeborene Immunantwort)
10	0,8	NS 3/NS 3a (Glykoprotein; Membranprotein)

viren gehören speziesunabhängig zu drei Serotypen und sind in der Lage, Erythrozyten (Schwein, Mensch) zu hämagglutinieren. Die drei Typen können serologisch mittels Virusneutralisation sowie Hämagglutininationshemmungstest unterschieden werden. Orthoreoviren der Säugetiere wachsen auf Affennierenzellen (z. B. Vero-Zellen), und es kommt zu einem cpe mit Zelllyse unter Ausbildung von Einschlusskörperchen.

Klinik und Epidemiologie Orthoreovirusinfektionen sind weit verbreitet und verlaufen häufig subklinisch oder mit milden respiratorischen oder enteralen Symptomen. Die Infektion von Labormäusen mit Orthoreoviren des Typs 3 kann zu Hepatitis und Enzephalitis mit als oily hair syndrome bezeichneten Symptomen führen. Bis zu 50 % der erkrankten Mäuse sterben dann im Laufe der Infektion.

Die Infektion mit Orthoreoviren wird oronasal über die Fäzes oder den Respirationsstrakt übertragen, wobei die Ausscheidung bis zu 14 Tage andauern kann. Die Infektion ist sehr weit verbreitet und kann nach einer Inkubationszeit von wenigen Tagen zu respiratorischen Symptomen (Niesen, Husten, Nasenausfluss), erhöhter Körpertemperatur und Diarrhö führen. Die Beteiligung an respiratorischen Faktorenerkrankungen wie der enzootischen Bronchopneumonie des Rindes (Serotypen 1 und 2) oder dem „Zwingerhusten des Hundes“ wird beschrieben.

Bei Rind, Schaf, Pferd und Hund wurden Infektionen mit allen drei Serotypen direkt durch Virusisolierung oder indirekt serologisch nachgewiesen. Die Antikörper-Prävalenzen schwanken dabei zwischen 2 und 70 %. Beim Schwein wurden die Typen 1 und 3 sowie bei der Katze der Serotyp 3 beschrieben. Außer beim Rind und beim Menschen, wo der Serotyp 1 besonders verbreitet zu sein scheint, spielen Orthoreoviren des Serotyps 3 die größte Rolle.

Diagnose Die Diagnose erfolgt durch den direkten Virusnachweis (PCR, Isolierung) oder den indirekten Nachweis von (Serotyp-)spezifischen Antikörpern (NT, HAH, ELISA).

Für den Virusnachweis eignen sich Tupfer und Spülproben des Respirationstraktes sowie Speichel- oder Fäzesproben. Der Antikörpernachweis erfolgt aus Serumproben. Für den Nachweis einer Infektion eignen sich zudem Serumpaare, die im Abstand von etwa 2–4 Wochen entnommen werden.

Immunologie Die Infektion mit Orthoreoviren führt in der Regel zu einer belastbaren Immunität. Impfung mit dem passenden Serotyp kann zudem vor klinischen Infektionen schützen.

Bekämpfung Orthoreovirusinfektionen sind weder anzeige- noch meldepflichtig. Infektionen werden im jeweiligen Einzelfall behandelt und mittels Vakzinierung auf freiwilliger Basis bekämpft. Zum Einsatz kommen dabei inaktivierte Vakzinen gegen verschiedene Serotypen, die häufig zusammen mit anderen Komponenten in Form von Kombinationsimpfstoffen eingesetzt werden.

Orthoreovirusinfektionen der Vögel (aviäre Orthoreoviren)

Beim Vogel kommen mindestens 11 verschiedene Serotypen vor, und der erste Nachweis erfolgte bereits 1957. Aviäre Orthoreoviren werden bei respiratorischen und enteralen Erkrankungen von Hühnern, Enten und Puten isoliert, aber auch bei gesunden Vögeln beschrieben. Orthoreoviren der Vögel können von denen der Säugetiere genetisch wie auch serologisch eindeutig unterschieden werden. Die Übertragung innerhalb der Geflügelbestände erfolgt in der Regel horizontal.

Aviäre Orthoreoviren können im Gegensatz zu Orthoreoviren der Säuger auch in embryonierten Hühnereiern angezüchtet werden. Auf der CAM beimpfter Eier sind pockenähnliche Herde zu erkennen, und nach etwa 5 Tagen sterben infizierte Embryonen ab. In Zellkulturen wachsen aviäre Orthoreoviren mit der Bildung von Synzytien und Riesenzellen.

Beim Huhn können aviäre Orthoreoviren zur sogenannten „Virusarthritis/Tendosynovitis" führen. Nach einer Inkubationszeit von bis zu 14 Tagen erkranken junge Hühner und Puten. Es kommt bei den erkrankten Tieren zu Entzündungen der Sehnenscheiden und Gelenke, die Beine zeigen Umfangsvermehrungen und sind blau verfärbt. Nach entzündlichen Veränderungen der Sehnenscheiden kommt es im weiteren Verlauf zu chronischen Veränderungen mit Fibrosen, Gelenkknorpelschädigungen und knotigem Verwachsen. Es können zahlreiche Tiere innerhalb einer Herde betroffen sein. Die Krankheit wird sowohl über Eier als auch Kontakt mit infizierten Tieren übertragen. In betroffenen Beständen sind die Lahmheiten der Tiere sowie die fehlende Gewichtszunahme auffallend.

Aviäre Reoviren werden aber auch mit Symptomenkomplexen wie Malabsorptions-Syndrom, Myokarditis, Perikarditis, Gastroenteritis sowie Hepatitis in Verbindung gebracht.

Die Bekämpfung erfolgt in erster Linie durch hygienische Maßnahmen sowie den Einsatz von attenuierten Vakzinen oder inaktivierten Impfstoffen. Da insbesondere sehr junge Tiere für aviäre Orthoreovirusinfektionen empfänglich sind, wird auch die Elterntierimpfung angewendet, um einen Schutz über maternale Antikörper zu vermitteln.

Genus Rotavirus

Das Genus *Rotavirus* wird in 5 Gruppen (Rotavirus A–E) eingeteilt. Hinzu kommen derzeit zwei vorläufige Gruppen (Rotavirus F und G). Innerhalb der einzelnen Gruppen werden weitere Subtypen differenziert. Die Gruppenzugehörigkeit der Subtypen wird über die Möglichkeit des Reassortment definiert, das nur zwischen den Subtypen einer Gruppe möglich ist. Die Virionen bestehen aus dem Kapsid, dem Nukleokapsid und dem Nukleoprotein. Die Virionen der Rotaviren sind wie alle Vertreter der Familie *Reoviridae* unbehüllt, verlieren aber nach der Freisetzung aus infizierten Zellen häufig noch eine aus Budding-Prozessen stammende Membranhülle. Kapsid und Nukleokapsid sind sphärisch und von ikosaedrischer Symmetrie. Das Kapsid besteht aus 132 Kapsomeren. In EM-Aufnahmen erscheinen Rotaviren „radähnlich" (rota, lat.: Rad), was dem Genus den Namen gab.

Rotaviren besitzen 11 RNA-Segmente, die 16 000–21 000 Basenpaare umfassen. Der Durchmesser der Virionen beträgt etwa 75 nm. Sie weisen 2 Kapsomerenschalen auf, von denen die äußere sehr labil ist. Rotaviren besitzen ein internes gruppenspezifisches Antigen (VP-6). Mit dem NT können speziesspezifische Antigene differenziert werden.

Die meisten der bisher bekannten Rotavirus-Isolate sind antigenverwandt. Beim Tier kommen mindestens 6 Serotypen vor. Von Menschen sowie Schweinen und Hühnern sind Rotavirus-Isolate bekannt, denen das gemeinsame Gruppenantigen fehlt. Bovine Rotavirus-Isolate besitzen z. T. HA-Eigenschaften. Rotaviren sind sehr stabil gegenüber Umwelteinflüssen. Bei 20 °C bleibt die Infektiosität mindestens 7 Monate erhalten. Rotaviren sind stabil bei pH 3 und bei 56 °C (30 min). Für die Desinfektion eignen sich Ethanol (70 %), Lysol (5 %), Chloramin und Hexachlorophen-Verbindungen (vgl. Desinfektionsmittelliste der DVG, Bereich Tierhaltung, http://www.desinfektion-dvg.de). Jodophore, Hypochlorit und Chlor in Konzentrationen, wie sie im Trinkwasser verwendet werden, sind weitgehend unwirksam.

Rotavirusinfektionen beim Tier

Rotavirusinfektionen (z. B. Subtyp porcines Rotavirus A, Subtyp bovines Rotavirus B) verursachen bei Neugeborenen vieler Tierarten sowie beim Menschen streng lokalisierte Infektionen des Intestinaltraktes, die durch akute Durchfallerkrankungen mit wässrigem, gelbem Kot, Depression und Schwäche charakterisiert sind. Im Verlauf der Virusinfektion wird das Zottenepithel des Dünndarms fast vollständig zerstört, sodass sich ein Malabsorptionssyndrom entwickelt. Dabei kommt es rasch zur Dehydrierung mit Todesfällen. Die Rotavirusinfektion ist nur eine von vielen neonatalen Durchfallerkrankungen, bei denen Mischinfektionen dominieren.

Die wirtschaftliche Bedeutung der neonatalen Durchfallerkrankungen liegt in einer verminderten Gewichtszunahme erkrankter Tiere sowie in der teilweise hohen Letalität in Problembeständen bei Faktorenerkrankungen.

Eine virusbedingte Durchfallerkrankung bei 2–3 Wochen alten Säuglingsmäusen ist die epidemische Diarrhö infantiler Mäuse (EDIM). Morphologisch ähnliche und antigenverwandte Viren wurden in den letzten Jahren auch von anderen Spezies mit akuter Gastroenteritis, so bei Affen, bei Menschen, Schweinen, Pferden, Schafen, Ziegen, Kaninchen, Hunden, Katzen, Mäusen, Ratten, Hühnern, Enten, Gänsen, Fasanen sowie Tauben isoliert. Die Verbreitung von Rotaviren ist weltweit. Alle bisherigen epidemiologischen Untersuchungsergebnisse weisen auf einen hohen Durchseuchungsgrad sowohl bei Tieren als auch beim Menschen hin.

Ätiologie Aufgrund der elektrophoretischen Wanderungsgeschwindigkeit der RNA-Segmente lassen sich Rotaviren ebenfalls differenzieren. Untersuchungen der RNA-Segmente von Rotavirus-Isolaten einer Tierart weisen ferner auf eine starke genetische Heterogenität durch „Genetic Reassortment" hin.

Die Züchtung der Erreger ist schwierig. In Zellkulturen lassen sich vor allem Rotaviren von Kalb und Schwein züchten. Daneben sind Stämme verschiedener Spezies an Zellkulturen adaptiert. Alle Isolate vermehren sich am besten in der embryonalen Rhesusaffennierenzelllinie MA-104. Für die Isolierung von Rotaviren empfiehlt sich die Aktivierung des Virus mit Trypsin sowie dessen Zusatz zum Virusmedium. Adaptierte Rotavirusisolate zeigen einen deutlichen cpe.

Im Schwein und Kalb vermehren sich auch Rotaviren von anderen Spezies. So lassen sich Kälber zusätzlich mit Isolaten von Menschen und Fohlen infizieren, Schweine können mit Viren von Schweinen, Menschen, Kälbern und Fohlen infiziert werden. Pathogen sind im Ferkel jedoch nur die Isolate von Schweinen und Kälbern. Das Infektionsspektrum ist sehr weit. Rotaviren wurden bei zahlreichen Spezies nachgewiesen.

Epidemiologie Die Virusausscheidung erfolgt mit dem Kot und kann 3–10 Tage nach Auftreten der ersten klinischen Symptome andauern. Der Virusgehalt im Kot ist besonders während der ersten Tage der Erkrankung hoch (10^7–10^{10} KID_{50}/g). Als Eintrittsweg ist hauptsächlich die orale Route von Bedeutung. Der Erreger wird mit infektiösen Fäzes sowie mit verunreinigtem Futter, Wasser und Milch übertragen.

Eine Reihe von Beobachtungen deutet darauf hin, dass Rotavirusdiarrhöen im Herbst und Winter häufiger vorkommen als während der warmen Jahreszeit. Obwohl Erkrankungen am häufigsten bei Neugeborenen beobachtet werden, sind Individuen aller Altersstufen empfänglich. Vermutlich stellen ältere, klinisch inapparent infizierte Tiere das Virusreservoir dar.

Pathogenese Rotaviren besitzen bei allen Spezies eine starke Affinität zur differenzierten Epithelzelle des Dünndarms. Nach oraler Aufnahme vermehren sich Rotaviren v. a. in den distalen zwei Dritteln des Jejunums. Der Befall des Zottenepithels ist je nach Spezies unterschiedlich. Während bei Schweinen etwa die oberen zwei Drittel des Epithels einer Zotte infiziert werden, sind es beim Kalb nur das oberste Drittel, bei der Maus nur die Zellen an der Zottenspitze. Bei jungen Tieren entwickelt sich innerhalb weniger Stunden p. i. eine Zottenatrophie. Abgelöste Epithelzellen werden durch unreife kubische Enterozyten ersetzt. Bedingt durch Funktionsstörungen und nachfolgendes Ablösen rotavirusinfizierter Zellen entwickelt sich bei infizierten Tieren ein Malabsorptionssyndrom mit Hypersekretion und Osmosestörungen im Darm, das schließlich zu Diarrhö führt. Kompliziert werden Rotavirusinfektionen durch Mischinfektionen mit anderen enteropathogenen Erregern. Synergistisches Zusammenwirken von z. B. *Rotavirus* mit Coronaviren, *Escherichia coli* (ETEC) oder Kryptosporidien führt zu schweren Verlaufsformen.

Während beim Rind u. a. hochvirulente und schwach virulente Virusstämme vorkommen, vermehrt sich *Rotavirus* nach Infektionen von Lämmern ebenfalls im Dünndarmepithel, führt allein jedoch nicht immer zu klinischen Durchfallerscheinungen. Als ein wichtiger pathogenetischer Faktor wird neuerdings ein NSP von Rotaviren der Gruppe A diskutiert, das als virales Enterotoxin für die Mobilisation von intrazellulären Ca^{++}-Ionen und die Sekretion von Cl^--Ionen verantwortlich sein soll. Dieses NSP4 lässt sich in 5 Genogruppen (A–F) unterscheiden.

Klinik und Pathologie Die Inkubationszeit schwankt zwischen 16 Stunden beim Schwein und 40 Stunden bei Mäusen. Deutliche Symptome werden in erster Linie bei Kälbern und Schweinen während der ersten Lebenstage bis zu einem Alter von etwa 6 Wochen beobachtet. Erste klinische Erscheinungen sind ein gestörtes Allgemeinbefinden, Depression, Schwäche und Anorexie. Bei Schweinen wird auch Erbrechen beobachtet. Die plötzlich einsetzende Diarrhö ist durch wässrigen Kot charakterisiert. Insbesondere bei bakteriellen Sekundärinfektionen kann es zu schweren Verläufen mit Dehydrierung und hoher Letalität kommen. In mild verlaufenden Fällen kann innerhalb von 24–28 Stunden nach Einsetzen der Symptome die Genesung eintreten. Klinisch inapparente Verlaufsformen sind häufig.

Pathologisch-anatomisch dominiert die starke Füllung des Darms mit Flüssigkeit. Die Darmwand erscheint transparent. Im histologischen Bild zeigt sich je nach Spezies eine mäßige bis starke Zottenatrophie. Auf den abgeflachten Darmzotten lassen sich quaderförmige, unreife Epithelzellen nachweisen. Bei einigen Spezies wird ferner ein Verlust des Epithels der Magenschleimhaut und von Epithelzellen der Bronchien und Alveolen beobachtet.

Differenzialdiagnostisch sind Durchfallerkrankungen anderer Genese wie unsachgemäße Fütterung, Überfütterung, Überpopulation, schlechte Hygiene, Kryptosporidien- und *Escherichia-coli*-Infektionen sowie weitere Infektionen (v. a. Coronaviren) abzugrenzen.

Diagnose Die Diagnose der Rotavirusinfektion ist wegen der Vielzahl der an neonatalen Durchfallerkrankungen beteiligten Erreger nur durch den gezielten Erregernachweis möglich. Am schnellsten und einfachsten ist der Nachweis des gruppenspezifischen Antigens im Kot erkrankter Tiere mit sogenannten Schnelltests (z. B. Immunoassays) oder ELISA oder der Nachweis von Viruspartikeln im Elektronenmikroskop. Eine Erregerisolierung ist schwierig, zeitintensiv und deshalb kaum praktizierbar. Bei frischtoten Tieren kann der Antigennachweis mittels IF direkt im Darmepithel erfolgen. Zunehmend erfolgt der Rotavirusnachweis durch die Detektion von viraler RNA in Kotproben mittels Real-Time-RT-PCR.

Für den serologischen Nachweis ist der Antikörper-ELISA gegen das gruppenspezifische Antigen geeignet. Typspezifische Antikörper werden mit dem NT bestimmt. Da bei vielen Spezies jedoch fast alle Tiere Antikörper gegen Rotaviren aufweisen, ist die Aussagekraft des Antikörper-Nachweises gering.

Immunologie Tiere, die eine Infektion überstanden haben, bilden lokale und humorale Ak. Die Dauer der Bildung und Ausscheidung lokaler Antikörper (IgA; beim Rind IgA und IgG_1) ist begrenzt. Untersuchungen bei Kälbern haben gezeigt, dass die Bildung lokaler Darm-Ak schon ab dem 3. Tag p. i. einsetzen kann und dann etwa 40–50 Tage anhält. Vermutlich infizieren sich Tiere unter natürlichen Bedingungen häufig und stimulieren die lokale Immunität entsprechend oft.

Da es sich um eine streng lokalisierte Infektion handelt, spielen humorale Antikörper beim Schutz gegen die Rotavirusinfektion eine untergeordnete Rolle.

Neugeborene werden jedoch passiv durch von der Mutter mit dem Kolostrum und der Milch übertragene Antikörper geschützt. Ein wirksamer Schutz wird bei Neugeborenen nur durch die ständige orale Aufnahme großer Antikörpermengen gewährleistet. Zumeist sind, obwohl ein großer Prozentsatz erwachsener Tiere gegen die Infektion immun ist, die Antikörper-Titer im Kolostrum und in der Milch nicht immer ausreichend, um einen wirksamen passiven Immunschutz zu vermitteln.

Bekämpfung Bei nicht bakteriell komplizierten Rotavirusinfektionen wirkt sich eine Flüssigkeitszufuhr in Form von Elektrolytlösungen immer günstig auf den Krankheitsverlauf aus. Eine zweite Therapiemaßnahme besteht in der Verhinderung von bakteriellen Sekundärinfektionen. Hier sind Antibiogramme, d. h. ein gezielter Einsatz von Antibiotika, unerlässlich.

Prophylaktische Maßnahmen sind derzeit nur beim Rind in Form einer Immunprophylaxe möglich. Eine Impfung der Neugeborenen hat sich wegen der interferierenden Milchantikörper und wegen der zu spät einsetzenden Immunität nicht bewährt. Das Mittel der Wahl ist eine Muttertierschutzimpfung mit kombinierten Lebendvakzinen oder Impfstoffen aus inaktivierten Erregern. In der Regel werden *Rotavirus*-, *Coronavirus*- und *Escherichia-coli*-K99-Antigene kombiniert. Durch die Impfung werden Höhe und Dauer der Antikörper-Ausscheidung mit Kolostrum und Milch stimuliert, sodass beim Rind spezifische Antikörper mit der Milch mindestens 3 Wochen lang ausgeschieden werden. Voraussetzung für die Wirksamkeit der Vakzinen, die sich in der Praxis gut bewährt haben, ist die Verfütterung der Muttermilch an die Kälber zumindest während der ersten beiden Lebenswochen.

Genus Orbivirus

Das Genus *Orbivirus* (orbi, lat.: Ring) umfasst derzeit 19 Spezies und mehr als 130 Serotypen. Die veterinärmedizinisch wichtigsten Vertreter sind das Virus der Blauzungenkrankheit, das Virus der Afrikanischen Pferdepest, das Virus der epizootischen Hämorrhagie der Hirsche inklusive dem Ibaraki-Virus.

Die unbehüllten, sphärischen Virionen der Orbiviren sind etwa 90 nm groß und bestehen aus zwei Proteinschalen, die ein in 10 Segmente unterteiltes Genom aus doppelsträngiger RNA einschließen. Die „Core-Partikel" bestehen aus 32 Kapsomeren und erscheinen in der konventionellen Elektronenmikroskopie ringförmig, was zum Namen des Genus führte. Während der Replikation werden in der Zelle charakteristische tubuläre Strukturen sowie virale Einschlusskörper gebildet.

Die Genomsegmente der Orbiviren sind etwa 800–4 000 Basenpaare groß und kodieren für 7 Struktur- und 4 Nichtstrukturproteine. Die äußere Kapsidschale wird von den Virusproteinen (VP) VP2 und VP5 gebildet. Beide Proteine liegen als Trimere vor und sind mit dem Protein VP7 verbunden. Darunter liegt eine innere Proteinschale aus VP3, die die 10 RNA-Segmente zusammen mit den untergeordneten Proteinen VP1, VP4 und VP6/VP6a einschließt. Dieser innere Protein-RNA-Komplex wird auch als „Transkriptase-Komplex" bezeichnet. Die Nichtstrukturproteine sind nur in der infizierten Zelle anzutreffen und fehlen im Virion. Sie spielen eine wichtige Rolle bei der Replikation und Virionenbildung und werden als NS 1 (verantwortlich für tubuläre Strukturen in der Zelle), NS 2 (bildet die Matrix der viralen Einschlusskörperchen), NS 3/NS 3a (glykosylierte Membranproteine; spielen eine Rolle bei der Freisetzung von Virionen) und NS 4 (Einfluss auf die angeborene Immunität) bezeichnet (**Tab. 27.3**).

Sowohl Arthropoden als auch Wirbeltiere sind Wirte der Orbiviren, wobei die wichtigsten Vertreter alle ausschließlich durch blutsaugende Insektenvektoren auf den Mammalierwirt übertragen werden. Die wichtigste Gruppe der Überträger sind dabei sogenannte Gnitzen (*Culicoides* spp.). Bis auf wenige und sehr seltene Einzelfälle sind diese Viren daher nicht kontagiös, und eine direkte Übertragung von Tier zu Tier ist ausgeschlossen. Eine iatrogene Infektion, z. B. durch Inokulation mit kontaminierten Kanülen, ist jedoch möglich.

Die bekannten Isolate der Orbiviren lassen sich 21 Gruppen zuordnen, wobei VP7 das Speziesantigen ist. In **Tab. 27.4** sind einige der Gruppen dargestellt.

Die seit 2008 beschriebenen neuen Vertreter der Blauzungenkrankheit (BTV-25 = Toggenburgvirus und BTV-26) wurden bei Ziegen bzw. bei Schafen entdeckt und führen zu subklinischen Infektionen. Ihre finale Klassifizierung steht noch aus.

Blauzungenkrankheit

BEACHTE
Anzeigepflicht.

Synonyme: bluetongue disease, Maulkrankheit, Bekziekte, catarrhal fever of sheep, sore muzzle, range stiffness in lambs

Bei der Blauzungenkrankheit (bluetongue disease = BT) handelt es sich um eine Tierseuche, die besonders Rinder und kleine Wiederkäuer betrifft und zu schweren klinischen Erkrankungen mit hohen wirtschaftlichen Schäden führen kann. Menschen werden nicht infiziert. BT ist eine saisongebundene, seuchenhaft auftretende Erkrankung, die von Stechmücken (Gnitzen) übertragen wird (eventuell mit Ausnahme von BTV-26, wo eine direkte Transmission vermutet wird). Die Krankheit kann besonders beim Schaf – und seltener auch beim Rind – zu Fieber und Zirkulationsstörungen, zu Hyperämien der oralen und nasalen Schleimhäute, zu Lippen- und Kopfödemen, gangränösen Rhinitiden, Maulschleimhautulzerationen, ulzerativen Veränderungen der Zitzen, Klauenentzündungen sowie schweren Pneumonien führen. Das klassische Bild der „blauen Zunge" ist sehr selten und wird nur bei sehr schweren Krankheitsfällen mit akuter Dyspnoe und Asphyxie beobachtet. Die wirtschaftlichen Verluste in der Schafhaltung sind durch die hohe Morbidität und Letalität (bis 50 %) sowie durch Fruchtbarkeitsstörungen und Qualitätsminderungen bei Fleisch und Wolle bedingt. Neben Rindern und Schafen können auch Wasserbüffel, Bisons, Yaks, Kamele, Lamas und Alpakas sowie wild lebende Wiederkäuer (z. B. Mufflonschafe oder Rotwild) infiziert werden und erkranken. Besonders Wildtiere werden dabei als Virusreservoire diskutiert.

Bis 2006 wurde BT als exotische Tierseuche betrachtet, und die Bundesrepublik Deutschland galt als frei. Am 19.

Tab. 27.4 Zusammenstellung verschiedener Orbiviren und ihrer Vektoren.

Virus	Vektor	Zahl der Serotypen
Virus der Afrikanischen Pferdepest	*Culicoides* spp. (Gnitzen)	9
Bluetongue-Virus	*Culicoides* spp.	26
Epizootic-hemorrhagic-disease-Virus (EHD)	*Culicoides* spp.	10
Changuinola-Virus	Phlebotomen	12
Choba Gorge-Virus	Zecken	2
Chenuda-Virus	Zecken	7
Corriparta-Virus	Moskitos	6
Eubenangee-Virus	Moskitos, *Culicoides* spp.	4
Palyam-Virus	*Culicoides* spp., Moskitos	13
Wallal-Virus		2
Kemerovo	Zecken	20
Warrego	*Culicoides* spp.	2
equine Enzephalosen	*Culicoides* spp.	7
Wongorr-Virus	*Culicoides* spp., Moskitos	8

August 2006 wurde jedoch der BTV-Serotyp 8 (BTV-8) in Deutschland erstmalig nachgewiesen, und im Jahr 2008 ist regional begrenzt auch BTV vom Serotyp 6 (BTV-6) in Niedersachsen aufgetreten. Nach 2009 sind jedoch keine neuen BTV-Fälle in Deutschland beobachtet worden.

Die Erkrankung ist anzeigepflichtig nach Tiergesundheitsgesetz und wird in der OIE-Liste wichtiger Tierseuchen geführt.

Ätiologie Die BT ist erstmalig in Südafrika beobachtet worden und dort seit Langem bekannt. Die Virusnatur des Erregers wurde bereits 1906 nachgewiesen. Erreger der Blauzungenkrankheit ist das Bluetongue-Virus (BTV) des Genus *Orbivirus*, das in 26 Serotypen (BTV-1 bis -26) vorkommt, wobei die Serotypen 25 und 26 noch nicht final klassifiziert sind. Überträger sind fast ausschließlich kleine Stechmücken, sogenannte Gnitzen oder Bartmücken (*Ceratopogonidae*) der Gattung *Culicoides*. Eine Ausnahme bildet das vor Kurzem bei Schafen in Kuwait neu entdeckte BTV-26, das kontagiös zu sein scheint (Batten et al., 2013).

Das im Genomsegment 2 kodierte Strukturprotein VP2 ist für die serologische und genetische Klassifizierung sowie Serotyp-Differenzierung verantwortlich und zeigt die höchste Variabilität zwischen den 26 bekannten Serotypen. Die serologische Differenzierung kann mittels neutralisierender, typspezifischer Antikörper erfolgen. Die phylogenetische Einordnung basiert jedoch in der Regel auf der Sequenzierung ausgewählter Genomsegmente (z. B. Segment 2) und dem Vergleich mit bekannten Virussequenzen. Antikörper gegen das Strukturprotein VP7 sind hingegen Serotyp-übergreifend, können BTV aber von anderen Orbiviren differenzieren.

BTV können in embryonierten Hühnereiern sowie verschiedenen Zellkulturen vermehrt werden (BHK-Zellen, Verozellen, Moskitozelllinien), allerdings bedarf es dazu zunächst einer gewissen Adaptierung. BTV können zudem während der Replikation in der Wirtszelle Genomsegmente mit anderen BTV austauschen (Reassortment bei Koinfektionen), was zu Reassortanten führen kann, die auch Segmente unterschiedlicher Serotypen tragen können. Dieses Phänomen wurde auch für Impfstoffviren in Italien beschrieben.

Das Infektionsspektrum von BTV umfasst unter natürlichen Bedingungen als empfänglichste Spezies das Schaf, weist jedoch in Abhängigkeit vom Serotyp, Virusstamm und Wirt (Rassen) eine unterschiedliche Virulenz auf. Neben hochvirulenten Stämmen sind auch BTV bekannt, die selbst bei Schafen zumeist klinisch inapparente Infektionen hervorrufen. Als besonders empfänglich hat sich das Dorset-Poll-Schaf aus Großbritannien erwiesen. Afrikanische Schafrassen sind relativ resistent. Die Infektion von Rindern führt generell seltener zur klinisch manifesten Erkrankung.

Im Blut empfänglicher Wirbeltiere binden die BTV-Virionen an Erythrozyten, können so für Monate persistieren und von den Vektoren aufgenommen werden.

Das 2008 neu beschriebene BTV-25 (Toggenburg-Virus), das bei Ziegen in der Schweiz nachgewiesen wurde, ist eng mit BTV verwandt und war bisher weder in Zellkultur vermehrbar noch konnte eine klinische Erkrankung mit dem Erreger in Verbindung gebracht werden. Im Gegensatz dazu ist BTV-26 in Zellkultur vermehrbar und scheint als erstes BTV direkt von Tier zu Tier übertragen zu werden. Daneben wurde 2014 ein weiteres neues BTV bei Ziegen in Korsika beschrieben.

Epidemiologie BTV ist in zahlreichen Regionen der Welt verbreitet, wobei die meisten Serotypen in Afrika und Südamerika gefunden werden. Aber auch in Asien, Nordamerika, Australien und ebenso seit 1998 in Europa wird BTV nachgewiesen. Je nach Region spielen dabei unterschiedliche Vektoren eine Rolle. Unter natürlichen Bedingungen erfolgt die Übertragung des BTV durch Stechmücken des Genus *Culicoides*. Sie nehmen das im Blut zirkulierende Virus während des Saugaktes auf. Nach einem biologischen Vermehrungszyklus des Virus in den Arthropoden, wobei das Virus in die Speicheldrüse gelangt, wird der Erreger durch weitere Saugakte effizient verbreitet. Dabei reicht eine infizierte Gnitze, um ein Tier zu infizieren. Kontaktinfektionen sind weitestgehend ausgeschlossen und wurden beispielsweise nur im Fall eines Rindes nach der Aufnahme von infiziertem Plazentamaterial diskutiert.

In Afrika kommen nahezu alle BTV-Serotypen vor, und Hauptüberträger sind dort Gnitzen der Spezies *Culicoides imicola*. Die Einschleppung von infizierten *Culicoides imicola* aus Afrika hat schließlich 1998 zu den ersten Ausbrüchen von BTV in der Europäischen Union geführt.

Die Einschleppung von BTV-8 hat im Jahr 2007 zu mehr als 20 000 Neuausbrüchen bei Rindern und Schafen, besonders im Westen der Bundesrepublik, geführt. Dabei wird angenommen, dass allein 2007 mehr als 30 000 Schafe in Deutschland der Seuche zum Opfer gefallen sind.

Die Verbreitung der BT erfolgt sehr effizient, auch über weite Strecken, durch die infizierten Vektoren. Diese können über viele Kilometer (bis zu 100 km) mit dem Wind weitergetragen werden. Das saisonale Auftreten der Erkrankung hängt daher eng mit dem Vorkommen der Gnitzen zusammen. Die in Afrika und auch in Südeuropa relevante Vektorenspezies *Culicoides imicola* ist in Mittel- und Nordeuropa nicht präsent und spielt daher keine Rolle bei der BT-Verbreitung in Deutschland. Durch entomologische Studien der Jahre 2007/2008 konnte vielmehr gezeigt werden, dass in Mittel- und Nordeuropa heimische Gnitzenarten eine Rolle bei der effizienten Verbreitung von BT, insbesondere BTV-8, spielen. Dabei wurde die sogenannte *Culicoides-obsoletus*-Gruppe als besonders relevant identifiziert und *Culicoides obsoletus sensu stricto* als möglicher Überträger benannt. Auch die Gnitzen der *Culicoides-pulicaris*-Gruppe sowie *Culicoides dewulfi* bzw. *Culicoides scoticus* scheinen – in Abhängigkeit von der Region – bei der Verbreitung von BTV-8 beteiligt zu sein. Offensichtlich sind diese heimischen Gnitzenarten sehr effiziente Überträger, und die Untersuchungen der Verbreitung konnten belegen, dass es keine vollständig vektorfreie Zeit gibt. Zwar werden die meisten Gnitzen in der Zeit von April bis November beobachtet, mit einem Höhepunkt im Frühsommer und Herbst, doch auch in den Wintermonaten wurden vereinzelt Gnitzen unterschiedlicher Spezies gefangen. Zudem ist zu berücksichtigen, dass auch ein von der Witterung weniger beeinflusstes Überleben in den Ställen möglich ist. Die PCR-Untersuchung gefangener Gnitzen des Jahres 2007 hat in etwa 2,5 % der untersuchten Gnitzenpools (bis 50 Gnitzen werden gepoolt getestet) BTV-8-Genome nachgewiesen. Die meisten Nachweise wurden in Deutschland im Oktober 2007 beobachtet.

Die Rolle der Wildtiere als Reservoir ist weitgehend ungeklärt. Sicher ist jedoch, dass Wildwiederkäuer empfänglich sind und Virusgenom über längere Zeiträume nachweisbar ist. Während der BTV-8-Epidemie konnten besonders bei Rotwild, aber auch bei Muffelwild, Damwild und Rehwild BTV-Genome und BTV-spezifische Antikörper nachgewiesen werden. Die Prävalenzen lagen dabei zwischen 2 und 50 %. Nach 2009 gibt es keine Hinweise auf das Vorkommen von BTV in der deutschen Wildtierpopulation.

Die Einschleppungswege für BT nach Europa sind vielfältig und die Erklärungsversuche häufig nur spekulativ. Nach Südeuropa wurde BT vermutlich über Windverbreitung von infizierten *C. imicola* aus Nordafrika eingetragen. Für die Einschleppung von BTV-8 nach Mitteleuropa gibt es bisher keine schlüssige Erklärung. Denkbar sind auf der einen Seite die illegale Einfuhr infizierter Wiederkäuer aus einer endemisch infizierten Region (z. B. Zukäufe für private Zoos oder Wildparks) oder das Einschleppen von infizierten Vektoren, z. B. über Warenimport (z. B. Blumen aus Afrika) oder über Pferde (internationale Wettkämpfe). Eine Einschleppung kann auch über nicht ausreichend geprüfte und nicht inaktivierte biologische Produkte sowie Sperma oder Eizellen erfolgen. Aufgrund der hohen Anforderungen sowie der Kontrolldichte erscheint dies jedoch sehr unwahrscheinlich.

Pathogenese Die BT ist eine zyklische Allgemeinerkrankung. Vor Beginn der ausgeprägten Virämie scheint sich das Virus in lymphatischen Zellen (Leukozyten) und Geweben (Milz, Lymphknoten, Tonsillen) als primär affinen Organen zu vermehren, aber auch die Replikation in den Endothelien der Gefäße wird diskutiert. Virale Genome sind mittels Real-Time-RT-PCR bereits 1–3 Tage nach einer experimentellen Inokulation nachweisbar, wobei die Menge an viralem Genom rasch ansteigt und nach 7–14 Tagen einen Höhepunkt erreicht. Bei Infektionen mit sehr geringen Virusdosen kann dieser Verlauf allerdings verzögert sein. Die höchsten Viruskonzentrationen im Blut treten mit Beginn der klinischen Symptome (5.–14. Tag p. i.) auf. Der Virusgehalt im Blut nimmt anschließend nur sehr langsam ab. Eine Virämie wird beim Rind für bis zu 80 Tage beschrieben, bei Schafen für maximal 60–70 Tage. Die Virionen sind besonders mit Erythrozyten assoziiert, und virale Genome sind häufig für mehr als 200 Tage in Blutproben nachweisbar. BTV haftet dabei an den Erythrozyten, ohne sie zu schädigen.

BTV besitzt zudem eine starke Affinität für Endothelien, periendotheliale Zellen und Perizyten kleiner Blutgefäße. Nach Infektion von Endothelzellen kommt es zu zellulärer Hypertrophie, Pyknose und Karyorrhexis. Diese Veränderungen führen zu Gefäßschädigungen, Stase und Exsudation. Im Verlauf der Infektion treten dann Kreislaufstörungen, Ödeme, Erosionen, Dyspnoe sowie Diapedesisblutungen auf, wonach entzündliche Veränderungen entstehen. Klauenveränderungen können durch vorherige Blutstauungen bzw. Gefäßschäden verursacht werden. Epithel- und Muskelschäden werden ebenfalls mit kapillären Koagulationsnekrosen in Zusammenhang gebracht.

Klinik und Pathologie Die klinischen Symptome einer BTV-Infektion sind stark vom jeweiligen Serotyp, Virusstamm und Wirt (Spezies, Rasse) abhängig. Die BTV-Ausbrüche in Südeuropa mit den Serotypen 2, 4, 9 und 16 haben insbesondere beim Schaf zu schwerwiegenden Erkrankungen geführt, wohingegen Rinder kaum klinisch auffällig waren. Insgesamt werden die Schafverluste in Europa durch BTV seit 1998 auf mehr als 1,5 Mio. Tiere geschätzt.

Bei den Ausbrüchen mit BTV-8 in Deutschland, Holland, Belgien und Frankreich wurde hingegen auch über klinische Fälle beim Rind berichtet. Zwar war der Anteil deutlich geringer als beim Schaf, aber dennoch unerwartet hoch. Auch für die BTV-1-Ausbrüche in Frankreich wurden neben den zahlreichen klinischen Fällen beim Schaf schwere klinische Erkrankungen bei Rindern beobachtet.

Die klinischen Symptome bei BTV lassen sich in folgende Stufen einteilen:

- **subklinischer Verlauf**: besonders häufig beim Rind, Tiere mit guter Konstitution, dennoch hohe Viruslasten und damit effiziente Weitergabe an Vektoren möglich
- **milde klinische Verläufe**: leichte Hyperämien der Schleimhäute, geringgradiges Fieber, leichte Konjunktivitis, geringgradige Lahmheit, Petechien in den Lymphknoten des Kopfes, Milzhyperplasie
- **moderate klinische Verläufe**: gestörtes Allgemeinbefinden, ausgeprägte Hyperämie aller Schleimhäute, Nasenausfluss, Konjunktivits, Erosionen und Läsionen im Maulbereich, krustöse Veränderungen an Zitzen, Lippen und Flotzmaul, Blutungen, Lahmheit, Dyspnoe, Fieber, Zerstörung kleiner Gefäße, starke Milzhyperplasie, Hyperämie am Euter (Rind), Ödeme im Kopfbereich
- **schwere klinische Verläufe**: häufiger beim Schaf, sehr selten beim Rind, starke Dyspnoe, Asphyxie mit Blauverfärbung der Zunge (klassische „Blauzungenkrankheit"), ausgeprägte Läsionen an allen Schleimhäuten, offene Stellen, Erosionen und Krusten im Maulbereich und an den Zitzen, Kronsaumentzündung (charakteristische rote Linie über dem Kronsaum), hochgradige Lahmheit, Festliegen, starke Ödeme im Kopfbereich, Zerstörung kleiner Gefäße, Blutungen, Sekundärinfektionen, perakute und akute Todesfälle möglich

Klinische Symptome werden in der Regel 6–10 Tage nach einer BTV-Infektion beobachtet. Neben den oben aufgeführten Beschwerden können auch Milchrückgang sowie reduzierte Fruchtbarkeit bzw. Spermaqualität gehäuft auftreten. Dies kann selbst bei geringgradigen oder moderaten klinischen Symptomen zu erheblichen wirtschaftlichen Schäden in den betroffenen Beständen führen.

Nach einer BTV-8-Infektion in Deutschland wurden aufgrund der im Tierseuchenachrichtensystem registrierten Fälle der Jahre 2006 und 2007 die Morbidität mit etwa 2 % beim Rind bzw. etwa 6 % beim Schaf, die Mortalität mit ca. 0,15 % (Rind) und 2,5 % (Schaf) sowie die Letalität mit 6–13 % (Rind) und 37–41 % (Schaf) berechnet. Dies sind allerdings nur ungefähre Richtwerte, da sowohl eine Über- als auch Unterschätzung durch die Datenauswahl möglich ist.

Differenzialdiagnostisch sind folgende Erkrankungen relevant:

- Fotosensibiliserung, Vergiftung, Verätzung
- Moderhinke, Nekrobazillose
- akute Hämonchose
- bösartiges Katharrhalfieber, Parapockenvirus-Infektion (ORF, Lippengrind), bovine Virusdiarrhö/Mucosal Disease, Maul- und Klauenseuche, Border Disease, Pest der kleinen Wiederkäuer, epizootische Hämorrhagie der Hirsche, Schmallenberg-Virus-Infektion

Um ein eventuell durch BTV verdecktes MKS-Geschehen frühzeitig erkennen zu können, müssen alle Tiere mit klassischen Symptomen, aber negativem BTV-Ergebnis auch auf MKS untersucht werden (Real-Time-PCR, Antikörper-ELISA). Zudem sind alle nicht geklärten Erkrankungen, die mit Erosionen, Krustenbildung und Fieber einhergehen, unter Umständen (z. B. mehrere Fälle im Bestand) auf andere exotische Tierseuchenerreger zu untersuchen (Einsendung mit Vorbericht an das Friedrich-Loeffler-Institut, Insel Riems).

Diagnose Die BTV-Diagnostik nutzt als Schwerpunkt den Nachweis von viralem Genom mittels Real-Time-RT-PCR aus EDTA-Blutproben oder Organmaterial. Hierbei wird eine alle bekannten BTV detektierende PCR als Screening-Test eingesetzt („Pan-BTV-PCR"). Mit typspezifischen Real-Time-RT-PCRs, die Genomabschnitte im VP2-Gen amplifizieren (z. B. BTV-8-PCR), wird dann eine Bestätigung und Typzuordnung versucht. Die sensitive, spezifische und lange Nachweismöglichkeit mittels PCR macht diese Methode bei BTV zum Mittel der Wahl. Der Nachweis von infektiösem Virus kann durch Beimpfen embryonierter Hühnereier oder durch Virusisolierung in bestimmten Zellkulturen (BHK-21, Verozellen, Moskitozelllinien) versucht werden. Nicht Zellkultur-adaptierte Stämme lassen sich allerdings nur schwer anzüchten, und die Virusisolierung ist daher häufig wenig sensitiv. Daneben wird in Einzelfällen zur Bestätigung von besonderen Proben (Erstausbruch, Verdacht des Auftretens eines neuen Serotyps) auch die direkte Inokulation naiver Rinder durchgeführt. In Hühnerembryonen führt die Virusvermehrung zum Absterben des Embryos 3 oder 4 Tage p. i. Bei Dauerpassagen des Virus im Hühnerembryo kommt es rasch zur Virulenzabschwächung ohne Einbuße der immunisierenden Eigenschaften, was zur Herstellung attenuierter Lebendimpfstoffe genutzt wird.

Daneben werden BTV-spezifische Antikörper mittels ELISA detektiert (Nachweis der gegen VP7-gerichteten „pan-BTV" Antikörper; kompetitive oder Sandwich-ELISAs) oder im Neutralisationstest titriert. Während der pan-BTV-Antikörper-ELISA mit Antikörpern gegen alle wichtigen Serotypen reagiert und auch geimpfte Tiere als positiv anzeigt, kann mithilfe des NT eine Serotyp-Differenzierung der humoralen Immunantwort erfolgen.

Das zuständige Referenzlabor für BT ist am Institut für Virusdiagnostik des Friedrich-Loeffler-Instituts, Insel Riems, angesiedelt. Alle fraglichen oder problematischen Proben können dorthin zur Abklärungsuntersuchung eingeschickt werden. Das BT-Referenzlabor der Europäischen Union befindet sich am Pirbright Institute, Pirbright, UK.

Proben für den Nachweis von BTV sollten sicher verpackt (Diagnostische Probe UN3 373) und ausreichend gekühlt (4 °C, nicht gefroren!) versendet werden.

Immmunologie Eine Infektion mit BTV führt ebenso wie die Impfung mit attenuierten Erregern frühzeitig zu einer spezifischen Immunantwort, insbesondere gegen den jeweiligen Serotyp. Antikörper gegen das typübergreifende

Strukturprotein VP7 sind nicht neutralisierend und häufig bereits nach 8–14 Tagen im Antikörper-ELISA messbar, bei der Impfung mit attenuiertem BTV jedoch etwas verzögert. Auch bei Kontakt mit sehr niedrigen Virusdosen kann es bis zu 28 Tage dauern, bevor der Antikörpernachweis gelingt. Neutralisierende Antikörper richten sich gegen das serotypspezifische Hauptantigen VP2 und werden etwa zeitgleich mit dem Auftreten der VP7-spezifischen Antikörper beobachtet. Die neutralisierenden Antikörper haben eine direkte Schutzwirkung und können Titer von > 1:1000 erreichen. Auch im Rahmen der kolostralen Immunität spielen neutralisierende Antikörper eine entscheidende Rolle, wobei die Schutzwirkung bis zu 4 Monate anhalten kann und von der aufgenommen Antikörpermenge abhängig ist. Diese maternalen Antikörpertiter können dabei auch eine Impfung negativ beeinflussen, sodass eine Vakzinierung in endemischen Gebieten erst ab dem 3. Lebensmonat empfohlen wird. Antikörper gegen BT persistieren für sehr lange Zeit (mehrere Jahre), was vermutlich in der langen Präsenz von Virusantigen an den Erythrozyten (bis zu 220 Tage) begründet ist. Die Immunisierung mit inaktivierten Vakzinen induziert ebenfalls neutralisierende Antikörper, allerdings sind die Titer häufig niedriger als nach einer Feldinfektion. Rinder und Ziegen müssen zur Grundimmunisierung zweimal im Abstand von 21–28 Tagen vakziniert werden, wohingegen beim Schaf die einmalige Applikation ausreichend ist. Grundimmunisierte Tiere sollten in jährlichen Abständen revakziniert werden. Dennoch wird auch hier häufig eine lange Antikörperpersistenz beobachtet.

Der humorale Schutz durch Antikörper ist in der Regel auf den jeweiligen Serotyp beschränkt. In geringem Umfang und bei sehr hohen Antikörpertitern kann es jedoch auch zu partiellen Kreuzreaktionen kommen, wobei bestimmte Serotypen mehr Kreuzreaktivitäten zeigen als andere.

BTV-Infektionen führen ebenso zu einer zellulären Immunität, die ebenfalls zur Protektion der Tiere beiträgt. Vermutlich spielen die zellulären Komponenten einer BT-Immunität auch eine entscheidende Rolle bei Serotyp-übergreifenden Reaktivitäten und Schutzwirkungen, die besonders nach Wildtypvirus-Infektionen beobachtet werden.

Bekämpfung Alle Formen der Blauzungenkrankheit sind in Deutschland und der EU anzeigepflichtig. Die jeweils aktuelle Fassung der „Verordnung zum Schutz gegen die Blauzungenkrankheit" regelt dabei die Bekämpfungsmaßnahmen in der Bundesrepublik. Diese Verordnung setzt die Vorgaben der jeweils aktualisierten Version der Richtlinie 2000/75/EG des Rates vom 20. November 2000 mit besonderen Bestimmungen für Maßnahmen zur Bekämpfung und Tilgung der Blauzungenkrankheit um. Neben der Einrichtung von Restriktionszonen spielt auch der Schutz vor den übertragenden Vektoren und besonders die Impfung empfänglicher Tiere eine Rolle. Tiere, die aus Restriktionszonen transportiert werden sollen, müssen zudem zuvor mittels PCR auf BTV getestet werden oder mindestens 60 Tage vor dem Verbringen gegen den entsprechenden BTV-Serotyp geimpft worden sein. Bei trächtigen Tieren gelten besondere Bestimmungen (Ausschluss einer Infektion durch serologische Untersuchung bzw. rechtzeitige Impfung), um eine unerkannte Verbreitung durch infizierte Feten zu verhindern.

Im Gegensatz zu anderen Tierseuchen spielen Tötungsmaßnahmen keine Rolle, da BT einerseits nicht kontagiös ist und andererseits eine Ausbreitung durch Vektoren oder infizierte Wildtiere durch die Schlachtung infizierter Rinder oder Schafe kaum beeinflusst werden kann. Die Behandlung mit sogenannten Repellents (z. B. über Ohrclips oder Pour-on-Präparate) hat nach bisherigen Erkenntnissen nur eine begrenzte Wirkung auf den Befall mit Gnitzen und kann den Kontakt mit Vektoren in der Regel nicht vollständig blockieren. Da ein infizierter Vektor ausreichend ist, um einen Wirt zu infizieren, ist die Reduktion der Gnitzenlast häufig ohne Effekt auf die Virusprävalenz. Dennoch werden unter bestimmten Umständen solche Behandlungen durch die EU und OIE z. B. beim Transport von Tieren aus Restriktionsgebieten vorgeschrieben.

Wichtigstes Instrument der Bekämpfung und Kontrolle der BT ist die Impfung. Aufgrund der möglichen Nebenwirkungen von attenuierten BTV-Lebendvakzinen (Aborte, Weiterverbreitung durch Vektoren, Reassortantenbildung mit Wildtypviren und anderen Impfviren) kommen in Deutschland ausschließlich inaktivierte Vakzinen zur Anwendung. Da diese Vakzinen auf den jeweiligen Serotyp abgestimmt sein müssen, ist die Verfügbarkeit von Vakzinen gegen neu aufgetretene Serotypen eingeschränkt. Nach den BTV-8-Ausbrüchen in Europa im Jahr 2006 waren erst 2008 die ersten Vakzinen (ohne Zulassung) einsatzbereit. So wurden 2008 in Deutschland mehr als 80 % der Rinder und Schafe unter Verwendung von mehr als 20 Millionen Impfstoffdosen vakziniert. Die Impfung gegen BTV-8 wird sehr gut von den Tieren vertragen und schützt wirksam vor einer Infektion mit BTV-8. Nach der Impfkampagne ist beispielsweise die Zahl der Ausbrüche in Deutschland schnell sehr drastisch gesunken, und nach 2009 wurden schließlich keine neuen Fälle mehr beobachtet. Hauptziele der Impfung sind die Reduktion der Fallzahlen sowie die Verhinderung klinischer Infektionen.

Afrikanische Pferdepest

Synonyme: african horse sickness (AHS), Pferdesterbe, Pestis Equorum, equine plague

> **BEACHTE**
> Anzeigepflicht.

Die Afrikanische Pferdepest (african horse sickness = AHS) ist eine nicht kontagiöse, perakut bis akut verlaufende Viruserkrankung der Einhufer, die durch blutsaugende Vektoren (vorrangig Gnitzen = *Culicoides* spp.) übertragen wird. Empfänglich sind Pferde, Esel und deren Kreuzungsprodukte sowie Zebras. Die Krankheit ist beim Pferd durch hohes Fieber, ödematöse Schwellungen im Kopfbereich und Schädigung der Kreislauf- und Atmungsorgane gekennzeichnet. Die AHS zeichnet sich besonders durch die hohe Letalität bei infizierten Pferden aus, die in zuvor nicht verseuchten Gebieten bis zu 95 % betragen kann. Erreger der AHS ist das Virus der Afrikanischen Pferdepest (AHSV), das in 9 genetisch und antigenetisch unterscheidbaren Serotypen vorkommt. Die AHS ist in Afrika endemisch und in Südafrika seit dem 17. Jahrhundert bekannt. Neben Afrika kommt AHSV auch in Indien, Pakistan und im südlichen Teil der arabischen Halbinsel vor. Hauptherde der Erkrankung liegen in einer Zone beiderseits des Äquators im trockenen, tropischen Klima. Von dort ist es bereits zum Eintrag der Seuche nach Europa (Spanien, Portugal) gekommen, was erstmals 1966 beobachtet wurde und zuletzt in den Jahren 1987–1990 zu Ausbrüchen geführt hat. Die AHS ist in der Europäischen Union sowie nach den Vorgaben der OIE anzeigepflichtig. Seit 1990 gilt die Europäische Union als AHS-frei.

Ätiologie Die AHS wird durch das Virus der Afrikanischen Pferdepest hervorgerufen (AHSV). AHSV gehört zum Genus *Orbivirus* und ist mit dem Erreger der Blauzungenkrankheit verwandt. Das AHSV ist antigenetisch wie auch genetisch nicht einheitlich. Bisher sind insgesamt 9 verschiedene Serotypen differenziert worden. Unter natürlichen Verhältnissen kommen dabei Stämme mit unterschiedlicher Virulenz vor. Überträger sind blutsaugende Arthropoden, dabei in erster Linie wie bei BT kleine Stechmücken, Gnitzen (*Ceratopogonidae*) der Gattung *Culicoides (C.)*.

Das im Genomsegment 2 kodierte Strukturprotein VP2 ist für die serologische und genetische Klassifizierung sowie Serotyp-Differenzierung verantwortlich und zeigt die höchste Variabilität zwischen den 9 bekannten Serotypen. Die serologische Differenzierung kann mittels neutralisierender, typspezifischer Antikörper erfolgen. Die phylogenetische Einordnung basiert jedoch auf der Sequenzierung ausgewählter Genomsegmente (z. B. Segment 2) und Vergleich mit bekannten Virussequenzen.

Die Züchtung des Erregers kann in Zellkulturen und bebrüteten Hühnereiern erfolgen. Das Zellkulturspektrum ist sehr weit und umfasst Zelllinien von Affen (z. B. Verozellen) und Hamstern (BHK-21) sowie primäre Zellkulturen verschiedener Spezies. Das Virus vermehrt sich mit einem cpe in den Kulturen. Für die Herstellung von Lebendvakzinen werden durch Dauerpassagen modifizierte, abgeschwächte Virusstämme verwendet.

Das Infektionsspektrum des AHSV umfasst alle Equiden, und dabei besonders Pferde und Maultiere, die schwer erkranken und dabei eine sehr hohe Letalitätsquote zeigen (bis 95 %!). Esel und Zebras können infiziert werden und das Virus an Vektoren weitergeben, sind jedoch weitgehend resistent und erkranken häufig nicht. Erkrankungen können in seltenen Fällen auch bei Hunden und Frettchen nach experimenteller Inokulation oder nach Verfütterung von infiziertem Equidenfleisch (sehr seltene Ausnahme einer Infektion ohne Vektorbeteiligung) auftreten, spielen aber epidemiologisch für die Verbreitung des Erregers keine Rolle. Darüber hinaus wurden AHSV-spezifische Antikörper in endemischen Gebieten auch bei Kamelen, Nashörnern, Büffeln, Schafen und Ziegen nachgewiesen.

In endemischen Gebieten ist besonders der Serotyp 9 weit verbreitet. Die Serotypen 1–8 sind auf bestimmte Regionen beschränkt. Die letzten Ausbrüche in Südeuropa zwischen 1987 und 1990 wurden allerdings durch den Serotyp 4 hervorgerufen.

Epidemiologie Die AHS ist im Sub-Sahara-Gebiet Afrikas sowie in Ostafrika endemisch verbreitet. Von dort kommt es sporadisch zur Ausbreitung nach Nord- und Südafrika. Einzelne AHS-Ausbrüche wurden zudem in Ägypten, Marokko, Spanien, Portugal, Indien und Pakistan beobachtet.

Die Übertragung des AHSV erfolgt in endemisch verseuchten Gebieten durch blutsaugende Insekten, v. a. durch Stechmücken der Gattungen *Culicoides*. Andere Stechmückenarten (*Aedes, Stomoxys, Anopheles*) können das Virus eventuell auch mechanisch übertragen. In *Culicoides* vermehrt sich AHSV effizient (kompetente Vektoren) und wird, nachdem es in die Speicheldrüsen gelangt, mit dem Saugakt verbreitet. Kontaktinfektionen sind bis auf wenige seltene Ausnahmen unbekannt (Infektion von Hunden nach Aufnahme von infiziertem Equidenfleisch). *C. imicola* und *C. bolitinos* wurden unter natürlichen Bedingungen als Überträger identifiziert und für die nordamerikanische *C. variipennis* konnte die Vektorkompetenz im Laborversuch gezeigt werden. *C. imicola* ist jedoch der bisherige Hauptüberträger in den betroffenen Gebieten, aber auch bei den bisherigen Ausbrüchen in Südeuropa. Daneben kommen aber auch Gnitzen aus dem *C.-obsoletus*-Komplex sowie dem *C.-pulicaris*-Komplex – ähnlich wie bei BT – als mögliche kompetente Vektoren infrage. Da diese *Culicoides*-Gruppen auch bei uns heimisch sind, ist eine Etablierung nach dem Eintrag von AHSV in der heimischen Gnitzenpopulation nicht ausgeschlossen, und eine weitreichende Verbreitung durch die Gnitzen, nach dem Beispiel der BT, wäre zu befürchten.

Eine besondere Rolle für die rasche Verbreitung über große Entfernungen in sehr kurzer Zeit spielt dabei wie bei BT der Transport infizierter Vektoren über weite Strecken durch den Wind. Die AHS kann damit große Gebiete überspringen, in denen keine Einhufer vorkommen. Im Zusammenhang mit der Verbreitung der Seuche in den Nahen Osten, nach Zypern und von Pakistan nach Indien wird außerdem die Verschleppung infizierter *Culicoides*-Arten mit Flugzeugen diskutiert.

Die natürliche Ansteckung erfolgt im Allgemeinen im Freien während der Dämmerung und Nacht durch den Kontakt mit infizierten Vektoren. Tagsüber ist die Ansteckungsgefahr geringer. Endemisch ist die AHS beispielsweise in warmen, feuchten, tiefliegenden Flussniederungen, Sumpfgebieten, Küstenstrichen und Tälern Afrikas. Dagegen wird sie in trockenen Gegenden mit Höhenlagen zwischen 500 und 1800 m nur selten beobachtet. Die Seuche tritt während des ganzen Jahres sporadisch auf, sie zeigt jedoch ihren Höhepunkt, wenn das Klima ein Maximum an Hitze und Feuchtigkeit erreicht und die *Culicoides* in großer Menge vorkommen. Die epidemische Kurve schwächt sich wie bei BT stark ab, wenn durch kälteres Klima die Zahl der Gnitzen drastisch reduziert wird.

Zum Eintrag der AHS in bisher nicht betroffene Regionen kann es einerseits über den (illegalen) Import von infizierten Wirten (Zebras oder Esel; Ursache für die Ausbrüche in Spanien 1987 mit dem Serotyp 4) kommen oder durch die unbeabsichtigte Einschleppung infizierter Vektoren.

Infizierte Pferde sind keine dauerhaften Virusträger. In Afrika bilden asymptomatisch infizierte Zebras ein wichtiges Virusreservoir.

Seit 1990 gilt die Europäische Union als AHS-frei. Einen Überblick über die weltweiten AHS-Fälle gibt die World Animal Health Database (WAHID) der OIE.

Pathogenese Nach der Infektion durch Vektorkontakt vermehrt sich AHSV zunächst im Lymphgewebe und kann schon 2 Tage p. i. in Lymphknoten, der Milz, im Thymus sowie im Blut nachgewiesen werden. Weiterhin besteht eine starke Affinität des Virus zu Endothelzellen der Lungenkapillaren sowie für Blut- und Lymphgefäße in der Kopf- und Halsregion. Die Virusvermehrung in den Endothelzellen führt zu einer erhöhten Permeabilität der Kapillar- und Gefäßwände, wodurch Ödeme in den Lungenalveolen entstehen oder Blutungen in den betroffenen Organen beobachtet werden. Folge ist häufig bei naiven Pferden der baldige Tod durch Asphyxie und Herz-Kreislauf-Versagen. In den meisten Fällen kommt es vor dem Auftreten der **pulmonalen Form** zur Ausbildung von Ödemen im Kopf- und Halsbereich. Ödematisierung und Hämorrhagien können auch in anderen Organen auftreten und zu Herzversagen führen (**kardiale Form**).

Interessanterweise kommt es trotz der Verwandtschaft zu BTV nicht zu der dort beobachteten langfristen Bindung von Virionen an Erythrozyten. Ein Nachweis von AHSV-Genomen gelingt daher oft nur für 1–3 Wochen im Blut infizierter Tiere.

Klinik und Pathologie Die Inkubationszeit der AHS beträgt 2–21 Tage. Als längste mögliche Inkubationszeit gibt die OIE 40 Tage an, wobei es unter Feldbedingungen in der Regel bereits 3–5 Tage nach der Infektion zum Ausbruch der Erkrankung kommt. Je nach Tropismus und Virulenz des Erregers werden 4 klinische Formen unterschieden:

- **(perakute) pulmonale Form („Dunkop")**
  - kurze Inkubationszeit (2–5 Tage)
  - betrifft hoch empfängliche, naive Tiere (Pferde)
  - Beteiligung der Respirationsorgane
  - Fieber (40–41 °C)
  - hohe Atemfrequenz (60–75/min)
  - geblähte Nüstern, weit gespreizte Vorderläufe
  - Muskelzittern, Schwanken, Schweißausbrüche, Husten
  - Tod wenige Stunden nach dem Auftreten der schweren Symptome
  - Letalität: > 95 %
- **(subakute) ödematöse und kardiale Form („Dikkop")**
  - Inkubationszeit von 7–14 Tagen
  - langsamerer Verlauf, flachere Fieberkurve
  - Fieberstadium für 3–7 Tage
  - Ödembildung am Kopf (Schläfen, Augenlider, Ganaschen, Lippen, Pharynx, Zunge), Hals, Unterbrust, Bauch, Gliedmaßen
  - Blutungen an den Konjunktiven
  - Muskelschwäche, Kolikerscheinungen
  - häufig Tod durch Herzversagen
  - Letalität: bis 50 % (Tod etwa 1 Woche nach Beginn des Fieberstadiums)
- **(akute) gemischte Form**
  - pulmonale wie auch kardiale Symptome
  - Inkubationszeit von 4–7 Tagen
  - Variante 1: milde Lungensymptome, schwere Ödembildung (Kopf, Hals), Herzversagen
  - Variante 2: starke Ödembildung, Lungenbeteiligung mit Dyspnoe und Tod durch Ersticken
  - Letalität: bis 80 %
- **abortive Form (horse sickness fever)**
  - milde Verlaufsform
  - Inkubationszeit 7–14 Tage
  - intermittierendes, geringgradiges Fieber (etwa 1 Woche)
  - keine besonderen Störungen des Allgemeinbefindens
  - bleibt oft unbemerkt
  - besonders in teilimmunen Pferden sowie in Eseln und Maultieren

Die pathologisch-anatomischen Veränderungen hängen von der klinischen Verlaufsform ab. Charakteristisch sind Lungenödeme und Hydrothorax (pulmonale Form). Das interlobäre und mediastinale Bindegewebe ist serös infiltriert, während Luftröhre und Bronchien mit Schaum angefüllt sind. Alle zugehörigen Lymphknoten sind markig geschwollen. Bei der kardialen Form enthält der Herzbeutel bis zu 2 l Flüssigkeit, und zahlreiche Petechien sind sichtbar (z. B. im Perikard), dazu können flächenhafte Blutungen im Epi- und Endokard auftreten, und es kommt zur sulzigen Infiltration von subkutanen, subfaszialen, subserösen und intermuskulären Geweben im Kopf- und Halsbereich.

Weitere Veränderungen, die häufig bei der akuten Form beobachtet werden, sind Hyperämien im Fundusbereich des Magens sowie Hyperämie und petechiale Hämorrhagien in der Mukosa und Serosa des Dünn- und Dickdarms. Ferner treten Blutungen in der Milz und – verbunden mit ödematösen Schwellungen – in den Nieren auf. Die Veränderungen führen schließlich zu den schweren klinischen Symptomen und zu der sehr hohen Letalitätsquote.

Als differenzialdiagnostisch bedeutsam müssen Pferdearteritis, infektiöse Anämie der Einhufer, Hendravirus-Infektionen, Trypanosomiasis, Spirochätosen, Piroplasmosen, Babesiosen, Milzbrand und Vergiftungen berücksichtigt werden. Die AHS unterscheidet sich allerdings klinisch von der Trypanosomiasis, der Babesiose und dem Milzbrand durch das Fehlen von Milzschwellungen und der für Milzbrand charakteristischen Blutveränderung, von der Piroplasmose durch das Fehlen eines Ikterus.

Diagnose Klinisch und pathologisch-anatomisch lässt sich die AHS in der Regel beim Auftreten typischer Symptome (Ödeme, Dyspnoe) leicht erkennen. Eine Absicherung der Diagnose erfolgt besonders im Fall eines Primärausbruches durch den Erregernachweis aus Blut. Dabei spielt die schnelle Detektion von viralen Genomen mit einer typübergreifenden Real-Time-RT-PCR die größte Rolle. Bei Primärausbrüchen kann zur Absicherung die Virusisolierung mittels Zellkultur oder im embryonierten Hühnerei oder durch intrazerebrale Inokulation von Babymäusen durchgeführt werden. Die Virusvermehrung geht mit einem cpe einher und kann nach Färbung mit markierten AHSV-spezifischen monoklonalen Antikörpern bestätigt werden. Bei gefallenen Tieren erfolgt der Genomnachweis mittels Real-Time-RT-PCR aus Organproben (Milz, Lymphknoten, Lunge) oder noch darstellbaren Körpersekreten (z. B. blutähnliche Flüssigkeitsansammlungen im Herzen sowie im Brustkorb). Die Typendifferenzierung der Erreger erfolgt zumeist genetisch über Sequenzierung und Sequenzvergleiche sowie phylogenetische Analysen. Mithilfe typspezifischer konventioneller RT-PCRs oder durch Verwendung eines differenzierenden Neutralisationstests können zudem Virusisolate den bestimmten Serotypen zugeordnet werden.

Der Antikörpernachweis erfolgt aus Serum oder Plasma, in der Routinediagnostik zumeist mit kommerziell erhältlichen ELISA-Testsystemen, die serotypübergreifend AHSV-spezifische Antikörper sehr sensitiv nachweisen. Als Bestätigungstest und zur Typdifferenzierung der Antikörperreaktionen kommt der Neutralisationstest zur Anwendung. Hierzu sind Serumproben notwendig. Als Bestätigungstest kann auch der Westernblot eingesetzt werden.

Als Test zur Differenzierung von geimpften und mit inaktivierten Vakzinen geimpften Pferden werden derzeit Prototyp-ELISAs zum Nachweis von Antikörpern gegen die Nichtstrukturproteine NS 1 oder NS 3 eingesetzt. Erste Ergebnisse hierzu sind zwar vielversprechend, aber es stehen bisher keine vollständig validierten DIVA-Strategien (Markervakzine + passender Marker-Test) zur Verfügung.

Das zuständige Referenzlabor für AHS ist am Institut für Virusdiagnostik des Friedrich-Loeffler-Instituts, Insel Riems, angesiedelt. Alle AHSV-verdächtigen Proben sind dorthin zur Abklärungsuntersuchung einzuschicken. Das AHS-Referenzlabor der Europäischen Union ist in Madrid angesiedelt (Laboratorio de Sanidad y Producción animal, Ministerio de Agricultura, Pesca y Alimentación, 28 110 ALGETE, Madrid, Spanien).

Proben für den Nachweis von AHSV sollten sicher verpackt (Diagnostische Probe UN3 373) und ausreichend gekühlt (4 °C, nicht gefroren!) versendet werden.

Immunologie Tiere, die eine AHS-Infektion überstehen, sind gegen Reinfektionen mit einem homologen Serotyp immun. Auch die Impfung mit abgeschwächtem AHSV schützt sehr zuverlässig vor einer Infektion mit dem gleichen Serotyp. Das Vorkommen von 9 verschiedenen Serotypen kompliziert jedoch die Immunitätsverhältnisse. Da in einem Endemiegebiet mehrere Serotypen auftreten können, kommt es vor, dass Tiere mehrere Male erkranken, wobei jeweils ein anderer Serotyp für die Erkrankung verantwortlich ist. Zwischen den Serotypen kommt es jedoch auch zu partiellen Kreuzreaktivitäten, die bisher für Serotyp 1 und 2, 3 und 7, 5 und 8 sowie für die Serotypen 6 und 9 beschrieben wurden. Dieses Phänomen wird auch bei der Impfstoffherstellung und Anwendung berücksichtigt. Inaktivierte Vakzinen induzieren ebenfalls typspezifische (neutralisierende) Antikörper, die einen Schutz vor AHSV vermitteln können. Hierzu sind jedoch in der Regel mehrere Applikationen notwendig.

Neutralisierende Antikörper sind je nach Virulenz des Virus erstmalig etwa 7–14 Tage nach einer natürlichen Infektion nachweisbar und können für mehrere Jahre persistieren. Die Antikörper werden mit dem Kolostrum auf neugeborene Fohlen übertragen und verleihen ihnen einen passiven Schutz, der etwa 3–6 Monate anhalten kann. Diese maternalen Antikörpertiter können dabei auch eine Impfung negativ beeinflussen, sodass eine Vakzinierung in endemischen Gebieten erst ab dem 3. Lebensmonat empfohlen wird.

Über die zellulären Komponenten einer AHSV-spezifischen Immunität ist wenig bekannt. Allerdings ist wie bei BT davon auszugehen, dass die zellulären Komponenten nach Auseinandersetzung mit replikativem AHSV die protektive Wirkung von Antikörpern unterstützen und den Immunschutz komplettieren. Wie bei BT könnte auch hier die serotypübergreifende Immunität besonders durch die zelluläre Immunität bedingt sein.

Bekämpfung Die AHS ist in allen EU-Ländern und nach Tiergesundheitsgesetz anzeigepflichtig. Wichtigster Faktor der Bekämpfung ist in Deutschland, als AHS-freier Region, die konsequente Früherkennung. Jeglicher Verdacht eines AHS-Ausbruches muss unverzüglich zur Anzeige gebracht werden, um die diagnostische Abklärung zu ermöglichen. Zudem sollten alle schweren Erkrankungen von Pferden mit hohem Fieber und pulmonaler oder kardialer Symptomatik (Ödeme, Dyspnoe) zur differenzialdiagnostischen Abklärung auch auf AHSV untersucht werden! Länder wie die Bundesrepublik Deutschland, die frei von AHS sind, wenden zudem Schutzmaßnahmen an, die eine Einschleppung der Seuche wirksam verhindern. Hierzu gehören:

- Importverbote für Pferde aus verseuchten und seuchenverdächtigen Ländern
- Restriktionen für vakzinierte Equiden
- Insektenbekämpfung an Flughäfen, in internationalen Eisenbahnzügen und auf Schiffen
- strenge Quarantäne beim Import von empfänglichen Nichtequiden aus verseuchten oder seuchenverdächtigen Ländern

Bei Auftreten des ersten AHS-Herdes besteht in der EU innerhalb von 24 Stunden Mitteilungspflicht nach der Richtlinie des Rates vom 21. Dezember 1982 über die Mitteilung von Viehseuchen in der Gemeinschaft (82/894/EWG) an die Kommission und die Mitgliedsstaaten. Die Bekämpfung auf EU-Ebene regelt die Richtlinie 92/35/EWG vom 29. April 1992 in der jeweils gültigen Fassung, die mit den „Leitlinien für Maßnahmen zur Bekämpfung der Pferdepest“ vom 12. August 1993 in Deutschland umgesetzt wurden. Hierin sind folgende Bekämpfungsmaßnahmen festgeschrieben:

- bei **Verdacht** eines Ausbruches der AHS
  - amtliche Überwachung des Verdachtsbetriebes
  - Diagnostik
  - Verbot der Ein- und Ausstallung von Equiden
  - Maßnahmen zum Vektorschutz
  - Register aller Equiden im Betrieb (Gesamtzahl, verendete bzw. infizierte bzw. ansteckungsverdächtige Tiere)

  - Orte, die Vektor begünstigen, erfassen sowie Maßnahmen der Entwesung
  - Nachforschungen zur Epizootiologie
  - unschädliche Beseitigung verendeter oder getöteter Equiden
  - Ausdehnung der Maßnahmen auch auf Kontaktbetriebe, wenn die Ansteckung angenommen wird; maximale Inkubationszeit: 40 Tage!
- nach **amtlicher Feststellung** der AHS
  - Tötung aller erkrankten und serologisch positiven Equiden des Betriebes und unschädliche Beseitigung der Tierkörper
  - Sperrbezirk (20 km) mit allen Maßnahmen der Überwachung/Seuchentilgung
  - Nachforschungen zur Epizootiologie (Ansteckungsquelle, Vektoren, Zeitspanne seit der ersten Infektion, Verbindung zu anderen Betrieben etc.)
  - Einrichtung eines Krisenzentrums
  - Plan zur Tilgung des Ausbruchs und zur klinischen/serologischen Kontrolle der Tiere im Sperrbezirk
- bei **seuchenhaftem Auftreten** der AHS
  - Sperrbezirk (20 km) + Beobachtungsgebiet (100 km) + Kontrollzone (50 km um Beobachtungsgebiet)
  - Durchführung von Schutzmaßnahmen (u. a. auch Registrierung aller Equiden in den Zonen, Information der Bewohner) für die Restriktionszonen und Prüfung des Einsatzes der Impfung
  - in der Kontrollzone ist die Impfung verboten

Ein gewisser Schutzeffekt lässt sich erzielen, wenn der Kontakt empfänglicher Tiere mit Insekten verhindert wird. Da die Übertragung gehäuft in der Dämmerung oder nachts vorkommt, hat sich das Einstellen von Tieren in geschlossene Ställe zur Reduktion der Fälle bewährt. In Ländern, die mit Pferdepest durchseucht oder die unmittelbar davon bedroht sind, wird die prophylaktische Impfung in Verbindung mit der Keulung erkrankter und seuchenverdächtiger Tiere durchgeführt. Grundlage der Immunprophylaxe bilden dabei Lebendvakzinen auf der Grundlage von Zellkulturvirus. Die Vakzinen werden sowohl monovalent als auch polyvalent angeboten. Der Impfschutz hält mehrere Jahre an. Da bei polyvalenten Vakzinen der Impfschutz nicht gegen jeden Serotyp gleich gut ausgebildet wird, werden Wiederholungsimpfungen im Abstand von 2–3 Jahren empfohlen.

Die EU hat aufgrund der Bedrohung durch die AHS eine Vakzinebank eingerichtet (Beschluss der Kommission vom 18. Dezember 2008 über die „Bildung einer gemeinschaftlichen Impfstoffreserve gegen die Pferdepest"). Dort sind für 7 der 9 Serotypen jeweils 100 000 Dosen eines attenuierten Lebendimpfstoffs in lyophilisierter Form eingelagert.

Epizootische Hämorrhagie der Hirsche

Synonyme: epizootic hemorrhagic disease (EHD) und die Ibaraki-Krankheit der Rinder

BEACHTE
Anzeigepflicht.

Die Serogruppe der „EHD" umfasst einerseits eine der wichtigsten Krankheiten der Hirsche in Nordamerika sowie auch andererseits die hauptsächlich in Japan vorkommende Ibaraki-Krankheit der Rinder. Insgesamt sind bisher 10 verschiedene Serotypen innerhalb der EHD-Serogruppe beschrieben worden.

In den Vereinigten Staaten wurde EHD im Jahr 1960 erstmals als eine Bluetongue-ähnliche Erkrankung mit hoher Letalität beim Virginia- oder Weißwedelhirsch (*Odocoileus virginianus*) beschrieben, die von einem Orbivirus verursacht wird und eine Antigenverwandtschaft mit dem Virus der Blauzungenkrankheit besitzt. EHDV kann neben den Hirschartigen auch Rinder befallen und wurde auch in Afrika, Australien, Asien und seit einigen Jahren auch in Israel nachgewiesen. Schafe können experimentell mit EHDV infiziert werden, zeigen aber keine klinischen Symptome.

Die Ibaraki-Krankheit ist eine akut verlaufende Erkrankung der Rinder, die durch Bluetongue-ähnliche Erscheinungen charakterisiert ist. Sie wurde bisher in Japan, Korea und Taiwan beschrieben.

Ätiologie und Epidemiologie EHDV gehört zum Genus *Orbivirus* und wird derzeit in 10 unterschiedliche Serotypen eingeteilt. Die Viren der Ibaraki-Krankheit werden zur Serogruppe der EHD gezählt. Sie sind besonders mit dem in Australien vorkommenden Serotyp 2 der EHDV (EHDV-2) verwandt. Die EHDV werden ebenso wie BTV und AHS durch *Culicoides*-Arten übertragen, Kontaktinfektionen kommen nicht vor. In Nordamerika ist *C. variipennis* der Hauptvektor.

EHDV infizieren zahlreiche Wild- und Hauswiederkäuer. Klinische Erkrankungen werden jedoch nur bei bestimmten Hirschartigen sowie Rindern beobachtet.

Während die EHD in Nordamerika, Afrika, Australien und Israel vorkommt, wird die Ibaraki-Krankheit in Japan, Korea und Taiwan nachgewiesen.

Pathogenese, Klinik und Immunologie Die Pathogenese der EHD ist wenig untersucht, ähnelt aber der von BT. Nach der Infektion durch den Vektor kommt es zu einer ersten Vermehrung in den lymphatischen Organen (Milz, Lymphknoten) und Blutleukozyten. Im weiteren Verlauf werden auch Gefäßendothelien befallen, und es kommt zu Schädigungen mit Ödemen und Blutungen. Klinisch ist die EHD gekennzeichnet durch eine Inkubationszeit von 4–12 Tagen, schwere Schocksymptome, multiple Hämorrhagien und Ödeme in einer Reihe von Geweben und serösen Höhlen mit anschließendem Koma und Tod. Beim Weißwedelhirsch kann die Mortalität bis zu 90 % betragen. Bei perakuten Verläufen können die Hirsche nach weniger als 36 Stunden versterben. Häufig kommt es aber auch zu milden Verläufen mit Konjunktivitis, Nasenausfluss und Lahmheit.

Subklinische Verläufe sind ebenfalls möglich und kommen besonders bei der Infektion von Rindern vor.

Die Inkubationszeit der Ibaraki-Krankheit des Rindes liegt bei experimentell infizierten Tieren zwischen 4 und 12 Tagen. Plötzlich auftretendes Fieber bis zu 40 °C, das etwa 2–3 Tage anhält, wird begleitet von Inappetenz, allgemeiner Schwäche, Tränenfluss und verstärkter Salivation. Darauf folgen Ödematisierung der Konjunktiven sowie der nasalen und oralen Mukosa. Der Verlauf ist im Allgemeinen jedoch mild und die Tiere genesen innerhalb weniger Tage. Schwere Fälle sind durch Erosionen und Ulzerationen am Flotzmaul sowie am Kronrand und Euter charakterisiert. Die Veränderungen an den Gliedmaßen gehen mit Lahmheiten einher.

Wie bei der Blauzungenkrankheit kommt es bei der EHD zur Assoziation der Virionen mit Erythrozyten. Infizierte Tiere sind bis zu 8 Wochen virämisch, virale Genome können im Blut für mehrere Monate nachgewiesen werden.

Differenzialdiagnostisch bedeutsam sind beim Rind die Blauzungenkrankheit, bösartiges Katharrhalfieber, Parapockenvirus-Infektion (ORF, Lippengrind), bovine Virusdiarrhö/Mucosal Disease, Maul- und Klauenseuche, Border Disease, Pest der kleinen Wiederkäuer sowie Fotosensibilisierung, Vergiftung oder Verätzungen. Bei Hirschen umfasst die Differenzialdiagnose besonders die Maul- und Klauenseuche, die Blauzungenkrankheit sowie die Fotosensibilisierung durch Kontakt zu bestimmten Pflanzen.

Diagnose Die klinischen Leitsymptome können eine Verdachtsdiagnose begründen, die durch Labortests überprüft werden muss. Treten denen der Blauzungenkrankheit ähnliche Symptome bei Rindern auf, werden jedoch nicht bei Schafen beobachtet, ist EHD stets differenzialdiagnostisch abzuklären.

Der Erregernachweis erfolgt über den Genomnachweis mittels Real-Time-RT-PCR sowie die Virusisolierung in Zellkulturen oder in embryonierten Hühnereiern. Virale RNA kann für bis zu 160 Tage in Blut- und Organproben infizierter Hirsche nachgewiesen werden.

Der Nachweis von EHDV-spezifischen Antikörpern ist mittels ELISA, Neutralisationstest oder Agargel-Diffusionstest möglich.

Als Probenmaterial eignen sich besonders EDTA-Blut oder Organproben für den Erregernachweis sowie Serum für die Serologie.

Bekämpfung Die EHD ist wie die Blauzungenkrankheit anzeigepflichtig. Die EU ist frei von EHD, sodass die Früherkennung einer Einschleppung vorrangiges Ziel ist. Hierzu sind alle unerklärten Fälle von Blauzungen-ähnlicher Symptomatik bei Rindern und Wildwiederkäuern auch auf EHDV zu untersuchen.

Im Falle eines Ausbruches gelten die gleichen Maßnahmen wie bei der Blauzungenkrankheit.

Impfstoffe gegen die EHDV stehen bis auf eine attenuierte Vakzine gegen die Ibaraki-Krankheit nicht zur Verfügung.

27.2.2 Familie Birnaviridae

Martin Pfeffer

STECKBRIEF

- Doppelstrang-RNA-Genom mit 2 Segmenten (A & B)
- unbehüllte Virionen (60 nm) mit ikosaedrischer Symmetrie
- 4 Strukturproteine und nur 1 Nichtstrukturprotein, Letzteres von Segment B abgelesen
- hohe Tenazität
- wichtige Krankheitserreger bei Huhn und Forellenfischen

Familienmerkmale

Die Birnaviren besitzen 2 (bi) doppelsträngige RNA(rna)-Segmente, woher sich ihr Name ableitet. Die virale Polymerase ist als VPg (= VP1)mit den Segmenten verbunden, und die infektiösen Virionen sind von einem einschichtigen Kapsid umgeben (Abb. 27.9, Abb. 27.10). Hierdurch grenzen sich die Birnaviren von allen anderen dsRNA-Viren ab, mit denen sie (u. a. den *Reoviridae*) zur Ordnung der *Diplornavirales* (doppelsträngige RNA-Viren) zusammengefasst werden sollen.

Taxonomie

Die Familie besitzt 4 Genera, wobei im Genus *Entomobirnavirus* ausschließlich Insektenpathogene zusammengefasst sind und das Genus *Blosnavirus* derzeit nur aus einer Spezies besteht, dem Fleckigen-Schlangenkopf-Virus (Blotched Snakehead Virus, BSNV). Dieses wurde aus Zellkulturen des gleichnamigen tropischen Fisches (*Channa lucius*) isoliert, und über sein pathogenes Potenzial ist nichts bekannt. Es ist nicht näher mit Vertretern des Genus *Aqua-*

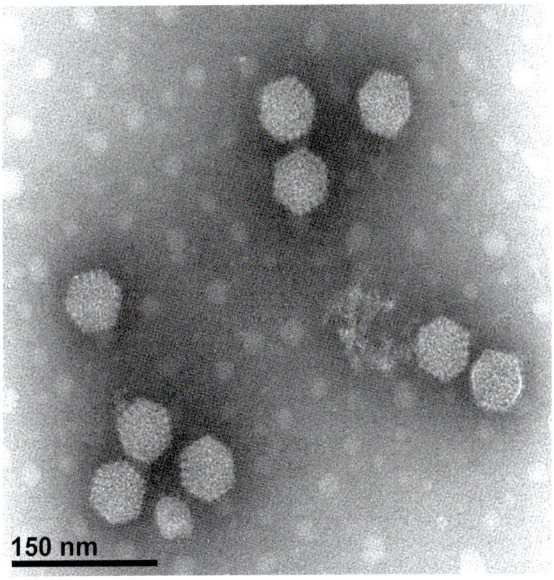

Abb. 27.9 Birnavirus, Negativkontrast. [Dr. habil. H. Granzow, Friedrich-Loeffler-Institut, Insel Riems.]

dsRNA-Viren

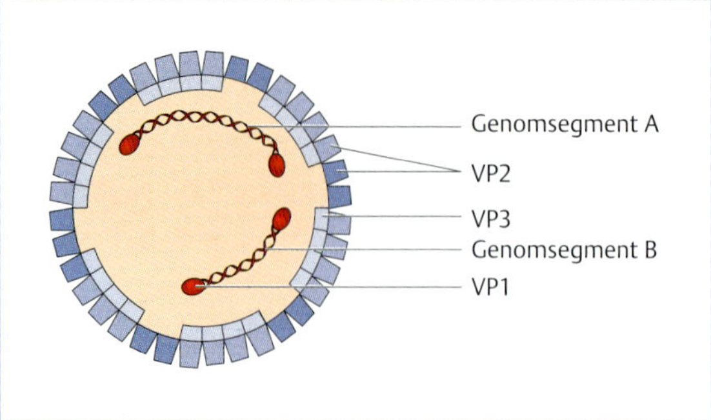

Abb. 27.10 Aufbau eines Birnaviruspartikels. Das ikosaedrische Virion wird durch zwei Proteine, das VP2 und VP3, aufgebaut. Die Termini der beiden Doppelstrang-RNA-Segmente sind mit einem Protein (VP1) verbunden.

birnavirus verwandt, zu dem die Typspezies, das Infektiöse-Pankreasnekrose-Virus (IPNV), gehört. Das vierte Genus, *Avibirnavirus*, schließlich umfasst die vogelpathogenen Birnaviren.

Virusstruktur und Replikation

Die infektiösen Birnaviren besitzen ein einschichtiges, ikosaedrisches Kapsid mit einer Größe von 60 nm. Das Kapsid wird durch Trimere des Kapsidproteins VP2 in einer T = 13-Symmetrie geformt, d. h., je 13 VP2-Trimere bilden eine der 20 Flächen des Ikosaeders, und das Kapsid besteht insgesamt aus 780 Kopien von VP2 (**Abb. 27.11**).

Die Infektion der Zelle beginnt wahrscheinlich mit einer rezeptorvermittelten Endozytose, wobei noch kein Birnavirus-Rezeptor identifiziert ist. Die Replikation der beiden Genomsegmente findet im Zytoplasma statt und wird durch die virale Polymerase VP1 bewerkstelligt, die, als VPg bezeichnet, je an den Segmenten A und B gebunden ist. Sie wird von dem dritten offenen Leserahmen, dem einzigen auf Segment B, kodiert. Auf Segment A befinden sich zwei überlappende Leserahmen, wobei der erste für ein 17 kDa großes Protein mit noch unbekannter Funktion kodiert. Auf dem zweiten offenen Leserahmen auf dem Segment A liegen die Gene für die als VP2 (Kapsid), VP3 („temporäres" Strukturprotein) und VP4 (Protease) bezeichneten viralen Proteine. VP2–VP4 werden als Polyprotein translatiert und autokatalytisch durch VP4 zu den einzelnen Proteinen prozessiert, wobei das Kapsid noch etwas getrimmt wird. Wie und wann dies im Infektionszyklus passiert, ist noch nicht geklärt. Der Zusammenbau der Nachkommenviren erfolgt über ein mit 65–68 nm größeres, fast exakt ikosaedrisches Intermediat, das auch als Provirion bezeichnet wird. In diesem Stadium der Virusreifung ist das VP3 noch mit dem Virion verbunden, das wahrscheinlich durch die VP4-Proteaseaktivität abgespalten wird und so hilft, die durch VP2 allein repräsentierte T = 13-Symmetrie des Kapsids zu bilden. Die größeren, noch nicht gereiften Birnaviren sind nicht infektiös. Diese noch nicht vollständig geklärte Reifung unterscheidet die Birnaviren von den Reoviren, da Letztere ihre ebenfalls T = 13-symmetrischen Kapside aus zwei Schichten mit unterschiedlichen Kapsidproteinen bilden.

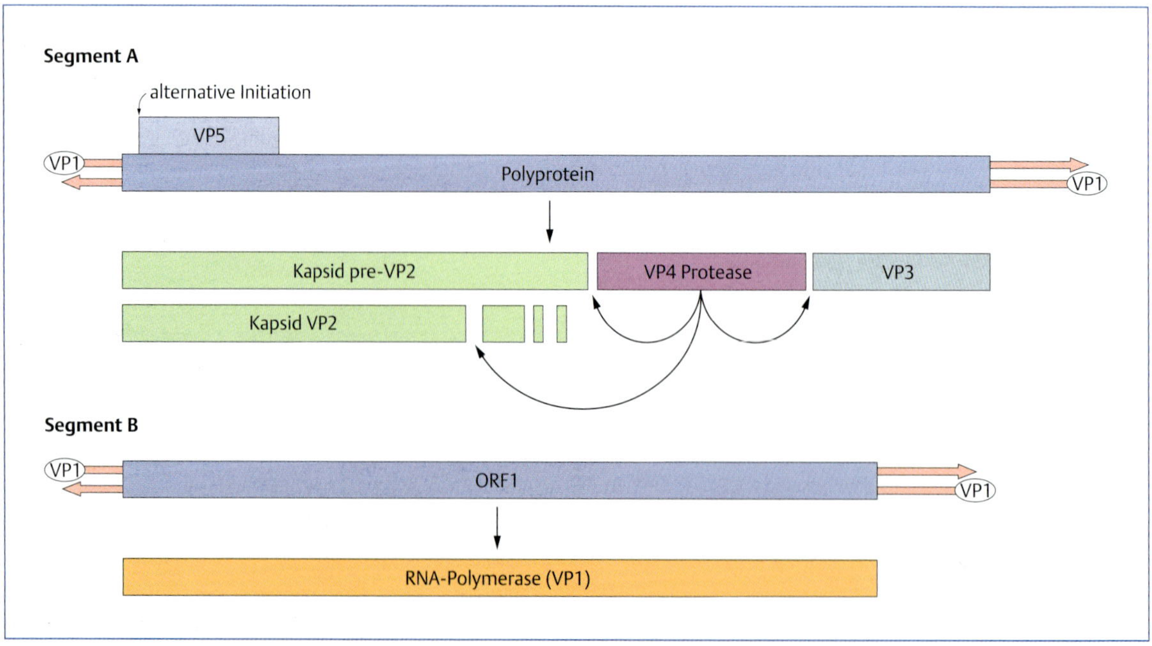

Abb. 27.11 Genomstruktur eines Birnavirus. Das Doppelstrang-RNA-Genom liegt in 2 Segmenten vor. Das größere Segment A kodiert für die Kapsidproteine VP2 und VP3 sowie für eine Protease (VP4). Das kleinere Segment B kodiert für das VP1, das die RNA-abhängige RNA-Polymerase darstellt.

Die infektiöse Bursitis des Huhns

Synonyme: Gumboro-Krankheit

BEACHTE
Meldepflicht.

Ätiologie Die infektiöse Bursitis des Huhns wird durch das gleichnamige Virus aus dem Genus *Avibirnavirus* verursacht. Es gibt 2 Serotypen des IBDV, wobei alle pathogenen Stämme zum Serotyp 1 gehören. Die apathogenen und häufig von Puten isolierten Serotyp-2-Stämme induzieren keine Kreuzprotektion gegen eine Infektion mit Serotyp-1-Viren.

Epidemiologie Die Erkrankung wurde 1957 zum ersten Mal in Gumboro, im Süden des US-Bundesstaates Delaware, als „aviäre Nephrose“ beschrieben. Damals wurde eine infektiöse Ursache vermutet, der ätiologische Nachweis von IBDV als Agens dieser später dann als infektiöse Bursitis bezeichneten Erkrankung gelang erst 1962. Mittlerweile ist die Erkrankung weltweit verbreitet. Die Viren werden mit dem Kot infizierter Tiere ausgeschieden und können aufgrund ihrer hohen Tenazität über Monate in Hühnerställen und fast ebenso lange in kontaminiertem Futter infektiös bleiben. Eine effektive Unterbrechung der Infektkette ist daher nur durch die heute üblichen Rein-raus-Verfahren mit Zwischendesinfektion und durch Impfung möglich.

Pathogenese Nach meist fäkooraler Aufnahme vermehrt sich das Virus zunächst in ortsständigen Lymphozyten und Makrophagen des Magen-Darm-Traktes. Von hier gelangt es über die Portalvene in das lymphoide Gewebe der Bursa Fabricii, wo eine massive Virusvermehrung in B-Lymphozyten stattfindet, die sich in einem bestimmten Stadium ihrer Differenzierung befinden. Andere B-Lymphozyten oder auch periphere B-Lymphozyten sind zu diesem Zeitpunkt nicht infizierbar. Dies erklärt, warum nur Hühner bis zum Alter von ca. 6 Wochen an der infektiösen Bursitis erkranken können. Bei Überlebenden kommt es durch die massive Infektion zur (fast) völligen Depletion der Bursa-generierten B-Lymphozyten, und die Tiere sind entsprechend empfänglich bzw. wehrlos gegenüber anderen Krankheitserregern. Über die peripheren B-Lymphozyten werden jedoch bei den überlebenden Tieren hohe Titer virusneutralisierender Antikörper generiert.

Klinik und Pathologie Die Symptome einer Infektion äußern sich zunächst in einer Appetitlosigkeit und plötzlichen Abnahme des Futterverbrauchs. Nach der Inkubationszeit von 2–3 Tagen kommen Diarrhö, entsprechende Dehydratation und Anorexie hinzu. Die Tiere werden zunehmend schwächer, zittern und sterben am 2.–3.Tag nach Beginn der Symptome. Die Schwere der Klinik ist dabei v. a. von der Virulenz des Erregers und dem Alter der Tiere abhängig. Tiere vom Schlupf bis zur 3. Woche sind normalerweise durch maternale Antikörper geschützt und so nicht für eine Infektion empfänglich. Klinische Verläufe werden somit meist nur im Alter zwischen 3 und 6 Wochen beobachtet, wo sie mit Mortalitäten von bis zu 75 % einhergehen. Weitere bestimmende Faktoren sind dabei auch die Geflügelrasse, die Infektionsdosis und auch die Infektionsroute. Eine Infektion von Tieren, die älter als 6 Wochen sind, verläuft in der Regel symptomlos, Tiere ab der 10. Lebenswoche erkranken nicht mehr, da die B-Lymphozyten der Bursa nicht mehr infizierbar sind. Die stark vergrößerte und hämorrhagische Bursa Fabricii ist pathognomonisch.

Diagnose Die Viren können im Abklatschpräparat von der Bursa Fabricii mittels Immunfluoreszenztest (IFT) nachgewiesen werden. RNA von IBDV kann aus Bursamaterial mit der RT-PCR amplifiziert werden. Die Virusanzucht gelingt am besten im bebrüteten Hühnerei, bei der die Embryonen teilweise absterben oder es zu Embryopathien kommt.

Immunologie Die Produktion von Antikörpern kommt durch die Vernichtung der B-Lymphozyten aus der Bursa Fabricii fast völlig zum Erliegen. Einzig die ausgereiften B-Lymphozyten der Peripheren können, falls die Tiere die Infektion überleben, spezifische, virusneutralisierende Antikörper produzieren, die gegen das Strukturprotein VP2 (Kapsid) gerichtet sind. Das Fehlen der B-Lymphozyten macht die Tiere sehr anfällig gegenüber anderen Infektionen (s. o.).

Bekämpfung Durch in Zellkulturpassagen attenuierte Lebendimpfstoffe ist die Erkrankung zu vermeiden, das richtige Impfregime ist dabei jedoch von entscheidender Bedeutung. Das Ziel muss eine ausreichende Menge an maternalen Antikörpern sein, die die Küken durch die kritischen ersten Lebenswochen bringt. Sind genügend maternale Antikörper vorhanden und handelt es sich nicht um einen hochvirulenten Virusstamm, so sind die Küken bis zur 7. Woche geschützt. Dies wird entweder durch regelmäßige Vakzinierung der Legehennen über das Trinkwasser erreicht oder durch zusätzliche Injektion mit inaktiviertem Impfstoff ab der 18. Lebenswoche. Bei besonders empfänglichen Rassen oder bei nicht ausreichenden maternalen Antikörpern kann auch das Küken selbst mit Beginn der 1. Woche mit attenuierten Lebendimpfstoffen vakziniert werden.

Die infektiöse Pankreasnekrose der Forellenfische

Ätiologie Die infektiöse Pankreasnekrose der Forellenfische wird durch das gleichnamige Virus (Infectious Pancreatic Necrosis Virus, IPNV) hervorgerufen. Antigenetisch wird IPNV in zwei Serogruppen mit 1 bzw. 9 Serotypen unterschieden. Genetisch können sieben Genotypen differenziert werden. Neben den Salmoniden ist IPNV schon aus verschiedenen anderen Fischarten sowie Muscheln und Krebsen isoliert worden.

Epidemiologie Die infektiöse Pankreasnekrose ist weltweit verbreitet und zumindest in der EU und Norwegen die ökonomisch wichtigste Virusinfektion bei Lachsen und Forellen. Hauptansteckungsquelle in den entsprechenden Zuchten sind asymptomatisch infizierte, meist ältere Tiere, die periodisch mit dem Kot Virus ausscheiden, das im Wasser unter geeigneten Bedingungen lange infektiös bleibt und oral aufgenommen wird. IPNV wird aber auch vertikal in die Reproduktionsprodukte übertragen. Derart infizierte Eier tragen erheblich zur Verbreitung des Virus bei. Sie sind der Grund, warum nur mit Fischen aus Beständen gehandelt werden darf, bei denen in den letzten 12 Monaten keine infektiöse Pankreasnekrose aufgetreten ist. Man geht derzeit jedoch davon aus, dass sämtliche Fischfarmen im Nordatlantik mit IPNV infiziert sind, wenn auch zu unterschiedlichen Graden und mit unterschiedlichen Genotypen.

Pathogenese Am empfänglichsten sind die frisch geschlüpften Fische. Hier kann es bei hoher Besatzdichte zu Mortalitätsraten von 90 % kommen. Die Ausbrüche beginnen meist innerhalb der ersten 3–4 Wochen und sind möglicherweise das Resultat der vertikalen Übertragung, die sich nach dieser Zeit klinisch manifestiert. Ansonsten kommt es nach oraler Aufnahme zu massiven Nekrosen im exogenen Pankreas, der Darmmukosa und der Leber. Mit zunehmendem Alter der Fische werden die pathologischen Veränderungen immer weniger ausgeprägt.

Klinik und Pathologie Die Inkubationsperiode in maritimen Zuchten ist v. a. von der Wassertemperatur abhängig. Die Tiere fressen kaum noch und wenn, dann sind sie wegen des Verlustes der Darmmukosa nicht mehr in der Lage, Nährstoffe aufzunehmen. Die Fische schwimmen auf der Seite, und oft wird eine dunkle Verfärbung und Exophthalmus beobachtet. Die Pathologie ist von Nekrosen in fast sämtlichen Organen dominiert. Oft finden sich entsprechende Entzündungen sowie Petechien oder Hämorrhagien in den betroffenen Organen.

Diagnose Neben der relativ typischen Klinik kann die Diagnose durch Virusisolierung aus den inneren Organen, Kot oder Sperma erfolgen. Ein kommerzieller ELISA und RT-PCR- Verfahren stehen zur schnellen ätiologischen Diagnose zur Verfügung. Durch Sequenzierung entsprechender RT-PCR-Produkte kann eine Zuordnung zu einem der sieben Genotypen getroffen werden, was unter Umständen von epidemiologischer Bedeutung bei der Identifizierung der Infektionsquelle sein kann.

Immunologie Es werden den IgM-Antikörpern vergleichbare Globuline gebildet, die jedoch nur partiell virusneutralisierende Wirkung haben. Es kommt nicht zur vollständigen Viruseliminierung, und einmal infizierte Tiere bleiben meist Dauerausscheider.

Bekämpfung In bekannten Endemiegebieten ist eine Kontrolle nur durch ein entsprechendes Hygienemanagement realisierbar: komplette Entnahme der Fische und Wasserdesinfektion mit jodhaltigen Desinfektionsmitteln. Die wirksamste Methode ist der Aufbau freier Zuchten und die Verhinderung des Viruseintrags durch infizierte Tiere. Die Impfstoffentwicklung gestaltet sich wegen der antigenetischen Variabilität schwierig. Ähnlich wie bei der IBDV könnten maternale Antikörper die Infektionen in den ersten Wochen wahrscheinlich verhindern, bevor die Setzlinge im Alter von ca. 4 Wochen selber immunkompetent werden. Da jedoch derzeit weder klar ist, ob eine Protektion immunologisch begründet ist, noch wie ein derartiger Schutz erreicht werden könnte, wird versucht, über die Zucht genetisch IPNV-resistenter Fischarten die Verluste zu minimieren. Die Einführung des landcatch IPN resistance enhanced strain hat so tatsächlich die Verluste unter den Setzlingen reduziert, aber die Kosten für die Einzeltestung der Nachkommen und die Verluste beim Umsetzen der Junglachse ins Meerwasser sind immer noch erheblich. Derzeit sind 4 Impfstoffe, alle mit inaktiviertem IPNV in Öl-Wasser-Emulsion, zur intraperitonealen Injektion auf dem Markt.

27.3 Einzelstrang-RNA-Viren

Martin Beer, Ludwig Haas, Matthias König, Martin Pfeffer, Heinz-Jürgen Thiel

27.3.1 Familie Bornaviridae

Ludwig Haas

STECKBRIEF

- Einzelstrang-RNA-Genom, negative Polarität, 9 Kb
- behüllt, 80–130 nm Durchmesser
- helikales Nukleokapsid (**Abb. 27.12**)
- Replikationszyklus mit Kernphase
- bedeutender Krankheitserreger bei Pferden und kleinen Wiederkäuern

Familienmerkmale

Bornaviren wurden vor allem von Pferden und Schafen isoliert, wenngleich auch weitere Spezies auf natürlichem oder experimentellem Wege infiziert werden können. Die (molekulare) Charakterisierung des Agens erfolgte erst in den 1990er-Jahren, hinsichtlich Replikation sowie Pathogenesemechanismen sind noch Wissenslücken vorhanden.

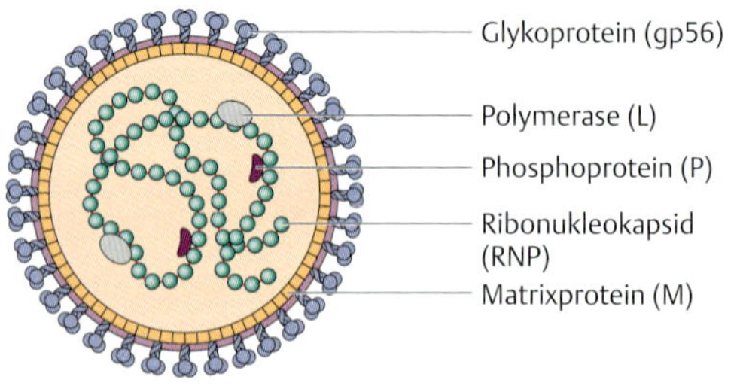

Abb. 27.12 Schema eines Bornavirus. Der Aufbau des Bornavirions ist der eines klassischen behüllten Virus. Das Einzelstrang-RNA-Genom ist mit dem Nukleoprotein zu einem Nukleokapsid verbunden. An das Genom ist kovalent die virale RNA-abhängige RNA-Polymerase gebunden; mit dem Nukleokapsid assoziiert ist das Phosphoprotein. Das Nukleokapsid ist umgeben von einer Hülle, in die das virale Glykoprotein verankert ist. Dieses ist ein Heterodimer aus dem Transmembranprotein gp43 und dem externen Glykoprotein gp56. Innerhalb der Hülle vermittelt das virale Matrixprotein die Verbindung mit dem Glykoprotein.

Taxonomie

Bornaviren zählen zur Ordnung der *Mononegavirales*, da sie eine einzelsträngige RNA mit negativer Polarität besitzen. Aufgrund ihrer Genomorganisation sowie ungewöhnlicher Replikationsstrategie wurde eine eigene Familie, *Bornaviridae*, mit nur einer Spezies, Borna Disease Virus (BDV), etabliert.

Virusstruktur und Replikation

Die Viruspartikel sind behüllt und haben einen Durchmesser von 80–130 nm. Eingebettet in die Hülle ist das glykosylierte G-Protein. Die Hülle umschließt den Ribonukleoproteinkomplex, der aus dem Nukleoprotein N, dem Phosphoprotein P und dem L-Protein besteht, wobei Letzteres die RNA-abhängige RNA-Polymerase darstellt. In der infizierten Zelle wird ein kleines Nichtstrukturprotein X gebildet, das offenbar eine regulatorische Funktion bei der Replikation in der Zelle hat. Das Matrixprotein M der Bornaviren scheint im Gegensatz zu den anderen Negativstrang-RNA-Viren integraler Bestandteil des Ribonukleoproteinkomplexes zu sein.

Der Replikationszyklus des Bornavirus ist noch nicht in allen Teilen verstanden. Für die Rezeptorbindung ist vermutlich das G-Protein verantwortlich. Anders als bei den sonstigen Mitgliedern der Ordnung *Mononegavirales* laufen Transkription und Genomreplikation im Zellkern ab, wobei überlappende Transkriptionseinheiten genutzt werden. Hier kann das Virus auch die nukleäre Spleißmaschinerie nutzen, was es ihm ermöglicht, das Kodierungspotenzial der relativ kleinen, ca. 9 Kb betragenden RNA durch alternatives Spleißen voll auszuschöpfen (**Abb. 27.13**).

In Zellkulturen, aber auch im infizierten Tier, vermehrt sich das Virus strikt nicht zytolytisch, und es resultiert eine persistierende Infektion. Die Replikationsrate ist dabei sehr niedrig. Es wird diskutiert, ob dieses Verhalten mit der Präsenz von BDV-Genomen korreliert ist, die gekürzte 5'-Termini aufweisen („Genome Trimming"). Möglicherweise vermeidet so das Virus die Erkennung durch intrazelluläre Sensoren, die angeborene Immunitätsmechanismen aktivieren würden. Auch das P-Protein scheint frühe Abwehrmechanismen zu beeinflussen, da es in Astrozyten die NO-Synthese hemmen kann und zudem eine Wirkung gegen IFN-β entfaltet. In transgenen Mäusen führte die Expression des P-Proteins zu neurologischen Störungen und Verhaltensänderungen.

Borna-Krankheit

Synonyme: seuchenhafte Hirnrückenmarkentzündung der Einhufer, Borna disease, Meningoenzephalitis enzootica equorum

Die Infektion mit dem Virus der Borna-Krankheit (BDV) tritt in der Regel endemisch in Sachsen (Borna ist eine Stadt bei Leipzig in Sachsen, wo 1894 eine verheerende Epidemie bei Kavalleriepferden auftrat), Thüringen, Hessen, Baden-Württemberg, Österreich, der Schweiz und Liechtenstein auf, kommt aber auch außerhalb dieser Gebiete vor. Unter natürlichen Bedingungen sind besonders Pferd und Schaf empfänglich. Die Krankheit manifestiert

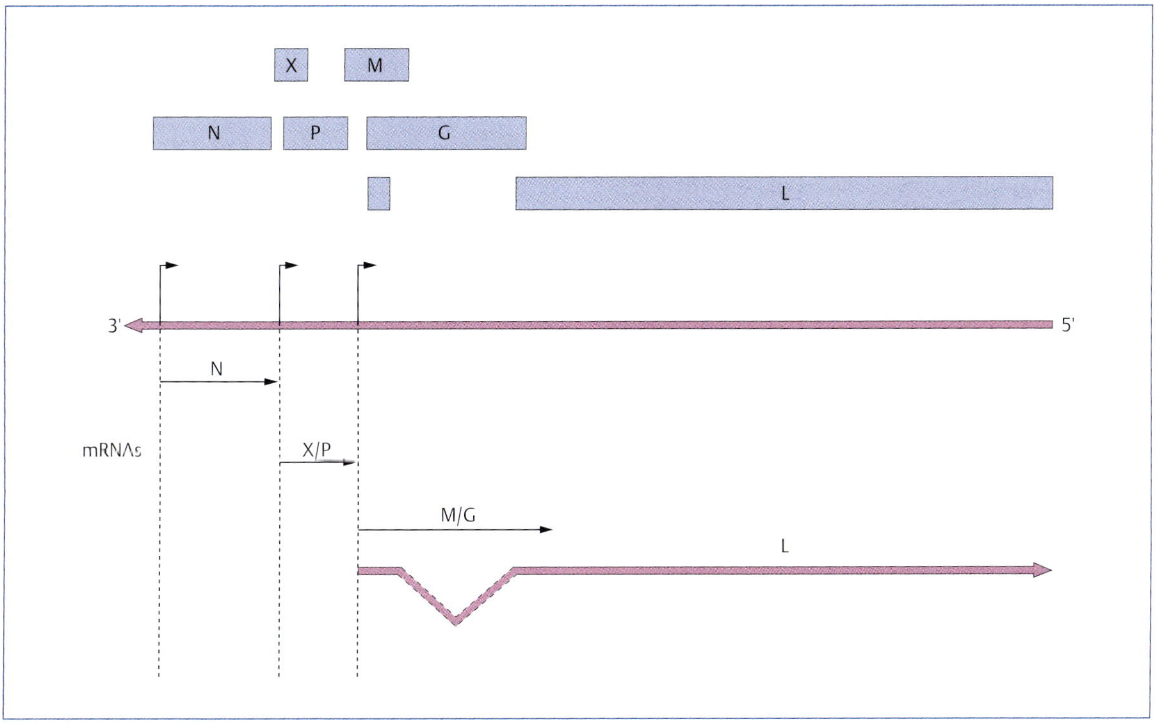

Abb. 27.13 Genomstruktur und Genexpression des Bornavirus. Das ca. 9 Kilobasen große Genom kodiert für insgesamt 6 Proteine, das Nukleoprotein (N), das Protein X (X), das Phosphoprotein (P), das Matrixprotein (M), das Glykoprotein (G) sowie die RNA-abhängige RNA-Polymerase (L). Die Transkription der mRNA geschieht über drei Promotoren und im Falle des L-Proteins durch Spleißen der RNA.

ssRNA-Viren, negative Polarität

sich als progressive, tödlich verlaufende Meningoenzephalomyelitis.

Sporadische natürliche Infektionen sind auch beschrieben bei Kaninchen, Rindern, Ziegen, Rehen, Eseln, Lamas, Alpakas, Katzen (staggering disease), Hunden und dem Strauß. Experimentell können noch weitere Spezies mit dem BDV infiziert werden, z. B. Ratte, Meerschweinchen, Hühner und Affen. Sequenzanalysen von Virusisolaten verschiedener Lokalisationen und Spezies zeigen eine beträchtliche Übereinstimmung. 2008 wurden jedoch BDV mit bemerkenswerter genetischer Diversität bei Papageien beschrieben und als mögliche Ursache der neurogenen oder neuropathischen Drüsenmagendilatation (proventricular dilatation disease, PDD) diskutiert.

Dem BDV wurde eine humanpathogene Wirkung im Zusammenhang mit neuropsychiatrischen Störungen zugeschrieben. Diese Assoziationen werden jedoch kontrovers diskutiert, sodass gegenwärtig ein abschließendes Urteil nicht möglich ist.

Ätiologie Das BDV gehört zu der Ordnung *Mononegavirales*, Familie *Bornaviridae*, Genus *Bornavirus* mit nur einer Spezies.

Epidemiologie In Deutschland beträgt die Seroprävalenz in der Pferdepopulation ca.12 %, in Endemiegebieten bis 22 %, in betroffenen Stallungen kann sie auch höher sein. Antikörper gegen das Virus wurden auch in außereuropäischen Ländern nachgewiesen, z. B. in Japan, Israel, Iran, Australien, China und den USA. Eine gewisse Häufung der Erkrankung wird in endemischen Gebieten von April bis Juni beobachtet. Wahrscheinlich sind bei erkrankten Pferden alle Se- und Exkrete virushaltig; besonders wichtig sind Speichel, Nasen- und Augensekrete und Urin. Ob in endemischen Gebieten ein animales Reservoir existiert, ist unklar. Verdächtigt werden unter anderem Spitzmäuse.

Pathogenese Die Pathogenese in den natürlichen Wirten ist vor allem am Rattenmodell untersucht, aber nicht vollständig geklärt. Das Virus tritt vermutlich über das olfaktorische Neuroepithel (Lobus olfactorius) ein (rhinogene Infektion). Denkbar ist auch – nach oraler Aufnahme mit kontaminiertem Futter oder Wasser – eine Infektion des N. trigeminus oder intestinaler Nerven. Es erfolgt dann eine axonale und transneuronale Ausbreitung. Das BDV zeigt eine Affinität zu Ganglienzellen (Neurotropismus) und Gliazellen (Astrozyten). Es entwickelt sich eine persistierende Infektion. Bei Pferden und Schafen wurde virale RNA in der Substantia grisea, im Bulbus olfactorius, Hippocampus, Nucleus caudatus und Nucleus niger, aber auch in der zerebralen Kortex und Retina nachgewiesen. Offensichtlich spielen immunpathologische Vorgänge, vorrangig $CD4^+$-T-Zell-vermittelt (Hypersensitivität vom verzögerten Typ), eine wichtige Rolle bei der Erkrankung.

Klinik Die Inkubationszeit beträgt Wochen bis Monate, nach experimenteller Infektion 2–3 Monate. Es erkranken in der Regel nur Einzeltiere.

Pferd Der „klassische“, progrediente Verlauf beim Pferd beginnt mit einem Prodromalstadium, das mit Fieber, Anorexie, Mattigkeit, Kolik oder leichter Diarrhö einhergeht und häufig unbemerkt bleibt. Das Hauptstadium ist geprägt von zentralnervösen Symptomen (Myelitis, Enzephalitis), Depression, Stupor, Ataxie, Koordinationsstörungen, „dummkollerähnlichem“ Verhalten. Mitunter „vergisst“ das Pferd zu kauen, sodass das Futter aus dem Maul hängt („Pfeifenrauchen“). Seltener werden auch Erregungszustände beobachtet. Gelegentlich treten Augenveränderungen (Nystagmus, Blindheit) auf. Im Endstadium sind zunehmend Lähmungserscheinungen (z. B. Zunge, Augennerven) zu verzeichnen (paralytisches Stadium). Pferde können eine abnorme Stellung der Gliedmaßen zeigen (propriozeptive Störungen). Eine normale Futter- und Wasseraufnahme ist nicht mehr möglich. Die Krankheitsdauer beträgt 1–3 Wochen, die Letalität ca. 90 %. Überlebende Tiere zeigen lebenslange Verhaltensstörungen.

Es wurde auch über einen „atypischen“ (in Schüben oder progredienter) Verlauf berichtet. Diese seltenere Verlaufsform ist beispielsweise durch nicht therapierbare, oft rezidivierende Koliken, Lahmheiten unbekannter Genese, Sehstörungen oder Schluckbeschwerden gekennzeichnet.

Schaf Beim Schaf zeigen sich Verhaltensänderungen, Teilnahmslosigkeit, Störungen der Futteraufnahme, gesenkte Kopfhaltung und Anlehnen des Kopfes, Schreckhaftigkeit und Bewegungsstörungen (Ataxien, Manegebewegung). Auffällig ist ein wiederholtes plötzliches Zusammenbrechen der Tiere. Im Endstadium kommt es zum Festliegen, häufig mit Ruderbewegungen. Die Letalität ist geringer als beim Pferd, wobei überlebende Tiere sich erholen können oder aber bleibende neurologische Defizite aufweisen.

Rind Bei Rindern wurden unterschiedliche Symptome beschrieben wie Inappetenz, abnorme Haltung von Kopf und Hals, Nervosität, Ataxie oder Kreisbewegungen und finales Festliegen.

Pathologie Post mortem zeigen sich am Gehirn makroskopisch häufig keine besonderen Befunde. Histopathologisch ist eine progressive, nonpurulente Poliomeningoenzephalomyelitis mit deutlichem perivaskulären „Cuffing“, wobei vor allem Makrophagen und T-Lymphozyten, spät in der Infektion auch B-Zellen nachgewiesen werden können. Astrogliose sowie die Degeneration von Ganglienzellen sind zu beobachten, stellen aber keinen prominenten Befund dar. Eine Demyelinisierung ist nicht vorhanden. Typisch (besonders im Hippocampus), jedoch nicht immer nachzuweisen sind intranukleäre, eosinophile Einschlusskörperchen (Joest-Degen-Einschlusskörperchen).

Diagnose und Differenzialdiagnose Die Ante-mortem-Diagnose beruht vor allem auf dem Antikörpernachweis in Serum oder Liquor. Hierzu werden der indirekte Immunfluoreszenztest als verlässlichste Methode, der ELISA oder Immunblot eingesetzt. Insbesondere bei einer typischen klinischen Symptomatik ist der Nachweis von Antikörpern in Serum oder Liquor aussagekräftig. Zusätzlich kann eine labordiagnostische Analyse des Liquor hilfreich sein (erhöhter Proteingehalt, lymphomonozytotische Pleozytose, positive Pandy-Reaktion).

Die Post-mortem-Diagnose beruht auf der Histopathologie und der Immunhistochemie oder alternativ der RT-PCR.

Differenzialdiagnostisch sind beim Pferd Infektionen mit dem EHV-1 sowie Tollwut auszuschließen. Beim Schaf müssen unter anderem Scrapie, Tollwut, Aujeszky-Krankheit, Listeriose, Tetanus, Zerebrokortikalnekrose, Zoenurusbefall und Ketose differenzialdiagnostisch berücksichtigt werden.

Bekämpfung Eine kausale Therapie existiert nicht. Ein Impfstoff ist nicht zugelassen.

Zur Kontrolle der Infektion sollten seuchenhygienische Maßnahmen eingeleitet werden, z. B. das Vermeiden gemeinsamer Stall- und Weidehaltung von Pferden und Schafen, keine abrupte Futterumstellung im Frühjahr, Quarantäne für neu eingestallte Pferde aus Endemiegebieten, Desinfektion der Stallungen nach gründlicher mechanischer Vorreinigung (vgl. Desinfektionsmittelliste der DVG, Bereich Tierhaltung, http://www.desinfektion-dvg.de).

Der Durchseuchungsgrad sollte festgestellt werden. Alle Tiere aus dem Zu- und Verkauf sollten untersucht werden.

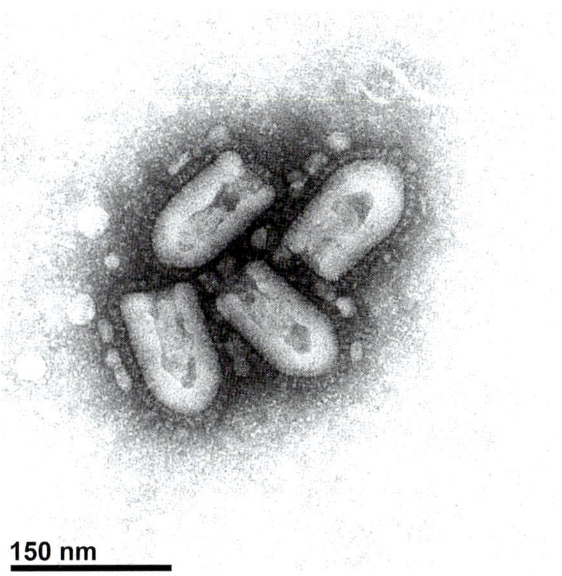

Abb. 27.14 Rhabdovirus, Negativkontrast. [Dr. habil. H. Granzow, Friedrich-Loeffler-Institut, Insel Riems]

27.3.2 Familie Rhabdoviridae

Ludwig Haas

STECKBRIEF

- Einzelstrang-RNA-Genom, negative Polarität, 12 Kb
- behüllt, stäbchenförmig
- helikales Nukleokapsid
- bedeutende Krankheitserreger bei Mensch, Haustieren und Fischen

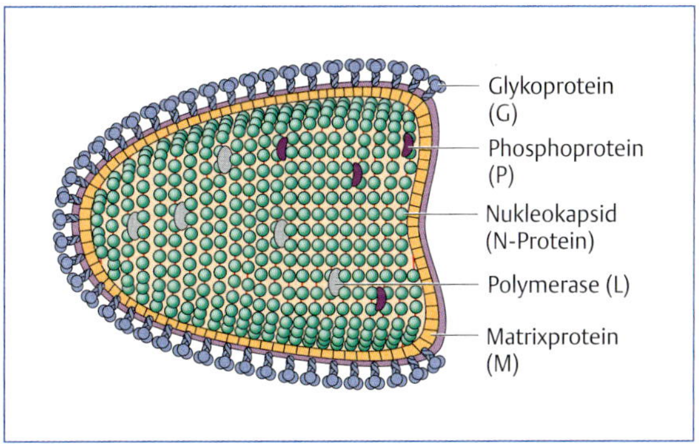

Abb. 27.15 Schema eines Rhabdovirus. Der Aufbau des geschossformigen Rhabdovirions ist ebenfalls klassisch. Das Einzelstrang-RNA-Genom ist mit dem Nukleoprotein und einzelnen Molekülen des Phosphoproteins zu einem Nukleokapsid verbunden. Am 5'-Ende des Genoms ist kovalent die virale RNA-abhängige RNA-Polymerase gebunden. Das Nukleokapsid ist umgeben von einer Hülle, in der das als Trimer vorliegende virale G-Protein verankert ist. Innerhalb der Hülle vermittelt das virale Matrixprotein die Verbindung mit dem Glykoprotein.

Familienmerkmale

Animale Rhabdoviren haben eine stäbchenartige, geschossähnliche Struktur (rhabdos, griech.: Stab). Die Länge beträgt etwa 160–180 nm bei einem Durchmesser von 65 nm (**Abb. 27.14**, **Abb. 27.15**). Die Familie hat etwa 70 Mitglieder, ungefähr die Hälfte sind pflanzenpathogene Viren. Daneben umfasst das Wirtsspektrum der Rhabdoviren Säugetiere und Fische.

Taxonomie

Rhabdoviren gehören zur Ordnung *Mononegavirales*, der Familien mit einzelsträngiger RNA von negativer Polarität angehören. Es werden sechs Genera unterschieden (**Tab. 27.5**).

Virusstruktur und Replikation

In ihrer Genomstruktur sowie Replikationsstrategie sind Rhabdoviren den Paramyxoviren sehr ähnlich.

Die Viruspartikel bestehen aus dem Ribonukleoproteinkomplex, der helikal gewunden ist, und aus den Proteinen N, der Hauptkomponente des Nukleokapsids, und P sowie der RNA-abhängigen RNA-Polymerase L. Das N-Protein ist eng mit dem RNA-Genom assoziiert. Dieses ist etwa 12 Kb lang.

Der Ribonukleoproteinkomplex ist von einer Lipidhülle umgeben. In diese Hülle ist nur ein Virusprotein eingelagert, das G-Protein, vermutlich als Trimer. Dieses ist glykosyliert und hat verschiedene Funktionen. So ist es für die Anheftung und das Eindringen in die Zielzelle verantwortlich. Es besitzt darüber hinaus hämagglutinierende Aktivität. Immunologisch ist es äußerst bedeutsam, da gegen das G-Protein neutralisierende Antikörper gebildet werden. Unterhalb der Hülle befindet sich das Matrixprotein M. Diesem kommt eine wesentliche Funktion bei der Freisetzung der Viren aus der Zelle (Budding) zu.

Tab. 27.5 Genera der *Rhabdoviridae.*

Genera	Bedeutung
Lyssavirus	Tollwut-Virus
Vesiculovirus	Stomatitis-vesicularis-Virus (VSV), Frühjahrsvirämie der Karpfen (SVC)
Ephemerovirus	bovines Ephemeralfieber-Virus
Cytorhabdovirus	pflanzenpathogene Viren
Nukleorhabdovirus	pflanzenpathogene Viren
Novirhabdovirus	Virus der Viralen hämorrhagischen Septikämie (VHSV), Virus der Infektiösen hämatopoetischen Nekrose (IHNV)

Die Reihenfolge der Gene des Rhabdovirusgenoms ist 3'-N-P-M-G-L-5' (**Abb. 27.16**). Zwischen den einzelnen Genen befinden sich nicht kodierende Regionen (intergenic regions, IGR).

Der **Replikationszyklus** beginnt mit der Anheftung an die Zielzelle, die durch das G-Protein vermittelt wird. Die Penetration erfolgt im Gegensatz zu den Paramyxoviren durch eine rezeptorvermittelte Endozytose. Dieser Prozess ist energie- sowie pH-Wert-abhängig. Durch eine Verschmelzung der Virushülle mit der endosomalen Membran nach Ansäuerung des Vesikelinneren wird der Ribonukleoproteinkomplex in das Zytoplasma entlassen, wo die Vermehrung erfolgt. Durch die mitgebrachte RNA-Polymerase erfolgt zunächst die Transkription der viralen Gene in einzelne mRNA-Moleküle, die dann an den Ribosomen translatiert werden. Ähnlich wie bei den Paramyxoviren bildet sich ein Konzentrationsgradient an mRNA-Spezies, der in Transkriptionsrichtung kontinuierlich abnimmt. Beim Tollwutvirus ist die Transkription der einzelnen Gene, durch Modifikation der einzelnen IGR, besonders fein reguliert. Die Umschaltung vom Transkriptions- in den Replikationsmodus zur Vermehrung des Genoms, d.h. der Bildung von durchgehenden RNA-Molekülen, hängt von der Menge des neu gebildeten N-Proteins ab, wobei beim Tollwutvirus hierbei auch das M-Protein beteiligt ist. An die neu gebildete Genom-RNA lagern sich sofort die N-, P- und L-Proteine an, die den neuen Ribonukleoproteinkomplex bilden. Dieser tritt mit dem M-Protein in Wechselwirkung. Das M-Protein interagiert auch mit dem G-Protein. Da dieses ein glykosyliertes Molekül ist, wird es über das endoplasmatische Retikulum und den Golgi-Apparat zur Plasmamembran gebracht, wo es sich mittels einer hydrophoben Region verankert. Die in das Zytoplasma der Zelle hineinreichenden Teile des G-Proteins werden vom M-Protein erkannt, und es beginnt der Zusammenbau der einzelnen Komponenten. Durch einen Knospungsvorgang (Budding) werden dabei die neuen Partikel freigesetzt, wobei sie ihre Virushülle erhalten.

Der zytopathische Effekt ist bei den Rhabdoviren unterschiedlich ausgeprägt. So ist dieser beispielsweise bei der Infektion mit dem vesikulären Stomatitisvirus viel deutlicher als bei der Tollwutvirusinfektion.

Genus Lyssavirus

Tollwut

Synonyme: lyssa, rabies, rage

> **BEACHTE**
> **Anzeigepflicht nach Tiergesundheitsgesetz, Meldepflicht beim Menschen nach Infektionsschutzgesetz.**

Die Tollwut ist eine schon sehr lange bekannte und gefürchtete, praktisch weltweit verbreitete Infektionskrankheit. Das neurotrope Tollwutvirus kann alle Säugetiere infizieren, und eine klinisch manifeste Infektion endet fast immer tödlich. Tollwut ist eine gefährliche Zoonose. Die jährlichen Todesfälle beim Menschen dürften nach Schätzungen der Weltgesundheitsorganisation weltweit bei

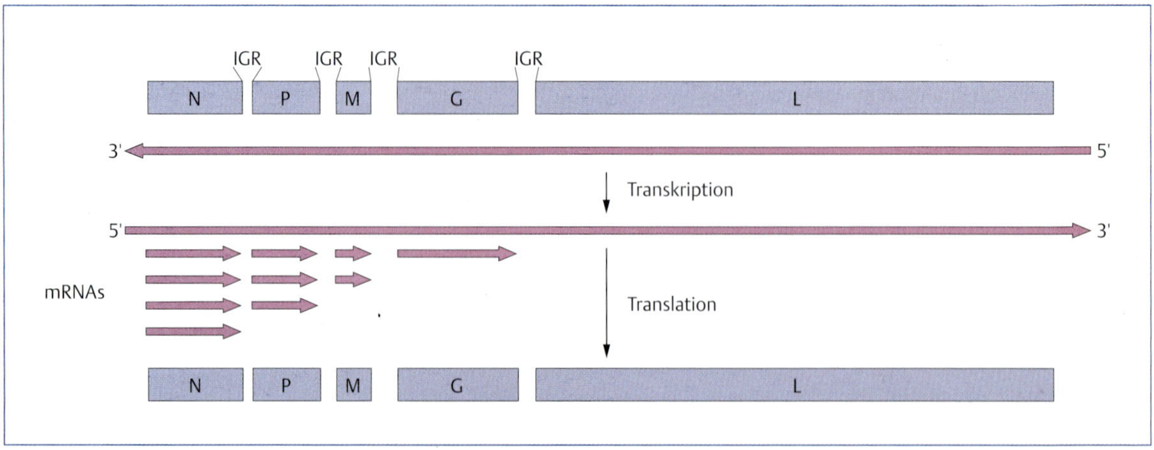

Abb. 27.16 Genomstruktur und Genexpression der Rhabdoviren. Das ca.12 Kilobasen große Genom kodiert für 5 Proteine, das Nukleoprotein (N), das Phosphoprotein (P), das Matrixprotein (M), das Glykoprotein (G) sowie die RNA-abhängige RNA-Polymerase (L). Die offenen Leserahmen sind durch nichtkodierende intergenische Regionen (IGR) voneinander getrennt. Die Expression geschieht über subgenomische monozistronische mRNAs, die in unterschiedlicher Zahl gebildet werden. Dabei ist eine Abnahme der Häufigkeit der mRNAs vom N-Protein zum L-Protein festzustellen.

über 55 000 liegen. In Westeuropa ist die Tollwut nach aufwendigen Bekämpfungsmaßnahmen zurückgedrängt worden, dennoch stellt sie ein wichtiges öffentliches Gesundheitsrisiko dar.

Ätiologie Das Virus gehört taxonomisch zur Familie der *Rhabdoviridae* (Genus *Lyssavirus*) innerhalb der Ordnung *Mononegavirales*. Es hat ein geschossförmiges Aussehen, ist behüllt bei einer Größe von etwa 75 × 180 nm. Aufgrund seiner Lipidhülle ist das Virus labil in der Umwelt und wird schon durch milde Desinfektionsmittel inaktiviert.

Innerhalb des Genus *Lyssavirus* werden zwölf Spezies unterschieden:

1. das klassische Tollwutvirus (Rabiesvirus, RABV)
2. Lagos-Bat-Virus (LBV)
3. Mokola-Virus (MOKV)
4. Duvenhage-Virus (DUVV)
5. Europäisches Fledermauslyssavirus Typ 1 (EBLV-1)
6. Europäisches Fledermauslyssavirus Typ 2 (EBLV-2)
7. Australisches Fledermauslyssavirus („Australian Bat Lyssavirus", ABLV)
8. Aravan-Virus (ARAV)
9. Irkut-Virus (IRKV)
10. Khujand-Virus (KUHV)
11. Shimoni bat-Virus (SBV)
12. West Caucasian bat-Virus (WCBV)

Anti- und phylogenetische Untersuchungen lassen drei größere Phylogruppen erkennen (I = Genotypen 1, 4, 5, 6, 7, 8, 9, 10 und II = Genotypen 2 und 3 sowie III = 12). Eine Impfung mit dem klassischen Tollwutvirus schützt ausreichend gegen die Phylogruppe I, nicht jedoch gegen II und III.

Epidemiologie Die Epidemiologie der Tollwut ist abhängig von der geografischen Lage und den Tieren, die dem Virus als wesentliches Reservoir dienen. Die westlichen Länder der Europäischen Union sind praktisch frei von Tollwut. In vielen osteuropäischen Ländern ist die Tollwut in der Rotfuchspopulation, z. T. auch dem Marderhund endemisch, es ist dafür der Begriff silvatische Wut gebräuchlich. Die silvatische Wut in den Staaten Nordamerikas unterscheidet sich von der europäischen durch andere Wildtierreservoire (Waschbär, Stinktier, Kojote, Graufuchs).

Eine weitere Form stellt die urbane Wut dar. Sie ist dadurch gekennzeichnet, dass streunende Hunde, vorwiegend in Ländern der Dritten Welt, das Reservoir für das Virus darstellen. Die menschlichen Tollwutfälle werden fast ausschließlich in Regionen mit urbaner Wut registriert. In einigen Ländern Südamerikas ist die Infektion eine ernste Bedrohung der Rinderbestände, weil das Virus (Genotyp 1) dort von hämatophagen Fledermäusen auf Rinder übertragen wird (Paralyssa). Für das Mokolavirus (Genotyp 3) ist das Reservoir unklar (von Fledermäusen wurde es bisher nie isoliert), für die Genotypen 2 und 4–7 sind – vorwiegend fruchtfleischfressende und insektivore – Fledermäuse das alleinige Reservoir.

Die Tollwut der Fledermäuse ist daher in Deutschland als ein eigenständiges Infektionsgeschehen zu betrachten, das nicht im Zusammenhang mit der silvatischen Form steht, wobei zu über 95 % Breitflügelfledermäuse betroffen sind. In Deutschland wird vorwiegend EBLV-1 nachgewiesen, unterteilt in die Subtypen 1a und 1b, Letzterer besonders im Saarland, jedoch wurde 2007 in Süddeutschland erstmals ein Fall mit EBLV-2 diagnostiziert. Übertragungen von Fledermäusen auf den Menschen sind extrem selten, jedoch nicht ungefährlich. Es sind bisher fünf Tollwutfälle durch Übertragung von Fledermäusen (EBLVs) dokumentiert (Ukraine, Russland, Finnland und Schottland). Auf Tiere wird das Fledermaustollwutvirus ebenfalls sehr selten übertragen. So sind nur zwei Fälle bei Schafen in Dänemark, ein Fall bei einem Steinmarder in Deutschland sowie bei zwei Katzen in Frankreich beschrieben. Über die tatsächliche Verbreitung des Tollwutvirus in der europäischen Fledermauspopulation, die Übertragungsmechanismen und über den klinischen Verlauf in diesen Tieren ist bisher wenig bekannt.

Die Übertragung des Lyssavirus erfolgt direkt durch den Kontakt mit einem tollwütigen Tier, wobei Bissverletzungen, mit denen virushaltiger Speichel in Gewebe verbracht wird, die wichtigste Rolle zukommt. Sehr selten kann Virus durch intakte Schleimhäute (z. B. Augen) eindringen, beim Menschen sind auch Infektionen nach Transplantationen mit infizierten Spenderorganen bekannt geworden.

Die Empfänglichkeit der einzelnen Spezies gegenüber dem Virus schwankt. Füchse, Schakale, Wölfe und Kojoten sind in höchstem Maße empfänglich. Danach kommen Hamster, Hauskatzen, Kaninchen, Rinder, Waschbären, Fledermäuse und Nagetiere. Mäßig empfänglich sind Hunde, Schafe, Ziegen und Pferde sowie der Mensch. Ist die Krankheit jedoch ausgebrochen, ist ein tödlicher Ausgang praktisch unabwendbar. Einige tollwutfreie Staaten, wie z. B. Großbritannien, Irland, die skandinavischen Länder und Australien, haben restriktive Einfuhrbestimmungen für Hunde und Katzen erlassen. Großbritannien hat jedoch 2000 die zuvor sehr strengen Bestimmungen bei Einhaltung bestimmter Voraussetzungen gelockert (pet travel scheme).

Pathogenese Die Inkubationszeit ist sehr variabel und hängt von der Lokalisation der Bissstelle, insbesondere der Entfernung vom ZNS, der Art und dem Ausmaß der Exposition, der Menge an inokuliertem Virus und vermutlich auch von Stammeigenschaften des Virus ab.

Die primäre Virusvermehrung erfolgt zunächst an der Eintrittsstelle in Myozyten, von wo aus der Erreger später in periphere Nervenendigungen eindringt. Als zelluläre Rezeptoren hierfür dienen offenbar mehrere Strukturen, wie z. B. der Acetylcholin- oder der p75-Neurotrophin-Rezeptor. Auf der Seite des Virus ist das G-Protein für die Interaktion verantwortlich. Wie mithilfe von rekombinanten Tollwutviren gezeigt werden konnte, bestimmen vor allem die G-Proteine die Neuropathogenität der jeweiligen Stämme. Das Tollwutvirus vermehrt sich vorzugsweise in Nervenzellen und verbreitet sich zentripetal über retrograden axonalen Transport und transsynaptisch zum Zentralnervensystem. In den Nervenzellen findet man vor allem Nukleokapside. Ob diese über das P-Protein an Dynein-Motorproteine gebunden werden und damit an den Mikrotubuli entlang transportiert werden, ist noch nicht abschließend geklärt. Wie das Virus den synaptischen Spalt überwindet, ist ebenfalls nicht klar. Es gibt Hinweise, dass für diesen Vorgang infektiöses Virus vorliegen muss. Hauptreplikationsorte im Gehirn sind Hirnstamm, Ammonshorn und Hippocampus. Die Vermehrung verursacht die bekannten klinischen Erscheinungen. Schon Tage vor oder zumindest gleichzeitig mit den ersten klinischen Symptomen gelangt Virus (zentrifugal) in die Zellen der Speicheldrüsen, wird dort massiv vermehrt und über den Speichel ausgeschieden.

Trotz der teilweise dramatischen klinischen Symptome sind die neuropathologischen Befunde eher mild, wobei vermutlich eine Unterdrückung der Apoptose infizierter Zellen durch das Virus eine Rolle spielt. Hierbei wird sowohl eine Interferenz mit pro-apoptotischen Faktoren als auch eine reduzierte Genexpression des G-Proteins unter eine kritische Schwelle diskutiert. Das Phosphoprotein P kann zudem sowohl die Induktion als auch die Wirkung von Interferon hemmen. Im infizierten ZNS werden erhöhte Konzentrationen von Interleukin-6 (IL-6) gemessen, das neuroprotektive und antiinflammatorische Eigenschaften besitzt. Ein weiterer immunsubversiver Mechanismus beruht auf der verstärkten Expression des Fas-Liganden (FasL) von infizierten Neuronen, was bei in das ZNS eingewanderten Lymphozyten eine Apoptose induziert und diese somit keine protektive Wirkung entfalten können.

Es wird daher angenommen, dass für die Ausprägung des klinischen Bildes pathogenetisch letztlich neuronale Dysfunktionen im Vordergrund stehen.

Klinik und Pathologie Die klinische Erkrankung der Tollwut verläuft bei den meisten Tierarten grundsätzlich ähnlich, obwohl eine große individuelle Schwankungsbreite zu beobachten ist. Die Inkubationszeit beträgt meistens zwischen 2 Wochen und 3 Monaten, kann jedoch – in Abhängigkeit vom Ort der Infektion, der Dosis und vermutlich dem Virusstamm – bis zu über 1 Jahr betragen (beim Menschen sind in seltenen Fällen sogar noch längere Zeiten möglich). Die den auffälligen klinischen Symptomen vorhergehende Prodromalphase wird oft nicht erkannt, weil bestenfalls nur unspezifische Verhaltensänderungen, Erbrechen, Pruritus oder Allotriophagie zu beobachten sind. In der klinisch sichtbaren Phase kommt es entweder zur rasenden (Enzephalitis) oder aber stillen Wut (Paralysis). Die Erstere ist durch Unruhe des Tieres, Verlust der Scheu vor dem Menschen (bei Wildtieren) und Angriffslust gekennzeichnet. Die Tiere beißen wahllos in Gegenstände und speicheln stark. Bei der stillen Wut fallen Schluckbeschwerden beim Trinken (Hydrophobie) und Hyperästhesie auf. Diese Symptome werden allerdings auch in späteren Stadien der rasenden Verlaufsform beobachtet. Mit fortschreitender Erkankung stellen sich Lähmungen ein. Die Tiere sterben 3–7 Tage nach Auftreten der ersten klinischen Erscheinungen.

Im Folgenden sind die Symptome bei einigen Tierarten und dem Mensch beschrieben:

Hunde und Katzen Die Inkubationszeit beim Hund beträgt 2–8 Wochen, gelegentlich auch länger. Die Krankheit beginnt mit Unruhe und übermäßiger Reaktion auf visuelle und akustische Reize. Die Tiere werden aggressiv und verbeißen sich in Gegenstände. Sie fressen ungewöhnliche Gegenstände wie Erde, Holz oder Steine (Allotriophagie). Die Hunde bekommen einen starren Blick, haben Schwierigkeiten zu schlucken, zeigen Salivation und einen herabhängenden Unterkiefer. Es entwickelt sich ein heiseres Bellen aufgrund der Lähmung der pharyngealen Muskulatur. Es kann zu paroxysmalen Krampfanfällen kommen, die die Tiere sehr erschöpfen. Die Hunde entwickeln eine zunehmende Lähmung und sterben an respiratorischer Paralyse. Es ist zu beachten, dass nicht selten Symptome der rasenden Wut fehlen können.

Bei der Katze ist die Inkubationszeit meist etwas kürzer als beim Hund. Sie zeigen zum größten Teil Symptome der rasenden Wut mit deutlicher Aggressivität.

Rind Die Inkubationszeit beträgt meist zwischen 2 und 12 Wochen. Im Prodromalstadium fallen herabgesetzte Fresslust und Milchleistung, auffallende Neugier, lebhaftes Ohrenspiel, Flehmen und Bespringen von Herdgenossen auf. Die Tiere benagen oder verbeißen sich in Krippe und Tränkeimer. Es kommt zur Paralyse von Kiefer und Zunge, die Tiere speicheln stark und verweigern die Wasseraufnahme. Sie äußern ein lautes Brüllen mit heiserer Stimme. Aggressives Verhalten gegen andere Tiere, den Menschen oder Gegenstände kann vorkommen. Die Rinder zeigen zunehmende motorische Störungen, mitunter Tenesmus und häufigen Harnabsatz. Sie kommen schließlich nach Ataxien der Nachhand zum Festliegen und sterben im Koma, nicht selten in milchfieberähnlicher Haltung.

Schaf und Ziege Die Inkubationszeit beträgt etwa 15–30 Tage, gelegentlich länger. Die Symptome sind ähnlich wie beim Rind. Die Schafe werden zunächst unruhig und beknabbern Gegenstände. Bei einzelnen Tieren ist ein Juckreiz an den Bissstellen zu beobachten. Aggressivität gegen Menschen oder Artgenossen ist nicht häufig. Bei Schafen recht typisch ist die erhöhte sexuelle Erregbarkeit, die sich im Bespringen anderer Schafe zeigt („Reiten"). Das Lähmungsstadium ist gekennzeichnet von Speichelfluss, Bewusstseinstrübung und Bewegungsstörungen bis hin zur Paralyse. Bei Ziegen ist ein ununterbrochenes Blöken beschrieben und eher aggressives Verhalten als beim Schaf.

Pferd Bei einer Untersuchung in Frankreich wurden bei elf natürlichen Fällen Inkubationszeiten von 23–99 Tagen beschrieben. Prodromalsymptome sind leichtes Fieber, Verhaltensänderungen, leichte Bewegungsstörung und Scheuern oder Benagen der Eintrittswunde. Die Tiere sind unruhig und können Zeichen von Kolik zeigen. Gelegentlich entwickeln sie gefährliches aggressives Verhalten. Die Erkrankungsdauer ist beim Pferd relativ kurz. Sie werden schnell paralytisch und sterben im Koma.

Schwein Tollwutfälle beim Schwein sind selten. Berichtet wird von Unruhe, Scheuern an der Bissstelle, Brüllen, Aggressivität, Speicheln und progressiver Paralyse.

Fuchs und Wildtiere Füchse sind sehr empfänglich. Zu Beginn zeigen sich Verhaltensänderungen, z. B. Verlust der natürlichen Scheu. Im Exzitationsstadium kann es zu Beißsucht und Verbeißen in Gegenstände kommen. Dann stellen sich Lähmungserscheinungen ein, z. B. erkennbar am herabhängenden Unterkiefer und Speicheln. Die Tiere verkriechen sich oft, bevor sie in das Koma fallen. Beim Reh sind Angriffe auf Personen beschrieben. Die Tiere rennen z. T. gegen Sträucher und Bäume, sodass Verletzungen im Kopfbereich, auch mit Verlust des Geweihs, zu beobachten sind. Mitunter lassen sie ein heiseres „Klagen" hören. Gegen Ende stellen sich Lähmungserscheinungen ein.

Fledermaus Tollwutkranke Fledermäuse zeigen abnormes Verhalten wie Orientierungsschwierigkeiten, Absondern von Artgenossen, Attackieren bestimmter Gegenstände und Schluckbeschwerden. Gegen Ende nehmen die Lähmungserscheinungen zu und durch die dadurch bedingte Flugunfähigkeit liegen die Tiere am Boden. Hier können sie in Kontakt mit Katzen, Hunden und Wildtieren kommen. Jede Fledermaus, die am Tage aufgefunden wird oder sich sonst irgendwie auffällig verhält, ist als tollwutverdächtig einzustufen.

Mensch Bei Menschen beträgt die Inkubationszeit meist 3–8 Wochen, es sind jedoch seltene Fälle beschrieben, bei denen die Exposition wenige Jahre zurücklag. Das Prodromalstadium zeigt sich in unspezifischen Beschwerden wie Kopfschmerzen und Inappetenz, Brennen und vermehrter Schmerzempfindlichkeit im Bereich der Bisswunde. In der akuten neurologischen Phase kommt es meist zu einer ausgeprägten Hydrophobie (bereits die optische Wahrnehmung von Wasser kann zu Krampfzuständen führen) und Speicheln. Aggressive und depressive Phasen können sich abwechseln. Bei der paralytischen Form mit überwiegender Beteiligung von Nerven des Rückenmarks und peripherer Nerven stellen sich zunehmend Lähmungen von Hirnnerven ein. Der Tod tritt in der Regel im Koma unter den Zeichen einer Atemlähmung ein.

Diagnose Eine schnelle und sichere Methode ist der Postmortem-Nachweis viralen Antigens in bestimmten Bereichen des Gehirns (Medulla, Hippocampus, Zerebellum). Auf Abklatschpräparaten oder Gewebeschnitten wird das Antigen mit Fluorochrom-markierten Antikörpern sichtbar gemacht (direkter Immunfluoreszenztest, IFT). Hierbei fallen besonders die intrazytoplasmatischen Einschlusskörperchen (Negri-Körperchen) auf, die jedoch nicht immer vorhanden sind. Fragliche IFT-Ergebnisse oder negative IFT-Ergebnisse mit Personenkontakt werden mit der Virusisolierung in der Zellkultur abgeklärt.

Der Nachweis spezifischer Antikörper ist nur in Verbindung mit der prophylaktischen Impfung von praktischer Bedeutung, weil einige tollwutfreie Staaten bei der Einfuhr von Hunden und Katzen auf eine Quarantäne verzichten und stattdessen den Nachweis der Impfung verlangen. Hierzu muss mitunter zum Impfpass noch das Ergebnis einer Serumuntersuchung auf den Gehalt an neutralisierenden Antikörpern vorgelegt werden (> 0,5 IU / ml). Die entsprechenden Untersuchungen dürfen nur von dafür akkreditierten Laboratorien durchgeführt werden.

Immunologie Während der Verbreitung des Virus im Nervensystem wird offenbar kein großer immunogener Stimulus ausgeübt, und es kommt zu keiner Immunantwort. Erst in den terminalen Stadien der Krankheit können z. T. auch hohe Titer neutralisierender Antikörper nachgewiesen werden, die dann jedoch nicht mehr das Schicksal des Tieres bzw. des Menschen beeinflussen können.

Die Tatsache, dass grundsätzlich neutralisierende Antikörper gebildet werden können, wird bei der prophylaktischen Impfung genutzt.

Bekämpfung Die Tollwut ist anzeigepflichtig nach dem Tiergesundheitsgesetz, beim Menschen besteht Meldepflicht nach dem Infektionsschutzgesetz. Der Tierarzt ist nach dem Infektionsschutzgesetz verpflichtet, einen möglichen Tollwutkontakt (tollwutverdächtiges Tier oder Impfköder) eines Menschen (Tierbesitzers) dem Gesundheitsamt anzuzeigen. Die Bekämpfung in Deutschland ist in der Tollwut-Verordnung geregelt. Heilversuche an tollwutverdächtigen Tieren sind verboten. In Fällen von Bissverletzungen des Menschen sollte die Wunde sofort und ausgiebig mit Seifenlösung oder Wasser ausgewaschen werden. Es wird eine postexpositionelle Behandlung eingeleitet, die aus einer aktiven und gegebenenfalls passiven Immunisierung besteht.

Grundsätzlich stehen für die aktive Immunisierung von Haustieren und dem Menschen Totimpfstoffe gegen den Genotyp 1 des Virus zur Verfügung. Hunde, Katzen und Frettchen sollten ab einem Alter von 12 Wochen geimpft werden. Zur Optimierung des Impfschutzes wird eine zweite Impfung etwa nach 4 Wochen empfohlen. Nach einem Jahr sollte nochmals geimpft werden, weitere Wiederholungsimpfungen erfolgen dann nach den von den Herstellern empfohlenen Terminen. Für grenzüberschreitende Reisen innerhalb der EU müssen Katze, Hunde und Frettchen seit 2004 einen Heimtierausweis mit dem tierärztlichen Nachweis einer gültigen Tollwutimpfung mitführen.

Was die Impfung des Menschen betrifft, so waren die ersten humanmedizinischen Impfstoffe durch eine hohe Komplikationsrate (z. B. postvakzinale Enzephalitiden) und eine vergleichsweise geringe Wirksamkeit gekennzeichnet. Die heute gebräuchlichen, in Zellkulturen verschiedener Spezies einschließlich menschlicher Zellen (HDC – human diploid cell) hergestellten, gereinigten und inaktivierten Impfstoffe sind jedoch hoch wirksam und risikoarm. Die verfügbaren Impfstoffe schützen gegen den Genotyp 1 des Virus, der weltweit bei terrestrischen Fleischfressern und Fledermäusen in Amerika vorkommt. Eine wahrscheinlich ausreichende Kreuzprotektion ist nur gegen die bei Fledermäusen vorkommenden Genotypen 4 (Duvenhage, Afrika), 5 und 6 (Europa) und den Genotyp 7 (Australien) gegeben. Es wird empfohlen, dass sich Personen, die häufigen Kontakt zu Fledermäusen haben (wie z. B. Fledermausschutzer) prophylaktisch impfen lassen. Eine Indikation für eine präexpositionelle Immunisierung besteht auch bei Tierärzten, Jägern und Forstpersonal.

Lebendimpfstoff darf lediglich im Rahmen der oralen Immunisierung („Köderimpfstoff") zur Bekämpfung der Wildtiertollwut eingesetzt werden, die vom Friedrich-Loeffler-Institut koordiniert wird. Nachdem aufgrund dieser intensiven Bekämpfungsmaßnahmen seit 2006 kein Fall von Fuchstollwut mehr aufgetreten ist, gilt die Bundesrepublik Deutschland nach OIE-Kriterien seit 2008 als frei von Tollwut.

Genus Vesiculovirus

Stomatitis vesicularis

Synonyme: vesicular stomatitis, sore mouth of cattle and horse

> **BEACHTE**
> Anzeigepflicht.

Die vesikuläre Stomatitis (VS) ist eine hochkontagiöse, fieberhafte Erkrankung, die vorwiegend bei Pferden, Eseln, Maultieren, Rindern, südamerikanischen Kameliden, seltener bei Schweinen auftritt. Schaf und Ziege sind weitgehend resistent. Die VS kommt in Staaten Nord-, Zentral- und Südamerikas vor. Die Übertragung erfolgt über Vektoren (Arthropoden) oder direkt. Beim Menschen kann das Virus gelegentlich eine influenzaähnliche Erkrankung verursachen, die jedoch in der Regel einen milden Verlauf nimmt.

Ätiologie Das VSV gehört zur Familie *Rhabdoviridae*, Genus *Vesiculovirus*. Das VSV ist antigen nicht einheitlich. Es existieren mehrere Serotypen, von denen die Serotypen Indiana und New Jersey die bekanntesten sind, wobei bei VSV Indiana drei Subtypen unterschieden werden (IND-1, IND-2, IND-3).

Epidemiologie Die Übertragungswege sind nicht vollständig bekannt. Arthropoden wird eine wichtige Rolle als Vektoren zuerkannt, daher zeigen Ausbrüche auch eine saisonale Häufung. Es wurde eine Reihe von Insektengattungen beschrieben, die zur biologischen oder mechanischen Übertragung des VSV fähig sind. Die Frage nach einem Virusreservoir ist nicht geklärt. Die erkrankten Nutztiere weisen in aller Regel keine nachweisbare Virämie auf, sodass andere Wirbeltiere vermutet werden. Bei vielen wildlebenden Vertebraten, so z. B. Fledermäusen, Affen, Koyoten, Luchs, Stinktier, Ratten und Waschbären konnten Antikörper gegen VSV nachgewiesen werden. Innerhalb einer empfänglichen Herde kann sich das Virus auch direkt über den Speichel und den Bläscheninhalt ausbreiten bzw. indirekt über kontaminierte Gegenstände. Die Morbidität ist sehr variabel (5–90 %), Todesfälle sind selten.

Pathogenese Das Virus tritt über kleine Läsionen in Haut- und Schleimhaut sowie durch den Stich von Arthropoden in den Körper ein. Es findet meist keine systemische Ausbreitung statt. Es kommt zur Bildung von virushaltigen Vesikeln, die z. T. konfluieren und platzen. Betroffen sind vor allem das Epithel der Maulschleimhaut, der Genitalregion und des Koronarsaumes an den Hufen und Klauen. In der Regel heilen die Läsionen schnell ab.

Klinik und Pathologie Nur ein Teil der infizierten Tiere weist Symptome auf, wobei diese bei älteren Tieren deutlicher sind. Nach einer Inkubationsperiode von 2–8 Tagen zeigt sich eine deutliche Salivation, vor allem bei Rind und Pferd. Die Tiere sind abgeschlagen und febril. Im Bereich von Lippen, Zahnfleisch, Gaumen und Zungenoberfläche sind weißliche Flecken zu beobachten, die sich schnell zu Vesikeln von sehr variabler Größe entwickeln. Beim Pferd sind sie vor allem auf der Zungenoberfläche, dem Zahnfleisch, den Lippen sowie den Nüstern und den Maulwinkeln zu finden. Beim Rind finden sie sich häufig am harten Gaumen sowie an Lippen und Zahnfleisch. Vesikel können auch am Kronsaum der Hufe (Coronitis) und Klauen, seltener an anderen Stellen (wie Genitalien, Unterbauch, Euter) auftreten. Beim Schwein sind sie oft zuerst an den Gliedmaßen anzutreffen (Lahmheit). Die Vesikel platzen schnell und hinterlassen Erosionen. Beim Pferd können auch krustöse Auflagerungen im Nüsternbereich auftreten. Solange keine sekundären bakteriellen Infektionen hinzutreten, heilen die Läsionen unkompliziert ab.

Die pathologischen Veränderungen (Vesikel, Erosionen, Ulzerationen) sind auf das Epithel der klinisch wahrzunehmenden Lokalisationen begrenzt.

Diagnose Eine labordiagnostische Absicherung der Verdachtsdiagnose besonders bei Schwein und Wiederkäuern ist wesentlich, da sich die VS von der Maul- und Klauenseuche klinisch nicht sicher unterscheiden lässt!

Am lebenden Tier kann der Virusnachweis durch Anzüchtung in einer Zellkultur und nachfolgender Identifikation (SNT, ELISA oder IFT) des in zahlreichen Mammalier-Zellkulturen zytopathogenen Virus erfolgen. Als Probenmaterial eignen sich Bläscheninhalt oder Schleimhaut. Alternativ kann die RT-PCR angewandt werden.

Am toten Tier kann der direkte Infektionsnachweis wie am lebenden Tier erfolgen.

Der indirekte Nachweis mittels Antikörper ist durch VNT sowie mittels ELISA, KBR oder Immundiffusionstest möglich.

Bekämpfung VS ist eine anzeigepflichtige Tierseuche in allen EU-Mitgliedsstaaten. Impfungen sind verboten. Europa ist seit vielen Jahrzehnten frei von der VS.

Frühjahrsvirämie der Karpfen

Synonyme: spring viremia of carp, infectious ascites, red contagious disease

Die Frühjahrsvirämie der Karpfen kann erhebliche wirtschaftliche Verluste, besonders bei jungen Karpfen sowie verschiedenen anderen Cypriniden verursachen.

Ätiologie Das Virus der Frühjahrsvirämie der Karpfen (SVCV) ist auch als *Rhabdovirus carpio* bekannt und wird gegenwärtig dem Genus *Vesiculovirus* zugeordnet. Es ist eng verwandt mit dem Erreger der Hechtbrutrhabdoviruserkrankung (Pike Fry Rhabdovirus, PFRV). SVCV-Stämme können in ihrer Virulenz variieren. Genotypisch gibt es vier Gruppen.

Epidemiologie Empfänglich sind Karpfen, Goldfisch, Schleie, Wels, Karausche, experimentell können zusätzliche Arten infiziert werden. Infektionsquellen sind erkrankte Fische sowie asymptomatische Carrier. Das Virus wird mit Fäzes und Urin sowie den Kiemen und dem Hautschleim ausgeschieden. Es kann auch mit kontaminiertem Wasser, Geräten, Transportmitteln, fischfressenden Vögeln und Fischparasiten übertragen werden. Eine Erkrankung tritt eher bei suboptimalen Haltungsbedingungen (wie hoher Besatzdichte oder schlechter Wasserqualität) auf und ist bei extensiver Haltung selten. Überlebende Tiere können zu Carriern werden. Die deutlichsten Krankheitssymptome werden bei Wassertemperaturen um 10–17 °C beobachtet, außerhalb dieses Bereiches sinkt die Mortalität.

Das Virus ist in Europa inklusive Westrussland weit verbreitet, wurde aber auch in den USA nachgewiesen. In Zentraleuropa ist die Bedeutung zurückgegangen.

Klinik und Pathologie Grundsätzlich können Karpfen aller Altersstufen erkranken, besonders betroffen sind jedoch Tiere unter einem Jahr. Zunächst zeigen die Fische Verhaltensänderungen, wie unkoodiniertes Schwimmverhalten, Ansammlungen an den Beckeneinläufen und herabgesetzte Atemfrequenz. Es kommt dann zu Dunkelfärbung des Körpers, Exophthalmus, aufgetriebenem Bauch und der Abgabe von Pseudofäzessträngen. Die Kiemen sind blass, Petechien können dort auftreten. Im späteren Stadium kann es aufgrund von Schwimmblasenentzündungen zu ausgeprägten Gleichgewichtsstörungen kommen.

Die Schwere der Erkrankung und die Mortalität wird von Sekundärinfektionen (bakteriell, parasitär) deutlich beeinflusst. Verlustraten von 30–90 % sind möglich.

Pathologisch zeigen sich (blutig-wässriger) Aszites und Blutungen der Haut, Augen, Kiemen, Leibeshöhle, Schwimmblase, innerer Organe (besonders Darm) und der Muskulatur.

Diagnose Eine Virusisolierung ist mit permissiven Zelllinien, wie FHM und EPC, möglich. Als Probenmaterial eignen sich Niere, Leber, Milz und Gehirn. Die Identifikation kann mittels RT-PCR, IFT oder ELISA erfolgen. Für den Antikörpernachweis können der VNT oder ELISA eingesetzt werden, wobei bei Letzterem Kreuzreaktionen mit dem PFRV zu beachten sind.

Bekämpfung Die Prophylaxe basiert auf vorbeugenden hygienischen Maßnahmen, eine Impfung ist nicht zugelassen.

Genus Ephemerovirus

Bovines Ephemeralfieber

Synonyme: bovine ephemeral fever, Dreitagekrankheit des Rindes, three day sickness, Drie-dae-stywesiekte

Das bovine Ephemeralfieber ist eine durch kurze Dauer gekennzeichnete Erkrankung der Rinder und Wasserbüffel. Die Bedeutung besteht vor allem in Produktionsverlusten (wie herabgesetzte Milchleistung, Fruchtbarkeitsstörungen, teilweise lange Rekonvaleszenzphase). Das Verbreitungsgebiet umfasst große Teile Afrikas, des Mittleren Ostens und der Türkei, Asiens und Australiens.

Ätiologie Das bovine Ephemeralfieber-Virus gehört dem Genus *Ephemerovirus* der Familie *Rhabdoviridae* an.

Epidemiologie Nur Rinder und gelegentlich Wasserbüffel erkranken; inapparente Infektionen bei anderen Spezies (z. B. Gnus, Antilopen) sind möglich. Der Mensch ist nicht empfänglich. Der wichtigste Übertragungsweg ist über Stechmücken, Kontaktinfektionen sind nicht bekannt. Das Virus wurde bei verschiedenen Arthropoden nachgewiesen (z. B. *Culicoides*, *Culex*, *Anopheles*). Es scheint im Wirt nicht zu persistieren, und nach der Infektion baut sich eine belastbare Immunität auf.

Epidemien treten aufgrund der Vektorgebundenheit saisonal auf, besonders während feuchter Wetterperioden. Die Morbidität kann bis zu 80 % betragen, die Mortalität ist gering (1–2 %), kann jedoch bei gut genährten Tieren und bei laktierenden Kühen erhöht sein.

Pathogenese Die Pathogenese ist in weiten Teilen unklar. Das Virus scheint sich im Endothel kleiner Blutgefäße zu vermehren. Pathophysiologische und immun(-path-)ologische Mechanismen, vermittelt durch Zytokine, spielen vermutlich eine Rolle, wobei entzündliche Prozesse dominieren. Es werden sehr hohe Interferonwerte gemessen, und der Serumfibrinogengehalt ist erhöht. Auffällig ist eine deutliche Lymphopenie mit Auftreten von Fieber, gefolgt von einer Neutrophilie sowie häufig einer Eosinophilie. Es wird weiterhin ein Effekt der Infektion auf den Plasmaspiegel verschiedener Mineralstoffe beobachtet. So nimmt die Konzentration von Kalzium, Eisen und Zink ab, während sie für Kupfer erhöht ist.

Klinik und Pathologie Die Inkubationszeit beträgt 2–5 Tage. Zunächst tritt plötzliches, zwei- oder mehrphasiges Fieber auf (> 40 °C). Es zeigt sich Salivation, Nasen- und Augenausfluss, Anorexie, Zittern sowie bei laktierenden Tieren ein drastischer Milchrückgang. Puls- und Atemfrequenz sind erhöht. Etwa 5 % der hochträchtigen Kühe abortieren. Myalgien und Gelenksschwellungen äußern sich in steifem Gang und Lahmheit. Subkutane Ödeme im Bereich des Kopfes können auftreten. Einige Tiere liegen fest. Nicht selten haben die Tiere Schwierigkeiten zu schlucken, und es kann zur Tympanie kommen. Ein bis 2 Tage nach Beginn der klinischen Erscheinungen beginnt bereits die Erholungsphase. Die Tiere nehmen wieder Nahrung und Wasser zu sich. Normalerweise schreitet die Genesung schnell voran, sie kann sich jedoch bei Milchkühen, Bullen sowie gut genährten Tieren monatelang hinziehen. In einigen Fällen wurde von Fruchtbarkeitsstörungen nach einer Ephemeralfieber-Epidemie berichtet.

Falls Tiere sterben, findet man post mortem kleinere Mengen einer fibrinreichen Flüssigkeit in der Pleura- und Peritonealhöhle (Polyserositis) sowie das Auftreten von Petechien und fibrinöser Entzündung in den Gelenkkapseln (Polyarthritis, Polytendovaginitis). Eine Lymphadenitis ist häufig. Die Lungen können ödematisiert sein. Nicht selten finden sich fokale hyaline Nekrosen der Skelettmuskulatur. Histopathologisch sind Läsionen der kleinen Blutgefäße (mit Nekrosen und Thrombosierung) auffällig.

Diagnose Die Labordiagnose erfolgt gewöhnlich durch den Nachweis von Antikörpern mithilfe des Virusneutralisationstests (auch als gepaarte Serumprobe) oder des ELISA.

Bekämpfung Erkrankten Tieren sollte man Ruhe gönnen, im Einzelfall kann eine symptomatische Behandlung erfolgen (NSAIDs, Kalziuminfusion, Antibiose, Rehydratation). Vektoren können bekämpft werden.

In einigen endemischen Ländern werden zur Vorbeuge Vakzinen eingesetzt, vor allem Lebendimpstoffe.

Genus Novirhabdovirus

Infektiöse hämatopoetische Nekrose (IHN)

Synonyme: infectious hematopoietic necrosis

> **BEACHTE**
> Anzeigepflicht.

Die infektiöse hämatopoetische Nekrose (IHN) ist eine virale Erkrankung besonders der Salmoniden. Ursprünglich auf die USA und Kanada beschränkt, tritt sie seit Ende der 1980er-Jahre auch in Europa, in Deutschland sporadisch, auf. Besonders empfänglich sind Regenbogenforelle und Rotlachs (Nerkalachs). Bei Regenbogenforellenbrut und -setzlingen kann die IHN zu massiven Verlusten führen.

Ätiologie Das IHNV ist wie das VHSV dem Genus *Novirhabdovirus* zugeordnet. Es ist serologisch einheitlich, jedoch existieren aufgrund von Sequenzunterschieden im G-Gen drei Genogruppen (U-, M- und L-Gruppe). IHNV ist labil gegenüber Lipidlösungsmitteln und hitze- und säureempfindlich. Durch Austrocknen wird der Erreger rasch inaktiviert.

Epidemiologie Als Hauptvirusreservoir sind pazifische Lachse und latent infizierte Regenbogenforellen in Zuchtbetrieben anzusehen. Das Virus wird während der Laichperiode in großen Mengen über Ovarialflüssigkeit und Sperma, aber auch über Fäzes und Urin ausgeschieden. Empfänglich sind viele Lachsarten, Regenbogen- und Rothalsforellen, während Bachforelle und Goldbarsch weitgehend refraktär sind. Es sind vornehmlich jüngere Lachsarten und Regenbogenforellen sowie deren Brut betroffen. Bei 10–12 °C Wassertemperatur, also im Frühling und Herbst, breitet sich die Erkrankung sehr schnell aus, die Verluste können dann bei der Brut bis 100 % betragen. Temperaturen unter 10 °C bewirken einen protrahierten Verlauf bei immer noch hoher Mortalität, über 15 °C werden in der Regel keine Krankheitssymptome mehr beobachtet, wobei die Fische aber nachfolgend Virusträger (Carrier) werden können.

Neben dem Eintrag durch kranke oder inapparent infizierte Tiere sind als Kontaminationsquellen vor allem infiziertes Wasser und Gerätschaften, aber auch Ektoparasiten (wie z. B. Blutegel, Läuse) anzusehen. Bei niedrigen Wassertemperaturen (< 10 °C) kann IHNV im Wasser wochenlang infektiös bleiben. Das Auftreten von Stresssituationen (wie Transport, bakterielle Infektionen, Überfütterung, zu hohe Besatzdichte, deutliche Temperaturschwankungen) kann bei inapparent infizierten Beständen zu Krankheitsausbrüchen führen.

Pathogenese Das Virus wird vor allem horizontal übertragen. Eine vertikale Übertragung mit den Eiern ist fraglich. Infizierte Fische scheiden große Mengen Virus mit Urin, Fäzes und Schleim aus. Als Eintrittspforte für das Virus gelten Kiemen und Gastrointestinaltrakt sowie das Seitenlinienorgan. Die Virusvermehrung in den Endothelzellen der Blutkapillaren führt zu Undichtigkeiten der Blutgefäße und prägt die Symptomatik. Die Hauptvermehrung erfolgt im hämatopoetischen Gewebe, das als Prädilektionsgewebe angesehen wird. Im Blut befinden sich vermehrt unreife Erythrozyten. Auffällig sind degenerative Veränderungen der granulären Zellen im Stratum compactum und Stratum granulosum des Darmes mit Bildung von Pseudofäzes. Darüber hinaus kann im akuten Stadium aus allen Organen Virus isoliert werden. Überlebende Fische sind als Virusträger (Carrier) anzusehen.

Klinik und Pathologie Die Inkubationszeit schwankt zwischen 3 und 15 Tagen. Vor allem bei Brütlingen und Setzlingen kommt es zu einer sehr schnell ansteigenden Mortalität. Im Endstadium der IHN fallen Forellen mit ZNS-Symptomatik auf (drehende Schwimmbewegungen, Schwimmen auf dem Rücken). Typisch sind Dunkelfärbung der Haut, Exophthalmus, ein aufgetriebener Leib (Aszites), Pseudofäzes-Auswürfe, Anämie, Blutungen in der Haut (am Bauch und an den Flossenansätzen), im Auge sowie im Dottersack der jungen Brut.

Die Sektion zeigt neben einer Anämie der inneren Organe petechiale Blutungen, besonders auf Peritoneum und Fettgewebe. Magen und Darm sind mit weißlich-gelblichem Schleim gefüllt. Aszites ist häufig. Nieren und Milz erscheinen geschwollen. Blutungen im Dottersack der Brut sind charakteristisch für die IHN.

Diagnose Klinik und pathologisch-anatomische Veränderungen erlauben nur eine Verdachtsdiagnose. Der Virusnachweis im Labor ist nicht zuletzt zur Abgrenzung der VHS unentbehrlich.

Für die Virusisolierung geeignet sind EPC- und BF-2-Zelllinien. Probenmaterial sind Kopfniere, Herz und Milz. Der Virusantigennachweis ist möglich mittels Immunfluoreszenz- oder Immunperoxidase-Tests an Kryostatschnitten. Alternativ kann der Virusgenomnachweis mithilfe der RT-PCR durchgeführt werden.

Ein Antikörpernachweis kann mittels ELISA oder IIFT erfolgen (Kreuzreaktionen mit dem VHS-Virus sind zu beachten).

Bekämpfung Die IHN ist eine anzeigepflichtige Seuche. Eine Vakzine ist derzeit nicht verfügbar. Vorbeugemaßnahmen umfassen eine strenge Bestandsisolierung, laufende Desinfektion, Verwendung von virusfreiem Wasser, Vermeidung von Stress für die Fische und Zukauf nur aus kontrollierten Beständen.

Virale hämorrhagische Septikämie

Synonyme: viral hemorrhagic septicemia, infectious anemia of trout, Egtved-Krankheit, Forellenseuche

> **BEACHTE**
> Anzeigepflicht.

Die virale hämorrhagische Septikämie (VHS) ist eine ökonomisch äußerst bedeutsame, akut und systemisch verlaufende Viruskrankheit vorwiegend der Salmoniden.

Ätiologie Das Virus der VHS (VHSV) gehört dem Genus *Novirhabdovirus* der Rhabdoviren an. Das Virus scheint serologisch einheitlich zu sein, jedoch sind vier Genotypen (I a–e, II, III, IV) bekannt mit unterschiedlicher geografischer Verteilung. Genotyp IV wurde vor Kurzem in den Typ IVa (pazifische Küste der USA und Kanada) und den Typ IVb unterteilt; Letzterer hatte 2005–2007 zu Massensterben in den Great Lakes in den USA geführt. VHSV-Stämme mit unterschiedlicher Virulenz sind bekannt. So sind marine VHS-Virusisolate für Regenbogenforellen häufig wenig pathogen.

Epidemiologie Das VHSV konnte bei mehr als 50 Spezies von marinen und Süßwasserfischen nachgewiesen werden, wobei asymptomatische Infektionen häufig sind. Besonders empfänglich sind Salmoniden (in Kontinentaleuropa vor allem die Regenbogen- und Bachforelle), aber auch Hechte, Hering, Sprotte, Äschen, Felchen, Weißfische, Steinbutt u. a. können erkranken. Das Virus kommt im gesamten europäischen Raum, den USA und Japan vor.

VHSV wird vor allem über Urin und Geschlechtsprodukte, weniger mit den Fäzes ausgeschieden. Infektionsquellen stellen erkrankte Fische und vor allem asymptomatische Trägertiere dar. Eine Übertragung ist unter anderem möglich über Kontakt, kontaminiertes Wasser, fischfressende Vögel sowie Geräte. Für das Überleben des Erregers ist die Wassertemperatur von Bedeutung, Temperaturen oberhalb etwa 20 °C schaden dem Virus. Auch in Forellenbetrieben kann die Infektion inapparent verlaufen. Bei Hinzutreten von Stressfaktoren wie hoher Besatzdichte, Transport, Überfütterung, Wassertemperaturschwankungen etc. kann ein Krankheitsausbruch provoziert werden.

Pathogenese Als Eintrittspforten für das VHSV werden die Kiemen und/oder die Haut angesehen. Nach dem Durchtritt kommt es zu einer Vermehrung in den (Kopf-) Nieren, eventuell besonders in Makrophagen. Das Virus weist auch einen Endotheliotropismus auf. Durch Schädigung der Gefäße kann es zu Blutungen in Geweben kommen und zur Ansammlung einer serös-hämorrhagischen Flüssigkeit in der Leibeshöhle. Häufig findet sich eine Anämie. Bei der nervösen Form fallen vor allem die vergrößerten, grau erscheinenden Nieren auf.

Klinik und Pathologie Die Inkubationszeit ist temperaturabhängig, bei 8 °C beträgt sie 4–7 Tage.

Bei der **akuten** Form sind die Forellen apathisch an den Randbezirken der Teiche oder Becken anzutreffen („Randsteher"). Auffällig sind eine Dunkelfärbung der Haut, Aszites und vorstehende Augen (Exophthalmus). Die Kiemen sind blass als Zeichen einer Anämie und können petechiale Blutungen aufweisen. Blutungen können mitunter auch im Bereich der Augen, an den Flossenansätzen oder auf der Körperoberfläche auftreten. Die Verluste sind hoch. Bei einem **subakut-chronischen Verlauf** werden ähnliche Symptome beobachtet, jedoch gehen die Verluste zurück. Die **neurologische Form** ist gekennnzeichnet durch spiralartige Schwimmbewegungen um die Längsachse, die Verlustraten sind gering.

Post mortem zeigen sich bei der akuten Form Blutungen in der Leibeshöhle, gelegentlich findet sich Aszites. Charakteristisch sind dezente, „kommaförmige" Blutungen in der Muskulatur. Die Leber ist zunächst gerötet, später wird sie blass. Milz und Niere sind geschwollen. Oft ist Anämie vorhanden.

Diagnose Der Nachweis der VHS erfolgt durch Anzucht des Virus auf empfänglichen Zellllinien (z. B. BF-2, RTG-2, FHM) und Identifizierung mit SNT, IFT oder ELISA. Als Untersuchungsmaterial eignen sich Kopfniere, Milz, Enzephalon und Herz. Ein Genomnachweis kann mittels RT-PCR erfolgen. Durch Sequenzanalyse ist eine Stammcharakterisierung möglich. Ein indirekter Infektionsnachweis kann gegebenenfalls mittels VNT oder ELISA geführt werden.

Differenzialdiagnostisch müssen die infektiöse hämatopoetische Nekrose und die infektiöse Anämie der Lachse ausgeschlossen werden.

Bekämpfung Die VHS ist in der Europäischen Gemeinschaft anzeigepflichtig. Eine Therapie ist nicht möglich. Impfstoffe gibt es nicht.

Die Expositionsprophylaxe besteht in allgemeinen Hygienemaßnahmen und laufender Desinfektion sowie Desinfektion zugekaufter Eier mittels Jodophoren.

27.3.3 Familie Filoviridae

Martin Pfeffer

STECKBRIEF

- Negativstrang-RNA-Genom mit ca. 19 000 Nukleotiden
- das Abschreiben der 7–8 Gene erfolgt einzeln an konservierten Transkriptionssignalen
- fadenförmige Virionen (bis zu 14 µm lang) mit hoch verzuckerten Glykoprotein-GP-Trimeren in der Hülle
- Erreger schwerster hämorrhagischer Fieber bei Affen und Menschen

Familienmerkmale

Die Filoviren verursachen schwerste hämorrhagische Fieber und sind der Inbegriff einer emerging disease, d. h. einer plötzlich auftauchenden Erkrankung. Ihr Name leitet sich von dem lateinischen Wort filum: Faden ab. Er weist damit auf die für animale Viren ungewöhnliche Virusmorphologie hin (**Abb. 27.17**).

Taxonomie

Die Familie besitzt 3 Genera, das Genus *Marburgvirus*, mit dem Marburg-Marburgvirus als Spezies, das Genus *Cuevavirus*, mit dem Lloviu Cuevavirus als Spezies, und das Genus *Ebolavirus* mit derzeit 5 Arten: Tai Forest-, Reston-, Sudan-, Bundibugyo- und Zaire-Ebolavirus.

Virusstruktur und Replikation

Filoviren besitzen ein helikales Nukleokapsid mit einer Größe von bis zu 14 000 nm, an dem sich auch die zur Replikation notwendigen viralen Proteine befinden (**Abb. 27.17**). Das Nukleokapsid ist von einer Hülle umge-

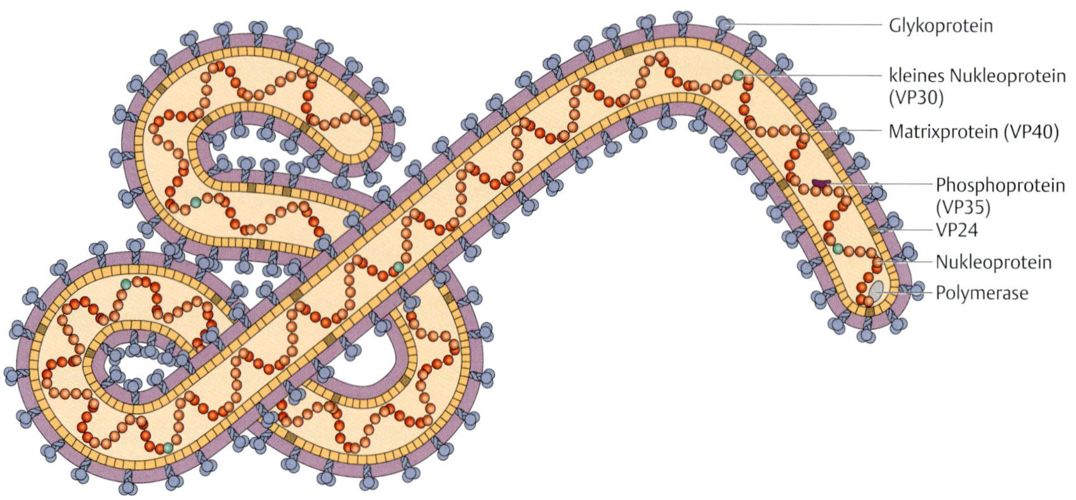

Abb. 27.17 Schema eines Filovirus. Das fadenförmige Virion ist ca. 80 nm breit, unterschiedlich lang und besitzt ein Nukleoprotein, das die virale Einzelstrang-RNA enthält und aus den Nukleoproteinen (NP und VP30) und einigen Molekülen des Phosphoproteins (VP35) besteht. Am 5'-Ende des Genoms ist kovalent die virale RNA-abhängige RNA-Polymerase gebunden. Das Nukleokapsid ist umgeben von einer Hülle, in der das als Trimer vorliegende virale Glykoprotein (GP-Protein) verankert ist. Innerhalb der Hülle vermittelt das virale Matrixprotein die Verbindung mit dem Glykoprotein.

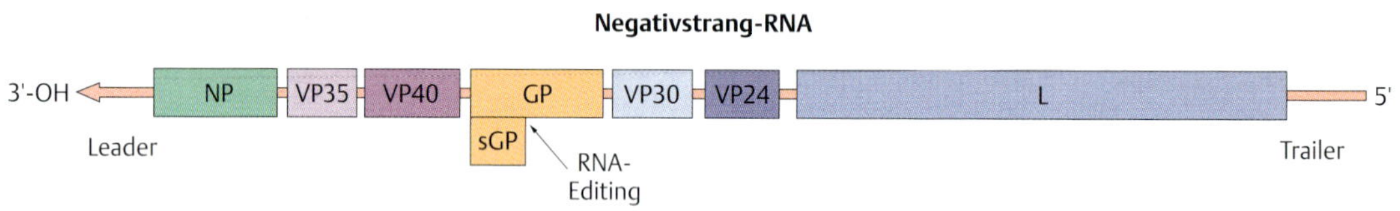

Abb. 27.18 Genomstruktur der Filoviren. Das fast 20 Kilobasen große Genom kodiert für 5 Proteine, das Nukleoprotein (NP), das Phosphoprotein (VP35), das Matrixprotein (VP40), das Glykoprotein (GP) sowie die RNA-abhängige RNA-Polymerase (L). Daneben weisen Filoviren noch ein kleines Nukleoprotein (VP30) und ein kleines Matrixprotein VP24 auf.

ben, aus der Trimere des Glykoproteins GP als Spikes etwa 7 nm hervorstehen, die mit dem Matrixprotein (VP40) und dem VP35-Protein interagieren und den Virionen einen konstanten Durchmesser von 80 nm verleihen. Im Mittel sind Filoviren nur etwa 700 nm lang, können sich dabei aber gewunden, hirtenstabförmig, als 6 oder gar zirkulär im Elektronenmikroskop darstellen. Das GP-Hüllprotein ist für die rezeptorvermittelte Endozytose und damit die Infektion der Zelle verantwortlich. GP besitzt selbst fusogene Aktivitäten, durch die es zur Membranenverschmelzung und zum Entlassen des Nukleokapids in das Zytoplasma kommt. Die Transkription durch den viralen Polymerasekomplex wird an einem als „Leadersequenz“ bezeichneten Abschnitt am extremen 3'-Ende des Genoms initiiert und führt zu einem Set von gekappten mRNAs von jedem einzelnen Gen (**Abb. 27.18**). Dies wird über Transkriptions-Initiations- und -Terminations-Signale zwischen den einzelnen Genen erreicht. Über die 5'-Cap-Struktur dieser positivsträngigen RNAs werden die entsprechenden viralen Proteine an den Ribosomen translatiert. Zur Synthese eines Positivstranges mit voller Länge befindet sich eine entsprechende Sequenz am 5'-Ende des viralen Genoms. Dieses Transkript wird jedoch nicht für die Proteinsynthese genutzt, sondern dient ausschließlich als Matrize zur Herstellung von viraler Minusstrang-RNA, die für die Nachkommenviren enkapsidiert wird. Die Filoviren verlassen die Zelle durch Budding an der Zellmembran, in der sich die zelltypspezifisch modifizierten GP befinden, die durch die VP40- und VP35-Proteine an der Zellinnenseite bis zur Abschnürung verankert sind.

Marburg- und Ebola-hämorrhagisches-Fieber

BEACHTE
Anzeigepflicht (Ebolavirus).

Ätiologie Marburg- und Ebola-Viren sind die Verursacher der gleichnamigen hämorrhagischen Fieber bei afrikanischen Menschenaffen und dem Menschen. Es handelt sich dabei um genetisch sehr heterogene Viren.

Epidemiologie Marburg-hämorrhagisches Fieber trat erstmals 1967 in Marburg, Deutschland, bei Mitarbeitern (und deren Angehörigen) der Behring-Werke auf, die sich an importierten grünen Meerkatzen aus Uganda infiziert hatten. Seither kam es zu wenigen, aber verheerenden Ausbrüchen durch Marburg-Virus in Zimbabwe, der Demokratischen Republik Kongo und erst 2005 in Angola mit 329 Toten von 374 Infizierten (Letalität von 88 %). 2007 wurde bei einigen Mienenarbeitern in Uganda Marburg-Virus diagnostiziert, 2012 wiederum in Uganda 20 Fälle, davon 9 mit letalem Ausgang. Der bislang letzte bekannte Marburg-Virusfall wurde bei einem Röntgenassistenten in einem Krankenhaus in Kampala, der Hauptstadt Ugandas registriert. Interessanterweise wurden weder direkt davor noch im Anschluss weitere Infektionen mit Marburg-Virus bekannt, sodass eine Infektionsquelle hier nicht ermittelt werden konnte.

Ebola-Virus wurde erstmals 1976 als ätiologisches Agens von hämorrhagischen Fieberausbrüchen im damaligen Zaire (heute Demokratische Republik Kongo) und dem Sudan identifiziert. Auch hier kam es seither zu einigen größeren Ausbrüchen mit ähnlich hoher Letalität (318 Erkrankte mit 280 Toten, und 284 Erkrankte mit 151 Toten). Bei den ersten Ausbrüchen dieser hochkontagiösen Erkrankung infizierten sich in Unkenntnis der Gefahr bis zu 30 % der behandelnden Ärzte und jede zehnte Krankenschwester. Die Suche nach den Ansteckungsquellen verlief viele Jahre trotz erheblicher Anstrengungen erfolglos. Mittlerweile konnte man sowohl für Marburg- als auch für Ebola-Virus nachweisen, dass Fledermäuse und Flughunde Reservoirwirte darstellen und viele der bisherigen Ausbrüche entsprechenden Kontakten mit diesen Tieren zuordnen. Sämtliche dieser Ausbrüche waren in abgeschiedenen ländlichen Regionen und mit 425 Erkrankten bei dem Ausbruch in Gulu, Uganda, im Jahr 2000, von einer Größenordnung, die von der Weltöffentlichkeit nicht wahrgenommen wurde. Dies änderte sich mit dem Ebolavirusausbruch, der seinen Anfang am 2. Dezember 2013 in dem kleinen Dorf Meliandou in Guinea, nahe der Grenze zu Liberia, nahm. Im März 2014 wurde die WHO über das Ausbruchsgeschehen informiert, das bis zu diesem Zeipunkt knapp 100 Menschen mit einer Letalität von ca. 60 % erreicht hatte. Bis auf einen einzigen humanen Fall, durch das Tai Forest-Ebolavirus in der Elfenbeiküste, waren Filoviren in Westafrika unbekannt. Dies mag einer der Gründe sein, warum dieser Ausbruch initial unterschätzt wurde. Ein weiterer Grund ist sicher, dass Westafrika, anders als die Wälder Zentralafrikas, wesentlich dichter besiedelt ist und auch infrastrukturell eine schnelle Weiterverbreitung ermöglicht. Mit Stand Dezember 2014 sind in den 3 hauptsächlich betroffenen Ländern Guinea, Liberia und Sierra Leone über 18 000 Menschen an Ebolafieber erkrankt, verursacht durch das Zaire-Ebolavirus, von denen über 6 500 gestorben sind. Trotz der mittlerweile starken internationalen Hilfe für die betroffenen Länder, ließ sich eine Weiterverbreitung z. B. nach Nigeria (Juli 2014), die Demokratische Republik Kongo und Senegal (beide August 2014), Mali (Oktober 2014) und auch nach Europa, Asien und Nordamerika nicht vermeiden. Nach derzeitigem Kenntnisstand sind diese Virusexporte in den jeweiligen Ländern aber alle erfolgreich bekämpft worden, sodass sich das Ausbruchsgeschehen weiter auf die 3 westafrikanischen Länder beschränkt (www.healthmap.org/ebola).

Wie genau die Infektion übertragen wird, ist jedoch noch nicht geklärt. Auch wie sich Schimpansen und Gorillas anstecken, ist nicht geklärt. Die Letalität ist bei den großen Menschenaffen ähnlich den beim Menschen beobachteten Zahlen und ein Ausbruch bei diesen bedrohten Tierarten daher von besonderer Bedeutung. Da tote Tiere im Regenwald eine willkommene Proteinquelle in der menschlichen Ernährung darstellen, kommt es auf diesem Weg auch immer wieder zu humanem Ebola-hämorrhagischem Fieber. Bei mindestens 8 der bislang bekannten 22 Ausbrüche von Ebolavirus konnten Affen, meist Schimpansen und Gorillas, als Infektionsquelle nachgewiesen werden. Eine Ausnahme stellt die Spezies Reston-Ebola-Virus dar. Es wurde erstmals 1989 in den USA bei aus den Philippinen importierten Makaken diagnostiziert. Es ist bislang natürlich vorkommend nur auf den Philippinen bekannt, wo es Anfang 2009 erstmals als Schweinepathogen in Erscheinung trat und auch 5 von 77 Kontaktpersonen serokonvertierten. Bislang galt der Mensch als unempfänglich für das Reston-Ebola-Virus. Bei insektivoren Langflügelfledermäusen (*Miniopterus schreibersii*) aus Spanien wurden Filovirussequenzen gefunden, die Anlaß für die Bildung des dritten Genus, *Cuevavirus*, mit dem Lloviu Cuevavirus als einziger Spezies waren. Diese im Jahr 2002 im Rahmen von Massensterben in den Fledermauskolonien ausschließlich molekularbiologisch diagnostizierten Filoviren wurden seither nie wieder detektiert.

Pathogenese Nach Eintritt in den Körper durch Schmierinfektion mit virushaltigem Blut oder Fleisch kommt es zu einer ersten Virusvermehrung in Makrophagen, Monozyten und v. a. Endothelzellen, in deren Folge es zu Permeabilitätsstörungen der Blutgefäße und zum Befall weiterer Organe kommt. Bei den schweren Verläufen einer Filovirusinfektion addieren sich mehrere pathogenetische Mechanismen: überschießende Produktion entzündungsfördernder Zytokine mit Folge von Schock und erhöhter Permeabilität der Blutgefäße, Verbrauchskoagulopathie, starke Nekrosen des lymphoretikulären Gewebes und spezifische Blockade der α/β-IFN-Synthese. Die Zytotoxizität des GP kann variieren und scheint negativ mit dem durch sogenanntes RNA-Editieren entstandenen löslichen sGP zu korrelieren, das etwa dem N-terminalen Drittel des GP entspricht.

Klinik und Pathologie Die Klinik setzt nach einer Inkubationszeit von 4–7 Tagen mit plötzlich einsetzendem Fieber, Kopf- und Gliederschmerzen ein. Hierauf folgen Erbrechen und Durchfälle sowie Petechien in Haut und Schleimhäuten. Blutungen in sämtlichen Organen führen zum Bild eines schweren hämorrhagischen Fiebers mit Schock und letalem Ausgang bei bis zu 90 % der Infizierten innerhalb 1 Woche nach Auftreten der ersten Symptome.

Diagnose Eine Virämie ist während der gesamten Dauer der Klinik vorhanden, und durch die Hämorrhagien wird entsprechend ständig Virus ausgeschieden. Der direkte Erregernachweis durch Virusisolierung oder RT-PCR ist somit sehr gut möglich. Bei Überlebenden können IgM- und IgG-Antikörper bereits 10–14 Tage nach der Infektion mittels ELISA oder Immunofluoreszenztest (IFT) nachgewiesen werden. Aus Sektionsmaterial kann das Virus isoliert oder an Gefrierschnitten mit dem IFT dargestellt werden.

Immunologie Die Überlebensrate scheint mit der frühzeitigen Produktion von neutralisierenden IgG-Antikörpern zu korrelieren, da bei Verstorbenen keine spezifischen IgG-Antikörper nachweisbar sind. Eine überstandene Infektion verleiht wahrscheinlich einen langlebigen, belastbaren Schutz vor einer Reinfektion. Diese Immunität basiert ebenso auf der ausreichenden Präsenz von neutralisierenden Antikörpern. Antigen-Antikörper-Komplexe werden für Arthritiden und Glomerulonephritiden verantwortlich gemacht, die häufig bei Überlebenden beobachtet werden.

Bekämpfung Da weder ein Impfstoff noch eine wirksame Kausaltherapie verfügbar sind, ist die Expositionsprophylaxe der einzig wirksame Schutz vor einer Ansteckung. Dies bezieht sich auf bei Afrikareisenden beliebte Ausflugsziele von Höhlen mit großen Fledermaus- und Flughundkolonien sowie den Verzehr von „Bushmeat", speziell von Affenfleisch. Mit den Erfahrungen aus der derzeitigen großen Ebolavirusepidemie in Westafrika ist der Stellenwert weiterer Maßnahmen im Rahmen der Bekämpfung unterstrichen worden. So konnten viele Kontaktinfektionen auf das in Westafrika weit verbreitete rituelle Waschen der Toten zurückgeführt werden. Ebolavirus tritt dabei offensichtlich nicht nur durch Körperöffnungen und die typischen Hämorrhagien nach außen, sondern wird auch in für eine Infektion ausreichenden Mengen über den Schweiß ausgeschieden. Ungeachtet dessen, dass es schwer ist, die entsprechend notwendigen Maßnahmen zur Unterbrechung der Infektketten durchzusetzen, hat diese Erkenntnis auch Auswirkungen auf das sogenannte barrier nursing, d. h. die Versorgung von Erkrankten durch eine sinnbildliche Barriere, die dem Infektionsschutz des medizinischen Personals dient. Es besteht zum derzeitigen Erkenntnisstand keine Evidenz dafür, dass Hunde von Patienten das Virus übertragen können.

Die Ebolavirusinfektion ist anzeigepflichtig, der Erreger gehört zur Risikogruppe 4.

27.3.4 Familie Paramyxoviridae

Ludwig Haas

STECKBRIEF

- Einzelstrang-RNA-Genom, negative Polarität, 15–19 Kb
- behüllt, 150–250 nm Durchmesser
- helikales Nukleokapsid (**Abb. 27.19**, **Abb. 27.20**)
- bedeutende Krankheitserreger bei Mensch, Rind, kleinen Wiederkäuern, Geflügel, Hund, Schwein und Pferd

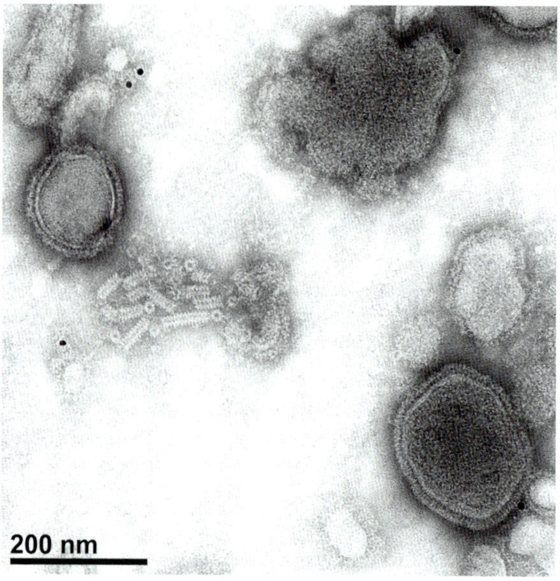

Abb. 27.19 Paramyxovirus, Negativkontrast. [Dr. habil. H. Granzow, Friedrich-Loeffler-Institut, Insel Riems]

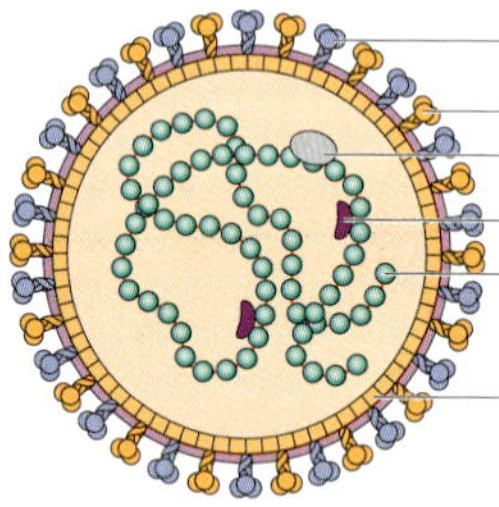

Abb. 27.20 Schema eines Paramyxovirus am Beispiel eines Morbillivirus. Das helikale Nukleokapsid wird durch das Negativ-Einzelstrang RNA-Genom und das Nukleoprotein gebildet. An das Genom gebunden findet sich die RNA-Polymerase (L-Protein) sowie einzelne Moleküle des Phosphoproteins (P). In die Virushülle sind die viralen Glykoproteine Hämagglutinin (H) und das Fusionsprotein (F) eingelagert. Sie stehen mit dem Matrixprotein (M) in Verbindung.

Familienmerkmale

Paramyxoviren sind sphärische Partikel, die jedoch auch als filamentöse Formen vorkommen können. Der Wortbestandteil myxo (myxa, griech.: Schleim, Mukus) weist auf die Affinität zu Schleimhäuten hin. Die Viruspartikel weisen in der Außenwelt nur eine geringe Stabilität (Tenazität) auf, mithin ist für eine effiziente Virusübertragung in aller Regel ein direkter Kontakt nötig. Dafür sind Paramyxoviren sehr kontagiös und benötigen nur eine geringe Infektionsdosis. Die Familie umfasst wichtige und bekannte Erreger von Mensch und Tier, aber auch emerging diseases mit zoonotischem Potenzial, wie im Genus *Henipavirus*. Einige Paramyxoviren sind noch nicht endgültig einem Genus zugeordnet worden, z. B. das J- und Beilongparamyxovirus (JPV, BeiPV), vermutlich Viren von Nagern.

Taxonomie

Paramyxoviren gehören zur Ordnung *Mononegavirales*, der Familien mit einzelsträngiger RNA von negativer Polarität angehören. Es werden zwei Unterfamilien, *Paramyxovirinae* und *Pneumovirinae*, unterschieden (**Tab. 27.6**).

Virusstruktur und Replikation

Das Genom der Paramyxoviren ist eine einzelsträngige RNA in Negativstrangorientierung mit einer Länge von 14–19 Kb (das BeiPV-Genom ist mit 19212 Basen das bisher größte aller *Mononegavirales*). Am 3'-Ende befindet sich eine ca. 50 Nukleotide große Leader-Sequenz, am 5'-Ende eine etwa 50–160 Nukleotide große Trailer-Sequenz, die beide nicht kodierend sind und Promotoren für die Transkription und Replikation enthalten. Zwischen den einzelnen Genen befinden sich intergene Sequenzen, die bei den einzelnen Genera deutlich in ihrer Größe variieren. Das Genom ist in einen helikalen Ribonukleoproteinkomplex verpackt. Bestandteile dieses Komplexes sind das N(Nukleokapsid-)-, das P(Phospho-)- und das L(RNA-Polymerase-)-Protein. Paramyxoviren besitzen eine Virushülle, in die bei Morbilliviren das Hämagglutinin(H)- bzw. bei *Respirovirus*, *Avulavirus*, *Rubulavirus* das Hämagglutinin-Neuraminidase(HN)-Protein, im Falle der Pneumo-, Metapneumo- und Henipaviren das G- sowie das Fusionsprotein (F), allesamt Glykoproteine, eingebaut sind. Unterhalb der Virushülle befindet sich ein Matrixprotein (M). Einige Paramyxoviren, z. B. die Pneumoviren, besitzen ein kleines hydrophobes Protein (SH) in der Hülle, dessen Funktion noch nicht vollständig geklärt ist. Möglicherweise inhibiert es die Tumornekrosefaktor-α(TNF-α)-vermittelte Apoptose. JPV und BeiPV besitzen neben dem SH- noch ein kleines TM(Transmembran)-Protein (**Abb. 27.21**).

Tab. 27.6 Unterfamilie und Genera der Paramyxoviridae.

Unterfamilie	Genera	Bedeutung
Paramyxovirinae	*Respirovirus*	▪ Sendai-Virus ▪ bovines Parainfluenzavirus 3 (PI-3)
	Morbillivirus	▪ Masernvirus ▪ Hundestaupe-Virus ▪ Seehundstaupe-Virus ▪ Cetacean Morbillivirus ▪ Rinderpest-Virus ▪ Peste-des-petits-ruminants-Virus
	Henipavirus	▪ Hendra-Virus ▪ Nipah-Virus
	Rubulavirus	▪ Mumps-Virus
	Avulavirus	▪ Newcastle-Krankheit-Virus (aviäres Paramyxovirus Typ 1) ▪ aviäre Paramyxoviren Typ 2–Typ 9
	Ferlavirus	▪ Fer-de-Lance-Paramyxovirus
	Aquaparamyxovirus	▪ Atlantic salmon paramyxovirus
Pneumovirinae	*Pneumovirus*	▪ bovines respiratorisches Synzytial-Virus
	Metapneumovirus	▪ Rhinotracheitis-Virus der Pute

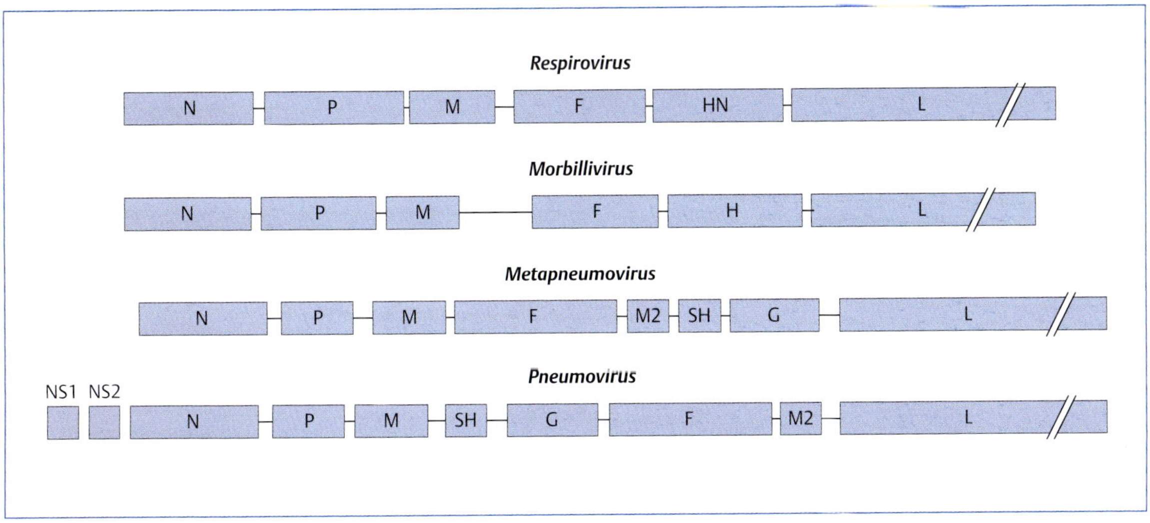

Abb. 27.21 Vergleichende Darstellung der Genomstruktur der Paramyxoviren. Die verschiedenen Paramyxoviren zeigen eine unterschiedliche Genomstruktur. Allen gemeinsam ist die RNA-abhängige RNA-Polymerase (L) sowie das Nukleoprotein (N), das Phosphoprotein (P), das Matrixprotein (M) und das Fusionsprotein (F). Die Morbilliviren haben ein Hämagglutinin (H), die Respiroviren ein Protein, das sowohl Hämagglutinin- als auch Neuraminidase-Eigenschaften besitzt (HN). Die Viren der Genera Pneumovirus und Metapneumovirus haben statt des Hämagglutinins andere Glykoproteine, wie das Glykoprotein G, das kleine SH-Protein sowie ein zweites Matrixprotein (M2).

Die Subfamile *Pneumovirinae* ist in die zwei Genera *Pneumovirus* und *Metapneumovirus* unterteilt. Diese unterscheiden sich vor allem in der Genkonstellation. Den Metapneumoviren fehlen die beiden Nichtstrukturproteine 1 und 2 (NS 1 und NS 2) der Pneumoviren, die einen Effekt gegen das Interferonsystem ausüben, und die Reihenfolge der Gene ist verschieden (Pneumoviren: 3'-NS 1-NS 2-N-P-M-SH-G-F-M2-L-5´, *Metapneumovirus*: 3'-N-P-M-F-M2-SH-G-L-5´). Das M2-Protein der Pneumoviren enthält zwei überlappende Leserahmen, die für zwei Proteine, M2–1 und M2–2, kodieren. M2–1 ist vermutlich in die Transkription involviert, für das M2–2 wird eine Rolle bei der Umschaltung des viralen Vermehrungszyklus von der Replikation zum Zusammenbau der Partikel vermutet.

Der **Vermehrungszyklus** der Paramyxoviren beginnt mit der Anheftung an spezifische Rezeptoren der Zielzellen via H-, HN- bzw. G-Proteine. Es erfolgt die Fusion der Virushülle mit der Zellmembran, die durch das F-Protein vermittelt wird. Dieses muss zuvor proteolytisch in die beiden Untereinheiten F_1 und F_2 gespalten werden, die über eine Disulfidbrücke verbunden sind. Durch die Proteolyse wird ein kurzer Bereich hydrophober Aminosäuren exponiert („Fusionspeptid"), der die Verschmelzung beider Membranen vermittelt. Der Nukleokapsidkomplex gelangt in das Zytoplasma, wo die nachfolgenden Vermehrungsschritte stattfinden. Die virale RNA-abhängige RNA-Polymerase synthetisiert, beginnend am 3'-Ende, einzelne mRNAs, die nachfolgend an den Ribosomen in Virusproteine übersetzt werden. Gene am 3'-Ende des Genoms werden häufiger transkribiert als diejenigen am 5'-Ende, sodass sich ein Konzentrationsgradient der neu synthetisierten mRNA-Spezies ausbildet, der in Richtung 5'-Ende des Genoms kontinuierlich abnimmt (**Abb. 27.22**). Das P-Gen hat eine komplexere Kodierungsstrategie. Neben dem P-Protein kann durch Benutzung einer alternativen Translationsstartstelle ein C-Protein (*Respiro-*, *Morbilli-*, *Rubula-*, *Henipavirus*) synthetisiert werden. Zudem werden durch „mRNA-Editing" bei der Transkription des P-Gens durch die Polymerase ein bzw. zwei G-Reste zusätzlich eingebaut, was zu einer Änderung des Leserasters und zur Bildung der V- (*Respiro-*, *Morbilli-*, *Rubulavirus*, *Henipavirus*) und W-Proteine führt (Respiro-, Henipaviren). Die C-, V- und W-Proteine können die antivirale Wirkung von Interferonen beeinträchtigen und stellen damit Virulenzfaktoren dar.

Sobald eine kritische Menge an N-Protein gebildet ist, erfolgt in der Zelle die Umschaltung von der Tanskription zur Genomreplikation. An der Plasmamembran erfolgt dann der Zusammenbau von Genom und Strukturproteinen. Durch einen Knospungsprozess (Budding) werden neue Viruspartikel abgeschnürt, wobei das Virus seine Hülle erlangt. Bei diesem Vorgang ist das M-Protein wichtig. Zumindest bei einigen Paramyxovirusarten rekrutiert es für den Budding-Prozess zelluläre Proteine des ESCRT-Komplexes, die normalerweise für die Abschnürung kleiner Vesikel in späte Endosomen verantwortlich sind. Da für den Knospungsprozess zuvor die fusogenen Hüllglykoproteine in die Plasmamembran eingebaut werden, kann es zur Zellfusion mit den benachbarten Zellen kommen, was sowohl in Zellkultur als auch im infizierten Gewebe beobachtet werden kann. Diese vielkernigen Riesenzellen oder Synzytien sind somit typisch für Paramyxovirusinfektionen und waren teilweise sogar namensgebend (z. B. für das bovine respiratorische Synzytialvirus).

Genus Respirovirus (Unterfamilie Paramyxovirinae)

Bovine Parainfluenzavirus-3(BPIV-3)-Infektion

Das bovine Parainfluenzavirus 3 (BPIV-3) wird als ein primär pathogener viraler Erreger der enzootischen Bronchopneumonie (EBP), der mit Abstand bedeutsamsten Atemwegserkrankung (besonders) der Jungrinder, in Verbindung gebracht. Die EBP stellt eine „Faktorenkrankheit" dar, d. h., neben Infektionserregern spielen endogene (ungünstige Lungenphysiologie, Immunkompetenz, Habitus etc.

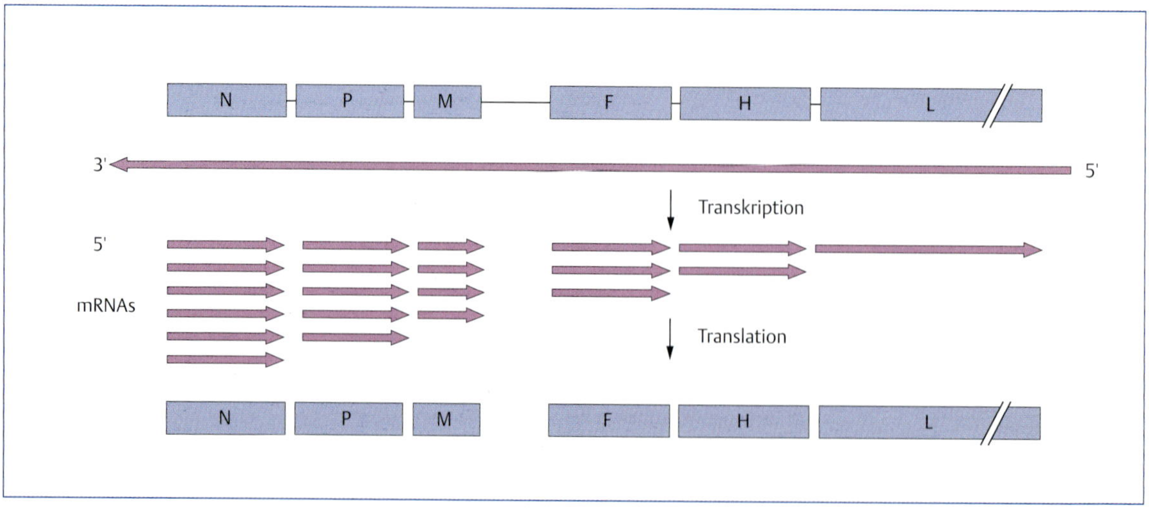

Abb. 27.22 Die Genexpression der Paramyxoviren geschieht über monozistronische mRNAs. Sie werden in unterschiedlicher Häufigkeit gebildet und können so die Translation der Proteine steuern. Die N-Proteine werden am meisten, die Polymerase am wenigsten synthetisiert.

des Tieres) und exogene Faktoren (Stallklima, Fütterung, Haltungsbedingungen usw.) eine wesentliche Rolle. Neben dem BPIV-3 hat das bovine respiratorische Synzytialvirus (BRSV) hierbei große Bedeutung. Das BVD- und das BHV1-Virus können das Geschehen komplizieren, sind jedoch als Erreger eigenständiger Krankheiten vom EBP-Komplex abzugrenzen. Reine Viruserkrankungen nehmen einen milden Verlauf („Viruspneumonie"), machen jedoch häufig den Weg frei für bakterielle Sekundärinfektionen.

Ätiologie Das BPIV-3 gehört zur Ordnung *Mononegavirales*, Familie der *Paramyxoviridae*, Subfamilie *Paramyxovirinae*, Genus *Respirovirus*, Spezies bovines Parainfluenzavirus Typ 3. Vor Kurzem wurde aufgrund phylogenetischer Untersuchungen eine Unterteilung in zwei Genotypen (BPIV-3a und BPIV-3b) vorgeschlagen.

Epidemiologie Durch Virusisolierungen und serologische Erhebungen in Rinderbeständen konnte gezeigt werden, dass das BPIV-3 weltweit vorkommt und die Seroprävalenz in den europäischen Ländern etwa zwischen 60 und 90 % liegt, wobei die meisten Infektionen klinisch inapparent ablaufen. Epidemiologisch kann man eine saisonal gebundene von einer „Crowding-assoziierten" EBP unterscheiden, wobei Letztere wegen der sich ändernden Produktions- und Konzentrationsbedingungen in der Landwirtschaft eine zunehmende Bedeutung hat.

Bei akut erkrankten Tieren wird das Virus mit dem Augen- und Nasensekret sowie mit dem Speichel etwa bis zum 8. Tag p. i. ausgeschieden. Die passive Verschleppung des Erregers geschieht durch den Menschen (Händler, Stallpersonal u. a.) oder durch kontaminierte Stallungen, Transportwagen oder Stallgeräte. Durch Hinzutreten von mikrobiellen Keimen und schädlichen Umwelteinflüssen, wie Transporte, Futterumstellungen, Operationen, unterkühlte oder überhitzte Stallungen, kann es zu klinisch manifesten Erkrankungen kommen.

Pathogenese Die Aufnahme des BPIV-3 geschieht in der Regel über virushaltiges Nasensekret bei direktem Kontakt empfänglicher Tiere oder durch Inhalation von virushaltigen Aerosolen („Tröpfcheninfektion"). Auch die orale Infektion durch Aufnahme von kontaminiertem Futter oder Wasser ist möglich. Die Inkubationszeit beträgt etwa 2–3 Tage.

Nach dem Eindringen in den Nasen-Rachen-Raum kommt es zur Besiedlung des lymphatischen Gewebes, besonders der Tonsillen und der respiratorischen Schleimhäute, wo die primäre Virusvermehrung stattfindet. Es werden große Mengen Virus produziert, die an der Oberfläche der Epithelzellen liegen und mit dem Nasensekret nach außen gelangen. Lymphogen und durch die Bewegungen des respiratorischen Flimmerepithels, mit dem Luftstrom sowie durch den Schleim gelangt das Virus in alle Schleimhäute des oberen und unteren Atmungsapparates und in Makrophagen, wo neues Virus produziert wird. Durch die Schädigung der mukoziliären Clearance sowie die herabgesetzte Makrophagenabwehr treten häufig bakterielle Sekundärkeime hinzu, die das Krankheitsbild komplizieren.

Klinik und Pathologie Nach einer BPIV-3-Infektion kommt es in den Schleimhäuten der oberen Atemwege zu entzündlichen Veränderungen und (seltener) in den Lungen zu interstitieller Pneumonie. Es zeigen sich Fieber, Husten, erhöhte Atemfrequenz, Nasenausfluss und Lakrimation. Bei unkompliziertem Verlauf kommt es nach 3–4 Tagen zur Rekonvaleszenz. Unter ungünstigen Bedingungen wie zu hohe Tierdichte, extreme Temperatur, Transport etc. können Sekundärkeime hinzutreten, besonders *Pasteurella multocida* und *Mannheimia haemolytica* (Serotypen A1 und A6) sowie Mykoplasmen und Chlamydien, die das Krankheitsbild verschlimmern. Pathologisch finden sich eine milde Rhinitis und Tracheitis. Die unkomplizierte Virusinfektion zeigt sich als interstitielle Pneumonie vor allem in Veränderungen der kranialen Lungenlappen sowie im kranioventralen Bereich der kaudalen Lungenlappen, bei sekundären Komplikationen auch eine schwere lobuläre Pneumonie.

Diagnose Für eine Anzucht des Erregers eignen sich primäre Zellkulturen von fetalen Kälbernieren, Zelllinien vom Rind (z. B. MDBK-Zellen), aber auch Zelllinien von Affen oder menschlichen Ursprungs. Alternativ kann der Nukleinsäurenachweis direkt mittels RT-PCR versucht werden. Als Untersuchungsmaterial dienen Nasensekret oder Nasentupferproben sowie Trachealspülflüssigkeit. Wichtig ist, die Proben so früh wie möglich zu gewinnen.

Der indirekte Infektionsnachweis bei Vorliegen einer PI-3-Infektion ist möglich durch den Nachweis humoraler Antikörper mit dem Virusneutralisationstest (VNT), ELISA, Hämagglutinationshemmungs- (HAH-Test) oder Hämadsorptionshemmungstest (HADH-Test).

Bekämpfung und Prophylaxe Sowohl Lebend- als auch inaktivierte Impfstoffe stehen zur Verfügung, vor allem als Kombinationsvakzinen mit anderen viralen und/oder bakteriellen Erregern. Ihr Einsatz ist nur dann sinnvoll, wenn die oben angesprochenen ungünstigen Faktoren berücksichtigt und mittels Hygiene- und Betriebsmanagement minimiert werden.

Genus Morbillivirus (Unterfamilie Paramyxovirinae)

Rinderpest

Synonyme: cattle plague

> **BEACHTE**
> Anzeigepflicht.

Die Rinderpest ist eine hochkontagiöse, akut bis subakut verlaufende, fieberhafte Allgemeinerkrankung der Rinder und anderer Paarhufer.

Ätiologie Das Rinderpestvirus (RPV) zählt zum Genus *Morbillivirus*. Es ist serologisch einheitlich, jedoch gibt es deutliche Virulenzunterschiede bei einzelnen Virusstämmen.

Epidemiologie Die meisten Paarhufer können mit dem RPV infiziert werden. Besonders empfänglich sind Hausrinder und Büffel, während es bei Wildungulaten deutliche

Unterschiede gibt. Schaf und Ziege sind wenig empfänglich, sie zeigen keine oder nur milde Symptome. Infektionen beim Schwein sind möglich, bei einigen asiatischen Rassen sind Erkrankungen und Todesfälle beschrieben.

Alle Se- und Exkrete erkrankter Tiere sind virushaltig. Die Übertragung erfolgt besonders direkt, wobei die aerogene Übertragung keine große Rolle spielt, sowie indirekt, z. B. über kontaminierte Wasserstellen. Die Morbidität und Mortalität bei empfänglichen Tieren sind hoch. Eine vertikale Übertragung, Arthropodenvektoren sowie ein Trägerstatus sind nicht bekannt. Obwohl Wildwiederkäuer mit RPV infiziert sein können, scheinen sie keine Rolle als Reservoir für domestizierte Rinder zu spielen.

Durch internationale Bekämpfungsmaßnahmen, beginnend 1962 mit dem Joint Project 15, konnte die Krankheit weitgehend eingedämmt werden. Das Virus wurde zum letzten Mal 2001 bei Büffeln in Kenia nachgewiesen. 2011 wurde die Rinderpest offiziell als getilgt deklariert.

Pathogenese Nach oronasaler Aufnahme vermehrt sich RPV primär in den Tonsillen und regionären Lymphknoten. Im Blut sowie im Nasensekret ist RPV kulturell am Tage des Fieberbeginns, z. T. auch schon 1–2 Tage früher nachweisbar. Die Virämie ist stark zellgebunden. Sie kann über den Zeitpunkt nachweisbarer Antikörperbildung hinaus für wenige Tage fortbestehen. Die virusinduzierte Immunsuppression fördert opportunistische bakterielle und parasitäre Infektionen, die den weiteren Krankheitsverlauf entscheidend bestimmen können.

Klinik und Pathologie Das Ausmaß klinischer Erscheinungen ist u. a. abhängig von der Virulenz des Erregers sowie Alter, Immunstatus und Rasse des Wirtes. Der klassische Verlauf ist akut und kann nach Plowright in fünf Phasen eingeteilt werden. Die **Inkubationsperiode** beträgt etwa 3–9 Tage. Während der **Prodromalphase** (2–5 Tage) kommt es zu Fieber, Abgeschlagenheit und Anorexie. Es schließt sich die **erosive Phase** an, die mit kleinen nekrotischen Foci der Maul- und Nasenschleimhäute beginnt, die sich rasch ausbreiten und zusammenfließen, mit deutlichem Fötor. Die Tiere speicheln stark. Es zeigen sich Konjunktivitis und mukopurulenter Nasenausfluss. 1–3 Tage nach dem Auftreten der ersten Nekrosen kann sich eine **Durchfallphase** anschließen (ungünstige Prognose). Der Kot kann Mukus, abgeschilfertes Epithel und Blut enthalten. Häufig zeigen die Tiere Untertemperatur. Die Atmung wird zunehmend schwieriger, die Tiere magern ab. Aufgrund der zunehmenden Dehydratation sinken die Augen ein. Schließlich liegen die Tiere in „Milchfieber-ähnlicher" Haltung fest und verenden. Die Mortalität kann über 90 % betragen. Falls die Tiere überleben, kann sich die **Konvaleszenzphase** über Wochen hinziehen.

Neben dieser typischen akuten Form ist auch ein perakuter Verlauf beschrieben, wobei die Tiere in der Prodromalphase oder kurz danach mit Fieber plötzlich verenden. Auf der anderen Seite kann die Krankheit bei Infektion mit einem gering virulenten Virus auch mild verlaufen, mit etwas Fieber, Nasen- und Augenausfluss und einigen oralen Erosionen, gefolgt von einer schnellen Erholung.

Im Vordergrund des pathologischen Bildes stehen Erosionen des gesamten Verdauungstraktes. Die Lymphknoten und die Milz sind geschwollen, histologisch weisen sie eine lymphozytäre Depletion auf. Interessanterweise sind ZNS-Veränderungen, z. B. Demyelinisierung, wie sie bei der Hundestaupe und den marinen Morbillivirusinfektionen häufig sind, bei der Rinderpest nicht beschrieben. Histopathologisch zeigt sich eine ballonierende Degeneration epithelialer Zellen, die Bildung mehrkerniger Riesenzellen und das Auftreten eosinophiler, intrazytoplasmatischer Einschlusskörperchen.

Diagnose Als Proben am lebenden Tier eignen sich je nach Untersuchungstechnik EDTA- oder Heparinblut, Maulschleimhautbiopsien, Aspirationsbiopsien oberflächlicher Lymphknoten sowie Augen- und Nasentupfer. Hierfür sind febrile Tiere mit beginnenden Schleimhautläsionen und noch klarer oder seromuköser Augen- bzw. Nasensekretion auszuwählen. RPV-Antigen kann mittels Antigen-Capture-ELISA aus Nasen- bzw. Augensekreten oder mittels Immunfluoreszenztest in Stanzproben binnen weniger Stunden nachgewiesen werden. Eine einfache und kostengünstige Methode, die „im Feld" durchgeführt werden kann, ist der Nachweis von RPV-Antigen mithilfe des Agargelpräzipitationstests. Die kulturelle Virusisolierung erfolgt am lebenden Tier bevorzugt aus der Leukozytenfraktion des peripheren Blutes, kann jedoch lange dauern und ist unsicher. Mithilfe der RT-PCR kann RPV-RNA schnell und sicher in Leukozyten oder Gewebsbioptaten nachgewiesen werden.

Post mortem kann ein Antigennachweis in Gefrierschnitten lymphatischer Organe und im Gastrointestinaltrakt – insbesondere an der Ileozäkalklappe – mittels IFT oder PLA versucht werden.

Zum Antikörpernachweis kann ein Neutralisationstest oder ein kompetitiver ELISA eingesetzt werden. Sie können jedoch geimpfte Tiere von infizierten nicht unterscheiden.

Differenzialdiagnostisch sind u. a. Mucosal Disease (BVDV-Infektion), infektiöse bovine Rhinotracheitis (BHV-1-Infektion), bösartiges Katarrhalfieber, Maul- und Klauenseuche, Stomatitis vesicularis, Blauzungenkrankheit, Stomatitis papulosa, Salmonellose, Nekrobacillose, Paratuberkulose und Lungenseuche zu berücksichtigen.

Bekämpfung Rinderpest ist nach Tiergesundheitsgesetz und in der Europäischen Union anzeigepflichtig.

Pest der kleinen Wiederkäuer

Synonyme: peste des petits ruminants, goat plague, Pseudorinderpest, Kata

> **BEACHTE**
> Anzeigepflicht.

Die Pest der kleinen Wiederkäuer ist eine ökonomisch bedeutsame Erkrankung der Ziegen, Schafe und einiger anderer Spezies. Sie ist klinisch und pathologisch der Rinderpest ähnlich.

Ätiologie Das Virus der Pest der kleinen Wiederkäuer (PPRV) zählt zum Genus *Morbillivirus* der Paramyxoviren.

Es ist mit dem Rinderpestvirus verwandt. Phylogenetisch lassen sich vier Abstammungslinien (Lineages) unterscheiden: Lineage 1 und 2 sind west-, Lineage 3 ist hauptsächlich ostafrikanisch, Lineage 4 asiatisch (inkl. dem Mittleren Osten).

Epidemiologie Das Virus kommt in einer Zone südlich der Sahara und südlich des Äquator in Afrika vor (trat jedoch auch schon in Ägypten und 2008 erstmalig großflächig in Marokko auf), auf der Arabischen Halbinsel, im Mittleren Osten, in der Türkei und auf dem indischen Subkontinent. Aus China wurde zum ersten Male im Jahr 2007 PPR gemeldet.

Ziegen sind meistens, aber nicht immer empfänglicher als Schafe. Erkrankungen wurden auch bei Gazellen und Wasserbüffeln beschrieben. Bei Kamelen, Rindern und Schweinen sind inapparente Infektionen möglich, sie spielen jedoch epidemiologisch keine Rolle. Bei empfänglichen Arten betragen die Morbiditäts- und Mortalitätsraten 50–80 %.

Das Virus wird in großen Mengen über Nasenausfluss, Tränen, Speichel und Fäzes ausgeschieden. Die Übertragung geschieht hauptsächlich durch Inhalation von Aerosolen, die durch Niesen und Husten erzeugt werden, oder das Belecken zwischen infizierten und empfänglichen Tieren. Aufgrund der Labilität der Viren sind indirekte Übertragungswege von untergeordneter Bedeutung. Ein Trägerstatus ist nicht bekannt.

Pathogenese Die Pathogenese der PPR ist nicht gut untersucht, dürfte aber im Wesentlichen der Pathogenese der Rinderpest bei Rindern entsprechen. Hinsichtlich der typischen Bronchopneumonie ist die häufige Beteiligung von Sekundärerregern (bes. *Pasteurella* spp.) hervorzuheben, die sich im Zuge einer viral induzierten Immunsuppression leicht vermehren können. Auch latente Infektionen mit Blut- oder Darmparasiten können durch die PRRV-Infektion aktiviert werden.

Klinik und Pathologie Der Verlauf einer PPRV-Infektion bei kleinen Wiederkäuern ähnelt dem der Rinderpest bei Rindern. Meist erkranken jüngere Tiere (3–12 Monate) schwerer. Nach einer Inkubationszeit von 2–5 Tagen tritt plötzliches Fieber auf mit Mattigkeit, Konjunktivitis, serösem, später mukopurulentem Augen- und Nasenausfluss mit deutlicher Krustenbildung im Nasenbereich (die bei der Rinderpest so nicht gesehen wird), nekrotisierender Stomatitis und Gingivitis und, 2–3 Tage nach dem Auftreten des Fiebers, profusem, selten blutigem Durchfall. Neben der gastrointestinalen Symptomatik werden allerdings bei den kleinen Wiederkäuern regelmäßig auch Bronchopneumonien („Pneumoenteritis") beobachtet. Schafe erkranken in der Regel weniger schwer als Ziegen, bei denen auch perakute Verläufe vorkommen können.

Pathomorphologisch bestimmen neben ausgedehnten nekrotisierenden Veränderungen am gesamten Gastrointestinaltrakt Bronchopneumonien das Krankheitsbild. Es zeigt sich weiterhin eine lymphoide Depletion von Tonsillen, Milz, Peyer-Platten und Lymphknoten. Entzündungen der Longitudinalfalten von Dickdarm und Rektum („Zebrastreifen") können auftreten. Gelegentlich wird eine Myokarditis vorgefunden. Wie bei der Rinderpest fehlen in der Regel neurologische Veränderungen. Histopathologisch finden sich Synzytien in der oralen Mukosa und den Lungen sowie eosinophile, intranukleäre und intrazytoplasmatische Einschlusskörperchen im Epithel des Respirations- und Verdauungstraktes.

Diagnose Das ätiologisch-diagnostische Vorgehen entspricht dem bei der Rinderpest beschriebenen. Die rasche Diagnosefindung erfordert in der Virämiephase den PPRV-Antigen- bzw. -RNA-Nachweis in der Leukozytenfraktion (EDTA-Blutprobe). Die sichere Differenzierung der RPV- und PPRV-Infektion kleiner Wiederkäuer erfolgt durch serologische (Antigen-Capture- bzw. Kompetitions-ELISA) und molekularbiologische Verfahren (RT-PCR).

Am toten Tier kann der PPRV-Antigennachweis mittels IFT an Gefrierschnitten lymphatischer Organe oder des Gastrointestinaltraktes sowie im Lungengewebe erfolgen.

Der Nachweis PPRV-spezifischer Antikörper (Virusneutralisationstest, Kompetitions-ELISA, Immundiffusionstest) ist nur aussagekräftig bei Tieren, die aus Gebieten mit einem PPRV-Impfverbot stammen.

Differenzialdiagnostisch müssen unter anderem, in Abhängigkeit von den vorherrschenden klinischen Symptomen, Maul- und Klauenseuche, Rinderpest, Blauzungenkrankheit, Ecthyma contagiosum (Orf), Schaf- und Ziegenpocken, Pasteurellose, Mykoplasmeninfektion, Bunyavirusinfektionen (Rifttalfieber, Nairobi sheep disease) und Kokzidiose berücksichtigt werden.

Bekämpfung Die PPR ist anzeigepflichtig.

Zur Prophylaxe in PPR-Endemiegebieten steht ein attenuierter homologer PPRV-Stamm zur Verfügung, der die früher eingesetzte heterologe RPV-Vakzine ersetzt hat. Durch Gefriertrocknung in Anwesenheit von Trehalose konnte eine deutliche Verbesserung der Thermostabilität erreicht werden. Vielversprechend sind auch Versuche mit einer PPRV-rekombinanten Capripoxvakzine, die zusätzlich DIVA-Eigenschaften aufweist.

Hundestaupe

Synonyme: Carré-Krankheit; canine distemper (CD)

Das Hundestaupevirus ist ein hochkontagiöser Erreger, der zu einer multisystemischen Erkrankung (Respirations-, Gastrointestinaltrakt und ZNS) mit hoher Mortalität führen kann.

Ätiologie Das Hundestaupevirus (Canine Distemper Virus, CDV) gehört dem Genus *Morbillivirus* der Familie *Paramyxoviridae* an.

Epidemiologie Das Virus ist weltweit verbreitet und hat ein außergewöhnlich breites Wirtsspektrum. Hierbei sind neben anderen Kaniden (besonders dem Fuchs) Musteliden (Marder, Frettchen) hierzulande epidemiologisch von Bedeutung und können als Ansteckungsquelle für Hunde dienen. Frettchen sind sehr empfänglich für die Infektion. Es wurde berichtet, dass brachyzephale Hunderassen weniger häufig erkranken als dolichozephale. Etwa 7 Tage nach der Infektion scheiden Hunde das Virus mit allen Se- und Exkreten aus. Die Übertragung des labilen, jedoch hochkontagiösen Virus erfolgt vorwiegend aerogen und/oder durch Tröpfcheninfektion oder oral bei direktem Kontakt mit infizierten Tieren, weniger häufig auf indirektem Weg.

Pathogenese Die Pathogenese ist am besten beim Hund untersucht. Das Virus vermehrt sich zunächst im lymphatischen Gewebe (Rachenring, Lymphknoten, Tonsillen). Es gelangt im Rahmen einer ersten Virämie in die lymphoretikulären Gewebe und Organe (wie Milz, Lymphknoten, Thymus, Lamina propria des Darmes, Kupffer-Sternzellen), wo es sich stark vermehrt, was eine deutliche Leukopenie (bes. Lymphopenie) zur Folge hat. Im Rahmen der zweiten Virämie, die stark zellgebunden ist, kommt es zur Besiedlung epithelialer Gewebe. Der weitere Verlauf hängt entscheidend von der Immunantwort des Wirtes ab. Hunde mit einer deutlichen und schnellen zellulären und humoralen Immunantwort eliminieren das Virus, häufig ohne zu erkranken. Fehlt eine solche Immunantwort, kommt es zu einer schweren, multisystemischen Erkrankung, und die Hunde sterben nach kurzer Krankheit. Bei partieller, unzureichender Immunantwort kommt es zu einer weiteren Vermehrung des Virus mit eher milden Symptomen. Das Virus kann im Laufe der Erkrankung aus den meisten Organen eliminiert werden, tendiert aber dazu, längere Zeit in bestimmten Geweben zu persistieren (wie Uvea, Ballen der Pfoten, ZNS).

Bei der Pathogenese der nervösen Staupe muss die akute Form mit einer virusinduzierten multifokalen Demyelinisierung, im Angesicht einer massiven Immunsuppression ohne entzündliche Zellinfiltration, von der chronischen Form unterschieden werden. Bei dieser stehen aufgrund einer spät einsetzenden Immunantwort und persistierenden Virusinfektion immunpathologische Reaktionen mit Demyelinisierung als Folge einer Dysregulation von pro- und antiinflammatorischen Prozessen im Vordergrund.

Neben der „klassischen" Leukoenzephalitis sind beim Hund auch Polioenzephalitiden beschrieben, darunter die sogenannte old dog encephalitis (ODE), eine sehr seltene chronische, progressiv-inflammatorische Erkrankung, wobei das Virus in einer replikationsdefekten Form persistiert, sowie die inclusion body encephalitis, eine der ODE ähnliche Form.

Klinik und Pathologie Der Verlauf ist abhängig vom Alter des betroffenen Tieres, seinem Immunstatus sowie der Virulenz des jeweiligen Virusstammes. Bei einem großen Teil der Hunde wird die Infektion subklinisch verlaufen oder nur mit milden Symptomen einhergehen (Fieber, Husten, Augenausfluss). Die Inkubationszeit beträgt 3–6 Tage. Es erkranken vor allem junge Hunde im Alter von etwa 3–6 Monaten nach Schwinden der passiven, maternal erworbenen Immunität. Es lässt sich eine katarrhalische, nervöse und systemische Form unterscheiden. Die katarrhalische Form ist gekennzeichnet durch Affektionen des Respirations- und/oder Verdauungstraktes und äußert sich in Rhinitis, Konjunktivitis, Husten, Pneumonie sowie gegebenenfalls Erbrechen, Tonsillitis und Enteritis. Aufgrund einer immunsupprimierenden Wirkung des Virus (Leukopenie, besonders Lymphopenie) sind bakterielle Sekundärinfektionen, z. B. mit *Bordetella bronchiseptica*, häufig. Histologisch zeigt sich eine hochgradige katarrhalisch-eitrige Entzündung, mit Verlust der Epithelauskleidung (Trachea, Bronchien). In vielen epithelialen Geweben können intrazytoplasmatische Einschlusskörperchen gefunden werden. Neben der Konjunktivitis und eventuell Uveitis sind bei Fundusuntersuchungen Läsionen der Retina (gold medallion lesions) zu beobachten.

Neurologische Symptome können ohne oder vergesellschaftet mit der katarrhalischen Form auftreten (im letzteren Falle spricht man von einer systemischen Form), aber auch Wochen bis Monate später. Sie sind äußerst vielfältig. Beobachtet werden unter anderem Anfallsleiden, die generalisiert oder fokal (z. B. im Kopfbereich) auftreten, gestörte Propriozeption, Tremor, Ataxie, Nystagmus, Schädigung des N. opticus und Myoklonus. Überlebende Tiere weisen häufig bleibende zentralnervöse Spätschäden auf („Staupe-Tick"). Histologisch zeigt sich bei der chronischen Form eine Entmarkungsenzephalitis, überwiegend im Kleinhirnmark und Stammhirn. Die old dog encephalitis, eine sehr selten bei Hunden über 6 Jahre beobachtete CDV-assoziierte Erkrankung, ist gekennzeichnet durch einen progredienten Verlust mentaler und motorischer Fähigkeiten; ein Zusammenhang mit einer akuten Staupeinfektion ist meist nicht mehr nachweisbar.

Daneben kann als Hautmanifestation eine pustulöse Dermatitis („Staupeexanthem", „Staupepusteln") auftreten, die als Ausdruck einer zellulären Immunität zu werten ist. Die Hyperkeratose der Fußballen und des Nasenspiegels (hard pad disease) hingegen, die selten beobachtet wird, geht mit einer ungünstigen Prognose einher. Erkranken Welpen zum Zeitpunkt des Zahnwechsels, können Zahnschmelzhypoplasien mit Braunfärbung die Folge sein („Staupegebiss"). Bei der Infektion junger Hunde ist auch eine Osteosklerose der Metaphysen langer Röhrenknochen beschrieben worden.

Frettchen zeigen nach experimenteller Infektion eine systemische Erkrankung mit respiratorischen, dermatologischen und neurologischen Symptomen, vergesellschaftet mit einer sehr hohen Mortalität. Nach natürlicher Infektion wurde auch ein generalisierter Pruritus (bei Fehlen einer neurologischen Symptomatik) beobachtet.

Diagnose und Differenzialdiagnosen Eine Virusisolierung aus Leukozyten des peripheren Blutes kann versucht werden, ist jedoch arbeits- und zeitaufwendig sowie unsicher. Schneller gelingt der CDV-Antigennachweis in Konjunktiva- oder Tonsillarepithel, wobei ein negatives Ergebnis eine CDV-Infektion nicht ausschließt. Sicherer ist der Virus-RNA-Nachweis mittels RT-PCR in der Buffy-Coat-Fraktion einer gerinnungsgehemmten Blutprobe.

Bei ausschließlich neurologischer Symptomatik kann der Nachweis intrathekaler CDV-spezifischer Antikörper im blutfrei entnommenen Liquor cerebrospinalis sinnvoll sein. Der Nachweis von CDV-spezifischen IgM- oder IgG-Antikörpern im Serum ist nur sinnvoll, wenn Impfungen anamnestisch sicher ausgeschlossen werden können. Verlaufskontrollen der Kinetik CDV-neutralisierender Antikörper können allerdings prognostisch interpretiert werden, wobei ein innerhalb der ersten 14 Tage p. i. rasch ansteigender Titer auf Werte > 100 (ND_{50}) als günstig bewertet wird.

Post mortem kann der Virusantigennachweis mittels Immunfluoreszenztest oder immunhistochemisch in lymphatischen Geweben, in der Lunge, im ZNS oder im Übergangsepithel der Harnblase geführt werden.

Differenzialdiagnosen sind abhängig von der vorherrschenden Symptomatik und umfassen die infektiöse Tracheobronchitis, bakterielle Pneumonien, Hepatitis contagiosa canis, kanine Parvovirus- und kanine Coronavirusinfektion, bakterielle Enteritis, hepatische Enzephalopathie, Tollwut, Vergiftungen etc.

Bekämpfung und Prophylaxe Therapieversuche sind weitgehend symptomatisch (Breitbandantibiotika, Expektoranzien, Antiemetika, Antikonvulsiva etc.), wobei insbesondere zentralnervöse Erkrankungen schwierig zu behandeln sind.

Eine passive Immunisierung kann durch parenterale Applikation eines Hyperimmunserums bzw. eines entsprechenden Globulinpräparates erfolgen. Angezeigt ist sie bei akuter Infektionsgefahr (Ausstellungen, Tierpensionen, Tierheime u. a.) oder in der frühen (!) Inkubationsphase.

Für die aktive Immunisierung stehen attenuierte Lebendimpfstoffe, als Komponente von Kombinationsimpfstoffen, zur Verfügung. Es handelt sich um eine Core-Vakzine. Die Impfstoffe basieren auf dem Onderstepoort- (primär auf aviären, später auf Verozellen passagiert) sowie dem Rockborn-Stamm (an Hundezellen adaptiert). Vergleichbar dem Impfschema gegen die Parvovirusinfektion erfolgt im Alter von 8 Lebenswochen eine erste, mit 12 und 16 Lebenswochen jeweils eine weitere Immunisierung. Nach einer Impfung im Alter von 15 Monaten ist die Grundimmunsierung abgeschlossen. Ab dem 2. Lebensjahr können weitere Impfungen in bis zu dreijährigem Abstand erfolgen. Für Frettchen und Nerze sind zugelassene Vakzinen zu verwenden. Sie sollten, ab einem Alter von 10 Wochen, einmal jährlich appliziert werden.

Da das Staupevirus behüllt und labil ist, kann die Desinfektion problemlos mit allen handelsüblichen Mitteln erfolgen (vgl. Desinfektionsmittellisten der DVG, Bereich Tierhaltung, http://www.desinfektion-dvg.de). Erhöhte Temperaturen und Sonnenstrahlen inaktivieren das Virus in wenigen Stunden. Erkrankte Tiere müssen unbedingt von anderen Hunden abgesondert werden, da sie große Mengen Virus ausscheiden.

Morbillivirusinfektionen bei marinen Säugern

Seit der ersten Epidemie 1988 bei Robben in der Ost- und Nordsee mit etwa 17 000 Todesfällen („Seehundsterben") und der Charakterisierung des Virus ist bekannt, dass Morbilliviren auch bei Meeressäugern vorkommen können. Das Seehundvirus, Phocine Distemper Virus (PDV, Seehundstaupevirus), ist mit dem Hundestaupevirus verwandt, jedoch eigenständig. In der Folgezeit wurden Morbilliviren auch bei verschiedenen Walarten nachgewiesen.

Seehunde Seehunde (*Phoca vitulina*) können sich neben dem PDV auch mit dem Hundestaupevirus (CDV) infizieren, wobei hier ebenfalls epidemieartige Ausmaße erreicht werden können, wie Ausbrüche im Baikalsee und dem Kaspischen Meer gezeigt haben. PDV-Infektionen wurden auch bei der Kegelrobbe beschrieben (*Halichoerus grypus*), sie verlaufen jedoch milder oder subklinisch. Seehunde infizieren sich mit dem PDV vor allem bei engem Kontakt, also vermutlich besonders an Land, z. B. auf Sandbänken (Tröpfcheninfektion). Die Symptome sind ähnlich wie bei der Hundestaupe und umfassen Augen- und Nasenausfluss, Husten, Dyspnoe, vereinzelt subkutane Emphyseme. Es sind auch zentralnervöse Symptome beschrieben. Sekundäre Infektionen mit Bakterien (Pneumonie) und Parasiten sind häufig. Histologisch zeigt sich eine lymphozytäre Depletion. Die Mortalität liegt vermutlich zwischen 20 und 80 %.

Im Jahre 2002 kam es zu einer zweiten PDV-Epidemie in europäischen Gewässern mit geschätzten 21 000 Todesfällen. Beide Epidemien begannen in der dänischen Kattegat-Region während der Geburtensaison (April/Mai). Die Quelle des Eintrags ist unklar. Eine Hypothese besagt, dass Sattelrobben (*Phoca groenlandica*) aus dem Nordpolarmeer das Virus eingeschleppt haben könnten.

Wale Morbilliviren wurden auch bei Mitgliedern der Wale (*Cetacea*) nachgewiesen. 1990–1992 starben im Mittelmeer, ausgehend von der spanischen Küste, Tausende von Blauweißen Delfinen (*Stenella couruleoalba*) an einer Virusinfektion. Der Erreger wurde als Dolphin Morbillivirus (DMV) bezeichnet. 2007 kam es, wieder vor der spanischen Küste, zu einem erneuten Ausbruch. Ähnlich der Situation beim Seehund stehen Lungenveränderungen und lymphoide Depletion, häufig auch Enzephalitiden im Vordergrund des klinischen und pathologischen Bildes. Morbillivirusinfektionen sind auch bei anderen Delfinarten, z. B. dem Großen Tümmler, beschrieben. Der Erreger wird hier als Porpoise Morbillivirus (oder Porpoise Distemper Virus) bezeichnet. Aufgrund ihrer engen Verwandtschaft werden die Delfinviren gegenwärtig als Stämme der Spezies Cetacean Morbillivirus (CeMV) angesehen. Ein weiteres Morbillivirus wurde bei gestrandeten Langflossen-Grindwalen (Pilotwal, *Globicephala melas*) nachgewiesen, die ebenfalls zu den Delfinen zählen, und der Erreger vorläufig als Pilot Whale Morbillivirus (PWMV) bezeichnet. Die markantesten pathologischen Veränderungen waren im ZNS und dem lymphatischen System zu beobachten. Phylogenetisch steht das PWMV dem DMV am nächsten, eine Interspezies-Übertragung wird diskutiert.

Genus Henipavirus (Unterfamilie Paramyxovirinae)

Das Genus *Henipavirus* enthält zwei eng verwandte Spezies, *Hendravirus* und *Nipahvirus*. Sie sind strukturell gekennzeichnet durch ein großes Genom, epidemiologisch durch ein relativ breites Wirtsspektrum sowie ein beträchtliches zoonotisches Potenzial, wobei der Mensch als Endwirt gilt. Als Reservoir für beide Virusarten werden fruchtfressende Fledermäuse (Pteropus-Spezies, Flughunde, flying foxes) angesehen.

Hendravirus (HeV) wurde erstmals 1994 als Todesursache bei Pferden mit schweren akuten respiratorischen Erscheinungen in Australien beschrieben. Hierbei erkrankten auch zwei Menschen, von denen einer starb. Das bisher unbekannte Virus wurde zunächst als Equine Morbillivirus bezeichnet. Im gleichen Jahr kam es zu einem weiteren Todesfall bei einem Trainer im Verlauf eines Krankheitssausbruchs bei Pferden. Danach sind weitere Todesfälle bei Pferden und zwei tödliche Erkrankungen bei zwei Tierärzten (2008) in Queensland und New South Wales aufgetreten. Das Virus konnte bei einheimischen Fruchtfledermäusen (*Pteropus* species) nachgewiesen werden. Katzen und Meerschweinchen können experimentell infiziert werden. Eine Vakzine für Pferde ist seit 2012 erhältlich.

Nipahvirus (NiV) wurde erstmals bei Menschen mit Enzephalitis während einer Epidemie 1998–1999 in Malaysia beschrieben. In diesen Fällen konnte ein Kontakt zu Schweinen (amplifying hosts) nachgewiesen werden, bei denen sich deutliche respiratorische Symptome, Husten und gelegentlich neurologische Symptome zeigten. Empfänglich sind jedoch auch Hunde, Katzen, Meerschweinchen und Pferde. Als Reservoir gelten auch hier *Pteropus*-Fledermäuse. Experimentelle Infektionen mit NiV bei Fledermäusen führten zu keiner Erkrankung; Virus wurde über den Urin ausgeschieden. Das Virus konnte 2001–2008 bei sieben Ausbrüchen in Bangladesch bei Menschen mit Enzephalitis nachgewiesen werden. Hier gab es, neben Kontakt mit landwirtschaftlichen Nutztieren, auch Evidenz für eine direkte Mensch-zu-Mensch- sowie Fledermaus-Mensch-Übertragung. Antikörper gegen NiV fanden sich auch bei Fledermäusen in Nordindien.

Das Arbeiten mit Henipaviren ist nur bei einem Biosafety Level 4 (BSL4) möglich. Die Viren können in verschiedenen Zellkulturen (z. B. Vero- oder RK13-Zellen) angezüchtet werden. Auch PCR-Protokolle existieren. Für den Antikörpernachweis werden der VNT und ELISA eingesetzt.

Genus Avulavirus (Unterfamilie Paramyxovirinae)

Newcastle-Krankheit

Synonyme: atypische Geflügelpest, Newcastle disease

> **BEACHTE**
> Anzeigepflicht.

Die Newcastle-Krankheit (NK) ist eine global verbreitete, hochkontagiöse, generalisierte Erkrankung besonders der Hühnervögel von größter ökonomischer Bedeutung, die der Anzeigepflicht unterliegt. Es besteht eine enorme Variation in der Ausprägung der Erkrankung. Der Erreger hat ein geringes zoonotisches Potenzial (Konjunktivitis, Fieber, Kopf- und Gliederschmerzen).

Ätiologie Alle Stämme der NK gehören dem Genus *Avulavirus*, Spezies aviäres Paramyxovirus 1 (APMV-1) an, gelegentlich auch als NDV (Newcastle disease Virus) bezeichnet. Es wurde lange angenommen, dass alle Stämme einheitlich sind. Jedoch konnte, zunächst mit monoklonalen Antikörpern, später dann aufgrund detaillierter phylogenetischer Studien, eine beträchtliche Variation innerhalb von APMV-1-Stämmen und -Isolaten nachgewiesen werden. Das APMV-1 hat, vermittelt durch das HN-Oberflächenprotein, eine hämagglutinierende Aktivität mit verschiedenen Erythrozytenspezies, gleichzeitig auch eine Neuraminidasefunktion, was beim Hämagglutinationstest zu beachten ist.

APMV-1-Stämme weisen, basierend auf der Infektion von Hühnern unter Laborbedingungen, deutliche Unterschiede der Virulenz auf und werden so aufsteigend in apathogene, lentogene, mesogene und velogene Pathotypen eingruppiert; Letztere werden manchmal noch weiter in viszerotrop-velogene und neurotrop-velogene APMV-1 unterteilt. Nur die meso- und velogenen Stämme sind von Bedeutung, wenn man von der atypischen Geflügelpest oder der Newcastle-Krankheit im engeren Sinne spricht.

Seit Ende der 1970er-Jahre hat sich bei Tauben eine APMV-1-Variante entwickelt, die auch als Pigeon Paramyxovirus Type 1 (PPMV-1) bezeichnet wird.

In der humanen Krebstherapie hat das NDV aufgrund der Tatsache, dass es sich in bestimmten menschlichen Krebszellen bevorzugt vermehrt, Interesse gefunden und wurde bereits in klinischen Studien eingesetzt (onkolytische Virustherapie).

Epidemiologie Über 250 Spezies von Vögeln gelten nach natürlicher oder experimenteller Infektion als empfänglich für das APMV-1. Hierzu zählen besonders Hühnervögel, wie Haushuhn und Pute, während Tauben, Enten und Gänse weniger deutlich erkranken. Das Virus dürfte weltweit verbreitet sein, da jedoch in vielen Ländern Impfungen erfolgen, ist eine genaue Abschätzung schwierig.

Für eine Einschleppung sind inapparent infizierte Tiere oder Tiere, die sich am Ende der Inkubationszeit befinden, aber schon Virus ausscheiden, von besonderer Gefahr. Für die Verbreitung ist die horizontale Übertragung am wichtigsten. Hier zeigt sich eine Abhängigkeit von dem Organsystem, in dem sich das NDV bevorzugt vermehrt. Bei einer respiratorischen Symptomatik wird der Erreger über Tröpfchen und Aerosole ausgeschieden und direkt von empfänglichen Tieren durch Inhalation aufgenommen. Hier zeigt sich oft eine rasante Ausbreitung. Wird das Virus bevorzugt über den Darm ausgeschieden, wie z. B. bei avirulenten Erregern oder der Taubenvirusvariante, kann die Verbreitung verzögert verlaufen. Hierbei dürfte auch der indirekten Verbreitung eine höhere Bedeutung zukommen (Geräte, Futter, Einstreu etc.). Beschrieben ist auch eine transovarielle Virusübertragung, bei der das AMPV-1 über kontaminierte Eier zum Schlupf infizierter Küken führt.

Das Virus ist zwar behüllt, doch kann seine Tenazität in gestorbenen Tieren, in Fäzes und bei feuchter Umgebung beträchtlich sein, besonders bei kühlen Temperaturen.

Pathogenese APMV-1-Viren besitzen ein breites Spektrum aviärer Wirte und Gewebe. Eintrittspforten sind die Epithelien des Respirations- und Digestionstraktes. In Abhängigkeit von der Virulenz des Virus entwickeln sich lokale oder unterschiedlich schwer verlaufende systemische Infektionen („atypische Geflügelpest"). Bei Letzteren ist das Virus nach 1–2 Tagen im Blut nachweisbar. Es vermehrt sich in Milz und RHS und gelangt in einer zweiten

Virämiephase zu den Manifestationsorganen, wie oberer Atmungstrakt, Darm und ZNS.

Klinik und Pathologie Der klinische Verlauf ist sehr variabel und hängt vor allem vom Pathotyp des Virus, aber auch von der Virusdosis und Applikationsart, der betroffenen Tierspezies (Hühner sind besonders empfänglich), dem Alter (generell erkranken junge Tiere schwerer), dem Immunstatus, Stressfaktoren sowie der Mitbeteiligung anderer Erreger ab.

Bei Hühnern nimmt eine Infektion mit einem hochvirulenten, **velogenen** AMPV einen (per)akuten Verlauf. Charakteristisch ist eine rasche Herdendurchseuchung, nicht selten mit plötzlichen Todesfällen, sowie rapider Legeleistungsabfall, häufig mit dünnschaligen bis schalenlosen Eiern sowie wässrigem Eiklar, und eine hohe Mortalität (> 90 %). Bei etwas protrahierterem Verlauf zeigen sich Abgeschlagenheit, Fieber, gesträubtes Gefieder, bläulich verfärbte Kämme, grünlich-wässriger Durchfall, Ödeme und Entzündungen im Kopfbereich, Dyspnoe sowie – meist etwas verzögert – zentralnervöse Symptome (Lähmungen, Tremor, Opisthotonus, Torticollis). **Mesogene** Erreger verursachen meist deutliche respiratorische Symptome. Es können nervöse Störungen wie Torticollis oder Ataxie und Produktion von Eiern minderer Qualität vorkommen. Die Mortalität beträgt 5–50 % und ist besonders vom Alter abhängig. **Lentogene** Virusinfektionen sind häufig symptomlos oder nur mit milden respiratorischen Erscheinungen wie gelegentlich vorübergehender Abnahme der Legeleistung und Futteraufnahme vergesellschaftet. Bei der **asymptomatischen Form** zeigen sich keine klinischen Erscheinungen, das Virus vermehrt sich im Gastrointestinaltrakt.

Bei Puten ist die Symptomatik prinzipiell ähnlich, aber mit abgeschwächten Krankheitserscheinungen. Bei Gänsen und Enten sind inapparente Verlaufsformen, jedoch mit deutlicher Erregerausscheidung möglich. Bei Tauben stehen bei der Infektion mit dem PPMV-1 wässrige Harnausscheidungen und zentralnervöse Störungen im Vordergrund. Das mesogene Virus kann auch bei Hühnern ähnliche Symptome auslösen.

Pathologisch-anatomisch hängen die Läsionen vor allem von der Verlaufsform ab. Es gibt keine pathognomonischen Veränderungen, jedoch sind Blutungen, besonders in der Mukosa des Proventriculus, in Dünn- und Dickdarm und den Blinddärmen ein Hinweis auf eine Infektion mit einem hochvirulenten Virus. Es können auch diphteroide Entzündungen im Ösophagus und Kropf auftreten. In aller Regel sind am ZNS keine makroskopischen Veränderungen zu beobachten. Histologisch zeigen sich bei einer Infektion mit einem virulenten Erreger unter anderem Entzündungen und Ödeme in der Mukosa des oberen Respirationstraktes, Zilienverlust der Trachealschleimhaut, lymphoide Depletion (Milz, Thymus, Lymphknoten, Bursa Fabricii), Vaskulitis, Entzündungen im Reproduktionstrakt mit Atresie von Follikeln sowie gelegentlich eine nicht eitrige Enzephalitis mit neuronaler Degeneration.

Diagnose Bei Verdacht ist ein Erregernachweis erforderlich. Am lebenden Tier ist hierzu eine Tupferprobe aus Pharynx und Kloake durchzuführen. Vom toten Tier sind Darm und Trachea sowie Organe mit offensichtlichen Veränderungen zu entnehmen. Die Virusisolierung ist im embryonierten SPF-Hühnerei durchzuführen: Das Virus wird nach positivem Hämagglutinationstest nachfolgend mithilfe des HAH-Testes serotypisiert.

Der Nachweis der Virulenz eines nachgewiesenen AMPV-1 erfolgt anschließend mittels Tierversuch, insbesondere über die Bestimmung des intrazerebralen Pathogenitätsindexes (ICPI), wobei tierseuchenrechtlich NK dann vorliegt, wenn bei Eintagsküken ein intrazerebraler Pathogenitätsindex von > 0,7 festgestellt wird. Alternativ kann eine Sequenzierung des Genbereiches für die Spaltstelle des F_0-Proteins in das F_1- und F_2-Protein erfolgen. Velogene Stämme besitzen multiple basische Aminosäuren am C-Terminus des F_2- und ein Phenylalanin am N-Terminus des F_1-Proteins. Diese Situation erinnert an die Virulenzdeterminanten von Influenzaviren, im Zusammenhang mit der Spaltung des HA-Vorläuferproteins. Das nationale Referenzzentrum für NK in Deutschland ist das Friedrich-Loeffler-Institut, Insel Riems.

Antikörper können mittels HAH-Test und kommerziell erhältlicher ELISA-Testkits nachgewiesen werden. Dies ist sinnvoll für Monitoring-Untersuchungen sowie als Erfolgskontrolle nach Impfungen.

Differenzialdiagnostisch kommen alle Erkrankungen mit Beteiligung des Respirationstraktes und/oder zentralnervöser Symptomatik in Betracht. Die wichtigste Bedeutung hat dabei die klassische Geflügelpest, daneben sind die infektiöse Laryngotracheitis, die aviäre Enzephalomyelitis und Kokzidiosen zu berücksichtigen.

Verhütung und Bekämpfung Die NK ist nach Tiergesundheitsgesetz und in allen EU-Mitgliedstaaten anzeige- und bekämpfungspflichtig. Für die Prophylaxe haben Schutzimpfungen – neben einer strikten Betriebshygiene – eine herausragende Bedeutung. Für alle (!) Hühner und Putenbestände sind regelmäßige Impfungen vorgeschrieben, derart, dass jederzeit ein belastbarer Impfschutz vorliegt. Hierbei kommen schwach virulente, lentogene APMV-1-Stämme (z. B. La Sota, Hitchner B1, Ulster) zum Einsatz, die über Trinkwasser, mittels Sprayverfahren oder Augentropfmethode appliziert werden können. Auch inaktivierte Vakzinen sind erhältlich.

Für Tauben existieren zugelassene Impfstoffe.

Infektionen mit dem aviären Paramyxovirus Typ 2 und Typ 3

Synonyme: Yucaipa disease

Das aviäre Paramyxovirus Typ 2 (APMV-2) hat mit einer Größe von 14 904 Basen das kleinste Genom innerhalb der Subfamilie *Paramyxovirinae*. Phylogenetisch steht es dem APMV-6 nahe.

Eine Infektion mit dem PMV-2 kann zu milden Erkrankungen, besonders bei Huhn und Pute, führen. Das Virus kann auch bei einheimischen Vogelarten, insbesondere Sperlingen, nachgewiesen werden und wird nicht selten bei importierten Papageienvögeln vorgefunden. Unkomplizierte Verläufe bei Huhn und Pute gehen mit milden respiratorischen Erscheinungen und reduzierter Legeleistung einher, können aber durch Sekundärinfektionen kompliziert werden. Eine Diagnose erfolgt über den Erregernachweis und die Serologie (HAH-Test). Die Therapie erfolgt symptomatisch. Als Prophylaxe sind hygienische Maßnahmen zur Verhütung der Erregereinschleppung von Bedeutung. Ein Impfstoff ist nicht verfügbar.

Aviäres Paramyxovirus Typ 3 (APMV-3) wurde bei Puten in verschiedenen Ländern nachgewiesen. Es konnte auch bei Psittaciden in Quarantäne diagnostiziert werden. Sperlingsvögel sind ebenfalls empfänglich. Es gibt Hinweise auf antigen unterschiedliche Stämme.

Paramyxovirusinfektionen bei Reptilien

Paramyxoviren der **Schlangen** (Ophidian Paramyxoviruses, oPMV) verursachen bei Vipern, aber auch Riesenschlangen, Nattern und Klapperschlangen Erkrankungen. Die Erstbeschreibung einer Paramyxovirusinfektion erfolgte 1976, als in dem Serpentarium eines Pharmaunternehmens das Virus aus einer verstorbenen Lanzenotter (*Bothrops atrox*, Fer-de-Lance, daher auch als Fer-de-Lance-Virus, FDLV, bezeichnet) isoliert werden konnte. Eine spätere Analyse des Genoms des FDLV zeigte zwischen dem N- und P-Gen einen neuartigen, als U-Gen bezeichneten Genomabschnitt. Phylogenetische Analysen ließen keine eindeutige Zuordnung zu bekannten Genera zu, das Virus wurde daher in ein neues Genus, *Ferlavirus*, eingeordnet.

Die Symptome der Erkrankung sind abhängig vom Virusstamm und der betroffenen Wirtsspezies. Möglich sind sowohl ein perakuter wie auch ein protrahierter Verlauf. Es zeigen sich respiratorische Symptome mit offenem Maul, erschwerter Atmung, ein Aufblähen im Kehlbereich und Würgen mit blutig-eitrigem Exsudat in der Maulhöhle. Häufig sind auch ZNS-Störungen, wie Krämpfe, Opisthotonus, Koordinations- und Orientierungsschwierigkeiten, zu beobachten. Sekundäre bakterielle Infektionen scheinen nicht selten zu sein. Pathologisch-anatomisch typisch sind proliferative Pneumonie (Typ-II-Pneumozyten), Enzephalitis, Lebernekrose und eine Hyperplasie des Pankreas. Offenbar können jedoch auch inapparente Verlaufsformen vorkommen. Die Übertragung geschieht vermutlich aerogen, das Virus wird jedoch auch mit dem Kot ausgeschieden. Die Diagnose kann beim lebenden Tier mithilfe eines Rachen- oder Kloakentupfers gesichert werden. Die Virusanzucht kann auf verschiedenen Zelllinien bei 28–30 °C erfolgen, alternativ ist eine RT-PCR möglich. Bei toten Tieren eignen sich Lunge, Niere, Darm und Leber zum Erregernachweis, beispielsweise mit dem Immunperoxidase-Test. Für serologische Untersuchungen, z. B. bei Schlangen mit unbekanntem Infektionsstatus, ist ein Hämagglutinationshemmungstest beschrieben. Die Möglichkeit einer Impfung existiert nicht.

Auch bei **Echsen** und **Leguanen** wurden Paramyxoviren nachgewiesen. Bei Krokodiltejus (*Dracaena guianensis*) wurde eine proliferative interstitielle Pneumonie beschrieben, und mittels eines OMPV-Antiserums wurde virales Antigen in der Lunge nachgewiesen.

Genus Pneumovirus (Unterfamilie Pneumovirinae)

Infektion mit dem bovinen respiratorischen Synzytialvirus (BRSV)

Das BRSV ist der vermutlich wichtigste Erreger des Enzootische-Bronchopneumonie(EBP)-Komplexes des Rindes, einer Faktorenkrankheit, die neben Durchfallerkrankungen die größten Verluste in der Kälberaufzucht verursacht.

Ätiologie Das BRSV gehört der Ordnung *Mononegavirales*, Familie *Paramyxoviridae*, Subfamilie *Pneumovirinae*, Genus *Pneumovirus* an. Es gibt antigen und genetisch unterschiedliche Stämme (Untergruppen A, B, AB sowie untypisiert) und möglicherweise auch solche mit unterschiedlicher Virulenz. Es bestehen deutliche Parallelen zur Infektion des Menschen mit dem Respiratory syncytial Virus (RSV).

Epidemiologie BRSV ist weltweit verbreitet. Die serologische Prävalenz beträgt innerhalb der deutschen Rinderpopulation etwa 60–80 %. Hauptvirusreservoir ist das Rind, jedoch können auch Schaf und Ziege mit BRSV infiziert werden, wobei die epidemiologische Bedeutung ungeklärt ist.

Die Infektion wird im Bestand schnell verbreitet. Die Übertragung erfolgt vermutlich mit der Atemluft über Aerosole und Tröpfchen aus dem Respirationstrakt infizierter Rinder. Ausbrüche sind eher zu erwarten bei einer hohen Rinderdichte, besonders jüngerer Tiere. Umwelt- und Hygieneeinflüsse, wie Temperatur und Ventilation, sind von großer Bedeutung. In der kalten Jahreszeit sind daher vermehrt Erkrankungen zu erwarten.

Pathogenese Nach aerogener Aufnahme durch Tröpfcheninfektion bei empfänglichen Rindern kommt es nach primärer Virusvermehrung zur lymphohämatogenen und kanalikulären Ausbreitung bis in die Lungenalveolen. Die Folgen sind gewöhnlich nur leichte Broncheolitis und interstitielle Pneumonie. Bei experimentell infizierten Kälbern verursacht das Virus 8–10 Tage nach der Infektion einen vollständigen Verlust des Flimmerepithels der Atemwege, sodass die mukoziliäre Clearance beeinträchtigt ist. Zudem können Alveolarmakrophagen geschädigt werden. BRSV spielt eine Rolle als „Wegbereiter“ für bakterielle Infektionen. Bei schweren Verlaufsformen finden sich Komplementaktivierung, erhöhte Konzentration vasoaktiver Substanzen, Ödeme, Emphysem der Lunge (bes. kaudodorsal), Eosinophilie, BRSV-spezifisches IgE im Serum, Th_2-Zytokinprofil (erhöhte IL-4-Konzentrationen) etc.

Immunsubversive und immunpathologische Prozesse scheinen daher bei der Pathogenese eine wichtige Rolle zu spielen. Die Infektion der epithelialen Zellen der Luftwege sowie der Alveolarmakrophagen führt zu einer ausgeprägten Induktion proinflammatorischer Chemokine und Zytokine (wie IL-12, IFN-γ, IL-6, IL-8, IL-18, TNF-α). Eventuell spielen hierbei die Interaktion des viralen F-Proteins mit dem Toll-like Receptor 4 (TLR4) und die Interaktion von doppelsträngiger RNA mit TLR3 eine Rolle. Diese führen zur Aktivierung von NFkB, das die Expression proinflammatorischer Zytokine induziert. Komponenten der angeborenen Immunantwort wie IFN-α/β werden durch die Wirkung der viralen NS 1- und NS 2-Proteine gehemmt. Beim humanen RSV konnte gezeigt werden, dass diese Proteine auch die Reifung von dendritischen Zellen inhibieren können und damit zu einer verminderten Antigenpräsentation und T-Lymphozyten-Aktivierung führen.

Das F-Protein scheint noch weiter in die Pathogenese involviert zu sein. Bei der für die Infektion essenziellen Spaltung des F0-Vorläuferproteins in die beiden F1- und F2-Untereinheiten durch eine Furin-Endoprotease wird ein kleines Peptid von 27 Aminosäuren Größe freigesetzt. Dieses pep27 wird in infizierten Zellen in ein Virokinin konvertiert. Virokinine gehören zur Tachykinin-Familie und können die Kontraktion glatter Muskulatur induzieren und so zur Bronchokonstriktion beitragen. Es wird auch eine Rolle des Peptides bei der Rekrutierung von eosinophilen Granulozyten diskutiert. Da die Produkte dieser Zellen die respiratorische Mukosa schädigen und eine Ziliostase erzeugen können, könnte dies die Replikation des BRSV fördern. Weiterhin wurde dem F-Protein eine hemmende Wirkung auf die Proliferation von Lymphozyten zugeschrieben. Auch das G-Protein scheint in die Pathogenese, besonders im unteren Respirationstrakt, involviert zu sein. Es wird vermutet, dass eine sezernierte Form des G-Proteins mit Surfactant-Molekülen um die Bindung an Virionen kompetitiert und somit die Aufnahme und Inaktivierung der Partikel durch Alveolarmakrophagen reduziert. Vielleicht kann dieses lösliche Protein auch wie ein „Köder" neutralisierende Antikörper binden und somit deren Interaktion mit infektiösen Viruspartikeln verhindern.

Die Infektion mit dem BRSV führt daher zu einer nur wenig ausgeprägten Immunität, sodass nach der Genesung innerhalb kurzer Zeit wieder Reinfektionen möglich sind, die jedoch häufig ohne oder nur mit milder Erkrankung verlaufen.

Klinik und Pathologie Häufig ist ein subklinischer Verlauf. In Abhängigkeit von Alter, Haltung, Hygiene, Sekundärinfektionen etc. kann es jedoch zur Erkrankung kommen. Die deutlichsten Symptome treten dabei im Alter von ca. 1–5 Monaten auf, Krankheitssymptome können jedoch mitunter auch bei adulten Tieren beobachtet werden. Nach einer Inkubationszeit von 2–5 Tagen sind als frühe Zeichen (akuter Verlauf) Fieber, Inappetenz, Depression, seromuköser Nasen- und Augenausfluss, Tachypnoe und Husten zu beobachten. Hierauf tritt die Rekonvaleszenz ein, oder es kommt, gelegentlich nach einer Phase der scheinbaren Besserung, zu schweren Verlaufsformen (Hypersensitivitätsreaktionen) mit exspiratorischer Dyspnoe, Maulatmung mit starkem, nicht produktivem Husten, Speicheln und gelegentlich dem Auftreten eines subkutanen Emphysems.

Bakterielle Sekundärinfektionen, besonders mit *Mannheimia haemolytica* sowie *Pasteurella multocida*, können zu ausgeprägten Bronchopneumonien führen. Im Allgemeinen ist die Morbidität hoch (60–80 %) und die Mortalität variiert von 1–30 %.

Pathologisch zeigt sich eine interstitielle Pneumonie. Die ventralen Bezirke der Lunge sind konsolidiert, während sich kaudodorsal oft ein interlobuläres und lobäres, subpleurales Emphysem (z. T. mit Bullae) zeigt. Bei bakterieller Sekundärinfektion findet sich eine (fibrinös-)eitrige Bronchopneumonie.

Mikroskopisch zeigen sich eine proliferative und exsudative Bronchiolitis, alveolärer Kollaps und peribronchiale Infiltration mononukleärer Zellen. Ein charakteristischer histologischer Befund ist das Auftreten von Synzytialzellen (daher der Name des Erregers) in der Lunge, gelegentlich mit intrazytoplasmatischen Einschlusskörperchen.

Diagnose Am lebenden Tier kann aus Nasentupferproben in der frühen (!) Krankheitsphase die kulturelle Isolierung von BRSV in bovinen und ovinen Zellkulturen versucht werden. Charakteristisch sind Synzytienbildung und zytoplasmatische Einschlusskörperchen. Infizierte Zellkulturen können spezifisch mittels IFT erkannt werden. Die kulturelle Virusisolierung ist jedoch schwierig und zeitaufwendig. Routinemäßig kann der direkte Infektionsnachweis durch einen fluoreszenzmikroskopischen BRSV-Antigennachweis (IFT) in Nasenschleimhautzellen erfolgen, die mithilfe eines Nasentupfers gewonnen werden. Sicherer ist ein Nachweis des Genoms mittels RT-PCR.

Am toten Tier kann in Kryostatschnitten von Lungengewebe Virusantigen mittels IFT nachgewiesen werden.

Zum indirekten Infektionsnachweis mittels Antikörper kann ein ELISA oder (seltener) ein Neutralisationstest eingesetzt werden.

Bekämpfung Die Therapie muss möglichst früh einsetzen. Sie umfasst gegen Sekundärinfektionen gerichtete antibiotische Maßnahmen, die Gabe von Bronchospasmolytika und die Verabreichung von nicht steroidalen Antiphlogistika (NSAIDs).

Eine Bekämpfung der EBP muss in erster Linie die Verbesserung von Hygiene und Management anstreben, insbesondere die Optimierung der Belüftung. Nur im Zusammenhang mit einem solchen Herdenmanagementprogramm ist der prophylaktische Einsatz von Impfstoffen sinnvoll! Auf dem Markt sind sowohl inaktivierte als auch Lebendimpfstoffe gegen BRSV-Infektionen erhältlich, häufig als Kombinationsvakzinen.

Genus Metapneumovirus (Unterfamilie Pneumovirinae)

Infektion mit dem aviären Metapneumovirus

Synonyme: turkey rhinotracheitis, swollen head syndrome

Es handelt sich um eine akute, hochkontagiöse Erkrankung der oberen Atemwege bei der Pute (Rhinotracheitis). Beim Huhn verursacht das Virus das swollen head syndrome (SHS).

Ätiologie Der Erreger, das aviäre Metapneumovirus (aMPV), wird dem Genus *Metapneumovirus*, Subfamilie *Pneumovirinae*, der Paramyxoviren zugeordnet. Das aMPV besitzt keine Hämagglutinin- und Neuraminidaseaktivität. Es ist relativ empfindlich gegenüber Wärme und üblichen Desinfektionsmitteln, aber aktiv im pH-Bereich 3–9. Es existieren mehrere Subtypen (A, B, C und D); in Europa und vielen Teilen der Welt kommen besonders A und B vor, C in den USA und F in Frankreich. Der Subtyp C ist am engsten mit dem humanen Metapneumovirus (hMPV) verwandt und wird als Vorläufer des hMPV diskutiert.

Epidemiologie Das Virus ist offenbar weltweit verbreitet (Ausnahme sind z. B. Australien oder Kanada). Die Einschleppung erfolgt mit infizierten Jungputen, seltener indirekt. Eine vertikale Übertragung ist nicht bekannt. Der Übertragungsweg ist aerogen. Das Virus wird nur wenige Tage ausgeschieden, ein Trägerstatus ist nicht beschrieben. Die Immunität ist nicht sehr belastbar, Reinfektionen sind möglich. Natürliche Wirte für das aMPV sind Pute und Huhn, es wurde daneben auch bei Fasanen und Enten sowie einigen Wildvögeln nachgewiesen.

Klinik und Pathologie Die Inkubationszeit der Rhinotracheitis beträgt zwischen 3 und 7 Tagen. Alle Altersklassen können betroffen sein, wobei **Puten** im Alter von 4–9 Wochen die deutlichsten Symptome aufweisen. Die Erkrankung breitet sich schnell aus. Es zeigt sich Niesen und ein zunächst seröser Nasen- und Augenausfluss mit Konjunktivitis. Später wird der Ausfluss mukopurulent. Ödeme im Kopfbereich können auftreten. Futter- und Wasseraufnahme sind erniedrigt. Die Morbidität kann sehr hoch sein (bis 100 %), die Mortalität variiert in Abhängigkeit vom Alter und der Konstitution der Herde, den Hygiene- und Haltungsbedingungen sowie besonders von viralen und bakteriellen Sekundärinfektionen (wie *Bordetella*, *Pasteurella*, Mykoplasmen, *E. coli*) zwischen 0,4 % und 50 %.

Beim **Huhn** kommt es zu Schwellungen im Kopfbereich, Tortikollis und Opisthotonus. Die Symptome werden häufig von einer sekundären Infektion mit *E. coli* verstärkt. Es erkranken nur wenige Tiere, und die Mortalität übersteigt selten 2 %.

Die pathologischen Befunde entsprechen der Klinik.

Diagnose und Differenzialdiagnosen Klinik und Pathologie können nur eine Verdachtsdiagnose ergeben.

Die Virusanzucht ist unsicher, alternativ kann eine RT-PCR versucht werden. Häufiger wird der Nachweis über Antikörper, besonders mittels ELISA, eingesetzt.

Differenzialdiagnostisch müssen Newcastle-Krankheit, APMV-3-Infektion, infektiöse Bronchitis und aviäre Influenza berücksichtigt werden sowie bakterielle Erkrankungen.

Therapie und Prophylaxe Die Therapie ist symptomatisch und vor allem auf Bekämpfung der sekundären Infektionen gerichtet. Eine Verbesserung des Herdenhygienemanagements kann wesentlich zur Reduzierung von Verlusten beitragen. Die Schwere von Feldinfektionen kann durch den Einsatz von Lebend- und Totvakzinen gemindert werden.

Paramyxovirusinfektionen des Menschen

Beim Menschen sind mehrere seit Langem bekannte, aber auch neu aufgetretene Erreger (S. 529) der Paraymxovirusfamilie von großer medizinischer Bedeutung. Das Virus der **Masern** (Measles Virus, MV) gehört zum Genus *Morbillivirus* und ist mit den animalen Morbilliviren eng verwandt. Weltweit sterben jährlich etwa eine halbe Million Kinder an den Folgen einer Maserninfektion. Die WHO hat daher ein Eradikationsprogramm ins Leben gerufen. Die Übertragung des MV erfolgt durch Tröpfcheninfektion. Die Inkubationszeit beträgt 8–12 Tage. Das Prodromalstadium, während dem die Infektiosität am höchsten ist, ist durch Fieber, Schnupfen, Konjunktivitis, Pharyngitis und das Auftreten der Koplik-Flecken auf der meist stark geröteten Wangenschleimhaut gekennzeichnet. Dann erscheinen die typischen makulopapulösen, bräunlich-rosafarbenen Exantheme hinter Ohr und Stirn, darauf an Hals, Stamm und Extremitäten. Sie sind Ausdruck einer zellulären Immunreaktion gegen das MV. Die katarrhalischen Erscheinungen, wie Husten und Konjunktivitis, bestehen weiter. Nach einigen Tagen kommt es zur Abblassung und Entfieberung. Selten kann bei sonst gutartigem Verlauf ein hämorrhagisches Exanthem auftreten. Masernvirusinfektionen hinterlassen regelmäßig eine transiente Immunschwäche, die einige Wochen andauern kann. Das Virus wird mit Nasen-Rachen-Sekret, Sputum, Urin und Tränenflüssigkeit ausgeschieden. Es ist hochkontagiös. Natürliche Masernvirusinfektionen haben eine hohe Komplikationsrate (ca. 20 %), z. B. Pneumonie, Laryngitis und Otitis media, darunter aber auch lebensbedrohliche Erkrankungen wie die Masern-Einschlusskörperchen-Enzephalitis (MIBE) oder die subakute sklerosierende Panenzephalitis (SSPE). Es gibt hoch wirksame Impfstoffe, jedoch sind gegenwärtig in Deutschland die Impfraten insgesamt ungenügend.

Ein anderer, seit Langem bekannter Erreger ist das **Mumpsvirus** aus dem Genus *Rubulavirus*. Infektionen mit dem Mumpsvirus sind weltweit endemisch verbreitet und betreffen vor allem Kinder und Jugendliche. Der Mensch ist das einzige Erregerreservoir. Die Übertragung erfolgt vor allem aerogen (Aerosole, Tröpfchen) oder über virushaltigen Speichel. Die Inkubationszeit beträgt 11–25 Tage. Mumps ist eine systemische Infektionskrankheit. Ansteckungsgefahr besteht etwa 7 Tage vor bis 9 Tage nach dem Auftreten klinischer Erscheinungen. Das typische Krankheitsbild ist eine Entzündung der Speicheldrüsen (Sialadenitis, Parotitis endemica), wobei besonders die Glandula parotis betroffen ist, in Verbindung mit Fieber. Die Krankheitsdauer beträgt meist 3–8 Tage. Mit zunehmendem Alter werden schwerere Verlaufsformen beobachtet. Etwa 40–50 % der Fälle verlaufen aber klinisch symptomlos, das Virus wird jedoch ausgeschieden. Zwar verläuft Mumps meist ohne Komplikationen und führt in der Regel zu lebenslanger Immunität, sodass Zweiterkankungen selten sind, aber wenn Komplikationen auftreten, sind sie gefürchtet. So sind Meningitis, Taubheit, Pankreatitis, Orchitis, Epididymitis, Oophoritis und Nierenentzündungen beschrieben. Im ersten Trimester einer Schwangerschaft sind Aborte möglich. Die wirksamste präventive Maßnahme ist die Schutzimpfung, häufig kombiniert mit Masern- und Rötelnvirus als trivalente Vakzine (MMR), die von der Ständigen Impfstoffkommission (STIKO) empfohlen wird.

Zu der Subfamilie *Pneumovirinae*, Genus *Pneumovirus*, zählt das **Respiratory Syncytial Virus** (RSV). Es ist der wichtigste Erreger von Infektionen der Atemwege bei Säuglingen und Kleinkindern. Es gibt zwei Subgruppen A und B aufgrund genetischer und antigener Unterschiede. Im Verlauf der ersten beiden Lebensjahre werden etwa 65 % aller Kinder infiziert. Eine langfristige Immunität besteht nicht, und Reinfektionen sind häufig. Eine Häufung der Krankheit wird in Mitteleuropa von November bis April beobachtet. Die Übertragung erfolgt durch Tröpfcheninfektion bei engem Kontakt, seltener über kontaminierte Gegenstände oder Oberflächen. Die Inkubationszeit beträgt 2–8 Tage. Die höchste Infektiosität besteht während der ersten Tage der Erkrankung. Eine typische RSV-Symptomatik existiert nicht. Die Erkrankung beginnt mit Fieber, Husten und keuchender Atmung. Das klinische Bild der Bronchiolitis (mit massiver Zytokinproduktion) ist gekennzeichnet durch beschleunigte Atmung, Husten, Hypoxämie und oft Ernährungsschwierigkeiten. Die häufigsten Komplikationen sind Pneumonien, die eine stationäre Aufnahme nötig machen. Infektionen mit RSV beim Säugling können zu einem Keuchhusten-ähnlichen Bild (Pseudokrupp) führen. Risikopatienten sind Frühgeborene mit vorgeschädigter Lunge sowie Kinder mit Herzfehlern oder Immundefekten. Schwere Infektionen können jedoch auch bei Erwachsenen (z. B. in Altersheimen) auftreten. Die Pathogenese ist nicht schlüssig geklärt. Ähnlich wie bei der Infektion mit dem bovinen respiratorischen Synzytialvirus scheinen immunpathologische Mechanismen eine Rolle zu spielen. Eine Immunprophylaxe ist nicht möglich.

Ein erst 2001 in den Niederlanden identifiziertes Paramyxovirus ist das **humane Metapneumovirus** (hMPV). Es wurde von einem Kind mit einer Infektion des Respirationstraktes isoliert. Serologische Studien lassen vermuten, dass das Virus schon mindestens 50 Jahre zirkuliert. Der Erreger ist verwandt mit dem aviären Metapneumovirus, das die Rhinotracheitis der Pute verursacht. Basierend auf Sequenzanalysen lassen sich mindestens zwei Gruppen (A und B) sowie vier Subgruppen (A1, A2, B1, B2) unterscheiden. Das epidemiologische Profil des hMPV ist ähnlich dem des RSV; hMPV-Infektionen treten in allen Altersstufen auf, die schwersten Erkrankungen finden sich bei Kindern unter 2 Jahren. Im Alter von 5–10 Jahren haben praktisch alle Kinder Antikörper gegen das Virus gebildet. Die Übertragung geschieht vor allem als Tröpfcheninfektion und Hand-zu-Mund-Kontakt mit kontaminierten Oberflächen. Die klinischen Symptome sind sehr ähnlich denen der RSV-Infektion. Sie reichen von leichten Erkältungen bis hin zu schweren Erkrankungen des unteren Atmungstraktes, wie Bronchiolitis und Pneumonie. Koinfektionen, z. B. mit RSV, Influenzavirus oder Streptokokken, sind nicht selten. Ein Impfstoff ist nicht verfügbar.

27.3.5 Familie Arenaviridae

Martin Pfeffer

STECKBRIEF

- Einzelstrang-RNA-Genom mit 2 Segmenten mit ca.7 200 und 3 400 Nukleotiden
- Ambisense-Orientierung, 3 Strukturproteine, 2 Nichtstrukturproteine
- pleomorphe Virionen (50–300 nm) mit helikalem Nukleokapsid und sphärischer Hülle
- Infektion direkt durch Kontakt mit persistent infizierten Nagetieren oder indirekt durch deren Se- und Exkrete
- Erreger schwerer hämorrhagischer Fieber beim Menschen

Familienmerkmale

Die Arenaviren werden mit Ausnahme des Tacaribe-Virus durch Nagetiere auf den Menschen übertragen. Ihr Name leitet sich von dem lateinischen Wort arenosus: sandig ab und weist damit auf die von der Wirtszelle stammenden Ribosomen hin, die sich elektronenoptisch wie Sandkörner im Virion darstellen (**Abb. 27.23**, **Abb. 27.24**).

Taxonomie

Die Familie besitzt nur das Genus *Arenavirus* mit der Typspezies Lymphozytäre-Choriomeningitis-Virus (LCMV). Derzeit sind ca. 25 Arten beschrieben (**Abb. 27.25**), wobei in den vergangenen Jahren mehrere neue Arenaviren in Nagetieren entdeckt wurden. Darüber hinaus konnten in

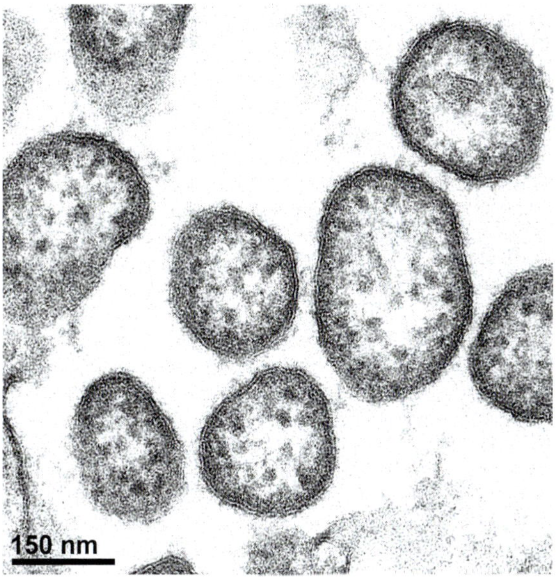

Abb. 27.23 Arenavirus, Ultradünnschnitt. [Dr. habil. H. Granzow, Friedrich-Loeffler-Institut, Insel Riems]

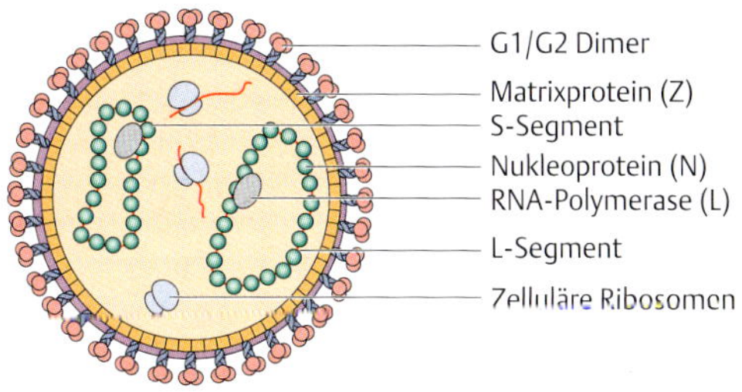

Abb. 27.24 Schema eines Arenavirus. Das Virion der Arenaviren enthält neben den zwei Genomsegmenten A und B auch zelluläre Ribosomen. Das Genom trägt pro Segment ein Molekül der RNA-Polymerase (L) und ist durch Nukleoproteine (N) komplexiert. In der Virushülle eingelagert finden sich die viralen Glykoproteine, die ein Heterodimer aus den Proteinen G1 und G2 darstellen. Die Glykoproteine interagieren mit dem viralen Matrixprotein (Z).

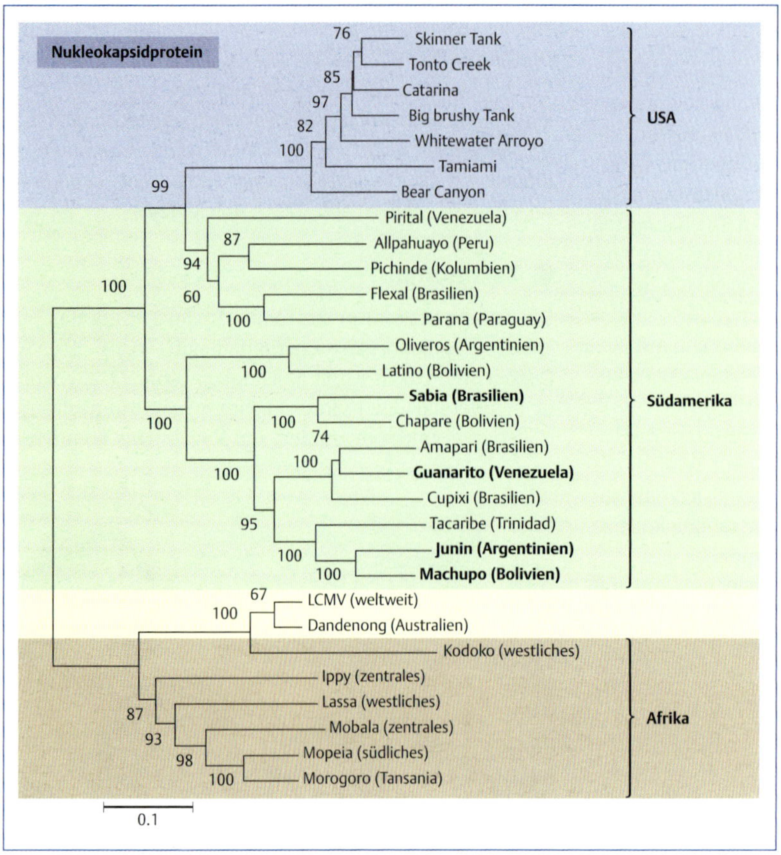

Abb. 27.25 Genetische Verwandtschaft der Arenaviren und ihre Verbreitung. Die Viren des Tacaribe-Komplex sind fett hervorgehoben.

den letzten beiden Jahren Arenaviren als ätiologisches Agens bei verschiedenen Erkrankungen von Schlangen identifiziert werden. Die bekannteste ist die Einschlusskörperchen-Erkrankung der Würgeschlangen (BIBD), die bei Boas und Pythons schon seit einigen Jahrzehnten klinisch bekannt war. Sehr wahrscheinlich werden diese Arenaviren ein neues Genus innerhalb der Familie der Arenaviren bilden. Dies ist aber offiziell noch nicht erfolgt.

Virusstruktur und Replikation

Arenaviren besitzen eine sphärische bis pleomorphe Gestalt mit einem Durchmesser zwischen 50 und 300 nm (im Durchschnitt 120 nm). In der Virushülle sind die beiden glykosylierten G1- und G2-Proteine jeweils als Homotetramere lokalisiert, die durch rezeptorvermittelte Endozytose die Infektion der Wirtszelle ermöglichen. Innerhalb der Virushülle können Ribosomen und auch RNA von der Wirtszelle gefunden werden, wobei die Bedeutung hiervon unklar ist. Ebenfalls im Virion befinden sich die beiden einzelsträngigen RNA-Segmente, die als helikale Nukleokapside zirkulär mit jeweils einer viralen Polymerase assoziiert vorliegen. Das S(small)-Segment kodiert mit ca. 3 200 Nukleotiden für die 3 Strukturproteine Nukleoprotein (NP = Kapsidprotein), G1 und G2, und das L(large)-Segment kodiert mit ca. 7 200 Nukleotiden für die virale Polymerase und ein als Z (Zinkkationen-bindendes) bezeichnetes Protein mit noch unbekannter Funktion. Replikation und Transkription erfolgen auf beiden Genomsegmenten in Ambisense-Orientierung. Die positivsträngige mRNA für die L- und NP-Gene wird von der viralen RNA-Matrize gebildet, während die mRNA der Z- und G1/G2-Gene in gegenläufiger Orientierung vom intermediären Positivstrang der viralen RNA stammt, die bei der Replikation synthetisiert wird. Terminiert werden sämtliche mRNAs über eine als stem-loop bezeichnete Sekundärstruktur der RNA, die zum Abfallen der Polymerase von der jeweiligen RNA-Matrize führt. Initiiert wird die RNA-Synthese durch reverskomplementäre, 19 Nukleotide lange RNA-Sequenzen an den 3'- und 5'-Termini beider Segmente (**Abb. 27.26**).

Das Lymphozytäre-Choriomeningitis-Virus (LCMV)

Ätiologie Die Typspezies LCMV ist das am besten untersuchte Arenavirus. Bezüglich seiner Pathogenese ist es möglicherweise nicht repräsentativ für das Genus, da es pathogen im Reservoirwirt sein kann. Ein Vergleich von Nuklein- und Aminosäuresequenzen in Teilen der Strukturproteine ergab genetische Unterschiede allein bei Labor- und Wildmäusen in England von über 20 %, sodass bei LCMV generell eine starke genetische Heterogenität zu existieren scheint.

Epidemiologie LCMV kommt als einziges Arenavirus weltweit vor, da auch sein Hauptreservoir, die Hausmaus, *Mus musculus*, weltweit verbreitet ist.

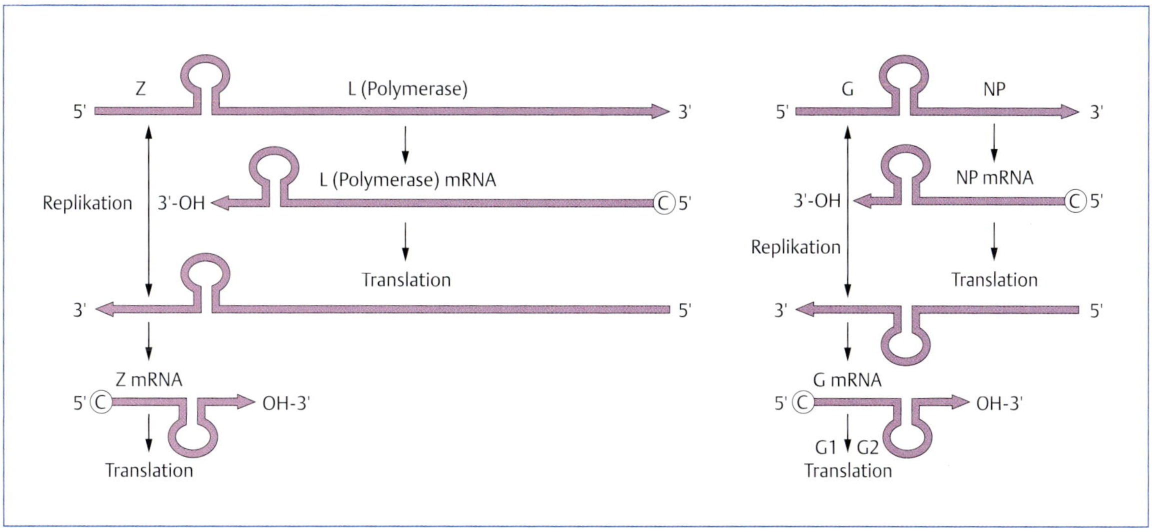

Abb. 27.26 Genomstruktur und Genexpression der Arenaviren. Die zwei Genomsegmente werden unabhängig voneinander transkribiert. Von dem größeren Segment A werden die RNA-Polymerase (L) und das Matrixprotein (Z) abgelesen. Das kleinere Segment B kodiert das Nukleoprotein (NP) und die Glykoproteine G1 und G2, die aus einem Vorläuferprotein (G) hervorgehen. Die Genomsegmente weisen am 5'-Terminus eine Cap-Struktur auf.

Pathogenese Intrauterine oder neonatale Infektionen mit LCMV werden von den Mäusen toleriert, sodass sich eine persistente Infektion ausbilden kann, die betroffenen Tiere werden zu symptomlosen Dauerausscheidern. Im Laufe des weiteren Lebens wird diese wahrscheinlich T-Zell-basierte Toleranz durchbrochen, und es kommt zu komplementvermittelter Bildung von Immunkomplexen und in der Folge zu Glomerulonephritiden. Bei der Infektion von immunkompetenten erwachsenen Mäusen kommt es zu einer akuten Infektion mit der Klinik der Choriomeningitis.

Klinik und Pathologie Die klinische Bedeutung beim Menschen ist gering, da die meisten Infektionen subklinisch verlaufen. Nur in etwa einem Drittel der Fälle kommt es zu milden grippeähnlichen Symptomen. Selten kommt es zu einer neurologischen Beteiligung in Form einer Choriomeningitis. Zu schweren Komplikationen kann es bei einer Infektion in der zweiten Hälfte der Schwangerschaft für den Fetus kommen. Hier sind psychomotorische Schäden, Mikroenzephalus, Hydrozephalus, Chorioretinitis, Blindheit bis hin zum Fruchttod möglich.

Diagnose Im Lauf der LCMV-Infektion werden IgM- und IgG-Antikörper gegen die drei Strukturproteine gebildet, die mittels ELISA nachweisbar sind. Aufgrund der genetischen Heterogenität der LCMV sind die verfügbaren Echtzeit-RT PCRs nicht unproblematisch in der Beurteilung negativer Ergebnisse.

Immunologie Die Immunologie der LCMV-Infektion bei adulten Mäusen und beim Menschen ist die Ursache für die Erkrankung, da die akute Phase fast ausschließlich immunpathologisch begründet ist. Während der Infektion werden MHC-Klasse-I-Antigene auf infizierten Zellen exprimiert, die durch antigenspezifische, zytotoxische CD8-positive T-Lymphozyten erkannt werden. Dies geschieht im Konzert mit Zytokinen, v. a. Tumornekrosefaktor α und Interferon γ, die von entsprechenden, aus CD4-positiven Zellen hervorgegangenen Th-1-Zellen sezerniert werden und den Entzündungsprozess unterhalten. Durch die Aktivität der CD8-positiven T-Zellen wird ohne auffällige morphologische Änderungen die Blut-Hirn-Schranke durchlässig und die Schädigung von Neuronen, aber auch der weichen Hirnhäute (Leptomeningen) möglich.

Bekämpfung Die Expositionsprophylaxe ist bei LCMV im Gegensatz zu den anderen Arenaviren problematisch, da eine Infektion oft nicht durch wilde Nager, sondern von als Haustieren gehaltenen Mäusen (und Hamstern) erworben wird. Ein Impfstoff ist nicht verfügbar.

Viren des Tacaribe-Komplex

Ätiologie Im Tacaribe-Komplex sind 4 Arenaviren zusammengefasst, die in **Abb. 27.25** fett hervorgehoben sind. Es sind dies die Erreger des Argentinischen (Junin-Virus), des Bolivianischen (Machupo-Virus), des Brasilianischen (Sabia-Virus) und des Venezuelanischen hämorrhagischen Fiebers (Guanarito-Virus) des Menschen. Alle 4 Erreger sind in die höchste Sicherheitsstufe (Risikogruppe) 4 eingruppiert.

Epidemiologie Die jeweiligen Viren werden von persistent infizierten Mäusen mit den Se- und Exkreten ausgeschieden. Innerhalb der Nagetierpopulationen werden die Viren v. a. vertikal intrauterin übertragen, aber auch horizontal, z. B. bei Revierkämpfen der Männchen. Die Infektion des Menschen erfolgt fast ausnahmslos aerogen durch Inhalation von kontaminierten Stäuben und häuft sich daher in der Erntezeit von Getreide. Bei Sabia-Virus ist das Nagetierreservoir noch unbekannt, und bislang sind nur eine natürliche Infektion und 2 Laborinfektionen beschrieben. Bei den Machupo- (*Calomys callosus*) und Guanarito-Viren (*Zygodontomys brevicaudis* und *Sigmodon alstoni*) kommt es in den Verbreitungsgebieten immer wieder zu kleineren

Ausbrüchen, zahlenmäßig am häufigsten sind jedoch die von *Calomys musculinus* (auch *C. laucha* und *Akodon azarae*) übertragenen Junin-Virusinfektionen mit etwa 100 Fällen pro Jahr. Vor Einführung der Impfung (s. u.) Anfang der 1990er-Jahre waren es über 1000 Fälle jährlich.

Pathogenese Am Ort der Infektion, in der Regel der Lunge, findet eine initiale Virusvermehrung statt, die über infizierte Makrophagen im Körper disseminiert und v. a. Zellen des retikuloendothelialen Systems erreicht. Welche Faktoren zur erhöhten Permeabilität der Blutgefäße und damit zur namensgebenden Hämorrhagie führen, ist nicht bekannt.

Klinik und Pathologie Nach einer Inkubationszeit von bis zu 3 Wochen kommt es zu hohem Fieber mit Muskelschmerz und petechialen Blutungen v. a. im Mund-Rachen-Bereich. Das klinische Bild einer Hepatitis und/oder Enzephalitis wird bei schweren Verläufen beobachtet. Kommt es zu schweren hämorrhagischen Verläufen, beträgt die Letalität 15–30 %. Beim Bolivianischen hämorrhagischen Fieber sind Alopezien häufig beschrieben.

Diagnose Neben einer entsprechenden Klinik und (Reise-) Anamnese ist der direkte Erregernachweis mittels Virusisolierung oder RT-PCR möglich. Beim Argentinischen und beim Bolivianischen hämorrhagischen Fieber sind neutralisierende Antikörper ca. 3 Wochen nach der Infektion im ELISA oder IFT nachweisbar. Die Serologie im Nagetierreservoir ist nicht aussagekräftig, da ein gleichzeitiges Vorhandensein von Virus nicht ausgeschlossen ist. In epidemiologischer Hinsicht bietet die Serologie jedoch eine gute Möglichkeit, die Verbreitung und das Vorkommen der jeweiligen Viren zu erfassen.

Immunologie Außer bei Junin- und Machupo-Virusinfektionen, scheinen auch nach Guanarito-Virusinfektionen neutralisierende Antikörper gebildet zu werden, wobei nicht bekannt ist, ob diese auch vor einer Infektion oder einer Erkrankung schützen. Allgemein wird in Analogie zu LCMV- und Lassa-Virusinfektionen davon ausgegangen, dass der zellulären Immunantwort hier eine wichtige Rolle zukommt.

Bekämpfung Präventiv sollte die Exposition zu infizierten Nagetieren durch geeignete Maßnahmen vermieden werden. Die Erkrankung selber muss meist intensiv-supportiv nach der jeweilig vorherrschenden Klinik behandelt werden. Ribavirin hat bei zeitlich früher Applikation antivirale Wirkung bei Junin-Virusinfektionen gezeigt. Eine als Kandidat #1 bezeichnete, attenuierte Lebendvakzine hat sich als sicher und wirkungsvoll gegen das Argentinische hämorrhagische Fieber erwiesen.

Lassa-Fieber

Ätiologie Verantwortlich für das Lassa-Fieber des Menschen ist das gleichnamige Lassa-Virus, das mit mindestens 4 antigenetischen Varianten im westlichen Afrika vorkommt.

Epidemiologie Die Vielzitzenmaus *Mastomys natalensis* ist der Reservoirwirt für Lassa-Viren. Die Infektion wird analog den bereits ausgeführten Arenaviren zwischen den Nagern und auf den Menschen übertragen. In bestimmten Gebieten Westafrikas sind Seroprävalenzen von über 25 % bei der Bevölkerung festgestellt worden, was neben der hohen Durchseuchungsrate auf die Existenz wenig virulenter Stämme hinweist. Die Zahl an Neuinfektionen wird auf über 100 000 pro Jahr geschätzt.

Pathogenese Nach aerogener Aufnahme der Viren kommt es zur Vermehrung in Lungengewebe und ortsständigen Makrophagen. Während einer ausgeprägten Virämie werden zunächst die retikuloendothelialen Organe befallen. Fokale Nekrosen führen zu entsprechenden Funktionseinschränkungen bzw. -verlusten.

Klinik und Pathologie Die Klinik beginnt nach einer Inkubationszeit von 6–21 Tagen mit Fieber und unspezifischer Schmerz- und Respirationssymptomatik. Ausgeprägte Ödeme v. a. bei Kleinkindern werden als „Swollen-Baby"-Syndrom bezeichnet. Zusammen mit Ikterus, Proteinurie, Hypotonie, Bluterbrechen und blutigem Stuhl sind Ödeme erste Zeichen eines schweren Verlaufes, der über hämorrhagische Manifestation zum Multiorganversagen mit einer Letalität von 10–20 % führen kann.

Diagnose Während des hohen Fiebers erlaubt eine ausgeprägte Virämie den Erregernachweis im Blut durch Isolierung oder mittels Elektronenmikroskopie oder RT-PCR. Der Virusnachweis gelingt auch aus dem Urin oder anderem klinischen Material während dieser Phase. Durch die hohe genetische Heterogenität besteht hier jedoch die Gefahr von falsch negativen Ergebnissen und die entsprechenden Teste sollten immer gemäß den neuesten Sequenzdaten angepasst werden. Spezifische Antikörper (IgM, IgG) sind ab dem 10. Krankheitstag mit IFT, ELISA oder Neutralisationstest nachweisbar. Auch Lassa-Virus ist ein Erreger der Sicherheitsstufe 4 und ein Arbeiten mit infektiösem Virus nur unter entsprechenden Sicherheitsbedingungen erlaubt.

Immunologie Spezifische IgM- und IgG-Antikörper werden nach einer Infektion mit Lassa-Viren gebildet. Sie allein sind nicht ausreichend für eine protektive Wirkung gegen eine (Neu-)Erkrankung.

Bekämpfung Konsequente Nagerbekämpfung führt zu deutlicher Reduktion der Inzidenz von Lassa-Fieber in den betroffenen Regionen. Ribavirin hat sich bei der Therapie von Lassa-Fieber gut bewährt, es muss allerdings sehr früh gegeben werden, um den Krankheitsverlauf positiv zu beeinflussen. Im Gegensatz zum Junin-Virus ist es in den letzten 30 Jahren nicht gelungen, einen Impfstoff auf Basis eines attenuierten Lassa-Virus zu etablieren. Dies ist in Hinblick auf die angesprochenen Seroprävalenzdaten mit fehlender Klinik erstaunlich. Rekombinant hergestellte virale Glykoproteine befinden sich derzeit in der Erprobung.

27.3.6 Familie Bunyaviridae

Martin Pfeffer

STECKBRIEF

- Negativstrang-RNA-Genom mit 3 Segmenten (S, M u. L)
- sphärische Virionen (80–120 nm) mit helikalen Nukleokapsiden und 2 glykosylierten Hüllproteinen (G1 u. G2) (**Abb. 27.27**, **Abb. 27.28**)
- größte bekannte Virusfamilie mit über 350 animalen Viren in 4 Genera
- Übertragung bei Viren der Genera *Nairo-*, *Phlebo-* und *Orthobunyavirus* durch den Stich blutsaugender Gliederfüßer (Arboviren)
- Übertragung bei Viren des Genus *Hantavirus* durch Se- und Exkrete persistent infizierter Nagetiere
- wenige wichtige Tierpathogene, aber als Zoonoseerreger beim Menschen von großer Bedeutung

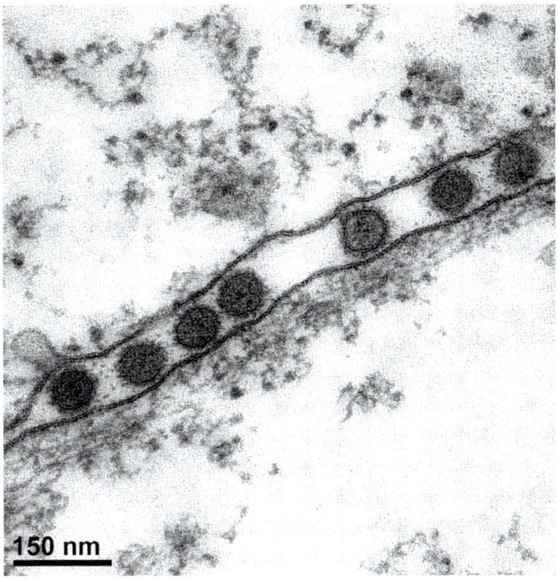

Abb. 27.27 Bunyavirus, Ultradünnschnitt. [Dr. F. Weiland, Friedrich-Loeffler-Institut, Tübingen]

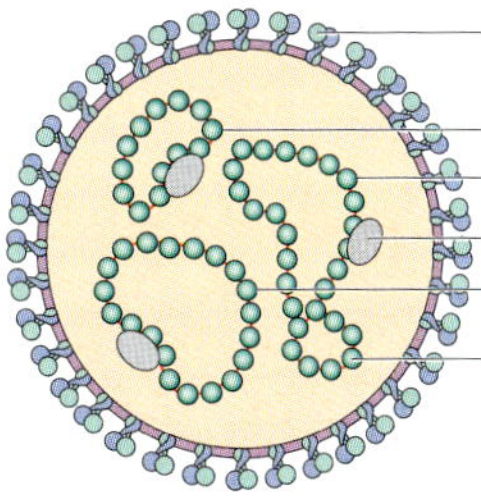

Abb. 27.28 Schema eines Bunyavirus. Das behüllte Bunyavirus enthält 3 Segmente eines Negativstrang-RNA-Genoms, verpackt durch zahlreiche Moleküle des Nukleoproteins zum Nukleokapsid. An das Genom angelagert findet sich die RNA-abhängige RNA-Polymerase. In die Virushülle eingelagert ist das Glykoprotein, das aus zwei Molekülen (Gn und Gc) besteht.

Familienmerkmale

Alle Bunyaviren werden in der Natur durch Vektoren übertragen oder haben ein mehr oder minder spezifisches, tierisches Reservoir. Alle Bunyaviren besitzen 3 Segmente einer Negativstrang-RNA, deren Positivstrangsynthese durch 5'-Cap-Strukturen initiiert wird, die von zellulären mRNAs stammen. Die Nachkommenviren werden durch Budding in die Golgizisternen entlassen. Ihr Name leitet sich von dem Ortsnamen Bunyamwera in Uganda ab, wo die Typspezies des Genus *Orthobunyavirus* isoliert worden ist, das früher einfach nur Genus *Bunyavirus* hieß (**Tab. 27.7**).

Taxonomie

Die Familie besitzt 5 Genera, wobei im Genus *Tospovirus* nur Pflanzenpathogene zusammengefasst sind, die allerdings auch durch Gliederfüßer (Thripsen, Fransenflügler) übertragen werden. Im Genus *Orthobunyavirus* sind über 150 Arten gelistet, die über Stechmücken, Gnitzen, Zecken oder Wanzen auf Mensch und Tier übertragen werden. Die über 50 verschiedenen Viren im Genus *Phlebovirus* werden vornehmlich durch Stechmücken und Sandmücken (Phlebotomen) übertragen. Die Viren im Genus *Nairovirus* nutzen v. a. Zecken zu ihrer Übertragung, während die Viren im Genus *Hantavirus* schließlich durch virushaltige Se- und Exkrete von Nagetieren zu Infektionen beim Menschen führen.

Virusstruktur und Replikation

Bunyaviren besitzen für jedes der drei RNA-Segmente ein helikales Nukleokapsid, an denen je eine virale RNA-Polymerase gebunden ist. Die 3'- und 5'-Enden der RNA-Segmente haben revers-komplementäre Nukleotidsequenzen, sodass die Nukleokapside zirkulär vorliegen. In der Hülle sind die beiden glykosylierten G1- und G2- Proteine (manchmal auch als Gn und Gc bezeichnet) durch eine Transmembrandomäne verankert. Da Bunyaviren keine Matrixproteine besitzen, die eine Stabilisierung von helikalem Nukleokapsid mit der kubischen Hülle vermitteln, können sich Bunyaviren in ihrer Gestalt durchaus pleomorph mit Größen von bis zu 200 nm darstellen. Über die Glykoproteine startet die Infektion der Zelle via rezeptorvermittelter Endozytose. Nach Fusion der Membranen und Freisetzung der viralen RNA ins Zytoplasma beginnt die virale RNA-Polymerase mit der Plusstrangsynthese. Diese wird von 5'-Cap-Strukturen initiiert, die vorher durch die Endonukleaseaktivität der viralen Polymerase von den mRNAs der infizierten Wirtszelle abgetrennt und an das 3'-Ende der viralen Negativstrang-RNA transferiert wurden (sogenanntes cap-snatching). In der zeitlichen Abfolge werden zu Beginn vornehmlich das L-Segment und im Verlauf der Infektion dann die S- und M-Segmente in dieser Art transkribiert und durch die gestohlenen 5'-Cap-Strukturen die Translation der entsprechenden Proteine gestar-

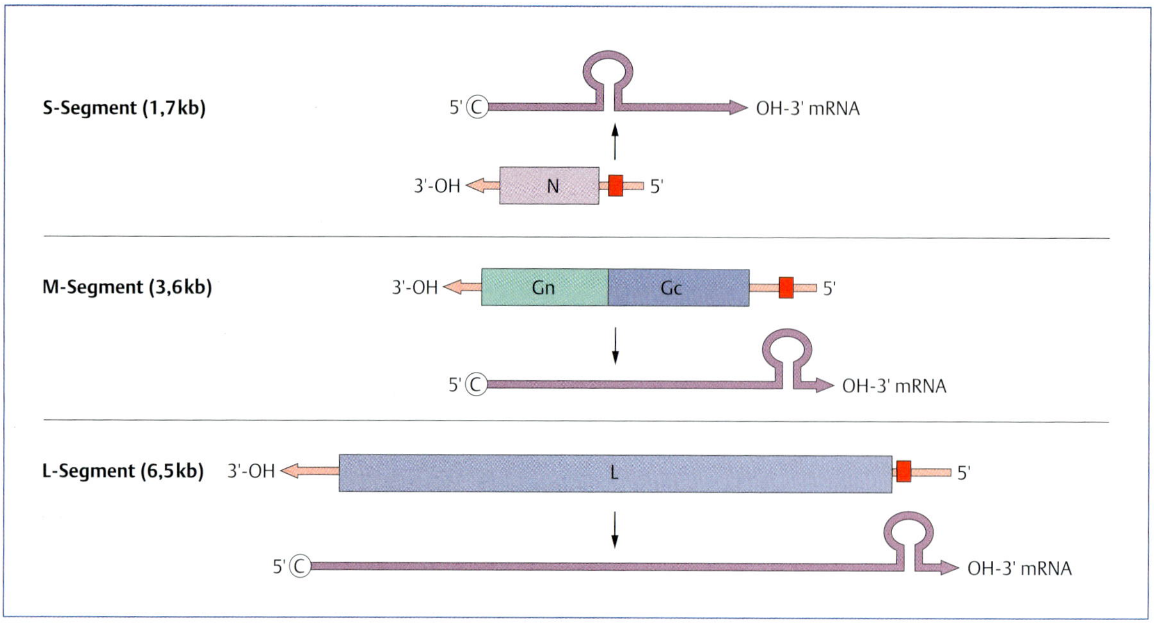

Abb. 27.29 Schema der Genomorganisation und Genexpression der Bunyaviren. Die drei Segmente des Bunyavirusgenoms werden unabhängig transkribiert und translatiert. Von dem S-Segment wird das N-Protein abgelesen, das M-Segment trägt den ORF für das Glykoprotein, das als Vorläuferprotein synthetisiert wird und posttranslational in die Proteine Gn und Gc gespalten wird. Das L-Segment schließlich kodiert für die RNA-Polymerase. Die Segmente tragen nahe dem 3'-Terminus eine Hair-Pin-Struktur, die zum Ende der Transkription führt. Die RNA besitzt eine Plusstrang-Cap-Struktur.

tet. Dieser Ablauf ermöglicht den Viren, initial große Mengen der zur weiteren Transkription und Replikation benötigten Polymerase zu bilden und später dann die für die Morphogenese benötigten Strukturproteine (**Abb. 27.29**). Diese findet im Golgiapparat statt, und die fertigen Nachkommenviren budden in Golgizisternen. Mit diesen Vesikeln werden sie zur Zellmembran transportiert und exozytotisch freigesetzt. Eine Infektion von Invertebratenzellen verläuft dabei ohne zytopathogenen Effekt, und es kann monatelang Virus in den Zellkulturüberstand abgegeben werden. Vertebratenzellen hingegen sterben ab.

Rifttal-Fieber

BEACHTE
Anzeigepflicht.

Ätiologie Das Rifttal-Fieber der Wiederkäuer wird durch das gleichnamige Rifttal-Virus aus dem Genus *Phlebovirus* verursacht.

Epidemiologie 1931 wurde die erste große Epidemie von Rifttal-Fieber in Kenia dokumentiert. Wahrscheinlich war ein ähnliches Seuchengeschehen im Jahr 1912 ebenso dem Rifttal-Virus geschuldet. Seither kommt es in unregelmäßigen Abständen zu großen Rifttal-Fieberepidemien im Afrika südlich der Sahara. 1977 kam es zur ersten Epidemie mit 18 000 infizierten Menschen (ca. 600 Toten) nördlich der Sahara in Ägypten und im Jahr 2000 hat das Virus den Sprung auf die Arabische Halbinsel geschafft und im Jemen und Saudi-Arabien zu Erkrankungen bei Haustieren geführt.

Großen Epidemien geht immer eine Periode von ungewöhnlich starken Regenfällen voraus. Durch diese Wassermassen kommt es zur Flutung von Bodendepressionen, die gemeinhin als „Dambo" bezeichnet werden. Die Eier von Stechmücken, die hier abgelegt wurden, schlüpfen und es kommt nach der aquatischen Entwicklungsperiode zu einem Massenschlupf an Stechmücken. Ein Teil dieser Stechmücken trägt das Virus bereits in sich, da sie aus Eiern geschlüpft sind, die transovariell von infizierten Stechmückenweibchen gelegt wurden.

Das Rifttal-Virus hat die Entwicklungsstadien der Stechmückenlarven und -puppen transstadial überdauert und kann bei der ersten Blutmahlzeit auf empfängliche Tiere übertragen werden. Diese Infektkette wird als endemischer Zyklus bezeichnet. Da die Dambos auch als Tränke genutzt werden, werden zeitgleich viele Tiere infiziert, und es kommt zu einer weiteren Infektionswelle (epidemischer Zyklus), bei der die gefürchteten Abortstürme und Infektionen bei den Menschen beobachtet werden, die mit den Tieren umgehen.

Das Rifttal-Virus ist in hohem Maße promisk in Bezug auf die Stechmückenvektoren und wurde bereits aus fast 50 verschiedenen Stechmückenarten und sogar Sandmücken, Gnitzen und Zecken isoliert, wobei deren Rolle in der Epidemiologie des Rifttal-Fiebers sicher zu vernachlässigen ist. Bislang wurde kein Reservoirtier für das Rifttal-Virus identifiziert, sodass es die Zeiten zwischen den großen Epidemien sehr wahrscheinlich einzig in den Vektoren überdauert. Dies scheint interessanterweise auch bei den humanpathogenen Phleboviren der Fall zu sein, die außer bei menschlichen Erkrankungen (S. 544) nur in Phlebotomen gefunden werden. Sowohl die bisherige geografische

Expansion als auch die Fähigkeit, von vielen verschiedenen Arthropodenarten übertragen zu werden, hat die OIE dazu veranlasst, Rifttal-Fieber als länderübergreifende Zoonose mit sehr hohem Ausbreitungspotenzial (transboundary disease) einzustufen.

Pathogenese Im Anschluss an den Stich durch eine infizierte Stechmücke findet die erste Virusreplikation des Rifttal-Virus vermutlich in den Zellen um die Einstichstelle und in den lokalen Lymphknoten statt. Die Viren treten danach in die Blutbahn über und gelangen schon innerhalb der ersten 3 Tage in die parenchymatösen und lymphoretikulären Organe, in denen es zu massiven Nekrosen kommt. Hauptzielorgan ist die Leber, deren normale Textur fast vollständig zerstört wird. Die Milz ist vergrößert und im Darm kommt es zu Hämorrhagien. Thrombozytopenien, Vaskulitis und intravasale Verbrauchskoagulopathien führen zur Minderdurchblutung in der Peripherie und sind wahrscheinlich durch Plazentanekrose ursächlich für die Aborte. Die Aborte erfolgen gleichermaßen in allen Trächtigkeitstadien.

Der Mensch kann sich oronasal durch den Konsum virushaltigen Fleisches oder durch Verletzungen beim Schlachten moribunder Tiere infizieren. Diese Übertragungswege machen viele der humanen Fälle aus, da die betroffenen Bauern und Nomaden noch versuchen, die todkranken Tiere zu verwerten. Die Pathogenese nach derartiger Aufnahme unterscheidet sich nicht wesentlich von der durch einen Stich übertragenen Infektion.

Klinik und Pathologie Das Rifttal-Virus vermehrt sich sehr schnell, und die Klinik setzt nach einer entsprechend kurzen Inkubationszeit von 2–4 Tagen mit plötzlich einsetzendem Fieber und Abgeschlagenheit ein. Die Tiere zeigen Nasenausfluss, blutigen Durchfall, Anorexie und Rückgang der Milchleistung. In empfänglichen Herden abortieren 90–100 % der tragenden Tiere, die Mortalität bei Neugeborenen liegt ebenfalls bei fast 100 %. Die Letalitäten bei Rind, Ziege und Schaf unterscheiden sich während einer Epidemie nicht. Bei humanen Infektionen kommt es ebenfalls zum plötzlichen Eintreten von Schüttelfrost, biphasischem Fieber, Übelkeit, Konjunktivitis, Kopf- und Gliederschmerzen. Der weitere Krankheitsverlauf kann als unkompliziertes, grippeähnliches Fieber vorübergehen oder aber als hämorrhagisches Fieber mit schwerer Leberbeteiligung (fulminante Hepatitis), wie sie bei den Tieren auftritt, Enzephalitis mit Verwirrungszuständen, Koma und bleibenden neuronalen Schäden oder schließlich als okulare Form mit Retinablutungen, Ödemen und teilweise bleibendem Sehverlust. Die Letalität beim Menschen beträgt 1–3 %.

Diagnose Die Verdachtsdiagnose kann durch Virusisolierung, Echtzeit-RT-PCR oder Immunofluoreszenztest (IFT) im Serum oder am frischtoten Tier bestätigt werden. Ein ELISA zum Nachweis virusspezifischer IgM-Antikörper ist im südlichen Afrika sehr gebräuchlich. Serologisch können sonst IgG-Antikörper mittels ELISA, neutralisierende Antikörper im Neutralisationstest oder hämagglutinierende Antikörper im Hämagglutinationshemmtest nachgewiesen werden.

Immunologie Die Produktion von IgM- und IgG-Antikörpern wird früh nach der Infektion initiiert. Eine überstandene Infektion verleiht einen wahrscheinlich lebenslangen, belastbaren Schutz vor einer Reinfektion. Diese Immunität basiert vornehmlich auf der ausreichenden Präsenz von neutralisierenden Antikörpern.

Bekämpfung Die Expositionsprophylaxe ist bei Arboviren generell der wirksamste Schutz vor einer Ansteckung. Im Zuge der großen Epidemien wurden Impfstoffe entwickelt, von denen einige aber teratogene und abortive Nebenwirkungen zeigten. In den betroffenen Gebieten Afrikas wird teilweise mit diesen durch Mutagenese hergestellten Lebend- oder Formalin-inaktivierten Totimpfstoffen geimpft. Da wie oben ausgeführt überdurchschnittliche Regenfälle den großen Seuchenzügen vorangehen, versucht man seit geraumer Zeit, über Klimadaten eine Risikoabschätzung zu entwickeln. Eine wichtige Beobachtung und Voraussetzung zur Entwicklung eines derartigen Vorhersagemodells ist die Korrelation eines extrem negativen, sogenannten ENSO(El-Nino/Southern-Oscillation)-Index mit großen Rifttal-Fieberepidemien. Beim ENSO-Index fließen neben Klimadaten auch Satellitendaten zur Erdoberfläche mit Vegetationsindex und Habitatidentifikation ein. Die kalkulierten Risikokarten haben sich für Ostafrika sehr gut bewährt, scheinen aber für Westafrika und z. B. Madagaskar nicht zur Vorhersage von Rifttal-Fieberausbrüchen nützlich. Ein möglicher Grund hierfür könnte in der unterschiedlichen Populationsdynamik der hauptsächlich an Rifttal-Fieberepidemien beteiligten Stechmückenarten liegen. Ein Impfstoff für die Anwendung beim Menschen ist nicht zugelassen, eine Kausaltherapie ist nicht bekannt.

Akabane-Krankheit

Ätiologie Die Akabane-Krankheit der Rinder, Schafe und Ziegen wird durch das Akabane-Virus aus dem Genus *Orthobunyavirus* verursacht. Von den weniger bekannten Peaton-, Douglas, Tinaroo- und Aino-Viren (alle aus dem Genus *Orthobunyavirus*) sind im gleichen Verbreitungsgebiet (Australien, Asien) ähnliche Krankheitsbilder beschrieben. In Westafrika wird eine von der Akabane-Krankheit nicht unterscheidbare Arthrogrypose durch das sehr nahe verwandte Shamonda-Virus hervorgerufen.

Epidemiologie Das Akabane-Virus kommt in Australien und in Asien von Japan bis in die Türkei und Israel vor. Es wird durch den Stich von Stechmücken (in Australien wohl vorwiegend durch Gnitzen) auf die Tiere übertragen. Je nach Klima innerhalb des Verbreitungsgebietes kommt es somit nur saisonal oder ganzjährig zu Infektionen.

Pathogenese Das Virus gelangt über den Stich in die Blutbahn der Tiere und erreicht so bei trächtigen Tieren den Fetus. Bei den geringen Mengen Virus, die über den Stich einer Stechmücke übertragen werden, muss das Akabane-Virus entweder hochkontagiös sein, einen selektiven Organtropismus aufweisen oder vorher im Muttertier an einem bislang noch nicht bekannten Ort eine initiale Vermehrungsphase durchlaufen. Im Fetus hat das Virus einen ausgeprägten Neurotropismus und führt zu einer Polyomyelitits und Enzephalomyelitis.

Klinik und Pathologie Abhängig vom Zeitpunkt der Infektion während der Trächtigkeit kommt es zur Geburt lebensschwacher Tiere, die verschiedene neuronale Defekte im Bereich der Motorik oder Sensorik aufweisen (erstes Drittel). Im zweiten Drittel der Trächtigkeit kommt es zur Geburt von pathognomonisch arthrogrypotischen Tieren. In der Folge der Polyomyelitis kommt es zum Verlust der spinalen Motoneurone, und die Gliedmaßen der Tiere sind in unphysiologischen Haltungen fixiert. Hierbei kommen Beugungen wie Streckungen vor, die auch im Halsbereich (Tortikollis) oder im Bereich des Rückens (Kyphose, Skoliose) beobachtet werden können. Daneben finden sich Mikroenzephalus (bei normalem Kleinhirn) und Hydrozephalus. Im letzten Drittel der Trächtigkeit scheint das Virus keine Embryopathien mehr zu verursachen. Die Muttertiere zeigen keinerlei Symptomatik.

Diagnose Neben einer typischen Klinik/Pathologie der neugeborenen Kälber können Antiköper im Serum der Kälber bzw. ein Anstieg der virusspezifischen Antikörper beim Muttertier mittels ELISA nachgewiesen werden. Virus kann aus abortierten Feten oder der Plazenta isoliert oder durch einen Immunfluoreszenztest dargestellt werden. Aus dem gleichen Material kann die virale RNA durch eine RT-PCR amplifiziert werden.

Immunologie Bei der Akabane-Virusinfektion werden neutralisierende Antikörper induziert, die für das Neugeborene aufgrund der Missbildungen nicht mehr relevant sind, aber beim Muttertier den Fetus bei der nächsten Trächtigkeit vor einer Infektion schützen.

Bekämpfung In den Endemiegebieten in Australien und Japan werden Muttertiere vor der Belegung mit Erfolg mit einem inaktivierten Impfstoff vakziniert. Ansonsten bleiben Stechmückenbekämpfung und Expositionsprophylaxe, um das Infektionsrisiko zu minimieren.

Schmallenberg-Virus

> **BEACHTE**
> Meldepflicht.

Ätiologie Das Schmallenberg-Virus gehört wie auch das Akabane-Virus zur Simbu-Serogruppe innerhalb der Orthobunyaviren. Namensgebend ist der Ort Schmallenberg in Nordrhein-Westfalen, aus dem die ersten Proben von Rindern mit dem damals von den Haltern als „Milchfieber" oder „Hollandseuche" bezeichneten Krankheitsbild stammten.

Epidemiologie Die Erkrankung trat im Spätsommer (ca. 37. KW) 2011 das erste Mal im Grenzgebiet von Holland und Deutschland auf. Die Herkunft ist genauso unklar wie die von BTV-8, welches in exakt derselben Region 5 Jahre zuvor zum ersten Mal im nördlichen Europa auftrat. Auch das Schmallenberg-Virus wird vornehmlich durch den Stich infizierter Gnitzen (*Culicoides*, *Ceratopogoniden*) auf große und kleine Wiederkäuer übertragen. Im Gegensatz zum BTV-8 (S. 496) hat sich das Schmallenberg-Virus wesentlich schneller verbreitet, und so wurde es im Jahr 2012 schon in ganz Deutschland in über 2500 Betrieben nachgewiesen. Im Folgejahr meldeten die meisten Länder Europas, von der iberischen Halbinsel bis nach England und von Skandinavien bis hin zum Baltikum, Fälle von Schmallenberg-Virusinfektionen. In Deutschland gingen die Fälle 2013 schon auf knapp 440 Betriebe zurück, aber bis zum Herbst 2014 gab es wieder neue Fälle.

Pathogenese Nach Infektion durch den Stich einer infizierten Gnitze kommt es wahrscheinlich zur ersten Vermehrung der Viren im regionalen Lymphknoten und anschließend zu einer kurzen Virämie von weniger als einer Woche. Hierbei gelangen die Viren in andere Organe, u. a. die Reproduktionsorgane. Kommt es während der frühen Trächtigkeit dabei zur Infektion des Fetus, kann es zu einer Reihe von Missbildungen ähnlich wie bei der Akabane-Krankheit kommen. Bei kleinen Wiederkäuern werden Missbildungen häufiger beobachtet als bei Rindern.

Klinik und Pathologie Die Klinik bei adulten Tieren ist mild und äußert sich durch Fieber und ggf. Durchfall. Augenscheinlich wurde sie durch die Kombination aus Rückgang der Milchleistung mit Fieber. Diese Symptome können auch so schwach ausgeprägt sein, dass sie übersehen werden. Nach 1–1,5 Wochen sind die klinischen Erscheinungen vorüber. Werden tragende Tiere früh in ihrer Trächtigkeit (4.–8. Woche bei Schaf und Ziege, 8.–12. Woche beim Rind) infiziert, kann es zu Frühgeburten mit und ohne schwere Missbildungen kommen. Ein großer Teil der missgebildeten Jungtiere wird tot geboren oder ist nicht lebensfähig. Darüber hinaus kann es auch zum Umrindern bzw. Umbocken (vermutlich nach embryonalem Fruchttod und Resorption) oder zur Mumifizierung der Früchte kommen. Häufigste Missbildungen sind schwere Arthrogryposen (Gelenksteife, Sehnenverkürzungen), Tortikollis, Hydranenzephalie und Hydrozephalus (**Abb. 27.30**, **Abb. 27.31**, **Abb. 27.32**). Die durch die Viren der Simbu-Serogruppe induzierten Missbildungen werden als „Arthrogrypose-Hydranenzephalie-Syndrom (AHS)" bezeichnet.

Diagnose Der Virusnachweis ist in Fetusmaterial, Fruchtwasser und Mekonium, während der kurzen Virämiephase auch im Serum und EDTA-Blut durch Virusanzucht oder RT-PCR möglich. Spezifische Antikörper können mittels ELISA, IFT oder Serumneutralisationstest nachgewiesen werden. Dies ist aus Serum und Milch gleichermaßen möglich.

Immunologie Spezifische virusneutralisierende Antikörper werden nach einer Infektion mit Schmallenberg-Virus gebildet.

Bekämpfung In Endemiegebieten besteht die Möglichkeit, die Besamungszeitpunkte so zu legen, dass die für eine Virusinfektion empfängliche Zeit des Fetus nicht in die aktive Zeit, d. h. von ca. April bis Oktober, der übertragenden Gnitzen fällt. Eine generelle Verhinderung von Insektenstichen ist ansonsten illusorisch. Ein Impfstoff wurde entwickelt, der in England und Frankreich bereits zugelassen ist und sich im Feld bewährt hat. Da Schmallenberg-Virus

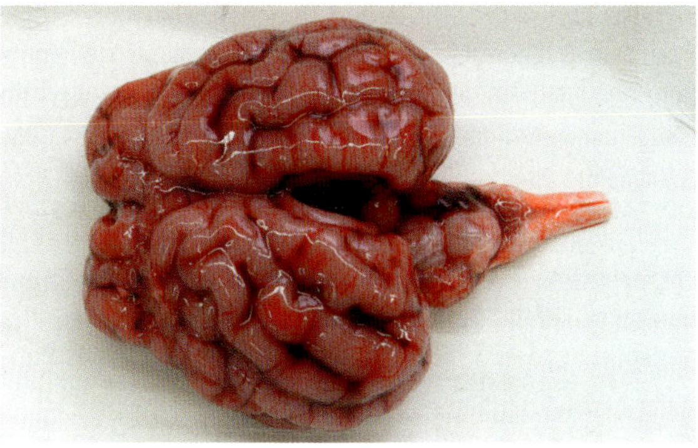

Abb. 27.30 Kleinhirnhypoplasie nach Schmallenberg-Virus-Infektion. [LAVES-LVI Oldenburg, Pathologie, Dr. Michael Brügmann]

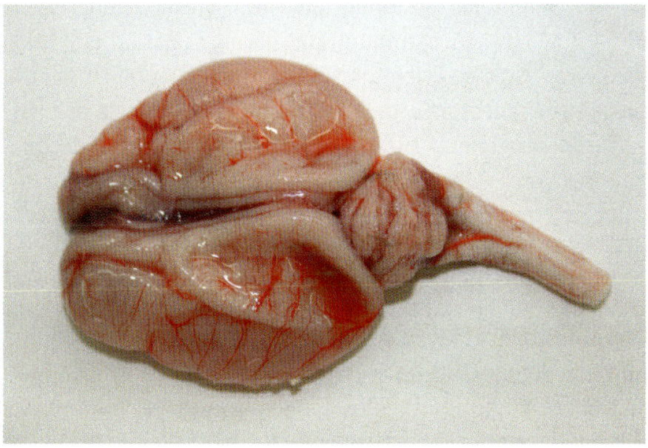

Abb. 27.31 Hydranenzephalie nach Schmallenberg-Virus-Infektion. [LAVES-LVI Oldenburg, Pathologie, Dr. Michael Brügmann]

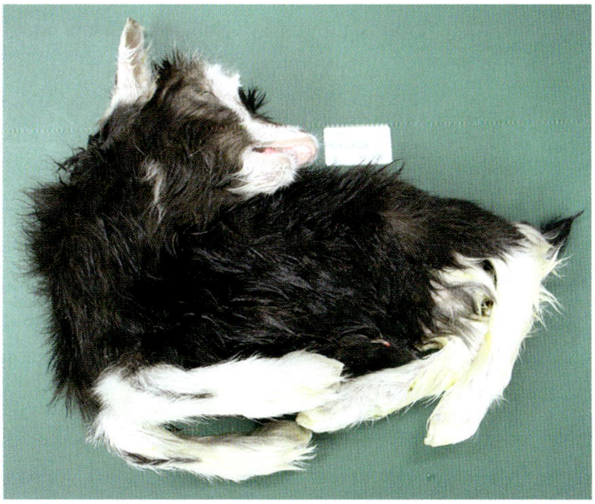

Abb. 27.32 Schiefhals (Torticollis), Versteifung einzelner Gliedmaßengelenke (Arthrogryposis) sowie ein verkürzter Unterkiefer (Brachygnathia infertior) sind Missbildungen, die als Folge einer Schmallenberg-Virus-Infektion während der Trächtigkeit entstehen können. [LAVES-LVI Oldenburg, Pathologie, Dr. Michael Brügmann]

auch schon im Sperma von Bullen nach einer Erkrankung nachgewiesen wurde, kann eine entsprechende Testung vor Verwendung der Spermaportionen überlegt werden.

Nairobi sheep disease

Ätiologie Verantwortlich für die Nairobi sheep disease ist das gleichnamige Virus, das auch namensgebend für das Genus *Nairovirus* war.

Epidemiologie Die Erkrankung ist v. a. aus Ostafrika bekannt, wo sie durch Zeckenbiss auf kleine Wiederkäuer übertragen wird. Vergleichbare Erkrankungen werden in Indien durch das Ganjam-Virus verursacht und in Westafrika durch das zoonotische Dugbe-Virus. Die Viren werden in den *Rhipicephalus*-Zecken transstadial und transovarial übertragen, sodass die Zecken nicht nur Vektoren, also Virusüberträger, sondern auch Virusreservoir sind. Ein Wildtierreservoir für Nairobi sheep disease Virus ist bislang noch nicht bekannt.

Pathogenese Nach Infektion durch den Biss einer infizierten Zecke kommt es wahrscheinlich zur ersten Vermehrung der Viren im regionalen Lymphknoten und zur anschließenden Virämie, mit der die Viren etliche weitere Organe wie den Darmtrakt und die Reproduktionsorgane erreichen. Genaueres zu den pathogenetischen Mechanismen ist nicht bekannt und wird nur im Analogieschluss zum Rifttal-Virus vermutet.

Klinik und Pathologie Die Klinik bei Schafen und Ziegen ist schwer und kann mit Mortalitäten von bis zu 90 % einhergehen. Nach einer kurzen Inkubationsperiode von maximal einer Woche kommt es zu hohem Fieber, hämorrhagischen Durchfällen und dem Rifttal-Fieber vergleichbaren „Abort-Stürmen".

Diagnose Das seuchenhafte Verwerfen in Endemiegebieten vergesellschaftet mit blutigen Durchfällen beim kleinen Wiederkäuer sind relativ typisch für die Nairobi sheep disease. Die Pathologie sowie die Virusanzucht und der Immunfluoreszenztest aus Abortmaterial bestätigen in der Regel den klinischen Verdacht.

Immunologie Spezifische virusneutralisierende Antikörper werden nach einer Infektion mit Nairobi Sheep Disease Virus gebildet. Sie allein sind ausreichend für eine protektive Wirkung gegen eine (Neu-)Erkrankung.

Bekämpfung In den Endemiegebieten werden regelmäßig Akarizide meist via Tauchbecken appliziert. Saisonal werden diese Maßnahmen durch Impfungen mit Lebendvakzinen oder Totimpfstoffen verstärkt.

Genus Hantaviren

Ätiologie Das Genus *Hantavirus* ist nach dem Fluss Hantaan benannt, der Nord- und Südkorea trennt und wo nach einem größeren Ausbruch das namensgebende Hantaan-Virus erstmals isoliert wurde. Eine eigenständige Spezies ist dann gerechtfertigt, wenn die Aminosäuresequenzen der Strukturproteine um mindestens 7 % von allen anderen Hantaviren divergieren. Viele der mittlerweile bekannten Hantaviren sind für teilweise schwer verlaufende Erkrankungen des Menschen verantwortlich.

Epidemiologie Hantaviren führen bei ihren Reservoirtieren zu einer persistenten Infektion, und man geht derzeit von einer lebenslangen, permanenten Virusausscheidung v.a. durch den Nagetierurin, aber auch via Kot und Speichel aus. Die infizierten Tiere selbst zeigen keinerlei Anzeichen einer Erkrankung. Der Mensch infiziert sich in der Regel durch Inhalation virushaltigen Staubes, Infektionen durch direkten Biss sind sehr selten. Nur beim Andes-Virus ist eine Mensch-zu-Mensch-Übertragung bekannt, ansonsten stellt der Mensch einen Sackgassenwirt dar, von dem die Infektion nicht mehr weiter verbreitet wird. Hantaviren sind ein klassisches Beispiel für eine sogenannte Koevolution. Man geht davon aus, dass im Verlauf der Entwicklung die Hantaviren sich zusehends an ihren bevorzugten Wirt angepasst haben und dass diese Spezialisierung zu der beobachteten Diversität der Hantaviren geführt hat. Klassischerweise werden bestimmte Hantaviren nur von einer Nagetierart übertragen und springen nur in sehr seltenen Fällen auf sympatrisch vorkommende, nahe verwandte Spezies über. Konsequenterweise können Hantavirusinfektionen nur innerhalb des Verbreitungsgebietes der jeweiligen Nagetierspezies akquiriert werden. Die Infektion der Nagetiere selbst erfolgt horizontal innerhalb des Baus und bei Revierkämpfen der Männchen sowie horizontal bei der Aufzucht der Jungen. Als behüllte Viren bleiben die Hantaviren im trockenen Staub nur wenige Tage infektiös, wenn sie vor UV-Strahlung geschützt sind.

Pathogenese Hantaviren werden mit der Atmung aufgenommen und gelangen so in den Nasen-Rachen-Raum, wo sie Endothelzellen und ortsständige Makrophagen infizieren. Über eine Virämie gelangen sie in sämtliche Organe, wobei die Hantaviren der Alten und die der Neuen Welt einen deutlich unterschiedlichen Tropismus zeigen. Bei den Neuwelt-Hantaviren kommt es zu einer starken interstitiellen Lungenentzündung mit hoher zytotoxischer T-Zell-Aktivität, Nekrosen und Apoptosen, die zu einem lebensbedrohlichen Lungenödem durch Transsudation führen. Die Hämorrhagie bei den Altwelt-Hantaviren ist wahrscheinlich eine Folge direkter Endothelschädigungen der Blutgefäße. Es kommt zu Thrombozytopenien und Verbrauchskoagulopathien in den Endstrombahnen der Niere. In der Folge kommt es zu Proteinurie und konsequenterweise zur Polyurie mit Gefahr eines Volumenmangelschocks. Durch die Nephropathie wird auch der Säure-Basen-Haushalt gestört. Interessanterweise sind Hämorrhagie und Nierenversagen negativ korreliert, d.h. je stärker die Nierenkomponente, desto geringer das hämorrhagische Fieber.

Klinik und Pathologie Die Hantaviren der Neuen Welt (durch Nagetiere der *Sigmontodinae* übertragen) verursachen eine als Hantavirus-pulmonales-Syndrom (HPS) bezeichnete akute Lungenerkrankung, die einer Intensivbehandlung bedarf. Nach initialem Fieber führt eine schwere interstitielle Pneumonie zum Lungenödem, das in zunehmendem Maße den Gasaustausch verhindert, Tachypnoe und Schweratmigkeit sind die Folge. Meist kommt es auch zu Tachykardie mit entsprechender Herz-Kreislauf-Symptomatik, weshalb die Bezeichnung HPS mehr und mehr durch Hantavirus-kardiopulmonales-Syndrom (HCPS) ersetzt wird. Die Hantaviren der Alten Welt zeigen ein völlig anderes klinisches Bild beim Menschen. Hier herrscht je nach verusachendem Virus die hämorrhagische Komponente vor. Die in Europa vorkommenden Hantaviren führen aber weniger zu Hämorrhagien, hier ist das Fieber mit einer unterschiedlich starken Nierenerkrankung vergesellschaftet, die in bis zu 50% der Erkrankten zu einer vorübergehenden Dialysepflicht führt. Allerdings ist bei entsprechender Versorgung eine Restitutio ad integrum die Regel. Letalitäten der schweren hämorrhagischen Fieber können 15% erreichen, die Letalität der durch das Puumala-Virus verursachten Nephropathia epidemica in Europa liegt bei 1–2%.

Diagnose Die Diagnose wird in der Regel serologisch gestellt, da das Zeitfenster zum Nachweis durch Virusisolierung (sehr schwierig) oder Nachweis viraler RNA durch RT-PCR sehr klein ist. Es bestehen z.T. starke Kreuzreaktivitäten zwischen einzelnen Hantaviren, sodass die Serologie keine 100%ige ätiologische Diagnose erlaubt. Durch die bekannten Verbreitungsgebiete engt sich jedoch die Anzahl der möglichen Hantaviren deutlich ein. Zur Identifizierung von Endemiegebieten kann in den Nagetieren serologisch und mittels RT-PCR die Prävalenz bestimmt werden. Über eine Sequenzierung der Amplifikate ist eine genaue ätiologische Zuordnung möglich.

Immunologie Es wird die Bildung von IgM- und IgG-Antikörpern schon früh nach der Infektion induziert. Die IgG-Antikörperfraktion ist sehr langlebig und verleiht wahrscheinlich einen Schutz gegenüber einer Reinfektion mit demselben oder möglicherweise einen partiellen Schutz gegenüber einer Infektion mit einem nahe verwandten Hantavirus. Es kommt zur Bildung von Immunkomplexen, die über den Urin ausgeschieden werden. Die Schwere der Nierenschädigung und damit der Klinik korreliert nicht mit der Menge der gebildeten Immunkomplexe.

Bekämpfung Eine gezielte Bekämpfung ist nicht möglich, da es für keines der humanpathogenen Hantaviren einen zugelassenen Impfstoff gibt und eine Kausaltherapie nicht bekannt ist. Die Maßnahmen beschränken sich somit auf die Verhinderung der Exposition bzw. das Tragen von Respiratoren, wenn eine Exposition nicht zu verhindern ist.

Humanpathogene Bunyaviren

Ätiologie Neben den eben beschriebenen Hantaviren gibt es eine Vielzahl von Bunyaviren aus den drei anderen Genera, die humanpathogen sind. **Tab. 27.7** fasst die wichtigsten Vertreter mit einigen ihrer Eigenschaften zusammen.

Epidemiologie Die humanpathogenen Bunyaviren haben die in der Tabelle dargestellten Verbreitungsgebiete und Überträger. Im Rahmen der steigenden globalen Reise- und Transportaktivität erhöhen sich die Chancen, dass exotische Viren nach Mitteleuropa eingeschleppt werden. Die ebenfalls steigenden globalen Temperaturen lassen darüber hinaus für unsere gemäßigten Breiten befürchten, dass für einige dieser Viren die klimatischen Voraussetzungen zu ihrer Etablierung bald gegeben sein werden. Auf der anderen Seite könnten auch die „exotischen" Vektoren

Tab. 27.7 Wichtige humanpathogene Bunyaviren und einige ihrer Eigenschaften.

Genus	Virus	Überträger	Vorkommen	Häufigkeit
Orthobunyavirus	California encephalitis	Stechmücken	westliches Nordamerika	selten Meningoenzephalitis
	La Crosse	Stechmücken	Nordamerika, Russland	häufig Enzephalitis im mittleren Westen und Osten der USA
	Jamestown Canyon	Stechmücken	Nordamerika	vereinzelt Meningoenzephalitis
	Tahyna	Stechmücken	Europa, Russland	selten ZNS-Symptomatik in Zentral- und Osteuropa
	Keystone	Stechmücken	Nordamerika	vereinzelt Meningoenzephalitis
	Snowshoe Hare	Stechmücken	Nordamerika, Russland, China	selten Meningoenzephalitis
	Trivittattus, Tensaw	Stechmücken	Nordamerika	vereinzelt Meningoenzephalitis
	Bunyamwera, Bwamba, Germiston	Stechmücken	Afrika	möglicherweise vereinzelt Meningoenzephalitis
Phlebovirus	Rifttal-Fieber	Stechmücken	Afrika, Arabische Halbinsel	häufig hämorrhagisches Fieber, Hepatitis; selten Retinitis, Meningoenzephalitis
	Toscana	Sandfliegen	Südeuropa, Nordafrika, Vorder-, Mittelasien	häufige Form der Meningitis in Südeuropa; selten Meningoenzephalitis/Enzephalitis
	Sandfly Sicilian, Sandfly Naples	Sandfliegen	Südeuropa, Nordafrika, Vorder-, Mittelasien	häufig fieberhafter Infekt mit meningitischer Reizung; selten Meningitis
Nairovirus	Krim-Kongo-hämorrhagisches Fieber*	Schildzecken	Südosteuropa, Asien, Afrika	häufig hämorrhagisches Fieber, Hepatitis; selten Meningoenzephalitis
	Dugbe	Schildzecken, Stechmücken, Gnitzen	Afrika	evtl. vereinzelt Fieber mit Meningitis
	Erve	Schildzecken	Europa	Fieber, selten Enzephalitis
unklassifiziert	Bhanja	Schildzecken	Südeuropa, Asien	vereinzelt Meningitis im Rahmen von Laborinfektionen

* Erreger der höchsten biologischen Laboratoriums-Sicherheitsstufe BSL (Risikogruppe) 4.

bei den entsprechenden klimatischen Bedingungen hier heimisch werden.

Pathogenese Nach der Inokulation der Bunyaviren mit dem Stich der blutsaugenden Arthropoden kommt es meist zu einer ersten lokalen Virusvermehrung und einer darauffolgenden Infektion weiterer Organe. Mit Ausnahme des Krim-Kongo-hämorrhagischen-Fiebers entstehen dabei keine hochtitrigen Virämien, die Infizierten stellen also Sackgassenwirte dar, da sich andere blutsaugende Arthropoden an ihnen nicht wieder mit dem Virus infizieren können. Entsprechend sind nur beim Krim-Kongo-hämorrhagischen-Fieber-Virus nosokomiale Infektionen von Bedeutung. Auffallend ist der Neurotropismus bei den humanpathogenen Bunyaviren, wobei die Entzündung der Hirnhäute und des Hirns oft nicht die alleinigen pathogenetischen Verursacher der entsprechenden Krankheitserscheinungen sind (**Tab. 27.7**). Beim Rifttal-Fieber (S. 540) und dem Krim-Kongo-hämorrhagischen-Fieber stehen die hämorrhagischen Diathesen im Vordergrund.

Klinik und Pathologie Die Bandbreite humaner Bunyavirus-Infektionen reicht von milden grippeähnlichen Symptomen („Sommergrippe" bei Tahyna-Virus) über febrile Erkrankungen mit Muskel- und Gliederschmerzen bis hin zu schweren Meningoenzephalitiden oder hämorrhagischen Fiebern. Kinder scheinen für verschiedene enzephalitische Bunyaviren besonders empfänglich zu sein. Bei dieser Altersgruppe gibt es auch die meisten Fälle mit bleibenden neuronalen Schäden nach der Infektion.

Diagnose Die Diagnostik gestaltet sich aus mehreren Gründen schwierig. Es handelt sich um hierzulande wenig bekannte und selten vorkommende Erkrankungen, dementsprechend selten wird der Verdacht geäußert oder daraufhin untersucht. Durch die genetische und antigenetische Vielfalt innerhalb der Familie sind die direkten Erregernachweise mit den entsprechenden Schwierigkeiten (falsch negative Ergebnisse) behaftet. Serologische Kontrollreagenzien und Tests sind nur in Speziallaboren verfügbar.

Immunologie Nach der Infektion mit den meisten der gelisteten Bunyaviren wird eine belastbare Immunität aufgebaut, deren Dauer aber in den meisten Fällen nicht bekannt ist.

Bekämpfung Eine Expositionsprophylaxe oder die Anwendung wirksamer Repellents ist der beste Schutz vor Ansteckung in bekannten Endemiegebieten. Für keinen der gelisteten Erreger ist ein Impfstoff für die Anwendung am Menschen zugelassen.

27.3.7 Familie Orthomyxoviridae

Martin Beer

STECKBRIEF

- segmentiertes Einzelstrang-RNA-Genom, Negativstrangorientierung, 10–15 Kbp
- behüllt, unregelmäßig, 80–120 nm Durchmesser, auch fadenförmig
- 6–8 helikale Nukleokapsidsegmente
- 8 Strukturproteine, 3 Nichtstrukturproteine
- hohe genetische Variabilität (antigenic drift), Reassortment möglich (antigenic shift)
- bedeutende Krankheitserreger bei Geflügel, Schwein, Pferd, Mensch

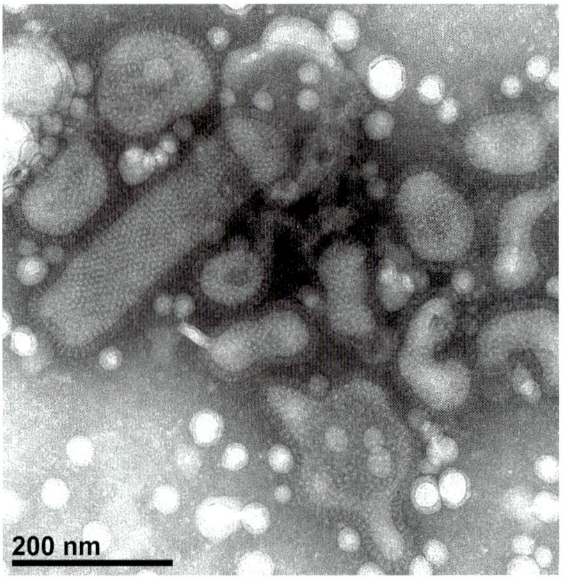

Abb. 27.33 Orthomyxovirus, Negativkontrast. [Dr. habil. H. Granzow, Friedrich-Loeffler-Institut, Insel Riems]

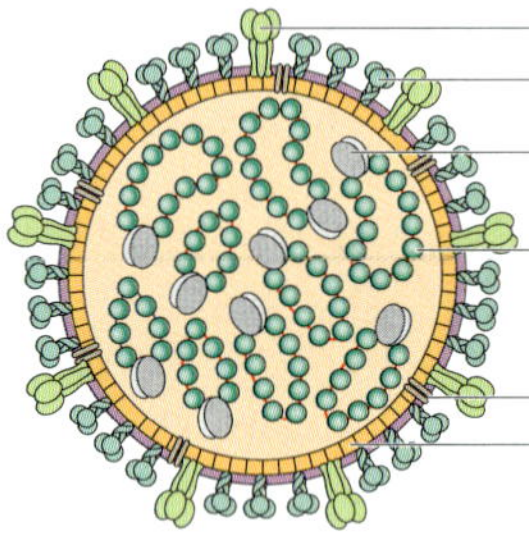

Abb. 27.34 Schema der Struktur eines Orthomyxovirus. Das behüllte Influenzavirus enthält 8 Segmente einer Negativstrang-RNA. Diese Genomsegmente sind mit Nukleoproteinen komplexiert. Ein Polymerasekomplex, bestehend aus den drei Molekülen PA sowie PB1 und PB2, die unter anderem eine RNA-Polymerase-Aktivität haben, ist für die Replikation der RNA-Segmente verantwortlich. In die Hülle eingelagert finden sich die viralen Glykoproteine Hämagglutinin (H) und Neuraminidase (N) sowie das Tunnelprotein M2, die über das Matrixprotein M1 interagieren.

Familienmerkmale

Orthomyxoviren besitzen ein segmentiertes RNA-Genom. Sie sind behüllte, pleomorphe Partikel mit einem Durchmesser von ca. 80–120 nm; filamentöse Formen können bis zu mehrere Mikrometer lang sein. Die Nukleokapside sind helikal-symmetrisch und 50–150 nm lang (**Abb. 27.33**, **Abb. 27.34**). Die Virionen enthalten 6 (Thogotovirus), 7 (Influenza-C-Virus) oder 8 (Influenza-A- und -B-Viren, Isavirus) Segmente einzelsträngiger RNA-negativer Polarität. Die Segmentgröße liegt zwischen ca. 870 und 2400 Basenpaaren, die Genomgröße damit zwischen 10 000 und 14 600 Basenpaaren. Sie kodieren für maximal 14 Struktur- und Nichtstrukturproteine.

Die segmentierte Genomstruktur begünstigt die Entstehung von Reassortanten, d. h. von Viren, deren genomische Segmente von zwei verschiedenen Elternviren abgeleitet sind. Diese Kombinationsvielfalt führt dazu, dass v. a. reassortante Influenzaviren zu sogenannten pandemischen Infektionen führen können (Pandemie = weltweite Epidemie), da keine Immunität gegen die neu zusammengestellten Nachkommenviren vorhanden ist. Der Vorgang des Reassortments wird auch antigenic shift genannt.

Orthomyxoviren replizieren mittels einer viruseigenen RNA-abhängigen RNA-Polymerase, die keine Proof-reading-Aktivität besitzt. So kann es zum weniger exakten Ablesen des Elternstrangs und damit auftretenden Punktmutationen im Genom der Nachkommenviren kommen. Werden diese Mutationen auch durch den Austausch von Aminosäuren phänotypisch wirksam, spricht man von der antigenic drift. Antigenic drift ist ebenfalls ein Grund für die hohe Variabilität dieser Viren und bedingt, dass es sich bei den Viruspartikeln in einem infizierten Wirt und in einem infizierten Bestand stets um eine Population sehr nah verwandter Viren, einer sogenannten Quasispezies handelt, deren Einzelvirionen sich minimal unterscheiden.

Influenzaviren zeigen eine Hämagglutinationsreaktion (HA) mit den Erythrozyten verschiedener Spezies, wobei diese Eigenschaft ebenso wie die abgeleitete Hämagglutinationshemmungsreaktion (HAH) in der Diagnostik genutzt wird. Bei Thogoto- und Isaviren dagegen ist diese Fähigkeit reduziert und nur bei Erythrozyten bestimmter Spezies zu beobachten.

Als behüllte Viren erweisen sich Orthomyxoviren als sensitiv gegenüber den gängigen, für Viren zugelassenen, Reinigungs- und Desinfektionsmitteln (vgl. Desinfektions-

Tab. 27.8 Liste der Genera der Orthomyxoviren und ihrer Vertreter/Wirte.

Genera	Vertreter/Wirt
Influenzavirus A	Influenza-A-Viren unterschiedlicher Subtypen bei Vögeln, Schwein, Pferd, marinen Säugern, Mensch, (Hund)
Influenzavirus B	Influenza-B-Viren des Menschen, (marine Säuger)
Influenzavirus C	Influenza-C-Viren des Menschen, (Schwein)
Thogotovirus	Thogotovirus, durch Zecken übertragen, Mensch, Wiederkäuer; Dhorivirus, durch Zecken übertragen; Mensch, Wiederkäuer
Isavirus	Virus der infektiösen Anämie der Lachse (Infectious Salmon Anemia Virus)

mittelliste der DVG, Bereich Tierhaltung, http://www.desinfektion-dvg.de).

Taxonomie

In der Familie *Orthomyxoviridae* (orthos, griech.: korrekt, echt; myxa, griech.: Schleim) werden offiziell fünf Genera geführt (**Tab. 27.8**). 2014 wurde zudem ein Influenzavirus bei Rindern nachgewiesen, das als möglicher Verteter eines neuen Genus (Influenza D) diskutiert wird.

Im Genus *Influenzavirus A* finden sich die Erreger mit human- und veterinärmedizinisch großer Relevanz. Die Nomenklatur von Influenza-A-Viren setzt sich wie folgt zusammen: Influenzagenus/Tierspezies (bei humanen Viren keine Angabe)/Land, in dem das Virus isoliert wurde/laufende Nummer des Stammes am Isolierungsort und die Jahresangabe; in Klammern wird schließlich der Subtyp des Virus – basierend auf den antigenen Strukturen von Hämagglutinin (H) und Neuraminidase (N) – angegeben. Damit ist beispielsweise Influenza A/Whooper Swan/Germany/R65/2006 (H5N1) ein Influenza-A-Virus, das 2006 in Deutschland von einem Singschwan isoliert wurde, die Laborreferenznummer 65 zugeteilt bekam und dem Subtyp H5N1 angehört.

Virusstruktur und Replikation

Die acht RNA-Segmente des Influenza-A-Virions liegen einzeln, jedes komplexiert mit vielen Nukleoproteinmolekülen (NP) in helikaler Struktur innerhalb der Virushülle (**Abb. 27.34**). Am 3'-Ende eines jeden viralen RNA-Segments bilden die drei Proteine polymerase basic protein 1 (PB1), polymerase basic protein 2 (PB2) und polymerase acidic protein (PA) den viruseigenen Polymerase-Komplex. Die Virushülle wird innen vom Matrixprotein 1 (M1) ausgekleidet. Das Matrixprotein 2 (M2) ist hingegen in die Virushülle eingelagert und erfüllt die Funktion eines Ionenkanals. Als Trimer ragt das Glykoprotein Hämagglutinin (H) nach außen aus der Virushülle und fungiert zusammen mit dem Tetramer Neuraminidase (N; ebenfalls ein Glykoprotein), das nach außen gerichtet in der Virushülle verankert ist, als die Subtyp definierende antigene Determinante. 16 verschiedene Hämagglutininsubtypen und 9 verschiedene Neuraminidasesubtypen wurden bei Vögeln gefunden. Hinzu kommen ganz neu entdeckte Influenza A Viren bei Fledermäusen in Südamerika (H17N10 sowie H18N11).

Die Adsorption der Viruspartikel erfolgt über die Bindung des Hämagglutinins an Sialinsäurereste der Wirtszelle. Endozytotisch werden die Virionen dann durch die Zelle aufgenommen. Die Ansäuerung des Endosomvesikels führt zur Konformationsänderung des Hämagglutinins, was die Fusion der viralen Hüllmembran mit der Membran des Endosoms vermittelt. Damit gelangen die Ribonukleoproteinkomplexe (= RNA-Segment + Polymerase-Komplex + NP) in das Zytoplasma der Wirtszelle.

Durch Kernporen erreichen die Ribonukleoproteinkomplexe den Nukleus, in dem die Replikation des Virusgenoms stattfindet. Die virale RNA (vRNA) negativer Polarität dient als Matrize für die Synthese von mRNA-Molekülen (positive Polarität; **Abb. 27.35**). Alternatives Splicing der mRNAs der Segmente M, und NS führt dazu, dass zwei Proteine pro Segment gebildet werden (z. B. M1 und M2, NS 1 und NS 2), dazu kommen noch neu entdeckte verkürzte Proteine des PB1-kodierenden (PB1-F2, PB1-N40) sowie des PA-kodierenden Segments (PA-X, PA-N155, PA-N182). Erst die Anreicherung de novo produzierter viraler Proteine im Zellkern führt zur Initiation der Replikation. Dabei produziert der virale Polymerasekomplex ein positiv orientiertes Antigenom, das zur Synthese neuer vRNA-Stränge herangezogen wird.

Noch im Zellkern assoziieren die vRNAs mit den Proteinen NP, PB1, PB2, PA zu neuen Ribonukleoproteinkomplexen, die – durch die Vermittlung des NS 2-Proteins – in das Zytoplasma ausgeschleust werden. Neu synthetisierte H-, N- und M2-Proteine gelangen über Golgi-Vesikel in die Zellmembran. Das an die Nukleoproteinkomplexe assoziierte M1-Protein kontaktiert die ins Zytoplasma ragenden Bestandteile der Glykoproteine, und es kommt zum Knospen (Budding) der Virionen an der Zellmembran. Die Aktivität der viralen Neuraminidase N verhindert, dass freigesetzte Nachkommenviren erneut an die geschädigte Wirtszelle binden. PB1F2 und NS 1 sind Nichtstrukturproteine, wobei NS 1 die unspezifische Immunantwort der Wirtszelle inhibiert. Das PB1F2-Protein kann die Apoptose infizierter Zellen modulieren (**Tab. 27.9**).

Pferdeinfluenza

Synonyme: Hoppegartener Husten, Pferdegrippe, equine Influenza

Ätiologie Influenza-A-Viren der Subtypen H7N7 (ehemalige Bezeichnung: A/equi/1) und H3N8 (ehemalige Bezeichnung: A/equi/2) verursachen die Pferdeinfluenza, dabei wurden H7N7-Viren bis 1979 isoliert, während heute nur noch H3N8-Viren gefunden werden. Im Jahr 2004 infizierten sich in Florida Greyhounds mit einem Virus des Stammes H3N8 und zeigten ähnliche Symptome wie Pferde, wobei auch letale Verläufe beobachtet wurden. Seitdem

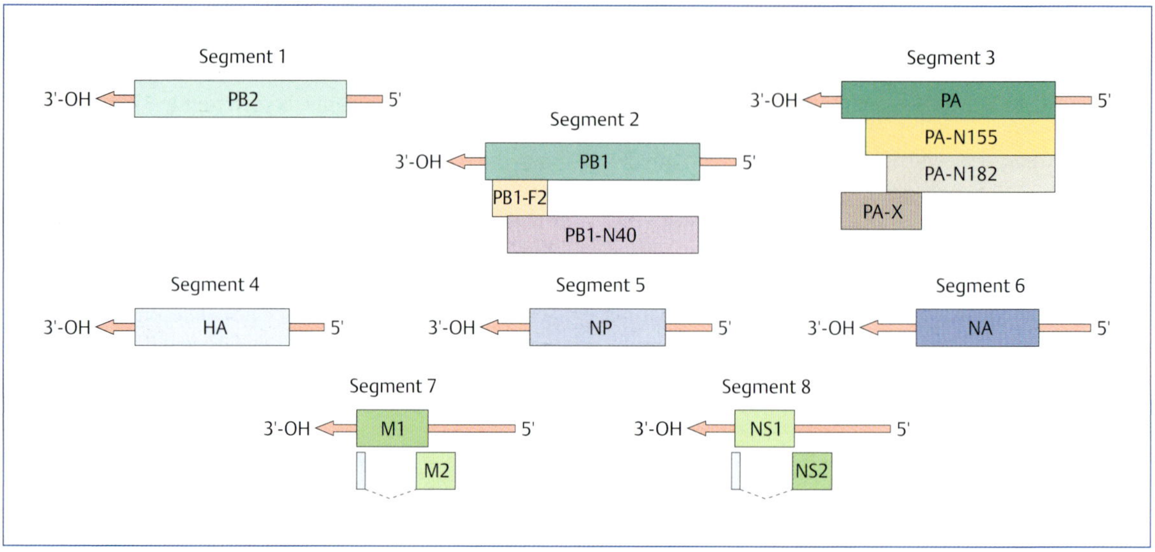

Abb. 27.35 Schema der Genomorganisation eines Influenza-A-Virus. Das Genom der Influenza-A-Viren besteht aus 8 Segmenten. Diese Segmente sind monozistronisch und kodieren in der Regel für ein einziges Protein. Durch verkürzte Expression oder Spleißen können im Einzelfall mehrere Proteine entstehen.

Tab. 27.9 Genomsegmente und zugehörige Proteine am Beispiel der Influenza-A-Viren.

Genomsegment	Länge (Kbp)	Protein	Funktionen
1	2,3	PB2	polymerase basic protein 2; Bestandteil des Polymerasekomplexes
2	2,3	PB1	polymerase basic protein 1; Bestandteil des Polymerasekomplexes
		PB1-F2, PB1-N40	Alternatives-Splicing-Produkt: polymerase basic protein 1 frame 2; Funktion: moduliert Apoptose infizierter Zellen
3	2,2	PA, PA-X, (PA-N155, PA-N182)	polymerase acidic protein; Bestandteil des Polymerasekomplexes
4	1,8	H	Hämagglutinin; Rezeptorbindung und Fusionsvermittlung; subtypspezifisches Hauptimmunogen: induziert neutralisierende Antikörper
5	1,6	NP	Nukleoprotein; Bestandteil Nukleoproteinkomplex, induziert subtypübergreifende Antikörper
6	1,4	NA	Neuraminidase; Enzymaktivität spaltet virales H von Sialinsäureresten der geschädigten Zelle; induziert subtypspezifische Antikörper
7	1,0	M1	Matrixprotein 1; kleidet Virushülle innen aus, vermittelt Kontakt des Nukleoproteinkomplexes mit zytoplasmatischen Glykoproteinanteilen
		M2	Alternatives-Splicing-Produkt: Matrixprotein 2; Transmembranprotein/Ionenkanal
8	0,9	NS 1	Nichtstrukturprotein 1; inhibiert Interferonantwort der Wirtszelle
		NS 2	Alternatives-Splicing-Produkt: Nichtstrukturprotein 2; vermittelt nukleären Export der de novo synthetisierten Nukleoproteinkomplexe

wurde noch mehrmals über Infektionen, v. a. bei Jagdhunden berichtet, sodass davon ausgegangen werden muss, dass auch Hunde prinzipiell an Influenza erkranken können. Erste serologische Untersuchungen in Deutschland haben jedoch bisher keine Hinweise auf eine Influenzavirus-Infektion von Hunden erbracht.

Die Anzüchtung der Erreger erfolgt durch Beimpfung der Amnion- und/oder Allantoishöhle von für 9–11 Tage bebrüteten Hühnereiern oder in bestimmten Zellkulturen (z. B. MDCK-Zellen).

Epidemiologie Die Übertragung erfolgt durch aerogene Tröpfcheninfektion. Dabei erweist sich die Pferdeinfluenza als hochkontagiös und breitet sich schnell in einer empfänglichen Population aus. Ein einziges infiziertes Tier genügt, um zur Durchseuchung des Bestandes zu führen, da hustende Pferde das infektiöse Nasensekret weit streuen. Besonders Pferde in Beständen mit wechselnder Belegung, z. B. Rennbahnen, Gestüte oder Auktionen, sind gefährdet. Tiere, die während der Inkubationszeit, ohne klinisch erkrankt zu sein, Virus ausscheiden, spielen hierbei epidemiologisch eine große Rolle. Als Virusreservoir gelten klinisch inapparent infizierte Pferde. Hierbei kann es sich auch um geimpfte Tiere handeln, deren Immunität vor Erkrankung, nicht aber vor Infektion und Virusausscheidung schützt. Ob es zu einem seuchenhaften Verlauf in der Population kommt, ist von der Immunitätslage des jeweiligen Einzeltieres abhängig. Ungeimpfte Tiere und Jungtiere, die bisher keinen Kontakt zu Feldviren hatten, stellen Risikofaktoren dar, weil gerade diese Tiere die größten Viruslasten ausscheiden.

Nach Erstausbrüchen 2007 in erheblichem Umfang in Australien sind equine Influenzaviren nunmehr weltweit (einzige Ausnahme: Island und Neuseeland) verbreitet. Als natürliche Wirte gelten alle *Equidae*: Pferde, Esel, Zebras.

Pathogenese Nach Inhalation des Erregers gelangen die Viren in die oberen und unteren Atemwege des Tieres. In den Epithelien der Nüsternschleimhaut kommt es zur primären Virusvermehrung und zur weiteren Virusausbreitung über den gesamten Atmungstrakt. Eine virämische Phase ist möglich. Die Infektion des Lungengewebes mit dessen Schädigung führt zum Husten, bei dem infektiöses Sekret weit verbreitet wird. Mit dem Auftreten von neutralisierenden Antikörpern endet die Virusausscheidung. Bakteriell bedingte Sekundärinfektionen des geschädigten Gewebes können den Krankheitsverlauf verkomplizieren.

Klinik Je nach Virulenz des Erregers tritt als erstes Symptom nach 1–3 Tagen Fieber > 40 °C bei infizierten Tieren auf. Ein trockener Husten begleitet das Fieber, das ca. 3 Tage anhält und anschließend intermittierend erneut auftritt. Oft zeigen die Tiere starke Dyspnoe unter Zuhilfenahme der Bauchpresse. Klares, wässriges bis schleimiges Nasensekret ist Ausdruck einer Rhinitis. Kommt es zur bakteriellen Überinfektion, wird das Sekret eitrig. Fieberbedingt zeigen die Tiere oft eine reduzierte Futteraufnahme und Körperschwäche, bei tragenden Stuten kann es zum Abort kommen. Während die Morbiditätsrate in empfänglichen Beständen 100 % erreichen kann, kommt es nur selten zu einem fatalen Krankheitsverlauf. Nach etwa 10 Tagen klingen die Symptome einer alleinigen, nicht komplizierten Influenzavirusinfektion ab. Ungünstige Haltungsbedingungen, die zu frühe, erneute Arbeitsbelastung des Tieres und Überinfektionen durch Bakterien können zu einer deutlichen Heilungsverzögerung bzw. zu einem erschwerten Krankheitsbild führen.

Diagnose Die Kardinalsymptome der Pferdeinfluenza sind Fieber in Kombination mit trockenem Husten. In Verbindung mit epidemiologischen Gesichtspunkten (schnelle Verbreitung) kann die Verdachtsdiagnose „Pferdeinfluenza" gestellt werden. Klassischerweise erfolgt die Erregerisolierung im embryonierten Hühnerei oder auf Zellkultur. Schneller gelingt der Genomnachweis aus Tupfermaterial in der RT-PCR, wobei die Real-Time-RT-PCR Mittel der Wahl ist. Der Nachweis eines Antikörperanstiegs in einer gepaarten Serumprobe ist als Diagnostikum ebenfalls geeignet. Dabei werden die Serumtiter mittels HAH bestimmt.

Differenzialdiagnostisch sind andere Virusinfektionen auszuschließen, v. a. EHV-Infektionen, EIA sowie EVA, wobei sich diese Erkrankungen jedoch langsamer in einem Bestand ausbreiten.

Immunologie Antikörper gegen NP und M, die gegen beide Virussubtypen reagieren, treten 4–6 Tage nach Krankheitsbeginn auf und erreichen höchste Titer nach 12–20 Tagen. Diese Antikörper besitzen keine neutralisierende Aktivität und sinken häufig etwa 8–12 Wochen nach der Infektion wieder unter die Nachweisgrenze. Etwa 12–15 Tage p. i. können Antikörper nachgewiesen werden, die Epitope der Glykoproteine H bzw. N erkennen. Diese Antikörper neutralisieren das Virus subtypspezifisch, und maximale Titer werden etwa 20 Tage p. i. gemessen. Die Immunitätsdauer nach einer natürlichen Infektion beträgt etwa 1 Jahr. Neben der systemischen humoralen Immunität beruht diese lange Schutzwirkung auf sekretorischen IgA-Antikörpern zur lokalen Abwehr wie auch der zellulären Komponente des Immunsystems. Dagegen werden mit inaktivierten Vakzinen, die allein die humorale Seite des Immunsystems ansprechen, maximal Schutzwirkungen von bis zu 6 Monaten erzielt. Maternale Antikörper werden über das Kolostrum an Fohlen weitergegeben und führen zur Immunität in den ersten Lebensmonaten.

Bekämpfung Obwohl der Neuraminidase-Hemmer Oseltamivir experimentell bereits bei Pferden getestet wurde, gibt es derzeit keine zugelassene Therapie gegen equine Influenzaviren. Die wichtigste Behandlungsmaßnahme ist die vollkommene Schonung des erkrankten Tieres. Sekundärinfektionen bedürfen in jedem Fall der gezielten antibiotischen Behandlung. Staatlich vorgeschriebene Bekämpfungsmaßnahmen existieren nicht, allerdings wird die equine Influenza von der World Organization for Animal Health (OIE) als listed disease geführt.

Infizierte Bestände sollten für 4 Wochen unter Quarantäne gestellt und anschließend eine Reinigung und Desinfektion der Stallungen, Transportfahrzeuge etc. durchgeführt werden. Prophylaktisch stehen verschiedene Vakzinen zur Verfügung, und die Deutsche Reiterliche Vereinigung (FN) schreibt die Impfung für Turnierpferde im Abstand von 6 Monaten vor.

Im Handel erhältliche Vakzinen basieren auf inaktiviertem Virus entweder als Vollantigen oder als Subunit Impfstoff. Die OIE gibt jährliche Empfehlungen an die Impfstoffhersteller, welche Virussubtypen in der Vakzine enthalten sein sollten. Nach einer Grundimmunisierung im Alter von 6 Monaten (Abstand mindestens 6 Wochen), sollte die Immunisierung mit Impfintervallen von 6 Monaten aufrechterhalten werden. Neuere Impfstoffentwicklungen sind Vektorvakzinen, bei denen apathogene Viren (z.B Canarypox-Virus) eingesetzt werden, die genetisch verändert wurden und Antigene von equinen Influenzaviren kodieren. Diese Vektoren können zwar Zellen im equinen Wirt infizieren und dort das fremde Antigen exprimieren, was dann zur Immunisierung führt, sie replizieren aber nicht weiter in den Pferden und werden auch nicht ausgeschieden.

Schweineinfluenza

Synonyme: Schweinegrippe, swine influenza, swine flu, hog flu

Ätiologie Schweineinfluenzaviren (SIV) werden den Subtypen H1N1, H3N2 und H1N2 zugeordnet und sind weltweit verbreitet. Genetisch unterscheiden sich die Viren dieser Subtypen in Europa von den Viren derselben Subtypen in den USA (**Tab. 27.10**).

Die Diversität dieser Aufstellung erklärt sich durch die Tatsache, dass der Respirationstrakt von Schweinen durch humane, aviäre und porcine Influenzaviren infiziert werden kann. Damit fungiert das Schwein als mögliches mixing vessel, d. h. als Wirtstier, in dem das Auftreten von reassortanten Influenzaviren – deren RNA-Segmente von unterschiedlichen Elternviren stammen – besonders wahrscheinlich ist. Zudem können Schweine als Reservoir bestimmter Influenza-A-Viren angesehen werden. So werden Subtypen wie z. B. H1N1 bereits sehr lange ohne große Veränderungen in der Schweinepopulation nachgewiesen.

Embryonierte Hühnereier oder Zellkulturen werden für die Erregeranzucht von SIV verwendet.

Im April 2009 wurde erstmals bei Menschen in Nordamerika und Mexiko eine neue Reassortante von amerikanischen und eurasischen SIV beobachtet, die von Mensch zu Mensch weitergegeben wird (A/California/4/2009 H1N1) und sich auf zahlreiche Länder ausgebreitet hat. Das neue Grippevirus, der Erreger der pandemischen Influenza (H1N1) 2009, weist eine sehr enge Verwandtschaft zu bekannten SIV auf. Zwei Genomsegemente stammen aus einem eurasischen und sechs Genomsegmente aus einem amerikanischen SIV, wobei das amerikanische Elternvirus des neuen A/H1N1 seinerseits ebenfalls eine Reassortante aus Genombestandteilen aviärer, humaner und porciner Influenzaviren war. Experimentell konnte gezeigt werden, dass sich das neue H1N1-Virus in Schweinen vermehren kann, ausgeschieden wird und auch an Kontaktschweine weitergegeben wird.

Epidemiologie Die Erkrankung tritt regelmäßig gehäuft in der kalten Jahreszeit auf und ist hochkontagiös. Die Virusausscheidung erfolgt mit dem Nasensekret, die Übertragung aerogen von Tier zu Tier. Die Erkrankung wird durch engen Kontakt sowie Umweltfaktoren begünstigt. In Gegenden mit hoher Schweinedichte kommt SIV enzootisch vor. Abhängig vom Immunstatus der Tiere kommt es zu klinisch inapparenten Verlaufsformen bzw. den typischen Influenzasymptomen. In einem empfänglichen Bestand breitet sich das Virus rasant und mit einer Morbidität von bis zu 100 % aus. Die Letalität der reinen Influenzaerkrankung liegt jedoch unter 1 %.

Pathogenese Nach Virusaufnahme über die Nase kommt es zur Virusadsorption an das Epithel der Schleimhaut. Nach Replikation in diesen Zellen verbreitet sich das Virus am 2.–3. Tag p. i. über den gesamten Respirationstrakt und führt zur Degeneration und zum Absterben der Epithelzellen. Hierdurch wird ein akuter Entzündungsprozess eingeleitet, dem nach etwa 4–6 Tagen p. i. eine Rhinitis, Tracheitis und multifokale Pneumonie mit Ödematisierung der Alveolarsepten folgen. Die Regeneration des Epithels beginnt etwa 4 Tage nachdem die klinischen Symptome abgeklungen sind. Bakterielle Sekundärinfektionen stellen in dieser Phase eine Gefährdung für den weiteren Heilungsprozess dar.

Pathologisch-anatomisch stehen eine Hyperämie und vermehrte Schleimbildung im gesamten Respirationstrakt im Vordergrund. Das Lungenparenchym der Herz- und Spitzenlappen ist tiefrot gefärbt und kollabiert. Die zervikalen, mediastinalen und bronchialen Lymphknoten sind ödematös. Histologisch ist das Krankheitsbild durch Zellinfiltrate im Peribronchialbereich, atelektatische Alveolen und verdickte Alveolarsepten mit Histiozyteneinwanderung geprägt.

Tab. 27.10 Endemisch in Europa und Nordamerika verbreitete porzine Influenzavirus -Subtypen und ihre antigene/genetische Beschreibung (modifiziert nach van Reeth, 2007).

Kontinent	Subtyp	Auftreten	antigene/genetische Charakterisierung
Europa	H1N1	1979	aviärer Ursprung
	H3N2	1984	Reassortante, human H3N2 (H und N)/SIV H1N1
	H1N2	1994	Reassortante, human H1N1 (H)/SIV H3N2 (N)/SIV H1N1
Nordamerika	H1N1	1918	„klassisches SIV"
	H3N2	1998	Reassortante (sog triple reassortant), human H3N2 (H und N)/ klassisches SIV/aviäres Virus
	H1N2	1998	Reassortante, klassisches SIV (H)/triple reassortant H3N2 (N)
	H1N1	1998	Reassortante, klassisches SIV (H und N)/triple reassortant H3N2 oder SIV H1N2
	H3N2	1998	Reassortante, human H3N2 (H und N)/klassisches SIV
Weltweit	H1N1	2009	Reassortante (pandemisches Influenza A Virus H1N1pdm 2009, quadrupel reassortant)

Klinik Nach einer Inkubationszeit von 2–4 Tagen sind die ersten Symptome der Erkrankung Depression, Anorexie, Fieber sowie Muskelschwäche und -schmerzen. Meist erkranken Tiere im Alter von 3–4 Monaten. Sie stehen/liegen zusammen und bewegen sich kaum. Hustenanfälle, Nasenausfluss, Niesen und Konjunktivitiden werden beobachtet. Während des Höhepunkts der Erkrankung tritt eine Zwerchfellatmung auf. Bei unkompliziertem Verlauf genesen die Tiere innerhalb von 4–6 Tagen, sofern gute hygienische und konditionelle Bedingungen vorliegen. Bei Pneumonien mit Sekundärinfektionen ist die Krankheitsdauer länger.

Differenzialdiagnostisch müssen unbedingt wegen des wenig typischen Verlaufs andere virale bzw. bakterielle Infektionen des Respirationstraktes des Schweines, u. a. die respiratorische Verlaufsform des seuchenhaften Spätaborts (PRRS), die Aujeszky-Krankheit, klinisch manifeste PCV-2-Infektionen, aber auch eine Schweinepesterkrankung mit respiratorischen Symptomen ausgeschlossen werden.

Diagnose Der Erregernachweis gelingt aus Nasen-/Rachen-Tupferproben, die während der Fieberphase entnommen wurden, durch Anzucht im embryonierten Hühnerei oder auf Zellkultur. Der Genomnachweis mittels Real-Time-RT-PCR ist für diese Proben ebenfalls geeignet. Für serologische Untersuchungen befinden sich verschiedene ELISA-Systeme auf dem Markt, die entweder subtypübergreifend (Nachweis Nukleoprotein-spezifischer Antikörper) oder subtypspezifisch (Nachweis Hämagglutinin- bzw. Neuraminidase-spezifischer Antikörper) serologische Reaktionen detektieren können. Der HAH ist eine weitere Möglichkeit, Serumproben zu untersuchen und liefert zusätzlich quantitative Aussagen zur Titerhöhe der Antikörper.

Immunologie Nach einer Infektion werden neutralisierende, HAH- und KB-Antikörper ausgebildet. Vermutlich spielt auch beim Schwein die lokale Bildung sekretorischer IgA-Antikörper eine wichtige Rolle beim Schutz gegen Neuinfektionen. Die humoralen Antikörper werden von der Mutter mit dem Kolostrum auf die Saugferkel übertragen. Sie verleihen einen relativ langen Schutz (2–3 Monate) gegen eine Erkrankung und schützen mitunter auch vor einer Infektion.

Bekämpfung Die Schweineinfluenza ist weder anzeige- noch meldepflichtig. Therapeutisch kann erkrankten Tieren mit fiebersenkenden und schleimlösenden Medikamenten geholfen werden. Zur ursächlichen Therapie sind keine Medikamente in der Tiermedizin zugelassen. Sinnvolle begleitende Maßnahme ist die Erhöhung der Stalltemperatur und die Überprüfung der Stallung hinsichtlich Lüftungsregime. Bakterielle Sekundärinfektionen bedürfen der gezielten antibiotischen Behandlung. Bivalente Vakzinen sind von mehreren Anbietern erhältlich. Hierbei sollte darauf geachtet werden, einen Impfstoff zu wählen, der aktuelle Impfantigene enthält und kontinentale Unterschiede (S. 549) berücksichtigt. Sauenimpfungen schützen vor fieberbedingten Aborten, und die Saugferkel erhalten passiv durch kolostrale Antikörper einen gewissen Infektionsschutz. Die einmalige Immunisierung von Masttieren verhindert die klinische Erkrankung, eine zweimalige Applikation des Impfstoffs führt in der Regel zu einem belastbaren Schutz.

Influenzavirusinfektionen bei anderen Säugetieren

Frettchen können sich mit verschiedenen Influenza-A-Viren infizieren, und mitunter erkranken die Tiere auch. Da der Erkrankungsverlauf bei Mensch und Frettchen viele Gemeinsamkeiten hat, gilt das Frettchen als probates Modelltier für die humane Influenza in der wissenschaftlichen Forschung. Pneumonien mit Todesfolge durch Influenza-A-Viren wurden zudem beschrieben bei Seehunden (H3, H4, H7) und Walen (H1, H13 und andere). Ungewöhnlich virulent für verschiedenste Säugetiere verhält sich das Influenza-A-Virus H5N1 Asia (S. 554) und wird daher gesondert beschrieben.

Influenza des Menschen

Beim Menschen führen Infektionen mit Influenzaviren während der Wintermonate zu „Grippe"-Epidemien, die sich vom Ursprungsort rasch ausbreiten und immer wieder auch mit pandemischem Charakter auftreten. Die erste Virusisolierung gelang 1933 mit der Isolierung von H1N1-Stämmen, die 1918 als „Spanische Grippe" die bisher schwerste Pandemie auslösten.

Erst 1957 wurden dann H2N2-Stämme („Asiatische Grippe") festgestellt, während die H1N1-Stämme nach und nach verschwanden. Im Jahr 1968 veränderte sich das Erregerspektrum mit dem Erscheinen von H3N2-Stämmen erneut („Hong-Kong-Grippe"), und 1977 traten wieder H1N1-Stämme auf. Seither zirkulieren sowohl H3N2- als auch H1N1-Stämme beim Menschen.

Die ausgeprägte antigenetische Vielfalt von Influenza-A-Viren mit humanpathogenem Potenzial begründet sich in den Vorgängen der „Antigenic Drift" und des „Antigenic Shift" (S. 546) von humanen, porcinen und aviären Influenzaviren. Zu Pandemien mit hoher Morbidität kommt es speziell dann, wenn genetische Reassortanten auftreten, deren antigene Glykoproteine (H und N) auf eine immunologisch naive Bevölkerung treffen.

Neben den genannten „klassischen" humanen Influenzaviren wurden auch Infektionen mit bis dato tierpathogenen Influenzaviren beschrieben. Dies betrifft porcine Isolate (H3N2, H1N1) und aviäre Isolate (H5N1, H7, H9). Im Gegensatz zu den humanen Influenzastämmen wurde bei den angesprochenen zoonotischen Infektionen kaum Mensch-zu-Mensch-Übertragung (S. 554) festgestellt. Eine aktuelle Ausnahme bildet dabei das 2009 aufgetretene H1N1-Virus (S. 550) porcinen Ursprungs (pandemische Influenza [H1N1] 2009, A/California/4/2009 H1N1), das effizient von Mensch zu Mensch weitergegeben wird und sowohl Genomsegemente des nordamerikanischen (6 Segmente) als auch des eurasischen SIV-Typs (2 Segmente) aufweist.

Der klinische Verlauf der humanen Influenza entspricht im Wesentlichen dem bei Schwein und Pferd. Charakteristische Symptome sind nach 24–48-stündiger Inkubationszeit plötzlich auftretendes Fieber, Appetitlosigkeit, Kopf- und Muskelschmerzen. Nach etwa 5–7 Tagen setzt bei komplikationslosem Verlauf die Genesung ein. Die häufigsten Komplikationen sind bakterielle Sekundärinfektionen.

Therapeutisch stehen Neuraminidasehemmer (Oseltamivir, Tamiflu®) und Protonenkanalblocker (Amantadin, Rimantadin) zur Verfügung. Allerdings sind Amantadin-resistente Virusstämme weit verbreitet.

Die Prophylaxe der menschlichen Influenza wird durch Impfung mit Vakzinen aus inaktivierten Erregern oder Spaltimpfstoffen auf der Basis von brutei- oder zellkulturvermehrten Antigenen vorgenommen, wobei jeweils aktuell zirkulierende Stämme verwendet werden. Die Weltgesundheitsorganisation (WHO) entscheidet halbjährlich neu darüber, welche Impfantigene die Vakzinen, die gegen die sogenannte „saisonale Grippe“ eingesetzt werden, enthalten werden. Außerdem spielen attenuierte Lebendimpfstoffe eine zunehmende Rolle, insbesondere für die Impfung von Kindern.

Aviäre Influenza

Synonyme: Geflügelpest, avian influenza, „Vogelgrippe“, bird flu

BEACHTE
Anzeigepflicht für Subtypen H5 oder H7 (HPAI wie auch LPAI!).

Ätiologie Aviäre Influenzaviren kommen in 16 verschiedenen H-Subtypen und 9 verschiedenen N-Subtypen vor. Als Reservoir dieser Viren gelten wild lebende Wasservögel, v. a. Enten. In den allermeisten Fällen führt die Infektion mit aviären Influenzaviren (AIV) zu subklinischen Erkrankungen, allerdings gibt es Ausnahmen. Sogenannte hochpathogene aviäre Influenzaviren (Highly Pathogenic Avian Influenza Virus = HPAIV) verursachen v. a. bei Hühnervögeln schwerwiegende Erkrankungen mit hoher Letalität. Bisher wurden HPAIV nur innerhalb der Subtypen H5 und H7 festgestellt, allerdings gibt es auch AIV dieser Subtypen, die zu den niedrigpathogenen aviären Influenzaviren (Low Pathogenic Avian Influenza Virus = LPAIV) gehören.

Entscheidend in der Frage, ob es sich um ein hochpathogenes oder ein niedrigpathogenes Virus handelt, ist die Sequenz der Spaltstelle im Hämagglutinin (**Tab. 27.11**). Wie zuvor beschrieben vermittelt das HA im Endosom die Verschmelzung der viralen und zellulären Membran. Nur endoproteolytisch prozessiertes HA besitzt diese Funktion. HPAIV besitzen an dieser sogenannten Spaltstelle (cleavage site) eine multibasische Sequenz (Arginin und Lysin in verschiedenen Kombinationen). Diese Sequenz wird von Enzymen erkannt und gespalten, die ubiquitär in verschiedenen Geweben vorkommen. Diese Viren haben in der Regel einen intravenösen Pathogenitätsindex (IVPI) von 1,2 oder größer. Dagegen besitzen LPAIV eine monobasische Spaltstelle, deren Sequenz nur durch trypsinartige Enzyme erkannt wird; diese Enzyme kommen vornehmlich im Respirations- und Gastrointestinaltrakt vor. Der IVPI dieser Viren ist dann mit sehr wenigen Ausnahmen kleiner als 1,2.

Tab. 27.11 Pathotypisierung zweier AIV am Beispiel des H7N1-Ausbruchs in Italien im Jahre 1999.

H7N1 1999	niedrigpathogene aviäre Influenza	hochpathogene aviäre Influenza
Spaltstellensequenz	PEIPKGR*GLF	PEIPKG**SRVR**R*GLF
IVPI	< 1,2 (0,0–0,5)	≥ 1,2 (2,5–3,0)
Pathogenese	lokalisierte Infektion	generalisierte Infektion, Virämie, „Geflügelpest“

IVPI, intravenöser Pathogenitätsindex

Bereits mehrfach konnte nachgewiesen werden, dass sich HPAIV direkt aus niedrigpathogenen Vorläuferviren der Subtypen H5 oder H7 entwickeln. Zu den dafür notwendigen Mutationen kommt es besonders nach dem Eintrag dieser LPAIV-Varianten in eine empfängliche Hühnervögelpopulation. Daher gilt heute bereits für LPAIV-H5- und -H7-Infektionen (sogenannte notifiable avian influenza = NAI nach Einstufung der OIE) Anzeigepflicht, ebenso wie für die Infektion mit HPAIV.

Klinisch relevante Infektionen können neben HPAIV auch durch Viren des Subtyps H9N2 bei Puten und Hühnern hervorgerufen werden. Zudem werden AIV des Subtyps H6 häufig bei Puten beobachtet und mit klinischer Symptomatik in Verbindung gebracht.

Anzüchten lassen sich AIV in embryonierten Hühnereiern und z. T. auch in Zellkulturen (v. a. HPAIV).

Epidemiologie In wild lebenden Wasservögeln der Ordnungen *Anseriformes* (Gänse, Enten und Schwäne) und *Charadriiformes* (Möwen, Seeschwalben und Watvögel) zirkulieren AIV während des ganzen Jahres. Die Übertragung erfolgt ebenso wie bei Wirtschaftsgeflügel durch direkten Kontakt oder fäkooral, z. B. durch kontaminiertes Oberflächenwasser. Das Virus wird mit Sekreten des Respirationstraktes und mit dem Kot ausgeschieden. Von besonderer epidemiologischer Bedeutung sind die AIV, weil sie als „Elternvirus“ für humanpathogene/tierpathogene Influenza-A-Viren durch Reassortment-Prozesse infrage kommen (**Abb. 27.36**). Damit tragen AIV entscheidend zur antigenen Vielfalt von allen relevanten Influenza-A-Viren bei.

Die Pathogenese und die pathologischen Erscheinungen sind sehr variabel und hängen entscheidend vom Virustyp und verschiedenen Begleitfaktoren ab. Nach der Aufnahme vermehrt sich das Virus im Epithel des Respirations- und Gastrointestinaltraktes. Bei Infektionen mit HPAIV kommt es zur Virämie und zu einer generalisierten Erkrankung. Es treten vielfältige pathologisch-anatomische Veränderungen auf, Sinusitis, Tracheitis, Perikarditis und Polyserositis sind häufig. Hämorrhagische Veränderungen von Haut, Kamm und Kehllappen sowie Zyanosen an den Ständern und Kopfanhängen werden ebenfalls vermehrt beobachtet.

Klinik Die Inkubationszeit variiert in Abhängigkeit vom Virusstamm zwischen wenigen Stunden und Tagen. Die

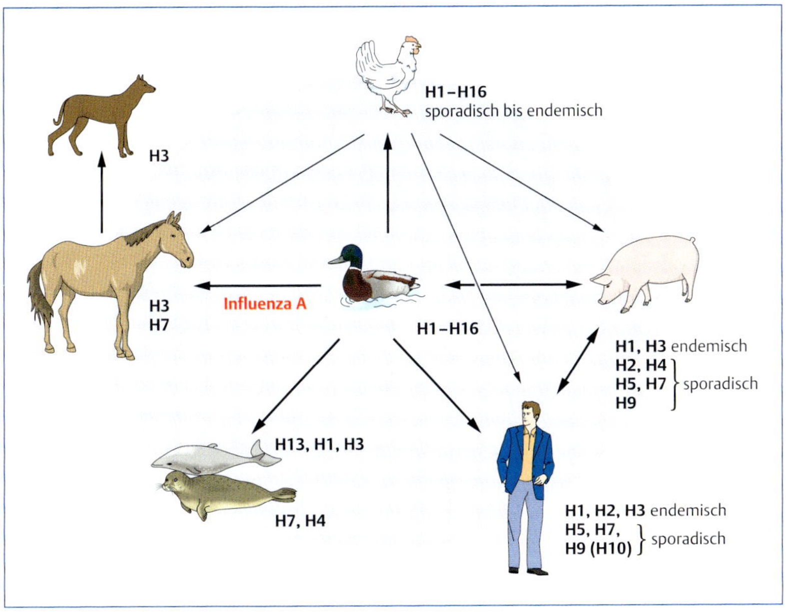

Abb. 27.36 Schematische Darstellung der epidemiologischen Netzwerke von Influenza-A-Viren. Viren aller Serotypen (H-Typen) können im Geflügel (insbesondere Wassergeflügel) endemisch vorkommen. In anderen Tierarten sind nur einzelne Subtypen nachgewiesen worden. Eine Übertragung vom Geflügel ist belegt oder wird dabei vermutet, Übertragungen über andere Tierarten wurden aber ebenfalls beschrieben.

klinischen Symptome sind gleichfalls abhängig vom Virussubtyp, von der infizierten Spezies, dem Alter der Tiere und der immunologischen Fitness. Subklinische Verläufe werden bei LPAIV-Infektionen bei jedem Wirtschaftsgeflügel gesehen. HPAIV-Infektionen führen dagegen bei Hühnervögeln (Huhn, Pute, Wachtel) zu drastischen Symptomen, während v. a. adulte Enten auch bei einer HPAIV-Infektion häufig nur milde Symptome zeigen. Erhöhte Mortalitätsraten, verringerte Gewichtszunahmen oder Rückgang der Legeleistung können die einzigen Symptome sein. Zu den drastischen Symptomen gehören Zyanosen der Ständer und Kopfanhänge, Schwellungen im Kopfbereich und neurologische Ausfallserscheinungen. Die Tiere erscheinen zunehmend apathisch und entwickeln teilweise eine schwere Diarrhö. Bei HPAIV-Infektionen kann die Letalität 100 % betragen.

Diagnose Die klinische Diagnosestellung ist wegen der Vielfältigkeit der Symptome nicht möglich. Routinemäßig werden Untersuchungen (meist der Genomnachweis per Real-Time-RT-PCR) veranlasst, wenn Mortalitäten von > 2 % innerhalb von 24 Stunden auftreten bzw. bei Enten und Gänsen innerhalb von 4 Tagen Verluste von mehr als des Dreifachen der üblichen Sterblichkeit oder eine Abnahme der üblichen Gewichtszunahmen oder Legeleistung von mehr als 5 % gemessen werden (Vorgaben der Geflügelpestverordnung). In einer ersten Real-Rime-RT-PCR werden die entnommenen Proben (Kloakaltupfer und Oropharyngealtupfer) auf die Anwesenheit von Influenza-A-Viren im Allgemeinen getestet (z. B. RNA-Nachweis des Matrix- oder NP-Gens). Verläuft dieser Test positiv, wird in einer weiteren Real-Time-RT-PCR getestet, ob es sich um ein AIV des H5- oder H7-Subtyps handelt. Wird auch hier ein positives Ergebnis erzielt, wird die Spaltstellensequenz bestimmt, um den Pathotypen (HPAI oder LPAI) zu ermitteln. Über diese gestaffelten Diagnoseschritte können Verdachtsproben innerhalb von 24 Stunden abgeklärt werden.

Die Erregeranzucht und Feincharakterisierung v. a. von HPAIV-Isolaten bleibt spezialisierten Einrichtungen vorbehalten. Zur serologischen Diagnostik stehen verschiedene ELISA-Systeme zur Verfügung, die entweder Antikörper subtypspezifisch (HA bzw. NA) oder generisch Antikörper gegen Influenza-A-Viren (NP-spezifische Antikörper) nachweisen. Mittels HAH oder Serumneutralisationstest lassen sich zudem Influenzavirus-spezifische Antikörperspiegel sowohl subtypspezifisch als auch quantitativ erfassen.

Immunologie AIV-Infektionen induzieren sowohl eine humorale wie auch zelluläre Immunität, die weitgehend subtypspezifisch ist, aber auch einen teilweisen kreuzprotektiven Schutz vor Erkrankung durch weitere Subtypen vermitteln kann. AIV-spezifische Antikörper sind nach 5–10 Tagen erstmals nachweisbar, wobei neutralisierende Antikörper Epitope des HA erkennen. Eine besondere Rolle für den Verlauf der Infektion scheint außerdem die angeborene Immunität (sogenannte innate immunity) zu spielen, wobei das AIV-Protein NS 1 diese Art der Immunität unterdrücken kann.

Die Impfung mit inaktivierten Vakzinen induziert hingegen in erster Linie humorale, HA-spezifische Komponenten. Die Schutzwirkung ist limitiert und bedarf in der Regel einer Grundimmunisierung sowie der Boosterung. Die Schutzwirkung solcher Impfstoffe ist meist auf AIV des gleichen Subtyps beschränkt.

Bekämpfung Alle Infektionen mit AIV der Subtypen H5 oder H7 (HPAI wie auch LPAI!) unterliegen der Anzeigepflicht.

Die Bekämpfung in Europa wird durch die EU-Richtlinie 2005/94/EG aus dem Jahr 2005 festgelegt, die in Deutschland durch die jeweils aktuelle Fassung der „Verordnung zum Schutz gegen die Geflügelpest (Geflügelpest-Verordnung)" umgesetzt wird. Die diagnostischen Maßnahmen werden durch das „Diagnostic Manual" der EU koordiniert.

Das EU-Referenzlabor befindet sich in Großbritannien (APHA Weybridge), das nationale Referenzlabor ist am Friedrich-Loeffler-Institut, Insel Riems, angesiedelt. In den Referenzlaboren werden Verdachtsdiagnosen (insbesondere anzeigepflichtige AIV) bestätigt und die Feincharakterisierung von Virusisolaten vorgenommen.

Die Schwerpunkte der Bekämpfung der anzeigepflichtigen aviären Influenza beruhen besonders auf der Früherkennung und anschließenden Tilgung (Keulung) infizierter Bestände und Kontaktbestände. Um HPAIV-Ausbrüche frühzeitig zu erkennen, ist beispielsweise die Untersuchung eines Geflügelbestandes auf AIV beim Erreichen bestimmter Verlustquoten (≥ 2 % Mortalität) gesetzlich vorgeschrieben. Wird ein Ausbruch mit HPAIV bestätigt, so ist die Keulung des gesamten Bestandes und die Errichtung von Restriktionszonen (Sperrbezirk, Beobachtungsgebiet, Kontrollzone) um den Ausbruchsbestand das Mittel der Wahl. Es gilt ferner das Verbot der Impfung gegen die Geflügelpest, von dem nur in seltenen Fällen Ausnahmen erteilt werden (z. B. zum Schutz von bedrohten Geflügelrassen oder von Zootieren).

Beim Nachweis des Ausbruches von LPAI des Subtyps H5 oder H7 wird in der Regel ähnlich wie bei einem HPAIV-Ausbruch verfahren, allerdings sind die Restriktionszonen kleiner und auch die Schlachtung der Tiere wäre möglich. In der Regel werden jedoch bei allen anzeigepflichtigen Influenzavirus-Ausbrüchen in Deutschland Keulungsmaßnahmen durchgeführt. In Deutschland konnten mit diesem Vorgehen alle Ausbrüche der letzten Jahre sehr früh getilgt werden, ohne dass viele andere Bestände betroffen waren.

Um das Vorkommen von AIV inklusive HPAIV H5N1 in der Wildvogelpopulation einschätzen zu können, wird seit mehreren Jahren ein sogenanntes aktives und passives Wildvogelmonitoring in Deutschland und anderen EU-Staaten durchgeführt. Die Wildvögel werden hierfür betupfert und die Probe mittels Real-Time-RT-PCR auf AIV untersucht. Bisher wurden bereits die Daten von mehr als 125 000 untersuchten Wildvögeln in eine dazugehörige Datenbank (FLI Insel Riem) eingespeist und analysiert.

Gegen AIV, die nicht zu den Subtypen H5 und H7 gehören, wird beim Auftreten klinischer Symptomatik, insbesondere in Putenbeständen, geimpft. Hierbei werden zumeist stallspezifische, inaktivierte Vakzinen eingesetzt.

Seit dem Jahr 2013 werden in China humane Infektionen mit dem aviären Influenzavirus vom Subtyp H7N9 beobachtet. Bisher sind von der WHO (Stand Juni 2014) etwa 450 bestätigte humane Fälle mit 195 tödlichen Verläufen berichtet worden. Es handelt sich bei dem Virus um ein LPAIV, das in der betroffenen Region in verschiedenen Geflügelspezies nachgewiesen wurde und 6 Segmente von H9N2 Viren trägt.

Hochpathogene aviäre Influenza vom Subtyp H5N1-Asia

Synonyme: Vogelgrippe, bird flu, HPAIV, H5N1

Epidemiologie Das hochpathogene aviäre Influenzavirus vom Subtyp H5N1 Asia stellt insofern eine Besonderheit dar, als die Infektion auch bei Wildvögeln verbreitet zu Erkrankungen und Todesfällen führt. Neben Wassergeflügel (besonders Schwäne, Gänse und bestimmte Entenarten) haben sich auch Greifvögel und Eulen nach oraler Virusaufnahme infiziert, ebenso wie Infektionen bei Hunden, Großkatzen, Schleichkatzen, Hauskatzen und bei einem Steinmarder beschrieben wurden (**Abb. 27.37**). Von diesen Tieren kann das Virus wiederum auf Hausgeflügel oder den Menschen übertragen werden.

Seit 1997 breitete sich das Virus ausgehend vom ostasiatischen Raum über Russland bis nach Europa aus. Auch in Afrika und dem Nahen Osten wurde das Virus gefunden. Ägypten und Indonesien gelten als endemisch betroffen.

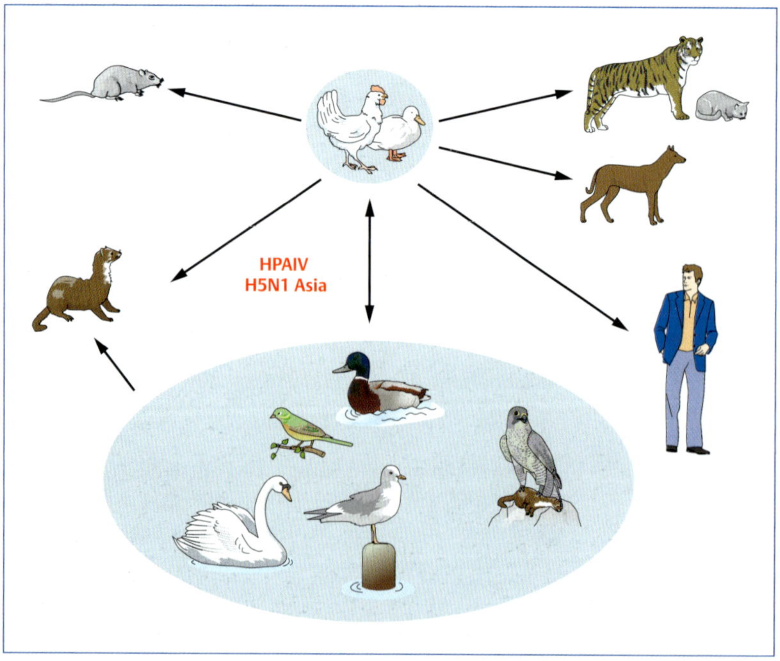

Abb. 27.37 Schematische Darstellung der epidemiologischen Zusammenhänge bei HPAIV H5N1 Asia. Das HPAIV H5N1 Asia wurde in vielen Tierarten nachgewiesen. Ansteckungsquelle war in jedem Fall infiziertes Geflügel.

Sowohl illegaler Handel mit Geflügel und Geflügelprodukten als auch der Eintrag über migrierende Wildvögel werden für die rasche Ausbreitung verantwortlich gemacht.

Immer wieder treten auch Infektionen beim Menschen mit diesem Virus auf, von 2003 bis heute (Stand Juli 2014) zählte die WHO 667 bestätigte humane Infektionen, von denen ca. 60 % fatal verliefen. Bisher infizierten sich die Menschen beim Umgang mit krankem oder verendetem Geflügel. Viele Experten befürchten, dass H5N1 Asia mit humanen Influenzastämmen Genommaterial austauschen könnte und in der Folge ein Virus entstünde, das effizient von Mensch zu Mensch übertragbar wäre.

Humane Impfstoffe mit der Antigenkombination H5N1 wurden daher für diesen Ernstfall bereits entwickelt (sogenannte pandemische und präpandemische Impfstoffe).

27.3.8 Familie Coronaviridae

Matthias König, Heinz-Jürgen Thiel

STECKBRIEF

- Positivstrang-RNA-Genom, nicht segmentiert, ca. 30 000 Nukleotide
- Virionen behüllt, pleomorph, 120–160 nm Durchmesser (**Abb. 27.38**)
- Peplomere auf Partikeloberfläche ca. 20 nm (S-Protein, Corona)
- helikales Nukleokapsid (**Abb. 27.39**)
- 6–14 ORFs kodieren in der Regel für 16 Nichtstrukturproteine, 4–5 Strukturproteine, akzessorische Proteine
- Infektionskrankheiten bei Vögeln und Säugern
- besondere Affinität zu Respirations- und Gastrointestinaltrakt

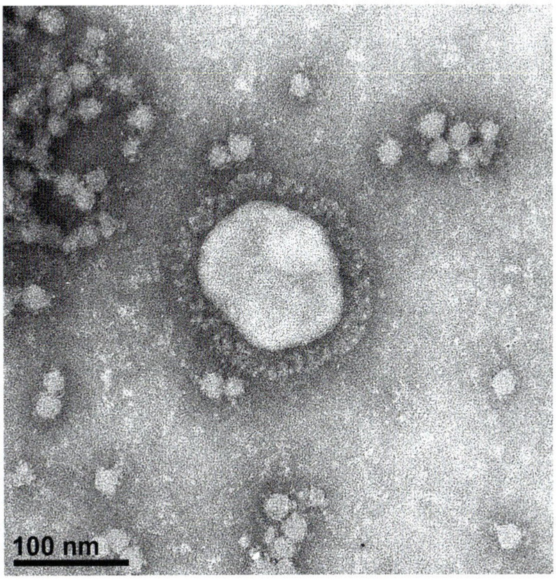

Abb. 27.38 Coronavirus, Negativkontrast. [Dr. habil. H. Granzow, Friedrich-Loeffler-Institut, Insel Riems]

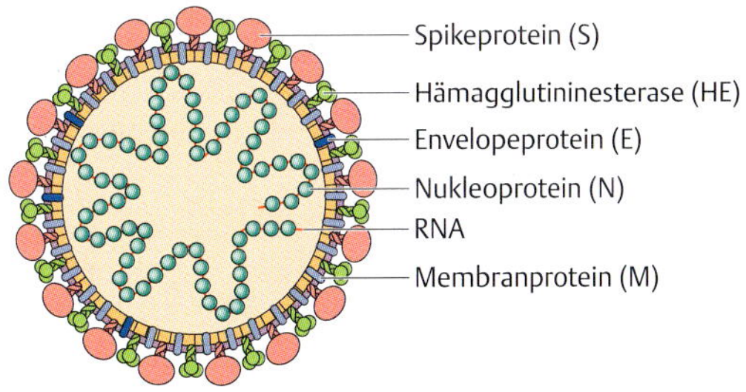

Abb. 27.39 Schematische Darstellung eines Coronaviruspartikels. Das behüllte Virion besteht aus einem helikalen Kapsid, das die Positiv-Einzelstrang-RNA einschließt und aus dem Nukleoprotein gebildet wird. In die Virushülle eingelagert sind verschiedene Hüllproteine, u. a. das Envelopeprotein, das Membranprotein sowie, besonders markant, das Spikeprotein (S).

Familienmerkmale

Coronaviren (CoV) infizieren Vögel und verschiedene Säuger einschließlich des Menschen. Die bevorzugten Zielorgane sind der Respirations- und der Gastrointestinaltrakt sowie das ZNS. Ein besonderer Tropismus besteht zu Epithelzellen und bei einigen CoV zu Makrophagen. Bemerkenswert ist die Fähigkeit einiger CoV, sich schnell an neue Wirtsspezies anzupassen. So kann BCoV nach experimenteller Infektion eine Enteritis bei Truthähnen auslösen; FCoV und CCoV können nach gezielter Übertragung Erkrankungen beim Schwein hervorrufen. Ursprünglich wurde CoV-Infektionen beim Menschen nur eine geringe Bedeutung beigemessen. Dies änderte sich schlagartig, als 2002/03 das SARS-CoV zu schweren Erkrankungen und mehr als 800 Todesfällen beim Menschen führte. In der Folge wurden zahlreiche weitere CoV u. a. beim Menschen entdeckt. CoV werden zu den „**emerging pathogens**" gerechnet.

Toroviren (ToV) wurden als Durchfallerreger bei Kälbern nachgewiesen (Bredavirus). Elektronenmikroskopische Untersuchungen von Kotproben haben gezeigt, dass ToV auch bei anderen Spezies (u. a. Pferd, Mensch, Hund und Katze) vorkommen, jedoch ohne eindeutige Verbindung mit einem Krankheitsbild.

Taxonomie

Die Taxonomie der Coronaviren wurde 2009 in wesentlichen Punkten modifiziert (**Tab. 27.12**). Die Virusfamilie *Coronaviridae* gehört zur Ordnung der *Nidovirales* und umfasst zwei Unterfamilien: *Coronavirinae* und *Torovirinae*. Innerhalb der Unterfamilie *Coronavirinae* werden 4 Genera unterschieden: *Alphacoronavirus*, *Betacoronavirus*, *Gammacoronavirus* und *Deltacoronavirus*. Für die Einteilung wurden die antigenetischen Eigenschaften, die Position und Anzahl der akzessorischen Gene im 3'-Bereich des Genoms, die Spaltung des S-Proteins und das Wirtsspektrum berücksichtigt. Viren des Genus *Alphacoronavirus* infizieren insbesondere Epithelzellen des Respirations- und/oder Gastrointestinaltrakts sowie Makrophagen. Vertreter des

Tab. 27.12 Nomenklatur der Virusfamilie Coronaviridae (ICTV, 2009).

Unterfamilie	Genus	Spezies/Vertreter	Erkrankung
Coronavirinae	*Alphacoronavirus*	*Alphacoronavirus-1*	
		kanines Coronavirus (CCoV)	Gastroenteritis
		felines Coronavirus (FCoV)	feline infektiöse Peritonitis (FIP), Enteritis
		Virus der transmissiblen Gastroenteritis (TGEV)	transmissible Gastroenteritis (Schwein)
		porcines respiratorisches Coronavirus (PRCoV)[1)]	respiratorische Symptome
		Virus der porcinen epidemischen Diarrhö (PEDV)	epidemische Virusdiarrhö
		humanes Coronavirus 229E (HCoV-229E)	respiratorische Erkrankungen
		enterales Coronavirus der Frettchen (FECoV)[2)]	Enteritis
	Betacoronavirus	*Betacoronavirus-1*	
		bovines Coronavirus (BCoV)	respiratorische Symptome, Enteritis
		porcines hämagglutinierendes Enzephalomyelitisvirus (PHEV)	Kümmern und Erbrechen der Ferkel
		kanines respiratorisches Coronavirus (CrCoV)	milde respiratorische Symptome (Zwingerhustenkomplex)
		equines Coronavirus (ECoV)	Enteritis
		humanes Coronavirus OC (HCoV-OC)	respiratorische Symptome
		humanes enterales Coronavirus (HECoV)	Enteritis
		murines Coronavirus	
		murines Hepatitisvirus (MHV)	Hepatitis, Enzephalitis, respiratorische Symptome, Enteritis
		Ratten-Coronavirus (RtCoV)	respiratorische Symptome
		Severe-acute-respiratory-syndrome-Coronavirus (SARS-CoV)	schwere akute respiratorische Symptome, Pneumonie, Diarrhö (Mensch)
		Middle East respiratory syndrome-Coronavirus (MERS-CoV)[2]	schwere akute respiratorische Symptome, Nierenversagen (Mensch)
	Gammacoronavirus	*aviäres Coronavirus*	
		infektiöse Bronchitis Virus (IBV)	respiratorische Symptome, Enteritis
		Fasanen Coronavirus (PhCoV)	respiratorische Symptome, Enteritis
		Truthahn Coronavirus (TCoV)	Enteritis bei Puten
	Deltacoronavirus	Bulbul Coronavirus (HKU11)	CoV bei verschiedenen Vögeln
Torovirinae	*Torovirus*	bovines Torovirus (BToV) (Breda-Virus)	Diarrhö und möglicherweise respiratorische Erkrankungen
		equines Torovirus (EToV) (Berne-Virus)	–
		humanes Torovirus (HToV)	Gastroenteritis
		porcines Torovirus (PToV)	Gastroenteritis

[1)] respiratorische Variante des TGEV
[2)] inoffizielle Einordnung/Bezeichnung

Genus *Betacoronavirus* unterscheiden sich erheblich in Hinblick auf Tropismus und Virulenz. Zu diesem Genus wird auch das SARS-CoV gerechnet. Die Genera *Gammacoronavirus* und *Deltacoronavirus* umfassen aviäre CoV.

Die Unterfamilie *Torovirinae* wird in die Genera *Torovirus* und *Bafinivirus* (**ba**cilliform **fi**sh **ni**doviruses) unterteilt.

Virusstruktur und Replikation

Subfamilie Coronavirinae

Coronaviren (CoV) besitzen eine lineare einzelsträngige RNA mit einer Größe von 27,6–31 Kb und damit das größte bei RNA-Viren bekannte Genom. Das 5'-Ende der genomischen RNA trägt eine Cap-Struktur, gefolgt von der sogenannten Leader-Sequenz (65–98Nt), das 3'-Ende ist polyadenyliert. Das Genom enthält zwischen 6 und 14 offene Leseraster (ORFs, **Abb. 27.40**). Die beiden im 5'-Bereich sich überlappenden ORFs 1a und 1b umfassen etwa zwei Drittel des gesamten Genoms und kodieren für die virale Replikase. Die Expression des ORF1b erfolgt über einen ribosomalen Leserasterwechsel, wodurch es zur Translation des vollen ORF1ab kommt. Die beiden Vorläuferproteine von 450 kDa (ORF1a) und etwa 800 kDa (ORF1ab) werden co- und posttranslational in 15 oder 16 Nichtstrukturproteine mit unterschiedlichen Funktionen gespalten. In Richtung zum 3'-Ende folgen die Gene für die Strukturproteine: HE (Hämagglutininesterase; nur bei einigen CoV), S (Spikeprotein), E (Envelopeprotein), M (Membranprotein) und N (Nukleoprotein). Die verschiedenen Vertreter der Coronaviren verfügen in diesem Bereich über eine variable Anzahl weiterer Leseraster (**Abb. 27.40**). Dabei handelt es sich z. T. um Strukturproteine.

Die Virionen sind behüllt und besitzen eine sphärische Form mit einem Durchmesser von 120–160 nm. Die Virushülle besteht aus einer zellulären Lipidmembran, in die 3 oder 4 virale Strukturproteine integriert sind. Das 180–220 kDa große glykosylierte S-Protein liegt in Form von Trimeren vor und bildet die etwa 20 nm großen Oberflächenprojektionen (Peplomere), die dem Virus sein charakteristisches Aussehen (**Corona**) verleihen (**Abb. 27.38**, **Abb. 27.39**). Das S-Protein besitzt zwei funktionelle Domänen, die für die Rezeptorbindung (S 1) bzw. die Fusion mit der Membran der Zielzelle (S 2) verantwortlich sind. Als typisches Klasse-I-Fusionsprotein wird das S-Protein bei den meisten CoV gespalten. Dies geschieht entweder vor der Freisetzung von Partikeln im Zuge der posttranslationalen Modifikationen durch zelluläre Proteasen (Furine) oder erst bei der Infektion der Zielzelle durch endosomale Proteasen (Kathepsine) oder durch membranständige Serinproteasen.

Das in der Regel glykosylierte M-Protein ist das in Virionen in den meisten Kopien vertretene Membranprotein. Es besitzt mehrere Membrandurchgänge, wobei sich die größere C-terminale Domäne bei der Mehrzahl der Moleküle innerhalb des Virions befindet. Das M-Protein interagiert mit den anderen viralen Strukturproteinen und ist von besonderer Bedeutung für die Bildung von Virionen.

Das E-Protein stellt eine minore Komponente der viralen Hülle dar. Es handelt sich um ein essenzielles integrales Membranprotein, das eine besondere Rolle bei der Bildung der Virushülle spielt.

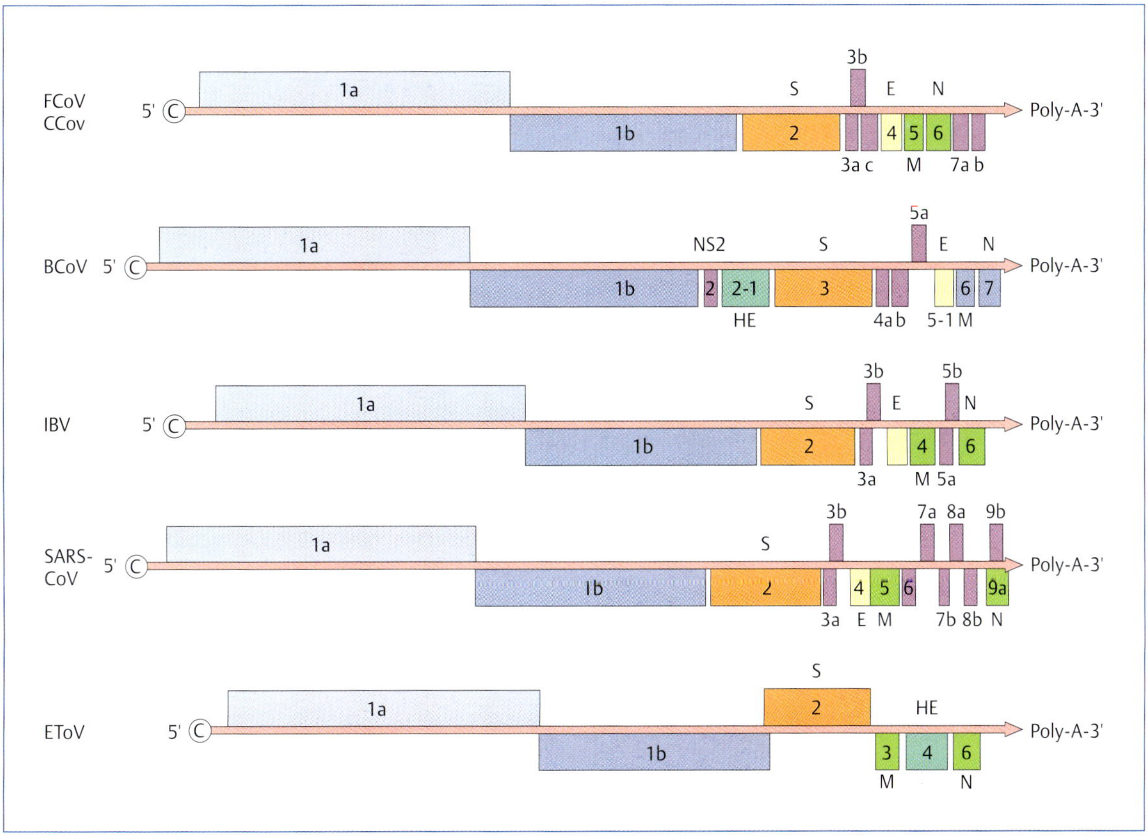

Abb. 27.40 Genomorganisation von Vertretern der Genera *Coronavirus* und *Torovirus;* FCoV = felines Coronavirus; CCoV = kanines Coronavirus; BCoV = bovines Coronavirus; IBV = infektiöse-Bronchitis-Virus; SARS-CoV = Severe acute respiratory Syndrome Coronavirus; EToV = equines Torovirus.

Das basische phosphorylierte N-Protein interagiert zum einen mit dem C-Terminus des M-Proteins und bindet zum anderen direkt an die virale RNA. N-Protein und virales Genom bilden zusammen das helikale Nukleokapsid. Außer seiner Funktion als strukturelles Element besitzt das N-Protein eine Reihe weiterer Funktionen, u. a. beeinflusst es die Transkription und Translation der viralen mRNAs. Neben den beschriebenen Proteinen wird im 3'-terminalen Drittel des viralen Genoms eine variable Anzahl zusätzlicher sogenannter akzessorischer Proteine kodiert (**Abb. 27.40**). Hierzu gehört ein weiteres kleineres glykosyliertes Peplomerprotein (Hämagglutininesterase [HE]), das bei den meisten CoVs aus dem Genus *Betacoronavirus* vorkommt. Dieses in Virionen dimerisierte, offenbar nicht essenzielle Protein besitzt sowohl hämagglutinierende als auch rezeptorzerstörende (Esterase) Eigenschaften.

Das S- und das HE-Protein stellen die dominanten viralen Antigene dar und induzieren die Bildung neutralisierender Antikörper. Nach natürlicher Infektion werden auch regelmäßig Antikörper gegen das M- (Virusneutralisation in Anwesenheit von Komplement) und das N-Protein gefunden. Epitope für zytotoxische T-Zellen wurden u. a. im Bereich des S-Proteins nachgewiesen.

Die Expression der Gene erfolgt über ein 3'-co-terminales „**nested set**“ von subgenomischen RNA-Molekülen (sgRNA), die als Messenger-RNA fungieren. Dabei dient mit wenigen Ausnahmen jede sgRNA nur zur Translation des jeweils am 5'-Ende kodierten Proteins (funktionell monocistronische RNA).

Der Mechanismus der sgRNA Synthese ist nicht vollständig aufgeklärt. Aktuelle experimentelle Daten deuten auf eine diskontinuierliche Transkription während der Negativstrang-Synthese hin. Hierbei spielen definierte Sequenzmotive (transcription regulating sequences, **TRS**) eine Rolle, die sich vor jedem Gen (**body TRS**) sowie am 5'-Ende des Genoms (**leader TRS**) befinden. Ausgehend von der genomischen Plusstrang-RNA werden Negativstrang-Kopien der sgRNA transkribiert. Als Folge einer Basenpaarung zwischen der Leader TRS und jeweils einer Body TRS kann es zu einem Matrizenwechsel kommen. Ausgehend von den Negativstrang-sgRNAs werden in der Folge zahlreiche subgenomische mRNAs transkribiert. Eine Konsequenz dieses Transkriptionsmodells ist, dass bevorzugt sgRNAs aus dem 3'-Bereich des Genoms synthetisiert werden und dass alle sgRNAs eine Kopie der Leadersequenz am 5'-Ende tragen.

Die Replikation von CoVs findet im Zytoplasma an modifizierten intrazellulären Membranen statt und beinhaltet die Entstehung von Doppelmembranvesikeln. Virionen bilden sich durch Abschnürung an intrazellulären Membranen, insbesondere des sogenannten intermediären Kompartiments zwischen dem ER und dem Golgi-Apparat (ERGIC). Virionen werden über Exozytose aus sekretorischen Vesikeln freigesetzt. Die Infektion von Zielzellen erfolgt durch rezeptorvermittelte Endozytose und pH-abhängige Fusion der Virushülle mit intrazellulären Membranen. Die Rezeptoren für eine Reihe von CoVs sind bekannt. CoV aus dem Genus *Alphacoronavirus*, u. a. TGEV und FCoV Serotyp II, binden an **Aminopeptidase N** (CD13). Einige CoV, besonders aus dem Genus *Betacoronavirus*, können an bestimmte Sialinsäuren, natürliche Bausteine von Glykoproteinen und Glykolipiden (z. B. O-acetylierte Neuraminsäuren), als Rezeptor oder Co-Rezeptor binden.

Vor einigen Jahren ist es gelungen, infektiöse cDNS-Konstrukte verschiedener CoV herzustellen. Hierdurch ist es möglich, die Biologie von CoV mittels reverser Genetik zu studieren, was einen großen Durchbruch in der Erforschung dieser Viren darstellt.

Subfamilie Torovirinae

Das Genom der Toroviren besteht aus einer einzelsträngigen, nicht segmentierten RNA mit einer Größe von rund 28 Kb und positiver Polarität (**Abb. 27.40**). Die RNA enthält 6 ORFs, trägt an ihrem 5'-Ende eine Cap-Struktur und ist 3'-polyadenyliert. Die beiden sich überlappenden, im 5'-Bereich des Genoms gelegenen ORFs kodieren wahrscheinlich wie bei den CoV die virale Replikase und umfassen rund ⅔ des Genoms. Die verbleibenden ORFs kodieren die Strukturproteine: S (Spikeprotein, 180 kDa), M (Membranprotein, 26 kDa), N (Nukleoprotein, 18 kDa) und HE (Hämagglutinin-Esteraseprotein, 65 kDa). Das HE-Protein wird bei Berne-Virus, dem Prototyp des equinen ToV, vermutlich als Folge der Adaptation an das Wachstum in Zellkultur nicht exprimiert.

Die Virionen der ToV sind pleomorph und besitzen einen Durchmesser von 120–140 nm. Es wurden sphärische, ovale und nierenförmige Partikel beobachtet, bei denen es sich vermutlich um defekte Formen bzw. Artefakte handelt. Intrazelluläre Virionen besitzen stets einen stabförmigen gestreckten Aufbau. Die in die virale Lipidhülle eingelagerten S-Proteine bilden große Projektionen, die den Peplomeren der CoV ähneln. Das S-Protein wird bei der Reifung von Virionen vermutlich durch Furin-ähnliche Proteasen gespalten. Das Nukleokapsid besitzt einen tubulären Aufbau (ca. 100 nm × 23 nm). Die Expression der Gene erfolgt bei ToV ebenfalls über ein 3'-co-terminales „**nested set**“ von sgRNAs. Allerdings tragen diese sgRNAs keine gemeinsame Leadersequenz an ihrem 5'-Ende, was auf einen anderen Syntheseweg als bei CoV schließen lässt.

■ Subfamilie Coronavirinae

Transmissible Gastroenteritis (TGE) der Schweine

Synonyme: übertragbare Gastroenteritis, Oldenburger Schweineseuche, infektiöse Magen-Darm-Entzündung, Virusenteritis

BEACHTE
Meldepflicht.

Ätiologie Das Virus der übertragbaren Gastroenteritis der Schweine (TGEV) wurde erstmals 1946 in den USA beschrieben. Weitere Beschreibungen erfolgten in Japan (1956) und dem Vereinigten Königreich (1957); heute ist der Erreger weltweit verbreitet.

1984 trat in Belgien erstmals eine respiratorische Variante des TGEV auf, die als **porcines respiratorisches** CoV

(PRCoV) bezeichnet wurde und sich rasch in Europa ausbreitete. PRCoV unterscheidet sich von TGEV neben Mutationen im ORF 3a insbesondere durch eine mehr als 200 As umfassende Deletion im S-Protein, nahe dem N-Terminus. TGEV und PRCoV verwenden den gleichen zellulären Rezeptor, die porcine Aminopeptidase N (APN, CD13). APN ist ein glykosyliertes Membranprotein, das auf den Epithelzellen des Dünndarms abundant exprimiert wird. Essenziell für die Enteropathogenität des TGEV ist die Eigenschaft, zusätzlich an **Sialinsäuren** zu binden, die u. a. auf Epithelzellen vorkommen.

Diese Fähigkeit hat PRCoV durch Deletion der bindenden Domäne im S-Protein verloren. Zwischen TGEV und PRCoV besteht eine ausgeprägte serologische Kreuzreaktivität. Interessanterweise haben die ökonomischen Schäden durch TGEV in Europa im Zuge der Verbreitung des respiratorischen Virus stark abgenommen. Eine weitere Verwandtschaft besteht zu anderen CoV aus dem Genus *Alphacoronavirus*, insbesondere CCoV und FCoV Serotyp II, die beide auch Schweine infizieren können. Bei Hunden wurden klinisch unauffällige Infektionen mit TGEV nachgewiesen.

Epidemiologie Die Übertragung des TGEV erfolgt überwiegend durch direkten Tierkontakt. Weiterhin ist eine Verbreitung durch unbelebte Vektoren, Kleidung, Schuhwerk usw. möglich. Typisch für TGE ist ein saisonales Auftreten mit einem Schwerpunkt in den Wintermonaten. Als Ursache der Saisonalität wurde u. a. eine größere Stabilität des Erregers in der Umwelt bei niedrigen Temperaturen diskutiert. Unklar ist, wie das Virus in den Sommermonaten persistiert und ob es sich beim Wiederauftreten um Neuinfektionen handelt. Neben einer langsamen Ausbreitung durch subklinische Infektionen in enzootisch betroffenen Beständen wurden auch Dauerausscheider und die Übertragung durch andere Wirtsspezies (z. B. Hunde, Füchse) vorgeschlagen; allerdings gibt es hierfür keine belastbaren Daten. Eine Persistenz des Erregers im Schwein konnte nur in wenigen Ausnahmefällen gezeigt werden.

In Abhängigkeit vom Infektions- und Immunstatus einer Herde prägen sich unterschiedliche epidemiologische Verlaufsformen der TGE aus. Die **epizootische** TGE, die im Zuge der Verbreitung des PRCoV in Europa selten beobachtet wird, findet sich in voll empfänglichen Herden. Hierbei erfolgt eine rasante Ausbreitung, bei der die Mehrzahl der Tiere oft innerhalb weniger Tage erkrankt. Der Grad der Erkrankung ist abhängig vom Alter der Tiere, mit hoher Mortalität bei Saugferkeln mit einem Alter unter 2–3 Wochen. Die Erkrankung empfänglicher Zuchtsauen kann zu einer Agalaktie und damit zu zusätzlichen Problemen bei Saugferkeln führen.

Die **enzootische** TGE mit einer dauerhaften Persistenz des Erregers in einer Herde kann sich insbesondere in Beständen mit kontinuierlichem Zufluss empfänglicher Tiere, z. B. in großen Zuchtherden, ausbilden. Im Bestand verbleibende Zuchtsauen sind immun und geben diese Immunität passiv durch das Kolostrum an ihre Ferkel weiter. Massive Erkrankungen bei Saugferkeln bleiben daher aus. Meist wird eine milde Diarrhö bei Ferkeln zwischen dem 6. Lebenstag und 2 Wochen nach dem Absetzen beobachtet. Die Mortalität liegt unter 20 %. Das Virus persistiert im Bestand, solange empfängliche Tiere vorhanden sind. Oft kommt es zum Erlöschen der Infektion im Sommer oder Herbst. Nach Reinfektion im folgenden Winter sind dann Läufer und Mastschweine betroffen, die nicht über eine protektive Immunität verfügen.

Die **respiratorische** Variante des TGEV scheint sich aerogen als Tröpfcheninfektion auszubreiten. Der Verlauf der Erkrankung ist in der Regel subklinisch. PRCoV kommt enzootisch in weiten Teilen Europas vor. Schweine infizieren sich nach dem Verlust der maternalen Immunität und scheiden das Virus über Nasensekret für etwa 2 Wochen aus. Die Ausbreitung des PRCoV hat zu einem erheblichen Rückgang der Verbreitung von TGEV geführt; so wurde in serologischen Untersuchungen eine Prävalenz von Antikörpern gegen TGEV von nur 0,6 % (UK) bzw. 7,6 % (Belgien) festgestellt.

Pathogenese Nach oronasaler Infektion erfolgt die Passage des gegenüber niedrigen pH-Werten und intestinalen proteolytischen Enzymen resistenten Virus durch den Magen und die Infektion der hochprismatischen Epithelzellen. Infizierte Zellen im Bereich des Jejunums und Ileums lösen sich ab. Da der Zellverlust nicht rasch genug ausgeglichen werden kann, kommt es zu einer Atrophie der Darmzotten und einer verminderten enzymatischen Aktivität mit der Folge eines akuten Malabsorptionssyndroms. Eine besondere Rolle soll einer Störung der Laktosespaltung und des Elektrolyttransports (Na^+) zukommen. Die resultierende osmotische Imbalance führt zu schneller Dehydratation, metabolischer Azidose und in schweren Fällen zum Tod. Sehr junge Ferkel sind möglicherweise stärker betroffen, da der Ersatz der abgelösten Epithelzellen aus den nicht betroffenen Darmkrypten bei ihnen langsamer erfolgt. Neben dem Darm kann auch der Respirationstrakt betroffen sein, allerdings ohne schwerwiegende klinische Symptome. Eine Infektion der Milchdrüse bei der Sau wurde beschrieben und kommt als eine Ursache für die Agalaktie und Infektion der Ferkel in Betracht.

Im Gegensatz zu TGEV vermehrt sich das PRCoV vor allem in Epithelzellen des Atmungstrakts (Nasenhöhle, Trachea, Bronchien und Alveolen). Nur selten lassen sich virale Antigene auch in Darmzellen nachweisen.

Klinik und Pathologie Die Inkubationszeit ist mit 18 Stunden bis 3 Tagen kurz. Beim **epizootischen** Verlauf der TGE sind innerhalb weniger Tage alle Tiere eines Bestandes betroffen. Erste Symptome umfassen Vomitus gefolgt von wässrigem, gelblichem, übelriechendem Durchfall und schnellem Gewichtsverlust. Der Verlauf der Erkrankung hängt stark vom Alter der betroffenen Tiere ab. Bei Saugferkeln treten zahlreiche Todesfälle in der 1. Lebenswoche auf. Ferkel etwa ab einem Alter von 3 Wochen überleben mehrheitlich. Bei älteren Tieren treten eine limitierte Diarrhö, Inappetenz und nur selten Vomitus auf; Todesfälle sind ebenfalls selten. Schwerer können laktierende Sauen erkranken, möglicherweise, da sie durch den Kontakt zu infizierten Ferkeln großen Virusmengen ausgesetzt sind. Auch hormonelle Faktoren wurden diskutiert. Bei nicht laktierenden Sauen verläuft die Infektion mild oder klinisch inapparent. Die **enzootische** Form der TGE tritt besonders in großen Herden mit kontinuierlicher oder häufiger Ferkelaufzucht auf. Die beobachteten klinischen Symptome sind mild, und es treten wenige Todesfälle auf.

Pathologisch steht eine Verkürzung der Zotten im Jejunum und Ileum im Vordergrund.

Die Infektion mit PRCoV verläuft in der Regel subklinisch. Komplikationen sind durch Koinfektion mit anderen respiratorischen Pathogenen, insbesondere PRRSV, möglich.

Diagnose und Differenzialdiagnosen Aufgrund des klinischen Verlaufs ist nur eine Verdachtsdiagnose möglich, da weitere Erreger zu ähnlichen Krankheitsbildern führen können (u. a. Rotaviren, PEDV, Kokzidien und Bakterien). Insbesondere die enzootische Form der TGE ist schwer zu diagnostizieren.

Der **direkte Erregernachweis** im Labor kann durch Virusanzucht auf primären Zellen oder Zelllinien von Schweinen erfolgen. Dabei sind u. U. mehrere Passagen bis zum Auftreten eines zytopathischen Effektes (cpe) erforderlich. Schneller kann der Virusnachweis mittels RT-PCR geführt werden. Dieses Verfahren ermöglicht auch eine Unterscheidung zwischen TGEV und PRCoV. Eine weitere Möglichkeit besteht in der Untersuchung von Kotproben mittels ELISA oder Elektronenmikroskopie. Post mortem ist der Antigennachweis durch Immunfluoreszenz an Schleimhautabstrichen oder Gefrierschnitten üblich.

Der **indirekte Nachweis** einer Infektion ist mittels SNT an gepaarten Serumproben, gewonnen im Abstand von 14–21 Tagen, möglich. Allerdings können diese Tests nicht zwischen einer Immunantwort gegen TGEV oder PRCoV unterscheiden. Letzteres ermöglichen kompetitive ELISAs, die Ak gegen den beim PRCoV deletierten Bereich im S-Protein nachweisen.

Immunologie Antikörper gegen TGEV bilden sich ab etwa 7–8 Tagen p. i. und lassen sich für wenigstens 6 Monate nachweisen, möglicherweise auch länger. Wichtig im Hinblick auf den Schutz vor der Erkrankung ist die **mukosale Immunantwort**, insbesondere sezernierte Antikörper (IgA). Neben der humoralen Immunität spielen auch lokale Effektoren des zellulären Immunsystems, u. a. T-Helferzellen, eine Rolle. Die mukosale Immunantwort lässt sich durch orale, nicht jedoch durch die parenterale Applikation von vermehrungsfähigem Virus effizient stimulieren (s. Bekämpfung). Infektionen mit PRCoV induzieren einen partiellen Schutz gegenüber TGEV mit einer verkürzten Dauer der TGEV-Infektion, verringerter Virusausscheidung und milderen Symptomen.

Offenbar ist besonders das darmassoziierte Immunsystem bei neugeborenen Schweinen nicht vollständig entwickelt, was zu einer erhöhten Empfänglichkeit gegenüber der Infektion führen kann. Der Schutz neugeborener Ferkel ist nur über passive Immunisierung durch Aufnahme antiviraler Antikörper über die Milch möglich. Hierbei ist eine häufige und regelmäßige Aufnahme von Milch etwa alle 2 Stunden notwendig. Vermutlich wird Virus direkt im Darm durch die aufgenommenen Immunglobuline (bes. IgA) neutralisiert. Um möglichst hohe Antikörpertiter in der Sauenmilch zu erreichen, wurde eine Reihe von Konzepten zur Muttertierimmunisierung mit unterschiedlichen Ergebnissen verfolgt (s. Bekämpfung). Es zeigte sich, dass eine ausreichende **laktogene** Immunität nur durch enterale Applikation von TGEV bei der Sau erreicht wird. Ein partieller Schutz der Neonaten über Milch gegenüber den Folgen einer TGEV-Infektion kann auch durch Infektion der Sau mit PRCoV erreicht werden. Durch wiederholte Boosterinfektionen kann dieser Schutz verbessert werden. Zusätzlich induziert die Infektion mit PRCoV eine aktive Immunität bei Sauen, wodurch die bei der TGE auftretende Agalaktie vermieden werden kann.

Bekämpfung Die TGE gehört in Deutschland zu den **meldepflichtigen** Tierkrankheiten. Bei der Bekämpfung stehen Management, Hygiene und Immunprophylaxe im Vordergrund. Wichtig ist es, die Einschleppung des Erregers in freie Zuchtbestände zu verhindern. Dies kann über serologische Untersuchung aller Zukäufe (Eber, Jungsauen), Quarantäne, Zukauf nur aus serologisch TGEV-freien Herden sowie Hygienemaßnahmen (Vermeidung der Übertragung durch Kleidung, Schuhe, Transportfahrzeuge etc.) geschehen.

Nach Ausbruch der Erkrankung sollte versucht werden, Schäden bei Saugferkeln zu vermindern, z. B. durch Absonderung der zum Ferkeln anstehenden Zuchtsauen. Weitere innerbetriebliche Quarantänemaßnahmen können sinnvoll sein (z. B. „All in All out" in den Ferkelboxen). Eine Verbringung von Schweinen aus Herden mit TGE sollte frühestens 4–8 Wochen nach Ausbruch der Erkrankung erfolgen. Bei der Bekämpfung der enzootischen TGE muss der Zufluss empfänglicher Tiere durch Änderung des Managements temporär unterbrochen werden.

Die aktive Immunisierung der besonders empfänglichen Neonaten ist im Falle eines Ausbruchs nicht sinnvoll. Bis zum Erreichen einer Schutzwirkung vergehen nach Immunisierung 5 oder mehr Tage. Zudem interferieren maternale Ak mit der Wirksamkeit der Impfung bei Ferkeln. Die Impfung von Absatzferkeln ist möglich, der Erfolg dieser Maßnahme jedoch fraglich. Im Vordergrund der Immunprophylaxe gegen TGE steht die Muttertierimpfung. Nach natürlicher Infektion der Muttertiere besteht ein nahezu vollständiger Schutz der neugeborenen Ferkel. Die beste Induktion der **laktogenen** IgA-Antwort durch Impfung wird über die enterale Gabe von Lebendvakzinen erreicht. Eine weitere Möglichkeit ist die parenterale Impfung bei bereits exponierten Sauen, die zu einer Boosterung und erhöhten Ak-Titern in der Milch führt. Neuere Impfstoffentwicklungen umfassen Vektorvakzinen u. a. auf der Basis von Adenoviren oder Bakterien. In Deutschland ist derzeit kein Impfstoff gegen TGE zugelassen. TGEV ist relativ empfindlich gegenüber Wärme. Bei 37 °C erfolgt eine Reduktion des Titers um rund eine Zehnerpotenz innerhalb von 24 Stunden. In der Kälte ist das Virus relativ stabil. Als enterales Virus ist TGEV zudem unempfindlich gegenüber niedrigen pH-Werten und Trypsin. Wegen seiner Lipidhülle lässt sich TGEV durch herkömmliche Desinfektionsmittel leicht inaktivieren (s. Desinfektionsmittelliste der DVG für den Bereich Tierhaltung, http://www.desinfektion-dvg.de).

Epidemische Virusdiarrhö (EVD) der Schweine

Synonyme: porcine epidemic diarrhoea (PED)

Ätiologie In den Jahren 1971 und 1976 traten bei Schweinen Fälle mit einer TGE-typischen Symptomatik auf, ohne dass der Nachweis von TGEV gelang. Aufgrund des Verlaufs erhielt die Erkrankung den Namen epidemische Virusdiarrhö (EVD). Erst 1978 gelang der Nachweis eines Coronavirus bei erkrankten Schweinen, das auch für die zuvor beobachteten Epidemien verantwortlich gemacht und als „**Porcine Epidemic Diarrhoea Virus**" (PEDV) bezeichnet wurde.

Bei PEDV handelt es sich um eine vom TGEV eindeutig unterscheidbare Virusspezies. Versuche zur Kultivierung des PEDV scheiterten zunächst. Die Anzucht gelang nach umfangreicher Adaptation u. a. in Vero-Zellen unter Zusatz von Trypsin zum Nährmedium. PEDV ist serologisch einheitlich.

PEDV scheint analog zum TGEV die porcine Aminopeptidase N (APN) als zellulären Rezeptor zu verwenden. Das S-Protein lässt sich wie bei TGEV in die funktionellen Untereinheiten S 1 und S 2 aufteilen.

Epidemiologie Epidemiologisch bestehen keine eindeutigen Unterschiede im Vergleich zu TGEV. Allerdings zeigt PEDV eine stärkere Tendenz, auch über die Sommermonate in Beständen zu persistieren.

Die Übertragung erfolgt durch Aufnahme virushaltiger Fäzes. Nach einer Infektion ist Virus über mindestens 11 Tage im Kot nachweisbar. Der Erreger ist in Europa und Asien (China, Korea und Japan) weit verbreitet. Insbesondere in Asien wurden z. T. verlustreiche Epidemien beschrieben (z. B. 1996 in Japan). Seit 2013 tritt PED auch in Nordamerika auf.

In Europa zeigte die Infektion in den letzten 20 Jahren eher einen **enzootischen** Charakter. Es traten keine Epidemien bei Saugferkeln mehr auf, sondern eher Durchfälle bei Läufern, Mastferkeln und Jungsauen/-ebern, was auf eine wirksame laktogene Immunität hinweist. In Betrieben mit konstanter Ferkelproduktion tritt die enzootische PED vor allem bei 5–8 Wochen alten Schweinen nach Verlust der maternalen Immunität auf.

In den Jahren 2005 und 2006 wurden erstmals seit Langem schwere **epizootische** Ausbrüche in Italien beobachtet. Offenbar führt die nachlassende Verbreitung des Erregers zu einer erhöhten Empfänglichkeit der Schweinepopulation.

Pathogenese Die Pathogenese ähnelt jener der TGE. Nach oraler Aufnahme und Magenpassage kommt es zur schnellen Infektion der Epithelzellen im Dünndarm mit Zellverlusten und Zottenatrophie. Bei älteren Ferkeln wurde virales Antigen auch in Epithelzellen im Kolon nachgewiesen. Die Folgen des Zellverlusts entsprechen denen bei der TGE (S. 558).

Klinik und Pathologie Nach experimenteller Infektion beträgt die Inkubationszeit zwischen 22 und 36 Stunden. Typisch ist eine wässrige übelriechende Diarrhö. Im Vergleich zur TGE breitet sich die Infektion etwas langsamer im Bestand aus. Die Mortalität bei Saugferkeln ohne maternalen Schutz in der ersten LW liegt bei 50–80 %. In einigen Beständen wurden atypische Verlaufsformen mit schwereren Symptomen nur bei älteren Ferkeln und adulten Schweinen, aber milde Verläufe bei Saugferkeln beschrieben. Die Ursache der vorgenannten Verläufe ist unklar.

In Mastbeständen kommt es zu akuten Ausbrüchen mit wässriger Diarrhö, die hier z. T. schwerer als TGE verlaufen. Eine Erholung der Tiere tritt nach 7–10 Tagen ein; die Mortalität liegt bei 1–3 %. Todesfälle sollen besonders bei stressempfindlichen Rassen auftreten.

Der Sektionsbefund gleicht dem bei TGE, wobei die Veränderungen meist weniger ausgeprägt erscheinen. Histologisch dominiert eine Vakuolisierung und Desquamation von Epithelzellen im Dünndarm.

Diagnosen und Differenzialdiagnosen Klinisch ist PED nicht von anderen infektiösen Diarrhöen bei Schweinen unterscheidbar, insbesondere nicht von TGE.

Der **direkte Erregernachweis** kann zu einem frühen Zeitpunkt nach Infektion mittels Elektronenmikroskopie aus Kotproben erfolgen. Durch den Einsatz spezifischer Ak kann eine Differenzierung des PEDV von anderen Coronaviren erreicht werden (Immunelektronenmikroskopie). Der schnelle und sensitive Nachweis u. a. aus Kotproben ist über RT-PCR möglich. Üblich ist auch der Antigennachweis in Schleimhautabstrichen oder Gewebeschnitten in der akuten Phase der Erkrankung mittels Immunfluoreszenz. Die Anzucht des Erregers in der Zellkultur ist nur nach Adaptation möglich. Ein Nachweis von viralen Antigenen in Kotproben kann mittels ELISA erfolgen (3–11 Tage p. i.).

Für den **indirekten Infektionsnachweis** stehen die indirekte Immunfluoreszenz und ELISA-Verfahren zur Verfügung. Eine Diagnose erfordert gepaarte Serumproben, genommen im Abstand von 14–21 Tagen. Antikörper gegen PEDV sind ab 7–10 Tage p. i. nachweisbar.

Bekämpfung Die Bekämpfung der PED erfolgt analog zur TGE. Impfstoffe gegen PED werden in asiatischen Ländern eingesetzt; in Europa sind derzeit keine Impfstoffe gegen PED zugelassen. PED wird tierseuchenrechtlich nicht gemaßregelt.

Kümmern und Erbrechen der Ferkel

Synonyme: vomiting and wasting disease (VWD), Porcine-hemagglutinating-Encephalomyelitis-Virus(PHEV)-Infektion

Ätiologie Im Jahr 1962 wurde in Kanada eine Enzephalomyelitis bei Saugferkeln beobachtet, für die in der Folge ein Coronavirus verantwortlich gemacht wurde (PHEV). Wenige Jahre später trat im Vereinigten Königreich eine Erkrankung bei Saugferkeln auf, die durch Erbrechen, Anorexie und schnellen Gewichtsverlust gekennzeichnet war und als „**vomiting and wasting disease**" (VWD) bezeichnet wurde. Erst 1976 konnte experimentell ein Zusammenhang zwischen beiden Krankheitsbildern nachgewiesen werden.

Der Erreger, das porcine hämagglutinierende Enzephalomyelitisvirus (PHEV), gehört zum Genus *Betacoronavirus* der CoV und zeigt eine enge Verwandtschaft zum BCoV und zum humanen CoV-OC. Durch Vergleich der kompletten Sequenzen der drei Viren konnte gezeigt werden, dass PHEV eine Deletion in dem für CoV aus dem Genus *Betacoronavirus* spezifischen NS 2-Gen besitzt. Bisher nachgewiesene PHEV-Stämme sind serologisch einheitlich. Für die verschiedenen klinischen Erscheinungsbilder sind vermutlich Virusisolate mit unterschiedlicher Virulenz bzw. unterschiedlichem Tropismus verantwortlich. PHEV hämagglutiniert Erythrozyten verschiedener Tierspezies (u. a. Maus, Ratte und Huhn) durch Bindung des viralen HE-Proteins an N-Acetyl-9-O-Acetylneuraminsäure auf der Oberfläche der roten Blutzellen.

Epidemiologie Das PHEV scheint bei Schweinen weltweit verbreitet zu sein. Natürlicher Wirt des PHEV ist ausschließlich das Schwein; eine experimentelle Infektion von Mäusen mit neurotroper Virusausbreitung ist möglich. Serologische Studien zeigen eine Prävalenz von z. T. mehr als 75 %. Die Ausscheidung des Erregers erfolgt insbesondere über Nasensekrete etwa vom 3.–10. Tag p. i. Der meist **enzootische** Verlauf der Infektion in Beständen führt über die Immunität der Zuchtsauen zum Schutz der empfänglichen Saugferkel vor den Folgen der Infektion. Daher werden nur selten klinisch manifeste Infektionsverläufe beobachtet, wobei in der Regel nur wenige Würfe in einem Bestand betroffen sind, bei denen keine laktogene Immunität vorlag. Ältere Tiere (> 3 Wochen) zeigen offenbar eine altersbedingte Resistenz gegenüber der Erkrankung. Bei einer Zunahme von SPF-Tieren in der Schweinezucht muss in der Zukunft mit erheblichen Problemen durch PHEV gerechnet werden. Ein Ausbruch mit großen Tierverlusten wurde 2006 aus Argentinien gemeldet.

Pathogenese Nach oronasaler Aufnahme erfolgt zunächst die Infektion von Epithelzellen im Respirations- und Gastrointestinaltrakt (Nase, Tonsillen und Dünndarm). In der Folge breitet sich das Virus entlang von Nervenbahnen aus und erreicht aufsteigend das ZNS, wo die weitere fokale Ausbreitung zu einer nicht eitrigen Enzephalomyelitis führt. Die Infektion von Ganglien des vegetativen Nervensystems (Vagussystem) ruft Vomitus und eine gestörte Magenentleerung hervor.

Klinik und Pathologie Infektionen mit dem PHEV verlaufen in den meisten Fällen subklinisch. Durch experimentelle Infektionen bei serologisch negativen Ferkeln lassen sich jedoch Krankheitsbilder auslösen. Unter natürlichen Bedingungen sind vor allem Saugferkel im Alter von bis maximal 3 Wochen betroffen, soweit sie nicht über eine ausreichende laktogene Immunität verfügen.

Bei der „**vomiting and wasting disease**" beträgt die Inkubationszeit 4–7 Tage. Erste Symptome sind oft Schnupfen und Husten, gefolgt von Vomitus, verminderter Milchaufnahme, Zähneknirschen, Konstipation und schnellem körperlichen Verfall der Tiere. Durch Dehydratation treten Todesfälle bei jungen Saugferkeln auf. Ältere Ferkel zeigen oft eine starke Aufblähung des vorderen Abdomens. Die Mortalität kann sehr hoch sein, Überlebende kümmern meist.

Beim Auftreten von **Enzephalomyelitis** kommt es 2–3 Tage nach Krankheitsbeginn zu variablen ZNS-Symptomen wie Muskelzittern, Hyperästhesie, Ataxie, Opisthotonus und Nystagmus. Betroffene Tiere verenden meist komatös in Seitenlage. Die Mortalität kann bei Saugferkeln 100 % erreichen. Ältere Ferkel zeigen oft nur milde Symptome, etwa eine vorübergehende Lähmung der Hinterhand.

Bei der Sektion ist oft nur das Bild einer Kachexie und ausgeprägten Dilatation des Abdomens auffällig. Der Magen ist gebläht und meist gefüllt. Histologisch zeigen sich lokale Läsionen an Schleimhäuten und eine nichteitrige Enzephalomyelitis mit perivaskulären Infiltraten, Gliose und Nervenzelldegeneration.

Diagnose und Differenzialdiagnosen Zum **direkten Infektionsnachweis** eignet sich die Anzucht des Erregers, die grundsätzlich auf verschiedenen Zelllinien des Schweines möglich ist. Oft sind Blindpassagen bis zum Auftreten eines cpe erforderlich. Meist gelingt die Virusisolierung nur bei akut erkrankten Tieren. Empfindlicher ist der Nachweis des viralen Genoms mithilfe der RT-PCR.

Der **indirekte Nachweis** der Infektion kann mittels SNT oder HAH-Test durchgeführt werden. Bei der Interpretation der Ergebnisse ist die weite Verbreitung von Ak gegen PHEV zu berücksichtigen. Die Untersuchung von Serumpaaren kann aufschlussreich sein, sofern die ersten Proben unmittelbar nach Auftreten der Symptome gewonnen wurden.

Differenzialdiagnostisch sollten besonders die Aujeszky-Krankheit und die Teschener Krankheit (ansteckende Schweinelähmung) berücksichtigt werden.

Bekämpfung Ein Impfstoff gegen die Folgen einer PHEV-Infektion steht nicht zur Verfügung. Die hohe Durchseuchung der Bestände gewährleistet meist den ausreichenden Schutz der Saugferkel über die maternale Immunität. Eine tierseuchenrechtliche Maßregelung der Erkrankung erfolgt nicht.

Coronavirusinfektionen des Rindes

Synonyme: Neugeborenendiarrhö (ND), Winterdysenterie (WD)

Ätiologie Das bovine CoV (BCoV) wird für eine Reihe von Erkrankungssyndromen bei Rindern verantwortlich gemacht: für die **Neugeborenendiarrhö** (ND) als bestandsweise gehäuft auftretende verlustreiche Erkrankung bei Kälbern, für die **Winterdysenterie** (WD) mit hämorrhagischer Diarrhö insbesondere bei laktierenden Kühen sowie für respiratorische Erkrankungen bei Rindern unterschiedlicher Altersstufen (**bovine respiratory disease complex** (BRDC), **shipping fever**). Bei den genannten Erkrankungssyndromen spielen Mischinfektionen und Umweltfaktoren eine wichtige Rolle, sodass die ätiologische Bedeutung des BCoV lange Zeit unklar war.

BCoV gehört zum Genus *Betacoronavirus* der CoV und ist eng mit dem PHEV verwandt. Sowohl das S-Protein als auch das HE-Protein binden an Acetyl-Neuraminsäuren auf der Oberfläche von Zellen. In Zellkultur ist das HE für die Replikation des BCoV nicht essenziell. Das S-Protein wird durch zelluläre trypsinähnliche Proteasen gespalten.

Erstmalig isoliert wurde der Erreger bei Rindern mit Diarrhö 1971 in den USA; mittlerweile ist das Virus weltweit verbreitet. Seit 1982 wird es auch im Zusammenhang mit respiratorischen Erkrankungen bei Rindern beschrieben. Mehrere Studien beschäftigten sich mit den Unterschieden zwischen respiratorischen und enteralen BCoV-Isolaten. Dabei wurden Mutationen in unterschiedlichen Bereichen des Genoms gefunden. Es gelang jedoch nicht, ein einheitliches Muster zu identifizieren. Zudem lassen sich mit respiratorischen Isolaten experimentell Diarrhö bei Kälbern und WD bei adulten Rindern auslösen. Einige biologische Unterschiede u. a. im Tierartspektrum der Hämagglutination zwischen respiratorischen und enteralen Isolaten wurden beschrieben; so sollen respiratorische Isolate im Gegensatz zu enteralen Viren Erythrozyten des Huhns nicht agglutinieren. Weiterhin wurde eine Temperatursensitivität der Hämagglutinin-Esterase (HE) mit verminderter Aktivität bei 39 °C bei respiratorischen Stämmen postuliert.

BCoV-ähnliche Erreger wurden auch bei Wildwiederkäuern und Tylopoden (u. a. Alpaka, Sambar-Hirsch, Weißwedelhirsch, Wasserbock, Rothirsch, Büffel und Giraffe) nachgewiesen. Die Isolate sind sich genetisch und antigenetisch sehr ähnlich, sodass es sich vermutlich um Varianten des BCoV mit einem breiteren Wirtsspektrum handelt. Antikörper gegen BCoV finden sich bei einer Reihe weiterer Wildtiere (u. a. bei Karibus). Auf ein breites Wirtsspektrum des BoCV deuten auch Befunde über Infektionen bei Hunden und beim Menschen hin: So wurde ein BCoV-ähnliches Virus von einem Kind mit Diarrhö isoliert. Hunde lassen sich sowohl unter natürlichen Bedingungen als auch experimentell mit BCoV infizieren, und auch Vögel (Truthahn) können experimentell infiziert werden.

Epidemiologie Die Ausscheidung des Erregers erfolgt über Kot und Nasensekrete meist 2–8 Tage p. i. Die Infektion erfolgt oronasal. Eine saisonale Häufung von Erkrankungsfällen in der kälteren Jahreszeit wird u. a. der Temperaturempfindlichkeit des Erregers zugeschrieben. Das Reservoir bilden vermutlich subklinisch infizierte Rinder im Bestand.

Die sog. **Winterdysenterie** tritt vor allem von November bis März auf. Beschrieben wurde das Krankheitsbild in den USA, Europa, Australien und Asien. Die Morbidität schwankt zwischen 20 und 100 %. Zusätzliche Faktoren (Koinfektionen, Umweltfaktoren etc.) sind an der Ausprägung des Erkrankungssyndroms beteiligt. Die WD breitet sich meist explosionsartig im Bestand aus. Die Dauer der Erkrankung liegt je nach Größe des Betriebs zwischen 2 und 5 Wochen. Typischerweise sind Kälber weniger stark betroffen als ältere Tiere.

Respiratorische Erkrankungen im Zusammenhang mit BCoV werden vor allem nach Tiertransporten und Neugruppierung der Tiere beobachtet (Feedlots). Dabei kommt es neben respiratorischen Symptomen vor allem zu einer fehlenden Gewichtszunahme.

In letzter Zeit gab es vereinzelte Berichte über folgenschwere Infektionen während der Sommermonate: Betroffen von respiratorischen Symptomen waren Tiere verschiedener Alterstufen, während Diarrhö vor allem bei laktierenden Kühen auftrat.

Pathogenese BCoV infiziert vor allem Epithelzellen sowohl im Respirationstrakt als auch im Intestinum. Bei der Neugeborenendiarrhö soll zunächst eine Infektion der Epithelien des Atmungstraktes (Turbinalien, Nase, Trachea, Lunge) erfolgen. Nach lokaler Replikation kommt es zur Bildung großer Mengen von virushaltigem Schleim, der abgeschluckt wird. Auf diese Weise gelangt der säureresistente Erreger in den Magen-Darm-Trakt, wo er Epithelzellen der Zotten und Krypten des Ileums, Jejunums und Kolons befällt. Als Folge des Zellverlusts durch Abschilfern infizierter Zellen tritt eine akute malabsorptive Diarrhö auf. Im Atmungstrakt können eine Pneumonie und lokale Emphyseme vorliegen. Befunde nach experimenteller Infektion von Kälbern sprechen allerdings eher für eine primäre Infektion des Dünndarms und eine nachfolgende hämatogene Ausbreitung zur Lunge. Bei der respiratorischen Erkrankung älterer Kälber lässt sich Virus ebenfalls im Respirations- und Gastrointestinaltrakt nachweisen. Bei der Ausprägung der Symptome spielen Sekundärinfektionen und Umweltfaktoren eine entscheidende Rolle.

Die Pathogenese der Winterdysenterie ähnelt jener der Kälberdiarrhö. Allerdings sind bei der WD vor allem ältere Tiere, insbesondere laktierende Kühe, betroffen. Im Magen-Darm-Trakt sind besonders die Krypten im Kolon infiziert. Respiratorische Symptome sind selten, allerdings erfolgt eine Ausscheidung des Erregers über das Nasensekret.

Der bovine respiratory disease complex (shipping fever, enzootische Bronchopneumonie) ist eine multifaktorielle Erkrankung, die vor allem bei Mastkälbern in sogenannten Feedlots vorkommt. Symptome treten meist innerhalb einer Woche nach Ankunft neuer Tiere auf. Sekundäre Faktoren wie Umwelteinflüsse, Stress durch Transport und neue Gruppenbildung spielen eine Rolle. BCoV lässt sich beim shipping fever regelmäßig in Epithelzellen der Lunge und Bronchien sowie im Nasensekret nachweisen. Meist liegen zusätzliche Infektionen mit Bakterien (*Mannheimia haemolytica*, *Pasteurella multocida*, *Mycoplasma* spp.) oder Viren (PI3, BRSV, Adenovirus, BHV-1, BVDV) vor.

Klinik und Pathologie Bei der Neugeborenendiarrhö beträgt die Inkubationszeit 3–4 Tage. Betroffen sind bis zu 3 Wochen alte Kälber, seltener auch ältere Tiere bis zu einem Alter von etwa 3 Monaten. Erkrankte Tiere entwickeln eine massive Diarrhö mit wässrigem, schleimigem Kot, der oft geronnene Milch enthält. Die Schwere der Erkrankung ist abhängig von Alter und Immunstatus der Kälber sowie der Virusdosis. Die Morbidität reicht von 10 % bis zu 90 % in Problembetrieben. Meist dauert die Erkrankung 2–8 Tage. Subklinische Verläufe sind möglich. Komplikationen treten insbesondere nach Koinfektionen mit Rotaviren, Caliciviren oder Kryptosporidien auf.

Respiratorische Erkrankungen bei Kälbern zeichnen sich durch Husten und Rhinitis aus. Betroffen sind ältere Kälber zwischen 2 und 6 Monaten, die oft intermittierend Virus ausscheiden.

Die **Winterdysenterie** hat eine Inkubationzeit von 3–8 Tagen. Die in den Wintermonaten gehäuft auftretende Erkrankung ist gekennzeichnet durch Apathie, Anorexie, Fieber und hämorrhagische Diarrhö. Respiratorische Symptome sind mild oder nicht nachweisbar. Von wirtschaftlicher Bedeutung ist der massive Rückgang der Milchproduktion bei erkrankten Tieren. Meist dauert die Krankheit nur kurz (1–6 Tage), und die Mortalität ist gering. WD tritt vor allem bei jungen Rindern sowie bei Wildwiederkäuern, die in Gefangenschaft gehalten werden, auf.

Der **bovine respiratory disease complex** (BRDC) ist eine respiratorische Erkrankung bei Masttieren, die mit Rhinitis, Pneumonie, Diarrhö, Fieber, Anorexie und vermindertem Wachstum einhergeht.

Der Sektionsbefund nach BCoV-Infektion ist wenig spezifisch. Regelmäßig zeigen sich eine Zottenatrophie in Jejunum und Ileum sowie eine Pneumonie mit Lungenemphysem, oft auch als eitrig-fibrinöse Bronchopneumonie infolge bakterieller Sekundärinfektionen.

Diagnose und Differenzialdiagnosen Wegen der Vielzahl der infrage kommenden Erreger ist trotz klarer Klinik eine ätiologische Diagnose nur labordiagnostisch möglich, bei Bestandsproblemen jedoch dringend angeraten.

Der **direkte Erregernachweis** kann aus Trachealschleim, Nasentupfern oder Lungengewebe sowie Kotproben erfolgen. Neben der Elektronenmikroskopie (bes. Kotproben) eignen sich der ELISA, die Immunfluoreszenz (Gewebeschnitte) und als besonders sensitive Methode die RT-PCR. Eine Anzucht des Erregers ist u. a. auf humanen Rektumkarzinomzellen (HRT-18) und bovinen Turbinalzellen (BT) möglich.

Der **AK-Nachweis** erfolgt mittels HAH-Test oder ELISA. Bei der Interpretation der Ergebnisse ist die weite Verbreitung des Erregers zu beachten.

Differenzialdiagnostisch kommen Infektionen mit Rotaviren, Astroviren, Caliciviren, BVDV sowie bakterielle, parasitäre und diätetische Gastroenteritiden in Betracht.

Immunologie Nach Infektion kommt es zur Entwicklung einer protektiven Immunität, deren Dauer nicht bekannt ist. Zwischen respiratorischen und enteralen Virusstämmen besteht eine Kreuzprotektion. Wie auch bei anderen CoV-Infektionen ist die Übertragung maternaler Antikörper über die Milch von entscheidender Bedeutung (**laktogene** Immunität).

Bekämpfung Bei erkrankten Tieren erfolgt eine symptomatische Therapie (Flüssigkeits- und Elektrolytausgleich) sowie eine begleitende Antibiose. Zur Vorbeugung hat sich die Immunisierung der Muttertiere zur Erhöhung der kolostralen Antikörpertiter unter der Trächtigkeit bewährt. Dabei werden Kombinationsimpfstoffe eingesetzt, die neben vermehrungsfähigem oder inaktiviertem BCoV auch Rotavirus und enterotoxische *E. coli* enthalten. Die Impfung erfolgt 6–8 Wochen und 1–3 Wochen ante partum. Wichtig ist eine optimale Versorgung der Kälber mit Kolostrum. Eine Alternative stellen kommerzielle Immunglobulinpräparate dar.

Zur Vorbeugung des shipping fever können Kälber vor dem Transfer in Mastbetriebe immunisiert werden.

Coronavirusinfektionen der Katze

Synonyme: feline infektiöse Peritonitis (FIP)

Ätiologie Die Erstbeschreibung des felinen CoV (FCoV) im Zusammenhang mit dem Krankheitsbild der **felinen infektiösen Peritonitis** (FIP) stammt aus dem Jahr 1978. FCoV kommt in zwei Serotypen (I und II) vor. Der Serotyp I ist im Feld weiter verbreitet und soll für rund 80 % der FCoV-Infektionen verantwortlich sein. Beide Serotypen können zu FIP führen. Serotyp-I-FCoV lassen sich nur schwer auf Zellkulturen vermehren. Demgegenüber ist die Kultivierung von Vertretern des Serotyps II unproblematisch. Letzterer entstand durch eine Rekombination zwischen FCoV I und dem kaninen CoV.

Historisch wurden zwei Coronaviren der Katze, nämlich das **feline enterale CoV** (FECV) und das **FIP-Virus** (FIPV) unterschieden. Es handelt sich hierbei allerdings um Virulenzvarianten ein und derselben Virusspezies, die mitunter auch als **Patho**- oder **Biotypen** bezeichnet werden. Nach der gängigen Theorie entsteht das virulente FCoV in einer Katze de novo durch Mutation(en) aus dem schwach virulenten FCoV und löst in der Folge FIP aus. Bisher wurde kein einheitliches Muster der Mutationen gefunden, die zur Ausprägung der Virulenz führen. Vergleiche nah verwandter FCoV-Isolate unterschiedlicher Virulenz ergaben Unterschiede im S-Protein sowie in den akzessorischen Proteinen 3c und 7b. Allerdings wurde bei der Mehrzahl der Untersuchungen nur das 3'-terminale Drittel des Genoms berücksichtigt.

Die Unterschiede in der Virulenz gehen mit einem veränderten Tropismus einher. Während schwach virulente Vertreter bevorzugt in Epithelzellen des Darmes replizieren, können sich virulente FCoV effizient in Makrophagen vermehren, was für die Pathogenese der Erkrankung bedeutsam ist. Für die Änderung des viralen Tropismus sind möglicherweise Mutationen im S-Protein entscheidend, die jedoch nicht die rezeptorbindende Domäne des Proteins betreffen.

CCoV, TGEV und HCoV 229E können subklinische Infektionen bei Katzen verursachen.

Epidemiologie FCoV ist weltweit stark verbreitet; 80–90 % der Zuchtkatzen und 10–50 % der frei laufenden Katzen tragen Antikörper gegen FCoV. Die FIP stellt die häufigste infektionsbedingte Todesursache bei Katzen dar. Eine Zunahme der Erkrankung in den letzten Jahrzehnten wird mit einer veränderten Katzenhaltung (Haltung in Räumen, gemeinsam genutzte Katzentoiletten) und damit zunehmenden Expositionsmöglichkeiten in Zusammenhang gebracht.

Die Infektion von Katzen findet im Alter von wenigen Wochen, nach Verlust der maternalen Immunität, statt. Nach oronasaler Infektion kommt es bereits am 2. Tag p. i. zur Virusausscheidung, vorwiegend über Fäzes. Die Ausscheidung kann über Wochen bis Monate anhalten, auch das Auftreten von lebenslangen Dauerausscheidern wurde beschrieben. FCoV ist insbesondere in Mehrkatzenhaushalten, Katzenzuchten und Tierheimen endemisch, wo ständig Möglichkeiten zur Reinfektion bestehen. Stress kann zu einer verstärkten Virusreplikation und -ausscheidung führen. Im Hinblick auf die Wahrscheinlichkeit des Auftretens von FIP scheinen auch genetische Faktoren eine Rolle zu spielen. Neben Katzen sind auch andere Feliden für FCoV empfänglich; Todesfälle wurden u. a. bei Geparden, Löwen, Luchsen und Leoparden beschrieben.

Grundsätzlich kann jede FCoV-Infektion zum Ausbruch von FIP führen, aber die tödliche Krankheit tritt nur bei etwa 5–10 % der infizierten Katzen auf. Das ursächliche virulente FCoV scheint dabei in der Regel de novo zu entstehen und nicht oder nur in geringen Mengen ausgeschieden zu werden, denn auch in Mehrkatzenumgebungen sind meist lediglich Einzeltiere betroffen. Katzen aller Altersstufen können erkranken, allerdings liegt das Alter bei der Hälfte der erkrankten Tiere unter 2 Jahren.

Pathogenese Nach oronasaler Infektion kommt es zur initialen Replikation im Bereich der Tonsillen und der Epithelien des Oropharynx und in der Folge zum Befall der Epithelzellen des Darms. Offenbar bestehen Unterschiede bezüglich des Tropismus zwischen den beiden Serotypen. Während Serotyp-I-FCoV besonders das Epithel des Dünndarms befällt, findet sich Serotyp-II-FCoV vor allem im Kolon. Folgen der Infektion ausdifferenzierter Darmzellen sind eine moderate Atrophie und Fusion der Darmzotten.

Die Pathogenese der FIP ist noch nicht abschließend geklärt. Die früher verbreitete Auffassung, dass eine Infektion mit dem schwach virulenten Virus auf das Darmepithel beschränkt bleibt, ist nicht haltbar. Allerdings bestehen zwischen schwach virulenten und virulenten FCoV-Isolaten erhebliche quantitative Unterschiede in der Fähigkeit, in **Monozyten/Makrophagen** zu replizieren. Für die Pathogenese der FIP scheint diese massive Replikation in Monozyten von zentraler Bedeutung zu sein. Demnach kommt es zu einer Aktivierung von Monozyten und nachfolgend zur Adhäsion und Extravasation der Zellen im Bereich kleiner bis mittlerer Venen und einer Vaskulitis. Die aktivierten Zellen setzen Zytokine frei (u. a. IL-1β und TNF-α). Die Folge ist eine **granulomatöse Entzündung** der Gefäßwand. In einem späteren Stadium der Infektion kommt es zur Einwanderung von B-Lymphozyten. Die früher vertretene Auffassung, dass die Gefäßveränderungen bei der FIP im Wesentlichen Folge einer Immunkomplexreaktion unter Komplementbeteiligung sind, scheint nicht zutreffend. Neben lokalen Entzündungen spielen offenbar auch systemische Prozesse eine Rolle. So kommt es insbesondere in der terminalen Phase der Erkrankung zu einer T-Zell-Depletion durch Induktion von Apoptose sowie einer polyklonalen B-Zell-Aktivierung.

Klinik und Pathologie Infektionen mit FCoV verlaufen in den meisten Fällen subklinisch. Nach Erstinfektion einer Katze kann es zu geringgradigen enteralen und/oder respiratorischen Symptomen kommen. Schwere Verläufe mit Diarrhö und Vomitus sind selten.

Das klinische Bild der FIP ist sehr variabel und von den betroffenen Organsystemen abhängig. Die **feuchte Form** ist durch Flüssigkeitsansammlungen in den Körperhöhlen, Aszites, Thorakal- und/oder Perikardergüsse gekennzeichnet. Allgemeinbefinden und Appetit können gestört sein, Fieber, Gewichtsverlust, Dyspnoe, Tachypnoe und Ikterus werden z. T. beobachtet. Bei der **trockenen Form** lässt sich häufig eine Vergrößerung der mesenterialen Lymphknoten feststellen. Je nach Beteiligung von Organen wie Lunge oder Niere treten weitere Symptome auf. Ataxie, Nystagmus und Krämpfe werden bei Tieren beobachtet, bei denen das ZNS betroffen ist (etwa ⅓ der Fälle). Relativ häufig lassen sich Augenveränderungen (Iritis, Trübung der vorderen Augenkammer, Veränderungen der retinalen Gefäße) beobachten. Ist der Darm betroffen, kann es zu chronischer Diarrhö kommen. An FIP erkrankte Katzen sterben in der Regel an der Infektion.

Bei der Sektion dominieren Pyogranulome an verschiedenen Lokalisationen; bei der feuchten Form treten diffus verteilte weiße Plaques auf serösen Häuten auf. Häufig betroffen sind die Nieren mit Granulomen in der Rinde. Die Darmwand kann diffus verdickt sein. Histologisch stehen eine Phlebitis und Periphlebitis im Vordergrund. Neben Nekrosen finden sich perivaskuläre Infiltrate bestehend aus pleomorphen Zellen (Makrophagen, Lymphozyten, Plasmazellen und polymorphnukleären Neutrophilen). Der Nachweis von Virusantigen gelingt meist in Makrophagen.

Diagnose und Differenzialdiagnosen Bei der Betrachtung der diagnostischen Möglichkeiten sollte zwischen einer **FCoV-Infektion** und dem Nachweis von **FIP** unterschieden werden. Letzterer ist an das Vorliegen klinischer Symptome gebunden. Infektionen mit FCoV lassen sich verhältnismäßig leicht, z. B. mittels RT-PCR, nachweisen, zeigen bei gesunden Katzen aber keine FIP an. Bei einem negativen PCR-Ergebnis (z. B. aus Blutzellen) ist FIP jedoch unwahrscheinlich. Festzuhalten ist, dass es derzeit intra vitam keinen **„FIP-Test"** gibt und eine Diagnose nur unter Berücksichtigung von Anamnese, Klinik, klinischen Laborwerten und virologischen Untersuchungsergebnissen gestellt werden kann. Hierzu wurden verschiedene Algorithmen vorgeschlagen (s. klinische Lehrbücher). Im Zusammenhang mit FIP häufig vorliegende Veränderungen sind Lymphopenie, Neutrophilie mit Linksverschiebung, nichtregenerative Anämie mit erniedrigtem Hämatokrit, Erhöhung des Globulingehalts im Plasma als Folge einer polyklonalen Stimulation von B-Lymphozyten, Erhöhung des Plasmagesamteiweißes und somit ein erniedrigtes Albumin-Globulin-Verhältnis. Die typischen **Effusionen** in den Körperhöhlen sind klar, gelblich, viskös, fadenziehend und enthalten verhältnismäßig wenige Zellen. Der Nachweis von Virus in **Transsudatzellen** gilt als beweisend für das Vorliegen von FIP.

Der **Nachweis von Antikörpern** gegen FCoV wird meist mittels IIF geführt. Probleme bereitet die fehlende Standardisierung der Testverfahren. Bei der Interpretation serologischer Testergebnisse ist zu berücksichtigen, dass eine positive Reaktion lediglich eine FCoV-Infektion anzeigt, d. h., neben an FIP erkrankten Katzen reagieren auch gesunde Tiere positiv. Zudem weisen laut Literatur einige Katzen mit **feuchter** FIP im Test niedrige oder nicht nachweisbare Antikörpertiter auf, vermutlich, da die Antikörper durch zirkulierendes Antigen gebunden werden. Bei der **trockenen** Form der FIP finden sich in fast allen Fällen hohe Antikörpertiter. Geeignet ist der Nachweis von antiviralen Antikörpern insbesondere in Form von Verlaufskontrollen,

u. a. zur Feststellung eines Kontaktes mit einem Ausscheider und zum Ausschluss von Dauerausscheidern, denn serologisch negative Katzen kommen als Dauerausscheider nicht infrage. Ein Abfall der Ak-Titer in einem Katzenkollektiv über einen längeren Zeitraum deutet auf das Fehlen von Ausscheidern hin. Gesunde serologisch negative Katzen können in virusfreie Bestände eingeführt werden.

Vielversprechende Ansätze für eine verbesserte Labordiagnose der FIP stellen PCR-Verfahren zum quantitativen Nachweis viraler sgRNA in Makrophagen dar.

Immunologie Die Immunantwort gegen FCoV wirft nach wie vor Fragen auf. Allgemein wird davon ausgegangen, dass eine Kontrolle der FCoV-Infektion und ein Schutz vor dem Ausbruch der FIP durch eine **zellvermittelte Immunantwort** möglich ist. In dieses Bild passt der protrahierte Verlauf der FCoV-Infektion als ein Wechselspiel zwischen Immunantwort und Virusreplikation. Die terminal beobachtete lymphozytäre Depletion und massive Virusvermehrung kann als ein Verlust der Kontrolle durch das Immunsystem gedeutet werden.

Im Gegensatz dazu wird die **humorale Immunantwort** eher als nicht protektiv eingestuft. Dem entgegen stehen Beobachtungen, die zeigen, dass Welpen durch maternale Antikörper gegen eine Infektion geschützt sind. Auch scheint die Klärung einer Infektion mit Antikörpern gegen das S-Protein zu korrelieren. Eine besondere Bedeutung kommt der mukosalen Immunität zu; sekretorische IgA-Antikörper sollen eine systemische Infektion mit FCoV verhindern können.

Im Zusammenhang mit experimentellen Infektionen insbesondere nach Impfung mit rekombinanten Viren wurde das Phänomen des „**antibody dependent enhancement**" (ADE) beobachtet. So zeigten geimpfte Katzen eine verkürzte Inkubationszeit und erkrankten zu einem höheren Prozentsatz als ungeimpfte Kontrolltiere. Dem Phänomen liegt eine rezeptorunabhängige, durch Antikörper und Fc-Rezeptoren vermittelte Aufnahme des Virus in Makrophagen zugrunde. Unter natürlichen Bedingungen scheint ADE jedoch keine Rolle zu spielen.

Bekämpfung Zugelassen ist derzeit ein Impfstoff, der auf einer temperatursensitiven FCoV-Mutante basiert. Nach intranasaler Applikation soll sich das Impfvirus nur im Bereich der Schleimhäute vermehren und dort zu einer Immunantwort führen. Der Impfstoff gilt als unschädlich, wird aber in seiner Wirksamkeit unterschiedlich beurteilt. Vermutlich ist eine Vakzinierung nur vor einer Infektion von Katzen mit FCoV erfolgversprechend. Neuere Ansätze umfassen vektorbasierte Impfstoffe unter Einschluss der Induktion von Schleimhautimmunität.

Bei der Prävention der FIP steht die Vermeidung der Infektion mit dem FCoV im Vordergrund. Hierbei spielen die Identifikation und Eliminierung von Dauerausscheidern sowie strikte Hygienemaßnahmen eine wichtige Rolle. Die Möglichkeit zum Aufbau negativer Bestände, z. B. durch Frühabsetzen von Katzenwelpen, wird diskutiert.

Als behülltes Virus ist FCoV relativ leicht mit üblichen Desinfektionsmitteln zu inaktivieren (vgl. Desinfektionsmittelliste der DVG, Bereich Tierhaltung, http://www.desinfektion-dvg.de).

Coronavirusinfektionen beim Hund

Ätiologie Das kanine Coronavirus (CCoV) wurde als Erreger von akuten Gastroenteritiden bei Hunden erstmals 1971 bei in Deutschland stationierten amerikanischen Militärhunden nachgewiesen. Infektionen mit dem CCoV verlaufen meist mild oder klinisch inapparent, Todesfälle sind selten. Allerdings gibt es hochvirulente Virusisolate, die zu Epidemien mit hoher Morbidität und z. T. schweren Krankheitsverläufen führen können. CCoV-Isolate lassen sich in zwei Typen einteilen: die klassischen CCoV-Stämme werden als CCoV II bezeichnet und zeigen eine deutliche Verwandtschaft mit Vertretern des Serotyps II des felinen CoV sowie mit dem TGEV des Schweines. Ebenfalls in diese Gruppe gehört das kanine pantrope CoV, das sich durch einen veränderten Tropismus auszeichnet und zu schweren, tödlichen Erkrankungen, vor allem bei Welpen, führen kann. Eine Variante des CCoV II, die aus der Rekombination von CCoV und TGEV hervorging, wird als CCoV IIb bezeichnet.

Demgegenüber steht eine Gruppe von CCoV-Isolaten, die eine größere Ähnlichkeit mit dem FCoV-Serotyp I haben und sich ebenfalls nicht ohne Weiteres in Zellkultur vermehren lassen. Diese als CCoV Typ I bezeichneten Isolate konnten auch bei Katzen und einigen Wildtieren nachgewiesen werden.

Das kanine respiratorische CoV (CrCoV) gehört zum Genus *Betacoronavirus* der Coronaviren und weist eine nahe Verwandtschaft mit dem bovinen CoV und dem humanen CoV-OC auf. Entdeckt wurde CrCoV 2003 im Zusammenhang mit respiratorischen Erkrankungen in Zwingern. Retrospektive Untersuchungen zeigen, dass sich der Erreger bereits in Proben von 1996 nachweisen lässt. CrCoV lässt sich nur schwer auf Zellkulturen vermehren und stellt einen Erreger des Zwingerhustenkomplexes dar.

Epidemiologie Das CCoV kommt weltweit vor und ist weit verbreitet. Als Infektionsquelle ist neben dem direkten Kontakt zwischen Hunden (Beschnüffeln, Belecken) auch infizierter Hundekot von Bedeutung. Die Ausscheidung des Erregers über den Kot erfolgt meist vom 3.–14. Tag nach Infektion; längere Zeiträume von bis zu 6 Monaten wurden beschrieben. Abhängig von der Umgebungstemperatur bleibt Virus im Kot bis zu 48 Stunden infektiös. Ein Problem stellt die Infektion mit CCoV vor allem in Zwingern dar, in denen sich das Virus aufgrund seiner erheblichen Kontagiosität schnell ausbreitet. Insbesondere Jungtiere können dabei schwer erkranken. Neben Hunden sind auch wild lebende Kaniden (z. B. Kojoten) für das Virus empfänglich. Eine Übertragung von CCoV auf Katzen kann zu einer klinisch inapparenten Infektion führen.

Pathogenese Die Infektion von Hunden mit dem CCoV erfolgt in der Regel oral. Die Inkubationszeit beträgt 1–4 Tage (24–36 Stunden nach experimenteller Infektion), die Dauer der Erkrankung meist weniger als 2 Wochen (3–16 Tage), selten bis zu 4 Wochen. Nach initialer Infektion der Tonsillen und einer Magenpassage des Virus kommt es zur lytischen Infektion von Epithelzellen im apikalen Drittel der Darmzotten. Anders als bei der Parvovirose (S.462) sind die Epithelzellen der Darmkrypten nicht betroffen. Eine virämische Ausbreitung des Erregers wurde nicht nachgewiesen. Allerdings konnte nach experimenteller Infektion Virus auch aus Leber, Meningen, Lunge, mesenterialen und peripheren Lymphknoten isoliert werden. Die Bedeutung dieser Beobachtung für die Pathogenese der Erkrankung ist unklar. Eine mögliche Persistenz im Bereich des darmassoziierten lymphatischen Gewebes wird diskutiert.

Befall und Zerstörung der Darmepithelzellen führen über Flüssigkeits- und Elektrolytverlust zu einer meist milden, selten hämorrhagischen Diarrhö. Hunde aller Altersklassen und Rassen sind für die Infektion empfänglich.

Von Bedeutung ist das Auftreten von **Doppelinfektionen** mit CCoV und dem kaninen Parvovirus (CPV-2). Hierbei kommt es häufig zu schweren Erkrankungen mit Todesfällen. Weiterhin wurden Todesfälle bei Jungtieren nach einer Doppelinfektionen mit CCoV und CAV-1 beschrieben.

Das kanine pantrope CoV wurde nach natürlicher und experimenteller Infektion in Lunge, Milz, Leber, Niere und ZNS erkrankter Tiere nachgewiesen.

Das CrCoV lässt sich nach der Infektion vor allem im respiratorischen System nachweisen (Trachea, Tonsillen, Bronchien).

Klinik und Pathologie Klinisch lässt sich die Infektion mit CCoV nur schwer von Enteritiden anderer Ursache abgrenzen. Schwere Infektionsverläufe werden vor allem bei Jungtieren beobachtet, während adulte Tiere seltener Symptome zeigen. Nach kurzer Inkubationszeit treten Erbrechen und wässrig-schleimiger Durchfall mit gelblich-grünem oder orangefarbenem, übelriechendem Kot auf. Im Gegensatz zur Parvovirose sind Blutbeimengungen im Kot selten. Als Folge des Flüssigkeitsverlusts kommt es zur Dehydratation. Betroffene Tiere zeigen Depression und Anorexie, selten wird eine Erhöhung der Körpertemperatur beobachtet. Eine Leukopenie, die typisch für die Parvovirusinfektion ist, tritt in der Regel nicht auf.

Während Erbrechen normalerweise nur am 1. Tag der Erkrankung auftritt, kann die Diarrhö über mehrere Tage, in Einzelfällen bis zu 4 Wochen, anhalten. Bleiben Sekundärinfektionen aus, kommt es in der Regel zu einer spontanen Heilung innerhalb einiger Tage.

Histopathologisch dominieren eine Atrophie der Darmzotten, Vertiefung der Krypten sowie das Auftreten von Entzündungszellen in der Lamina propria.

Nach Infektion mit dem kaninen pantropen CoV wurden Fieber (39,5–40,8 °C), Lethargie, Appetitlosigkeit, Erbrechen, hämorrhagische Diarrhö, ausgeprägte Leukopenie und neurologische Symptome beobachtet. Todesfälle treten vor allem bei Welpen auf.

Diagnose und Differenzialdiagnosen Eine Diagnose erfolgt vor allem durch **direkten Nachweis** des Erregers. Hierfür eignet sich die elektronenmikroskopische Untersuchung möglichst frischer Kotproben mithilfe der Negativkontrastierung. Die Isolierung des Virus (CCoV II [klassisch]) in Kulturzellen ist möglich, aber zeitaufwendig. Weiterhin kann der Nachweis des Virusgenoms mithilfe der RT-PCR durchgeführt werden. Neuere Verfahren, u. a. die Echtzeit-RT-PCR, erlauben auch die Unterscheidung der beiden Typen.

Der **indirekte Infektionsnachweis** über das Vorhandensein von Antikörpern im Serum betroffener Tiere hat nur untergeordnete Bedeutung. Grundsätzlich ist ein Nachweis von Antikörpern ab dem 7.–10. Tag nach Infektion z. B. im Neutralisationstest, Bindungstest, Plaquetest oder ELISA möglich. Aufgrund der weiten Verbreitung des Erregers und der Häufigkeit symptomloser Infektionen kann eine ätiologische Diagnose jedoch nur über Untersuchung von gepaarten Serumproben (Beginn der Erkrankung und ca. 14–21 Tage später) erfolgen. Alternativ kann ein Nachweis antiviraler IgM-Antikörper im ELISA versucht werden.

Der Nachweis von CrCoV ist mittels RT-PCR möglich, deren Zielsequenzen im S- oder HE-Gen liegen. Als Probenmaterial eignen sich Nasentupfer. Mittels serologischer Untersuchung kann der Anstieg des Antikörpertiters nach einer Infektion an gepaarten Serumproben nachgewiesen werden. Es besteht eine Kreuzreaktion gegenüber BCoV.

Immunologie Hunde reagieren auf die Infektion mit der Bildung von Antikörpern, die allerdings nur einen partiellen Schutz vor erneuter Erkrankung bieten. Die Dauer einer Immunität nach Infektion oder Impfung ist unklar. Maternale Antikörper können Welpen in den ersten 4–5 Lebenswochen vor der Erkrankung schützen.

Bekämpfung Die Therapie beschränkt sich auf unterstützende Maßnahmen (Flüssigkeits- und Elektrolytersatz, diätetische Maßnahmen).

In den USA und einigen Ländern Europas verfügbare inaktivierte oder attenuierte Impfstoffe sind in ihrer Schutzwirkung umstritten. In Deutschland ist bisher ein Impfstoff auf der Basis von inaktiviertem CCoV zugelassen. Bei der Prophylaxe der Erkrankung stehen besonders in Zwingern Hygienemaßnahmen im Vordergrund. CCoV ist als behülltes Virus gegenüber den meisten handelsüblichen Detergenzien und Desinfektionsmitteln empfindlich. Dennoch ist die Kontrolle der Ausbreitung vor allem in Zwingern schwierig, denn klinisch inapparent infizierte Hunde bilden eine Ansteckungsquelle. Erkrankte Hunde müssen abgesondert werden. Hündinnen sollten abgetrennt werfen und mit ihren Welpen für mindestens 12 Wochen isoliert bleiben.

Coronavirusinfektionen bei Pferden

Coronaviren wurden verschiedentlich in Kotproben von Pferden mit Diarrhö nachgewiesen. Im Jahr 2000 gelang es, aus dem Kot eines an Diarrhö erkrankten Fohlens ein Coronavirus zu isolieren. Der als equines Coronavirus (ECoV) bezeichnete Erreger gehört zum Genus *Betacoronavirus* der CoV und zeigt eine genetische und antigenetische Verwandtschaft zu BCoV und PHEV. Über die Verbreitung und klinische Bedeutung des ECoV ist wenig bekannt. Ausbrüche von ECoV wurden aus Japan und den USA gemeldet; betroffen waren dabei besonders adulte Pferde.

Epizootische katarrhalische Enteritis der Frettchen

Synonyme: ECE

Die epizootische katarrhalische Enteritis der Frettchen wurde erstmals 1993 in den USA beschrieben. Betroffene Tiere zeigen einen schleimigen, grünlichen, übelriechenden Durchfall, häufig in Verbindung mit Anorexie, Lethargie und Vomitus. Die Morbidität erreicht 100 % bei einer geringen Mortalität um 5 %. Im Gegensatz zu adulten Frettchen zeigen Jungtiere oft nur milde Symptome. Verursacht wird die Erkrankung durch das enterale CoV der Frettchen (FECoV), dass Ähnlichkeiten zu Vertretern des Genus *Alphacoronavirus* der CoV, insbesondere zu FCoV und CCoV, aufweist. Das Virus wurde in Enterozyten der Zotten des Dünndarms, aber auch im Dickdarm nachgewiesen. Die Ausscheidung erfolgt über Speichel und Fäzes. Der diagnostische Nachweis kann mittels RT-PCR geführt werden.

Neben der Coronavirus-Enteritis ist bei Frettchen auch eine der felinen infektiösen Peritonitis ähnliche Erkrankung mit pyogranulomatösen Entzündungen an Peritoneum und in Organen beschrieben worden, die durch das FECoV ausgelöst wird.

Coronavirusinfektion bei Mäusen

Das Maushepatitisvirus (MHV) wurde erstmals 1947 im Zusammenhang mit einer Enzephalomyelitis und später bei Mäusen mit Hepatitis isoliert. Das Virus ist bei Wildmäusen verbreitet. Trotz erheblicher Bemühungen gelang es bisher nicht, den Erreger in Labortierhaltungen zu eliminieren. Die weltweite Verbreitung in Mauskolonien ist besonders darauf zurückzuführen, dass Infektionen mehrheitlich subklinisch verlaufen und über lange Zeit unbemerkt bleiben können. Ratten und Hamster lassen sich experimentell infizieren, verbreiten den Erreger jedoch nicht. MHV gehört zum Genus *Betacoronavirus* der CoV. Zahlreiche Stämme wurden isoliert, die antigenetisch kreuzreagieren.

MHV-Isolate zeigen erhebliche Virulenzunterschiede; es können enterotrope und polytrope Stämme unterschieden werden. Nach oronasaler Aufnahme des Virus erfolgt eine initiale Vermehrung im Bereich des oberen Respirationstraktes. Neurotrope Stämme können über den Bulbus olfactorius das ZNS infizieren. Bei immunkompetenten Mäusen kommt es in der Folge zu einer Enzephalomyelitis mit ausgeprägter T-Zell-mediierter Demyelinisierung. Einige Virusstämme führen zu einer fatalen Hepatitis über eine generalisierte Aktivierung des Gerinnungssystems. Im Gegensatz zu den polytropen Stämmen ist die Replikation der enterotropen MHV-Isolate weitgehend auf den Darm beschränkt. Klinische Erscheinungen beschränken sich dabei auf neugeborene Mäuse, die nicht durch maternale Ak geschützt sind, mit einer Mortalität, die 100 % erreicht. In größeren Mäusekolonien mit eigener Zucht kann sich ein enzootischer Verlauf ohne klinische Symptome ausprägen. Infizierte Mäuse scheiden das Virus über bis zu 30 Tage aus. Einfluss auf den Verlauf einer Infektion haben neben der Virulenz der MHV-Stämme auch der betroffene Mäusestamm und der mikrobiologische Status der Mäuse. Bei immundefizienten Mäusestämmen kommt es oft zur Ausbildung einer persistierenden Infektion.

Der Nachweis einer Infektion mit MHV in einer Kolonie erfolgt am besten über ein serologisches Screening. Hierfür stehen kommerzielle ELISAs zur Verfügung. Die Anzucht des Erregers ist auf verschiedenen murinen Zelllinien möglich. Allerdings lassen sich enterotrope Stämme nur sehr schlecht in Zellkulturen vermehren. Die Einschleppung in Mäusekolonien erfolgt meist über klinisch inapparent infizierte Tiere. Zu beachten ist, dass auch biologische Materialien wie Hybridome und andere Zellen mit MHV kontaminiert sein können.

Coronavirusinfektionen bei Ratten

Bei Ratten wurde eine Reihe von CoV-Stämmen mit z. T. unterschiedlichen biologischen Eigenschaften nachgewiesen. Als Prototypen gelten das **Sialodacryoadenitis**-Virus (SADV) und das Parker-Ratten-Coronavirus (RCoV-P). Die Virusstämme sind antigenetisch eng verwandt und gehören zum Genus *Betacoronavirus* der CoV. Sie sind bei frei lebenden Ratten wie Labortieren weit verbreitet. Während RCoV-P als rezeptorbindende Determinante neben dem S-Protein auch das HE-Protein exprimiert, fehlt Letzteres beim SADV.

SADV wird durch direkten Kontakt sowie unbelebte Vektoren übertragen. Die Epidemiologie der SADV-Infektion ähnelt der MHV-Infektion bei Mäusen. In enzootisch infizierten Kolonien wird die Infektion durch ständige Zufuhr empfänglicher Tiere (neugeborene Ratten) erhalten. Die durch maternale Ak geschützten Tiere entwickeln eine transiente Konjunktivitis, während bei älteren Tieren keine Symptome beobachtet werden. Epizootische Verläufe treten bei Eintrag des Virus in eine vollempfängliche Population auf. Die variabel ausgeprägten Symptome umfassen Konjunktivitis, Fotophobie, Ödeme, Niesen, Nasen- und Augenausfluss, Korneaulzerationen und Keratokonus. Verschiedene SADV-Isolate unterscheiden sich bezüglich ihres Gewebstropismus. Meist sind verschiedene Drüsengewebe betroffen, u. a. Tränendrüsen (insb. die Harder-Drüse) sowie Speicheldrüsen, in denen diffuse Nekrosen auftreten. Die Schädigung der Augen entsteht sekundär. Einige Isolate infizieren bevorzugt den Respirationstrakt, wo es zu fokalen Nekrosen im Bereich von Trachea, Bronchien und Bronchioli sowie der Lunge kommt. Bezüglich der Empfänglichkeit gegenüber dem SADV bestehen Unterschiede zwischen verschiedenen Rattenlinien. Die Infektion geht im Allgemeinen schnell vorüber (< 1 Woche). Bei athymischen Ratten kann es zu schweren Verläufen und Todesfällen kommen.

Im Gegensatz zum SADV wurde das RCoV-P bisher nur im Zusammenhang mit Erkrankungen des Respirationstraktes nachgewiesen. Bei neugeborenen Ratten treten auch tödlich verlaufende Pneumonien auf. Nach experimenteller Infektion vermehrt sich das Virus im Gewebe des Respirationstraktes. Bei adulten Ratten führt die Infektion zu einer interstitiellen Pneumonie und einem alveolären Ödem.

Infektiöse Bronchitis des Huhns

Synonyme: aviäre infektiöse Bronchitis

Ätiologie Das Virus der infektiösen Bronchitis des Huhns (IBV) bildet mit anderen CoV des Geflügels das Genus *Gammacoronavirus* innerhalb der *Coronaviridae*. Erstmals isoliert wurde IBV in den 30er-Jahren des letzten Jahrhunderts in den USA.

IBV zeigt eine enge genetische Verwandtschaft mit dem Truthahn-Coronavirus (TCoV); im Bereich des ORF-1b und den für das M- bzw. N-Protein kodierenden Bereichen sind rund 90 % der Aminosäuren konserviert. Deutliche Unterschiede zwischen TCoV und IBV bestehen jedoch im S-Protein (34 % konservierte AS). Das IBV ist antigenetisch sehr variabel: Mithilfe von Neutralisationstests und Hämagglutinationshemmung werden mehr als 12 **Serotypen** unterschieden, zwischen denen nur eine geringe Kreuzprotektion besteht. Insbesondere das rezeptorbindende S-Protein zeigt dabei eine hohe Variabilität. Zwischen den verschiedenen IBV-Stämmen bestehen erhebliche Virulenzunterschiede.

IBV zeigt Hämagglutination von Hühnererythrozyten durch Bindung einer Domäne des S-Proteins an N-Acetyl-Neuraminsäurereste (NANA) auf der Oberfläche der Blutzellen. Die Interaktion zwischen S-Protein und NANA spielt vermutlich auch bei der Infektion der Zielzellen durch das Virus eine Rolle (primärer Rezeptor). Ein sekundärer Rezeptor ist vermutlich u. a. für den Tropismus des Erregers verantwortlich. Das S-Protein besitzt eine Schnittstelle für Furin-ähnliche Proteasen und wird bei der Reifung der Viruspartikel in die nicht kovalent miteinander verbundenen Untereinheiten S 1 und S 2 gespalten.

IBV lässt sich im embryonierten Hühnerei anzüchten. In Zellkultur vermehrt sich IBV besonders in Tracheal- sowie Nierenzellen von Hühnern.

Weitere mit dem IBV eng verwandte Viren konnten bei anderen Hühnervögeln (Pfau, Perlhuhn und Rebhuhn) nachgewiesen werden. Ein kürzlich entdecktes CoV wird für seit den 1980er-Jahren auftretende Durchfallepidemien bei Perlhühnern verantwortlich gemacht. Das PhCoV ist ebenfalls eng mit IBV verwandt und ruft eine ähnliche Klinik bei Fasanen hervor. Eine geringere Ähnlichkeit besteht mit CoV bei Gänsen, Enten und Tauben, die sich bisher nicht auf Hühnereiern anzüchten lassen. Experimentelle Infektionen von Hühnern mit TCoV sowie PhCoV verlaufen ohne Symptome.

Mittlerweile wurden infektiöse Klone für IBV etabliert, die eine Erforschung des Virus mittels reverser Genetik erlauben.

Epidemiologie IBV ist hochkontagiös und weltweit **enzootisch** verbreitet. Die Infektion erfolgt durch direkten Kontakt, meist als Tröpfcheninfektion über die Schleimhäute des oberen Respirationstraktes. Das Virus wird über Sekrete des Respirationstraktes durch Husten und Niesen ausgeschieden. Eine wichtige Rolle bei der Einschleppung in Bestände spielen persistent infizierte Tiere.

Ausbrüche von IB wurden auch in geimpften Herden beobachtet, verursacht häufig durch nicht von der Impfung abgedeckte Serotypen. Rekombinationen zwischen IBV-Isolaten sind nicht selten und wichtiges Merkmal der Evolution dieser Viren.

Pathogenese Nach oronasaler Infektion erfolgt eine initiale Replikation des IBV in zilientragenden Zellen im oberen Respirationstrakt, besonders in Nase und Trachea. Hier werden schon 3 Tage p. i. hohe Virustiter nachgewiesen. Die weitere Ausbreitung betrifft die Lunge und die Luftsäcke, wobei es jedoch nicht zu einer ausgeprägten Pneumonie kommt. Die Infektion der Epithelzellen im Atmungstrakt führt u. a. zum Verlust der Zilien und ebnet den Weg für bakterielle Sekundärinfektionen (*E. coli*, Mykoplasmen).

Die Replikation des IBV in Epithelien verschiedener weiterer Organe bleibt oft ohne klinische Folgen. Betroffen sind der gesamte Verdauungstrakt, die Gonaden, der Ovidukt und die Nieren. Bakterielle Sekundärinfektionen des geschädigten Epithels können zu Luftsackentzündung, Perinephritis und Perihepatitis mit einer gesteigerten Mortalität bis zu 30 %, besonders bei Broilern in der 5.–6. Lebenswoche, führen.

Als Folge der Virusinfektion treten fokale Nekrosen und Ödeme auf. In den Lungen finden sich lokale pneumonische Herde um die Bronchien, in der Niere liegt eine interstitielle Nephritis insbesondere der distalen Tubuli vor. In den Herden finden sich Infiltrate von mononukleären und heterophilen Entzündungszellen. Wichtig ist, dass der Erreger in den Nieren und in der zäkalen Tonsille persistiert, wodurch eine verlängerte Ausscheidung des Virus in Fäzes über bis zu 22 Wochen vorkommen kann. Im Gegensatz dazu wird das Virus nasal nur maximal 28 Tage ausgeschieden. Eine stressbedingte Reaktivierung einer ruhenden Infektion in der Legephase wurde beschrieben.

Selten vorkommende **nephropathogene** Stämme führen nach experimenteller Infektion zu schweren Nephritiden mit Todesfällen. Über Virulenzfaktoren ist bei IBV wenig bekannt.

Klinik und Pathologie Die Inkubationszeit beträgt zwischen 1 und 4 Tagen. Symptome der respiratorischen Infektion sind Rasselgeräusche in der Trachea, Niesen und krampfartiger Husten. Eine ausgeprägte Pneumonie wird selten beobachtet. Küken im Alter von bis zu 6 Wochen sind schwerer betroffen; Todesfälle in dieser Altersgruppe sind nicht selten.

Die Infektion des Ovidukts führt in vielen Fällen zu einer herabgesetzten Legeleistung und zu Problemen mit der Eiqualität (schalenlose oder missgebildete Eier). Nephropathogene Virusstämme können zu einer Nephritis mit Todesfällen bei Jungvögeln führen. Häufigste Ursache für den Tod bei Broilern ist eine Superinfektion mit *E. coli*. Im Hinblick auf die Empfindlichkeit gegenüber einer IBV-Infektion bestehen erhebliche Unterschiede zwischen Hühnerrassen. Bei rekonvaleszenten Tieren kann es zu bleibenden Schäden, u. a. im Bereich des Ovidukts, kommen.

Diagnose und Differenzialdiagnosen Der **direkte Erregernachweis** kann durch Beimpfen von Bruteiern mit Exsudat oder Lungenmaterial erfolgen. Dabei sollte das Material (besonders geeignet: Trachealtupfer, Kloakentupfer; post mortem Organproben) zu Beginn der Erkrankung entnommen werden. Als Folge der Virusinfektion kommt es zum Absterben der Embryonen oder zum charakteristischen Zwergwuchs. Unter Umständen sind mehrere Passagen erforderlich. Schneller und empfindlicher als die Anzucht des Erregers im Ei sind RT-PCR-Verfahren. Die Amplifikation der für das S 1-Protein kodierenden Sequenz in Kombination mit Nukleinsäuresequenzierung wird heute oft zur Typisierung von IBV-Isolaten eingesetzt.

Für den **indirekten Nachweis** einer IBV-Infektion eignen sich die HAH oder der ELISA. Die weite Verbreitung von Ak gegen IBV erfordert den Nachweis einer Serokonversion für die Diagnose eines Ausbruchs. Die Bestimmung des Immunstatus einer Herde kann über den Ak-Nachweis aus dem Eidotter erfolgen. Zu beachten ist die antigenetische Heterogenität der IBV-Isolate. IBV muss enzymatisch behandelt werden (Neuraminidasen), um seine HA-Aktivität zu generieren.

Differenzialdiagnostisch sind Newcastle disease, infektiöse Laryngotracheitis und die Infektion mit schwachvirulenten Geflügelinfluenzaviren abzugrenzen.

Immunologie Die nachgewiesene Immunantwort gegen IBV umfasst neutralisierende Ak und zytotoxische T-Zellen. Neutralisierende Ak (nAk) richten sich hauptsächlich gegen das S-Protein (besonders die S 1-Domäne) und in geringerem Umfang auch gegen das M-Protein. NAk treten erst etwa 2 Wochen p. i. auf und vermitteln offenbar nur einen partiellen Schutz. Bei entsprechendem Immunstatus der Mutter sind Küken in den ersten 1–2 Lebenswochen durch Antikörper aus dem Eidotter (IgY) geschützt.

IBV induziert eine starke Interferonantwort. Die Virusvermehrung in Kulturzellen wird durch Interferon inhibiert.

Bekämpfung In Gegenden mit intensiver Geflügelhaltung ist es praktisch kaum möglich, dauerhaft freie Bestände zu erhalten. Daher sind Impfungen weit verbreitet. Impfstoffe stehen auf der Basis attenuierter, vermehrungsfähiger Virusstämme (**Lebendvakzinen**) und als inaktivierte Impfstoffe (**Totvakzinen**) zur Verfügung. Bei der Impfung ist zu beachten, dass Kreuzprotektion zwischen den Vertretern unterschiedlicher Serotypen des IBV gering ist (mehrere Serotypen in einer Vakzine). Die Attenuierung von IBV-Stämmen erfolgt klassisch durch multiple Passagen in Bruteiern. Vollständig abgeschwächte Virusstämme führen nach Vakzination jedoch nur zu einem geringen Schutz, daher werden überwiegend schwach virulente Virusstämme in Lebendvakzinen eingesetzt. Es konnte gezeigt werden, dass einige der neueren IBV-Stämme durch Rekombination zwischen Feldvirus und Impfstämmen entstanden sind.

Die Impfung bei **Masttieren** erfolgt oft am ersten Lebenstag und wird nach etwa 10 Tagen wiederholt (evtl. basierend auf anderen Serotypen). Dieses Impfschema reicht aus, da für Broiler nur eine kurze Dauer des Schutzes erforderlich ist.

Bei **Lege**- und **Zuchthühnern** erfolgt die erste Impfung nach Verlust der maternalen Immunität meist im Alter von 2–3 Wochen und wird mindestens einmal wiederholt. Nach Beginn der Legephase werden die Tiere nicht mehr mit Lebendimpfstoff immunisiert. Bei hohem Infektionsdruck ist die Gabe von Totimpfstoff alle 8–10 Wochen möglich. Während Lebendvakzinen über Trinkwasser oder durch Sprayverfahren appliziert werden, müssen Totimpfstoffe injiziert werden.

Neuere Impfstoffentwicklungen umfassen Vektorvakzinen auf der Basis von Geflügelpockenvirus oder Geflügel-Adenovirus. Experimentell wurden Vektorvakzinen bereits mit Erfolg getestet.

Das Virus ist hitzelabil (Inaktivierung nach 15 min bei 56 °C). In der Umwelt wurde infektiöses IBV temperaturabhängig über bis zu 56 Tage nachgewiesen. Niedrige pH-Werte, Detergenzien und herkömmliche Desinfektionsmittel inaktivieren das Virus zuverlässig.

Übertragbare Enteritis der Puten

Synonyme: bluecomb disease

Die übertragbare Enteritis der Puten ist eine akut verlaufende, mit Diarrhö, Gewichtsverlust und verminderter Legeleistung einhergehende Erkrankung bei Puten. Verursacher ist ein CoV aus dem Genus *Gammacoronavirus* (Turkey CoV), das mit dem IBV eng verwandt ist. Die Übertragung erfolgt fäkooral. Die Replikation des Erregers beschränkt sich auf Darmepithelien, betroffen sind die apikalen Zellen der Darmzotten und das Epithel der Bursa Fabricii. Als Folgen der Zerstörung von Enterozyten kommt es zu einer malabsorptiven und maldigestiven Diarrhö sowie mangelnder Gewichtszunahme und Todesfällen bei jungen Puten.

In der Vergangenheit wurden schwere Erkrankungen mit hoher Mortalität beobachtet (bluecomb disease). Heute sind derartige Verläufe selten. Eine wichtige Rolle spielen bakterielle Sekundärinfektionen, besonders mit *E. coli*, und schlechte Hygienebedingungen. Die Ausscheidung des Virus über die Fäzes kann über mehrere Wochen anhalten.

Humane Coronavirusinfektionen

Synonyme: severe acute respiratory syndrome (SARS)

Bis vor einigen Jahren spielten CoV beim Menschen als Erreger von Erkältungskrankheiten und milden Diarrhöen eine untergeordnete Rolle. Die relativ gut untersuchten Virusstämme gehören zum Genus *Alphacoronavirus* (HCoV-229E) bzw. 2 (HCoV-OC43) und sind beim Menschen weit verbreitet. Humane CoV wurden auch mit Pneumonien, insbesondere bei Kindern, und Otitis media in Verbindung gebracht. Bei Neugeborenen treten durch HCoV verursachte Diarrhöen auf.

Im November 2002 traten Fälle schwerer atypischer Pneumonien im Süden Chinas und in Vietnam, später auch in Hongkong auf. Die Erkrankung wurde nach ihrem Verlauf als „**severe acute respiratory syndrome**" (SARS) bezeichnet. Mitte März 2003 konnte ein bisher unbekanntes Coronavirus (SARS-CoV) als Verursacher identifiziert werden. Untersuchungen zeigten bald, dass es sich um ein neues CoV des Genus *Betacoronavirus* handelte. Das plötzliche Auftreten eines neuen hochvirulenten Erregers legte einen **zoonotischen** Ursprung der Epidemie nahe. Epidemiologische Untersuchungen deuteten zunächst auf

kleine Säugetiere, u. a. den zu den Schleichkatzen gehörenden Larvenroller (*Pangamus larvatus*) und Marderhunde (*Nyctereutes procyonoides*), als mögliche Überträger von SARS hin. Die Kleinsäuger werden auf Märkten in Guandong lebend für den Verzehr gehandelt und kommen so in engen Kontakt zu Menschen. Heute geht man davon aus, dass den SARS-CoV ähnliche CoV endemisch bei **Fledermäusen** in China vorkommen und dass es sich bei Schleichkatzen nur um Überträger handelt. Die molekulare Charakterisierung von Virusisolaten aus Fledermäusen, Larvenrollern und Menschen zeigte eine schnelle Adaptation des SARS-CoV an neue Wirtstierspezies, u. a. durch Mutationen im rezeptorbindenden S-Protein. Der Rezeptor des SARS-CoV ist das Angiotensin-konvertierende Enzym 2 (ACE2), das auf Gefäßendothelien exprimiert wird, u. a. im Bereich der Bronchien, des Lungenparenchyms sowie von Herz, Niere und im Gastrointestinaltrakt.

Zwischen November 2002 und Juli 2003 erkrankten weltweit 8 096 Personen; die Letalität der Infektion lag bei 9,6 %. In Deutschland traten 9 Fälle auf, bei denen es sich ausnahmslos um importierte Infektionen handelte. In der Folge kam es zu weiteren Ausbrüchen in China im Dezember 2003 und im Januar 2004.

Symptome treten meist 4–6 Tage nach Exposition auf und sind zunächst grippeähnlich mit Fieber, Myalgie, Schüttelfrost und trockenem Husten. Anzeichen einer Infektion der oberen Atemwege fehlen in der Regel. Bei einem erheblichen Teil der Patienten treten in der Folge Tachypnoe, mangelnde Sauerstoffsättigung des Blutes, Brustschmerzen und Diarrhö auf. 20–30 % der Patienten benötigen Intensivpflege, z. T. mit künstlicher Beatmung. Bei tödlich verlaufenden Erkrankungen treten akutes Organversagen und akute Myokardinfarkte auf. Betroffen sind vor allem Erwachsene. Bei Kindern verläuft die Infektion in der Regel milder. Atypische Verlaufsformen ohne Fieber wurden bei alten und immunsupprimierten Individuen beschrieben. Die Virusausscheidung findet erst relativ spät statt, wenn die Patienten schwere Symptome zeigen und meist bereits hospitalisiert wurden. Pathologisch dominieren Lungenveränderungen: diffuse Zerstörung von Alveolen, Desquamation von Typ-I-Pneumozyten, Infiltration von Entzündungszellen und hyaline Membranen in den Alveolen. Außer in der Lunge lässt sich das Virus auch im Darm und in verschiedenen Organen nachweisen (Leber, Herz, Milz, Niere u. a.).

Experimentell lassen sich Mäuse, Frettchen, Hamster, Katzen und verschiedene Primaten mit dem SARS-CoV infizieren.

Im Jahr 2012 traten zunächst in Saudi Arabien tödliche Pneumonien mit Nierenversagen beim Menschen auf. Als Erreger wurde ein weiteres neuartiges beta-CoV identifiziert, das Middle-East-respiratory-syndrome-Coronavirus (MERS-CoV), mit einem Reservoir in Fledermäusen und Dromedaren als möglichem Bindeglied bei der Übertragung auf den Menschen. Mittlerweile sind 178 Fälle bei Menschen durch Labortests gesichert, von denen 76 an den Folgen der Infektion starben (Stand Januar 2014).

Subfamilie Torovirinae

Das Berne-Virus (equines Torovirus, EToV) wurde 1972 bei einem an Diarrhö erkrankten Pferd in der Schweiz nachgewiesen. Es ließ sich auf equinen Zellen unter Ausprägung eines cpe anzüchten. Bemerkenswert war die stab- bis nierenförmige Struktur der aus dem Kulturüberstand gereinigten Virionen. Einige Jahre später wurde ein morphologisch ähnliches Virus im Zusammenhang mit ausgeprägten neonatalen Diarrhöen bei Kälbern in Breda (Iowa, USA) gefunden (bovines Torovirus, BToV). Serologische Untersuchungen zeigten eine Verwandtschaft der beiden Viren sowie eines dritten Virus, das bei Rindern mit Diarrhö in Lyon (Frankreich) nachgewiesen wurde.

Inzwischen wurden Antikörper gegen Toroviren (ToV) auch bei Schwein, Schaf, Ziege, Kaninchen und Mäusen nachgewiesen. Insbesondere bei Paarzehern sind Ak gegen ToV weit verbreitet; je nach Untersucher wiesen bis zu 95 % der untersuchten Rinderseren Ak gegen BToV auf. Mithilfe der Elektronenmikroskopie und der RT-PCR konnten ToV bei Rindern, Schweinen und beim Menschen nachgewiesen werden. ToV-ähnliche Partikel ließen sich in Kotproben u. a. von Puten, Hunden und Katzen darstellen. Die bei Rindern und Pferden nachgewiesenen ToV zeigen ein erhebliches Maß an genetischer Variabilität. Vermutlich existieren bei Rindern wenigstens zwei BToV-Serotypen.

Toroviren sind vermutlich weltweit verbreitet. Allerdings konnte nur in einigen Fällen ein Zusammenhang zwischen dem Auftreten von ToV und einem Krankheitsgeschehen nachgewiesen werden. So ruft etwa EToV bei Pferden nur subklinische Infektionen hervor.

Experimentelle Infektionen von Kälbern mit BToV führen nach 24–72 Stunden zu einer Diarrhö. Der gelbe, profuse, wässrige Durchfall hält meist über 4–6 Tage an. Zum Teil treten Fieber, Depression, Anorexie, Schwäche und Dehydratation auf. Die Virusausscheidung erfolgt über 4–6 Tage nach dem Ausbruch der Erkrankung. Besonders von den Folgen einer BToV-Infektion betroffen sind junge Kälber im Alter von einigen Tagen bis max. 4 Monaten. Komplikationen werden im Zusammenhang mit Sekundär- oder Mischinfektionen (Rotavirus, Astrovirus) beobachtet. Unklar ist, ob ein Zusammenhang zwischen BToV und respiratorischen Erkrankungen bei Kälbern besteht. Die Ausscheidung konnte auch über Nasensekrete nachgewiesen werden. Möglicherweise repliziert das Virus erst im Bereich des Respirationstraktes, bevor es zur Infektion des Magen-Darm-Traktes kommt. Hier tritt die Infektion von Epithelzellen vom Jejunum bis zum Kolon auf. Betroffen sind der distale Bereich der Zotten und die Krypten. Die Veränderungen im Darm zeigen ein fokales Muster mit Atrophie der Zotten und geringgradiger Infiltration von Entzündungszellen. Histologisch dominieren eine Zottenatrophie, Kryptenhyperplasie und die Fusion von Zotten.

Maternale Antikörper, die über das Kolostrum aufgenommen werden, bieten vermutlich in den ersten Lebenswochen einen zumindest partiellen Schutz vor Erkrankung. Nachweisen lassen sich die maternalen Ak über 3–4 Monate. Die Immunantwort nach Infektion bietet offenbar keinen Schutz vor einer Neuinfektion mit milder Klinik.

Beim Menschen wurde das HToV im Zusammenhang mit akuten oder chronischen Diarrhöen sowie nekrotisierender Enterokolitis bei Kindern nachgewiesen. Häufig soll HToV bei immunsupprimierten Kindern nach nosokomialer Infektion auftreten. Aufgrund der sehr großen Ähnlichkeit zwischen HToV und BToV wird eine zoonotische Übertragung nicht ausgeschlossen.

Der Nachweis einer ToV-Infektion kann mittels EM oder RT-PCR aus Kotproben geführt werden. Bislang ist nur EToV auch in Zellkultur anzüchtbar. Für den Nachweis von Ak gegen ToV stehen ELISAs oder die HAH zur Verfügung.

27.3.9 Familie Arteriviridae

Heinz-Jürgen Thiel, Matthias König

STECKBRIEF

- Einzelstrang-RNA-Genom, positive Polarität, ca. 12 700–15 700 Nukleotide
- behüllt
- ca. 45–60 nm Durchmesser
- ikosaedrische Symmetrie (**Abb. 27.41**, **Abb. 27.42**)
- 7 Strukturproteine, 12 Nichtstrukturproteine
- Krankheitserreger bei Pferd, Schwein, Maus, Primaten (**Tab. 27.13**)

Familienmerkmale

Arteriviren gehören gemeinsam mit Coronaviren zur Ordnung *Nidovirales*. Es handelt sich um behüllte RNA-Viren. Der Name Arterivirus ist abgeleitet von der equinen Arteritis, die durch ein Virus aus der Familie verursacht wird.

Arteriviren haben ein Genom von etwa 12 700–15 700 Nukleotiden Länge, das als Einzelstrang-RNA mit positiver Polarität vorliegt. Eine Besonderheit der ***Nidovirales*** besteht in der Synthese zahlreicher coterminaler subgenomischer RNAs, die als „nested set" (nidus, lat.: Nest) bezeichnet werden.

Die beiden veterinärmedizinisch wichtigen Arteriviren „Equines-Arteritis-Virus" und „Porcines-reproduktives-und-respiratorisches-Syndrom-Virus" können sowohl zu akuten und persistierenden Infektionen führen als auch Aborte auslösen.

Taxonomie

Die Familie besteht aus lediglich einem Genus (**Tab. 27.13**). Das Genus enthält vier Virusspezies, von denen zwei veterinärmedizinisch bedeutsam sind.

Virusstruktur und Replikation

Die behüllten Viruspartikel enthalten das Kapsid, das aus RNA und einem kleinen basischen Nukleoprotein (N) besteht (**Abb. 27.41**, **Abb. 27.42**). Bemerkenswert ist die Tatsache, dass 6 Proteine mit der Virusmembran assoziiert sind, die als E („Envelope"), GP2 (GP für Glykoprotein), GP3, GP4, GP5 und M bezeichnet werden (in der Reihenfolge der ORFs 2a, 2b–6, **Abb. 27.43**). Etwa 75 % des Genoms

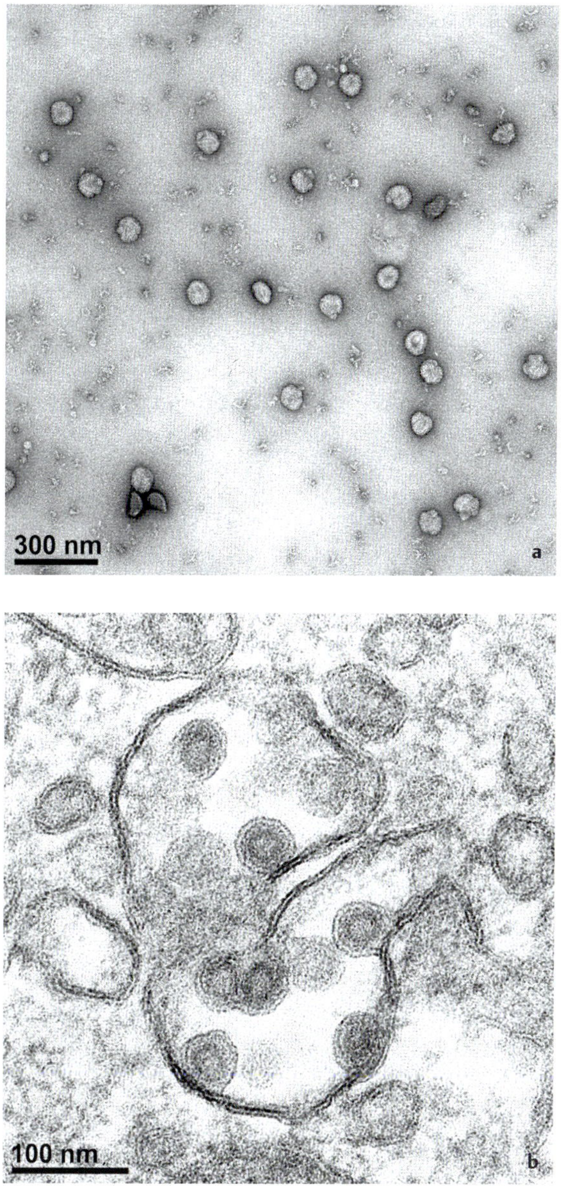

Abb. 27.41 Arterivirus; **a** Negativkontrast; **b** Ultradünnschnitt. [a Dr. F. Weiland, Friedrich-Loeffler-Institut, Tübingen. b Dr. habil. H. Granzow, Friedrich-Loeffler-Institut, Insel Riems]

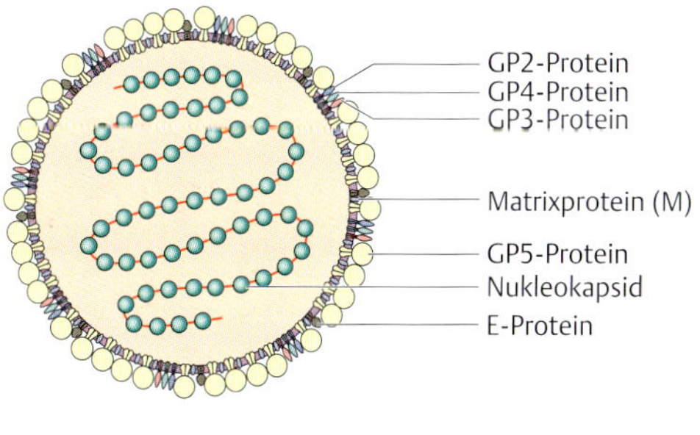

Abb. 27.42 Schematische Darstellung eines Arteriviruspartikels. Das behüllte Virion besteht aus einem helikalen Kapsid, das die Positiv-Einzelstrang-RNA einschließt und aus dem Kapsidprotein gebildet wird. In die Virushülle eingelagert sind zahlreiche Hüllproteine (Glykoproteine 2 bis 5 [GP2, GP3, GP4, GP5] sowie das E-Protein und das Matrixprotein [M]).

Tab. 27.13 Genus, Spezies und Bedeutung der *Arteriviridae*. Klinisch relevante Erreger sind durch Fettdruck hervorgehoben.

Genus	Spezies	Bedeutung
Arterivirus	**Equines-Arteritis-Virus (EAV)**	equine Arteritis (Aborte u. a.)
	Porcines-reproduktives-und-respiratorisches-Syndrom-Virus (PRRSV)	porcines reproduktives und respiratorisches Syndrom (respiratorische Symptome, Aborte)
	„Lactate-Dehydrogenase-elevating"-Virus der Maus (LDV)	von geringer veterinärmedizinischer Bedeutung
	„Simian-hemorrhagic-Fever"-Virus (SHFV)	

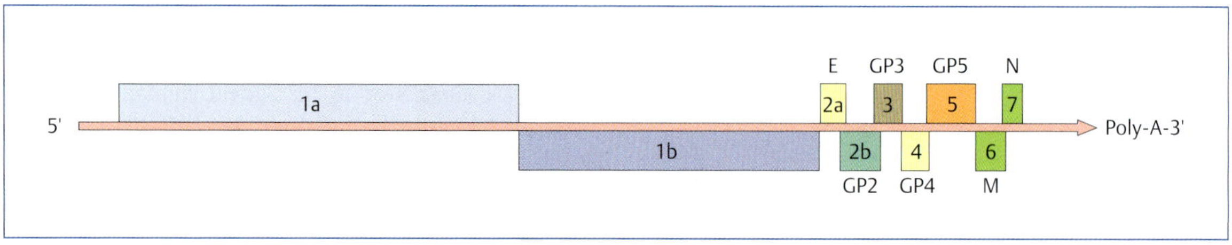

Abb. 27.43 Genomorganisation *Arterivirus*. Schematische Darstellung der RNA und der Polyproteine (ORFs 1a und 1b: Replikase, blau) sowie der Strukturproteine (weitere Farben).

kodieren für die Replikase (ORFs 1a und 1b); die synthetisierten Polyproteine 1a und 1ab werden von viruskodierten Proteasen ko- und posttranslational in die reifen Proteine gespalten. Die RNA-Synthese erfolgt im Zytoplasma in enger Assoziation mit dem endoplasmatischen Retikulum. Wie bei anderen Nidoviren (S. 555) ist bei den Arteriviren davon auszugehen, dass die diskontinuierliche Transkription der subgenomischen RNAs während der Minusstrang-Synthese abläuft.

Der Zusammenbau von Virionen einschließlich Budding findet an intrazellulären Membranen statt, wahrscheinlich vom endoplasmatischen Retikulum. Viruspartikel werden mittels Exozytose freigesetzt. Die Infektion von Zielzellen erfolgt nach Bindung an zelluläre Rezeptoren durch Endozytose.

Equine virale Arteritis (EVA)

Synonyme: Pferdestaupe, Rotlaufseuche, pink eye, epizootic cellulitis

BEACHTE
Meldepflicht.

Ätiologie Im Jahr 1953 trat in einem Pferdezuchtbetrieb in Bucyrus, Ohio, USA, eine Epidemie auf, die durch Aborte und respiratorische Erkrankungen gekennzeichnet war. Die Isolierung des Erregers erfolgte aus Lungengewebe von abortierten Föten.

Die equine virale Arteritis (EVA) wird durch das **equine Arteritis-Virus (EAV)** hervorgerufen. Das Virus gilt als serologisch einheitlich, d. h., es wird keine Unterteilung in Serotypen vorgenommen. EAV-Stämme unterscheiden sich allerdings in ihrer Virulenz; dies zeigt sich durch Unterschiede bei der Induktion von klinischen Symptomen und Aborten. Auf der Grundlage von Sequenzvergleichen werden nordamerikanische und europäische EAV-Stämme unterschieden.

EAV lässt sich u. a. in Pferde-, Affen-, Kaninchen- und Hamsterzellen vermehren. Das Virus induziert einen deutlichen zytopathischen Effekt (cpe).

Epidemiologie Infektionen mit EAV sind auf Equiden beschränkt und in erster Linie bei Pferden von Bedeutung.

Das Virus ist weltweit verbreitet, auch wenn die Angaben über Seroprävalenz in einzelnen Ländern bzw. Kontinenten sehr unterschiedlich sind. Die Seroprävalenz in Deutschland beträgt etwa 20 %. Maßgeblich für Auftreten und Verbreitung von EAV sind persistent infizierte Hengste. Eine Infektion von Hengsten führt in etwa der Hälfte der Fälle zum sog. **Carrier-Status**. Solche Tiere gelten als Virusreservoir, denn sie scheiden EAV über das Sperma aus; die Virusausscheidung erfolgt über unterschiedliche Zeiträume, nämlich über Wochen (Kurzzeitausscheider), Monate (mittelfristige Ausscheider) bis Jahre (Langzeitausscheider). Das Virus wird über den Deckakt oder künstliche Besamung auf empfängliche Stuten übertragen. Die betroffenen Tiere durchlaufen eine akute Infektion mit Virusausscheidung und stellen somit eine Gefahr für den jeweiligen Bestand dar, insbesondere für bereits trächtige, seronegative Stuten.

Im Verlauf einer akuten Infektion erfolgt die Virusausscheidung über Nasen- und Augensekret, Speichel und Kot. Virushaltig sind auch Gewebe von abortierten Feten, die Nachgeburt sowie Lochien.

Pathogenese EAV repliziert in Zellen des Respirations-, Reproduktions- und Digestionstraktes. Nach oronasaler Infektion vermehrt sich EAV in Lungenmakrophagen und erreicht dann die regionalen Lymphknoten der Lunge. Während der folgenden Virämiephase lässt sich das Virus für etwa 1 Woche im Blut nachweisen. EAV infiziert Endothelzellen, und in der Folge kommt es schließlich zu massiven

Schädigungen von Endothel und Media der Blutgefäße. Hieraus resultiert eine Vaskulitis bzw. Arteriitis mit Nekrose der Media kleiner Arterien. Solche Schädigungen können erhebliche Flüssigkeitsverluste bedingen und sind Grundlage für entzündliche Ödeme und Hämorrhagien. Im Verlauf von akuten Infektionen kann das Virus über einen Zeitraum von höchstens 2–3 Wochen u. a. im Nasensekret und in Trachealspülflüssigkeit nachgewiesen werden. In diesem Zusammenhang sind als Besonderheit geschlechtsreife Hengste zu erwähnen, die infektiöses Virus mit dem Sperma mitunter über Jahre ausscheiden können. Grundlage hierfür sind Infektionen der akzessorischen Geschlechtsdrüsen.

Durch EAV bedingte **Aborte** sind wahrscheinlich auf Infektion des Fetus zurückzuführen und nicht auf eine Myometritis bzw. Plazentaschädigung; hierfür spricht die Tatsache, dass Gewebe von abortierten Feten besonders hohe Mengen an infektiösem Virus enthalten. Aborte treten zwischen dem 3. und 10. Trächtigkeitsmonat auf. Nach EAV-Ausbrüchen schwankt die Abortrate zwischen 10 und 60 %.

Klinik und Pathologie Die meisten Infektionen mit EAV verlaufen subklinisch. Wenn klinische Symptome auftreten, sind sie sehr variabel. Nach einer Inkubationszeit von 3–10 Tagen kommt es zu Fieber sowie entzündlichen Ödemen an Unterbrust und Unterbauch sowie Euter bzw. Präputium; Ödeme können auch an den Gliedmaßen und im Kopfbereich vorkommen. Zum typischen klinischen Bild der EVA gehören Entzündung und Ödeme der Lidbindehaut mit Tränenfluss (Konjunktivitis, Chemosis; Bezeichnung der Erkrankung als pink eye!), später mit ikterischer Verfärbung. An Schleimhäuten können petechiale Blutungen nachweisbar sein. Es kann außerdem zu Mattigkeit, Anorexie und Verdauungsstörungen kommen; Letztere äußern sich durch milde Kolik, Obstipation oder auch als Durchfälle. Häufiger scheint der Respirationstrakt betroffen zu sein, was sich durch Nasenausfluss, Husten und gelegentlich Dyspnoe zeigt. Lediglich bei jungen Fohlen treten schwere, mitunter letale interstitielle Pneumonien oder Enteritiden auf; in diesen Fällen erfolgte die Infektion mit EAV in einem späten Trächtigkeitsstadium oder kurz nach der Geburt.

Bei Hengsten kann es im Verlauf einer akuten Infektion zu einer reduzierten Fruchtbarkeit kommen. Grundlage hierfür ist eine Nekrose der Gefäße von Hoden, Nebenhoden und akzessorischen Geschlechtsdrüsen, die zu Verringerung der Spermienzahl, herabgesetzter Spermienmobilität und erhöhter Anzahl veränderter Spermien führt.

Diagnose und Differenzialdiagnosen Aufgrund klinischer Symptome kann lediglich eine Verdachtsdiagnose gestellt werden. Im Hinblick auf Aborte steht EHV-1 als Differenzialdiagnose im Vordergrund. Mit EAV infizierte Feten sind meist partiell autolytisch und zeigen keine pathognomonischen Läsionen, während mit EHV infizierte Feten „frisch" sind und in der Pathologie sowie Histologie charakteristische Läsionen aufweisen. Bei entzündlichen Ödemen ist differenzialdiagnostisch an einen Morbus maculosus zu denken. Stehen petechiale Blutungen im Vordergrund, sind Thrombozytopenien und infektiöse Anämie zu berücksichtigen.

Die Labordiagnose von EVA beruht gegenwärtig auf Virusisolierung, Nukleinsäure-/Antigennachweis sowie Antikörpernachweis. Als Proben für den Virusnachweis bei akuten Infektionen sind Nasen-Rachen-Tupfer, Konjunktivaltupfer und gerinnungsgehemmte Blutproben geeignet; bei Letzteren sollte für die Virusisolierung allerdings kein Heparin verwendet werden, da es die Infektion von Gewebekulturzellen mit EAV inhibiert. Im Zusammenhang mit Kontrolluntersuchungen sowie bei Verdacht auf **persistierende Infektion** von Hengsten wird die spermareiche Fraktion des Ejakulats für den Virusnachweis verwendet. Da Sperma toxisch für Gewebekulturzellen ist, bietet sich die RT-PCR als Alternative an. Im Vorfeld werden Seren von Hengsten häufig auf Antikörper gegen EAV untersucht, da neben akuten auch persistierende EAV-Infektionen zur Bildung von Antikörpern führen (s. Bekämpfung).

Immunologie Eine Infektion mit EAV induziert beim Pferd eine über Jahre anhaltende Immunität. Hierbei sollen virusneutralisierende Antikörper eine wichtige Rolle spielen, die 1–2 Wochen nach Infektion auftreten. Wichtig für die Identifizierung von persistent infizierten Hengsten ist, dass Seren von diesen Tieren in der Regel hohe Titer an neutralisierenden Antikörpern aufweisen. Neben der humoralen Immunantwort lassen sich EAV-spezifische zytotoxische T-Lymphozyten nachweisen.

Bekämpfung Die EAV gehört zu den meldepflichtigen Krankheiten. Wie bei den meisten virusbedingten Krankheiten gibt es keine kausale, sondern lediglich eine symptomatische Therapie. Es ist bislang nicht möglich, bei persistent infizierten Hengsten und von diesen gewonnenen Spermaproben das Virus gezielt zu eliminieren.

Im Rahmen der EAV-Bekämpfung sind hygienische Maßnahmen wichtig. Sie können u. a. beinhalten: Isolierung kranker und verdächtiger Tiere, Sperrung von Seuchengehöften und Quarantäne bei Zukauf. Hengste sind auf Antikörper gegen EAV sowie EAV-Ausscheidung mit dem Samen zu untersuchen.

Zur Prophylaxe werden attenuierte Impfviren und inaktivierte Vakzinen eingesetzt; in Deutschland sind nur Letztere zugelassen. Eine serologische Differenzierung der Impflinge von Feldvirus-infizierten Tieren ist bislang nicht möglich. Die Lebendvakzinen induzieren eine gute und lang anhaltende Immunität; bei rechtzeitiger Immunisierung von Hengsten besteht Schutz vor Etablierung persistierender Infektionen.

Impfung mit der inaktivierten Vakzine schützt vor einer akuten Erkrankung und reduziert die Virusausscheidung über nasale Sekrete nach einer Infektion. Inwieweit persistierende Infektionen verhindert werden können, ist Gegenstand laufender Untersuchungen.

Der Einsatz von Hengsten in der Zucht wird unter besonderer Berücksichtigung von persistierenden Infektionen mit EAV durch eine nationale Samenverordnung (Verordnung über die Gewinnung, Abgabe und Verwendung von Samen, Eizellen und Embryonen von Zuchttieren, 2008) sowie auf EU-Ebene (Richtlinie über die tierseu-

chenrechtlichen Bedingungen für den Handel mit Tieren, Samen, Eizellen und Embryonen in der Gemeinschaft, 2007) reglementiert. Demnach sind Hengste in regelmäßigen Abständen auf neutralisierende Antikörper gegen EAV zu untersuchen; bei positiven Tieren ist ein Test auf Virus im Sperma durchzuführen.

Porcines reproduktives und respiratorisches Syndrom (PRRS)

Synonyme: seuchenhafter Spätabort der Schweine (SSS); mystery swine disease (MSD), swine infertility and respiratory syndrome (SIRS), porcine epidemic abortion and respiratory syndrome (PEARS), blue ear disease

Ätiologie Das **porcine reproduktive und respiratorische Syndrom (PRRS)** wird durch das PRRS-Virus (PRRSV) hervorgerufen. Die Krankheit trat erstmals 1987 in Nordamerika auf und wenige Jahre später in Europa. Inzwischen ist das Virus in praktisch allen Ländern der Erde mit intensiver Schweinezucht nachgewiesen worden. Das PRRS verursachende Virus wurde Anfang der 90er-Jahre des letzten Jahrhunderts entdeckt.

Auf der Grundlage von Sequenzvergleichen erfolgte eine Differenzierung zwischen nordamerikanischen und europäischen PRRSV-Isolaten. In diesem Zusammenhang werden zwei PRRSV-Geno-/-Serotypen (amerikanischer und europäischer Geno-/Serotyp) unterschieden. Weiterhin gibt es Hinweise auf Virulenzunterschiede zwischen PRRSV-Isolaten. So wurde über PRRS-Ausbrüche in Asien berichtet, die mit hoher Mortalität bei Ferkeln einhergehen und auf hochvirulentes PRRSV zurückzuführen sind.

PRRSV lässt sich in porcinen Lungenmakrophagen, Nierenzellen von grünen Meerkatzen (MA-104, besonders geeignet für nordamerikanische Isolate) und Lungenzellen von Baumwollratten vermehren.

Epidemiologie Infektionen mit PRRSV sind auf Haus- und Wildschweine beschränkt. Das Virus wird über Speichel, Nasensekret, Urin, Fäzes und Sperma ausgeschieden. Besonders wichtige Übertragungswege sind direkter Kontakt, Aerosole, Sperma und diaplazentare Infektionen. Weltweit liegen in den meisten Schweinebeständen endemische Infektionen mit PRRSV vor, die häufig subklinisch verlaufen; in Deutschland beträgt die Prävalenz bei Hausschweinen 70–80 %. Die Übertragung zwischen Schweinebeständen erfolgt insbesondere durch Transport von infizierten Tieren, die klinisch unauffällig sind, weniger durch Verwendung von infiziertem Samen bei der künstlichen Besamung. Bemerkenswert ist die Tatsache, dass PRRSV aus Impfstoffen in Deutschland und anderen Ländern frei zirkuliert; dies ist auf Virusausscheidung nach Impfung und hierdurch verursachte horizontale Infektionen, auch mittels Sperma, zurückzuführen; das Virus wird im Sperma bis zu 40 Tage p. i. ausgeschieden. PRRSV wurde auch bei Wildschweinen in Westeuropa einschl. Deutschland nachgewiesen.

Pathogenese PRRSV führt zu Infektionen des Reproduktions- und Respirationstraktes. Nach oronasaler Infektion repliziert das Virus in Lungenmakrophagen sowie in Makrophagen und dendritischen Zellen u. a. von Tonsillen, Lymphknoten, Milz und Peyer-Platten. Das Virus lässt sich auch in Epithelzellen des Respirationstraktes und in Pneumozyten nachweisen. Die Infektion führt etwa 10 Tage nach Infektion zu einer Pneumonie. Der Lungentropismus variiert je nach Virusstamm. Die Lungenläsionen sind im Allgemeinen nach Infektion mit nordamerikanischen Stämmen stärker ausgeprägt als nach Infektion mit europäischen Stämmen. Nach Infektion der Lymphknoten kommt es zur Virämie und zum Befall weiterer Organe. Besonders starke Virusreplikation findet in Milz und Lymphknoten statt, die als Folge nekrotische Läsionen aufweisen (**Abb. 27.44**).

Bei betroffenen Schweinen kommt es zeitgleich mit der Ausbildung klinischer Symptome zur Virämie, die 5–10 Wochen und damit lange über die klinische Phase hinaus nachweisbar ist. Nach Abklingen der Virämie kann das Virus bis zu 20 Wochen im lymphatischen Gewebe sowie im Reproduktionstrakt männlicher Tiere persistieren.

Aborte entstehen in erster Linie durch Infektionen im letzten Drittel der Trächtigkeit, und zwar etwa bis Tag 110 (Spätaborte!). Erfolgt die Infektion erst gegen Ende der Trächtigkeit, kommt es zu Totgeburten und zur Geburt von lebensschwachen Ferkeln. Aborte, Totgeburten u. a. sind auf eine Infektion der Feten zurückzuführen. Infektionen vor dem 90. Tag der Trächtigkeit führen in der Regel nicht zu Reproduktionsstörungen.

Bei männlichen Tieren vermehrt sich das Virus in Epithelzellen und Makrophagen der Hoden. Hierdurch kommt es neben einer Beeinträchtigung der Samenqualität zur Virusausscheidung, die über mehr als 7 Wochen anhalten kann.

Klinik und Pathologie Infektionen mit PRRSV verlaufen häufig subklinisch. Auftretende klinische Symptome sind sehr variabel.

Bei Infektionen mit PRRSV ist neben dem Reproduktionstrakt vor allem der Respirationstrakt betroffen. Der Schweregrad der Symptome nimmt mit steigendem Alter der Tiere ab. Demnach sind vor allem Saug-, aber auch Absatzferkel betroffen. Unter Feldbedingungen finden die meisten Infektionen mit nachfolgenden klinischen Symptomen im Alter zwischen 4 und 16 Wochen statt. Wichtig ist in diesem Zusammenhang, ob über das Kolostrum des Muttertiers Antikörper gegen PRRSV übertragen wurden. Bei der respiratorischen Manifestation werden in erster Linie Niesen und Konjunktivitis sowie Pneumonien beobachtet, je nach Begleitflora auch Husten und Dyspnoe. In der Folge kommt es zu verringertem Wachstum und, bezogen auf den jeweiligen Bestand, zu erhöhten Morbiditäts- und Mortalitätsraten.

Bei erwachsenen Sauen kommt es nach einer Inkubationszeit von 3–7 Tagen meist nur zu milden Allgemeinsymptomen wie Anorexie und leichtem Fieber. Zyanotische Verfärbungen an Ohren (daher blue ear disease), Schnauze, Hals und Zitzen sowie massive Reproduktionsstörungen, insbesondere Aborte, treten in Gebieten, in denen das Virus endemisch vorkommt, kaum noch auf. Saugferkel, die gegen Ende der Trächtigkeit diaplazentar oder perinatal infiziert wurden, entwickeln eine starke Dyspnoe

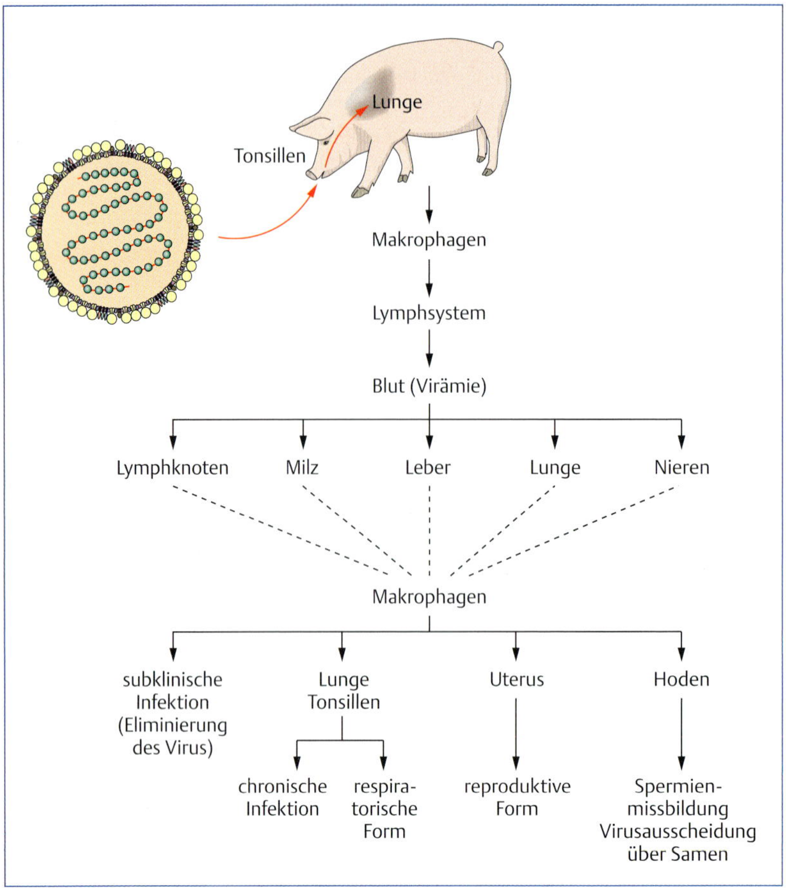

Abb. 27.44 Schema der Pathogenese der PRRSV-Infektion. Das PRRS-Virus verursacht eine systemische Infektion, die durch den Tropismus des Virus für Makrophagen getragen wird. Die klassischen Manifestationen der respiratorischen und der reproduktiven Form resultieren, in Abhängigkeit der altersspezifischen Nutzung der Schweine, aus der Infektion der betreffenden Gewebe. Die virusspezifische Immunität kann zur vollständigen Eliminierung des Virus führen.

in Verbindung mit Konjunktivitis, Chemosis, Fieber, Anorexie, Durchfall und ZNS-Symptomen. Die Letalität kann bei diesen Tieren 100 % betragen. Diaplazentare Infektionen können außerdem zu Aborten und Totgeburten führen. Bei den betroffenen Sauen können ebenso wie bei Ebern Fruchtbarkeitsstörungen auftreten.

Neben dem Alter der infizierten Tiere und der Virulenz des jeweiligen Stammes spielen Sekundärinfektionen mit Viren und Bakterien eine entscheidende Rolle; im Vordergrund stehen bei den Viren das porcine Circovirus 2 (PCV-2) und das Influenzavirus des Schweines. Die erwähnten Erreger sind auch differenzialdiagnostisch relevant. PRRSV gilt als ein wichtiges Agens des porcine respiratory disease complex (PRDC).

Diagnose und Differenzialdiagnosen Aufgrund der vielfältigen klinischen Symptome kann lediglich eine Verdachtsdiagnose gestellt werden, die durch Laboruntersuchungen zu bestätigen ist.

Die Labordiagnose von PRRS beruht auf Virusisolierung, Nukleinsäure-/Antigennachweis sowie Antikörpernachweis. Als Proben für den Virusnachweis, z. B. in Verbindung mit diagnostischen Tötungen, sind Lunge, Milz, Lymphknoten, Tonsillen und Blut geeignet. Für den Virusnachweis, u. a. im Sperma, bietet sich neben der Virusisolierung auf Zellkulturen (Lungenmakrophagen oder Zelllinien) die RT-PCR an. Bei dem Antikörpernachweis geht es in erster Linie darum, den Status von Herden zu überprüfen. Hierbei werden ELISA, indirekter Immunfluoreszenztest, IPMA (Immunperoxydase Monolayer Assay) und Neutralisationstest eingesetzt. Im Verlauf von chronischen Infektionen ist der gleichzeitige Virus- und Antikörpernachweis bei einem Tier möglich. Antikörper sind im ELISA ab einer Woche nach Infektion über etwa 6 Monate nachweisbar. Es ist bemerkenswert, dass spätere serologische Untersuchungen häufig negativ verlaufen.

Grundsätzlich besteht die Möglichkeit, nordamerikanische und europäische PRRSV-Stämme zu unterscheiden. Dies gilt für den direkten Virusnachweis, z. B. durch RT-PCR, und den Nachweis von antiviralen Antikörpern, z. B. durch ELISA.

Immunologie Im Zusammenhang mit PRRSV-Infektionen sind zelluläre und humorale Immunantwort nachgewiesen worden. Virusneutralisierende Antikörper sind erst etwa 3–4 Wochen p. i. nachweisbar, Antikörper gegen bestimmte Struktur- und Nichtstrukturproteine hingegen 1–2 Wochen p. i. PRRSV-spezifische Helfer- und Killerzellen treten ab 4 Wochen p. i. auf. Wie bereits erwähnt, kann das Virus im Anschluss an eine virämische Phase über Monate in Lunge und lymphatischen Organen persistieren. Es ist nicht bekannt, wie sich das Virus in diesem Zeitraum der Immunantwort entzieht. Nach einer primären Infektion besteht Schutz gegen Krankheitssymptome durch den homologen Virusstamm.

Bekämpfung PRRS ist gegenwärtig tierseuchenrechtlich nicht gemaßregelt. Aufwendige Betriebsmanagementverfahren können dazu führen, dass ein Bestand den Status PRRSV-frei erlangt. Allerdings besteht die große Gefahr, dass das Virus auf mitunter nicht nachweisbarem Weg wieder eingeschleppt wird; die Wahrscheinlichkeit hierfür ist wegen der starken Virusverbreitung und der hohen Kontagiosität des Virus sehr hoch. Eine Eradikation des Erregers ist wahrscheinlich nur unter Einsatz staatlicher Bekämpfungsmaßnahmen durchführbar.

Eine wichtige Maßnahme gegen PRRS sind Impfungen, die bei uns mit vermehrungsfähigen oder inaktivierten Vakzinen durchgeführt werden; bei Ersteren handelt es sich um attenuierte Impfstoffe (modified live vaccines, MLV), die nordamerikanische oder europäische Stämme enthalten. Impfungen, insbesondere mit MLV, gelten als wirksam, auch wenn Krankheitssymptome durch Feldvirus, insbesondere heterologe Stämme, nicht vollständig verhindert werden. Vielmehr reduziert die Vakzinierung den Schweregrad der klinischen Symptome nach Feldvirusinfektion sowie die Dauer der Virämie und die ausgeschiedene Virusmenge. In einem Bestand, in dem Impfungen mit MLV durchgeführt werden, lassen sich häufig sowohl Feld- als auch Impfvirus nachweisen, ohne dass es durch die Krankheit PRRS zu offenkundigen Schäden kommt („stabiler" Bestand). Der Impferfolg ist allerdings wenig nachhaltig. So müssen die Impfungen bei Sauen 3-4-mal pro Jahr durchgeführt und über mehrere Jahre wiederholt werden. Klinisch manifeste Fälle können allerdings bei Tieren auftreten, die neu in einen solchen Bestand eingegliedert werden, z. B. nach Zukauf von Zuchttieren. Inaktivierte Impfstoffe stehen bei der PRRS in ihrer Wirksamkeit weit hinter Lebendvakzinen zurück. Eine Schwierigkeit bei der Entwicklung von Impfstoffen gegen PRRS besteht darin, das Spektrum der genetisch sehr variablen Feldstämme abzudecken. Impfmaßnahmen sollten mit einer Optimierung von Hygienemaßnahmen und Betriebsmanagement einhergehen. Hierzu gehören Schutz von Beständen vor dem Eintrag neuer Virusstämme und Reduktion der Erregerzirkulation innerhalb von Beständen.

Impfungen gegen PRRS werden seit ihrer Einführung intensiv diskutiert, wobei es u. a. um folgende Punkte geht:

- in Europa durchgeführte Impfungen mit einem attenuierten PRRSV-Stamm aus Nordamerika, also Einsatz eines „exotischen" Virus
- Ausscheidung von Impfvirus und hiermit verbundene horizontale Übertragungen u. a. über das Sperma von geimpften Ebern; eine Folge besteht darin, dass inzwischen PRRSV aus Impfstoffen frei zirkuliert.
- Impfung gegen PRRS vermittelt meist nur einen partiellen Schutz gegen Induktion von Krankheitssymptomen durch Feldvirus; dies gilt insbesondere für heterologe Stämme.

27.3.10 Familie Flaviviridae

Heinz-Jürgen Thiel, Matthias König

STECKBRIEF

- Einzelstrang-RNA-Genom, positive Polarität, ca. 9 600–12 300 Nukleotide
- behüllt, ca. 40–60 nm Durchmesser
- vermutlich ikosaedrische Symmetrie (**Abb. 27.45**, **Abb. 27.46**, **Abb. 27.47**)
- 3–4 Strukturproteine, 8 Nichtstrukturproteine
- bedeutende Krankheitserreger bei Schwein, Wiederkäuer, Mensch (**Tab. 27.14**); BVD/MD und KSP sind anzeigepflichtig

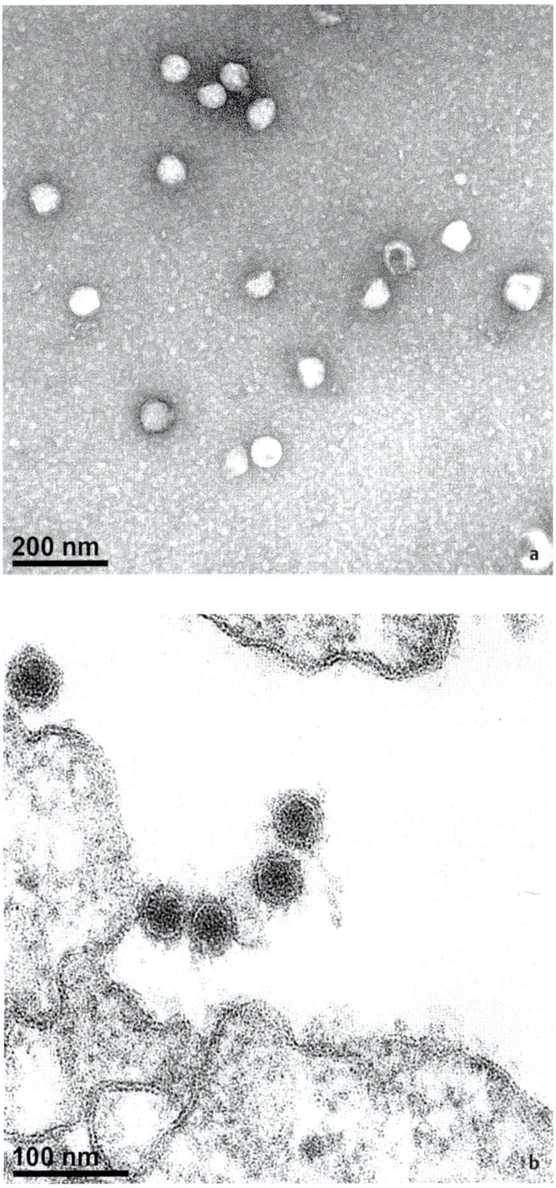

Abb. 27.45 Flavivirus; Negativkontrast; Ultradünnschnitt. [**a** Dr. F. Weiland, Friedrich-Loeffler-Institut, Tübingen. **b** Dr. habil. H. Granzow, Friedrich-Loeffler-Institut, Insel Riems.]

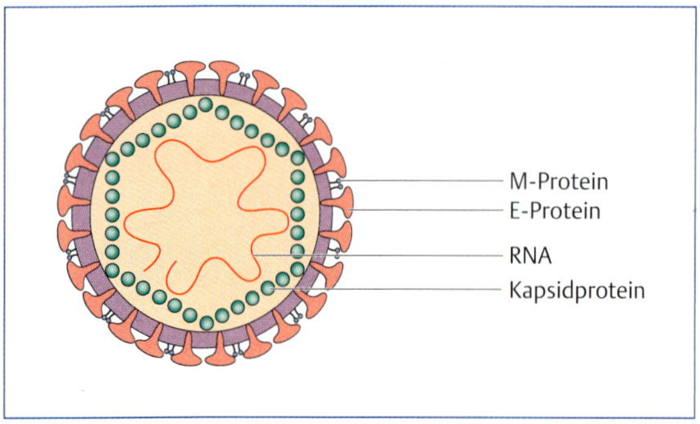

Abb. 27.46 Schema eines Flavivirus. Das behüllte Virion besteht aus einem kubischen Kapsid. In die Virushülle eingelagert ist das Hüllprotein E, das als Dimer vorliegt und mit 180 Kopien das Virion nahezu umschließt.

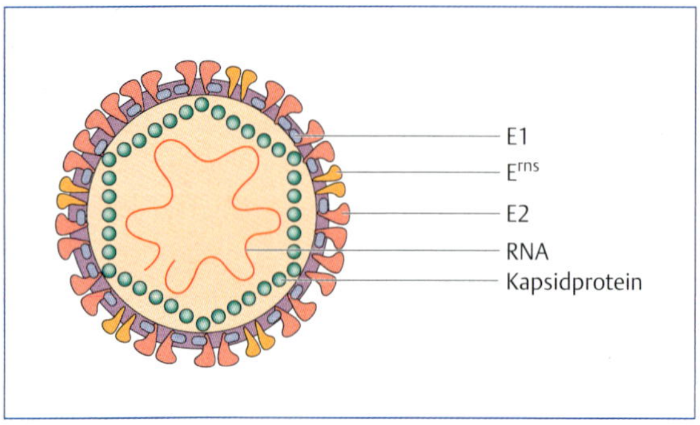

Abb. 27.47 Schema eines Pestivirus. Das behüllte Virion besteht aus einem kubischen Kapsid, das die Positiv-Einzelstrang-RNA enthält. Die drei Hüllproteine E1, E2 und E^{rns} sind in die Virushülle eingelagert.

Familienmerkmale

Flaviviren sind behüllte Plusstrang-RNA-Viren von erheblicher veterinär- und humanmedizinischer Bedeutung. Der Name *Flavivirus* ist abgeleitet von dem lateinischen Wort flavus: gelb.

Flaviviren haben ein Genom von etwa 9600–12 300 Nukleotiden Länge, das als Einzelstrang-RNA mit positiver Polarität vorliegt; eine Besonderheit besteht darin, dass die RNA keinen 3'-poly-A-Trakt aufweist.

Erreger aus dem Genus *Flavivirus* sind im Allgemeinen Arboviren, also Erreger, die durch Arthopoden übertragen werden und sich in diesen vermehren. Die veterinärmedizinisch relevanten Krankheitserreger sind auf den Menschen übertragbar, also Verursacher von Zoonosen. Hingegen sind Vertreter aus dem Genus *Pestivirus* auf Wiederkäuer und Schweine beschränkt; bei diesen Wirten sind diaplazentare Infektionen von besonderer Bedeutung.

Taxonomie

Die Familie besteht aus 3 Genera (**Tab. 27.14**). Die Genera *Flavivirus* und *Pestivirus* enthalten veterinär- und humanmedizinisch bedeutsame Erreger. Innerhalb des Genus *Hepacivirus* ist das Hepatitis-C-Virus (HCV) weltweit ein wichtiger Krankheitserreger des Menschen. Pestiviren sind mit HCV näher verwandt als Vertreter aus dem Genus *Flavivirus*; daher werden Pestiviren, insbesondere BVDV, als Modell für HCV verwendet.

Pestiviren werden nach den betroffenen Wirtsspezies und den Krankheiten, die sie verursachen, benannt. Im Gegensatz zum KSPV, das unter natürlichen Bedingungen ausschließlich aus Haus- und Wildschweinen isoliert werden kann, ist die Wirtsspezifität bei den ruminanten Pestiviren BVDV und BDV nicht sehr ausgeprägt.

Eine direkte Verbindung zwischen Pestiviren aus Rind und Schwein wurde bereits 1960 hergestellt. Serologische Untersuchungen zeigten nämlich, dass die Erreger der Klassischen Schweinepest und der BVD/MD miteinander verwandt sind. Inzwischen sind serologische Untersuchungen für die Bestimmung von Verwandtschaftsbeziehungen weitgehend durch genetische Analysen ersetzt worden. Kreuzreaktionen von Antikörpern gegen Pestiviren bereiten aber mitunter Probleme in der Diagnostik von Pestivirus-induzierten Erkrankungen.

Tab. 27.14 Nomenklatur der Virusfamilie *Flaviviridae*. Veterinärmedizinisch besonders relevante Erreger sind durch Fettdruck hervorgehoben.

Genus	Spezies	Bedeutung
Pestivirus	**Virus der bovinen Diarrhö (BVDV)**	Diarrhö, Aborte, Missbildungen, hämorrhagisches Syndrom, Mucosal Disease
	Virus der Klassischen Schweinepest (KSPV)	Klassische Schweinepest
	Border-Disease-Virus (BDV)	Border Disease
Flavivirus	Frühsommer-Meningoenzephalitis-Virus	Frühsommer-Meningoenzephalitis
	West Nile Virus	West-Nile-Krankheit
	Louping ill Virus	Louping ill
	Wesselsbron-Virus	Wesselsbron-Krankheit
	Japanisches Enzephalitis-Virus	Japanische Enzephalitis
	Gelbfieber-Virus	Gelbfieber
	Dengue-Virus	Dengue
Hepacivirus	Hepatitis-C-Virus	Hepatitis C

BVDV wird gegenwärtig in zwei Spezies, BVDV-1 und BVDV-2, unterteilt. Grundlage hierfür sind Unterschiede auf genetischer und antigenetischer Ebene. Allerdings wurden erhebliche genetische Unterschiede auch innerhalb der Spezies Border Disease Virus (BDV) nachgewiesen, die zu einer Einteilung von BDV in mehrere Gruppen führten (**Abb. 27.48**).

Im direkten Vergleich mit den ruminanten Pestiviren fällt auf, dass das Ausmaß der genetischen Heterogenität bei KSPV geringer ist; KSPV werden lediglich in zwei genetisch unterscheidbare Gruppen unterteilt.

In den letzten Jahren wurden Pestiviren isoliert, deren endgültige Eingruppierung innerhalb des Genus noch vorzunehmen ist, denn sie unterscheiden sich genetisch deutlich von den vier etablierten Pestivirusspezies (**Abb. 27.48**). So wurde ein als „Hobi" bezeichnetes Pestivirus zunächst in fetalem Kälberserum nachgewiesen und später ein nah verwandtes Virus im Zusammenhang mit natürlichen Infektionen von Rindern in Thailand. Auch bei dem als „Pronghorn-Antilope" (isoliert aus einer Gabelantilope in Nordamerika) bezeichneten Erreger handelt es sich um ein noch nicht endgültig klassifiziertes Pestivirus. Ein weiteres Beispiel für ein kürzlich entdecktes Pestivirus ist das Bungowannah-Virus, das in Australien aus Schweinen im Zusammenhang mit Totgeburten und erhöhter Ferkelsterblichkeit isoliert wurde; bei den betroffenen Tieren wurde eine Myokarditis nachgewiesen, daher die Bezeichnung der Krankheit als porcine myocarditis syndrome (PMC). Nach einer von der ICTV noch vorzunehmenden Einteilung wird das Genus *Pestivirus* zukünftig wahrscheinlich in zunächst zehn Spezies unterteilt.

Virusstruktur und Replikation

Das Genom weist ein großes offenes Leseraster (ORF) auf, das an beiden Enden von nicht kodierenden Regionen flankiert wird. Das vom ORF kodierte Polyprotein wird ko- und posttranslational in die reifen Proteine gespalten. Die Strukturproteine werden im 5'-Bereich des ORF kodiert und umfassen neben einem kleinen basischen Kapsidprotein (C) zwei (Genera *Flavivirus* und *Hepacivirus*) oder drei (Genus *Pestivirus*) membranassoziierte Proteine (**Abb. 27.49**). Bei den Pestiviren fallen Besonderheiten auf, die neben Zahl und Eigenschaften der Hüllproteine auch deren Assoziation betreffen. So weist das Glykoprotein E^{rns}, das lediglich bei Pestiviren innerhalb der *Flaviviridae* vorhanden ist, folgende Eigenschaften auf: (i) starke Glykosylierung und Homodimerisierung über kovalente Bindung (Disulfidbrücke); (ii) Assoziation mit Viruspartikeln über einen ungewöhnlichen Membrananker; (iii) Freisetzung

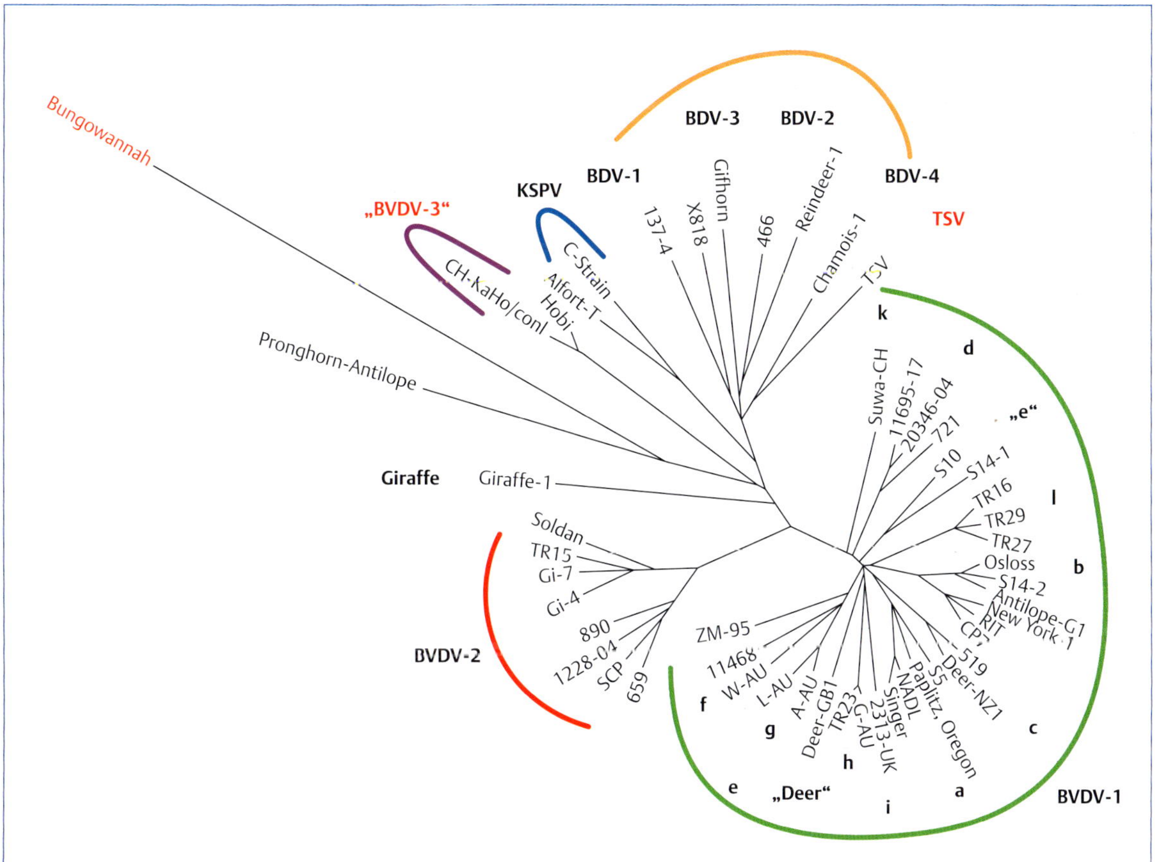

Abb. 27.48 Stammbaum auf Grundlage der Nukleotidsequenzen des N^{pro}-Gens von Pestiviren. Der Stammbaum wurde nach Berechnung der paarweisen genetischen Distanzen mit der Neighbour-Joining-Methode erstellt. Die Astlängen sind proportional zu den genetischen Distanzen. Zur statistischen Absicherung der erhaltenen Gruppierungen wurde eine Bootstrap-Analyse anhand von 1000 replikativen Datensätzen durchgeführt. Neben den aufgeführten Genogruppen wurden bei BVDV und BDV inzwischen weitere Genogruppen beschrieben.

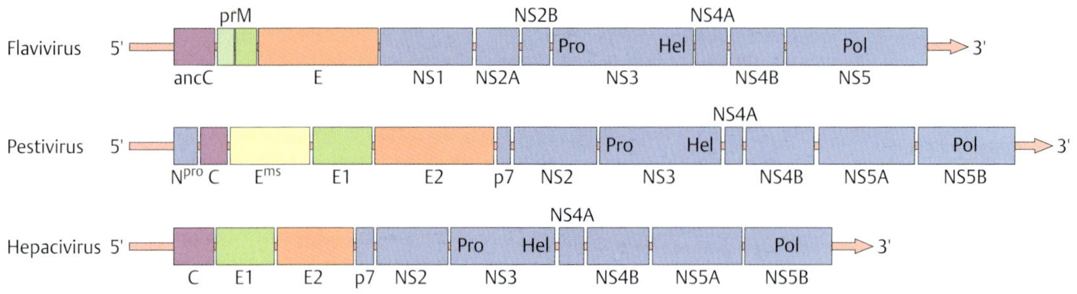

Abb. 27.49 Genomorganisation; schematische Darstellung der Polyproteine von Mitgliedern der *Flaviviridae*. Strukturproteine sind farbig (violett, grün, gelb, orange) hervorgehoben. C: Kapsidprotein (violett), ancC: Vorläufer des Kapsidproteins (violett), prM: Vorläufer des Membranproteins (grün); NS: Nichtstrukturproteine; N^{pro}: N-terminale Protease (blau), Pro: Protease (blau), Hel: Helikase (blau), Pol: RNA-abhängige RNA-Polymerase (blau).

des isolierten Moleküls aus infizierten Zellen als Homodimer; diese Eigenschaft wird bei der Diagnostik von Pestivirusinfektionen ausgenutzt; (iv) obwohl E^{rns} an der Oberfläche von Virionen und virusinfizierten Zellen leicht nachweisbar ist, induziert es nur geringe Titer an neutralisierenden Antikörpern; in diesem Zusammenhang ist bemerkenswert, dass E^{rns} eine protektive Immunantwort induzieren kann; (v) Ribonukleaseaktivität, deren Funktion für das Virus bislang nicht aufgeklärt wurde; die RNase-Aktivität scheint für die Virulenz von Pestiviren eine wichtige Rolle zu spielen.

Das Glykoprotein E2 induziert hohe Titer an neutralisierenden Antikörpern und ist von herausragender Bedeutung für die Induktion einer protektiven Immunität. In virusinfizierten Zellen und Virionen liegt E2 hauptsächlich als Heterodimer mit dem Hüllprotein E1 vor; E2 und E1 sind über Disulfidbrücken verbunden. Die Nichtstrukturproteine der *Flaviviridae* enthalten Sequenzen, die für eine Serinprotease, eine NTPase und eine RNA-Helikase (alle drei enzymatischen Aktivitäten befinden sich im NS 3) sowie eine RNA-abhängige RNA-Polymerase (NS 5 bzw. NS 5B) charakteristisch sind und sich bei allen drei Genera an ähnlichen Stellen des Genoms befinden.

Auch im Hinblick auf die Nichtstrukturproteine gibt es bei Pestiviren einige Besonderheiten. So befindet sich im N-terminalen Bereich des Polyproteins das N^{pro}, eine Autoprotease, die sich vom folgenden Core-Protein abschneidet und bei Vertretern der beiden anderen Genera nicht vorhanden ist. Eine Funktion von N^{pro} besteht darin, dass es die Induktion von Interferon inhibiert.

Bemerkenswert ist ferner, dass das erwähnte multifunktionale NS 3-Protein bei Pestiviren zunächst als Fusionsprotein aus NS 2 und NS 3 entsteht. Eine Autoprotease im NS 2 vermittelt die Spaltung von NS 2–3. Diese Spaltung ist essenziell für die pestivirale Replikation. Die gebildete Menge von NS 3 ist von entscheidender Bedeutung für den Phänotyp von Pestiviren, nämlich ob es sich um nicht zytopathogene (nzp) oder zytopathogene (zp) Viren handelt.

Bei nzp Pestiviren lässt sich NS 2–3-Prozessierung lediglich über wenige Stunden nach der Infektion nachweisen, während nach Infektion mit zp Pestiviren das NS 3 kontinuierlich in großen Mengen entsteht. Die erhöhte Expression von NS 3 korreliert mit einer erhöhten Virusreplikation und Zytopathogenität. Die Regulation der NS 2–3-Spaltung erfolgt bei nzp Pestiviren durch ein zelluläres Protein, das zu den Chaperonen gehört, also eine Funktion bei der Faltung von Proteinen hat. Bei zp Pestiviren hingegen führen verschiedene genomische Veränderungen, u. a. Rekombination mit zellulärer RNA, zu einer deregulierten NS 3-Entstehung.

Die virale RNA-Synthese erfolgt im Zytoplasma in Assoziation mit dem endoplasmatischen Retikulum über die Synthese einer negativsträngigen RNA, die als Intermediat zur Synthese der plus Strang-RNA dient. Die Translation des Genoms ist entweder abhängig von einer „cap"-Struktur (Genus *Flavivirus*) oder einer internen Ribosomen-Eintrittsstelle (IRES, Genera *Pestivirus* und *Hepacivirus*).

Der Zusammenbau von Virionen einschließlich Budding geschieht an intrazellulären Membranen, wahrscheinlich am endoplasmatischem Retikulum. Die dabei gebildeten Viruspartikel werden über Vesikel transportiert, deren Fusion mit der Plasmamembran zur Freisetzung von Virionen durch Exozytose führt. Die Infektion von Zielzellen erfolgt nach Bindung an zelluläre Rezeptoren durch Endozytose.

Über die Struktur von Viruspartikeln liegen lediglich bei Mitgliedern des Genus *Flavivirus* detaillierte Untersuchungen vor. Bei einem Vertreter (Dengue-Virus) wurden mittels Kryoelektronenmikroskopie dreidimensionale Rekonstruktionen von Virionen erstellt; demnach haben Nukleokapsid und Virushülle eine ikosaedrische Symmetrie (**Abb. 27.46**). Hingegen sind die Struktur von Virionen sowie die Struktur des Nukleokapsids von Pesti- und Hepaciviren bislang nicht bekannt.

Genus Pestivirus

Bovine Virusdiarrhö/Mucosal Disease (BVD/MD)

BEACHTE
Anzeigepflicht.

Ätiologie Die bovine Virusdiarrhö (BVD) wurde erstmals 1946 in den USA als eine übertragbare Erkrankung beim Rind beschrieben; als charakteristisch für die Krankheit galten Durchfall, erosive Läsionen im Bereich des Verdauungstraktes und eine geringe Letalität. Erst einige Jahre später wurde erkannt, dass die Infektion mit dem BVD-Virus (BVDV) auch für die stets tödlich verlaufende Mucosal Disease (MD) des Rindes verantwortlich ist. BVDV gehört mittlerweile weltweit zu den wichtigsten Krankheitserregern des Rindes.

Innerhalb von BVDV-1 und BVDV-2 werden jeweils mehrere Subgruppen unterschieden, die fortlaufend mit kleinen Buchstaben bezeichnet werden, z. B. BVDV-1a.

BVDV lässt sich besonders gut in bovinen Zellkulturen vermehren. Im Hinblick auf ihre Eigenschaften bei der Vermehrung in Kulturzellen werden bei BVDV und anderen Pestiviren **zwei Biotypen** unterschieden: Nicht zytopathogene (nzp) Pestiviren replizieren ohne sichtbare Veränderungen der Zielzellen. Im Gegensatz dazu führt die Infektion mit zytopathogenen (zp) Pestiviren aufgrund von Apoptose zur Lyse infizierter Zellen. Beide Biotypen sind an der Entstehung der Mucosal Disease (MD) beteiligt.

Epidemiologie Das Virus ist weltweit verbreitet. Die Seroprävalenz betrug in Deutschland bis vor wenigen Jahren 60–90 %.

BVD-Viren können unter natürlichen Bedingungen Rinder, Schafe, Ziegen, Wildwiederkäuer und Schweine infizieren.

Die Übertragung von BVDV kann horizontal oder vertikal erfolgen. Das Virus wird über Kot, Speichel und weitere Körpersekrete ausgeschieden und meist oronasal aufgenommen. Eine Verbreitung des BVD-Virus kann auch durch (tiefgefrorenen) Samen infizierter Bullen erfolgen. Weiterhin wurden in der Vergangenheit Impfungen mit durch Pestiviren kontaminierten Lebendvakzinen durchgeführt. Die vertikale Übertragung von BVDV erfolgt mittels diaplazentarer Infektion und kann zur Etablierung persistierender Infektionen führen. Persistent infizierte Tiere stellen ein wichtiges Virusreservoir dar, denn sie scheiden das BVD-Virus lebenslang in großen Mengen aus. Vor wenigen Jahren waren etwa 1–2 % der gesamten Rinderpopulation in Deutschland persistent infiziert.

Molekularepidemiologische Studien führten zu dem bemerkenswerten Ergebnis, dass es für die ruminanten Pestiviren keine Einteilung auf Grundlage der Wirtsspezies gibt. So finden sich in einer BVDV-1-Subgruppe Isolate aus Rind, Schaf, Ziege, Schwein und Hirsch. Die Tatsache, dass BVD-Viren offensichtlich häufig die Wirtsspezies wechseln, ist für Epidemiologie und Bekämpfungsprogramme von Bedeutung.

Einen Sonderfall stellen hochvirulente BVDV-Stämme dar, die nach horizontaler Übertragung zu schweren Erkrankungen, u. a. hämorrhagisches Syndrom, mit beträchtlicher Letalität führen können. Solche Krankheitsbilder wurden im Rahmen eines Seuchenzuges in Nordamerika Anfang der neunziger Jahre des letzten Jahrhunderts beobachtet und in den vergangenen Jahren vereinzelt auch in Westeuropa einschl. Deutschland festgestellt. Die meisten hochvirulenten BVDV-Stämme gehören zur Spezies BVDV-2. Infektionen mit BVDV-2 verlaufen allerdings meist wie Infektionen mit BVDV-1. Es ist davon auszugehen, dass in Deutschland etwa 5–10 % der BVDV-Infektionen auf BVDV-2 zurückzuführen sind; dies ist bei Diagnostik und Bekämpfung zu berücksichtigen.

Pathogenese BVDV führt zu einer systemischen Infektion, die mit Virämie einhergeht.

Während Infektionen nichttragender Tiere oft klinisch inapparent verlaufen, kann es bei trächtigen Tieren zur diaplazentaren Übertragung des Virus mit schwerwiegenden Folgen für den Embryo/Fetus kommen. Hierbei spielt das Trächtigkeitsstadium in Verbindung mit der Entwicklung des fetalen Immunsystems eine wichtige Rolle (Tab. 27.15).

Postnatale Infektion Nach akuter Infektion immunkompetenter, seronegativer Rinder verläuft die Infektion mit BVDV in den meisten Fällen subklinisch oder führt zu milden Erkrankungen. Nach primärer Vermehrung im schleimhautassoziierten Lymphgewebe des Nasen-Rachen-Raumes, besonders in den Tonsillen, kommt es zur lymphogenen Ausbreitung in die regionären Lymphknoten und anschließend zu Virämie, Leukopenie und Immunsuppression. In der Regel wird die Infektion immunkompetenter Tiere mit dem Auftreten neutralisierender Antikörper rasch beendet.

Diaplazentare Infektion Bei tragenden Tieren führen Infektionen mit BVDV zu einer diaplazentaren Übertragung des Virus. Abhängig vom Trächtigkeitsstadium kommt es hierbei zu Aborten, Totgeburten, Geburten lebensschwa-

Tab. 27.15 Folgen einer Infektion mit BVDV.

postnatale Infektion	diaplazentare Infektion
• klinisch inapparent (häufig)	• Fruchtresorption, -mumifikation
• Fieber, Depression, Anorexie	• Aborte, Missbildungen
• Immunsuppression	• persistent infizierte Tiere (Kümmerer oder klinisch inapparent)
• Verdauungstrakt: Diarrhö (meist mild), Erosionen und Ulzerationen	• **Mucosal Disease**: – Fieber, Anorexie – Diarrhö mit Läsionen an Schleimhäuten des gesamten Verdauungstraktes – Nekrosen im Zwischenklauenspalt – sehr hohe Letalität
• Respirationstrakt: Beteiligung an Erkrankungen	
• Genitaltrakt: Fruchtbarkeitsstörungen (weibliche Tiere), verminderte Samenqualität (männliche Tiere)	
• hämorrhagisches Syndrom	

cher Kälber sowie Missbildungen (ZNS-Anomalien u. a.) bei den Neugeborenen (**Abb. 27.50 a**). Ferner kann sich nach Infektion zwischen dem 40. und 120. Trächtigkeitstag eine **persistierende Infektion** des Fetus etablieren. In dieser Zeitspanne ist das Immunsystem des Fetus noch nicht entwickelt, und es kommt daher zu einer **erworbenen Immuntoleranz** gegenüber dem persistierenden BVDV-Stamm. Zu einer solchen persistierenden Infektion kommt es allerdings nur nach Infektion mit nzp BVDV. Persistent infizierte Tiere scheiden das Virus lebenslang in großen Mengen aus. Solche Tiere sind meist seronegativ, können jedoch nach Infektion mit einem heterologen BVD-Virus-

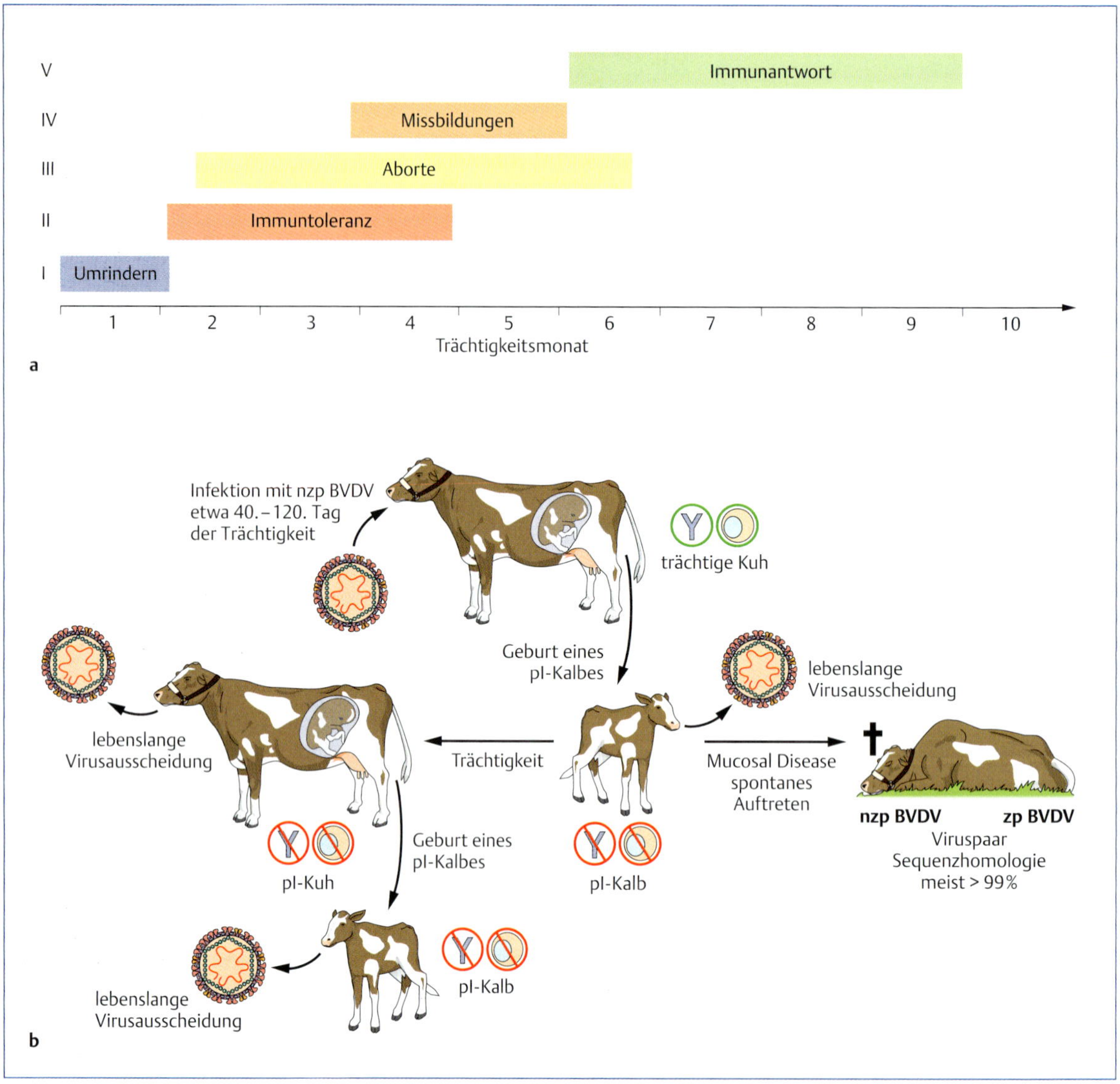

Abb. 27.50 Folgen einer Infektion mit BVD-Virus;
a Folgen einer diaplazentaren Infektion mit BVDV: Infektionen während der Trächtigkeit können folgenschwer sein.
(**I**) Infektionen innerhalb der ersten 40 Trächtigkeitstage können zum Umrindern führen, eine Infektion des Embryos ist hier noch nicht möglich.
(**II**) Infektionen zwischen dem 40. und 120. Tag führen bei Infektion mit einem nicht zytopathogenen Virus zur persistierenden Infektion und zur Immuntoleranz.
(**III**) Infektionen zwischen dem 50. und 200. Tag führen zu Aborten,
(**IV**) in der Zeit vom 90. bis 126. Tag vermehrt zu Augen- und Gehirnmissbildungen.
(**V**) Infektionen nach dem 160. Tag führen bei dem jetzt immunkompetenten Fetus zu einer Immunantwort. Es kommt nicht zu einer persistierenden Infektion.
b Pathogenese der Mucosal Disease: Die Infektion einer seronegativen Kuh mit einem nicht zytopathogenen BVD-Virus (nzp BVDV) zwischen dem 40. und 120. Trächtigkeitstag führt zu einer diaplazentaren Übertragung und zur Entstehung eines persistent infizierten Kalbes. Dieses Kalb kann klinisch viele Jahre unauffällig sein und später sogar Kälber gebären; diese Kälber sind immer persistent infiziert. Mutiert das persistierende Virus zu einem zytopathogenen Biotyp (zp BVDV), kann es zur Ausbildung der immer tödlich verlaufenden Mucosal Disease kommen.
Kreise mit Antikörper bzw. Zelle: humorale und zelluläre Immunantwort; Kreise mit Querstrich: keine humorale bzw. zelluläre Immunantwort (erworbene Immuntoleranz).

stamm Antikörper bilden. Somit schließt der Nachweis BVDV-spezifischer Antikörper eine persistierende BVDV-Infektion nicht aus (s. Diagnose). Persistent infizierte Tiere bleiben häufig im Wachstum zurück (sog. Kümmerer), können aber auch klinisch unauffällig sein. Wie bereits erwähnt, stellen sie als Virusreservoir eine wichtige Infektionsquelle für andere Tiere dar.

Mucosal Disease Eine persistierende Infektion mit nzp BVDV ist unabdingbare Voraussetzung für die Entstehung der Mucosal Disease (MD) des Rindes. Diese tödlich verlaufende Infektionskrankheit tritt meist im Alter von 6 Monaten bis 2 Jahren auf. Im Bereich des Verdauungstraktes kommt es zu einer ausgeprägten Zerstörung des lymphatischen Gewebes einschließlich der Peyer-Platten. Persistent infizierte Tiere sind immer Träger von nzp BVDV. Interessanterweise lässt sich aus an MD erkrankten Tieren neben nzp BVDV stets ein zp BVDV isolieren; zp BVDV und nzp BVDV aus einem Tier werden als Viruspaar bezeichnet (**Abb. 27.50 b**). Vergleichende Analysen haben gezeigt, dass sich die aus einem Tier stammenden zp und nzp Virusisolate mit definierten Antikörpern in der Regel nicht oder kaum voneinander unterscheiden lassen. Dies ist bemerkenswert, da die antigenetische Variabilität von BVDV sehr hoch ist. Daher lag die Vermutung nahe, dass das zp BVD-Virus im persistent infizierten Tier durch Mutation(en) aus dem nzp Virus hervorgeht. Diese Hypothese konnte vor etwa 25 Jahren durch molekulare Charakterisierung mehrerer Viruspaare verifiziert werden.

Im Rahmen dieser Studien wurden zahlreiche Veränderungen in Genomen von zp BVDV identifiziert, die bei nzp BVDV nicht vorkommen; diese Veränderungen führen alle zu einer deutlich erhöhten Expression des Nichtstrukturproteins NS 3, zu einer erhöhten Virusreplikation und zur Zytopathogenität des Virus. In der Regel ist die Entstehung von zp BVDV im persistent infizierten Tier Voraussetzung für die Entwicklung von MD; meist sind eine oder mehrere Mutationen des persistierenden nzp BVDV für die Generierung von zp BVDV verantwortlich.

MD kann allerdings auch innerhalb einer Herde nach horizontaler Übertragung von zp BVD-Virus auf ein persistent infiziertes Tier ausgelöst werden. Außerdem wurde nachgewiesen, dass MD nach Impfung von persistent infizierten Tieren mit einem zp Impfvirus auftrat. Nach einer solchen Übertragung des zp Virus erfolgt der Ausbruch der Erkrankung entweder innerhalb von 3 Wochen (Frühform oder early-onset-MD) oder erst mehrere Monate später (Spätform oder late-onset-MD). Bei der Frühform der MD ist das zp Virus dem persistierenden nzp Virus sehr ähnlich und löst die Erkrankung direkt aus. Die Spätform der MD ist auf eine Rekombination des zp Virus mit dem persistierenden nzp Virus zurückzuführen, wobei das nzp BVD-Virus unter anderem den für Zytopathogenität verantwortlichen Genomabschnitt vom zp Virus erhält. Somit entsteht eine zp Viruschimäre, die sich im persistent infizierten Tier aufgrund der erworbenen Immuntoleranz ungehindert ausbreiten kann.

Klinik und Pathologie Das Virus kann sehr unterschiedliche Krankheitsbilder hervorrufen; hierzu gehören Diarrhö, Mucosal Disease, Aborte, Erkrankungen des Respirationstraktes und hämorrhagisches Syndrom (**Tab. 27.15**). Außerdem können Infektionen von kleinen Wiederkäuern mit BVDV das Krankheitsbild „Border Disease“ (S. 588) auslösen.

Postnatale Infektion Bei klinischer Ausprägung können Fieber, Depression, Anorexie, vermehrter Sekretfluss aus Nase und Augen, Diarrhö sowie Erosionen und Ulzerationen im Bereich des Flotzmauls beobachtet werden. BVDV ist ferner an Mischinfektionen beteiligt, die Erkrankungen des Respirations- und Verdauungstraktes hervorrufen. Bei männlichen Tieren kann die BVDV-Infektion Ursache einer verminderten Samenqualität sein, bei weiblichen Tieren können Fruchtbarkeitsstörungen auftreten.

Akute Infektionen mit den erwähnten hochvirulenten BVD-Viren verursachen häufig eine ausgeprägte Diarrhö, respiratorische Erkrankungen und/oder ein hämorrhagisches Syndrom; Letzteres ist gekennzeichnet durch Thrombozytopenie und Blutungen im Bereich der Schleimhäute und in inneren Organen.

Einige der möglichen Folgen von diaplazentaren Infektionen mit nzp BVDV wurden bereits angesprochen. In Abhängigkeit vom Trächtigkeitsstadium kommt es u. a. zu Missbildungen an den Augen und Kleinhirnhypoplasie (okulozerebelläres Syndrom), Schädelmissbildungen und Hypotrichose.

Mucosal Disease Das klinische Bild der MD ist durch Fieber, Anorexie und eine hochgradige, oft blutige Diarrhö gekennzeichnet; der Tod tritt meist innerhalb von 2–10 Tagen nach Beginn der Erkrankung ein. An den Schleimhäuten des gesamten Verdauungstraktes (Maul-, Rachen-, Speiseröhren-, Magen- und Darmbereich) können Läsionen wie Ulzerationen und Nekrosen vorliegen. Ferner zählen Hautnekrosen u. a. im Zwischenklauenspalt zum Spektrum der klinischen Erscheinungen.

Diagnose Wie bereits beschrieben, zeichnen sich Infektionen mit BVDV beim Rind durch ein variables klinisches Erscheinungsbild aus. Das Auftreten von Fruchtbarkeitsstörungen, Aborten, Missbildungen, Geburten lebensschwacher Kälber oder von respiratorischen Erkrankungen sowie Diarrhöen vor allem bei den Jungtieren legt den Verdacht auf eine Beteiligung von BVDV nahe. Verdachtsdiagnosen sind durch labordiagnostische Untersuchungen abzusichern, wobei der gesamte Tierbestand in die Überlegungen einbezogen wird. Ein vordringliches Ziel ist die Identifikation persistent infizierter Tiere und hierüber langfristig die Schaffung BVDV-freier Bestände. Liegen keine Informationen über den aktuellen Infektionsstatus eines Bestandes vor, kann zunächst durch serologische Untersuchung (indirekter Errregernachweis) einer Stichprobe geklärt werden, ob BVDV als Ursache für Probleme im Bestand in Betracht kommt. Werden positive Reagenten unter nicht geimpften Jungtieren gefunden, ist anzunehmen, dass im Bestand zumindest ein persistent infiziertes Tier vorhanden ist.

Die Identifikation persistent infizierter Tiere erfolgt durch Nachweis von infektiösem Virus, viraler RNA oder viralen Antigenen z. B. aus dem Blut. Dabei sollten Blutproben möglichst aller Tiere eines Bestandes untersucht werden. Vorsicht ist bei der Interpretation der Untersuchungsergebnisse von Tieren im Alter von weniger als 3–6 Monaten geboten, denn vorhandene maternale Antikörper können den direkten Virusnachweis im Blut verhindern bzw. beeinträchtigen. Als Alternative bietet sich Untersuchungsmaterial aus Ohrstanzen an, das im Zusammenhang mit der erforderlichen Kennzeichnung der Kälber anfällt. Hierbei wird der Nachweis insbesondere des viralen Genoms offensichtlich nicht durch maternale Antikörper beeinträchtigt. Als persistent infiziert sind Tiere anzusehen, bei denen der direkte Erregernachweis zweimal im Abstand von mindestens 3 Wochen positiv war. Bei solchen Tieren lässt sich im genannten Zeitraum in der Regel keine Serokonversion als Zeichen einer akuten Infektion feststellen. Im Rahmen einer Bestandssanierung müssen persistent infizierte Tiere und deren Nachwuchs gemerzt werden. Der Erfolg einer solchen Sanierung kann durch die serologische Kontrolle der nachgeborenen Jungtiere erfolgen. Alternativ kann hierfür auch der direkte Virusnachweis durchgeführt werden.

Die Verfahren zur Labordiagnose von BVDV-Infektionen haben sich in den letzten Jahren entscheidend verbessert. Wichtig hierfür waren vor allem die Gewinnung BVDV-spezifischer monoklonaler Antikörper sowie Fortschritte im Verständnis der molekularen Biologie von Pestiviren. Die Wahl der geeigneten Untersuchungsmethode und des erforderlichen Probenmaterials wird von der konkreten diagnostischen Fragestellung bestimmt.

Direkter Erregernachweis Für eine erfolgreiche Bekämpfung ist wichtig, dass in einem Test alle persistent infizierten Tiere erkannt werden. Zentrale Anforderung an alle Verfahren zum direkten Erregernachweis im Zusammenhang mit BVDV-Infektionen ist daher eine Sensitivität von annähernd 100 %. Der Nachweis von infektiösem Virus durch Anzucht in der Zellkultur gilt als besonders sensitiv und ist daher trotz hohen Zeit- und Kostenaufwands nach wie vor von großer Bedeutung. Als Ausgangsmaterial für die Virusanzucht eignen sich insbesondere gerinnungsgehemmte Blutproben, aus denen Leukozyten gewonnen werden, sowie Tupferproben, Organsuspensionen, Serum und Plasma. Die Identifikation eines BVDV-Isolats erfolgt meist über den Nachweis viraler Antigene in den infizierten Kulturzellen, z. B. mithilfe der Immunfluoreszenz. Ein weiterer Vorteil der Virusanzucht besteht darin, dass Material für ergänzende Untersuchungen (z. B. Differenzierung BVDV-1 von BVDV-2, molekulare Charakterisierung etc.) zur Verfügung steht. In zunehmendem Maße wird der Antigennachweis direkt aus Probenmaterial zur Diagnose von BVDV-Infektionen eingesetzt. Dies ist möglich aufgrund einer ständigen Verbesserung der Methoden und Reagenzien. Von besonderer Bedeutung sind dabei ELISA-Verfahren, die sich durch hohen Probendurchsatz und kurze Bearbeitungszeiten auszeichnen. Allerdings sind diese Tests derzeit bezüglich ihrer Sensitivität der Virusanzucht unterlegen. Einige ELISAs zum Nachweis pestiviraler Antigene verwenden polyklonale Seren gegen komplettes Virus oder monoklonale Antikörper gegen NS 3 oder E2. Nachteil dieser Verfahren ist, dass beim Einsatz von Blutproben zunächst Leukozyten präpariert werden müssen. Eine Alternative zu den oben genannten Verfahren stellt ein neuerer Test dar, der auf dem Nachweis von E^{rns} beruht. Da dieses Protein auch in löslicher Form in Blutplasma und Serum Pestivirus-infizierter Tiere vorkommt, erübrigt sich eine Aufarbeitung von Blutzellen.

Ein weiteres Verfahren, das vor allem durch seine Sensitivität und Geschwindigkeit besticht, ist die reverse Transkription/Polymerasekettenreaktion (RT-PCR). Hierfür eignen sich Blut-, Tupfer-, Milchproben, Ohrstanzen etc. Durch Einsatz von definierten Primern, die für BVDV-1 oder BVDV-2 spezifisch sind, ist eine schnelle Zuordnung von Virusisolaten möglich. Weiterhin stehen die amplifizierten Genomfragmente für weitergehende molekularbiologische Untersuchungen, insbesondere Bestimmung der Nukleinsäuresequenz und anschließende vergleichende Analysen, zur Verfügung. Inzwischen ist es üblich, die Real-Time-RT-PCR einzusetzen; diese ist im Hinblick auf Sensitivität einer konventionellen RT-PCR deutlich überlegen und bietet sich daher insbesondere für den Nachweis viraler RNA in gepoolten Proben, z. B. aus Ohrstanzen und Blutproben, an.

Indirekter Erregernachweis Bei den Verfahren zum Nachweis von Antikörpern gegen BVDV hat der ELISA den nur bedingt automatisierbaren und schwer standardisierbaren Serumneutralisationstest (SNT) weitgehend verdrängt. Anwendungsgebiete für den SNT sind vor allem spezielle Fragestellungen wie etwa die Messung neutralisierender Antikörper, z. B. nach Impfung, oder die Unterscheidung von Antiköpertitern gegen BVDV-1 und BVDV-2. Bei den derzeit verfügbaren ELISAs handelt es sich um indirekte oder kompetitive Testverfahren, die meist Lysate aus BVDV-infizierten Zellen als Antigen verwenden. Bei den indirekten Verfahren erfolgt der Nachweis gebundener BVDV-spezifischer Antikörper mithilfe von Sekundärantikörpern gegen bovines Immunglobulin. Die derzeit eingesetzten kompetitiven Tests arbeiten mit monoklonalen Antikörpern gegen NS 3, die durch BVDV-spezifische Antikörper in den Testseren verdrängt werden. Neben Serumproben eignen sich prinzipiell auch Blutplasma und Milchproben für den Nachweis BVDV-spezifischer Antikörper; bei Letzteren ist allerdings mit einer geringeren Sensitivität und Spezifität der Methoden zu rechnen. Bei der Untersuchung des Infektionsstatus eines Bestandes über Sammelmilchproben sollte der Anteil laktierender Tiere im Bestand mehr als ein Drittel betragen.

Beurteilung der Ergebnisse Zur Interpretation der Ergebnisse von Laboruntersuchungen eignet sich eine Gliederung möglicher Befunde nach dem Infektionsstatus der untersuchten Tiere (**Tab. 27.16**).

Immunologie Eine Infektion von naiven, immunkompetenten Rindern führt zu einer zellulären und humoralen Immunantwort. Antikörper sind etwa ab 10–14 Tagen p. i. nachweisbar; sie sind in erster Linie gegen die Hüllproteine E^{rns} und E2 sowie das Nichtstrukturprotein NS 3 bzw. NS 2–3 gerichtet. Die Induktion von neutralisierenden Antikörpern, z. B. durch Impfstoffe gegen BVD/MD, gilt als Maßstab für einen Schutz vor Erkrankung. Virusneutralisation beruht hauptsächlich auf Antikörpern gegen E2. Die Bedeutung von Antikörpern gegen E^{rns} für die Induktion einer protektiven Immunität ist beim Rind noch nicht ab-

Tab. 27.16 Beurteilung der Ergebnisse von Laboruntersuchungen: Gliederung möglicher Befunde nach Infektionsstatus.

Infektionsstatus des untersuchten Tieres	Virus[1]	Antikörper
nicht infiziert, naiv	–	–[2]
nicht infiziert, immun[3]	–	+
akut infiziert	+/–[4]	–
persistent infiziert	+[5]	–[2]/+[6]
Mucosal Disease	+[7]	–[2]/+[6]

[1] Nachweis von infektiösem Virus, viralen Antigenen oder viraler RNA
[2] maternale Antikörper bis zu 9 Monate nach Geburt nachweisbar (meist < 6 Monate)
[3] Immunität als Folge einer Impfung oder Infektion (immunkompetente Tiere)
[4] Dauer der Virämie meist kurz (< 10 Tage)
[5] maternale Antikörper können zu falsch negativen Ergebnissen führen
[6] Bildung von Antikörpern möglich (nach Impfung oder Infektion)
[7] zytopathogener und nicht zytopathogener Biotyp

schließend geklärt. Neutralisierende Antikörper sind im Serum ab etwa 2 Wochen nach Kontakt des Tieres mit dem Virus nachweisbar. Bei Jungtieren ist mit Vorhandensein maternaler Antikörper zu rechnen, die meist bis zu einem Alter von 6 Monaten, im Extremfall sogar bis zu einem Alter von 9 Monaten nachweisbar sind. Zwischen BVDV-1 und BVDV-2 sowie den verschiedenen Subtypen bestehen erhebliche antigenetische Unterschiede, die sich u. a. in Neutralisationstests nachweisen lassen.

Diaplazentare Infektionen des Fetus mit nzp BVDV in einem frühen Trächtigkeitsstadium (vor dem 120. Tag) können zu einer erworbenen Immuntoleranz führen. Das zugehörige Muttertier zeigt eine besonders starke humorale Immunantwort.

Bekämpfung Eine Möglichkeit zur Bekämpfung von BVD/MD ist die Impfung. Weltweit werden zahlreiche Präparate verschiedener Hersteller angeboten. Neben Impfstoffen, die inaktiviertes Virus enthalten (Totimpfstoffe), stehen auch solche mit vermehrungsfähigen, attenuierten Viren (Lebendimpfstoffe) zur Verfügung. Im Zusammenhang mit der Bekämpfung von BVD/MD verzichten einige Staaten grundsätzlich auf den Einsatz von Impfstoffen (z. B. Schweden, Schweiz), während in anderen lediglich Totimpfstoffe zur Anwendung kommen (z. B. England). In Westeuropa zugelassene Impfstoffe beruhten bislang ausschließlich auf BVDV-1-Stämmen. Erst seit 2015 ist ein Lebendimpfstoff auf der Basis eines BVD-2-Stammes zugelassen. Es ist nämlich anzunehmen, dass die Impfung mit BVDV-1 lediglich zu einem partiellen Schutz gegen BVDV-2 führt, und zwar im Hinblick sowohl auf akute als auch auf diaplazentare Infektionen. Weiterhin ist gegenwärtig unklar, ob die Impfung mit nur einem bestimmten BVDV-1-Stamm eine protektive Immunantwort gegen BVDV-1-Stämme aus allen bekannten Subgruppen induziert (s. o. „Heterogenität von Pestiviren").

Bei Impfungen gegen BVD/MD ist entscheidend, dass diaplazentare Infektionen verhindert werden. Für solche Immunisierungen können Lebend- und Totimpfstoffe eingesetzt werden. Allerdings wird ein besonders kritischer Umgang mit Lebendimpfstoffen empfohlen, da es bei trächtigen Tieren zu diaplazentaren Infektionen kommen kann. Weiterhin ist zu berücksichtigen, dass geimpfte Tiere das Virus ausscheiden und auf empfängliche Tiere übertragen können. Bislang gibt es für die Impfung gegen BVD/MD kein allgemein anerkanntes Impfschema. Neben dem ausschließlichen Einsatz von Tot- oder Lebendimpfstoffen können auch Kombinationsimpfungen durchgeführt werden. Bei dem sogenannten zweistufigen Impfverfahren wird zunächst ein Totimpfstoff verwendet, dessen Applikation bei der nach etwa 4 Wochen sich anschließenden Impfung mit Lebendimpfstoff zu einer erheblichen Reduktion der Impfvirusausscheidung führt. Schließlich kann auch ein Impfschema verwendet werden, in dem nach der primären Impfung mit Lebendimpfstoff die Booster-Immunisierungen mit Totimpfstoff erfolgen. Es sollte in jedem Einzelfall geprüft werden, ob und nach welchem Impfschema gegen BVD/MD geimpft wird. Hierbei sind unter anderem Betriebsstruktur und Kosten der Impfungen zu berücksichtigen.

Die auf Erkennung von BVDV-Infektionen und Eliminierung persistent infizierter Tiere beruhende Strategie führte zu beeindruckenden Erfolgen. Im Hinblick auf Deutschland ist die Freiheit von BVDV nur langfristig zu realisieren, was unter anderem auf die hohe Prävalenz und die geografische Lage zurückzuführen ist. Nach verbreiteter Ansicht kann zurzeit auf Impfungen gegen BVD/MD nicht verzichtet werden.

Es ist anzunehmen, dass die Bekämpfung von BVD/MD in vielen Staaten der Erde zumindest kurzfristig Impfungen bzw. Impfprogramme einschließen wird. Die gegenwärtig verfügbare Palette von Impfstoffen sollte ergänzt werden. Vermehrungsfähige BVD-Impfviren, die zu diaplazentaren Infektionen führen können, sollten langfristig überflüssig werden. Es bleibt abzuwarten, inwieweit gentechnisch hergestellte attenuierte BVD-Viren als Grundlage für sichere und effektive Lebendimpfstoffe geeignet sind. Darüber hinaus bieten sich neben konventionellen Totimpfstoffen gentechnisch hergestellte Subunit-Vakzinen und vermehrungsfähige Vektorvakzinen an. Solche Impfstoffe werden voraussichtlich lediglich ein bis zwei virale Glykoproteine bzw. deren Gene enthalten und somit als Markervakzinen dienen können. Die Möglichkeit der serologischen Unterscheidung zwischen infizierten und geimpften Tieren könnte auch bei dieser Viruskrankheit zur erfolgreichen Bekämpfung beitragen. Ergänzend ist anzumerken, dass eine solche Unterscheidbarkeit auch nach Verwendung inaktivierter Impstoffe möglich ist. Der hierbei eingesetzte diskriminierende Test beruht auf Nachweis von Antikörpern gegen ein Nichtstrukturprotein (NS 3), die lediglich nach Feldvirusinfektion auftreten.

BVD/MD ist in Deutschland seit 2004 anzeigepflichtig. Die diesbezügliche BVDV-Verordnung ist Ende 2008 vom Bundesrat beschlossen worden und wird seit 01.01.2011 umgesetzt. Gemäß Verordnung geht es um die Identifizierung und Tötung persistent infizierter Rinder sowie um den Schutz von BVDV-freien Beständen bzw. BVDV-unverdächtigen Beständen. Hierfür sind alle Rinder entweder bis zur Vollendung des sechsten Lebensmonats oder vor dem Verbringen aus einem Bestand auf BVDV zu untersuchen. Seit Umsetzung der Verordnung nehmen die Nachweise von persistent infizierten Tieren kontinuierlich ab (Statistik vom FLI). Impfungen sind in der Verordnung ausdrücklich erwähnt; falls eingesetzt, sollen sie **„fetalen Schutz"** induzieren.

Klassische Schweinepest

Synonyme: hog cholera, Europäische Schweinepest

> **BEACHTE**
> Anzeigepflicht.

Ätiologie Das Virus der Klassischen Schweinepest (KSPV) verursacht weltweit eine sehr bedeutsame Krankheit bei Haus- und Wildschweinen. Das Schwein gilt als einziger natürlicher Wirt für das Virus. Im Gegensatz zu BVDV lassen sich im Feld fast ausschließlich nzp KSPV nachweisen. Eine wichtige Eigenschaft von KSPV besteht in einer besonders ausgeprägten **Variabilität der Virulenz**, denn in Abhängigkeit vom jeweiligen Virusstamm kommt es zu perakuten, akuten, chronischen oder klinisch inapparenten Krankheitsverläufen.

KSPV lässt sich besonders gut in porcinen Zellkulturen vermehren.

Epidemiologie KSP wird vor allem durch Kontakt zwischen Schweinen übertragen. Wie bei den anderen Pestiviren sind diaplazentare Infektionen von großer Bedeutung. Neuinfektionen von Beständen sind häufig zurückzuführen auf Zukauf von infizierten Tieren, die keine oder geringfügige Krankheitssymptome zeigen. Solche Tiere befinden sich entweder in der Inkubationszeit oder sind unerkannt persistent infiziert. Auch durch Verfütterung von ungenügend inaktivierten Schlacht- und Küchenabfällen kann das KSPV übertragen werden. Insbesondere in Gegenden mit dichter Schweinepopulation ist die Übertragung über kontaminierte Kleidung (Tierärzte, Tierhändler u. a.) und Instrumente sowie über kurze Entfernungen durch die Luft und mechanische Übertragung durch Arthropoden möglich. Ein besonders wichtiger Punkt ist das Vorkommen des Erregers in der Wildschweinpopulation, da Wildschweine als Reservoirwirt dienen und der Erreger von diesen auf Hausschweine übertragen werden kann.

Die KSP ist in zahlreichen Staaten ausgemerzt worden. Auch die meisten EU-Länder sind, zumindest im Hinblick auf Hausschweine, frei von dieser Seuche.

Pathogenese Die Infektion mit KSPV erfolgt unter natürlichen Bedingungen oronasal. Die initiale Virusvermehrung findet im schleimhautassoziierten Lymphgewebe des Nasen-Rachen-Raumes, besonders in den Tonsillen, statt. Von hier aus kommt es bereits 16 Stunden p. i. zu einer lymphogenen Ausbreitung in die regionären Lymphknoten, die Ohrspeicheldrüsenlymphknoten sowie die retropharyngealen und zervikalen Lymphknoten. Folge einer frühen vermutlich zellassoziierten Virämie ist die Infektion weiterer lymphatischer Gewebe z. B. der Milz, weiterer Lymphknoten, des schleimhautassoziierten Lymphgewebes und des Knochenmarks. In den lymphatischen Organen sind überwiegend lymphoretikuläre Zellen und Makrophagen betroffen. Die höchsten Virustiter werden in der Folge in der Milz, verschiedenen Lymphknoten und im Blut gefunden.

Nach Vermehrung des Virus in den lymphatischen Geweben erfolgt ein massiver Einbruch in die Blutbahn mit dem Ergebnis einer hochgradigen Virämie. Erst relativ spät werden verschiedene endo- und epitheliale Zellen in den parenchymatösen Organen infiziert. Bereits früh nach Infektion mit virulentem KSPV kommt es zu einer massiven B-Zell-Depletion im Blut und in lymphatischen Geweben. Bei der chronischen Verlaufsform sind Virus und Antikörper gleichzeitig nachweisbar; hierdurch kommt es zur Bildung von Immunkomplexen, die zu einer Glomerulonephritis führen können.

Klinik und Pathologie Die KSP verläuft als systemische Infektion. In Abhängigkeit insbesondere von der Virulenz des Erregers, aber auch von Alter, Kondition und Konstitution des Wirtstieres kann die Erkrankung perakut, akut, chronisch oder klinisch inapparent verlaufen.

Bei der **perakuten Verlaufsform** der Erkrankung, die durch hochvirulente Erreger ausgelöst wird, kommt es 2–5 Tage p. i. zum plötzlichen Tod der Tiere meist ohne deutliche klinische Symptome. Pathologisch-anatomisch zeigen diese Tiere meist das Bild eines akuten Kreislaufversagens. Die Letalität beträgt 95–100 %.

Bei der **akut verlaufenden Schweinepest** sind die ersten klinischen Symptome eine zunehmende Depression der Tiere und ein Anstieg der Körpertemperatur innerhalb von 2–6 Tagen p. i. auf Werte um 41 °C. In der Folge werden häufig zunehmende Inappetenz, Augen- und Nasenausfluss, Konjunktivitis, Durchfall oder Verstopfung sowie Erbrechen beobachtet. Im Endstadium der Erkrankung treten in der Regel ein typisches Schwanken der Hinterhand, Zähneknirschen und Krämpfe auf. Häufig werden eine Zyanose der Haut, besonders an den Ohren, und Blutungen in der Unterhaut beobachtet. Die schließlich festliegenden Tiere verenden meist 8–20 Tage p. i. Die Letalität bei der akuten Schweinepest liegt zwischen 30 und 100 %.

Bei der Sektion imponieren als typische makroskopisch sichtbare Läsionen Hämorrhagien in zahlreichen Organsystemen. Besonders betroffen sind Nierenrinde, Harnblase, Lymphknoten, Milz, Kehlkopf sowie verschiedene Schleimhäute und Serosen. Die chronische Verlaufsform der Klassischen Schweinepest tritt bevorzugt nach Infektion mit mäßig virulenten Isolaten auf. Die Inkubationszeit beträgt wie bei der akuten Form etwa 2–6 Tage. Im Gegensatz zur akuten Form überleben die Tiere länger als 30 Tage nach Infektion. Im Krankheitsverlauf treten Fieber, Anorexie, Kümmern, Leukopenie und scheinbare Erholung auf. Die betroffenen Schweine sterben meist innerhalb von 1–3 Monaten nach Auftreten von Symptomen.

Wie bei anderen Pestiviren treten auch bei KSPV diaplazentare Infektionen auf. Solche Infektionen führen je nach Trächtigkeitsstadium und Virulenz des Erregers zu Aborten, Mumifikation, Missbildungen (fehlende Gliedmaßen, Kleinhirnhypoplasie u. a.), Geburt lebensschwacher/toter Ferkel oder zur Geburt persistierend virämischer Ferkel. Letztere sind in einem relativ frühen Stadium der Gestation vor Ausreifung des Immunsystems infiziert worden, und daher liegt eine erworbene Immuntoleranz gegen das Virus vor; aufgrund der fehlenden Immunantwort lassen sich keine Antikörper gegen KSPV nachweisen. Persistent infizierte Tiere können nach Geburt zunächst klinisch unauffällig sein. Symptome wie Anorexie, Fieber und Diarrhö treten häufig erst im Alter von mehreren Wochen bis Monaten auf. Die Tiere scheiden das Virus in großen Mengen aus und sterben spätestens im Alter von etwa einem Jahr. Diese Sonderform der KSP wird häufig als late-onset-KSP bezeichnet.

Klinisch milde oder inapparente Verläufe werden vor allem nach Infektion mit schwach virulenten Isolaten beobachtet.

Diagnose und Differenzialdiagnosen Die oft wenig spezifischen Symptome nach Infektion mit KSPV erlauben in der Regel lediglich eine Verdachtsdiagnose. Krankheitserscheinungen am toten Tier wie Blutungen in der Haut, **petechiale Blutungen** in Nieren, Lymphknoten, Kehlkopf u. a. Organen, geschwollene Lymphknoten und Geschwüre in Dick- und Blinddarm können den Verdacht erhärten. Darüber hinaus ist eine labordiagnostische Abklärung unbedingt erforderlich.

Direkter Erregernachweis Zum Virusnachweis am lebenden Tier eignen sich Sekrete, z. B. Nasen- oder Augentupfer sowie Blutproben mit Gerinnungshemmer, aus denen Leukozyten präpariert werden. Solche Proben können unmittelbar untersucht werden, wobei die RT-PCR wegen ihrer hohen Empfindlichkeit die Methode der Wahl ist. Zusätzlich sollte versucht werden, infektiöses Virus in Schweinezellkulturen zu vermehren und dieses anschließend mittels Immunfluoreszenz, ELISA oder RT-PCR nachzuweisen. Bei Schweinen kommt es mitunter zu Infektionen mit ruminanten Pestiviren. Die Diagnose „Pestivirus beim Schwein" erfordert daher eine labordiagnostische Abklärung, die beim Antigennachweis durch Einsatz geeigneter monoklonaler Antikörper und im Hinblick auf das Genom mit molekularbiologischen Ansätzen (z. B. Sequenzierung der viralen RNA) erfolgt. Am toten Tier werden besonders geeignete Organe wie Tonsillen, Milz, Nieren und Lymphknoten bei den erwähnten Untersuchungsmethoden eingesetzt. Neben dem Genomnachweis durch RT-PCR werden u. a. ELISA und Immunfluoreszenz für Antigennachweise verwendet. Für die letztere Methode werden histologische Schnitte angefertigt, und der Virusnachweis kann mittels fluoreszierender Antikörper gegen KSPV erfolgen (direkter Immunfluoreszenztest). Unabhängig vom Nachweis direkt aus den Organen werdenin der Regel auch empfängliche Zellkulturen mit dem verdächtigen Material inokuliert.

Indirekter Erregernachweis Bei Verdacht auf einen KSP-Ausbruch spielt auch der indirekte Erregernachweis eine wichtige Rolle. Er wird in diesem Zusammenhang eingesetzt für die Bestätigung der Diagnose und die Bestimmung der Infektionsdauer. Weiterhin ist der Nachweis von Antikörpern relevant bei Verdacht auf subklinische und chronische Infektionen, Export und Import von Schweinen, epidemiologische Untersuchungen in Ländern ohne regelmäßige Impfungen (EU), Nachweis der Virusfreiheit im Anschluss an Ausbrüche sowie Verbreitung der KSP bei Wildschweinen. Falls **Markervakzinen** auf der Grundlage von E2 zur Bekämpfung der KSP eingesetzt werden, dient der Nachweis von Antikörpern gegen E^{rns} der Identifizierung von Feldvirus-infizierten Tieren (diskriminierender Test); als Methode wird der ELISA eingesetzt, der sich auch für größere Probenzahlen eignet. Der aufwendigere Neutralisationstest kann zur Unterscheidung von Antikörpern gegen die verschiedenen Pestiviren dienen.

Immunologie Eine Infektion von naiven, immunkompetenten Schweinen führt zu einer zellulären und humoralen Immunantwort. Antikörper sind etwa ab 8–12 Tage p. i. nachweisbar und in erster Linie gegen die Hüllproteine E^{rns} und E2 sowie das Nichtstrukturprotein NS 3 gerichtet. Virusneutralisation beruht hauptsächlich auf Antikörpern gegen E2.

Seropositive Muttersauen übertragen Antikörper ausschließlich via Kolostrum auf ihre Ferkel. Die Aufnahme der Antikörper über den Darm erfolgt lediglich in den ersten 48 Stunden nach Geburt.

Diaplazentare Infektionen der Feten in einem frühen Trächtigkeitsstadium können zu einer erworbenen Immuntoleranz führen. Die resultierenden persistent infizierten Ferkel zeigen häufig zunächst keine Krankheitssymptome, scheiden aber das Virus in großen Mengen aus.

Bekämpfung Die KSP ist anzeigepflichtig und wird gemäß „Verordnung zum Schutz gegen die Schweinepest und die Afrikanische Schweinepest" bekämpft. Innerhalb der EU erfolgt die Bekämpfung insbesondere durch Keulung betroffener Bestände sowie Sperr- und Hygienemaßnahmen. Impfungen gegen die Klassische Schweinepest sind möglich, dürfen aber nur unter bestimmten Voraussetzungen nach Genehmigung durch die EU-Kommission durchgeführt werden. Für die Impfung von Hausschweinen dürfen in der EU ausschließlich markierte Impfstoffe verwendet werden; hierbei handelt es sich gegenwärtig um gentechnisch hergestellte „Subunit"-Vakzinen, die das Hüllprotein E2 enthalten. Die serologische Unterscheidung zwischen geimpften und Feldvirus-infizierten Tieren erfolgt über den Nachweis von Antikörpern gegen E^{rns}. Leider sind die „Subunit"-Impfstoffe weniger wirksam als früher viel verwendete attenuierte Impfviren, die meist auf dem sog. China(C)-Stamm beruhen. Letzterer wird innerhalb der EU erfolgreich für die **orale Immunisierung von Wildschweinen** zur Bekämpfung der Klassischen Wildschweinepest eingesetzt.

Wichtig ist, dass aufgrund der Schwierigkeit der klinischen Diagnose der Schweinehalter durch die Schweinehaltungshygiene-Verordnung verpflichtet ist, bei gehäuftem Auftreten von Todesfällen, gehäuftem Auftreten von Kümmerern sowie bei gehäuften fieberhaften Erkrankungen einen Tierarzt hinzuzuziehen und die erkrankten Schweine auch auf Schweinepest untersuchen zu lassen.

Border Disease

Synonyme: hairy shaker disease; fuzzy lamb syndrome

Ätiologie Die Border Disease (BD) der Schafe erhielt ihren Namen durch das Auftreten der Krankheit an der Grenze (engl.: border) zwischen England und Wales. Die Krankheit kommt auch bei Ziegen vor. Wie bereits erwähnt, kann das Krankheitsbild BD nicht nur durch BDV ausgelöst werden, sondern auch durch BVDV. Innerhalb der Spezies BDV besteht eine erhebliche genetische Heterogenität, die zur Einteilung in mehrere Genogruppen führte (**Abb. 27.48**). Zur BDV-Genogruppe 4 gehört ein Erreger, der erstmals vor etwa 5 Jahren im Zusammenhang mit vermehrten Todesfällen bei Pyrenäengemsen (Pyrenean chamois) isoliert wurde.

BDV lässt sich gut in ovinen und bovinen Zellkulturen vermehren.

Epidemiologie Das Virus ist weltweit verbreitet. Die Seroprävalenz in Deutschland ist nicht bekannt. Die Wirtsspezifität ist bei BDV nicht sehr ausgeprägt, denn das Virus infiziert unter natürlichen Bedingungen nicht nur Schafe und Ziegen, sondern auch Schweine und in seltenen Fällen Rinder.

Die Übertragung von BDV kann horizontal und vertikal erfolgen, wobei Letztere als diaplazentare Infektion die weitaus größere Bedeutung hat.

Pathogenese und Klinik Diaplazentare Infektionen können bei kleinen Wiederkäuern zu Resorption, Mumifikation, Abort oder Totgeburt führen, und zwar insbesondere bis zu den ersten 60(–80) Tagen der Trächtigkeit. Bei trächtigen Ziegen kommt es nach Infektion mit BDV häufig zu einer Plazentitis, die mit Aborten einhergeht. Erfolgt eine Infektion mit BDV vor dem 65. Tag der Trächtigkeit, so kann es in Verbindung mit erworbener Immuntoleranz zur Geburt persistent virämischer Tiere kommen. Die betreffenden Lämmer sind lebenslang infiziert, scheiden das Virus kontinuierlich aus und gelten als Virusreservoir. Im Gegensatz zu persistierenden Infektionen von Rindern mit BVDV (S. 580) sind persistent infizierte Schafe in der Regel klinisch auffällig. So weisen mit BDV persistent infizierte Schaflämmer häufig Missbildungen auf, die für die Symptome der hairy shaker disease verantwortlich sind; diese Tiere zeigen ein verändertes Vlies, leiden an zentralnervösen Störungen, und in der weißen Substanz des ZNS liegen entzündliche Prozesse mit Nekrosen vor. Außerdem lassen sich schwere Gehirnmissbildungen wie z. B. zerebelläre Hypoplasie nachweisen. Ein der Mucosal Disease ähnliches Krankheitsbild ist bei persistent infizierten Schafen beschrieben worden, tritt aber äußerst selten auf.

Akute Infektionen verlaufen wie bei BVDV meist ohne Symptome; es kommt in der Regel lediglich zu leichten Störungen des Allgemeinbefindens. Schwere Krankheitsverläufe sind beschrieben, kommen aber offenbar nicht häufig vor.

Diagnose Das beschriebene klinische Bild der BD (hairy shaker u. a.) erlaubt eine Verdachtsdiagnose, die durch direkten Virusnachweis in einer Blutprobe bzw. den Leukozyten bestätigt werden sollte. Für Virus- und Antikörpernachweis werden bei der BD die gleichen Methoden wie für andere Pestiviren eingesetzt.

Das BDV wird auf der Grundlage genetischer Unterschiede gegenwärtig in sechs Gruppen eingeteilt. Somit liegt wie bei BVDV eine erhebliche (anti-)genetische Variabilität vor, die bei den diagnostischen Verfahren zu berücksichtigen ist.

Bekämpfung Die BD ist weder anzeige- noch meldepflichtig. Hieraus kann geschlossen werden, dass diese Erkrankung in Deutschland von untergeordneter wirtschaftlicher Bedeutung ist. Virämische Tiere sollten umgehend eliminiert werden, vor allem um trächtige Tiere vor einer Infektion zu schützen. Es stehen keine zugelassenen Impfstoffe gegen die BD zur Verfügung. Die Infektion von kleinen Wiederkäuern mit BVDV wird in der „BVDV-Verordnung" nicht berücksichtigt.

Genus Flavivirus

Frühsommermeningoenzephalitis (FSME)

Synonyme: Europäische Zeckenenzephalitis, european tick-borne encephalitis (TBE)

> **BEACHTE**
> Meldepflicht beim Menschen.

Bei der Frühsommermeningoenzephalitis (FSME) handelt es sich um eine durch Zecken auf Vertebraten übertragene Allgemeinerkrankung, die in erster Linie beim Menschen vorkommt. Das Virus kann auch Haustiere wie Hunde, Pferde und Wiederkäuer infizieren.

Bei Infektionen des Menschen kommt es nach einer Inkubationszeit von 3–14 Tagen zunächst zu unspezifischen Symptomen, die einem fieberhaften grippalen Infekt (Prodromalstadium) ähneln. Bei 20–30 % der Erkrankten folgt eine zweite Phase, in der u. a. eine Meningoenzephalitis mit zentralnervösen Symptomen auftritt. Infektionen des Menschen können allerdings auch symptomlos verlaufen. Während das Virus bei Hunden und Pferden in seltenen Fällen zu ZNS-Störungen führen kann, verläuft die Infektion von Wiederkäuern offenbar ohne Symptome. Bei Letzteren kommt es allerdings zu einer Virämie; das Virus kann dann mit der Milch ausgeschieden und über unbehandelte Milch auch auf den Menschen übertragen werden.

Die Diagnose wird durch direkten Virusnachweis (z. B. RT-PCR) oder indirekten Virusnachweis (ELISA oder NT) gestellt. In Verdachtsfällen spielt der Nachweis von Antikörpern gegen das FSME-Virus eine wichtige Rolle, denn der Virusnachweis gelingt im Blut nur im Prodromalstadium; in der zweiten Erkrankungsphase kann Virus im Liquor nachgewiesen werden. Der Nachweis des Erregers bei Menschen ist meldepflichtig nach dem Infektionsschutzgesetz.

Der natürliche Infektionszyklus des FSME-Virus betrifft insbesondere wild lebende Nagetiere und Zecken. Mensch und Haustiere werden als Endwirte (dead end hosts) angesehen, da sie für die Verbreitung des Virus keine Rolle spielen.

In endemischen Gebieten (z. B. Teile von Deutschland, Österreich, Schweiz, Osteuropa) werden Impfungen des Menschen mit einer inaktivierten Vakzine empfohlen. Für Haustiere stehen keine zugelassenen Impfstoffe zur Verfügung.

West-Nil-Fieber

Das West-Nil-Fieber ist eine akut verlaufende, durch Mücken übertragene Erkrankung, die vor allem bei Vögeln, Pferden und dem Menschen vorkommt. Vögel sind das Hauptreservoir des Virus. Pferde, Menschen und andere Säugetiere sind sog. Endwirte, die für die Virusverbreitung keine Rolle spielen. Typisch für die Krankheit sind Fieber und zentralnervöse Symptome. Die Inkubationszeit beträgt 3–14 Tage. Die Infektion verläuft allerdings häufig subklinisch. Das West-Nil-Virus (WNV) ist bei Ausbrüchen in Afrika, Asien, im mittleren Osten und im Mittelmeerraum einschl. Italien, Frankreich, Österreich nachgewiesen worden. 1999 trat WNV erstmals in den USA auf, wo es zu einer außergewöhnlich hohen Mortalität bei Vögeln sowie zahlreichen Erkrankungen bei Pferden (2002: 15 000 erkrankte Pferde) und beim Menschen kam. Inzwischen ist das Virus in großen Teilen Nord- und Südamerikas endemisch.

Die Diagnose wird durch direkten Virusnachweis (z. B. RT-PCR) oder indirekten Virusnachweis (z. B. Neutralisationstest) gestellt. Der Virusnachweis aus dem Blut gelingt meist nur in der frühen Phase der Infektion.

Für die Impfung von Pferden stehen in den USA Impfstoffe, die auf inaktivierten oder vermehrungsfähigen Viren beruhen, zur Verfügung. In Deutschland gibt es einen für Pferde zugelassenen inaktivierten Impfstoff.

Louping Ill

Synonyme: Spring- oder Drehkrankheit, ovine Enzephalomyelitis

Louping Ill (LI) ist eine Allgemeinerkrankung, die in erster Linie bei Schafen vorkommt, aber auch andere Haussäugetiere, Vögel und Menschen befallen kann. Typisch für die Krankheit sind Fieber und zentralnervöse Symptome. Betroffen sind insbesondere junge Schafe, bei denen die Letalität bis zu 50 % beträgt. Allerdings kann die Infektion auch klinisch inapparent verlaufen. Die Inkubationszeit der meist durch Zecken übertragenen Krankheit beträgt 6–18 Tage. Das Virus wird auch mit der Milch ausgeschieden und kann auf diesem Weg zu Infektionen führen. Die Verbreitung von LI ist auf Schottland, Nordirland, Nordengland und Norwegen begrenzt.

Die Diagnose wird durch direkten Virusnachweis (z. B. RT-PCR) oder indirekten Virusnachweis (ELISA oder Neutralisationstest) gestellt. Der Virusnachweis im Blut gelingt meist nur vor dem Auftreten neurologischer Symptome.

In endemischen Regionen wird eine inaktivierte Vakzine eingesetzt, die als sicher und wirksam gilt.

Wesselsbron-Krankheit

Bei der Wesselsbron-Krankheit handelt es sich um eine durch Insekten übertragene Allgemeinerkrankung, die vor allem im südlichen Afrika bei Schafen vorkommt, aber auch auf den Menschen übertragbar ist. Jungtiere und trächtige Schafe sind besonders betroffen. Bei neugeborenen Schaflämmern sind letale Verläufe häufig, während es bei trächtigen Tieren zu Aborten, fetalem Fruchttod und Mumifikation kommt. Das Wesselsbron-Virus wird auch auf andere Wiederkäuer, Schweine und Pferde übertragen, aber bei diesen Haustierspezies verläuft die Infektion subklinisch.

Japanische Enzephalitis

Die Japanische Enzephalitis spielt in Asien als Infektionskrankheit des Menschen eine wichtige Rolle. Bei trächtigen Schweinen kann das Virus zu Aborten und Totgeburten führen, während die Infektion bei anderen Haustieren subklinisch verläuft. Die Übertragung des Virus erfolgt durch Insekten. Die Inkubationszeit beträgt beim Menschen 4–14 Tage. Zur Prophylaxe werden inaktivierte Impfstoffe eingesetzt.

Weitere Infektionen mit Flaviviren

Gelbfieber ist eine bei Menschen und anderen Primaten auftretende Infektion, die beim Menschen durch Ikterus gekennzeichnet ist. Die Übertragung erfolgt durch Stechmücken. Die Hauptverbreitungsgebiete liegen in Afrika und Südamerika. Zur Prophylaxe werden Lebendvakzinen eingesetzt. Das Impfvirus dient auch als Vektor für eine Vakzine gegen das West-Nil-Fieber.

Ebenfalls durch Stechmücken wird das Dengue-Virus (DV) übertragen, das insbesondere in Asien und Lateinamerika weit verbreitet ist. Das DV ist von erheblicher medizinischer Bedeutung, wobei es ausgehend von Dengue-Fieber zu hämorrhagischem Fieber oder zu einem Schock-Syndrom kommen kann.

27.3.11 Familie Togaviridae

Martin Pfeffer

STECKBRIEF

- Positivstrang-RNA-Genom mit ca. 11 500 Nukleotiden
- 4 Nichtstrukturproteine und 5 Strukturproteine; die Strukturproteine werden von einer subgenomischen 26S-RNA abgelesen
- kubische Virionen (60 nm) mit glykosylierten E1/E2-Heterotrimeren in der Hülle
- Infektion durch den Stich infizierter Stechmücken (Arboviren)
- Erreger schwerer Enzephalomyelitiden bei Equiden und Menschen

Familienmerkmale

Die tierpathogenen Togaviren werden durch blutsaugende Arthropoden auf Mensch und Tier übertragen. Ihr Name leitet sich von dem lateinischen Wort toga: Mantel ab und weist damit auf die behüllte Virusmorphologie hin (**Abb. 27.51**, **Abb. 27.52**).

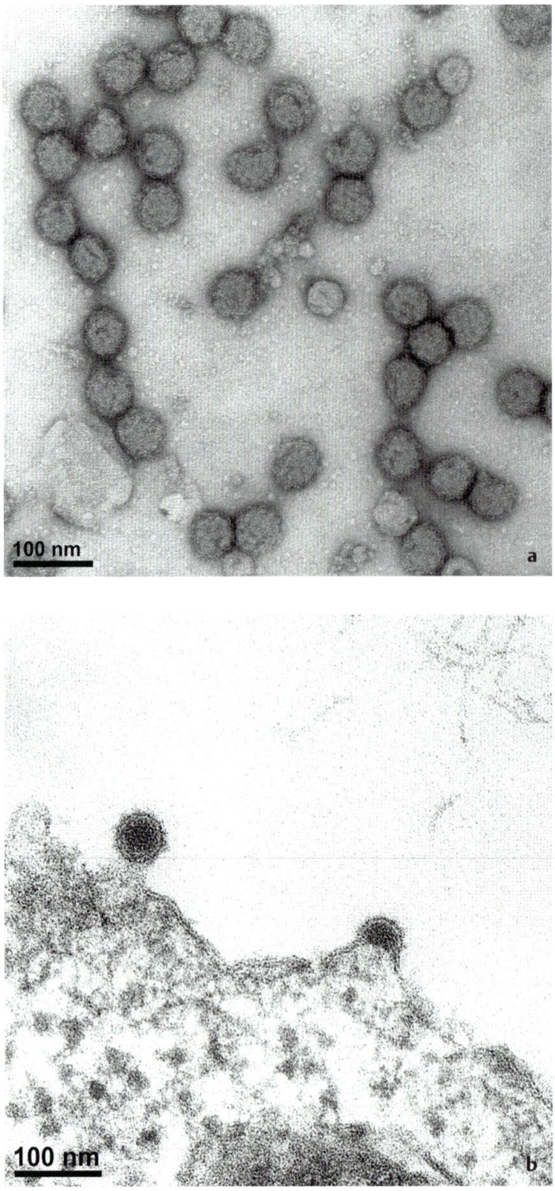

Abb. 27.51 Togavirus; **a** Negativkontrast; **b** Ultradünnschnitt. [beide Teilabbildungen: Dr. habil. H. Granzow, Friedrich-Loeffler-Institut, Insel Riems.]

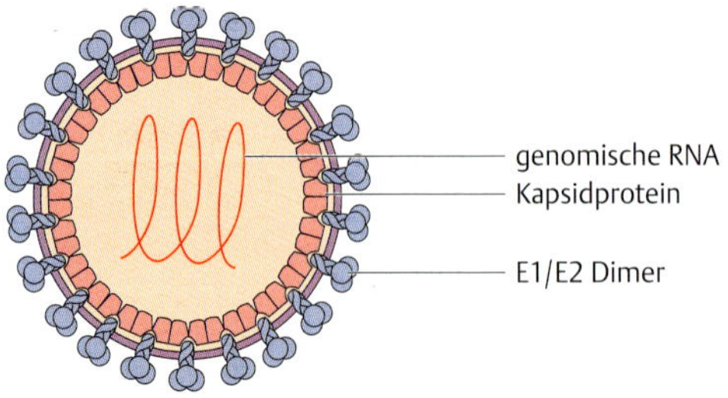

Abb. 27.52 Schema eines Togavirus. Das behüllte Virion besteht aus einem kubischen Kapsid, das die Positiv-Einzelstrang-RNA enthält und aus dem Kapsidprotein gebildet wird. In die Virushülle eingelagert sind Trimere der Heterodimere aus den beiden Hüllproteinen E1 und E2.

Taxonomie

Die Familie besitzt 2 Genera, das Genus *Rubivirus*, mit dem humanpathogenem Rötelnvirus als einzigem Vertreter, und das Genus *Alphavirus* mit derzeit 29 Arten. Eliat-Virus, isoliert aus *Anopheles coustani* in der Negev Wüste Israels, ist dem Internationalen Komitee für Virustaxonomie als 30. Spezies vorgeschlagen. Typspezies ist das Sindbis-Virus (**Tab. 27.17**).

Virusstruktur und Replikation

Alphaviren besitzen ein ikosaedrisches Kapsid mit einer Größe von ca. 40 nm, das von einer Hülle mit den beiden glykosylierten Strukturproteinen (E1 u. E2) umgeben ist und dem Virion eine sphärische Gestalt mit Spikes verleiht. Diese Spikes bestehen aus jeweils drei zusammengelagerten Heterodimeren von E1 und E2. Sie sind für die rezeptorvermittelte Endozytose und damit die Infektion der Zelle verantwortlich. Mit ihren zytoplasmatischen Anteilen interagieren sie mit dem Kapsid und garantieren so eine kompakte und hoch symmetrische Virusmorphologie mit ca. 65 nm Durchmesser.

Durch pH-Absenkung im Endosom kommt es zur sterischen Änderung der Spikes und zur Verschmelzung beider Membranen über eine bei den Alphaviren hochkonservierte, sogenannte Fusionsdomäne im E1, in deren Folge das Kapsid in das Zytoplama entlassen wird. Über seine 5'-Cap-Struktur beginnt die Translation der positivsträngigen viralen RNA an den Ribosomen mit der Synthese eines Polyproteins, das alle vier Nichtstrukturproteine (nsP1-nsP4) umfasst und in seiner Gesamtheit als Replikon bezeichnet wird (**Abb. 27.53**).

Die Nichtstrukturproteine werden ko- und posttranslational in die einzelnen nsP1 bis nsP4 prozessiert, die aber gemeinsam für die Replikation der viralen RNA sowie die Synthese einer 26S schweren subgenomischen RNA sorgen. Die subgenomische 26S-RNA entspricht dem 3'-terminalen Drittel des Virusgenoms, auf dem die Strukturproteine kodiert sind. Ihre Synthese wird über eine zwischen Struktur- und Nichtstrukturprotein-Genen gelegene, nicht kodierende Region (junction region) vom Negativstrang-Intermediat initiiert und an dem hier entstehenden freien 5'-Ende ebenfalls mit einer Cap-Struktur versehen (Methyltransferaseaktivität des nsP1).

Im zeitlichen Ablauf der Infektion der Zelle beginnt die Translation der viralen Strukturproteine somit erst nach der Replikation der viralen RNA. Während sich das Kapsid von dem gebildeten Polyprotein über seine Serinproteaseaktivität autoproteolytisch als Erstes abspaltet, werden sowohl E2 als auch E1 noch mit ihren aminoterminalen E3- und 6K-Polypeptiden im endoplasmatischen Retikulum verankert. Die beiden kleineren Proteine dienen als Signalpeptide während der Prozessierung und der Glykosylierung von E2 und E1.

Über das trans-Golgi-Netzwerk werden die fertig modifizierten Hüllproteine zur äußeren Zellmembran transportiert, wo sie sich zu Heterodimeren zusammenlagern. Die neugebildeten und mit je einer viralen RNA-Kopie beladenen Kapside interagieren, wie oben dargestellt, spezifisch

Tab. 27.17 Taxonomie der wichtigsten Alphaviren.

antigener Komplex	Spezies	Subtyp, Varietät	Übertragungszyklus, Vorkommen	Letalität bei humanen Infektionen	Letalität bei equinen Infektionen	Vektor
VEE	VEE-Virus	IAB	epizootisch	< 1 %	20–80 %	*Ochlerotatus* spp., *Psorophora* spp.
	VEE-Virus	IC	epizootisch	< 1 %	20–80 %	*Ochlerotatus* spp., *Psorophora* spp.
	VEE-Virus	ID	enzootisch, nördliches Mittel- und Südamerika	Einzelfälle	nein	*Culex* (*Melanoconion*) spp.
	VEE-Virus	IE	enzootisch, Mittelamerika	Einzelfälle	ja (selten)	*Culex* (*Melanoconion*) *taeniopus*
	Mosso das Pedras-Virus	IF	enzootisch, südliches Brasilien	nicht bekannt	nicht bekannt	nicht bekannt
	Everglades-Virus	II	enzootisch, Florida, USA	Einzelfälle	nicht bekannt	*Culex cedecei*
	Mucambo-Virus	IIIA	enzootisch, nördliches Südamerika	Einzelfälle	nicht bekannt	*Culex portesi*
	Tonate-Virus	IIIB	enzootisch, Französisch Guyana	Einzelfälle	nicht bekannt	Vogelwanzen, *Culex*, *Mansonia*, *Coquillettidia* spp.
	71D–1252-Virus	IIIC	enzootisch, östliches Brasilien	nicht bekannt	nicht bekannt	nicht bekannt
	Pixuna-Virus	IV	enzootisch, östliches Brasilien	nicht bekannt	nicht bekannt	nicht bekannt
	Cabassou-Virus	V	enzootisch, nördliches Brasilien	nicht bekannt	nicht bekannt	nicht bekannt
	Rio Negro-Virus	VI	enzootisch, Argentinien	nicht bekannt	nicht bekannt	nicht bekannt
EEE	EEE-Virus		enzootisch/epizootisch, östl. Nord-, Mittel- u. Südamerika	50–75 %	50–90 %	*Culiseta melanura*
WEE	WEE-Virus		enzootisch/epizootisch, westl. Nord-, Mittel- u. Südamerika	< 5 %	20–40 %	*Culex tarsalis*
	Sindbis-Virus[a]		Europa, Asien, Afrika, Australien	nicht bekannt	nicht bekannt	*Culex pipiens, Aedes cinereus*
Semliki Forest	Semliki-Forest-Virus[b]		Südamerika, Afrika, Australien	Einzelfälle	nicht bekannt	Stechmücken verschiedener Gattungen
Barmah Forest	Barmah Forest-Virus		Australien	nicht bekannt	nicht bekannt	*Cx. annulirostris*, *Aedes* spp.
Ndumu	Ndumu-Virus		Afrika südlich der Sahara	nicht bekannt	nicht bekannt	*Aedes* spp.
Middelburg	Middelburg-Virus		Afrika südlich der Sahara	nicht bekannt	nicht bekannt	*Aedes caballus*
aquatische Alphaviren	Südliches-See-Elefanten-Virus		Australien, Südpazifik	nicht bekannt	nicht bekannt	*Lepidophthirus makrorhini* (Seelaus)
	Alphaviren der Salmoniden		Europa, Nordamerika	nicht bekannt	nicht bekannt	direkt durch Kontakt und Wasser

[a] weitere Spezies sind: Aura-, Whataroa-, Highlands J- und Fort Morgan-Viren
[b] weitere Spezies sind: Bebaru-, Mayaro-, Getah-, Chikungunya-, Ross-River-, O´nyong nyong-, Trocara- und Una-Viren.

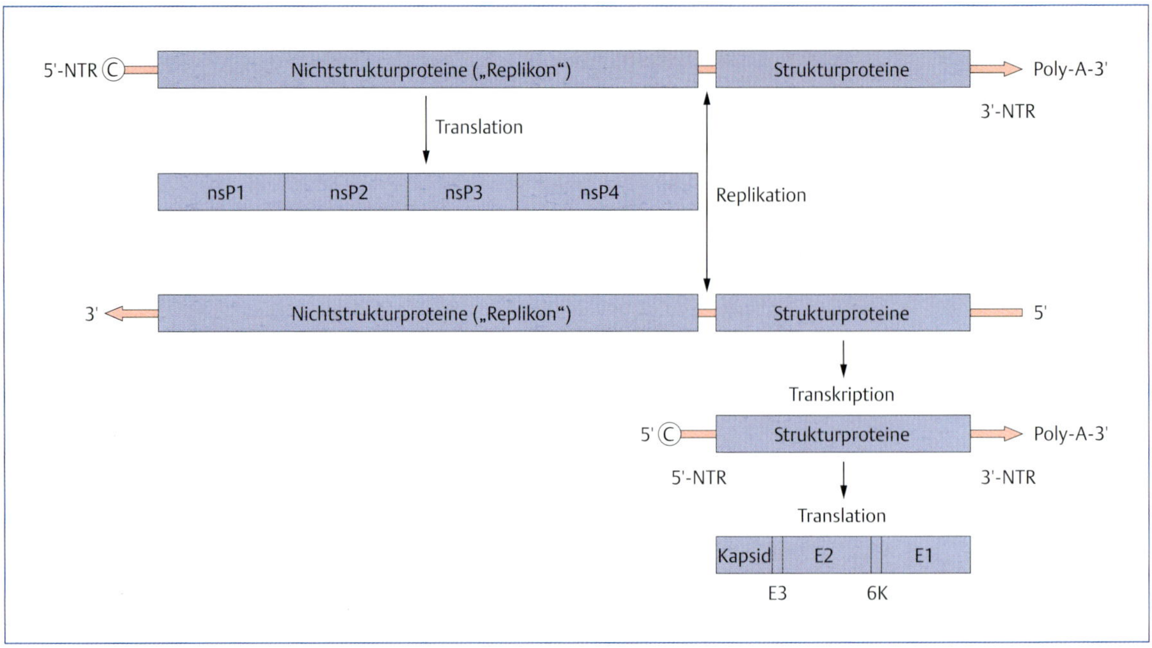

Abb. 27.53 Genomstruktur und Genomexpression der Togaviren. Die Expression des Togavirusgenoms ist durch die Synthese einer subgenomischen RNA charakterisiert. Von der subgenomischen RNA, die den 3'-terminalen Teil des Positivstrang-Genoms repräsentiert, werden die Strukturproteine E1 und E2 sowie das Kapsidprotein translatiert, von dem 5'-terminalen Teil des Genoms die vier Nichtstrukturproteine nsP1 bis nsP4. Diese Expressionsstrategie erlaubt eine zeitlich abgestufte und in ihrer Quantität unterschiedliche Expression der viralen Proteine. Die genomische und subgenomische RNA tragen am 5'-Terminus eine Cap-Struktur.

mit dem zytoplasmatischen Teil der E1/E2-Heterodimere und drücken so die Nachkommenviren durch Budding aus der infizierten Wirtszelle. Bei Vertebratenzellen geht dies mit einem Untergang der Zelle meist durch Apoptose einher, während sich Invertebratenzellen für Monate weiter ohne erkennbaren zytopathogenen Effekt kultivieren lassen. Diese produzieren kontinuierlich Viren, die in den Zellkulturüberstand abgegeben werden.

Neben der junction region befinden sind auch am 5'-Ende nicht kodierende Sequenzen (5'-NTR) mit einer Länge von 42–137 Nukleotiden. Am 3'-Ende sind diese Bereiche je nach Virus zwischen 77 und 609 Nukleotide lang und beinhalten sich wiederholende Sequenzblöcke, deren Funktion nicht bekannt ist. Am extremen 3'-Ende unmittelbar vor dem Poly-A-Trakt befindet sich eine 19 Nukleotide lange Sequenz, die innerhalb des Genus *Alphavirus* hochkonserviert ist und an der das Negativstrang-Intermediat während der Replikation initiiert wird.

Genus Alphavirus

Die Venezuelanische Pferdeenzephalitis

BEACHTE
Anzeigepflicht.

Ätiologie Die Venezuelanische Pferdeenzephalitis wird durch verschiedene Viren aus dem gleichnamigen Komplex des Venezuelanische-Pferdeenzephalitis-Virus (Venezuelan Equine Encephalitis Virus, VEEV) hervorgerufen (**Tab. 27.17**). Bis vor wenigen Jahren waren 12 Viren basierend auf ihrer serologischen Verwandtschaft in dem VEEV-Komplex zusammengefasst. Diese wurden aufgrund ihrer Reaktivität mit verschiedenen monoklonalen Antikörpern in 6 Subtypen (I–VI) eingeteilt, wobei die Subtypen I und III jeweils noch weiter in Varietäten (IA–IF und IIIA–IIIC) aufgeteilt wurden. Seit dem Jahre 2005 haben die VEEV der Subtypen IF bis VI Eigennamen erhalten und nur die ehemaligen VEEV-IAB- bis -IE-Subtypen werden als VEEV bezeichnet. Da erfahrungsgemäß derartige taxonomische Neuerungen nur zögerlich in der Literatur Einzug halten, findet man meist noch die Bezeichnungen VEEV mit Subtyp und Varietät.

Epidemiologie In den natürlichen Endemiegebieten wird VEEV (Subtypen ID und IE) durch *Culex*-Stechmücken (Subgenus *Melanoconion*) zwischen kleinen Nagetieren übertragen (silvatischer Übertragungszyklus). Mensch und Equiden können sich infizieren, wenn sie im Naturherd von infizierten Vektoren gestochen werden. Mensch und Pferd sind jedoch Sackgassenwirte, die bei den endemischen VEEV-ID- und -IE-Subtypen keine hochtitrigen Virämien entwickeln und somit nicht zur Aufrechterhaltung des Übertragungszyklus beitragen können.

Das epizootische/epidemische Krankheitsgeschehen (nur VEEV-Subtypen IAB und IC) unterscheidet sich wesentlich von diesem endemischen Zyklus. Bei Übertragung des Erregers auf Equiden kommt es zu einer massiven Vermehrung und raschen Ausbreitung. Auch die infizierten Menschen entwickeln hochtitrige Virämien, die zur Infektion neuer Stechmücken ausreichen. Mensch und Pferd sind somit Amplifikatoren während einer Epidemie bzw. Epizootie.

Das Reservoir dieser epidemieauslösenden VEEV-Subtypen ist nicht bekannt. Analysen der Genomsequenz ergaben eine hohe Ähnlichkeit von endemischen und epidemischen Virusstämmen einer Region. Dies führte zur Hypothese der Entstehung epidemischer Varianten in Endemiegebieten durch genetischen Drift. Wenige Aminosäureänderungen in den Hüllproteinen E1 und E2 genügen, um den ökologischen Wandel von den endemischen VEEV-ID und -IE zu den epizootischen VEEV-IC und -IAB zu vollziehen. Eine weitere Mutation im E2 (Threonin zu Arginin an Position 213) führt neben einer hohen Virämie bei Equiden dazu, dass die entstandenen epizootischen/epidemischen VEEV-IC- und -IAB-Subtypen effektiv von *Ochlerotatus* (früher *Aedes*) *taeniorhynchus* und weiteren *Aedes*- und *Psorophora*-Stechmückenarten mit einem weiten Wirtsspektrum übertragen werden.

Pathogenese Im Anschluss an den Stich durch eine infizierte Stechmücke findet die erste Virusreplikation in den Langerhans-Zellen und den lokalen Lymphknoten statt. Die Viren treten danach in die Blutbahn über und gelangen über eine freie Virämie oder direkt über die Lymphbahnen in weitere Organe und werden dort bereits durch die kurz nach der Infektion gebildeten, neutralisierenden Antikörper und Typ-1-Interferon-vermittelte Immunvorgänge (Interferon α/β) bekämpft. Zum Zeitpunkt des Auftretens der ersten zentralnervösen Symptome sind die Viren üblicherweise bereits nicht mehr aus dem peripheren Blut zu isolieren.

VEEV sind in der Lage, Endothelzellen von Blutgefäßen zu infizieren und über entsprechende Schädigungen die Blut-Hirn-Schranke zu überwinden. Ein weiterer Weg zur Infektion des ZNS erfolgt auf direktem Weg über eine Infektion der Neuronen des Riechepithels mit anschließender zentripetaler Ausbreitung. Bei Entstehen einer Enzephalitis sind Neuronen, Astrozyten und Gliazellen gleichermaßen betroffen.

Die Pathogenese der Enzephalitis ist noch nicht geklärt, aber basierend auf Versuchen im Mäusemodell kommt es sowohl zu Virus- als auch zu immunologisch induziertem Untergang von neuronalen Zellen. Die Schwere der Klinik scheint dabei v. a. ein Ausdruck der immunologisch induzierten Entzündungsreaktion zu sein, und ein letaler Ausgang ist zumindest bei Mäusen vom Vorhandensein eines αβ-T-Zell-Rezeptors abhängig. Interessanterweise ist die Fähigkeit zum Auslösen einer Enzephalitis auch bei anderen Viren der Gattung *Alphavirus* vorhanden. Auch diese Viren verfügen über Rezeptorepitope für Nervengewebe, die bevorzugte Krankheitsausprägung ist allerdings eher wirtsspezifisch festgelegt: So löst z. B. das humanpathogene Ross-River-Virus in Menschen meist Arthritis, in Mäusen jedoch alters- und inokulationsabhängig schwere Gehirnentzündungen aus. Bei dem Prototypvirus des Genus, dem Sindbis-Virus, verhält es sich ebenso. Von den Pferdeenzephalitis-Viren sind meist Kinder betroffen. Diese zeigen auch vermehrt schwerere Krankheitsverläufe als Erwachsene.

Klinik und Pathologie Die Klinik setzt nach einer Inkubationszeit von 2–6 Tagen (maximal 15 Tage) mit plötzlich einsetzendem Fieber und Abgeschlagenheit ein. Die Pferde verlieren zunehmend ihre Koordination, stehen bodenweit mit hängendem Kopf und beginnender Paralyse der Schädelmuskulatur (Lippen, Ohren). Die Tiere sind unterschiedlich stark verhaltensauffällig (Lichtscheu, Gähnen, Pressen des Kopfes gegen die Wand) mit verschiedenen Lähmungserscheinungen. Final kommt es oft zu Krämpfen bei den in Agonie festliegenden Tieren. Beim Menschen setzt die Erkrankung mit plötzlich auftretendem schwerem Krankheitsgefühl, Abgeschlagenheit, Fieber, Kopfschmerzen, Gelenk- und Muskelschmerzen ein. Teilweise treten auch Übelkeit, Erbrechen, Husten und Durchfälle auf. An diese 24–72 Stunden dauernde Akutphase schließt sich in unkomplizierten Fällen eine Genesungsphase von bis zu 3 Wochen an. Bei etwa 0,5 % der erkrankten Erwachsenen und bis zu 4 % der erkrankten Kinder kommt es zu einem enzephalitischen Verlauf der Infektion. Dieser ist von Lethargie, Zittern, Schläfrigkeit und Verwirrtheitszuständen gekennzeichnet. Als Zeichen einer Mitbeteiligung der Hirnhäute (Meningoenzephalitis) kann Nackensteifigkeit beobachtet werden. Herdförmige oder generalisierte, hirnbedingte Krampfanfälle können bei schweren Verläufen auftreten. Die Sterblichkeitsrate bei Enzephalitis liegt bei etwa 10 % für Erwachsene. Bei Kindern sind tödliche Verläufe einer Gehirnentzündung mit 35 % noch häufiger.

Patienten, die eine enzephalitische Verlaufsform überstehen, genesen in der Regel vollständig, ohne wesentliche neurologische Schäden zurückzubehalten. In seltenen Fällen kann es über eine verzögerte Demyelinisierung zu Spätschäden kommen, deren klinische Ausprägung mit Formen der Multiplen Sklerose vergleichbar ist.

VEEV können die Plazentaschranke überwinden: Eine Infektion während der Schwangerschaft kann zu einer Hirnentzündung des Ungeborenen mit teils bleibenden Hirnschäden, Durchblutungsstörungen der Plazenta oder zur Fehlgeburt führen.

Diagnose Die Virämie dauert bei Pferd und Mensch nur ca.3 Tage, sodass der direkte Erregernachweis durch Virusisolierung oder RT-PCR nur in einem kleinen Zeitfenster möglich ist. Direkt nach der Virämiephase sind bereits IgM-Antikörper mittels ELISA nachweisbar. IgG-Antikörper sind ca.2 Wochen bis mehrere Monate nach der Infektion im Blut mittels ELISA oder Immunfluoreszenztest (IFT) nachweisbar. Der Plaquereduktionsneutralisationstest (PRNT) mit seiner hohen Spezifität kann hier als Bestätigungstest eingesetzt werden. Aus Sektionsmaterial kann das Virus isoliert oder an Gefrierschnitten mit dem IFT dargestellt werden.

Immunologie Die Produktion von IgM- und IgG-Antikörpern wird verhältnismäßig früh nach der Infektion initiiert. Eine überstandene Infektion verleiht einen wahrscheinlich lebenslangen, belastbaren Schutz vor einer Reinfektion. Diese Immunität basiert vornehmlich auf der ausreichenden Präsenz von neutralisierenden Antikörpern. Immunreaktionen spielen jedoch auch bei der Enzephalitis eine Rolle, die jedoch noch nicht vollständig bekannt ist (s. o.).

Bekämpfung Die Expositionsprophylaxe ist bei Arboviren generell der wirksamste Schutz vor einer Ansteckung. Im

Zuge der großen Pandemie in Süd-, Mittel- und dem südlichen Nordamerika 1969–1971 wurde Anfang der 1970er-Jahre ein attenuierter Lebendimpfstoff durch serielle Passage auf primären Herzfibroblasten vom Meerschweinchen entwickelt. Aufgrund teilweise starker Impfreaktionen und einer schwachen Induktion von messbaren neutralisierenden Antikörpern ist dieser als TC-83 bezeichnete Impfstoffkandidat nach jahrelangen Versuchen und klinischen Tests nicht durch die US-amerikanische Behörde als Impfstoff für den Menschen zugelassen worden. Inaktiviert ist sie als C-84 Bestandteil eines trivalenten Pferdeimpfstoffes gegen VEEV, EEEV (S. 594) und WEEV (S. 595) wahlweise auch mit einem Tetanus-Toxoidanteil, erhältlich. Eine Kausaltherapie ist nicht bekannt.

Die östliche Pferdeenzephalitis

BEACHTE
Anzeigepflicht.

Ätiologie Das Östliche-Pferdeenzephalitis-Virus (Eastern Equine Encephalitis Virus, EEEV) ist Verursacher der gleichnamigen Erkrankung v. a. bei Pferd und Mensch, aber auch bei einigen Vogelarten und selten bei Hunden. EEEV ist der einzige Vertreter im gleichnamigen antigenetischen Komplex. Nur mithilfe eines monoklonalen Antikörpers, der ein Epitop erkennt, das ausschließlich auf dem E1-Hüllprotein aller bekannten EEEV aus Nordamerika vorkommt oder aufwendigen kinetischen Hämagglutinationshemmungsreaktionen lassen sich die nordamerikanischen von den südamerikanischen Isolaten unterscheiden. Genetische Untersuchungen bestätigen, dass sich die nordamerikanischen EEEV-Isolate alle sehr ähnlich sind, während in Südamerika und der Karibik vier genetische Varianten in verschiedenen geografischen Regionen vorkommen (östliches Brasilien – Brasilien, Guatemala und Peru – nördliches Südamerika, Brasilien und Argentinien). Die EEEV der genetischen Linien II-IV, die aus Zentral- und Südamerika sowie der östlichen Karibik stammen, sollen unter einer neuen Art zusammengefasst werden, für die der Name Madariaga-Virus vorgeschlagen wurde.

Epidemiologie EEEV kommt im östlichen Nordamerika von der kanadischen Provinz Quebec bis nach Florida vor. Westlich des Mississippi sind wenige Naturherde in Minnesota, South Dakota und Texas beschrieben. Das Verbreitungsgebiet von EEEV korreliert in Nordamerika sehr gut mit dem Vorkommen der Stechmücke *Culiseta melanura*, dem hauptsächlichen Virusüberträger und -reservoir. Neben verschiedenen Staaten Mittelamerikas wurde EEEV auch auf den großen Inseln in der Karibik (Jamaika und Hispaniola) isoliert. In Südamerika ist EEEV aus Guyana, Venezuela, Ecuador, Kolumbien, Brasilien, Peru und aus Argentinien beschrieben.

In den gemäßigten Klimabereichen innerhalb des Verbreitungsgebietes wird EEEV während der warmen Sommermonate in einem endemischen Übertragungszyklus zwischen Vögeln (v. a. Sperlingsartige) und Stechmücken übertragen und kann hier bei günstigen Bedingungen eine hohe Prävalenz innerhalb der Stechmückenpopulation erreichen. Der Hauptüberträger *Culiseta melanura* lebt in bewaldeten Gegenden mit verschiedenen Formen von Frischwassersümpfen, von stehenden Gewässern bis hin zu temporär austrocknenden Mulden und Morasten. Diese Art Feuchtbiotop wird in zunehmendem Maße auch durch Renaturierungsmaßnahmen für die Freizeitgestaltung in der Peripherie von großen Städten und sonstigen urbanen Gegenden repräsentiert.

Gegen Ende des Sommers tendiert *C. melanura* dazu, das Spektrum seiner potenziellen Blutquellen zu erweitern und sticht dann vermehrt kleine Säugetiere, Pferde und Menschen. Auch können andere Stechmückenarten, sogenannte opportunistische „Brückenvektoren“ (*Aedes*- und *Coquillettidia*-Stechmücken), das Virus bei Vögeln durch eine Blutmahlzeit aufnehmen und dann bei einer erneuten Blutmahlzeit auf den Menschen übertragen. Bedingt durch die milden Winter, können die ersten Fälle von EEE in Florida und Louisiana schon im März/April auftreten. Nur in der südlichsten Spitze Floridas ist eine Übertragung von EEEV und damit ein Infektionsrisiko für Pferd und Mensch das ganze Jahr gegeben. Je weiter nördlich innerhalb des Verbreitungsgebietes, desto enger wird das Zeitfenster in den Sommermonaten, in denen man sich nach Eindringen in den Naturherd mit EEEV infizieren kann. In den Jahren 2012–2014 sind in Nordamerika ca. 200 Pferde und 10 Menschen pro Jahr an der östlichen Pferdeenzephalitis erkrankt, und das Virus wurde in ca. 450 Stechmückenpools pro Jahr nachgewiesen. Von den Übertragungszyklen in Südamerika mit den beteiligten Reservoirwirten und den Stechmückenarten sind keinerlei Einzelheiten bekannt.

Pathogenese Das spärliche Wissen zur Pathogenese der EEE basiert hauptsächlich auf Daten aus Mäuseversuchen, die aber nicht die bei Pferd und Mensch typische, histologisch beobachtete Vaskulitis zeigen. EEEV scheint das Hirn direkt über das Blut zu erreichen und zuerst Basalganglien und neuronale Zellen des Stammhirns zu infizieren. Ob die Zellen dieser Areale eine besondere Empfänglichkeit für EEEV besitzen, ist unklar. In der Folge kommt es zu einer produktiven Panenzephalitis. Überlebende Tiere, die eine entsprechende Enzephalitis überleben, zeigen ab ca. dem 5. Tag eine zunächst perivaskulär lokalisierte Immunreaktion mit Makrophagen, Lymphozyten und neutrophilen Granulozyten im ZNS. Neben den Schädigungen im ZNS kommt es auch zu petechialen Blutungen in Leber, Milz und Lunge. Beim Emu ist die Pathogenese von einem perakuten hämorrhagischen Geschehen dominiert, das zum Tod der Tiere vor Entstehung einer Enzephalitis führt.

Klinik und Pathologie Nach einer 7–10-tägigen Inkubationsperiode kommt es zu einem Spektrum an Symptomen, die sich grob in eine systemische und eine enzephalitische Erkrankung einteilen lassen. Im Vergleich zu anderen Alphaviren und speziell zu den beiden anderen Pferdeenzephalitis-Erregern (WEEV und VEEV) ist der Krankheitsverlauf durch eine schnellere und wesentlich häufigere sowie schwerere Beteiligung des zentralen Nervensystems gekennzeichnet. EEE ist somit die gefährlichste Form der Pferdeenzephalitis, die Letalität beim Pferd beträgt 50–95 %, die Morbidität beim Menschen wird mit 90 % angegeben, die Mortalität beträgt zwischen 50 % und 75 %.

Die Infektionsrate ist, soweit man das während größerer Ausbrüche ermitteln konnte, mit einem Drittel der Exponierten ebenfalls sehr hoch. Der Krankheitsbeginn ist in jedem Falle abrupt und geht mit Fieber einher. Dabei kann es zu grippeähnlichen Symptomen mit Fieber, Schüttelfrost, Muskelschmerz und Abgeschlagenheit kommen. Kommt es nicht zur Beteiligung des ZNS, so klingt diese systemische Erkrankung nach 1–2 Wochen wieder ab und die Patienten genesen vollständig. Kopfweh, Übelkeit und Erbrechen sind entweder Ausdruck dieser febrilen Phase, wahrscheinlicher aber sind es die ersten Vorboten einer ZNS-Beteiligung. Kommt es zur Infektion des ZNS, gesellen sich Symptome der Enzephalitis und Enzephalomyelitis hinzu: Übelkeit und zentrales Erbrechen, Verwirrtheit, Rastlosigkeit, steifer Nacken, Lethargie, Abgeschlagenheit, neurologische Veränderungen wie beispielsweise der Verlust von Motorik oder Sensorik aufgrund fokaler neurologischer Ausfälle, Schwäche und Somnolenz, Lichtscheue, Krämpfe oder Tremor. Fast alle Patienten, die eine EEE überleben, bleiben dauerhaft neurologisch geschädigt. Bleibende ZNS-Schäden äußern sich wiederum in einer Bandbreite an Symptomen, wobei Krämpfe, spastische Paresen sowie geistige Behinderungen und Lernschwierigkeiten zu den Krankheitsbildern zählen, die am häufigsten beschrieben werden. Pferde werden daher nach überstandener Enzephalitis oft als „Dummies", Dummköpfe, bezeichnet. Ihre Klinik ist analog der bei VEEV beschriebenen Symptome.

Diagnose Neben einer entsprechenden Klinik und (Reise-) Anamnese ist der direkte Erregernachweis mittels Virusisolierung oder Echtzeit-RT-PCR möglich. Der direkte Erregernachweis wird auch in Stechmückenkontrollprogrammen verwendet, um das aktuelle Infektionsrisiko in Endemiegebieten zu beurteilen. In Endemiegebieten werden auch empfängliche Hühner (sentinel chicken) aufgestellt, deren Blut regelmäßig auf das Vorhandensein bzw. Entstehen von spezifischen Antikörpern gegen EEEV untersucht wird. Dadurch versucht man, die beginnende Virusaktivität in einem bestimmten Fokus früh in der Saison zu erkennen und entsprechende Kontrollmaßnahmen einzuleiten. Von verstorbenen Tieren kann ebenfalls das Virus isoliert oder mittels Immunfluoreszenz am Gefrierschnitt nachgewiesen werden. Erhöhte IgM-Antikörper im Liquor und Serum sind bereits wenige Tage nach der Infektion im ELISA nachweisbar. Eine mindestens 4-fache Erhöhung der spezifischen IgG-Antikörper in gepaarten Seren im Abstand von etwa 14 Tagen ist beweisend. Als Test kommt v. a. der ELISA mit inaktiviertem Vollantigen zur Anwendung. Als Bestätigungstest wird der Virusneutralisationstest durchgeführt.

Immunologie Bei der EEE-Virusinfektion werden neutralisierende Antikörper induziert, die bei Überlebenden vor einer erneuten EEE-Virusinfektionen schützen.

Bekämpfung In bekannten Endemiegebieten versucht man, über Monitoringprogramme die Virusaktivität frühzeitig im Jahresverlauf zu erkennen und dann über Stechmückenbekämpfung und Expositionsprophylaxe die Infektionsrate zu minimieren. Für Pferde gibt es einen Impfstoff mit inaktiviertem Antigen, der guten Schutz verleiht. Dieser Impfstoff wird auch in Emu- und Fasanenfarmen oder bei Schutzprogrammen bedrohter Arten wie dem Schreikranich eingesetzt. Eine humane Vakzine ist nicht zugelassen.

Die westliche Pferdeenzephalitis

> **BEACHTE**
> Anzeigepflicht.

Ätiologie Verantwortlich für die westliche Pferdeenzephalitis ist das gleichnamige und antigenetisch einheitliche Westliche-Pferdeenzephalitis-Virus (Western Equine Encephalitis Virus, WEEV). Bei WEEV handelt es sich um ein natürlich entstandenes rekombinantes Virus, das aus einem Vorläufer des EEEV (s. o.) und einem Vorläufer des Sindbis-Virus entstanden sein soll. Die Teile der viralen RNA, die für die Hüllproteine kodieren, stammen dabei von dem Sindbis-Virusanteil, während das Replikon vom EEEV-Anteil stammt. Dies erklärt auch die serologische Verwandtschaft von WEEV und Sindbis-Virus (Tab. 27.17).

Epidemiologie WEEV kommt im westlichen Nordamerika vor. Das Verbreitungsgebiet ist an das häufige Vorkommen des hauptsächlichen Virusüberträgers und -reservoirs, der Stechmücke *Culex tarsalis*, gebunden. In Mittelamerika wurde WEEV bislang nur in Mexiko (Veracruz) beschrieben. Serologische Untersuchungen in verschiedenen Staaten Mittelamerikas ergaben keinerlei Hinweise auf eine Aktivität von WEEV. In Südamerika ist WEEV in Guyana, Ecuador, Brasilien (Belem), Uruguay und im nördlichen Argentinien beschrieben.

In den gemäßigten Klimabereichen innerhalb des Verbreitungsgebietes wird WEEV während der warmen Sommermonate in einem endemischen Übertragungszyklus zwischen Vögeln (v. a. Sperlingsartige) und Stechmücken übertragen, analog wie für EEEV bereits beschrieben. Pferd und Mensch infizieren sich auch hier, wenn sie sich im Gebiet des Naturherdes aufhalten und von einer infizierten Stechmücke, meist einem sogenannten „Brückenvektor", gestochen werden. Im US-Bundesstaat Kalifornien sind die epidemiologischen Zusammenhänge noch besser untersucht. Hier werden Hasenartige von *Culex tarsalis* gestochen und mit WEEV infiziert. Als Brückenvektor fungiert hier eine rein „mammophile" Stechmücke, *Ochlerotatus melanimon*, die bei ihrer zweiten Blutmahlzeit Menschen oder auch Pferde infiziert. Von den an Übertragungszyklen in Südamerika beteiligten Reservoirwirten und Stechmückenarten sind keinerlei Einzelheiten bekannt. Die Bedeutung von WEE in Nordamerika ist in den letzten Jahrzehnten kontinuierlich zurückgegangen. Wahrscheinlich haben veränderte Entwässerungsverfahren in der Landwirtschaft und Bekämpfungsprogramme zu einer deutlichen Reduktion möglicher Brutstätten für Stechmücken geführt. Ein weiterer Grund wird in dem Auftreten und der rasanten Verbreitung von West-Nil-Virus in Nordamerika seit 1999 gesehen. Obwohl Letzteres vornehmlich durch *Culex-pipiens*-Stechmücken übertragen wird, scheint es die ökologische Nische von WEEV zu besetzten und WEEV zu verdrängen. So wurden in den Jahren 2010–2014 weder ein humaner Fall noch ein Fall bei Equiden in Nordamerika gemeldet. Im Rahmen von Monitoringprogrammen in Nevada konnte WEEV jeweils einmal in einem Pool mit Stechmücken in 2010 und in 2013 nachgewiesen werden.

Pathogenese Nach Infektion durch den Stich einer infizierten Stechmücke kommt es zur Vermehrung der Viren im regionalen Lymphknoten und zur anschließenden Virämie. Der Weg zur Infektion des ZNS ist nicht klar. Kommt es zur Enzephalitis, so sind v. a. die Basalganglien und die Kerne des Thalamus von einer Vaskulitis mit fokalen Hämorrhagien betroffen.

Klinik und Pathologie Die Klinik beim Pferd gleicht der der EEE, jedoch sind die Letalitäten mit 20–40 % am niedrigsten unter den Pferdeenzephalitiden. Die Inkubationszeit beim Menschen beträgt 7–10 Tage. Das Verhältnis von klinisch inapparenten zu manifesten Verläufen verschiebt sich mit dem Alter der Patienten von 1:1 für Kleinkinder unter einem Jahr auf 58:1 bei Kindern zwischen 1 und 4 Jahren und 1150:1 bei Jugendlichen, die älter als 14 sind. Die Krankheit beginnt stets abrupt und verläuft in den meisten Fällen als ein mild verlaufender febriler Infekt. Es kann jedoch auch zu grippeähnlichen Verlaufsformen mit Fieber, Schüttelfrost, Muskelschmerz und Abgeschlagenheit kommen. Kopfweh, Übelkeit und Erbrechen können die ersten Vorboten einer ZNS-Beteiligung sein. Kommt es zur Infektion des ZNS, treten auch Symptome der Enzephalitis und Enzephalomyelitis hinzu (s. o.). Analog den unterschiedlichen Manifestationsraten ist der Anteil an dauerhaft neurologisch Geschädigten bei den Jüngsten mit bis zu 30 % am höchsten.

Diagnose Auch das WEEV kann während der Virämie isoliert werden, mittels Echtzeit-RT-PCR lässt sich die virale RNA nachweisen. WEEV-spezifische IgM-Antikörper sind früh aus Liquor oder Serum nachweisbar, ein entsprechender Anstieg von spezifischen IgG-Antikörpern im gepaarten Serum erlaubt die serologische Diagnose. Neutralisationstest und Immunfluoreszenztests sind ebenfalls etablierte Methoden. Die fokalen Hämorrhagien kommen gleichmäßig in der grauen und der weißen Substanz vor und können v. a. bei älteren Patienten im CT mit älteren Infarkten verwechselt werden.

Immunologie Spezifische IgM- und IgG-Antikörper werden nach einer Infektion mit WEEV gebildet. Sie allein sind ausreichend für eine protektive Wirkung gegen eine (Neu-)Erkrankung.

Bekämpfung Auch hier ist die Expositionsprophylaxe der beste Schutz vor einer Infektion. Durch konsequente Stechmückenkontrolle ist die WEE auf wenige Gebiete Nordamerikas zurückgedrängt worden, in denen noch Monitoringprogramme analog zu EEE durchgeführt werden. Pferde können mit einer inaktivierten Vakzine (S. 594) geimpft werden, ein Impfstoff für Menschen ist nicht zugelassen.

Die aquatischen Alphaviren

Ätiologie Erst 2001 wurde das Südliche-See-Elefanten-Virus (Southern Elephant Seal Virus, SESV) aus der hoch wirtsspezifischen Seelaus *Lepidophthirus macrorhini* in Australien beschrieben. Seit 1995 wurden drei weitere Alphaviren aus Fischen isoliert. Es sind dies das Virus der Bauchspeicheldrüsenerkrankung (Salmon pancreatic Disease Virus, SPDV), das Virus der Schlafkrankheit der Regenbogenforelle (Sleeping Disease Virus of Rainbow Trout, SDV) und das Norwegische-Salmoniden-Alphavirus (NSAV), die auch als salmonide Alphaviren (SAV) 1, 2 und 3 bezeichnet werden.

Epidemiologie Eine Erkrankung konnte dem SESV bislang nicht zugeordnet werden. Über die Verbreitungsgebiete der SAV ist wenig bekannt: SAV 1 ist aus Lachsfarmen in Irland, Schottland und vor der Küste Nordamerikas bekannt. SAV 2 wurde bei Zucht- und Wildwasser-Regenbogenforellen in Italien, Spanien, Frankreich, Deutschland, England und Schottland beschrieben und SAV 3 schließlich bislang nur aus Lachs- und Forellenfarmen in Norwegen. Höhere Wassertemperaturen scheinen einen akuteren Krankheitsverlauf zu fördern, während bei niedrigeren Temperaturen chronische Verlaufsformen zunehmen. Für SAV 1 konnte gezeigt werden, dass es länger als 2 Monate in sterilisiertem Seewasser bei niedrigen Temperaturen infektiös bleibt.

Pathogenese Schon innerhalb der 1. Woche nach oraler Aufnahme sind die Viren in den primäraffinen Organen (Herz bei SAV 1 und SAV 3; Herz, Niere, Hirn und v. a. Pankreas bei SAV 2) zu finden. Im weiteren Verlauf der Infektion gelangen alle SAV in die Muskulatur.

Klinik und Pathologie Nach der Infektion kommt es zu plötzlichem Auftreten von Inappetenz, Lethargie, fehlender Gewichtszunahme und einer erhöhten Sterblichkeit. Kardiomyopathien durch multifokale Nekrose führen zu allgemeiner Schwächung, das exogene Pankreasgewebe ist entzündet. Ca. 3–4 Wochen nach den Veränderungen des Herzmuskels kommt es zu schweren Muskelläsionen der Skelettmuskulatur. Die Tiere können sich nicht mehr in der Strömung ausrichten und stoßen an Hindernissen an, was zu Erosionen mit Ulzerationen an Haut und Flossen führt. Die Mortalität beträgt bis zu 22 %.

Diagnose Die Diagnose wird vornehmlich durch die charakteristischen Veränderungen pathologisch und histopathologisch gestellt. Ein Virusnachweis ist in dem Sektionsmaterial mittels Virusisolierung oder Echtzeit-RT-PCR möglich.

Immunologie Eine durchgemachte Infektion schützt vor einer erneuten Infektion. Die SAV sind antigenetisch so nahe verwandt, dass entsprechend induzierte Antikörper auch gegen die jeweils anderen Infektionen schützen.

Bekämpfung Die Bekämpfung stützt sich derzeit auf zwei Komponenten: die Verhinderung der Einschleppung in Fischfarmen durch entsprechende Quarantänemaßnahmen und – sollte dies nicht möglich sein – die Impfung der Lachse gegen SAV1–3 mit einem Öl-Adjuvat-SAV-1-Impfstoff i. p.

Genus Rubivirus

Röteln

Ätiologie Die Röteln des Menschen werden durch das antigenetisch einheitliche Rötelnvirus verursacht.

Epidemiologie Das Virus wird bereits vor erkennbarer Krankheitssymptomatik mit allen Se- und Exkreten ausgeschieden. Ebenso tragen inapparent infizierte Kinder und symptomlos reinfizierte Erwachsene zur Verbreitung des Virus bei.

Pathogenese Nach oropharyngealer Aufnahme vermehrt sich das Virus in den lokalen Epithelzellen und gelangt über Makrophagen und Lymphozyten in die regionalen Lymphknoten. Von dort gelangt das Virus zellassoziiert und über eine freie Virämie in den gesamten Organismus. Bei Schwangeren können innerhalb der ersten Schwangerschaftsmonate schwere Embryopathien durch Infektion des Embryos resultieren. Die häufigsten Defekte sind Augenschäden, Herzmissbildungen und Innenohrdefekte, wobei Mehrfachdefekte v. a. in der frühen Schwangerschaft auftreten. Die werdende Mutter ist oft symptomlos.

Klinik und Pathologie Bei Erwachsenen kommt es meist nur zu milden grippeähnlichen Symptomen, lokalen Lymphknotenschmerzen, selten zu immunkomplexbedingten Erythemen, Arthralgien oder gar Enzephalitiden. Bei kongenitaler Infektion kann es zu Aborten und Totgeburten kommen. Die Embryopathien sorgen für eine entsprechende Vielzahl an Symptomen, wobei sicher die Taubheit bei der Spätmanifestation am bekanntesten ist.

Diagnose Die akute Rötelninfektion wird durch Nachweis von IgM-Antikörpern mittels Hämagglutinationshemmtest oder ELISA gestellt. Diese bleiben ca. 4–6 Monate nach der Infektion nachweisbar, während IgG-Antikörper lebenslang nachweisbar bleiben. Aus Serum sowie Se- und Exkreten könnte während der Akutphase ein Virusnachweis durchgeführt werden, aber der serologische Test hat sich v. a. wegen der Schwangeren- und pränatalen Diagnostik (aus Nabelschnurblut) durchgesetzt, wird bei Letzterer aber mit der RT-PCR kombiniert.

Immunologie Nach der Infektion wird eine belastbare Immunität aufgebaut, allerdings kommen selten auch Immunkomplex-induzierte Entzündungsprozesse wie Arthritis und Enzephalitis vor.

Bekämpfung Durch attenuierte Lebendimpfstoffe kann die Erkrankung und die intrauterine Rötelninfektion verhindert werden. Die Impfung sollte vor Eintritt in das gebärfähige Alter erfolgen. Schwangere sollten nach Exposition mit spezifischen IgG-Antikörpern passiv immunisiert werden. Es besteht ein weltweites Eradikationsprogramm.

27.3.12 Familie Astroviridae

Matthias König, Heinz-Jürgen Thiel

STECKBRIEF

- Einzelstrang-RNA-Genom, 6 800–7 900 Nukleotide, polyadenyliert
- Virionen unbehüllt, ca. 30 nm, ikosaedrisches Nukleokapsid
- Infektionen bei Säugern und Vögeln
- Bedeutung bei Mischinfektionen mit anderen Enteropathogenen

Familienmerkmale

Astroviren (AstV) wurden erstmals 1975 im Zusammenhang mit einer Diarrhö bei Kindern beschrieben. Vertreter dieser relativ jungen Virusfamilie wurden zunächst als „Enterovirus-like" eingestuft. Neuere Daten, gewonnen nach der Einführung molekularbiologischer Verfahren in der Virusdiagnostik, deuten auf eine erhebliche Bedeutung des Virus als Erreger von Durchfallerkrankungen bei Kindern hin.

Der Name Astrovirus leitet sich vom sternartigen Aussehen der Virionen ab (astron, griech.: Stern; **Abb. 27.54**). Allerdings ist die „typische" Morphologie mit 5 oder 6 Zacken nur bei etwa 10 % der Partikel sichtbar und stellt wahrscheinlich eine partiell degradierte Form von Virionen dar; dies erschwert die elektronenmikroskopische Diagnose.

AstV infizieren zahlreiche Säugerspezies und Vögel. Eine Übertragung zwischen verschiedenen Wirtsspezies gilt als sehr wahrscheinlich, da eng verwandte Astroviren bei unterschiedlichen Wirtsspezies nachgewiesen wurden. Die Einteilung der Astroviren nach ihren Wirten wurde daher aufgegeben. Die Transmission der Viren erfolgt meist fäkooral.

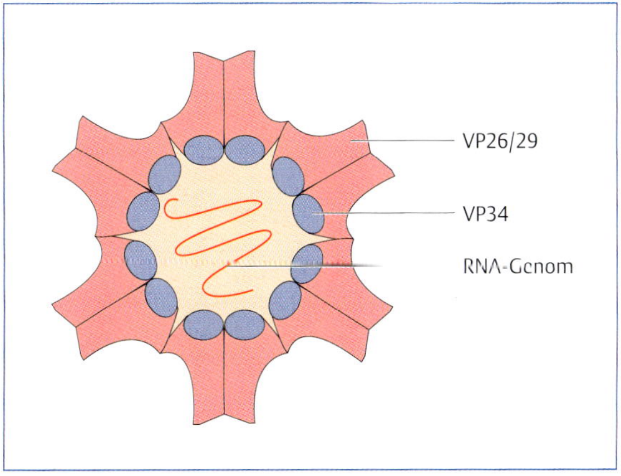

Abb. 27.54 Schema eines Astrovirus. Das Astrovirus ist einfach aufgebaut. Das Positivstrang-RNA-Genom ist in ein Kapsid verpackt, das durch zwei Proteine (VP34 und VP26/29) gebildet wird. Die genaue Position der Strukturproteine im Virion ist unbekannt.

Taxonomie

Innerhalb der Familie *Astroviridae* bestehen zwei Genera: *Mamastrovirus* und *Avastrovirus* (**Tab. 27.18**).

Virusstruktur und Replikation

Das Genom der AstV besteht aus einer einzelsträngigen RNA von 6,8–7,9 Kb mit positiver Polarität und polyadenyliertem 3'-Ende. Die Struktur des 5'-Endes der genomischen RNA ist nicht geklärt, allerdings wurde nach Sequenzvergleichen mit anderen Plusstrang-RNA-Viren das Vorhandensein eines genomassoziierten Proteins (Vpg) postuliert. Die virale RNA enthält 3 ORFs, bezeichnet als 1a, 1b und 2. Zwischen Vertretern der beiden Genera bestehen erhebliche Sequenzunterschiede; so beträgt die Identität auf der Basis der Nukleinsäuresequenz im ORF1a nur 20–25 %, bezogen auf die Aminosäuresequenz nur 12–15 %.

Ausgehend von den beiden ORFs 1a und 1b werden die Nichtstrukturproteine (NS-Proteine) als Polyprotein translatiert, vermutlich über einen ribosomalen frameshift. Zu den NS-Proteinen zählen eine Serin-Protease, die der Poliovirus-3C-Protease ähnelt (im ORF 1a), und die virale RNA-abhängige RNA-Polymerase (RdRp, im ORF 1b, **Abb. 27.55**). ORF 2 kodiert für das Kapsidprotein und wird von einer subgenomischen RNA translatiert.

Das Kapsidprotein wird als ca. 90 kDa großes Vorläuferprotein synthetisiert und intrazellulär C-terminal vermutlich durch Caspasen in ein Protein von 70–79 kDa (VP79) prozessiert. Das Kapsidprotein besitzt eine hochkonservierte N-terminale und eine variable C-terminale Hälfte; Letztere befindet sich vermutlich an der Oberfläche von Virionen und ist für die Induktion von nAk verantwortlich. Der N-Terminus des Kapsidproteins enthält zahlreiche basische As und ist möglicherweise an der Verpackung der viralen RNA beteiligt. Durch Expression des ORF2 in heterologen Systemen lassen sich VLPs generieren.

Die vermutlich ikosaedrischen Virionen besitzen eine Größe von ca. 30 nm und sind unbehüllt. Auf der Oberfläche lassen sich Projektionen von ca. 10 nm Länge darstellen, die den Partikeln einen Gesamtdurchmesser von ca. 41 nm geben. Eine Spaltung des Kapsidproteins nach Freisetzung von Virionen durch Trypsin erhöht die Infektiosität der Virionen, dabei wird das VP79 in mehrere Untereinheiten gespalten (VP34, VP26 und VP29). Das Kapsidprotein von HAstV, zumindest der Serotypen 1, 2 und 4, ist in der Lage, durch Bindung der C1q-Komponente den klassischen Ak-vermittelten Weg der Aktivierung der Komplementkaskade zu inhibieren und so mit einem Teil des Immunsystems zu interferieren. Virionen werden im Zytoplasma infizierter Zellen gebildet. Die Freisetzung erfolgt vermutlich durch Lyse der Zellen.

Virionen sind resistent gegen organische Lösungsmittel, Detergenzien, niedrige pH-Werte (pH 3) und Hitze (50 °C: 1 Stunde, 60 °C: 5 min). In der Umwelt sind AstV sehr stabil; auf unbelebten Oberflächen bleiben sie bis 90 Tage lang infektiös.

Genus Mamastrovirus

Infektionen mit Mamastroviren

Mamastroviren sind meist mit Erkrankungen des Magen-Darm-Traktes assoziiert. Die klassischen humanen Vertreter (HAstV) umfassen mindestens 8 Serotypen. Mittlerweile wurden weitere AstV beim Menschen entdeckt, die nur eine geringe Verwandtschaft zu den klassischen HAstV zeigen. HAstV lassen sich in Zellkultur unter Zusatz von Trypsin vermehren. Neben Noro- und Rotaviren sind HAstV mit geschätzten 2–8 % die häufigste Ursache viraler Diarrhöen bei Kindern, treten aber im Unterschied zu Noroviren kaum bei Erwachsenen auf.

Die Verbreitung von HAstV ist in Abhängigkeit vom viralen Serotyp mit Seroprävalenzen von 10–90 % extrem hoch. HAstV werden fäkooral durch direkte Kontakte sowie über kontaminierte Nahrungsmittel und Wasser übertragen. Nach einer Inkubationszeit von 1–4 Tagen kommt es insbesondere bei Kindern im Alter von 6 Monaten bis 2 Jahren und bei alten Menschen zu einer wässrigen Diarrhö mit Anorexie, z. T. Fieber und Vomitus. HAstV lassen sich in Epithelzellen an der Zottenbasis im Duodenum

Tab. 27.18 Nomenklatur der Virusfamilie *Astroviridae* (ICTV, 2013).

Genus	Spezies	Krankheit
Mamastrovirus	Mamastrovirus 1 (humanes Astrovirus, HAstV)	Gastroenteritis
	Mamastrovirus 2 (felines Astrovirus, FAstV)	–
	Mamastrovirus 3 (porcines Astrovirus, PAstV)	Beteiligung an Enteritiden
	Mamastrovirus 10 (Nerz-Astrovirus, MAstV)	Beteiligung an Enteritiden
	Mamastrovirus 13 (ovines Astrovirus, OAstV)	Beteiligung an Enteritiden
	bovines Astrovirus[1] (BAstV)	Beteiligung an Enteritiden
Avastrovirus	Avastrovirus 1 (Truthahn-Astrovirus, TAstV)	Enteritis
	Avastrovirus 2 (Avian Nephritis Virus, ANV)	runting stunting syndrome (RSS), akute Nephritis
	Hühner-Astrovirus[1], CAstV	
	Avastrovirus 3 (Enten-Astrovirus, DAstV)	Hepatitis

Weitere bei Rotwild, Hund, Maus, Fledermaus, Meeressäuger
Avastrovirus 1, 2 und 3 wurden bei Puten nachgewiesen
[1] keine offizielle Spezies

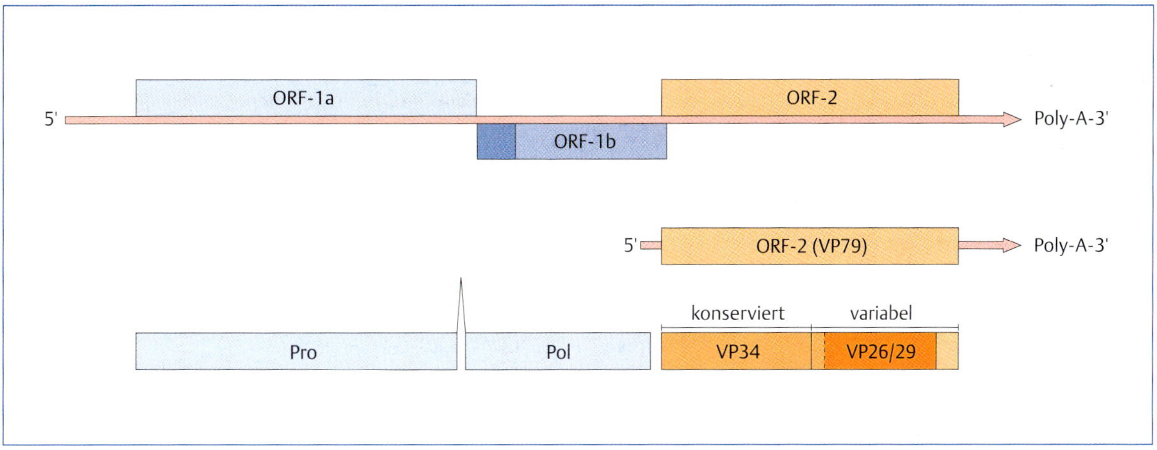

Abb. 27.55 Genomorganisation der Astroviren. Die Expression der Nichtstrukturproteine von Astroviren erfolgt als Polyprotein ausgehend von den beiden ORFs 1a und 1b über einen ribosomalen „Frameshift". Die Freisetzung der reifen Nichtstrukturproteine findet durch die virale 3C-ähnliche Protease (Pro) statt. Die RNA-abhängige RNA-Polymerase (Pol) des Virus ist im Bereich des ORF 1b kodiert. Das Kapsidprotein von Astroviren wird ausgehend von ORF 2 translatiert und posttranslational durch zelluläre Enzyme (Kaspasen) am C-Terminus gespalten. Das resultierende VP79 bildet zusammen mit der viralen RNA Virionen. Nach der Freisetzung der Virionen folgt eine Spaltung des VP79 durch Trypsin in die Untereinheiten VP34 und VP26/29.

nachweisen. Koinfektionen von HAstV, Noroviren und Rotaviren sind nicht selten. Die Ausscheidung erfolgt über einen Zeitraum von bis zu 2 Wochen, bei Immunsupprimierten über bis zu 3 Monate. Nach Infektion kommt es zum Auftreten von nAk, die vermutlich Schutz vor den Folgen einer Infektion mit HAstV desselben Serotyps vermitteln. Die Pathogenese von AstV-Infektionen ist nicht geklärt. Nach Untersuchungen an polarisierten Zellkulturen sind HAstV in der Lage, die Permeabilität des Epithelzellverbandes zu stören. Hierfür ist kein infektiöses Virus notwendig, wie Experimente mit VLPs zeigen.

Das BAstV wurde erstmals 1978 bei einem neugeborenen Kalb mit Diarrhö im Vereinigten Königreich nachgewiesen. Übertragung des Virus auf gnotobiotische Kälber führte nicht zu klinischen Symptomen. Jedoch konnten durch Mischinfektion mit Rotaviren oder Bredavirus schwere Diarrhöen bei Kälbern hervorgerufen werden. Beim BAstV werden 2 Serotypen unterschieden. Nach experimenteller Infektion ließen sich BAstV in M-Zellen und Enterozyten der Dom-Region im Dünndarm nachweisen. Die Vermehrung von BAstV gelang in primären Rinderzellen unter Zusatz von Trypsin zum Medium.

Experimentelle Infektionen von gnotobiotischen Schaflämmern mit dem ovinen AstV führten zu einer milden transienten Diarrhö mit Infektion reifer Enterozyten im Bereich der Dünndarmzotten und subepithelialer Makrophagen sowie einer geringgradigen Zottenatrophie.

PAstV wurden bereits 1980 mittels EM bei Ferkeln mit Diarrhö nachgewiesen. Nach Infektion von gnotobiotischen Ferkeln mit auf Zellkulturen angezüchtetem Virus wurde eine milde Diarrhö beobachtet. PAstV scheinen weit verbreitet zu sein (bis zu 20,8 % positive Nachweise aus Kotproben von Schlachttieren).

Bereits 1980 wurden AstV bei Hunden mit Diarrhö mittels EM und IEM nachgewiesen. Über AstV-Infektionen bei Katzen mit Diarrhö liegen Berichte aus Australien, Neuseeland, dem Vereinigten Königreich, den USA und aus Deutschland vor; 2009 wurde ein Fall bei Geparden beschrieben. Bei Nerzen wurden AstV im Zusammenhang mit Diarrhö und zentralnervösen Erkrankungen nachgewiesen.

Die Diagnostik von AstV-Infektionen erfolgt über elektronenmikroskopische Untersuchung von Kotproben sowie mittels RT-PCR.

Genus Avastrovirus

Infektionen mit Avastroviren

Infektionen mit AstV bei Vögeln zeigen häufig eine extraintestinale Manifestation mit Infektion verschiedener Organe wie Niere, Leber und Thymus. Aviäre AstV wurden im Zusammenhang mit Enteritiden und Todesfällen bei jungen Puten, Hühnern und Perlhühnern sowie Nephritiden bei Hühnern und Hepatitiden bei Entenküken nachgewiesen.

Das Aviäre-Nephritis-Virus (ANV) tritt bei Hühnern und Puten auf und wurde zunächst fälschlicherweise als Enterovirus klassifiziert. Erstmals isoliert wurde ANV 1976 in Japan. Im Gegensatz zu anderen AstV lässt sich ANV ohne Trypsinzusatz auf Hühnerzellen vermehren. ANV kommt in mindestens zwei Serotypen vor und ist in Japan, Europa und den USA weit verbreitet. Klinische Bilder in infizierten Herden sind variabel; neben subklinischen Infektionen treten ein Malabsorptionssyndrom mit Kümmerwuchs und einem Mangel an Hautpigmentierung bei wachsenden Tieren (runting stunting syndrome, RSS) und Nephropathien auf. Bei Puten wurde ANV bisher ohne Zusammenhang mit einer Erkrankung nachgewiesen.

Das CAstV lässt sich genetisch und antigenetisch eindeutig von ANV abgrenzen. CAstV ist in Europa und den USA verbreitet, ohne klare Korrelation mit einem klinischen Erscheinungsbild. Allerdings wurde CAstV in den USA häufig in Herden mit RSS nachgewiesen.

Das DAstV ruft Hepatitiden bei Entenküken hervor. Die Anzucht des Erregers ist in embryonierten Hühnereiern möglich.

Das TAstV wurde erstmals 1980 im UK im Zusammenhang mit Enteritiden bei Puten nachgewiesen und ist weltweit verbreitet. 1996 wurde in den USA ein weiteres TAstV entdeckt, das im Zusammenhang mit dem Geflügel-Enteritis-Mortalitäts-Syndrom (PEMS) steht und als TAstV-2 bezeichnet wird. TAstV rufen Todesfälle vor allem bei jungen Puten bis zum Alter von 6 Wochen hervor. Betroffene Tiere zeigen hochgradige Atrophie des Thymus und der Bursa Fabricii sowie intestinale Läsionen. Durch die immunsuppressive Wirkung des Virus sind befallene Puten anfällig gegenüber Sekundärinfektionen.

Ein bei Perlhühnern nachgewiesenes AstV ist ähnlich oder identisch mit TAstV-2.

27.3.13 Familie Caliciviridae

Matthias König, Heinz-Jürgen Thiel

STECKBRIEF

- Einzelstrang-RNA-Genom, nicht segmentiert, ca. 7400–8500 Nukleotide
- Virionen unbehüllt, ikosaedrisch, 35–40 nm Durchmesser (**Abb. 27.56**, **Abb. 27.57**)
- 32 kelchförmige Einziehungen auf Partikeloberfläche (Calix)
- 2 oder 3 ORFs kodieren für Nichtstrukturproteine, Hauptstrukturprotein (VP1), minores Strukturprotein (VP2)
- hohe genetische und antigenetische Variabilität

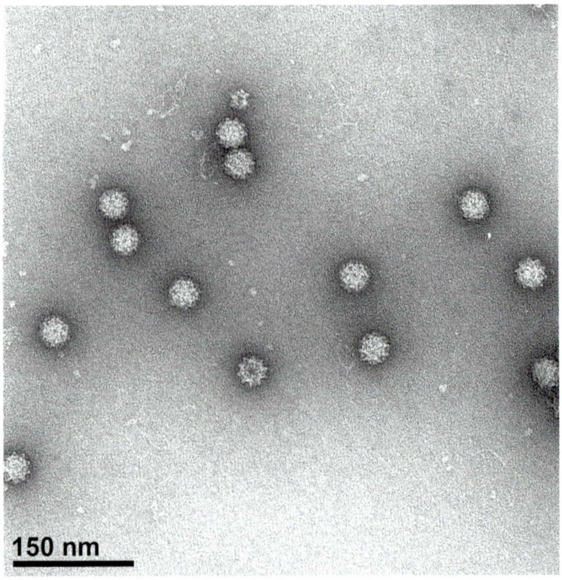

Abb. 27.56 Calicivirus, Negativkontrast. [Dr. habil. H. Granzow, Friedrich-Loeffler-Institut, Insel Riems]

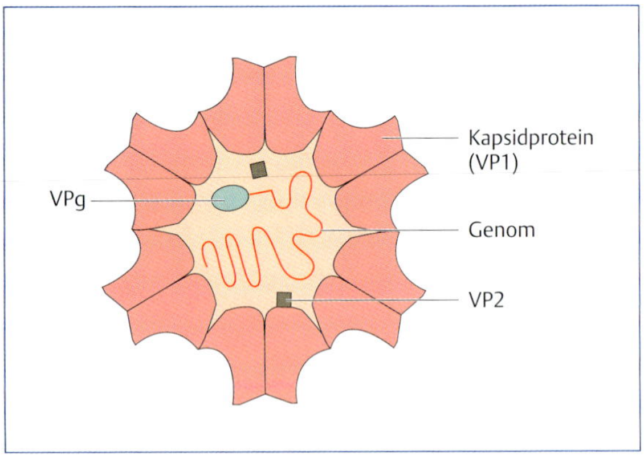

Abb. 27.57 Schema eines Calicivirus. Das Calicivirus ist einfach aufgebaut. Das Positivstrang-RNA-Genom ist in ein Kapsid verpackt, das durch 90 Kopien des Kapsidproteindimers (VP1) gebildet wird. Das Genom hat am 5'-Ende ein Virusprotein (VPg) kovalent gebunden. Im Virion befinden sich einzelne Moleküle eines kleinen Strukturproteins (VP2).

Familienmerkmale

Caliciviren (CV) sind bei zahlreichen Säugetieren, u. a. bei Meeressäugern, Rindern, Schweinen, Hunden, Katzen, Kaninchen, Hasen und dem Menschen, verbreitet. Weiterhin wurde das Auftreten von Calicivirusinfektionen auch bei Reptilien und beim Geflügel beschrieben. Individuelle Vertreter der CV besitzen meist ein enges Wirtsspektrum.

Die Übertragung der in der Umwelt sehr stabilen Viren erfolgt insbesondere über kontaminiertes Wasser, Nahrung und unbelebte Vektoren. Bei einigen CV spielt die Aerosolisierung z. B. über Vomitus und respiratorische Sekrete bei der Transmission eine Rolle. Mechanische Übertragung durch **Arthropoden** kommt ebenfalls vor.

Die durch CV ausgelösten Krankheitsbilder sind sehr variabel: Neben vesikulären Läsionen an Schleimhäuten werden hämorrhagische Allgemeinerkrankungen, Hepatitis, Rhinitis, chronische Stomatitis, Lahmheit und Gastroenteritis beobachtet.

Das z. T. plötzliche Auftreten von epizootischen CV-Infektionen hat zu Hypothesen über die Herkunft der Erreger geführt, wobei lediglich bei VESV ein Ursprung aus einem marinen Reservoir als bewiesen gilt (s. dort). Wie bei anderen Virusfamilien hat die Entdeckung von CV-Infektionen beim Menschen der Erforschung dieser Viren großen Auftrieb verliehen. Bisher ist nicht abschließend geklärt, ob CV auch **Zoonoseerreger** darstellen.

Taxonomie

Die Familie *Caliciviridae* enthält nach der derzeit gültigen Nomenklatur fünf Genera (**Tab. 27.19**): *Vesivirus*, *Lagovirus*, *Norovirus* , *Sapovirus* und „*Nebovirus*" (**Abb. 27.58**). Unterhalb der Speziesebene bestehen bei Noro- und Sapoviren zahlreiche Genogruppen und Genotypen.

Virusstruktur und Replikation

Virionen sind nicht behüllt, haben einen Durchmesser von 35–40 nm und weisen eine **ikosaedrische** (T = 3) Symmetrie auf (**Abb. 27.56**). Die Kapside sind aus 90 Dimeren des Hauptstrukturproteins VP1 aufgebaut. Typisch sind die

Tab. 27.19 Nomenklatur der Virusfamilie Caliciviridae.

Genus	Spezies/Vertreter	Erkrankung
Vesivirus	felines Calicivirus (FCV)	Rhinitis, Stomatitis, Katzenschnupfen
	Vesicular Exanthema of Swine Virus (VESV)	Vesikulärexanthem des Schweines
	San Miguel Sea Lion Virus (SMSV)[1]	vesikuläre Läsionen, Reproduktionsstörungen bei Meeressäugern
	kanines Calicivirus (CaCV)[1]	Diarrhö (Hund)
	bovines Calicivirus[1]	–
Lagovirus	Rabbit haemorrhagic Disease Virus (RHDV)	hämorrhagische Krankheit der Kaninchen (RHD)
	Rabbit Calicivirus (RCV)[1]	–
	European brown Hare Syndrome Virus (EBHSV)	european brown hare syndrome
Norovirus	Norwalk Virus (NoV)	Diarrhö (Mensch)
	bovines Norovirus[1]	Diarrhö (Rind)
	porcines Norovirus[1]	–
	murines Norovirus[1] (MNV)	bei Mäusen mit Immundefizienz: Enzephalitis, Meningitis, Vaskulitis, Hepatitis, Pneumonie
Sapovirus	Sapporovirus (SaV)	Diarrhö (Mensch)
	porcines enterales Sapovirus[1]	Diarrhö bei Schweinen
	Mink enteric sapovirus[1]	Diarrhö bei Nerzen
Nebovirus	Newbury Agent 1 und Bovine CV Nebraska[1]	Diarrhö bei Kälbern
nicht klassifiziert	Rhesus CV[1]	–

weitere Caliciviren u. a. bei Delfinen, Walrossen, Reptilien und Geflügel
[1] offiziell nicht als Virusspezies anerkannt

32 kelchförmigen Vertiefungen auf der Oberfläche der Virionen, die zur Namensgebung (calix, lat.: Kelch) geführt haben. Bei einigen Vertretern (z. B. Noroviren) sind diese Vertiefungen im elektronenmikroskopischen Bild weniger ausgeprägt. Virionen sind relativ stabil gegenüber niedrigen pH-Werten, Äther, Chloroform, milden Detergenzien und Hitze.

Das Genom der CV besteht aus einer einzelsträngigen RNA positiver Polarität mit einer Länge von 7 400–8 500 Nukleotiden (**Abb. 27.59**). Ausgehend von der genomischen RNA wird in infizierten Zellen zusätzlich eine **subgenomische RNA** (sgRNA) mit einer Länge von 2200–2400 Nukleotiden synthetisiert. Für FCV und RHDV konnte gezeigt werden, dass die sgRNA ebenfalls in Viruspartikel verpackt wird. Ein virales Protein mit der Bezeichnung VPg und einem Molekulargewicht von 10–15 kDa ist kovalent mit dem 5'-Ende der genomischen und der sgRNA verbunden. Beide RNA sind am 3'-Terminus polyadenyliert.

Die genomische RNA enthält je nach Virusgenus 2 oder 3 offene Leseraster (ORFs). Bei den Vertretern der Genera *Lagovirus*, *Sapovirus* und *Nebovirus* kodiert der ORF1 für die viralen Nichtstrukturproteine (NS) und das Kapsidprotein (VP1, 58–60 kDa). Im Gegensatz dazu befinden sich bei Vesiviren und Noroviren die Gene für die Nichtstrukturproteine auf dem ORF1, während das Kapsidproteingen einen eigenen ORF aufweist (ORF2). Alle CV besitzen einen weiteren ORF im Bereich des 3'-Endes des Genoms, der für ein stark basisches Protein (VP2; 8,5–23 kDa) kodiert. Bei einigen Sapoviren befindet sich ein zusätzlicher ORF innerhalb der für das Kapsidprotein kodierenden Sequenz, der für ein weiteres putatives basisches Protein von ca. 17,5 kDa kodiert (**Abb. 27.59 a**).

Am 5'-Ende des CV-Genoms findet sich eine extrem kurze, nicht translatierte Sequenz (NTS); eine interne Ribosomenbindungsstelle (IRES) wurde nicht nachgewiesen. Offenbar spielt das VPg bei der Translation des Genoms eine essenzielle Rolle. So konnte eine Interaktion des VPg mit verschiedenen eukaryonten Initiationsfaktoren (eIF) für die Translation nachgewiesen werden. In gleicher Weise erfolgt auch die Translation der sgRNA, die als wesentliche Quelle für das Hauptstrukturprotein VP1 dient. Durch einen speziellen Terminations-Reinitiations-Mechanismus wird von der sgRNA auch der 3'-terminale ORF translatiert. Die beschriebene Strategie der Translation von genomischer und sgRNA bedingt, dass unterschiedliche Mengen der verschiedenen viralen Proteine in der Zelle synthetisiert werden.

Die Expression der NS-Proteine (NS 1 bis NS 6) erfolgt als Polyprotein, das ko- und posttranslational durch die virale trypsinähnliche **3C-Protease** an definierten Spaltstellen prozessiert wird. Die NS-Proteine besitzen zahlreiche konservierte Motive mit Ähnlichkeiten zu Picornaviren: die 2C-ähnliche **Helikase/NTPase** (NS 2; Motiv GXXGXGKS/T), die 3C-ähnliche **Protease** (NS 5; Motiv GDCG) und die 3D-ähnliche **RNA-abhängige RNA-Polymerase** (RdRp, NS 6; Motive GLPSG und YGDD). Bei einigen

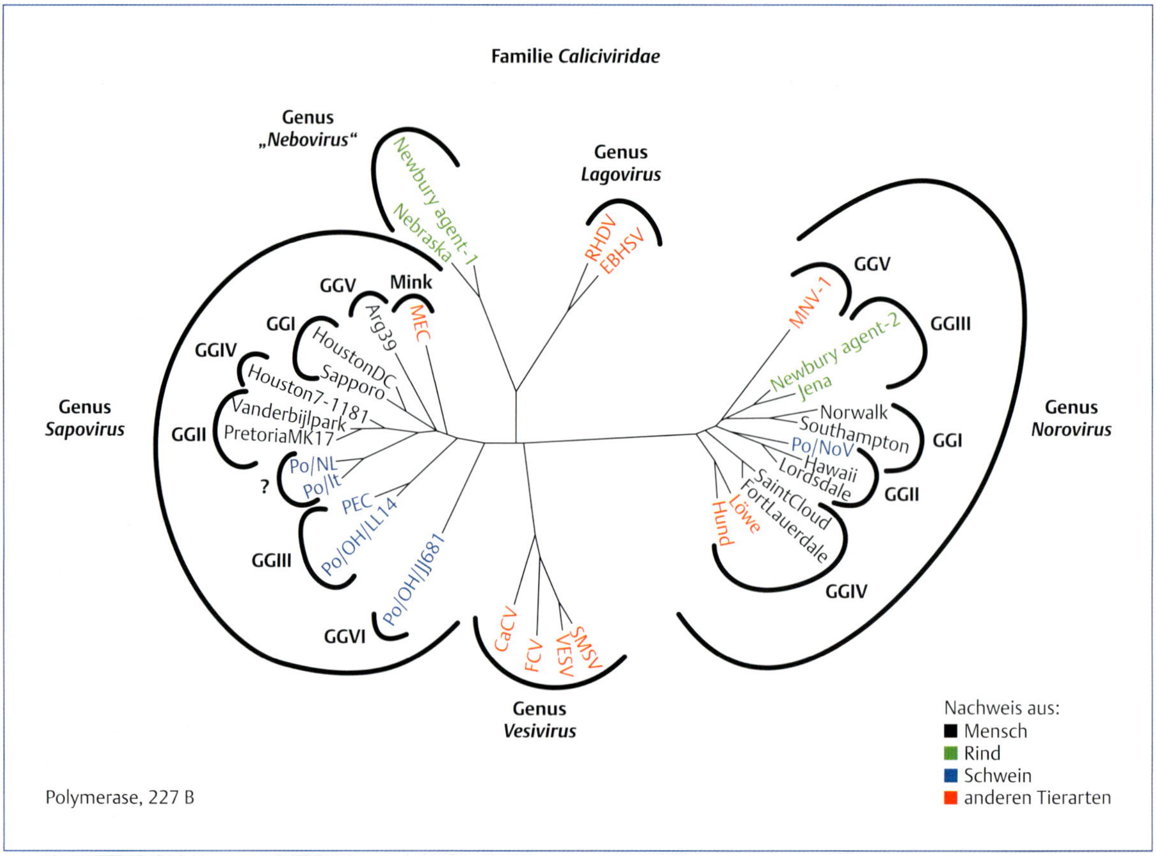

Abb. 27.58 Phylogenetischer Baum ausgewählter Vertreter der Familie *Caliciviridae,* basierend auf Teilsequenzen des für die virale Polymerase kodierenden Genomabschnitts. Viren aus unterschiedlichen Wirtstierspezies sind farblich gekennzeichnet. Die Astlängen sind proportional zur genetischen Distanz (GG – Genogruppen).

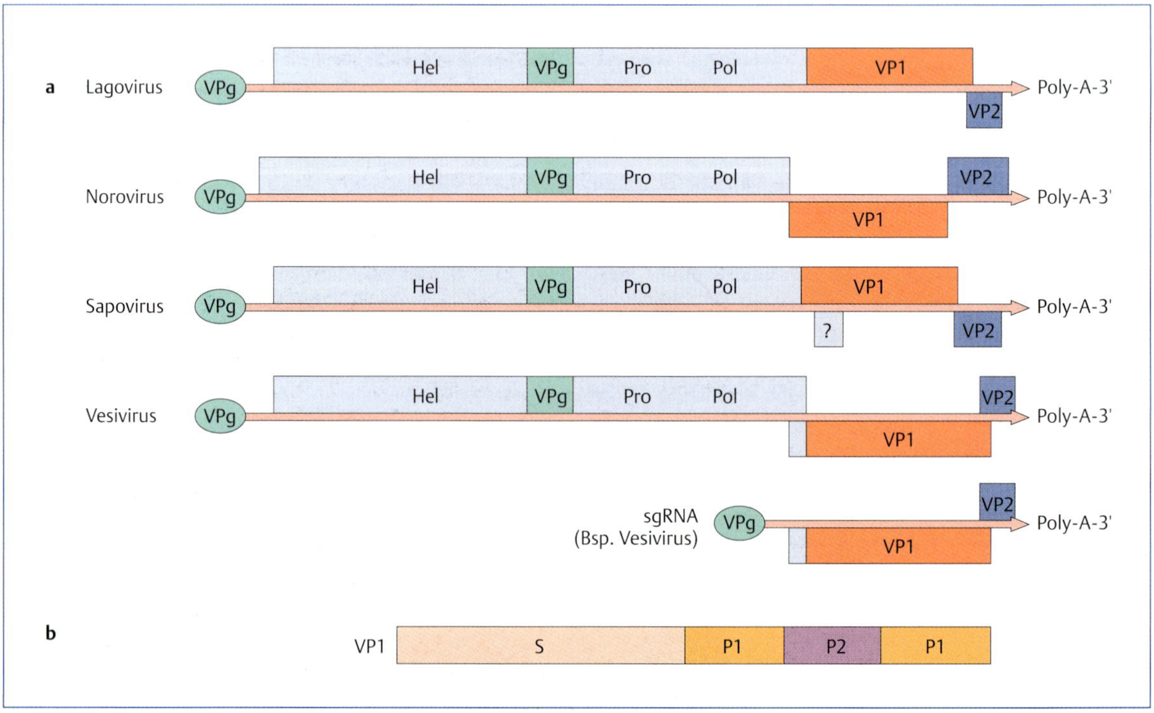

Abb. 27.59 Genomorganisation der Caliciviren; **a** Genomorganisation; Hel: Helikase (hellblau), VPg: Virus Protein Genome-linked (grün), Pro: Protease (hellblau), Pol: Polymerase (hellblau); VP1: Hauptstrukturprotein (rot), VP2: minores Strukturprotein (dunkelblau); **b** Domänenstruktur des VP1; S: Shell, P: Protruding.

CV (z. B. FCV) erfolgt die Spaltung zwischen Protease und Polymerase nur partiell oder bleibt aus, sodass sich ein stabiles Vorläuferprotein (NS 5/6) nachweisen lässt. Für weitere Proteine werden aufgrund experimenteller Daten Funktionen vorgeschlagen. So soll das NS 1 mit dem intrazellulären Proteintransport interagieren, während das NS 3 den zellulären Membrantransport und die Bildung von Replikationskomplexen beeinflusst. Neben seiner Funktion als VPg inhibiert das NS 4 die zelluläre Proteinsynthese. Die 3C-Protease kann durch Spaltung des zellulären „Poly-A-binding"-Proteins ebenfalls die Expression zellulärer Proteine inhibieren.

Das VP1 als **Hauptstrukturprotein** der CV lässt sich in zwei Domänen, nämlich S (Shell) und P (Protruding), unterteilen (**Abb. 27.59b**). Bei Vesiviren wird das VP1 als Vorläuferprotein translatiert und durch die virale 3C-Protease gespalten. Das VP1 ist für den Aufbau der Virionen verantwortlich. Die S-Domäne bildet dabei die innere Schale, aus der die P-Domänen bogenförmig hervorragen. Letztere sind für die Bindung des Virions an die Zielzelle verantwortlich.

Das **minore Strukturprotein** VP2 ist ein kleines basisches Protein mit bemerkenswert geringer Sequenzhomologie zwischen den Vertretern der CV und erheblich variierender Größe. Das VP2 kommt nur in wenigen Kopien in Virionen vor.

Die Expression des VP1 in Eukaryontenzellen mithilfe verschiedener Expressionssysteme führt zur Bildung virusähnlicher Partikel (VLPs). VLPs sind antigenetisch und morphologisch den nativen Virionen ähnlich und lassen sich zur Herstellung von Impfstoffen und Diagnostika einsetzen. Die Koexpression von VP1 und VP2 führt zu einer erhöhten Stabilität von VLPs.

Genus Vesivirus

Feline Calicivirusinfektionen

Synonyme: Katzenschnupfenkomplex, infektiöse Rhinitis, limping syndrome

Ätiologie Das feline Calicivirus (FCV) wurde erstmals 1957 isoliert. FCV gehört zum Genus *Vesivirus* der Familie *Caliciviridae* und zeigt eine bemerkenswerte genetische Variabilität. Es gelang bisher nicht, FCV-Isolate in genetische Subgruppen zu unterteilen. Historisch werden alle FCV-Isolate einem **Serotyp** zugerechnet. Allerdings ist die Unterscheidung von FCV-Isolaten mithilfe monoklonaler Antikörper und polyklonaler Seren möglich.

Weltweit gilt FCV als eine der Hauptursachen von Erkrankungen des oberen Respirationstraktes bei Katzen (20–53 % der Fälle). Zusammen mit FeHV-1 und Chlamydien wird FCV dem **Katzenschnupfenkomplex** zugeordnet.

FCV-Stämme besitzen eine unterschiedliche Virulenz, die für die Variabilität des klinischen Erscheinungsbildes von FCV-Infektionen mit verantwortlich gemacht wird. Bisher konnte jedoch noch kein Zusammenhang zwischen genetischen bzw. antigenetischen Eigenschaften einzelner Virusisolate und deren Virulenz (Krankheitsmanifestationen) nachgewiesen werden.

FCV vermehrt sich in felinen Zelllinien unter Ausprägung eines rasch auftretenden deutlichen zytopathischen Effektes (cpe) als Folge der Induktion von Apoptose in den betroffenen Zellen. Als zellulärer Rezeptor für FCV konnte JAM1 (junctional adhesion molecule 1) identifiziert werden.

Das Kapsidprotein (VP1) wird bei FCV allgemein in Domänen (A–F) eingeteilt. Die N-terminale Domäne A wird bei der Reifung des Proteins durch die virale Protease abgespalten. Die höchste Variabilität findet sich in der Domäne E im P2-Bereich des VP1 (**Abb. 27.59**) mit zwei hypervariablen Randbereichen, die ein konserviertes Zentrum flankieren. Die hypervariablen Bereiche sind maßgeblich für die Induktion neutralisierender Antikörper verantwortlich und bilden die Grundlage für die antigenetische Vielfalt der FCV-Isolate.

Epidemiologie FCV ist bei Katzen weltweit verbreitet. Insbesondere betroffen sind **Mehrkatzenhaltungen**, seltener findet sich das Virus bei einzeln gehaltenen Tieren. Die Übertragung erfolgt in der Regel durch direkten Kontakt über Sekrete des Nasen-Rachen-Raums. Da das Virus in der Umwelt relativ stabil ist (Tage bis Wochen in getrocknetem Material bei Raumtemperatur; länger bei Kälte), kann auch eine indirekte Übertragung über Kleidung, Käfige, Pflegeutensilien etc. erfolgen. Nach Infektion wird Virus in oropharyngealen Sekreten ausgeschieden. Ein erheblicher Teil (bis zu 25 %) der akut erkrankten Tiere scheidet das Virus auch nach der Genesung über einen längeren Zeitraum, z. T. lebenslang, aus. Bei der Persistenz des Virus u. a. im Tonsillargewebe soll eine Immunevasion durch ständige Mutation relevanter Domänen des VP1 eine Rolle spielen. In Katzenkolonien persistiert FCV zum einen über Reinfektionen, zum anderen über **Dauerausscheider**.

Das Auftreten **hochvirulenter** Stämme beschränkt sich bisher auf vereinzelte Ausbrüche, u. a. in den USA, dem Vereinigten Königreich, Frankreich und Deutschland. Die beschriebenen Fälle standen meist in Zusammenhang mit dem Verbringen von Tieren aus Mehrkatzenhaltungen wie Tierheimen in eine neue Umgebung, sodass hier ein epidemiologischer Zusammenhang vermutet wird. Denkbar ist die Entstehung eines hochvirulenten Virus durch den Selektionsdruck in einer partiell geschützten Katzenkolonie. Wird ein solches Virus auf nicht geschützte Katzen übertragen, kann es zu schweren Erkrankungen mit epidemischem Charakter kommen.

Der Nachweis von FCV-Infektionen bei Hunden ist in einzelnen Fällen gelungen, scheint aber ohne klinische und epidemiologische Bedeutung zu sein.

Pathogenese Nach oronasaler Infektion repliziert das Virus zunächst besonders in Geweben des Rachenraums und des oberen Respirationstrakts. Initial bilden sich kleine Vesikel (bes. am Zungenrand). Nach Ruptur der Vesikel und Infiltration von Entzündungszellen entstehen fokale Nekroseherde, die meist innerhalb von 2–3 Wochen ausheilen. Selten kommt es zu einer exsudativen Pneumonie, meist ausgehend von einer fokalen Alveolitis. Die nach experimenteller Infektion häufiger beobachtete interstitielle Pneumonie entsteht bei natürlicher Exposition vermutlich erst als Folge der Virämie. Virus wurde in geringem Umfang auch in weiteren Geweben sowie in Kot und Urin nachgewiesen.

Bei einem Teil der infizierten Katzen tritt eine transiente Lahmheit (**limping syndrome**) als Folge einer akuten Synovitis mit Verdickung der Synovialis und vermehrter Bildung von Synovia auf. Virales Antigen wurde in Makrophagen-ähnlichen Zellen in der Synovialis nachgewiesen. Eine Beteiligung immunpathologischer Prozesse wird diskutiert.

Weiterhin wird eine ätiologische Beteiligung des FCV am sog. „**Lymphoplasmacytic-Gingivitis-Stomatitis**" (LPGS)-Komplex vermutet. Hierbei liegt eine chronische, therapieresistente Stomatitis/Gingivitis unter Beteiligung lymphatischer/plasmazellulärer Infiltrate vor. In einigen Studien konnte bei bis zu 80 % der betroffenen Katzen FCV aus Rachentupfern isoliert werden. Experimentell lässt sich LPGS bisher jedoch nicht reproduzieren.

Bisher nicht abschließend geklärt ist die Pathogenese der FCV-assoziierten „**virulent systemic disease**" (VSD), die nach Infektion von Katzen mit hochvirulenten FCV-Isolaten auftritt und Parallelen mit der RHD bei Kaninchen aufweist. Offenbar kommt es zu einer Infektion zahlreicher Gewebe mit der Folge subkutaner Ödeme und Ulzera der Haut (bes. Ohrmuscheln, Ballen, Nasenlöcher) und Schleimhaut (Mundhöhle). Weniger häufig werden eine interstitielle Bronchopneumonie, Nekrosen in Leber, Pankreas und Milz beobachtet. Als Ursache dieser auch experimentell auslösbaren Erkrankungsform kommt eine ausgeprägte **Vaskulitis** infrage. In einzelnen Fällen wurden multiple Hämorrhagien als Folge einer systemischen Gerinnungsstörung (disseminierte intravasale Koagulopathie [DIC]) und Lungenödeme beobachtet. Bemerkenswert ist, dass sich über den gesamten Krankheitsverlauf Virus im Blut der betroffenen Katzen nachweisen ließ.

Klinik und Pathologie FCV-Infektionen zeichnen sich in Abhängigkeit von der Virulenz des Erregers, Alter und Immunstatus des Wirts und dem Grad der Exposition durch ein variables Erscheinungsbild aus. Nach einer Inkubationszeit von 3–5 Tagen kommt es am häufigsten zu Erkrankungen der Mundhöhle und der oberen Atemwege (**Katzenschnupfen**). Typische Symptome sind mildes Fieber, Anorexie, Depression, Niesen, seröser Nasen- und Augenausfluss, orale Ulzera besonders an Zungenrand, hartem Gaumen und an der Nase. Seltener treten Dyspnoe und Polypnoe als Folgen einer Beteiligung der Lunge auf. Bei Katzenwelpen verläuft insbesondere die Pneumonie oft tödlich. In Einzelfällen wird eine akute fieberhafte Lahmheit beobachtet.

Infektionen mit hochvirulenten FCV-Stämmen zeichnen sich durch Pyrexie, ausgeprägte Ödeme und hochgradige ulzerative Dermatitis, Anorexie, Ikterus, Hyperventilation als Folge von Lungenödemen und in einigen Fällen multiple Hämorrhagien aus. Die Letalität beträgt bis zu 50 %, wobei besonders ältere Katzen betroffen zu sein scheinen. Die Erkrankung trat auch bei gegen Katzenschnupfen geimpften Tieren auf.

Eine weitere Erscheinungsform sind chronische, therapeutisch schlecht beeinflussbare Stomatitiden/Gingivitiden.

Diagnose und Differenzialdiagnosen Die ätiologische Diagnose einer FCV-Infektion setzt in der Regel einen Labornachweis des Erregers voraus. Der **direkte Infektionsnachweis** kann relativ einfach durch Anzucht des Virus auf Zellkulturen erfolgen. Hierfür eignen sich insbesondere Rachentupfer, aber auch Konjunktivalabstriche und postmortal Organproben. Aus den gleichen Materialien können auch Teile des viralen Genoms mithilfe der RT-PCR amplifiziert werden.

Der **indirekte Erregernachweis** erfolgt durch Untersuchung von Serumproben mittels Serumneutralisationstest (SNT) oder ELISA (gepaarte Serumproben).

Differenzialdiagnostisch kommen andere Erreger des Katzenschnupfenkomplexes, z. B. FeHV und Chlamydien, in Betracht.

Immunologie Eine protektive Funktion der humoralen Immunantwort und eine allgemein gute Korrelation zwischen Schutz und Anwesenheit neutralisierender AK werden allgemein anerkannt. Dabei schützen neutralisierende Antikörper vor den klinischen Folgen einer Infektion, sind jedoch nicht in der Lage, eine Infektion, Reinfektion oder die Entstehung von klinisch unauffälligen Dauerausscheidern zu verhindern. Einzelne Katzen sind auch ohne nachweisbare AK geschützt, was auf eine Rolle der zellulären und/oder der angeborenen Immunität hinweist.

Bei der Aufrechterhaltung persistierender Infektionen scheint die Entstehung viraler **Escape-Mutanten** im betroffenen Tier eine Rolle zu spielen. Ursache für diese Immunevasion sind insbesondere Mutationen in den hypervariablen Regionen des VP1, die auch wichtige Angriffspunkte neutralisierender Ak darstellen.

Bekämpfung Primäre Maßnahme gegen FCV ist die **Schutzimpfung**. Letztere ist bei einzeln oder in kleinen Gruppen gehaltenen Katzen oft ausreichend. In größeren Katzenhaltungen sind zusätzliche Maßnahmen erforderlich, um den Infektionsdruck zu senken: Quarantäne, Haltungs- und Hygienemaßnahmen, Vermeidung der Überbelegung, Isolation von Neuzugängen etc. Beim Auftreten hochvirulenter Virusstämme ist durch sofortige Isolation betroffener Tiere die Verbreitung zu verhindern.

Zur Vorbeugung von FCV-induzierten Erkrankungen sind Impfstoffe auf der Basis von vermehrungsfähigem und über Zellkulturpassagen attenuiertem Virus sowie inaktiviertem Virus verfügbar. Die Impfstoffe gelten als sicher und werden seit mehr als 30 Jahren mit Erfolg eingesetzt. Impfdurchbrüche treten auf und sind vermutlich eine Folge der antigenen Variabilität des FCV. Grundsätzlich sind die vorhandenen Impfstoffe nicht in der Lage, eine Infektion oder die Entstehung von **Dauerausscheidern** zu verhindern. Es bestehen Hinweise darauf, dass der lange praktizierte Einsatz von Impfstoffen auf der Basis eines einzigen Virusisolates zur Selektion von resistenten FCV-Stämmen geführt hat.

Impfungen erfolgen typischerweise parenteral im Alter von 8–9 Wochen sowie mit 12 und gegebenenfalls 16 Wochen (vgl. Impfleitlinien der StIKo Vet, http://www.tieraerzteverband.de/bpt/berufspolitik/Impfkommission/03-index.php). Die jährliche Auffrischung der Impfung mit adjuvierten inaktivierten Vakzinen wird insbesondere vor dem Hintergrund der Entstehung von Fibrosarkomen nach Impfung bei Katzen kontrovers diskutiert.

Für die vorhandenen Lebendimpfstoffe ist in einigen Ländern auch die i.n. Applikation zugelassen. Diese Art der Applikation stimuliert die **mukosale Immunität** und soll sogar einen partiellen Schutz gegenüber hochvirulenten FCV-Stämmen induzieren, der bei s.c. Impfung ausbleibt. Allerdings zeigen die verfügbaren Lebendimpfstoffe insbesondere nach i.n. Gabe eine Restvirulenz. Außerdem wird das Impfvirus bei einigen Tieren ausgeschieden und scheint sogar in Katzenpopulationen persistieren zu können. Ein Einfluss der Impfung auf die Entstehung der lymphoplasmacytic gingivitis stomatitis (LPGS) scheint nicht zu bestehen.

Vor dem Hintergrund der geschilderten Probleme ist die Entwicklung neuer Impfstoffe angezeigt. Die verfügbaren Impfstoffe basieren auf komplettem Virus, oft nur auf einem Virusstamm, und berücksichtigen somit nicht die große antigenetische Variabilität der FCV-Isolate. Seit Kurzem ist eine bivalente FCV-Vakzine auf dem Markt, deren Erfolg unter Feldbedingungen jedoch noch nicht endgültig erwiesen ist. Weitere neue Entwicklungen betreffen DNA-Vakzinen und Vakzinen mit Pockenvirus bzw. felinem Herpesvirus als Vektoren, die bisher aber nicht kommerziell verfügbar sind.

Die Behandlung der Folgen einer FCV-Infektion erfolgt symptomatisch u. a. durch Erleichterung der Futteraufnahme (flüssiges Futter, Appetit stimulieren). Wichtig ist die Verhinderung bakterieller Sekundärinfektionen durch Breitbandantibiose. Über die Erfolgsaussichten einer Interferon-Therapie bestehen unterschiedliche Ansichten.

Die Desinfektion des FCV kann mit allen gegen unbehüllte Viren wirksamen Desinfektionsmitteln (vgl. Desinfektionsmittelliste der DVG, Bereich Tierhaltung, http://www.desinfektion-dvg.de) erfolgen.

Kanine Calicivirusinfektion

Der erste Nachweis eines Calicivirus bei Hunden gelang 1984 in den USA aus dem Kot eines Tieres mit Diarrhö. Das Virus ließ sich auf kaninen Zellen anzüchten, serologisch vom FCV unterscheiden und wurde als kanines Calicivirus (CaCV) bezeichnet. Der Beweis für das Auftreten eines eigenständigen CV bei Hunden wurde erst 1999 durch Ermittlung von Nukleinsäuresequenzen eines Virusisolates geführt, das bereits 9 Jahre zuvor bei einem 2 Monate alten Hund mit wässriger Diarrhö in Japan gefunden wurde. Seit 2002 ist die Gesamtsequenz des japanischen CaCV bekannt. CaCV gehört zum Genus *Vesivirus* und besitzt mit mehr als 8 500 Nukleotiden das bisher größte bei Caliciviren nachgewiesene Genom. Es lässt sich auf bestimmten Hundezelllinien unter Ausprägung eines cpe anzüchten.

Serologische Untersuchungen aus verschiedenen Ländern deuten auf eine weite Verbreitung von Ak gegen CaCV in der Hundepopulation hin. Dennoch ist die klinische Bedeutung des Erregers unklar. Bisher konnte CaCV nur vereinzelt bei Hunden mit Diarrhö und im Zusammenhang mit vesikulären Läsionen an den Genitalien nachgewiesen werden. Neben CaCV wurde mitunter FCV bei Hunden mit Diarrhö oder Glossitis nachgewiesen.

Der Nachweis des CaCV gelingt durch Anzucht des Erregers in der Zellkultur, mittels RT-PCR oder elektronenmikroskopisch aus Kotproben. Antikörper lassen sich im SNT nachweisen.

Vesikulärexanthem des Schweines

Synonyme: vesicular exanthema of swine (VES), Bläschenkrankheit, Bläschenexanthem

Das Vesikulärexanthem des Schweines trat erstmals 1932 bei einer **Schweineherde** in Orange County, Kalifornien (USA) im Zusammenhang mit der Verfütterung unzureichend erhitzter Speiseabfälle auf. Die klinischen Symptome ähneln denen der **MKS**: Nach einer kurzen Inkubationszeit von 48–72 Stunden treten Primärblasen an Rüssel, Lippen, Zunge und Maulschleimhaut, später auch im Klauenspalt und am Kronrand auf. Rinder sind nicht betroffen. Als Ursache der Erkrankung konnte ein Calicivirus isoliert werden, das als VESV bezeichnet wurde. Trotz der Eindämmung des Seuchenherdes kam es in den folgenden Jahren zu wiederholten Ausbrüchen in Kalifornien und 1952 zu einer epidemischen Ausbreitung auf die gesamten USA. Ein rigoroses Bekämpfungsprogramm und das Verbot der Verfütterung roher Küchenabfälle führten zur Tilgung der Seuche. Seit 1956 ist kein Fall von VES mehr aufgetreten.

1972 wurde bei kalifornischen **Seelöwen** ein CV nachgewiesen, das sich von VESV nicht abgrenzen lässt. Aus seuchenpolitischen Gründen wurden dieses Virus und alle weiteren Isolate nach 1956 als San-Miguel-Seelöwen-Virus (SMSV) bezeichnet. VESV bzw. SMSV sind sehr variabel, bisher wurden mehr als 17 Serotypen beschrieben. Das Virus scheint neben Seelöwen verschiedene weitere Spezies von Meeressäugern zu infizieren.

Die Bedeutung der VES liegt nach wie vor in der Abgrenzung der Symptome zur MKS. Zwar ist das Virus weiterhin präsent, eine erneute Einschleppung in Schweinebestände jedoch durch die geänderten Haltungs- und Fütterungsbedingungen unwahrscheinlich. Zudem gelingt mithilfe moderner molekularbiologischer Methoden die schnelle und sichere Differenzierung.

Genus Lagovirus

Hämorrhagische Krankheit der Kaninchen

Synonyme: hämorrhagische Septikämie, rabbit haemorrhagic disease (RHD), Chinaseuche

Ätiologie Im Jahr 1984 trat erstmals ein Krankheitsbild bei europäischen Kaninchen (*Oryctolagus cuniculus*) in China auf, das in der Folge als **hämorrhagische Krankheit der Kaninchen** bezeichnet wurde. Als Erreger der sich über Teile Asiens und Europa ausbreitenden Seuche wurde 1991 ein *Calicivirus* (RHDV) identifiziert.

RHDV-Stämme zeichnen sich durch eine für Caliciviren vergleichsweise geringe Heterogenität aus; so liegt die Nukleinsäuresequenzhomologie der bekannten Virusstämme bei mehr als 89 %. Anhand genetischer Analysen, basierend hauptsächlich auf Teilen des VP1-Gens, lassen sich Genogruppen unterscheiden. Alle bekannten Virusstämme gehören zu einem **Serotyp**.

Im Jahr 1996 trat eine Variante des Virus auf, die als RHDVa bezeichnet wird und erstmals in Deutschland und Italien, später auch in Frankreich, den USA, Ungarn und China nachgewiesen wurde. Molekularepidemiologische Untersuchungen deuten auf einen Ursprung von RHDVa in Asien hin. RHDVa hat in Italien und China das ursprünglich vorkommende RHDV weitgehend verdrängt.

Seit 2010 wird eine neue Variante des RHDV (RHDV2) in Frankreich, Italien, Spanien, Portugal sowie in Deutschland beobachtet, die im Gegensatz zum klassischen RHDV auch bei jungen Tieren zu Erkrankungen führt.

RHDV lässt sich bisher in Zellkulturen nicht effizient vermehren. Das Virus ist in der Lage, humane Erythrozyten der Blutgruppe 0 zu agglutinieren. Allerdings gibt es Varianten, die nur bei 4 °C bzw. gar nicht agglutinieren. RHDV bindet an sog. Histoblutgruppenantigene des H-Typs 2. Dabei handelt es sich um Zuckerstrukturen, die auf der Oberfläche zahlreicher Zellen vorkommen. Im Hinblick auf die Ausbildung der H-Typ-2-Antigene bestehen zwischen Kaninchen genetische Unterschiede, die mit einer zumindest partiellen Resistenz gegenüber der Infektion mit RHDV einhergehen.

Das plötzliche Auftreten von RHD gibt nach wie vor Rätsel auf. So konnte in verschiedenen Ländern serologisch und mittels RT-PCR der Nachweis geführt werden, dass RHDV bereits viele Jahre vor dem Auftreten der ersten Seuchenausbrüche vorhanden war. Offenbar zirkulierten avirulente RHDV-Stämme in diesen Ländern bereits Jahrzehnte vor Ausbruch der Erkrankung. Die molekularen Ursachen der Virulenzunterschiede bei RHDV sind nicht bekannt. Möglicherweise hat RNA-Rekombination bei der Entstehung virulenter RHDV-Stämme eine Rolle gespielt.

Ein als „Rabbit Calicivirus“ (RCV) bezeichnetes avirulentes Calicivirus wurde 1996 in Darmproben von Kaninchen, u. a. in Italien, nachgewiesen. RCV unterscheidet sich genetisch und antigenetisch eindeutig vom RHDV.

Epidemiologie Zur Epidemiologie des RHDV liegen zahlreiche Studien aus Südeuropa, Australien und Neuseeland vor. Der erste Ausbruch der Seuche 1984 in China und nachfolgend in Korea wurde mit dem Import lebender Angorakaninchen aus Deutschland in Verbindung gebracht. 1986 trat RHD in Süd- und Mitteleuropa auf. Weitere Ausbrüche folgten u. a. 1988/89 in Mexiko nach Import von gefrorenem Kaninchenfleisch aus China sowie in Indien, Israel, Ägypten, Kuba, Saudi Arabien und den USA. In einigen Ländern konnten Ausbrüche eingedämmt werden, insbesondere dort, wo keine Wildbestände von *Oryctolagus cuniculus* vorkommen. In Europa breitete sich das Virus schnell in der **Wildkaninchenpopulation** aus. 1990 erreichte der Erreger Skandinavien, 1994 das Vereinigte Königreich. Die bekannten Ausbrüche in den USA sowie Ausbrüche 2003 in Ungarn, 2004 in Uruguay und Kuba sowie 2006 in den Niederlanden gehen auf die Virusvariante RHDVa zurück.

In Australien wurde RHDV 1995 unabsichtlich freigesetzt, nachdem der Erreger aus einem Versuchsgelände für Studien zur **biologischen Schädlingsbekämpfung** auf Wardang Island 5 km vor der australischen Küste entwichen war. Das Virus breitete sich rasch auf dem australischen Festland aus. Für die Freisetzung und Ausbreitung werden Insekten verantwortlich gemacht. Auch wenn nach anfänglicher hoher Mortalität die folgenden Seuchenzüge milder verliefen, kam es zu einer anhaltenden Reduktion der Kaninchenbestände, jedoch mit regionalen Unterschieden. Hierfür scheinen nicht zuletzt die klimatischen Bedingungen verantwortlich zu sein; Kälte und Trockenheit begünstigen offenbar die Ausbreitung des Erregers.

Die Freisetzung von RHDV in Neuseeland erfolgte illegal 1997 durch örtliche Farmer. Nachdem eine Eindämmung der Seuche nicht mehr möglich war, entschieden sich die Behörden für eine kontrollierte Freisetzung im ganzen Land. Auch in Neuseeland war eine bleibende Reduktion der Kaninchenbestände mit regionalen Unterschieden die Folge.

Heute ist RHDV endemisch in Europa, China, Korea, Marokko, Kuba, Australien und Neuseeland. Es wird geschätzt, dass der Seuche seit den 80er-Jahren des letzten Jahrhunderts etwa **250 Millionen** Kaninchen zum Opfer gefallen sind. Die erheblichen Ausfälle bei Wildkaninchen u. a. in den ariden Gebieten Südeuropas haben einen wesentlichen Einfluss auf die dortige Ökologie; so wurde etwa ein Rückgang der auf Kaninchen als Beute angewiesenen Prädatoren beobachtet.

Serologische und virologische Studien legen nahe, dass RHDV schon lange vor den ersten Ausbrüchen u. a. in Tschechien, Österreich, dem Vereinigten Königreich, Irland, Australien und Neuseeland vorhanden war.

Die Übertragung von RHDV erfolgt durch direkten Kontakt oder passiv über unbelebte (Kleidung, Futtermittel, Käfige) oder belebte Vektoren (Insekten, u. a. Fliegen, Mücken und Kaninchenflöhe). Das Virus wird vermutlich u. a. über Nasensekrete ausgeschieden. Neben dem europäischen Haus- und Wildkaninchen (*Oryctolagus cuniculus*) sind keine weiteren empfänglichen Spezies bekannt. Eine wichtige Rolle in der Epidemiologie von RHDV sollen klinisch inapparent infizierte Dauerausscheider spielen. In der Umwelt ist RHDV über längere Zeit infektiös, in Kadavern über bis zu 3 Wochen.

Pathogenese Das Virus breitet sich nach oronasaler Infektion und Replikation, u. a. in **Lungenmakrophagen,** schnell im Körper aus. Bereits 18 Stunden p. i. lässt sich virale RNA in Blut und Leber nachweisen, wenig später auch in Niere, Thymus und lymphatischen Geweben. Die höchsten Virustiter werden in der Leber und in der Milz nachgewiesen. Durch Zerstörung infizierter Zellen kommt es zu einer nekrotisierenden Hepatitis und **systemischen Gerinnungsstörung** (DIC) mit Fibrinablagerungen, die u. a. die renalen Glomeruli schädigen.

Neben der perakuten bis akuten Form der RHD kommt es in einigen Fällen zu einem protrahierten Verlauf, dessen Pathogenese bisher nicht geklärt ist. Hierbei treten Partikel mit einer glatten Oberfläche und einem Durchmesser von etwa 25 nm auf, die keine hämagglutinierenden Eigenschaften besitzen. Durch Analysen der glatten Virionen konnte gezeigt werden, dass ihr Proteinanteil nur aus der N-terminalen Hälfte des Kapsidproteins besteht.

Bisher ungeklärt ist die Ursache der **altersbedingten Resistenz**, die bei Kaninchen mit einem Lebensalter von unter 6 Wochen vorliegt. Hierbei spielt offenbar das angeborene Immunsystem eine wichtige Rolle.

Klinik und Pathologie Der Infektionsverlauf ist meist perakut bis akut. Nach einer Inkubationszeit von 12–36 Stunden treten Fieber, Depression, Anorexie, blutiger Nasenausfluss, Dyspnoe und Krämpfe auf. Die Mortalität kann bis zu 90 % erreichen. Klinisch erkrankte Tiere verenden meist innerhalb von 24–72 Stunden. In einigen Fällen verläuft die Erkrankung chronisch, wobei Ikterus, Niedergeschlagenheit und Gewichtsverlust im Vordergrund stehen. Die betroffenen Tiere sterben meist 1–2 Wochen p. i.

Bei der Sektion zeigt sich das Bild einer **nekrotisierenden Hepatitis**, die Leber ist hell, geschwollen und brüchig. Die Milz ist vergrößert; Nieren, Lungen, Serosen und Trachea weisen oft Hämorrhagien auf.

Diagnose und Differenzialdiagnosen Der meist typische Krankheitsverlauf in Verbindung mit Sektionsergebnissen lässt in der Regel eine Verdachtsdiagnose zu.

Der **direkte Erregernachweis** kann aus Organproben (insbesondere Leber) mittels ELISA, RT-PCR oder EM erfolgen. Der Nachweis von Ak gelingt u. a. in der HAH, spielt aber für die Diagnostik von RHD keine praktische Rolle.

Immunologie Nach Infektion bilden Überlebende bereits 5–6 Tage p. i. hohe Titer an neutralisierenden Ak. Die Infektion junger Kaninchen unter 6 Wochen mit altersbedingter Resistenz führt ebenfalls zur Ausbildung von Antikörpern. Beim Schutz vor der Erkrankung scheint das zelluläre Immunsystem eine besondere Bedeutung zu besitzen.

Die Übertragung maternaler Ak erfolgt beim Kaninchen überwiegend diaplazentar und vermittelt einen Schutz über bis zu 12 Wochen. Bei Wildkaninchen werden häufig hohe Ak-Titer nachgewiesen, vermutlich als Folge ständiger Antigenkontakte.

Bekämpfung Die Bekämpfung der RHD bei Hauskaninchen erfolgt im Wesentlichen durch **Impfung**. In Deutschland zugelassene Impfstoffe basieren auf inaktiviertem RHDV aus Leberhomogenisaten infizierter Kaninchen. Die Impfung gegen RHD kann mit der Myxomatoseimpfung kombiniert werden. Jungkaninchen werden meist im Alter von 8 Wochen geimpft und erhalten jährliche Auffrischungsimpfungen. Bei zu erwartendem hohem Infektionsdruck ist eine zweimalige Impfung im Alter von 4 Wochen und 7–8 Wochen empfehlenswert (vgl. Impfleitlinien der StIKo Vet, http://www.tieraerzteverband.de/bpt/berufspolitik/Impfkommission/03-index.php). Die zugelassenen Impfstoffe basieren auf dem klassischen RHDV und bieten nur einen partiellen Schutz gegen RHDVa. Vektorimpfstoffe, z. B. auf der Basis von Myxomatosevirus, schützen unter experimentellen Bedingungen.

Die Infektion geimpfter Tiere mit Feldvirus kann zur Persistenz des virulenten Erregers bei den geimpften Kaninchen führen.

European brown hare syndrome

Synonyme: Hasensterben

Anfang der 80er-Jahre des letzten Jahrhunderts traten gehäuft Todesfälle bei Feldhasen zuerst in Schweden auf, deren Ätiologie längere Zeit unklar blieb. Erst 1988 konnte mittels Elektronenmikroskopie ein Calicivirus als Erreger identifiziert werden. Durch molekulare und proteinbiochemische Untersuchungen nach 1994 konnte gezeigt werden, dass es sich bei dem als European brown Hare Syndrome Virus (EBHSV) bezeichneten Erreger um ein mit dem RHDV der Kaninchen verwandtes Calicivirus handelt. EBHSV und RHDV lassen sich jedoch eindeutig voneinander abgrenzen (AA- oder As-Homologie im C-terminalen Abschnitt des VP1 nur 56 %). Versuche zur Übertragung der beiden Erreger zwischen den Wirtsspezies verliefen in fast allen Fällen erfolglos. Auch lassen sich Hasen experimentell nicht durch Impfung mit einer RHD-Vakzine gegen EBHS schützen.

Heute ist das EBHSV endemisch in Europa verbreitet. EBHSV infiziert **europäische Feldhasen** (*Lepus europaeus*) und **Schneehasen** (*Lepus timidus*). Es besteht nur ein Serotyp. Bisher bekannte EBHSV-Stämme sind genetisch eng miteinander verwandt.

Symptome nach Infektion mit EBHSV bei Hasen sind ähnlich zur RHD bei Kaninchen. Allerdings besteht beim EBHS eine geringere Mortalität (35–80 %). Erkrankte Hasen verenden meist innerhalb von 48–72 Stunden p. i. Tiere mit einem Alter unter 6 Wochen erkranken nicht. Der Nachweis des Erregers kann mittels ELISA oder RT-PCR aus Organproben verendeter Hasen geführt werden.

Genus Norovirus

Infektionen mit Noroviren

BEACHTE
Meldepflicht beim Menschen nach Infektionsschutzgesetz.

Ätiologie Symptome einer Norovirusinfektion beim Menschen als sog. **„winter vomiting disease"** wurden erstmals 1929 beschrieben. Erst in den 70er-Jahren des letzten Jahrhunderts gelang der Nachweis von Viruspartikeln im Zusammenhang mit einem Ausbruch von Gastroenteritis an einer Schule in Norwalk (Ohio, USA). Noroviren weisen im Negativkontrast eine „gefiederte" Oberflächenstruktur auf, die sie von anderen CV unterscheidet. Daher wurden die nachgewiesenen Virionen zunächst als **„Small round structured Viruses"** (SRSV) bezeichnet. Erst sehr viel später konnte durch Untersuchung der noroviralen Proteine und Klonierung des viralen Genoms gezeigt werden, dass es sich um Caliciviren handelt. Die zunächst gewählte Genusbezeichnung **„Norwalk-like Viruses"** wurde später in *Norovirus* geändert.

Das Genus *Norovirus* ist ausgesprochen heterogen; unterhalb der Genusebene werden zahlreiche Genogruppen (GG) unterschieden, die sich ihrerseits in Genotypen unterteilen lassen. Humane NoV finden sich in den GG I (u. a. Norwalk), II und IV (**Abb. 27.58**).

Bisher bei Tieren nachgewiesene Noroviren umfassen bovine Noroviren (BoNoV), porcine Noroviren (PoNoV) und Maus-Noroviren (MNV). Aktuelle Berichte liegen über den Nachweis von NoV bei Hunden und Löwen sowie bei Schafen vor (**Abb. 27.58**).

BoNoV wurden erstmals 1976 (Newbury Agent-2) bzw. 1980 (Jena) bei klinisch erkrankten Rindern beschrieben und bilden eine eigene GG (GG III). Im Gegensatz dazu gruppieren die zuerst 1997 in Japan nachgewiesenen PoNoV zusammen mit humanen Stämmen in GG II. Murine Noroviren bilden die GGV und lassen sich bisher als einzige Vertreter der NoV in Zellkultur vermehren (**Abb. 27.58**).

Ähnlich dem RHDV binden einige Noroviren an Histoblutgruppenantigene (HBA), die sich auf der Oberfläche zahlreicher Zellen finden. Hieraus resultiert eine verminderte Empfänglichkeit von Menschen mit bestimmten HBA-Typen.

Epidemiologie Noroviren sind bei Mensch und Tier weit verbreitet. Humane Noroviren werden heute als Hauptursache für infektiöse intestinale Erkrankungen beim Menschen angesehen. Allein in Deutschland, wo der Labornachweis der Infektion nach dem **Infektionsschutzgesetz** meldepflichtig ist, werden jährlich mehrere Zehntausend Fälle gemeldet. Schätzungen aus den USA belaufen sich auf bis zu 23 Mio. Erkrankungsfälle pro Jahr. Erkrankungen treten gehäuft in den Wintermonaten auf. Der Infektionsweg ist überwiegend fäkooral, seltener auch durch Aerosolisierung über Erbrochenes. Die Übertragung erfolgt hauptsächlich über kontaminierte Speisen und Trinkwasser. Bei Ausbrüchen, z. B. in Altenheimen, Kindergärten, Krankenhäusern und auf Kreuzfahrtschiffen, spielt die direkte Übertragung von Mensch zu Mensch, insbesondere bei mangelnder Hygiene, eine wichtige Rolle. Die Virusausscheidung kann auch nach Genesung über Tage bis Wochen anhalten. Bei immunsupprimierten Personen ist eine persistierende Infektion mit Dauerausscheidung nachgewiesen worden.

Das BoNoV scheint in der Rinderpopulation weit verbreitet zu sein. In zwei Studien aus Deutschland waren 5,9 bzw. 9 % der untersuchten Rinder infiziert. Die serologische Prävalenz lag bei 99 %. Im Gegensatz dazu wurde das PoNoV innerhalb Europas bisher nur in den Niederlanden und in Belgien nachgewiesen. Die Prävalenz der Infektion mit PoNoV scheint insgesamt gering zu sein. MNV ist bei Labormäusen verbreitet.

Pathogenese Die Pathogenese der enteralen Norovirusinfektion dürfte bei Mensch und Rind ähnlich sein. Nach oraler Infektion und Magenpassage kommt es zur Infektion von Epithelzellen, vor allem im vorderen Dünndarm. Die Abschilferung infizierter Zellen führt zur Zottenverkürzung und zur maldigestiven und malabsorptiven Diarrhö. Die Virusausscheidung erfolgt über Fäzes sowie beim Menschen über Vomitus.

Infektionen mit PoNoV und MNV verlaufen bei immunkompetenten Individuen subklinisch. Im Gegensatz dazu entwickeln Mäusestämme mit Defekten der angeborenen Immunantwort eine schwere, oft tödliche Erkrankung.

Klinik und Pathologie Die humane Norovirusinfektion ist gekennzeichnet durch eine kurze Inkubationszeit (24–48 Stunden) und eine kurze Erkrankungsdauer von 12–60 Stunden. Noroviren verursachen akut verlaufende Gastroenteritiden mit schwallartigem, heftigem Erbrechen und starker Diarrhö, abdominalen Schmerzen, Übelkeit, Kopfschmerzen, Myalgien und Mattigkeit. Die Morbidität als Folge einer Infektion mit Noroviren ist hoch, die Mortalität niedrig.

Nach experimenteller Infektion kolostrumfrei aufgezogener Kälber bzw. Gnotobioten mit dem BoNoV trat nach 12–24 Stunden eine Gastroenteritis mit malabsorbtiver Diarrhö auf. Die Erkrankung scheint bei 3 Wochen alten Kälbern schwerer als bei Neonaten zu verlaufen. Virus ließ sich vor allem in den Epithelzellen der apikalen Darmzotten im Dünndarm nachweisen. Die Virusausscheidung beginnt mit dem Auftreten von Symptomen und hält auch nach der Genesung, die meist innerhalb von 3 Tagen erfolgt, für einige Zeit an. Pathologisch dominiert eine Verkürzung der Darmzotten im vorderen Dünndarm.

Das PoNoV wurde bisher nur bei älteren, gesunden Schweinen nachgewiesen. Nach experimenteller Infektion von Gnotobioten kommt es zu einer milden Diarrhö.

Während immunkompetente Mäuse meist nicht klinisch an einer MNV-Infektion erkranken, kommt es bei immundefizienten Mäusen zu schweren Erkrankungen mit Enzephalitis, Meningitis, Vaskulitis, Hepatitis, Pneumonie.

Diagnose und Differenzialdiagnosen Die Diagnostik von Norovirusinfektionen erfolgte in der Vergangenheit mithilfe der Elektronenmikroskopie. Durch Einsatz von Antikörpern konnte die Nachweisempfindlichkeit dabei deutlich verbessert werden (Immunelektronenmikroskopie). Nach Einführung breit reaktiver RT-PCR-Systeme in die Virusdiagnostik hat das EM an Bedeutung verloren. Der Nachweis viraler Antigene kann mittels ELISA geführt werden. Dabei ist die extreme antigenetische Variabilität der NoV zu berücksichtigen, so erkennen ELISAs in der Regel nur Vertreter einer Genogruppe.

Ein Zellkultursystem zur Vermehrung von NoV liegt derzeit nur für das MNV vor.

Immunologie Nach einer Infektion werden virusspezifische Antikörper gebildet, die jedoch nur für relativ kurze Zeit vor einer Reinfektion schützen. Es besteht keine Kreuzprotektion zwischen den GG. Eine besondere Rolle beim Schutz vor den Folgen einer Norovirusinfektion scheint die angeborene Immunität zu spielen.

Bekämpfung Impfstoffe gegen die Folgen von NoV-Infektionen befinden sich derzeit noch im experimentellen Stadium. Im Vordergrund bei der Bekämpfung stehen bei Mensch und Tier vor allem Hygiene- und Desinfektionsmaßnahmen, die für den Menschen in verschiedenen Richtlinien zusammengefasst wurden (u. a. durch das Robert-Koch-Institut). Die Frage, ob es sich bei NoV um Zoonoseerreger handelt, ist nicht abschließend beantwortet.

Genus Sapovirus

Infektionen mit Sapoviren

Sapoviren (SaV) wurden erstmals 1977 bei einem Ausbruch akuter Gastroenteritis in einem Kinderheim in Sapporo/Japan entdeckt. Aufgrund ihrer typischen Calicivirusmorphologie wurden sie in Abgrenzung zu den NoV zunächst als **„Typical human Caliciviruses“** und später als **„Sapporo-like Viruses“** bezeichnet. Seit 2002 besteht ein eigenes Genus *Sapovirus* innerhalb der *Caliciviridae*. Im Vergleich zu den NoV sind Verbreitung und Bedeutung der SaV beim Menschen eher gering. Erkrankungen treten vor allem bei Kindern unter 5 Jahren in Form von Erbrechen und Diarrhö auf. Die Mehrzahl der Infektionen verläuft subklinisch. Auch die SaV lassen sich auf der Basis ihrer genetischen Verwandtheit in zahlreiche Genogruppen einteilen. SaV, die Infektionen beim Menschen auslösen, gehören zu den GG I, II, IV und V (**Abb. 27.58**).

Zu den animalen SaV gehören das enterale Calicivirus der Nerze (MEC) und das porcine enterale SaV, oftmals auch als Porcine enteric Calicivirus (PEC) bezeichnet.

Das enterale Calicivirus der Nerze (Mink enteric Calicivirus [MEC]) wurde 1999 bei einem Ausbruch von Diarrhö auf einer Nerzfarm in den USA isoliert. Es bildet eine eigene GG innerhalb der Sapoviren. MEC lässt sich bisher nicht in Kulturzellen vermehren.

Der Prototyp des porcinen enteralen SaV wurde 1980 in den USA aus dem Kot eines Ferkels mit Diarrhö isoliert (Stamm Cowden). Das Virus lässt sich unter Zusatz von Gallensäuren zum Medium auch in Zellkultur anzüchten und ist damit das bisher einzige enterale SaV, für das ein Kultursystem existiert. Die porcinen enteralen SaV bilden die eigenen GG III, VI und VII (**Abb. 27.58**). Innerhalb Europas wurden SaV beim Schwein bisher in Ungarn, Italien, Belgien sowie Deutschland nachgewiesen, und zwar bei Schweinen mit und ohne Diarrhö. Nach experimenteller Infektion von Gnotobioten kommt es nach einer Inkubationszeit von 2–4 Tagen zu einer milden bis schweren Diarrhö, die meist 2–5 Tage andauert. Pathologisch zeigen sich eine Zottenatrophie im Duodenum und Jejunum mit Verkürzung und Abstumpfung der Villi sowie eine reaktive Hyperplasie der Krypten.

Die Diagnose von SaV erfolgt analog dem Nachweis von NoV-Infektionen (S. 607). Impfstoffe gegen SaV-Infektionen liegen nicht vor.

Infektion mit Neboviren

Bereits 1976 wurde im Vereinigten Königreich ein CV bei Kälbern mit Diarrhö nachgewiesen (Newbury Agent 1). Einige Jahre später (1980) wurde ein ähnliches Virus in Nebraska beschrieben. Die molekulare Charakterisierung der beiden Viren gelang erst zwei Jahrzehnte später. Auf der Basis von Nuklein- und Aminosäurevergleichen wurden beide Viren dem neuen Genus „*Nebovirus*" innerhalb der *Caliciviridae* zugeordnet.

Aktuelle Untersuchungen zur Prävalenz von Neboviren bei Kälbern mit Diarrhö liegen aus dem Vereinigten Königreich, den USA und Nordkorea vor (8,4–28 %). Dennoch ist die klinische Bedeutung von Neboviren bei Rindern nicht abschließend geklärt.

Die Pathogenität von Neboviren für Kälber konnte experimentell gezeigt werden. Nach der Infektion kam es zu Anorexie, veränderter Kotkonsistenz und Xylose-Malabsorption. In Kotproben war Virus über 2–5 Tage mittels EM nachweisbar. Pathologisch-histologisch dominierte eine Atrophie der Zotten, besonders im vorderen Dünndarm. Der Nachweis des Virus gelang zu einem frühen Stadium der Infektion in Epithelzellen an der Basis der Zotten. Der Nachweis von Neboviren in Kotproben kann mittels RT-PCR oder Elektronenmikroskopie erfolgen.

27.3.14 Familie Hepeviridae

Heinz-Jürgen Thiel, Matthias König

STECKBRIEF

- Einzelstrang-RNA-Genom, positive Polarität, ca. 6 600–7 200 Nukleotide
- unbehüllt, ca. 32–34 nm Durchmesser
- ikosaedrische Symmetrie (**Abb. 27.60**)
- vermutlich 6 Nichtstrukturproteine, 1 Strukturprotein
- Krankheitserreger bei Mensch und Geflügel
- inapparente Infektionen u. a. bei Schweinen

Familienmerkmale

Bei den Hepeviren (HEV) handelt es sich um unbehüllte RNA-Viren, die Krankheiten bei Mensch und Geflügel verursachen. Infektionen mit HEV kommen außerdem beim Schwein und anderen Säugetieren vor. Der Name ist abgeleitet von der Hepatitis E des Menschen.

Hepeviren haben ein Genom von ca. 6 600–7 200 Nukleotiden Länge, das als Einzelstrang-RNA mit positiver Polarität vorliegt.

Taxonomie

Die Hepeviren wurden ursprünglich den Caliciviren zugeordnet. Zwischen beiden Virusgruppen gibt es allerdings grundlegende Unterschiede, die u. a. Genomorganisation, Modifikation des 5'-Endes des Genoms und Sequenzhomologie betreffen. Es wurde daher von der ICTV beschlossen, die Hepeviren als eigene Familie zu etablieren. Neben der Spezies HEV (Genus *Hepevirus*) gilt das „Avian HEV" als nicht zugeordnete Spezies (**Tab. 27.20**).

Virusstruktur und Replikation

Die etwa 32–34 nm großen, sphärischen Virionen sind nicht behüllt und weisen vermutlich eine ikosaedrische Symmetrie auf. Einzige Bestandteile sind wahrscheinlich RNA und das Kapsidprotein.

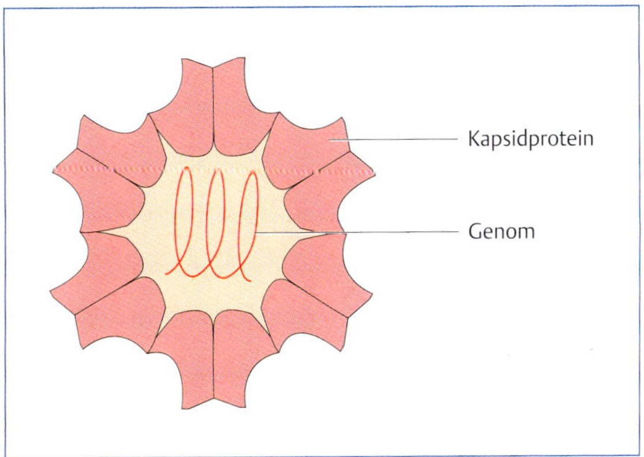

Abb. 27.60 Schema eines Hepatitis-E-Virus. Das Hepatitis-E-Virus ist einfach aufgebaut. Das Positivstrang-RNA-Genom ist in ein Kapsid verpackt, das durch 180 Kopien des Kapsidproteins gebildet wird.

Tab. 27.20 Taxonomie der Familie der *Hepeviridae*.

Genus	Spezies	Bedeutung
Orthohepevirus	Orthohepevirus A (Hepatitis-E-Virus (HEV)	Hepatitis-Erreger (Mensch), inapparente Infektion (Schwein u. a. Säugetiere)
	Orthohepevirus B (Hepatitis-E-Virus des Geflügels)	Hepatitis-Splenomegalie-Syndrom (HSS)

Hepeviren besitzen eine lineare einzelsträngige RNA mit einer Größe von 6 600–7 200 Nukleotiden. Das 5'-Ende der genomischen RNA trägt eine Cap-Struktur, am 3'-Ende befindet sich ein polyA-Schwanz. Das Genom enthält drei offene Leseraster. Der im 5'-Bereich gelegene Leserahmen (ORF1) kodiert für Nichtstrukturproteine, während der im 3'-Bereich gelegene ORF2 für das Kapsidprotein kodiert. Zwischen beiden befindet sich ORF3, der für ein Protein unbekannter Funktion kodiert (**Abb. 27.61**).

Hepeviren von Säugern und Vögeln lassen sich bislang nicht routinemäßig in Zellkultur vermehren.

Hepatitis E

Beim Menschen verursacht das Hepatitis-E-Virus (HEV) die gleichnamige Erkrankung. Das Virus wird im Stuhl ausgeschieden. Die Übertragung erfolgt meist fäkooral. Infektionen erfolgen hauptsächlich durch kontaminiertes Trinkwasser, aber auch durch Verzehr von rohen oder nicht gekochten Schalentieren. HE verläuft beim Menschen meist als akute Virushepatitis mit einer Inkubationszeit von 4–5 Wochen. Die Letalität wird mit 1 % angegeben, ist allerdings besonders hoch bei Schwangeren, von denen bis zu 25 % an HE versterben; die Ursache für die hohe Sterblichkeit ist nicht bekannt.

HEV wird gegenwärtig in 4 Genotypen eingeteilt, die alle beim Menschen vorkommen. Die einzelnen Genotypen liegen insbesondere vor in Asien und Nordafrika (Genotyp 1), Mexiko und südlichem Afrika (Genotyp 2), Nord- und Südamerika, Europa und Asien (Genotyp 3) und Asien (Genotyp 4). Zwischen den Genotypen beträgt die Sequenzidentität auf Nukleotidebene 70–80 %. Die Krankheit ist in einigen Regionen der Erde wie Asien und Afrika endemisch. Bemerkenswert ist, dass auch in Regionen mit sehr geringer Inzidenz von HE wie z. B. in Westeuropa eine relativ hohe Seroprävalenz vorliegt.

Von besonderem Interesse ist das Vorkommen der HEV-Genotypen 3 und 4 bei Hausschweinen, Wildschweinen und Hirschen. So wurde nachgewiesen, dass der Verzehr von nicht ausreichend erhitztem Fleisch und Organen HEV-infizierter Tiere zu einer Hepatitis E führen kann. Somit handelt es sich bei HE um eine Zoonose. Epidemiologische Untersuchungen zeigten, dass Anti-HEV-Antikörper bei Haus- und Wildschweinen und Hirschen sowie bei weiteren Wildtierspezies vorkommen. So ließen sich bei 70–80 % der Ratten in den USA Antikörper gegen HEV nachweisen. Es wird daher angenommen, dass mehrere Tierspezies als natürliche Wirte von HEV dienen und somit als Reservoir für den Erreger infrage kommen.

Schweine lassen sich auch experimentell infizieren, zeigen aber keine Krankheitssymptome. Inwieweit das Virus über den fäkooralen Infektionsweg vom Tier auf den Menschen übertragen wird, ist Gegenstand laufender Untersuchungen.

Ein Impfstoff gegen Hepatitis E wurde 2012 in der Volksrepublik China zugelassen.

Aviäre-Hepatitis-E-Virus-Infektionen

Synonyme: Hepatitis-Splenomegalie-Syndrom, big liver and spleen disease

Die Erkrankung wurde erstmals 1980 in Australien beschrieben und anschließend in den USA nachgewiesen. Untersuchungen mittels RT-PCR zeigten, dass der Erreger auch in Europa vorkommt.

Das verursachende Virus zeigt etwa 50 % Nukleotidsequenzidentität mit den vier HEV-Genotypen. Zwischen unterschiedlichen aviären HEV-Stämmen, z. B. aus Nordamerika und Australien, besteht eine Nukleotidsequenzidentität von etwa 80 %. Nach kürzlich publizierten phylogenetischen Untersuchungen können 3 aviäre HEV-Genotypen mit unterschiedlicher geografischer Verteilung unterschieden werden, wobei Genotyp 1 in Australien, Genotyp 2 in USA und Genotyp 3 in Europa vorkommt. Es gibt keine Hinweise auf Infektion des Menschen durch aviäres HEV.

Das Virus wird wahrscheinlich fäkooral übertragen. Primäre Virusreplikation findet im Gastrointestinaltrakt statt, anschließend wird die Leber infiziert. Die Inkubationszeit beträgt 1–3 Wochen. Erkrankte Tiere zeigen bei der Sektion eine vergrößerte Leber und Milz. Häufig befindet sich geronnenes Blut in der Bauchhöhle. Die Ovarien sind oft zurückgebildet, und folglich kann die Legeleistung vermindert sein. Es kommt häufig zu inapparenten Infektionen. Morbidität und Mortalität sind relativ niedrig.

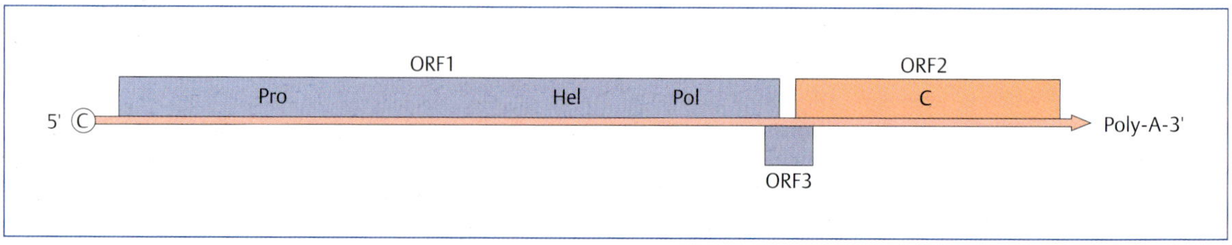

Abb. 27.61 Genomorganisation; schematische Darstellung der RNA und ORFs von Hepeviren; das Strukturprotein ist orange hervorgehoben; Nichtstrukturproteine = Pro: Protease, Hel: Helikase, Pol: RNA-abhängige RNA-Polymerase. Das Genom weist im Gegensatz zu den Caliciviren am 5'-Ende eine Capstruktur auf.

Ein Impfstoff gegen Erkrankung durch aviäres HEV steht gegenwärtig nicht zur Verfügung.

27.3.15 Familie Picornaviridae

Ludwig Haas

STECKBRIEF

- Einzelstrang-RNA-Genom, positive Polarität, 7,2–8,5 Kb
- unbehüllt, 30 nm Durchmesser
- ikosaedrisches Kapsid
- bedeutende Krankheitserreger bei Rind, kleinen Wiederkäuern, Schwein, Geflügel, Mensch

Familienmerkmale

Picornaviren sind kleine, unbehüllte Viren (**Abb. 27.62**, **Abb. 27.63**). Sie zeichnen sich durch eine generell hohe Tenazität aus. Allerdings sind Aphtho- und Rhinoviren im Gegensatz zu Entero- und Hepatoviren säurelabil. Sie alle zeigen jedoch gegenüber chemischen Desinfektionsmitteln eine hohe Widerstandsfähigkeit, während sie auf der anderen Seite gegenüber Temperaturen > 60 °C empfindlich sind.

Die säurestabilen Enteroviren vermehren sich vor allem in der Darmschleimhaut, verursachen gelegentlich jedoch auch zyklische Infektionen. Hepatoviren besitzen als wichtigstes Zielorgan die Leber. Primär affine Organe für die Kardioviren sind Herz und ZNS. Rhinoviren vermehren sich vornehmlich in der Schleimhaut des oberen Respirationstraktes. Aphthoviren zeigen einen Dermotropismus, das Maul-und-Klauenseuche-Virus gelegentlich auch einen Myotropismus.

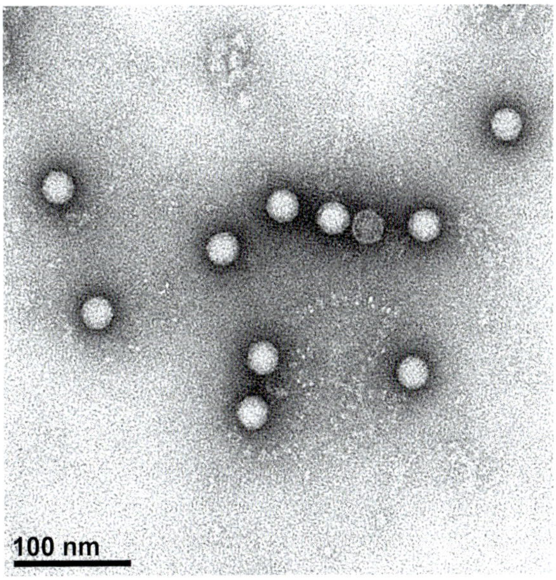

Abb. 27.62 Picornavirus, Negativkontrast. [Dr. habil. H. Granzow, Friedrich-Loeffler-Institut, Insel Riems]

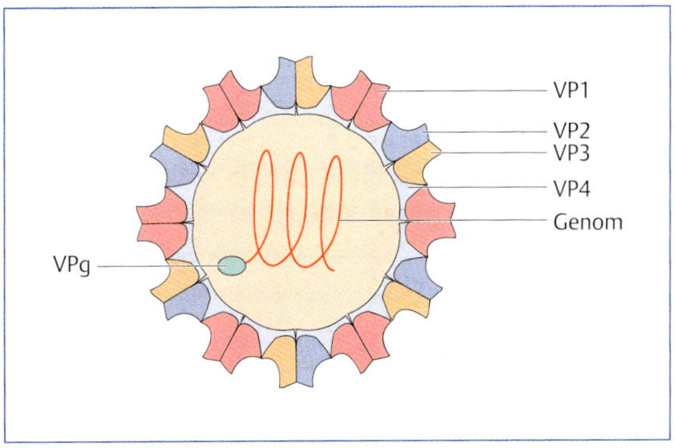

Abb. 27.63 Schema eines Picornavirus. Das Picornavirus-Virion ist einfach aufgebaut. Das Positivstrang-RNA-Genom ist in ein Kapsid verpackt, das durch 4 Kapsidproteine (VP1, VP2, VP3 und VP4) gebildet wird. Das Genom trägt am 5'-Ende ein kovalent gebundenes Virusprotein (VPg). DasVP4 liegt an der Innenseite des Kapsids.

Taxonomie

Die Familie *Picornaviridae* gehört zur Ordnung *Picornavirales* (früher: „Picorna-like" Viruses), der gegenwärtig weiterhin die Familien *Comoviridae*, *Dicistroviridae*, *Iflaviridae*, *Marnaviridae* und *Sequiviridae* angehören. Viren dieser Ordnung besitzen eine ähnliche Genomstruktur und -expression und infizieren Pflanzen, Insekten, Tiere und den Menschen. Die Familie *Picornaviridae* umfasst zurzeit zwölf Genera (**Tab. 27.21**).

Virusstruktur und Replikation (Picornaviridae)

Alle Picornaviren sind ähnlich aufgebaut. Sie besitzen ein ikosaedrisches Kapsid mit einem Durchmesser von ca. 30 nm. Eine äußere Hülle fehlt. Die Kapside bestehen aus den vier Virusproteinen VP1, VP2, VP3 und VP4, wobei Letzteres an der Innenseite lokalisiert ist. Bei manchen Picornaviruspartikeln ist das Vorläuferprotein für VP2 und VP4 zu finden, das VP0.

Das Genom der Picornaviren ist eine einzelsträngige RNA von positiver Polarität, die zwischen 7,2 und 8,5 Kb groß ist. Das 3'-Ende ist polyadenyliert, das 5'-Ende besitzt keine Cap-Struktur, sondern hier ist ein kleines virales Protein, das Vpg, kovalent mit der RNA verbunden (**Abb. 27.64**).

Der Replikationszyklus der Picornaviren beginnt mit der Bindung (Adsorption, Attachment) an einen zellulären Rezeptor. Für die meisten Rhinoviren ist dies ICAM-1, für Poliovirus das CD 155, für das MKS-Virus sind es Integrine. Für Rhinoviren ist beschrieben, dass es durch konformationelle Änderungen des Kapsids nach der Bindung zur Bildung einer Pore in der Zytoplasmamembran kommt, durch die das virale Genom in die Zelle gelangt. Es gibt jedoch auch Daten, dass die Aufnahme der Viren durch eine rezeptorvermittelte Endozytose stattfindet und nach säureabhängigen Umlagerungen des Viruskapsids die RNA durch kleine Poren der Vesikelmembran in das Zytoplasma entlassen wird.

Da es sich um eine positivsträngige RNA handelt, kann diese direkt an den Ribosomen translatiert werden. Die vi-

Tab. 27.21 Genera der Picornaviridae (Auswahl).

Genera	Vertreter
Enterovirus	▪ humane Enteroviren A–E (inkl. Poliovirus und Virus der vesikulären Schweinekrankheit) ▪ porcines Enterovirus A und B ▪ humanes Rhinovirus A und B
Cardiovirus	▪ Enzephalomyokarditis-Virus ▪ Theilovirus
Aphthovirus	▪ Maul-und-Klauenseuche-Virus ▪ equines Rhinitis-A-Virus ▪ bovines Rhinitis-B-Virus
Hepatovirus	▪ Hepatitis-A-Virus
Parechovirus	▪ humanes Parechovirus ▪ Ljungan-Virus
Erbovirus	▪ equines Rhinitis-B-Virus
Kobuvirus	▪ Aichivirus ▪ bovines Kobuvirus
Teschovirus	▪ porcines Teschovirus
Tremovirus	▪ Aviäre-Enzephalomyelitis-Virus

rale RNA besitzt jedoch, wie erwähnt, keine Cap-Struktur am 5'-Ende wie zelluläre mRNAs, die für die Bindung der ribosomalen Untereinheiten am Translationsstartpunkt wichtig ist. Um eine Cap-unabhängige Translation zu ermöglichen, verfügen die Picornaviren über ausgeprägte Sekundärstrukturen der viralen RNA in den Bereichen, die den kodierenden Sequenzen vorgeschaltet sind. Diese Sekundärstrukturen können mit den Ribosomen in Verbindung treten und werden als IRES-Sequenzen (**I**nternal **R**ibosome **E**ntry **S**ite) bezeichnet.

Das Genom der Picornaviren kodiert für ein einziges, großes Vorläuferprotein. Dieses wird bereits bei der Translation autokatalytisch in drei kleinere Proteine gespalten, die nachfolgend weiter in die finalen Struktur- und Nichtstrukturproteine gespalten werden. Mit diesem „Trick" umgehen die Picornaviren das Problem, dass die Wirtszelle nur monozistronische RNA translatieren kann. Bei der Spaltung entsteht auch eine RNA-abhängige RNA-Polymerase, die alle RNA-Viren benötigen, um ihr Genom zu vervielfältigen. Für die Bildung des RNA-Negativstranges, aber auch nachfolgend der Positivstränge, wird das Vpg als Primerprotein benötigt. Falls in der Zelle genügend neu gebildete RNA-Genome und Virusproteine vorliegen, werden diese Komponenten zu neuen Partikeln zusammengebaut (Self-Assembly). Die Freisetzung erfolgt durch den infektionsbedingten Untergang (Lyse) der Zelle.

Genus Enterovirus

Vesikuläre Schweinekrankheit (VSK)

Synonyme: swine vesicular disease (SVD), vesikuläre Virusseuche der Schweine

BEACHTE
Anzeigepflicht.

Die Vesikuläre Schweinekrankheit (VSK) ist eine manchmal mit deutlichen Symptomen, oft jedoch inapparent verlaufende Infektionskrankheit. Aufgrund der Ähnlichkeiten im klinischen Erscheinungsbild bestehen differenzialdiagnostisch Schwierigkeiten bei der Abgrenzung zur Maul- und Klauenseuche (MKS). Daher ist die Bekämpfung durch veterinärpolizeiliche Maßnahmen geregelt.

Ätiologie Das Virus der VSK gehört zur Familie *Picornaviridae*, Genus *Enterovirus* und der Spezies *Humanes Enterovirus B*, Serotyp CV-B5. Es handelt sich um ein unbehülltes Virus mit positiver einzelsträngiger RNA und ikosaederförmigem Kapsid. Die Größe des Virions beträgt ca. 30 nm. Das VSK-Virus ist wahrscheinlich aus dem menschlichen Coxsackievirus B5 durch eine Reihe von Punktmutationen hervorgegangen.

Der Erreger ist zwar serologisch einheitlich, phylogenetisch lassen sich jedoch mehrere Gruppen und zahlreiche antigene Varianten unterscheiden.

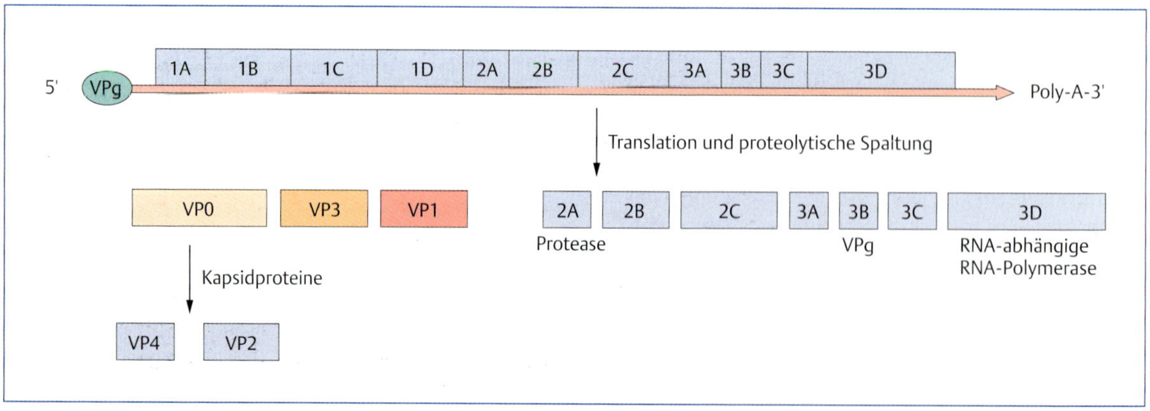

Abb. 27.64 Genomstruktur und Genexpression der Picornaviren. Die Expression des Picornavirusgenoms ist durch die Synthese eines großen Vorläuferproteins charakterisiert. Aus diesem werden durch virale Proteasen 2A und 3C vom 3'-terminalen Teil (aminoterminalen Teil des Vorläuferproteins) die Kapsidproteine VP1 bis VP4 prozessiert, und aus dem 5'-terminalen Teil des Genoms (dem Carboxyterminus des Vorläuferproteins) die sieben Nichtstrukturproteine 2A, 2B und 2C sowie 3A, 3B, 3C und 3D. Letztere ist die RNA-abhängige RNA-Polymerase, das 3B-Protein das VPg.

Epidemiologie Die VSK wurde erstmals 1966 in Italien beobachtet. Im Jahre 1968 konnte der Erreger isoliert und identifiziert werden. Nach den ersten Ausbrüchen in Italien wurde die VSK erst wieder 1971 in Hongkong beobachtet, dann folgten 1972/73 weitere Ausbrüche in Großbritannien und anderen europäischen Ländern, darunter wieder mehrere Fälle in Italien, das als endemisch verseucht gelten kann. 2007 wurde über einen Ausbruch in Portugal berichtet. Nord- und Südamerika gelten als frei. In der Bundesrepublik Deutschland wurden ab 1973 sporadische Ausbrüche festgestellt (zuletzt 1985), seither trat die Infektion hier nicht mehr auf.

Das Schwein ist der einzige natürliche Wirt und stellt das Virusreservoir für das VSK-Virus dar, experimentell können Mäuse infiziert werden. Die VSK verläuft häufig klinisch inapparent. Stressfaktoren können die Entwicklung akuter Verläufe fördern. Das Risiko einer Infektion des Menschen wird als gering eingeschätzt.

Nach einer oralen Infektion (auch über kontaminierte Lebensmittel) oder über die äußere Haut werden beim Schwein insbesondere in den ersten 7 Tagen nach der Virusaufnahme große Mengen an Virus produziert und ausgeschieden, auch schon vor Auftreten klinischer Symptome. Im Blut kann es bis zum 4 .Tag nachgewiesen werden, die Ausscheidung mit dem Nasensekret erfolgt bis etwa zum 8. Tag, mit dem Kot bis zum 21. Tag nach der Infektion.

Falls keine weitere Infektionsgelegenheit gegeben ist, kommt es, im Unterschied zu anderen porcinen Enteroviren und dem MKS-Virus, nicht zu einer weiteren Ausbreitung des Virus, auch nicht durch klinisch inapparent erkrankte Tiere („Abteil- oder Buchtenkrankheit"). Diese relativ geringe Kontagiosität des Virus wird ausgeglichen durch die extreme Resistenz des Viruspartikels gegenüber schädlichen Umwelteinflüssen. Das Virus zeichnet sich durch eine hohe pH-Stabilität im Bereich von pH 2–12 aus. In Exkrementen kann das Virus über 3 Monate infektiös bleiben. Salzen, Räuchern, Tiefgefrieren und Pökeln inaktivieren es nicht. Bei einer Temperatur oberhalb 60 °C verliert es die Infektiosität jedoch schnell. Das Virus übersteht den Säuerungsprozess während der Fleischreifung und ist in unerhitzten Fleischprodukten noch nach 3 Monaten infektiös. Eine wichtige Rolle bei der Verbreitung spielen daher nicht erhitzte Küchenabfälle.

Pathogenese Nach oraler Aufnahme des VSK-Virus, beispielsweise mit kontaminiertem Futter, Kot oder durch Kontakt mit erkrankten Tieren, kommt es zur Ansiedlung und primärer Vermehrung in den Tonsillen. Danach gelangt das Virus in die Schleimhäute des oberen Verdauungstraktes, wo die weitere Virusvermehrung stattfindet. Das Virus kann auch über feine Epithelschädigungen der äußeren Haut und Schleimhaut in den Organismus eindringen. Nach Ausbildung von Primäraphthen kommt es nach Generalisation zur Ansiedlung des Virus in der Haut und Schleimhaut und zur Aphthenbildung. Ohne bakterielle Besiedlung und Komplikationen epithelisieren die Hautdefekte relativ schnell und sind meist nach 3–4 Wochen wieder völlig verheilt. In einzelnen Fällen kann Virus noch bis zu 3 Monaten ausgeschieden werden. Gelegentlich sind Enzephalitiden nachweisbar.

Klinik und Pathologie Nach einer Inkubationszeit von 2–7 Tagen kommt es zur Bläschenbildung besonders auf der Haut der unteren Abschnitte der Gliedmaßen (Kronsaum), den Afterzehen, den Sohlenballen und im Zwischenklauenspalt. Das Auftreten der teilweise konfluierenden Bläschen macht eine Abgrenzung zur MKS klinisch unmöglich. In schweren Fällen kommt es zu Lahmheiten, selten zum Ausschuhen. In etwa 10 % der Fälle findet man Läsionen auf der Rüsselscheibe, dem Nasenrücken, den Lippen und auf der Zunge. Es können gelegentlich zentralnervöse Symptome (Vorwärtsdrängen, Krämpfe, Zittern) auftreten. Die Tiere können hohes Fieber und Inappetenz zeigen, die Krankheit kann aber auch ohne deutliche Störungen des Allgemeinbefindens vorübergehen (abortive Verlaufsform). Bei trächtigen Sauen kann es zu Aborten zwischen der 6. und 8. Woche der Trächtigkeit kommen.

Diagnose Wegen der großen Ähnlichkeit des Krankheitsbildes mit der Maul- und Klauenseuche (daneben ist an Stomatitis vesicularis und das Vesikulärexanthem zu denken) muss eine labordiagnostische Untersuchung durchgeführt werden.

Eine Anzüchtung des VSK-Virus aus Bläschenflüssigkeit oder Verreibungen von Aphthenmaterial oder frischen Kotpräparationen ist in primären Zellkulturen und Zelllinien vom Schwein möglich. Das VSK-Virus vermehrt sich unter Ausbildung eines cpe. Das angezüchtete Virus muss in jedem Falle durch KBR oder Serum-Neutralisationstest identifiziert werden, da andere porcine Enteroviren ebenfalls durch diese Technik vermehrt werden. Bei Vorliegen ausreichender Antigenmengen sind eine Diagnose und zugleich die differenzialdiagnostische Abgrenzung gegenüber MKS auch mittels „Antigen-Capture"-ELISA sowie der RT-PCR möglich.

Ein indirekter Infektionsnachweis erfolgt mittels Virusneutralisationstest (VNT) oder eines kompetitiven ELISA. Die serologischen Untersuchungen spielen aufgrund des häufig subklinischen Verlaufs eine wichtige Rolle.

Es werden in Schweinebeständen gelegentlich einzelne serologisch falsch VSK-Virus-positive Tiere gefunden (Singleton Reactors). Die Ursache ist unklar, oft sind die Tiere jedoch bei der zweiten Blutentnahme negativ. Möglicherweise spielen hier kreuzreagierende Virusinfektionen eine Rolle (humane Coxsackieviren?).

Bekämpfung Obwohl die VSK nur geringe wirtschaftliche Schäden verursacht (Mortalität 1–5 %, geringgradige Verzögerung der Mastleistung), muss sie wegen der Ähnlichkeit mit anderen Erkrankungen, die mit bläschenartigen Veränderungen der Haut einhergehen und damit zu differenzialdiagnostischen Schwierigkeiten führen, in allererster Linie der Maul- und Klauenseuche, beachtet werden. Die Erkrankung ist anzeigepflichtig und wird in der Bundesrepublik Deutschland durch veterinärbehördliche Maßnahmen bekämpft („Verordnung zum Schutz gegen die Vesikuläre Schweinekrankheit"). Infizierte Bestände mit festgestellter VSK werden getötet, die Tierkörper sind unschädlich zu beseitigen.

Nach der Räumung des Bestandes sind die Stallungen und Transportwagen gründlich zu reinigen und zu desinfizieren.

Impfungen und Heilversuche sind verboten. Die bisherigen Einzelausbrüche konnten mit veterinärbehördlichen Maßnahmen wirksam bekämpft werden.

Da insbesondere die (illegale) Verfütterung von Schweinefleischabfällen erkrankter Tiere für einen Primärausbruch verantwortlich ist, muss auch hier strikt auf die Beachtung des generellen Verfütterungsverbots für Speiseabfälle geachtet werden. Weil der Transport von Schweinen für die Sekundärausbrüche verantwortlich ist, wird wegen des Transports lebender Schweine sowie des freizügigen Handels mit Schweinefleischprodukten, besonders im EU-Raum, immer die Gefahr eines spontanen Neuausbruches bestehen bleiben. Durch alleinigen Ankauf von Tieren nur aus seuchenfreien Regionen und Einhaltung einer Quarantänezeit für zugekaufte Tiere vor der Einstellung in den neuen Bestand sinkt die Gefahr von Neuausbrüchen.

Genus Cardiovirus

Cardiovirusinfektionen

Als Reservoir für das zum Genus *Cardiovirus* zählende **Enzephalomyokarditis-Virus** (EMCV) gelten wild lebende Nagetiere, neben Mäusen besonders Ratten. Von diesen Nagern kann eine Übertragung (spillover) auf verschiedene andere Tierarten wie beispielsweise Schwein, Rind, Elefant, Nashorn, Nilpferd und Primaten erfolgen. Das Schwein scheint hierbei eine besondere Empfänglichkeit aufzuweisen.

Nager scheiden das Virus über Fäzes und Urin aus. Schweine infizieren sich vermutlich über kontaminiertes Wasser oder Futter (die Erreger haben eine recht hohe Tenazität in der Umwelt). Auf eine Vermehrung im Darm folgt eine zyklische Infektion, wobei Herz, Leber und Niere besonders hohe Viruskonzentrationen aufweisen. Nach etwa 3 Tagen erfolgt eine Virusausscheidung über Nasensekret und Fäzes, wobei dann eine Infektion anderer Schweine möglich ist. Klinische Symptome zeigen sich eher bei jungen Tieren, bei Ferkeln sind plötzliche Todesfälle nicht ungewöhnlich. Die Erkrankung äußert sich in Fieber, Anorexie, Hyperpnoe, Zittern, Schwanken und Paralyse. Bei tragenden Tieren kann das EMCV die Plazentaschranke überwinden und zu Aborten, Mumifikation und Tod- oder Frühgeburten führen. Offenbar verursachen bestimmte EMCV-Stämme eher reproduktive Störungen, während andere eine ausgeprägtere Myokardschädigung bewirken. Diese spielt die wichtigste Rolle in der Pathogenese (interstitielle Myokarditis); der Tod tritt durch dadurch bedingte Lungen- und Leberstauung sowie Kreislaufversagen ein. Pathologisch-anatomisch zeigen sich neben der Myokarditis Hydroperikard, Hydrothorax und Stauungsödeme in blutreichen Organen. Gelegentlich wird eine Mineralisation des nekrotischen Herzgewebes beobachtet. Weiterhin kann eine milde, nicht eitrige Enzephalitis mit perivaskulären Infiltraten auftreten.

Ein Erregernachweis kann durch Anzucht in Zellkulturen verschiedener Spezies erfolgen (gebräuchlich sind die BHK-21-, HeLa- und Vero-Zelllinien), Antikörper können mittels Neutralisations-, Hämagglutinationshemmungstest oder ELISA nachgewiesen werden.

Impfstoffe sind kommerziell in Europa nicht erhältlich. Desinfektions- und Managementmaßnahmen, inklusive Schadnagerbekämpfung, sind prophylaktisch von Nutzen.

Theiler-Krankheit

Das Virus der Theiler-Krankheit, Theiler's murine Encephalomyocarditis Virus (TMEV, Theilovirus), wurde ursprünglich aus Mäusen isoliert, die eine spontane Paralyse zeigten, und die Erreger wurden aufgrund der Ähnlichkeit des Krankheitsbildes mit der menschlichen Polio-Erkrankung zunächst als Maus-Polioviren bezeichnet. Im Gegensatz zum menschlichen Poliovirus sind bei der Maus jedoch nicht nur motorische, sondern auch sensorische Neuronen in der grauen Substanz des Rückenmarks betroffen. Wie auch das menschliche Poliovirus ist das TMEV jedoch ein Erreger, der in erster Linie asymptomatische Infektionen des Verdauungstraktes erzeugt, und die Infektion des ZNS ist ein seltenes Ereignis. Es existieren hoch und gering neurovirulente TMEV-Stämme. Hoch neurovirulente Stämme führen nach einer intrazerebralen Applikation zu einer schnellen und tödlichen Enzephalitis, während TMEVs einer geringen Neurovirulenz, wie der BeAn-Stamm, bei empfänglichen Mausstämmen durch einen biphasischen Krankheitsprozess, mit einer frühen Infektion von Neuronen des Rückenmarks, Stammhirns und Kortex und einer späten, demyelinisierenden Erkrankung des ZNS, gekennzeichnet sind. Das Virus persistiert hierbei im ZNS, besonders in Zellen der weißen Substanz, und da die Läsionen Ähnlichkeit mit der Multiplen Sklerose des Menschen zeigen, ist die TMEV-Infektion als relevantes Tiermodell hierfür anzusehen.

Genus Aphthovirus

Maul- und Klauenseuche (MKS)

Synonyme: foot-and-mouth disease; fièvre aphtheuse

BEACHTE
Anzeigepflicht.

Das Virus der Maul- und Klauenseuche (MKS) wurde als erstes animales Virus 1897/98 von **Loeffler** und **Frosch** in Greifswald entdeckt. Es handelt sich um eine akute, schmerzhafte, fieberhaft verlaufende Allgemeinerkrankung vornehmlich der Klauentiere. Die Gefährlichkeit dieser Seuche liegt in einer sehr hohen Kontagiosität des Virus und den resultierenden massiven Störungen des Handels. Die MKS gilt als die im Welthandel gefährlichste Tierseuche für Klauentiere.

Die USA, Kanada, Australien und die Staaten der EU sind zurzeit frei von MKS. Eine prophylaktische Impfung wird in diesen Ländern nicht (mehr) eingesetzt.

Ätiologie Das MKS-Virus gehört zum Genus *Aphthovirus* in der Familie *Picornaviridae*. Das virale Genom besteht aus einer Positivstrang-RNA. MKS-Virus zeigt in der Außenwelt eine hohe Tenazität, z. B. in getrockneten Exkreten und Dung. Es ist Äther- und Chloroform-resistent, jedoch labil bei pH-Werten unter 5,5.

Das MKS-Virus weist eine ausgeprägte antigene Pluralität auf. Es existieren sieben Serotypen: O (vom französischen Departement **O**ise), A (von **A**llemagne = Deutschland) und C sowie SAT 1, 2, 3 (**S**outhern **A**frican **T**erritories) und Asia 1. Zwischen den Serotypen gibt es keine Kreuzreaktion, und innerhalb der Serotypen existieren zahlreiche antigene Varianten (Subtypen), z. T. ohne Kreuzimmunität, die auch Unterschiede in der Pathogenität und ihren biologischen Eigenschaften zeigen. Dies trifft besonders auf die Serotypen O und A zu.

Epidemiologie Das MKS-Virus kann eine Vielzahl von Tierarten infizieren. Im Mittelpunkt eines klinischen MKS-Geschehens steht das Rind, wobei Ausnahmen möglich sind, daneben Schwein, Schaf und Ziege. Neben dem Hausrind sind auch Wildwiederkäuer empfänglich. Der afrikanische Büffel gilt bei manchen Autoren als der natürliche Wirt für das MKSV, da Büffel selten erkranken, das Virus häufig lange persistiert, und die afrikanischen MKSV-Serotypen die höchste genetische Diversität zeigen. Das Virus wurde jedoch auch bei Nichtklauentieren, wie z. B. dem Elefanten, nachgewiesen. Die MKS verläuft in der Rinderpopulation mit schweren wirtschaftlichen Verlusten, bei hoher Morbidität (bis praktisch 100 %), jedoch relativ geringer Mortalität (etwa 2–5 %). Eine hohe Mortalität kann aber bei Jungtieren aufgrund eines Myotropismus des Erregers beobachtet werden (siehe unter Pathogenese). Das Virus wird mit hohen Titern bereits vor dem Auftreten der Primär- und Sekundäraphthen, also noch in der Inkubationszeit, ausgeschieden.

Schweine spielen eine kritische Rolle im Seuchengeschehen aufgrund der hohen Bestandsdichte und vielfältiger Kontakte zwischen den Beständen. Außerdem scheiden infizierte Schweine über die Atemluft etwa 1000–3 000-mal so viel Virus (Aerosole) aus wie Rinder – und dies bei in der Regel weniger ausgeprägten klinischen Symptomen!

Der letzte Seuchenzug fand in der Bundesrepublik Deutschland 1965–1966 statt. Seither kam es hier nur zu sporadischen Seuchenausbrüchen. Dabei waren unzureichend inaktivierte Impfstoffe oder Verschleppungen aus Impfstoffwerken die Ausbruchsursachen. Die letzten Ausbrüche in Europa ereigneten sich in Italien (1993), auf dem Balkan (1996) sowie in Griechenland (1994, 2000). 2001 trat ein Virus aus der panasiatischen Gruppe des Serotyps O in England, Irland, Frankreich und Holland auf. In England hat dieser Seuchenzug einen Schaden von mehreren Milliarden Euro angerichtet. Dort kam es weiterhin 2007 zu einem sporadischen lokalen Ausbruch, der wahrscheinlich durch das unbeabsichtigte Entweichen eines Virus aus einem Impfstoffwerk zustande gekommen war.

Die MKS kommt in vielen Ländern Asiens, Afrikas, Südamerikas, des Mittleren Ostens sowie der Türkei endemisch vor. Es besteht somit ein permanentes Risiko der Einschleppung in seuchenfreie Länder. Die Hauptgefahr geht von der illegalen Einfuhr von Fleisch- und Fleischprodukten (besonders gefährlich ist Gefrierfleisch) sowie Milchprodukten aus Ländern, die nicht seuchenfrei sind, aus. Wenn z. B. Proviantreste durch Unachtsamkeit (illegal) unerhitzt an Schweine verfüttert werden, kann es zum Seuchenausbruch kommen. Auch eine illegale Einfuhr von Klauentieren, z. B. exotischer Schaf- und Ziegenrassen für die Hobbyhaltung, stellt ein Gefahrenpotenzial dar. Nach der Infektion der ersten Tiere kommt es durch direkten Kontakt zwischen erkrankten und empfänglichen Tieren zur weiteren Ausbreitung im Bestand. In Aphtheninhalt, Kot, Harn, Milch sowie allen anderen Sekreten befinden sich hohe Viruskonzentrationen. Neben der direkten spielt aufgrund der hohen Tenazität des Virus die indirekte Verbreitung bei der MKS als einer typischen Zwischenträgerseuche eine wichtige Rolle, z. B. über Gerätschaften, Fahrzeuge sowie Personen.

Infektiöse Flüssigkeitsaerosole können bei entsprechenden klimatischen und meteorologischen Bedingungen viele Kilometer zurücklegen, was z. B. auf den britischen Kanalinseln nach Seuchenausbrüchen in der Normandie beobachtet wurde.

MKS-Virus kann u. U. mehrere Monate (Rinder) bis einige Jahre (Kaffernbüffel) in der Schleimhaut des Ösophagus/Pharynx-Bereiches von rekonvaleszenten Tieren persistieren (sogenannte Carrier). Der Nachweis erfolgt durch Entnahme von oropharyngealer Flüssigkeit (Probangtest). Die epidemiologische Rolle dieser Carrier ist strittig.

MKSV kann unter ungünstigen Bedingungen (hohe Expositionsdosis) in sehr seltenen Fällen auf den Menschen übertragen werden. Es können dann milde klinische Erscheinungen beobachtet werden, die sich meist in lokalen Hautexanthemen an Händen, Unterarmen und Gesicht äußern und schnell abheilen. Beim Menschen kommen differenzialdiagnostisch vor allem Enterovirusinfektionen (Hand-Fuß-Mund-Krankheit) infrage.

Pathogenese Die MKS ist eine fieberhafte und hochkontagiöse, zyklische Infektionskrankheit der Paarzeher. Das MKS-Virus wird nasal oder oral aufgenommen. Vom primären Vermehrungsort (Primäraphthe) gelangt das Virus über das Blut zu den primär affinen Organen, dem lymphoretikulären System, besonders in Milz und Leber. Es kommt zu einer zweiten Virämie und der Entwicklung von Sekundäraphthen. Diese sind im Bereich des Digestionstraktes, am Kronsaum, Zwischenklauenspalt, Euter, seltener am Genitale zu finden (Dermotropismus). Es kann zu Komplikationen durch Sekundärerreger kommen.

Bei einem Myotropismus des Erregers ist besonders das Herz betroffen, diese Form wird vor allem bei Saugferkeln, Lämmern und Kälbern beobachtet. Hierbei kann es zu plötzlichen Todesfällen kommen („bösartige MKS"). Selten ist das ZNS betroffen (Enzephalitiden: Neurotropismus).

Klinik und Pathologie Rinder sind gegenüber der MKS-Infektion am empfänglichsten, und sie zeigen die deutlichsten klinischen Erscheinungen, gefolgt von Schwein, Schaf und Ziege. Es muss jedoch im Einzelfall in Betracht gezogen werden, dass einige Stämme beim Schwein bzw. Schaf zu deutlicheren Symptomen als beim Rind führen können.

Rind Die Inkubationszeit beträgt ca. 2–7 Tage. Es sind prinzipiell alle Altersgruppen betroffen. An der Eintrittstelle bildet sich eine Primäraphthe, die meist übersehen wird. Erste klinische Symptome sind hohes Fieber und drastischer Milchrückgang, Speicheln und Rötung der Maulschleimhaut, Unruhe und Trippeln, aus dem sich eine Stützbeinlahmheit entwickelt. Es zeigen sich Blasen (Sekundäraphthen) im Nasenraum, am Zahnfleisch, innen an den Lippen, am zahnlosen Teil des Oberkiefers und an der Zunge, häufig beginnend an der Zungenspitze, die erbsen- bis taubeneigroß werden können. Die Blasen können konfluieren und platzen. Die Tiere zeigen eine starke Salivation mit anfänglich wässrigem, dann mit zähem, schaumigem Speichel, der in langen Fäden aus dem Maul hängen kann („MKS-Bart") und zu „Speichellachen" am Boden führt, begleitet von einem charakteristischen Schmatzen. Gleichzeitig entwickeln sich Blasen an den Klauen (besonders Interdigitalspalt und Kronsaum) sowie gegebenenfalls an den Zitzen sowie dem Pansenpfeiler. Die Tiere fressen wenig und haben zudem Schwierigkeiten, das Futter richtig aufzunehmen. Bei gutartigem Verlauf heilen die Läsionen schnell ab, allerdings kann sich der Heilungsprozess durch bakterielle Sekundärinfektionen verzögern. Bei Kälbern kann es zur Herzschädigung kommen.

Schwein Die Inkubationszeit beträgt ca. 2–12 Tage. Die Maul- und Klauenseuche manifestiert sich beim Schwein vor allem als Klauenseuche. Zur Aphthenbildung kommt es besonders am Kronsaum, den Sohlenballen, an den Afterklauen und dem Klauenspalt, weniger häufig an der Rüsselscheibe. Bei Schweinen stehen Bewegungsstörungen daher im Vordergrund. Die Tiere liegen oder zeigen klammen Gang, Fieber und Fressunlust. Bei starken Schmerzen bewegen sie sich rutschend auf den Karpalgelenken. Ausschuhen kann vorkommen. Bei säugenden Sauen bilden sich mitunter Aphthen an den Mammakomplexen, die nach dem Platzen nicht selten einen blutigen Grund zeigen. Mitunter sind zunächst nur einige Tiere eines Bestandes betroffen (Bestandsuntersuchung!). Gelegentlich treten schwere Verluste unter Saugferkeln (Myotropismus) auf.

Schaf und Ziege Die Inkubationszeit kann bis zu 14 Tage betragen. Bei den kleinen Wiederkäuern sind die Symptome sehr oft nur schwach ausgeprägt, die Sekundäraphthen im Maulbereich sind klein, werden häufig übersehen und führen auch nicht zu einer merkbar gestörten Futteraufnahme oder zu erhöhter Salivation. Bei Schafen zeigen sich Veränderungen eher im Klauenbereich. Hier ist eine gründliche Untersuchung wichtig, gegebenenfalls nach vorsichtiger Reinigung des Bereiches. Fieber tritt auf, gelegentlich kommt es zu Aborten. Es sind Erkrankungen von Lämmern mit der myotropen Form möglich. Bei Ziegen verläuft die MKS meist gutartig. Die Klauen sind seltener mit betroffen. Einzelne, schnell platzende Aphthen in der Maulhöhle können auftreten. Es kommt relativ häufig zu Rhinitis und Milchmangel.

Pathologie Aufgrund des Dermotropismus sind die pathologischen Befunde besonders auf die Sekundäraphthen der (äußeren) Haut und Schleimhaut beschränkt. Sie finden sich jedoch auch in der Schlundschleimhaut sowie am Pansenpfeiler. Histologisch handelt es sich bei den Sekundäraphthen um Kolliquationsnekrosen im Stratum spinosum; den Grund der Aphthen bildet das intakte Stratum germinativum, was die gute Heilungstendenz erklärt.

Schädigungen des Herzmuskels (Myotropismus) zeigen sich als punkt- oder streifenförmige Aufhellungen („Tigerherz"). Es handelt sich bei der multifokalen Myocarditis aphthosa um eine hyalinschollige (Zenker-)Degeneration.

Diagnose und Differenzialdiagnose Die Proben werden durch den Amtstierarzt entnommen und eingeschickt. Geeignet sind Aphthenflüssigkeit und Epithel von nicht oder frisch geplatzten Aphthen. Das Material wird in Glyzerin-Phosphat-Puffer (pH 7,2–7,5) in gekühltem Zustand an das Referenzlabor für die MKS-Diagnose (in der Bundesrepublik ist dies ein Hochsicherheitslabor am Friedrich-Loeffler-Institut auf der Insel Riems bei Greifswald, das Welt-Referenzzentrum befindet sich in Pirbright, UK) gebracht und untersucht. Von größter Bedeutung ist die sichere und schnelle Feststellung des Primärausbruches. Hierfür ist der direkte Erregernachweis (Virus bzw. Antigen) entscheidend, wofür ein Antigen-ELISA zur Verfügung steht, der serotypspezifische Ergebnisse liefert. Daneben kann durch den Einsatz der Real-Time-RT-PCR die Bearbeitungszeit verkürzt werden, bei hoher diagnostischer Sicherheit. Wichtig ist auch hier die Feststellung des jeweiligen Serotyps, z. B. für den Fall einer eventuellen Notimpfung.

Bei negativem oder unsicherem Ergebnis kann versucht werden, das Virus in der Zellkultur anzuzüchten. Hierfür eignen sich primäre Kälberthyroidzellen oder primäre Zelllinien der Niere von Schwein, Lamm und Kalb. Geeignet, jedoch etwas weniger sensitiv, sind auch einige permanente Zelllinien (z. B. BHK-21).

Serologische Untersuchungen werden mit dem ELISA oder in Einzelfällen mit dem Virusneutralisationstest durchgeführt. Sie sind wichtig bei Untersuchungen von Im- und Exporttieren. Im Seuchenfall werden sie eingesetzt bei der Suche nach Sekundärausbrüchen sowie zur Rücknahme von Restriktionsmaßnahmen nach dem Stillstand der Seuche („Aufhebungsuntersuchungen"). Von Bedeutung sind sie auch für Untersuchungen im Rahmen einer eventuellen Notimpfung.

Moderne, hoch aufgereinigte und inaktivierte MKS-Impfstoffe induzieren praktisch keine Antiköper gegen Nichtstrukturproteine. Ein Nachweis solcher Antikörper mittels eines dafür konfektionierten ELISAs kann – serotypübergreifend – als Hinweis auf eine Feldvirus-Infektion gewertet werden. Er ist allerdings nicht für eine Einzeltierdiagnostik geeignet, sondern nur auf Herdenbasis anzuwenden.

Je nach Tierart und vorherrschender Lokalisation der Aphthen kommt eine Reihe von **Differenzialdiagnosen** in Betracht, die zumindest z. T. nur labordiagnostisch abgeklärt werden können.

- Bei Veränderungen im Bereich von Kopf und Maul sind beim Rind BHV-1-Infektion, Mucosal Disease, bösartiges Katarrhalfieber, Stomatitis papulosa, BRSV-Infektion, Nekrobazillose, Blauzungenkrankheit, Bleivergiftung, Fotosensibilitätsreaktion sowie die (nicht heimische) Stomatitis vesicularis (VSV) und Rinderpest zu berücksichtigen. Beim Schwein muss in erster Linie an die vesikuläre Schweinekrankheit (klinisch nicht zu unterscheiden), aber auch an die Stomatitis vesicularis und das vesikuläre Exanthem gedacht werden. Beim Schaf müssen Lippengrind (Orf) und Blauzungenkrankheit berücksichtigt werden.

- Klauenveränderungen sind beim Rind von der Mucosal Disease, dem bösartigen Katarrhalfieber, Blauzungenkrankheit, Dermatitis digitalis und Dermatitis interdigitalis abzugrenzen, beim Schwein von der vesikulären Schweinekrankheit und der Stomatitis vesicularis, Staphylokokkeninfektionen, Selenvergiftung, Polyarthritiden und Pododermatitiden. Beim Schaf sind Moderhinke und Blauzungenkrankheit zu berücksichtigen.
- Euterläsionen des Rindes können der Euterpockeninfektion, Stomatitis papulosa (im Gefolge einer generalisierten Infektion) und der bovinen Mammilitis ähneln.
- Bei der Herzform ist auch an eine nutritive Muskeldystrophie (Vit. E/Selen-Mangel) zu denken.

Bekämpfung Die MKS ist in der EU anzeigepflichtig. Die Bekämpfung erfolgt in Deutschland nach der MKS-Verordnung (in der jeweils gültigen Fassung).

In den Mitgliedstaaten der Europäischen Gemeinschaft wird seit 1991 im Rahmen der Harmonisierung des Tierseuchenrechts nicht mehr geimpft, um Handelshemmnisse zu vermeiden. Nur Länder, die ohne Impfung frei von der MKS sind, können mit tierischen Produkten unbeschränkt Handel treiben. Weitere Gründe, auf die Impfung zu verzichten, war zum einen die Tatsache, dass Europa frei von der MKS geworden war (und die letzten Ausbrüche „hausgemacht") und dass, neben den Kosten, Impfstoffe und Impfung mit einigen Problemen behaftet sind. So ist der Impfschutz relativ kurz und besonders beim Schwein häufig nicht ausreichend. Kein Impfstoff vermag zudem gegen alle Serotypen und Subtypen zu schützen. Auf der anderen Seite sind die Nebenwirkungen der Impfung zu beachten (wie Allergien, Aborte). Eine Infektion kann durch die Impfung zudem nicht verhindert werden, was eine Ausbreitung des Erregers „unter der Impfdecke" möglich macht. Weiterhin kann ein nicht unbeträchtlicher Teil der geimpften Tiere nach Feldviruskontakt zu Carriern werden.

Die Prophylaxe erfolgt daher durch eine Beschränkung der Länder, aus denen Tiere und Tierprodukte eingeführt werden dürfen. Die Bekämpfung im Seuchenfall erfolgt durch ein sogenanntes stamping out, d. h. der Tötung infizierter Tiere und der Kontakttiere, sowie strikten Sperr- und Überwachungsmaßnahmen. Eine Notimpfoption ist jedoch von der EU gegeben, und die Einrichtung verschiedener Vakzinebanken wird staatlicherseits unterstützt. Die Impfstoffbanken halten die wichtigsten Sero- und Subtypen des MKS-Virus vor.

Equine Rhinitisviren

Die früher als equines Rhinovirus 1, equines Rhinovirus 2 und equines Rhinovirus 3 bezeichneten Spezies sind taxonomisch aufgrund von RNA-Sequenzanalysen zwei verschiedenen Genera zugeordnet worden. Das equine Rhinovirus 1 (Prototyp PERV/62) ist als Spezies Equine-Rhinitis-A-Virus (ERAV) im Genus *Apthovirus*, die equinen Rhinoviren 2 und 3 sind als Serotypen Equine-Rhinitis-B-Virus 1 (ERBV-1, Prototyp 1436/71) und -2 (ERBV-2, Prototyp 313/75) der (einzigen) Spezies Equine-Rhinitis-B-Virus im Genus *Erbovirus* zu finden. Vom Respirationstrakt und der Maulhöhle von Pferden konnten säurestabile Picornaviren isoliert werden, für die die Bezeichnung ERBV-3 vorgeschlagen wurde.

Die Seroprävalenzraten für equine Rhinitisviren schwanken zwischen 20 und 90 %. Die Übertragung geschieht durch Kontakt mit Nasalsekret und Inhalation von Aerosolen. ERAV wird längere Zeit mit dem Urin, vermutlich auch mit den Fäzes ausgeschieden. Die Viren vermehren sich nach der Übertragung im Nasenepithel. Bei ERAV gibt es auch eine Virämiephase, möglicherweise mit einer temporären Beeinträchtigung der zellulären Immunität.

Klinisch verlaufen die meisten Infektionen inapparent, gelegentlich werden milde respiratorische Symptome beobachtet. Hierbei können dann Fieber, Anorexie, feuchter Husten, vergrößerte Pharyngeallymphknoten und Nasenausfluss auftreten. Die Tiere erholen sich schnell, gelegentlich kann es jedoch zu bakteriellen Sekundärinfektionen, besonders mit Streptokokken, kommen.

Diagnostisch kann die Anzucht in equinen Zellkulturen sowie den RK13- und Verozelllinien versucht werden, wobei jedoch nicht immer ein cpe zu erwarten ist. Der Nachweis des Genoms mittels RT-PCR könnte hier Vorteile haben. Serologische Untersuchungen sind mittels Virusneutralisationstest möglich. Impfstoffe gibt es nicht.

Bovine Rhinoviren

Bovine Rhinoviren wurden erstmalig 1962 in Deutschland beschrieben (BRV-1), kurz darauf wurde ein antigenetisch unterschiedliches bovines Rhinovirus nachgewiesen und als BRV-2 bezeichnet. Für ein um 1984 in Japan isoliertes bovines Rhinovirus wurde die Bezeichnung BRV-3 vorgeschlagen.

Aufgrund von Sequenzanalysen wird das BRV-2 als Bovine-Rhinitis-B-Virus nunmehr dem Genus *Aphthovirus* zugerechnet, BRV-1 und -3 sind zur Zeit nicht taxonomisch eingeordnet.

Die Viren werden vor allem durch direkten Kontakt (aerogen) übertragen. Sie wurden von gesunden sowie erkrankten Tieren isoliert. Vermutlich verläuft die Erkrankung häufig subklinisch. Symptome treten eher bei jungen Tieren auf und bestehen in Fieber, Abgeschlagenheit, Inappetenz, Nasen- und Augenausfluss sowie Husten und Dyspnoe. Um die Erkrankung von anderen respiratorischen Infektionen wie BRSV- oder bPIV-3-Infektionen abzugrenzen, ist eine Labordiagnose nötig (wobei jedoch Mischinfektionen nicht selten sein dürften). Als Material eignet sich ein Nasentupfer. Die Viren können beispielsweise in primären Kälbernierenzellen, bei einer Temperatur von 30–33 °C mit Ausbildung eines cpe, angezüchtet werden; alternativ kann durch eine gepaarte Serumprobe mithilfe des Virusneutralisationstests ein signifikanter Anstieg des Antikörpertiters nachgewiesen werden. Impfstoffe existieren nicht.

Genus Teschovirus

Teschovirus-Enzephalomyelitis der Schweine

Synonyme: Ansteckende Schweinelähmung, Teschener Krankheit, Enterovirus-Enzephalomyelitis, Talfan disease, benign enzootic paresis, Poliomyelitis suum

Im Jahre 1929 wurde das klinische Bild der Ansteckenden Schweinelähmung erstmals in der Nähe der Stadt Teschen in der Tschechischen Republik als eine akute und verlustreiche Enzephalomyelitis beschrieben. In der Folge wurden mildere Erkrankungsformen, besonders bei Jungtieren, 1955 erstmals in England beschrieben, und hierfür wurde die Bezeichnung Talfan disease verwendet, in Westeuropa wurde diese Form als Poliomyelitis suum bezeichnet. Die virulente Form ist seit etwa 50 Jahren nicht mehr in Westeuropa beobachtet worden. Es gibt jedoch serologische Evidenz, dass nicht oder schwach pathogene Stämme in der Schweinepopulation weit verbreitet sind.

Eine Empfänglichkeit des Teschovirus ist nur für das Schwein beschrieben worden, Infektionen des Menschen sind nicht bekannt. Die Krankheit entspricht jedoch in mehrerer Hinsicht der menschlichen Poliomyelitis (Ansteckende Kinderlähmung).

Ätiologie Das Teschenvirus gehört zur Familie der *Picornaviridae*, Genus *Teschovirus*, Spezies Porcines Teschovirus 1 (PTV-1). Ursprünglich wurde es dem Genus *Enterovirus* zugeordnet, mit 13 Serotypen (PEV-1 bis PEV-13). Die Serotypen PEV-1 bis PEV-8 sowie PEV-11 bis PEV-13 wurden in das neue Genus *Teschovirus* (PTV-1 bis PTV-11) übernommen, PEV-9 und PEV-10 blieben im Genus *Enterovirus*, als zwei Serotypen der Spezies porcines Enterovirus B. Das Teschovirus besitzt eine positive einzelsträngige RNA und ein nacktes kubisch-symmetrisches Kapsid. Die Größe des Virions beträgt etwa 24–35 nm. Neben dem PTV-1 können milde Formen der Erkrankung auch durch andere PTV-Spezies hervorgerufen werden.

Epidemiologie Eine Empfänglichkeit für die Teschovirusinfektion ist nur für das Schwein bekannt.

Teschoviren sind ubiquitär verbreitet, was sich in einer hohen Seroprävalenz widerspiegelt. Von epidemiologischer Bedeutung als Hauptquelle für die Virusverbreitung ist der Kot von enteral, aber klinisch inapparent infizierten Tieren anzusehen. Der größte Teil des vom Darmepithel produzierten Virus wird mit dem Kot ausgeschieden, wobei hervorzuheben ist, dass die Virusausscheidung bereits während der Inkubationsphase beginnt und bis zu zwei Monate nach der Infektion andauern kann. Diese stumm infizierten Schweine stellen eine endemische Quelle und ein Bekämpfungsproblem dar, weil sie sich unerkannt in klinisch gesunden Herden aufhalten können, wodurch sich das Virus in der Umwelt verbreitet bzw. perpetuiert. Die Tenazität des Erregers ist hoch. Daher kann die Übertragung mit Fleischprodukten oder Schlachtabfällen, durch verseuchtes Futter und Wasser oder verseuchten Boden eine Rolle spielen. Eine Virusverschleppung durch belebte Vektoren ist theoretisch möglich, aus epidemiologischer Sicht dagegen ohne Bedeutung.

Pathogenese Eine Infektion der Schweine mit dem Teschenvirus geschieht hauptsächlich auf oralem Wege. Bei Saugferkeln unterbindet zunächst die kolostral bedingte Immunität eine Virusvermehrung. Mit dem Rückgang der maternal erworbenen Immunität kann sich nach der oralen Aufnahme das Virus in den Tonsillen und nach der Darmpassage auch in den Epithelzellen des Darms ansiedeln und vermehren. Zu einer Virämie kann es kommen, wenn das Muttertier keine oder in unzureichender Menge Antikörper gegen die im Bestand zirkulierenden Teschoviren gebildet hatte oder Saugferkel zu wenig Kolostrum erhielten. Denkbar ist auch eine Einschleppung anderer Virusstämme in den Bestand.

Die Virusvermehrung, besonders in der grauen Substanz des Rückenmarks, führt zu Läsionen mit den entsprechenden klinischen Erscheinungen. Die Schwere des klinischen Verlaufes hängt ab von der Neurovirulenz der Erreger sowie dem Ausmaß und dem Sitz der geschädigten Zellen.

Klinik und Pathologie Die Inkubationszeit kann 10–20 Tage betragen. Die schwere Verlaufsform (Teschener Krankheit) äußert sich in hohem Fieber, Inkoordination, Nachhandschwäche und Paralyse (myelitische Form). In selteneren Fällen treten zerebrale Symptome auf, wie Tremor, Zähneknirschen, Kiefer- und Zungenlähmung, Opisthotonus und Nystagmus (Hirn-Rückenmark-Form). Tiere jeden Alters können erkranken, meist ist der Verlauf bei Ferkeln schwerer. Die Mortalität ist hoch. Überlebende Tiere können bleibende Schäden (z. B. Lähmungen) zurückbehalten. Bei Muttersauen sind Fruchtbarkeitsstörungen, ähnlich dem SMEDI-Syndrom, möglich.

Die milde Form (Talfan disease) tritt vor allem bei Saug- und Absatzferkeln auf, kann aber auch ältere Tiere betreffen. Meist zeigen nur Einzeltiere Symptome, wie Fieber mit Nachhandschwäche (hundesitzige Stellung), Paresen und Ataxie bei ungetrübtem Sensorium. Die Tiere erholen sich häufig wieder spontan.

Histologisch zeigen sich neuronale Degeneration und perivaskuläre Lymphozytenaggregationen in der grauen Substanz des Rückenmarks (Vorderhornareale), des Hirnstamms oder des zerebellären Kortex (nicht eitrige Polioenzephalomyelitis).

Eine ursächliche Rolle von Teschoviren bei Durchfall- und respiratorischen Erkrankungen ist unsicher.

Diagnose Aufgrund der Klinik, gegebenenfalls histologischer Befunde und/oder Serologie kann eine Verdachtsdiagnose gestellt werden. Zur Bestätigung ist ein Virusnachweis aus Gehirn und Rückenmark (bis 2 Tage nach Auftreten der klinischen Erscheinungen) nötig.

Die Anzüchtung des Teschen-Virus ist möglich in primären Zellkulturen aus verschiedenen Organen des Schweines, vorzugsweise aus fetalen Schweinenieren-Zellkulturen, sowie in porcinen Zelllinien. Für die Anzüchtungsversuche sind 10 %ige Organverreibungen von Gehirn und Rückenmark gestorbener Tiere geeignet. Die Vermehrung des Teschen-Virus in der Zellkultur geht mit Ausbildung eines cpe einher. Alternativ können Teschoviren mithilfe der RT-PCR nachgewiesen und auch differenziert werden.

Eine serologische Diagnose mit dem VNT ist durch die Untersuchung einer gepaarten Serumprobe möglich (vierfacher Titeranstieg deutet auf eine akute Infektion hin). Bei der Serologie muss die Kreuzreaktion mit Enteroviren bedacht werden.

Differenzialdiagnostisch müssen Aujeszky-Krankheit, Klassische Schweinepest, Colienterotoxämie, Tollwut, Listeriose, Glässer-Krankheit, Meningoenzephalitis und Vergiftungen (Arsanilsäure, Se, Hg, NaCl, Pb) sowie Abszesse, Frakturen und Gelenkserkrankungen ausgeschlossen werden, bei Fruchtbarkeitsstörungen die porcine Parvovirus-Infektion und das porcine reproduktive und respiratorische Syndrom (PRRS).

Bekämpfung Vakzinen sind nicht verfügbar.

Genus Hepatovirus

Aviäre Enzephalomyelitis

Synonyme: avian enzephalomyelitis, epidemic tremor, Zitterkrankheit

Die aviäre Enzephalomyelitis ist eine Erkrankung vor allem der Hühnerküken, die klinisch durch Ataxie und Tremor gekennzeichnet ist.

Ätiologie Das Aviäre-Enzephalomyelitis-Virus (Avian Encephalomyelitis-like Virus, AEV) gehört zur Familie *Picornaviridae*, Genus *Tremovirus*, mit nur einer Spezies Avian Encephalomyelitis Virus. Serologisch sind AEV-Isolate einheitlich, es existieren jedoch zwei Pathotypen. Natürlicherweise vorkommende AEV sind enterotrop und vermehren sich nach der oralen Aufnahme im Darm. Den neurotropen Pathotyp repräsentieren embryoadaptierte Stämme, die nach intrazerebraler oder parenteraler, jedoch nicht nach oraler Applikation schwere neurologische Erscheinungen verursachen. Neurotrope Stämme (z. B. der Van-Roekel-Stamm) werden bei Laboruntersuchungen eingesetzt.

Epidemiologie Die AE ist praktisch weltweit verbreitet. Neben Hühnern kann das AEV auch natürliche (mildere) Erkrankungen bei Wachteln, Puten und Fasanen hervorrufen, experimentell auch bei Entenküken, Tauben und Perlhühnern. Falls sich AEV-seronegative Hühner infizieren, kann es zu einer intermittierenden Ausscheidung des Virus über die Eier kommen. Diese vertikale Übertragung ist epidemiologisch von großer Bedeutung. Daneben findet eine horizontale Übertragung mit dem Kot statt, wobei die hohe Tenazität der Erreger zu beachten ist.

Pathogenese Die AEV-Infektion ähnelt pathogenetisch der Poliovirusinfektion des Menschen, der Teschovirusinfektion des Schweines und der Theilovirusinfektion der Maus.

Empfängliche Küken (< 4 Wochen) nehmen das Virus oral auf. Nach der primären Vermehrung im Gastrointestinaltrakt, besonders im Duodenum, folgt schnell eine Virämie mit einer Infektion von Pankreas (sowohl des exo- wie des endokrinen Teils) und anderer viszeraler Organe, der Muskulatur und schließlich des ZNS. Hier sind vor allem Purkinje-Zellen betroffen. Bei älteren Tieren vermehrt sich AEV besonders im Darm, und die Tiere zeigen keine klinischen Symptome. Offenbar ist es in besonderem Maße die Entwicklung einer humoralen Immunität, die eine systemische Ausbreitung des Virus (und damit Infektion des ZNS) unterbindet. Bursektomierte Tiere zeigten nach der AEV-Infektion neurologische Symptome.

Klinik und Pathologie Erkrankungen treten nur bei Hühnerküken auf, die jünger als 3–4 Wochen sind und keine oder ungenügend Antikörper gegen das AEV besitzen. Die klinischen Erscheinungen beginnen etwa im Alter von ein bis zwei Wochen – bei Küken, die sich bereits über das Brutei infiziert haben, auch früher – und äußern sich in Apathie, gesträubtem Gefieder und unsicherem Gang. Es entwickelt sich eine progressive Ataxie und Inkoordination. Meist folgt ein feiner Tremor von Kopf und Nacken. Anschließend kommt es zu Paralyse und Tod. Die Mortalität kann 25–50 % betragen. Überlebende Tiere zeigen häufig Folgeschäden.

Bei erwachsenen Tieren kann es zu einem temporären Rückgang der Legeleistung (5–10 %) und verminderter Schlupffähigkeit der Eier kommen, ohne neurologische Erscheinungen.

Post mortem finden sich keine typischen makroskopischen Veränderungen. Mikroskopisch zeigt sich das Bild einer disseminierten, nicht eitrigen Enzephalomyelitis mit ausgeprägten perivaskulären Infiltraten und Mikrogliose. Neuronen im Hirnstamm weisen eine zentrale Chromatolyse auf. Charakteristisch ist die Degeneration der Purkinje-Zellen im Kleinhirn. In der Muskulatur des Proventriculus finden sich fokale lymphozytäre Aggregate, die von manchen Autoren als pathognomonisch bezeichnet werden. Solche Follikel können auch gehäuft im Pankreas auftreten.

Diagnose Das beste Organ für den Nachweis der Infektion ist das Gehirn. Das Material kann in den Dottersack embryonierter Hühnereier (5–7 Tage alt) inokuliert und die Tiere nach dem Schlüpfen klinisch und histopathologisch untersucht werden. Typisch sind Zwergwuchs (Dwarfing) und Missbildungen. Alternativ kann ein immunhistochemischer Nachweis von Virusantigen in Hirn, Pankreas und Duodenum durchgeführt werden.

Serologische Untersuchungen zum Nachweis von Antikörpern sind möglich mit dem Virusneutralisationstest (hierbei werden embryoadaptierte Stämme eingesetzt), dem indirekten IFT, dem Immundiffusionstest oder ELISA.

Differenzialdiagnostisch kommen die Newcastle-Krankheit, die Marek-Krankheit, Egg-Drop-Syndrom, Toxoplasmose, Intoxikationen und Mangelzustände (Enzephalomalazie, Riboflavinmangel) infrage.

Bekämpfung Eine Bekämpfung erfolgt vor allem durch Impfung der Elterntiere im Alter von 10–15 Wochen, meist mit Lebendvakzinen über das Trinkwasser, die eine Ausscheidung des Virus in Eier verhindert und die Nachkommen durch maternale Antikörper in den kritischen ersten drei Lebenswochen schützt. Die verwendeten Lebendvakzinen sind nicht eiadaptiert und zeigen eine deutliche Viszerotropie, besitzen also eine Restvirulenz. Die Impfstoffe haben auch Wirkung bei der Impfung von Puten gezeigt.

Infektionen des Menschen mit Picornaviren

BEACHTE

Meldepflicht beim Menschen nach dem Infektionsschutzgesetz für Hepatitis A.

Picornavirusinfektionen sind beim Menschen z. T. weit verbreitet und verlaufen häufig symptomlos, können jedoch auch mit schweren Folgen verbunden sein.

Die humanen **Rhinoviren** sind die Erreger des „Schnupfens" (common cold). Beim Menschen existieren über 100 Serotypen. Die Übertragung ist in hohem Maße indirekt (kontaminierte Hände, Türklinken etc.), weniger aerogen. Rhinoviren verursachen eine akute Erkrankung des oberen Respirationstraktes mit Fieber, Niesen, Husten und wässrigem, später auch mukösem Nasenausfluss. Aufgrund der Schädigung des Flimmerepithels kann es zu bakteriellen Sekundärinfektionen kommen. Eine Impfung existiert nicht.

Das humane **Poliovirus** (HPV), der Erreger der Poliomyelitis („Kinderlähmung", wobei jedoch auch Erwachsene erkranken können), ist ein *Enterovirus*, das in drei Typen vorkommt (HPV 1–3). Die Ansteckung erfolgt von Mensch zu Mensch, meist als fäkoorale Infektion. Das Virus vermehrt sich im Lymphgewebe des Rachenraumes und den Peyer-Platten des Darmes und wird mit dem Kot ausgeschieden. In einem geringen Prozentsatz breitet sich das Virus vom Darm ausgehend systemisch aus. Dabei kann auch das Gehirn und Rückenmark erreicht werden. Dies kann zu einer aseptischen Meningitis führen, von der sich die meisten Patienten erholen. In seltenen Fällen können jedoch die großen motorischen Vorderhornzellen des Rückenmarks geschädigt werden, mit der Folge schlaffer Lähmungen (paralytisches Krankheitsbild), die tödlich enden oder die bei einem beträchtlichen Prozentsatz der Betroffenen zu bleibenden Muskelschäden führen können.

Klinisch verläuft die Poliovirusinfektion in bis zu 95 % der Fälle inapparent, wobei das Virus über die Fäzes ausgeschieden wird, und hinterlässt eine belastbare Immunität. Bei etwa 5 % der Infizierten kommt es nach etwa einer Woche zu Fieber, Kopf-, Hals- und Gliederschmerzen und Übelkeit. Das ZNS ist bei dieser abortiven Poliomyelitis nicht befallen. Bei 1–2 % tritt eine nicht paralytische Poliomyelitis im Sinne einer aseptischen Meningitis auf, was sich neben den oben genannten Symptomen besonders in einer Steifheit von Nacken und Wirbelsäule, auch Bewusstseinstrübungen und psychischen Veränderungen äußert, wobei sich jedoch die meisten Patienten erholen. Nur in etwa 0,1–1 % der Fälle kommt es zur paralytischen Form, die lebensbedrohend sein kann und häufig mit direkten Folgeschäden einhergeht.

Auch nach Jahren oder Jahrzehnten können noch Spätfolgen auftreten (Post-Polio-Syndrom, PPS). Eine ursächliche Therapie ist nicht möglich. Zur Prophylaxe stehen inaktivierte Impfstoffe zur intramuskulären Injektion (Totimpfstoff nach Salk) sowie Lebendimpfstoffe zur oralen Applikation („Schluckimpfung" mit dem Impfstoff nach Sabin) zur Verfügung. Letzterer wird in Deutschland seit 1998 nicht mehr angewandt. Zwar wurde Europa 2002 von der WHO für Polio-frei erklärt, das (hoch ansteckende) Virus kann jedoch durch Fernreisende eingeschleppt werden, sodass eine Impfung weiterhin sinnvoll ist.

Die Infektionen mit **Coxsackie- und Echoviren** zeichnen sich durch einen in den meisten Fällen asymptomatischen Verlauf aus, können aber auch zu vielfältigen Syndromen Anlass geben. Als Enteroviren werden sie fäkooral übertragen und vermehren sich im Intestinaltrakt. Symptome entstehen, wenn überhaupt, erst bei einer nachfolgenden systemischen Verbreitung mit der Infektion extraintestinaler Organe und Gewebe. Zu den mit Coxsackie- und Echoviren assoziierten Krankheitsbildern zählen unter anderem Infektionen des Respirations- und Gastrointestinaltraktes, jugendlicher Diabetes mellitus, Herpangina der Kleinkinder, die Epidemische Myalgie (Pleurodynie), die „Hand-Fuß-Mund-Krankheit" (bes. humanes Enterovirus 71), „Sommergrippe", neurologische Erkrankungen (ca. 80 % aller viralen Meningitiden und Meningoenzephalitiden in der Bundesrepublik werden durch Enteroviren verursacht), kardiale Erkrankungen sowie Augeninfektionen.

Humane **Parechoviren** (Genus *Parechovirus*) kommen in 14 Typen vor (HPeV-1–14) und sind weit verbreitet. Sie können zu milden gastrointestinalen und respiratorischen Erkrankungen, in Einzelfällen auch zu Myokarditis und Enzephalitis führen. Das ursprünglich aus Rötelmäusen isolierte Ljungan-Virus ist ebenfalls dem Genus *Parechovirus* zugeordnet. Es wird beim Menschen mit intrauterinen Todesfällen sowie dem Auftreten von ZNS-Missbildungen (Hydrozephalus, Anenzephalie) in Verbindung gebracht.

Das zu den Hepatoviren zählende **Hepatitis-A-Virus** (HAV) ist die häufigste Ursache einer akuten viral bedingten Hepatitis. Die Infektion ist auf den Menschen beschränkt. Die Übertragung des Erregers erfolgt fäkooral (da das Virus in großen Mengen über die Fäzes ausgeschieden wird), z. B. durch kontaminiertes Wasser oder damit zubereitete Gerichte, durch rohe oder unzureichend erhitzte Meeresfrüchte oder durch direkten Kontakt mit Infizierten. Hierbei ist die hohe Tenazität des HAV zu beachten; ein sicheres Abtöten ist z. B. durch Kochen möglich. In Deutschland gibt es etwa 1200 Fälle pro Jahr (hohe Dunkelziffer), 60–70 % sind Reisehepatitiden. Die Inkubationszeit beträgt 15–45 Tage. Das Virus repliziert sich nach der oralen Aufnahme zunächst im Gastrointestinaltrakt und erreicht danach die Leber. Ein inapparenter Verlauf ist häufig. Klinische Symptome sind Fieber, Müdigkeit, Kopfschmerzen, Übelkeit, Erbrechen und nicht selten Juckreiz. Eine Gelbsucht (Ikterus) wird eher bei Erwachsenen beobachtet. Ein Trägerstatus ist nicht bekannt. Die Diagnose kann serologisch durch den Nachweis von Anti-HAV-IgM oder -IgG erfolgen oder direkt mittels RT-PCR. Eine spezifische Therapie gibt es nicht. Hepatitis A ist nach dem Infektionsschutzgesetz meldepflichtig. Es gibt inaktivierte Vakzinen, die einen guten Schutz verleihen.

Das ***Aichivirus*** (Genus *Kobuvirus*) wurde 1989 als Ursache einer mit dem Verzehr von Austern in Verbindung stehenden akuten Gastroenteritis beschrieben. Seit 2007 wurde von mehreren, genetisch distinkten Virusisolaten, gewonnen von Personen mit Enteritis, berichtet, die der Spezies ***Theilovirus*** (Genus *Cardiovirus*) zugeordnet und als Saffold-Viren (SAFV) bezeichnet wurden.

28 Prionen

Martin H. Groschup

STECKBRIEF

- neue Klasse von Krankheitserregern; infektiöses Protein (Prion)
- Isoform eines zellulären Proteins von ca. 209 Aminosäuren
- Krankheitserreger bei Mensch, Rind, Schaf und anderen Tieren
- Manifestation der Krankheit spontan, genetisch determiniert oder infektiös bedingt

Infektionen mit Prion-Erregern verursachen stets tödlich verlaufende transmissible spongiforme Enzephalopathien (TSE) bei Mensch und Tieren. Als bekannteste Beispiele seien die Creutzfeldt-Jakob-Krankheit (CJD) beim Menschen, Scrapie bei kleinen Wiederkäuern und die bovine spongiforme Enzephalopathie (BSE) bei Rindern genannt (**Tab. 28.1**). Inzwischen konnten alle Prion-Erkrankungen (einschl. der genetisch bedingten Formen) auf natürlichem oder experimentellem Wege auf Tiere derselben Art oder auf andere Arten (z. B. nicht humane Primaten, transgene Mäuse) übertragen werden, sodass ihre infektiöse Natur gesichert ist. Nach jahrelanger Inkubationszeit kommt es zu einer nicht entzündlichen Degeneration des zentralen Nervensystems („Enzephalopathie"), die meist mit Vakuolen in den Neuronen und im Neuropil einhergeht (**Abb. 28.1**), sodass das Gehirn eine schwammartige („spongiforme") Konsistenz erhält (besonders beim Menschen im Endstadium). Auf die Neurodegeneration reagiert der Körper mit einer astrozytären Gliose zur Regeneration und Narbenbildung. In den Nervenzellen und/oder im Neuropil lassen sich mittels histopathologischer und/oder immunhistochemischer Färbeverfahren plaqueartige und/oder feingranuläre Ablagerungen aus unlöslichem pathologischem Prion-Protein nachweisen. Dieses eigentlich körpereigene, aber fehlgefaltete Protein wird als der ursächliche Infektionserreger angesehen und als „Prion" (Kunstwort aus dem engl. **pr**oteinaceous **i**nfectious particle und der Analogie zu Vir**ion**) bezeichnet. Das pathologische Prion-Protein wird auch als PrP^{Sc} (Sc für Scrapie) bezeichnet und kann in Form von Scrapie-assoziierten Fibrillen aus dem Gehirn von infizierten Tieren dargestellt werden (**Abb. 28.2**).

28.1 Erregereigenschaften

Prionen besitzen eine beispiellos hohe Stabilität gegenüber chemischen und physikalischen Einwirkungen. Nur konzentrierte Säuren und Laugen (z. B. 4 %ige Natronlauge) sowie hoch konzentrierte Lösungen chaotroper Salze (z. B. 6 M Guanidinium-Isothiozyanat) oder Natriumhypochlorit (20 %ig) inaktivieren sie zuverlässig. Dagegen sind herkömmliche formaldehyd- oder alkoholhaltige Desinfektionsmittel völlig wirkungslos. Sie widerstehen ultravioletter oder ionisierender Strahlung, die bei konventionellen Viren über die dabei am Genom verursachten Schäden zu einer Zerstörung der Infektiosität führen. Aufgrund dieser Eigenschaften postulierten **Griffith** (1967) und **Prusiner**

Tab. 28.1 Prionerkrankungen bei Mensch und Tier.

Krankheit	Vorkommen	Wirt	Erstes bekanntes Auftreten
Scrapie	endemisch	kl. Wdk.	1732
Übertragbare Nerz-Enzephalopathie (TME)	sporadisch	Nerz	1947
Chronic wasting disease (CWD)	endemisch	Zerviden	1967
Bovine Spongiforme Enzephalopathie (BSE)	epidemisch	Rind, exotische Boviden, kl. Wdk.	1986
Feline Spongiforme Enzephalopathie	epidemisch	Haus- u. Wildkatzen	1991
Creutzfeldt Jakob disease	sporadisch, familiär gehäuft, iatrogene Infektion	Mensch	1920
Gerstmann-Sträussler-Scheinker-Syndrom (GSS)	familiär gehäuft	Mensch	1936
Tödliche Familiäre Insomnie (FFI)	familiär gehäuft	Mensch	1986
Kuru	epidemisch	Mensch	1957
Variante CJD (vCJD)	epidemisch	Mensch	1996

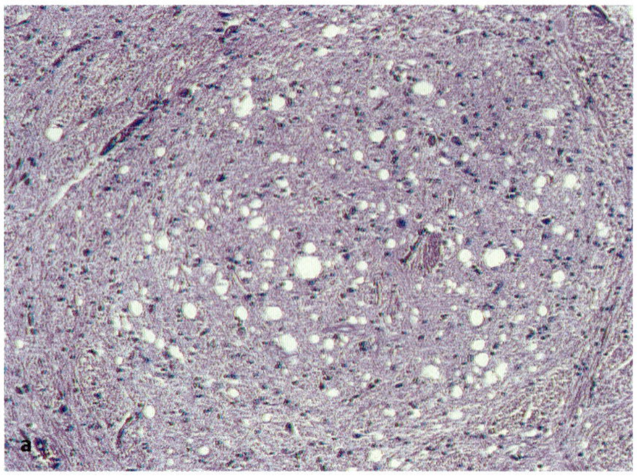

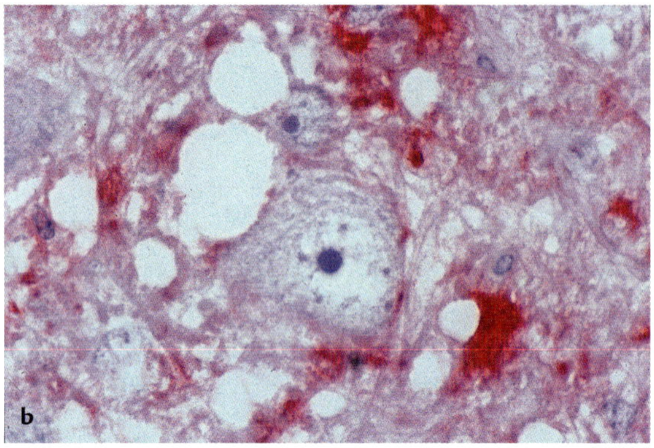

Abb. 28.1 Spongiforme Enzephalopathien. **a** Histopathologie: Spongiforme Veränderungen im Bereich des Stammhirns bei einer Ziege. **b** Immunhistochemische Anfärbung (rot) der abnormalen Prion-Protein-Ablagerungen bei einem an Scrapie erkrankten Schaf.

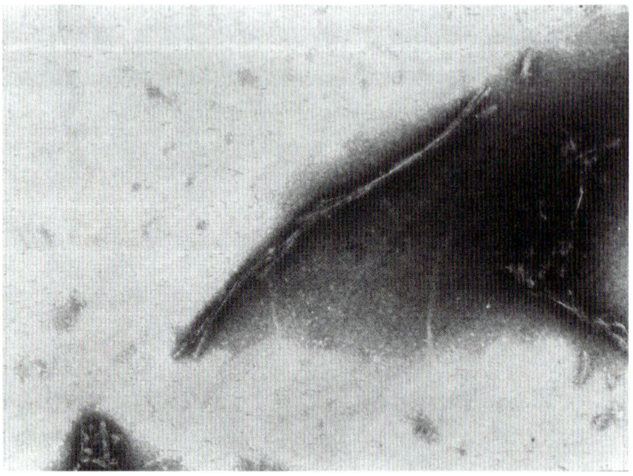

Abb. 28.2 Elektronenmikroskopischer Nachweis der sogenannten Scrapie-assoziierten Fibrillen (SAF) im Stammhirn eines an BSE erkrankten Rindes.

(1992), dass es sich bei den Erregern um infektiöse Proteine handeln müsse. Mit der Prion-Theorie, für die Stanley B. Prusiner im Jahre 1997 den Nobelpreis für Medizin erhielt, wurde eine grundlegend neue Klasse von Infektionserregern begründet. Obwohl der eindeutige Beweis für die Gültigkeit dieser Theorie bislang fehlt, belegen eine Vielzahl experimenteller Daten inzwischen den kausalen Zusammenhang zwischen Prion-Protein und der Entstehung und Pathogenese der TSE. Neben Prionen wurden lange Zeit auch unkonventionelle Viren und sog. Virinos als ursächliche Erreger diskutiert. Bei Virinos sollte das infektiöse Agens aus einer kleinen regulatorischen Nukleinsäure bestehen, die von fehlgefaltetem Prion-Protein umhüllt ist.

Den wichtigsten Einwand gegen die „Protein-only"-Theorie stellt die Existenz von Prion-Erregerstämmen dar, da es nur schwer vorstellbar ist, wie diese durch ein einziges körpereigenes Protein mit einer genetisch definierten Aminosäuresequenz und einer daraus resultierenden Tertiärstruktur kodiert werden können. Inzwischen vermutet man, dass sich die Stämme durch die Art der Fehlfaltung unterscheiden.

Bei Scrapie-erkrankten Schafen wurden mindestens vier unterschiedliche Erregerstämme, bei BSE drei und bei TME zwei originäre Erregerstämme gefunden. Humane Prion-Erkrankungen sind mindestens drei unterschiedlichen Typen zuzuordnen, zuzüglich der durch die BSE-Infektion verursachten varianten CJD-Form (vCJD).

Erregerstämme lassen sich phänotypisch anhand ihrer biologischen Eigenschaften bei der Übertragung auf definierte Maus-Inzuchtlinien (RIII, C57Bl, VM) und anhand der biochemischen Eigenschaften des PrP^{Sc} unterscheiden. Als biologische Unterscheidungskriterien werden dabei die Inkubationszeiten und klinischen Symptome sowie die neuropathologischen Veränderungen in definierten Gehirnbereichen der Mäuse (histopathologisch feststellbare Vakuolisierungsgrade und immunhistochemisch darstellbare Qualität und Quantität der PrP^{Sc}-Ablagerungen) herangezogen. Biochemische Kriterien sind Unterschiede in der Proteasen-Resistenz des PrP^{Sc}, weshalb es zu einem mehr oder weniger stark ausgeprägten N-terminalen Verdau kommt (d. h. es entstehen um 1–2 kDa größere oder kleinere PrP^{Sc}-Moleküle) und/oder es besteht eine generell unterschiedliche Proteasen-Resistenz, die sich in einem mehr oder weniger ausgeprägten Abbau des gesamten Proteins bemerkbar macht. Ferner lassen sich Stämme anhand der Verteilungsverhältnisse der zweifach-, einfach- und nicht glykosylierten PrP^{Sc}-Moleküle unterscheiden (unterschiedliche Bandenmuster im Immunoblot).

Erregerstämme können ihre Eigenschaften im Laufe von Passagen in derselben oder einer fremden Spezies beibehalten oder ändern. So konnten aus den ursprünglichen vier phänotypisch definierten Schaf-Scrapie-Isolaten mehr als 20 unterscheidbare Hamster- und Maus-adaptierte Scrapie-Stämme generiert werden.

28.2 Taxonomie

Angesichts des neuartigen infektösen Wirkprinzips wurden Prionen bisher noch nicht klassifiziert.

28.3 Struktur und Replikation

Zelluläres Prion-Protein (PrP^C) ist ein bei allen bisher untersuchten Säugetierarten gebildetes Protein. Sogar Vögel, Fische, Reptilien und Amphibien exprimieren ein mehr oder weniger analog aufgebautes Protein. Das PrP^C der Maus (worauf sich im Folgenden alle Angaben beziehen –

geringgradige tierartliche Abweichungen gelten für PrP^C anderer Mammalier) setzt sich als primäres Translationsprodukt aus 256 Aminosäuren zusammen und gliedert sich in einen ungefalteten N-Terminus (Aminosäuren 23–121), drei α-Helizes (144 –154, 175–193 und 200–219) und zwei kurze β-Faltblatt-Strukturen (128–131 und 161–164). Nach der posttranslationalen Reifung (Entfernung des Signalpeptids aus Aminosäuren 1–22 am N-Terminus, Austausch der Aminosäuren 232–256 durch einen Glykosylphosphatidylinositol(GPI)-Anker zur Zellmembranverankerung, N-Glykosylierung an den Positionen 180 und 196, Ausbildung einer Disulfid-Brücke zur Stabilisierung der Helizes 2 und 3) besitzt das maturierte Protein 209 Aminosäuren und eine Molekularmasse von ca. 36 kDa in der zweifach-, 33 kDa in der einfach- und 30 kDa in der nicht-glykosylierten Form. Alle drei Glykoformen treten nebeneinander auf.

Prionen replizieren nach der „Prion-Theorie" autokatalytisch und ohne das Vorhandensein einer essenziellen Nukleinsäure, indem sich entweder a) ein Faltungs-Intermediat zwischen ihrer α-helikalen und der β-Faltblatt-Form an β-gefaltete pathologische Prion-Protein-Aggregate anlagert, wodurch die β-Faltblattstruktur des Intermediats fixiert wird („Seeding-Theorie") oder b) durch eine direkte Umfaltung des α-helikalen Proteins an der Oberfläche eines einzelnen β-gefalteten Prion-Proteins („Refolding-Theorie"). Die initiale Umfaltung erfolgt dabei entweder spontan (z. B. bei genetisch bedingten TSEs beim Menschen durch Mutationen im Prion-Gen) oder durch eine exogene Infektion (bei den meisten Prion-Erkrankungen der Tiere; **Abb. 28.3**).

PrP^C ist ein vorwiegend in Nervenzellen gebildetes Zytoplasmamembran-Protein, das in cholesterinreichen Einbuchtungen (sogenannten Caveolae) zu finden ist. Seine physiologische Funktion ist bislang nicht eindeutig: über eine Beteiligung im Kupferstoffwechsel, bei der Reduzierung des oxidativen Stresses und bei der embryonalen Differenzierung neuronaler Zellen wurde ebenso berichtet wie über eine Beteiligung im Rahmen verschiedener Signaltransduktionswege. Die Generierung von transgenen PrP-Knock-out-Mäusen und Rindern belegt aber, dass es keine vitale Funktion für die Zelle und den Organismus besitzt. Caveolae können sich von der Zellmembran abschnüren und über den Endozytoseweg mit Endolysosomen fusionieren. In diesen sauren Endolysosomen akkumuliert abnormal gefaltetetes PrP^{Sc}, da es eine vergleichsweise hohe Proteaseresistenz aufweist, d. h., nur die ersten 70–80 N-terminalen Aminosäuren werden abgedaut, sodass ein resistentes Core-Fragment aus ca. 140–150 Aminosäuren (je nach Tierart und Erregerstamm) erhalten bleibt.

Prion-Erkrankungen werden heute vielfach mit anderen nicht übertragbaren Protein-Fehlfaltungskrankheiten in einer Gruppe zusammengefasst, da man ähnliche molekularpathogenetische Mechanismen vermutet. Deren wichtigste Vertreter sind die Alzheimer-Krankheit (Aβ-Peptid-Plaques/Tau-Protein enthaltende neurofibrilläre Bündel [Tangles]), die Parkinson-Krankheit (Lewy-Körper aus Presenilin-Aggregaten) und die Huntington-Krankheit (Huntington-Aggregate).

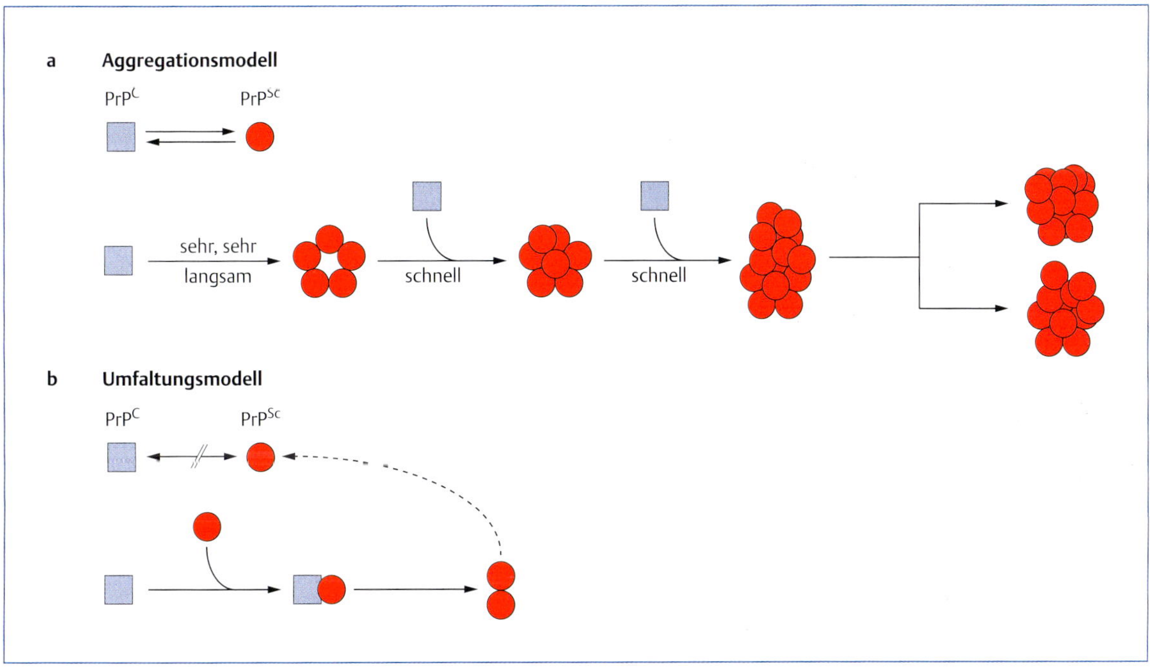

Abb. 28.3 Modelle zu den molekularen Mechanismen der Prion-Konversion. **a** Aggregations-(„Seeding") Modell: Danach kann sich zelluläres Prion-Protein (PrP^C), wenn auch äußerst ineffizient, spontan in die pathologische Isoform umfalten. Normalerweise kommt es dann jedoch zur sofortigen Rückfaltung. Beim Vorliegen eines Aggregationskerns (aus PrP^{Sc}-Molekülen) kommt es jedoch zur Anlagerung und zur Stabilisierung des neukonvertierten PrP^{Sc}. **b** Umfaltungs- („Refolding") Modell: Hierbei faltet sich PrP^C nicht spontan in PrP^{Sc} um. Neues PrP^{Sc} entsteht nach der Komplex-Bildung mit PrP^C. Die Umfaltung von PrP^C erfolgt somit als autokatalytische Reaktion.

28.4 Besondere Hinweise

Die Ablagerung von PrP^{Sc} im Gewebe führt zu keiner Immunantwort, da es sich um ein körpereigenes Protein handelt. Deshalb können Prion-Infektionen diagnostisch nicht durch den Nachweis spezifischer Antikörper oder einer zellulären Immunreaktion nachgewiesen werden.

Zur Diagnostik werden ausschließlich der histopathologische Nachweis der spongiformen Veränderungen sowie immunchemische und immunhistologische (**Abb. 28.1**) Verfahren zum Nachweis des im Gewebe abgelagerten pathologischen Prion-Proteins verwendet. Bei den immunochemischen Tests werden Schnelltests und Bestätigungstests unterschieden. Schnelltests sind ELISA-, Westernblot- und Strip-Testformate (Letztere basieren auf dem Lateral-Flow-Prinzip), die sich besonders für große Reihenuntersuchungen eignen. Dagegen sind Bestätigungstests (Immunhistochemie, Immunoblot zum Nachweis der Scrapie-assoziierten Fibrillen) komplexe, hoch spezifische Nachweismethoden, die von der Weltorganisation für Tiergesundheit (OIE) zur Bestätigung von klinischen Verdachtsfällen und zur Abklärung von verdächtigen Schnelltest-Ergebnissen anerkannt sind (**Abb. 28.4**).

28.5 Scrapie bei kleinen Wiederkäuern

Epidemiologie Die klassische Scrapie kommt heute weltweit (Ausnahmen: Australien und Neuseeland) bei Schafen und Ziegen vor. Neben der altbekannten klassischen Scrapie als hochkontagiöse Herdenerkrankung kennt man seit Anfang dieses Jahrtausends auch noch eine sogenannte atypische Scrapie-Form, die fast ausschließlich bei Einzeltieren auftritt. Die Ätiologie und die Übertragungswege dieser atypischen Scrapie sind noch weitgehend ungeklärt.

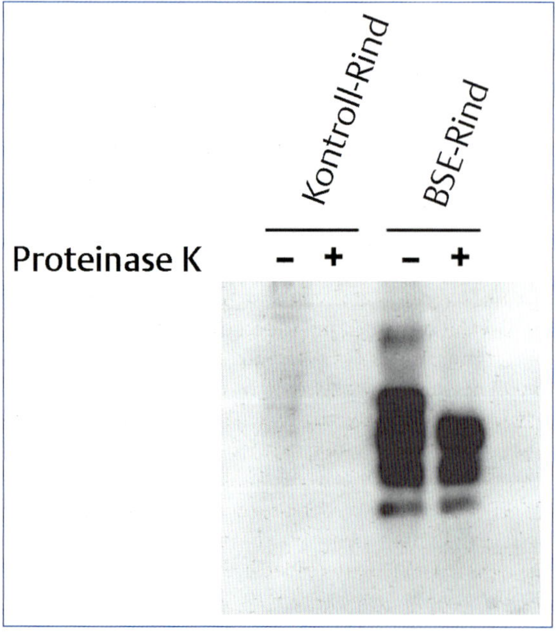

Abb. 28.4 Immunoblot-Nachweis der drei Glykosylierungsformen (Banden bei 19, 24–25 und 29–30 kd) der partiell Proteinase-K-(PK)-resistenten pathologischen Prion-Proteine in einer SAF-Präparation aus dem Stammhirn eines an BSE erkrankten Rindes.

Die klassische Scrapie wurde weltweit erstmals 1750 in Deutschland beschrieben. Veraltete Namen für Scrapie sind Traber- (engl.: trotting), Gnubber-, Reiber-, Zitter- (franz.: la tremblante) oder Drehkrankheit. In Europa kamen klassische Scrapie-Fälle im Jahre 2006 vorwiegend in Zypern (über 2000 Fälle), in Frankreich (> 750 Fälle), in Griechenland, in Italien und im Vereinigten Königreich (jeweils > 300 Fälle) und in den Niederlanden (ca. 100 Fälle) vor; in Deutschland liegt die Zahl der jährlich diagnostizierten klassischen Scrapie-Fälle unter 10. In den letzten Jahren ist die Zahl der klassischen Scrapie-Fälle infolge der Züchtung resistenter Schafe und niedrigerer Untersuchungszahlen deutlich rückläufig.

Als Hauptinfektionsquelle für neugeborene und adulte Tiere gilt die infektiöse Nachgeburt (Kontakt, Anknabbern, Aufnahme) von inkubierenden oder klinisch erkrankten Schafen und Ziegen, jüngste Studien belegen auch die Erregerübertragung durch die Milch (perinatale Infektionen). Aufgrund der außerordentlichen Tenazität können Scrapie-Erreger auf Weiden und Ablammplätzen über viele Jahre infektiös bleiben.

Neben diesen natürlichen Infektionen wurde Scrapie in den 40er-Jahren in England (Einsatz einer mit Scrapie-Erregern kontaminierten Vakzine gegen Louping-Ill) und in den 90er-Jahren des vergangenen Jahrhunderts in Italien (*Mycoplasma-agalactiae*-Impfstoff) iatrogen verbreitet.

Darüber hinaus wurden im Zusammenhang mit dem Auftreten der BSE bei Rindern zwei Fälle von BSE-Infektionen bei Ziegen festgestellt. Trotz umfangreicher Schnelltest-Untersuchungen in den Jahren 2004–2008 blieben diese beiden Fälle bei kleinen Wiederkäuern glücklicherweise die einzigen nachgewiesenen Übertragungen dieser Art.

Pathogenese Bei Schafen ist die Empfänglichkeit für klassische Scrapie an bestimmte Allele für das Prion-Protein gekoppelt: Schafe, bei denen Valin oder Alanin an der Position 136, Arginin an der Position 154 und Glutamin an der Position 171 kodiert sind (PrPVRQ oder PrPARQ), sind hoch empfänglich, während Tiere mit den Aminosäuren Alanin, Arginin und Arginin (PrPARR) an diesen drei Positionen praktisch resistent sind.

Bei hoch empfänglichen Schafen können bereits wenige Monate nach einer BSE- oder Scrapie-Infektion PrP^{Sc}-Akkumulationen und Infektiosität im peripheren Nervensystem und in fast allen lymphatischen Organen nachgewiesen werden. Nachdem die Infektion in das ZNS (Gehirn, Rückenmark) aufgestiegen ist, lassen sich die Erreger dort auch nachweisen. Die Beteiligung des lymphatischen Systems variiert je nach dem PrP-Genotyp der Tiere.

Klinik und Pathologie Die Inkubationszeit variiert zwischen sechs Monaten und mehreren Jahren. In verseuchten Herden erkranken meist nur Einzeltiere im Alter von 2–4 Jahren, obschon bis zu einem Drittel der Tiere oder mehr infiziert sein können. Die Krankheit verläuft protrahiert und stets tödlich. Über mehrere Wochen und Monate verschlechtert sich zusehends der Allgemeinzustand. Anfangs zeigen die erkrankten Tiere vermehrt Unruhe (ständiges „Sichern"), Scheue und Schreckhaftigkeit. Auch Zähneknirschen, Schlucklähmungen und Blindheit können vorkommen. Bei Aufregung zittern erkrankte Tiere deutlich mit dem Kopf. Sie leiden unter Juckreiz („Gnubberkrankheit"), weshalb sie sich das Wollkleid ganz oder teilweise an Zäunen und Pfählen büschelweise abscheuern. Ein durchgängiger Vliesverlust tritt aber meist erst im Endstadium auf. Daneben sind aufgrund einer zunehmenden Ataxie und Nachhandschwäche Veränderungen des Ganges und Bewegungsstörungen zu beobachten. Scrapie geht immer mit einer zunehmenden Abmagerung und dem körperlichen Verfall der Tiere einher, der schließlich mit dem Festliegen und dem Tod endet. Eine Behandlung erkrankter Tiere ist erfolglos. Videos zur klinischen Symptomatik finden sich unter www.tse-lab-net.eu/training.html

Diagnose und Differenzialdiagnosen Der diagnostische Nachweis erfolgt histologisch sowie anhand des immunhistochemischen oder immunchemischen (Schnelltests, OIE-Bestätigungstests) Nachweises der PrP^{Sc}-Ablagerungen.

Als Differenzialdiagnosen kommen bei kleinen Wiederkäuern bakteriell oder viral bedingte Enzephalitiden (Listeriose, Borna-Krankheit, Aujeszky-Krankheit, Tollwut, Visna), raumfordernde Prozesse im Gehirn (Tumoren, Parasiten [Coenurus], Abszesse), Stoffwechselstörungen, zerebrokortikale Nekrose, Hypomagnesiämie, Hypokalzämie, Kupfermangel, Hepatoenzephalopathie) und Hautkrankheiten (Räude, Ektoparasiten) in Betracht.

Bekämpfung Beim Vorliegen einer BSE-Infektion müssen alle Schafe und Ziegen in einem Bestand getötet und unschädlich beseitigt werden. Beim Auftreten der klassischen Scrapie sind dagegen alle Tiere, die mindestens ein PrPARR-kodierendes Allel besitzen, von der Tötung ausgenommen. Deshalb werden im Rahmen der Zucht PrPARR-tragende Tiere bevorzugt eingesetzt. Beim Auftreten eines atypischen Scrapie-Falles wird tendenziell von einer Einzeltiererkrankung ausgegangen, sodass (abgesehen von der Auflage einer Schnelltestung der Schlachtschafe in den nächsten zwei Jahren) keine weitere Maßregelung des Bestandes erfolgt.

Anders als bei Schafen kommen bei Ziegen die beschriebenen Resistenz-vermittelnden Polymorphismen an den Kodons 136, 154 und 171 im Prion-Gen nicht vor. Stattdessen gibt es Polymorphismen an den Kodons 142, 146, 211 und 222, die mit einer BSE- und Scrapie-Resistenz assoziiert sind. Derzeit wird geprüft, inwieweit die verstärkte Einkreuzung von Ziegen dieser resistenten Genotypen möglich ist. Für atypische Scrapie bei Schafen gibt es zwar an einen Aminosäureautausch an der Position 142 gekoppelte Effekte; diese vermitteln allerdings nur eine partielle Resistenz.

28.6 Bovine spongiforme Enzephalopathie (BSE)

Epidemiologie Vermutlich seit Mitte der siebziger Jahre infizierten sich im Vereinigten Königreich Tausende Rinder durch Verfütterung von unzureichend erhitztem Tiermehl mit dem BSE-Erreger. Der erste klinische Fall wurde im Jahre 1986 diagnostiziert. Bis Ende 2008 erkrankten weltweit annähernd 190 000 Tiere. Es wird angenommen, dass mehrere Millionen infizierte Rinder in den 80er- und 90er-Jahren vor dem Ausbruch klinischer Symptome geschlachtet wurden, sodass Fleisch solcher Tiere in die Nahrungskette für den Menschen gelangte. Das Zentrum der Epidemie (98 % der Fälle) lag im Vereinigten Königreich. Eine erhebliche Anzahl von BSE-Fällen wurde aber auch in fast allen anderen EU-Mitgliedsstaaten und in der Schweiz festgestellt (Stand 8/2014), so z. B. in Irland (1622 Fälle), Portugal (1042 Fälle), Frankreich (995 Fälle), Spanien (726 Fälle), Schweiz (467 Fälle) und Deutschland (417 Fälle). Besonders nach der Einführung der obligatorischen BSE-Schnelltestung im Jahre 2001 stieg die Zahl der diagnostizierten Fälle erheblich. Daneben traten vereinzelte Fälle in Japan, Kanada, Israel und in den Vereinigten Staaten auf. Durch die Verwendung von infektiösem Fleisch oder Tiermehl wurde der BSE-Erreger ferner auf exotische Wildwiederkäuer und Wildkatzen in Zoos sowie auf Hauskatzen übertragen.

BSE wird bei Rindern nach den bisherigen Erkenntnissen weder horizontal noch vertikal übertragen, sodass bei geringem Infektionsdruck über das Futter nur Einzeltiererkrankungen im Bestand vorkommen.

Neben dieser klassischen Form wurden in den letzen Jahren zwei atypische BSE-Formen gefunden, die phänotypisch (immunhistopathologisch und immunbiochemisch) und anhand ihrer biologischen Erregereigenschaften abgegrenzt werden können. Weltweit traten bisher insgesamt 60 atypische Fälle auf. Da fast ausnahmslos alte Rinder (über acht Jahre) betroffen waren, wird eine spontane Genese (analog zur sporadischen CJD) angenommen.

Pathogenese Die BSE-Infektion erfolgt nach der Aufnahme infektiösen Futters über den Verdauungstrakt. Erste Zeichen der Infektion, die bereits 6–8 Monate nach der Infektion auftreten, sind lokale Erregervermehrungen in den lymphatischen Geweben (Peyer'sche Platten) besonders im hinteren Hüftdarm. Von dort steigen die Prionen über die Leitungswege des peripheren Nervensystems entlang der sympathischen und parasympathischen (N. vagus) Verknüpfungen in das Rückenmark und in das Gehirn auf. Dieser Aufstieg dauert in der Regel fast 5 Jahre (Inkubationszeit). Im Gehirn lassen sich BSE-Erreger erst kurz (ca. 6 Monate) vor Ausbruch der Erkrankung feststellen. Anders als bei den kleinen Wiederkäuern spielt beim Rind deshalb nicht das lymphatische System, sondern das vegetative Nervensystem die entscheidende Rolle bei der Pathogenese. Nach Ausbruch der klinischen Symptomatik und massiver Erregervermehrung im Gehirn kommt es zu einer Spillover-Reaktion und zu einer absteigenden Prionen-Ausbreitung entlang der Nervenleitungen in bis dahin erregerfreie Organe.

Klinik und Pathologie Erkrankte Tiere zeigen ein ungewöhnliches Verhalten und verändertes Temperament und können unter Nervosität, Tremor, Hyperästhesie und Juckreiz, Bewegungsstörungen bis zum finalen Festliegen, Gewichts- und Konditionsverlust sowie an Milchrückgang leiden. Häufig wird ein Treten der Tiere in die Einstreu oder nach Personen beobachtet. Fieber tritt in der Regel nicht auf. Die Krankheit verläuft protrahiert (3 Wochen bis 6 Monate). Infolge der langen Inkubationszeit erkranken nur erwachsene Tiere – das Alter der BSE-Fälle lag zwischen 22 Monaten und 18 Jahren, wobei 5 Jahre alte Tiere am häufigsten erkrankten. Der Ausbruch der Erkrankung ist unabhängig von Trächtigkeit, Laktationsperiode oder Jahreszeit. Die klinischen Symptome entwickeln sich anfangs schleichend und unauffällig und können bei oberflächlicher Betrachtung leicht übersehen werden. Selbst im fortgeschrittenen Erkrankungsstadium sind oft nur einzelne Veränderungen und selten alle Symptome gleichzeitig ausgeprägt.

Diagnose und Differenzialdiagnose Klassische und atypische BSE-Infektionen werden diagnostisch durch histologische Untersuchungen sowie durch die immunhistochemischen oder immunchemischen (Schnelltests, OIE-Bestätigungstests) Nachweise der PrP^{Sc}-Ablagerungen nachgewiesen.

Die wichtigsten Differenzialdiagnosen zu BSE bei Rindern sind Stoffwechselstörungen (Hypomagnesiämie, nervöse Form der Ketose, Kupfermangel, zerebrokortikale Nekrose) sowie Infektionskrankheiten wie Listeriose, Tollwut und die Aujeszky-Krankheit.

Bekämpfung Um die BSE-Epidemie zu stoppen, wurden in der EU im Jahre 2001 drastische Maßnahmen ergriffen:

a) Die Verfütterung von tierischem Eiweiß an Säugetiere wurde verboten.

b) Altersabhängig wurde eine umfassende BSE-Schnelltestung der Schlacht- und gefallenen Rinder durchgeführt.

c) Sogenannte spezifische Risikomaterialien, d. h. Gewebe mit potenziellem Erregergehalt, wurden entfernt.

Beim Auftreten eines BSE-Falles mussten alle Tiere in der Geburts- und Fütterungskohorte (d. h., Tiere, die 12 Monate vor oder nach dem BSE-Tier geboren wurden und/oder dasselbe Futter erhalten haben) getötet werden.

Vor dem Hintergrund inzwischen nur noch selten vorkommender BSE-Fälle unterscheiden die EU und die OIE inzwischen Länder mit a) vernachlässigbarem, b) kontrolliertem und c) unbestimmtem BSE-Status. In Abhängigkeit dieses BSE-Status werden mehr oder weniger umfassende Kontrollmaßnahmen gefordert. Nahezu alle EU-Mitgliedstaaten (u. a. auch Deutschand) erfüllen derzeit mindestens die Kriterien für Länder mit kontrolliertem BSE-Status. In der EU ist inzwischen wieder die Verfütterung von Fetten an Nicht-Wiederkäuer erlaubt, und es kann auf die BSE-Schnelltestung bei Schlachttieren verzichtet werden. Die BSE-Schnelltestung bei gefallenen Tieren über 48 Monate ist dagegen weiterhin gefordert.

Beim Auftreten eines BSE-Falles in einem Bestand müssen alle Tiere in der Geburts- und Fütterungskohorte festgestellt und ihr weiterer Verbleib sichergestellt werden. Milch und die Nachzucht dieser Tiere dürfen aber weitergenutzt werden. Die Tiere selbst dürfen jedoch später nicht in die Lebensmittelkette gelangen.

28.7 Chronic wasting disease

Die chronic wasting disease (CWD) tritt bei nordamerikanischen Schwarzwedel-, Weißwedel- und Rothirschen auf. Während anfangs nur Gatterwild betroffen zu sein schien, wurden im Mittelwesten der USA und Kanadas seit Anfang der 90er-Jahre Tausende CWD-Fälle bei erlegten Wildtieren gefunden. Das klinische Bild ist dem der Scrapie sehr ähnlich, obwohl es sich um einen eigenständigen Erreger handelt. Als Übertragungsweg wird bei der CWD wie bei der klassischen Scrapie eine horizontale (perinatale) Verbreitung der Erreger angenommen, aber auch vertikale Übertragungen sind nicht auszuschließen.

Bisher gibt es keinen Hinweis darauf, dass CWD auf natürlichem Wege auf den Menschen übertragen wird.

28.8 Transmissible Enzephalopathie der Nerze

In den Vereinigten Staaten erkrankten seit 1947 in sieben Farmen Nerze an der übertragbaren Nerz-Enzephalopathie (transmissible mink encephalopathy“, TME). Der letzte Ausbruch ereignete sich im Jahre 1985. Vereinzelte TME-Ausbrüche wurden auch in Kanada, Finland, Russland und in der damaligen DDR gefunden. Die genaue Ätiologie der bisher aufgetretenen Fälle ist unklar; als Ursache wird die Verfütterung Scrapie- oder BSE-infizierter Kadaver an Nerze vermutet.

28.9 TSE-Erkrankungen des Menschen

Beim Menschen kommen die Creutzfeldt-Jakob-Krankheit, das Gerstmann-Sträussler-Scheinker-Syndrom (GSS), die Kuru und die „Tödliche Familiäre Schlaflosigkeit“ (FFI) vor. GSS, FFI und 15 % der CJD-Fälle treten familiär gehäuft auf. Kuru und iatrogene CJD (5 % der Fälle) wurden durch eine konkrete Erregerübertragung verursacht. Dagegen treten 80 % der CJD-Fälle sporadisch auf, d. h., es lässt sich bei ihnen weder ein erblicher Faktor noch ein Infektionsereignis nachweisen. Die Übertragung des BSE-Erregers auf den Menschen führte schließlich zu einer neuen Variante der CJD (vCJD), an der zwischen 1995–2009 annähernd 200 (davon 160 im Vereinigten Königreich) überwiegend jüngere Personen erkrankten. Da die Zahl der Opfer in den letzten Jahren rückläufig ist, wird inzwischen von einem zwar vorhandenen, aber doch nur geringen zoonotischen Potenzial des BSE-Erregers ausgegangen.

Teil VIII Staatliche Tierseuchenbekämpfung

29 Staatliche Tierseuchenbekämpfung

Uwe Truyen

Das folgende Kapitel beschreibt die Prinzipien der staatlichen Tierseuchenbekämpfung. Die Vorschriften zur Verhütung von Tierseuchen (Allgemeine Schutzmaßnahmen) beziehungsweise zur Bekämpfung von Tierseuchenausbrüchen (Spezielle Schutzmaßnahmen) unterliegen jedoch einer ständigen Anpassung an die lokale und globale Seuchenlage, müssen internationalen Anforderungen genügen und insbesondere die harmonisierende Gesetzgebung der EU umsetzen. Fortlaufende Änderungen sind daher unausweichlich. Die hier beschriebenen Verordnungen stellen den Stand vom Frühjahr 2015 dar, dort, wo bereits Änderungen absehbar sind, werden sie im Text erwähnt. Die hier vorgestellten Rechtsgrundlagen können das Studium der einzelnen Gesetze, Verordnungen und Richtlinien auf keinen Fall ersetzen, die besprochenen Rechtsgrundlagen müssen daher auf ihre Aktualität überprüft werden.

29.1 Einführung

Die Tierseuchenbekämpfung ist in Deutschland staatlich geregelt. Das vordergründige Ziel ist die Bekämpfung von Seuchenausbrüchen in einem betroffenen Bestand, Bezirk oder einer Region, in der die Tierseuche ausgebrochen ist.

In jeder Hinsicht wichtiger sind jedoch die Maßnahmen der Tierseuchenbekämpfung, die den Ausbruch einer Seuche überhaupt erst verhindern.

Bei beiden komplexen Szenarien spielen natürlich nationale und regionale Belange eine große Rolle, in zunehmendem Maße aber auch europäische Vorgaben.

Grundsätzlich sind Maßnahmen zur **Bekämpfung der allgemeinen Seuchengefahr** von Maßnahmen zur Bekämpfung der speziellen Seuchengefahr zu unterscheiden. Erstere sind **prophylaktischer Natur** und sollen den **Ausbruch einer Tierseuche** überhaupt **verhindern**. Die Maßnahmen zur **Bekämpfung der speziellen Tierseuchengefahr** dienen dagegen dazu, einen bereits **stattgefundenen Ausbruch zu eliminieren**. Staatlich bekämpft werden Tierseuchen bei Haustieren und bei Fischen. Andere Tiere werden nur miteinbezogen, wenn sie Tierseuchen auf Haustiere oder Süßwasserfische übertragen können. Von besonderer Bedeutung in der Tierseuchenbekämpfung sind Krankheiten, die auch auf den Menschen übertragbar sind – die sogenannten Zoonosen.

Grundsätzlich sind alle Klassen von Infektionserregern als Tierseuchen anzuerkennen und zu bekämpfen. Dazu gehören insbesondere Bakterien, Viren, Prionen, aber theoretisch auch Pilze oder Parasiten.

> **MERKE** !
>
> Ein wesentliches Kriterium zur Definition einer Tierseuche ist eine deutliche Ausbreitungsfähigkeit der Infektionskrankheit in dem Sinne, dass sie eine gemeingefährliche Krankheit darstellt, die durch den einzelnen Tierhalter nicht zu bekämpfen ist und eine konstante Bekämpfung erfordert.

Was unter den Begriff Haustiere oder Fische fällt, ist eindeutig im Tiergesundheitsgesetz geregelt.

Ein wesentliches Werkzeug der staatlichen Tierseuchenbekämpfung ist die **Klassifizierung** besonders gefährlicher Tierseuchen als sogenannte **anzeigepflichtige Tierseuchen**. Der Verdacht und der Ausbruch einer anzeigepflichtigen Tierseuche sind der zuständigen Behörde anzuzeigen. Diese Anzeige bzw. die Bestätigung des Ausbruchs bedingt zwangsläufig eine Bekämpfung. Sinnvoll ist dies natürlich nur, wenn bestimmte Kenntnisse über die Tierseuche vorliegen. So müssen folgende Eckdaten bekannt sein: Epidemiologie des Erregers, insbesondere, welche Tierarten werden betroffen und wie wird der Erreger übertragen. Ferner müssen Werkzeuge zur sicheren Diagnostik der Infektionskrankheit verfügbar sein. Die Seuche muss mit den Werkzeugen der staatlichen Tierseuchenbekämpfung auch bekämpfbar sein, schließlich muss ein angemessenes Verhältnis zur Bedeutung der Tierseuche und den Kosten der staatlichen Bekämpfung bestehen.

Im Rahmen der staatlichen Tierseuchenbekämpfung gibt es verschiedene Ebenen der Zuständigkeiten. Grundsätzlich erfolgt die staatliche Tierseuchenbekämpfung in Deutschland nach **nationalen Vorschriften** mit dem **Tiergesundheitsgesetz** als Rahmengesetz. Dieses und alle nationalen Vorschriften zur Tierseuchenbekämpfung müssen vollständig dem geltenden **EU-Recht** entsprechen, sodass in allen Mitgliedstaaten eine Bekämpfung von Tierseuchen in der gleichen Stringenz und inhaltlich nach den gleichen gesetzlichen Grundlagen gewährleistet ist.

Die Durchführung der Bekämpfung obliegt den Bundesländern, die daher Ausführungsvorschriften erstellen. Die vor Ort ausführenden Organe sind hierbei die Veterinärämter auf Kreisebene. In einigen Bundesländern sind mittlere Behörden wie z. B. Bezirksregierungen, Regierungspräsidien oder Landesdirektionen zwischen Land und Gemeinden geschaltet, die eine weitere koordinierende Funktion innerhalb der Regionen und Bundesländer haben.

Auf **EU-Ebene** setzt letztlich die Kommission der Europäischen Union die Maßnahmen fest und verabschiedet die entsprechenden Rechtsakte. Tatsächlich ausgearbeitet werden diese von der Kommission, die vom Ständigen Ausschuss für die Lebensmittelkette und Tiergesundheit beraten wird oder vom Rat, der durch verschiedene Gremien unterstützt wird, wie z. B. dem Ausschuss der ständigen Vertreter oder den Leitern der Veterinärdienste der Mitgliedsstaaten (CVO: Chief Veterinary Officer). In diesem Ausschuss sind alle Mitgliedsstaaten durch ihren höchsten Veterinärbeamten vertreten. Daneben berät die EFSA (European Food Safety Authority) Rat und Kommission in Form von wissenschaftlichen Stellungnahmen zu spezifischen Fragen oder bezüglich einer Risikobewertung. Zur Mitarbeit in der EFSA werden Wissenschaftler aus den Mitgliedsstaaten aufgrund ihrer Fachkompetenz berufen. Die EFSA erfüllt im Wesentlichen die Aufgaben, die früher der Wissenschaftliche Veterinärausschuss wahrgenommen hat.

Die **Umsetzung des EU-Rechtes in den Mitgliedsstaaten** kann durch verschiedene Rechtsakte implementiert werden, die unterschiedliche Konsequenzen haben. So unterscheidet man Verordnungen der EU, die mit ihrer Verkündung sofort geltendes Recht darstellen und deren Umsetzung von jedem Bürger der EU eingeklagt werden kann. In aller Regel werden die Vorschriften dieser EU-Verordnung alsbald in nationales Recht überführt. Daneben gibt es auch Richtlinien der EU, die ein Ziel der Tierseuchenbekämpfung formulieren. Dieses Ziel muss in einem bestimmten Zeitrahmen durch nationale Gesetzgebung umgesetzt sein, erst dann besteht ein Rechtsanspruch auf Einhaltung dieser Inhalte. Weiterhin gibt es sogenannte Entscheidungen der EU, die Detailfragen von Richtlinien oder Verordnungen spezifizieren.

Auf **nationaler Ebene** wird die Tierseuchenbekämpfung durch die Unterabteilung 32 mit den Referaten 322 Tiergesundheit und 323 Tierseuchen – EU-Handel, Internationale Fragen, Krisenzentrum – im Geschäftsbereich des Bundesministeriums für Ernährung, Landwirtschaft und Verbraucherschutz vertreten. Das Rahmengesetz, die nationale gesetzliche Grundlage, stellt das Tiergesundheitsgesetz dar, das die verschiedenen Aspekte der Tierseuchenbekämpfung umfassend regelt und die Gesetzesgrundlage für Verordnungen beinhaltet. Basierend auf dem Tiergesundheitsgesetz sind z. B. Bundesverordnungen erlassen worden, die die Bekämpfung spezifischer Tierseuchen im Detail regelt, z. B. in Form der Verordnungen zum Schutz vor der Tollwut.

Die Umsetzung der Tierseuchenbekämpfung obliegt den Bundesländern, daher ist sie in Deutschland Ländersache. Die einzelnen Bundesländer regeln die wesentlichen Details der Tierseuchenbekämpfung in länderspezifischen Ausführungsgesetzen zum Tiergesundheitsgesetz. Hier sind im Rahmen einer konkurrierenden Gesetzgebung die Details geregelt, die im Rahmen des Tiergesundheitsgesetzes mit den angegliederten Verordnungen nicht umfassend geregelt sind. Die tatsächliche Umsetzung des Tierseuchenrechts vor Ort geschieht durch die Veterinärämter, die von einem Amtstierarzt geleitet werden und amtliche Tierärzte oder Amtstierärzte beschäftigen. Diese amtlichen Tierärzte oder Amtstierärzte haben die Aufgabe, die Tierseuchenbekämpfung durchzuführen.

Die **Tierseuchendiagnostik** obliegt den staatlichen Landesuntersuchungsämtern. Für jede anzeigepflichtige Tierseuche ist ein nationales Referenzzentrum eingerichtet, das Teil der Bundesoberbehörde Friedrich-Loeffler-Institut, Bundesforschungsinstitut für Tiergesundheit, ist. Diese Referenzzentren haben nicht die Aufgabe, Routinediagnostik durchzuführen, sondern die Qualität der Diagnostik zu kontrollieren. Dies erreichen sie über entsprechende Qualitätssicherungsmaßnahmen wie die Durchführung von Ringtests oder die Bereitstellung von Reagenzien, Standardseren oder Erregern, die sie entwickeln, vorrätig halten und den Diagnostiklabors zur Verfügung stellen.

Die Implementierung der Maßnahmen im Rahmen der Tierseuchenbekämpfung durch die Veterinärbehörde bedarf einer rechtlichen Form, und diese rechtliche Form stellen entweder Verfügungen oder Verordnungen dar. Verfügungen regeln den Einzelfall, z. B. die Anordnung der Tötung von Tieren in einem betroffenen Bestand, oder sie richten sich an eine größere Anzahl von Tierhaltern in Form einer Allgemeinverfügung. Verordnungen richten sich ebenfalls an Personen und werden z. B. benötigt, um die Einrichtung eines Sperrgebietes anzuordnen.

Zuständig für die Tierseuchenbekämpfung sind letztlich wie oben aufgeführt die Behörden auf Kreisebene. Davon ausgenommen ist jedoch die Bundeswehr. Sie kann Tierseuchen, die auf ihrem Hoheitsgebiet ausbrechen, selbst bekämpfen, muss aber das Veterinäramt informieren. Eine gewisse Hoheit haben auch die Bundesoberbehörden für Tiere, die mit Tierseuchenerregern experimentell infiziert worden sind. Ähnliche Ausnahmen bestehen auch für experimentelle Tierversuche im Rahmen der Forschung an Hochschulen oder Universitäten. Alle Ausbrüche von Tierseuchen außerhalb der genehmigten Tierversuche werden selbstverständlich von den zuständigen Behörden behandelt.

Die Durchführung der Tierseuchenbekämpfung wird von beamteten Tierärzten, amtlichen Tierärzten oder Amtstierärzten durchgeführt, die eine spezielle Ausbildung haben. Diese Ausbildung beinhaltet ein Studium der Tiermedizin und eine zusätzliche Ausbildung in der Veterinärverwaltung, die nach Bundesland unterschiedlich in einem Referendariat erworben wird und mit einem zweiten Staatsexamen (sogenanntes Kreisexamen) abgeschlossen wird. Dieses Kreisexamen stellt die Befähigung für den Veterinärdienst dar und ist die Voraussetzung für die Funktion als Amtsleiter. Daneben können bei Bedarf aber auch andere, nicht amtliche Tierärzte für die Tierseuchenbekämpfung herangezogen werden oder sogar zur Mitarbeit verpflichtet werden.

29.2 Die Tiergesundheitsstrategie der EU

Die Tierseuchenbekämpfung in Europa wird in zunehmendem Maße harmonisiert. Mit zunehmender Änderung der Haltungsstrukturen, der Handelsströme und damit verbunden dem Auftreten neuer Tierseuchen ist eine neue Strategie zur Tierseuchenbekämpfung notwendig. Die Kommission hat daher die **EU-Tiergesundheitsstrategie** (2007–2013) aufgelegt, die ein Arbeitsprogramm skizziert, das zu einer einheitlichen und insgesamt verbesserten Tiergesundheit führen soll. Diese Strategie soll in einem umfassenden EU-Tiergesundheitsrechtsakt resultieren, der den rechtlichen Rahmen der Tierseuchenbekämpfung in Europa darstellt.

In diesem Zusammenhang sollen Arbeiten, die in 4 Aktivitätsbereichen („Säulen") gebündelt werden, den zeitlichen Rahmen des Aktionsplans füllen.

Als **Säule 1** soll eine umfassende **Risikobewertung** erfolgen, die biologische und chemische Risiken entsprechend ihrer Bedeutung für die EU einstufen soll. Das Ziel ist ein hohes Maß an Gesundheitsschutz.

Als **Säule 2** soll ein einheitlicher und klarer **Rechtsrahmen** geschaffen werden, auch in Bezug auf die Tierseuchenbekämpfung. Hier wird ein Europäisches Tierseuchengesetz kommen, ebenso wie ein europäisches System, das ähnlich unserem derzeitigen Tierseuchenkassensystem die Kosten der Tierseuchenbekämpfung auf verschiedene Schultern verteilt und insbesondere vereinheitlicht.

Die **Säule 3** schreibt eine Priorisierung von **Präventionsmaßnahmen** im landwirtschaftlichen Betrieb fest. Hier wird die Einführung von elektronischen Verfahren auf allen Ebenen des Tierverkehrs (Handel, Kennzeichnung von Tieren, epidemiologische Überwachung) sowie die Einführung von Kommunikationsnetzen im Bereich der Tierseuchendiagnostik, der Impfung, des Krisenmanagements und auch der Zulassung und dem Inverkehrbringen von Tierarzneimitteln einschließlich Impfstoffen angestrebt.

In der **4. Säule** schließlich sollen durch **Forschung** auf dem Gebiet der Tiergesundheit, der Lebensmittelsicherheit und des Tierschutzes die Grundlagen für dieses ehrgeizige Projekt gefestigt werden.

Diese Tiergesundheitsstrategie wird das bestehende System der Staatlichen Tierseuchenbekämpfung erheblich beeinflussen und in Teilen verändern.

29.3 Tiergesundheitsgesetz

Das Tiergesundheitsgesetz ist ein Bundesgesetz und stellt den gesetzlichen Rahmen für die Tierseuchenbekämpfung in Deutschland dar. Es ist seit 1. Mai 2014 in Kraft und hat das Tierseuchengesetz abgelöst. Eine umfassende Bearbeitung und Anpassung des Tierseuchengesetzes war notwendig, und dies ist mit Schaffung dieses Gesetzes erreicht worden. Wesentliche Punkte dabei waren die Bereinigung um Regelungen zur Psittakose, die nicht anzeigepflichtig ist, die Erweiterung der Definition Tierseuche um subklinische Infektionen, die Einführung einer rechtlichen Grundlage für das Monitoring sowie die Betonung der Bedeutung des Friedrich-Loeffler-Institutes, bei dem unter anderem eine Ständige Impfkommission Veterinärmedizin (StIKo Vet) eingerichtet wird. Dies alles betont die Prophylaxe bei der Tierseuchenbekämpfung und soll die Tiergesundheit erhalten und weiter fördern.

Aufgrund der zentralen Bedeutung dieses Gesetztes, sollen seine Inhalte kurz dargestellt werden. Es gliedert sich in neun Abschnitte:

- Abschnitt 1: Allgemeines
- Abschnitt 2: Maßnahmen zur Vorbeugung vor Tierseuchen und zu deren Bekämpfung
- Abschnitt 3: Besondere Schutzmaßnahmen
- Abschnitt 4: Immunologische Tierarzneimittel, In-vitro-Diagnostika
- Abschnitt 5: Innergemeinschaftliches Verbringen, Einfuhr, Ausfuhr, Durchfuhr
- Abschnitt 6: Entschädigung für Tierverluste
- Abschnitt 7: Datenerhebung
- Abschnitt 8: Überwachung, zuständige Behörden
- Abschnitt 9: Straf- und Bußgeldvorschriften
- Abschnitt 10: Schlussvorschriften

29.3.1 Abschnitt 1

Allgemeines Im Abschnitt 1 werden in den § 1–3 der Anwendungsbereich des Gesetzes und wichtige Begriffe definiert sowie die allgemeinen Pflichten eines Tierhalters bestimmt.

In § 1 wird der Anwendungsbereich definiert. Das Gesetz regelt die Vorbeugung von Tierseuchen und deren Bekämpfung und dient damit der Erhaltung und Förderung der Gesundheit von Vieh und Fischen, soweit das Vieh oder die Fische der landwirtschaftlichen Erzeugung dient oder dienen.

In § 2 folgen die wichtigen Begriffsbestimmungen. Eine Tierseuche ist demnach eine Infektion oder Krankheit, die von einem Tierseuchenerreger unmittelbar oder mittelbar verursacht wird, bei Tieren auftritt und auf Tiere oder den Menschen übertragen werden kann. Diese weitgefasste Definition erfährt durch die Begriffsbestimmung Tierseuchenerreger eine noch größere Breite. Ein Tierseuchenerreger ist nämlich definiert als Krankheitserreger oder als Teil desselben.

Ferner wird definitiv festgehalten, dass das Tiergesundheitsgesetz für alle Haustiere und andere Tiere gilt. Haustiere sind dabei vom Menschen gehaltene Tiere, Bienen und Hummeln sowie wild lebende Klauentiere, die in Gehegen zum Zwecke der Gewinnung von Fleisch für den menschlichen Verzehr gehalten werden (Gehegewild). Fische sind nach Definition Fische einschließlich Neunaugen und Schleimaalen, Krebstieren (Crustaceen) und Weichtieren (Mollusken), jeweils in allen Entwicklungsstadien einschließlich der Eier und des Spermas.

Vieh ist im Gegensatz zu dem Begriff Haustier in Form einer endlichen Aufzählung genannt. Vieh sind:

- Pferde, Esel, Maulesel, Maultiere, Zebras und Zebroide
- Rinder einschließlich Bisons, Wisente und Wasserbüffel
- Schafe und Ziegen
- Schweine
- Hasen und Kaninchen
- Enten, Fasane, Gänse, Perlhühner, Laufhühner, Rebhühner, Tauben, Truthühner und Wachteln
- Gehegewild
- Kameliden

Andere Tiere als die genannten sind demnach kein Vieh. Die Unterscheidung Haustier und Vieh ist z. B. im Rahmen der Vorschriften zur Entschädigung durch die Tierseuchenkasse wichtig.

Es wird weiterhin der Begriff verdächtige Tiere, der seuchenverdächtige und ansteckungsverdächtige Tiere unterscheidet, definiert. **Seuchenverdächtige Tiere** sind dabei Tiere, die bereits klinische Erscheinungen zeigen, die den Ausbruch einer Seuche befürchten lassen. Im Gegensatz dazu sind **ansteckungsverdächtige Tiere** Tiere, die (noch) keine Erscheinungen zeigen, aber sich möglicherweise schon infiziert haben.

Das Tiergesundheitsgesetz nimmt auch den Tierhalter in die Pflicht, in dem es ihm in § 3 auferlegt, dafür Sorge zu tragen, dass Tierseuchen weder in seinen Betrieb eingeschleppt noch aus seinem Betrieb verschleppt werden können, und sich darüber hinaus eine Sachkunde bezüglich der für seine Tiere relevanten Tierseuchen anzueignen und Vorbereitungen zu treffen, die ihm eine Umsetzung von vorgeschriebenen Maßnahmen im Ausbruchsfall erlauben.

29.3.2 Abschnitt 2

Maßnahmen zur Vorbeugung von Tierseuchen und zu deren Bekämpfung Im Abschnitt 2 werden nun die Rahmenbedingungen für die Maßnahmen der Tierseuchenbekämpfung gegeben. Zunächst wird dazu die Anzeigepflicht definiert.

Die **Anzeigepflicht** nach dem Tiergesundheitsgesetz bedeutet, dass der Tierhalter den Ausbruch oder den Verdacht einer Tierseuche unverzüglich bei der zuständigen Behörde anzeigen muss. Die zuständige Behörde ist, definiert in den entsprechenden Ausführungsgesetzen der Länder, ausnahmslos das Veterinäramt. Unverzüglich bedeutet dabei ohne schuldhaftes Verzögern, eine definierte Zeitspanne ist hier nicht gegeben, aber sie ist auf jeden Fall kürzer als 24 Stunden. Unter Verdacht einer Tierseuche ist hier ausschließlich der Seuchenverdacht gemeint, ein Ansteckungsverdacht ist nicht anzeigepflichtig.

Die Anzeige muss enthalten den Namen und die Anschrift des Tierhalters, den Standort der Tiere und die Haltungsformen des betreffenden Bestandes sowie die sonstigen für die jeweilige Tierseuche empfänglichen gehaltenen Tiere und deren Anzahl. Ferner wird dem Tierbesitzer eine **Fernhaltepflicht** auferlegt. Er muss dafür Sorge tragen, dass seine Tiere (insbesondere die kranken und verdächtigen Tiere) fremde Tiere nicht anstecken. Diese Fernhaltepflicht unterscheidet sich von der **Absonderungspflicht**, die beinhaltet, dass innerhalb eines betroffenen Bestandes seuchenkranke oder seuchenverdächtige Tiere von nicht seuchenverdächtigen Tieren getrennt werden. Diese Absonderungspflicht besteht für die Besitzer erst nach Seuchenfeststellung.

Wie der Tierhalter sind auch die Personen mit den gleichen Pflichten belegt, in deren Obhut sich die Tiere befinden. Das beinhaltet auch die Fernhaltepflicht. So sind die Vertreter des Tierhalters im Betrieb, also Personen, die die Aufsicht über die Tiere haben, wie Hirten, Schäfer, Schweizer oder Senner, sowie Fischereiberechtigte, Fischereiausübungsberechtigte oder Betreiber einer Einrichtung zur Zucht, Haltung oder Hälterung von Fischen, gleichfalls betroffen. Ebenso sind die Personen, die Tiere transportieren oder in Gewahrsam haben, zur Anzeige verpflichtet.

Aber nicht nur Tierhalter oder deren Vertreter sind zur Anzeige verpflichtet, sondern auch Personen mit besonderer Fachkenntnis. Hierzu zählen zuallererst Tierärzte und Leiter von Untersuchungs- oder Forschungseinrichtungen sowie alle Personen, die sich mit der Ausübung der Tierheilkunde, der künstlichen Besamung, der Leistungsprüfung in der tierischen Erzeugung oder gewerbsmäßig mit der Kastration von Tieren beschäftigen. Ebenso gilt sie für Tiergesundheitsaufseher, Tiergesundheitskontrolleure, Veterinärassistenten, Veterinäringenieure, Veterinärtechniker, Veterinärhygienekontrolleure, amtliche Fachassistenten, Lebensmittelkontrolleure, Futtermittelkontrolleure, Bienensachverständige, Fischereisachverständige, Fischereiberater, Fischereiaufseher, Natur- und Landschaftspfleger, Hufschmiede und Klauenpfleger, ferner für Personen, die gewerbsmäßig schlachten, sowie solche, die sich gewerbsmäßig mit der Behandlung, Verarbeitung oder Beseitigung geschlachteter, getöteter oder verendeter Tiere oder tierischer Bestandteile beschäftigen. Dieser Kreis ist also sehr weit gefasst.

Im Tiergesundheitsgesetz wird die Bundesregierung ermächtigt, die anzeigepflichtigen Tierseuchen in Form einer Verordnung zu spezifizieren. Sie hat das in Form der **Verordnung über anzeigepflichtige Tierseuchen** getan. Dies ist eine sehr kurze Verordnung, die im Wesentlichen eine Tabelle enthält, in der die anzeigepflichtigen Tierseuchen namentlich genannt sind. In der derzeit gültigen Fassung vom Juli 2013, zuletzt geändert durch Artikel 1 der Verordnung vom 12. Juni 2013 [BGBl. I S.1576], sind 53 Tierseuchen anzeigepflichtig (**Tab. 29.1**).

Es ist grundsätzlich nicht sinnvoll, jede Tierseuche mit einer Anzeigepflicht zu belegen, die ja zwangsläufig ein staatliches Bekämpfungsverfahren nach sich zieht. Wesentliche **Gründe für die Verhängung der Anzeigepflicht** bei einer Tierseuche sind:

- eine hohe **volkswirtschaftliche Bedeutung** der Seuche, die sich entweder aus der hohen Letalität der Infektion herleitet oder die mit einer hohen Leistungsminderung einhergeht
- eine hohe **Gemeingefährlichkeit** der Seuche, die bedingt, dass der Tierbesitzer sich allein gegen das Über-

Tab. 29.1 Zusammenstellung der nach Tiergesundheitsgesetz anzeigepflichtigen Tierseuchen. (Verordnung über anzeigepflichtige Tierseuchen vom 19. Juli 2013, zuletzt geändert durch Artikel 1 der Verordnung vom 12. Juni 2013 [BGBl. I S.1576]).

	Anzeigepflichtige Tierseuche
1.	Affenpocken
1a.	Afrikanische Pferdepest
2.	Afrikanische Schweinepest
2a.	Amerikanische Faulbrut
3.	Ansteckende Blutarmut der Einhufer
3a.	Ansteckende Blutarmut der Lachse
4.	Aujeszky-Krankheit
4a.	Befall mit dem Kleinen Bienenbeutenkäfer (*Aethina tumida*)
4b.	Befall mit der Tropilaelaps-Milbe
5.	Beschälseuche der Pferde
6.	Blauzungenkrankheit
7.	Bovine Herpesvirus-Typ-1-Infektion (alle Formen)
7a.	Bovine Virus-Diarrhö
8.	Brucellose der Rinder, Schweine, Schafe und Ziegen
8a.	Ebola-Virus-Infektion
8b.	Epizootische Hämorrhagie der Hirsche
8c.	Epizootische hämatopoetische Nekrose
9.	Enzootische Leukose der Rinder
10.	Geflügelpest
11.	Infektion mit *Bonamia exitiosa*
11a.	Infektion mit *Bonamia ostreae*
11b.	Infektion mit *Marteilia refringens*
11c.	Infektion mit *Microcytos mackini*
11d.	Infektion mit *Perkinsus marinus*
11e.	Infektion mit dem West-Nil-Virus bei einem Vogel oder Pferd
12.	Infektiöse hämatopoetische Nekrose der Salmoniden
13.	Koi-Herpesvirus-Infektion der Karpfen
14.	Lumpy-Skin-Krankheit (Dermatitis nodularis)
15.	Lungenseuche der Rinder
16.	Maul- und Klauenseuche
17.	Milzbrand
18.	Newcastle-Krankheit
18a.	Niedrigpathogene aviäre Influenza bei einem gehaltenen Vogel
19.	Pest der kleinen Wiederkäuer
19a.	Pferdeenzephalomyelitis (alle Formen)
20.	Pockenseuche der Schafe und Ziegen
21.	Rauschbrand
22.	Rifttal-Fieber
23.	Rinderpest
24.	Rotz
25.	Salmonellose der Rinder
26.	Schweinepest
27.	Stomatitis vesicularis
27a.	Taura-Syndrom
28.	Tollwut
29.	Transmissible spongiforme Enzephalopathie (alle Formen)
30.	Trichomonadenseuche der Rinder
31.	Tuberkulose der Rinder (*Mycobacterium bovis* und *M. caprae*)
32.	Vesikuläre Schweinekrankheit
33.	Vibrionenseuche der Rinder
34.	Virale hämorrhagische Septikämie der Salmoniden
35.	Weißpünktchenkrankheit
36.	Yellowhead disease

greifen der Seuche auf seinen Tierbestand nicht schützen kann

- eine mögliche **Gefährdung der Menschengesundheit** bei Zoonosen wie z. B. bei der Tollwut (Dieser wichtige Punkt kann dazu führen, dass eine Tierseuche auch dann anzeigepflichtig wird, wenn eine hohe Letalität nicht gegeben ist.)
- Notwendigkeit der **Anpassung** der Situation oder Rechtslage an **internationale Anforderungen**; internationale Anforderungen bestehen insbesondere in der Anzeigepflicht von Krankheiten, die weltweit als ehemalige Liste-A-Krankheiten des Internationalen Tierseuchenamtes (OIE) auf der ganzen Welt anzeigepflichtig sind

Als weiterer Unterpunkt in diesem Abschnitt sind die Maßnahmen zur Ermittlung einer Tierseuche in §5 definiert.

In diesem Paragrafen wird festgelegt, dass die zuständige Behörde auf eine Anzeige zu reagieren hat und ein approbierter Tierarzt der Behörde die Feststellung des Verdachts oder des Ausbruchs durchzuführen hat. Er ist befugt, im Rahmen einer Urteilsfindung die diagnostischen Maßnahmen einzuleiten, auch wenn diese mit der Notwendigkeit der Tötung von Tieren einhergehen. Bei Feststellung des Verdachtes oder des Ausbruchs ist ein Absonderungsgebot auszusprechen, d. h., die kranken und verdächtigen Tiere müssen von den anderen Tieren abgesondert werden, um eine weitere Seuchenverbreitung und Erregerreplikation zu minimieren. Der approbierte Tierarzt der Behörde stellt epidemiologische Untersuchungen an, woher die Einschleppung erfolgen konnte bzw. wohin eine Verschleppung hat stattfinden können.

In §6 sind zahlreiche Ermächtigungen zusammengefasst, die als allgemeine Schutzmaßnahmen den Ausbruch einer Seuche verhindern oder als spezielle Schutzmaßnahmen einen Seuchenausbruch schnell beenden sollen. So ist zum Beispiel die Bundesregierung ermächtigt, Maßnahmen anzuordnen, die den Viehtransport, die Kennzeichnung von Vieh oder die Ausstattung von Schlachthöfen unter tierseuchenhygienischen Bedingungen betreffen, sowie den Verkehr mit Tierseuchenerregern regeln und vieles mehr. Sie wird ermächtigt, Verordnungen zu erlassen, die die genannten Maßnahmen spezifizieren. Die Bundesregierung hat das umfassend getan, z. B. mit der **Viehverkehrsverordnung** oder der **Schweinehaltungshygieneverordnung**.

Weiterhin wird die Bundesregierung ermächtigt, das Verbringen **und die Verwertung toter Tiere** bzw. von Teilen tierischer Herkunft von einer Zulassung oder Registrierung abhängig zu machen. Sie wird ermächtigt, im weitesten Sinne die **Tierkörperbeseitigung** zu regeln. Sie hat es getan in Form des **Tierische-Nebenprodukte-Beseitigungsgesetzes**, das letztlich eine Umsetzung und eine Durchführungsverordnung für die EU-Verordnung 1069 aus dem Jahr 2009 darstellt.

Es werden die Schutzmaßregeln gegen die besondere Seuchengefahr, also für die **Bekämpfung eines Ausbruchs einer Tierseuche**, spezifiziert.

In den betroffenen Beständen können verschiedenste **Maßnahmen** durchgeführt werden, die eine Absonderung kranker Tiere, die Überwachung des Bestandes, die behördliche Beobachtung von seuchenkranken, seuchenverdächtigen oder auch nur empfänglichen Tieren, eine Beschränkung des Personen- und Fahrzeugverkehrs, eine Beschränkung der Nutzung oder Verwertung, des Handels und des Transportes kranker und verdächtiger Tiere bzw. geimpfter oder empfänglicher Tiere oder deren Erzeugnisse einschließen. Ferner kann der Weidegang, der Verkehr mit kranken verdächtigen Tieren auf öffentlichen Straßen und Plätzen untersagt werden, ein Bestand oder bestimmte Gebiete können gesperrt werden.

Es kann die Durchführung von Impfungen angeordnet oder verboten werden, es können diagnostische Maßnahmen und Heilbehandlungen angeordnet werden. Schließlich kann die Tötung von Tieren angeordnet werden, wenn dies für die Bekämpfung der Tierseuche notwendig ist. Von der Tötung können seuchenkranke oder seuchenverdächtige Tiere betroffen sein. Die Tötung kann auch auf ansteckungsverdächtige Tiere erweitert werden, es können auch für die Seuche empfängliche Tiere getötet werden, es können sogar Tiere getötet werden, die nicht für die Seuche empfänglich, aber geeignet sind, die Tierseuche zu verschleppen, und es können Tiere getötet werden, die verbotswidrig transportiert bzw. aus gesperrten Beständen oder Gebieten entfernt worden sind, und es kann die Tötung wild lebender Tiere angeordnet werden. Die Art der Tötung kann grundsätzlich als Schlachtung durchgeführt werden, d. h., eine Tötung mit Blutentzug, oder die Tötung muss ausdrücklich ohne Blutentzug erfolgen und der Tierkörper einer unschädlichen Beseitigung zugeführt werden.

Weiterhin enthält das Tiergesundheitsgesetz die Ermächtigungen, die unschädliche Beseitigung von Tieren oder Erzeugnissen dieser Tiere zu regeln sowie bei jedem Ausbruch einer anzeigepflichtigen Tierseuche eine Reinigung und Desinfektion des betroffenen Bestandes anzuordnen. Die Ermächtigung, Beschränkungen von Veranstaltungen wie Viehmärkten oder Beschränkungen des Tierverkehrs insgesamt, die amtstierärztliche Untersuchung von Tieren oder die öffentliche Bekanntmachung von Tierseuchenausbrüchen zu vollziehen, ist ebenfalls im Tiergesundheitsgesetz geregelt. Ebenso enthält es Vorgaben, die den Viehhandel betreffen, also insbesondere Viehausstellungen, Viehsammelstellen, Viehmärkte, Viehhöfe, Schlachthöfe und andere Schlachtstätten.

Ferner besteht in § 7 des Tiergesundheitsgesetzes die Ermächtigung, eine Verordnung zu erlassen, die die **Desinfektion und Entwesung** im Rahmen der Tierseuchenbekämpfung definiert und spezifiziert, um sicherzustellen, dass Tierseuchenerreger unwirksam gemacht werden. Die Bundesregierung hat das im Rahmen der Richtlinie über die Mittel und Verfahren zur Desinfektion von anzeigepflichtigen Tierseuchen (**Desinfektionsrichtlinie des Bundes**) getan. Die Form einer Richtlinie wurde gewählt, da Richtlinien leichter aktualisierbar sind als Verordnungen.

29.3.3 Abschnitt 3

Besondere Schutzmaßnahmen Das Tiergesundheitsgesetz bietet die Grundlage, seuchenfreie Gebiete zu definieren und für diese Gebiete einen besonderen Status zu beschreiben. In diesen Schutzgebieten, in denen mindestens zwei Drittel der Bestände frei von einer bestimmten Seuche sind, können dann höhere Ansprüche an die für die jeweilige Seuche empfänglichen Tiere bezüglich der Nutzung, Verwertung und das Verbringen gestellt werden. Dies gilt auch für Fischebestände.

Neu ist, dass in diesem Abschnitt erstmals die rechtliche Grundlage für das Monitoring festgeschrieben steht, also eines Systems der wiederholten Beobachtung, Untersuchung und Bewertung von Tierseuchenerregern in Tieren oder Beständen oder potenziellen Überträgern.

29.3.4 Abschnitt 4

Immunologische Tierarzneimittel, In-vitro-Diagnostika Immunologische Tierarzneimittel dürfen nur in den Verkehr gebracht oder angewendet werden, wenn sie zugelassen sind. Die Zulassungsbehörde ist national das Paul-Ehrlich-Institut und auf europäischer Ebene die EMA (European Medicine Agency).

In-vitro-Diagnostika benötigen ebenfalls eine Zulassung, wenn mit ihnen anzeige-, meldepflichtige oder mitteilungspflichtige Tierseuchen bzw. Tierkrankheiten diagnostiziert werden sollen. Die Zulassungsbehörde ist das Friedrich-Loeffler-Institut.

Das Tiergesundheitsgesetz regelt in der auf dieser Grundlage erlassenen Tierimpfstoffverordnung (S. 635) die Einzelheiten zur Zulassung, Herstellung und Anwendung von diesen Mitteln.

29.3.5 Abschnitt 5

Innergemeinschaftliches Verbringen, Einfuhr, Ausfuhr, Durchfuhr Hierbei ist als **Einfuhr** das Verbringen von Tieren oder Waren von einem Nicht-EU-Mitgliedsstaat in einen Mitgliedsstaat der Europäischen Gemeinschaft definiert, die **Ausfuhr** dementsprechend als das Verbringen aus einem Mitgliedsstaat in einen Staat, der nicht Mitglied der EU ist und als **Verbringen** der Transport zwischen Mitgliedsstaaten. Alle Länder, die nicht Mitgliedstaat sind, sind Drittländer.

Die Einfuhr, Ausfuhr oder das Verbringen von seuchenkranken Tieren steht unter der Prämisse, dass es grundsätzlich verboten ist, seuchenkranke oder seuchenverdächtige Tiere sowie Stoffe oder Tierkörperteile, die Träger des Erregers sein können, einzuführen. Die Bundesregierung wird im Tiergesundheitsgesetz ermächtigt, eine Verordnung zu erlassen, die die Details der Einfuhr und Anforderungen an die Einfuhr, Ausfuhr oder das Verbringen definiert. Dies ist umfassend in Form der **Binnenmarkttierseuchen-Schutzverordnung**, die später in einem eigenen Kapitel (S. 638) beschrieben wird, geschehen.

29.3.6 Abschnitt 6

Entschädigung für Tierverluste Hier werden die Entschädigungen bei Tierverlusten geregelt und letztlich die Tierseuchenkassen legitimiert. Die Tierseuchenkassen werden befugt, Beiträge zu erheben, die im Tierseuchenfall für die Entschädigungen eingesetzt werden können.

29.3.7 Abschnitt 7

Datenerhebung Um den Nachweis erbringen zu können, dass ein bestimmtes Gebiet frei von einer Tierseuche ist, und um den Gesundheitsstatus von Tierbeständen zu beurteilen und darauf beruhend eine Risikobewertung bezüglich der Gefährdung durch einen bestimmten Tierseuchenerreger ableiten zu können, müssen Untersuchungsergebnisse der Tierbestände gesammelt werden.

Ergebnisse von tierseuchenrechtlich vorgeschriebenen Untersuchungen sind daher von der untersuchenden Einrichtung der zuständigen Behörde mitzuteilen. Diese Mitteilung umfasst neben dem Datum und dem Ergebnis auch die Art der Untersuchung, die betreffende Tierseuche, dazu Name und Anschrift des Tierhalters sowie die Registriernummer des Betriebes oder der Tierhaltung.

Die zuständige Behörde wiederum hat diese Daten an das Friedlich-Loeffler-Institut weiterzuleiten.

29.3.8 Abschnitt 8

Überwachung, zuständige Behörden Das Tiergesundheitsgesetz regelt im § 24 verbindlich die Zuständigkeit für die Tierseuchenbekämpfung:

„Die Durchführung der Vorschriften dieses Gesetzes und der aufgrund dieses Gesetzes erlassenen Rechtsvorschriften sowie der unmittelbar geltenden Rechtsakte der Europäischen Gemeinschaft oder der Europäischen Union im Anwendungsbereich dieses Gesetzes obliegt den zuständigen Behörden, soweit gesetzlich nichts anderes bestimmt ist. In diesem Rahmen überwachen sie die Einhaltung der vorstehend genannten Vorschriften sowie der aufgrund dieser Vorschriften ergangenen vollziehbaren Anordnungen. Die Überwachung ist jeweils von approbierten Tierärzten oder unter deren fachlicher Aufsicht stehenden anderen Personen durchzuführen.“ Die Zuständigkeit liegt in der Hoheit der Länder, und die Überwachung obliegt wie bisher den nach Landesrecht zuständigen Behörden.

Die Mitarbeiter der zuständigen Behörde und nunmehr auch die Mitarbeiter des FLI (im Benehmen mit der zuständigen obersten Landesbehörde) sind befugt, im Rahmen ihrer Dienstaufgaben umfangreiche Maßnahmen zu ergreifen, um Verdachtsfälle oder Verstöße auszuräumen.

Wichtig ist in diesem Zusammenhang die Tatsache, dass bestimmte Veranstaltungen und Einrichtungen (Viehmärkte, Viehhöfe, Viehausstellungen, Vogelbörsen oder Veranstaltungen ähnlicher Art, Viehhandelsunternehmen, Transportunternehmen, Viehsammelstellen und Schlachtstätten) durch die zuständige Behörde überwacht werden.

Interessanterweise enthält das Tiergesundheitsgesetz auch die Ermächtigung, neben der Anzeigepflicht eine Meldepflicht zu erlassen und die Meldung weiterer Tierkrankheiten, sogenannter meldepflichtiger Tierkrankheiten, zu fordern.

Die **Meldepflicht** umfasst Krankheiten, die in der Verordnung über meldepflichtige Tierkrankheiten zusammengefasst sind. Es sind zurzeit 23 Tierkrankheiten meldepflichtig (**Tab. 29.2**). Die Meldepflicht bezieht sich häufig auf mehrere Tierarten. Bei welchen Tierarten eine Krankheit tatsächlich meldepflichtig ist, ist in der Verordnung spezifiziert. Gemeldet werden muss neben der Tierart, in der die Krankheit ausgebrochen ist, die Anzahl der Tiere und der Bestand, d. h. die Anschrift der Tierhaltung.

Das Friedrich Loeffler Institut, Bundesforschungsinstitut für Tiergesundheit, hat als Bundesoberbehörde im Geschäftsbereich des Bundesministeriums für Ernährung und Landwirtschaft vielfältige Aufgaben. Neben dem ausdrücklichen Forschungsauftrag auf den Gebieten der Tierseuchen, des Tierschutzes, der Tierhaltung, der Tierernährung und der Nutztiergenetik sind zahlreiche Aufgaben im Tiergesundheitsgesetz definiert. Unter anderem sind am FLI die nationalen Referenzzentren für alle anzeigepflichtigen Tierseuchen und alle melde- und mitteilungspflichtigen Tierkrankheiten angesiedelt. Es ist Zulassungsstelle für die In-vitro-Diagnostika, es ist zuständig für die Erstellung von Risikobewertungen auf dem Gebiet der Tierseuchenbekämpfung und wirkt mit bei dem Monitoring und der Auswertung der erhobenen Daten. Es ist verantwortlich für die Erstellung und Veröffentlichung der amtlichen Methodensammlung zur Tierseuchendiagnostik und dem Tiergesundheitsjahresbericht. Es soll im Bedarfsfall die obersten Landesbehörden bei Tierseuchenfragen beraten. Es betreut ferner das Tierseuchennachrichtensystem (TSN).

Am Friedrich-Loeffler-Institut wird eine Ständige Impfkommission Veterinärmedizin eingerichtet, die weisungsunabhängig die Impfung von Tieren diskutiert und Impfempfehlungen erstellt. Der Kommission gehören unabhängige Mitglieder an, die zeitlich befristet berufen werden. Die genauen Aufgaben und die Zusammensetzung der Kommission werden durch eine VO geregelt.

Die Zuständigkeit der Länder für die Tierseuchenbekämpfung ist für den Bereich der Bundeswehr weitgehend aufgehoben. Sie hat aber der zuständigen Behörde den Ausbruch, den Verdacht des Ausbruchs, den Verlauf und das Erlöschen einer Tierseuche in ihrem Zuständigkeitsbereich mitzuteilen, im Falle einer bekämpfungspflichtigen Tierseuche auch die getroffenen Maßnahmen.

29.3.9 Abschnitt 9

Straf- und Bußgeldvorschriften In diesem Abschnitt werden die **Straf- und Bußgeldvorschriften** definiert. Grundsätzlich kann es zur Verhängung von Freiheitsstrafen oder Geldstrafen kommen. Eine Freiheitsstrafe ist dann möglich, wenn jemand sich der Verbreitung einer anzeigepflichtigen Tierseuche schuldig gemacht hat und wenn er seuchenkranke oder seuchenverdächtige Tiere einführt oder wenn er nicht zugelassene Impfstoffe anwendet oder in den Verkehr bringt.

Ordnungswidrigkeiten können mit einer Geldstrafe bis zu einer Summe von 30.000 Euro geahndet werden.

29.3.10 Abschnitt 10

Dieser gibt Auskunft über weitere Befugnisse und enthält die Schlussvorschriften.

> **MERKE** !
>
> Fasst man die Schutzmaßregeln gegen die allgemeine Seuchengefahr zusammen, so ergibt sich aus dem Tiergesundheitsgesetz die Grundlage für Verordnungen, die die Pflicht zur Tierkörperbeseitigung darlegen, die Vorschriften enthalten über die Einfuhr, die Ausfuhr und das Verbringen von Tieren und Teilen von Tieren wie auch Vorschriften über den Umgang mit Tierseuchenerregern, Vorschriften über den Umgang und die Herstellung und Abgabe von Impfstoffen, Vorschriften über den Transport von Tieren und über die Kennzeichnung von Tieren und weiterhin Vorschriften über die Haltung von Tieren und Vorschriften zur Herstellung von Futtermitteln.

All diese Vorschriften dienen dazu, das Risiko eines Ausbruchs von Tierseuchen zu minimieren. Die Kernaussagen dieser Verordnungen sollen im Folgenden zusammengefasst werden.

29.4 Allgemeine Schutzmaßnahmen

29.4.1 Der Umgang mit Tierseuchenerregern

Tierseuchenerregerverordnung, Tierseuchenerregereinfuhrverordnung

Der Umgang und der Verkehr mit Tierseuchenerregern können, wenn nicht die notwendige Sorgfalt gewahrt wird, zu einer Verschleppung der Erreger führen. Daher ist es notwendig, diesen Gefahren vorzubeugen. Mit der entsprechenden Grundlage im Tiergesundheitsgesetz hat die Bundesregierung deswegen die **Tierseuchenerregerverordnung** erlassen, die das Arbeiten mit sowie den Erwerb und die Abgabe von Tierseuchenerregern regelt. Dabei gilt, dass jeder, der mit Tierseuchenerregern arbeiten, sie auch nur erwerben oder abgeben will, grundsätzlich der Erlaubnis der zuständigen Behörde bedarf. Davon gibt es selbstverständlich Ausnahmen, die sich aber auf einfache bakteriologische Arbeiten wie z. B. Sterilitätskontrollen, Keimzahlbestimmungen oder Ähnliches beschränken. Tierärzte oder Ärzte in eigener Praxis können mit Erregern nicht anzeigepflichtiger Tierseuchen ohne Erlaubnis arbeiten, wenn es sich auf die Diagnostik in der eigenen Praxis beschränkt. Sie müssen diese Arbeiten der zuständigen Behörde anzeigen.

> **MERKE** !
>
> Tierseuchenerreger im Sinne dieser Verordnung sind vermehrungsfähige Erreger oder Teile von Erregern anzeigepflichtiger Tierseuchen oder anderer auf Haustiere oder Süßwasserfische übertragbarer Krankheiten.

Die Erlaubnis zum Arbeiten mit Tierseuchenerregern wird nur Personen mit entsprechender Qualifikation erteilt, z. B. Personen mit einer Approbation als Tierarzt, Arzt oder Apotheker oder einem Hochschulabschluss in Biologie oder Lebensmittelchemie. Ferner muss eine mindestens dreijährige mikrobiologische und serologische Tätigkeit auf dem Gebiet, für das eine Erlaubnis beantragt wird, nachgewiesen werden. In der Tierseuchenerregerverordnung sind Anforderungen an die Laboratorien, in denen mit Tierseuchenerregern gearbeitet wird, nicht beschrieben.

Neben der Tierseuchenerregerverordnung gibt es noch die nationale **Tierseuchenerregereinfuhrverordnung**, die die Einfuhr von Tierseuchenerregern sowie deren Ausfuhr aus Deutschland regelt. Wichtig ist, dass Tierseuchenerreger nach dieser Verordnung etwas anders definiert sind als nach der Tierseuchenerregerverordnung. Hiernach sind sie vermehrungsfähige Erreger, die bei Tieren Krankheiten hervorrufen können, sowie vermehrungsfähige, hinsichtlich ihrer Virulenz modifizierte Stämme, die von Seuchenerregern abstammen, d. h. Tierseuchenerreger einschließlich der von ihnen abgeleiteten Lebendvakzinen.

Die zentrale Aussage dieser Verordnung ist, dass das innergemeinschaftliche Verbringen bzw. die Einfuhr von

Tierseuchenerregern grundsätzlich verboten ist. Von diesem Verbot gibt es natürlich Ausnahmen, die in Abhängigkeit von der Gefährlichkeit des Erregers variieren. So bedürfen besonders gefährliche Erreger einer Verbringungs- oder Einfuhrgenehmigung, die im Einvernehmen mit dem Bundesministerium durch die obersten Landesbehörden erteilt wird. Diese Genehmigung darf aber natürlich grundsätzlich nur den Bundesoberbehörden, dem Friedrich-Loeffler-Institut oder dem Paul-Ehrlich-Institut erteilt werden. Weniger gefährliche Erreger werden in verschiedenen Anlagen zusammengefasst, ihr Verbringen oder ihre Einfuhr kann durch die oberste Landesbehörde wissenschaftlich geleiteten Einrichtungen genehmigt werden.

Der Umgang mit Tierseuchenerregern wird auch nach dem **Infektionsschutzgesetz** geregelt, da eine Vielzahl von Tierseuchenerregern auch auf den Menschen übertragbar ist, und damit in den Bereich dieses Gesetzes fällt. Wer also mit diesen Erregern arbeiten möchte, bedarf der Erlaubnis durch die zuständige Behörde, in diesem Fall der obersten Landesbehörde. Die Ausstattung der Labors, in denen mit Tierseuchenerregern gearbeitet wird, ist nach Gefährdungspotenzial in der **Biostoff-Verordnung** festgelegt. Dort wird der Umgang mit Biologischen Arbeitsstoffen, einschließlich Tierseuchenerregern, geregelt. Biologische Arbeitsstoffe werden entsprechend dem von ihnen ausgehenden Infektionsrisiko in vier Risikogruppen eingeteilt:

- **Risikogruppe 1**: biologische Arbeitsstoffe, bei denen es unwahrscheinlich ist, dass sie beim Menschen eine Krankheit verursachen
- **Risikogruppe 2**: biologische Arbeitsstoffe, die eine Krankheit beim Menschen hervorrufen können und eine Gefahr für Beschäftigte darstellen können; eine Verbreitung des Stoffes in der Bevölkerung ist unwahrscheinlich; eine wirksame Vorbeugung oder Behandlung ist normalerweise möglich
- **Risikogruppe 3**: biologische Arbeitsstoffe, die eine schwere Krankheit beim Menschen hervorrufen können und eine ernste Gefahr für Beschäftigte darstellen können; die Gefahr einer Verbreitung in der Bevölkerung kann bestehen, doch ist normalerweise eine wirksame Vorbeugung oder Behandlung möglich
- **Risikogruppe 4**: biologische Arbeitsstoffe, die eine schwere Krankheit beim Menschen hervorrufen und eine ernste Gefahr für Beschäftigte darstellen; die Gefahr einer Verbreitung in der Bevölkerung ist unter Umständen groß; normalerweise ist eine wirksame Vorbeugung oder Behandlung nicht möglich

Die meisten Tierseuchenerreger sind in der Risikogruppe 2 zusammengefasst.

Tierimpfstoffverordnung

Neben der Tierseuchenerregerverordnung ist bezüglich des Umgangs mit Tierseuchenerregern auch die **Tierimpfstoffverordnung** von Bedeutung. Sera, Impfstoffe und Antigene sind für die Tierseuchenbekämpfung und für die Erkennung von Tierseuchen von grundlegender Bedeutung. Es muss gewährleistet werden, dass die Impfstoffe wirksam und unschädlich sind, ferner muss eine gefahrlose Herstellung und Anwendung grundsätzlich gesichert sein. Dazu bedarf es einer rechtlichen Grundlage, die das Tiergesundheitsgesetz bietet. Die dazu erlassene sogenannte **Verordnung über Sera, Impfstoffe und Antigene, die sogenannte Tierimpfstoffverordnung**, behandelt nicht nur Impfstoffe im engeren Sinne, sondern auch Sera und Antigene, die unter Verwendung von Krankheitserregern oder auf biotechnischem Wege hergestellt werden und für die Verhütung, Erkennung und Heilung von Tierseuchen bestimmt sind. Diese Mittel unterliegen grundsätzlich nicht dem Arzneimittelgesetz. Eine ganz wesentliche Regelung in dieser Verordnung besagt, dass Impfstoffe nur abgegeben und angewendet werden dürfen, wenn sie zugelassen sind.

Die **Zulassung** erteilt das Bundesamt für Sera und Impfstoffe (Paul-Ehrlich-Institut). Im Rahmen der europäischen Harmonisierung der Tierseuchenbekämpfung ist auch eine europäische Zulassung von Impfstoffen möglich. Die zuständige Behörde ist dann die European Medicines Agency (EMA) in London. Von der generellen Zulassungspflicht gibt es eine definierte Ausnahme. Sie betrifft sogenannte bestandsspezifische Mittel, insbesondere bestandsspezifische Impfstoffe. Diese Ausnahmegenehmigungen können nach Antrag des pharmazeutischen Unternehmens von der obersten Landesbehörde erteilt werden, wenn kein zugelassener Impfstoff gegen den infrage stehenden Tierseuchenerreger verfügbar ist.

Die Zulassung setzt eine **vorhergehende Prüfung** voraus und erfordert Angaben über Wirkungen, Nebenwirkungen, Anwendungsgebiete, Gegenanzeigen, Haltbarkeit, Toxikologie, Reinheit und Ergebnisse der klinischen oder tierärztlichen Prüfung. Damit soll gewährleistet sein, dass nur solche Mittel zur Abgabe und Anwendung kommen, die tatsächlich die angegebene Wirksamkeit besitzen und dabei möglichst unschädlich sind. Ebenso ist geregelt, dass Personen oder Einrichtungen, die Impfstoffe gewerbsmäßig oder berufsmäßig zur Abgabe an andere oder zur Anwendung in eigenen Tierbeständen herstellen wollen, für das jeweilige Mittel eine Herstellungserlaubnis der zuständigen Landesbehörde besitzen.

Diese Genehmigung hängt wiederum von der Qualifikation des Herstellers ab und kann nur verweigert werden, wenn er diese Qualifikation nicht besitzt. Diese entspricht im Wesentlichen der für den Umgang mit Tierseuchenerregern geforderten Qualifikation. Dies bedeutet, dass der Herstellungsleiter ein Studium der Veterinärmedizin oder Humanmedizin, Biologie, Chemie, Pharmazie abgeschlossen hat und eine dreijährige Tätigkeit in der Veterinär- oder humanmedizinischen Mikrobiologie oder Serologie absolviert haben muss sowie ausreichende Erfahrung auch in der Herstellungsprüfung solcher Mittel nachweisen kann. In der Tierimpfstoffverordnung ist ferner ausgeführt, welchen Standard einerseits die Labors besitzen müssen, in denen die Impfstoffe hergestellt werden, und andererseits, welche Methoden dabei zur Anwendung kommen.

Wichtig ist auch die Definition der **Kennzeichnung**. Mittel dürfen nur abgeben werden, wenn sie auf dem Behältnis selbst gekennzeichnet sind und von einer Packungsbeilage begleitet werden. Auf dem Behältnis müssen folgende Angaben ausgewiesen sein: Hersteller, Bezeichnung des Mittels, bei Impfstoffen auch die Menge des Inhaltes, die Zulassungsnummer, die Chargenbezeichnung, das Herstellungsdatum, Art der Aufbewahrung und Anwendung, Verfallsdatum sowie der Hinweis auf die Verschreibungspflicht des Mittels. In der Packungsbeilage müssen zudem die wirksamen Bestandteile, die Anwendungsgebiete, Gegenanzeigen, Nebenwirkungen und Dosierung benannt werden.

Abgegeben werden dürfen Mittel nur an Tierärzte zur Anwendung an den von ihnen behandelten Tieren, an Apotheken sowie an Veterinärbehörden zur Tierseuchenbekämpfung. Wer als Tierarzt Mittel erwirbt oder abgibt, hat über Herkunft, Art und Menge der Mittel bzw. über Namen und Anschrift der Empfänger Nachweise zu führen. Der Tierhalter wiederum ist verpflichtet, die Herkunft der Mittel aufzuzeichnen. Mittel dürfen durch Apotheken nur auf tierärztliche Verschreibung abgegeben werden. Grundsätzlich dürfen Impfstoffe bei Tieren nur von Tierärzten angewendet werden. Dadurch soll erreicht werden, dass ihre Anwendung nur mit der erforderlichen Sachkenntnis erfolgt.

Impfstoffe dürfen aber unter bestimmten Bedingungen auch an den Tierbesitzer abgeben und von diesem selbst appliziert werden. Die Abgabe ist der zuständigen Behörde anzuzeigen. Sie ist aber nur nach strenger Indikation erlaubt und auf gewerbsmäßige oder berufsmäßige Tierhalter beschränkt. Voraussetzung ist, dass der Tierarzt den Tierhalter in der Anwendung des Mittels einschließlich der Überprüfung der Impfreaktion sowie über Risiken und mögliche Nebenwirkungen bei der Anwendung des Mittels unterwiesen hat. Der Tierarzt ist verpflichtet, einen Anwendungsplan zu erstellen.

Ferner muss eine regelmäßige Betreuung des betreffenden Bestandes durch den abgebenden Tierarzt gewährleistet sein. Dazu gehört die Beratung des Tierhalters mit dem Ziel, den Gesundheitsstatus des Bestandes aufrecht zu erhalten bzw. zu verbessern, ferner die Betreuung des Tierbestandes, d. h. die mindestens vierteljährliche Untersuchung des Bestandes auf Anzeichen einer Tierseuche. Der Tierhalter bekommt vom Tierarzt vor der erstmaligen Anwendung des Mittels einen Anwendungsplan ausgehändigt, auf dem mindestens beschrieben sein muss: die Bezeichnung des Mittels und des Herstellers, die Indikation, der Anwendungszeitraum, die Anzahl und die nähere Bezeichnung der behandelten Tiere, die Lagerungs- und Anwendungshinweise einschließlich des Hinweises auf einzuhaltende Wartezeiten soweit zutreffend und der Zeitplan für die Kontrollen. Den Anwendungsplan hat der Tierhalter fünf Jahre aufzubewahren.

Grundsätzlich verboten ist die Abgabe von Impfstoffen an Tierhalter bei der Anwendung von Impfstoffen gegen anzeigepflichtige Tierseuchen. Ausdrücklich ausgenommen von diesem Verbot sind aber Impstoffe gegen Erreger anzeigepflichtiger Tierseuchen bei Geflügel und Fischen. Ferner ist es verboten, Impfstoffe im Rahmen amtlich angeordneter Impfungen oder aufgrund tierseuchenrechtlicher Vorschriften vorgeschriebener Impfungen abzugeben sowie bei der Durchführung von Impfungen, die auf Grund einer Genehmigung bzw. Ausnahmegenehmigung nach § 17 des Tiergesundheitsgesetzes (nicht zugelassene Impfstoffe) durchgeführt werden. Wichtig ist auch, darauf hinzuweisen, dass die Aufbewahrung von Impfstoffen bzw. von Mitteln und eine Vorratshaltung nur in tierärztlichen Hausapotheken erfolgen dürfen. Alle Betriebe und Einrichtungen, in denen Mittel hergestellt, geprüft, gelagert, verpackt und abgegeben werden, unterliegen damit grundsätzlich der Überwachung durch den beamteten Tierarzt.

29.4.2 Transport von Tieren, Handel mit Tieren

■ Viehverkehrsverordnung (VVVO)

Eine wesentliche allgemeine Maßnahme zum Schutz vor Tierseuchen ist die **Überwachung des Verkehrs mit lebenden Tieren**. Der nationale Handel ist durch die **Viehverkehrsverordnung**, der internationale Handel, d. h. das Verbringen innerhalb der EU oder die Ein- und Ausfuhr in oder aus Drittländern, ist durch die **Binnenmarkttierseuchen-Schutzverordnung** umfassend geregelt. Beide Verordnungen haben ihre Grundlage im Tiergesundheitsgesetz.

Die Zielvorstellungen dieser Vorschriften, insbesondere die der **Viehverkehrsverordnung**, sind die, dass durch bauliche Anforderungen an die Einrichtungen, in denen Viehverkehr stattfindet, eine wirkungsvolle Desinfektion ermöglicht werden soll. Ferner soll durch eine Gesundheitskontrolle der Tiere, die verbracht werden, ein Verkehr mit infizierten Tieren verhindert werden. Durch die Kennzeichnung von Tieren soll die Rückverfolgung eines Infektionsweges möglich werden.

Insgesamt unterliegen alle diese Maßnahmen grundsätzlich der Beaufsichtigung durch den beamteten Tierarzt. So ist praktisch jede Veranstaltung, bei der ein Handel bzw. ein Verkauf von Hunden, Katzen oder Vieh stattfindet, der amtstierärztlichen Aufsicht unterstellt. Dazu gehören Tierschauen, aber auch Ställe und Betriebe von Tierhändlern sowie Stätten, an denen Tiere zu Zuchtzwecken aufgestellt werden, wie z. B. Besamungsstationen. Dazu gehören ferner Mastbetriebe, Viehmästereien, Schlachtbetriebe, Tierkliniken oder sonstige Betriebe sowie Einrichtungen, von denen eine potenzielle Seuchengefahr ausgeht.

Die Viehverkehrsverordnung enthält eine Vielzahl von Vorschriften, um die Verschleppung von Tierseuchenerregern durch den Viehverkehr zu verhindern.

Die Viehverkehrsverordnung definiert Anforderungen an Viehtransportfahrzeuge und entsprechende Behältnisse. Diese müssen so beschaffen sein, dass tierische Ausscheidungen einschließlich Einstreu und Futter während des Transports nicht heraussickern oder -fallen können. Ferner müssen sie leicht zu reinigen oder zu desinfizieren sein. Gleiche Anforderungen gelten auch für Eisenbahnwaggons, Schiffe und Flugzeuge, die zum Transport von Tieren eingesetzt werden.

Die Verantwortlichen für **Transporte** im Sinne der Viehverkehrsverordnung sind die Halter oder Nutzer von Viehtransportfahrzeugen, Behältnissen und Schiffen, Eisenbahnwaggons oder Flugzeugen. Die Beförderungsmittel müssen regelmäßig gereinigt und desinfiziert werden. Sie müssen wenigstens nach jedem Transport, spätestens jedoch 29 Stunden nach Beginn eines jeden Transportes gereinigt und desinfiziert werden. Ferner müssen Viehtransportfahrzeuge nach jedem Verlassen von **Viehsammelstellen**, **Schlachthöfen** und Großschlachtstätten gereinigt und desinfiziert werden. Die Durchführung der Desinfektion muss im **Desinfektionskontrollbuch** dokumentiert sein. Der jeweilige Fahrer ist für die Durchführung der beschriebenen Maßnahmen verantwortlich und muss das Desinfektionskontrollbuch stets mitführen.

Für **Viehladestellen**, **Viehausstellungen** und **Viehmärkte** gelten besondere Vorschriften, um der mittelbaren und unmittelbaren Übertragung von Tierseuchenerregern an diesen besonders gefährlichen Stätten entgegenzuwirken. Als Viehladestellen sind regelmäßig genutzte Bereiche definiert, an denen Vieh ver- oder umgeladen, entladen oder gewogen wird und an dem Vieh verschiedener Besitzer zusammenkommt. Sie unterliegen der Aufsicht durch den beamteten Tierarzt. Die baulichen Voraussetzungen müssen eine Reinigung/Desinfektion nach jeder wiederkehrenden Benutzung gewährleisten, d. h., es müssen ein flüssigkeitsundurchlässiger Boden mit Abfluss, eine geregelte Abwasserbeseitigung, geeignete Desinfektionseinrichtungen, eine Dunglagerstätte, Ladeeinrichtungen sowie eine ausreichende Beleuchtung vorhanden sein.

Der **Viehmarkt** dient dem Kauf und Verkauf von Vieh auf bestimmte Zeit. Auch hier gelten ähnliche Vorschriften wie für die Viehladestelle. Zusätzlich müssen hier Unterkunftsräume für Vieh vorhanden sein, desgleichen Bereiche zur Absonderung von seuchenkranken und -verdächtigen Tieren.

Gleiche Vorschriften gelten für **Schlachtstätten**, wobei hier natürlich zusätzlich Räumlichkeiten für die Unterbringung der Tiere vorhanden sein müssen.

Wichtig ist auch, dass **Viehausstellungen**, **Viehmärkte** und Veranstaltungen ähnlicher Art wenigstens 4 Wochen vor Beginn bei der zuständigen Veterinärbehörde angezeigt werden müssen. Ebenso bedarf der Abtrieb von Rindern, Schafen und Schweinen von einem Schlachtviehmarkt oder einer Schlachtstätte der Genehmigung der zuständigen Behörde.

Wichtig ist die Forderung der Viehverkehrsverordnung, **Viehtransport-Kontrollbücher** zu führen. Sie sind notwendig beim gewerbsmäßigen Handel und beim Transport von Vieh, beim Betreiben von Sammelstellen, bei der Abgabe und Übernahme von Vieh. Aufgezeichnet werden muss dabei der Ort und Tag der Übernahme, der ursprüngliche Besitzer, Tag der Abnahme des Übernehmers, die Registrierung eines Transportunternehmens einschließlich des Kfz-Kennzeichens, die Beschreibung der Tiere, die Kennzeichnung entsprechend der Viehverkehrsverordnung und der Vermerk der Tiergesundheitszeugnisse.

Im **Desinfektionskontrollbuch** müssen der Tag des Transports, die Art der beförderten Tiere, Ort und Tag der Desinfektion des Fahrzeuges festgehalten werden. Um eine Plausibilitätsprüfung zu ermöglichen, muss auch der Verbrauch, der Bezug und die Art des Desinfektionsmittels dokumentiert werden. **Gesundheitszeugnisse** müssen ausgestellt sein. **Kastrationskontrollbücher** sind erforderlich, wenn es sich um gewerbsmäßige Viehkastrierer handelt. Wenn Hengste, Bullen oder Eber zum Decken fremder Tiere eingesetzt werden, muss ein **Deckregister** geführt werden. Für Wanderschafherden ist grundsätzlich eine Genehmigung erforderlich, wenn die Wanderroute über Kreisgrenzen führt. Die Herde muss dann von einem amtstierärztlichen Zeugnis begleitet werden, das bescheinigt, dass die Herde frei von Seuchen ist.

Eine ganz wichtige Vorschrift in der Viehverkehrsverordnung betrifft grundsätzlich die **Haltung von Nutztieren**. Jede Haltung von Schafen, Rindern und Schweinen, Ziegen, Hühnern, Truthühnern und Einhufern muss unabhängig von der Tierzahl bei der zuständigen Behörde **angezeigt** werden. Aufgrund dieser Anzeige vergibt die Behörde Registriernummern nach der Viehverkehrsverordnung. Danach ist eine jährliche Meldung der Tierzahl bei Schweinen vorgeschrieben, ferner müssen Halter von Schweinen bzw. von mehr als 3 Mutterschafen oder Ziegen sowie die Halter von Rindern und Klauentieren und Kameliden ein Bestandsregister führen. Darin müssen die Abgänge, die Geburten, die Schlachtungen und die Verwendung der entsprechenden Tiere dokumentiert sein.

Ebenso wichtig sind die Vorschriften in der Viehverkehrsverordnung bezüglich der **Kennzeichnung** von Vieh. **Schweine** müssen durch eine **weiße Ohrmarke** mit schwarzer Schrift gekennzeichnet werden, auf der das Autokennzeichen des betreffenden Kreises und die Registriernummer des Bestandes eingeprägt sind. Die Ohrmarke muss spätestens nach dem Absetzen des Bestandes eingezogen werden, aber auf jeden Fall vor einem Transport. Bei Verlust der Ohrmarke muss diese ersetzt werden. Das bedeutet, dass die Kennzeichnung von Schweinen nicht individuell ist, sondern lediglich Auskunft über den Herkunftsbestand gibt. Bei Übergang in einen neuen Betrieb muss der neue Besitzer die Aufnahme innerhalb von 7 Tagen anzeigen.

Schafe und **Ziegen** müssen dagegen mit einer **Kombinaton** aus einem **Transponder** (Ohrmarken- oder Bolustransponder) und **einer gelben Ohrmarke** mit schwarzer Schrift nach Vorgaben der Verordnung (EG) 21/2004 gekennzeichnet werden. Darauf stehen die Kennung des Herkunftsbestandes sowie eine individuelle Kennnummer des jeweiligen Schafes. Auf die individuelle Kennnummer kann verzichtet werden, wenn es sich um Masttiere handelt, die innerhalb von 9 Monaten geschlachtet werden.

Die Kennzeichnung von **Rindern** ist unter anderem durch die **EU-Verordnung 1760/2000** geregelt, in der festgelegt ist, dass Rinder durch **2 gelbe Ohrmarken** mit schwarzer Schrift gekennzeichnet sein müssen. Innerhalb von 7 Tagen nach der Geburt ist das Kalb zu kennzeichnen, spätestens jedoch innerhalb von 7 Tagen nach Einstallung. Das Anbringen der Ohrmarken ist unverzüglich beim zuständigen Veterinäramt anzuzeigen. Auf der Ohrmarke ist enthalten: Das Logo der Regionalstelle, die Kennbuchstaben für den Mitgliedsstaat, z. B. DE für Deutschland, die Kennung des Bundeslandes, die Ohrmarkennummer, die aus einer dreistelligen Seriennummer und einer fünfstelligen fortlaufenden Nummer besteht, sowie der Strichcode der Nummer.

Das Führen eines **Rinderpasses** ist immer noch zwingend vorgeschrieben. Er muss Angaben zum Geburtsdatum, Geschlecht, zur Ohrmarkennummer des Tieres und der Mutter, dazu die Kennnummer des Bundeslandes sowie jeden Aufenthaltort des Rindes beinhalten. Der Pass begleitet das Rind von der Geburt bis zur Schlachtstätte bzw. Tierkörperbeseitigung. Das **Herkunftssicherungs- und Informationssystem für Tiere**, das so genannte HI-Tier, besteht aus einer Datenbank, in der alle Angaben des Rinderpasses erfasst werden. Die Datenbank ist online verfügbar und erlaubt die lückenlose Verfolgung/Überwachung des Einzeltieres.

Die **HIT-Datenbank** ist in der Rinderhaltung zum Routinewerkzeug geworden und wird immer mehr durch Informationen ergänzt, die tierseuchenrechtlich von Relevanz sind. So sind BHV-1- und BVD-Befunde in der Datenbank an das entsprechende Tier zu koppeln. Die HI-Tier ist auch für Schafe und Ziegen sowie Schweine eingeführt. Im Gegensatz zum Rind werden bei Letzteren jedoch nicht Einzeltiere, sondern lediglich Bestandsveränderungen für Tierchargen erfasst. Bei Schaf und Ziege wird eine Einzeltiererfassung angestrebt.

Die Kennzeichnung von **Pferden** erfolgt über den **Equidenpass**. Ab Juli 2009 ist zudem die elektronische Kennzeichnung von Einhufern nach Vorgaben der Verordnung (EG) 504/2008 zur Umsetzung der RL 90/426/EWG und 90/427/EWG in Bezug auf Methoden zur Identifizierung von Equiden vorgeschrieben. Der Equidenpass ist zwingend erforderlich für jedes Pferd, unabhängig davon, ob es aus einem Bestand verbracht wird oder nur in diesem Bestand steht. Der Equidenpass wird basierend auf der Entscheidung 93/623 EU-weit einheitlich geführt und existiert grundsätzlich in 2 Formen: ein roter Pass für Tiere, die in ein Zuchtbuch eingetragen sind, ein grüner Pass für alle anderen Equiden. Darin enthalten sind die Beschreibung des Signalements, ferner die Angabe, ob das Tier geschlachtet werden darf. Der Vermerk bezüglich der Schlachtbarkeit ist unwiderruflich, da er Konsequenzen für die Therapie und die erlaubte Anwendbarkeit einzelner Medikamente hat.

Binnenmarkttierseuchen-Schutzverordnung

Der internationale Tierhandel ist in der **Binnenmarkttierseuchen-Schutzverordnung** umfassend geregelt. Das Tiergesundheitsgesetz ermächtigt im § 14 die Bundesregierung, durch Rechtsverordnungen die Ein- und Ausfuhr von lebenden oder toten Tieren oder Teilen, Erzeugnissen, Rohstoffen oder Abfällen von Tieren oder sonstigen Gegenständen, die Träger von Ansteckungsstoffen sein können, zu verbieten oder zu beschränken. Und das hat die Bundesregierung in Form der Binnenmarkttierseuchen-Schutzverordnung in der neuesten Fassung von 2005 getan. Die Binnenmarkttierseuchen-Schutzverordnung gliedert sich im Wesentlichen in die Abschnitte:

- allgemeine Vorschriften
- innergemeinschaftliches Verbringen mit der Festlegung der entsprechenden Anforderungen und der Definition der Überwachung des Verkehrs
- Regelung der Einfuhr, insbesondere zu ergreifende Maßnahmen und Vorschriften über eingeführte Tiere und Waren
- Durchführung weiterer Maßnahmen der Behörden, Befugnisse bei Ordnungswidrigkeiten und Schlussvorschriften

Bezüglich des innergemeinschaftlichen Handels wird gefordert, dass jedes **Verbringen von Tieren** und Waren von einem **Zertifikat begleite**t werden muss, in dem Herkunft, Bestimmungsort und gemeinschaftsrechtlich geforderte Gesundheitsgarantien bescheinigt werden. Dieses Zertifikat hat der beamtete Tierarzt am Herkunftsort auszufüllen, er übernimmt damit die entscheidende Verantwortung für den Handel mit gesunden Tieren bzw. hygienisch einwandfreien Waren. Sie müssen natürlich von allen Mitgliedsstaaten anerkannt werden. Kontrollen sind im Verdachtsfall während des Transports und stichprobenweise am Bestimmungsort durchzuführen.

Damit dieses Verfahren praktikabel durchführbar wird, ist die zuständige Behörde des Bestimmungsortes über die Abfertigung zu informieren. Dies geschieht durch ein EDV-Meldesystem, das TRACES (**Tra**de **C**ontrol and **E**xpert **S**ystem) heißt, auf das die zuständigen Behörden und die Grenzkontrollstellen Zugriff haben. TRACES ist damit ein Projekt der EU-Kommission, mit dem Transporte von Tieren sowie Produkten tierischer Herkunft innerhalb der EU sowie auch von Drittländern dokumentiert werden. Es ist seit dem 1. Januar 2005 für alle Mitgliedsstaaten verpflichtend.

Jedes Tier muss von einem **Gesundheitszeugnis** begleitet werden, aus dem die seuchenfreie Herkunft der Tiere bzw. die seuchenunbedenkliche Beschaffenheit der Ware hervorgeht. Diese amtstierärztlichen Bescheinigungen sind nach einem bestimmten Muster auszustellen, die in den entsprechenden Anlagen der Binnenmarkttierseuchen-Schutzverordnung enthalten sind. Darin muss natürlich die Herkunft des Tieres, Art des Transportes, Absender sowie der Empfänger hervorgehen. Ferner wird bescheinigt, dass am Tage des Transportes keine ansteckende Krankheit vorlag, dass z. B. im Falle von Rindern das Tier aus einem amtlich anerkannten Tuberkulose-, Brucellose- und Rinderleukose-freien Bestand stammt. Weiterhin ist festgelegt, dass Klauentiere und Einhufer in einen anderen Mitgliedsstaat nur unmittelbar aus einem der Zucht oder der Nutzung dieser Tiere dienenden Betrieb oder von Märkten oder Sammelstellen verbracht werden dürfen, die von der zuständigen Behörde zugelassen worden sind.

Die Zulassungsvoraussetzungen sind eine amtstierärztliche Überwachung, zeitlich getrennte Märkte für Zucht- und Schlachtrinder, ferner müssen die aufgetriebenen Tiere bestimmten Gesundheitsanforderungen genügen. Die Einfuhr aus Drittländern kann nur dann erfolgen, wenn das einführende Drittland auf einer sogenannten **Drittlandliste** steht. Der Eintrag in diese Liste bestätigt im Wesentlichen, dass das Land über ein leistungsfähiges Veterinärwesen verfügt, das dem der EU-Mitgliedsstaaten vergleichbar ist und daher die Bedingungen bezüglich der Einfuhr denen eines EU-Mitgliedsstaates gleichgesetzt werden können. Diese Listen haben einen absoluten Charakter. Befindet sich ein Drittland nicht auf einer solchen Liste, ist eine Einfuhr ausgeschlossen. Einfuhruntersuchungen können an den Außengrenzen der Gemeinschaft erfolgen, im Verdachtsfall aber auch während des gesamten Transports.

Wichtig ist, dass die **Einfuhr nur über Zollstellen mit zugeordneten Grenzkontrollstellen** erfolgen darf, die durch das Ministerium amtlich bekannt gemacht werden. Die Einfuhruntersuchung besteht aus einer Dokumentenkontrolle und einer Nämlichkeitsprüfung sowie einer physischen Untersuchung. Die Ankunft der Tiere und Waren ist vorher anzuzeigen. Im Falle einer Beanstandung muss die Behörde geeignete Maßnahmen anordnen, um Seuchenzüge zu vermeiden. Dies geschieht in erster Linie durch Zurücksendung der Waren oder Tiere. Denkbar ist, dass nach der Einfuhr die Tiere oder Waren keinerlei weiteren Restriktionen unterliegen und frei gehandelt werden dürfen. In verschiedenen Fällen ist jedoch nach der Einfuhr oder Verbringung eine volle Freizügigkeit der Tiere nicht gegeben. In diesem Fall besteht die Verpflichtung, sie bestimmten Einrichtungen oder Schlachtbetrieben zuzuführen, um ein Restrisiko einer Einschleppung durch bestimmte Lagerung, Quarantäne oder alsbaldige Schlachtung zu vermeiden.

Ein Mitgliedsstaat ist natürlich jederzeit berechtigt, das Verbringen oder die Einfuhr von Tieren oder Waren aufgrund einer besonderen aktuellen Seuchenlage zu verbieten. Die Kommission der EU trifft Entscheidungen über ein Verbringungs- und Einfuhrverbot, die dann vom Bundesministerium amtlich bekannt gemacht werden. Beispiele für solche Restriktionen sind u. a. die Folgen von Seuchenausbrüchen wie der MKS-Ausbruch in Großbritannien, Schweinepestausbrüche in Deutschland oder anderen Mitgliedstaaten. Sie haben allesamt zur Folge, dass der Handel mit Tieren oder Tierprodukten, die für diese Seuche empfänglich sind, für eine definierte Zeitdauer ausgesetzt wird.

29.4.3 Tierkörperbeseitigung (TKB)

Einen ganz wesentlichen Beitrag zur Vermeidung von Tierseuchen leistet die Pflicht zur **Tierkörperbeseitigung**. Kadaver von Tieren müssen beseitigt werden, der Tierbesitzer ist entweder zur Beseitigung oder zur Meldung eines Kadavers verpflichtet, damit die Beseitigung erfolgen kann.

Der Beseitigungspflichtige ist in Deutschland in der Regel die Gemeinde. Sie kann, und das ist die Regel, die Beseitigung an Subunternehmer delegieren.

Die Kosten tragen zu einem Drittel das Land, zu einem Drittel die Gemeinde und zu einem Drittel nach derzeitiger Rechtslage die **Tierseuchenkasse**. Der Anteil der Tierseuchenkasse wird in zunehmendem Maße und nach Bundesland zu einem unterschiedlich hohen Anteil an den Tierbesitzer weitergegeben.

Die Tierkörperbeseitigung basiert auf dem Grundsatz, dass Tierkörper, Teile von diesen und Erzeugnisse von Tieren so zu beseitigen sind, dass

- die **Gesundheit** von Mensch und Tier nicht durch Erreger übertragbarer Krankheiten oder toxischer Stoffe gefährdet ist,
- Gewässer, Boden und Futtermittel durch Erreger übertragbarer Krankheiten oder toxischer Stoffe **nicht verunreinigt** werden,
- schädliche **Umwelteinwirkungen** im Sinne des Bundes-Emissionsschutzgesetzes nicht herbeigeführt werden,
- die **öffentliche Sicherheit und Ordnung** auch sonst nicht gefährdet oder gestört werden.

Die **Belange des Naturschutzes und der Landschaftspflege** sowie des Städtebaus sind bei der Einrichtung und dem Betrieb von Tierkörperbeseitigungsanlagen zu wahren. Ein zweiter, ganz wesentlicher Punkt ist, dass bei der Beseitigung in TKBs geschaffene Erzeugnisse nicht für den Genuss durch den Menschen gewonnen werden dürfen. Die Rechtsgrundlage der TKB ist auf EU-Ebene die Verordnung (EG) Nr. 1069/2009 vom 21. Oktober 2009, die im März 2011 in Kraft getreten ist und die Verordnung EG 1774/2002 ersetzt. Sie stellt eine Durchführungsverordnung dar und repräsentiert eine Aktualisierung des verfügenden Teils der alten VO EG 1774/2002. Umgesetzt worden ist diese Verordnung in nationales Recht durch das Tierische-Nebenprodukte-Beseitigungsgesetz vom 25.1.2004. Details zum Betrieb, zur Zulassung von Tierkörperbeseitigungsanlagen und Ausnahmen von der Tierkörperbeseitigungspflicht finden sich in der Tierische-Nebenprodukte-Beseitigungsverordnung vom 27.7.2006.

In der Rahmenverordnung 1069/2009 wird tatsächlich nicht mehr die bloße Tierkörperbeseitigung behandelt, sondern die Beseitigung von tierischen Nebenprodukten. Sie werden nach ihrem seuchenhygienischen, jedoch nicht ausschließlich nach ihrem zoonotischen Gefährdungspotenzial in 3 Kategorien eingeteilt. Die tierischen Nebenprodukte im Sinne des Gesetzes bzw. der EU-Verordnung sind ganze Tierkörper, Tierkörperteile oder Erzeugnisse tierischen Ursprungs gemäß den Artikeln 4, 5 und 6 der EU-Verordnung 1774/2002, die nicht für den menschlichen Verzehr bestimmt sind. Dazu gehören auch Eizellen, Embryonen und Samen.

Es besteht in Deutschland eine Beseitigungspflicht für tierische Nebenprodukte der **Kategorie I und II**, wobei bei letzterer Milch, Kolostrum, Gülle und Magen-Darm-Inhalt ausgenommen sind. Die Beseitigung im Sinne des Gesetzes schließt die Abholung, Sammlung, Beförderung, Verarbeitung und die eigentliche Beseitigung ein.

Zu **Kategorie I** gehören entsprechend Artikel 4 der EU-Verordnung alle Körperteile einschließlich Häute von TSE-verdächtigen Tieren, im Sinne der Verordnung 999/2001, oder Tiere, bei denen das Vorliegen einer transmissiblen spongiformen Enzephalopathie (TSE) amtlich bestätigt wurde. Ferner gehören dazu Tiere, die im Rahmen der TSE-Tilgung getötet wurden. Es gehören dazu andere Tiere als Nutz- und Wildtiere, insbesondere Heim-, Zoo- und Zirkustiere, Versuchstiere und Wildtiere, bei Vorliegen des Verdachts, dass sie mit einer auf Mensch oder Tier übertragbaren Krankheit infiziert sind. Spezifiziertes Risikomaterial von Rindern und Schafen, gegebenenfalls ganze Tierkörper gemäß der Verordnung EG 999/2001, sind ebenfalls Kategorie-I-Material. Ferner gehören noch Küchen- und Speiseabfälle aus dem grenzüberschreitenden Verkehr dazu. Das bezüglich TSE spezifizierte Risikomaterial ist in der Verordnung 999/2001 definiert. Das Risikomaterial ist abhängig von der BSE-Statusklasse eines Landes. Hier wird die EU-Einteilung übernommen in:

1. Länder mit minimalem Risiko (dazu gehören Australien, Neuseeland, Singapur, Argentinien und Uruguay),
2. Länder mit kontrolliertem Risiko (dazu gehören alle EU-Länder, die Schweiz, USA, Kanada, Chile, Taiwan und Brasilien),
3. Länder mit unbekanntem Risiko (dazu gehören alle anderen Länder).

Konsequenterweise gibt es bei Rindern aus den der Statusklasse I zugehörigen Ländern kein Risikomaterial. Zum Risikomaterial der Statusklasse-II-Länder gehören zurzeit der Schädel ohne Unterkiefer einschließlich Gehirn und Augen, das Rückenmark und Tonsillen von über 12 Monate alten Wiederkäuern sowie die Wirbelsäule ohne bestimmte Fortsätze von über 30 Monate alten Rindern, der Darm und das Mesenterium von Rindern sowie Ileum und Milz von kleinen Wiederkäuern.

Zur ebenfalls beseitigungspflichtigen **Kategorie II** gehören im Wesentlichen andere als die in Artikel 4 aufgeführten Tiere und Teile von Tieren, die auf andere Weise als durch Schlachtung gestorben sind, einschließlich Tiere, die zur Tilgung einer Tierseuche getötet wurden. Das sind also im Wesentlichen alle Tiere, die nicht geschlachtet wurden, keine Heimtiere, Zootiere, Zirkustiere sind, nicht TSE-verdächtig sind und nicht im Rahmen eines TSE-Tilgungsplanes getötet wurden.

Zur **Kategorie III** gehören Nebenprodukte, die grundsätzlich nach Gemeinschaftsrecht genusstauglich wären, jedoch aus kommerziellen Gründen nicht für den menschlichen Verzehr bestimmt sind. Darunter fallen als genussuntauglich eingestufte Schlachtkörperteile, die jedoch keine Anzeichen einer auf Mensch oder Tier übertragbaren Krankheit zeigen. Ferner gehören dazu Häute, Hufe, Hörner, Schweineborsten und Federn von Tieren, die nach einer Schlachttieruntersuchung, aufgrund der sie nach dem Gemeinschaftsrecht für die Schlachtung zum menschlichen Verzehr als tauglich eingestuft wurden, in einem Schlachthof getötet wurden. Ebenso sind das Blut von anderen Tieren als Wiederkäuern, die nach einer Schlachttieruntersuchung, aufgrund der sie nach dem Gemeinschaftsrecht für die Schlachtung zum menschlichen Verzehr geeignet sind, in einem Schlachthof geschlachtet werden, wie auch Nebenprodukte von Tieren, die bei der Gewinnung von für den menschlichen Verzehr bestimmten Erzeugnissen angefallen sind, einschließlich entfettete Knochen und Sehnen, dazu gehörig. Ferner fallen in diese Kategorie ehemalige Lebensmittel tierischen Ursprungs, die aus kommerziellen Gründen, aufgrund von Herstellungsmängeln oder Verpackungsproblemen oder sonstigen Mängeln nicht mehr für den Verzehr durch den Menschen bestimmt sind, sofern sie weder für den Menschen noch für Tiere ein Gesundheitsrisiko darstellen. Rohmilch von Tieren, die keine Anzeichen einer über diese Erzeugnisse übertragbaren Krankheit zeigen, sowie Küchen- und Speiseabfälle aus dem nationalen Verkehr gehören ebenfalls in die Kategorie III.

Für Material der Kategorie I und II gilt, dass es gemäß den Bedingungen der Richtlinie 76/2000 verbrannt oder für mindestens 20 Minuten auf mindestens 133 °C bei 3 bar erhitzt werden muss. Es ist möglich, dass Biogas- und Kompostieranlagen für die Verwertung von Material der Kategorien II und III zugelassen werden. Bei Verwendung von Material der Kategorie II ist jedoch zu beachten, dass eine vorherige Erhitzung auf 133 °C, 20 min bei 3 bar gewährleistet ist, bei Material der Kategorie III ist eine sogenannte Hygienisierung, eine Erhitzung für 60 Minuten auf 70 °C vorgeschrieben.

Es gibt eine Reihe von **Ausnahmen von der Beseitigungspflicht**. Tierkörper und deren Teile können präpariert werden, aber ausdrücklich nur in zugelassenen Anlagen. Material der Kategorie II kann an Zoo- und Zirkustiere, Reptilien und Raubvögel, Pelztiere, Wildtiere, Hundemeuten und Maden (Fischköder) verfüttert werden, vorausgesetzt, dass das Tier nicht an einer übertragbaren Krankheit verendet ist oder deshalb getötet wurde. Kategorie-III-Material kann auch zu Futtermitteln für Heimtiere verarbeitet werden. Die EU-Verordnung 1069/2009 bietet auch die Möglichkeit, dass Kategorie-III-Material an Nutztiere verfüttert wird, soweit gewährleistet ist, dass es an andere Tierarten verfüttert wird als die, aus denen es gewonnen wurde. Damit soll die Vermeidung eines Kannibalismus gewährleistet sein. Die Verfütterung von Tiermehlen an Nutztiere ist aber in Europa durch das generelle Verfütterungsverbot (Verordnung zur Durchführung des gemeinschaftlichen Verfütterungsverbotsrechts [EG-Verfütterungsverbotsdurchführungsverordnung – EGVerfVerbDV]) vom 31.08.2005 ausgeschlossen. Ferner bestehen Ausnahmen von der Beseitigungspflicht für Krematorien für Heimtiere. Darüber hinaus ist das Verbrennen und Vergraben auch von Material der Kategorie I unter bestimmten Bedingungen möglich, allerdings nicht bei Nebenprodukten von Tieren, bei denen eine TSE amtlich festgestellt ist. In der Tierische-Nebenprodukte-Beseitigungs-Verordnung wird darüber hinaus die Ausnahme zugelassen, einzelne Heimtiere, wie Hunde und Katzen, entweder auf dem eigenen oder einem von der Gemeinde zugewiesenen Grund zu vergraben. Die Kadaver müssen wenigstens 50 cm tief und außerhalb von Wasserschutzgebieten vergraben werden.

Grundsätzlich hat der Besitzer eine **Meldepflicht**. Er hat dem Beseitigungspflichtigen – also der Gemeinde – zu melden, dass ein Kadaver vorliegt. Ausnahmen gelten für Betriebe, aus denen regelmäßig Kadaver abgeholt werden, bei der Tötung von Tieren auf behördliche Anordnung oder der Verfütterung der Kadaver an Zootiere bzw. der Verbringung der Tierkörper zu diagnostischen Zwecken an Untersuchungseinrichtungen oder bei Heimtieren, bei denen das Vergraben zugelassen ist.

Wichtig ist, dass der Besitzer grundsätzlich das Material dem **Beseitigungspflichtigen** zu überlassen hat. Im Gegenzug hat der Beseitigungspflichtige das Material abzuholen. Ausnahmen hiervon gibt es für Heimtiere, aber nicht für Hund und Katze. Sofern eine Beseitigung vorgeschrieben ist und eine Abholungspflicht nicht besteht, z. B. für kleine Heimtiere, hat der Besitzer die Kadaver abzuliefern. Bis zur Abholung oder Ablieferung muss das Material getrennt von anderen Materialien, anderem Abfall sowie geschützt vor Witterungseinflüssen so aufbewahrt werden, dass Menschen nicht unbefugt und Tiere gar nicht mit diesem Material in Berührung kommen können. Dies impliziert, dass Tierkörper nicht geöffnet werden dürfen. Ausnahmen bestehen nur für den beamteten Tierarzt zur Seuchenfeststellung. Dies bedeutet, dass Sektionen in einem Bestand durch einen Tierarzt verboten sind. In konsequenter Auslegung der Verordnung ist sogar die Entnahme von Organen aus einem Tierkörper zu diagnostischen Zwecken verboten. Hier besteht sicher dringender Handlungsbedarf zur Lockerung dieser Vorgaben, um im Sinne einer besseren Einschätzung der Tiergesundheit in Nutztierbeständen Sektionen unter bestimmten Bedingungen zu gestatten. Es besteht ein Desinfektionszwang nach Abholung.

An eine **Tierkörperbeseitigungsanstalt** werden im Wesentlichen folgende Anforderungen gestellt: Die Tierkörperbeseitigungsanstalt muss eingefriedet sein und ein Durchfahrbecken für die Desinfektion der Reifen besitzen. Ferner müssen Einrichtungen zur Desinfektion der Schuhe vorhanden sein, es müssen befestigte Verkehrswege vorliegen, es muss ein Fahrzeugwaschplatz vorhanden sein. Jedes Fahrzeug, das in die Tierkörperbeseitigungsanstalt einfährt, muss vor dem Verlassen desinfiziert werden. Die Anlage ist in eine reine und unreine Seite aufgeteilt: Auf der unreinen Seite befinden sich Rohmaterialraum, Tierarztraum und Häuteraum, auf der reinen Seite – die letztlich durch den Autoklaven abgetrennt ist – sind Räume mit Einrichtungen zur Behandlung des Rohmaterials, Lagerräume der gewonnenen Fette und Tiermehle.

29.4.4 Die chemische Desinfektion

Die **chemische Desinfektion** ist ein zentrales Element der Tierseuchenbekämpfung.

Jeder Ausbruch einer anzeigepflichtigen Tierseuche wird durch eine amtlich vorgeschriebene Schlussdesinfektion abgeschlossen. Die Auswahl wirkungsvoller Verfahren und wirkungsvoller Mittel ist aufgrund des breiten Angebotes außerordentlich schwierig, sodass es einer eindeutigen Arbeitsanweisung für den beamteten Tierarzt bedarf. Das Tiergesundheitsgesetz ermächtigt die Bundesregierung im § 7, durch Rechtsverordnung Mittel und Verfahren zu bestimmen, die bei tierseuchenrechtlich vorgeschriebenen Desinfektionen und Entwesungen verwendet werden dürfen. Nun hat die Bundesregierung diesbezüglich keine Verordnung erlassen, sondern die Verfahren und Mittel bei den staatlich vorgeschriebenen Mitteln in einer Richtlinie zusammengestellt. Es ist dies die **Richtlinie des Bundesministeriums für Landwirtschaft, Ernährung und Verbraucherschutz über Mittel und Verfahren zur Durchführung der Desinfektion bei anzeigepflichtigen Tierseuchen** in der neuesten Fassung von 2007. Diese Richtlinie gibt dem amtlichen Tierarzt die notwendige Information, um die Desinfektion nach seinen Anweisungen durchführen zu lassen.

Um Desinfektionsmittel als wirksam empfehlen zu können, sind **Prüfungen** erforderlich. Diese Prüfungen werden auf freiwilliger Basis durch den **Ausschuss Desinfektion in der Deutschen Veterinärmedizinischen Gesellschaft** vorgenommen. Die Prüfung erfolgt anhand einer verbindlichen Richtlinie, die regelmäßig aktualisiert wird, an Bakterien, Pilzen, Viren sowie an Parasiten. Nach einer vorgeschriebenen Testung mit Modellerregern werden die Desinfektionsmittel unter Angabe ihrer Grundsubstanz, erforderlichen Konzentration und Einwirkungszeit in einer Liste zusammengestellt. Diese kann kostenlos eingesehen werden und wird in regelmäßigen Abständen im Deutschen Tierärzteblatt veröffentlicht. Diese so geprüften Desinfektionsmittel sind unter besonderen Bedingungen auch im Rahmen der Staatlichen Tierseuchenbekämpfung einsetzbar.

Die **Desinfektionsmittelrichtlinie** des Bundes behandelt die Entwesung und Desinfektion im Tierseuchenfall. In der Richtlinie werden im allgemeinen Teil Definitionen von Reinigung und Desinfektion gegeben. Die Desinfektion als solche wird definiert und insbesondere die Begriffe laufende Desinfektion, vorläufige Desinfektion und Schlussdesinfektion erläutert. Die **Schlussdesinfektion** erfolgt als letzte Maßnahme der Bekämpfung eines jeden Ausbruchs einer anzeigepflichtigen Tierseuche, und sie erfolgt nach Entfernung aller seuchenkranken und verdächtigen Tiere. Die **vorläufige Desinfektion** umfasst Desinfektionsmaßnahmen, die vor der Schlussdesinfektion und sogar vor einer Reinigung durchzuführen sind. Die Notwendigkeit einer vorläufigen Desinfektion ist dann gegeben, wenn es sich um hochkontagiöse Tierseuchen oder auf den Menschen übertragbare Tierseuchen handelt. Eine **laufende Desinfektion** umfasst die bei einem Ausbruch einer hochkontagiösen, leicht verschleppbaren Seuche kontinuierlich durchzuführenden Desinfektionsmaßnahmen. Sie schließt ständige Desinfektionseinrichtungen in Stallein- und -ausgängen sowie Durchfahrbecken, Desinfektionswannen und Desinfektionsmatten ein.

In der Desinfektionsrichtlinie wird auch die **Entwesung** behandelt und spezifiziert, und, ähnlich wie bei der Desinfektion, ist auch hier die Verwendung von Mitteln vorgeschrieben, die in einer vom Bundesinstitut für Risikobewertung veröffentlichten Liste zusammengefasst sind. Grundsätzlich hat die Entwesung vor jeder Reinigung und jeder Desinfektion zu erfolgen, um sicherzustellen, dass die infizierten oder kontaminierten Nagetiere und Insekten nicht durch die Reinigungsmaßnahmen vertrieben werden.

Bei der chemischen Desinfektion von Tierhaltungen ist sicherzustellen, dass einerseits eine **ausreichende Menge an Desinfektionsmittel** verwendet wird, vorgeschrieben sind 400 ml Desinfektionsmittellösung pro m^2, und eine ausreichende Einwirkzeit, die in der Desinfektionsrichtlinie für die einzelnen Tierseuchen und Substanzen spezifiziert ist, eingehalten wird.

Im speziellen Teil der Desinfektionsrichtlinie wird die Desinfektion für jede einzelne anzeigepflichtige Tierseuche erläutert. Hier finden sich Angaben über die Notwendigkeit der Durchführung einer vorläufigen oder auch laufenden Desinfektion und spezifische Angaben, welche Grundsubstanzen unter welchen Anwendungsbedingungen eingesetzt werden können. Befindet sich in dieser Aufstellung der Hinweis, dass auch Handelspräparate zum Einsatz kommen können, so ist es erlaubt, DVG-gelistete Desinfektionsmittel unter bestimmten Bedingungen, z. B. bei Viruzidie (unbehüllte Viren), unter Verdopplung der dort gelisteten Konzentrationen einzusetzen. Ebenso ist zu beachten, dass einige Desinfektionsmittelsubstanzen wie Aldehyde oder organische Säuren temperaturempfindlich sind und bei Temperaturen unter 10 °C nicht wirksam sind. Hier ist eine Korrektur der Konzentration bei niedrigen Temperaturen durchzuführen.

Die Desinfektion von Jauche, Flüssigmist und Schmutzwasser geschieht in aller Regel durch chemische Desinfektion, z. B. durch Einleitung von Natronlauge oder Peressigsäure.

Die Desinfektion von Festmist, Streu und Futterresten geschieht in aller Regel durch eine Düngerpackung, in der diese Festmaterialien mit Branntkalk versetzt und durch Wasser abgelöscht werden. Bei dieser Reaktion entsteht aus dem Branntkalk (CaO) Löschkalk ($Ca(OH)_2$). Dabei wird Wärme frei. Durch den hohen pH-Wert der Lauge und die hohe Temperatur kommt es zu einer Inaktivierung der Erreger. In aller Regel werden 100 kg Branntkalk auf 1 m^3 Mist verteilt und die Düngerpackung mindestens 5 Wochen unter Folienabdeckung gelagert. Danach kann diese Düngerpackung auf unbestellten Acker aufgebracht und untergepflügt werden. Ist ein Unterpflügen nicht möglich, muss die Düngerpackung mindestens 10 Wochen gelagert werden. Alternativ kann auch auf eine chemische Desinfektion gänzlich verzichtet werden, wenn die Gülle und Jauche über 2 oder 3 Monate gelagert werden kann.

29.4.5 Tierseuchenkassen

Die **Tierseuchenkassen** sind ein wichtiger Bestandteil der staatlichen Tierseuchenbekämpfung, die die Motivation der Tierbesitzer zur Mitarbeit bei der Tierseuchenbekämpfung fördert und die Kosten einer effektiven Tierseuchenbekämpfung auf verschiedene Schultern verteilt. Der Tierbesitzer wird damit vor unzumutbaren wirtschaftlichen Verlusten geschützt.

Die Tierseuchenkasse ist ein Instrument der staatlichen Tierseuchenbekämpfung, sie ist keine private Tierversicherung.

Sie erstattet Leistungen nur bei Tierverlusten durch Seuchen oder seuchenartige Erkrankungen und Bekämpfungsmaßnahmen. Sie kann darüber hinaus Maßnahmen fördern, die der Erkennung von Krankheiten und Infektionen sowie zu deren Bekämpfung und Vorbeugung dienen.

Um diese Aufgaben zu bewältigen, werden von Tierbesitzern (Viehhaltern) Beiträge erhoben.

Die Beiträge werden nach Tierart gesondert erhoben. In aller Regel wird die Tierzahl an einem Stichtag, z. B. der 1. Januar, für die Meldung zugrunde gelegt. Die Höhe des Beitrags und die Tierarten, für die Beiträge zu erheben sind, werden durch die Tierseuchenkasse festgelegt.

Die Organisationsform der Tierseuchenkassen in Deutschland ist in allen Bundesländern ähnlich. In aller Regel stellen sie Anstalten öffentlichen Rechts dar. Dies gilt für die Länder Baden-Württemberg, Bayern, Hessen, Mecklenburg-Vorpommern, Niedersachsen, das Saarland, Sachsen, Sachsen-Anhalt und Thüringen. In einigen Bundesländern (Berlin, Brandenburg, Hamburg, Nordrhein-Westfalen und Schleswig-Holstein) sind sie ein nicht rechtsfähiges Sondervermögen des Landes und Teil des Landwirtschaftsministeriums. In Nordrhein-Westfalen ist die Verwaltung des Sondervermögens Tierseuchenkasse ab 1. Januar 2007 der Landwirtschaftskammer übertragen worden. In Schleswig-Holstein heißt die Tierseuchenkasse „Tierseuchenfonds“. Bremen unterhält keine eigene Tierseuchenkasse. Es hat sich per Staatsvertrag der Tierseuchenkasse Niedersachsen angeschlossen.

Die Tierseuchenkasse als Anstalt des öffentlichen Rechts hat verschiedene Organe. Der Verwaltungsrat (in einigen Ländern Landesausschuss genannt), der mehrheitlich aus Landwirten besteht, regelt die Angelegenheit der Anstalt nach Satzung. Er erstellt einen Haushaltsplan, er setzt die Beiträge fest, er setzt eine Leistungssatzung fest, und er überwacht und entlastet die Geschäftsführung.

Der Vorstand besteht aus gewählten Mitgliedern des Verwaltungsrates, aus Mitgliedern, die der Fachminister entsendet und dem Geschäftsführer. Der Vorstand vertritt die Tierseuchenkasse nach außen. Der Geschäftsführer führt die laufenden Verwaltungsaufgaben. Er ist auf Zeit eingesetzt und hat die Qualifikation eines leitenden Veterinärbeamten mit Befähigung zum höheren Veterinärdienst.

Bei Tierseuchenkassen als nicht rechtsfähiges Sondervermögen ist die Organisation anders. Hier bestimmt der Minister die Beiträge und führt die laufenden Verwaltungsaufgaben aus. Statt eines Verwaltungsrates gibt es einen Beirat, der aber im Wesentlichen ähnlich besetzt ist und vergleichbare Aufgaben besitzt.

Die Aufgaben der Tierseuchenkassen ergeben sich aus dem Tiergesundheitsgesetz (§ 16–22):

1. Festsetzung und Auszahlung der staatlichen Entschädigung
2. Übernahme von 50 % der Kosten der Entschädigung
3. Unterstützung einer planmäßigen Seuchenbekämpfung
4. Unterstützung von Vorsorgemaßnahmen zur Gesunderhaltung
5. Beihilfen bei seuchenartigen Infektionskrankheiten (freiwillig)
6. Festsetzung und Einhebung der Beiträge
7. Ausgleichen der Defizite der Tierkörperbeseitigung

Grundsätzlich werden **Entschädigungen** und **Beihilfen** unterschieden. **Entschädigungen** sind gesetzliche Leistungen nach dem Tiergesundheitsgesetz, die für an anzeigepflichtigen Seuchen (§§ 15 ff TierGesG) verendete Tiere, für auf Anordnung getötete Tiere und für nach einer angeordneten Maßnahme zu Verlust gegangene Tiere gezahlt wird. **Beihilfen** dagegen sind freiwillige Leistungen der Tierseuchenkasse für Verluste durch Seuchen oder seuchenartige

Infektionskrankheiten. Die Voraussetzungen für die Zahlung von Beihilfen werden vom Verwaltungsrat in der Leistungssatzung genau festgelegt.

Die Entschädigung von Tierverlusten ist in § 15 des Tiergesundheitsgesetzes eindeutig geregelt.

Eine **Entschädigung wird gewährleistet**:

- für Tiere, die auf behördliche Anordnung getötet wurden oder nach der Anordnung der Tötung verendet sind
- für Tiere, bei denen nach dem Tod eine anzeigepflichtige Seuche festgestellt wurde, sofern die Tiere unter den gegebenen Bedingungen auch auf behördliche Anordnung hätten getötet werden müssen (nur 50 %; vergl. Regelungen in § 16[3])
- für Tiere, bei denen Milzbrand, Rauschbrand oder Tollwut sowie für Rinder, bei denen Aujeszky-Krankheit nach dem Tod festgestellt wurde
- für Tiere, bei denen anzunehmen ist, dass sie aufgrund einer vorgeschriebenen oder behördlich angeordneten Impfung, Behandlung oder Maßnahme oder im Zusammenhang mit deren Durchführung getötet werden mussten oder verendet sind
- für Rinder, Schweine und Schafe, die auf Viehhöfen, Schlachthöfen oder sonstigen Schlachtstätten bei der amtstierärztlichen Untersuchung oder bei der Schlachttieruntersuchung als nicht seuchenkrank oder nicht seuchenverdächtig befunden wurden, aber trotzdem nach der Schlachtung auf Grund einer tierseuchenrechtlichen Vorschrift oder einer auf eine solche Vorschrift gestützten behördlichen Anordnung gemaßregelt worden sind (nur 80 %; vergl. Regelungen in § 16[3]2).

Die Reduktion des Entschädigungsbetrages bei Seuchenfeststellung auf dem Schlachthof soll die Tierbesitzer motivieren, seuchenkranke oder verdächtige Tiere nicht auf den Schlachthof aufzutreiben.

Entschädigt wird der sogenannte gemeine Wert, d. h. der Verkaufs- bzw. Verkehrswert des Tieres zum Zeitpunkt der Tötung. Dieser hat alle wertsteigernden Eigenschaften des Tieres (Genetik, Leistungen), aber auch alle wertmindernden Eigenschaften des Tieres (Alter, Leistung) zu berücksichtigen. Ausdrücklich nicht berücksichtigt werden darf eine Wertminderung durch die vorliegende Seuche. Ebenso kann ein Liebhaber- oder persönlicher Wert nicht einfließen.

Der gemeine Wert ist gedeckelt, das Tiergesundheitsgesetz schreibt Höchstsätze vor.

Der Entschädigungsbetrag wird zu 100 % vom Land getragen, wenn Tiere betroffen sind, für die keine Beiträge erhoben werden. Sie stammen dagegegen zu 50 % vom Land und zu 50 % von der Tierseuchenkasse, wenn es Tiere betrifft, für die Beiträge erhoben werden. Ausbezahlt wird der gesamte Betrag durch die Tierseuchenkasse, die sich nachträglich den Anteil vom Land erstatten lässt.

Der gemeine Wert wird vom beamteten Tierarzt geschätzt. Sollte der Tierbesitzer nicht einverstanden sein, werden Schätzer eingesetzt, die durch verschiedene Behörden, z. B. Landwirtschaftskammern, eingesetzt werden können.

Die Entschädigung wird an den Tierhalter bzw. an die Person bezahlt, in deren Gewahrsam sich die Tiere zum Zeitpunkt des Todes befanden.

Nicht entschädigt werden:

- Tiere, die dem Bund oder einem Land gehören
- Tiere, die verbotswidrig eingeführt oder verbracht worden sind
- Schlachtvieh
- Wild oder gefangen gehaltene Wildtiere
- Tiere, die zu Versuchszwecken gehalten werden
- Haustiere, die nicht Vieh oder Bienen sind

Die Entschädigung kann zudem versagt werden, wenn der Tierhalter ein schuldhaftes oder fehlerhaftes Verhalten gezeigt hat. Dies betrifft insbesondere die verspätete Anzeige von Tierseuchen oder die Missachtung der Sperre eines Bestandes.

Eine Entschädigung kann ferner versagt werden, wenn die Meldung an die Tierseuchenkasse nicht erfolgte oder falsche Tierzahlen gemeldet wurden.

29.5 Spezielle Schutzmaßnahmen

Dienten die allgemeinen Maßnahmen vornehmlich dazu, den Ausbruch einer Tierseuche überhaupt zu verhindern, zielen die speziellen Maßnahmen der Tierseuchenbekämpfung darauf ab, einen **Ausbruch einer anzeigepflichtigen Tierseuche zu tilgen**.

Dazu sieht das Tiergesundheitsgesetz eine Reihe von Maßnahmen vor, die im Seuchenfalle angewendet werden können.

29.5.1 Anzeigepflicht nach dem Tiergesundheitsgesetz

Die wesentliche Voraussetzung für die staatliche Bekämpfung einer Tierseuche ist grundsätzlich der Status der **Anzeigepflicht**, d. h., es werden Tierseuchen definiert, die mit staatlichen Methoden bekämpft werden. Eine wirksame Bekämpfung kann erst dann geschehen, wenn der Ausbruch einer Tierseuche den Behörden tatsächlich auch zur Kenntnis gelangt. Daher ist für eine Reihe von Tierseuchen eine Anzeigepflicht erhoben worden. Bestimmten Personenkreisen, im Wesentlichen Tierbesitzern und Personen mit Fachkenntnis, wird auferlegt, den Verdacht des Ausbruchs bestimmter Tierseuchen der zuständigen Behörde anzuzeigen.

Diese sogenannten **anzeigepflichtigen Tierseuchen** sind in der **Verordnung über anzeigepflichtige Tierseuchen** zusammengestellt. Selbstverständlich ist es nur sinnvoll, Tierseuchen in die Anzeigepflicht zu erheben und damit staatlich zu bekämpfen, wenn sie eine volkswirtschaftliche Bedeutung haben. Die Anzeigepflicht ist weiterhin zu rechtfertigen, wenn die Tierseuche gemeingefährlich ist, d. h., dass aufgrund einer hohen Kontagiosität die Seuche durch den Tierbesitzer allein nicht zu bekämpfen ist bzw. er ein Übertreten dieser Seuche auf seinen Tierbestand allein nicht verhindern kann. Ein weiteres Kriterium ist die mögliche Gefährdung der menschlichen Gesundheit, wie es bei Zoonosen gegeben ist. Schließlich gibt es eine Reihe von anzeigepflichtigen Tierseuchen, die nur aufgrund internationaler Verpflichtungen anzeigepflichtig sind und keine unmittelbare Gefahr für den Tierbestand in Deutschland darstellen.

Neben diesen Forderungen muss aber eine Reihe von anderen technischen Voraussetzungen gegeben sein, damit eine staatliche Bekämpfung überhaupt erfolgreich sein kann. Dazu gehört eine **genaue Kenntnis der Tierseuche**, insbesondere ihrer Epidemiologie. Es muss bekannt sein, wie weit der Erreger in der Tierpopulation verbreitet ist und wie er verbreitet wird. Die Widerstandsfähigkeit des Erregers in der Umwelt muss bekannt sein sowie etwaige Erregerreservoire. Ferner müssen Techniken verfügbar sein, mit denen die Seuche auch bekämpfbar ist, d. h., die Diagnostik muss verlässlich sein und die Seuche tatsächlich mit den verfügbaren Maßnahmen, die im Folgenden aufgeführt werden, auch bekämpfbar sein. Schließlich muss ein angemessenes Verhältnis zwischen der Wirtschaftlichkeit der Bekämpfung und dem Schaden, den die Tierseuche anrichtet, bestehen.

Die Zahl der anzeigepflichtigen Tierseuchen ändert sich je nach der Seuchenlage in Deutschland oder der EU. Derzeit (Stand September 2015) sind 56 Tierseuchen in Deutschland anzeigepflichtig. Eine Zusammenstellung der anzeigepflichtigen Tierseuchen gibt die **Tab. 29.1** wieder.

Die Anzeigepflicht besagt, dass der **Seuchenausbruch** und der **Seuchenverdacht** anzeigepflichtig sind. Nach Tiergesundheitsgesetz wird ein Seuchenverdacht von einem **Ansteckungsverdacht** unterschieden. Der Seuchenverdacht besteht, wenn bei Tieren eine klinische Erscheinung oder epidemiologische Merkmale nachweisbar sind, die den Ausbruch einer solchen Tierseuche befürchten lassen. Der Ansteckungsverdacht hingegen betrifft klinisch gesunde Tiere, die sich nach Kontakt mit einem kranken Tier mit dem Erreger infiziert haben könnten, aber noch keinerlei Zeichen einer Infektion oder einer Krankheit zeigen. Der Seuchenausbruch bezieht sich auf Tiere, bei denen eine Infektion eindeutig nachgewiesen ist.

Zur Anzeige des Seuchenausbruchs und des Seuchenverdachts verpflichtet sind Tierärzte und andere Personen, die berufliche Kenntnisse und Erfahrungen über Tierkrankheiten besitzen, z. B. Schlachthofpersonal, Tierpfleger, Klauenpfleger, Leiter von tierärztlichen und sonstigen öffentlichen oder privaten Untersuchungsstellen und andere. Zur Anzeige verpflichtet (S. 630) sind aber auch Tierbesitzer oder deren Vertreter. Dies auferlegt dem Tierbesitzer ein minimales Wissen um die Erkennung der Tierseuchen. Für den Tierbesitzer oder dessen Vertreter ist mit der Anzeigepflicht auch gleichzeitig eine Fernhaltepflicht verbunden, d. h., er muss sicherstellen, dass seine (seuchenverdächtigen Tiere) von Tieren anderer Besitzer ferngehalten werden. Personen mit beruflichen Spezialkenntnissen haben diese Fernhaltepflicht nicht, da sie kein Verfügungsrecht über diese Tiere besitzen.

Der Verdacht oder der Ausbruch einer Tierseuche muss bei der zuständigen Behörde oder beim amtlichen Tierarzt angezeigt werden. Bei der zuständigen Behörde handelt es sich in aller Regel um die örtliche oder Kreisverwaltung. Die Anzeige muss unverzüglich erfolgen, d. h. ohne schuldhaftes Verzögern.

Eine Anzeigepflicht besteht grundsätzlich auch für Wildseuchen, wie z. B. bei der Fuchstollwut oder Wildschweinepest.

Nach Anzeige eines Seuchenverdachtes ist die zuständige Behörde verpflichtet, die Notwendigkeit diagnostischer Untersuchung mit dem Ziel der amtlichen Seuchenfeststellung zu prüfen. Die zuständige Behörde kann den amtlichen Tierarzt hinzuziehen und ihn mit der Erstellung eines Gutachtens beauftragen, das diskutieren soll, ob der Verdacht berechtigt ist und ob gegebenenfalls weitere Maßnahmen zur Seuchenfeststellung einzuleiten sind. Werden diagnostische Maßnahmen eingeleitet, so entscheidet der beamtete Tierarzt, welche Proben genommen und untersucht werden. Gleichzeitig leitet er schon epidemiologische Nachforschungen ein, um zu klären, woher der Erreger in diesen Bestand eingeschleppt werden konnte und ob der Erreger möglicherweise schon aus dem Bestand verbracht worden sein könnte.

Bei Gefahr im Verzuge ist der amtliche Tierarzt auch jetzt schon berechtigt, weiterführende Maßnahmen anzuordnen, um eine Verschleppung des Erregers zu verhindern. Diese Anordnungen haben nur vorläufigen Charakter und müssen durch die zuständige Behörde schnellstmöglich bestätigt oder zurückgenommen werden. Diese Anordnungen können aber schon so weit gehen, dass etwa seuchenverdächtige Tiere getötet werden. Im Rahmen der Seuchenfeststellung können alle verfügbaren Methoden und Maßnahmen angeordnet werden, wie z. B. der Erregernachweis, der Antikörpernachweis, eine pathologisch-anatomische oder -histologische Untersuchungen. Diese Untersuchungen sind, soweit sie in Labors durchgeführt werden, grundsätzlich in Veterinäruntersuchungsämtern durchzuführen.

Wenn der amtliche Tierarzt in seinem Gutachten erklärt hat, dass ein Seuchenausbruch oder ein Seuchenverdacht vorliegt, hat die zuständige Behörde die nach dem Tierseuchenrecht definierten erforderlichen Schutzmaßnahmen zu treffen und durchzuführen. Hier gibt es keinerlei Spielraum. Ist der Tierbesitzer mit den diagnostischen Maßnahmen des Amtstierarztes nicht einverstanden, kann er das Gutachten eines anderen Tierarztes seines Vertrauens, auch eines praktizierenden Tierarztes, einholen. Die Anordnung und Ausführungen der Schutzmaßnahmen durch die zuständige Behörde werden dadurch zwar nicht aufgehoben, aber es können bei zu Unrecht eingeleiteten Maßnahmen Schadensersatzansprüche geltend gemacht werden. In Einzelfällen können auch Obergutachter von der zuständigen Behörde eingesetzt werden, die die Sachverhalte untersuchen.

29.5.2 Meldepflicht nach dem Infektionsschutzgesetz

Nach dem **Infektionsschutzgesetz** ist der Tierarzt verpflichtet, im Rahmen seiner beruflichen Tätigkeit auch bestimmte Tierseuchen anzuzeigen oder zu melden, von denen Menschen betroffen sind. Bei diesen Zoonosen ist der

Tierarzt möglicherweise der Erste, der den Kontakt des Menschen mit dem Erreger zur Kenntnis bekommt. Dies betrifft insbesondere die Tollwut, bei der der Tierarzt nach dem Infektionsschutzgesetz explizit verpflichtet ist, einen Kontakt an die zuständige Behörde, in diesem Fall das **Gesundheitsamt**, zu melden.

29.5.3 Meldepflicht nach dem Tiergesundheitsgesetz

Nach dem **Tiergesundheitsgesetz** gibt es noch eine **Meldepflicht** von Tierkrankheiten, die nicht staatlich bekämpft werden. Ihre Erfassung hat lediglich zum Ziel, Kenntnisse über die Häufigkeit und Verbreitung dieser Infektionskrankheiten zu bekommen. Rechtsgrundlage der Meldepflicht ergibt sich aus dem Paragrafen 26(3) des Tiergesundheitsgesetzes, in dem das Bundesministerium ermächtigt wird, durch Rechtsverordnung mit Zustimmung des Bundesrates die meldepflichtigen übertragbaren Krankheiten zu definieren, meldepflichtige Personen zu bestimmen und das Meldeverfahren selbst zu regeln. Dies ist mit der Verordnung über meldepflichtige Tierkrankheiten geschehen. Diese Verordnung legt den Leitern von Veterinäruntersuchungsämtern oder öffentlichen und privaten Untersuchungsstellen sowie Tierärzten in Ausübung ihres Berufes die Meldepflicht auf. Gemeldet werden müssen die Krankheit, die betroffene Tierart, die Anzahl der Bestände und Tiere sowie Name und Anschrift des Tierhalters. Die Meldung muss an die zuständige Behörde, also an das Veterinäramt, oder an den beamteten Tierarzt erfolgen. Zurzeit sind 23 Tierkrankheiten meldepflichtig. Tab. 29.2 fasst die meldepflichtigen Tierkrankheiten zusammen.

29.5.4 Berichtswesen, Meldung von Seuchenausbrüchen

Aus der Anzeigepflicht ergibt sich zwangsläufig die Notwendigkeit eines **Berichtswesens**, um den Ausbruch einer Tierseuche auch in anderen Kommunen national oder den anderen Mitgliedsstaaten zur Kenntnis zu bringen. Dies soll es ihnen ermöglichen, ihre Bestände vor der Einschleppung der Tierseuche zu schützen.

Die innerstaatliche Meldeverpflichtung ist eindeutig in der allgemeinen Verwaltungsvorschrift geregelt, die besagt, dass Einzelfallmeldungen unverzüglich in das **Tierseuchennachrichtensystem** einzustellen sind.

Darüber hinaus bestehen internationale Meldeverpflichtungen, insbesondere im Rahmen der Meldeverpflichtung an die Mitgliedsstaaten sowie an das **Internationale Tierseuchenamt (OIE)**. Für alle Mitgliedsstaaten sind Tierseuchen definiert, deren Ausbruch innerhalb von 24 Stunden an alle Mitgliedsstaaten gemeldet werden müssen, wie BSE, MKS, Rinderpest, Lungenseuche der Rinder, Vesikuläre Schweinekrankheit, KSP, Afrikanische Schweinepest, Teschener Krankheit, Geflügelpest, Stomatitis vesicularis, Pest der kleinen Wiederkäuer, Rifttal-Fieber, lumpy skin disease, Schaf- und Ziegenpocken, Infektiöse hämatopoetische Nekrose der Salmoniden. In der EU werden diese Tierseuchenmeldungen in dem Meldesystem der EU, dem ADNS (**Animal Disease Notification System**), verwaltet. Daneben besteht die Meldepflicht an das internationale Tierseuchenamt (OIE) mit Sitz in Paris. Seine Aufgabe ist es, Informationen über die Tierseuchenlage in aller Welt zu sammeln und zu sichten. Zurzeit sind 172 Staaten dem OIE angeschlossen. Die Mitgliedstaaten sind verpflichtet, Tierseuchen der ehemaligen Liste A dem OIE unverzüglich zu melden. Diese Liste A, die es heute in dieser Form nicht mehr gibt, enthielt praktisch die gleichen Seuchen, die unter den EU-Mitgliedstaaten meldepflichtig sind (Tab. 29.2). Daneben gab es eine Liste B, die eine Vielzahl anderer Tierseuchen enthielt. Seit 2006 sind beide Listen zusammengefasst.

29.5.5 Bekämpfung von Tierseuchen

Die meisten der anzeigepflichtigen Tierseuchen werden bekämpft, indem spezielle Maßnahmen, die in aller Regel für die einzelne Seuche spezifisch in einer **Schutzverordnung** definiert und grundsätzlich im Tiergesundheitsgesetz festgeschrieben sind, durchgeführt werden. Für die allermeisten anzeigepflichtigen Tierseuchen gibt es daher spezifische Schutzverordnungen wie z. B. die **Verordnung zum Schutz vor der Tollwut**. Der Aufbau dieser Schutzverordnungen ist prinzipiell gleich, wobei die Inhalte natürlich von der Natur und den biologischen Eigenschaften des Erregers und seiner Epidemiologie abhängen. Im Folgenden soll die allgemeine Struktur der Schutzverordnungen dargestellt werden.

Schutzverordnungen gliedern sich in Abschnitte, die bei allen Schutzverordnungen die wesentlichen Inhalte strukturiert behandeln.

So sind jeweils im Abschnitt 1 wichtige **Begriffsbestimmungen** gegeben, insbesondere die Definition, wann ein **Seuchenverdacht** als amtlich festgestellt gilt und wann ein **Seuchenausbruch** als amtlich festgestellt gilt. Im Abschnitt 2 werden die tatsächlichen Schutzmaßregeln definiert. Dieser Abschnitt ist noch einmal geteilt in Allgemeine **Schutzmaßregeln** und Besondere Schutzmaßregeln. Die besonderen Schutzmaßnahmen werden wiederum aufgeteilt in Maßnahmen, die schon vor der amtlichen Feststellung greifen, und solche, die nach der amtlichen Feststellung Anwendung finden, sowie Maßnahmen der Desinfektion. Im Abschnitt 3 wird dann definiert, wann die Schutzmaßregeln aufgehoben werden können, Abschnitt 4 enthält Vorschriften über Bußgelder, und Abschnitt 5 schließlich die Schlussvorschriften.

Abschnitt 1 Begriffsbestimmung: Wann gilt der Seuchenverdacht als amtlich festgestellt, wann gilt der Seuchenausbruch als amtlich festgestellt? In aller Regel wird für die Feststellung des Seuchenausbruchs der Erregernachweis in Form eines Virusnachweises, eines Antigennachweises oder in zunehmendem Maße auch in Form eines Genomnachweises gefordert. Bei bestimmten Tierseuchen, insbesondere bei Erregern, die persistierende Infektionen auslösen oder bei solchen, gegen die nicht oder nur mit Marker-Vakzinen geimpft wird, kann auch ein serologischer Nachweis ausreichend sein. Ebenfalls gibt es für einige Tierseuchen die Möglichkeit, dass der Seuchen-

Tab. 29.2 Zusammenstellung der nach Tiergesundheitsgesetz meldepflichtigen Tierkrankheiten.(Verordnung über meldepflichtige Tierkrankheiten, in der Fassung vom 11. Februar 2011 [BGBl. I S. 252]. Letzte eingearbeitete Änderung: Artikel 5 der Verordnung vom 17. April 2014 [BGBl Teil I S. 388,390]).

Nr.	Krankheit	×: Meldepflicht, –: keine Meldepflicht														
		Einhufer	Rinder	Schweine	Schafe	Ziegen	Hunde	Katzen	Hasen, Kaninchen	Puten	Gänse	Enten	Hühner	Tauben	Forellen und forellenartige Fische	Karpfen	andere Tierarten (vgl. Bemerkungen)
1.	Ansteckende Metritis der Pferde (CEM)	×	–	–	–	–	–	–	–	–	–	–	–	–	–	–	
2.	Campylobacteriose (thermophile *Campylobacter*)	–	×	–	×	×	×	×	–	×	×	×	×	×	–	–	
3.	Chlamydiose (*Chlamydophila*-Spezies)[1)]	–	×	–	×	×	–	–	–	×	×	×	×	×	–	–	
4.	Echinokokkose	×	×	×	×	×	×	×	×	–	–	–	–	–	–	–	
5.	Equine Virusarteritisinfektion	×	–	–	–	–	–	–	–	–	–	–	–	–	–	–	
6.	Gumboro-Krankheit	–	–	–	–	–	–	–	–	×	–	–	×	–	–	–	
7.	Infektiöse Laryngotracheitis des Geflügels (ILT)	–	–	–	–	–	–	–	–	×	–	–	×	–	–	–	
8.	Leptospirose	–	–	×	×	–	–	–	–	–	–	–	–	–	–	–	
9.	Listeriose (*Listeria monocytogenes*)	×	×	×	×	×	×	×	×	×	×	×	×	×	×	×	
10.	Maedi	–	–	–	×	×	–	–	–	–	–	–	–	–	–	–	
11.	Marek-Krankheit (akute Form)	–	–	–	–	–	–	–	–	–	–	–	×	–	–	–	
11a.	niedrigpathogene aviäre Influenza der Wildvögel	–	–	–	–	–	–	–	–	–	–	–	–	–	–	×	
12.	Paratuberkulose	–	×	–	×	×	–	–	–	–	–	–	–	–	–	–	
13.	Q-Fieber	–	–	–	×	×	–	–	–	–	–	–	–	–	–	2)	

Tab. 29.2 Fortsetzung

Nr.	Krankheit	Einhufer	Rinder	Schweine	Schafe	Ziegen	Hunde	Katzen	Hasen, Kaninchen	Puten	Gänse	Enten	Hühner	Tauben	Forellen und forellenartige Fische	Karpfen	andere Tierarten (vgl. Bemerkungen)
	×: Meldepflicht, –: keine Meldepflicht																
14.	Säugerpocken (Orthopoxinfektion)	×	×	×	–	×	–	–	×	–	–	–	–	–	–	–	
15.	Salmonellose (*Salmonella* spp.)[3]	×	–	×	×	×	×	×	×	×	×	×	×	×	×	×	
16.	Schmallenberg-Virus	–	×	–	×	–	–	–	–	–	–	–	–	–	–	–	
17.	Toxoplasmose	×	×	×	×	×	–	×	×	–	–	–	–	–	–	–	
18.	Transmissible virale Gastroenteritis des Schweines (TGE)	–	–	×	–	–	–	–	–	–	–	–	–	–	–	–	[4]
19.	Tuberkulose[5]	×	×	×	×	×	×	×	×	×	×	×	×	×	–	–	
20.	Tularämie	–	–	–	–	–	–	–	×	–	–	–	–	–	–	–	
21.	Verotoxinbildende *Escherícha coli*	×	×	×	×	×	×	×	×	–	–	–	–	–	×	×	
22.	Vogelpocken (Avipoxinfektion)	–	–	–	–	–	–	–	–	×	×	×	×	×	–	–	

1) außer Psittakose
2) insbesondere andere Wiederkäuerarten
3) ausgenommen Salmonelleninfektionen, für die eine Mitteilungspflicht nach § 4 der Hühner-Salmonellen-Verordnung besteht, sowie Salmonellosen und ihre Erreger des Rindes, soweit die Anzeigepflicht nach § 1 Nr. 28 der Verordnung über anzeigepflichtige Tierseuchen besteht
4) insbesondere alle der Lebensmittelgewinnung dienenden Säugetierarten
5) ausgenommen Mycobacterium bovis inklusive deren Subspezies-Infektionen, soweit die Anzeigepflicht nach § 1 Nr. 36 der Verordnung über anzeigepflichtige Tierseuchen besteht

ausbruch klinisch und hämatologisch oder pathologisch-anatomisch gestellt wird.

Abschnitt 2 Schutzmaßregeln, Allgemeine Schutzmaßregeln: Hier werden erregerspezifisch allgemeine Vorschriften erteilt, wie z. B. die Kennzeichnungspflicht für Hunde in der Tollwutverordnung, die Pflicht, Ausstellungen genehmigen zu lassen, möglicherweise das Verbot von Impfstoffen oder das Gebot des Einsatzes von Impfstoffen, Untersuchungsanordnungen, um den Seuchenstatus von Populationen zu überwachen, die Pflicht zur Führung von Bestandsregistern oder vieles mehr.

Bei den **speziellen Schutzmaßregeln** wird unterschieden in Maßnahmen vor amtlicher Feststellung und Maßnahmen nach amtlicher Feststellung.

Im Wesentlichen bestehen besondere **Schutzmaßnahmen vor amtlicher Feststellung** in einem Gebot zur Absonderung der kranken und verdächtigen Tiere von den übrigen Tieren. Ferner kann ein Verbringungsverbot für Tiere und Teile von Tieren implementiert werden, eine Beschränkung des Personenverkehrs, die Pflicht zum Tragen von Schutzkleidung, ein Erhitzungszwang für Milch, eine Pflicht zur Untersuchung der anderen Tiere des Bestandes, bei hochkontagiösen Seuchen möglicherweise die Errichtung eines Verdachtssperrbezirks sowie gegebenenfalls schon die Tötung von Tieren.

Nach amtlicher Feststellung wird es nun ernst. Der Ausbruch wird öffentlich bekannt gemacht, um den Nachbarn des Tierbestandes die Möglichkeit zu geben, ihre Tiere vor einer Einschleppung zu schützen, es wird eine **Bestandssperre** ausgesprochen, es wird je nach Tierseuche gegebenenfalls auch ein **Sperrbezirk** eingerichtet, der in aller Regel ein Ausmaß von 3 km Radius um den betroffenen Bestand hat. Das Ziel ist dabei, zu ermitteln, ob der Bestand, der auffällig geworden ist, tatsächlich der erste infizierte Bestand war, oder ob es andere Bestände in der Umgebung gibt, die möglicherweise auch betroffen und sogar früher betroffen waren. Um diesen Sperrbezirk wird in aller Regel ein Beobachtungsgebiet eingerichtet, das einen Radius von 10 km aufweist. Hier soll geprüft werden, ob die Maßnahmen, die in dem Bestand und in dem Sperrbezirk getroffen worden sind, ausreichen, um eine Verbreitung des Erregers zu verhindern. Dazu stehen im Sperrbezirk und im Beobachtungsgebiet die entsprechenden Tierhaltungen unter Beobachtung und es werden im Sperrbezirk alle Tiere, im Beobachtungsgebiet in aller Regel nur die Tiere der auffälligen Bestände klinisch, serologisch und virologisch untersucht. Im Falle von Wildtollwut oder Wildschweinpest spricht man nicht von einem Sperrbezirk, sondern von einem gefährdeten Gebiet. Daneben gibt es die Möglichkeit, Schutzzonen einzurichten, Impfgebiete einzurichten und um Impfgebiete herum Kontrollzonen zu errichten.

Nach amtlicher Feststellung können die betroffenen Tiere **gemaßregelt** werden. So kann z. B. die Tötung angeordnet werden, wobei grundsätzlich eine Tötung mit unschädlicher Beseitigung oder eine Tötung mit Verwertung der Tiere möglich ist. Es können alle kranken Tiere, alle seuchenverdächtigen Tiere, alle ansteckungsverdächtigen Tiere, ja sogar alle nur empfänglichen Tiere oder sogar auch nicht empfängliche Tiere getötet werden, wenn dies aus seuchenhygienischen Gründen zur Verhinderung der Verbreitung einer Seuche sinnvoll erscheint. Es können dabei alle Tiere eines Bestandes getötet werden, es können Kohorten getötet werden, es können alle Tiere eines Sperrgebietes oder Beobachtungsgebietes getötet werden.

Es können ferner **Impfungen** angeordnet oder verboten werden, es kann der Einsatz von Marker-Vakzine vorgeschrieben werden, es können Schutzimpfungen erlaubt werden, oder es können Supressivimpfungen erlaubt werden. Als Supressivimpfung bezeichnet man die Impfung der Tiere eines betroffenen Bestandes, um die Erregerausscheidung durch die infizierten Tiere zu reduzieren. Sie werden in jedem Fall getötet, aber die Virusausscheidung in der betroffenen Population kann bis dahin gesenkt werden.

In aller Regel sind **Behandlungen** und **Heilversuche verboten**. Als Ausnahmen sind z. B. Heilversuche bei Deckinfektionen oder bei Milzbrand möglich.

Jeder Ausbruch einer anzeigepflichtigen Tierseuche wird durch eine Desinfektion abgeschlossen. Die Desinfektion ist, wie oben bereits ausgeführt, durch die Desinfektionsrichtlinie des Bundes geregelt. Sie wird durch die zuständige Behörde angeordnet und die korrekte Durchführung vom beamteten Tierarzt abgenommen.

Der Ausbruch einer anzeigepflichtigen Tierseuche ist in aller Regel dann beendet, wenn alle kranken und verdächtigen Tiere entfernt worden sind, die Desinfektion durchgeführt und vom beamteten Tierarzt abgenommen worden ist und bestimmte Fristen eingehalten wurden, in denen mehrmalige klinische, serologische oder virologische Untersuchungen mit negativen Ergebnis durchgeführt worden sind.

Nach diesen Prinzipien werden die einzelnen anzeigepflichtigen Tierseuchen bekämpft. Die für die einzelnen Tierseuchen wesentlichen Bekämpfungsschritte werden im Speziellen Teil bei den Beschreibungen der Infektionskrankheiten zusammengefasst.

Anhang

30 Weiterführende Literatur

[1] AVID (Arbeitskreis Veterinärmedizinische Infektionsdiagnostik im Arbeitsgebiet Infektionsmedizin und Hygiene der Deutschen Veterinärmedizinischen Gesellschaft).Methodensammlung und aktuelle Methodenkandidaten Infektionsmedizin. www.avid.dvg.net

[2] Bauer J, Meyer K. Stoffwechselprodukte von Pilzen in Silagen: Einflüsse auf die Gesundheit von Nutztieren. Übers. Tierernährg. 2006; 34: 27–55

[3] Friedrich-Loeffler-Institut: Amtliche Methodensammlung zur Labordiagnostik anzeigepflichtiger Tierseuchen. www.fli.bund.de

[4] Bundestierärztekammer (BTK). Leitlinien für den sorgfältigen Umgang mit antimikrobiell wirksamen Tierarzneimitteln. 3. Auflage Dt. Tierärzteblatt 2015; 63: Heft 3, Suppl.

[5] Bisping W, Amtsberg G. Farbatlas zur Diagnose bakterieller Infektionserreger der Tiere. Berlin: Parey; 1988

[6] Chermette R, Ferreiro L, Guillot J. Dermatophytoses in animals. Mycopathologia 2008; 166: 385–405

[7] Coetzer JAW, Trustin RC (Hrsg.). Infectious diseases of livestock. Vol. 1 3. 2. Aufl. Oxford (u. a.): Oxford University Press; 2004

[8] Cole R, Schweikert M, Jarvis B. Handbook of Secondary Fungal Metabolites, 3 Volume Set. Amsterdam: Academic Press; 2003

[9] De Lucca AJ. Harmful fungi in both agriculture and medicine. Rev Iberoam Micol. 2007; 24: 3–13

[10] Duarte D. The Mycotoxin Blue Book. Nottingham, UK: University Press; 2004

[11] Flint SJ, Enquist LW, Racaniello VR, Skalka AM (Hrsg.). Principles of Virology: Molecular biology, pathogenesis and control of animal viruses. 3. Aufl. Washington, DC: ASMPress; 2009

[12] Garrity GM (editor-in-chief): Bergey's Manual of Systematic Bacteriology. 2. Aufl. New York (u. a.): Springer.-
Vol. 1 Boone DR, Castenholz RW (Hrsg.). The Archaea and the deeply branching and phototrophic Bacteria. 2. Aufl. New York (u. a.): Springer; 2001
Vol. 2 Brenner J, Krieg NR, Staley JT (Hrsg.). The Proteobacteria (in three parts). 2. Aufl. New York (u. a.): Springer; 2005
Vol. 3 De Vos P et al. (Hrsg.). The Firmicutes. 2. Aufl. New York (u. a.): Springer; 2009
Vol. 4 Krieg NR et al. (Hrsg.). The Bacteoidetes, Spirochaetes,Tenericutes (Mollicutes), Acidobacteria, Fibrobacteres, Fusobacteria, Dictyoglomi, Gemmatimonadetes, Lentisphaerae, Verrucomicrobia, Chlamydiae and Plantomycetes. 2. Aufl. New York (u. a.): Springer; 2011
Vol. 5 Goodfellow M. et al. (Hrsg.). The Actinobacteria. 2. Aufl. New York (u. a.): Springer; 2012

[13] Greene CE (Hrsg.). Infectious diseases of the dog and the cat. 4. Aufl. St. Louis, Mo: Saunders Elsevier; 2012

[14] Grohskopf LA, Andriole VT. Systemic Candida infections. Yale J Biol Med. 1996; 69: 505–515

[15] Gyles LG, Prescott JF, Songer JG, Thoen CO (Hrsg.). Pathogenesis of bacterial infections in animals.4. Aufl. Wiley-Blackwell; 2010

[16] Hibbett DS et al. A higher-level phylogenetic classification of the fungi. In: Mycological Research 2007; 111(5): 509–547

[17] Hörnlimann B, Riesener D, Kretzschmar H. (Hrsg.). Prions in Humans and Animals. Berlin (u. a.): de Gruyter; 2007

[18] Hof H, Dörries R. Medizinische Mikrobiologie. 5. Aufl. Stuttgart: Thieme; 2014

[19] Holt JG, Krieg NR, Sneath PHA, Staley JT, Williams ST. Bergey's Manual of Determinative Bacteriology. 9 Aufl. Baltimore (u. a.): Williams & Wilkins; 1994

[20] Kauffman CA. Fungal infections. Proc Am Thorac Soc. 2006; 3: 35–40

[21] Kirk PM (Hrsg.). Ainsworth & Bisby's dictionary of the fungi. 10. Aufl. Wallingford: CABI; 2008

[22] Knipe DM, Howley PM (Hrsg.). Fields Virology. Vol. 1–2. 6. Aufl., Philadelphia (u. a.): Lippincott; 2013

[23] Kramer A, Assadian O (Hrsg.). Wallhäussers Praxis der Sterilisation, Antiseptik und Konservierung, 2. Aufl. Stuttgart: Thieme; 2008

[24] Krieg NR, Holt JG (Hrsg.). Bergey's Manual of systematic Bacteriology. Vol. 1. Baltimore: Williams & Wilkins; 1984

[25] Madigan TM, Martinko JM. Brock Mikrobiologie. 13. Aufl. München (u. a.): Pearson Studium; 2013

[26] Mettenleiter TC, Sobrino F (Hrsg.). Animal Viruses – Molecular Biology. Norfolk: Caister Academic Press; 2008

[27] Modrow S, Falke D, Truyen U, Schätzl H. Molekulare Virologie. 3. Aufl. Heidelberg (u. a.): Spektrum Akademischer Verl.; 2010

[28] Munk K (Hrsg.). Taschenlehrbuch der Biologie – Mikrobiologie. Stuttgart: Thieme; 2008

[29] Murphy KM, Travers P, Walport M. Janeway Immunologie. 7. Aufl. (korr. Nachdr.) Heidelberg (u. a.): Spektrum Akademischer Verl.; 2014

[30] Pfaller MA, Pappas PG, Wingard JR. Invasive fungal pathogens: current epidemiological trends. Clinical Infectious Diseases 2006; 43: 3–14

[31] Fuchs G. Allgemeine Mikrobiologie. 9. Aufl. Stuttgart: Thieme; 2014

[32] Sneath PHA, Mair NS, Sharpe ME, Holt JG (Hrsg.). Bergey's Manual of Systematic Bacteriology. Vol. 2. Baltimore: Williams & Wilkins; 1986

[33] Songer JG et al. Veterinary Microbiology: Bacterial and fungal agents of animal disease. St. Louis, Mo: Elsevier, Saunders; 2005

[34] Stafleu FA, Bonner CEB, McVaugh R, Meikle RD, Rollins RC, Ross R, Schopf JM, Schulze GM, Vilmorin R de & Voss EG. International code of botanical nomenclature, adopted by the Eleventh International Botanical Congress, Seattle, August 1969. Utrecht: Oosthoek; 1972

[35] Staley JT, Bryant MP, Pfennig N, Holt JG. Bergey's Manual of Systematic Bacteriology. Vol. 3. Baltimore: Williams & Wilkins; 1989

[36] Tilney LG, Portnoy DA. Actin filaments and the growth, movement, and spread of the intracellular bacterial parasite, Listeria monocytogenes. J Cell Biol 1989; 109: 1597–1608

[37] Tizard I. Veterinary Immunology. 9. Aufl. Philadelphia: Elsevier Saunders; 2013

[38] Vermout S, Tabart J, Baldo A, Mathy A, Losson B, Mignon B. Pathogenesis of dermatophytosis. Mycopathologia. 2008; 166: 267–75

[39] Williams ST, Sharpe ME, Holt JG. Bergey's Manual of Systematic Bacteriology. Vol. 4. Baltimore: Williams & Wilkins; 1989

Internet-Adressen

[40] www.bacterio.net – Bakterien-Nomenklatur und Taxonomie. List of prokaryotic names with standing in nomenclature.

[41] www.dsmz.de – Bakterien-Nomenklatur

[42] www.bergeys.org – Bergey's Manual Trust- Taxonomic Outline

[43] www.ictvonline.org – International Committee of Taxonomy of Viruses (ICTV)

[44] www.fli.bund.de – Amtliche Methodensammlung zur Diagnostik anzeigepflichtiger Tierseuchen, Tiergesundheitsjahresberichte, Tierseucheninformationssystem

[45] www.oie.int – World Organization of Animal Health, The World Animal Health Information System

Sachverzeichnis

A

B

E

F

G

N

O

P